John MURTAGH'S
GENERAL PRACTICE

第 8 版

莫塔全科医学

主　编　约翰·莫塔 (John Murtagh)
　　　　　吉尔·罗森布拉特 (Jill Rosenblatt)
　　　　　贾斯汀·科尔曼 (Justin Coleman)
　　　　　克莱尔·莫塔 (Clare Murtagh)

主　译　梁万年　祝墡珠　杜雪平　于晓松

执行主译　杨　辉　韩建军

副 主 译　(按姓氏笔画排序)
　　　　　丁　静　王皓翔　王静华　任菁菁　齐殿君　陈　玲
　　　　　罗荧荃　孟　霖　姜春燕　顾　杰　廖晓阳

翻译秘书　马　力

人民卫生出版社
·北 京·

版权所有，侵权必究！

图书在版编目（CIP）数据

莫塔全科医学/(澳)约翰·莫塔（John Murtagh）等主编；梁万年等主译.—北京：人民卫生出版社，2023.3

ISBN 978-7-117-33774-8

Ⅰ.①莫… Ⅱ.①约…②梁… Ⅲ.①家庭医学 Ⅳ.①R499

中国版本图书馆 CIP 数据核字（2022）第 190673 号

人卫智网	www.ipmph.com	医学教育、学术、考试、健康，购书智慧智能综合服务平台
人卫官网	www.pmph.com	人卫官方资讯发布平台

图字：01-2021-7487 号

莫塔全科医学
Mota Quanke Yixue

主　　译：	梁万年　祝墡珠　杜雪平　于晓松
出版发行：	人民卫生出版社（中继线 010-59780011）
地　　址：	北京市朝阳区潘家园南里 19 号
邮　　编：	100021
E - mail：	pmph @ pmph.com
购书热线：	010-59787592　010-59787584　010-65264830
印　　刷：	人卫印务（北京）有限公司
经　　销：	新华书店
开　　本：	889×1194　1/16　　印张：84
字　　数：	3032 千字
版　　次：	2023 年 3 月第 1 版
印　　次：	2023 年 3 月第 1 次印刷
标准书号：	ISBN 978-7-117-33774-8
定　　价：	598.00 元

打击盗版举报电话：010-59787491　E-mail：WQ @ pmph.com
质量问题联系电话：010-59787234　E-mail：zhiliang @ pmph.com
数字融合服务电话：4001118166　E-mail：zengzhi @ pmph.com

译者名单（按姓氏笔画排序）

丁　静　　于晓松　　马　力　　王　爽　　王晓娟　　王敏娟

王皓翔　　王静华　　申　颖　　任菁菁　　刘　颖　　齐殿君

闫　巍　　杜雪平　　李天荣　　李云涛　　李治鹏　　杨　华

杨　辉　　吴　瑛　　张　勇　　张雅丽　　陆　媛　　陈　玲

陈丽英　　陈泽君　　罗荧荃　　周海蓉　　郑　旸　　郑春燕

孟　佳　　孟　霖　　赵　茜　　赵晓静　　段红艳　　姜春燕

祝墡珠　　贾　坚　　顾　杰　　陶敏之　　黄冠华　　曹素艳

崔丽萍　　梁万年　　韩建军　　雷　弋　　廖晓阳　　熊　瑛

戴红蕾

翻译工作组名单（按姓氏笔画排序）

于　力	王秋军	王敏雯	毛昳涵	仇　跃	方　静
邓宏宇	叶　堃	叶志强	叶康丽	史含煦	史威力
付　静	代　华	白云丹	白晓雪	冯　枫	邢晓英
朱　露	朱林林	朱佳宏	朱亮亮	全小庆	刘　环
刘　莎	刘　海	刘　梅	刘　慧	刘艳丽	关春丽
汤　雯	汤忠泉	许　琰	孙　雪	孙雨菁	孙萌萌
孙萍萍	芦泽兰	李其峰	李明艳	李程亮	杨　苹
杨　荣	杨　蓉	杨　霞	杨立森	肖　平	吴　阳
吴晓昀	何云云	何旖旎	邹　川	汪云超	张明明
张继学	张淼淼	陈　阳	陈　亮	陈　雪	陈庆奇
陈明敏	陈美园	陈歆悦	邵媛媛	卓　慧	季　燕
周　颖	周志衡	庞　韵	郑　雁	郝小飞	胡　坤
胡梦杰	柳理娜	段若书	姜　珍	祖木热提古丽·牙克	
姚彦冰	袁　波	夏　上	夏　婷	郭　茹	黄　鑫
龚　剑	崔瑞冰	梁　毅	蒋　品	蒋睿娟	景玉琼
傅秀雅	雷　思	虞　莹	虞智杰	黎宇婷	戴昕妤

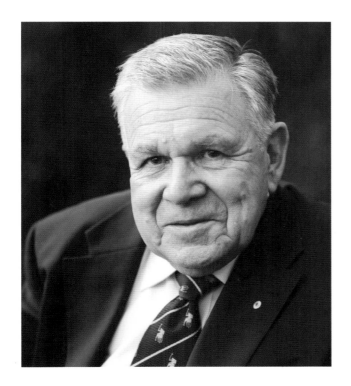

约翰·莫塔教授（Professor John Murtagh），澳大利亚官佐勋章获得者（AO）

医学学士（MBBS），医学博士（MD），理学学士（BSc），教育学学士（BEd），澳大利亚全科医生学会会员（FRACGP），妇产科学会产科文凭（DipObstRCOG）

澳大利亚蒙纳士大学初级保健学院全科医学荣誉退休教授

澳大利亚墨尔本大学全科医学系教授级研究员

澳大利亚西澳大利亚州圣母大学兼职临床教授

约翰·莫塔是蒙纳士大学医学院的第一届医学生，1966 年毕业于这所当时还崭新的医学院，获医学学士。在进入医学院之前，他已经获得过理学学士和教育学学士，并在澳大利亚维多利亚州的农村中学教授化学、生物和物理。医学院毕业后，他与妻子吉尔·罗森布拉特（Jill Rosenblatt）医生一起，在维多利亚州尼尔南镇的农村社区做了 10 年的全科医生。

他被蒙纳士大学聘请为社区医学系的高级讲师（兼职），并最终回到墨尔本市担任蒙纳士大学全科医学的全职高级讲师。1988 年他被任命为博士山医院社区医学的教授级主席，1993 年在该医院扩展的社区医学部门担任主席，并担任全科医学教授，直到 2010 年从该职位退休。他目前担任蒙纳士大学全科医学荣誉退休教授从事教学工作，圣母大学担任兼职临床教授，墨尔本大学担任教授级研究员。他于 1988 年凭借论文《全科医学中的背痛管理》获得医学博士学位。

1980 年，他被任命为《澳大利亚家庭医生》杂志的医学副主编，并于 1986 年被任命为医学主编，一直担任该职位至 1995 年；同年，因在全科医学和其他学科领域的医学服务和医学教育上的贡献，他被授予澳大利亚官佐勋章。

《全科医学服务技巧》是他的众多出版物之一，于 2005 年被英国医学协会评为最佳初级保健图书奖。同年，他以其长期对蒙纳士大学医学、护理和卫生科学学院的杰出贡献，获得蒙纳士大学颁发的首届 David de Kretser 奖章。澳大利亚全科医生学会的成员们都知道，学会图书馆是以莫塔的名字命名的。2018 年，他因对全科医学学科以及通过医学教育推进全科专业发展的卓越和长期承诺和贡献，而被澳大利亚医学协会授予协会金奖。

如今，约翰·莫塔教授继续积极参与医学教育活动。他在所有医疗团体中积累的丰富经验，为他提供了对需求的深刻见解，他所积累的经验和智慧反映在这本《莫塔全科医学》中。

主编介绍

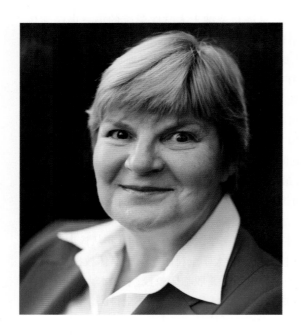

吉尔·罗森布拉特医生（Dr Jill Rosenblatt）

医学学士（MBBS），澳大利亚全科医生学会会员（FRACGP），妇产科学会产科文凭（DipObstRCOG），应用科学毕业后学习文凭（GradDipAppSci）

吉尔·罗森布拉特 1968 年毕业于墨尔本大学医学院。完成住院医师培训后，她与丈夫约翰·莫塔一起去维多利亚州尼尔南镇当农村全科医生。她负责尼尔农村护理医院和西吉普斯兰基地医院的住院治疗服务。她在产科学、儿科学和麻醉学方面较为专长；曾经在南澳大利亚州库尼巴的生活经历，让吉尔对原住民文化和原住民健康也产生了特别的兴趣，她父亲曾是那个地区的主管。

离开农村后，她来到墨尔本市，加入了阿什伍德全科医学诊所，从事综合性全科医学服务，尤其是针对老年人的诊治。1980 年，她被任命为蒙纳士大学全科医学系的兼职高级讲师，并在全科医生学员培训项目中担任医学教师。

1985 年她获得澳大利亚全科医生学会的运动医学文凭，并在 2001 年在斯文本技术大学的营养和环境医学项目中获得应用科学的毕业后学习文凭。

基于 50 年在农村和大都市的全科医学服务经验，吉尔·罗森布拉特医生将其丰富多样的经验融入到本书的

编写中。此外，她还在舍费尔德基金会、亨利王子医院和博士山医院的更年期诊所以及亨利王子医院的麻醉科担任临床助理。吉尔在澳大利亚全科医生学会担任了 39 年的考官，在澳大利亚医学委员会担任 16 年的考官。2010 年她被澳大利亚全科医生学会授予终身会员资格，2014 年获得该学会颁发的杰出服务奖。

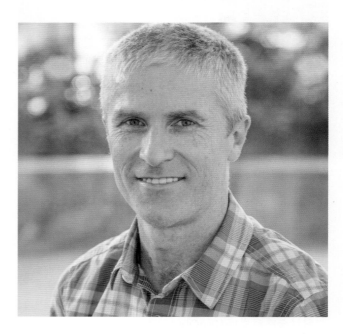

贾斯汀·科尔曼医生（Dr Justin Coleman）

医学学士（MBBS），澳大利亚全科医生学会会员（FRACGP），公共卫生硕士（MPH）

在澳大利亚北领地乌鲁米扬加镇（巴瑟斯特岛上）的朱尼玛武社区健康中心开业的全科医生

澳大利亚弗林德斯大学医学院高级讲师

澳大利亚北领地全科医学培训中心的医学教师

糖尿病管理杂志编辑顾问委员会成员

ALIVE 心理健康研究转化国家中心，全科医学临床带教协会治理委员会主任

贾斯汀·科尔曼 1992 年毕业于墨尔本大学医学院，随后分别在维多利亚州农村地区、北领地边远地区以及布里斯班市行医，他主要的服务方向是澳大利亚原住民和托雷斯海峡岛民的健康。

医学院毕业后不久，他就开始持续为全科医生的报纸《医学观察家》撰稿。他的每周专栏之一"全科医生的方便提示"，已经连续刊载了13年；他还定期撰写幽默的评论专栏。

贾斯汀是为医学和非医学读者而写作的"多产"作家。他在大约50种不同的报纸、杂志、书籍和期刊上发表了超过1500篇医学文章。近5年来，他担任澳大利亚医学作家协会主席，并定期为医学作家和学者举办写作研讨会。

2011年在昆士兰大学获得公共卫生硕士学位（一等荣誉优等生）后，贾斯汀把大部分的职业生涯都用于教育其他全科医生如何改善医疗服务。他的专长包括循证医学、合理使用医学检查和治疗，以及在全科医生看诊过程中处理的不确定性。他代表澳大利亚全科医生学会处理与利益冲突有关的事务，并极力维护自身的独立性。

30多年来，贾斯汀指导过数百名医学生和全科医生学员，曾在四所大学的医学院和十几个医学教育机构任教。

25年前，贾斯汀编辑了他的第一本医学书籍，此后一直担任医学编辑。2010年他在昆士兰大学完成了写作和编辑课程（一等荣誉优等生）；担任《糖尿病管理》杂志的编辑，并为《澳大利亚医学杂志》《澳大利亚全科医学杂志》（之前称《澳大利亚家庭医学》）、《英国医学杂志》撰写文章，并提供同行评审；他是澳大利亚健康和医学杂志编辑网络（AHMEN）的成员。贾斯汀很荣幸应约翰·莫塔教授的邀请，帮助编辑澳大利亚这本关于全科医学的开创性教科书。

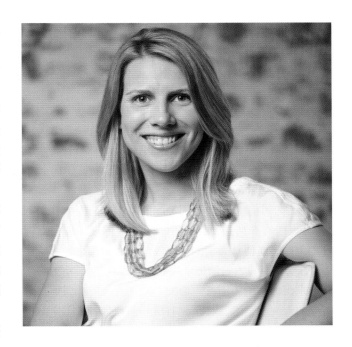

克莱尔·莫塔医生（Dr Clare Murtagh）

医学学士（MBBS），澳大利亚全科医生学会会员（FRACGP）
在澳大利亚悉尼市开业的全科医生

克莱尔·莫塔2007年在澳大利亚蒙纳士大学完成医学本科学习，早期在吉朗市（澳大利亚的维多利亚州的第二大城市）的医院和维多利亚州的农村医院工作。她曾经在尼泊尔担任徒步登山者的医生，之后移居悉尼市，2013年完成了她的全科医学职业培训。

克莱尔是一位对全科事业满怀热情的全科医生，她对皮肤病学、女性健康和儿科学特别感兴趣。她拥有皮肤病学文凭、性健康与生殖健康证书、医学教育证书。她在悉尼市内城西区的"Your Doctors"全科诊所执业，为各种类型的病人看病，并提供围产期保健的分担式服务。

近年来，克莱尔担任全科医生培训的临床带教，并担任澳大利亚全科医生学会会员资格考试考官，因此在医学教育方面积累了越来越多的经验。她在全科医学诊所担任医学教师的工作，并且是皮肤病学的讲师。

克莱尔参与了最近三个版本《莫塔全科医学》的编纂工作，是女性健康、性健康、皮肤问题等章节的重要贡献者。她是本书主编约翰·莫塔和吉尔·罗森布拉特的女儿，受益于父母长期言传身教的指引，赞同这本教科书的编纂方向和哲学思想。

译者序

当我们手中托起这本全科巨著的中文版,心里无限感激和感慨。从《莫塔全科医学》第一个中文版到第八版中文版,正好跨越两个虎年的时间,在此期间,中国的全科医学有了飞速的发展。

根植于中国和世界各国民间的基本医药服务自古有之,为民所有和所用,传承数千年,长盛不衰。享誉海内外的中医药学便是典型的传统医学与文化相融的卓越代表。西方医学以古希腊的希波克拉底为奠基人,中医药学尊称东汉的华佗为医圣。希波克拉底的科斯学派更强调医学的人文和艺术,认为"没有疾病,只有病人""生命短暂,艺术永存";华佗的医术则更具神话色彩,是民间好医生的标杆。

卫生和健康服务是保障全民健康的、有人情味的、以人为本的民生事业。以病人为中心还是以疾病为中心,这个争论延续了几千年。从朴素的和富含哲理的医学,从济困解痛的灵性关爱,发展到科学的医学,经过了漫长的时间。19世纪,威廉·奥斯勒把医学教育从大学讲坛带到了病人床边,以住院医师培养开创现代医学和教育的时代。20世纪中叶,伊恩·麦克维尼为西医学创造了全科新语言,在以疾病为中心的医学专科化盛行之时,提出全科医生在临床推理上不应完全遵循医院传授的疾病分类和诊治系统,他认为全科医学应该在全科服务中学习,全科医生的老师应该是全科医生;他认为让住院医师在各个科室轮转,存在没有人对整体病人担负医疗责任的问题。当意识到医院不是教授全科医学的唯一和理想场所,他就开始了在教学医院之外开设全科诊所和教学实践网络的尝试,让住院医师能在全科诊所既看到病也看到人。世界各地涌现出很多全科医学大师,如哈夫丹·马勒、乔治·恩格尔、艾奥娜·希思、朱利安·哈特、阿奇·科克伦、芭芭拉·斯塔菲尔德等。本书的作者莫塔教授,是国际全科学界的翘楚之一。

莫塔教授是优秀的全科医生,他把医学的人性之善良和关怀,与医学的科学之严谨和睿智,有机地融合在一起。他把教育和行医的亲身所获汇集,形成了这本享誉全球的全科医学教科书,并将之分享给医学生、住院医师及全科医生。这本书已经成为全科医学最重要的知识资源之一。我们第一次见到莫塔教授是在2009年4月,那年北京大学授予他荣誉教授;第二次是2010年,他来北京参加由梁万年教授主译的《全科医学》第一个中文译本的首

发仪式。他的学者风范、谦逊品德,令我们难忘。2011年5月,莫塔教授亲临在深圳举行的第一届中澳全科医学学术会议。对莫塔教授长期以来对中国全科医学的关心和支持,我们表示诚挚的感谢。

《莫塔全科医学》是一本在世界上广为认可的医学教科书,它已经被翻译成13种英语之外的语言,在很多大学的医学院被指定为医学生必读书籍,并被很多国家全科医生学会确定为资格考试的金标准。它也是全科医学服务的工具书,全科医生在临床实践以及持续职业发展过程中,以本书作为最重要的学习和实践基础。

本书具有三个显著特点。第一个特点,这本书的作者是全科医生,并集医学家和教育家于一身。莫塔教授的农村中学教师、乡村医生职业经历和生活经历,是成就这本著作的三大基石。全科医学是服务于基层医疗卫生的技术和艺术,作者的经历为科学与人文、医学与教育的结合奠定了坚实的基础。作者曾任《澳大利亚家庭医生》的医学主编,他主张和推动杂志致力于全科医生培训、学术研究和成果交流,也为丰富这本教科书的内容发挥了重要作用。

第二个特点,以全科医学服务中常见的症状和征象为索引,是本书的分类特点。全科病人不是按照解剖或生理学的系统走进诊所,而是以他们感知到的症状和不适来寻求医生的建议和帮助。打开这本教科书,就如同在全科诊所开门迎接病人。他们带着各种身体和心理上的不适和痛苦,这些问题又与他们的个人和家庭生活、维持生计的劳作、发生在社区的事件密切相关。病人的诉说也许不是他们的真正医疗需求,病耻问题、隐私问题、隐藏的目的,可能让病人"伺机"不经意地流露出自己的真意。病人的问题可能是早期的表现,模糊地似是而非,甚至自己也说不清到底怎么不舒服。作者以"所述即所见"的方法,让读者学会识别和管理早期和不确定问题,这与在医院里"到什么科看什么病"的就诊方式截然不同。

第三个特点,是安全诊断模型。这个模型所能保障的,不仅是病人的身心安全,也是医生的执业安全。在全科医学提出"概率诊断"是安全和现实的,全科医学是应对不确定性的艺术。对社区流行病学和医学研究进展的了解,以及医生长期经验及其对病人个人和家庭的了解,提出可能的诊断,体现的是全科医生在应对不确定性上

的突出能力。识别不能忽略的严重问题,是全科医生优化诊断的基本功,在多主诉、症状和征象的迷雾情形下,处理急症和威胁生命的问题,是对病人和医生双方的保护。识别常见陷阱,是帮助医生突破思维定式惯性,更充分地进行临床推理和鉴别诊断。戴面具的疾病和问题,告诉医生"病人说的主诉和表现出来的现象,不一定就是真正的问题所在"。抑郁、糖尿病、药物、贫血、甲状腺问题、脊柱问题、尿道感染,被列为一线面具;细菌感染、病毒感染、HIV 感染和艾滋病、恶性疾病、慢性肾衰竭、结缔组织病、神经障碍,被列为二线面具。甄别这些"非本色表现"的临床问题,把他们"卸妆"而呈现出实质的问题,是全科医生临床推理的重要内容。安全诊断模型的最后一个问题是针对社会心理的,通过询问"病人是否试图告诉我什么",有机会揭示出隐藏的看病目的。

除了以上三个最显著的特征,我们还应认识到其他独特之处,比如临床要领、红旗征、简单实用的操作技能、临床警示、同理心的应用等。我们敬佩莫塔教授孜孜以求、不断完善的精神,在最新版中,他加入了有关新型冠状病毒感染的内容,补充完善了社区常见心理健康问题的全科诊治,加强了诸如肥胖等生活方式因素的全科管理。对以往版本的纰漏做了更正,并更新了有关最近研究结果的参考文献。我们向医学本科生、住院医师以及在岗全科医生们推荐这本著作;对于想要了解全科医学思想和实践的其他专科医生,也可把这本书作为了解全科的开山之玉。

全书分成十二个部分。前两个部分是对全科医学思想、理念、策略、主要技能、典型诊治病种的介绍和分析。这两个部分是学科思想和基础,值得花时间反复精读。全科特有的看诊、沟通、咨询、察看、病人教育、全科预防、全科研究方法等,是作者对全科医学实践的精炼归纳。对七个典型的"戴面具的问题"的识别和诊治,反映出全科医生在应对未分化疾病、不确定的问题、一病多表问题上的卓越能力。

第三部分"全科医学中的主要症状和问题"有 44 章,分别讲解全科诊所的常见问题及其诊断策略,对其主要表现的初步识别、安全诊断策略、身体检查、辅助检查、管理措施,以及病人教育资源。建议全科学员和带教老师结合临床所遇病案有选择性地阅读和参考。

第四部分关注的是全科服务中的心理健康问题。在分别对抑郁障碍、焦虑障碍、行为问题、难以应对的病人阐述的同时,还告诉我们如何把握心理教育、心理咨询、药物治疗、专科诊治之间的综合和平衡,如何通过全专分担服务,在社区管理常见心理问题,并维护长期心理问题病人和家庭的社会健康。

第五部分对 11 种常见慢性疾病管理进行阐述。这些问题主要涉及老年人,但不限于老年人,因为慢性疾病的一级预防通常要提早到中年甚至更年轻的人群。同样,对这些看似"专科的"疾病,在全科服务中如何识别和管理,是这个部分的重点。同时,读者也可以学习到对老年人特有的多病共存问题和多重用药问题的管理方法。

儿童、女性、男性,是与老年人相并列的对健康的人口学考量。第六、七、八三个部分分别对儿童青少年、女性、男性的健康问题,进行了全科视角的审视,并提出这些人群的典型问题及其诊治方法。

男性健康不等于性健康,男性问题也不只是性问题,因此本书设立了与男性健康相对独立的第九部分,即性健康部分。不育问题、性传播疾病问题、亲密关系暴力问题,分别是生物-心理-社会的全科经典模型在性健康主题上的具体演绎。

皮肤、毛发、指/趾甲、肿块问题是棘手的,同时也是最常见的全科问题。本书的第十部分对皮肤问题做了全科医学的分析和辨析。学习对皮肤问题的管理,可以让全科医生不再因难办而选择忽略。

全科急诊问题日渐重要,第十一部分讲述全科医生如何识别病人的生命危险并作出最恰当的反应。除了与医院急救系统联系外,如何在独立的全科服务中管理紧急情况,应对卒中或创伤应该具有哪些行之有效的动手操作技能,是这个部分的重点。

健康弱势人群,也是健康不公平所侵害的人群。本书的最后一部分,关注的是老人、终末期病人和临终者、文化和语言多样性人群、原住民和边远封闭地方的居民、寻求庇护者的健康问题。对于致力于改善健康公平的全科医生来说,本部分内容至关重要。

名著翻译之难度和高度可想而知。12 年前,梁万年教授组织了原卫生部全科医学培训中心、首都医科大学等单位 50 余位专家的翻译团队,在《中国全科医学》杂志的组织协调下,第一次把莫塔教授的《全科医学》翻译成中文,在中国医学界,特别是全科医学领域产生重要影响。

如今,《莫塔全科医学》英文第八版已经出版发行。海峡两岸医药卫生交流协会全科医学专业委员会、中国医师协会全科医师分会、中华医学会全科医学分会、《中国全科医学》杂志共同努力,组成了由全国百余位全科医学精英组成的翻译团队。2021 年 4 月启动翻译工作,经历两次大规模翻译过程和一次最新版转换过程,以向读者和学科负责的精神,终于把《莫塔全科医学》第八版的中文版,呈现在读者面前。感谢麦格劳-希尔教育出版公司和人民卫生出版社的大力支持。

做好翻译工作要求译者们既有全科医学服务的专业功底和第一手经验,又有英文和中文的转换能力,这绝不是简单的翻译,更是深入的理解和诠释。这本译著是在新型冠状病毒感染流行期间完成翻译的,译者们多为奋战在抗疫第一线的医务工作者,他们对全科医学具有真挚的情怀,并为之贡献出自己的业余时间;他们细细地琢磨每个字词,还通过大量延伸阅读和讨论,读懂字里行间的含义,并用准确达意的中文呈现出来。感恩所有译者的职业精神和无私奉献。

由于我们水平有限,加上众多翻译团队背景差异,很难达到完美的翻译水准,疏漏纰误也会存在。敬请读者提出批评指正。

清华大学万科公共卫生与健康学院　梁万年
复旦大学附属中山医院　祝墡珠
首都医科大学附属复兴医院月坛
社区卫生服务中心　杜雪平
中国医科大学附属第一医院　于晓松
蒙纳士大学医学部全科医学系　杨　辉
《中国全科医学》杂志社　韩建军

原版序

早在 1960 年，在澳大利亚的维多利亚州一所农村中学里，有一位教授生物和化学的意气风发的年轻男老师，他是约翰·莫塔（John Murtagh）。他毕业于墨尔本大学教育系，然后"扎根"在农村给年轻的孩子们"传道、授业、解惑"。他可能有所预料吧，这段乡村教师的经历对他今后成为全科医学大师有多么重大的影响。他有一个重要决定，是要从师者变成医者，成为一名乡村医生。那年，蒙纳士大学刚刚成立，他被这所崭新的大学录取，成为医学院首届医学生的一员。经过为期六年的医学本科课程学习，以及随后的实习医生和住院医师工作，他愈发坚定了从事社区医学服务的决心。他与他的终身伴侣吉尔·罗森布拉特医生（Dr Jill Rosenblatt）一起，在乡村行医十余载。他以非常注重细节的视角，以卡片式的集腋成裘方式，深入细致地记录了他所治疗的各种病例。这些最真实和原始的记录，就是之后巨著《全科医学》的素材。从 1977 年开始，约翰·莫塔在蒙纳士大学新成立的全科医学系担任学术职位，厚积薄发后的他华丽转身，再从全能乡村医生转变成为医生中最著名的教育者。他学术型全科医生的生涯逐步递进，从高级讲师，到副教授、教授，现为名誉教授。

全科教育、全科临床、全科研究三个方面的卓越才华，洋溢在他不停地写作、教学和探索之中，约翰·莫塔已经成为初级保健医学内容和教学方面的国家和国际权威。1986—1995 年他担任《澳大利亚家庭医生》杂志的医学主编，该杂志已经成为澳大利亚阅读最广泛的医学期刊（现名为《澳大利亚全科医学杂志》）。

你手中这本簇新的教科书，荟萃了莫塔教授这位曾经从事乡村医疗工作的医生所获得的丰富经验，他把这些宝贵经验融入全科医学的教学之中。他执着追求的是，无论是寻常的微恙，还是危及生命的重症，都确保能迅速地识别。他所关注的是，对每个突发事件的策略都有很好的理解。

1994 年，本书的第一版出版，立刻在国内和国际取得了成功。第二版和第三版建立在这一初步成功的基础上，在澳大利亚，这本书被誉为"全科医学的圣经"。正在执业的医生们广泛地使用这本书，而且它已经成为很多医学院著名和标准的教科书。很多培训替代医学开业者的教育机构，如脊椎按摩疗法、自然疗法和整骨疗法等，也把这本书指定为教科书。尤其是那些努力学习

英语的医学本科生和毕业生，发现这本书比较容易理解。作者对第四版和第五版进行了更新和扩展，保留了方便读者阅读的格式，包括临床摄影图片和彩色插图。莫塔教授与吉尔·罗森布拉特医生一起撰写和编辑了第五版、第六版和第七版。两位新作者和编辑，贾斯汀·科尔曼医生（Dr Justin Coleman）和克莱尔·莫塔医生（Dr Clare Murtagh）相继加入了协作和编辑小组。目前，在第一版推出的 27 年后，莫塔教授和他的同事为澳大利亚和其他国家医学院的学生们、实习和住院医生们、职业培训学员们、开业医生们，以及其他健康工作者们，呈现了第八版。

我熟知莫塔教授，并与他一起工作了三十多年。我很荣幸为这本书的第六版、第七版和第八版写序言，并补充已故的格雷姆·斯科菲尔德教授（Professor Graeme Schofield）早先的序言。从第一版问世到现在的 27 年时间里，我目睹了每个版本之间的显著发展，越来越大规模的、更精彩和详尽的内容更新令人赞叹。约翰·莫塔教授已成为国内和国际的传奇人物，在 2012 年的医学观察家调查中，他被评为最受尊敬的澳大利亚医生，领先于弗雷德·霍勒斯医生（Dr Fred Hollows，眼科专家，护瞳行动创始人）和张任谦医生（Dr Victor Chang，心脏外科专家，心脏移植开拓者）。2018 年，莫塔教授因其"作为医生和教育家对医学和全科医学的贡献"，被授予澳大利亚医学协会的最高荣誉 AMA 金奖。此外，2019 年莫塔教授获得澳大利亚官佐勋章（AO），以表彰他对全科医学的学科发展的贡献。该勋章高于他 1996 年获得的澳大利亚员佐勋章（AM）。

第八版保留了久经考验的"莫塔框架"，使其成为全球各国全科医生、全科医生培训学员以及本科阶段全科医学生的开创性教科书。它是全科医学领域的《哈里森内科学》。

尽管第八版保留了与以往版本相同的格式，但它有许多重要的变化和补充，包括更进一步强调对病毒（包括冠状病毒）感染的诊治方法。在这本最新版本的教科书中，增加了有关肥胖、心境障碍、乳房疾病以及旅行者健康和热带医学的新章节。增补了在遗传疾病和慢性疼痛方面的内容。第八版反映出了莫塔教授对医学教育的毕生承诺，他增添了更多的图片材料，补充了更实用的日常临床诊疗技巧；更重要的是，他丰富了更多的有循证支持的治

疗指南的治疗方法。

新版本显著地增加了对原始资料来源的引用,使这本教科书具有更坚实的循证医学基础。正如当代人对医学教科书所期待的,第八版还增加了大量的在线资源。

莫塔教授的全科医学教科书及相关著作,包括这本全科医学教科书,已被麦格劳-希尔教育出版公司与各国公司合作翻译成意大利语、葡萄牙语、西班牙语、汉语、希腊语、波兰语、俄罗斯语。麦格劳-希尔教育出版公司与中国的出版社合作,于2009年第一次出版发行莫塔教授撰写的《全科医学》中文版,以此教材助力中国全科医学的发展。在莫塔教授的《全科医学》问世以来的27年中,该书已经有13种语言版本,最近增加了波斯语和土耳其语翻译版,这是一个真正了不起的成就。麦格劳-希尔教育出版公司与中国的人民卫生出版社此次合作,将新出版的第八版呈现给中文读者,将进一步促进中国的全科医学发展。

格雷姆·斯科菲尔德教授
(GC SCHOFIELD)

英帝国勋章获得者,医学学士,医学博士、哲学博士,
澳大利亚全科医生学会会员,
澳大拉西亚医学管理学会会员,澳大利亚医学学会会员
解剖学荣誉教授
蒙纳士大学医学部部长,1977—1988

里昂·皮特曼教授
(Leon Piterman AM)(为本书6、7、8版作序)

澳大利亚员佐勋章获得者,医学学士,医学博士,
教育学硕士、医学硕士、英国内科医生学会会员,
澳大利亚全科医生学会会员
蒙纳士大学全科医学荣誉教授

致谢

莫塔教授感谢澳大利亚全科医生学会出版部对他担任《澳大利亚家庭医生杂志》医学编辑工作的支持，这份工作为收集本书的素材提供了绝佳机会。感谢允许使用其出版物中的发表信息的医学组织，包括澳大利亚全科医生学会的预防和社区医学委员会(全科医学服务中的预防活动指南)、治疗指南有限公司、澳大利亚全科医生学会研究部(南澳大利亚州)的高血压指南委员会，并感谢初级卫生保健手册出版商医学观察容许使用该手册的附件 I~Ⅳ。几十年来，治疗指南以抗生素使用指南为标杆，为临床服务指南设定了金标准。各个学科的专家组包括了来自许多领域的专家，他们的集体智慧和证据基础增强了治疗决策的信心和权威。全科医生们也在审阅小组中作出了贡献。感谢治疗指南有限公司提供的出色信息，这些信息为本书提供了权威框架，治疗指南是所有治疗的最终参考，如从镇痛药到抗生素、从溃疡管理和伤口管理。

特别感谢已故的 Chris Sorrell 的手绘插图，感谢 Nicki Cooper、Jenny Green 和 Caroline Menara 熟练地、有耐心地输入手稿。

很多章开头的"章首名言"援引自 Robert Wilkins 主编的《医生的格言》(1991 年伦敦 Robert Hale 出版社)或 Maurice Strauss 主编的《熟知的医学格言》(1958 年纽约 Little Brown 出版社)。

感谢 Roger Pepperell 教授、Bruce Mugford 医生、Lucie Stanford 医生、Mohammad Shafeeq Lone 医生、Brian Bedkobar 医生提供的内容建议。感谢 Chris White 教授的技术支持。感谢 Ebrahim Pishan 医生、Joseph Turner 医生和 Lesley Rowe 审阅手稿。感谢麦格劳-希尔教育出版公司(澳大利亚)的出版和制作团队。感谢所有人通过各种方式在很多方面给予的耐心和帮助。

最后，感谢 Ndidi Victor Ikealumba 医生对本书第六版及其之后版本的贡献，以及他对热带医学方面的专家建议。

照片源出处

导言

全科医学学科已经变得复杂、昂贵和具有挑战性，但毫无疑问，它仍然是可以管理的、引人入胜的，并可获得裨益的。《莫塔全科医学》所涉及的内容是现代全科医学服务所需的知识和技能基础。初级卫生保健的一些根本要素是保持不变的。事实上，影响人类的许多医学问题都有一个永恒的特征。无论是指甲下的碎片，还是眼睑的睑腺炎，无论是终末期的顽疾，还是仅因与压力有关的焦虑，所有治疗方法和服务管理措施，都是普遍的且永恒的。

本书既涵盖传统的诊治方法，也包括现代的医学实践，强调的是临床推理、早期诊断、解决常见问题的策略、持续的服务、整体的管理，以及"全科服务技巧"的重要性。全科医学学科的一个特点，是病人表现出的未分化问题，这些问题通常是器质性原因和社会心理原因交织在一起。作出早期诊断，识别出潜伏的和威胁生命的疾病，一直是个挑战。因此，整本书到处都出现"绝不能错过"的呼声。为了加强这种认识，作者在适当的地方加上了对严重疾病的"红旗征"。全科医学的诊断模型贯穿本书的所有章节，这是作者根据实践经验归纳出的解决问题模型，读者可以根据自己的经验，使该模型能有效地为自己的临床工作服务。

第八版扩展了诊断三联征(或四联征)的挑战性方法，它是一种简短的备忘录形式，帮助医生用三个(或四个)关键症状或征象来识别疾病。在准备本书文稿过程中有一个特别的挑战，即尽可能多地确定相关的、适当的和可信的循证信息。虽然这些循证资料仍然有局限性，但已经结合了专家们的集体智慧，尤其是从治疗指南系列获得的信息。本书的一个关键目标，是实现全科医学在科学与艺术之间的平衡。为了让本书能提供最新的准确和可信信息，作者把有关章节交给相应学科领域的专家，请他们进行独立的同行审阅。在本书"审阅专家"中，对这些顾问医生的贡献给予认可。第八版还体现了经验丰富的全科医生吉尔·罗森布拉特(Jill Rosenblatt)共同撰写的优势，其他作者还包括具有医学教育经验的全科医生克莱尔·莫塔(Clare Murtagh)，以及澳大利亚医学作家协会前任主席贾斯汀·科尔曼(Justin Coleman)医生，他对"药物的明智选择"项目和循证医学特别感兴趣。

这是一本介绍基本医学服务的总览性综合书籍，它不可能穷尽医生遇到的所有医学问题。但是，作者最关注的是常见的、重要的、可预防的以及可治疗的问题。最近纳入的内容包括对遗传疾病和传染病的扩展信息，特别是冠状病毒和急性呼吸窘迫综合征的信息。

考虑到本书读者群是刚毕业的医学院学生、国际医学院毕业生和在校医学生，《莫塔全科医学》采用的是读者友好式的写作文风。另外，所有目前正在从事基本医疗服务的全科医生都可以从本书中获得有用的信息。

如何更好地使用本书

诊断策略模型

针对各种常见疾病和临床问题的全科诊断策略模型，搭建起了这本书的基本框架。从本书的第一版就开始采用这些诊断策略模型，并成为全科医学独特的和强有力的学习功能。

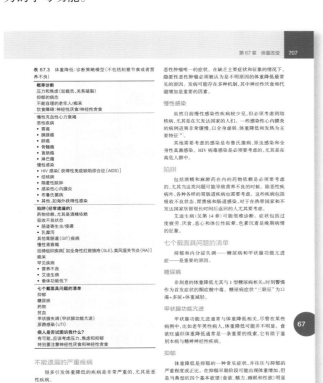

关键事实和要点

关键事实和要点所提供的是某疾病或问题的准确统计数据，以及当地和全球的背景信息。

关键事实和要点

- 关于急腹症的最常见病因，在全科医学中有研究：急性阑尾炎(21%)，绞痛(16%)，肠系膜腺炎(16%)[2]。
- 一项对 17 个国家的 26 个外科科室的转诊病例研究显示最常见的腹痛原因：非特异性腹痛(34%)、急性阑尾炎(28%)和胆囊炎(10%)[1]。
- 通常，上消化道病变会引起上腹部疼痛，下消化道病变引起下腹部疼痛。
- 肚脐周围绞痛(重度)→呕吐→腹胀=小肠梗阻(SBO)。
- 下腹中线痛→胀气→呕吐=大肠梗阻(LBO)。
- 如果是外科原因引起的急腹症，疼痛几乎总是出现在呕吐之前(和胃肠炎比较)。
- 必须考虑肠系膜动脉闭塞的情况：患有动脉硬化性疾病的老年人，或出现严重腹痛的心房颤动病人，或心肌梗死之后。
- 多达 1/3 的腹痛找不到具体原因。

阿斯克勒庇奥斯之杖(蛇杖，医杖)

以蛇杖作为标识，醒目地帮助你寻找某具体疾病的知识内容。

椎体功能障碍伴非神经根痛(非特异性背痛)

椎体功能障碍伴非神经根痛(vertebral dysfunction with non-radicular pain)这种引起腰背痛的突出常见原因，其根源主要是对疼痛敏感的小关节出现了功能障碍。其病理生理原因很难精确确定。

红旗征和黄旗征

红旗征和黄旗征提醒潜在的危险。红旗征是最紧急的危险,黄旗征也是需要认真考虑的问题。

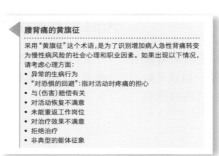

腰背痛的黄旗征

采用"黄旗征"这个术语,是为了识别增加病人急性背痛转变为慢性病风险的社会心理和职业因素。如果出现以下情况,请考虑心理方面:
- 异常的生病行为
- "对恐惧的回避":指对活动时疼痛的担心
- 与(伤害)赔偿有关
- 对活动恢复不满意
- 未能重返工作岗位
- 对治疗效果不满意
- 拒绝治疗
- 非典型的躯体征象

腰背痛的红旗征

"红旗"症状和体征(表28.2)提醒医生注意严重的健康问题,从而指导对辅助检查项目的选择,特别是适当的腰椎影像学检查。

临床框架

临床框架表示的是全科医生日常诊疗工作的关键活动,其主要步骤包括识别问题的临床特征、安排的辅助检查、作出诊断,以及实施管理和治疗。

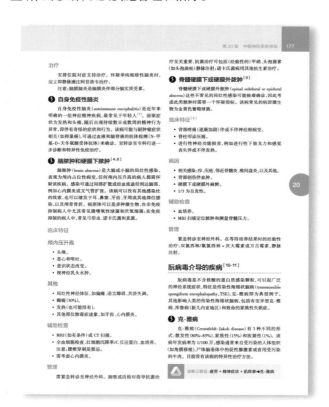

七个戴面具问题的清单

这是本书与众不同的特征,它提示医生注意到隐藏在病人主诉表现之下的潜在或隐藏的危险。

七个戴面具问题的清单

药物、抑郁和甲状腺功能减退症是便秘的 3 种主要诱因(表 31.1)。很多药物可能导致便秘,尤其是可待因及其衍生物、抗抑郁药、铝和钙的抗酸剂(表 31.2)。导致便秘的离子包括钡、钙、铝、铁、铋。因此,仔细询问用药史很有必要。幸运的是,通常一旦停药便秘症状就会缓解。便秘是所有类型的抑郁的一种显著症状,抗抑郁药治疗则会加重便秘。

导致便秘的代谢性疾病有甲状腺功能减退症、高钙血症(相对少见)和血卟啉症。

糖尿病很少引起便秘,而糖尿病自主神经病变可导致便秘和腹泻交替发生。

诊断三联征

三联征是清楚地识别某疾病特有的关键特征。

诊断三联征:皮肤浅棕色斑块 + 皮肤肿瘤 + 腋窝雀斑➡NF1

循证研究

本书用一整章的篇幅,介绍全科医学的研究以及循证的全科医学服务,其中,包括了各种质性研究方法在全科研究中的应用。不仅如此,在每个章的后面都提供了大量的参考文献。

在儿科服务、老年医学服务、孕产期服务、补充疗法上的延伸

儿科服务、老年医学服务、孕产期服务、补充疗法的内容,贯穿本书的各个部分,并通过独立的章节,更详细和全面地提供这些领域的信息。

临床要领

临床要领包括了在临床服务场合中使用的关键要点。

> **临床要领**
>
> - 与姿势有关、运动和坐位加重、平躺减轻的背痛,是由椎体功能障碍,尤其是椎间盘破裂导致。
> - 大多数椎间盘病变引起的疼痛,通常可以通过休息来缓解。
> - 普通 X 线检查的作用有限,尤其是对年轻病人而言,他们的椎间盘突出时 X 线结果可以是正常的。
> - 要谨记抑郁作为背痛原因的可能性;如果怀疑有抑郁,应试用抗抑郁药。

临床照片

临床照片提供的是很多疾病的真实和直观的视觉信息，这些照片对初步识别和确认诊断是很有价值的。

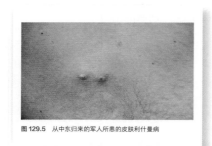

图129.5 从中东归来的军人所患的皮肤利什曼病

彩色绘图

本书包括600多张彩色绘图，采用清晰和简洁的风格，深受读者欢迎。

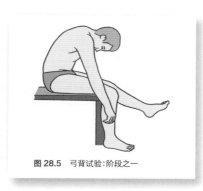

图28.5 弓背试验：阶段之一

更增强的索引

本书索引在主要索引词之下，纳入了更多的次级索引词，这让你能快速查阅最相关的信息。

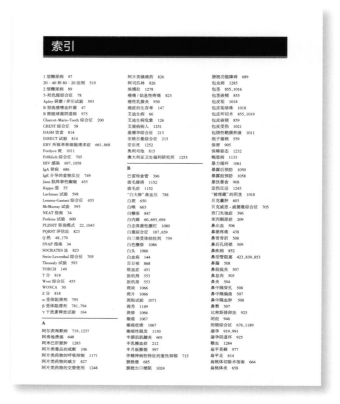

病人教育资源

病人教育资源告诉医生可以在《莫塔的病人教育》中找到相关的信息。医生可以把病人教育信息打印或复印，交给病人。

（译者注：《莫塔的病人教育》是莫塔教授的全科系列著作中的一本，它以科普的方式编写，用简单易懂的语言，对每个疾病或问题，用一页纸表述其简明的定义、病因、主要症状、治疗方法、预防方法等。这项资源已经纳入澳大利亚的全科医学计算机系统，医生可以在看诊时把相关信息页打印出来，交给病人带回阅读。本书原著的大部分章节都在文末列出了《莫塔的病人教育》中相关的信息页题目。本译著省略此部分内容。）

Patient education resources

Hand-out sheets from *Murtagh's Patient Education* 8th edition:
· **Backache**
· **Exercises for your lower back**
· **Sciatica**
· **Spondylosis**

审阅专家

感谢许多专家审阅了与其专业领域相关的内容,并提供了帮助和建议。

Dr Marion Bailes, Dr Joanne Gardiner and Dr Kate Walker	难民的健康
Associate Professor Deborah Bateson	家庭计划(避孕)
Dr Roy Beran	癫痫,神经系统的难题
Dr James Best	抑郁,焦虑,男性健康,儿童和青少年健康,沟通技能
Dr Clare Boema	家庭计划(避孕)
Dr John Boxall	心悸
Dr Penny Burns	灾害医学,大流行
Dr Jill Cargnello	毛发疾病
Dr Belinda Chan	乳房疾病
Dr Paul Coughlin and Professor Hatem Salem	瘀血与出血,血栓形成和血栓栓塞
Mr Rod Dalziel	肩痛
Dr David Dilley	手臂和手痛
Dr David Dunn and Dr Hung The Nguyen	原住民的健康
Dr Robert Dunne	常见的皮肤外伤和异物
Associate Professor John Eden	绝经
Professor Jon Emery	遗传疾病,恶性疾病
Dr Fiona Fargie	性传播感染
Genetic Health Services, Victoria	遗传疾病
Dr Lindsay Grayson and Associate Professor Joseph Torresi	旅行健康,回国的旅行者,热带医学
Mr John Griffiths	髋部和臀部疼痛
Professor Michael Grigg	腿痛
Dr Gary Grossbard	膝痛
Dr Eliza Hannam	产后服务
Dr Peter Hardy-Smith	红眼和眼痛,视觉损失
Associate Professor Peter Holmes	咳嗽,呼吸困难,哮喘,慢性阻塞性肺疾病
Professor Michael Kidd, Dr Ron McCoy and Dr Alex Welborn	人类免疫缺陷病毒感染
Professor Gab Kovacs	异常子宫出血,生育力低下的夫妇
Professor Even Laerum	全科医学的研究
Mr Peter Lawson (deceased), Dr Sanjiva Wijesinha and Dr Andrew Pattison	男性健康,阴茎疾病,前列腺疾病,阴囊疼痛,腹股沟肿块

实验室参考值

以下参考值和范围用国际通用的标准单位,在不同的实验室之间可能存在差异(译者注:本文为澳大利亚标准,如与国内标准不同,请以国内标准为准)。

星号(*)表示该指标的儿科参考范围与成人不同。

电解质/肾功能

钠	135~145mmol/L
钾 *	3.5~5.0mmol/L
氯化物	95~110mmol/L
碳酸氢盐	23~32mmol/L
尿素	3.0~8.0mmol/L
肌酐	女性 50~110μmol/L 男性 60~120μmol/L
估算的肾小球滤过率	>60ml/(min·1.72m^2)
钙 *	2.10~2.60mmol/L
磷酸盐	0.90~1.35mmol/L
镁 *	0.65~1.00mmol/L
尿酸 *	女性 0.12~0.40mmol/L 男性 0.15~0.45mmol/L

肝功能/胰腺功能

胆红素 *	<20μmol/L(总胆红素) <3μmol/L(结合胆红素)
天冬氨酸转氨酶 *	<40U/L
γ 谷氨酰基转移酶 *	女性 <30U/L 男性 <50U/L
碱性磷酸酶 *	25~100U/L
总蛋白	60~80g/L
白蛋白	38~50g/L
淀粉酶	30~110U/L
脂肪酶	<100U/L

葡萄糖

空腹血糖	3~5.4mmol/L
随机血糖	3~7.7mmol/L
糖化血红蛋白	4.7%~6.1%

血液学

血红蛋白 *	女性 115~165g/L 男性 130~180g/L
血细胞比容 *	女性 37%~47% 男性 40%~54%
平均红细胞体积 *	80~100fl
网织红细胞	0.5%~2.0%
白细胞计数	(4.0~11.0)×10^9/L
血小板计数	(150~400)×10^9/L
红细胞沉降率	<20mm;<35mm(>70 岁)
杆状中性粒细胞 *	0.05×10^9/L
成熟中性粒细胞 *	(2.0~7.5)×10^9/L
淋巴细胞 *	(1.0~4.0)×10^9/L
单核细胞 *	(0.2~0.8)×10^9/L
嗜酸性粒细胞 *	(0.0~0.4)×10^9/L
叶酸	血清 7~45nmol/L 红细胞 360~1 400nmol/L
血清维生素 B$_{12}$	150~700pmol/L

凝血功能

出血时间	2.0~8.5 分钟
纤维蛋白原	2.0~4.0g/L
凝血酶原时间	11~15 秒
凝血酶原比率(国际标准化比值)	1.0~1.2
活化部分凝血活酶时间	25~35 秒
D- 二聚体	<500mg/ml

其他指标

血清磷酸肌酸激酶	<90U/L
血清铅	<2μmol/L
血清 C 反应蛋白	<10mg/L
维生素 D	>75mmol/L

心脏/血脂

肌钙蛋白 I 或 T	<0.1μg/L
总肌酸激酶	女性 <200U/L 男性 <220U/L
肌酸激酶同工酶	<25U/L
胆固醇 *	<5.5mmol/L
甘油三酯 *	<1.7mmol/L
高密度脂蛋白胆固醇	女性 1~2.2mmol/L 男性 0.9~2.0mmol/L
低密度脂蛋白胆固醇	2~3.4mmol/L

甲状腺功能

游离甲状腺素	10.0~25.0pmol/L
超敏感促甲状腺素 *	0.4~5.0mU/L
游离三碘甲状腺原氨酸	3.3~8.2pmol/L

其他内分泌指标

血清皮质醇	8:00 a.m. 130~700nmol/L 4:00 p.m. 80~350nmol/L
促卵泡生成激素	1~9U/L（成人） 10~30U/L（排卵期） 4~200U/L（绝经后）
绝经后雌激素	<200pmol/L
睾酮	女性 <3.5nmol/L 男性 10~35nmol/L

肿瘤标志物

前列腺特异性抗原	0~1.0μg/L
癌胚抗原	<7.5μg/L
甲胎蛋白	<10μg/ml
CA12-5	<35U/ml

铁检测

铁蛋白	女性 15~200μg/L 男性 30~300μg/L
铁	10~30μmol/L
铁结合能力	45~80μmol/L
转铁蛋白	2~3.5g/L
转铁蛋白饱和度	女性 15%~45% 男性 15%~55%

血气/动脉

酸碱度 *	7.38~7.43
氧分压 *	85~105mmHg
二氧化碳分压 *	36~44mmHg
碳酸氢盐 *	20~28mmol/L
碱剩余 *	−3~+3mmol/L

牢记于心的正常值

以下核查清单可以用作常见疾病及其诊治时正常值的模板（译者注：本文为澳大利亚标准，如与国内标准不同，请以国内标准为准）。

生命征象（平均）	<6 个月龄	6 月龄~3 岁	3~12 岁	成人
脉搏（次/min）	120~140	110	80~100	60~100
呼吸（次/min）	45	30	20	14
血压（mmHg）	90/60	90/60	100/70	≤130/85

儿童体重	1~10 岁
经验估算	体重（kg）=（年龄 + 4）×2

发热——体温[a]

(a) 体温会在昼夜之间出现相当大的变化，晚上体温较高（昼夜体温差 0.5~1℃）。推荐 Yung 等人给出的针对传染性疾病的发热定义：在临床上，发热可以定义为清晨口腔温度 >37.2℃，或一天中其他时间的口腔温度 >37.8℃"。危险的体温是≥41.5℃。

口腔温度	>37.2℃
肛门温度	>37.7℃

糖尿病——诊断标准：血糖

随机血糖	>11.1mmol/L
如果有症状，测 1 次	
如果无症状，测 2 次	
空腹血糖	>7.0mmol/L
或者	葡糖糖耐量试验的两次测定血糖水平

低钾血症

血清钾	<3.5mmol/L

黄疸

血清胆红素	>19μmol/L

高钾血症

血清钾	>5.0mmol/L

高血压

血压	>140/90mmHg

酒精饮用过量

男性	>4 个标准酒精量/d
女性	>2 个标准酒精量/d

饮酒健康指南（澳大利亚卫生与医学研究理事会）

男性和女性	≤10 个标准酒精量/周
	≤4 个标准酒精量/每个场合

贫血——血红蛋白

男性	<130g/L
女性	<120g/L

体重指数（kg/m²）

正常	20~25
超重	>25
肥胖	>30

缩略词表

AAA	abdominal aortic aneurysm	腹主动脉瘤
AAFP	American Academy of Family Physicians	美国家庭医生学会
ABA	Australian Breastfeeding Association	澳大利亚母乳喂养协会
ABC	airway, breathing, circulation	气道、呼吸、循环
ABCD	airway, breathing, circulation, dextrose	气道、呼吸、循环、葡萄糖
ABFP	American Board of Family Practice	美国家庭医学委员会
ABI	ankle-brachial index	踝肱指数
AC	air conduction	空气传导
AC	acromioclavicular	肩锁关节
ACAH	autoimmune chronic active hepatitis	自身免疫性慢性活动性肝炎
ACE	angiotensin converting enzyme	血管紧张素转换酶
ACEI	angiotensin converting enzyme inhibitors	血管紧张素转换酶抑制剂
ACL	anterior cruciate ligament	前交叉韧带
ACR	albumin creatine ratio	白蛋白肌酐比
ACTH	adrenocorticotrophic hormone	促肾上腺皮质激素
AD	aortic dissection	主动脉夹层
AD	autosomal dominant	常染色体显性
ADHD	attention deficit hyperactivity disorder	注意缺陷障碍
ADL	activities of daily living	日常生活活动
ADT	adult diphtheria vaccine	成人白喉疫苗
AF	atrial fibrillation	心房颤动
AFI	amniotic fluid index	羊水指数
AFP	alpha-fetoprotein	甲胎蛋白
AI	aortic incompetence	主动脉瓣关闭不全
AICD	automatic implantable cardiac defibrillator	植入式自动心脏除颤器
AIDS	acquired immunodeficiency syndrome	获得性免疫缺陷综合征
AKF	acute kidney failure	急性肾衰竭
ALE	average life expectancy	平均期望寿命
ALL	acute lymphocytic leukaemia	急性淋巴细胞白血病
ALP	alkaline phosphatase	碱性磷酸酶
ALT	alanine aminotransferase	丙氨酸转氨酶
ALTE	apparent life-threatening episode	明显危及生命事件
AMI	acute myocardial infarction	急性心肌梗死
AML	acute myeloid leukaemia	急性髓系白血病
ANA	antinuclear antibody	抗核抗体
ANCA	antineutrophil cytoplasmic antibody	抗中性粒细胞胞质抗体
ANF	antinuclear factor	抗核因子
anti-HAV	hepatitis A virus antibody	甲型肝炎病毒抗体
anti-HBc	hepatitis B core antibody	乙型肝炎核心抗体
anti-HBs	hepatitis B surface antibody	乙型肝炎表面抗体
anti-HCV	hepatitis C virus antibody	丙型肝炎病毒抗体

APF	Australian pharmaceutical formulary	澳大利亚药品配方（澳大利亚药剂师学会发布的药物配方手册）
APH	ante-partum haemorrhage	产前出血
APRI	AST to platelet ratio index	天冬氨酸转氨酶与血小板比值
APTT	activated partial thromboplastin time	活化部分凝血活酶时间
AR	autosomal recessive	常染色体隐性
ARB	angiotension II receptor blocker	血管紧张素 II 受体阻滞剂
ARC	AIDS-related complex	艾滋病相关综合征
ARDS	acute respiratory distress syndrome	急性呼吸窘迫综合征
ARR	absolute risk reduction	绝对危险降低率
ART	anti-retroviral therapy	抗逆转录病毒治疗
ASD	atrial septal defect	房间隔缺损
ASIS	anterior superior iliac spine	髂前上棘
ASOT	antistreptolysin O titre	抗链球菌溶血素 O 滴度
AST	aspartate aminotransferase	天冬氨酸转氨酶
ATFL	anterior talofibular ligament	距腓前韧带
AVM	arteriovenous malformation	动静脉畸形
AZT	azidothymidine	叠氮胸苷

BC	bone conduction	骨骼传导
BCC	basal cell carcinoma	基底细胞癌
BCG	bacille Calmette-Guérin	卡介苗
bDMARDs	biological disease modifying antirheumatic drugs	生物类改善病情的抗风湿药
BMD	bone mass density	骨密度
BMI	body mass index	体重指数
BNP	B-type natriuretic peptide	B 型脑钠肽
BOO	bladder outlet obstruction	膀胱出口梗阻
BPH	benign prostatic hyperplasia	良性前列腺增生
BPPV	benign paroxysmal positional vertigo	良性阵发性位置性眩晕
BSE	breast self-examination	乳房自我检查

CABG	coronary artery bypass grafting	冠状动脉搭桥术
CAD	coronary artery disease	冠状动脉病
CAP	community-acquired pneumonia	社区获得性肺炎
CBE	clinical breast examination	临床乳房检查
CBT	cognitive behaviour therapy	认知行为疗法
CCB	calcium-channel blocker	钙通道阻滞剂
CCF	congestive cardiac failure	充血性心力衰竭
CCP	cyclic citrullinated peptide	环瓜氨酸肽
CCU	coronary care unit	冠心病监护病房
CDT	combined diphtheria/tetanus vaccine	白喉/破伤风联合疫苗
CEA	carcinoembryonic antigen	癌胚抗原
CFL	calcaneofibular ligament	跟腓韧带
CFS	chronic fatigue syndrome	慢性疲劳综合征
CHC	combined hormonal contraception	复方激素避孕药
CHD	coronary heart disease	冠心病

CHF	chronic heart failure	慢性心力衰竭
CI	confidence interval	可信区间
CIN	cervical intraepithelial neoplasia	宫颈上皮内瘤变
CJD	Creutzfeldt-Jakob disease	克-雅病
CK	creatinine kinase	肌酸激酶
CK-MB	creatinine kinase-myocardial bound fraction	肌酸激酶同工酶
CKD	chronic kidney disease	慢性肾脏病
CMC	carpometacarpal	腕掌关节
CML	chronic myeloid leukaemia	慢性髓细胞性白血病
CMV	cytomegalovirus	巨细胞病毒
CNS	central nervous system	中枢神经系统
COAD	chronic obstructive airways disease	慢性阻塞性气道疾病
COC	combined oral contraceptive	复方口服避孕药
COMT	catechol-O-methyl transferase	儿茶酚-O-甲基转移酶
COPD	chronic obstructive pulmonary disease	慢性阻塞性肺疾病
COX	cyclooxygenase	环氧合酶
CPA	cardiopulmonary arrest	心肺骤停
CPAP	continuous positive airways pressure	持续气道正压通气
CPPD	calcium pyrophosphate dihydrate	焦磷酸钙二水化合物
CPR	cardiopulmonary resuscitation	心肺复苏
CPS	complex partial seizures	复杂的部分性发作
CR	controlled release	控制释放
CREST	calcinosis; Raynaud phenomenon; esophageal dysmotility; sclerodactyly; telangiectasis	钙质沉着,雷诺现象,食管运动功能障碍,指端硬化,毛细血管扩张
CRF	chronic renal failure	慢性肾衰竭
CRH	corticotrophin-releasing hormone	促肾上腺皮质激素释放激素
CRP	C-reactive protein	C 反应蛋白
CSF	cerebrospinal fluid	脑脊液
CSFM	chloroquine-sensitive falciparum malaria	氯喹敏感的恶性疟疾
CSIs	COX-2 specific inhibitors	COX-2 特异性抑制剂
CSU	catheter specimen of urine	尿导管标本
CT	computed tomography	计算机断层成像
CTD	connective tissue disorder	结缔组织病
CTG	cardiotocograph	胎心宫缩图
CTS	carpal tunnel syndrome	腕管综合征
CVA	cerebrovascular accident	脑血管意外
CVS	cardiovascular system	心血管系统
CXR	chest X-ray	胸部 X 线检查

DAAs	direct-acting antivirals	直接作用的抗病毒药
DBP	diastolic blood pressure	舒张压
DC	direct current	直流电
DDAVP	desmopressin acetate	醋酸去氨加压素
DDH	developmental dysplasia of the hip	发育性髋关节发育不良
DDP	dipeptidyl peptidase	二肽基肽酶
DEXA	dual energy X-ray absorptiometry	双能 X 线吸收法

DHA	docosahexaenoic acid	二十二碳六烯酸
DHEA	dihydroepiandrosterone	脱氢表雄酮
DI	diabetes insipidus	尿崩症
DIC	disseminated intravascular coagulation	弥散性血管内凝血
DIDA	di-imino diacetic acid	二亚氨基二乙酸
DIMS	disorders of initiating and maintaining sleep	睡眠起始和维持障碍
DIP	distal interphalangeal	远端指间关节
DMARDs	disease modifying antirheumatic drugs	改善病情的抗风湿药
DNA	deoxyribose-nucleic acid	脱氧核糖核酸
DOAC	direct acting anti-coagulants	直接口服抗凝药
DOM	direction of movement	运动方向
DRE	digital rectal examination	直肠指检
DRABC	defibrillation, resuscitation, airway, breathing, circulation	除颤、复苏、气道、呼吸、循环
DS	double strength	双倍强度
DU	duodenal ulcer	十二指肠溃疡
DUB	dysfunctional uterine bleeding	功能失调性子宫出血
DVT	deep venous thrombosis	深静脉血栓形成
DxT	diagnostic triad	诊断三联征

EAR	expired air resuscitation	呼出气复苏术
EBM	Epstein-Barr mononucleosis	EBV 所致单核细胞增多症
EBNA	Epstein-Barr nuclear antigen	EB 核抗原
EBV	Epstein-Barr virus	EB 病毒
ECC	external chest compression	胸外按压
ECG	electrocardiogram	心电图
ECT	electroconvulsive therapy	电休克疗法
EEG	electroencephalogram	脑电图
ELISA	enzyme-linked immunosorbent assay	酶联免疫吸附测定
EMG	electromyogram	肌电图
ENA	extractable nuclear antigen	可提取核抗原
EO	ethinyloestradiol	乙炔雌二醇
EPA	eicosapentaenoic acid	二十碳五烯酸
EPL	extensor pollicis longus	拇长伸肌
EPS	expressed prostatic secretions	前列腺按压分泌液
ER	external rotation	外旋转
ESRF	end-stage renal failure	终末期肾衰竭
ERCP	endoscopic retrograde cholangiopancreatography	内镜逆行胰胆管造影
ESR	erythrocyte sedimentation rate	红细胞沉降率
ET	embryo transfer	胚胎移植
ETT	endotracheal tube	气管导管

FAD	familial Alzheimer disease	家族性阿尔茨海默病
FAI	femoroacetabular impingement	股骨髋臼撞击症
FAP	familial adenomatous polyposis	家族性腺瘤性息肉病
FBE	full blood count	全血细胞计数

FDIU	fetal death in utero	宫内胎死
FDL	flexor digitorum longus	趾长屈肌
FEV$_1$	forced expiratory volume in 1 second	第 1 秒用力呼气容积
FHL	flexor hallucis longus	拇长屈肌
FOBT	faecal occult blood test	粪便潜血试验
FRAX	fracture risk assessment tool	骨折风险评估工具
FRC	functional residual capacity	功能性残气量
FSH	follicle stimulating hormone	卵泡刺激素
FTA-ABS	fluorescent treponemal antibody absorption test	荧光密螺旋体抗体吸收试验
FTT	failure to thrive	发育迟滞
FUO	fever of undetermined origin	不明原因发热
FVC	forced vital capacity	用力肺活量
FXS	fragile X syndrome	脆性 X 染色体综合征

GA	general anaesthetic	全身麻醉
GABHS	group A beta-haemolytic streptococcus	A 组乙型溶血性链球菌
GBS	Guillain-Barré syndrome	吉兰-巴雷综合征
GCA	giant cell arteritis	巨细胞动脉炎
GESA	Gastroenterological Society of Australia	澳大利亚胃肠病学会
GFR	glomerular filtration rate	肾小球滤过率
GGT	gamma-glutamyl transferase	γ 谷氨酰转移酶
GHJ	glenohumeral joint	盂肱关节
GI	glycemic index	血糖指数
GIFT	gamete intrafallopian transfer	配子输卵管内移植
GIT	gastrointestinal tract	胃肠道
GLP	glucagon-like peptide	胰高血糖素样肽
GnRH	gonadotrophin-releasing hormone	促性腺激素释放激素
GORD	gastro-oesophageal reflux disease	胃食管反流病
GP	general practitioner	全科医生
G-6-PD	glucose-6-phosphate dehydrogenase	葡萄糖-6-磷酸脱氢酶
GSI	genuine stress incontinence	真性压力性尿失禁
GU	gastric ulcer	胃溃疡
GV	growth velocity	生长速度

HAV	hepatitis A virus	甲型肝炎病毒
Hb	haemoglobin	血红蛋白
HbA	haemoglobin A	血红蛋白 A
HBeAg	hepatitis B e antigen	乙型肝炎 e 抗原
HBsAg	hepatitis B surface antigen	乙型肝炎表面抗原
HBV	hepatitis B virus	乙型肝炎病毒
hCG	human chorionic gonadotropin	人绒毛膜促性腺激素
HCV	hepatitis C virus	丙型肝炎病毒
HDL	high-density lipoprotein	高密度脂蛋白
HDV	hepatitis D virus	丁型肝炎病毒
HEV	hepatitis E virus	戊型肝炎病毒
HFA	hydrofluoric alkane	氢氟烷烃

HFM disease	hand, foot and mouth disease	手足口病
HFV	hepatitis F virus	己型肝炎病毒
HGV	hepatitis G virus	庚型肝炎病毒
HHC	hereditary hemochromatosis	遗传性血色素沉着病
HIDA	hydroxy iminodiacetic acid	羟基亚氨基二乙酸
HIV	human immunodeficiency virus	人类免疫缺陷病毒
HLA-B$_{27}$	human leucocyte antigen-B$_{27}$	人类白细胞抗原 B$_{27}$
HMGCoA	hydroxymethylglutaryl CoA	羟甲基戊二酰辅酶 A
HNPCC	hereditary non-polyposis colorectal cancer	遗传性非息肉性大肠癌
HPV	human papilloma virus	人乳头瘤病毒
HRT	hormone replacement therapy	激素替代疗法
HSIL	high-grade squamous intraepithelial lesion	高级别鳞状上皮内病变
HSP	Henoch-Schönlein purpura	过敏性紫癜
HSV	herpes simplex virus	单纯疱疹病毒

IBS	irritable bowel syndrome	肠易激综合征
ICE	ice, compression, elevation	冰敷，加压，抬高
ICHPPC	International Classification of Health Problems in Primary Care	国际初级保健的健康问题分类
ICS	inhaled corticosteroid	吸入性类固醇皮质激素
ICS	intercondylar separation	踝关节脱离
ICSI	intracytoplasmic sperm injection	卵胞质内单精子注射
ICT	immunochromatographic test	免疫层析检测
IDDM	insulin dependent diabetes mellitus	胰岛素依赖型糖尿病
IDU	injecting drug user	注射吸毒者
IgA	immunoglobulin A	免疫球蛋白 A
IgE	immunoglobulin E	免疫球蛋白 E
IgG	immunoglobulin G	免疫球蛋白 G
IgM	immunoglobulin M	免疫球蛋白 M
IGRA	interferon gamma release assay	γ 干扰素释放试验
IHD	ischaemic heart disease	缺血性心脏病
IHS	International Headache Society	国际头痛学会
INCS	intranasal corticosteroids	鼻内类固醇皮质激素
INR	international normalised ratio	国际标准化比值
IOC	International Olympic Committee	国际奥林匹克委员会
IOFB	intraocular foreign body	眼内异物
IP	interphalangeal	指间
IPPV	intermittent positive pressure variation	间歇正压通气
IR	internal rotation	内旋转
ITP	idiopathic thrombocytopenia purpura	特发性血小板减少性紫癜
IUD	intrauterine contraceptive device	宫内节育器
IUGR	intrauterine growth retardation	宫内发育迟缓
IVF	in vitro fertilisation	体外受精
IVP	intravenous pyelogram	静脉肾盂造影
IVU	intravenous urogram	静脉尿路造影

JIA	juvenile idiopathic arthritis	幼年型特发性关节炎
JVP	jugular venous pulse	颈静脉搏动

KA	keratoacanthoma	角化棘皮瘤
KS	Kaposi sarcoma	卡波西肉瘤

LA	local anaesthetic	局部麻醉药
LABA	long-acting β₂ agonist	长效 β₂ 受体激动剂
LBBB	left branch bundle block	左束支传导阻滞
LBO	large bowel obstruction	大肠梗阻
LBP	low back pain	腰背痛
LDH	lactic dehydrogenase	乳酸脱氢酶
LDL	low-density lipoprotein	低密度脂蛋白
LH	luteinising hormone	黄体生成素
LHRH	luteinising hormone releasing hormone	黄体生成素释放激素
LIF	left iliac fossa	左髂窝
LMN	lower motor neurone	下运动神经元
LNG	levonorgestrel	左炔诺孕酮
LPC	liquor picis carbonis	煤焦油溶液
LRTI	lower respiratory tract infection	下呼吸道感染
LSD	lysergic acid	麦角酸
LSIL	low-grade squamous intraepithelial lesion	低级别鳞状上皮内病变
LSS	lumbar spinal canal stenosis	腰椎管狭窄
LUT	lower urinary tract	下尿路
LUTS	lower urinary tract symptoms	下尿路症状
LV	left ventricular	左心室
LVH	left ventricular hypertrophy	左心室肥大

MAIS	*Mycobacterium avium intracellulare or M. sacrofulaceum*	胞内鸟分枝杆菌或瘰疬分枝杆菌
MAOI	monoamine oxidase inhibitor	单胺氧化酶抑制剂
MCL	medial collateral ligament	内侧副韧带
MCP	metacarpal phalangeal	掌指骨
MCU	microscopy and culture of urine	尿液显微镜检查和培养
MCV	mean corpuscular volume	平均红细胞体积
MDI	metered dose inhaler	定量吸入器
MDMA	methylenedioxymethamphetamine	亚甲二氧基甲基苯丙胺
MDR-TB	multidrug-resistant TB	耐多药结核病
MG	myasthenia gravis	重症肌无力
MHT	menopause hormone therapy	绝经期激素治疗
MI	myocardial infarction	心肌梗死
MIC	mitral incompetence	二尖瓣关闭不全
MMSE	mini-mental state examination	简易精神状态检查
MND	motor neurone disease	运动神经元病
MRCP	magnetic resonance cholangiopancreatography	磁共振胰胆管造影

MRI	magnetic resonance imaging	磁共振成像
MRSA	methicillin-resistant staphylococcus aureus	耐甲氧西林金黄色葡萄球菌
MS	multiple sclerosis	多发性硬化
MSM	men who have sex with men	男男性行为者
MSST	maternal serum screening test	孕产妇血清筛查
MSU	midstream specimen urine	中段尿
MTP	metatarsophalangeal	跖趾关节
MVA	motor vehicle accident	机动车事故

NAAT	nucleic acid amplification test	核酸扩增试验
NAD	no abnormality detected	未发现异常
NCDs	non-communicable diseases	非传染性疾病
NET	norethisterone	炔诺酮
NF	neurofibromatosis	神经纤维瘤病
NGU	non-gonococcal urethritis	非淋菌性尿道炎
NHL	non-Hodgkin lymphoma	非霍奇金淋巴瘤
NH&MRC	National Health and Medical Research Council	(澳大利亚)国家卫生和医学研究理事会
NIDDM	non-insulin dependent diabetes mellitus	非胰岛素依赖型糖尿病
NNT	numbers needed to treat	需治疗人数
NR	normal range	正常范围
NRT	nicotine replacement therapy	尼古丁替代疗法
NSAID	non-steroidal anti-inflammatory drugs	非甾体抗炎药
NSCLC	non-small cell lung cancer	非小细胞肺癌
NSTEACS	non-ST segment elevation acute coronary syndrome	非 ST 段抬高急性冠脉综合征
NSU	non-specific urethritis	非特异性尿道炎
NTT	nuchal translucency test	颈项透明层检查
NVDPA	National Vascular Disease Prevention Alliance	国家血管疾病预防联盟

OA	osteoarthritis	骨关节炎
OCP	oral contraceptive pill	口服避孕药
OGTT	oral glucose tolerance test	口服葡糖糖耐量试验
OSA	obstructive sleep apnea	阻塞型睡眠呼吸暂停
OT	occupational therapist	作业治疗师
OTC	over the counter	非处方药

PAD	peripheral arterial disease	周围动脉疾病
PAN	polyarteritis nodosa	结节性多动脉炎
PBG	porphobilinogen	胆色素原
PBS	Pharmaceutical Benefits Scheme	药品受益计划
PCA	percutaneous continuous analgesia	经皮持续镇痛
PCB	postcoital bleeding	性交后出血
PCI	percutaneous coronary intervention	经皮冠状动脉介入治疗
PCL	posterior cruciate ligament	后交叉韧带
PCOS	polycystic ovarian syndrome	多囊卵巢综合征
PCP	pneumocystis pneumonia	肺孢子菌肺炎

PCR	polymerase chain reaction	聚合酶链反应
PCV	packed cell volume	血细胞压积
PD	Parkinson disease	帕金森病
PDA	patent ductus arteriosus	动脉导管未闭
PDD	pervasive development disorders	广泛性发育障碍
PEF	peak expiratory flow	呼气流量峰值
PEFR	peak expiratory flow rate	呼气峰值流速
PET	pre-eclamptic toxaemia	子痫前期毒血症
PET	positron emission tomography	正电子发射断层扫描
PFO	patent foramen ovale	卵圆孔未闭
PFT	pulmonary function test	肺功能检查
PGL	persistent generalised lymphadenopathy	持续性全身淋巴结肿大
PHR	personal health record	个人健康记录
PID	pelvic inflammatory disease	盆腔炎
PIP	proximal interphalangeal	指间近端
PJP	pneumocystis jirovecii pneumonia	耶氏肺孢子菌肺炎
PKU	phenylketonuria	苯丙酮尿症
PLISSIT	permission giving, limited information, specific suggestion, intensive therapy	允许给予,有限的信息,具体建议,强化治疗
PLM	periodic limb movement	周期性肢体运动
PMDD	premenstrual dysphoric disorder	经前焦虑障碍
PMS	premenstrual syndrome	经前综合征
PMT	premenstrual tension	经前紧张
PaO$_2$	partial pressure oxygen (arterial blood)	动脉血氧分压
POP	progestogen-only pill	单孕激素口服药
PPI	proton-pump inhibitor	质子泵抑制剂
PRNG	penicillin-resistant gonococci	耐青霉素的淋球菌
PROM	premature rupture of membranes	胎膜早破
PSA	prostate specific antigen	前列腺特异性抗原
PSGN	post streptococcal glomerulonephritis	链球菌感染后肾小球肾炎
PSIS	posterior superior iliac spine	髂后上脊
PSVT	paroxysmal supraventricular tachycardia	阵发性室上性心动过速
PT	prothrombin time	凝血酶原时间
PTC	percutaneous transhepatic cholangiography	经皮经肝胆管造影
PTCA	percutaneous transluminal coronary angioplasty	经皮腔内冠状动脉成形术
PTFL	posterior talofibular ligament	后距腓韧带
PU	peptic ulcer	消化性溃疡
PUVA	psoralen + UVA	补骨脂素 + 紫外线 A 段照射
PVC	polyvinyl chloride	聚氯乙烯
PVD	peripheral vascular disease	外周血管病

RA	rheumatoid arthritis	类风湿关节炎
RACGP	Royal Australian College of General Practitioners	澳大利亚全科医生学会
RAP	recurrent abdominal pain	反复腹痛
RBBB	right branch bundle block	右束支传导阻滞
RBC	red blood cell	红细胞

RCT	randomized controlled trial	随机对照试验
RF	rheumatic fever	风湿热
RIB	rest in bed	卧床休息
RICE	rest,ice,compression,elevation	休息、冰敷、加压、抬高
RIF	right iliac fossa	右髂窝
RPR	rapid plasma reagin	快速血浆反应素
RR	relative risk	相对危险度
RRR	relative risk reduction	相对危险度减少率
RSD	reflex sympathetic dystrophy	反射性交感神经营养不良
RSI	repetition strain injury	重复性劳损
RSV	respiratory syncytial virus	呼吸道合胞病毒
RT	reverse transcriptase	逆转录酶
rtPA	recombinant tissue plasminogen activator	重组组织型纤溶酶原激活剂

SABA	short-acting β_2 agonist	短效 β_2 受体激动剂
SAH	subarachnoid haemorrhage	蛛网膜下腔出血
SARS	severe acute respiratory distress syndrome	严重急性呼吸综合征
SBE	subacute bacterial endocarditis	亚急性细菌性心内膜炎
SBO	small bowel obstruction	小肠梗阻
SBP	systolic blood pressure	收缩压
SCC	squamous cell carcinoma	鳞状细胞癌
SCFE	slipped capital femoral epiphysis	股骨头骨骺滑脱
SCG	sodium cromoglycate	色甘酸钠
SCLC	small cell lung cancer	小细胞肺癌
SERM	selective estrogen receptor modulator	选择性雌激素受体调节剂
SIADH	syndrome of inappropriate secretion of antidiuretic hormone	抗利尿激素分泌失调综合征
SIDS	sudden infant death syndrome	婴儿猝死综合征
SIJ	sacroiliac joint	骶髂关节
SLD	specific learning disability	特定学习障碍
SLE	systemic lupus erythematosus	全身性红斑狼疮
SLR	straight leg raising	直腿抬高
SND	sensorineural deafness	感觉神经性耳聋
SNPs	single nucleotide polymorphisms	单核苷酸多态性
SLS	salt-losing state	失盐状态
SPA	suprapubic aspirate of urine	耻骨上穿刺抽取尿液
SPECT	single photon emission computed tomography	单光子发射计算机断层成像
SSRI	selective serotonin reuptake inhibitor	选择性 5-羟色胺再摄取抑制剂
SSS	sick sinus syndrome	病态窦房结综合征
STEMI	ST segment elevation myocardial infarction	ST 段抬高心肌梗死
STI	sexually transmitted infection	性传播感染
STS	sodium tetradecyl sulfate	十四烷基硫酸钠
SUFE	slipped upper femoral epiphysis	股骨头骨骺外上滑脱
SVC	superior vena cava	上腔静脉
SVT	supraventricular tachycardia	室上性心动过速

T_3	tri-iodothyronine	三碘甲状腺素
T_4	thyroxine	甲状腺素
TA	temporal arteritis	颞动脉炎
TB	tuberculosis	结核病
TCA	tricyclic antidepressant	三环类抗抑郁药
TENS	transcutaneous electrical nerve stimulation	经皮神经电刺激
TFTs	thyroid function tests	甲状腺功能检测
TG	triglyceride	甘油三酯
TIA	transient ischaemic attack	短暂性脑缺血发作
TIBC	total iron binding capacity	总铁结合力
TM	tympanic membrane	鼓膜
TMJ	temporomandibular joint	颞下颌关节
TNF	tissue necrosis factor	组织坏死因子
TOE	trans-esophageal echocardiography	经食管超声心动图
TOF	tracheo-oesophageal fistula	气管食管瘘
TORCH	toxoplasmosis, rubella, cytomegalovirus, herpes virus	弓形虫、其他媒介、风疹病毒、巨细胞病毒、单纯疱疹病毒
TPHA	treponema pallidum hemagglutination assay	梅毒螺旋体血凝试验
TSE	testicular self-examination	睾丸自我检查
TSH	thyroid-stimulating hormone	促甲状腺激素
TT	thrombin time	凝血酶时间
TUE	therapeutic use exemption	治疗用药豁免
TUIP	transurethral incision of prostate	经尿道前列腺切开术
TURP	transurethral resection of prostate	经尿道前列腺切除术
TV	tidal volume	潮气量

UC	ulcerative colitis	溃疡性结肠炎
UGIB	upper gastrointestinal bleeding	上消化道出血
UMN	upper motor neurone	上运动神经元
URT	upper respiratory tract	上呼吸道
URTI	upper respiratory tract infection	上呼吸道感染
US	ultrasound	超声
UTI	urinary tract infection	尿路感染
U	ultraviolet	紫外线

VAS	visual analogue scale	视觉模拟评分法
VBI	vertebrobasilar insufficiency	椎基底动脉供血不足
VC	vital capacity	肺活量
VDRL	venereal disease reference laboratory	性病实验室检测
VF	ventricular fibrillation	心室颤动
VMA	vanillylmandelic acid	香草苦杏仁酸
VPG	venous plasma glucose	静脉血浆葡萄糖
VRE	vancomycin resistant enterococcus	耐万古霉素肠球菌
VSD	ventricular septal defect	室间隔缺损
VT	ventricular tachycardia	室性心动过速
VUR	vesicoureteric reflux	膀胱输尿管反流

VVS	vulvar vestibular syndrome	外阴前庭综合征	
vWD	von Willebrand disease	血管性血友病	

WBC	white blood cells	白细胞	
WBR	white → blue → red	白→蓝→红（雷诺现象）	
WHO	World Health Organization	世界卫生组织	
WPW syndrome	Wolff-Parkinson-White syndrome	WPW 综合征	

目录

第一部分

全科医学基础

第1章　全科医学的性质、范围和内容

医疗实践不是编织那样的手工劳动，而是必须从灵魂中得到启发，充分理解，并具备敏锐的观察力；这些再加上准确的科学知识，是熟练的医疗实践必不可少的条件。

摩西·本·迈蒙(1135—1204)(译者注：亦称迈蒙尼德，犹太哲学家，研究犹太教法典的学者)

全科医学(general practice)是给社区提供初级卫生保健的传统方法。它是自成一体的医学学科，将大量的综合的医学知识与交流艺术结合在一起。

定义

全科医学是指提供"以社区为基础的、连续的、综合的和预防的初级保健"的医学学科。有时也称为CCCP模式。它与初级保健和家庭医学是同义词。(译者注：CCCP是社区、连续、综合、预防四个英文首字母缩写词)

澳大利亚全科医生学会(Royal Australian College of General Practitioners, RACGP)对全科医学和初级保健的定义为：

全科医学是卫生服务系统的一个组成部分，它整合了当前生物医学、心理学及社会学对健康的理解，为所有个人、家庭及社区提供初始的、连续的、综合的和协调的医疗服务。

全科医生(general practitioner, GP)是具有被认可的全科培训经历、临床经验和技能的临床医生，他们为个人、家庭和社区提供并协调综合的医疗服务。

全科/家庭医学是大多数人寻求卫生保健服务的第一接触点。在提供初级保健的过程中，全科/家庭医生见到的大多数是尚未明确的生病状态；他们经常要处理的是比已确诊疾病更复杂的情况。

RACGP确定了全科医学的五个维度：

- 沟通技巧和医患关系
- 实用专业知识和技能
- 人群健康和全科医学的背景
- 职业和伦理角色
- 组织机构和法律层面

RACGP还进一步确定了全科医学服务的八个核心特点：

1. 针对整体人的服务
2. 以人为中心
3. 连续的服务
4. 综合性的服务
5. 诊断和治疗技能
6. 对复杂性和不确定性的把握
7. 协作的临床团队
8. 领导、倡导和公平

美国家庭医生学会(American College of Family Physicians, AAFP)倡导了初级卫生保健的其他功能[1-2]。

- 首次接触服务，包括对急性疾病的早期诊断
- 对病人个人、家庭及其环境护理的连续性
- 高度个体化的服务
- 慢性病的服务
- 利用传统的主要学科进行守门人服务或协调的作用
- 社区健康意识

本质上，全科医学服务是关系型服务，它基于医生对整体人的深入了解，以及医生处理复杂问题和状况的能力。全科医生的职能是个人、家庭及社区的临床医生、咨询顾问，以及变革的倡导者和媒介[3]。

全科医学不是各个临床专科在肤浅层面上的拼凑，我们一定要避免成为"万金油"的诱惑。在当前常见的医学学科分割的形势下，人们比以往更加需要全科医生。在令人眼花缭乱的学科分割的卫生服务中，病人比以往更需要一个值得信赖的聚集点。还有谁能比富于关怀的全科医生更适合成为这个可信的聚集点，担负起病人健康和幸福的全部责任，以病人的名义付之行动呢？专科医生也需要能胜任的全科医生，把持续服务的责任委托给全科医生。

全科医学的独特特征

安德森、布里奇斯-韦伯和钱塞勒[4]强调"全科医生独特而重要的工作，是提供可以得到的和连续性的服务、具备诊断能力、治疗急慢性疾病、及时处理各种紧急情况，并采取卫生服务的预防措施"。

全科医学与医院或专科医生服务的不同之处包括：

- 第一接触

- 同情心
- 诊断方法学
- 危重症的早期诊断
- 服务的连续性和可得性
- 个体化服务
- 对急性和慢性疾病的诊疗
- 居家服务
- 紧急服务(在家里或社区的及时治疗)
- 对家庭的服务
- 宁养疗护(在家里)〔译者注:宁养疗护(palliative care),也译为缓和医疗〕
- 预防服务
- 各种健康促进和病人教育
- 对病人管理的整体方法
- 对卫生服务的协调

全科医生必须做好准备应对来诊所就诊病人的任何问题(**图 1.1**)。

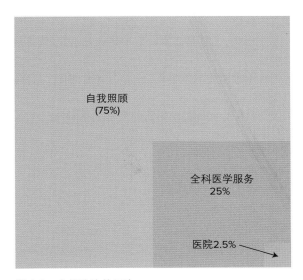

图 1.1　症状诊治的层次

除了上述这些工作之外,全科医生还要处理一些常见的问题,包括不常在医学院或毕业后培训项目中讲授的各种各样的问题。这些问题是异常但又常见的,可以看作是初级卫生保健中的像"面包和黄油"一样的基本问题。

从症状诊治的层次上看,感到不适的人中有 25% 的人放弃了自我照顾,来找全科医生看病。在看病的病人中,90% 的病人完全由初级保健(全科医学)进行管理。症状诊治层次见**图 1.1**[5]。

对病人管理的整体方法

对全人的管理或整体方法(holistic approach),是全科医学服务中重要的病人服务方法。全人的诊断基于两种

成分:

1. 以疾病为中心的诊断
2. 以病人为中心的诊断

以疾病为中心的诊疗,是传统医学模式,它是依据病史、身体检查,以及具体的辅助检查,重点是对疾病的诊断和治疗。以疾病为中心的诊断是典型的基于医院的医学模式,是按照病理学作出诊断,并不重点关注遭受疾病痛苦的病人的感受。

> 提供全人服务,包括心理和身体,是一个优秀全科医生的重要品质。

以病人为中心的诊疗要考虑到的不仅是疾病诊断及其管理,还增加了另一个维度,即病人的社会心理特征,具体包括以下方面:

- 病人这个人
- 对生病的情绪反应
- 家庭
- 对人际关系的影响
- 工作和休闲
- 生活方式
- 环境

泰勒等在他们提出的以病人为中心的卫生服务模式中,强调了以病人为中心诊疗过程的六个互动要素[6]:

1. 既探索疾病过程(disease),也探索生病体验(illness)
2. 理解整体人
3. 寻找医患双方在管理疾病上的共识点
4. 纳入预防和健康促进
5. 增强医患关系
6. 现实地考虑到时间和各种资源

当代全科医学强调以病人为中心的医学与循证医学相结合,可以使病人和医生都受益。

连续的服务

全科医学的精髓是服务的连续性。从某种意义上看,全科医学中的医患关系的独特性在于它是持续一段时间的,且不只限于某个重大疾病。持续的关系涵盖了很多相互分离的生病片段,这给医生提供了一种机会,即对病人、其家庭及压力,以及病人的工作及娱乐环境有更多的了解和理解。

芭芭拉·斯塔菲尔德等的流行病学研究表明,大多数重要的人口健康结果更多地与获得初级卫生保健有关,而不是与获得专科医生服务有关。换句话说,如果一个社会希望减少心脏病发作、癌症死亡率或婴儿死亡率,那么改善全科医生服务的可及性,要比增加心脏病专家、肿瘤中心或新生儿病房更有效。斯塔菲尔德等的研究还表明,

1

初级保健(与专科保健相比)与人群中更公平的健康分配有关[7]。

2008 年,世界卫生组织(World Health Organization, WHO)在其具有里程碑意义的报告《比以往任何时候都更需要初级卫生保健》中,重申了初级卫生保健在全球的重要性。WHO[8]强调,有证据表明,全科医学连续性服务有助于以下更好的结果:

- 降低全因死亡率
- 更好地获得服务
- 减少再入院
- 减少专科医生的诊疗
- 较少使用急诊服务
- 更好地发现药物干预的不良反应

家庭访视

"你只有在病人家里见过他们,才能了解他们。"家庭访视(home visit)是了解家庭内部动态信息的重要环节。如果使用得当,家庭访视可以巩固医患关系。全科医生是唯一提供居家服务的医生。

常见的问题

表 1.1[9]列出了澳大利亚全科医学服务的常见问题(BEACH 研究,2013)(请注意,前 15 种问题只占所有就诊人次的 1/3)。

表 1.1　澳大利亚全科医学服务最常见的问题[9]

排序	问题	占所有问题的构成比/%
1	高血压	5.7
2	免疫接种	4.2
3	上呼吸道感染	3.3
4	抑郁	2.9
5	糖尿病	2.3
6	血脂异常	2.1
7	一般的身体检查	1.9
8	骨关节炎	1.7
9	背部疼痛	1.7
10	开处方	1.6
11	食管疾病(包括胃食管反流)	1.6
12	女性生殖器检查	1.5
13	急性支气管炎/细支气管炎	1.5
14	哮喘	1.3
15	焦虑	1.2
前 15 种问题的累计		34.6

要解决 75% 的问题,全科医生必须能够诊断和管理 100 多种不同的问题,而要解决 85% 的问题,则需要掌握对 167 种问题的实操知识[9]。成为一名熟练的全科医生所需要的知识广度是巨大的。

本书的内容反映了什么是全科医学最基本的性质和内容,即全科医学面临的问题是常见的,是重要的、相关的、可预防的,并且是可治疗的。

与诉讼有关的症状和疾病

医疗防御组织(medical defence organisations)[译者注:医疗防御组织是为医生和医疗机构提供医疗赔偿保险服务的组织。在澳大利亚,医生购买医疗责任险是强制性的。医生一旦确定出险(医疗责任事故),病人或家属可以向医疗赔偿保险申请索赔]指出以下是最容易发生诊疗失误的情况:

- 急性腹痛
- 急性胸痛
- 乳房肿块
- 儿童疾病,尤其是 2 岁以下发热病儿、腹股沟疼痛和肿块
- 呼吸困难伴或不伴咳嗽(？心力衰竭、癌症、结核病)
- 头痛

因全科医生问题提出索赔的最常见原因是:

- 诊断错误 38%
- 手术并发症 18%
- 治疗问题 16%
- 保护病人安全的问题 14%
- 药物相关问题 9%
- 法律问题 2%
- 知情同意问题 1%
- 医学法律报告 1%
- 麻醉 1%

资料来源:Bird S,全国医学防御协会。

慢性病的管理

一项关于慢性病管理的国际目标疾病的研究[10-11],强调了以下几个慢性问题的重要性(是各国的共同主题):

- 缺血性心脏病
- 慢性心力衰竭
- 脑血管疾病
- 高血压
- 2 型糖尿病
- 慢性阻塞性肺疾病
- 哮喘
- 肥胖

- 癫痫
- 甲状腺功能减退
- 长期的心理问题，尤其是抑郁
- 用药监测
- 关节炎

家庭

　　与病人家庭成员共同合作是开展全科医学服务的基础。家庭和睦是家庭成员心理健康的基础，也是社会稳定的基础。

　　家庭有多种形式，其中包括单亲家庭、同居关系、三代同堂的家庭、同性夫妇家庭、离异后仍与前妻/夫及孩子同住的家庭。所以全科医生要知道如何解决这些几乎可能出现于任何家庭中的社会心理问题。

　　全科医生最适合提供家庭治疗。在提供连续性服务和居家服务方面，全科医生具有不可替代的优势。对全科医生来说，重要的是在健康咨询过程中与家庭合作，避免因孤立工作而造成的常见误区，并避免医生自己假设具有承担改变病人家庭的责任。我们应该明白，在不同的文化之间，对家庭的定义有很大的差异。

　　巴德[12]简要地总结了与家庭的合作：

> 从家庭治疗的角度来看，与家庭合作意味着要避免陷入过度指导，要避免对家庭福利承担过多责任的"陷阱"，因为这样做会让家庭在健康和发展上过度依赖全科医生。从家庭教育的角度来看，与家庭合作意味着培养预期的指导技能，帮助家庭做好准备，不仅准备好家庭发展中出现的正常变化，还要准备好家庭系统应对生病带来的影响。

处于危机的家庭

　　全科医生与经历危机的家庭(families in crisis)有密切的接触。这些危机包括生病、事故、离婚、分居、失业、家庭成员死亡以及家庭经济困难。

疾病的影响

　　严重的生病往往会引起家庭中每个成员的危机，这种危机在以往平衡的家庭中从未遇到过。例如：人们认识到，意外失去孩子的丧亲之痛，可能会导致婚姻破裂。

　　从长远来看，某人生病对其家庭其他成员的影响，可能比对病人的影响更大，特别是对儿童，可表现为学习成绩不佳和行为混乱。

　　当面对这种危机时，全科医生的重点理应放在病人身上，但也不能忽视不明显的家庭需要。

给医生的建议

- 从生病的急性期开始，尽可能早地让家庭参与。必要时召开家庭会议。
- 持续地让家庭参与，尤其在预计病人会有长期的生病过程的情况下。时刻留意家庭成员的态度变化是很有意义的，如他们对病人的生气和抱怨。
- 让病人家庭参与制订出院计划。
- 如果发现家庭动态发生严重改变，可能需要专家处理。［译者注：家庭动态(family dynamics)是指家庭成员和亲属之间的互动模式，他们之间的角色和关系，以及影响他们互动的各种因素］
- 在关键时刻召集家庭会议。

家庭功能失调的重要表现

　　下列情况可能是家庭状况不佳的指征，在这些情况下，全科医生需要"考虑到家庭"。

- 婚姻或性关系上的困难
- 多个家庭成员来看病时陈述多个症状
- 儿童异常行为
- "难缠的病人"
- 妊娠期或产后的异常行为
- 某家庭成员吸毒或酗酒
- 伴侣一方(男性或女性)或孩子身上有躯体或性虐待的证据
- 精神障碍，尤其是抑郁和精神病
- 增加的紧张或焦虑
- 主诉长期疲劳或失眠

　　重要的是，全科医生要时刻对各种表现保持警惕，而且有责任去识别由家庭因素引发的潜在问题。

病人与家庭动态

　　全科医生见到的很多病人有躯体症状，导致这些症状的主要原因是情绪或社会心理因素，而很少有甚至没有器质性病理学异常。为了了解病人角色的临床表现，全科医生首先应该了解个人对压力刺激的反应，这些压力刺激的来源可来自外部(家庭、工作或性行为等)，也可能源于内部(人格特质或社会心理因素)(图 1.2 和表 1.2)。

如何评估家庭动态

- 仔细观察家庭成员间的互动。
- 邀请全体家庭成员召开咨询会(如果可能的话)。
- 家访：医生在下班回家或上班路上，对病人家庭做不刻意准备的家访(用一些托词，如关心一下血液检查结果)，可能效果很好。

1

表1.2　可能引起生物-心理-社会功能失调的原因

工作	家庭	性
工作种类	现在的家庭(结构和功能的改变)	性功能失调
工作负担	扩展的家庭(父母和亲戚)	性关系不和谐
工作环境	成长环境(家系图)	性剥夺
目标		性罪感
工作满意度		

- 绘制家系图:通过绘制反映家庭结构和相互关系的图形(即家庭图或家系图),全科医生可以理解家庭的动态和行为[13-14]。

家系图

家系图(genogram)是一个非常有用的系谱表,通常包括一个家庭树中的三代人[13]。这样的可视化框架对全科医生看诊有帮助,医生还可以继续在基本框架上进行完善。可以把家系图的副本交给病人和家人,让他们回家后进行反思,并在下次再看全科医生的时候做进一步的了解[15]。家系图是一种有用的策略,可以促进不愿介入家庭事务讨论的家庭成员参与进来[14]。本书第23章图23.1,是家系图及使用符号的例子。

家庭生命周期

家庭生命周期(family life cycle)的概念有助于理解家庭动态。家庭生命周期[16]把家庭发展划分为几个明确的阶段(表1.3),可以帮助全科医生对病人在某特定阶段出现的问题建立起恰当的假设。每个阶段有该阶段的任务、幸福、危机和困难。图1.3也清楚地显示了家庭的生命周期,并指出每个阶段的大致时间长度。

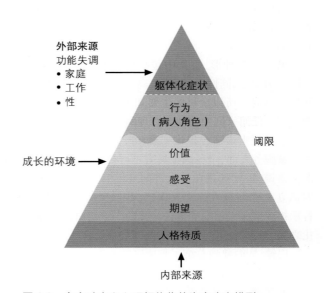

图1.2　家庭动态和心理躯体化的生病冰山模型

表1.3　家庭的生命周期[12]

阶段	需要完成的任务
1. 离家	建立起个体的独立性,开始与父母情感分离
2. 结婚	与配偶建立亲密关系,进一步发展与父母的情感分离
3. 学习共同生活	以平均的方式划分各种婚姻角色,与家庭建立一种新的和更独立的关系
4. 养育第一个孩子	敞开家庭怀抱迎接新成员,划分养育责任
5. 与青少年一起生活	增加家庭边界的灵活性,容许青少年移进和移出家庭系统
6. 释放子女:空巢阶段	接受大量家庭成员的去留,适应养育角色的结束
7. 退休	适应结束赚钱角色,与子女、孙子女、伴侣建立新的关系
8. 晚年	应对能力逐渐下降及对他人依赖逐渐增加的事实,应对失去朋友、家人、伴侣

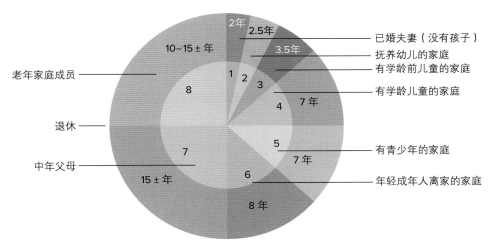

图1.3　家庭的生命周期（每个阶段的大致时间长度）[17-18]

资源

The World Organization of National Colleges, Academies and Academic Associations of General Practitioners/Family Physicians (WONCA).

Australian Government, Institute of Family Studies. Family Matters No. 87, 2011. Think Family: A new approach to Families at Risk.

参考文献

1　American Academy of Family Physicians. Official definition of Family Practice and Family Physician (AAFP Publication No. 303). Kansas City, Mo: AAFP, 1986.

2　Rakel RE. *Essentials of Family Practice*. Philadelphia: WB Saunders Company, 1993: 2–3.

3　RACGP. What is General Practice? Available from: https://www.racgp.org.au/becomingagp/what-is-a-gp/what-is-general-practice/, accessed February 2021.

4　Anderson NA, Bridges-Webb C, Chancellor AHB. *General Practice in Australia*. Sydney: Sydney University Press, 1986: 3–4.

5　Fraser RC, ed. *Clinical Method: A General Practice Approach* (3rd edn). Oxford: Butterworth-Heinemann, 1999.

6　Taylor RJ, McAvoy BR, O'Dowd T. *General Practice Medicine*. Edinburgh: Churchill Livingstone, 2003: 6–7.

7　Starfield B, Shi L, Macinko J. Contribution of primary care to health systems and health. Milbank Q, 2005; 83(3): 457–502. doi:10.1111/j.1468-0009.2005.00409.x

8　World Health Organization. *The World Health Report 2008; Primary Health Care: Now More Than Ever*. Geneva: WHO, 2008.

9　Cooke, G et al. Common general practice presentations and publication frequency [online]. Aust Fam Physician, Jan/Feb 2013; 42(1/2): 65–68.

10　Piterman L. *Chronic Disease Management OSP Report*. Melbourne: Monash University, 2004.

11　Rakel RE, Rakel DP. *Textbook of Family Medicine* (9th edn). Philadelphia: Elsevier Saunders, 2016: 16.

12　Bader E. Working with families. Aust Fam Physician, 1990; 19: 522–8.

13　McGoldrick M, Gerson R. *Genograms in Family Assessment*. New York: WW Norton, 1985: chs 1–4.

14　Jackson L, Tisher M. Family therapy skills for general practitioners. Aust Fam Physician, 1996; 25: 1265–9.

15　Larner G, Lajorie M. Family therapy in general practice: how to treat. Australian Doctor, 2006; 10 December: 23–30.

16　Van Doorn H. *Common Problems Checklist for General Practice*. Melbourne: Royal Australian College of General Practitioners, 1989: 19.

17　McWhinney IR, Freeman T. *A Textbook of Family Medicine* (2nd edn). Oxford: Oxford University Press, 2009: 230–44.

18　Duvall EM. *Family Development* (5th edn). Philadelphia: Lippincott, 1977.

第2章 看病技能

> 一位生病的人或怀疑自己生病的人,在环境私密的诊室里,向他信任的医生寻求建议,这个场景,是医学实践的基本组成部分。这就是看病,而其他的一切医学实践都衍生于此。
>
> 詹姆斯·斯宾塞爵士(1960)(译者注:英国人,儿科医生,英国儿科协会创始人之一)

看病(consultation)的目的:
- 判断病症的确切原因
- 让病人达到满意的治疗效果
- 建立稳固的医患关系

全科医学的技能

医生看病是否有成功的结果,取决于全科医生所具备的一系列技能。这些技能之间是相互关联的,可以统称为"看病技能(consulting skills)",一般包括谈话技能、临床技能、诊断技能、管理技能、沟通技能、教育技能、治疗技能、操作技能和咨询技能。

沟通技能是看病技能的基础,是全科医生有效体现其专业性的关键技能,熟练运用这些技能是建立良好医患关系的基础。沟通技能是获取完整而正确的病史所必需的,也是下一步治疗的基础之一(见第3章)。

一名熟练的谈话者会将他的发现成功地传达给病人,使病人清楚地理解医生的意见,不会因病人听不懂而被频繁打断,并激发出病人对医生的信任和信心。

看病的模式

有一些为全科医学归纳出来的看病模式,对于开展和理解看病过程非常有帮助。两个最基本的模式分别来自彭德尔顿等[1],以及斯托特和戴维斯[2]。彭德尔顿等在具有里程碑意义的《看诊:学习和传授的方法》一书中[1],提出了看病的七个关键任务,是非常有帮助的看病指南:

1. 明确病人就诊的原因,包括:
   - 就诊问题的性质和病史
   - 问题的原因
   - 病人的想法、关注和期望
   - 问题产生的影响
2. 需考虑的其他问题
   - 持续的问题
   - 风险因素
3. 和病人一起,针对每个问题选择一个合适的应对措施
4. 和病人一起,就问题达成共识
5. 让病人一起参与问题的管理,鼓励他承担适当的责任
6. 有效且合理地利用时间和资源
   - 在这次看病过程中
   - 在长期
7. 和病人建立或维持良好的关系,有助于其他任务的完成

斯托特和戴维斯则描述了每次全科医生看病能发挥的卓越潜能(表2.1)[2],这也可作为从看病中获得最大利益的杰出备忘录。

表2.1 每次全科医生看病的潜能[2]

A	B
处理当前的问题	改善寻求健康的行为
C	**D**
管理持续的问题	机会性健康促进

看病的阶段

看病过程可分为如下三个阶段:
1. 建立关系(图2.1)
2. 诊断阶段
   - 交谈和采集病史
   - 身体检查和心理检查
   - 辅助检查
3. 管理阶段
   - 解释和教育
   - 处方药物
   - 操作治疗或延伸的诊断
   - 转诊
   - 随访

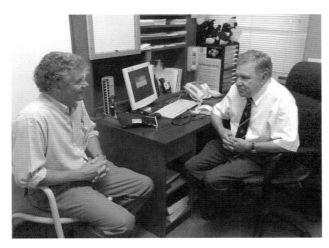

图 2.1 诊疗咨询
建立良好的医患关系是成功诊疗的基础。

临床要领

记住病人喜欢被称呼的名字,并记住他们基本的既往史,有助于建立牢固和谐的医患关系。

病史采集

在看病的病史采集阶段,医生有四项基本任务。目的在于明确以下问题:

1. 病人陈述的就诊原因
2. 病人为什么选择今天来看病,或为什么在疾病的这个阶段来看病
3. 问题列表或补充症状
4. 其他任何没说出口的或隐藏的就诊原因(如对肿瘤的恐惧)

医学有句老话,"一个好的病史是临床检查的基础",这句话永不过时。病史采集是基于良好的沟通,是全科医疗服务最基本的技能,需要严格的训练。

美国哥伦比亚大学的丽塔·卡隆教授提出了一个非常好的看病开场白:"我是你的医生,所以我需要很好地了解你的身体、健康和生活。你想让我知道你的哪些情况,你就告诉我吧。"[3]

指导原则如下[4]:

- 从引导病人倾诉问题开始。
- 让病人不被打断地陈述病史。
- 应用合适的语言,让提问简单易懂。
- 采用具体的提问,让就诊原因更加清晰。
- 使用笔记或电脑把信息记录下来,但注意要尽可能多地和病人保持目光接触。
- 询问一般症状,如乏力、体重改变、发热、头痛、睡眠和应对能力(**表 2.2**)。这些可能作为"红旗征",提示存在严重的、威胁生命的疾病,因此很重要。

- 进行相关的系统回顾。
- 一份病史清单包括既往史、完整的药物治疗史、用药习惯和过敏史、家族史、心理社会史和预防保健史。
- 向病人反馈你对就诊问题的理解,以及你对他看病目的的理解,并纠正任何错误的理解。

表 2.2 重要的一般问题

乏力、疲劳或不适	任何不寻常肿物或包块
发热、出汗或寒战	任何不寻常的出血
体重变化,特别是体重下降	皮肤问题:皮疹或瘙痒
任何部位的疼痛或不适	

好的提问

为了明确任何潜在的就诊目的,或识别明显的社会心理问题,采用分析式的提问是非常有帮助的。应该包括开放式提问,并采用邀请式的语句表述:

- 你今天为什么来找我?
- 你对你的健康有什么特别担心的吗?
- 这真的让我很感兴趣……你再多说说……这听起来很重要。
- 你希望我今天能为你做什么?
- 如果感受是 0 到 100%,你觉得你的真实感受是在哪个程度?
- 是什么让你真的感到不安或困扰?
- 在你的内心深处,你认为你的问题的原因是什么?
- 你对你的生活基本满意吗?
- 是否还有什么你觉得应该告诉我,而我还没有问到的事情?
- 请告诉我一些你在家里的事情吧。
- 请告诉我一些你工作上的事情吧。
- 你被人欺负/欺凌过吗?
- 你会担心有不好的事情发生吗?
- 是你和你的某个所爱之人的关系导致了你的压力吗?(这个问题可能会涉及某些敏感问题如家庭暴力或性生活问题。)
- 你的生活中是否有些你想去改变的事情?
- 我担心你还有不愿意告诉我的事情。

基本访谈技巧

一些基本的访谈技巧会促进交流[5]。在开始直接提问之前,尽可能地少用那些"控场"的访谈技术,这一点是很重要的。

提问

在医生向病人提问的时候,医生会有要控制交谈过程的趋势(译者注:即医生有控场的倾向),医生的控场是

希望交谈过程按照医生的想法或假设进行。问题是如果在医患交谈中,医生过早地使用这类提问,会导致希望得到的信息量受到限制,从而干扰了病人表达出真正担心的问题。

开放式问题和直接的问题在合适的时间非常有用,而其他问题的作用就非常有限。以疼痛作为就诊问题为例:

- 开放式提问:"给我讲讲你的疼痛。"
- 直接式提问:"哪里疼痛?"
- 封闭式提问:"痛得重不重?"
- 诱导式提问:"疼痛应该很严重吧?"
- 反问式提问:"你想知道疼痛的原因吗?"

开放式问题

开放式问题对于开始一次对话是必要的。一个开放式问题如"你遇到了什么麻烦",等于告诉病人"我对于你认为很重要而应该告诉我的任何事情都感兴趣"。

开放式问题给了病人一个暂时主导交谈过程的机会,从而描述出病人的问题和关注点。

持续的谈话技巧还包括倾听和沉默,促进和归纳,详见第3章("看病过程中的沟通"部分)。

其他来源信息

有时从其他来源获取信息也很重要,特别是病人的朋友或亲属。其他来源不经意的评论也可能会为疾病诊断提供"线索",值得认真倾听。

确定病人的问题

确定病人有哪个或哪些健康问题是疾病诊断过程的一部分。病人的陈述越复杂,就越需要一个有序的诊断路径。将问题按优先顺序列一个清单显然是非常重要的。这些问题可能是病人"提供的",医生"观察到的",访谈中"推论的",或从既往病史"知道的"。这些问题可以被简单视为器质的或生理的,个体内在的或社会的[6]。

抚触病人

有时以安慰的手势去抚触病人,是医生面对一名痛苦病人的自然反应。最好采取一种关心加支持的方式,如为哭泣的病人递上纸巾,但是大多数病人可能更易接受一个安慰性的短暂的抚触。建议的抚触部位是病人靠近医生侧的胳膊,位于肩膀和手腕之间的某个地方。抚触的手势应该自然,以医生和病人都感到舒适的方式。一般应该避免触摸病人的其他地方。

身体检查和心理检查

如果要验证一个基于病史的诊断假设是否成立,那么身体检查(examination)就可以把问题限于一个系统或一个解剖区域。但是,出于医学原则或预防原因,可能会进行其他区域、其他系统或全身的一般检查。在身体检查时,病人容易感到脆弱,所以应该尊重他们的敏感和羞怯。一般情况下,身体检查应该在相对安静的环境下,医生要指导病人在检查过程中怎样做。

需要告诉病人某些检查可能会引起不舒服或疼痛,做这些检查的理由是什么;检查的发现是什么(特别是结果正常时),应立即告诉病人。如果医生在身体检查过程中一直保持沉默,常会被病人理解为发现了严重或异常的情况。同样的原因,医生的非语言行为也很重要。

身体检查的医学准则[7-8]

以下是新南威尔士州(NSW)医学委员会推荐看病和身体检查时需要遵循的准则:

- 开始检查之前要仔细向病人解释身体检查的性质和目的,尤其是直肠、阴道、乳腺和生殖器检查前,应特别注意解释。
- 如果某个检查可能会引起不舒服,要提前告诉病人,并让病人感到疼痛时告诉你。
- 如果需要病人脱衣服,要告知病人脱衣的程度和原因。
- 在身体检查前脱衣和检查后穿衣过程中,应尊重病人的羞怯心理。应该为病人提供保护隐私的屏风、床单和外袍。其他工作人员不应该干扰身体检查。
- 如果病人要求有陪伴人或朋友在场,应该尊重病人的意愿。
- 不要锁诊室的门。要让病人相信,他可以在感到不舒服的任何时候停止这次看病。
- 问问你自己"我的所作所为是医学服务所允许的吗?"[9]

辅助检查

经常需要安排一些具体的辅助检查,以便协助疾病诊断,或监测某些疾病进展,或观察治疗效果。必须取得病人的知情同意。某些检查是做还是不做,应该和病人协商以共同决定。

全科医生有责任(临床或经济的)精准和选择性地为病人安排辅助检查项目。在决定之前应询问如下问题:

- 这项检查是必需的吗?
- 这项检查会改变我的治疗方案吗?

理查德·阿舍(1954年)列举了临床医生在安排一项辅助检查之前应询问自己的几个问题[10]:

- 我为什么安排这项辅助检查?
- 我想在辅助检查的结果中看到什么?
- 如果我看了,会影响我的诊断吗?

- 这个辅助检查的结果会对这个病例的处理方案产生什么影响？
- 这项辅助检查最终是否让病人获益？

一般而言，辅助检查只有满足了如下标准才可以进行[10]：

- 辅助检查的结果无法通过另外一种更便宜、创伤更小的办法得到（如进一步完善病史或延长观察时间）。
- 辅助检查的风险应该和其结果所具有的临床价值相匹配。
- 辅助检查结果会直接辅助诊断，或影响下一步的管理方案。

"三振出局"原则

一个非常有用的原则是：如果三次诊疗咨询后你仍然无法为病人作出诊断，建议你放弃继续诊断，应该去咨询你的同事。

看病的管理阶段

看病的管理阶段可能会紧随在收集信息的交谈之后，或在诊断性辅助检查的评估之后，或在转诊之后。应该记住，至少会有两个人关心疾病的管理方案：医生和病人。病人对任何治疗方案表现出差的依从性，都可能是管理阶段没做好所造成的后果。医生不仅需要阐明治疗方案和选择这个治疗方案的原因，而且要使用合适的语言以保证每个病人都能够理解传达的信息。要与病人针对管理计划进行协商。

对疾病的管理应该包括即时服务、预防服务和长期服务。医生在确定疾病管理方案时，一般容易表现得专断。然而，全人管理是指要倾听和采取病人的意见，要在病人需要时提供解释，而且要采取病人教育策略，鼓励病人积极参与疾病管理和预防。

看病的管理阶段的目标见**表 2.3**。

表 2.3 看病的管理阶段的目标[5]

在治疗中充分利用医患关系
让病人尽可能参与自身问题的管理
对病人进行疾病相关知识教育
提升处方的合理性
实现治疗依从性
重视预防时机
提供适当的安慰
鼓励长期照护的连续性

管理阶段的交谈程序[5]

这个程序是一个优秀的教学策略，它建议了在进行管理阶段的交谈时应该完成的 10 项计划或程序。这些指南并不一定总是在一次看病时全部用到，也可以在看病过程中分不同情况选择性应用。使用这个程序可以确保医生理解了病人的所有问题（包括担心、感受和期望），病人对他的问题有充分的理解，每个问题都有可接受的和适宜的治疗计划，预防时机的确定，病人对看病过程满意，并清楚地知道这次看病之后的安排。

程序如下：

1. **告知病人疾病的诊断**
2. **帮助病人理解这个诊断**
3. **帮助病人树立对疾病诊断和管理的态度**
4. **给病人提供关于这个诊断的教育**
   - 根据第 2 点的发现，纠正任何不正确的健康观念
   - 补充病人已有的知识，达到适合医生和病人需要的水平
5. **针对现存问题制订管理计划**

使用以下三个主题制订明确的指令：

   - 即刻的：必备条目，即使还没有计划好的行动
   - 长期的：对于慢性的、长期的或复发性疾病
   - 预防性的：有时应用具体的措施——通常需要的是病人教育

应该鼓励病人在这个阶段参与管理计划的决策，并对计划给予承诺

6. **发现其他预防时机**
7. **强化信息**
   - 使用病人自己已有的结果（如 X 线检查结果和心电图）
   - 鼓励病人参与他自己管理计划的决策，并愿意承担一定程度的责任
8. **提供"可带走的"信息**
   - 这是一项重要策略，如病人指导手册，以及可以联系到的资源
9. **评估这次看病**
10. **安排随访**

结束诊疗

良好的结束是一个重要策略；可以询问病人："这次看病对你和你的问题是不是有所帮助？我还能为你做些什么？"

病人管理策略

布莱恩·麦卡沃伊在罗宾·弗雷泽的著作《临床方法：全科医疗路径》中提出了一个有用的病人管理方法的备忘录[10]（译者注：罗宾·弗雷泽，英国莱斯特大学全科医学教授；布莱恩·麦卡沃伊，澳大利亚墨尔本大学名誉教授）。

1. 释除担忧和/或解释
2. 建议

2

3. 处方
4. 转诊
5. 辅助检查
6. 观察（随访）
7. 预防

处方

值得强调的是,开具处方药物是一项相对复杂的技能,需要对疾病、病人的期望、处方的药物、药物的相互作用和不良反应有丰富的知识。这项技能也包括在非绝对需要的时候不给病人处方药物,向病人解释不给处方药物的原因,并给予非药物治疗措施。这个决定可能在病人本来希望以处方药物解决他的问题的背景下做出。就像麦卡沃伊指出的,"如果你不确定是否给病人开这个药,那就别开"[10]。

合理的处方尤其适用于阿片类药物、抗生素和镇静剂。

抗菌药物管理

这一积极策略描述了一种优化抗菌药物使用的系统方法,以期改善结局和减少不良后果,特别是耐药菌株的产生。

处方抗生素的一般原则

遵循以下原则选择药物:

- 可能覆盖病原体的最窄谱的抗生素(基于培养结果/敏感性)
- 如果有效性和安全性相同,选择价格最低的
- 应该基于证据选择适应证
- 确保口服药物治疗应用于临床的适当之处
- 药物剂量个体化
- 最少的严重副作用
- 疗程尽可能短
- 应用已证实的微生物学指南来指导治疗

尽可能避免:

- 给病毒性呼吸道感染开具抗菌药物
- 单一药物就可能有效却联合应用药物
- 局部应用抗生素,因为非常容易导致耐药(除外眼部感染和阴道炎)
- 联合应用抗生素,除非临床情况证实确实需要,或当单一药物不能覆盖可能的病原菌
- 预防性应用抗生素,除非其被证实有益(通常只适用于一些选择性外科手术或牙科治疗)

常见的呼吸道感染如急性中耳炎、咽炎、扁桃体炎、急性支气管炎、细支气管炎和流感,通常是由病毒引起的,采取"等待和观察"以监测病情和对症治疗是合适的[11]。

转诊

决定病人是否转诊也是另外一项重要的技能。经常很难找到合适的平衡点。一些医生过度转诊,而另一些医生又不恰当地滞留病人。如果病人有严重的慢性或危及生命的疾病却不予转诊,那就是错误的。除了专家和医院,还可以考虑将病人转诊给具备特定兴趣或专长的全科医生同事或合伙人、医疗支持团队和初级保健团队的其他成员,如物理治疗师、营养师、足疗师和社会工作者。任何时候,全科医生都应该是决策的核心焦点,始终对病人的管理负责。

全科医生的"守门人"角色

在卫生服务系统中,病人的全科医生是显然的和理想的"车辖(linchpin)"角色,负责病人的健康问题和疾病管理(译者注:车辖指古时车轮轴上的楔子或销钉,将车轮固定在车身上。引申含义为复杂情况下的关键人物)。病人,特别是问题很多且很复杂的病人,可能会对医疗卫生系统感到很困惑。全科医生的一个至关重要的角色,是担当基本医疗服务和二级服务之间,以及辅助医疗服务之间的"守门人"。全科医生应该总是以病人的最佳利益为出发点,在病人需要的时候得到最好的干预,确保病人得到最可能好的服务。

医生的治愈艺术

全科医学看病过程的质量,取决于医生的努力。如果医生具备一定的职业素养,富有爱心和胜任力,那么医生广为传颂的品德就会得到加强。我们不能低估病人对这些治愈因素的依赖,特别是病人存在显著的精神因素时。

病人管理要点[12]

- 诊断过程在你邀请病人进入候诊室门口时就开始了
- 如果没有合适的身体检查和相应的辅助检查,会很难,也许不可能,让病人消除顾虑。
- 释除担忧必须以大量的资料为支撑;不适宜的安慰对医生及其职业信誉都会造成损害。
- 在建立成功的医患关系基础上,医生的两个特征最为关键:爱心和责任心。
- 成功医患关系的重要因素是良好的沟通、浓厚的兴趣和信任。
- 倾听病人说的和没说的。

参考文献

1 Pendleton D et al. *The Consultation: An Approach to Learning and Teaching.* Oxford: Oxford University Press, 1984.
2 Stott N, Davis R. The exceptional potential in each primary care consultation. J R Coll Gen Pract, 1979; 29: 201–5.
3 Charon R. *The self-telling body.* Narrative Inquiry, 2006; 16:191–200.
4 Nyman KC. *Successful Consulting.* Melbourne: Royal Australian College of General Practitioners, 1996: 11–32.

5　Rose AT. Basic interview techniques. In: Kidd M, Rose A. *An Introduction to Consulting Skills.* Community Medicine Student Handbook. Melbourne: Monash University, 1991: 32–40.

6　Gask L, Usherwood T. The consultation. BMJ, 2002; 324: 567.

7　Johnson P. Bedside manners: advice for doctors in training. UMP Journal, 1998; 2: 2.

8　*Guidelines for Medico-Legal Consultation and Examinations.* Sydney: NSW Medical Board, 1997.

9　Bird S. Managing professional boundaries. Aust Fam Physician, 2013; 42(9): 666–8.

10　Fraser RC. *Clinical Method: A General Practice Approach* (3rd edn). Oxford: Butterworth-Heinemann, 1999: 6–72.

11　Scott AM, Del Mar C. Controlling antibiotic prescribing for lower respiratory tract infections. BMJ, 2017; 357: j2398.

12　Tam M. Hints and tips in the medical consultation: The Medicine Box: Advice March 2007: 1–3.

2

第3章 沟通技能

大多数人会理直气壮地渴望谈论自己,只有在别人不愿意倾听时才有所收敛。在被无数次拒绝后,忍而不说才成为大多数人一种不自然的品质。医生很谨慎。倾听是他的本职,他的耳朵善聆其详。

威廉·萨默塞特·毛姆《总结》(1874—1965)(译者注:英国人,现代小说家和剧作家)

希波克拉底写道:

医学这门艺术有三个要素——疾病、病人和医生……对于普通人来讲,他们很难理解自己为什么会生病、病情为什么会好转或恶化,但是如果有人来给予解释,问题就变得简单了——如果医生自己对此不理解,那么他就可能不会了解疾病的真相[1]。

弗朗西斯·麦格纳布是一位神学博士,他也是一位病人。他写道:"医生的做事风格、医生的沟通能力、病人首次接触及提供初级诊疗的医生对人一生的影响是很关键的"。[2]

全科医学的艺术,主要取决于沟通的能力。

一些研究仍"责备"医生造成了交流问题,而忽略了病人在交流过程中的作用[3]。

沟通

沟通(communication)可以定义为"成功地将信息从一个人传递给另一个人"。

沟通过程有五个**基本要素**:

- 传递者
- 讯息
- 沟通方法
- 接受者
- 反应

促进交流过程的**重要原则**是:

- 参与者之间关系融洽
- 时间因素,在协调沟通上投入更多的时间
- 讯息因素,讯息要清晰、正确、简明、无歧义,并且切合背景
- 传递者和接受者双方的态度

这些要素和原则可出现于看诊的各个阶段,见**图3.1**。

看病过程中的沟通[3-4]

看病过程中的沟通可考虑按以下顺序进行:

全科医生要掌握恰当的沟通技巧,以便作出完整的

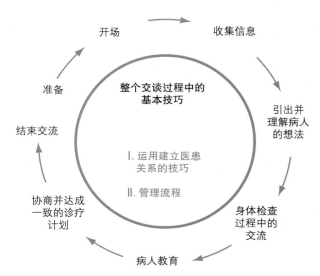

图3.1 看诊过程中的交流顺序
资料来源:纽约大学梅西健康交流计划。

诊断(躯体方面的、情感方面的、社会方面的),并做好病人管理。了解病人的文化背景和教育水平十分重要,并且在交流中要考虑到这些因素。全科医生和病人的互动主要发生在传统的看病过程中,包括语言和非语言交流。

准备

"准备"阶段包括在看诊之前以及看诊即将开始时做好准备工作。看诊之前,全科医生应该考虑并准备好物理环境。最大限度地提高病人的舒适度和私密性,并尽量减少分心和干扰。病人的身体位置应使其感到是赋能的(例如:避免隔着桌子与病人交谈,或对病床上的病人俯视着与其交谈)。

除了检查环境外,全科医生还应该进行自我检查。他们应该自我反思,思考自身的哪些个人特点、假设和价值观可能会对看诊产生影响。

即将开始看诊之前,对病人的病历档案进行回顾,可使全科医生更好地认识到病人的重要问题。全科医生打

开病历档案的时候,实际上就是看诊的开始。在病历档案中,全科医生可以发现一些关键线索,例如:

- 上次看诊时发生了什么?
- 这个病人的重要疾病问题是什么?
- 是否有近期收到的检查结果或信函?
- 与病人一起进入诊室的其伴侣、父母或孩子的名字。
- 有关病人个人特征的简短说明,喜欢/不喜欢的人或事(例如:病人有针头恐惧症)。

仔细检查病历档案后,全科医生通常可以在正式开始看诊之前就能预判病人本次看诊原因,这为全科医生改善与病人的沟通提供了一个很好的机会。

在全科医学服务中,医生给病人看病越来越多地是团队工作的一部分。某个病人来看病之前,可能已经由全科诊所护士、初级医生或医学生接诊过。研究表明,这种"全科医学服务的小团队模式(teamlet model of primary care)"[5-6]有助于详细了解病人担心的问题。请病人进入医生诊室前填写"病人看病表(patient agenda forms)",让他们列出这次看病想要做到的事情[6-7],也有助于深入了解病人的担心。

特别是在第一次给某病人看病时,医生通常是去候诊室找到病人,把病人带到诊室(译者注:澳大利亚的全科医生基本上对所有看诊病人都是这样做的,包括复诊病人)。这时,医生要用心去看、认真去听,并保持专注,这个"见病人和领病人"的过程可以为医生提供宝贵的信息。这个人穿的是什么? 他佩戴的徽章、项链、戒指有什么意义? 他的肢体语言暗示什么? 是谁陪着病人就医及他们是如何互动的? 他们的兴趣是什么(例如:通过儿童所穿的 T 恤可以看出他们喜爱的电视角色)? 文化和社会背景如何(例如:穿着和外表)? 目前存在哪些健康问题(例如:跛行走路、绑着绷带,或携带 X 线文件夹或医院的信件)? 这些线索在这个"开始前的空间"中很常见。尽早了解这些线索有助于医生在看诊开始前对病人的问题进行预判和思考,避免沟通中断,从而使病人感到医生对他是感兴趣的,并且可以使全科医生看上去得心应手并且善于观察。

开场

当我们说"开场白"的时候(例如:"今天我可以为您做些什么?"或"您今天因为什么来看病?"),以及说完开场白之后,我们应该这样做[8]:

- 用病人偏好的名字问候和称呼病人(以及和他一起进入诊室的所有人)。
- 设法让病人感到舒服。
- 设法表现出从容与轻松。
- 把注意力牢牢地集中在病人身上。
- 在可能的情况下,使用开放性提问。
- 作出一些适当的令人安心的姿势。

倾听并收集信息

在看诊初期,"沉默是金"(医生方面)。在所谓的主动倾听中,伊根[9]所述如下:

> 一个人不仅用耳朵倾听,还要用眼和触觉来倾听。他通过意识到自己因与他人接触而产生的感受和情绪来倾听(也就是说,他自己的情感共鸣是另一个"耳朵"),他用他的思想、头脑和想象力倾听。他倾听他人的话语,也倾听话语中隐含的信息或言外之意。他倾听对方的声音、举止、词汇和手势。他倾听上下文、口头信息和语言模式,以及他人的身体动作。他倾听声音,也倾听寂静。

要允许病人说话(不要打断他们),甚至留出稍长时间的停顿,这样做通常可以使病人充分暴露出他们的问题。尤其是心理社会问题[10]。

倾听包括四个基本要素:

- 检查事实
- 检查感受
- 鼓励
- 沉思

全科医生要以一种轻松的、专注的、沉默的方式理解地倾听。倾听过程中可以使用反应式的问题,例如:

- 看起来你今天很难过。
- 看起来你在生丈夫的气。
- 你好像遇到了一些麻烦。
- 你好像是要告诉我……
- 在我看来,你主要担心的是……

以下三种策略已被证实可以提高引出病人担忧的能力[8,11]:

- 协调能力
- 开放-封闭型圆锥体模式(the open-to-closed cone)
- 归纳能力

协调(facilitation)是指全科医生通过一些评论或行为,鼓励病人继续讲话,包括点头、在适当的时间发出"嗯"的声音,或说"多给我讲讲这件事"。开放-封闭型圆锥体模式的交流方式是将谈话焦点从间接的非指向性的探寻,逐渐缩窄到较为直接的询问过程。常见的问题是全科医生难以抑制自己"深入了解"的预防,以及探索最初担心问题的冲动,从而使圆锥体缩窄过快[6,12]。

病人的每个问题或担忧被引出之后,全科医生应继续探寻,直到不再有其他问题出现。使用以病人为中心的交流方式可以提高病人的信任度和满意度,有助于医生开具更合适的处方,从而开展更为有效的医疗实践活动[6]。

归纳能力是指全科医生根据到目前为止在看诊过程中收集到的信息,向病人作出一个明确的口头总结[11]。这有助于病人明确当前状况,向其表明医生已接收到他们的信息,并将医生对这些内容的理解反馈给病人。

非语言交流

非语言交流(non-verbal communication)或肢体语言(body language),是沟通过程中的一个重要部分。与其他方式相比,人类沟通使用最多的方式是姿势、姿态、位置和距离(非语言交流或肢体语言)。非语言性的提示是信息传递的最主要因素(表 3.1)[13]。

表 3.1   影响信息交流的因素   单位:%

提示	百分比
单独运用语言	7
语气	38
非语言交流	55

因此,要认识到非语言性提示在交流中的重要性,特别是在医患关系中的重要性。查尔斯·达尔文在"人类和动物的情感表达"(1872 年)中得出这样的结论:每种情感都有一种独特的非言语表达模式,如咆哮是一种攻击的表现。识别非语言性提示可以促进沟通、增进融洽关系,并且能够理解病人的恐惧和担忧。识别肢体语言能够使医生修正其自身行为,从而使沟通达到最佳状态。

对肢体语言的解读

对肢体语言的解读因文化差异而有所不同,因此,解读肢体语言本身就是一门专门的学问。不过,有些暗示和姿势是容易理解的。下面是一些图解范例:抑郁病人(图3.2);隔阂型信号,通常被作为一种防御机制,为病人提供一种舒适的氛围或表示病人消极的态度(图 3.3);准备离开的姿势,暗示病人准备结束交流(图 3.4)。

如果医生已经注意到病人这种非语言沟通信号,则必须作出应对。这可能需要医生作出质对(confrontation)(又称面质),即婉转地将这些肢体语言的线索告诉病人,让病人注意到这些暗示,然后进一步与病人探索与肢体语言相关的感受。

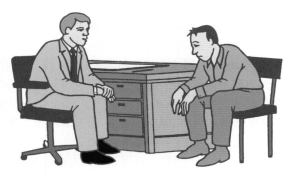

图 3.2   抑郁病人的姿态:低头、萎靡不振、无精打采,与桌子和人保持一定的距离

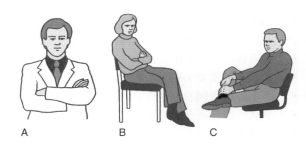

图 3.3   身体语言隔阂型信号
A. 双手交叉;B. 双腿交叉;C. 关节处于屈曲状态。

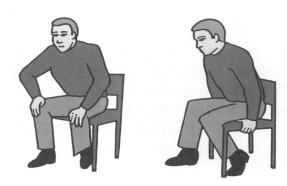

图 3.4   身体语言:准备离开的姿势

注意到非语言交流的线索后,医生必须处理,即应巧妙地让这些线索引起病人的注意,并进一步探索相关的感受。

病人的看法

真正地以病人为中心,仅了解病人的担忧和需要是不够的,还需要探索他的想法、信念和期望[8]。病人如何看待自己的担忧和需要?病人对医生及这次看诊的期望是什么?病人希望优先解决的问题是什么?

为了更好地应对这一挑战,医生应该警惕那些暗示着沮丧、恐惧和焦虑的语言或非语言提示[3]。病人坐在椅子上晃动身体或姿势僵硬,可能暗示他在发生某一特定问题时的情感背景。因此,问题不仅在于是否倾听病人,还在于是否理解病人[10]。

发现病人对生病的信念,可以让我们说出与病人信念一致的陈述句。这在心理健康方面尤其重要,因为在这种情况下,生病信念常充满情绪化,并且是难以预测的。

还需要结合不同的文化背景理解病人的看法。文化可以涉及许多方面,包括种族、年龄、性别、性特征、社区和宗教信仰。具备文化胜任力(culturally competent)是指医生对病人的文化表现出兴趣、尊重和敏感,有助于医生对病人来自哪里及如何看待事物达成共识[8]。

身体检查或操作过程中的沟通

就像获得外科手术的知情同意一样,全科医生要充分告知病人计划做什么,并且在所有与病人身体接触的过程中均要获得其知情同意。一些病人非常抵触身体检查,医生通常可能会低估这种情况。可能存在一些医生没有意识到的因素使病人身体检查变得特别困难,如既往不愉快经历、文化、性别或与触摸相关的性问题,或对医疗操作或针头的恐惧。

在为病人做准备的同时,医生在检查或操作过程中需向病人解释正在做什么,以及正在观察到的和正在发现的情况,这有助于使病人感到被重视和被尊重。医生也应该继续倾听病人提出的进一步的担忧[3]。

如果医生能充分地了解病人的担忧和需要,并且通过以病人为中心的方式进行交流,那么,在看诊中将会达到这样一种目标,即信息向相反的方向流动——从医生流向病人(事实上,在大多数看诊中,信息通常是反复地来回流动)。医生如何向病人传递这些信息,其间与病人的沟通至关重要。

有四种策略可以最大限度地帮助病人理解信息,分别是:

- "路标法"(signposting)
- "切块与核对"(chunk and check)
- 避免使用行话(avoiding jargon)
- 使用可视的和实物的沟通方法[8]

"路标法"技术,是医生明确说明自己已经做了什么和/或将要做什么(例如:"安德鲁先生,我已经给你做完了身体检查,现在我要跟你解释一下我认为你的问题是什么。"或"琼斯太太,我有两件事想跟你讨论一下:第一,……")。"路标法"就是给病人指导方向,从而进一步帮助他放松,让病人更好地关注医生说的话。

"切块与核对"技术,是医生把病人知识切割成小块,先给病人一小块信息,然后立即核对病人对这小块信息的理解程度。当把知识切割成小块的时候,"切块与核对"的策略效果最好,因为这些信息对病人往往是新的,小块信息最容易消化(理解)。

行话(jargon)是许多专业(如会计或 IT 技术人员)与客户沟通的障碍。医学界的行话很多。在与病人沟通时,使用行话不仅会妨碍病人的理解,并且会让病人感到疏远和恐惧。病人需要具有一定的认知能力和交流能力,才能理解医学信息[14]。

使用可视的和实物的沟通方法向病人传达特定的信息(或制订的诊疗计划),包括图表、模型、病人手册或信息表[8]。在台式电脑上准备好随时可以访问的可视材料或网站,也会有所帮助。医生可以使用相关网站上的视频向病人说明人体功能、疾病表现或特定的医疗操作程序。在病人自己去寻找不可靠的信息之前,医生应指导病人使用信誉良好且可靠的网络或其他信息源,帮助病人避免查到错误信息,并将看诊过程延伸到看诊以外。

医患协商并制订一致的诊疗计划

除了以病人为中心的沟通之外,接下来还要考虑制订诊疗计划:我们打算做什么? 是如何作出这一决定的? 由谁来做决定? 首选的策略是共同或合作决策[14-15]。医生的目的是在看诊的各个阶段都进行这样的合作。但是,由于病人通常会对看诊抱有恐惧感,因此让病人能舒适地配合医生,对医生来说是一个挑战[16]。

为了实现这种合作,医生和病人应该尊重彼此的想法;这样可让医患共同为制订的诊疗计划负责[10]。如果合作默契,可达到医生和病人思想的融合,也就是所说的共同思想(shared mind)[14]。例如,可以这样表达:"这是我的建议,您的想法是什么? "作为一种思维方式,共同思想涉及医生要考虑到病人的价值观、想法和感受(以及他自己的价值观、想法和感受),并明确两者之间的联系[17]。

医生和病人关注彼此的立场有助于对看诊中发生的问题进行协商,还可以避免交流中断。例如:医生需要关注,我们今天要解决什么问题,什么问题应该延迟到下一次看诊解决[10]? 关注彼此的立场还可以对交流中断进行补救。

使用此原则的一种策略称为同理桥(empathic bridge)[10]。同理桥是指医生通过作出反应(reflecting)或复述(paraphrasing)的方式,将对话锚定在病人的经历上。然后从这个锚定点出发,把谈话引回到需要谈的内容上。

另一个有助于加强合作决策的医患关系的方法,特别是在全科医学领域,是分享经历(shared experience)[18]。全科医生与病人之间的关系是随着时间的推移而发展的,他们有可以分享的经历(shared experiences),例如:医生曾帮助病人度过艰难的孕期、重大疾病期,或即便是进行一次家访也可以丰富医患关系,加深医患之间的联系和信任,并作出更大的合作式决策。

结束诊疗

全科医生如何结束一次看病呢? 如果遵循以病人为中心的沟通原则,并记住应该将注意力集中在病人的担忧和需要上,那么如何结束看病就变得显而易见了。

首先,病人是否意识到这次看病即将结束? 焦虑和抑郁的病人可能在整个看病中都沉浸在他们所担忧的问题上,医生要让病人提前知道你正在打算结束这次看病(以及结束的原因),这样他们就不会感到是被"赶出"诊室了。

其次,确保病人不再进一步提出(再次提出)担忧或需要,这将有助于减少所谓的"门把手问题(doorknob presentation)"的风险,即当医生把手放在门把手上准备离开诊室时,激起病人的担忧。(在美国也被称为"哦,顺便说一下,医生……"综合征,在法国也被称为"对了,医生",在丹麦被称为"括号内",翻译为"在两个括号之间",

3

或可称"插入语")[10]。

再次，对看诊和计划实施方案的关键点及期望进行总结，可为弄清医生和病人各自想法之间的差距提供最后的机会。医生还应该考虑诊疗计划中可能出现的各种意外结果，从而准备一个安全保障体系(例如：如果高热病儿情况恶化，父母应该注意什么及如何处理)。

最后，医生应该使用适当的告别语感谢病人并与他们道别。是否包括握手？可能取决于医生的风格、病人的风格及文化问题。

运用建立医患关系的技巧

在一次看诊期间及多次看诊过程中形成的整个医患关系中(在全科医学服务中，可能会持续几十年)，可以使用一些技巧来进行有效的沟通，这些技巧有助于医生与病人之间的人际关系[3,8]。

这些技巧包括医生注意到如上所述的非语言行为，包括适当的目光接触、姿势、位置和动作。也可以使用语言暗示，如语速、音量和语调。如果使用电脑或手写记录，医生应该以不干扰对话或融洽氛围的方式进行。另外，鉴于病人通常对医生说的内容有很高的情感投入，因此医生以自信的方式进行诊疗(而非傲慢自大)有助于建立信任。

英文的 rapport 一词，起源于一个古老的法语单词，字面意思是"带回去"。与病人的 rapport，即融洽的关系，可通过反复地与病人沟通而产生。医生对病人的处境或感受表示出同理心(empathy)，承认病人有自己的观点或努力，并能敏感地处理痛苦或悲伤等令人尴尬或不安的话题，可产生融洽的关系。医生可以公开表达对病人的关心或理解，或表示愿意帮助他们，或愿意和病人建立伙伴关系，以此表明愿意提供情感支持[8,16]。"我真的很想帮你解决这个问题"之类的提议可能会有很大的帮助。

医生也可以在医疗问题以外的其他方面与病人建立融洽的关系，而且往往更具有影响力。医生在看诊开始寻找"线索"时，医疗之外的融洽关系就起到作用了。对于病人喜欢或感兴趣的一些事情，虽然与目前的医疗问题没有什么关系，但是如果医生和病人对此进行简短的交流，那么，病人会感受到他是作为一个人被尊重的，而不仅仅是一个需要解决的医学问题。孩子手上拿着的最喜欢的玩具，病人带进诊室的一本书，或医生注意到病人的职业，都是这类医学之外的线索，是医生有兴趣询问的事情。关心这些线索，会让病人觉得医生真的对他们感兴趣。一旦建立了这层联系，诊室里任何紧张气氛就会烟消云散。

其他建立融洽关系的技巧

一个人可以通过模仿对方的肢体语言、说话方式、姿态、步法及其他特征来建立融洽的关系。这些模仿技巧可以帮助医生更好地与病人交流，还可以通过改变病人的肢体语言姿势来改变病人的态度。

镜像模仿

镜像模仿(mirroring)是一个很有用的技巧，医生可以借助这个技巧来模仿交谈对象的肢体位置和身体角度。镜像是医生通过模仿他们的肢体位置形成的，这样当他们看着医生时，就像在镜子里看到了自己。医生没有必要去模仿那些病人不舒服的姿势或古怪的四肢位置，如把双手放在脑后的姿势。通常模仿他们的部分姿势就够了。

节奏模仿

人们会表现出某种特定的动作节奏，如通过他们的呼吸频率，说话节奏，以及头、手或足的移动速度，来展现出某些信息。如果能够模仿另一个人的节奏(pacing)，就能够与他们建立一种统一的或融洽的感觉。一旦建立起这种节奏模仿，就可以通过改变自己的节奏来改变对方的节奏。这种技巧被称为引导。

声音模仿

声音模仿(vocal copying)是另一种与他人建立融洽关系的方法。它包括模仿对方的语调、音调、音量、语速、节奏、呼吸及语句的长度。

管理诊疗流程

医生的专业责任是恰当地满足病人的需要，但也要对看诊过程进行控制，以便不影响随后的给其他病人的看诊。在大多数看诊中这并不困难，但对于一小部分病人，特别是有心理健康和/或社会心理问题需要处理的病人，需要医生保持对时间的把控和管理，这可能是一项挑战[19]。

在时间把控与不损坏医患关系之间，需要把握平衡。

医生在看诊时要有"广角镜头(wide-angle lens)"，这样他就可以知道看诊到了哪一步，已经花费了多少时间，以及目前正在讨论的实际医疗问题是什么，这样可以对看诊中出现的问题进行预测。医生在预测问题的时候要巧妙地进行(例如：千万不要看手表)。在病人座椅后面的墙壁上安装一个钟表，或可以注意一下电脑屏幕上看诊计时器的位置，这会有一定的帮助。当然，如果是一个重大问题，如面对一个有自杀倾向或痛苦的病人，即使已经超时，继续看诊也是完全合理的。

如果看诊流程出现问题，医生则应该适当地使用一些权力[18]。这些权力可以通过一些技巧来实现，例如：如果看诊的时间把控上有问题，医生可以提前为病人设定一些规则(如限制看诊时间，或限制对待解决问题的数量)。如果需要，还可以用语言或非语言的"阻断行为"。这些行为可有意识地阻断不能得到恰当控制的看诊流程。例如:医生可以使用肢体语言来暗示自己有话要说,或有目的地捕捉到话多病人的语句间隙(有时非常短暂),让自己"插进来"从而控制看诊过程。另一方面,要避免采用阻碍有效的病人沟通的方式。这些将在以下十几个负面"路障"中强调[20]。

妨碍良好沟通的"路障"

评判

1. 批评:"你没有费心去跟进那项检查。"
2. 辱骂:"你正在成为一个令人担忧的吸毒者。"
3. 诊断:"我能像读一本书一样读你。"
4. 表扬评价:"你是个好病人——我知道你能应付得来……"

提供解决方案

1. 命令:"你必须停止吸烟。"
2. 威胁:"如果你不改变,你将处于可怕的境地。"
3. 道德化:"我不能容忍这种行为——这是错误的,对你不会有帮助。"
4. 过度/不恰当地提问
5. 建议/以高人一等的态度对待:"当你在国外时,请保持最佳行为习惯。"

回避对方的顾虑

1. 转移/改变话题:"你对选举结果有什么看法?"
2. 逻辑论证:"如果你……,这件事就不会发生。"
3. 安慰:"你在担心什么? 数以百计的人不得不面对这一点。"

临床要点

- 使用以病人为中心的方式可提高病人的信任度和满意度,使开具的处方更恰当,并且可以使医疗实践更为有效。
- 采用协调沟通、"开放-封闭型圆锥体模式"交流模式、归纳的策略,可帮助我们有效地引出病人的问题。
- 善于倾听,观察病人非语言行为,在许多情况下都是沟通过程中的重要组成部分。
- 有助于最大程度了解病人的技巧包括"路标法""切块与核对"、避免使用行话,以及使用可视的和实物的沟通方法进行沟通。
- 共同决策有助于对看诊过程中发生的事情进行协商,并且可以避免交流中断。

良好沟通的主要特征[21]

- 以病人为中心的方式
- 引出病人的所有疑问
- 探寻病人的想法、信念和期望

- 倾听
- 展示同理心和尊重
- 使用归纳法
- 避免使用行话
- 合作地做决定
- 良好的结束

参考文献

1　Elliott-Binns E. *Medicine: The Forgotten Art.* Tunbridge Wells, Kent: Pitman Books, 1978: 35.
2　Macnab F. Changing levels of susceptibility. In sickness and in health. Aust Fam Physician, 1986; 15: 1370.
3　NYU Macy Initiative on Health Communication. *Overview of the Structure and Sequence of Effective Doctor Patient Communication.* New York University, 2001. Available from: http://nyumacy.med.nyu.edu/curriculum/model/m07.html, accessed September 2013.
4　Makoul G. Essential elements of communication in medical encounters: the Kalamazoo consensus statement. Acad Med, 2001; 76: 390–3.
5　Bodenbeimer H, Laing B. The teamlet model of primary care. Ann Fam Med, 2007; 5: 457–61.
6　Epstein R et al. Have you really addressed your patient's concerns? Family Practice Management, 2008; 15(3): 36–40.
7　Middleton R, McKinley R, Gillies C. Effect of patient completed agenda forms and doctor's education about the agenda on the outcome of consultations: randomised control trial. BMJ Online, 2006.
8　Calgary-Cambridge Guide to the Medical Interview— Communication Process. Available from: www.gp-training.net/training/communication_skills/calgary/calgary.pdf, accessed October 2013.
9　Egan G. *The Skilled Helper* (6th edn). Boston: Brooks Cole, 1998: 7–8.
10　Baker L, O'Connell D, Platt F. 'What else?' Setting the agenda for the clinical interview. Ann Intern Med, 2005; 143: 766–70.
11　Takemura Y, Atsumi R, Tsuda T. Identifying medical interview behaviors that best elicit information from patients in clinical practice. Tohoku J Exp Med, 2007; 213(2): 121–7.
12　Mauksch L, Hillenburg L, Robins L. The establishing focus protocol: training for collaborative agenda setting and time management in the medical interview. Families, Systems and Health, 2001; 19(2): 147–57.
13　Mehrabian A. *Silent Messages.* Belmont, CA: Wadsworth, 1971.
14　Politi M, Street R. The importance of communication in collaborative decision making: facilitating shared mind and the management of uncertainty. J Eval Clin Pract, 2011; 17: 579–84.
15　Wensing M et al. Deconstructing patient centred communication and uncovering shared decision making: an observational study. BMC, 2002; 2: 2.
16　Charles C, Whelan T, Gafni A. What do we mean by partnership in making decisions about treatment? BMJ, 1999; 319(7212): 780–2.
17　Epstein R, Peters E. Beyond information: exploring patients' preferences. JAMA, 2009; 302: 195–7.
18　Stewart M, Gilbert B. Reflections on the doctor–patient relationship: from evidence and experience. BJGP, 2005;

55(519): 793–801.

19 Elder N, Ricer R, Tobias B. How respected family physicians manage difficult patient encounters. J Am Board Fam Med, 2006; 19: 533–41.

20 Baker L, Chanen A, Morton A, Mendel S. Rhedwest Communication Skills. Proceedings. Centwest/Rhedwest Training Program Workshop, 2003: 2–3.

21 Lloyd M, Bor R. *Communication Skills for Medicine* (3rd edn). Elsevier, 2009: 240–2.

3

医生应该具有友善性格,富有耐心,遇事不慌,谨慎地不带偏见,通过所学的丰富知识而理解人性,交谈时保持敏锐,以及对事业的热爱。

格里辛格(1840年)(译者注:德国人,医生,神经病学专家和精神病学专家,主张在社区照顾病人)

咨询(counselling)是给予建议,以帮助指导或影响他人的决策或行为。在临床情形中,咨询是指"帮助病人探索其疾病的治疗过程,通过这个过程,让病人自己决定该怎么做,而不是由咨询师直接给予建议或保证"。

在全科服务中,咨询过程是以医生的治疗效果为基础。社区居民越来越需要卫生专业人员解决他们的许多情感和社会问题。近年来,现代医学呈现出更加科学的面貌,其代价是损害了曾经尊崇的人文主义精神。本质上,医学是一种人道主义的追求,而不是追逐经济效益或科学发现;科学只是医学的工具。有人认为,医学正在丧失这一精神,其代价是牺牲了医学在社会中的地位[1]。

公众认为全科医生可以而且正在为人们提供咨询服务,因为找全科医生咨询的人比去任何其他医务工作者(包括心理学家、精神病学家、社会工作者、婚姻指导顾问)的人都多[1]。人们通常不会直接告诉医生,甚至不会意识到自己来看医生的原因,其实就是想要得到医生的帮助。因此,在社区工作的全科医生占据了一个非常理想的位置,他们可以在提供咨询方面上满足社区的需求,并作出最重要的贡献。

全科医生是好的咨询师

全科医生可以成为好的咨询师,原因如下[2]:
- 他们有机会观察和了解病人及其周围环境。
- 他们是治疗整体病人的理想人选。
- 凭借全面的技能和整体管理方法,全科医生可以从多个角度观察病人的情况,采取多层面的治疗方法。
- 他们可以在舒适和熟悉的环境中提供治疗,包括医生的房间和病人的家中。
- 他们擅长作为专业团队的一员进行工作,并在必要时将病人转诊至更专业的团队。
- 他们准备好安排与病人的"约定"。
- 他们通常对家庭和家庭动态有深入的了解。
- 他们通过给出适当的后续治疗方案,为病人提供连续性照顾。

要成为一名有效的咨询师,全科医生必须为这一角色做好准备,首先要对其重要性作出承诺,然后通过阅读、参加研讨会及与擅长咨询的同事讨论案例,来获取基本咨询的知识和技能[2]。适当的研讨会是基于开创性研究的研讨会,巴林特的治疗模式[3],旨在传授给病人新的应对技能,从而缓解症状,改善病人在社会和职业角色作用。良好的面试技巧是必要的,可以用来欣赏一个人的优点和缺点。

咨询的特点

医生可以通过各种不同的行为,对病人的问题作出反应。医生的做法一个极端是以医生为中心、指令性的行为(指导性心理治疗),或给病人提明确的建议;另外一个极端是以病人为中心,非指令性的行为,在这种情况下,病人是主要说话的人(表达性心理治疗)[2]。在处理社会心理问题时,给予建议和心理治疗分别是两个极端。

咨询作为全科服务的一项工作,可以用这两个极端之间的一个移动点来表示其过程[1]。

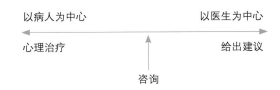

咨询具有以下特点[1]:
- 这是一种明确的治疗选择,就像一个疗程的抗生素。
- 这是一个合作式的解决问题的过程。
- 这是一个教育过程,病人学习新信息和新行为。
- 这是一个病人成长的过程。
- 这是一个改变过程,常将病人从"卡住的状态"中解救出来。
- 这是一个目标导向的活动。
- 这是一个激励病人和提升他们信心的过程。
- 这是在照护关系内针对问题的敏锐响应。

解决问题的方法

在给病人提供服务的过程中，明确问题（真正的问题是什么）是最重要的一步。下面列出了适用于全科医学咨询服务的方法[1]。

1. 倾听首次陈述的问题：不仅要倾听病人讲的事情、发生的事件、病人的经历，还包括病人的感受和痛苦。这里更强调的是，要采用协调、静默、澄清、反应、转述、质对、归纳等沟通技巧，而不是采用直接发问的方式。在许多情况下，咨询的这一阶段构成了治疗的主要部分。例如：在对悲痛或丧亲之痛的咨询中，医生会支持病人经过一个自然而痛苦的过程。

2. 如果可能的话，用行为术语定义问题：

感受源于经历，经历乃事件所致，事件与问题相关[4]。

3. 确定咨询的约定，先对初步的咨询次数达成共识（如每周半小时或一小时的咨询，为期4~6周）。

4. 为短期和长期的行动设定目标。

5. 确定一个选项，即"尝试的行动"。

6. 与病人共同制订行动计划，即确定病人在每次咨询之间在家做的"功课"。

7. 评估进展。

8. 继续活动或选择其他方案。

9. 评估进展。

10. 结束或转诊。

咨询模式

PLISSIT 咨询模式

PLISSIT 咨询模式，由杰克·安农于1974年开发[5]，当时是作为性问题治疗的辅助手段。这是一种非常有用的模型，适用于以心理感受为主要表现的问题，而且治疗师的干预范围有限的情况。

助记词 PLISSIT 代表的含义是：

- P 表示允许给予（译者注：医生应允病人可以自在地谈论他们感兴趣的或担忧的，甚至令人尴尬的问题。许多病人只需要容许诉说自己的担忧，往往就已足以解决问题。医生可能不需要其他步骤，而只是做一个乐于接受的、不带偏见的、不加评判的倾听者）
- LI 表示有限的信息（译者注：避免一次给大量信息，令病人无法消化。医生给予的信息一定是病人希望获得的，而不是医生自己擅长或愿意讲的）
- SS 表示具体建议（译者注：不是泛泛而谈的原则建议，而是根据病人的特点和咨询目的给出的具体建议，而且这些建议要简单、易懂、容易做到）
- IT 表示强化治疗（译者注：全科医生把病人转诊给心理专家或医学专家，帮助病人解决更深层次的潜在问题和担忧）

杰克·安农强调，每个全科医生都应该有能力做到"应允给予"和提供"有限信息"。

克拉吉里和克雷格模式

克拉吉里和克雷格模式（Colagiuri-Craig model）由克拉吉里和克雷格开发（图4.1）[6]，最初是一个有用的用于传授避孕和绝育的咨询工具。它最常适用的情况是通过赋能给病人，让他们自己作出决定，而不是指令式和忠告的学习模式。

以病人为中心的咨询价值

有证据表明，使用非指令性的咨询技术可作出更准确的诊断，因此可以得到更适合的管理，并获得更好的改善病情效果[7]。

杰罗姆·弗兰克在1967年写道："多年来，咨询和心理治疗领域存在一个令人困惑的现象：人们狂热地追求各种治疗方式，却没有观察到客观的治疗效果。"[8]特劳克斯和卡胡夫[9]对心理治疗关系的重要方面进行了研究，并证明了人们早就认识到的一点：如果医生能准确并敏锐地理解病人的感受，切实关心病人的利益（不试图支配病人），并坦诚地表达自己的感受，治疗效果就会得到提高。

以病人为中心的方法的基本特征是咨询师（counsellor）更像是一个协调员（facilitator），即通过提出引导式的问题，帮助病人认识到解决问题的方法[1]。这种方式鼓励病人寻求理解并实现自我成长，而不是仅仅把他们的事情交给别人处理。这并不意味着协调者在评估病人提出的各种解决方案的相对优点的过程中处于被动地位。以医生为中心的方法最适用于感到困惑或心烦意乱的病人，这些病人暂时或永久地缺乏有效反应能力。在这种情况下，病人需要的只是拥有更积极和更决断的角色。因此对医生而言，重要的是要灵活，需要在咨询模式的两个极端之间移动。

咨询和心理治疗的基础

- 倾听和同理心是咨询的开始。
- 良好的沟通是咨询的基础。
- 治疗师必须真正关心病人。
- 始终考虑到家庭背景。
- 很重要的是，治疗师要把握和控制自己的感觉和情绪。
- 保持目光接触。
- 治疗师必须容忍，无论病人说什么都能保持平静。
- 保密至关重要。
- 如果医患关系融洽，尤其是建立了长期的关系，则咨

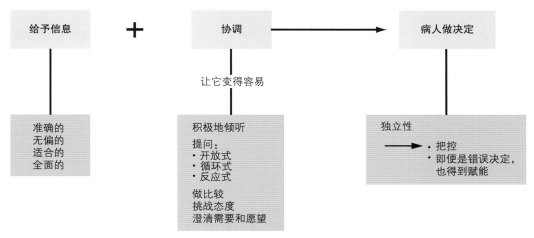

图 4.1　医疗咨询模式[6]

4

询更容易。

- 如果医患存在某种社会关系,咨询是困难的。
- 不要对病人说"我在给你提供咨询"或"我在给你提供心理治疗",要让咨询成为一个自然的沟通过程。
- 治疗师必须随机应变,并根据临床情况来调整自己的咨询方式。
- 好的咨询师应具备的典型特征是对病人真诚、给病人非占有式的温暖,以及准确的和具有同情心的理解(图 4.2)。

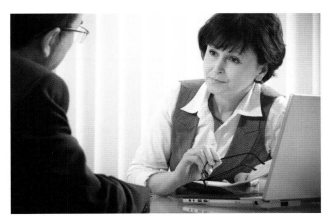

图 4.2　咨询技能:技能包括良好的目光接触、倾听、同理心,以及适当的沟通技巧

咨询的一个基本特征,是通过反应式倾听,引导病人思考,并让他们解决自己的问题。

表 4.1 总结了一些在咨询中使用的有效的访谈技巧。

咨询策略[4,7]

- 治疗应该以病人为中心。
- 使用温和的、机智的、试探式的提问方式。
- 协调讨论过程,以引出相关内容。

表 4.1　咨询中使用的访谈技巧

使用反应式的陈述语句
使用静默的技术
允许对方表达情感
给出支持性的评论
使用转述和归纳技术
允许病人纠正你对他们感受的解释
观察对方的行动与感觉不匹配(incongruence)的情况①
试着理解病人的感受:

- 愤怒
- 敌意
- 恐惧
- 操纵
- 诱惑
- 不安全感

通过明智的猜测,促使病人继续沟通

不要过早地消除病人的疑虑

注:①译者注:心里想的和实际做的不一致,如想的是带着孩子去游乐场,而实际却要去公司上班。这种所想和所做之间的不一致,通常会造成年人的沮丧、压力或焦虑。

- 重要的是不带偏见(non-judgmental)。
- 以常识为基础,通过直觉提供咨询。
- 不要告诉病人该做什么。
- 不要试图催促病人以达到"皆大欢喜"的结果。
- 提供一些指导和帮助,让病人获得领悟。
- 无论在什么情况下,治疗都应该是非威权式的和非指令式的。
- 使用适当的"温和的"质对,让病人自我反省。
- 帮助病人深入了解自己的处境并表达情绪,如焦虑、内疚、恐惧、愤怒、希望、悲伤、自我憎恨、对他人的敌意和被伤害的感觉。
- 探索可能的不安全感,并允许病人自由地表达这种感觉。

- 深入了解病人的信仰体系,考虑并尊重他们的精神追求和矛盾心态。
- 提出关键的探索性的问题,例如:
  - "如果你身体健康,你的生活会有什么不同?"
  - "你在生谁的气?"
  - "如果我理解正确的话,你是在告诉我……"
  - "你似乎在告诉我……"
  - "如果我理解错了,就请纠正我。但你是在说……"
  - "你内心深处想的,是你的问题的原因吗?"
  - "生病对你有什么影响?"
  - "实际上你真的特别担心什么事?"
  - "你认为你的问题应该怎么处理呢?"
  - "如果你能改变生活中的任何事情,你想改变什么?"
- 给病人赋能。如果病人积极参与他们的治疗并承担改变的责任,可能会有更好的结果。
  要避免的是:
- 告诉病人他们必须做什么/给病人提供解决方案。
- 根据个人经验和信念,给病人提出建议。
- 提出一些并非病人自愿造成的问题。

咨询过程中不做的事情

- 提供信息
- 提供建议
- 作出判断
- 把自己的价值观、行为和实践强加给对方
- 如面试那样谈话
- 分发教育材料给病人

注意事项[1]

- 一个医生不可能对所有病人都提供帮助,因此要选择合适的病人做咨询。
- 医生无法代替病人去解决他们的问题。
- 病人的问题是他们自己的问题,而不是咨询师的问题。
- 要想让病人走 1 英里(1.61km),通常先要移 1 英寸(2.54cm)(译者注:此处的长度不代表精确数据,仅表示鼓励从小的改变开始)。
- 如果咨询关系不再有效,则要结束咨询并转诊。
- 大多数初始治疗的病人需要的是信息、支持和提高信心,而不是长期的心理治疗。

不太可能从咨询中获益的病人

以下病人可能不会从咨询治疗中获益[1](即咨询的相对禁忌证):

- 精神病病人
- 以往对精神科医生和其他心理治疗师的治疗无效的

病人
- 不认可心理诊断的人,或随后发现是器质性疾病的病人
- 语言和情感表达困难的病人
- 不相信医生能够治疗心理问题的病人
- 对保持身体不适有既得利益并因此抵制改变的病人(例如:因工作致残的病人正等待法律解决)
- 有慢性身心疾病趋向,并愿意做任何事来维持心理治疗关系的病人
- 不能或无力改变生活困境的人

心理治疗的类型[2,10]

- 人际心理治疗法/人际咨询是初级保健和抑郁治疗的理想选择,也是人际关系问题的治疗方法。
- 采用正念(mindfulness)作为干预措施的治疗方法。
- 行为疗法(behaviour therapy,BT)是指导病人做某些事情的治疗方法。
- 认知疗法(cognitive therapy,CT)是识别总是消极的自动思维的治疗方法。认知是指思想、信念和感知。
- 认 知 行 为 疗 法(cognitive behaviour therapy,CBT)是BT 和 CT 相结合。
  持续心理治疗的方法见**图 4.3**[2]。

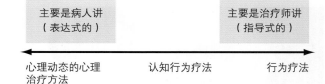

图 4.3　持续心理治疗
资料来源:Selzer R,Ellen S. Psych-lite:Psychiatry that's easy to read. sydney:mcgraw hill,2010:70-3.

认知行为疗法

认知行为疗法(CBT)是一种强调自助的、非药物治疗的治疗形式,目的是改变可能使症状和残疾长期存在的感知和行为。它基本上是一种逐步暴露的系统疗法(系统脱敏)。CBT 可以作为一种心理疗法应用于医疗服务的任何领域,并适用于治疗抑郁、失眠、饮食障碍、妄想和幻觉等精神障碍,以及各种形式的焦虑,尤其是社交焦虑障碍和各种恐惧。事实证明,在所有这些方面,CBT 都优于安慰剂[11]。

这是一种相对简短的、积极的、指导式的和实用的治疗形式,但并不是所有的治疗师或病人都适合 CBT。

CBT 的基本流程是:

- 给功能活动和情绪设定具体和实在的目标,如疼痛控制

- 对病人进行教育
- 传授控制症状、放松和控制呼吸的基本技能(特别是针对过度通气者)
- 识别、挑战和改变不适合的想法、感受、感知和行为

CBT 的基本原则和目标是:

- 旨在给病人的生活带来他所期望的改变,即达到病人所期望的目标
- 评估、监控并尝试改变的思想和行为
- 强化病人的积极行为,不鼓励消极行为
- 针对病人对疾病的错误认知进行教育
- 鼓励病人成为积极的参与者(而不是被动的接受者)
- 协助病人建立问题列表,以及问题的层面结构
- 目标是使病人面对问题时能够根据情况进行思考,并作出更恰当的反应

正念

正念(mindfulness)是以冥想(meditation)为基础,增强意识的过程,它是一种特殊的注意力方式,可以帮助人们应对生活中的日常事情。

正念的基本过程是:

- 培养人们专注于他们生活中的积极方面,屏蔽烦心和消极方面,即注意力培训
- 学会在放松状态下集中注意,应对压力
- 强调关注当下
- 在注意力不集中的时候反复自觉控制

咨询的具体领域

在医疗服务实践中,即使某些复杂的问题需要向专家转诊,但全科医生提供基本的咨询服务是十分普遍的,在持续管理中仍发挥重要作用。

需要咨询的领域包括:

- 任何危急情况:告诉坏消息
- 丧亲之痛或其他悲伤
- 疾病晚期/宁养疗护服务(见第 126 章)
- 婚姻问题(见第 1 章)
- 家庭问题(见第 1 章)
- 性功能障碍(见第 108 章)
- 慢性疼痛
- 焦虑和压力(见第 70 章)
- 抑郁(见第 10 章)
- 儿童智力残疾
- 不育症(见第 107 章)
- 任何疾病或生病,尤其是严重的生病
- 性虐待/儿童虐待(见第 88 章)
- 亲密伙伴暴力(见第 110 章)
- 失眠症和其他睡眠障碍(见第 63 章)

危机管理

在全科服务中,危机情况并不少见,身处危机的人通常高度警觉和过度苛求,如意外死亡(如儿童溺水或婴儿猝死综合征)、意外的婚姻破裂和突发的坏消息。

危机干预的目标

- 尽可能快速地、建设性地解决危机,恢复心理平衡
- 鼓励处于危机中的人恢复控制力并采取适当的行动

管理原则

- 主动地、直接地尽早干预
- 建立同理心联盟(译者注:与病人)
- 可及(译者注:病人需要的时候能够找到你)
- 关注家庭和社会支持
- 准备好应对危机 24~48 小时的困难阶段
- 不要背负危机的重担
- 目标是进行简短、有时限的干预(6 周内不超过 6 次交谈)
- 必要时,准备好短期使用精神类治疗药物(如催眠药),保证 2 个或 3 个晚上的充足睡眠

帮助处于困扰中的人的十条规则

将以下规则交给处于危机中的人(先对个人做解释,然后让其带走书面资料):

1. 表达自己的情绪。你需要接受的是你的反应是正常的,不必害怕哭泣或喊叫。尽量不要压抑自己的情绪。

2. 与朋友交谈。不要回避谈论已经发生的事情。尽量不要让他们感觉负担太重,但可以征求和听取他们的意见。

3. 专注于此时此刻的事情。不要老想着过去和你的不幸,以积极的方式专注于未来。

4. 每次考虑一个问题。你可以一次解决一个问题,尽量不要同时思考多个问题。

5. 迅速果断地解决问题。一旦找到了解决问题的方法,就去做。积极行动是让生活继续的一步。

6. 尽可能充实自己。任何社会活动都比独处好,如体育、戏剧、棋牌、讨论组、俱乐部等。许多人发现假期的时候走亲访友很有益处。有宗教信仰的人会发现这时候他们的信仰和祈祷是巨大的精神支柱。

7. 尽量不要记仇或责怪别人。不记仇并不容易,但需要避免不友好的言行。特别是努力不要对自己和家人生气,尤其是你的配偶。

8. 每天留出时间进行身体放松。一定要做一些体力活动,如去散步、游泳或一个简单的其他锻炼项目。

9. 尽可能坚持原有的日常作息。在危机时期,规律

作息可以带来秩序感和安全感。尽量不要将问题带到床上，为避免失眠，在晚上 8 点后尝试不去想这些事情。如以上方法难以解决失眠问题，夜晚服用催眠药会有所帮助。

10. 当你需要帮助时可以尽早咨询全科医生。压力和危机问题可能是全科医生处理的最常见的问题，他会清楚地了解你的问题。

- 请记住，有许多社区资源可以帮助你（如社会工作者、社区护士、危机中心、教堂和其他宗教中心的组织者）。
- 值得留意的是，在这个时候交通事故很常见，一定要小心驾驶，避免事故发生。

丧亲之痛

丧亲之痛（bereavement）或悲伤（grief）是指失去至亲后强烈、深切的悲伤或痛苦[12]。拉斐尔表示为"对丧亲的情感反应：痛苦情绪的复杂混合体，包括悲伤、愤怒、无助、内疚、绝望"。[13]（译者注：虽然丧亲之痛主要指失去亲人，但也可以指失去重要的事物或机会。）

全科医生会观察到丧亲之痛有很多表现形式，不同的丧失也会导致不同的痛苦表现。虽然失去亲人的性质和病人的反应有很大不同，但管理原则相似。

正常丧亲之痛的阶段

1. 震惊或难以置信。表现为麻木和空虚、寻找、焦虑、恐惧和自杀意念，"我不相信"等。很难集中注意力，出现难以控制的情绪如哭泣、尖叫或大笑等。病人可能会出现幻觉（视觉和听觉），出现死者还在世的错觉。

2. 悲痛和绝望。表现为愤怒，如"为什么是我"、内疚、自责及怀念。可能会发生社交退缩和记忆障碍。强烈的悲痛通常大概会持续 6 周，整个悲痛持续时间约 6 个月，个别情况下也可以持续几年。在最后几个月情绪主要为悲伤和无助感。

3. 适应和接受。这一阶段的特征表现为明显的冷漠和抑郁，需要 1 年或更长时间。躯体症状很常见，包括失眠、哮喘、肠道功能紊乱、头痛和食欲异常等问题。

病态的丧亲之痛

有些人可能表现出病态的丧亲之痛（pathological bereavement），情感表现极为强烈，特别是愤怒，以及多次因身体不适而就诊。病人经常会对死者和死者周围的情况进行长篇论述。当被抛弃的感觉（如离婚或猝死）很强烈时，很可能会极度愤怒，也会有很强烈的负罪感[12]。

拉斐尔对病态的丧亲之痛模式的分类及各种解决方案见**表 4.2**[13]。

表 4.2   病态性悲痛的模式和解决方法

病态或反常的模式
丧亲之痛的缺失、压抑或延迟
扭曲的丧亲之痛
长期悲痛（强烈的痛苦持续不减）

结果
- 正常地解决，满意地调整；重新融入生活，满意地依附
- 一般症状（更多寻求照顾的行为）
- 抑郁，自杀行为
- 其他精神障碍（焦虑状态；恐惧；躁狂；酗酒；犯罪活动，如入店行窃）
- 改变关系模式
- 对丧亲的脆弱性
- 纪念日现象
- 死亡（更可能在 12 个月内）

全科医生作为咨询者[1]

需要牢记的重要规则：
- 丧亲者可能会感到非常内疚。
- 他们可能会迁怒于自己的医生或整个医疗行业。
- 关于死亡的确切原因和方式，他们需要一个明确的解释，应该获得尸检报告并进行死亡讨论。
- 丧亲者倾向于将表面的缺乏关心和支持视为不感兴趣或内疚[12]。
- 早期干预可以避免病态性悲痛。

全科医生可能与死者和家属关系密切。全科医生要特别注意那些面临风险的人和家庭内部的各种关系。家人可能会维持与全科医生的关系，向全科医生倾诉悲痛对身体和心理的影响，并且就并发问题进行咨询[12]。

全科医生与病人一起经历悲伤的各个阶段，可以让全科医生接受他们自己的情绪，确保病人感受到关心和支持，而不是因为尴尬而疏远。

来自宗教的帮助可以满足灵性和个人的需要。也可寻求其他资源的帮助，如葬礼负责人、临终关怀（和其他）顾问，以及支持团体，如对婴儿猝死综合征的支持团体[12]。

提供咨询服务的看诊至少应持续 30 分钟。

长期咨询

正常的丧亲之痛可以持续多年。如果持续不减，则表明需要进行持续的咨询服务。如果极度悲痛，则需要转诊至精神病学专家。如果病人处于应对阶段，那么在常规看诊或会面的时候，有规律地对病人提出询问，这是很重要的。

告诉坏消息

良好的沟通技巧是恰当地告诉坏消息（breaking bad news）的基础。如果不在意地或不恰当地告诉坏消息，会

让告知者和接受者都感到痛苦,并给接受者留下心灵上的创伤。对医生来说,告诉坏消息可能代表职业上的失误,医生害怕人们听到坏消息的反应,对传递坏消息感到内疚。医生应该为这个困难的过程制订计划,并学会如何应对接受者的反应。主要适用于意外死亡或预期死亡[14]。

向病人告知坏消息

要完成这个艰难的任务,是基于优秀的沟通技巧和良好的对话过程。双方的会面应该是面对面,而不要通过电话或互联网。

基本的指南

- 制订看诊计划,回顾临床资料,并预留出充足的时间。
- 在合适的房间见面,能保护隐私,不被打扰。
- 询问病人是否需要家属或朋友的陪伴。
- 保持良好的目光接触,注意非语言反应。
- 使用简单易懂的语言,避免使用医学术语,说话清晰、谨慎。
- 诚实且委婉地切入要点(不要掩盖话题)。
- 允许时间、沉默、眼泪或愤怒。
- 避免使用不恰当的方法(见下文**表 4.4**),不要对预期寿命给出精确的预测。
- 记录要点,适当使用草图或图表。

管理

遵循管理面谈的 10 个基本步骤(见第 2 章)强调病人对信息的理解及其感受(**表 4.3**)。为持续参与提供连续的支持和部署,包括协疗服务人员。

表 4.3　告知坏消息的 7 个步骤[15]

1. 评估病人了解详细病情的意愿和能力
2. 建立病人对疾病的信念,了解他想知道什么
3. 提供少量的准确信息,不断核实病人理解了哪些内容
4. 注意病人对问题的感受,以及他说了什么
5. 随着病情的发展,特别是在每一个新的治疗步骤和/或病情恶化之后,要重复这些信息
6. 尽可能多地让病人的家人参与进来
7. 为持续参与制订计划,保证医患之间的持续沟通非常重要

应对病人的反应

- 病人的反应各种各样,如哑口无言、难以置信、极度悲痛、愤怒及极度内疚。
- 为这些反应做好准备。
- 使用模拟化病人、录像回放和熟练的反馈,对医生进

行适当培训,可以提高沟通技巧。
- 允许和鼓励病人作出反应,如哭泣和尖叫。
- 准备一盒纸巾。
- 可以将手轻轻搭在病人肩上,或挽着病人手臂,或握着病人的手。
- 如果可以,提供一杯茶或冷饮。
- 询问病人或亲属的感受,他们想做什么,他们是否希望你联系其他人。
- 安排随访。
- 为病人提供适当的教育材料。
- 提供有关支持服务的信息。

儿童

记住,给儿童看病是给两个"病人"看病:孩子和家人。"告诉坏消息"原则对儿童病人同样适用。要用适合孩子年龄的语言与他们交谈,目的是让他们了解自己的疾病和感受。

意外死亡

基本的初步原则[16]:

- 如果必须联系亲属,最好是由医生(如果可能的话)或有同情心的警官亲自联系,而不是从医院或其他地方打一个例行公事的电话。
- 如果需要电话留言,应该由有经验的人提供。
- 亲属或好友不应独自驾车前往医院。
  面谈的环境:
- 如果可以,选择一个合适的、安静的私人房间。
- 和消息接受者单独见面。
- 不要被打扰。

给医生的指南

- 做好充足的准备,核实事实,制订计划。
- 一定要询问相关人员是否听说了任何消息,或是否知道看诊的原因。
- 一定要评估他们的理解力。
- 以一种不慌不忙、诚实、沉稳、富于同理心的方式提供信息[17]。
- 直视和你交谈的对象,诚实坦白,尽量让信息简单易懂(避免技术用语)。
- 告诉坏消息时必须同时给予积极的支持、理解和鼓励。
- 给对方回应的时间(留出时间或沉默片刻让对方去接受事实),并给对方提问的机会。
- 避免虚情假意的安慰。
- 记住,家属想要的是事实和真正的同理心。
- 死亡事件中,应向亲属明确地解释死因。
  交谈指南见**表 4.4**[16]。

表 4.4   告知意外死亡坏消息的建议方法

给予
时间
反应的机会
沉默
抚触
自由表达情感
提出疑问
查看尸体或受伤部位

避免
忙乱
迟钝
隐瞒真相
陈词滥调
掩饰自己的不足
言辞委婉
说"没什么可做的了"
使用医学术语
以怒制怒
撇下病人或所爱的人而没有后续的联系

抑郁病人

有研究强调咨询在抑郁病人管理中的重要性和治疗效果[18]。全科医生管理抑郁病人最实际的方法是同理心、支持,以及对病人的不适作出合理的解释。本书作者对病人做了如下解释:

> 抑郁是一种非常真实的疾病,它会影响整个身心。它严重抑制了人类的五种基本功能,即活动能力、性欲、睡眠、食欲和应付生活的能力。他们似乎无法摆脱自己的痛苦或自己与之抗争。诸如"振作起来"这种肤浅的建议是没有帮助的,因为病人无法控制它。

> 抑郁的病因不明,但人们发现抑郁病人神经系统中某种重要的化学物质数量是明显减少的,就如缺铁会导致贫血一样。

> 严重的损失,如亲人去世、婚姻破裂或经济损失后,都可能出现抑郁。另一方面,抑郁可能没有显而易见的原因,虽然它会随着某些疾病发生,如传染性单核细胞增多症(俗称"腺热")或流感,或手术或分娩之后。

强调"缺少某种化学物质"这种说法有助于病人和家属接受抑郁的状态,因为抑郁往往还具有社会层面的隐含意义。在给病人开具抗抑郁药物时,"缺少化学物质"的说法也有助于提高病人的治疗依从性。

与病人保持持续的联系并给予支持,在病人需要的时候能够找到医生,在需要的时候把病人适当地转诊给更专业的人,这都是心理咨询的重要组成部分。认知行为疗法是治疗抑郁的最有效和最重要的方法。

慢性疼痛

病人长期遭受疼痛是一个特殊的问题,尤其背痛的病人,他们似乎处于各种失败的治疗和复杂的社会心理问题之中。这些病人经常在疼痛门诊接受治疗。作为家庭医生,能经常看到一个看起来正常和快乐的人,变成了一个神经质、受疼痛折磨、依赖医生的人。慢性疼痛(chronic pain)经常导致医生怀疑自己的能力、感到不确定和不舒服。

德沃尔等[19]列出了 5 个以复杂疼痛为主要症状的病人亚组:

1. 疼痛是抑郁的一个症状
2. 疼痛是精神病的一种妄想症状
3. 疼痛是癔病性神经症的一种转化症状
4. 疼痛是无法释怀的丧亲之痛反应的症状
5. 疼痛是一种"需要忍受"的症状

把心理问题表现为躯体化症状的病人,是医生面临的最困难的挑战之一,通常需要多学科团队合作。管理方法包括:

- 全面细致的医学评估
- 心理学评估
- 对病人及家属详细地解释治疗方法
- 对疼痛原因的合理解释
- 管理相关问题(如抑郁、性功能障碍)
- 改变行为方式,鼓励增加活动,逐渐回归到正常

问题赌博

问题赌博(problem gambling)或病理性赌博(pathological gambling)是一种持续存在的、周期性发生的、不适当的赌博行为。它具有不利影响(破坏个人、家庭或工作生活)。毫无疑问,这是一种类似于酒精和其他药物的依赖障碍,管理方法类似。参考《精神障碍诊断与统计手册》第 5 版(DSM-5)病理性赌博的标准(译者注:DSM-5 中的 F63.0 赌博障碍)。患病率:成年人中占 0.5%~1.5%。

危险

- 自杀风险(高)
- 重性抑郁(高达 75%)
- 压力相关问题
- 家庭暴力

关键警示

- 赌博支出每周超过 200 澳元(译者注:约 1 000 元人民币)
- 追回损失(译者注:赌博者希望赢回输掉钱的做法)

其他迹象

- 花大量时间赌博
- 下注更大、更频繁
- 撒谎行为
- 采取秘密的行动
- 承诺洗手不干，但做不到
- 行为冲动
- 心境波动
- 放弃其他愉快的社交活动去赌博
- 日益增长的债务
- 过度饮酒

一线管理

- 询问（作为社会史的一部分）
- 考虑采用"南橡树赌博筛查工具（south oaks gambling screen）"支持初步诊断[20]
- 如果怀疑，直接质对
- 考虑使用 Prochaska 和 Di Clemente 的改变模型（见第12 章）
- 提供教育材料
- 关注家庭（家庭暴力？）并提供支持
- 建议家人不要提供"救助金"
- 没有推荐的药物治疗

咨询方法

问题赌博是一种可治疗的问题，全科医生在其管理中发挥核心作用。如同吸烟和酒精依赖一样，对过度赌博行为的简单干预和教育咨询，可能是最有效的。CBT 是一种非常有效的赌博治疗方法。它结合了系统的讨论和精心组织的行为分配，以帮助病人改善有问题的思维模式和行为。CBT 旨在纠正错误的感知、非理性信念和对随机性和偶然事件独立性概念的误解，是任何治疗方法的基本要素[21]。

当一个人的干预无效或有证据表明赌博问题比较严重时，建议向赌博问题顾问专家咨询。

家庭咨询

婚姻不和谐

全科医生经常不得不为配偶双方或其中的一方提供婚姻咨询。有的问题很容易化解；有些则很复杂，即使有最佳时机提供咨询，仍不可避免婚姻破裂。

有预防的机会，如对存在的婚姻问题进行预先咨询。

明智的全科医生会提供适当建议和咨询。例如：因夫妻一方疏忽而使孩子发生意外事故之类的情况，这个家长可能就成为被责备的焦点对象，从而导致夫妻间的怨恨和关系紧张。全科医生可以在一开始就给予适当的干预，来减轻夫妻一方的负疚感和另一方的愤怒。

婚姻不和谐（marital disharmony）的常见原因：

- 自私，嫉妒
- 不切实际的期望
- 经济问题或吝啬
- 沟通不善，不能互相倾听
- 生病（如抑郁）
- 吸毒或酗酒
- 挑剔，相互"做戏"
- 驾驭欲
- 不成熟

对夫妻的基本咨询

以下是对夫妻的基本咨询内容[22]，这些内容可作为病人教育传单。

关心和责任是婚姻成功的两大秘诀。

一些重要的事实

- 研究表明，人们多倾向于选择与自己父母相像的人作为伴侣，而且会把幼稚和自私的态度带到婚姻中。
- 人们常期望自己的伴侣作出改变，从而满足自己的需要。
- 如果我们给予一定的关心和担负一定的责任，就可将上述问题最小化。
- 仅靠身体的激情不足以维系婚姻，"激情燃尽，唯余灰烬"。
- 虽然好的性关系很重要，但多数专家认为，其他事情更重要。
- 当我们做错事情时，最重要的是感受到伴侣的原谅。

成功婚姻的正面指南（归纳）[22]

1. 了解自己。
2. 分享共同兴趣和目标。
3. 要爱，不要战争。
4. 珍惜伴侣。
5. 做好为人父母的准备。
6. 必要时寻求适当的帮助。
7. 你怎样要求你的伴侣对待你，你就那样对待你的伴侣。

BE 态度（获得成功婚姻的美德）	
诚实	忠诚
有爱	渴望
耐心	有趣
宽容	专一
慷慨	关怀

[译者注：作者归纳出成功家庭应该具有的 BE 态度（BE attitudes）]

列出清单：一个布置给伴侣双方各自的任务

为对方列出清单，然后进行对照、讨论。

- 列出你父母的品格（可取的和不可取的）。
- 列出对方的品格。
- 列出希望对方能改变的行为的例子。
- 列出希望对方为你做的事情。

每周安排出一定的时间来分享各自列出的清单。

全科医生可能落入的"陷阱"[23]

如果全科医生与病人家庭中某个或几个成员关系太密切，则很容易陷入"救援者"或"救世主"的角色。避免这种困局的最好办法，就是要尊重病人家庭的自主性，通过与家庭的合作，让每个家庭达到自己设定目标。这样就可以避免全科医生在处理家庭情况时陷入三个主要困境：

1. 假定全科医生要承担改变这个病人家庭的责任。
2. 自行其是，忽视病人家庭的协助。
3. 成为"救援者"或"救世主"。

其他"陷阱"

- 在病人家庭某一关键成员不在的情况下就开始治疗。
- 在家庭成员之间泄露个人隐私。
- 未能认识到"联手效应"（译者注：与某一方一起对付另一方）。
- 偏袒某一方。
- 未充分利用现有资源。
- 过多地关联医生自己的经历（译者注：如医生对病人说"我也是这样的"）。

避免陷入困境的可能解决方案[23]

- 让病人自己去做这些工作。
- 确保治疗目标是现实的。
- 指出病人家庭的所有成员都应该一起努力，只有各方面都敞开合作，才能取得最好的治疗效果。
- 及时发现家庭内部是否有寻找"替罪羊"的倾向。
- 留意处于弱势的家庭成员，即"隐藏的病人"。
- 避免快速的解决方案。
- 在隐私事宜上要得到家庭的明确同意，并将此同意

记入病历。
- 保持开放性思维，避免将自己的观点强加给病人家庭。
- 与同事或其他人共同承担这些负担。

归纳：咨询技巧策略

- 提供指导和协调，让病人去获得领悟。
- 使用适当的"温和的"质对，促使病人自我反省。
- 帮助病人深入了解自己的处境并表达情绪，如焦虑、内疚、恐惧、愤怒、希望、悲伤、自我憎恨、对他人的敌意和被伤害的感觉。
- 探索可能存在的不安全感，并允许自由表达这种感觉。
- 提出关键的搜索式问题，例如：
  - 你内心深处认为是什么导致了你的问题？
  - 你认为你的问题应该如何治疗？
- 提供"还行的"具体建议，例如：
  - 我想知道你的基础问题是不是因为你是个完美主义者？
  - 在你的处境下，许多人对一些甚至可能微不足道的事情感到内疚，需要被原谅。

有效的咨询来自承诺、经验，以及对病人及其精神特质的真正关怀和同情。

咨询的关键规则

- 病人必须感觉好些才能离开。
- 让他们对自己的生病和行为有所洞察。
- 解决任何负罪感（人们必须对任何感知到的过分行为感到满意或被原谅）。

如果医生感到力不从心，那么请立即求助于专家。CBT 是一种最适合大多数情况的治疗方法。

参考文献

1 Hassed C. Counselling. In: *Final Year Handbook*. Melbourne: Monash University, Department of Community Medicine, 1992: 97–104.
2 Selzer R, Ellen S. *Psych-lite: Psychiatry That's Easy to Read*. Sydney: McGraw Hill, 2010: 70–3.
3 Balint M. *The Doctor, His Patient, and the Illness* (2nd edn). London: Pitman, 1964.
4 Harris RD, Ramsay AT. *Health Care Counselling*. Sydney: Williams & Wilkins, 1988: 68–95.
5 Annon JS. *The Behavioral Treatment of Sexual Problems*. Vols 1 and 2. Honolulu: Enabling Systems Inc, 1974.
6 Craig S. A medical model for infertility counselling. Aust Fam Physician, 1990; 19: 491–500.
7 Cook H. Counselling in general practice: principles and strategies. Aust Fam Physician, 1986; 15: 979–81.
8 Frank JF. Foreword. In: Traux CB, Carkhuff RR. *Toward Effective Counselling and Psychotherapy: Training and Practice*. New York: Aldine, 1967: ix.
9 Traux CB, Carkhuff RR. *Toward Effective Counselling and Psychotherapy: Training and Practice*. New York: Aldine, 1967.

10 Psychotropic guidelines [updated 2021]. In: *Therapeutic Guidelines* [digital]. Melbourne: Therapeutic Guidelines Limited; 2021. www.tg.org.au, accessed January 2018.

11 Tiller JWG. Cognitive behaviour therapy in medical practice. Australian Prescriber, 2001; 24(2): 33–7.

12 Williams AS. Grief counselling. Aust Fam Physician, 1986; 15: 995–1002.

13 Raphael B. *The Anatomy of Bereavement: A Handbook for the Caring Professions.* London: Hutchinson, 1984: 33–62.

14 VandeKieft GK. Breaking bad news. Am Fam Physician, 2001; Dec 15: 64(12): 1975–8.

15 Buchanan J. Giving bad news. Medicine Today. October 2001: 84–5.

16 McLauchlan CAJ. Handling distressed relatives and breaking bad news. In: Skinner D. *ABC of Major Trauma.* London: British Medical Association, 1991: 102–6.

17 Cunningham C, Morgan P, McGucken R. Down's syndrome: is dissatisfaction with disclosure of diagnosis inevitable? Dev Med Child Neurol, 1984; 26: 33–9.

18 Williams CD. *Overcoming Depression and Low Mood: A Five Areas Approach* (3rd edn). London: Hodder Education, 2009.

19 De Vaul RA, Zisook S, Stuart HJ. Patients with psychogenic pain. J Fam Pract, 1977; 4(1): 53–5.

20 Lesieur HR, Blume S. The South Oaks Gambling Screen (SOGS): a new instrument for the identification of pathological gamblers. Am J Psychiatry, 1987; 144: 1184–8.

21 Blaszczynski A. How to treat: problem gambling. Australian Doctor, 2005; 12 August: 37–44.

22 Murtagh JE. *Patient Education* (7th edn). Sydney: McGraw-Hill, 2017: 2.

23 Bader E. Working with families. Aust Fam Physician, 1990; 19: 522–8.

4

第 5 章　健康促进与病人教育

> 任何获得合格医学知识的人,都应该具有教学的优势。

希波克拉底(公元前 460 年—公元前 370 年)(译者注:古希腊人,医生,被誉为医学之父)

健康促进

健康促进(health promotion)是促进和鼓励个人和社区把健康作为希望的状态,采用健康的行为来维护好健康。健康促进也是帮助人们增强对自身健康的控制和改善的过程(2009 年 WHO 的定义)。

对于那些自我感觉很健康的人来说,这条信息的意义也许不大。但是当你接触到了病人,尤其是在家庭有病人的时候,健康促进的概念就会得到加强。

拉隆德[1]报告强调,所有导致疾病和死亡的原因都有以下四个促成因素:(译者注:马克·拉隆德,时任加拿大卫生和福利部长,1974 年他在加拿大政府的报告中第一次提出,医疗服务不是决定人民健康的唯一决定因素)

- 现有医疗保健体系的不足
- 环境的有害物质
- 行为因素和不健康的生活方式
- 人类生物因素

健康教育

健康教育(health education)是提供如何维护或维持良好健康状态的相关信息。

健康教育的方法很多,包括有关健康行为的广告宣传,提供纸质信息(如关于饮食、运动、免疫、事故预防和疾病表现的信息),介绍避免疾病(如性传播感染)的方法。

生病教育

在现实中,很多关于"健康"的教育,其实是一些针对具体生病原因的信息。显然,医务人员处于最有优势的位置,可以随时为病人个人或家庭提供关于生病原因的具体信息。生病教育(illness education)策略具有预防的目的,通常是改变病人寻求帮助的行为。

每次看诊,都是一次针对所诊治疾病提供信息的机会。也可以通过书面文字、图表或印刷品的形式,来强化这个信息提供过程。病人的 X 线检查结果就可以直接用来解释说明疾病的性质。

全科医学服务中的健康促进

全科医生在健康促进和预防中位于最佳位置,主要是因为他们与病人有更多的接触机会。

以下是全科医生充当健康促进者角色的几个理由:

- 人群的可及性:超过 80% 的居民在 1 年里至少有 1 次到全科医生那里去就诊[2]。
- 平均每人每年到全科医生那里就诊 5 次。
- 全科医生熟悉病人个人及其家庭的疾病健康史。
- 全科医生可以作为其所在区域的预防服务的领导者或协调者。
- 全科医生可以参与社区健康教育项目。
- 全科医生应该开展机会性的健康促进:平时的看病过程不仅是用来治疗病人,也可以借此机会来管理持续存在的健康问题,与其他医疗健康专业人员协作,检查健康服务是否得到合理利用,是否开展了预防性质的健康活动[2]。

机会性的健康促进

斯托特和戴维斯提出的经典模型(第 2 章,表 2.1),强调了每次看病过程中的健康教育机会[3]。虽然一次看病过程是由病人发起的,但全科医生也可以作为预防性质健康服务的发起人。在看病过程中,医生可以作出反应式或主动式的健康促进行为(图 5.1)[4]。

反应式的行为:只是用来应对病人的主诉问题。掌握医疗技能后就能作出反应式医疗服务。但是,如果医生接受的培训仅是能对病人的主诉问题作出反应,就失去了其提供预防和健康促进服务的机会。

主动式的行为:是维护病人身体健康所必需的专业行为,但该行为不只是对病人呈现疾病的反应,而是给病人主动地提供服务[4]。主动的服务包括健康促进、预防服务、疾病筛查,以及在疾病出现症状之前,对疾病的早期探查。主动的服务行为其他方面内容归纳于图 5.1。

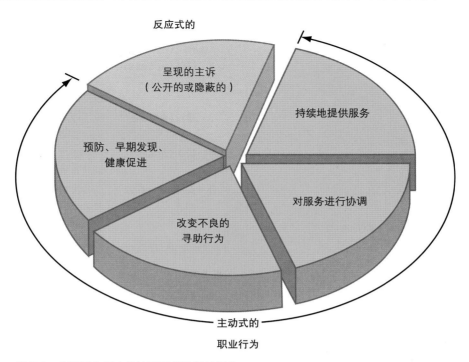

图 5.1　全科医生每次接诊时可能进行的工作
资料来源：经 M.SALES 许可后转载[4]。

主动的服务行为还包括[4]：

- 为曾经治疗过的病人提供持续的服务（如复查血压、核查糖尿病控制情况、跟进式的丧亲之痛咨询）。
- 提供协调服务：安排病人转诊给适当的医疗机构或专家，并维护好病历记录。
- 纠正异常的或不适当的寻助行为（如有些人虽然从不来看病，但处于"静默疾病"的危险中；有些病人太过频繁地来看病，导致医疗资源浪费，并可能会忽略一些严重的疾病）。

将反应式和主动式行为组合起来的做法并不都适用于每次看病过程。这要求全科医生掌握好的咨询技能，并在提供高质量医疗服务上训练有素。

方法

- 坚持参加继续医学教育，更新知识，提高水平；特别是掌握和更新预防方面的内容。
- 使用一些健康促进资料，对病人进行健康教育：
  - 健康教育资料页
  - 候诊室的健康教育墙报
  - 候诊室多媒体系统
- 安装高效的病历记录系统。
- 实施病人登记和召回（recall）系统。（译者注：召回，是指对辅助检查结果异常的病人，全科诊所主动联系病人，请病人来诊所就诊）
- 鼓励高危人群做定期健康检查。
- 对以下内容经常给出建议：

- 营养
- 运动
- 压力管理
- 体重控制
- 为新生婴儿的父母提供婴儿的个人健康记录。

健康愿景和目标

澳大利亚的健康目标及实施委员会，从三个方面（人群组、主要生病和死亡原因、风险因素）提出了健康愿景和目标的定义[5]（表 5.1）。

促使降低澳大利亚发病率和死亡率的七个优先卫生领域[5]：

- 哮喘
- 癌症控制
- 心血管健康
- 肥胖控制
- 糖尿病
- 创伤的预防和控制
- 心理健康

在全科医学服务中促进健康生活方式

全科医生在日常工作中，无论病人是否已患某种具体的疾病，都可通过简单的框架模式鼓励病人采取健康的生活方式。为了在接诊时开展机会性的健康促进，并便

表 5.1　健康促进领域的愿景和目标[5]

人群分组
- 社会经济弱势群体
- 澳大利亚原住民
- 难民、移民
- 老年人
- 儿童和青少年
- 体弱的女性和男性

生病和死亡的主要原因
- 心脏疾病和卒中
- 癌症（包括肺瘤、乳腺癌、宫颈癌和皮肤癌）
- 糖尿病
- 呼吸道疾病，尤其是哮喘、慢性阻塞性肺疾病
- 传染病
- 精神疾病
- 肌肉骨骼疾病
- 残疾
- 事故和伤害

风险因素
- 高血压、高血脂、肥胖
- 有毒有害物质，如吸烟、酗酒、非法药物和滥用、药物误用/滥用
- 缺乏锻炼
- 职业和环境健康危害
- 营养不良
- 无保护和不安全的性活动

表 5.2　"5As"式咨询

1	询问（ask）	确定有危险因素的病人
2	评估（assess）	危险因素的水平，以及与个体健康状况的关联性 改变的就绪状态/改变的动机
3	建议（advise）	提供纸质信息 提供生活方式干预方案
4	帮助（assist）	药物治疗 支持自我监测
5	安排（arrange）	转诊给其他具体的服务 社会支持团体 电话信息/咨询服务 全科医生随诊

表 5.3　NEAT 指南

N	营养（nutrition）：健康饮食
E	锻炼（exercise）和/或身体活动
A	避免（avoidance）或减少接触潜在有害物质： • 咖啡因 • 酒精 • 烟草 • 糖、盐和毒品等
T	保持心神宁静（tranquillity）、心情愉悦，掌握放松技巧，学会冥想

于医生记忆，将这种框架性病人教育内容模式归纳为首字母缩写的形式（即 SNAP）。

SNAP 指南[6]

SNAP 指南是由澳大利亚全科医生学会（RACGP）制订，着眼于病人的重要危险因素，鼓励适当的生活方式改变。该指南制作成一个综合性的小册子，其中包括"5 年内心血管事件风险的评估表"。

指南以 S、N、A、P 各字母分别代表以下危险因素：

S：吸烟（smoking）

N：营养（nutrition）

A：饮酒（alcohol）

P：活动（physical activity）

该指南强调，社会上存在健康不公平（health inequalities），在社会经济状况较差的人群以及澳大利亚原住民中，这些危险因素更多见。

这个指南将"5As"（**表 5.2**）改变阶段的理论用于在适宜情况下促进生活方式的改变。

关于 SNAP 和"5As"模型，可通过相关网站获取。

NEAT 指南

NEAT 指南（**表 5.3**）类似 SNAP 指南，但该指南更注重对病人生活方式的咨询，强调减轻压力的重要性。

促进社会心理健康

健康目标和指标重点放在身体疾病，而没有放在心理健康。然而，心理健康问题领域却存在很多可能要提供指导的机会，涉及众多重要的问题，包括压力和焦虑、慢性疼痛、抑郁、危机和丧亲之痛、性问题、青少年问题、欺凌、家庭虐待、儿童行为问题、精神障碍，以及其他一些社会心理问题。

花费一些时间来提供咨询，例如：为有自杀倾向和人际关系紧张或恶化的病人提出相应建议，并强调处理潜在问题的方法，这是很有价值的。全科医生需要更加关注这些领域的健康促进工作。有时候这些情况非常复杂，需要用心去处理。

健康营养

好营养是健康的基础，它影响所有医学分支对健康的管理。现代人的健康状况各不相同：有营养过剩，导致肥胖和各种退行性疾病；有营养失调和其他缺乏营养的状况。

营养（nutrition）的基本成分[7]可分为：

- 宏量营养素：蛋白质、脂肪和碳水化合物，它们是可交换的能量来源；此外，还包括水。

- 宏量矿物质：钠、氯、钾、钙、磷酸盐和镁。
- 微量营养素：水溶性维生素（如维生素 C、维生素 B）；脂溶性维生素（如维生素 A、维生素 E、维生素 K）；必需微量元素（如铜、碘、铁、锌）。

在冠心病、高血压、糖尿病和癌症等常见疾病中，营养因素可能起着至关重要的作用。如果目标是减肥，请参阅第 80 章。

特殊饮食在许多遗传性代谢疾病的管理中非常重要，如苯丙酮尿症、半乳糖血症及乳糜泻等。

蛋白质[8]

蛋白质（protein）由碳、氢、氧、氮、磷、硫和铁组成，它们构成了植物和动物组织的绝大部分，并为组织的生长和修复提供必需氨基酸。体内肌肉、结缔组织和酶中的蛋白不断被分解，而膳食蛋白则被水解成必需和非必需氨基酸。完全蛋白质包含所有九种必需氨基酸，即组氨酸、异亮氨酸、亮氨酸、赖氨酸、蛋氨酸、苯丙氨酸、苏氨酸、色氨酸和缬氨酸。

动物产品（鱼、肉和牛奶）中的蛋白质是优质蛋白，而蔬菜中的蛋白质是低质量蛋白，因为其中的赖氨酸（谷物）、蛋氨酸及半胱氨酸（豆类）的供应有限[9]。素食饮食通常含有足够的蛋白质，特别是如果组合的蔬菜种类的基本氨基酸相互补充。但排除所有动物性食物的饮食可能是不适当的，特别是对儿童来说。婴儿和儿童每天需要蛋白质为 2~2.2g/kg。

- 高蛋白含量食物，如瘦的牛肉和羊肉、鸡肉、鱼、鸡蛋、牛奶、奶酪、大豆。
- 中等蛋白含量食物，如面包、意大利面、玉米、土豆（煮熟）、米饭（煮熟）、卷心菜、花椰菜。

能量营养不良

能量营养不良（energy malnutrition）是一种由于蛋白质和能量食物摄入不足而导致的所有常量营养素、能量（kJ）和许多微量营养素均缺乏的综合征。

能量营养不良可以发生在任何国家、任何年龄的人，但通常见于发展中国家的婴儿和儿童。

临床上，蛋白质-能量营养不良有三种形式：

1. 干性（瘦、干）：消瘦。
2. 湿性（水肿、肿胀）：恶性营养不良。
3. 结合性：消瘦型恶性营养不良。

消瘦

消瘦（marasmus）的临床特点：

- 严重体重不足
- 严重肌肉消耗
- 腹胀

- 没有脂肪
- 饥饿
- "老人"脸
- 没有水肿
- 毛发正常

由于饮食中蛋白和热量不足引起。

恶性营养不良

恶性营养不良（Kwashiorkor）的临床特点：

- 水肿（先足部后全身）
- "满月"脸
- 厌食
- 毛发苍白稀疏
- 淡漠
- 皮肤改变

由于低蛋白质和碳水化合物饮食导致低白蛋白血症所引起。

碳水化合物

膳食碳水化合物（dietary carbohydrates）包括单糖、复合糖（淀粉）和难以消化的碳水化合物（膳食纤维）。碳水化合物是膳食能量的主要来源。富含淀粉的大米和小麦是全世界两种最重要的农作物。淀粉和蔗糖占所有饮食中碳水化合物的绝大部分。食物中的碳水化合物有：

- 糖类：蔗糖，乳糖，麦芽糖，葡萄糖，果糖
- 多元醇：山梨醇、木糖醇、麦芽糖醇、乳糖醇
- 淀粉：直链淀粉、支链淀粉
- 葡萄糖

只要饮食能保证足够的能量和蛋白质，对碳水化合物就没有特定的要求。少量的葡萄糖（100g/d）是预防酮症所必需的[9]。

血糖指数

血糖指数（glycemic index，GI）是用于碳水化合物食物的、以 100 为参考点的数值指数。与葡萄糖负荷相比，它是一种衡量升高餐后血糖水平能力的指标。标准食物是葡萄糖，它的 GI 值为 100。

GI 越高，血糖升高的水平就越高，胰岛素反应也就越大。低 GI 食物可以改善血糖控制。

低 GI 食物（<55）包括高密度全麦面包、麦片粥、大多数新鲜水果、酸奶和低脂牛奶。高 GI 食物包括甜的早餐谷物粥、土豆、白面包、西瓜、成熟的香蕉、枣、白米饭和饼干。

脂肪

膳食脂肪（dietary fat）主要由脂肪酸和膳食胆固醇组

成,它是食物能量最集中的来源[8]。

脂肪酸按不饱和双键的数量分类为:

- 零饱和脂肪酸(如丁酸和硬脂酸)
- 单不饱和脂肪酸(如油酸)
- 多不饱和脂肪酸[如亚油酸、二十碳五烯酸(EPA)、二十二碳六烯酸(DHA)]

多不饱和脂肪酸(两个或多个不饱和键)可细分为:

- n-6 脂肪酸(如亚油酸,2 个不饱和键;花生四烯酸,4 个不饱和键)
- n-3-ω-3 脂肪酸(如 α-亚麻酸,3 个不饱和键;EPA, 5 个不饱和键;DHA,6 个不饱和键)

链长为 18 或更多的 n-3 和 n-6 多不饱和脂肪酸称为必需脂肪酸,因为它们是动物(包括人类)重要身体功能所必需的,而动物体内无法合成[8]。

饮食中饱和脂肪酸、单不饱和脂肪酸和多不饱和脂肪酸的比例是健康和疾病的重要决定因素[8]。目前的策略是减少总脂肪摄入量,并且减少饱和脂肪酸摄入量,增加不饱和脂肪酸,特别是 n-3 多不饱和脂肪酸的摄入。

目前认为鱼油含有的 ω-3 脂肪酸(EPA 和 DHA)比植物中的 ω-3 脂肪酸更有效用。在预防心血管疾病死亡方面,ω-3 脂肪酸的价值已得到充分证明。它们不影响胆固醇水平,但可有效地降低甘油三酯水平[10]。

富含 ω-3 的动物包括鲑鱼、鳟鱼、比目鱼和金枪鱼;植物包括鳄梨、核桃、其他坚果和种子,以及豆类(豆类和扁豆)。饮食应该包括这些脂肪。

反式脂肪酸是一种不饱和脂肪酸,通常在工业上通过氢化过程产生,应该避免使用。

胆固醇是细胞膜的主要成分,是由人体合成的、非必需营养物质。血浆胆固醇水平及饮食中的胆固醇含量与动脉粥样硬化的形成相关。

营养评估

营养评估(nutritional assessment)的第一步是确定高危病人[11]。营养不足的高危人群包括肥胖、饮食失调、慢性疾病、心理障碍、老年人、收容机构人员、创伤和长期住院(包括接受大手术)的人。婴儿和儿童的生长发育速度及儿童和成年人的身体组成应引起关注。

在采集病史时,应包括 24 小时的饮食回顾,最好让病人完成一份症状问卷,然后将其与计算机营养评估程序相比较[11]。此外还要评估日光照射的情况。

应对每位高危病人进行营养检查,重点是体重、腰围,以及肌肉萎缩、脂肪储备和微量营养素缺乏的征象。微量营养素缺乏包括锌缺乏,它会影响味觉、嗅觉和皮肤;维生素 B6 和维生素 B12 缺乏会导致神经系统紊乱,如周围神经病变[8]。酒精中毒和营养不良会影响许多系统,

包括胃肠道系统。维生素 B 复合物和维生素 C 缺乏可影响口腔,特别是牙龈、牙齿和颊黏膜。骨骼和关节受坏血病、佝偻病、骨软化症和骨质疏松症的影响。重要的人体测量包括身高、体重、皮肤皱褶厚度和腰臀比(第 67 章)。实验室检查应基于临床检查选择性进行。

最佳营养的通用原则

为了帮助人们作出健康的选择,一些国家的健康基金会制订了健康饮食的建议。

澳大利亚营养基金会(2012)[8]的心脏健康食物金字塔有一个简化的系统,即:

- 尽量多食:蔬菜、干豌豆、豆类和扁豆、谷物、面包、水果和坚果。
- 适量食用:瘦肉、蛋类、鱼类、鸡肉(无皮)、牛奶、酸奶、奶酪。
- 少量进食:油、人造黄油、减脂酱、黄油、糖和盐,并避免反式脂肪酸。

RACGP 在其红皮书[12]中概述了基于国家指南的饮食建议(译者注:红皮书指《全科医学服务中的预防活动指南》)。关于成年人的饮食建议归纳如下:

每天享用多种多样的食物:

- 五份蔬菜和两份水果。
- 瘦肉、鱼、家禽、蛋类、豆腐、坚果和种子和/或替代品。
- 谷物和谷类食品,主要是全麦或高纤维食物,如面包、大米、意大利面、燕麦和粗麦粉。
- 多喝水。

注意:

- 限制饱和脂肪酸。
- 限制盐摄入量。
- 限制酒精摄入量。
- 限制糖类和含有添加糖的食品,包括软饮料和商用果汁。
- 限制红肉为每周 3~4 次,并限制或避免加工肉类。
- 注意安全地准备和储存食物。
- 鼓励和支持母乳喂养。

关于减肥者饮食管理的更多内容见第 80 章。

抗氧化剂

抗氧化剂(antioxidants)的问题仍然不明确,存在争议。多年来对健康社区的经验观察表明,富含维生素和矿物质(特别是水果和蔬菜)的理想饮食的人健康状况(特别是心血管状况)良好。

食物抗氧化剂(表 5.4)似乎可以保护机体的免疫力不受自由基的伤害[13]。

表 5.4　食物抗氧化剂[13]

维生素 A,特别是 β-胡萝卜素
维生素 C
维生素 E
泛二烯酮(辅酶 Q10)
硒、锌、锰和铜(营养性辅酶因子)

食物中抗氧化剂的主要来源[14]

- 维生素 C:柑橘类水果、浆果、木瓜、绿叶蔬菜
- 维生素 E:种子类谷物、坚果和油(植物)、鸡蛋
- β-胡萝卜素:橙色和深色绿叶蔬菜
- 硒:谷物、肉类、巴西坚果、鱼
- 铜:可可、麦麸、酵母
- 泛醌:肉类、鱼、花生
- 植物化学物质:大豆、茶、绿茶、草药、苹果、洋葱、可可

含有叶酸的食物

- 绿叶蔬菜:花椰菜、菠菜
- 小麦谷物
- 全麦谷物
- 淀粉类豆子:芸豆和黄豆
- 豌豆、玉米、菜花
- 坚果
- 牛油果
- 肝
- 叶酸强化食品(如早餐麦片)

维生素缺乏[15]

维生素缺乏(vitamin deficiency disorders)在澳大利亚罕见,但在一些经济落后国家的儿童或成年人中并不罕见。维生素缺乏通常被认为是一种特定的紊乱或一种多种维生素效应。

- 维生素 A(β-胡萝卜素或视黄醇)缺乏,会引起夜盲症、眼部疾病及结膜角膜角化干燥症。它会导致儿童生长迟缓。过量的维生素 A 也会引起严重的毒性反应。
- 维生素 B 复合物
  - 维生素 B_1(硫胺素)缺乏,导致脚气病和 Wernicke-Korsakoff 综合征(通常见于酗酒者)。
  - 维生素 B_2(核黄素)缺乏,导致生长迟缓、皮肤干燥症和口角唇炎。
  - 维生素 B_3(烟酸)缺乏,引起糙皮病,经典的"d"三联征,即腹泻、痴呆、神经性皮炎。
  - 维生素 B_6(吡哆醇)缺乏,可能口腔疼痛、贫血和中枢神经系统功能障碍。

  - 维生素 B_{12}(钴胺素)缺乏,导致恶性贫血、神经病变、舌炎和记忆障碍。
- 维生素 C(抗坏血酸)缺乏,会导致坏血病。临床特点包括肌肉无力、不适、疲劳、牙龈出血肿胀、无创伤性关节血肿、恶病质、水肿、伤口愈合缓慢、骨骼生长缓慢。还有一个特点是毛囊角化过度、周围充血。依据血浆抗坏血酸水平降低和骨关节 X 线片可诊断。
- 维生素 D(钙化醇)缺乏,会导致儿童佝偻病和成年人骨软化病。儿童佝偻病临床特征(佝偻病)为生长障碍、骨骼畸形(弓形腿、骨盆、佝偻病串珠)、行走困难、骨痛(上下肢、脊柱、盆骨)、牙齿畸形、肌无力。成年人骨软化病临床表现为肌无力、骨痛、长骨弓形变。诊断:血浆 25-羟维生素 D_3 和磷酸盐水平减低;PTH 和碱性磷酸酶升高;关节和下肢长骨和 X 线片特征。
- 维生素 E(生育酚)缺乏,并不会引起某些特定的疾病,但可能导致某些未分化的症状和贫血症状。
- 维生素 K(叶绿醌)缺乏,很少见,会增加出血倾向。
- 叶酸缺乏,主要会导致胎儿恶性贫血和神经管缺陷。

贫血和铁

缺铁性贫血是当今社会的一个常见问题,尤其是 6 个月到 2 岁摄入大量牛奶的儿童。针对这一人群,告知其摄入含铁丰富的食物以及所需铁量极其重要(见第 13 章)。

酒精摄入安全指南(NHMRC 推荐)[16]

健康的男性和女性

- 每周饮酒不超过 10 个标准酒精量。
- 在任何的一次场合都不应该超过 4 个标准酒精量,且在之后的 2~3 日内禁酒。

年轻人

- 18 岁以下不应该饮酒。

孕妇和哺乳期女性

- 不饮酒是最安全的选择。
  有关酒精指南请参照第 12 章和第 100 章。

碘缺乏症

机体需要少量碘来维持甲状腺的正常生理功能(甲状腺对正常的生长发育很重要)。在碘缺乏地区(土壤和水),胎儿死亡率、先天性甲状腺功能减退和克汀病的发生率都很高。对于成年人来说,碘缺乏症(iodine deficiency)

会引起甲状腺肿大和甲状腺功能减退。健康人的碘摄入量是 100~200μg/d，主要来源是碘盐。一般每日摄入碘量 150μg，但孕妇（220μg）和哺乳期女性（290μg）需要更多的碘摄入[17]。

澳大利亚饮食指南[16]

（见 NHMRC 网站 www.nhmrc.gov.au）

1. 为了达到并保持健康的体重，要积极运动，也须选择足够的营养食物和饮料来满足能量需求。

2. 每日应摄入以下五类似物以保证营养供给：

- 多吃蔬菜，包括不同类型和颜色的蔬菜，以及豆类植物/豆类。
- 水果。
- 谷物（谷类）食品，主要是全谷物和/或高谷类纤维品种，如面包、谷类、米饭、意大利面、面条、玉米粥、燕麦、藜麦和大麦。
- 瘦肉和家禽、鱼、蛋、豆腐、坚果、种子及豆类植物/豆类。
- 牛奶、酸奶、奶酪和/或其他替代品，主要是低脂食物（低脂和牛奶不适合<2 岁的儿童）。
- 大量饮水。

3. 限制摄入含有饱和脂肪酸、添加盐、添加糖和酒精的食物。

- 限制摄入饱和脂肪酸含量高的食物，如许多饼干、蛋糕、糕点、馅饼、加工肉类、商业汉堡、比萨、油炸食品、薯片、薯片和其他脂肪（如黄油、奶油、烹饪人造黄油、椰子油和棕榈油），以及主要含有多不饱和和单不饱和脂肪酸的食物，如油、坚果黄油/糊和鳄梨（低脂饮食不适合<2 岁的儿童）。
- 限制摄入含有添加盐的食物和饮料；不要在烹饪或餐桌上给食物加盐。
- 限制摄入含有添加糖的食物和饮料，如糖果、含糖软饮料和可乐、水果饮料、维生素水，以及能量和运动饮料。
- 如果选择饮酒，应限制摄入量并遵循国家卫生与医疗研究委员会（NHMRC）指南。

4. 鼓励、支持和促进母乳喂养。

5. 关注自己的食物，安全地准备和存储。

健康饮食的归纳

- 保持理想体重（BMI：成年人 20~25kg/m²）
- 吃高纤维食物
- 多吃水果、蔬菜、少加工的面包和谷物（最好是全麦的）
- 每周至少吃 2 次鱼（可能的话最好每日都吃）
- 选择有营养的餐饮

- 少吃饱和脂肪酸、精制糖和盐
- 选择低脂乳制品（牛奶和酸奶）
- 避免快餐和油炸食品
- 不要每日都吃肉和加工的肉类，如香肠，脂肪含量很高
- 使用不饱和脂肪油（橄榄油），人造黄油代替黄油
- 使用橄榄油烹饪，而不是多不饱和油
- 去除肉中的肥肉部分
- 将酒精摄入量限制在每周 10 个标准酒精量内
- 多饮水
- 限制盐的摄入，花椒是可以的
- 限制咖啡的摄入（0~3 杯/d）
- 监测血胆固醇水平，如果升高的话，通过控制饮食来降脂
- 合理的饮食应该是以低碳水化合物、不饱和脂肪为基础的饮食

病人教育资源

有证据表明，全科医生的干预对病人的影响很大，可以有效地让病人改变不健康的生活方式，采取健康的生活方式和态度。如果全科医生想在提高社区居民的健康水平方面发挥作用，就必须鼓励病人对自己的健康负责，从而采取更加健康的生活方式。病人必须得到富于关怀的医生的支持，医生自己也需要遵循同样的指导原则，并保持对此项工作的兴趣。教育病人的内容包括改变饮食习惯、营养、戒烟、减少酒精摄入量、参加身体锻炼、抑郁和焦虑。

有证据显示，病人教育材料可以发挥很好的作用。向病人发放关于破伤风的书面资料，使成年人破伤风免疫接种率提高了 3 倍[18]。一本关于背部疼痛的教育手册使随后 1 年背痛病人的就诊次数减少，有 84% 的病人认为小册子很有用[19]。一项关于咳嗽病人的系统教育，有效改变了此类病人对治疗指南的依从性，并且当病人再出现咳嗽时，不会等其拖延 3 周以后或伴有"严重"症状时才去就诊[20]。

病人教育的一个形式就是向病人提供书面资料，这些可以事先准备好，或是在看病时从电脑中打印出来。书面资料是对口头解释的补充；但需重点强调的是，口头解释比书面资料更重要。

资源

美国营养学会（American Society for Nutrition）

参考文献

1　Lalonde M. A New Perspective for Health of Canadians. A Working Document. Ottawa: Government of Canada, 1974.

2　Australian Long Term National Health Plan. The Department of Health. Canberra, November 2019. nphs@health.gov.au.

3 Stott N, Davis R. The exceptional potential in each primary care consultation. J R Coll Gen Pract, 1979; 29: 201–5.

4 Sales M. Health promotion and prevention. Aust Fam Physician, 1989; 18: 18–21.

5 Health Targets and Implementation (Health for All) Committee. Health for All Australians. Canberra: AGPS, 1988.

6 Harris M. SNAP. A Population Guide to Behavioural Risk Factors in General Practice. South Melbourne: RACGP, 2004.

7 Porter RS, Kaplan JL. The Merck Manual of Diagnoses and Therapy (19th edn). New Jersey: Merck Research Laboratories, 2011: 2–7.

8 Wahlqvist ML. Food and Nutrition. Sydney: Allen & Unwin, 1997.

9 Crimmins B. Nutrition. Check Program 391. Melbourne: RACGP, 2004; 391: 1–30.

10 Howe P. Nutrition and cardiovascular risk. Medical Observer, 2001; 16 November: 36–7.

11 Sydney-Smith M. Nutritional assessment. Current Therapeutics, 2000; September: 13–22.

12 Royal Australian College of General Practitioners. Clinical Guidelines for Preventive Activities in General Practice (8th edn). Melbourne: RACGP, 2013: 45–7.

13 Sali A. Strategies for cancer prevention. Aust Fam Physician, 1987; 16: 1603–13.

14 Wahlqvist ML, Wattanapenpaiboon N. Antioxidant nutrients. Australian Prescriber, 1999; 22 (6): 142–4.

15 Truswell AS. Nutrient supplements. How to treat. Australian Doctor, 2003; 21 March: Ⅰ–Ⅶ.

16 National Health and Medical Research Council. Australian Dietary Guidelines. Canberra: Department of Health and Ageing, 2013.

17 Porter RS, Kaplan JL. The Merck Manual of Diagnosis and Therapy (19th edn). New Jersey: Merck Research Laboratories, 2011: 53.

18 Cates CJ. A handout about tetanus immunisation: influence on immunisation rate in general practice. BMJ, 1990; 300 (6727): 789–90.

19 Roland M, Dixon M. Randomised controlled trial of an educational booklet for patients presenting with back pain in general practice. J R Coll Gen Pract, 1989; 39 (323): 244–6.

20 Rutten G, Van Eijk J, Beek M, Van der Velden H. Patient education about cough: effect on the consulting behaviour of general practice patients. Br J Gen Pract, 1991; 41 (348): 289–92.

5

第6章　全科医学中的预防

在思考一类疾病时,与其花大部分时间考虑它的治疗,不如想办法预防。

路易斯·巴斯德(1884年)(译者注:法国人,微生物学的奠基人之一,他倡导疾病的细菌学说,发明预防狂犬病和炭疽疫苗,他提出的低温灭菌法是沿用至今的巴斯德灭菌法)

定义[1]

预防(prevention),指促进和维持健康,或防止生病。

预防所关心的是去除或减少风险、早期诊断、早期治疗、减少并发症(包括医源性问题),最大限度地适应失能。

健康促进(health promotion)所关注的是帮助健康的人们学会健康行为,接受维护自己健康的责任。

预防的态度(preventive attitude)是指医生能够理解临床服务中预防的可能性,并在每次全科医学看诊中采用"机会性预防措施(opportunistic approach)"。全科医生除了采用经典的看病方法,管理当时的和持续存在的健康问题之外,还要抓住机会指导病人改进寻求健康的行为(health-seeking behaviour),向病人提供关于生病的教育,并通过将病人现在的疾病状况与以往不健康行为联系起来的方法,来促进病人健康。

对预防的通用参考内容是RACGP红皮书中"全科医学中的预防活动指南(第9版)"。

一级预防

一级预防(primary prevention)是防止疾病发生而采取的措施。一级预防的结果是没有疾病产生。一级预防策略包括:

1. 教育　将已知的生活方式改变的因素,与疾病联系起来(如戒烟、健康均衡饮食、减少酒精摄入、锻炼)。

2. 消毒　对手术器械及其他医疗设备进行消毒。

3. 扑灭　根除疾病的传播媒介,如根除蚊子来预防疟疾。

4. 接种　预防感染性疾病。

5. 清洁　提供清洁用水,有效处理生活污物和工业废物。

6. 立法　保证一级预防措施得以实施。

二级预防

二级预防(secondary prevention)包括为阻止或延缓疾病进展而采取的行动。

二级预防通常是指在疾病早期(也就是在疾病症状出现之前)发现疾病,以便在不可逆的病变出现之前,就开始治疗。通过对人群常规的血压监测(筛查),早期识别高血压,就可以在高血压病人出现症状之前即采取管理措施。宫颈癌筛查可以在宫颈发生异质性结构变化之前(癌前病变阶段)就提供处理措施。其他如乳房X线,以及通过内镜检查发现巨结肠息肉,也有类似意义。

三级预防

三级预防(tertiary prevention)是指对已确诊疾病的管理,尽量减少失能。

三级预防通常是指必要的康复过程。在病人已经处于不可逆转的疾病损伤阶段时,通过三级预防让病人重置(restoration)到适应疾病的最可能好的状态。例如:对高血压相关性卒中病人,可通过三级预防的恰当康复措施,重置他们的生活方式。

各级预防类别之间的联系

从上述分级类别可以看出:一级预防和二级预防之间可清晰地划分,而二级预防和三级预防之间划分常不明确。三级预防在老年人和残障人士的服务方面特别适用。从概念上来说,治疗服务应归属于二级预防和三级预防的概念,而公共卫生措施主要与一级预防有关。预防工作实际比医疗活动内容更加宽泛。但由于公共卫生措施在以前的疾病预防实践方面取得成功,现在人们把更多注意力放在医生提供的预防服务上(图6.1)[2]。

作为全科医生,在预防方面有双重作用。

1. 首先,识别疾病过程中的可预防因素,并确定适当的干预措施。

2. 其次,可以采取行动实施预防措施。如果存在个人或社区的问题,医生可以通过教育、施加其他压力,与社区机构合作,来支持预防工作。

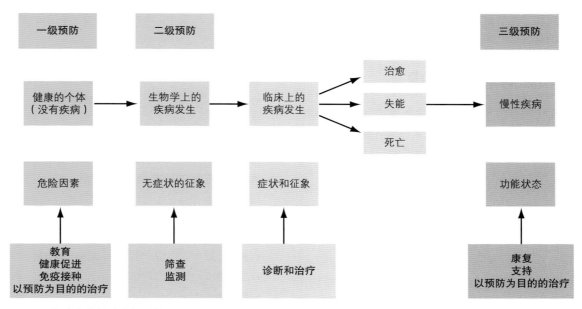

图 6.1 与疾病自然病史相关的预防阶段

预防医学的实践

什么是可预防性（preventability）？

由于某些因素的限制，如人力资源、技术和社区成本支出等，实施预防的第一步是明确可预防的疾病及其预防的程度。从某种意义上说，所有疾病都有潜在的可预防性，但是试图预防所有疾病是不现实的。

可预防的疾病可以依据病原学进行分类。疾病可以大致分类如下：

- 遗传疾病
- 妊娠期和产褥期发生的异常情况
- 发育障碍
- 意外事故
- 感染
- 成瘾
- 行为障碍
- 职业疾病
- 早发的血管性疾病
- 肿瘤
- 残障人士中的残疾
- 其他特殊类型疾病（如憩室病）

病死率是判断预防措施效果的唯一可靠指标。将"78岁前潜在寿命损失"的主要原因进行排序，导致早死的重要原因排列如下[1]：

- 意外事故、中毒、自杀和暴力
- 肿瘤
- 循环系统疾病
- 围产期问题

- 先天性疾病
- 阿尔茨海默病

这展示了预防概念与临床印象的明显不同，并解释了为什么公共卫生专家和临床医生的努力并非总是一致。

现有医疗活动中能够采取的干预措施如下：

1. 教育，包括健康促进、健康教育、生病教育
2. 疾病筛查
3. 疾病监测
4. 干预式的服务，包括接种疫苗、改变行为方式、以预防为目的的治疗
5. 康复

预防的最佳时机

全科医学一级预防可在以下临床情况中发挥作用：

- 产前保健
- 产后保健
- 给去海外旅游的人提供咨询
- 父母携带婴儿就诊
- 危急或潜在危急时刻
- 妊娠计划

英国全科医生学会（RCGP）定义了七种最重要的预防时机：

1. 计划生育
2. 产前保健
3. 免疫接种
4. 培养母亲与孩子之间的良好关系
5. 劝阻戒烟

6. 发现和管理高血压升高
7. 帮助有丧亲之痛的人

死亡率和患病率上的考虑

了解现代人类的死亡率和发病率模式,对制订预防服务计划来说至关重要。过去的重大感染性疾病,如肺结核、梅毒、天花、流感、白喉和链球菌感染,在很大程度上已得到了控制,但其他疾病已经成为阻碍期望寿命增长的主要因素。现代社会主要的疾病有动脉粥样硬化(动脉血管的硬化)、恶性疾病(癌症)、HIV 感染、医源性疾病(由医生导致的疾病)。在澳大利亚,最常见的两个死亡原因是癌症和心血管疾病,分别约占所有死亡人数的 20%[3]。

通过比较,2020 年 WHO 公布世界十大死亡原因由高到低分别是缺血性心脏病,卒中,慢性阻塞性肺疾病,下呼吸道感染,新生儿状态,气管、支气管和肺癌,阿尔茨海默病和痴呆,腹泻性疾病,糖尿病及肾脏疾病。

上述疾病及常见的死亡原因(**表 6.1**)是制订预防计划时应重点关注的内容。

表 6.1 2019 年澳大利亚常见死亡原因(按顺序)

1. 缺血性心脏病
2. 痴呆/阿尔茨海默病
3. 脑血管病
4. 气管、支气管和肺癌
5. 慢性下呼吸道疾病
6. 结直肠癌
7. 糖尿病
8. 血液和淋巴癌
9. 流感和肺炎
10. 泌尿系统疾病
11. 心力衰竭
12. 前列腺癌
13. 自杀、自残

* 综合所有致死因素,癌症处于第一位。

资料来源:Australia's leading causes of death. Causes of death, Australia, 2019. Australian Bureau of Statistics.

以往疾病指标的变化是值得关注的,因为有助于评估以往疾病预防和健康促进计划的效果(**表 6.2**)[3]。这些信息要利用起来,有助于促进当前有效策略的实施,如冠状动脉疾病和交通事故死亡的预防,以及重新评估某些重要方面,如原住民死亡率、HIV 感染、癌症、自杀和哮喘。好的一面是,澳大利亚的总体预期寿命已达 82.5 岁。

全球健康战略

WHO 定义健康是指"一个人身体上、心理上,以及与构成他所处环境的社会和文化影响之间的一种动态和谐状态"。

表 6.2 截至 2012 年,澳大利亚近 20 年的公共健康变化情况[4]

改善	恶化
总死亡率	酒精相关性疾病
心脏病	药物依赖
卒中	痴呆
吸烟	抑郁,心理健康
道路安全	健康不公平
通过接种疫苗控制的疾病	肥胖
口腔健康	糖尿病
癌症,尤其是	关节炎/肌肉骨骼问题
• 宫颈癌	跌倒损伤
• 胃癌	环境污染问题
• 乳腺癌	
• 睾丸癌	
• 结直肠癌	
妊娠并发症	
先天畸形	
HIV 感染/艾滋病	

已经被许多流行病学资料证实的,并且是全科医生早已熟知的一个常识,是健康生活方式不仅促进健康,而且可以降低这个国家的死亡和患病的主要致病风险,包括心血管疾病和癌症。

第 5 章里所提到的营养和生活方式指南,几乎适用于所有疾病。

行为改善

多年形成的生活习惯通常难以改变,哪怕是这个人具有很强的改变动机。有各种指导式的、动机式和行为式的技术,可以用来改变生活方式;全科医生应该采用这些技术,并利用多学科团队的资源来支持有改变动机的人,因为这些人通常发现行为改变是十分困难的。

血管疾病

血管疾病(动脉粥样硬化)的危险因素有:
• 高血压
• 吸烟
• 高胆固醇
• 糖尿病
• 肥胖
• 缺少运动
• 压力
• 酒精过量
• 不均衡饮食

- 家族史

如能遵照第 5 章里介绍的健康指南,将有助于预防心血管和脑血管疾病的发展。

值得指出的是,冠心病病人中吸烟者死亡率比不吸烟者高约 70%,而重度吸烟者的风险几乎高 200%。已经证实,戒烟后心脏病的发病率会下降。

全科医生可以参考由心脏基金会制订的绝对心血管疾病风险指南来评估病人心血管事件的绝对 5 年风险。详见第 75 章。

这个预测工具所用的指标包括:

- 性别和年龄
- 吸烟情况
- 糖尿病情况
- 血压
- 总胆固醇/高密度脂蛋白胆固醇比率(TC/HDL)

恶性疾病

癌症的一级预防是一个重要的目标,需要像重视二级预防一样重视一级预防。

有关澳大利亚国内癌症重要事实的更新[1] (当前和不久的将来)

- 总体而言,癌症在男性仍然比女性更常见;2019 年,超过一半(54%)的确诊病例为男性。
- 乳腺癌(在女性)是最常见的确诊癌症类型,其次是结直肠癌和前列腺癌 *。
- 癌症的总死亡率已从 1982 年的 209/10 万人下降到现在约 161/10 万人。
- 各种癌症的生存率都大幅提高,5 年生存率从 1984—1988 年的 48% 增加到 2011—2015 年的 69%。
- 癌症生存期因类型而异,其中前列腺癌、非霍奇金淋巴瘤、肾癌和多发性骨髓瘤的生存期改善最大。
- 胰腺癌和肺癌只有轻微的改善,而膀胱癌和喉癌的存活率实际上更低。
- 肺癌有可能是癌症死亡的最主要病因,紧随其后的是结直肠癌、前列腺癌、女性乳腺癌和胰腺癌。

资料来源:澳大利亚癌症委员会;澳大利亚健康和福利研究所(AIHW);澳大利亚癌症,癌症系列第 101 期;Cat no. CAN 100. 2019. Canberra.

环境因素与结直肠癌病因有关,其他癌症在不同国家之间的发病率存在巨大差异。

不合理饮食被怀疑是癌症的危险因素之一,有流行病学证据显示,此类病人的饮食存在高动物脂肪含量,低不溶性纤维、水果和蔬菜,以及高酒精摄入量的问题。值

---

[1] 不包括基底细胞癌和鳞状细胞癌。

得注意的是,从发病率低风险国家移民到高风险国家的病人,会有更高的发病率,如日本人移民到夏威夷,希腊人和意大利人移民到澳大利亚[5]。

美国的一项研究证实,至少 35% 的癌症死亡与饮食有关。肥胖人群患结肠癌、乳腺癌和子宫癌的风险更高。高脂饮食是前列腺癌、乳腺癌和结肠癌的危险因素。食用盐腌制品、烟熏制品和硝酸盐腌制食品,会增加上消化道癌症的风险。富含维生素 A 和叶酸的食物(深绿色和深黄色的蔬菜和水果)、维生素 C 和十字花科蔬菜(卷心菜、球芽甘蓝、西兰花和花椰菜)都被认为对各种癌症有预防作用[6-7]。这些食物和其他具有抗癌作用的蔬菜和水果中存在植物化学物质,食用这类物质有防癌效果[8]。

总之,饮食、吸烟、饮酒和职业暴露(5%)似乎占所有影响癌症死亡因素的 73% 以上[7]。

多尔和佩托[9]认为,80%~90% 的癌症与环境因素有关,并推测饮食是导致 40% 男性癌症和 60% 女性癌症的主要因素。

免疫在癌症中的作用

许多癌症的发展似乎与个体免疫系统的衰退有关,尤其是与细胞免疫相关,这与 HIV 感染的致病机制类似(尽管作用范围不同)。研究表明免疫系统会受到以下因素的影响[10]:

- 压力,尤其是丧亲之痛
- 抑郁
- 老化
- 药物
- 污染物
- 吸烟
- 不合理饮食
- 饮酒
- 辐射

另一方面,以下因素对免疫系统发挥保护作用:

- 食物抗氧化剂(见第 5 章,**表 5.4**)
- 心态平和
- 冥想

在某些情况下,病人遵循最佳饮食方式、摄入抗氧化剂、改善生活习惯和练习冥想等方式生活,癌症可以得到缓解。然而,澳大利亚的一项研究表明,人们对抗氧化剂作用的过分热衷可能是不太合理的[11]。

饮食显然是疾病一级预防中最重要的因素。如果免疫缺陷疾病能够对饮食方式作出应答,可以想像这种生活方式对所有疾病来说是多么强有力的一级预防。

哮喘和其他呼吸系统疾病

哮喘(asthma)和其他呼吸系统疾病的死亡率和患

病率很高,但其中大部分疾病是可以预防的[12]。一份有关哮喘花费的报道称,已证实相当一部分已确诊且目前正在接受治疗的哮喘病人,并没有最大限度地控制住病情[12]。

预防意味着要让人们更好地知晓,并积极治疗支气管哮喘这类"易激惹"的疾病。也就是说,要有更好的评估和监测(如在家庭使用微型峰流速仪)、更好的气道用药(如使用连接储存罐的吸入器,和/或使用泵和雾化器),以及对病因(支气管炎症)的恰当管理,对严重哮喘使用一线类固醇皮质激素或色甘酸钠吸入。国家哮喘防治组制订的六步哮喘管理计划见**表 6.3**。

表 6.3   六步哮喘管理计划

1. 确定哮喘的严重程度
2. 达到最佳肺功能
3. 维持最佳肺功能:确定和避免诱发因素
4. 维持最佳肺功能:遵循最佳用药方案
5. 制订书面的、易于理解的计划
6. 定期教育和评估

资料来源:国家哮喘防治组,澳大利亚,2008。

斯里达尔[13]提出维生素 C、鱼油、低盐饮食和其他天然抗氧化剂对哮喘和慢性阻塞性肺疾病具有保护作用。

定期健康检查

86% 的人会在年内某些时间去看全科医生[3],这些人平均每年就要看 5 次全科医生,因此全科医生最适合制订周期性健康检查策略。除了身体检查和相关的辅助检查外,也应该重点关注病史采集。

对于任何有效运行的高质量专业服务来说,训练有素的职业团队、核查清单和记录系统都是非常重要的。澳大利亚全科医生学会(RACGP)开发了一个"学会的记录系统",其中有几页内容涵盖了所有病人健康检查的内容[14]。

以下定期健康检查指南是根据 RACGP 预防和社区医学委员会建议而制订[14]。该指南描述了初级卫生保健一线的合理筛查。

筛查的目的

在实际工作中,筛查(screening)不仅是为了在无症状人群中发现早期阶段的疾病,以便将他们分为高患病风险和低患病风险,同时也是为了发现存在风险的个体,或发现已确诊但尚未接受足够服务的病人。在全科医疗中,可在以下三个层面开展筛查工作。

1. 存在发病风险的"健康"个体(如肥胖、尚无并发症的原发性高血压、高脂血症)。

2. 具有疾病或生病早期征象的无症状个体(如髋关节发育不良、异位睾丸、青光眼、妊娠期菌尿、宫颈原

位癌)。

3. 有症状的个体,尚未报告有不可逆的异常,但其影响可以被控制,或辅助减少其影响(如视觉缺陷、耳聋、心理缺陷)。

病史[14]

详细地采集病史有助于识别可能导致疾病的危险因素。虽然已确诊的病人之前有病历档案,但在病史采集过程中要回顾分析和更新。建议在适当年龄组的病史中纳入以下项目内容。

家庭病史:尤其是心血管疾病、某些癌症(乳腺癌、肠癌、具有不典型增生痣样黑色素瘤)、糖尿病、哮喘、遗传疾病和肠道疾病等,都会提醒医生注意这些病人的特别危险因素(和心理因素)。

自杀和意外事故:导致自杀和意外事故的危险因素,也是儿童和青年死亡的主要可预防因素。

药物滥用:吸烟和饮酒是成年人死亡可预防的主要因素,尽管其他药物也有一定的作用。全科医生提供的咨询服务,特别是关于戒烟的,已被证明是有效的。

运动和营养:在预防心血管疾病和在一定程度上控制血压、癌症、糖尿病和便秘方面有一定作用。在改善总体健康状态和预防患病方面,可以发挥着更大的作用。

职业健康危害:在参加工作的成年人中要考虑该因素,因为职业健康危害可显著影响患病和死亡(如接触有毒物质、不安全的工作活动)。具体的案例包括:

- 煤矿工人:肺尘埃沉着病
- 金矿、铜矿和锡矿工人:硅肺病
- 石棉工人和建筑工人:石棉肺、间皮瘤
- 兽医、农民、屠宰场工人:人畜共患疾病
- 苯胺染料工人:膀胱癌
- 医务人员:乙型肝炎

躯体功能,家庭情况和社会支持:对老年人要考虑这些因素,因为老年人的生理功能和社会支持对于判定他们是否能生活自理至关重要,通过对这些方面的干预,可以预防意外事故和死亡。

性生活/避孕情况:各种性传播感染及意外妊娠都是可以预防的。应寻找机询问问年轻人性方面的问题,并向他们提供辅导咨询。询问病人"你在性的方面有担心吗?"是非常有帮助的。

骨质疏松症:近 1/3 的绝经后女性受骨质疏松症影响,其中大多数人患有骨质疏松相关性骨折。股骨颈骨折的预后很差,其中高达 1/3 的女性病人在 6 个月内死亡,还有很多的病人需要护理养老院的持续照顾。更年期骨质流失加速,可通过激素替代疗法来减少其发生。

身材瘦小的白色人种女性,罹患骨质疏松风险高;他们常喝咖啡和酒、吸烟、食用高蛋白和高盐的食物,并且

不爱运动。

全科医学服务中的"戴面具问题"(第 9 章,**表 9.4**、**表 9.5**)值得注意。它们可能表现为未分化的疾病,要遵循早期发现疾病的重要医学原则,对其给予一定认识。

要考虑到的常见"戴面具问题"有:

- 抑郁
- 糖尿病
- 药物问题
- 贫血
- 甲状腺问题,尤其是甲状腺功能减退症
- 尿路感染
- 脊椎(脊髓)功能障碍

据估计,60 岁及以上女性中甲状腺功能减退症发病率高达 15%,寻找线索可能会发现轻微的症状和体征,而这些轻微不适先前曾被误认为衰老所致。

人际交往和心理健康:要考虑病人的心理健康,尤其是老年人,要询问他们如何应对生活,如何处理经济上的问题,如何保持心态平和及家中的情况。关注他们社会关系的亲密程度(如夫妻间、父子间、母女间、雇主与雇员间)。询问他们在生活中的丧失情况,特别是因家庭成员离世而出现的丧亲之痛。

儿童健康筛查[14]

儿童健康记录本是给各种医疗保健人员提供的最好的交流机会;应该向家长提供记录本,并鼓励他们每次来诊时携带。以下是有关的儿童筛查一些推荐:

身高/体重/头围:每隔一定时间记录身高/体重/头围。头围可以记录到 2 岁,前 3 个月每月增加 1cm,然后 3~6 个月每月增加 0.5cm。头围记录过程提供了有关儿童成长的数据。同时,检查囟门也很重要。从 2 岁开始计算 BMI。不能单凭一项测量指标来评估儿童的成长是否正常,建议在生长图表上进行连续记录。

髋关节:分别在出生时、6~8 周龄,6~9 月龄和 12~24 月龄进行先天性髋关节脱位的筛查(第 54 章)。

通过髋关节屈曲外展,检查运动情况及股骨头前屈时是否发生沉闷的声响(该检查在第 3~6 周时最有可能呈阳性,通常在第 8 周后呈阴性)。短缩或外展受限是不正常的。超声检查比临床检查更为敏感,尤其在 3~4 月龄。当幼儿开始走路时应观察其步态。

斜视:所有婴幼儿都应该通过闭塞试验(该试验不是很敏感)、检查光反射和询问家长明确是否存在斜视。以上内容都必须非常认真仔细地进行。弱视可以通过早期识别来预防,斜视可通过闭塞疗法和外科手术治疗。早期发现,及时转诊很重要。

视觉敏锐度:刚出生和 2 月龄时,应检查眼,通过 3+ 透镜的检眼镜在 20~30cm 处进行检查,以便发现白内障和红色反射。在 9 月龄时,应通过评估其对普通物体的观看能力来粗测视力。入学时应使用谢里丹嘉丁纳图表(Sheridan Gardiner charts)正式检查评估视力。

听力:应在 9 月龄或更早的时候通过分散注意力的方法来检测听力,4 岁(学前期)和 12 岁时,也应分别用纯音听力测试仪在 1 000~4 000Hz 范围内进行纯音测听。

注:如果临床有怀疑或父母担心孩子有听力问题时,应随时进行正规的听力测试评估。对于感觉神经性耳聋或传导性耳聋,目前尚不存在可靠的简单筛选测试。

睾丸:在出生时、6~8 周龄、6~9 月龄和 3 岁时应筛查是否存在睾丸缺失或睾丸下降不良。已经接受过睾丸下降不良矫治的儿童在青春期发生睾丸肿瘤的风险较高。

口腔健康/牙齿评估/氟化物:如果饮用水中未添加氟,建议每日应用氟化物滴剂或药片。儿童牙齿应定期检查,尤其当学校不能提供牙齿保健服务时。建议喜欢吃糖,尤其是夜间喝奶的儿童,使用含氟牙膏清洁牙齿,以防止牙菌斑。

脊柱侧凸:通过前屈试验对女性进行筛查,该检查通常在 12 岁左右进行。由于该检查灵敏度和特异度较差,其筛查价值尚有存疑。

先天性心脏病:在出生时、出生后最初几日、6~8 周龄及入学时,都应该对心脏进行听诊。

股动脉搏动:在出生时和 8 周龄时,当检查到股动脉搏动消失或臂动脉和股动脉脉搏间期延迟,应注意排除主动脉缩窄。如有此情况,应立即将儿童转至上级医疗机构。

说话和语言:到 3 岁时,儿童的讲话内容应该能被陌生人理解。说话与听力有关。

总体发育

除说话和语言,还要注意检查社交和情感、如厕习惯、行为和情绪等的发育情况。

这包括父母对孩子发育状况的评估。

对于总体发育评估表,可参考相关网站。警惕孤独症(自闭症)谱系障碍的"危险信号"(第 87 章)。

老年人的筛查

参考第 125 章。

成年人的筛查[14]

以下推荐适用于成年人。

体重:应至少每几年记录一次体重。对成年人来说,肥胖是一个重要的可逆性的健康危险因素,会导致许多疾病(如心脏病、糖尿病、关节炎等)。体重指数(BMI)的理想范围应为 20~25kg/m^2。

BMI=体重(kg)÷身高(m²)

腹部肥胖是成年人的主要危险因素。腰臀比被认为是一种实用的心脏病预测指标。推荐腰臀比是:

- 男性:<0.9
- 女性:<0.8

血压:对于所有 16 岁及以上的人群,应该至少每 1~2 年记录 1 次血压。控制血压可降低脑血管事件的死亡率已成为共识,还可在一定程度上降低心脏病、肾衰竭和视网膜病的发生率。

胆固醇:所有 45 岁及以上的成年人,应该每 5 年评估 1 次血清胆固醇水平。检查总胆固醇水平即可达到筛查目的。高密度脂蛋白(HDL)水平可提供进一步的信息。国际心脏基金会推荐保持胆固醇水平低于 4.0mmol/L。大多数人通过饮食调整就足以达到这一标准,有些人可能需要药物治疗。

空腹血糖:所有超过 40 岁的病人应每 3 年进行 1 次筛查。

宫颈癌:从 25 岁开始(到 74 岁截止),有过性生活的女性应该在最近一次巴氏涂片检查后 2 年,开始做 HPV 的宫颈测试筛查。如果阴性,以后可每 5 年测试一次。如果阳性,则对样本进行宫颈细胞学检查,并根据国家的指南安排随诊。应该给 70~74 岁的女性提供一个最终的"退出检测",如果结果呈阴性可停止定期筛查。

乳腺癌:50~74 岁的女性应至少每 2 年进行 1 次乳房 X 线检查。对于 40 岁以下的女性来说,此筛查意义不大,因为很难从致密组织中鉴别恶性病变。40~49 岁的女性也可以有选择性地做乳房 X 线检查[14]。如果可触及肿块,不能单用乳房 X 线检查来排除癌症。此类病灶需要整体评估,因为即使是最有经验的医生进行检查,乳房 X 线检查仍有至少 10% 的假阴性率。对高风险人群应进行基因检测。

结直肠癌:采集病史时要注意,特别要询问腺瘤或结直肠癌家族史、炎性肠病病史和直肠出血史。直肠指检应作为检查的一部分。目前推荐 50 岁以上(持续至 74 岁)无症状和处于平均或略高于平均风险的人群每 2 年进行 1 次免疫化学粪便潜血试验(faecal occult blood testing, FOBT)。

若询问出阳性疾病史,则推荐以下检查:

- 既往大肠癌或结肠腺瘤病史:结肠镜检查
- 既往或现患溃疡性结肠炎:结肠镜检查 + 活检
- 家族性息肉、加德纳综合征:乙状结肠镜检查或结肠镜检查

一些人或许需要考虑预防性结肠切除术。

除了 FOBT 筛查,澳大利亚国家健康与医学研究委员会(NHMRC)目前推荐如下:

- 中危人群(家族史 2 类)40~49 岁每 2 年行 1 次 FOBT,50~74 岁每 5 年行 1 次结肠镜检查。

- 高危人群(家族史 3 类)35~44 岁每 2 年行 1 次 FOBT,45~74 岁每 5 年行 1 次结肠镜检查。

如需获取进一步信息资料,可参考 RACGP 关于全科医疗预防实践指南[14]。对高风险人群应进行基因检测。

前列腺癌:关于前列腺癌筛查目前存在争议。RACGP 指南不推荐使用直肠指检、前列腺特异性抗原(PSA)检测或经腹超声进行常规筛查。病人应该在充分理解检查的潜在获益、风险和不确定性后作出决定。医生也应该对男性病人作出临床判断。

皮肤癌:应定期告知所有病人保护皮肤和眼免受紫外线辐射的必要性,可戴帽子、穿长袖衣、佩戴太阳镜、涂防晒霜,并避免在紫外线最强烈的时段(上午 10 点至下午 3 点)暴露在户外。

皮肤癌在澳大利亚很常见,尤其是在北部地区,发病率正在逐步上升。鳞状细胞癌尤其黑素瘤,可能是致命的。皮肤癌的早期发现和治疗可降低死亡率和患病率。应告知所有病人减少阳光暴露可以预防皮肤癌。

口腔卫生/口腔癌:应建议病人戒烟和戒酒,教育他们注意牙齿卫生。40 岁以上的病人应每年进行口腔检查。

虽然口腔癌的发病率相对较低,但通过口腔检查可以发现癌前病变。在有大量吸烟或饮酒史的老年人群中口腔癌的发病率最高。不良的口腔卫生可能导致营养不良,特别是老年人中。

癌症筛查总结[14]

- 进行乳腺癌、宫颈癌和结肠直肠癌的筛查。
- 根据目前的证据,尚不推荐常规进行肺癌、黑色素瘤、卵巢癌、前列腺癌和睾丸癌的筛查。

免疫接种

儿童和青少年的免疫接种(immunisation)应按照 NHMRC 推荐的标准疫苗接种时间计划来进行(表 6.4,图

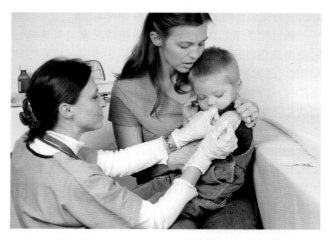

图 6.2 对儿童进行免疫接种是重要的持续性预防保健

表 6.4 NHMRC 推荐的免疫接种计划（自 2018 年）[15]

年龄	免疫接种
出生	乙型肝炎疫苗
2 月龄	DTP 疫苗、Hib 疫苗、乙型肝炎疫苗、脊髓灰质炎疫苗、肺炎球菌疫苗、轮状病毒疫苗
4 月龄	DTP 疫苗、Hib 疫苗、乙型肝炎疫苗、脊髓灰质炎疫苗、肺炎球菌疫苗、轮状病毒疫苗
6 月龄	DTP 疫苗、脊髓灰质炎疫苗、Hib 疫苗、乙型肝炎疫苗
12 月龄	麻疹-流行性腮腺炎-风疹（MMR）疫苗、肺炎球菌疫苗、脑膜炎球菌结合疫苗 ACWY
18 月龄	DTP 疫苗、水痘疫苗、麻疹-流行性腮腺炎-风疹（MMR）疫苗、B 型流感嗜血杆菌疫苗
4 岁	DTP 疫苗、脊髓灰质炎疫苗
学校接种项目	HPV 疫苗、DTP 疫苗（成年人）、脑膜炎球菌结合疫苗 ACWY
10~16 岁	乙型肝炎疫苗（如未接种）
（详情需联系当地政府）	
妊娠女性	流感疫苗，百日咳疫苗
65 岁以上	流感疫苗（每年 1 次），肺炎球菌多糖疫苗（23vPPV）
70~79 岁	带状疱疹疫苗

注：对原住民、托雷斯海峡岛民和其他高危群体，有进一步免疫接种建议，包括流感疫苗、肺炎球菌疫苗和甲型肝炎疫苗。Hib，B 型流感嗜血杆菌；HPV，人乳头瘤病毒；DTP 疫苗，白喉、破伤风、百日咳。

6.2)。

NHMRC 建议对 12 月龄以下的儿童在大腿前外侧肌内注射和皮下注射疫苗，对较大的儿童和成年人在三角肌区域注射疫苗。不能因为轻微上呼吸道感染等疾病而推迟免疫接种。

所有成年人应每 10 年接受 1 次成年人白喉和破伤风（ADT）强化免疫。

所有育龄期女性应进行风疹抗体检查。建议在妊娠的任何时间接种季节性流感疫苗，并在妊娠最后 3 个月接种百日咳疫苗。

疫苗接种的不良反应

常见的不良反应有烦躁、不适、发热和注射部位局部反应。过敏反应发生率很低。建议接种后观察 15~30 分钟。发热和局部疼痛可给予对乙酰氨基酚，不建议在接种时或接种后立即常规应用[15]。

发热与疾病：患有轻微疾病的儿童（体温<38.0℃）进行疫苗接种是安全的。体温过高应该推迟接种。单纯的发热性惊厥或既往存在的神经系统疾病，并不是百日咳疫苗接种的禁忌证。绝对禁忌证包括 7 日内接种过百白破疫苗，或接种百白破疫苗后发生过严重或过敏性反应。

疫苗情况

流感：人群需接种疫苗来预防这种愈加严重并存在持续变异的地方流行性感染。推荐慢性消耗性疾病（特别是患有慢性心脏、肺部、肾脏和代谢性疾病）的病人，65 岁以上人群，所有 12 个月以上尤其是 50 岁以上的澳大利亚原住成年人和托雷斯海峡岛民及接受免疫抑制治疗的人，每年进行流感疫苗接种。医务人员可能也希望使用此疫苗。

肺炎球菌性疾病：此疾病的易感人群与流感人群相同。对于有致命肺炎球菌感染高风险（如脾切除术后或霍奇金淋巴瘤）的病人，应每 5 年接受 1 次强化免疫。目前这是为所有儿童提供的。目前这种疫苗主要提供给所有年龄段的儿童。

甲型肝炎：接种推荐如下。

- 一些有该病暴露风险的职业群体（如卫生工作者、儿童保育工作者、污物处理工人）
- 未免疫的男同性恋
- 慢性肝炎病人
- 输入血液制品者
- 前往甲型肝炎流行地区旅行者

乙型肝炎：推荐对刚出生、2 月龄、4 月龄、6 月龄或 12 月龄的婴幼儿，以及在工作或生活中可能接触到乙型肝炎病毒，并被确定为易感人群的所有年龄段的人进行免疫接种。易感人群包括卫生服务人员、医疗机构工作人员和共同居住人员、监狱罪犯和监狱工作人员、频繁和/或密切接触乙型肝炎病毒感染高危人群者，以及不安全性行为的高风险人群。与上述人群的任意一类进行日常接触者都应考虑接种乙型肝炎疫苗。免疫应答良好，产生免疫保护抗体的人群不推荐加强接种；存在免疫抑制的人群推荐进行加强免疫接种。乙型肝炎疫苗的普及是预防肝癌的重要环节。

B 型流感嗜血杆菌（Hib）：建议所有儿童接种 Hib 疫苗，特别是在幼儿园等机构中的儿童。最好从 2 月龄开始接种,在 18 月龄时获得免疫是较为理想的。Hib 的危险因素包括日托儿童、家庭中存在 6 岁以下患该病的兄弟姐妹及家庭环境拥挤等。

Q 热:对于有 Q 热感染风险的人,特别是屠宰场工人,应接种该疫苗,因为该疫苗几乎 100% 有效。

麻疹-流行性腮腺炎-风疹:所有女性和男性都应在 12 月龄和 18 月龄时接种三价疫苗预防麻疹、腮腺炎和风疹。所有未产生免疫的产后或育龄期女性均应接种该疫苗。

水痘:水痘疫苗安全有效,在 18 月龄时给予第 1 针免疫。12 岁以上人群需要接种第 2 针免疫。

脑膜炎球菌:脑膜炎球菌病由脑膜炎球菌引起,该菌有 13 种血清分型,其中 A、B 和 C 型占所有病例的 90% 以上,其中 B 型占绝大多数。目前有针对 B 型的疫苗,但还未被推荐在计划免疫中,因为相关研究还在进行评估。现有可使用的疫苗是针对 A、C、Y 和 W125 型的四价多糖疫苗,适用于 2 岁以上的儿童单剂量注射。但通过免疫进行普通预防效果仍不理想。在确定是 C 型菌引起暴发性脑膜炎的社区,接种此疫苗是最有意义的。

轮状病毒:应给予儿童 2 次(通常)或 3 次口服轮状病毒减毒活疫苗,以预防轮状病毒感染引起的儿童胃肠炎。接种第 1 剂时应当告知家长可能存在肠套叠的风险。

人乳头瘤病毒:学校应为所有 11~12 岁的学生提供 2 针接种免疫。

新生儿筛查

应在出生后 48~72 小时内于足跟处采血,检查包括囊性纤维化、苯丙酮尿症和甲状腺功能减退症在内的 25 项指标。

基因筛查

遗传筛查项目见第 23 章。

关键要点

- 在澳大利亚,造成疾病负担的主要危险因素是烟草、高血压、超重/肥胖、缺乏运动、高胆固醇血症、酒精,以及水果和蔬菜摄入量低。
- 美国的研究指出,健康的生活方式包括不吸烟、BMI< $30kg/m^2$、每日吃 5 份水果和蔬菜,每周锻炼 150 分钟。

资源

Australian Government. Australian Institute of Health and Welfare, 3 February 2017, Cat. No. OAN 100.

参考文献

1　Silagy C. Prevention in general practice. In: McNeil J et al., eds, *A Textbook of Preventive Medicine*. Melbourne: Edward Arnold, 1990: 269–77.

2　Piterman L, Sommer SJ. *Preventive Care.* Melbourne: Monash University, Department of Community Medicine, Final Year Handbook, 1993: 75–85.

3　Australia's leading causes of death, 2019. Causes of Death, Australia, 2019. Australian Bureau of Statistics. Available from: https://www.abs.gov.au/statistics/health/causes-death/causes-death-australia/latest-release#australia-s-leading-causes-of-death-2019, accessed February 2021.

4　Egger G, Spark R, Donovan L. *Health Promotion Strategies and Method.* Sydney, McGraw-Hill, 2013: 8.

5　Locke FB, King H. Cancer mortality risk among Japanese in the United States. National Cancer Institute, 1980; 65: 1149.

6　Potter JD, McMichael AJ. Diet and cancer of the colon and rectum: a case control study. National Cancer Institute, 1986; 76: 557–69.

7　Rakel RE, Rakel D. *Textbook of Family Medicine* (9th edn). Philadelphia: Elsevier/Saunders, 2016: 87–105.

8　Editorial. Position of the American Dietetic Association: photochemicals and functional foods. J Am Diet Assoc, 1993; 93: 493–6.

9　Doll R, Peto R. *The Causes of Cancer.* New York: Oxford University Press, 1981: 1197–219.

10　Sali A. Strategies for cancer prevention. Aust Fam Physician, 1987; 16: 1603–13.

11　Bury R. *Clinical Application of Antioxidant Nutrients.* Melbourne: Department of Human Services, 1996; 26.

12　Antic R. *Report on the Cost of Asthma in Australia.* Melbourne: National Asthma Campaign, 1992: 14–33.

13　Sridhar MK. Editorial. Nutrition and lung health. BMJ, 1995; 310: 75–6.

14　Royal Australian College of General Practitioners. *Guidelines for Preventive Activities in General Practice* (9th edn).

15　Australian Technical Advisory Group on Immunisation (ATAGI). *Australian Immunisation Handbook.* Australian Government Department of Health, Canberra, 2018. Available from: immunisationhandbook.health.gov.au.

能够给研究者带来快乐的东西,并非对真理的占有,而是努力探索真理的过程。

戈特霍尔德·莱辛(1729—1781)(译者注:德国人,作家、哲学家)

有效的研究(research)是医学职业的重要标志。当面对这一了解和治疗人类疾病的神圣职责时,需要尽可能多的科学证据来帮助以作出有效、可靠及正确的决策。

研究是指"一种系统的方法,即根据一致性法则,通过观察和检验结论的可靠性而取得真实证据"[1],或更简单地说,"研究是有组织的好奇心"[2],其终点是获得最新的和更深入的知识。

在医学领域,"研究"这一术语趋向于被看作推测式的台式实验室研究。然而,全科医学则为研究提供了一个更广阔的领域,其中除了初级卫生保健中治疗具体疾病之外,还要对发病率及常见疾病表现进行评估。

全科医生有着优良的研究传统。蒂姆·穆雷尔在他的论文《19世纪全科医学领域精英》[3]中,介绍了奥德华·詹纳、迦勒·帕里、约翰·斯诺、罗伯特·科赫和詹姆斯·麦肯齐所作的贡献,指出"他们共有的特点是都具备观察和记录自然现象的能力,运用生态学研究模式开创了医学探索研究的新领域"。

克利福德·琼弗、阿兰·钱斯勒、查尔斯·不李思琪-韦伯、凯文·卡伦和特雷弗·比尔德[4]等一批澳大利亚医生,把全科医生的研究传统带入了20世纪,目前,随着循证医学(evidence-based medicine,EBM)的发展,新一代全科医生的研究活动无论是以理论为基础还是以临床实践为基础,均达到了更高的水平。

基于循证医学合作中心(Cochrane Collaboration)开展的工作,特别是克里斯·西拉吉、保罗·格拉齐乌和克里斯·德尔玛的倡议,研究已经从相对"纯粹"的医院环境转移到"真实世界"场景,以便能更好地反映社区病人的情况。许多在临床试验中看上去似乎效果良好的干预措施,在全科实践中却效果不佳。一些其他的干预措施,如生活方式管理,一旦被正确应用后,结果却是出人意料地有效。

循证医学的研究热点是改善卫生服务和卫生经济。循证医学的发展已经与日益提高的信息技术紧密联系在一起,已经与研究紧密联系起来了。

本章的目的就是要对研究、循证医学进行简要的综述,特别是要鼓励全科医生个人或团队开展研究:简单的

或复杂的研究,并将其研究成果发表。约翰·豪伊的经典著作《在全科医学中的研究》中,对全科研究带来的好处进行了很好的概述[5]。

为什么要做研究?

研究的基本目的是获取新的知识,并对医学服务中的决策作出判断。研究为获取各种技能提供了基础,特别是评判思维(critical thinking)和科学方法学的基础。全科医学的特殊之处,在于它的持续性、综合性、以社区为基础的初级保健、对家庭的服务、居家的服务、全人服务及预防保健等核心内容。为实现全科医学的可信性,并能达到与临床专家们平等的地位,要用合理的方法来研究全科领域,并且对全科学科进行明确界定。医学中没有什么专业领域能像全科医学这样,每日作出的决策涉及范围如此广泛,数量如此众多,因此,对病人的治疗管理需要尽可能严格地根据循证的决策。

全科医生的工作场所,无论是偏远的乡村诊所,还是郊区的工业区的诊所,都有其自身的微观流行病学魅力。因此,每个特定的社区都提供了观察和解决问题的独特机会。

人们越来越多地期望全科医生能在堆积如山的信息中筛选出有用的信息,为病人提供被可靠证据证实的建议。病人和医生所面临的大部分信息要么是可疑的意见,要么是偏向于提供干预的医生的利益,而不是为了病人的利益。理解研究的过程,也为评判性地评价医学证据的能力提供了基础。

从事研究也有个人原因。研究经历有助于医生的职业发展,使医生形成清晰的评判性思维方式,丰富新知识,发展新技能,开阔新视野。

本书作者在10年的乡村行医经历中进行了许多日常健康问题的小型研究,明确了文献中不曾提及或很少有报道的最有效的治疗方法。许多处理健康问题的建议在本书里都有所陈述,如网球肘、唇疱疹、口腔溃疡、嵌甲、呃逆、背痛、梦魇、颞下颌功能障碍和疣。尽管样本数量相对较少,但将10~20例病人的治疗与试验假设做比较,这

是一项有意义的研究,研究结果会逐步显现出来。当然,如果这些推荐意见与来自大样本的干预对照研究结果不同,则应以后者为准。这些全科研究尽管有局限性,但对一个全科医生的临床工作却很重要。若没有这些学术性的挑战,全科医生的工作可能是很乏味的一件事。

开展研究的一个重要原因就是确认从业人员拥有所期望的质量保障措施。对质量控制责任的有意义的评估方法,包括对我们自己记载的病历的审计(audit)、对严重事件的研究和对患病的研究。

谁应当做研究?

任何愿意探求问题答案的全科医生,以及有机会开展研究的全科医生都应进行研究。研究具有很大的机会性;对于一些人来说,研究可能是沉迷观察而产生的一种冲动性反应,而对另一些人来说,研究则是一种认真的构思计划。

研究问题(research question)应该是能回答的问题。研究问题的答案,无论是肯定研究假设的答案(阳性结果),还是否定研究假设的答案(阴性结果),都应该是对病人有用的答案。

研究可以多人合作开展。事实上,多个医生集体执业的诊所,是研究起步的一个极好的起点。理想情况下,医生在"学徒"期与更有经验的研究人员合作开始第一次研究。研究也可以在只有一位医生的诊所中进行,在这种情况下,个性化地观察病人治疗结果的能力是独特的,开展双盲对照试验几乎不大可能。

许多从"小"课题开始研究的全科医生,如果他们喜欢分析收集到的原始数据,已经发展到了高水平的研究活动。从提出研究问题,到最终得到答案,全科医生通常会认为这种体验过程"很有趣"。

澳大利亚全科医生学会(RACGP)促进和支持全科临床研究。

提出研究问题

在管理病人的过程中,全科医生经常提出问题。这些问题可以形成简单研究项目的基础。

典型的问题可能是:

- 青少年男性的自杀或企图自杀是由性取向问题引起的吗?
- 周期性偏头痛是由宫颈功能紊乱引起的吗?
- 全科医生治疗儿童中耳炎是否应用抗生素?
- 在候诊室里,接待员发放宣传页能提高免疫接种率或宫颈涂片筛检率吗?
- 病人对他们所接受的服务满意吗?
- 向病人提供高血压管理的相关资料传单能够提高其依从性吗?

研究什么?

全科医学有其自身的特征,包括生病细节、发病过程、流行病学、卫生服务、质量保证及医患关系。与病人的具体接触,使全科医生有机会了解病人对医疗服务的看法、所存在的社会和心理问题,以及交流技巧能力。以往有个说法,"从你脚站的地方往下挖",这个说法适合所有人。全科医生不断发展其自身的特殊兴趣,从而形成一个适合开展研究的领域。在全科诊所里开展患病率和处方调查,是一项简单却十分吸引人的研究。如果这些研究结果被纳入一项大规模的研究中,就可以获取关于全科治疗本质方面非常宝贵的信息[5-6]。

经 WHO 批准,各国全科医学学会和组织的国际组织(World Organization of National Colleges and Assemblies of General Practice,WONCA)在 1987 年制定了第一个国际初级卫生保健分类标准(International Classification of Primary Care,ICPC)。ICPC 中列出的症状、诊断、治疗,对患病研究有很大的帮助[7]。

很显然,全科医学的研究涵盖了许多其他专业组织也涉及的临床领域,但也可以提出不同类型的研究问题,研究不同的人群,使用不同的方法学,特别是全科医学可以应用质性研究的方法。

针对需要持续提供医疗服务的常见问题开展研究,是全科医生在逻辑上要研究的内容。这些问题包括:

- 酗酒问题
- 焦虑和抑郁
- 关节炎
- 慢性背痛和颈痛
- 癌症
- 心血管疾病
- 糖尿病
- 癫痫
- 常见的急性感染
- 偏头痛和其他类型的头痛
- 女性健康问题

在初级卫生保健中常有一些特殊的机会能观察到特定情形下的某些疾病或问题。例如:农村全科医生观察到有一些农民经常来农村诊所来看病,这些病人患有淋巴肉瘤。全科医生发现这些病人在他们的农场里都接触过抑制黑莓生长的一种特殊除草剂。全科医生这个观察,导致了之后在全州范围的调查,结果显示除草剂与淋巴肉瘤之间具有明显的关联。

对初级卫生保健覆盖人群的研究,经常会推翻基于专家对高危人群研究长期持有的观点。人们可能错误地假设专科专家的研究结果也同样适用于全科医疗。用前列腺特异性抗原(PSA)检测来筛查前列腺癌,用抗生素治疗中耳炎，是将专科观点误用在全科的例子。

术语解释

效度和信度

- 收集研究资料的理想方法，是具备有效性的方法。
- 有效的方法，是测量要求它去测量东西的方法。
- 一个可靠的方法就是所得结果具有可重复性。

效度（validity）指能测量到“真实”的答案。有效度的测量必须是相关的（与研究目的相关）、完整的（包括应该测量的各个方面），准确的（明确和真实）。评价效度的三个重要问题是[1]：

- 该研究是否有意义？或结果是否不确定？
- 你认可这个研究结果符合这个研究人群吗？
- 这个结果也适用于你所关心的人群吗？

内在效度（internal validity）指该研究方法适用于所研究对象；外部效度（external validity）是指该研究结果对一般人群的可推论性（或更确切地说，就是坐在医生面前的病人）。

信度（reliability）是问题-答案反应的稳定性，经过测试及再测试（重复地），可以成功获得一致的结果。

灵敏度、特异度及预测值

灵感度和特异度都属于效度的范畴，是在进行诊疗决策中常需要考虑的重要因素，特别是对于疾病诊断过程中选择正确的辅助检查尤为重要。关于灵敏度、特异度及预测值的计算方法，见图 7.1。

某检测方法的灵敏度（sensitivity），是具备某种特征（疾病）的人，在被检查出阳性者的比例（即生病的人检测结果为阳性的百分比）。例如：如果对某征象的灵敏度是 90%，那么 90% 有征象的人被检测出来，同时有 10% 有征象的人没有被检测出来。灵敏度检测的最终目的是要发现所有真阳性病例。

某检测方法的特异度（specificity），是不具备某特征（疾病）的人，在被检查结果为阴性者的比例（即健康人群中检测结果为阴性的百分比）。特异度检测的最终目的是要发现所有真阴性（无病）病例。一项金标准的检测，应是灵敏度和特异度都尽可能地接近 100%。

助记要领

SPIN：特异度检测，阳性有助于诊断疾病
SNOUT：灵敏度检测，阴性有助于排除疾病

表 7.1 列出了关于灵敏度和特异度的一个临床案例。

预测值表示“真阳性”的阳性和“真阴性”的阴性的比例，受所研究的人群潜在疾病风险的影响。由于社区病人的发病率通常比住院病人低得多，因此在全科诊所的病人中，对于任何给定的检测或症状，阳性预测值通常都较低，这个现象降低了安排检测的有用性，或说降低了检

	检测阳性	检测阴性		
实际有问题	A 真阳性	C 假阴性	A + C	灵敏度 $\frac{A}{A+C}$ %
实际无问题	B 假阳性	D 真阴性	B + D	特异度 $\frac{D}{B+D}$ %
	阳性预测值 $\frac{A}{A+B}$ %	阴性预测值 $\frac{D}{C+D}$ %		

灵敏度： 在实际存在问题的情况下，某检测在多大程度上能够正确地判断出患病
特异度： 在实际没有问题的情况下，某检测在多大程度上能够正确地判断出正常
阳性预测值： 在检测阳性的人群中，真正患病者的比例
阴性预测值： 在检测阴性的人群中，真正未患病者的比例

图 7.1 灵敏度、特异度和预测值的定义

表 7.1　腕管综合征相关症状和征象的预测价值[9] 单位:%

相关症状和征象	灵敏度	特异度
感觉异常	97	4
夜间觉醒	91	14
麻木	57	61
腕掌屈试验(Phalen 试验)	58	54
神经干叩击试验(Tinel 试验)	42	63
两点辨别试验	6	98

测对症状诊断的有用性。

以 1 名表现为血尿的病人为例。在全科医生临床诊疗中,因癌症而血尿的阳性预测值不到 5%,而在住院病人中,其阳性预测值则高达 50%。

发病率和流行率

这两个概念很容易被混淆:

- 发病率(incidence)是指在某一特定时间内,在某个给定的人群中,某种疾病(或被关注的某种因素)的新发生例数。
- 流行率(prevalence)是指在某一特定时间内,患有某种病(或被关注的某种因素)的人数总和,用这个数字除以当时的人口数。

例如:多发性硬化在热带气候的流行率为 1/10 000,而在温带气候的流行率则是 1/2 000~1/1 000。在澳大利亚的维多利亚州(人口为 580 万人),多发性硬化的年发病率为 8/10 万。

偏倚

偏倚(bias)是在研究过程中使研究结果系统地偏离真实值的一种效应。偏倚的种类包括测量偏倚(如使用血压计测量血压出现的误差)、混杂偏倚(如在没有考虑酒精影响的情况下研究压力和高血压之间的关系)、选择偏倚(如在以社区为基础的研究中使用了医院门诊病人作为研究对象),以及发表偏倚(约一半的研究没有发表,在可供阅读和分析的证据库上出现偏差)。

混杂

混杂(confounding)是指在衡量暴露因素对风险的影响时,受到其他因素(已知或未知)的干扰,而这些其他因素与所研究的暴露因素存在相关性,且又能够影响研究结果[1]。混杂因素是扭曲研究对风险影响的表观程度的因素。

偶然性

人们必须质疑支持实验干预的结果是偶然发生(chance)的可能性;因此,通过借助统计学方法,用概率陈述或显著性水平的方式来估计因偶然造成结果差别的可能性。

如何开展研究?

对于刚涉足研究的人来说,"开始研究"可能是件很难的事情。但是,可以通过各种途径获得帮助资源,包括请教有研究经验的全科医生、大学的全科医学系,以及 RACGP 的研究委员会。应该找一个合适的指导者。开展研究的方法如下:

1. 提出想法。研究是从想法和疑问开始的,这个想法和疑问要有意思、有相关性、有意义,并且能回答[8]。在此阶段,比较好的是能提出一个恰当的假设。

2. 酝酿想法。有了想法之后,就要与同事或能提供帮助的专家进行讨论。

3. 文献检索。对文献进行复习回顾,例如:使用 Medline 查询,或使用核心研究"资料库"进行检索。进行评判性文献回顾。不要浪费精力去研究一个别人已经圆满地回答过的问题。

4. 制订计划。可以是一份简短的书面计划,概述研究要采用的方法。

5. 评估计划。联系研究指导者或权威专家,请他们对此研究计划进行评估,可以通过相关群体或研究委员会寻找有关专家。

6. 方法学:开发研究方法。
   - 准备研究背景;制订研究目标,建立研究假设。
   - 用明确的标准和恰当的数量选择目标人群。
   - 对研究进行设计:
     – 质性研究还是定量研究
     – 调查问卷
   - 评估内部效度。
   - 提前考虑统计学方法:
     – 病人数量
     – 数据分析方法
   - 招募研究对象和研究助手。
   - 评估研究的时间框架。
   - 评估伦理学可行性,获得伦理委员会的批准。

7. 预试验及时间表。

8. 寻求研究资金赞助。向相应的资助组织申请资金。

9. 实施研究。

10. 进行数据/统计学分析。

11. 进行解读和作出结论。

12. 准备发表结果。

研究设计

形成假设

研究者对研究假设的推理论证过程是以零假设（null hypothesis）为基础的。零假设是预置的假设，即认为试验组与"正常"对照组的结果没有不同。需考虑的问题是："试验干预的结果是由于偶然性引起的可能有多大？"

选择规模适度并有代表性的样本

选择研究对象的两个基本要素是样本量的大小和样本的代表性。有代表性的样本是通过严格控制的抽样方式获得的。

一个常见的问题是："多大的样本量才是理想的样本量？"虽没有固定的答案，但其数量必须达到足以产生统计学上有意义的结果，而且数量不会太大，否则会使研究变得不切实际或负担不起。

招募（recruitment）病人的过程本身需要特别的技巧，同时也是一项很艰难的工作，如果研究人员有自己的病人群体，并与他们保持着良好的关系，则招募病人就容易得多。一个有用的原则就是，如果你希望研究样本量是 n 的话，那么你就需要确定能找到 $3n$ 的病人这样一个目标人群。

关于选择样本量大小的一些指导包括[9]：

- 在总体中个体之间的差异越大，需要的样本量就越大。
- 设计的对比组越多，所需的样本量应越大。
- 样本量越大，应越能够发现更小的差异。

研究类型[1]

在全科医学中，两个主要的研究类型是：基于观察和对人的访谈的质性研究，以及基于测量和对所收集数据进行分析的定量研究。

研究也可以分为原始资料研究和二手资料研究。原始资料研究既包括质性研究也包括定量研究，后者则涉及系统综述和荟萃分析（Meta 分析）。

质性研究[10]

质性研究（qualitative research）基本上通过观察研究对象的观点和看法来评估。它以密切观察为基础，并以描述性的方式表达出来。它涉及的研究问题是以"为什么""怎么样""以什么方式"开头，如"为什么这么多人退出了这个健身计划？"

常见的质性研究方法

- 现象学研究
- 民族志研究
- 扎根理论
- 传记（生活故事、叙事性作品）
- 案例研究
较实用的质性研究方法：
- 访谈（开放式的、半结构化的）
- 焦点小组讨论
- 参与式观察
- 文献分析

如果研究者想要建立一个假说，那么质性研究是一种极好的方法。此外，质性研究能够引发定量研究。

现象学研究

这种哲学/方法学的核心关注点，是日常生活的生动体验。它描述事件、情形、经验和概念。它提供的是：

- 对所发生的事件或经历的详细描述
- 深刻的理解和敏锐性
- 更加周到地提供服务
例如：
- 西地那非（和其他药物）对婚姻/性关系的影响
- 阿尔茨海默病病人的照顾者的体验
- 职场欺凌对旷工情况的影响

民族志研究

民族志（ethnography）研究是对文化、社会和人群（包括亚群，如青少年）进行的研究。它是人类学（anthropology）的基础。研究者通常会确定一组主要的见证人（知情人），通过对他们的访谈，研究所观察到的事物。

扎根理论

扎根理论（grounded theory）是指通过收集和分析资料而开发出新的理论。它在某一个给定的背景下，确定其核心的社会过程，旨在建立以所研究对象的现实为基础的理论。

定量研究

定量研究（quantitative research）是基于收集数字型数据的研究，回答具体的狭义问题，如"这个事情的可能性……"或"它所占的比例……"。它主要关注对假设的检验、假设存在的可重复性和真实性。定量研究是流行病学研究的基础。定量研究概括起来可分为两大类，即观察性研究（observational research）（包括病例对照研究、横断面调查和队列研究）和实验性研究（experimental research）（包括经典的对照试验）[10]。

- 病例对照（回顾性）研究［case control（retrospective）study］：属于观察性研究，观察对象是患病人群（病例组）和未患病人群（对照组）。它通常用于确定暴露和结果之间的统计关联,尤其适用于罕见结果的情况。

 - 例如:研究间皮瘤的病人是否曾经暴露于石棉或其他因素;研究先天缺陷是否与病儿母亲妊娠期间服用药物有关。

- 横断面(流行率)研究[cross-sectional (prevalence) study]:利用现有数据资料,研究数据之间的相关关系。它研究在特定的时间,某给定人群中某疾病的频率、危险因素或其他特征。

 - 例如:对悉尼市一个特定社区生活的原住民中 2 型糖尿病(已诊断和未诊断的)的流行率进行调查。

- 队列(前瞻性)研究[cohort (prospective) study]:又称"随访"研究。研究者对具有某具体特征或疾病的一组人(队列)进行长期的观察。这类研究可能需要与对照组进行比较。

 - 例如:对 120 名患有坐骨神经痛的病人进行 10 年随访观察,以确定疼痛结局与神经缺陷的关系。对照组则是匹配的接受过椎板切除术的病人。

- 随机对照试验(randomized controlled trial, RCT):属于实验性研究,对假设结果进行检验。参加随机对照研究的人,先被随机地分配到接受特定干预的组(干预组)和不接受特定干预的组(对照组)。研究的目的是检验干预措施与假设结果之间的因果关系。理想的科学试验是**双盲试验**,即研究人员和参加者都不知道参加者在干预组还是在对照组。评价某药物与安慰剂效果的研究,就是典型的随机对照试验。

荟萃分析

荟萃分析是系统地评价可比较的随机对照试验,它通过合并数据(这些数据通常来自样本量较小且结论不确定的试验)的方式,形成比较大的样本量,继而可得出更具说服力的结论。

循证医学

循证医学(evidence-based medicine, EBM)是以已验证的信息为基础进行临床实践的过程。循证医学的创始人之一戴维·萨克特对循证医学的定义是:"在为个体病人的诊疗做决策时,精明地、准确地、审慎地应用目前可获得的最佳证据"。[11]据西拉吉和海恩斯的说法,"循证医学是将现有最佳科学证据与医生的临床技术、知识、判断、智慧结合起来"。[12]

对于全科医生来说,应用循证医学的过程应是非常自然和愉悦的过程,因为对于医生来说,使用科学方法学与证据应是其专业习惯,是在从医学院毕业之前和之后进行临床决策的基础。

推荐实施循证医学的无个步骤类似于基本的研究方法学[12]:

1. 构建一个临床问题,或确定一个疾病。
2. 查找证据。
3. 评估特殊情况下证据的质量及相关性。
4. 将证据应用到对个体病人的诊疗服务。
5. 评估其效果如何。

循证医学中使用的统计学方法包括传统的研究方法,但需重点强调的是降低风险的方法,包括相对风险和绝对风险的降低,以及需治疗人数(number needed to treat, *NNT*)。这些定义在下面的术语表中可以找到。

在对病人的治疗管理(表 7.2)进行决策时,无论是进行一个非常小的外科手术,还是选择用药、选择一项辅助检查、或将病人转诊给最合适的医生,全科医生有责任熟练地应用最好的证据。如果最佳证据提示正在进行的某一种服务行为是没有价值的,或有已经被证实比习惯使用得更为有效的方法,则应当做好改变的准备。相反,如果目前没有证据显示哪一种方法最合适,或与现在使用的疗法相当,则没有理由强行改变现行做法。

表 7.2　证据可信度等级

Ⅰ 级	所获得的证据来源于对所有有关的随机试验进行的系统性总结。
Ⅱ 级	证据的获得至少来自一项正确设计的随机对照试验。
Ⅲ 级	证据来源于恰当的对照试验,但不是随机对照试验,或设计较好的队列或病例对照研究,或多重时间序列(有或没有干预)。
Ⅳ 级	来自权威专家的意见、基于临床经验、描述性研究或专家委员会的报告。

资料来源:引自 NH&MRC,并进行修改。

全科医生除了具备对研究或证据的严格评价能力之外,还需要对什么是最佳证据、什么需要治疗持有一种健康的怀疑态度。他们倾向于将证据看作是一个数字游戏。然而,詹姆斯·林德所做的伟大工作表明,客观事实并不一定都要涉及大量数据。

为了使全科医生能接受循证医学,相关信息资料应该是较容易获得的、友好提供的,而且应该是有意义的,并与全科医生工作相关或是可信的。

循证医学的重要意义在于它能够为医生每日的重要决策提供答案,特别是在筛查和预防医学方面,各种指南已经在几十年内进行了不断地更新。最新的关于全科医学中预防活动的 RACGP 指南(红皮书)[13]强调了目前证据的价值。

目前,全科医生正面临着关于补充疗法的有效性的重要决策难题,全科医生在寻找方法去解决临床问题(如慢性疲劳综合征、纤维肌痛综合征、慢性哮喘、慢性疼痛综合征及其他难治疾病)时,这些补充疗法颇具诱惑性。他们希望循证医学除了能对个体治疗作出评估外,还能够给出最佳实践的答案。

但是请记住,贝叶斯定理提示,如果之前存在的治疗有效的机会一开始就很低的话,那么阳性试验结果就意味着较少。换句话说,"非凡的主张需要非凡的证据"。因此,用"没有人知道,所以它可能是真的"这样的推理来证明一种新的、不寻常的治疗方法是错误的,就好像对这种治疗持怀疑态度的人需要在质疑它之前拿出证据证明它不起作用。除非大量独立的证据表明并非如此,否则那些本来不太可能起作用的治疗方法(如顺势疗法产品或晶体愈合)将仍然不太可能起作用。对于市场上绝大多数"不太可能"的疗法的证据永远不会产生,因为无效假设实际上是正确的。

尽管确保医疗实践基于证据或大部分至少以证据为参考是重要的,但有人担心,循证医学将借此被官僚主义者拿来开发"菜单式"指令、威权的"圣典"或被当作经济合理化的理由。还有人认为循证医学缺乏灵活性。约翰·埃拉德(John Ellard)在他的《真正的循证医学是什么?》[14]一文中,提出了一个有意思的、尤其会影响到精神病学的批判性评价。他通过引用路易斯·巴斯德(Louis Pasteur)的箴言"最糟糕的思维混乱就是只选择相信自己希望相信的",质疑支撑循证医学的证据的有效性,质疑对科学和艺术的支持会产生偏倚[15]。

术语表[16-17]

除了之前使用的术语和定义之外,下面一些循证医学与研究中要使用的术语也很重要。

绝对危险降低率(absolute risk reduction,ARR):是指两组干预(治疗组)之间事件发生率的绝对差,它能够说明基线危险度和治疗效果。ARR 为 0 意味着两组没有差别,即治疗没有效果。

例如:如后文举例,环丙沙星预防性治疗的 ARR 是(10-2)/100=8/100(0.08)或 8%。

获取证据资料

- 循证医学图书馆在澳大利亚免费查询

　　它包括:

　　- 系统综述数据库

　　- 有效的研究论著复习摘要数据库

- TRIP 数据库会搜索所有相关问题的研究文章(用纯英语输入)。

变异度分析(analysis of variance):指对正态分布的相似人群的两组样本均值进行比较。每一个变量的变异情况能够通过统计学检验进行确定和检测。

临床意义(clinical significance):是指与对照组相比,接受一项干预措施的人群的受益程度足够达到这种干预效果。这是基于对效果的测量。

置信区间(confidence interval):是指一项试验结果的值的统计学范围,真实的结果在这个区间的概率。

一个样本的 95%(标准的)置信区间是表示有 95% 的可能这个区间包括总体,它是确定数据是否正确的一个测量指标。

对照组事件发生率(control event rate,CER):是指对照组受试者发生预期事件的百分比。

试验组事件发生率(experimental event rate,EER):是指在干预治疗组受试者发生预期事件的百分比。

Kappa 值:用于衡量两位评估者对同一对象所做评估的一致程度。Kappa 值为 1 表示完全一致,Kappa 值为 0 表示基本不一致。主要用于行与列种类相同的数据的分析(是对两位评价者一致程度的测量)。

需治疗人数(number needed to treat,NNT):为获得一个好的结局或防止不良后果的发生,一定时间内必须接受试验性治疗(具体性干预)的样本数。它明确了治疗的期限。NNT 是绝对相对危险度的一种计算方法。显然,NNT 值越低,治疗效果越好。一般使用 100/ARR(%)来进行计算,即为 ARR 的倒数。

注:根据所用试验性治疗方法基线风险的情况,不同的病人群体的 NNT 不同。

比值比(odds ratio):指某事件发生的概率与未发生概率之比。

出版物

- 临床证据:BMJ 出版集团
- 循证医学:BMJ 出版集团

概率(P)值(probability value,or P value):是一个不容易理解的复杂指标。它是观察到的数据与期望看到的治疗丝毫不起作用(即如果"零假设"是正确的)之间不相容的统计总结。P 值越低,说明零假设对实验结果的解释越不一致。令人困惑的是,P=0.05 并不等于说这种治疗有 95% 的可能有效。2016 年的一篇文章提供了一个 14 页的解释[18]。

相对危险度(relative risk,RR):治疗组(暴露组)与对照组(非暴露组)相比,某结局(如疾病或死亡)发生的比率。RR 提示,与对照组相比,治疗组可能有多少次将会出现某事件。

计算:$RR=EER/CER$

$RR=1$ 表示没有差异,即治疗无效果。

$RR>1$ 表示治疗增加了疾病或死亡的危险性。

$RR<1$ 表示治疗能够降低这种危险性。

例如:如果经过 60 日环丙沙星预防性治疗,吸入炭疽菌芽孢的 100 例病人的死亡由 10 例降到 2 例,则这组人群的死亡的 RR 值是 0.20 或 20%。

相对危险降低率(relative risk reduction,RRR):在一项试验中,治疗组(或试验组)和对照组之间的不良事件比例下降(即 RRR 是干预组的绝对度危险下降与对照组绝对危险度下降的比率)。

计算 RRR 的另一种方法是 1 减去 RR(即 RRR=1-RR)。

如上述案例,RRR 为:1-0.2=0.80 或 80%,或 $RRR=ARR/10=8/10=0.80$ 或 80%。

RRR 是报道中最常用于计算治疗效果的指标,但其实 ARR 更能反映其真实情况。

危险度(risk,R):是指某种不良事件(死亡或疾病)发生的可能性。

统计学意义(statistical significance):两组之间存在真实差异的可能性。这是根据对仅由偶然造成的概率而得出的统计学结论。它基于置信区间和 P 值。

I 类错误(type I error):是当某项研究认为两组之间有差异,但实际上并没有差异时,所犯的错误。

II 类错误(type II error):是当某项研究认为两组之间没有差异,但实际上有真实差异时,所犯的错误。

对已发表研究的评判式评价

对一篇论文进行评判式评价的目的是确定其研究方法及结果是否能够提供可靠的信息。这种评价应从对摘要的评判开始，理想的摘要应符合以下格式要求：

1. 研究目的是什么？
2. 研究设计如何？
3. 是否存在设计方面的潜在问题？
4. 纳入本研究的所有病人情况都能用研究结论进行合理解释吗？
5. 研究的重要结果是什么？
6. 如何正确解释这些结果？

许多研究都由公司赞助，这些公司可能会从其中的阳性研究结果获益。还有不少研究是由行业资助的研究人员撰写。这并不否定任何发现，但可能需要在将该发现应用于病人之前进行更完善的评判性评估。一项支持干预的资助研究比一项不支持干预的非资助研究更有可能被发表和引用。

资源

Bowling A. Research Methods in Health: Investigating Health and Health Services (2nd edn). Milton Keynes: Open University Press, 2002.

Glasziou P, Del Mar C, Salisbury J. Evidence-based Medicine Workbook. London: BMJ Books, 2003.

Kristiansen I, Mooney G. Evidence-based Medicine in its Place. Oxfordshire: Routledge, 2004.

Sackett DL et al. Evidence Based Medicine: How to Practice and Teach EBM. London: Churchill Livingstone, 1997.

Silagy C, Haines A. Evidence Based Practice in Primary Care. London: BMJ Books, 1998.

参考文献

1 Schattner P. Introduction to research and research designs. In: Piterman L, ed. *Introduction to Research in Family Medicine MFM 2006,* 1996: 2–7.

2 Eimerl T. Organized curiosity. J R Coll Gen Pract, 1960; 3(1): 246–52.

3 Murrell TGC. Nineteenth century masters of general practice. Med J Aust, 1991; 155: 785–92.

4 Anderson NA, Bridges-Webb C, Chancellor A. *General Practice in Australia.* Sydney: Sydney University Press, 1986: 124–30.

5 Howie JGR. *Research in General Practice* (2nd edn). London: Chapman & Hall, 1992: 12–14.

6 Bridges-Webb C. The Australian general practice morbidity and prescribing survey, 1969–1976. Med J Aust (Suppl.), 1976; 2: 5–20.

7 Lamberts H, Wood M. *ICPC: International Classification of Primary Care.* Oxford: Oxford University Press, 1987.

8 Silagy CA, Schattner P, eds. *An Introduction to General Practice Research.* Melbourne: Monash University, Department of Community Medicine, 1990.

9 Fowkes FGR, Fulton PM. Critical appraisal of published research: introductory guidelines. BMJ, 1991; 302: 1136–40.

10 McBride A, Hespe C. Research in general practice. Australian Doctor, 29 November 2013: 21–8.

11 Sackett DL et al. Evidence based medicine: what it is and what it isn't. BMJ, 1996; 312: 71–2.

12 Silagy C, Haines A. *Evidence Based Practice in Primary Care.* London: BMJ Books, 1998.

13 RACGP. *Guidelines for Preventive Activities in General Practice* (9th edn). Melbourne: RACGP, 2016.

14 Ellard J. What exactly is evidence-based medicine? Modern Medicine Australia, 1997; (September): 22–5.

15 Pasteur L. Speech to the French Academy of Medicine, July 18, 1876. In: Strauss MB, ed. *Familiar Medical Quotations.* Boston: Little Brown & Co., 1968: 502.

16 Rosser M, Shafir MS. *Evidence-based Family Medicine.* Hamilton: BC Decker Inc., 1998.

17 NPS News. Drug promotion: distinguishing the good oil from snake oil. NPS News, 2002; 25: 1–4.

18 Greenland S et al. Statistical tests, *P* values, confidence intervals, and power: a guide to misinterpretations. Eur J Epidemiol, 2016; 31: 337–50.

很多很多错误，不是因为不知，而是因为无视。

$$\cdots$$

威廉·詹纳爵士（1815—1898）（译者注：英国人，临床病理学家）

全科医生有绝佳的机会使用详细的观察艺术，从候诊室看到病人第一眼开始，到给病人做身体检查，医生可以注意到这个病人的所有征象和特征。我们应像"夏洛克·福尔摩斯"那样分析病人，接受成为机警的诊断师的挑战，成为这个高尚职业的自豪的成员。

重要的是，观察病人的一般外表和举止行为，并应同时评估病人的心境和情绪。首先予以评估"这位病人看上去是生病了吗？"

第一印象

从某种程度上，对病人的第一印象往往是深刻的。全科医生应该尽可能地要求自己成为善于分析的人。

训练有素的观察者仅凭快速察看，就可能锁定具体疾病，如贫血、甲状腺功能亢进症、黄疸、肢端肥大症、酗酒。但仅凭这种"点状"诊断（spot diagnosis）是不合理的，除非最初的征象得到全面的身体检查支持。

因此，应从以下几个方面进行观察：

- 面部特征
- 头颈部异常
- 口腔检查
- 毛发特征及分布
- 皮肤检查（一般性的）
- 身高及体重
- 姿势及步态
- 外生殖器
- 肢端的检查［手、足、指/趾甲等］

相面术

相面术（physiognomy）一词由希腊文"physiognomonia"衍变而来，意为通过人的面部特征判断人的本性。相面术在中世纪很盛行。艾迪生[1]曾说过："每个人都在某种程度上掌握相面的艺术，能自然而然地通过陌生人的面部特征来判断其特点。"尽管我们不能如相面术专家精通该技术，但现实中所有医生都会利用该方法来诊断许多疾病。（译者注：这里的相面术并非指迷信或巫术，正如《皇帝内经》提出的肝开窍于目，是指医生通过病人的面部特征，而判断所代表的健康或生病意义）

面部具有某人与其他人交流的最直接的意义；它是盾牌和标志，也是面罩和镜子。它可展示出心智能力和情感波动。在病人走进诊室的时候，其面部是医生观察的第一视角。

脸是疾病的镜子

临床医学的艺术中令人着迷的一个方面，是对病人面部的临床解读。这不仅指面部常见的皮肤损伤，而是面容能像镜子一样反映出内分泌紊乱，以及呼吸、心、肾和肝功能衰竭。

脸颊的自然色可能会掩盖黄疸，不过结膜黄染可以分辨出异常。明显多血质的面色见于长期酗酒者（酒精可引起假性库欣综合征）、库欣综合征或真性红细胞增多症。皮下组织增厚可见于慢性酒精中毒、肢端肥大症和黏液水肿。当黏液水肿呈现出眼睑浮肿时，则可能貌似肾病导致的真正皮下水肿。

一个人的人格和心境几乎都可以在通过脸反映出来[2]。部分原因是面部线条和皱褶的变化。当人们生气、易激惹、焦虑或紧张时，面部线条和皱褶都会改变，对于有心理疾病的病人，这些变化会更为明显。许多中枢神经系统疾病，如帕金森病和肌源性疾病，会影响面部表情（如帕金森病病人出现面具脸）。

眼的外观也可能非常有意义，可以反映出全身性疾病（图8.1）。

具有诊断意义的面容[3]

肢端肥大症面容

肢端肥大症（acromegalic）的面部肥大的特征，是因为眼眶上嵴增大，造成面部正面凸起、鼻变宽、边缘突出、下颌变方。其他特征还包括舌头变大，鼻、唇、耳的软组织肿

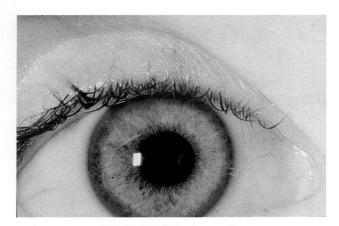

图 8.1　肝豆状核变性病人的角膜外环绕有凯-弗环

大(见第 14 章)。

腺样体面容

腺样体面容的儿童,由于张口呼吸,导致鼻/鼻孔狭窄、腭高呈拱形("哥特式"腭)、切牙突出、下颚突出,常张口,呈现一种"愚蠢"面容。

酗酒者面容

因为长期饮酒可形成酗酒者(alcoholic)面容,但重要的是要尽早识别以下疾病特征性的改变,包括多血质面容、增厚的"油腻"皮肤、毛细血管扩张、球结膜充血、球结膜脂肪堆积,以及口唇和嘴角的特征性变化。

胎儿酒精谱系障碍的儿童有特征性面部特征(见第 23 章)。

鸟样面容(系统性硬化病,CREST 综合征)

鸟样(bird-like)面容特征为鼻呈鸟喙勾型、张口受限、口唇起皱或凹沟加深,面部表情固定。这些特征由于面部皮肤受到约束。其他特征包括面部及手毛细血管扩张。

花栗鼠面容(重型地中海贫血)

花栗鼠(chipmunk)面容(重型地中海贫血)(thalassaemia major)的特征是颅骨膨隆、上颌骨高突(常暴露上牙)、颧骨隆起、鼻梁凹陷。这是因为血红蛋白病引起骨髓腔增生,造成了颅骨和颜面骨畸形。

霍乱面容

霍乱(choleric)面容的病人会呈现面色苍白,伴皮肤湿冷、眼凹陷、面颊凹陷,以及凄惨和冷漠的表情(类似希波克拉底面容)。

先天性梅毒

有时也被称为"牛头犬脸",由于鼻梁凹陷和间质角膜炎形成马鞍鼻。

库欣综合征面容

库欣综合征(Cushing syndrome)面容具有特征性的"满月脸"、多血质(红润的)、多毛症(女性更明显)和痤疮(见第 14 章)。

面神经麻痹面容

面神经麻痹(facial nerve palsy)面容的特征包括单侧口角下垂及鼻唇沟消失(见第 22 章)。
- 上运动神经元(UMN)型:额肌活动不受损。
- 下运动神经元(LMN)型(如贝尔麻痹、拉姆齐·亨特综合征):额肌张力消失。

希波克拉底面容

希波克拉底面容是晚期腹膜炎或链球菌败血症所致的濒死的、面具样面容,特征包括眼窝深陷、"憔悴"面容、颞部"塌陷"、口唇干裂和变硬、额头湿冷。

霍纳综合征面容

由于颈交感神经节受损,引起的主要异常是同侧上睑下垂、瞳孔缩小、眼球内陷及无汗症。

马方综合征面容(马方综合征)

马方综合征(Marfan syndrome)的典型特征是身材细高、蜘蛛状细长指/趾、胸廓畸形,同时伴有的晶状体半脱位、腭弓高等面部特征,有助于明确诊断(见第 23 章)。

二尖瓣面容(二尖瓣疾病,特别是二尖瓣狭窄)

二尖瓣(mitral)面容通常表现为面部潮红,或带有淡蓝色面颊红润,由颧骨毛细血管扩张所致。与肺动脉高压相关。

先天愚型面容(唐氏综合征)

先天愚型面容(唐氏综合征)特征包括面扁平、五官拥挤、圆头、发育异常的低位耳、伸舌、内眦赘皮、眼裂向外上方倾斜、口微张、虹膜白色斑点(Brushfield 斑)(见第 23 章)。

肌病面容(肌病/重症肌无力)

肌病(myopathic)面容特征包括面无表情、"劳累"样面容,伴双侧上眼睑下垂。

肌强直面容(营养不良性肌强直)

肌强直(myotonic)面容典型特征包括额纹平坦、面无表情的三角形脸、局部眼睑下垂、白内障、颞肌萎缩。

黏液性水肿面容（甲状腺功能减退）

黏液性水肿（myxoedemic）面容通常看起来很淡漠，显得"浮肿"，可能有眶周水肿。颜面下部增宽。皮肤（不是巩膜）呈黄色（由高胡萝卜素血症所致），而且干燥和粗糙。其他特征还包括毛发稀疏、粗糙、无光泽，眉毛外侧 1/3 脱落或稀疏，通常有舌头肥大，病人讲话"浑浊"、声音嘶哑、语速缓慢（见第 14 章）。

肥胖面容

与库欣综合征"满月脸"的区别在于，这些病人面部一般呈圆形，肥胖均匀。

佩吉特病面容

佩吉特病（Paget disease）面容主要特征是头颅增大，其中以额顶骨区域最为显著（头围异常，通常会超过 55cm），标志性是"帽子戴不进去了"。其他特征包括骨温升高和耳聋（见第 58 章）。

帕金森病面容

帕金森病面容特征为面具脸、缺乏面部表情、不眨眼的固定凝视。面部肌肉活动减少（见第 22 章）。

波伊茨-耶格综合征面容

波伊茨-耶格综合征（Peutz-Jeghers syndrome）面容是在口唇、颊黏膜和手指上出现直径 1~5mm 的色素沉着斑。

苦笑面容

苦笑（risus sardonicus）面容是面肌高张力痉挛引起的咧嘴笑（破伤风的典型症状）。

吸烟者面容

吸烟者（smoker's）面容显示比实际年龄大、皮肤过早起皱、牙齿发黄、声音低沉沙哑，有"带痰的"咳嗽、烟草味。

甲亢面容

突眼征（下眼睑不能覆盖巩膜）和结膜炎是甲状腺功能亢进症病人的两大特征（见第 14 章），也可能存在甲状腺凝视（一种害怕的表情）（图 8.2）。

特纳综合征面容

特纳综合征（Turner syndrome）面容特征包括上眼睑下垂、"鱼样"嘴、下颌小（小颌畸形）、低位耳、耳聋。心血管损害包括主动脉缩窄和肺动脉瓣狭窄。颈蹼（译者注：颈蹼指颈部两侧有宽带样的软组织）也是其典型的体征（见第 23 章）。

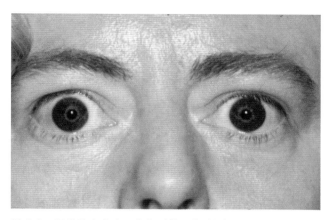

图 8.2　甲状腺毒症表现出典型的甲状腺凝视

尿毒症面容

尿毒症（uraemic）面容的皮肤呈泥土色，伴尿毒症性恶臭（氨性口臭）。

其他经典面容（类比）

斗牛犬：先天性梅毒
花栗鼠：重型地中海贫血
死亡面具：腹膜炎、霍乱
小精灵：威廉综合征
鱼样嘴：特纳综合征
斧头：营养不良性肌强直
长脸：脆性 X 综合征
面具脸：帕金森、肝豆状核变性
猴子：垂体功能减退
满月脸：库欣综合征
小老头：衰弱
熊猫眼：颅底骨折
蟾蜍：甲状腺功能减退症

特殊的面部特征

以下介绍特殊的面部征象，并列出导致这些征象的原因。

蝶形"红斑"

- **全身性红斑狼疮（SLE）**
  红色斑疹，边缘隆起，出现在面颊及鼻梁部。与玫瑰痤疮不同的是，SLE 的红斑边界清楚、无脓疱，并有黏着性鳞屑。
- **玫瑰痤疮**
  丘疹、脓疱、毛细血管扩张，出现在颊部、前额及下颌。
- **丹毒**
  疼痛的、红色斑疹状的、硬结状的皮肤感染，边界清晰,边缘隆起。

- **脂溢性皮炎**

  红色和有鳞屑的皮疹,出现在眉毛、眼睑及鼻唇沟褶皱处。

- **光敏性皮疹**

  暴发性皮疹,出现在暴露于阳光的皮肤部位。

黄褐斑/黑斑病

褐色沉着增加,通常限于脸颊的对称区域(图8.3)。通常是妊娠期使用如下药物引起:

- 口服复合避孕药
- 羟氯喹
- 二苯肼

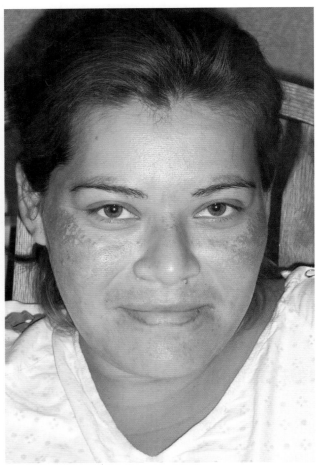

图8.3 黄褐斑的典型分布,出现在生产第二个孩子之后。有时称为妊娠面具。

颧颊潮红

- 二尖瓣狭窄
- 肺动脉瓣狭窄
- 酒渣鼻
- 全身性红斑狼疮

- 肠系膜腺炎

蜘蛛痣

- 妊娠
- 肝病
- 正常人的维生素 B 缺乏

舌体肥大

- 肢端肥大症
- 甲状腺功能减退症
- 淀粉样变性病
- 唐氏综合征

白内障:危险因素

- 老年
- 衰老
- 类固醇皮质激素治疗
- 糖尿病
- 甲状旁腺功能减退症
- 营养不良性肌强直
- 外伤(可能会迟发)
- 眼部疾病(如青光眼)
- 吸烟

毛细血管扩张

- 系统性硬化病
- CREST 综合征(肢端硬皮综合征)
- 肝病(如酒精性肝病)

发绀

发绀(cyanosis)是由于还原型血红蛋白在浅表血管内积聚,导致皮肤和黏膜呈淡蓝色。出现此临床症状前,动脉血氧饱和度为80%~85%。发绀可分为中心性和周围性。

中心性发绀

发绀出现在血液循环较好的部位,如口唇和舌。这些部位皮肤感觉温暖。主要原因是肺部疾病、肺水肿、发绀型先天性心脏病(右向左分流)、呼吸抑制及红细胞增多症。

周围性发绀

发绀出现在肢体末端,如口唇外侧、指尖、鼻和耳廓。这些部位皮肤感觉较凉。主要原因是周围血管疾病、心力衰竭、"休克"、受冻、左心室功能衰竭,以及所有导致中心性发绀的病因。

杵状指

特点

- 指甲根部与甲皱间失去正常角度
- 指甲的两峭弯曲隆起
- 指甲基底部海绵质软组织增厚
- 指甲变凸
- 主要由呼吸系统疾病导致

原因

1. 肺部疾病
   - 癌症
   - 支气管扩张
   - 囊性纤维化
   - 肺脓肿及脓胸
   - 肺纤维化
2. 心脏疾病
   - 感染性心内膜炎
   - 发绀型先天性心脏病（**图 8.4**）

3. 肝脏疾病
   - 肝硬化
4. 胃肠疾病
   - 溃疡性结肠炎
   - 克罗恩病
   - 乳糜泻
5. 先天性疾病

广泛色素沉着

　　除明显的日光照射部位之外，色素沉着并不常见。应观察较少暴露于阳光的"遮盖"部位，如前臂内侧。导致广泛色素沉着的原因如下：

促黑素细胞激素（MSH）增多

- 艾迪生病（见第 14 章）
- 库欣综合征
- 促肾上腺皮质激素（ATCH）异位综合征
- 获得性免疫缺陷综合征（AIDS）

代谢性疾病

- 甲状腺功能亢进症
- 血色病（**图 8.5**）
- 肝硬化
- 迟发性皮肤卟啉病
- 慢性肾衰竭
- 营养不良或吸收不良
- 妊娠

药物

- 胺碘酮
- 抗生素［白消安（busulphan）、博来霉素（bleomycin）、米诺环素（minocycline）］
- 抗疟药［氯喹（chloroquine）/羟氯喹（hydroxychloroquine）］
- 砷剂、金剂、银剂
- 化疗
- 氨苯砜（dapsone）
- 口服避孕药（OCP）。
- 酚噻嗪类（phenothiazines）
- 光化学疗法（PUVA）
- 补骨脂素（psoralens）
- 噻嗪类利尿药（thiazides）

肿瘤

- 淋巴瘤
- 黑棘皮病
- 转移性黑色素瘤

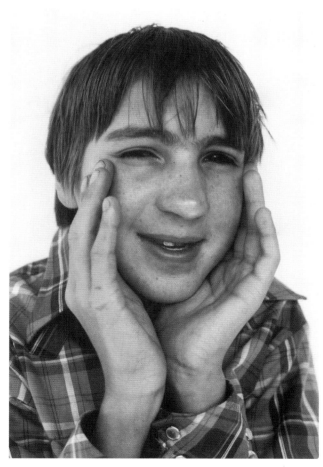

图 8.4　有中心性发绀表现的青少年心脏病病人，伴杵状指

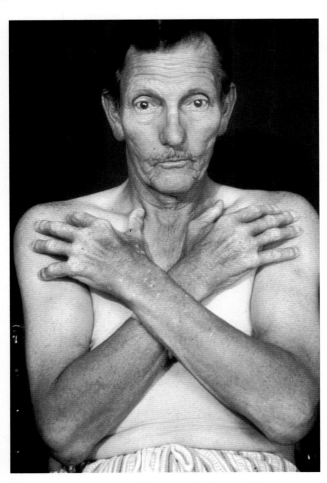

图 8.5　原发性血色病所致的色素沉淀，并发指关节炎

参考文献

1　Addison T. *A Collection of the Published Writings of Thomas Addison MD*. New Sydenham Soc, 1818.
2　Bates B, Cleese J. *The Human Face*. London: BBC, 2001.
3　Talley NJ, O'Connor S. *Clinical Examination: A Systematic Guide to Physical Diagnosis* (7th edn). Sydney: Elsevier, 2014: 30–3.

8

第二部分

全科医学的诊断方法

第 9 章　安全的诊断策略

对绝大多数诊断而言,都需要有一点儿知识、有一点儿才智,但更多地需要缜密的思维。

匿名(1951 年),柳叶刀

在各种治疗艺术中,全科医学也许是最困难、最复杂和最具挑战性的学科。全科医学诊疗处于医学服务的最前沿;作为医生,除要认识到病人的焦虑特质外,还肩负着对严重的甚至危及生命的疾病进行早期诊断的责任。

传授我们的技能也是一项令人兴奋的挑战,其前提是我们对这一学科有深刻的理解。

全科医学领域应对的疾病错综复杂,经常不同于经典教科书里的描述,有时会有一些看似无关或含糊不清的症状"清单",即未分化疾病综合征[1]。临床常见的未分化疾病症状包括劳累或疲劳、睡眠障碍、焦虑和压力、头晕、头痛、消化不良、食欲缺乏、恶心、性功能减退、体重下降、兴趣丧失、胃肠胀气、腹部不适和胸部不适等[2]。重要的是,在繁忙的临床实践中,要采用故障安全策略去分析这些临床表现。在日趋增多的医疗诉讼和医疗专科化的世界中,这种故障安全策略更为重要。

为了帮助大家在全科医学的问题中能有序地前行,本书第一作者开发了一个简单的模型,帮助大家作出诊断,并减少发生错误的程度。

诊断三联征的概念

学习或记住诊断的最有效的方法,特别是对疑难或罕见问题时,是记住这个问题的三个要点。掌握这些问题的认知方法,称为"三联征",甚至"四联征",它是全科医学中很有用的诊断方法学模板。下面举几个简单的例子:

在本书的很多章节都穿插了诊断三联征,特别是在本章中有很多。以"DxT"为诊断三联征的标志。

诊断三联征的举例
诊断三联征:心绞痛 + 呼吸困难 + 晕厥➔主动脉瓣狭窄
诊断三联征:月经失调 + 肥胖 + 多毛症➔多囊卵巢综合征
诊断三联征:乏力 + 夜间多汗 + 瘙痒➔霍奇金淋巴瘤
诊断三联征:腹痛 + 腹泻 + 发热➔克罗恩病

诊断三联征:眩晕 + 呕吐 + 耳鸣➔梅尼埃综合征
诊断三联征:头晕 + 听力下降 + 耳鸣➔听神经瘤
诊断三联征:疲劳 + 肌无力 + 痉挛➔低钾血症

基本模型

使用诊断模型是通过训练有素的方法来解决问题,医生要快速地回答五个自问的问题(表 9.1)。

表 9.1　对临床症状或体征的诊断模型

1　可能的诊断是什么?
2　必须不能忽略的严重疾病有哪些?
3　经常被遗漏的常见疾病("陷阱")有哪些?
4　病人是否可能戴着"面具"来看病?
5　病人是否试图告诉我什么?

这一方法基于大量临床经验,需要学习预先确定的计划。这个计划在世界各地有所不同,但在发达国家被普遍采用。

本章将对这五个问题展开阐述。

一位名叫凯莉·蒂格尔(Kelly Teagle)的医生读者将这一主题五个词的首字母归纳为非常好的缩略词"PROMPT"。

P(probability):概率

R(red flag):红旗征

O(often missed):常被遗漏的

M(masquerades):面具

P(patient wants to):病人想要

T(tell me something):告诉我什么

另一贡献是由福林德斯大学(Flinders University)的一名医学生(犹大)作出的,即事情并不总是"老一套(cut and dried)":

C(connective tissue disorders):结缔组织病

U(UTI):尿路感染,特别是非常年老和非常年幼的病人

T(thyroid disease):甲状腺疾病

和

D（depression）：抑郁

R（remember to rule out serious and rare cases）：注意排除严重和罕见疾病

I（iatrogenic causes）：医源性因素

E（emotional needs）：情感需要

D（diabetes）：糖尿病

1. 概率诊断

概率诊断是基于医生对患病率、发病率和自然病史的了解和经验。全科医生掌握个体间和社区中表现出的生病模式的第一手流行病学知识，这使全科医生具有其他专科医生不具备的观察疾病的角度。因此，在看病过程中，全科医生不仅要采集信息、安排优先事项、提出假设，还要根据掌握的流行病学知识，作出概率诊断。

2. 不能遗漏哪些严重疾病？

对于全科医生，掌握流行病学知识是一笔巨大的"财富"，但这也可能带来问题，因为流行病学知识能让全科医生太过于熟悉常见的问题，以至于可能忽视病人症状的罕见原因。另外，专科医生在专科诊所遇到的是与全科医生所不同的疾病谱，专科医生更可能关注罕见病而忽略常见病因。然而，至关重要的是，在当下这个诉讼意识很强的现代社会里，不应遗漏严重的和危及生命的疾病。

为了早期识别严重疾病，全科医生需要建立"高度怀疑"意识。这很大程度上被认为是出于直觉，但事实可能并非如此。更准确地说，它来自经验。

"除非另有证明"，否则应考虑的严重疾病包括恶性疾病、获得性免疫缺陷综合征（AIDS）、冠心病，以及危及生命的感染，如脑膜炎、脑膜炎球菌感染（**图 9.1**）、B 型流感嗜血杆菌感染、败血症和感染性心内膜炎（**表 9.2**）。

心肌梗死或心肌缺血是非常重要的考虑，因为它具有潜在的致命性，而且可能被忙碌的医生忽视。有时心

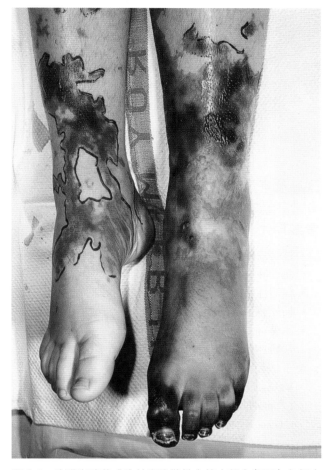

图 9.1 脑膜炎球菌感染并发弥散性血管内凝血（DIC），包括由脑膜炎球菌败血症引起的坏疽

肌梗死不表现为典型的心前区压榨性疼痛，而呈现出多部位不同严重程度和性质的疼痛，这些部位包括下颌、颈部、耳、上肢、上腹部和肩胛间区。冠心病可表现为危及生命的心律失常，病人可能仅感觉到心悸和/或头晕。在诊断心律失常时，要保持高度怀疑。

表 9.2 不能遗漏的严重疾病

肿瘤，尤其是恶性肿瘤	• 肺炎/流感/严重急性呼吸综合征（SARS）
HIV 感染/AIDS	• 梭状芽孢杆菌感染，如破伤风、肉毒中毒、气性坏疽
哮喘/过敏反应	冠心病
严重感染，特别是：	• 心肌梗死
• 脑膜脑炎	• 不稳定型心绞痛
• 败血症	• 心律失常
• 脑膜炎球菌感染	即将或潜在的自杀
• 会厌炎	颅内损伤（如蛛网膜下腔出血）
• 感染性心内膜炎	异位妊娠

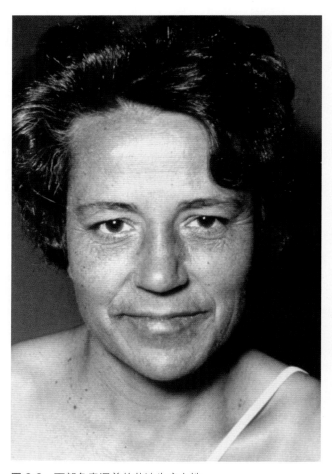

> **危及生命的诊断三联征（举例）**
>
> 诊断三联征：发热＋寒战＋低血压➡败血症
> 诊断三联征：发热＋呕吐＋头痛➡脑膜炎
> 诊断三联征：疲劳＋头晕±晕厥➡心律失常
> 诊断三联征：发热＋流涎＋喘鸣（儿童）➡会厌炎
> 诊断三联征：头痛＋呕吐＋意识状态改变➡蛛网膜下腔出血
> 诊断三联征：腹痛＋闭经＋阴道异常出血➡异位妊娠
> 诊断三联征：疲劳＋劳力性呼吸困难＋头晕➡心肌病

考虑 M^2I^2

这是一种传统的对严重疾病分类的病理学助记法：

- 恶性肿瘤（malignancy）
- 代谢性疾病（metabolic）
- 梗死（infarction）
- 感染（infection）

危险：考虑 VIC（译者注：VIC 是维多利亚州的缩写，以便于记忆）

V（vascular）：血管性疾病

I［infection（severe）］：感染（严重）

C（cancer）：癌症

红旗征

红旗征（red flag），即"警钟"，是警示注意有严重损害可能的症状或征象。这些潜在的疾病一定不能遗漏，需要仔细地进行辅助检查，如体重减轻、呕吐、认知改变、发热（体温 >38℃）、头晕和/或在卫生间晕厥、面色苍白。在本书各部分，将在描述症状时列出红旗征。

3. 常会遗漏哪些问题？

这个提问涉及的是在全科服务中常易遇到的"陷阱"，这肯定与医生的经验有关，涉及简单的、不危及生命的问题。如果医生没有把这些问题都纳入诊断框架，则很容易被忽略。

典型的例子包括：吸烟或龋齿引起的腹痛，各种日常未注意到的物品引起过敏，异物，职业或环境危害引起的头痛和呼吸道不适，粪便嵌塞引起的腹泻等。对尿路感染引起的"红脸综合征"都很有经验，尿路感染在儿童可引起发热，在孕妇可引起腰痛，使老年人感到不适。带状疱疹暴发皮疹（或仅出现少量稀疏小泡）之前，皮区疼痛表现是一个真正的"陷阱"。

艾迪生病（Addison disease）也是一个典型的"陷阱"，

一些病人可能在患病 15 年后才确诊，缺乏典型色素沉着症状（图 9.2）会误导早期诊断。

血色病（haemochromatosis）可能是一种未曾预料的诊断，常因为不明原因的乏力行血液筛查被偶然发现。乳糜泻（coeliac disease）在儿童和成人中都是一类难以鉴别的疾病，目前被列为影响人类的最常见、最广泛的不明病因疾病之一。在澳大利亚，有 1.5% 的人群有此问题，但其中 80% 未曾诊断[3]。皮肤科医生研究[4]表明，乳糜泻可有很多其他表现形式，如影响头发和皮肤。除了有典型的胃肠道症状，如慢性腹泻、脂肪痢、体重减轻、厌食和腹胀外，胃肠道疾病还有以下非典型症状：

- 营养问题，包括叶酸、锌或铁缺乏，尤其是铁的缺乏
- 膝、肘和臀部周围的成簇水疱（疱疹性皮炎）
- 脱发和口腔溃疡

当医生专注于一种特定的症状时，也可能会忽略更年期综合征。

表 9.3 列举了典型的"陷阱"。

图 9.2　面部色素沉着的艾迪生病女性

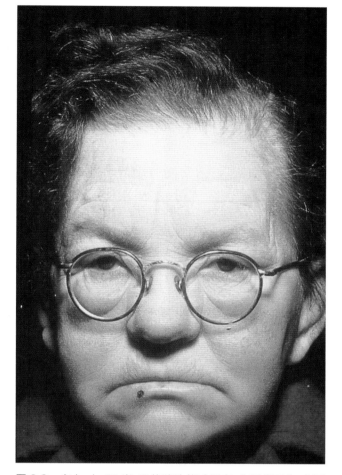

一些"陷阱"的诊断三联征

诊断三联征:疲劳 + 体重减轻 + 腹泻➡乳糜泻

诊断三联征:食欲差/恶心 + 粪便渗漏 + 腹胀➡粪便嵌塞

诊断三联征:腹绞痛 + 胃肠胀气 + 大量腹胀➡贾第虫病

诊断三联征:精神萎靡 + 劳累 + 关节痛➡血色病

诊断三联征:精神萎靡 + 腹痛 + 易怒(儿童)➡铅中毒

诊断三联征:骨痛 + 蹒跚步态 + 耳聋➡佩吉特病

诊断三联征:不适 + 咳嗽 + 发热(± 结节性红斑)➡结节病

诊断三联征:(男孩)嗅吸、眨眼 + 口腔噪音(如咕哝)±大声咒骂➡图雷特综合征(Tourette syndrome)

表 9.3　典型"陷阱"

脓肿(深部)	带状疱疹
艾迪生病	铅中毒
过敏	营养不良(未曾预料的)
念珠菌病	更年期综合征
慢性疲劳综合征	偏头痛(非典型变异)
乳糜泻	佩吉特病
家庭暴力,包括虐待儿童	妊娠(早期)
药物(表 9.4)	结节病
子宫内膜异位症	癫痫
粪便嵌塞	图雷特综合征(抽动秽语综合征)
异物	
贾第虫病	尿路感染
血色病	

图 9.3　病人,女,60 岁,甲状腺功能减退症,典型的面容,伴面部缓慢和微妙的改变

4. 面具("变色龙")

采用一种故障安全机制来避免错失诊断是十分重要的。当病人的症状罗列起来像购物清单一样复杂时,有些医生会感到这种病令人晕头转向。对这些病人,医生有一个核查清单很有用。如一个明显神经质的病人,主诉头痛、精神萎靡、劳累、便秘、厌食、消化不良、劳力性呼吸困难、瘙痒、腹胀、舌痛、背痛。对此类病人,特别是在身体检查不能作出明确判断的情况下,必须作出一个与上述所有症状都有关系的诊断。这种诊断可能是缺铁性贫血、抑郁、糖尿病、甲状腺功能减退症(图 9.3)或药物滥用等。

在一个世纪前,非常重要的是要考虑梅毒和结核,梅毒和结核是那个时代最常见的面具(masquerades)["变色龙"(chameleons)]。而现在,这些感染性疾病已经被医源性疾病、恶性疾病、酗酒、内分泌失调、动脉粥样硬化(特别是冠状动脉供血不足和脑血管供血不足)的各种表现所代替。

如病人诉浑身疼痛,则疼痛的根源可能来自脊柱,所以应把脊柱疼痛(神经根性痛或牵涉痛)的可能性考虑成各种疼痛综合征的病因,如头痛、上肢痛、下肢痛、胸痛、骨盆痛,甚至腹痛。本书作者的经验表明,脊椎源性疼痛在全科服务中是最容易被遗漏的问题之一。

表 9.4 和表 9.5 分别列举了两组各含七个戴面具问题的清单。第一个清单(表 9.4)列举了全科服务中遇到的较为常见的七个戴面具问题;第二个清单(表 9.5)列举了不常见的七个戴面具问题,其中个别疾病,如 EBV 所致单核细胞增多症,也是在全科服务中常遇到的戴面具问题。

肿瘤,特别是位于所谓"静默之地"的恶性肿瘤,仍是难以察觉的诊断难题。典型的例子如鼻咽、鼻窦、卵巢、盲肠、肾和淋巴组织的癌症。结节病是另一种真正的面具问题(见第 38 章)。

全身性红斑狼疮(systemic lupus erythematosus, SLE)(译者注:国内又称系统性红斑狼疮)被称为"超级伪装者"[5]。它的两个最常见的症状为关节痛和疲劳,但由于它是涉及多系统性的疾病,因此可能累及任何脏器,疾病早期不易识别。

作为一个实用性诊断策略,本书作者把这两个清单贴在诊室里位于病人背后的墙上。当病人的情况让人难

9

表 9.4　常见七个戴面具问题

1	抑郁	4	贫血
2	糖尿病	5	甲状腺和其他内分泌或代谢疾病
3	药物		• 甲状腺功能亢进症
	• 医源性		• 甲状腺功能减退症
	• 药物滥用		• 艾迪生病
	– 酒精	6	脊髓功能障碍
	– 毒品	7	尿路感染（UTI）
	– 尼古丁		
	– 其他		

表 9.5　其他七个戴面具问题

1	慢性肾衰竭		– 疟疾
2	恶性肿瘤		– 罗斯河热
	• 淋巴瘤		– 登革热
	• 肺癌		– 其他
	• 盲肠和结肠癌	6	神经系统疑难疾病
	• 肾癌		• 帕金森病
	• 多发性骨髓瘤		• 吉兰-巴雷综合征
	• 卵巢癌		• 癫痫
	• 胰腺癌		• 多发性硬化
	• 转移癌		• 重症肌无力
3	HIV 感染/艾滋病		• 颅内占位性病变
4	难以应对的细菌感染		• 各类型偏头痛
	• 梅毒		• 其他
	• 结核病	7	结缔组织病和血管炎
	• 感染性心内膜炎		• 结缔组织病
	• 人畜共患病		– 全身性红斑狼疮
	• 衣原体感染		– 全身性硬化病
	• 非典型病原体肺炎（如军团病）		– 皮肌炎
	• 其他		– 重叠综合征
5	难以应对的病毒（和原虫）感染		• 血管炎
	• EBV 所致单核细胞增多症		– 结节性多动脉炎
	• TORCH 病原体感染（如巨细胞病毒）		– 巨细胞性动脉炎/风湿性多肌痛
	• 甲、乙、丙、丁、戊型肝炎		– 肉芽肿性疾病
	• 蚊媒传播疾病		

以捉摸时，这两个清单能够迅速启发医生。

5. 病人是否试图告诉我什么？

　　特别是在面对未分化疾病的病人时，医生需要考虑病人这次来看病是否有"隐藏的目的（hidden agenda）"[6]。病人可能表现为抑郁（显而易见的或遮遮掩掩的），或可能处于真正的焦虑状态。诸如劳累之类的临床症状，也可能是病人来看病的一种"门票"[7]。它可能代表的是一种诉求，即处于压力或焦虑状态的病人请求医生的帮助。作为医生，应该敏感地察觉病人的需要和感受，并且要成为善于倾听的、富于关怀的、擅长同理的医生，给病人提供恰当的能自由表达的机会。

　　深度的性焦虑和性障碍、自尊心低下、对恶性肿瘤或其他一些"大病"的恐惧，可能是病人来找医生的原因。

　　图 9.4 中的这位自致瘀伤的病人是一位卫生专业人员，她深深地迷恋着医院血液科病房的一位专家［做作性

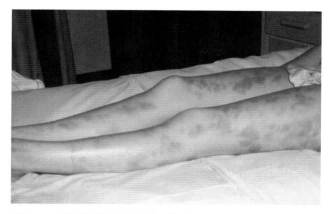

图 9.4　人为造成的异常对称分布紫癜，分布在病人可触及的部位：孟乔森综合征

障碍，又称孟乔森综合征（Münchhausen symdrome）]。

本书作者提供了另外一个核查清单（**表 9.6**），来帮助确定是否由社会心理原因导致病人不适。

根据本书作者为病人及其家庭提供咨询的经验，由人际冲突引起的问题数量相当惊人。因此非常值得具体地探索病人与其亲近人的关系质量，包括夫妻关系、母女关系、父子关系。

一些"面具问题"的诊断三联征

诊断三联征：不适＋发热＋咳嗽（±结节性红斑）→结核或结节病

诊断三联征：发热＋咽喉痛＋颈淋巴结肿大→由EBV 所致单核细胞增多症

诊断三联征：疲劳＋食欲差/恶心/呕吐＋皮肤蜡黄→慢性肾衰竭

诊断三联征：多尿＋多饮＋皮肤/伤口感染→糖尿病

诊断三联征：不明原因的发热＋心脏杂音＋栓塞现象→感染性心内膜炎

诊断三联征：疲劳＋多关节炎＋发热或皮肤病变→全身性红斑狼疮

诊断三联征：腰痛＋血尿＋可触及的腰部肿块→肾癌

诊断三联征：不适＋体重减轻＋咳嗽→肺癌

诊断三联征：发热＋肌痛/头痛＋干咳→非典型肺炎

诊断三联征：不适＋夜间出汗＋无痛性淋巴结肿大→非霍奇金淋巴瘤

诊断三联征：关节痛＋雷诺现象＋胃食管反流性疾病（±皮肤改变）→系统性硬化病

诊断三联征：疲劳＋头痛＋颌关节运动障碍→颞动脉炎

诊断三联征：虚弱＋背痛＋体重减轻→多发性骨髓瘤

诊断三联征：嗜睡＋身体/心理迟缓＋便秘→甲状腺功能减退症

注：神经系统疑难疾病的诊断三联征见第 22 章。

表 9.6　导致压力和焦虑的潜在恐惧或形象问题

1	家庭内的人际冲突
2	识别生病或去世的朋友
3	对恶性疾病的恐惧
4	性传播疾病，特别是艾滋病
5	即将发生冠心病和卒中
6	性问题
7	毒品相关问题
8	致残性关节炎
9	经济困难
10	其他异常压力

另一个常见但容易被忽视的压力源是欺凌[8]，无论在工作场所、学校、大学、家庭、网络，还是其他地方，都是一个重要的公共卫生话题。现在流行的硬朗强悍、富于动感、"男子气概"的管理时尚风格，为欺凌的滋生创造了温床。作为全科医生，我们应该意识到工作场所中的欺凌给病人增加心理压力的可能性。通过简单、直接、常规的提问，如"你的工作怎么样"，就能引出此类话题。

生病、症状和死亡的识别和传递，是需要考虑的与焦虑有关的重要来源。病人通常认定自己也有亲戚、朋友或公众人物患恶性疾病。其他躯体形式障碍和人为障碍，如孟乔森综合征显然难以识别。另外，还需要考虑代理型孟乔森综合征（Munchausen by proxy），是病人在他所照顾的人（孩子或老年人）身上制造或伪装出症状。这些微妙的社会心理问题通常被称为"黄旗征"。

黄旗征[7]

黄旗征指提示或指示阻碍病人康复的心理障碍的征象或行为。最早在慢性疼痛（尤其是慢性背部疼痛）和失能的框架中提出，提示医生需转变服务过程中的关注点。黄旗征要考虑到焦虑、抑郁、适应障碍与人格障碍。**表 9.7** 列出了典型的黄旗征。

表 9.7　黄旗征举例

异常的生病行为	旷工
不直截了当的行为	工作表现差
取消预约	个人疏忽
不依从/拒绝治疗	人际关系破裂
心理问题躯体化表现	违法和违规事件

墨尔本行为研究中心的一项调查显示[9]，最令人害怕的三种疾病是癌症（81%）、心脏病（32%）和 HIV/AIDS（21%）。

最终，病人通常是绝望地寻求安全保护，医生扮演的重要角色是帮助这些病人。

安全诊断模型的一些应用举例

呃逆

1   概率诊断

过度饮食、饮酒

心因性/功能性障碍

术后

- 胃扩张
- 膈神经刺激

2   不能遗漏的严重疾病

肿瘤

- 中枢神经系统
- 颈部
- 食管
- 肺

膈下脓肿

心肌梗死/心包炎

中枢神经系统疾病（如脑血管病及颅内感染）

慢性肾衰竭

3   "陷阱"

过度饮酒

吸烟

吞气症

胃肠道疾病

- 食管炎
- 消化性溃疡
- 食管裂孔疝
- 胆囊炎
- 肝大

罕见疾病

- 体温突变
- 颈部囊肿和颈部血管异常

4   七个戴面具问题的清单

药物

5   病人是否试图告诉我什么？

需考虑情感原因

口臭

（见第 61 章）[10]

1   概率诊断

饮食习惯（常食用有气味的食物，如大蒜）

口腔清洁卫生差

口腔疾病，如齿龈炎、牙脓肿

口干（晨起时）

吸烟/饮酒

2   不能遗漏的严重疾病

恶性肿瘤（肺、口咽、喉、胃、鼻、白血病）

肺结核

扁桃体炎

口腔念珠菌病

肺脓肿

血液系统恶病质/白血病

尿毒症

肝衰竭

3   "陷阱"

鼻腔和鼻窦感染

全身感染

阑尾炎

支气管扩张

食管裂孔疝

饥饿

罕见疾病

咽、食管憩室

干燥综合征

坏血病

4   七个戴面具问题的清单

抑郁

糖尿病（酮症酸中毒）

药物

5   病人是否试图告诉我什么？

心因性障碍的可能表现

口臭恐惧症

9

临床要领

• 对延迟或"蹉跎"的诊断,遵循棒球的"三振出局"规则
• 梗死:分秒必争
　- 急性冠脉事件:60~90 分钟
　- 卒中:3~4 小时
　- 股动脉栓塞:4 小时
　- 睾丸扭转:4~6 小时

参考文献

1　Murtagh J. Common problems: a safe diagnostic strategy. Aust Fam Physician, 1990; 19: 733–42.

2　Frith J, Knowlden S. Undifferentiated illness. Med J Aust, 1992; 156: 472–6.

3　Tye-Din J. Finding the hidden coeliac chameleon. MJA Insight, 27 March 2017; 11: 1–8.

4　Nixon R. Cutaneous manifestations of coeliac disease. Australas J Dermatol, 2001; 42: 136–8.

5　Hanrahan P. The great pretender: systemic lupus erythematosus. Aust Fam Physician, 2001; 30(7): 636–40.

6　Levenstein JH et al. The patient-centred method. I. A model for the doctor–patient interaction in family medicine. Fam Pract, 1986; 3: 24–30.

7　Main CJ, Williams AC. ABC of psychological medicine. BMJ, 2002 (Sept 7); 325: 534–7.

8　McAvoy BR, Murtagh J. Workplace bullying: the silent epidemic. Editorial. BMJ, 2003; 326: 776–7.

9　Borland R et al. Illnesses that Australians fear most in 1986 and 1993. Australian Journal of Public Health, 1994; 18: 366–9.

10　Halitosis in oral and dental [published 2018 Dec]. In: *Therapeutic Guidelines* [digital]. Melbourne: Therapeutic Guidelines Limited; 2018 Dec. www.tg.org.au, accessed December 2019.

第 10 章　抑郁

我无知无能,但不知为何,我在这里。不快乐、不满意……尽管如此,我还活着。

奥尔多斯·赫胥黎(Aldous Huxley)(1894—1963)

(译者注:英国人,作家和哲学家,曾9次获得诺贝尔文学奖提名,他最著名的小说是《美丽新世界》)

抑郁,也许是全科医学服务中最大的戴面具问题,它是临床医疗中很常见的生病状态之一,而且也经常与其他生病问题相混淆。若不治疗,抑郁可导致失能和死亡[1],最可怕的结果是自杀。全科医生接诊的病人中,有17%的人有抑郁问题[2],抑郁的12个月流行率为5%,终身的抑郁风险为15%[3]。抑郁经常被忽视,然而中重性抑郁的致残性与充血性心力衰竭相当[1],患病率和冠心病相当。此外,在澳大利亚和世界范围内,无论男性还是女性,抑郁都是所有疾病中主要的失能原因[4-5]。在确诊抑郁的病人中,终身自杀风险为6%,通过治疗可降低一半风险[1]。

尽管抑郁是可以治疗的,但60%的抑郁病人在患病的最初几个月都未曾寻求任何医疗帮助[4]。主要原因是缺乏认识,以及有病耻感、羞愧感。在接受治疗的人群中,其中3/4的人是通过全科医学服务来管理的[5-6]。正如惠特福德指出[4]:

很明显,在澳大利亚的初级保健中,服务活动的主要关注点是减少常见心理健康障碍的负担。专科化的心理健康服务提供者发挥的是支持作用,而不是核心作用。

抑郁是一种慢性复发性器质性脑病,平均发病年龄为27岁,然而40%的病人在20岁之前发病[7]。发作平均持续3~4个月,并且40%的病人会在12个月内复发[7]。

导致抑郁的原因很多,包括生理、心理和社会因素。情绪障碍通常有很强的家族的倾向,患抑郁的风险可以被认为是一种"压力-易感性模型",即一个人可能有遗传的易感性并且忍受足够的压力便可能会发生情绪障碍。基因易感人群比普通人群承受更少的压力就会发病,但是如果承受足够多的压力,任何人都可能产生情绪障碍。一个显著的特征是,抑郁会损害思维、导致消极的悲观情绪、使人丧失动力和生产力。

抑郁的6组症状:

- 心境,例如悲伤、快感缺失、易激惹。
- 自主神经功能,例如睡眠、食欲、性欲改变。
- 认知,例如注意力、记忆力、自我价值改变。
- 冲动控制,例如自杀、愤怒、杀人。
- 行为,例如动机、兴趣、疲劳改变。

- 躯体症状,例如头痛、便秘。

一个有效的方法是将抑郁视为一种会抑制人类5种基本固有活动的疾病:

- 活动精力。
- 性欲。
- 睡眠。
- 食欲和渴觉。
- 代谢废物的清除。

分类

- 《精神障碍诊断与统计手册》(第5版)(译者注:DSM-5,由美国精神医学学会编著)中将情绪感觉障碍分为重性抑郁障碍、破坏性情绪失调障碍、持续性抑郁障碍、经前焦虑症。还有一些其他"特定"和"非特定"的抑郁障碍,让我们能够对那些不符合各种诊断标准的病人进行诊断。
- 重性抑郁障碍是指有一次或多次严重抑郁发作。排除标准包括既往躁狂或轻躁狂病史,且发作不是由精神失常、药物或医疗状况引起。
  - 重性抑郁障碍可以根据疾病编码和严重程度分为轻、中和重度(表68.1)[8],伴精神病性症状、部分缓解或完全好转。
- 抑郁中一个重要的亚型是心境恶劣,它是一种慢性、轻度的抑郁(持续2年以上)但达不到重性抑郁的诊断标准。对于其他亚型,请参考第68章。

诊断方法

诊断基于病史和简易精神状态检查。

在DSM-5中,重性抑郁障碍的两个关键诊断标准是抑郁情绪和兴趣缺失(又称为快感缺失)持续至少2周。其他标准(如下所列)还包括睡眠问题、疲劳、精力不足、注意力不能集中和自我价值缺失。

全科诊疗中,使用检查表对评估抑郁病人有帮助。

为评估抑郁程度应进行的提问

- 你觉得你哪里有问题?
- 你认为你的感觉可能是由神经、焦虑或抑郁引起的吗?
- 你能想到你为什么会有这种感觉吗?
- 你觉得情绪低落吗?
- 你觉得自己能很好地应对吗?
- 你过得愉快吗?
- 你的生活有什么变化吗?
- 睡眠如何? 是否早醒?
- 一天中什么时间让你感觉最糟糕?
- 如果给自己打分,0~100 分,你会打多少分(视觉标尺在这里很有用)?
- 你是否感到绝望?
- 你是否经常回忆以前的事情?
- 你觉得自己的精力怎样?
- 你觉得自己的胃口怎样?
- 你对性的兴趣和以前一样吗?
- 是否感到内疚?
- 你觉得生活有价值吗?
- 你有没有想过结束自己的生命?
- 当没有人在你身边时,你会哭泣吗(特别对儿童有效)?
  两个特别好的问题:
- 在过去的一个月中,你是否曾被沮丧、低落或绝望所困扰?
- 在过去的一个月中,你是否因为做事缺少兴趣或乐趣而困扰?

排除其他精神障碍

　　询问有无药物使用和滥用、焦虑、精神病,躁狂/严重躁狂发作,亲密伴侣暴力、丧亲和产后抑郁。

重要的鉴别诊断(器质性疾病)

　　要考虑的重要鉴别诊断(器质性疾病)是恶性肿瘤(特别是肺、脑、胰腺和血液/淋巴管),早期痴呆,颈动脉海绵窦痿,内分泌疾病(如甲状腺疾病),更年期,肝脏和肾脏功能衰竭,感染(如单核细胞增多症),神经系统疾病(如多发性硬化、帕金森病),药物的副作用,贫血,全身性红斑狼疮,脑血管疾病。

重性抑郁障碍的诊断标准[9]

满足以下 9 种症状中的至少 5 项,同时伴有情绪低落和/或快感缺失,且持续 2 周以上:

- 情绪低落。
- 快感缺失(失去兴趣或乐趣)。
- 睡眠改变:增加或减少。

- 自卑/内疚。
- 精力不济。
- 注意力不集中或过度集中。
- 食欲、体重变化。
- 精神运动性激动或迟滞。
- 自杀想法。

可考虑完善的检查

　　全血细胞计数;甲状腺功能检查;尿素、电解质;维生素 B、维生素 D;叶酸;血糖;尿液毒理学;CT 或 MRI。

抑郁量表

　　抑郁量表对于发现潜在的情绪障碍(即筛查)和长期监测病人病情十分有用。常用的量表包括 K10(一种对忧郁的评分)和 DASS 21 或 42(用于抑郁和焦虑症状)。

心理问题的躯体表现

　　另一个与抑郁相关的问题是在初级保健中识别出无明显心理症状的躯体化病人。非特异性症状如失眠、持续性疲劳、头痛、恶心和肌肉骨骼疼痛是抑郁病人的常见症状[10]。研究表明,全科医生发现此类病人时,往往难以识别这种心理问题躯体化(somatisation)表现。使用自我报告的筛查工具有助于识别[3]。

关键事实和要点

- 抑郁是常见的、严重的、可治疗的。
- 抑郁是一种慢性复发性器质性脑病。
- 抑郁可能与焦虑、应激(身体和精神)和药物滥用并存。
- 目前有 100 万澳大利亚人患有抑郁(相比之下,焦虑病人为 200 万),每日有 8 人丧生,其中 6 人为男性[11]。
- 抑郁的病因多种多样,可从"压力-易感性模型"的角度来考虑。
- 无明显精神症状的躯体化病人是常见的,且难以识别和管理。
- 抑郁与自杀风险的增加密切相关,需要进行风险评估。

老年人的抑郁

　　在澳大利亚,给 80 岁以上病人开抗抑郁药的比例,高于其他任何年龄组[12]。尽管如此,老年人的抑郁诊断仍不够充分[13]。抑郁在老年人中常表现出奇怪的特征,因而易被误诊为痴呆或精神病。激越性抑郁(agitated depression)是老年群体中最常见的类型,特征可能包括表演行为、妄想和思维混乱。

　　在老年人中抑郁常被漏诊,原因包括症状不典型、老年人不善表达、病人往往感到羞耻并且不愿承认抑郁。

　　睡眠变化情况可能提供有用的线索,内科疾病也是老年抑郁的重要诱因。

老年病人可能出现更多药物不良作用(特别是恶心、头晕、跌倒和低钠血症)[13],但他们往往只对抗抑郁药有很小的反应,如果开始用药,推荐小剂量起始[1],缓慢增加剂量。心理治疗可能是有用的,然而通常没有得到充分利用[13]。

儿童和青少年的抑郁

悲伤在儿童中常见,抑郁尽管不常见,但确有发生并且以无助、无价值和绝望感为特征。父母和医生都容易忽视儿童抑郁[14]。

儿童和青少年重性抑郁的诊断标准和成人相同,即病人对日常活动失去兴趣同时有悲伤或易激惹的情绪持续2周或以上。在儿童中,易怒可能比悲伤更突出[15],其他症状包括可能会出现的躯体化症状,如入睡困难、食欲缺乏、注意力下降和自尊低下等。运动能力不足和家庭不稳定也与抑郁有关。抑郁可表现为反社会行为或分离性焦虑(如拒绝上学)等。尽管儿童抑郁后出现自杀念头较常见,但自杀行为在青春期之前很少发生。

青少年抑郁的处理对全科医生来说是一个艰难的挑战,鼓励青少年有效地参与在"年轻人友好的"全科诊疗环境中建立融洽的关系,是至关重要的[16]。

青少年抑郁的评估和治疗参见第90章。

围产期抑郁

围产期抑郁(perinatal depression)是指发生在孕期或产后12个月内的抑郁,会影响9%的孕期女性和16%的分娩后女性[17]并且影响女性、婴儿和周围人的健康。焦虑与围产期抑郁同样或者更为常见[17]。既往有心理问题者、未得到充分支持帮助者、经历磨难(例如家庭问题、虐待或失去亲人),或者因距离或文化或两者共同作用而感到孤立的女性有较高风险患围产期抑郁。

由于围产期抑郁是如此普遍,澳大利亚的心理健康组织"超越抑郁(Beyond Blue)"制订了相关指南,推荐对围产期抑郁进行常规筛查,包括使用爱丁堡产后抑郁量表,这是一个有效的筛查工具,在孕期和产后应至少进行一次,最好进行两次筛查。在实施筛查前征求许可并告知流程有助于筛查顺利实施,患病风险较高的女性需要更严格地进行筛检和监测。

若发现围产期抑郁,全科医生应该考虑到女性个人、家庭和文化背景的影响,并采用以家庭为中心的疗法。由于孕妇分娩过程中会产生强烈的情感波动,建立一种良好的治疗关系,使用开放的合作方法和主动的倾听技巧,将有助于建立信任、树立信心、相互尊重和赋权。此外还应该提供心理教育,以及适当的随访和持续性的护理,并

采用小组合作的方式进行(如果适合)。

如果女性或婴儿有风险,建议紧急转诊。妊娠期间可以使用药物治疗,但需要在对于母亲和胎儿的获益和风险之间找到平衡。精神病在围产期抑郁中相当少见但确有发生,一旦发现需要进行紧急精神评估。参见第101章。

对抑郁的管理

从一开始就需重视以下情况:

- 病人是否有自杀风险?
- 病人是否需要住院?
- 病人是否需要转诊到精神病学专家处治疗?

自杀评估

澳大利亚统计局的数据显示了截至2019年的10年间,澳大利亚的自杀水平[18]:

- 故意自残(自杀)在澳大利亚是第13大死因,但在男性中是第10大死因。
- 澳大利亚75%的自杀死亡者是男性。
- 澳大利亚全国自杀率为12.9/10万人。
- 在此期间,男性自杀率从17.5/10万人上升到19.8/10万人,女性从5.0/10万人上升到6.3/10万人。
- 自杀者的平均年龄在40岁出头到45岁左右。

如果病人症状较重且健康状况差或有自杀倾向,应当转诊。

马里(Mahli)等人提出的"SET A PACE"[7]治疗模型反映了在管理过程的起始就考虑这些安全问题的重要性。

为了明确自杀的风险、作出适当的反应,应当询问以下问题[16]:

- 自杀的想法。
- 自杀的计划。
- 自杀的致命性。
- 自杀的方式。
- 自杀史。
- 是否存在家庭成员或同伴自杀。

低风险人群(有自残或自杀的念头,但目前没有计划或手段)

- 讨论可以得到的支持以及治疗选择。
- 安排跟进看诊(时间将根据临床判断进行安排)。
- 明确相关的社区资源并提供联系方式。

中风险人群(有自杀的想法和意图,但当前没有计划或方法)

- 讨论可以得到的支持和治疗选择。
- 在1周内安排重新评估。

- 制订应急计划,以便在症状加重时迅速重新评估。
- 制订安全计划(列出一份书面清单,按优先级别排列相关应对策略和可提供支持帮助的来源,当出现自杀倾向时备用)。

高风险人群(持续/具体的自杀念头、意图、计划和手段)

- 确保此人处于足够安全、有保护的环境中。
- 在 24 小时内组织重新评估,在此期间进行监测。
- 评估随访结果。

一个有用的自杀风险评估是悲伤者(SAD PERSONS)(有助于记忆)指数(**表 10.1**)。评分 >7 分代表自杀风险高,需要密切关注,包括转诊到急症精神科服务部门。澳大利亚的自杀率在男性中呈现出 2 个高峰,如**图 10.1**所示。

表 10.1　悲伤者(SAD PERSONS)指数:自杀风险评估

危险因素	标准	评分/分
性别	男	1
年龄	<20 岁/>45 岁	1
抑郁	重度(如情绪低落)	2
精神病史	自杀未遂	1
过量使用药物	乙醇或其他药物	1
理智丧失	精神病,严重抑郁	2
独居	失去配偶或其他单身人士	1
有组织的计划	坚定的自杀计划	2
没有支持	没有社区支持;通常被孤立	1
疾病	慢性病	1

注:评分 >7 分代表高自杀风险。

如果担心有自杀风险,并且在医院外监督治疗,则应提供更密切的监督和足够的支持,并开出用药过量时毒性较低的药物(如米安色林或氟西汀)。如果开了三环类抗抑郁药,根据相关指南,摄入 1 000mg(40 片)或其等效剂量丙米嗪会出现危险的医学并发症,摄入 2 000mg(80 片)会有高死亡风险[15,19]。

确定病人处于安全状态后(这需要在每次就诊过程中不断重新评估),另外 2 个需要早期完成(并通过对病人的长期管理继续下去)的事项是**教育**病人了解其病情和个人情况,并建立**治疗关系**(therapeutic relationship)。

评估包括(译者注:可以简称"4C"评估法):

- **描述(characterising)**症状特征。
- 对严重程度和慢性程度进行**校准(calibrating)**(可以使用评分量表)。
- **确认(corroborating)**是否存在临床和精神并发症或背景(如果可能的话)。抑郁病人合并严重的精神、身体和社会并发症是常见的,其中 49% 患有焦虑,40% 儿童遭受性侵犯,57% 的儿童遭受身体虐待,42% 曾在某个阶段畏惧自己的伴侣,72% 患有慢性疾病[20]。将病人的病情纳入其社会心理和医学背景将提升评估的结果。
- **考虑(considering)**应对方式,以及病人的病情对其社会、财务和职业的影响。

这一评估通常在多次咨询中进行。

治疗

基本治疗方法用英文首字母缩写"**PACE**"概括(有意将心理治疗置于优先地位,见**图 10.2**)。

- **心理学的(psychological)**:包括基本的心理治疗,如

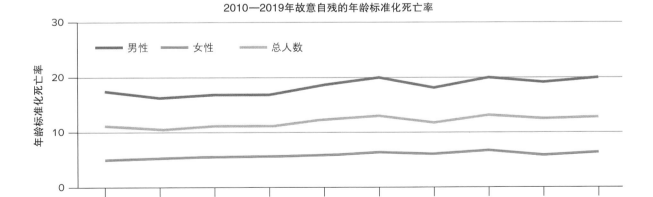

图 10.1　澳大利亚 2010—2019 年因故意自残(自杀)死亡的总人数和性别(来源:澳大利亚统计局[17])

注:年龄标准化死亡率,是指截至 6 月 30 日(年中)每 100 000 名居民的死亡人数估计。关于时间序列和 2019 年数据的具体问题,请参见此文献方法学的数据质量部分获取更多信息。对来自维多利亚州验尸官报告的死亡(包括自杀)数据的解释需谨慎。已根据 2019 年的数据对编码过程进行了调整。

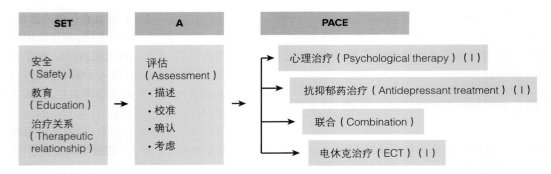

图 10.2　治疗抑郁的"SET A PACE"模型

资料来源：MALHI G S, ADAM D, PORTER R, et al. Clinical practice recommendations for depression. Acta Psychiatr Scand, 2009, 199 (439): 8-26. 经文章作者们许可转载。

生活方式的建议、解决问题、有指导的自助、有组织的监督锻炼和支持性辅导[1,6]，所有抑郁病人都应该得到以上这些治疗[1,16]。更复杂的技术，如认知行为疗法 (cognitive behaviour therapy, CBT) 或人际治疗 (interpersonal psycho therapy, IPT) 可用于特定的病人[7]，并且只能由有资质的医生或治疗师进行[6]。另外，基于计算机的CBT项目[13]也是一部分病人乐于选择的。CBT主要传授给病人积极思考的新方法，这些方法必须与病人相关，并具有可操作性（见第4章），病人需要能够认识到自己的负面认知，包括焦虑和担忧。

- **抗抑郁药 (antidepressants)**：抗抑郁药物对中-重性抑郁（表 10.2）或抑郁合并焦虑障碍有效[13]。如果怀疑双相障碍，应避免抗抑郁治疗，同时积极筛查过去有无躁狂症状[13]。
  - 关于药物的选用，目前没有哪一种药物是完美的。

尽管个体病人的反应可能有很大差异，但大多数抗抑郁药的疗效大致相同[21]。选择性5-羟色胺再摄取抑制剂目前在中-重性抑郁中的利与弊之间达到了最好的平衡[13]，该药的常见副作用是性功能障碍和胃肠道反应[7]。毒性最大的药物是三环类抗抑郁药和单胺氧化酶抑制剂。其他合适的一线药物有瑞波西汀 (reboxetine)（常见副作用包括嗜睡、疲劳和恶心）和米氮平（可导致体重增加和嗜睡）[7]。选择性5-羟色胺再摄取抑制剂的剂量反应曲线平坦，但是如果在低剂量下部分发挥效应并且没有出现不良反应，可在适当的位置增加剂量。

- 不同种类的抗抑郁药的合并用药，或者抗抑郁药与锂盐或抗精神病药合用，均需要在精神病学专科医生的监督下进行[7]。

表 10.2　抑郁的一线药物治疗选择[15]

药物	初始给药剂量	最大剂量
选择性 5-羟色胺再摄取抑制剂（SSRIs）		
西酞普兰（citalopram）	20mg（65 岁以上，10mg）	40mg（65 岁以上，20mg）
艾司西酞普兰（escitalopram）	10mg	20mg
氟西汀（fluoxetine）	20mg	80mg
氟伏沙明（fluvoxamine）	50mg（夜间），5~7 日后改为 100mg	300mg
帕罗西汀（paroxetine）	20mg	60mg
舍曲林（sertraline）	50mg，5~7 日后改为 100mg	200mg
5-羟色胺和去甲肾上腺素再摄取抑制剂（SNRIs）		
去甲文拉法辛（desvenlafaxine）缓释片	50mg	200mg
度洛西汀（duloxetine）	60mg	120mg
文拉法辛（venlafaxine）缓释片	75mg	375mg
其他		
米氮平（mirtazepine）	15~30mg（夜间）	60mg
阿戈美拉汀	25mg（夜间）	50mg
瑞波西汀	2~4mg（2 次/d）	10mg

10

– 5-羟色胺和去甲肾上腺素再摄取抑制剂似乎对治疗严重的抑郁症状更有效(也许可以作为一线选择),但因不良反应限制,目前只作为二线治疗选择[7]。三环类抗抑郁药和单胺氧化酶抑制剂因其不良反应被列为二线治疗选择[14]。

对中度抑郁,药物治疗的效果基本相当于心理治疗的效果,如 CBT、IPT,这两种心理学疗法缓解症状的可能性都比安慰剂高 20% 左右[1]。对于严重的抑郁,药物治疗比心理治疗更有效(图 10.3),不过一旦药物治疗有效缓解了病情,心理学疗法能有助于降低复发率[1,6]。

抑郁治疗的目的是缓解症状并予以维持[1],缓解定义为很少或没有发生抑郁症状[7],可通过询问病人"你认为你恢复正常状态了吗?"得知。

当使用抗抑郁药物时,如果前 2 周内反应不明显或 6 周内反应不充分,那么这种药物可能对该病人无效,建议更改治疗方案[7],病人在改用其他药物之前需要经过一个洗脱期(washout period)。病人在治疗早期需要进行密切监测,每周监测可能会对治疗有所帮助[13]。如果抑郁症状在治疗后 3 个月内仍不能缓解,需要考虑改用其他治疗方式,同时继续积极治疗[7]。

- **联合疗法(combination):** 如果使用单一疗法效果不充分,可以考虑抗抑郁药物和心理学疗法联合使用。在中度或严重抑郁中,药物治疗与心理治疗联合使用比单一治疗更有效[7]。
- **电休克治疗(electroconvulsive therapy, ECT):** 是治疗严重或顽固性抑郁的相对安全、有效的方法。此疗法有出现短暂认知障碍和长期记忆障碍的风险,适用于药物治疗失败的严重抑郁病人[7,22],需要在精神科医生的监督指导下进行。

可能的适应证包括:

– 精神病性抑郁(如妄想和幻觉)。
– 抗抑郁药治疗无效的忧郁型抑郁。
– 严重产后抑郁和精神病。
– 有显著自杀风险。
– 抗抑郁药物治疗无效和/或之前 ECT 有效。
– 严重精神运动性抑郁:拒绝进食、饮水,抑郁性木僵和严重自我忽视。

绝大多数上述情况都须立即转诊入院,病程相当多变且根据个人情况不同需制订不同方案,大致为共进行 8~12 次 ECT,每周 1~3 次。单侧治疗是最常见的初步 ECT[1]。

经颅直流电磁刺激治疗不需要麻醉,是目前正在探索作为 ECT 替代的具有更少侵入性的方法[20]。

实用管理指南

- **轻度抑郁:** 心理学疗法。
- **中度抑郁:** 心理学疗法和/或抗抑郁药治疗。
- **严重抑郁:** 抗抑郁药治疗,考虑使用心理学疗法维持缓解,考虑进行精神科检查及 ECT。

转诊时机

- 诊断具有不确定性。
- 明显需要住院治疗。
- 严重抑郁。
- 无法在家应对。
- 精神病性抑郁(有妄想和幻觉)。
- 高自杀风险。
- 常规抗抑郁药物治疗无效。

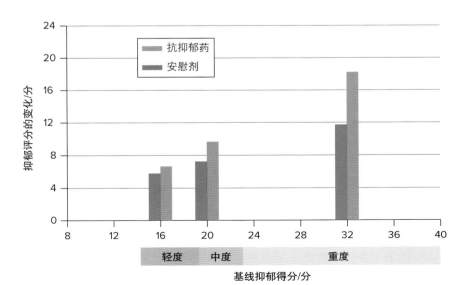

图 10.3　抗抑郁药与安慰剂对抑郁的影响

- 伴随精神性和躯体性疾病。
- 诊断困难者,如老年病人疑为痴呆等。
- 有明显严重抑郁的儿童。

治疗方法的选择

治疗方法应该由医生和病人共同决定,最佳治疗效果[6]有赖于良好的治疗关系,并且要考虑病人的偏好[13]。引用 RANZCP 指南(译者注:RANZCP 指南,由澳大利亚与新西兰皇家精神病学家协会编写):维持良好治疗关系最大的好处是能够有效进行治疗选择和持续治疗[1]。影响病人偏好的强有力决定因素可能是病人以往的治疗经验,或其对认识的其他人治疗结果的看法,或者是治疗方案的潜在不利影响[13]。

无论医生和病人选择何种治疗方法,方案的选择都不如坚持治疗重要,正如"超越抑郁"的指南所说"关键不在于你做了什么,而在于你一直在做"[6]。这就是持续随访和监测十分有益的原因。

补充和替代治疗

补充和替代治疗在抑郁治疗中有广泛应用。据估计,只有 50% 的澳大利亚抑郁病人接受了基于循证证据的专业干预[23],其中一个很大的推动因素是公众对补充和替代治疗的信任。一项研究[24]显示:57% 的人认为维生素、矿物质、补品或草药可能对治疗抑郁有帮助,相比之下仅有 29% 的人认为抗抑郁药有效。

尽管如此,大多数补充和替代治疗的疗效是没有循证证据支持的,有些则需要进一步的评估[25]。因为补充和替代被普遍使用(近一半的澳大利亚人在过去的 12 个月里使用过)[25],建议医生主动询问抑郁病人是否使用辅助治疗。

其中一个经常使用和广泛研究的替代治疗是"圣约翰草"(贯叶连翘),关于其疗效的研究结果不一,有一篇综述认为这种植物对轻中度抑郁有效[26],另外两篇则认为无效[27-28]。

无论"圣约翰草"是否对抑郁治疗有效,它都会和很多药物相互作用,包括与抗 HIV 药物、华法林、地高辛、抗惊厥药、口服避孕药和曲坦类药物之间的作用[21]。因此在使用"圣约翰草"制剂时需要留意,并且要注意不同制剂中不同剂量的活性物质对药物相互作用的影响[19]。

5-羟色胺综合征

- 较为罕见,5-羟色胺综合征是使用选择性 5-羟色胺再摄取抑制剂和其他 5-羟色胺药物(包括"圣约翰草")后出现的严重不良反应。

- 症状的发生必须与 5-羟色胺药物的使用相关,即在开始服用药物或剂量增加时出现症状。需要考虑的药物包括抗抑郁药、阿片类药物(特别是曲马多)、兴奋剂类药物、违禁药品、止吐类药物、含锂药物和司来吉兰。
- 必须排除其他原因,如感染、药物滥用或戒断反应等。
- 至少存在以下 3 种症状或征象:
  - 精神状况或行为改变(如易激惹、意识混乱、轻躁狂、癫痫发作)。
  - 肌张力改变(如震颤、寒战、肌阵挛、反射亢进)。
  - 自主调节功能紊乱(如高血压或低血压、心动过速、发热、腹泻)。

一旦出现 5-羟色胺综合征,应立即停药,并开始进行支持治疗和转至急诊科进行处理。

持续治疗

如果抗抑郁药物被使用并且能达到缓解效果,建议在首次发作后至少维持 12 个月用药,再次发作或有高风险复发的病人应维持 2~3 年持续用药[1,13]。复发的危险因素如下[7,13]:

- 有抑郁症状残留。
- 在过去的 5 年内有 2 次以上的发作。
- 发作 3 次及以上。
- 有严重或长期抑郁史(尤其是精神病或自杀未遂)。
- 合并身体疾病。
- 生活压力大。

当症状缓解,治疗处于维持阶段时,不间断监测治疗效果、耐受性和依从性[7]。鼓励坚持治疗可提高依从性[1]。停止用药过程中常可见撤药反应,通过每周减少一半剂量逐渐停药的方式,可有助于减轻撤药反应[1]。

参考文献

1 Australian and New Zealand clinical practice guidelines for the treatment of depression. Australian and New Zealand Journal of Psychiatry, 2004; 38: 389–407.

2 Goldberg D. Epidemiology of mental disorders in primary care settings. Epidemiol Rev, 1995; 17: 182–90.

3 Wilhelm K et al. What can alert the general practitioner to people whose common mental health problems are unrecognised? Med J Aust, 2008; 188(12): 114–18.

4 Whiteford HA. Depression in primary care: expanding the evidence base for diagnosis and treatment. Med J Aust, 2008; 188(12): 101–2.

5 Slade T et al. *The Mental Health of Australians 2. Report on the 2007 National Survey of Mental Health and Wellbeing.* Canberra: Department of Health and Ageing, 2009.

6 Ellis P, Smith D. Treating depression: the *beyondblue* guidelines for treating depression in primary care. Med J Aust, 2002; 176: S77–S83.

7　Mahli G et al. Clinical practice recommendations for depression. Acta Psychiatr Scand, 2009; 119(439): 8–26.

8　Blashki G, Judd F, Piterman L. *General Practice Psychiatry.* Sydney: McGraw-Hill Education, 2007.

9　Diagnostic and Statistical Manual of Mental Disorders (DSM-5) (5th edn). Washington, DC: American Psychiatric Association, 2013.

10　Goldman L, Nielson N, Champion H. Awareness, diagnosis and treatment of depression. J Gen Intern Med, 1999: 14; 569–80.

11　Causes of death. Australian Bureau of Statistics, 26 September 2018. Available from: http://www.abs.gov.au/Causes-of-Death.

12　Hollingworth S, Burgess P, Whiteford H. Affective and anxiety disorders: prevalence, treatment and antidepressant medication use. Aust N Z J Psychiatry, 2010; 44: 513–19.

13　NPS News 78, April 2012. Depression—challenges in primary care. Available from: www.nps.org.au/publications/health-professional/nps-news/2012/depression-challenges-in-primary-care, accessed 31 December 2013.

14　Thomson K, Tey D, Marks M. *Paediatric Handbook* (RCH) (8th edn). Oxford: Wiley-Blackwell, 2004: 192–6.

15　Depression in adults [published 2018]. In: *Therapeutic Guidelines* [digital]. Melbourne: Therapeutic Guidelines Limited; 2018. www.tg.org.au, accessed December 2019.

16　McDermott B et al. Clinical practice guidelines: depression in adolescents and young adults. Melbourne: beyondblue: the national depression initiative, 2011: 143.

17　Austin M-P, Highet N and the Guidelines Expert Advisory Committee. Clinical practice guidelines for depression and related disorders—anxiety, bipolar disorder and puerperal psychosis—in the perinatal period. A guideline for primary care health professionals. Melbourne: beyondblue: the national depression initiative, 2011.

18　Intentional self-harm (suicides), key characteristics. Causes of Death, Australia, 2019. Australian Bureau of Statistics.

Available from: https://www.abs.gov.au/statistics/health/causes-death/causes-death-australia/latest-release#intentional-self-harm-suicides-key-characteristics, accessed February 2021.

19　Fournier et al. Antidepressant drug effect and depression severity: a patient-level meta-analysis. JAMA, 2010; 303: 47–53.

20　Gunn J et al. Who is identified when screening for depression is undertaken in general practice? Baseline findings from the Diagnosis, Management and Outcomes of Depression in Primary Care (diamond) longitudinal study. Med J Aust, 2008; 188(12): S199–25.

21　Buckley N (Chair). *Australian Medicine Handbook.* Adelaide: Australian Medicines Handbook Pty Ltd, 2018: 821–2.

22　Fitzgerald P. Transcranial direct current stimulation. Med J Aust open 2012: Supplement 4: 148–151

23　Andrews G et al. Why does the burden of disease persist? Relating the burden of anxiety and depression to effectiveness of treatment. Bull World Health Organ, 2000; 78: 446–54.

24　Jorm A et al. 'Mental health literacy': a survey of the public's ability to recognise mental disorders and their beliefs about the effectiveness of treatment. Med J Aust, 1997; 166: 182–6.

25　Jorm A et al. Effectiveness of complementary and self-help treatments for depression. Med J Aust, 2002; 176: S84–96.

26　Linde K. St John's wort—an overview. Forschende Komplementärmedizin: Research in Complementary Medicine, 2009; 16(3): 146–55.

27　Linde K, Berner M, Kriston L. St John's wort for major depression. Cochrane Database Syst Rev. 2009; (4): CD000448. Available from: www.thecochranelibrary.com, accessed 11 January 2014.

28　National Institute of Mental Health. Depression. Available from: www.nimh.nih.gov/health/publications/depression/index.shtml, accessed 11 January 2014.

第 11 章　糖尿病

得了这种病的人,尿出来的要比喝进去的多。有些作者断言饮水量变化不明显或者根本没有改变,这与真实情况相去甚远。因为尿液既不同于饮用的水,也没有加了蜂蜜或糖的那种甜味。

托马斯·威利斯(Thomas Willis)(1621—1675),《撒尿的恶魔》
(译者注:英国人,医生,解剖学、神经学、精神病学专家)

"Diabetes"一词来自希腊语,意思是"通过或流过"(即排尿过多),而"mellitus"表示"甜的"。糖尿病是一种由于胰岛素相对或绝对减少引起的疾病。

糖尿病(diabetes mellitus)主要有 2 种类型(**表 11.1**)

- 1 型糖尿病,又称幼年发病的糖尿病或胰岛素依赖型糖尿病(insulin dependent diabetes mellitus,IDDM)。
- 2 型糖尿病,又称成年发病的糖尿病或非胰岛素依赖型糖尿病(non-insulin dependent diabetes mellitus,NIDDM)。

1 型糖尿病的发生有自身免疫方面的原因,而这也是导致晚发型,即成人晚发型自身免疫性糖尿病(late onset autoimmune diabetes in adults,LADA)的原因。

糖尿病:一种真正的戴面具疾病

2 型糖尿病的发病可能是微妙且隐蔽的,在任何一个时间段,均有约 50% 的 2 型糖尿病病人未被诊断。在 2014—2015 年,澳大利亚大约有 120 万人(5%)确诊糖尿病[1],估计另有 50 万人(2.1%)的 2 型糖尿病尚未被确诊[2],另外有约 200 万人(8.4%)有空腹血糖受损或糖耐量受损。大约 50% 的 2 型糖尿病病人有并发症(包括微量白蛋白尿),其中许多病人在刚确诊糖尿病时就已经有并发症。全科医生所面临的挑战就是不断寻找这类人,尤其是那些处于风险中的人。2 型糖尿病在工业化国家中正在变得越来越普遍,原因是人口老龄化、诊断范围扩大,以及生活方式促使我们"吃得多动得少"[3]。此外,澳大利亚约有 60% 的人超重或肥胖。

2 型糖尿病和 1 型糖尿病均会出现并发症。

- 继发性糖尿病的几种病因较少见(胰腺疾病,约 2.5%)或非常罕见(**表 11.2**)。
- 应通过血液葡萄糖或糖化血红蛋白(hemoglobin A1c,HbA1c)的检测,筛查无症状且未被确诊为糖尿病的高风险人群。

表 11.1　1 型和 2 型糖尿病的临床区别

区别项	1 型糖尿病	2 型糖尿病
病人构成比(近似值)	10%	85%~90%
发病高峰年龄	10~30 岁	>40 岁
发病年龄	通常 <20 岁	通常 >40 岁
起病速度	快速	隐匿/缓慢
症状表现	多尿症、多饮、体重下降	通常症状较轻
发病时体重	低(消瘦)	高(肥胖)
酮症酸中毒	有	少见
家族遗传倾向	弱	强
胰岛素状态	缺乏	抵抗

注:以上是对于一般情况的概述,病人的临床特征可能会有多种变化(例如,2 型糖尿病病人可能是消瘦的并且发病迅速,或者在较年轻时出现病症)。

关键事实和要点

- 在澳大利亚 25 岁以上的人群中,糖尿病发病率为 7.5%,另有 10.6% 的人有糖耐量受损[1]。
- 约有 30% 的糖耐量受损者在 10 年内发展为有临床意义的糖尿病[3]。
- 许多 2 型糖尿病病人没有症状。
- 糖尿病在被检查出来之前可能已经存在多年,并可能有明显的并发症。
- 在急性疾病、外伤或手术后,血糖可能短暂升高。

表 11.2　继发性糖尿病的病因

继发性糖尿病种类	病因
胰腺疾病(有时也称"3c 型糖尿病")	慢性胰腺炎
内分泌障碍	库欣综合征、肢端肥大症、嗜铬细胞瘤、多囊卵巢综合征、血色素沉着病
药物引起的糖尿病(一过性)	噻嗪类利尿剂、雌激素疗法(高剂量-不是低剂量激素替代疗法)、类固醇皮质激素
其他一过性原因	妊娠糖尿病、内科或手术应激

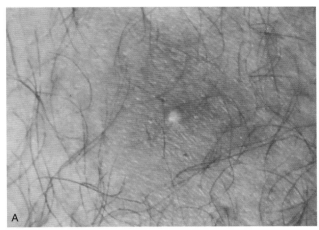

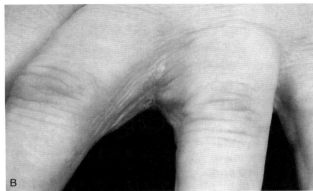

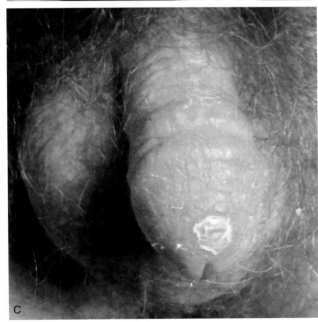

图 11.1　糖尿病的皮肤征象
A. 复发性葡萄球菌毛囊炎;B. 白念珠菌指间糜烂;C. 白念珠菌龟头炎。

临床特征

未控制血糖的糖尿病的典型症状:
- 多尿。

- 多饮。
- 体重下降(1 型糖尿病)。
- 疲劳和乏力。
- 容易感染(图 11.1),尤其是皮肤和外阴部感染(真菌性阴道炎)。

患有 1 型糖尿病的年轻病人通常会出现 2~10 周的典型三联征病史:

　诊断三联征:口渴 + 多尿 + 体重下降➡1 型糖尿病

首次发现的 1 型糖尿病(通常是身体不适的儿童,指尖血糖升高)属于医疗紧急情况,需要到医院评估。其他可能的症状包括:
- 外阴阴道炎 ⎫
- 外阴瘙痒 ⎬ 白念珠菌感染所致
- 龟头炎 ⎭
- 夜间遗尿症(1 型糖尿病)
- 视力模糊
  并发症的症状(可为特征性表现)包括:
- 葡萄球菌皮肤感染
- 多发性神经病:足部刺痛或麻木、疼痛(病情严重的话可能出现)
- 勃起功能障碍
- 动脉疾病:心肌缺血、周围血管疾病

病史

疑似患有糖尿病或已知患有糖尿病者的病史包括以下特点,包括心血管风险评估和终末器官损害。
- 具体症状:
  - 多尿
  - 多饮
  - 多食
  - 体重减轻
  - 乏力/萎靡/疲劳
  - 夜尿
- 相关一般症状:
  - 心血管疾病(如胸痛、呼吸困难)
  - 泌尿功能变化
  - 性功能变化
  - 神经病学方面(如足/手刺痛)
  - 视力方面(如模糊)
  - 感染趋势(如皮肤、尿液、生殖器)
  - 生殖器瘙痒
- 一般状况:
  - 家族史
  - 用药史

11

- 吸烟和饮酒史
- 孕产史（如适用）
- 体力活动
- 营养/饮食习惯

身体检查

理想情况下，身体检查应遵循年度体检方案。

初步筛查疑似糖尿病的内容应包括：

- 包括皮肤在内的肉眼观察。
- 体重指数（BMI）（单位为 kg/m^2）。
- 腰围。
- 视力。
- 血压：卧位和站立位。
- 周围神经病变检查：腱反射、感觉（如棉签、10g 单丝、疼痛知觉）。
- 尿液分析：葡萄糖、白蛋白、酮体、亚硝酸盐。

辅助检查

- 初始：空腹或随机血糖，必要时进行 OGTT 或糖化血红蛋白的随访。
- 根据临床评估结果，可采取其他检测，如血脂、肾功能、尿白蛋白肌酐比（ACR）、心电图。

危险因素

- 年龄 >40 岁。
- 家族史。
- 超重/肥胖。
- 久坐的生活方式。
- 妊娠糖尿病史。
- 患多囊卵巢综合征（PCOS）的女性。
- 高血压/缺血性心脏病。
- 引起高血糖的药物。
- 种族/文化相关群体：澳大利亚原住民和托雷斯海峡岛民、太平洋岛民、印度次大陆居民、非洲裔加勒比人。

筛查（2 型糖尿病）[4]

- 空腹血糖受损/糖耐量受损者（"糖尿病前期"）。
- 年龄 >40 岁。
- 较年轻（如 >30 岁），伴有：家族史（有患 2 型糖尿病的一级亲属）、肥胖症（BMI>30kg/m²），或是糖尿病高发种族人群。
- 年龄 >18 岁的澳大利亚原住民和托雷斯海峡岛民。

［译者注，澳大利亚原住民和托雷斯海峡岛民，统称为土著澳大利亚人（indigenous Australians）。他们是殖民者来到这片土地之前，就已经在此居住了数千年的族群，拥有独特的语言、知识体系和信仰，祖传的土地、水域和领地是他们至关重要的民族物质和

文化。对土著人的识别，并非根据血统或肤色，而是要遵循自我认同的基本标准。澳大利亚原住民和托雷斯海峡岛民在健康方面处于劣势，主要健康指标均低于其他澳大利亚人，因此他们的身体、心理和社会健康，是澳大利亚的卫生和社会系统的核心议题之一。提高和维护他们的健康状况，是解决澳大利亚健康不公平问题的关键。］

- 妊娠糖尿病史。
- 长期服用类固醇激素的病人。
- 服用抗精神病药的病人。
- 多囊卵巢综合征病人，尤其是超重者。
- 有心血管疾病发作病史。

理想的筛查频率：从 40 岁开始，使用澳大利亚 2 型糖尿病风险评估工具每 3 年进行一次筛查；而对于包括澳大利亚原住民、托雷斯海峡岛民和"糖尿病前期"人群在内的高危人群，应每年进行一次筛查[5]。

诊断

糖尿病的诊断如下[3-4]：

1. 如果有症状（下列症状中至少有 2 个：多饮、多尿、频繁皮肤感染、生殖器真菌感染）：
   - 空腹静脉血糖≥7.0mmol/L。

   或

   - 随机血糖（离上次进食后至少 2 小时）≥11.1mmol/L。

   或

   - 糖化血红蛋白 >6.5%（>48mmol/mol）。
2. 如果无症状
   - 至少有 2 次单独升高的血糖值，空腹或餐后 2 小时以上血糖值均可，或者 OGTT 的两个时间点的值。

注：如果有症状病人或具有危险因素（50 岁以上、超重、一级亲属有糖尿病史）的随机或空腹静脉血糖处于不确定范围（5.5~11.0mmol/L），可进行 OGTT 试验。进一步检测的截断值为 5.5mmol/L[4,6]。

对于未确诊的糖尿病来说，OGTT 试验的 2 小时血糖值 >11.1mmol/L 仍然是其诊断的"金标准"。

对于临界病例和妊娠糖尿病病人，应进行 OGTT 检测。妊娠期间有时在 26~30 周（通常 28 周）进行筛查（OGTT）。

🦴 糖尿病前期

糖尿病前期是指静脉血浆葡萄糖（venous plasma glucose，VPG）超出正常值范围（6.1~6.9mmol/L），但未达到 2 型糖尿病的诊断标准。包括下列 2 种情况：

- 空腹血糖受损。
- 糖耐量受损。

被确诊为糖尿病前期者还不需要开始药物治疗，但

应该及时改善生活方式(如减轻体重和增加体育锻炼)。

由于肾阈值不同的病人出现糖尿时的血浆葡萄糖水平不同,将尿液分析作为诊断依据是不可靠的。

糖尿病的诊断总结见**图 11.2** 和**表 11.3**。

儿童的糖尿病

在西纳及其团队进行的一项研究中发现,在 55 名肥胖儿童(4~10 岁)中葡萄糖耐量受损的占 25%,112 名肥胖青少年(11~18 岁)中葡萄糖耐量受损的占 21%[9]。有 4% 的肥胖青少年被确诊为 2 型糖尿病,然而超过 30% 的被新确诊为糖尿病的儿童和青少年病人出现糖尿病性酮症酸中毒。1 型糖尿病患儿通常出现多尿、多饮,体重减轻和嗜睡的典型特征。当被误诊为尿路感染或其他的情况出现时,要注意泌尿系统疾病的不常见症状,包括遗尿症或白天床尿。通过随机血糖或空腹血糖升高可以确诊,口服葡萄糖耐量试验不适合年龄很小的病人。一旦确诊为糖尿病,宜将这些儿童或青少年病人转诊至多学科糖尿病治疗团队。儿童高血糖是 1 型糖尿病的紧急表现,除非有其他原因造成高血糖。

妊娠糖尿病

妊娠糖尿病是指妊娠期间新出现的糖耐量异常。对于有遗传倾向的人来说,妊娠会导致糖尿病。所有孕妇都应在妊娠 24~28 周时接受一次 OGTT。澳大利亚糖尿病学会对妊娠糖尿病的定义在过去 20 年间已扩大很多,由于诊断标准的降低,更多孕妇被诊断为妊娠糖尿病[10]。2014 年,妊娠糖尿病相关专家共识将其定义为:空腹血糖≥5.1mmol/L,或者进行 OGTT 1 小时后血糖≥10.0mmol/L 或 2 小时后血糖处于 8.5~11.0mmol/L。具体可参见第 100 章。

老年人的糖尿病

糖尿病的发病率随年龄增长而上升,老年人糖尿病的死亡率和患病率相对增高,但积极的治疗方案也增加了其风险。因此需要对他们进行细致的监测,尤其是因为多重用药和合并症而加剧药物不良反应的病人。特殊问题包括饮食、足部护理和直立性低血压。

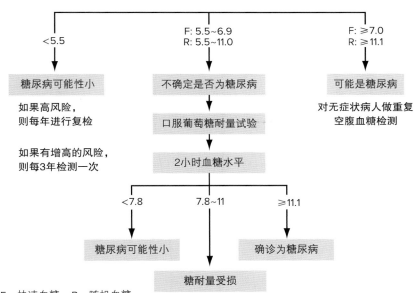

F＝快速血糖　R＝随机血糖

图 11.2　血糖水平:静脉血浆(mmol/L)

表 11.3　糖尿病的诊断试验结果解释[7,8]

	试验	正常/(mmol·L^{-1})	中度高血糖/(mmol·L^{-1})	糖尿病
静脉血糖浓度	空腹血糖	≤6	6.1~6.9	≥7mmol/L
	随机血糖	≤6		≥11.1mmol/L
口服葡萄糖耐量试验	2 小时静脉血糖浓度	≤7.7	7.8~11	≥11.1mmol/L
糖化血红蛋白	—	—	—	≥48mmol/mol(6.5%)

糖尿病的并发症

即使进行了早期诊断和治疗，1 型和 2 型糖尿病病人均可能出现并发症（图 11.3）。

1 型糖尿病病人的预期寿命会明显缩短，死亡的主要原因是糖尿病肾病和血管疾病（心肌梗死和卒中）。

糖尿病会导致大血管和微血管并发症，但微血管疾病是糖尿病特有的。要特别注意 2 型糖尿病与肥胖、高血压和血脂异常之间的关系，其被称为"致命四重奏"[6,11]。

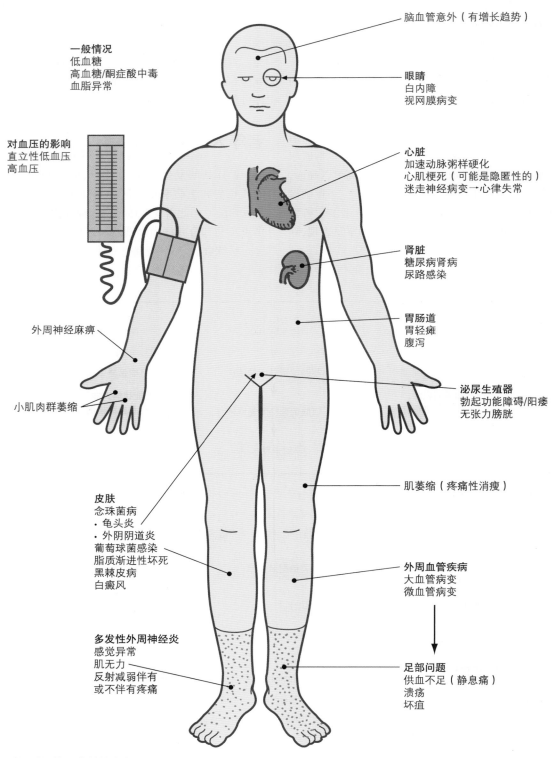

脑血管意外（有增长趋势）

一般情况
低血糖
高血糖/酮症酸中毒
血脂异常

眼睛
白内障
视网膜病变

对血压的影响
直立性低血压
高血压

心脏
加速动脉粥样硬化
心肌梗死（可能是隐匿性的）
迷走神经病变→心律失常

肾脏
糖尿病肾病
尿路感染

胃肠道
胃轻瘫
腹泻

外周神经麻痹

泌尿生殖器
勃起功能障碍/阳痿
无张力膀胱

小肌肉群萎缩

皮肤
念珠菌病
· 龟头炎
· 外阴阴道炎
葡萄球菌感染
脂质渐进性坏死
黑棘皮病
白癜风

肌萎缩（疼痛性消瘦）

外周血管疾病
大血管病变
微血管病变

多发性外周神经炎
感觉异常
肌无力
反射减弱伴有
或不伴有疼痛

足部问题
供血不足（静息痛）
溃疡
坏疽

图 11.3 糖尿病的并发症

大血管并发症包括:

- 缺血性心脏病/冠心病
- 脑血管疾病
- 周围血管病

HOPE 研究[译者注:Heart Outcomes Prevention Evaluation study,评估血管紧张素转换酶抑制剂(angiotensin converting enzyme inhibitor, ACEI)或维生素 E,在改善心血管事件高风险病人的发病率和死亡率上的作用]中一项对 2 型糖尿病进行的分析表明[12-13],雷米普利(ramipril)可降低以下风险:

- 死亡(24%)
- 心肌梗死(22%)
- 卒中(33%)
- 心血管疾病死亡(37%)
- 显性肾病(24%)

利用"KNIVES"来帮助记忆受糖尿病影响的器官/问题:

- 肾脏(kidney)
- 神经(nerves)
- 感染(infection)
- 血管(vessels)
- 眼睛(eyes)
- 皮肤(skin)

微血管疾病

从临床角度来看,受糖尿病影响最大的微血管是视网膜、神经鞘和肾小球的微血管。在年轻人中,糖尿病视网膜病变、神经病变和肾病的问题在诊断后 10~20 年的时间才能显现出来。

肾病

预防糖尿病肾病(diabetic nephropathy)是治疗的重要目标。对微量蛋白尿的早期检测很重要,因为该症状可以通过最优控制,尤其是血压控制来进行逆转。试纸检测的方法不可靠,而收集 24 小时尿液检测这一医院中优先选择的方法在全科医学服务中被认为是难以实现的;检测晨尿的 ACR 是一种更简单的筛查方法(见 79 章)。

如病人出现高血压,应该使用 ACEI,如果出现咳嗽,则应使用血管紧张素 Ⅱ 受体阻滞剂(ARB)。

视网膜病变和黄斑病变

视网膜病变(retinopathy)是视网膜微血管疾病的结果,其患病率与病程相关,但是多达 20% 的 2 型糖尿病病人在确诊时已经患有糖尿病性视网膜病变。一项欧洲多中心研究表明,在 16~64 岁的欧洲成人中,糖尿病是导致失明的最常见原因,因此建议每 1~2 年接受一次眼科专家通过直接眼底镜检查法(瞳孔放大)、视网膜摄影或荧光素血管造影进行的眼底检查。严重视网膜病变的早期诊断至关重要,因为早期使用激光光凝术可延缓或防止失明。

神经病变

糖尿病可能出现以下类型的神经病变(neuropathy):

- 神经根病(糖尿病性腰骶神经根神经丛神经病)。
- 感觉性多发性神经病。
- 单发单神经病或多发性单神经病:
  - 单一周围神经病变(例如正中神经)。
  - 脑神经麻痹(例如第 Ⅲ、Ⅳ 对脑神经)。
  - 肌萎缩。
- 自主神经病,可能导致:
  - 勃起功能障碍。
  - 直立性低血压和晕厥。
  - 胃排空障碍(胃轻瘫)。
  - 腹泻。
  - 膀胱排空延迟或不完全排空。
  - 心脏疼痛缺失→"隐匿性"心肌缺血。
  - "无意识性"低血糖。
  - 心搏骤停,尤其是在麻醉时。

感染

病情控制不佳的糖尿病病人容易发生感染,特别是:

- 皮肤:皮肤黏膜念珠菌病(如龟头炎、阴道炎)、金黄色葡萄球菌感染(如毛囊炎)。
- 尿路感染:膀胱炎(女性)、肾盂肾炎和肾周围脓肿。
- 肺:肺炎(葡萄球菌、链球菌肺炎)、肺结核。

糖尿病的代谢性并发症

- 低血糖。
- 糖尿病酮症酸中毒。
- 高渗性高血糖症。
- 乳酸性酸中毒。

其他并发症

- 白内障。
- 眼睛屈光不正。
- 睡眠呼吸暂停。
- 抑郁。
- 肌肉骨骼:神经性关节损伤(沙尔科关节)、肌腱断裂。
- 足部溃疡(与神经病变有关)。

糖尿病的预防

几项大样本研究表明,对于高危人群也是可以预防或延缓 2 型糖尿病的发生的[14-15],其中涉及对超重、糖耐量受损或空腹血糖升高的人群的强化生活方式干预。正在进行的糖尿病缓解临床试验(diabetes remission clinical trial, DiRECT)表明,即使 2 型糖尿病已经存在数年,缓解糖尿病依然是全科医疗需要达到的目标,可使用强有力的饮食控制措施,为持续 3 个月的减肥管理提供结构化支持[16]。

初始策略是遵循 SNAP(smoking、nutrition、alcohol、physical activity,吸烟、营养、酒精、体育活动)指南,尤其是以减重为目标[17]。其基本要素包括健康饮食、减肥和体育锻炼,是全科医生可以向处于危险中的病人推荐的一种重要的方法。遵循 SNAP 指南可为糖尿病前期人群带来巨大的健康益处,超过了之后使用任何治疗糖尿病的药物带来的健康益处(见第 80 章)。

糖尿病的管理

全科医生的主要目标是预防心血管疾病和其他并发症的发展。目标如下[4]:

1. 降低与"生活方式"相关的危险:超重、吸烟、体育锻炼时间少。

2. 监测糖化血红蛋白,严格控制血糖(根据病人的实际病情而异,但通常≤7%)。

3. 血压控制(仰卧位血压<140/90mmHg)[18]。

4. 控制血脂水平。

注:参见心血管风险的评估(见第 75 章 图 75.1、图 75.2)。

管理原则

- 提供详细的、综合性的病人教育、给予支持并释除病人担忧。
- 实现对症状的控制。
- 实现对血压的控制(对死亡风险的影响巨大)。
- 制订糖尿病管理计划。
- 强调饮食的重要性:良好的营养,复杂碳水化合物、蛋白质(低热量膳食),限制脂肪和糖分的摄入。
- 及时诊断和治疗尿路感染。
- 治疗和预防酮症酸中毒或高渗性昏迷这些危及生命的并发症。
- 治疗和预防使用胰岛素及口服降血糖药物引起的低血糖。
- 组织使用胰岛素的病人进行自我血糖检测。
- 发现并治疗糖尿病并发症,如神经病变、肾病、视网膜病变、血管疾病。
确保更新包括流感和肺炎球菌疫苗的免疫接种计划。

监测指标

- 血糖(空腹和餐后)。

- 尿糖(用处有限)。
- 尿酮(1 型糖尿病)。
- 糖化血红蛋白(3 个月检测一次)。
- 微量白蛋白尿(通常检测尿 ACR,被认为是肾病的早期和可逆指标)。
- 血压。
- 血脂水平。
- 肾功能:检测血清尿素/肌酐,估算肾小球滤过率(eGFR)。
- 心电图。
控制指南的总结见图 11.4 和表 11.4。

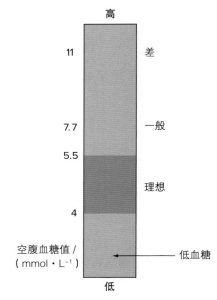

图 11.4　糖尿病管理控制指南

表 11.4　血糖控制的建议指南[4-5,19]

控制项目	理想值	欠佳或不达标
餐前血糖(空腹)/(mmol·L⁻¹)	<5.5	>7.7
餐后血糖(餐后 2 小时)/(mmol·L⁻¹)	<7	>11
糖化血红蛋白/%①	≤7	>8

注:①糖化血红蛋白是反映过去 2~3 个月平均血糖水平的指数(假设参考范围为 4.5%~8.0%)。

居家血糖监测

使用血糖检测设备进行监测,各种血糖仪和智能手机应用程序均可使用,应建议病人使用合适的血糖仪。

监测频率和监测时间

- 1 型糖尿病:
  - 在一开始或有症状的时候,每日监测 4 次(三餐前和睡前)。

- 每日 2 次（至少 1 次）。
- 每周 1~2 次（如果血糖控制良好）。
- 2 型糖尿病：
  - 对使用胰岛素的人来说非常重要，通常不推荐用于口服药物（在大多数情况下，用糖化血红蛋白监测）。
  - 对孕妇、体弱老年人、重型机械操作员或症状性低血糖病人更有用。

管理目标[4-5]

应鼓励所有糖尿病病人达到以下最佳管理目标

• 血糖（空腹）	理想目标：4~6mmol/L 澳大利亚国立健康与医学研究理事会标准：6~8mmol/L
• 血糖（餐后）	8~10mmol/L
• 糖化血红蛋白	≤7%（53mmol/mol）
• 总胆固醇含量	<4.0mmol/L
• 低密度脂蛋白胆固醇	<2.0mmol/L
• 高密度脂蛋白胆固醇	≥1.0mmol/L
• 非高密度脂蛋白胆固醇	<2.5mmol/L
• 甘油三酯类	<2.0mmol/L
• 血压	<140/90mmHg，如能够耐受，可进一步降低，尤其是有卒中风险伴蛋白尿（1g/d）者：≤125/80mmHg
• 体重指数	18~25kg/m²，在可行的情况下
• 尿白蛋白排泄量	定时隔夜收集<20μg/min 现场采集<20mg/L
• 白蛋白肌酐比	男性<2.5mg/mmol 女性<3.5mg/mmol
• 吸烟量	0
• 酒精摄入量	≤2 个标准酒精量（约 20g/d）（男性和女性）
• 锻炼	每次至少步行 30 分钟（或等量的运动），每周运动 5 日或更多（每周总共至少 150 分钟）

注：
- 毛细血管血糖比静脉血高约 7%。
- 血糖仪的误差通常为 ±5%。

糖化血红蛋白

糖化血红蛋白通常占总血红蛋白的 4%~6%，处于持续高血糖状态的糖尿病病人的糖化血红蛋白（glycated haemoglobin）会异常增高，反映了代谢控制不佳的状况。糖化血红蛋白的半衰期很长，其测量结果反映了过去 2~3 个月的平均血糖水平，因此它是一种评估糖尿病管理总体情况的有效方法。应每 3~6 个月检测一次。

1 型糖尿病

治疗 1 型糖尿病的 3 个主要目标：
- 保持健康，无高血糖和低血糖问题。
- 对儿童病人，确保其正常的生长发育；对于患有 1 型糖尿病的孕妇，保证母亲和胎儿的健康。
- 预防、阻止或延缓大血管和微血管的长期并发症。

使用胰岛素疗法治疗 1 型糖尿病[4,20]

最常用的胰岛素注射制剂是"人工合成"胰岛素。胰岛素根据其作用时间过程可分为：
- 快速起效和持续时间短（超短）：赖脯胰岛素、门冬胰岛素。
- 短效：中性（常规，可溶性）。
- 中效：低精蛋白胰岛素或缓释。
- 长效：超长效、地特胰岛素、甘精胰岛素。
- 预混合短/中效：双相性（中性 + 低精蛋白）胰岛素。
  同时：持续皮下注射胰岛素。

开始使用胰岛素[20]

对于经验不足的全科医生，建议与内分泌科专家共同照护病人。

使用最简单的方案治疗病人，并围绕疾病管理和监测提供适宜的健康教育，是非常重要的。

胰岛素的完全替代可通过每日使用 2~4 次注射胰岛素来实现。胰岛素使用见**表 11.5**。

1. 每日 2 次，在早餐前和晚餐前 30 分钟注射：预混注射液 30/70，重组人胰岛素注射液（优泌林）30/70 最为常见。
   - 常规起始剂量：0.3U/(kg·d)，70kg 的成人，1 次使用 10U，2 次/d。
2. 每日注射 3 次
   - 早餐和午餐前使用短效胰岛素。
   - 晚餐前使用中效或长效胰岛素。
3. 4 针注射方案（基础-餐时）
   - 早餐、午餐和晚餐前使用短效胰岛素（餐时）。
   - 睡前使用中效或长效胰岛素（基础）。

胰岛素的使用因人而异，即使同一人在不同的生活方式下胰岛素的使用方法也不相同。快速起效的胰岛素类似物可在餐中使用。胰岛素注射方案的时间过程说明见**图 11.5**。

注射胰岛素的方法

时间

建议病人制订一套规律的方案，如按时进餐，并在餐前约 30 分钟注射。

表 11.5　可选的胰岛素[4,20]

类型		商品名
超短效(峰值 1 小时,持续 3.5~4.5 小时)	赖脯胰岛素 门冬胰岛素 谷赖胰岛素	优泌乐(Humalog)① 诺和锐(NovoRapid)② 谷赖胰岛素(Apidra)①
短效(峰值 2~5 小时,持续 6~8 小时)	中性(常规)	快速(Actrapid)② 优泌林 R(Humulin R)① 高度纯化的牛胰岛素①
中效(持续 12~24 小时)	低精蛋白	优泌林(Humulin NPH)① 低精蛋白锌胰岛素注射液② 低精胰岛素
长效(类似物)	甘精胰岛素(持续 24~36 小时) 地特胰岛素(持续 24 小时)	来得时(Lantus) 诺和平(Levemir)
预先混合(短效和中效或长效)	赖脯胰岛素 25%/鱼精蛋白 75% 赖脯胰岛素 50%/鱼精蛋白 50% 门冬胰岛素 30%/鱼精蛋白 70% 中性 30%/低精蛋白 70%	优泌乐混合 25① 优泌乐混合 50① 诺和锐混合 30① 优泌林 30/70① 混合 30/70①
	中性 50%/低精蛋白 50%	混合 50/50①

注:① 可放置在笔型注射器的冷藏盒。
② 可放置在笔型注射器或一次性胰岛素注射笔的冷藏盒。

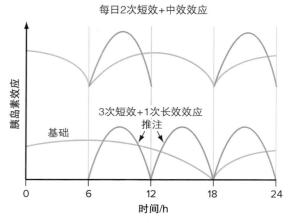

图 11.5　胰岛素注射方案的时间过程说明

部位

皮下注射,最好的注射部位是腹部,也可以在腿部注射。建议保持在一个区域,例如腹部,避免注射在手臂、关节附近和腹股沟区。每次的注射点应不同,并与上次注射点保持 3cm 或更远的距离,这可以降低发生脂肪营养障碍的风险。注射使用的工具是胰岛素注射器或胰岛素笔。

操作方法

用拇指和其他手指捏起腹部的一大块皮肤,然后垂直进针注射。拔出针后,在注射部位按压(不要揉搓或按摩)30 秒。不需要酒精棉签。

病人指南[4]

- 即使感觉不适,也要每日注射胰岛素。
- 不要擅自改变注射剂量,除非医生给予明确指示或病人有能力调整(译者注:建议在医生指导下调整胰岛素使用剂量为宜)。

问题

应定期检查注射部位,因为可能发生脂肪肥大或脂肪萎缩。

有症状的时候

要有一个预先安排好的行动计划。

即使生病伴有恶心、呕吐或厌食症状,也不要减少胰岛素的剂量。通常需要补充更多的胰岛素(快速起效)。

维持血糖水平,定期检测血糖(如果血糖 >15mmol/L,要引起注意)。

寻求支持和帮助。

运动

鼓励病人开展体育运动,需要仔细计划(在专家的帮助下)和监测血糖,在活动前需要调整胰岛素的剂量。

可能需要额外补充碳水化合物。

1 型糖尿病成人病人的血糖控制目标

- 糖化血红蛋白：7%（53mmol/mol）。
- 血糖：空腹血糖 4~7mmol/L，餐后血糖 5~10mmol/L。

✪ 2 型糖尿病[8,19]

一线治疗（尤其是肥胖人群）：

- 饮食疗法。
- 运动方案。
- 减肥。

大多数症状在饮食控制和运动锻炼后 1~4 周内得到改善[8]。病人每次就诊时，医生均应开具运动处方并询问锻炼情况。运动目标是每日 20~30 分钟，建议运动形式有一定的变化（如社交类运动）。应通过良好的教育和指导、监督来提高病人的依从性，耐心坚持是成功的秘诀。

糖尿病的健康教育，特别是营养专家的服务是非常重要的。如果治疗 3~6 个月后血糖控制仍然不满意，可考虑增加 1 种口服降糖药（表 11.6）。二甲双胍（metformin）是糖尿病的常规一线药物，它可降低胰岛素抵抗。如果单药治疗未能达到控制血糖的目标，通常的做法是增加

表 11.6　常用非胰岛素降糖药物[8,20]（示例）

药物	作用时间	剂量范围	注意事项（包括主要副作用）
二甲双胍（一种双胍类）	12 小时（也可缓释每日用量）	0.5~3.0g/d	副作用： • 消化道紊乱（如腹泻、腹痛、恶心、呕吐） • 避免用于心脏、肝脏和肾脏疾病（eGFR<30ml/min） • 乳酸性酸中毒，是一种罕见但严重的并发症
磺脲类药物			
格列齐特（gliclazide）	18~24 小时	40.0~320.0mg/d	低血糖是最常见的副作用 其他副作用：体重增加（常见）、皮疹和胃肠道反应（罕见） 老年人首选短效磺脲类药物
格列吡嗪（glipizide）	16~24 小时	2.5~40.0mg/d	长效和强效降糖药容易导致老年人出现顽固性低血糖症
格列本脲（glibenclamide）	18~24 小时	2.5~20.0mg/d	—
格列美脲（glimepiride）	>24 小时	1.0~4.0mg/d	—
α-葡萄糖苷酶抑制剂			
阿卡波糖（Acarbose）	3 小时	150.0~600.0mg/d	胀气、皮疹、腹泻、肝脏影响
噻唑烷二酮类（格列酮类）			可能使死亡概率下降，心力衰竭者慎用
吡格列酮（pioglitazone）	24 小时	15.0~45.0mg/d	有导致水肿、体重增加、心力衰竭、肝脏影响、骨折的风险
罗格列酮（rosiglitazone）	24 小时	4.0~8.0mg/d	
DPP-4 抑制剂（格列汀类）			轻度胰腺炎的风险
西格列汀（sitagliptin）	>24 小时	25.0~100.0mg/d	鼻溢、头痛、过敏反应，如荨麻疹
利格列汀（linagliptin）	>24 小时	5.0mg/d	—
沙格列汀（saxagliptin）	24 小时	5.0mg/d	—
维达列汀（vildagliptin）	>24 小时	50.0~100.0mg/d	头晕、乏力
阿格列汀（logliptin）	>24 小时	25mg/d	
SGLT$_2$ 抑制剂			适度的短期疗效
恩格列净	24 小时	10.0~15.0mg/d	—
达格列净（dapagliflozin）	24 小时	5.0~10.0mg/d	• 泌尿生殖系统感染 • 脱水、头晕、低血糖
厄格列净（ertugliflozin）	24 小时	5.0~15.0mg/d	—
GLP-1 受体激动剂			恶心、胰腺炎
度拉鲁肽（dulaglutide）	1 周	1.5mg/d	—
艾塞那肽（exenatide）	12 小时 1 周	5.0μg/d 2.0mg/周	—
利拉鲁肽（liraglutide）	24 小时	0.6~1.8mg/d	—

11

促胰岛素分泌的药物,例如磺脲类药物,它可以增加胰岛素的分泌。不过,应考虑新药钠-葡萄糖耦联转运体 2(sodium-glucose linked transporter 2,$SGLT_2$)抑制剂(格列净)和胰高血糖素样肽 1(glucagon-like peptide-1,GLP-1)受体激动剂(注射)的心脏保护和肾脏保护作用。二肽基肽酶(dipeptidyl peptidase-4,DPP-4)抑制剂(口服格列汀)和噻唑烷二酮(格列酮)是其他选择。

除有禁忌证以外,一般情况下二甲双胍被视为所有 2 型糖尿病病人的一线药物,无论体重如何均可使用。通常的起始剂量是 500mg,1~2 次/d。二甲双胍已经被证实优于磺脲类药物,特别是对于超重病人,其他获益包括不会明显增加病人体重、无低血糖和血脂升高等不良反应。如果单一药物治疗不能有效控制血糖,则推荐联合使用二甲双胍与其他药物组合(图 11.6)[20]。

当首次口服降糖药物无效(继发性失效)时,可以添加另一种降糖药(通常是磺脲类、DPP-4 抑制剂、$SGLT_2$ 抑制剂)。替代品包括 GLP-1 受体拮抗剂或胰岛素,以及在某些情况下,阿卡波糖或格列酮。最新的 2 型糖尿病治疗方案包括:[20]

- DDP-4 抑制剂:称为格列汀,如西格列汀(sitagliptin)。
- $SGLT_2$ 抑制剂口服药:如达格列净(dapagliflozin)和恩格列净(empagliflozin)。
- GLP-1 受体激动剂(艾塞那肽改良缓释剂:1 剂/周;

利拉鲁肽:1 剂/d),通过皮下注射给药。这些药可以提高饱腹感,并和体重降低有关。出现恶心的症状是相当常见的现象,但通常能逐渐消除。胰腺炎是一种罕见但严重的副作用。

约 30% 的 2 型糖尿病病人最终需要使用胰岛素,这一数字可能会随着新型药物的出现而减少。图 11.6 提供了 2 型糖尿病药物治疗方案。

要切记,胰岛素并不能代替合理饮食和运动治疗。

2 型糖尿病病人初期使用胰岛素[14,21]

在开始使用胰岛素之前,应确保病人的生活方式合理,且口服药物(推荐的最大剂量)是合适的。对于糖化血红蛋白 >7% 的病人何时开始使用胰岛素治疗没有明确规定,但可以在药物不能有效控制血糖时尽早使用。2 个黄金法则:"不延迟使用基础胰岛素"以及"低起始剂量,缓慢加量"[21]。

向开始使用胰岛素的病人告知,注射胰岛素的不适感不会超过扎手指的感觉,从而消除他们的顾虑;同时应告知病人,胰岛素注射后会使其感觉精力更充沛。

当病人开始注射胰岛素时,推荐与糖尿病团队成员共同管理病人。

建议分步方案[14,19]

第一步

- 继续口服药物:二甲双胍 + 磺脲类 ± 格列类药物,以及阿卡波糖或 DPP-4 抑制剂(仅限于 3 种)。
- 睡前增加 10U 的低精蛋白锌胰岛素。

第二步

- 根据空腹血糖情况(6mmol/L)进行胰岛素滴定治疗。
- 每 3~4 日增加 4~5U 胰岛素(或增加速度更慢些)。

第三步

如果需要更大剂量或多剂量的胰岛素(低精蛋白胰岛素或混合方案),继续使用二甲双胍,但逐渐停用磺脲类药物、DPP-4 抑制剂和噻唑烷二酮类药物。

注:格列酮和胰岛素的联合使用已经被证明可以改善对糖尿病的控制,有时甚至可以减少胰岛素的剂量。考虑使用格列酮、GLP-1 受体激动剂或 $SGLT_2$ 抑制剂来减少胰岛素剂量需求。但要检查三联疗法的 PBS(译者注:Pharmaceutical Benefits Scheme,澳大利亚全民医疗保险中的药品受益计划)要求。

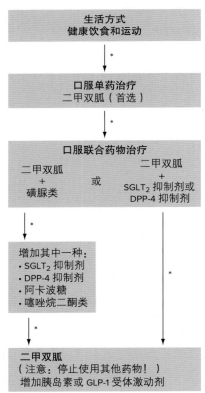

*疗效不理想

图 11.6　2 型糖尿病阶梯治疗方案[20]

饮食和营养的重要性

营养管理的基础是控制体重,应制订一个健康的饮

食计划,并配合适当锻炼。建议食物来源的要有多样性:

- 蛋白质 10%~20%;脂肪 20%~40%;碳水化合物 35%~60%。
- 减少脂肪等的摄入,尤其是饱和脂肪、糖和酒精。

1 型糖尿病病人每日通常需要进食三餐,有时还需要定期摄入零食。2 型糖尿病病人通常需要减少每餐食物摄入量,并控制食物总摄入量。

饮食管理的原则

- 保持规律的营养膳食。
- 达到理想体重。
- 减少能量(kJ)摄入,尤其是减少:
  - 添加糖。
  - 膳食脂肪。
- 遵循血糖指数值。
- 增加蔬菜、新鲜水果和谷物食品的比例。
- 无需特殊的糖尿病食物。
- "天然食品"优于补充剂。
- 定性饮食通常比定量饮食更可持续(如"食物交换份"或"部分")。

运动的重要性[4,19]

锻炼是良好管理的基础。运动是指任何能让你保持健康的体育活动。快走(例如每日快走 2km)、慢跑、网球、滑雪和有氧运动是很好的运动方式。每周至少运动 3 次,每次至少 30 分钟,理想条件下则是每日保持锻炼。从慢速锻炼开始,然后逐渐加快。

社会心理因素

心理和社会因素对病人的预后结果有很大影响。可向病人和家属提供有力的支持和充分的建议,帮助病人及其家属应对疾病确诊带来的"痛苦",并控制血糖。必须明确饮食依从性差和胰岛素给药不良的原因,最有益的措施是建立多学科的支持网络(在可行的情况下)。全科医生应当是团队的核心。在可能的情况下,应鼓励病人加入自助小组。

足部护理

足部问题是需要特别注意的常见的糖尿病并发症之一,预防是较合适的措施。按照国际标准,澳大利亚的糖尿病病人截肢率较高。鸡眼、胼胝、不合脚的鞋袜、石子和趾甲等会在足底形成压疮。由于愈合不佳,像割伤等轻伤就可能造成大问题,伤口感染也是主要问题之一,因此糖尿病人需经常检查鞋袜。

控制高血压

一些研究强调了血压控制对于减少糖尿病病人大血管和微血管并发症的重要性[22]。事实上,在降低死亡概率方面,控制血压比控制血糖的益处更大。

首先应尝试非药物措施控制血压。药物控制优先选择 ACEI、ARB 类药物和钙通道阻滞剂[5,19]。

达到目标血压(<140/90mmHg,如能够耐受可进一步降低)*

步骤 1:饮食、锻炼、体重控制。
步骤 2:使用 ACEI/ARB。
步骤 3:使用 ACEI/ARB 和利尿剂、钙通道阻滞剂。
步骤 4:使用 β 受体阻滞剂。
* 如果存在尿蛋白 >1g/d(尿 ACR>70),血压应控制在 <125/80mmHg.

控制血脂异常[4,19]

混合性高脂血症在糖尿病病人中很常见。血脂异常(特别是高胆固醇血症)是糖尿病大血管并发症的一个独立危险因素,因此进行适当的控制是很重要的,应首先尝试采取非药物治疗措施控制血脂。对于高胆固醇血症,优选药物是羟甲基戊二酰辅酶 A(HMGCoA)还原酶抑制剂和树脂类药物,对于混合型高脂血症则采用贝特类和树脂类药物。

控制目标应为:

- 总胆固醇:<4mmol/L。
- 甘油三酯:<1.5mmol/L。
- 高密度脂蛋白胆固醇:≥1mmol/L。
- 低密度脂蛋白胆固醇:<2.0mmol/L。

糖尿病管理的总结[22]

对于糖尿病管理的"ABC"归纳见**表 11.7**。持续控制糖尿病的关键是将糖化血红蛋白维持在 ≤7% 的水平,并意识到心血管疾病是导致 2 型糖尿病的大部分并发症和

表 11.7　糖尿病管理的"ABC"[3]

危险因素	目标
糖化血红蛋白(HbA1c)	<7%
血压(BP)	<140/90mmHg①
胆固醇(Cholesterol)	<4mmol/L②
吸烟(Smoking)	戒烟

注:① 表示如果能够耐受可进一步降低。
② 表示对于低密度脂蛋白胆固醇应控制在 <2.0mmol/L。

死亡率过高的主要原因。在对病人的评估中,澳大利亚国立健康与医学研究理事会指南强调首先要对生活方式进行评估[19]。生活方式评估可用"NEAT"辅助记忆:

- 营养(Nutrition):少吃,达到理想体重,健康的低脂、复合碳水化合物饮食。
- 运动(Exercise):多走动,进行有趣的体育活动。
- 避免毒素(Toxins):酒精、烟草、盐、糖、非法药物。
- 平静(Tranquillity):休息、娱乐和减压。

降压药和他汀类药物在糖尿病管理中起着重要的作用。一项荟萃分析显示,使用低剂量阿司匹林(乙酰水杨酸 75~150mg/d)能降低糖尿病和有心血管事件病史(心肌梗死或心血管事件)病人的次级风险[23]。

对于大多数的糖尿病病人,提倡使用 2 型糖尿病"多效药丸"[21]。建议的药丸混合物是二甲双胍、ACEI、他汀类药物和阿司匹林。

糖尿病的代谢并发症

低血糖症

低血糖症(hypoglycaemia)定义为血糖 <4.0mmol/L,尽管通常当血糖 <3.5mmol/L 时症状才开始出现,并在 <3.0mmol/L 时加重[24]。最常见于使用胰岛素后(尤其是 1 型糖尿病病人,但 2 型糖尿病病人也会出现)。口服降血糖药物后也会发生低血糖,尤其是磺酰脲类药物(二甲双胍几乎不会引起低血糖)。应当经常询问低血糖症状,注意:"复发性低血糖会引起低血糖无意识"。

各种临床表现

1. 典型的预警症状:出汗、震颤、心悸、饥饿、口周感觉异常。通常用精制碳水化合物(如给予葡萄糖、口中含糖或蜂蜜)来治疗。
2. 意识快速丧失,通常没有预兆。
3. 昏迷:木僵、昏迷或有"奇怪"的行为。
   - 对能够吞咽的病人,给与口服甜食点心(15g,如 7 个果冻豆、3 勺糖或蜂蜜、半杯含糖软饮料或果汁)。
   - 每 15 分钟重复测量一次指尖血糖,如果 <4mmol/L,重复检测;如果 >4mmol/L,则给予复合碳水化合物零食或膳食(至少 15g,如一罐酸奶、一片面包、一片水果)。

治疗(意识状态不佳或意识丧失者)[24]

治疗选择(在"DRABC"之后,如果病人失去意识,呼叫救护车)

静脉注射 50% 葡萄糖溶液 30ml(如果静脉注射困难,用注射器的管口进行直肠灌注);儿童用量通常为 10ml。
或
肌内或皮下注射 1ml(1 安瓿)胰高血糖素(对体重 <25kg 的儿童,注射 0.5ml)。

当病人完全清醒时,跟进零食或膳食。如有需要可安排住院。查明低血糖的原因,并指导病人今后如何避免类似情况发生。

糖尿病酮症酸中毒[24]

糖尿病酮症酸中毒(diabetic ketoacidosis)是危及生命的急症,需要加强管理。它通常发生在出现其他疾病(如胃肠炎)而停用胰岛素时;也可能发生在 2 型糖尿病中。

临床特征

- 病程为数日,但体弱的糖尿病病人数小时内就会出现症状。
- 高血糖(通常 >20mmol/L,如果使用 SGLT$_2$ 抑制剂,则更低或正常)。
- 多尿、多饮、嗜睡。
- 呕吐、腹痛、脱水。
- 过度通气:严重酸中毒(酸式呼吸):血压下降、脉搏加快、呼吸频率加快。
- 酮症(血液和尿液)。

管理

- 紧急安排入院。
- 肌内注射(非皮下注射),第一小时给予 10U 速效胰岛素。
- 心电图:电解质紊乱引起的心律失常。
  提示:伴有昏迷的糖尿病酮症酸中毒需要补液体、钠(最终给予 3L 生理盐水)、钾(氯化钾)和胰岛素。

高渗性高血糖症[4]

高渗性高血糖症(hyperosmolar hyperglycaemia)的病人可能出现意识状态改变,从木僵到昏迷,并伴有明显脱水。可能有数周潜伏期,伴有乏力、多尿和多饮症状。其主要特征是明显的高血糖和脱水,但无酮症酸中毒。通常发生在血糖控制不良的 2 型糖尿病病人中,尤其是老年病人,有时他们过去有未确诊的糖尿病。可能有证据表明病人伴有潜在的疾病,如肺炎或尿路感染。主要发现是极端高血糖和高血浆渗透性。这种情况的病死率可能比酮症酸中毒的更高。

治疗

- 静脉滴注,如正常至 1/2 生理盐水,缓慢给药。
- 胰岛素:比酸中毒的剂量要低。

☤ 乳酸性酸中毒[4,8]

乳酸性酸中毒(lactic acidosis)的病人表现为明显的过度通气("空气饥饿")和意识混乱。该病具有很高的病死率,在服用二甲双胍的重症糖尿病病人中要高度重视,特别是存在肾功能受损的病人。服用二甲双胍如果不超过使用剂量,则发生乳酸性酸中毒的风险较低。辅助检查结果显示,该病会出现血液酸中毒(低 pH)、低碳酸氢盐、高血清乳酸、缺乏血清酮体和阴离子间隙增大。治疗原则是基于去除病因、补液和静脉注射碳酸氢钠以碱化血液。

糖尿病病人的其他问题

勃起功能障碍[20]

病史在 40 年以上的 2 型糖尿病男性病人勃起功能障碍的流行率高达 50%,这可能是由大血管疾病、盆腔自主神经病变或心理原因引起的。适当的咨询指导和从低剂量开始的小剂量磷酸二酯酶抑制剂(如果不服用硝酸盐)可能使器质性勃起功能障碍的病人受益。心血管疾病的风险需要进行评估。

女性性功能障碍

自主功能障碍可能导致女性在性唤起时阴道润滑分泌物减少,但不是影响男性的那种导致性功能障碍的程度。适当的教育、安慰和使用润滑剂都应该是有帮助的。

直立性低血压[20]

与自主神经病变相关的直立性低血压,可能会因药物治疗而加重,包括降压药物和抗心绞痛药物。对于这种情况,通常严格的血压目标可能需要放宽,尤其是老年人。若出现持续的低血压,可以通过弹力袜来减少静脉血液回流。若低血压持续进展为严重的问题,口服氟氢可的松可能会有帮助。

胃轻瘫

伴随胃排空减少的胃轻瘫(由于自主神经病变)的症状包括饱胀感、吞咽困难、反流或反复出现的恶心和呕吐,尤其是在饭后。治疗选择包括多潘立酮(domperidone)、西沙必利(cisapride)或红霉素(erythromycin)等药物。通过胃镜检查将 A 型肉毒毒素注射到幽门中可以促进胃排空。

糖尿病与驾驶[4]

糖尿病病人可能因为低血糖(由于药物治疗)或并发症(特别是视力残疾)而影响驾驶。澳大利亚《驾驶健康评估(2016 版)》概述了医生在评估私人和商用车辆驾驶员方面的具体法律义务(2017 年修订)。病人有义务向驾驶执照颁发机构和车辆保险公司提供详细的资料。通常,可单独通过饮食控制血糖的病人没有驾驶方面的限制,然而通过胰岛素来控制血糖的病人可能需要获得有条件的驾照,并且需要每年或者每 2 年审核 1 次。主要的风险是低血糖发作。

避孕

长效可逆避孕药[如依托孕烯植入剂、左炔诺孕酮宫内节育系统(曼月乐)]或复方口服避孕药,是对不想永久绝育的女性进行节育的合适选择。要谨记病人有发生多囊卵巢综合征的可能性。

展望[4,20]

- 应用免疫抑制剂和免疫调节剂治疗 1 型糖尿病。
- 增加胰高血糖素样肽和胰淀素样肽治疗 2 型糖尿病的可用性。
- 连续植入式静脉血糖监测。
- 闭环传感器和胰岛素输送装置("人工胰腺")。
- "2 型糖尿病复方药"组合。
- 吸入型胰岛素。
- 移植
  - 联合肾、胰移植。
  - 胰岛细胞。

治疗失误和陷阱[19]

- 避免过早使用处方口服降糖药,先让 2 型糖尿病病人通过合理饮食、运动来控制血糖,尤其是超重的病人。
- 药物治疗 3 个月后,评估是否需要继续口服药物。
- 可根据症状和空腹血糖,以及随机血糖或糖化血红蛋白进行诊断,避免葡萄糖耐量试验(葡萄糖负荷有较低风险会引起高渗性昏迷)。
- 通过检查尿酮来密切关注 1 型糖尿病病人酮体水平的变化,如果出现异常,应仔细观察,因为糖尿病酮症酸中毒是一种危及生命的急症。

转诊时机[20]

- 1 型糖尿病病人需要进行专家评估,每年进行 1~2 次治疗评估。
- 2 型糖尿病病人:取决于全科医生的方便程度和经验。特别要考虑:
  - 年轻人。
  - 需要使用胰岛素的病人。
  - 出现并发症的病人。
- 眼科筛查:每 2 年检查视网膜 1 次(或使用视网膜摄影)。

11

- 患有可治疗的糖尿病并发症的人,包括:
  - 视网膜病变。
  - 肾病。
  - 神经病变:每年检测 1 次。

分担服务模式

　　糖尿病病人管理为病人、全科医生和糖尿病专家团队组成的合作团队提供了分担服务(shared care)的机会。分担服务的目的是鼓励病人去找自己的全科医生做初级保健,从而减少对医院门诊服务或糖尿病诊所的依赖。良好协调的安排和良好的沟通策略为病人、全科医生和糖尿病专家团队的持续教育提供了最佳机会。

临床要领

- 由于许多 2 型糖尿病病例仍未被诊断出来,因此保持警惕很重要。
- 糖尿病管理的跟进计划,应采用固定格式记录,具体见**表 11.8 和表 11.9**。
- 高血糖是导致疲劳的一个常见原因。如果老年 2 型糖尿病病人感到很疲劳,要考虑到高血糖,并考虑注射胰岛素改善症状。
- 糖尿病病人的管理涉及家庭成员、护士教育中心、足病医生、家庭护理服务、全科医生和顾问医生合作。
- 如果糖尿病病人(特别是 1 型糖尿病)非常乏力且看起来不适,要首先考虑酮症酸中毒。
- 足部护理是至关重要的:当病人来复诊时,一定要检查足部。
- 使用 ACEI 或钙通道阻滞剂(也可联合使用)治疗合并高血压。
- 采用团队方式并鼓励病人加入特殊支持小组(如澳大利亚糖尿病协会)。
- "绝不要让糖尿病足等到太阳落山"(译者注:never let the sun go down on,英语谚语,意指不要错过良机),要住院治疗[17]。
- 如果足部溃疡在 6 周内仍未愈合,应考虑排除骨髓炎。安排一次 MRI 扫描并检查血管。
- 预防/检测冠心病应当是所有糖尿病看诊中不可缺少的部分。

表 11.8　糖尿病控制:3 个月评估 1 次

戒烟、戒酒
症状评估
营养评估
检查体重(体重指数)、血压、尿液
评估自我监测状况
评估锻炼和身体活动情况
检测糖化血红蛋白(至少每 6 个月测试 1 次)
检测血脂水平(每 12 个月测试 1 次)

表 11.9　糖尿病控制:年度观察项目[4]

1. 病史

吸烟和饮酒情况
低血糖和高血糖症状
糖尿病相关的眼部、循环系统、足部症状检查
免疫接种

2. 身体检查

体重、身高、体重指数
血压:站立位和卧位
心脏检查①
颈动脉和外周血管脉搏①
眼部:

- 视力(Snellen 视力表)
- ? 白内障
- 眼底(或转诊眼科)
- ? 糖尿病性视网膜摄影术

周围神经病变的肌腱反射和感觉①
皮肤(全身)
足部检查,包括鞋类①
检查注射部位
尿液检查:白蛋白、酮体、葡萄糖

3. 生化检测

　　注:①表示这些项目包括长期并发症的检查;确诊 5 年后,应每年检查 1 次。

参考文献

1　Australian Bureau of Statistics. *National Health Survey: First Results, 2014–15*. December 2015. Available from: www.abs.gov.au/ausstats/abs@.nsf/PrimaryMainFeatures/4364.0.55.001?OpenDocument, accessed February 2018.

2　Sainsbury E, at al. Burden of diabetes in Australia: it's time for more action. Preliminary report, July 2018.

3　Phillips P. Diabetes. Check Program, Unit 401. Melbourne: RACGP, 2005: 4–20.

4　RACGP. *General Practice Management of Type 2 Diabetes: 2016–18*. East Melbourne, 2016 (book available from: www.diabetesaustralia.com.au or www.racgp.org.au).

5　RACGP. *Guidelines for Preventive Activities in General Practice* (the red book) (9th edn). East Melbourne, 2016: 8.4. Available from: www.racgp.org.au/guidelines/redbook, accessed February 2018.

6　Welborn T et al. National Diabetic Study. Metabolism, 1997; 1: 1–3.

7　Nankervis A, et al. Gestational diabetes mellitus: a pragmatic approach to diagnosis and management. Aust J Gen Pract, 2018; 47(7): 445–449.

8　RACGP, *Management of Type 2 Diabetes: A Handbook for General Practice*. RACGP, 2020. Available from: www.racgp.org.au/diabetes-handbook, accessed February 2021.

9　Sinah R et al. Diabetes in childhood obesity. N Engl J Med, 2002; 346: 802–10.

10　Nankervis A et al. ADIPS Consensus Guidelines for the Testing and Diagnosis of Hyperglycaemia in Pregnancy in Australia and New Zealand. Modified November 2014. Available from: www.ranzcog.edu.au/RANZCOG_SITE/media/RANZCOG-MEDIA/Women%27s%20Health/ADIPS-

11

GDM-Guidelines-2014.pdf?ext=.pdf, accessed February 2018.

11 UK Prospective Diabetes Study Group. Tight blood pressure control and risk of macrovascular and microvascular complications in type 2 diabetes (UKPDS 38). BMJ, 1998; 317: 703–13.

12 Hypertension Expert Working Group. Evidence based guideline for the diagnosis and management of hypertension in type 2 diabetes. National evidence based guidelines for the management of type 2 diabetes mellitus. Draft for public consultation. Sydney: Australian Centre for Diabetes Strategies, Prince of Wales Hospital, January 2001.

13 Heart Outcomes Prevention Evaluation (HOPE) Study Investigators. Effects of ramipril on cardiovascular and microvascular outcomes in people with diabetes mellitus: results of the HOPE study and MICRO-HOPE substudy. Lancet, 2000; 355: 253–9.

14 Managing type 2 diabetes. NPS News, 2005; 39: I–VI.

15 Vaag A et al. Metabolic impact of a family history of type 2 diabetes. Results from a European multicentre study. Sisätautien Klinikka, 2001: 65.

16 Lean MEJ et al. Durability of a primary care-led weight-management intervention for remission of type 2 diabetes: 2-year results of the DiRECT open-label, cluster-randomised trial. Lancet Diabetes Endocrinol, 2019; 7(5): 344–55.

17 Harris M. SNAP. *A Population Guide to Behavioural Risk Factors in General Practice*. South Melbourne: RACGP, 2004.

18 Bell K et al. Blood pressure: new evidence, new targets. Diabetes Management Journal, 2019; May: 24–27.

19 National Health and Medical Research Council. *Evidence based Guidelines for the Management of Type 2 Diabetes Mellitus*. Canberra: NHMRC, 2005.

20 Diabetes [published 2019]. In: *Therapeutic Guidelines* [digital]. Melbourne: Therapeutic Guidelines Limited; 2019. www.tg.org.au, accessed February 2021.

21 Goudswaard AN et al. Insulin monotherapy versus combinations of insulin with oral hypoglycaemic agents in patients with type 2 diabetes mellitus. *Cochrane Database Syst Rev.* 2004 Oct 18; (4): CD003418.

22 New Zealand Guidelines Group. Evidence-based best practice guidelines. Management of type 2 diabetes. Wellington: New Zealand Guidelines Group, 2003.

23 Colwell JA. Aspirin therapy in diabetes. Diabetes Care, 2001; 24: 62–3.

24 Green A. Hypoglycaemia management in general practice. Diabetes Management Journal, 2018; August: 17–19.

11

第 12 章　药物和酒精问题

吸烟是这样一种习惯，它让眼睛不堪、鼻子嫌恶、损害大脑、危及肺部。它散发着恶臭的黑色烟雾，几乎可以匹敌阴间无底洞升腾出来的令人毛骨悚然的瘴气。

詹姆斯一世(1566—1625)，《吸烟》(译者注：英格兰和苏格兰国王)

摇头丸：一种如此"强大"的药物，它让人们认为他们会跳舞。

连尼·亨利(1958—)(译者注：英国人，作家，喜剧演员)

如果你想保存一个死人，用威士忌泡他。如果你想杀死一个活人，让他泡威士忌。

托马斯·格思里(1803—1873)(译者注：英国人，苏格兰长老会牧师和社会改革家)

在全科医学服务中，由药物产生的问题是真正的戴面具问题。这些药物包括处方药、非处方药、社交娱乐药，以及非法的街边成瘾性药物。因此，所有开处方的医生必须保持高度的警觉，病人的任何临床问题都可能与医生治疗病人的措施有关。

药物不良反应

药物的不良反应(adverse drug reactions)是指在正常药物剂量的治疗中所产生的，但并非医患所需要的药物作用。几乎所有药物都有不良反应，需要在采集病史时就注意病人的药物应用史，并了解各种药物可能的副作用表现。药物在产生有益治疗作用的同时可能产生不良反应，这些反应可以只是轻度皮疹或恶心，也可严重到过敏性猝死。关于发生率，有研究指出，10~20 岁病人的人群中，药物不良反应发生率约 3%，而 80~90 岁人群中则高达 20%[1]。

对药物不良反应的描述可分为药物副反应、过量、不耐受、过敏体质等，通常可将其分为 A 型和 B 型两类。

A 型反应最常见，与药物自身的药理作用有关；它们产生的副作用通常可预见。例如：

- 维拉帕米(异搏定)引起的便秘。
- 三环类抗抑郁药引起的视物模糊和尿失禁。
- 噻嗪类利尿药引起的高尿酸血症。
  A 型反应是剂量依赖性的。

B 型反应难以定义，它是无法根据药物的已知性质来预测的反应，例如药物引起肝毒性和血液恶病质。

预防药物不良反应的"黄金法则"

在开处方前，开药者必须考虑以下几点：

1. 是否真的有开这个药的必要？
2. 若不用这个药，会发生什么？
3. 我希望得到什么获益？
4. 这种药物治疗可能造成哪些危害？

常见的不良反应

本书列出了一些由药物或药物的相互作用引起的临床问题，常见的不良反应包括：

- 中枢神经系统：全身乏力、嗜睡、乏力、疲劳/疲倦、头痛、头晕。
- 心血管系统：心悸、外周血管神经性水肿、低血压。
- 胃肠道：恶心、呕吐、消化不良、排便习惯改变(腹泻、便秘)。
- 皮肤：皮疹、皮肤瘙痒、潮红。
- 精神/情绪性：失眠、易怒、焦虑、抑郁、烦乱。

常产生不良反应的药物

- 抗抑郁药(1 类)：三环类抗抑郁药、单胺氧化酶抑制剂、选择性 5-羟色胺再摄取抑制剂。
- 抗生素：青霉素/头孢菌素类、磺胺类、四环素、链霉素、酮康唑。
- 抗惊厥药：卡马西平、苯巴比妥、苯妥英钠、丙戊酸钠。
- 消炎镇痛药：阿司匹林/水杨酸盐、阿片类药物(如可待因、吗啡)、非甾体抗炎药、金盐类药物、缓解病情抗风湿药、生物类改善病情抗风湿药。
- 降压药：多种。
- 心脏病药物：地高辛、奎尼丁、胺碘酮、其他抗心律失常药。
- 利尿药：噻嗪类利尿药、呋塞米。

- 镇静药:吩噻嗪类、苯二氮䓬类、巴比妥类、氯氮䓬。
- 其他药物:细胞毒素、激素、别嘌醇、华法林。

烟草的使用

"吸烟有益"是一个古老的阿拉伯成语,反讽意为"狗不会咬你,因为你的体味不好;盗贼不会在晚上抢你,因为你在睡梦中咳嗽;年老时你不会吃亏受辱,因为你年轻时就死了。"

吸烟是澳大利亚人口死亡和疾病最大的单一可预防因素,据估计,在 2004—2005 年间,吸烟造成约 15 000 人死亡,是因交通事故死亡人数的 6 倍多[2]。可归因于吸烟的疾病见**图 12.1** 所示。醒来后 30 分钟内就吸烟,每日吸烟≥20 支的人属于高危人群。

帮助病人戒烟

许多研究都强调全科医生干预的重要性。重要的是,不仅要鼓励人们戒烟,还要制订戒烟计划并追踪。在澳大利亚,80% 的吸烟者(约占成人口的 30%)表示他们希望停止吸烟。而要停止吸烟是不容易的,需要很强的意志力。正如马克·吐温所说"戒烟很简单,我已戒过一千次。"

- 告诉病人吸烟对于健康的危害和戒烟的诸多优点,并强调戒烟对健康、长寿、财富、外表和性能力的提高有益。
- 指出戒烟的以下几点好处:
  - 食物的味道会更好。
  - 嗅觉改善。
  - 运动耐受性更好。
  - 性快感得以改善。
  - 口臭改善。
  - 肺癌的风险降低:戒烟 10~15 年后,肺癌风险与从不吸烟的人一样低。
  - 早期的慢性阻塞性肺疾病是可以逆转的。

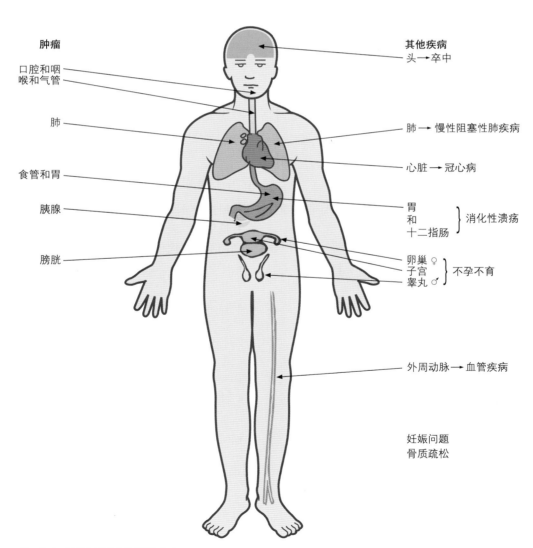

图 12.1　吸烟可导致的严重疾病

- URTI 和支气管炎减少。
- 皮肤过早产生皱纹的概率和牙齿染色的情况减少。
- 消除二手烟对家人和朋友的影响。
- 减少对妊娠的影响。

干预:"5A"策略[3]

- 询问(Ask)和记录病人每一个吸烟的时机。
- 评估(Assess)戒烟的动力和信心:"您是否希望戒烟?"
- 建议(Advise)所有吸烟者戒烟(用沟通的方式)。
- 通过咨询和药物治疗帮助(Assist)吸烟者戒烟。
- 安排(Arrange)随访,以持续建议戒烟或禁止吸烟。

- 尼古丁依赖程度可以用问卷(基于 Fagerstrom 测试的尼古丁依赖检验量表)和评分系统来评估[3]。询问病人每日吸烟的数量,醒来后什么时候吸第一根烟和应对禁烟场所的困难(如电影院、飞机上)。
- 让病人记录戒烟日志。
- 如果病人拒绝戒烟,给他们相关的激励资料,并鼓励他们重新考虑。
- 如果病人说愿意戒烟,要求他们签一个协议(案例如下所示)。

戒烟协议

"本人_____同意在_____时戒烟。我知道,戒烟是对我的健康最好的事,我的医生极力鼓励我戒烟。"

_____(病人签名)

_____(医生签名)

- 这些有积极性的病人需要接受教育和拥有行为策略以帮助他们戒烟,全科医生的持续支持是非常重要的。
- 最好组织病人加入一个支持小组。
- 尤其对每日吸烟≥20 支的病人,应联系当地的戒烟热线(或类似的服务)为其提供有关的信息和戒烟后支持。
- 安排后续随访(非常重要),至少每个月 1 次,特别是在第一次戒烟后的 3 个月内。
- 完全停止吸烟是最好的,但在最终实现完全停止吸烟前,可以通过改变香烟的品牌使吸烟次数减少,或者更早熄灭香烟。最好不要改吸雪茄或烟斗。

戒断反应[3]

最初的症状是烦躁不安、渴望、饥饿、易怒、注意力不集中、头痛和沮丧(表 12.1)。经过 10 日左右后,大多数症状会逐渐消退,但吸烟者要完全消除这些症状并做到不再吸烟,大约需要 3 个月。尼古丁替代疗法有一定的帮助。

表 12.1 尼古丁戒断症状(DSM-5)

症状	
1. 易怒、沮丧或愤怒	5. 烦躁不安
2. 焦虑	6. 心境低落
3. 注意力不集中	7. 失眠
4. 食欲增加	

治疗

药物治疗[3]

将尼古丁替代疗法(nicotine replacement therapy,NRT)与教育支持计划同时使用,已被证明是有效的。NRT 可以选用口香糖式嚼剂、吸入器、口腔喷雾剂、含片、舌下片剂或透皮贴剂(首选方法)等不同剂型,但不应使用超过 3 个月,在长疗程中,8 周的贴片治疗已足够。

NRT 应针对中度到高度尼古丁依赖并有戒烟动机的吸烟者使用,很少有证据表明药物治疗对于低水平的尼古丁依赖者(每日吸烟少于 10 支)有效[4]。

所有形式的 NRT 都是有效的:调查显示,与安慰剂使用者相比,NRT 使用者在一年中戒烟率上升了 7%[4]。

吸烟者应该在开始戒烟时使用 NRT,而不是一边吸烟一边用 NRT。

澳大利亚全科医生学会支持戒烟专家咨询小组强烈建议使用 NRT,高度尼古丁依赖者使用伐尼克兰和安非他酮,中度依赖者使用去甲替林[5]。

尼古丁嚼剂[3]

尼古丁嚼剂(nicotine gum)有 2mg 和 4mg 两种有效剂型。

- 低依赖性吸烟者(每日吸烟 <10 支):采用非药物方法,而不是替代疗法。
- 中依赖性吸烟者(每日 10~20 支):2mg 剂型,每 1~2 小时 1 片,每日咀嚼 8~12 片。
- 高依赖性吸烟者(每日 >20 支,夜间醒来吸烟或醒来第一件事就是吸烟):开始 4mg,每日 6~10 片,4~8 周后改为 2mg(最大剂量为 12 片/24h)。

要点:

- 慢慢咀嚼,每片约咀嚼 30 分钟。
- 确保所有的尼古丁被利用。
- 每日至少咀嚼 6 片,定期更换(每小时不超过 1 片)。
- 使用 3 个月,在这段时期结束前戒烟。

尼古丁透皮贴剂[3]

尼古丁透皮贴剂(transdermal nicotine)有 16 小时或 24 小时 2 种使用时长类型可用,有 10mg、15mg、21mg 共 3 种不同剂型。使用尼古丁透皮贴剂时,吸烟者应该立即停止吸烟。

建议：

- 低或中依赖性吸烟者（每日 10~20 支）：15mg/24h 或 10mg/16h，12 周内停止。
- 高依赖性吸烟者（每日 >20 支）：21mg/24h 或 15mg/16h，4~6 周后改为 15mg/d 或 10mg/d，12 周内停用。使用时如果吸烟者体重 <45kg 或患有脑血管疾病，剂量应降低。

适用于外上臂或胸上部无毛、清洁、干燥的皮肤，可使用 24 小时。相同部位重复给药至少须间隔 7 日。

尼古丁吸入器

使用尼古丁（15mg）吸入器模拟吸烟。

- 6 次/d，12 周后减量

尼古丁口腔喷雾剂

- 1mg/喷，1~2 喷/次（最大剂量：64 喷/24h）。

尼古丁含片和舌下片剂

用量为 2mg 和 4mg，根据依赖性的强弱调整。高依赖性吸烟者：含入 4mg（最大剂量：15mg/24h），或者 4mg 舌下片剂，每 1~2 小时 1 片（最大剂量：80mg/24h）。

联合治疗

对照试验显示，尼古丁透皮贴剂联合嚼剂或吸入器使用，效果会增强。依赖性高的吸烟者可以考虑联合使用。

其他戒烟药物[6]

安非他酮（安非他酮缓释片）

这种口服药与 NRT 的疗效相似。

不良反应包括失眠、口干（常见），而严重不良反应，如过敏反应和癫痫发作也有报道[7]。有癫痫病史的病人禁用安非他酮。

推荐剂量：150mg，1 次/d，口服，连用 3 日，然后 2 次/d，连用 12 周。

酒石酸伐尼克兰（畅沛）[3,6]

- 开始口服：0.5mg/次，1 次/d，餐前餐后均可服用，服用 3 日，然后逐渐递增；第 4~7 日：0.5mg/次，2 次/d；第 8 日 ~ 第 12 周治疗结束期间：1mg/次，2 次/d。

这是一种有效药物，但也有一些药物不良反应，常见的为恶心和一些精神方面反应[6]。终末期肾脏疾病和糖尿病病人应慎用。

去甲替林

- 从 25mg/d 逐渐增至 75mg/d，口服，开始戒烟前 14 日

用药，治疗 12 周。

注：所有方法都必须要定期随访。

电子烟

这包括从"电子烟"中吸入和呼出烟雾，该方法的使用目前存在争议，特别是因为添加尼古丁电子烟液以及其他物质已经导致了包括死亡在内的严重副作用。在澳大利亚，尼古丁电子烟目前只能在医生处方的情况下被允许进口和购买[8]。澳大利亚全科医生学会专家小组总结为"有条件推荐（译者注：此处指推荐强度），干预证据确定性低"[5]。

过度和有害饮酒问题

过度饮酒是全世界普遍的危害性社会问题之一。一项调查发现，澳大利亚 5% 的男性和 1% 的女性存在酒精依赖，该研究还发现澳大利亚有 86% 的男性和 79% 的女性饮酒，且 8.3% 的人每日饮酒[7]。

- 估计每 10 人就有 1 人受到酒精的危害。
- 在一般医院因紧急情况入院的病人和精神病医院住院病人中，20%~40% 患有酒精相关性疾病。
- 超过 20% 的致死性交通事故与酒精有关。
- 笔者的研究发现[9]，研究人群中有 9.7% 存在酒精依赖问题，此外还有更多有饮酒问题者，包括酒徒闹事等（图 12.2）。有饮酒问题的人占研究人群的 15%~20%。

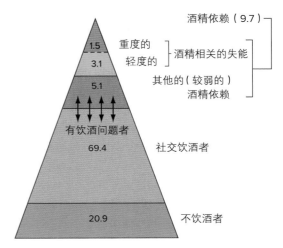

图 12.2　成人不同饮酒情况（图中数字以百分比表示）

澳大利亚国家健康与医学研究委员会（NHMRC）针对有害饮酒修订了相关指南（表 12.2）[10-11]。

对于男性来说，平均每日饮用超过 6 个标准酒精量（standard drinks，SDs）的酒精，而对于女性来说，超过 4 个标准酒精量的酒精，属于高风险和有害饮酒。

车祸、肿瘤、酒精性肝病是酒精相关性死亡的主要原因[10]。

表 12.2　减少饮酒健康风险的推荐指南（NHMRC,2020）[10]

指南 1　在一生中减少酒精相关损伤危害的风险
健康的男性和女性，一周饮酒量不超过 10 个标准酒精量，能减少一生中酒精相关疾病或损伤危害的风险
指南 2　降低一次饮酒造成伤害的风险
对于健康的男性和女性，单次饮酒场合不超过 4 个标准酒精量，然后应在 2~3 日内不饮酒
指南 3　对于儿童和 18 岁以下的年轻人，不喝酒是最安全的选择
指南 4　孕妇饮酒可损害胎儿或哺乳期婴儿的生长
a. 对于妊娠或计划妊娠的女性，不应该饮酒
b. 对于哺乳期母亲，不饮酒对婴儿是最安全的

酒精滥用临床指征

病人的面部特征是有用的提示，但长期饮酒者例外。这些特征包括：

- 多血质的外貌。
- 肿胀油腻的外貌。
- 毛细血管扩张。
- 红斑痤疮 + 鼻赘疣。
- 结膜充血。
- 突出的下嘴唇伴有嘴角唇炎。
- 可闻到酒糟味或非常清甜的薄荷气味（掩盖的效果）。

采集饮酒史

这需要机智和技巧，必须指出的是，许多问题饮酒者说的饮酒量，大大低于他们实际的酒精摄入程度。

有价值的策略[9]

- 询问一些与健康相关的问题，如吸烟和饮食。
- 询问时应注意避免否认性问题，如应询问"您上次喝酒是什么时候？"而不是"您喝过酒吗？"
- 以标准杯或克为单位记录病人的酒精摄入量。
- 通过询问每日饮酒时间和开销，确认饮酒史。

有用的提问

如果病人充分合作，有几种调查问卷是非常有帮助的。在 CAGE 调查问卷[12]中，如果有 2 个或更多的肯定答复，提示有饮酒问题。（译者注："CAGE"是下面四个提问中关键词的首写字母的组合词）

1. 有没有觉得应该减少（Cut）饮酒量？
2. 是否曾经因为有人批评你饮酒而恼怒（Annoyed）？
3. 是否因饮酒感到内疚（Guilty）？
4. 是否早晨起床第一件事就是饮酒稳定情绪或摆脱宿醉（睁眼酒）（an Eye-opener）？

实验室的辅助检查

下述血液检测可能对过度慢性酒精摄入的识别是有帮助的：

- 血液中酒精浓度。
- 血清 GGT：慢性饮酒者升高（停止摄入即恢复正常）。
- MCV：>96fl。

其他指标变化：

- 肝功能异常（除 GGT 之外）。
- 碳水化合物缺乏性转铁蛋白（非常有特异性，依赖于一种由酒精诱导的酶）。
- HDL 升高。
- LDL 降低。
- 血清尿酸升高。

酒精摄入量的估测

1 个标准酒精量约为 10g 酒精，大约相当于 1 杯（或罐）标准啤酒量（285ml），2 杯低度啤酒或 5 杯超淡啤酒。这些酒中的酒精含量相当于 1 小杯葡萄酒（122ml），1 杯雪利酒或波尔图葡萄酒（60ml）或 1 小口烈酒（30ml）（图 12.3）。

含一个标准酒精量的一扎啤酒（285ml）　　含一个标准酒精量的一杯葡萄酒（100ml）　　含一个标准酒精量的一杯雪利酒或波尔图葡萄酒（60ml）　　含一个标准酒精量的一小口烈酒（30ml）

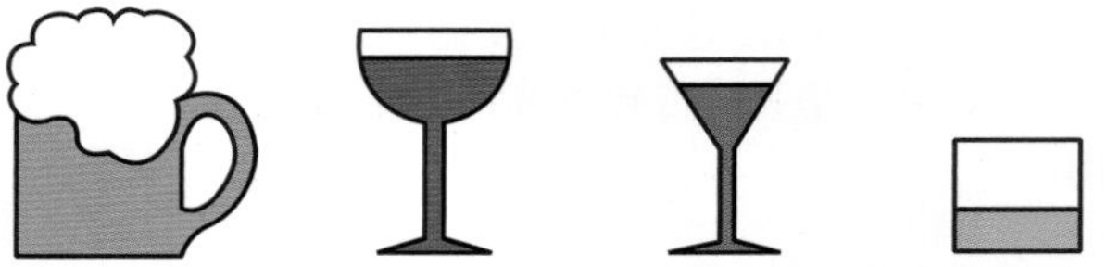

图 12.3　标准酒精量

- 1 听（或罐）浓啤酒 = 1.4 个标准酒精量
- 1 听轻啤酒 = 0.9 个标准酒精量
- 1 瓶（750ml）啤酒 = 2.6 个标准酒精量
- 1 瓶（750ml）葡萄酒 = 7.0 个标准酒精量

酒精依赖

酒精依赖是一种综合征，表现为在 12 个月内任何时间出现下述 3 项或更多的损伤或痛苦：

1. 酒精耐受。
2. 戒断反应。
3. 比预期饮酒量更多，或饮酒时间更长。
4. 减少或控制饮酒均以失败告终。
5. 要花大量时间参加获得、应用或抵抗酒精不良反应的活动。

6. 因为饮酒而减少或放弃重要的社交、职业或娱乐活动。

7. 尽管知晓饮酒会导致问题持续、复发或恶化，但仍然继续饮酒。

管理方法

全科医生面临的挑战是早期识别，并需要仔细考虑具体的指标。一些研究表明，早期干预和简短的医生咨询对康复管理很有效[13]。有些结果非常具有启发性。

- 病人期望他们的全科医生给出安全饮酒的建议。
- 他们会倾听并按照全科医生的建议去做[14]。
- 如果能在形成酒精依赖或慢性疾病之前提供治疗，会更有效[14]。

全科医生的首要关注点是评估病人是否有兴趣改变而过度饮酒的行为。由普罗恰斯卡（Prochaska）和迪克莱门特（Di Clemente）提出的行为改变模型，有助于判定病人所处的行为改变阶段（**图 12.4**）[15]。

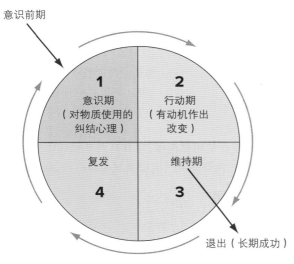

图 12.4 行为改变模型
普罗恰斯卡和迪克莱门特[12]提出的改变模型有助于识别行为所处的不同阶段，提供关于酒精、烟草及其他药品依赖的治疗指导。

处于意识前期（precontemplation）的饮酒者，是对饮酒感到满意的人，他们既不在意自己的饮酒问题，也不想改变现状。不过，如果发现他们有任何纠结想法（ambivalence）或对饮酒的担心，就是使用动机谈话（motivational interviewing）技术的好机会。

病人不太可能自发地提出他们对饮酒问题的担心，但经常能接受来自医生发起的提议。

全科医生是判断和治疗饮酒问题的理想人选，因为酗酒者经常在寻求初级卫生保健服务的时候，在某些环节时暴露出饮酒问题。

简单实用的管理计划[16]

向病人反馈酒精消耗量，提出关于危害的客观证据，制订切实可行的减少酒精摄入的目标，联合多数人去改变他们的饮酒行为。

六步管理计划，该计划已用于全科医学的综合早期干预计划中。具体如下：

1. 反馈评估结果，特别是与每日总酒精摄入量和 1 次饮酒摄入量有关的危险程度，并且强调已经发生伤害。

2. 仔细倾听病人的反应，他们通常需要发泄情绪并作出防御性反应。

3. 列出减少饮酒的好处（例如省钱、健康、减肥）。

4. 可行的方法是制订医患双方都认同的饮酒量目标，在大多数情况下，包括目标值减少至一定"安全界线"之下：

- 男性：目标每周摄入 <12 个标准酒精量。
- 女性：目标每周摄入 <8 个标准酒精量；孕妇最好不饮酒。
- 对于那些已经有身体疾病酒精依赖者，建议长期戒酒。

5. 制订策略，以保持饮酒量低于安全上限，如：

- 饮酒前用不含酒精的饮料来解渴。
- 换成饮低度啤酒。
- 选择性参加聚会：避免经常参加聚会或是去其他容易饮酒的场所。
- 探索新的兴趣，如钓鱼、看电影、参加社交俱乐部、体育活动。

6. 评估进展情况。监测病人的饮酒日记，复查异常血液化验结果，预约随访并给予病人合适的参考文献进行阅读如《酒精：酒精的危害》（译者注：该文可在世界卫生组织官方网页浏览 https://www.who.int/news-room/questions-and-answers/item/alcohol-harmful-use-of-alcohol）等。获得同意并进行电话随访。**表 12.3** 列出了一个有益的最低限度干预计划。

表 12.3 最低限度干预计划（5~10 分钟）

1. 建议饮酒量降低到安全水平
2. 列出戒酒益处
3. 提供自助手册
4. 整理日记或其他反馈系统
5. 获得电话随访的许可
6. 提供更多帮助（如转诊到戒酒和戒毒单位或其他支持性组织）

随访（1 周后进行一次长看诊）

［译者注：长看诊（long consultation），是指每次看诊时

12

间超出正常标准时间(15~20分钟)的看诊,澳大利亚全科医学的长看诊通常在20~40分钟之内,超过40分钟的被视为超长看诊。澳大利亚全民医保制度对快速看诊、标准看诊、长看诊、超长看诊有明确的时间和服务内容规定,并采取不同的医保费用补偿金额的规定。]

回顾病人的饮酒日记,探讨问题,听取和总结病人的情况,提供支持和鼓励。如果预约时病人没有来,应主动与病人联系。

专科服务

根据进展情况、病人的愿望,以及其知情同意,可选择专家治疗组、小组治疗、参加嗜酒者匿名互助组织(如嗜酒者家庭互助会或者戒酒会),这些是帮助酒精依赖者持续戒酒和应对问题的潜在资源。

"抗酒瘾"的药物

下面列出的药物,对降低饮酒欲望有中等的效果:

- 阿坎酸:666mg,口服,3次/d(病人体重≤60kg)。
- 纳曲酮:50mg,口服,1次/d(密切监督下使用)。
- 考虑以上2种药物组合应用。

注:双硫仑可以用于有自身动机戒酒的人,但要有专家的建议才能使用。

戒断症状

"宿醉"(hangover)的症状包括头痛、恶心、易怒、倦怠和轻微颤动。长期饮酒者的戒断症状有:

- 烦乱
- 明显震颤
- 多汗
- 失眠
- 癫痫发作
- 震颤性谵妄

急性戒断症状治疗的目标是预防发生震颤性谵妄。保证液体、电解质和营养摄入,添加复合维生素B(包括维生素 B_1),因为病人常常不可避免地存在维生素 B_1 缺乏。

如果需要药物治疗(专业建议):

- 地西泮:20mg,口服,每2小时1次(最大剂量:100mg/d)。对已住院的病人或者处于良好监督下的病人逐渐增大剂量对抗临床反应(2日后逐渐减量)。
- 维生素 B_1:100mg,每日肌内注射或静脉注射,连续3日。然后连续数周每日口服300mg。
- 补充B族维生素,每日口服或肌内注射。
- 对于有精神症状的病人,需加用氟哌啶醇,口服,1.5~5.0mg/次,每日2次,或者5mg肌内注射,如有必要可按单次剂量使用。

🍷 酒精戒断谵妄(震颤性谵妄)

震颤性谵妄(delirium tremens)是一种严重危及生命的戒断状态,如果处理不当,病死率高,需要住院治疗。

临床特征

- 可能由间发性感染或创伤诱发。
- 戒断后1~5日(通常是3~4日)发生。
- 定向障碍、烦乱。
- 意识模糊。
- 明显震颤。
- 幻视(如看到蜘蛛、粉红色的大象等)。
- 多汗、心动过速、发热。
- 脱水征象。

治疗

- 住院接受酒精专科咨询服务(译者注:由医务人员提供的针对酒精致健康相关问题的咨询)。
- 通过静脉滴注纠正液体和电解质失衡。
- 治疗全身性感染。
- 维生素 B_1:300mg,每日肌内或静脉注射,持续3~5日;然后300mg,口服,每日1次。
- 地西泮:20mg,口服,每2小时1次(用至最大剂量:100mg/d)至症状消退。该剂量通常需要持续用2~3日,然后应逐渐减少直至结束。如果有精神症状(如幻觉和妄想),加用氟哌啶醇:0.5~2.0mg,口服,每2小时1次,每日2次,根据临床反应滴定(最大剂量:10mg/24h)。

注:不推荐使用氯丙嗪,因其有降低癫痫阈值的潜在可能;地西泮、氟哌啶醇可能加重肝毒性症状。

🍷 酒精过量

酒精过量(alcohol overdose)可能致命。血液中酒精浓度为0.45%~0.50%即可导致死亡。应用镇静药物时,更低浓度的酒精也会引起死亡。当血液中酒精浓度达到0.1%时即应开始戒断。常采用支持和对症治疗,不应给予其他刺激。酒精过量会导致低血糖和代谢性酸中毒。

🍷 宿醉

宿醉(hangover)是一种急性药物中毒,常有头痛、恶心和疲劳等症状。

预防

- 饮酒前先进食,不要空腹饮酒。
- 选择适合的酒精饮料,避免香槟。
- 避免快速饮酒,宜慢饮。
- 限制饮酒量。
- 稀释酒精饮料。

- 饮酒时避免或限制吸烟。
- 饮酒结束前喝三大杯水。

治疗

- 饮用足够的液体,特别是水,因为酒精过量可导致相对失水。
- 头痛时服 2 片对乙酰氨基酚。
- 饮用加糖的橙汁或番茄汁。
- 饮用蜂蜜柠檬汁有帮助。
- 茶是适合的饮料。
- 充足进食,但避免高脂的食物。

违禁药物

一些精神药物可用于改善病人情绪和其他心理功能,但在停药过程中会产生许多严重的问题。使用违禁药物的常见症状包括:

- 在家中找不到服装和个人物品。
- 在住所周围和其他地方有异常活动征象。
- 游荡在走廊或吸毒者常去的地区。
- 大量时间待在上锁的卫生间里的反常现象。
- 不能胜任工作或学习。
- 拒绝见老朋友。
- 说瘾君子的行话。

兴奋剂滥用

表 12.4 及表 12.5 所列药物均为常见滥用药物。大麻是 2019 年澳大利亚使用最广泛的兴奋剂,使用频率也高于其他兴奋剂。

可卡因使用量从 2016 年的 2.5% 增加到 2019 年的 4.2%[17]。其中包括"霹雳可卡因(crack)",这是一种可卡因碱,在微波炉里加热后去掉氢氯化物成分后制成的一类毒品,可以吸入或抽食(图 12.5、图 12.6)。而"冰毒"是去氧麻黄碱(甲基苯丙胺)的原始形式,一种苯丙胺的衍生物(图 12.6),是 2019 年冰毒/甲基苯丙胺药物使用的主要形式。"快速丸(speed)"是右苯丙胺。

聚会毒品

摇头丸是另一种"合成毒品",是一类苯丙胺衍生物(MDMA)。这类药物极易被滥用,脑部 PET 证明其具有致幻作用和神经毒性,在"狂欢"派对中很受欢迎。有使用该药死亡病例的报道,这种毒品的致死原因与相对脱水或过度饮水有关,因此治疗时应纠正病人水、电解质代谢紊乱。"迷幻药(fantasy)"(γ-羟基丁酸)是一种日益流行的迷幻药,具有类似于酒精的镇静和麻醉作用。还有一种流行的派对药物,被认为是"迷奸药(date rape)"的毒品,没有特异性解毒药[16]。氯胺酮毒品具有短效麻醉与致幻

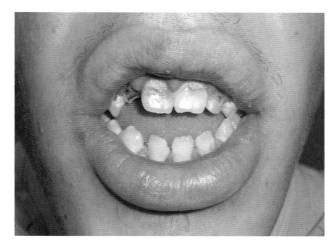

图 12.5　"冰毒口",一位吸食甲基苯丙胺年轻病人的口部

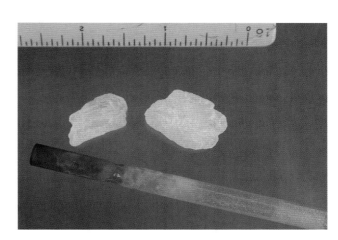

图 12.6　甲基苯丙胺和吸管

作用,与酒精同时摄入可以引起恶心和呕吐。与"Fantasy"类似,氯胺酮过量服用需对症治疗。局部麻醉药对苯丙胺类药物使用者来说是危险的,因为其可引起心脏毒性。据报道,用于酗酒的最常见的派对药物是酒精、氟硝西泮(rohypnol)、GHB(gamma-hydroxybutyrate,γ-羟基丁酸,"Fantasy")、摇头丸、麦角酰二乙胺和氯胺酮。

毒品清单

2019 年,16.4% 的澳大利亚人在过去 12 个月里使用过非法药物。最常用的毒品如下[18]:

- 大麻:11.6%
- 可卡因:4.2%
- 药品的非医疗使用(包括阿片类、苯二氮䓬类):4.2%
- 摇头丸:3.0%
- 迷幻剂:1.6%
- 吸入剂:1.4%
- 冰毒/甲基苯丙胺:1.3%
- 氯胺酮:0.9%
- 注射药物:0.3%

12

表 12.4 列举了违禁药品或街头毒品的药物作用。

表 12.5 列举了街头毒品和其俚语名字。

⚡ 阿片类药物（麻醉药）依赖

本章节将重点讨论海洛因依赖性，当然，阿片类药物（如可待因）和控制剂量药物（如羟考酮和吗啡）的使用也是有问题的。

海洛因依赖者的典型特征[19]

- 男性或女性：16~30 岁。
- 家族史：家庭常有不幸，如父母的问题、早期死亡、分离、离婚、酗酒或吸毒、性虐待、精神疾病、缺乏亲情。
- 个人史：忍耐力低下、沮丧情绪、学习成绩不佳、未能实现目标、自尊得不到满足。
- 第一次使用毒品是出于好奇，然后经常使用，之后失去工作、远离家人，最后完全采取以毒品为中心的生活方式。

阿片类药物的使用方法

1. 口服。
2. 吸入（图 12.5）
   - 鼻内
   - 吸烟
3. 肠外途径
   - 皮下
   - 肌肉
   - 静脉（图 12.7）

阿片类药物的戒断反应[19-20]

这些反应在停止常规使用毒品的 12 小时内发作。强度最大的戒断反应通常发生于 36~72 小时之间，往往在 10 日后逐渐消退。

- 焦虑和恐慌
- 易怒

表 12.4 违禁药物滥用：特征总结

毒品	躯体症状	注意事项	危害
苯丙胺类毒品，包括甲基苯丙胺（3 种形式） • 加速丸：粉末 • 碱类：油性膏 • 冰毒：晶体	过激或焦虑行为、傻笑、糊涂、兴奋、语速加快、思维混乱、厌食、极度疲劳、口干、颤抖、焦虑	各种颜色的药丸；连续吸烟；白色粉末和晶体，也可以是吸食或注射	高血压、过量致死、卒中、心搏骤停，以及幻觉、妄想症可能导致暂时的精神病
摇头丸（亚甲二氧甲基苯丙胺）	焦虑、恐慌、出汗、欣快感、牙关紧闭、咬牙切齿、奇怪的过激行为、幻觉、心率加快；常有血压和体温改变，感觉自信和快乐	各种颜色、形状、尺寸和造型的小药片，也有粉末和胶囊	抽搐、高热、低钠血症体液失衡、急性肾衰竭、弥散性血管内凝血、肝毒性、宿醉、抑郁，以及心脏病发作、脑出血的死亡风险
致幻剂（γ-羟基丁酸）	放松和困倦、头晕、放松抑制/兴奋、性欲增加、行动/语言障碍	无色无味的液体，或者粉末、胶囊	震颤和摇晃、记忆丧失、昏迷、抽搐、过量致死
巴比妥类药物	困倦、昏迷、迟钝、言语不清、醉酒的表现、呕吐	不同颜色的药片	过量或戒断致死、成瘾、抽搐
大麻	初期欣快感、漂浮感、困倦、昏睡、精神恍惚、瞳孔放大、缺乏协调能力、想吃甜食、食欲改变、记忆困难	强烈的烧树叶气味，在口袋里藏着的小种子、卷烟纸；手指变色	引诱服用更强的毒品，最近的医学研究成果表明，长期使用大麻会导致认知缺陷，诱发或加剧精神分裂症
吸"胶毒"	攻击和暴力行为、醉酒的表现、言语不清、梦幻或迷茫的表情	胶管、胶水涂抹、大纸袋或塑料袋或手帕	肺、脑、肝损伤，窒息或窒息死亡
LSD（一种迷幻药：麦角酸酰二乙氨）	严重的幻觉、超然的感觉、语无伦次、手足冰凉、呕吐、笑和哭	中间有变色的方糖、液体的小管子；强烈的身体气味	自杀倾向、不可预知的行为；慢性暴露可导致脑损伤；LSD 引起染色体崩解
麻醉药 ①阿片类药物（如海洛因）	昏迷/困倦、身体上有针眼、流泪、食欲缺乏、流鼻涕、瞳孔缩小、性欲减退、烦躁不安	针头或注射器、棉球、止血带、绳、带、燃烧瓶、瓶盖或勺子、衣袖的血迹、玻璃注射器	过量致死、精神衰退、脑和肝细胞破坏、肝炎、栓塞
②可卡因	与苯丙胺类似：肌肉疼痛、易怒、妄想症、多动症、运动痉挛、欣快感、瞳孔放大	粉剂：用微波炉加工，吸入、喷鼻或注射	幻觉、过量致死、猝死于心律失常、癫痫、精神障碍、严重的呼吸系统问题

12

表 12.5　街头毒品词汇表

苯丙胺类或兴奋剂	
硫酸苯丙胺	玫瑰片 (roses)、轻快片 (beanies)、桃片 (peaches)
右苯丙胺	解德/右旋安非他明 (dexies)、加速丸 (speed)、心形片 (hearts)、兴奋丸 (pep pills)、快药 (fast)、go-ee、兴奋剂 (uppers)、硫酸盐 (sulphate)
去氧麻黄碱	甲安菲他明 (meth)、晶体片 (crystals)、白光 (white light)、冰毒 (ice)、whiz (译者注:指出于非医疗原因服用苯丙胺类药物)
右苯丙胺	紫心片 (purple hearts)、呆球 (goof balls)

苯丙胺衍生物	
摇头丸 (Ecstasy)	E, eggs、eckies、XTC、"the love drug"、Mitsubishis、MDMA、vitamin E、X、Adam、death
脱氢麻黄碱 (Crank)	Crystal M、crank

迷幻剂	
LSD (麦角酸酰二乙氨)	Acid、blue cheer、strawberry fields、barrels、sunshine、pentagons、purple haze、peace pills、blue light、trips
大麻 (印度香草)	Hash、resin
① 大麻 (树脂)	Pot、tea、grass、hay、weed、locoweed、Mary Jane、rope、bong、jive、Acapulco gold
② 大麻 (叶)	Reefers、sticks、muggles、joints、spliffies、head、smoko、ganga
卷烟、烟罐 (smoking pot)	吹棍 (blow a stick)、冲关 (blast a joint)、吹 (blow),乐起来 (get high)、飘起来 (get stoned)

麻醉药	
吗啡	莫夫 (Morph)、吗啡 (Miss Emma)
海洛因	H、Big H、Big Harry、God's own medicine (GOM)、crap、junk、horse dynamite (高档海洛因)、lemonade (低档海洛因)。注射粉剂:静脉注射、冲击注入、少量注入;吸入粉剂:嗅闻
可卡因	可乐 (coke)、雪 (snow)、街边女士 (lady of the streets)、鼻糖 (nose candy)、冰淇淋 (ICE)、snort、C、薄片 (flake)、滚石 (rock)、吹 (blow)、维生素 C (Vitamin C)、霹雳可卡因 (crack)
H & C	高速球 (speed balls)
盐酸羟考酮缓释片	乡巴佬海洛因 (Hillbilly heroin)

其他	
迷幻药	GBH (grievous bodily harm,严重伤害身体)、liquid G、liquid E、liquid ecstasy、liquid X、Fantasy
巴比妥类	魔鬼 (devils)、芭比 (barbies)、呆球 (goof balls)、
苯二氮草类	Rowies、猫咪 (moggies)
氯胺酮	"K"、vitamin K、special K、K hole
溶剂	镀铬

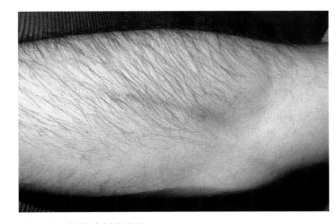

图 12.7　静脉注射海洛因
静脉注射海洛因的局部征象呈线型,反复静脉注射海洛因会引起静脉走向的损伤瘢痕。不常见的部位是小腿、足背、阴茎背侧静脉。照片由 John Jagoda 提供。

- 畏寒和寒战
- 出汗过多
- 鸡皮疙瘩 (突然戒断)
- 食欲缺乏、恶心 (可能呕吐)
- 流泪/流涕
- 疲倦/失眠
- 肌肉疼痛和痉挛
- 腹部绞痛
- 腹泻

继发性戒断症状通常在停药后 2~3 个月内出现[19],包括易怒、抑郁和失眠。

12

阿片类药物依赖的并发症

躯体方面

- 过量反应：躁动、呼吸抑制，包括致命的心肺衰竭。21世纪初，因阿片类药物导致死亡的人数已较20世纪90年代的峰值水平有所下降，当时市场上有大量的海洛因。
- 注射部位：瘢痕、色素沉着、血栓形成、脓肿、溃疡（尤其是巴比妥类药物注射）。
- 远端感染性并发症：败血症、感染性心内膜炎、肺脓肿、骨髓炎、眼炎。
- 病毒感染：乙型肝炎、丙型肝炎（见第47章）、HIV感染（见第18章）。
- 神经并发症：横贯性脊髓炎、神经损伤。
- 身体残疾：营养不良。

社会方面

- 疏远家庭、失业、资产损失、犯罪行为（盗窃、抢劫、卖淫、贩卖毒品）。

管理

管理比较复杂，不仅要对身体依赖、戒断方面进行管理，还需要考虑病人个人复杂的社会因素和情感因素问题。肝功能可受损、乙型和丙型肝炎，以及HIV预防等问题也必须得到解决。另外，还应寻求社会学方面的支持。

应将病人转诊到一个治疗中心，实施多方面的支持和治疗，具体方法包括应用药物帮助完全停用毒品、针灸、大剂量维生素C、美沙酮替代治疗，以及社区进行的教育学习计划。

包括富有技巧的劝说在内的维持计划被广泛应用到海洛因依赖的治疗中。急性海洛因中毒需注射纳洛酮。

阿片类毒品的戒断[20]

对于长期使用阿片类毒品的病人，戒除时可先采取短期丁丙诺啡替代维持处理后再进行撤除，以预防戒断综合征的急症发生。

初始剂量

- 丁丙诺啡初始剂量：4~8mg/d（舌下含服），3日内增加至12mg（最大量），在之后的3~5日再逐渐减量。
  注：如果出现自主神经征象，7~10日内分3次使用可乐定5~15mg/(kg·d)（口服），然后逐渐减量。如果出现焦虑和躁动，使用地西泮5~20mg（口服）（谨慎使用）。可乐定相对安全，可作为一线治疗，但丁丙诺啡在阿片类戒断管理中效果优于可乐定和美沙酮。除非有监督，应避免使用苯二氮䓬类药物。

长期阿片类药物依赖的维持方案[20]

目前有三个替代方案：美沙酮、丁丙诺啡和纳曲酮，这些都是海洛因和其他阿片类药物的替代品。

美沙酮

在开始治疗前寻求专家的建议。剂量需要根据以往使用美沙酮的初始反应来个体化确定。

- 美沙酮：起始用量20mg/d（口服），寻找到适当剂量，并稳定在此剂量超过3周；应特别观察剂量>40mg的病人，特别是有身体不适的病人；维持剂量：50~80mg/d（口服）。通常最大剂量为120mg/d。

丁丙诺啡

- 丁丙诺啡：2~8mg/次（舌下含服），最初每日1次，稳定后增加到8~24mg/次，每日1次或隔日1次。丁丙诺啡比美沙酮产生的依赖性小，但如果过早使用可诱发戒断反应。

纳曲酮

阿片类药物依赖病人可以给予纳曲酮，但应小心谨慎，可使用纳洛酮激发试验[20]。如果病人没有戒断反应，可给予：

- 纳曲酮：起始剂量25mg/d（口服），如果病人能耐受，则2日后增加到50mg/d。医生在用药期间给予病人适当的辅导和认真的监督是必要的。

阿片类药物依赖史表明，很多病人的依赖性与吸食史呈正相关，无论提供何种治疗，很大一部分病人可在35岁左右康复。

⚡ 兴奋剂滥用

兴奋剂包括苯丙胺及其类似物、麻黄素、化合致幻药物（如MDMA和"迷幻药"）、可卡因和某些食欲抑制剂。苯丙胺包括常见的甲基苯丙胺、右苯丙胺和原始苯丙胺。另一种令人不安的兴奋剂是"猴尘"，它一种合成卡西酮，又称"浴盐"或MDPV（methylenedioxypyrovalerone，亚甲基二氧吡咯戊酮），它类似于右苯丙胺类策划药"喵喵"（甲氧麻黄酮）。这些药可以诱发具有危险行为的精神病，包括不合理的冒险行为和暴力行为。

兴奋剂诱导综合征[20]

- 攻击行为
- 偏执行为
- 易怒
- 一过性中毒性精神异常
- 谵妄
- 精神分裂症样综合征

- 性欲增加

治疗

- 戒断药物
- 认知行为疗法
- 对待人要细心和尊重
- 没有确凿证据有效的药物

兴奋剂戒断综合征[20]

对职业涉及轮值工作、长途运输或多份工作且表现以下症状的病人,应该怀疑有兴奋剂戒断综合征的可能:

- 经常困倦
- 嗜睡,然后失眠
- 易怒
- 食欲过盛
- 攻击行为
- 抑郁/烦躁不安;可能会持续几个月
- 想复用兴奋药

治疗

- 心理支持和鼓励,如认知行为疗法。
- 地昔帕明:75mg(口服),必要时增加剂量,也可用类似的三环类抗抑郁药。
- 溴隐亭:1.25mg(口服),每日 2 次,也被用于可卡因戒断综合征的辅助治疗。

致幻剂滥用

致幻剂包括麦角酰二乙胺、苯环利定("天使粉")、热带植物产品(卡瓦和槟榔果)和许多合成致幻剂。引起的症状包括精神病行为、严重的幻觉。这些致幻剂的撤药通常不困难,但致幻症状可能会复发。对于致幻剂滥用应给予治疗,特别是在病人恐惧或焦虑时,可使用地西泮10~20mg(口服)。

治疗(针对症状的药物)[14]

- 氟哌啶醇:2.5~10.0mg/d(口服)。
  或
- 地西泮:10~20mg(口服),必要时可每 2 小时重复给药(最大剂量:120mg/d)。

大麻滥用

大麻(cannabis)是自印度大麻或大麻植物提取的一种毒品,属于兴奋剂和迷幻剂,含有四氢大麻酚等化学物质,这些物质可使人感到欣快。它还有其他名称,如大麻(marijuanan,通常特指提取物)、草、罐、哈希什(hashish)。其他的俚称有阿卡普尔科金、大麻花膏、草药、J、Jay、干草、杂草、疯草、烟、茶、玛丽·珍妮、巴拿马红和 spliffy 等

(表 12.5)。大麻毒品通常来源于大麻叶子的提取物,而提炼自雌花顶部树脂状物的是浓缩制剂,作用较强大(成品形状像树脂状或油状)。该毒品有时以叶子、粉末的形式吸食,或者以大麻油的形式被混于卷烟中抽吸。吸食大麻后的效果取决于吸食的量、吸食的途径、吸食的频率、是否与其他药物同时混用并用于特定的人等[16];此外,不同的人吸食效果也有个体差异。轻、中度的吸食反应包括:

- 感到欣快和放松。
- 抑郁感减轻。
- 昏沉沉、飘飘然的感觉。
- 嗜睡、困倦。
- 话多、爱笑。
- 红鼻子、眼红、口干。
- 对声音和颜色的感知力高。
- 头晕、恶心。
- 注意力不集中。
- 看起来"魂不守舍"或似醉酒的表现。
- 不协调。
- 妄想和幻觉(大剂量更易发生)。
- 一种叫做"臭鼬"或"疯草"的药物会导致偏执狂。

吸食大麻后,上述效应约在 20 分钟后出现,通常持续 2~3 小时,然后产生睡意[21]。大麻对精神运动功能的影响类似于酒精,会损害驾驶能力。吸食大麻产生的主要问题是多次使用后发展为依赖;此依赖性(成瘾)恶果比原先认为的更严重。

长期使用和成瘾

长期吸食大麻对吸食者的个性和驾驶能力有严重影响,他们常会失去活力、主动性和进取心,并变得无聊、迟钝、冷漠和粗心大意。吸食大麻对吸食者的严重影响是使其注意力不能集中并损伤记忆力。一些严重的问题包括:

- 学习成绩下降或工作表现退步。
- 焦虑和偏执。
- 呼吸系统疾病(比烟草对肺危害更大):引起慢性阻塞性肺疾病、喉炎、鼻炎。
- 常发展为经常服用违禁药物。
- 精神异常(类似精神分裂症):该毒品能诱发潜在的精神病[16]。
- 开车和操作机器的能力受损。

戒断反应

突然戒断会导致失眠、盗汗、恶心、抑郁、肌痛、易怒,可能还有愤怒和攻击性,但症状多不严重,大多数人可在数日内缓解,但大剂量使用者会有严重的戒断反应。

管理

目前尚无特定的药物治疗方法,认知行为疗法是可

12

以采用的。

最好的治疗方法是预防，人们可以不使用大麻或限制使用(译者注：我国将大麻列入麻醉药品和一类精神药品，进行严格管制)。如果已经吸食，应该准备"休息"，禁止驾车。

🦴 合成代谢类固醇滥用

合成代谢类固醇(anabolic steroid)的显著作用包括增加肌肉力量(结合饮食和锻炼)和加速肌肉损伤的愈合。然而，该药物有多种不良反应，其强弱取决于合成代谢类固醇使用剂量和使用时间的长短。

成年女性的不良反应：

- 男性化：胡须生长。
- 卵巢功能抑制。
- 情绪和性欲改变。
- 毛发脱落。

成年男性的不良反应：

- 女性化：乳房变大、声音尖锐。

- 痤疮。
- 睾丸萎缩、无精症。
- 性欲变化。
- 毛发脱落。

长期使用的严重不良反应：

- 肝功能异常，包括肝癌。
- 肾脏、前列腺肿瘤。
- 心脏疾病。

在青春期前的儿童使用该药会引起早熟，进而使骨骺过早闭合而导致身材矮小。

体育运动违禁药[22]

全科医生需要大致了解哪些药物对运动员是禁忌的，哪些是允许使用的。国际奥委会医学委员会和世界反兴奋剂机构制订的指南，是大多数体育协会所遵循的[13]，**表 12.6** 和**表 12.7** 提供了指南中的一些重要内容，国际

表 12.6 禁用药物：《世界反兴奋剂指南》(2021 年 1 月 1 日有效)[22]

种类	举例
任何时候都要禁用物品	
S1：合成代谢类药物	美雄酮、诺龙、司坦唑醇(康力龙)、睾酮、氧甲氢龙、脱氢表雄酮(DHEA)、四氢孕三烯酮、克伦特罗、零诺、雄烯二醇、替勃龙
S2：肽激素、生长因子及相关物质	生长激素、促肾上腺皮质激素、绒毛膜促性腺激素和黄体生成素(男性)、促红细胞生成素(EPO)、达贝泊汀(dEPO)、选择性雌激素受体调节剂(SERMS)、胰岛素 注意：禁止使用丙磺舒、表睾酮、利尿剂、血浆增容剂等掩蔽剂
S3：β_2 受体激动剂	所有 β_2 受体激动剂，包括两种光学异构体(根据推荐指南吸入沙丁胺醇和沙美特罗除外)
S4：激素拮抗剂和调节剂	芳香化酶抑制剂：阿那曲唑、来曲唑 选择性雌激素受体调节剂：雷洛昔芬、他莫昔芬 其他抗雌激素物质：克罗米芬 肌肉生长抑制素抑制剂 代谢胰岛素调节器
S5：利尿剂和其他掩蔽剂	乙酰唑胺、呋塞米、氢氯噻嗪、氨苯蝶啶、吲达帕胺、螺内酯(及其相关物质)
比赛中的违禁物质	
S6：兴奋剂	阿米苯唑、安非他明、可卡因、麻黄碱、麻黄、美度铵、美索卡、特布他林[①]、肾上腺素、沙美特罗[①]、沙丁胺醇[①]、司来吉兰、伪麻黄碱、苯丙醇胺、莫达非尼、苯丁胺
S7：麻醉药[②]	海洛因、美沙酮、吗啡、哌替啶、戊唑辛、丁丙诺啡、氢化吗啡酮、氧可酮、羟吗啡酮、芬太尼
S8：大麻类	天然(如印度大麻、麻汁、大麻)或合成四氢大麻酚和大麻类药物(如"香料")
S9：糖皮质激素	所有糖皮质激素均禁止口服、静脉、肌内或直肠给药
特殊运动中禁止的物质	
P1：β 受体阻滞剂	限制在比赛中使用，如阿替洛尔、卡维地洛、美地洛尔、普萘洛尔、噻吗洛尔(检查清单和运动，如射箭、射击、高尔夫、滑雪等)
禁止的方法	
E1：血液和血液成分的操作(血液回输技术、血红蛋白氧载体)	
E2：化学和物理操作	
E3：基因兴奋剂	

注：① 只有治疗用途时，允许使用吸入器吸入。

② 咖啡因、可待因、右美沙芬、右旋丙氧吩、双氢可待因、曲马多、地芬诺酯和福尔可定允许使用。

表 12.7 具体情况下治疗用药的指南：2008 年国际奥林匹克委员会

特殊情况		用药
哮喘	允许	沙丁胺醇吸入剂、沙美特罗吸入剂、特布他林吸入剂、福莫特罗吸入剂
	禁用	拟交感神经药物（如麻黄碱、伪麻黄碱、异丙肾上腺素、全身性 β_2 受体激动剂）、口服类固醇皮质激素
咳嗽	允许	所有抗生素、雾化和薄荷醇吸入剂、含抗组胺药的咳嗽合剂、福尔可定、右美沙芬、双氢可待因
	禁用	拟交感神经药物（如麻黄碱、苯丙醇胺）
腹泻	允许	地芬诺酯、洛哌丁胺、含有电解质的药物（如电解质替代物）
	禁用	含阿片类（如吗啡）的止泻药
花粉过敏	允许	抗组胺药、含有类固醇皮质激素或抗组胺药的鼻喷剂、色甘酸钠制剂
	禁用	含有麻黄碱、伪麻黄碱的药物
疼痛	允许	阿司匹林、可待因、双氢可待因、布洛芬、对乙酰氨基酚、曲马多、所有非甾体抗炎药、右旋丙氧芬
	禁用	含阿片类（如吗啡）的药物或含咖啡因的制剂
呕吐	允许	多潘立酮、甲氧氯普胺

奥委会会定期对禁药清单进行更新。违禁药物包括兴奋剂、麻醉剂、毒品（如大麻）、抗雌激素药物（如他莫昔芬）、糖皮质激素（如泼尼松龙）、合成代谢药物、利尿剂和各种激素。禁用的治疗方法包括输血（全血、红细胞及有关血液制品）、增强氧转运药物（如促红细胞生成素、乙丙昔罗）、基因兴奋剂和相关药物、化学和物理操作（改变尿检完整性和有效性的方法）。

常见禁止的药物包括酒精、大麻、局部麻醉药、类固醇皮质激素和 β 受体阻滞剂等。如有疑问，医生可以查阅指南，并向有关部门提供书面报告。应谨慎使用减食欲药和减肥药物。

世界反兴奋剂机构允许使用的其他药物：

- 抗抑郁药
- 降压药物（不包括 β 受体阻滞剂）
- 咖啡因
- 眼部药物
- 口服避孕药
- 护肤霜和软膏
- 催眠药

更多资源

- 全球范围，运动员们，检查一下你们的药物！国家指定网站：www.globaldro.com；也请参阅澳大利亚体育诚信（取代 ASADA）：https://www.sportintegrity.gov.au/。
- 澳大利亚卫生部全国禁毒运动网站：www.campaigns.health.gov.au/drughelp。
- www.usada.org/substances/prohibited-list。

参考文献

1 Kumar PJ, Clark ML. *Clinical Medicine* (1st edn). London: Elsevier Saunders, 2009: 927–8.

2 Professor Greg Whelan, personal communication.

3 Addiction Medicine [published 2013]. In: *Therapeutic Guidelines* [digital]. Melbourne: Therapeutic Guidelines Limited; 2013. https://www.tg.org.au, accessed February 2021.

4 Silagy C et al. Nicotine replacement therapy for smoking cessation (Cochrane review). In: The Cochrane Library, Issue 1, 2002. Oxford: Update software.

5 Zwar N (Chair). *RACGP Expert Advisory Group Supporting Smoking Cessation* (2nd edn). RACGP, 2019: 31–4.

6 Mendelsohn C. Smoking cessation. Medical Observer, 28 February 2014: 21–6.

7 Australian Institute of Health and Welfare. *Alcohol and Other Drug Use in Australia*. Australian Government, Canberra: AIHW, 2004: 23–5.

8 Nicotine e-cigarettes. Therapeutic Goods Administration, Department of Health. Available from: www.tga.gov.au/nicotine-e-cigarettes, accessed February 2021.

9 Murtagh JE. Alcohol abuse in an Australian community. Aust Fam Physician, 1987; 16: 20–5.

10 National Health and Medical Research Council. *Australian Guidelines to Reduce Health Risks from Drinking Alcohol*. Canberra: NHMRC, 2020: 2–3. Available from: https://www.nhmrc.gov.au/about-us/publications/australian-guidelines-reduce-health-risks-drinking-alcohol, accessed February 2021.

11 Alcohol and other drug problems [published 2013]. In: *Therapeutic Guidelines* [digital]. Melbourne: Therapeutic Guidelines Limited; 2013. https://www.tg.org.au, accessed February 2021.

12 Mayfield D, McLeod G, Hall P. The CAGE questionnaire. Am J Psychiatry, 1974; 131: 1121–3.

13 National Health and Medical Research Council. Guidelines on Preventive Interventions in Primary Health Care: Cardiovascular Disease and Cancer. No. 6. *Alcohol Overuse*. Canberra: NHMRC, 1996.

14 Wallace P, Cutler S, Haines A. Randomised controlled trial of general practitioner intervention in patients with excessive alcohol consumption. BMJ, 1988; 297: 663–8.

15 Prochaska JO, DiClemente CC. Towards a comprehensive model of change. In: Miller WRJ, Heath N, eds. *Treating Addictive Behavior*. New York: Plenum, 1986: 3–27.

16 Saunders JB, Roche AM. One in six patients in your practice. NSW medical education project on alcohol and other drugs. A drug offensive pamphlet. Sydney, 1989: 1–6.

12

17 Australian Institute of Health and Welfare. *Alcohol, tobacco & other drugs in Australia* [Internet]. Canberra: Australian Institute of Health and Welfare, 2020. Available from: https://www.aihw.gov.au/reports/alcohol/alcohol-tobacco-other-drugs-australia, accessed 17 February 2021.

18 Australian Institute of Health and Welfare. National Drug Strategy Household Survey 2019. Canberra: Australian Institute of Health and Welfare, 2020. Available from: https://www.aihw.gov.au/getmedia/77dbea6e-f071-495c-b71e-3a632237269d/aihw-phe-270.pdf.aspx?inline=true, accessed February 2021.

19 Jagoda J. *Drug Dependence and Narcotic Abuse: Clinical Consequences.* Course Handbook. Melbourne: Monash University of Community Medicine, 1987: 66–71.

20 Psychotropic [updated 2021]. In: *Therapeutic Guidelines* [digital]. Melbourne: Therapeutic Guidelines Limited; 2021. https://www.tg.org.au, accessed February 2021.

21 Semple DM, McIntosh AM, Lawrie SM. Cannabis as a risk factor for psychosis: systematic review. J Psychopharmacol, 2005; 19(2): 187–94.

22 WADA. What is Prohibited, 2021. Available from: www.wada-ama.org/en/content/what-is-prohibited/.

这种不苟言笑的孩子们从来不会有什么出息,因为淡而无味的饮料冷却了他们的血液,他们平常吃的无非是些鱼类,使他们陷入了一种男性的病态。

威廉·莎士比亚(1564—1616),《亨利四世》(译者注:英国人,全世界卓越的文学家之一)

贫血(anaemia)只是一种"标签",不是一个具体的诊断,是一种个体红细胞数量或 Hb 水平低于其年龄和性别正常参考值的状态。

WHO 把贫血定义为成年男性 Hb<130g/L,成年女性 Hb<120g/L,孕妇及学龄期儿童 Hb<110g/L 的情况。

贫血:一个戴面具的问题

贫血被看成是一种戴面具的问题,因为在检测到贫血之前,它是悄悄发展的,病人可能只会表现出一些未分化的症状。一旦发现贫血,必须寻找造成贫血的原因。

关键事实和要点

- 在澳大利亚,大多数贫血属于缺铁性贫血,贫血在儿童中发生率为 5%,在经期女性中为 20%[1]。
- 其余贫血的人主要因患慢性疾病而导致贫血。
- 在多元文化的西方社会中,以血红蛋白病为特征的贫血,特别是地中海贫血的发病率正在升高。
- 如果病人有心肌梗死、心力衰竭或间歇跛行突然加重的表现,则应考虑贫血的可能性。
- 在缺铁性贫血的病人中,血清铁蛋白水平通常较低。血清铁蛋白含量水平能反映体内铁储存量,因此它是监测缺铁性贫血的最佳检测指标。
- 成人外周血检查的各项正常参考值见表 13.1。

 诊断三联征:疲劳 + 心悸 + 劳力性呼吸困难➡贫血

临床特征

贫血病人可能无症状。如果有症状,也通常是非特异性的。症状包括:

- 乏力/疲劳。
- 肌力下降。
- 头痛和耳鸣。
- 注意力下降。
- 眩晕/头晕。

表 13.1　成人外周血检查的各项正常参考值

参考项目	男性	女性
血红蛋白/(g·L⁻¹)	130.0~180.0	115.0~165.0
红细胞计数/(×10¹²·L⁻¹)	4.5~6.0	4.0~5.5
血细胞比容/%	40.0~53.0	35.0~47.0
红细胞平均体积/fl	80.0~100.0	
血小板/(×10⁹·L⁻¹)	150.0~400.0	
白细胞计数/(×10⁹·L⁻¹)	4.0~11.0	
中性粒细胞/(×10⁹·L⁻¹)	2.5~7.5	
淋巴细胞/(×10⁹·L⁻¹)	<4.5	
单核细胞/(×10⁹·L⁻¹)	0.2~1.0	
嗜酸性粒细胞/%	<0.5	
网织红细胞/%	0.5~2.0	
红细胞沉降率/(mm·h⁻¹)	<20.0	
	<35.0(如果年龄 >70 岁)	

来源:Gribble M. Haematology. Check Program 188. Melbourne: RACGP,1987:3-12.[2] 经文章作者许可转载。

- 劳力性呼吸困难。
- 心悸。
- 心绞痛。
- 间歇性跛行。
- 异食癖通常喜欢脆性食品,例如冰(缺铁性贫血)。

征象

非特异性征象包括面色苍白、心动过速、收缩期杂音和口角干裂。

如果病情较严重,病人可出现踝关节水肿和心力衰竭征象。

特异性征象包括黄疸(溶血性贫血),以及匙状甲(缺铁性贫血)。

病史

病史可能提示疾病的性质:

- 铁缺乏：饮食不足、妊娠、胃肠道失血、月经过多、使用非甾体抗炎药和抗凝剂。
- 叶酸缺乏：不合理膳食，尤见于妊娠、酗酒、小肠疾病者。
- 维生素 B_{12} 缺乏：既往接受过胃部手术、回肠疾病或手术、恶性贫血、选择性饮食（如素食、偏食者）。
- 溶血性贫血：突发贫血伴轻度黄疸。
- 可能性铅中毒，尤其多见于儿童。

贫血的分类

按 MCV 来区分，贫血可分为以下各种类型：

- 小细胞性贫血：MCV≤80fl。
- 大细胞性贫血：MCV>100fl。
- 正常细胞性贫血：MCV 80~100fl。

注：根据受检者年龄和实验室的不同，MCV 的上限为95~100fl 不等。

表 13.2 列出了全科医生遇到贫血时可考虑的常见病因。按照上述分类，各组间可能存在一定交叉，例如由慢性疾病（慢性感染、炎症和恶性肿瘤）引起的小细胞贫血，偶尔会表现为正常细胞性贫血；由甲状腺功能减退引起的贫血可能表现为大细胞性贫血，也极有可能是正常细胞性贫血；由骨髓增生障碍或浸润引起的贫血偶尔也表现为大细胞性贫血。

表 13.2 根据平均红细胞体积（MCV）对贫血进行分类及挑选出病因

贫血分类	病因
小细胞性低色素性贫血（MCV≤80fl）	铁缺乏 地中海贫血 慢性病贫血 铁粒幼细胞贫血
大细胞性贫血（MCV>100fl）	维生素 B_{12} 缺乏 叶酸缺乏 骨髓增生异常障碍 细胞毒性药物 肝病/酒精中毒
正常细胞性贫血（MCV 80~100fl）	肾脏疾病 慢性病贫血 内分泌衰竭/甲状腺功能减退 溶血 再生障碍性贫血

小细胞低色素性贫血（MCV≤80fl）

小细胞低色素性贫血的主要病因是缺铁和血红蛋白病，特别是地中海贫血，也不排除铅中毒的可能。

🩸 缺铁性贫血[3]

铁缺乏是贫血最常见的原因，也是小细胞低色素性贫血最主要的原因。因此，是否缺铁是有效鉴别缺铁性小细胞性贫血与血红蛋白变异所致的小细胞性贫血（如地中海贫血）的重要依据。然而，除非另有证明存在其他病因，缺铁性贫血可被认为是由失血引起。

对铁研究现状的深入了解有助于缺铁性贫血管理的发展。

临床和实验室特征

- 小细胞低色素性贫血。
- 血清铁蛋白水平低（正常值范围：女性 15~200μg/L；男性 30~300μg/L）。
- 血清铁水平低。
- 转铁蛋白水平增加。
- 小细胞低色素红细胞。
- MCV（↓），平均红细胞血红蛋白含量（↓），平均红细胞血红蛋白浓度（↓）。
- 转铁蛋白饱和度下降。
- 铁剂治疗有效。

慢性铁缺乏的非血液病表现

- 口角干裂/口腔炎。
- 舌炎。
- 食管蹼。
- 萎缩性胃炎。
- 指甲变脆和反甲。

病因[1]

失血

- 月经过多。
- 消化道出血，如癌、痔疮、消化性溃疡、食管裂孔疝、胃食管反流病、非甾体抗炎药治疗。
- 频繁献血。
- 恶性肿瘤。
- 钩虫病（热带地区常见）。

生理需求增加

- 早产儿、婴儿生长期。
- 青少年成长。
- 妊娠。

吸收不良

- 乳糜泻。

- 胃切除术后。

膳食因素

- 摄入不足。
- 特殊饮食(如偏食、素食)。
- 异食癖:进食反常的东西,如泥土、灰尘。

辅助检查

辅助检查是以病史和身体检查为依据的,包括直肠指检。如果怀疑胃肠道出血,大便潜血试验价值不大,但应适当进行包括胃镜和结肠镜的检查、小肠活组织检查和灌肠等相关的检查。

血液学检查:可有典型发现

- 小细胞、低色素红细胞。
- 异红细胞增多症(形状多样)、异形红细胞(形态):铅笔状。
- 血清铁水平降低。
- 铁结合能力增高。
- 血清铁蛋白水平降低(最有用的指标)。
- 可溶性转铁蛋白受体因子:在铁缺乏时增加,但在其他慢性病中则不增加。因此该项检查有助于鉴别铁元素缺乏和其他慢性病所致的贫血。该受体因子同时是骨髓异常的一项间接标志物[4]。

体内储存铁的状态需要依据结合血清铁、血清铁蛋白、血清转铁蛋白三者的水平情况进行综合考虑。通常情况下,在铁缺乏时,血清铁和铁蛋白水平降低,而转铁蛋白水平升高,但在各种感染(重度、轻度,甚至亚临床状态)、恶性肿瘤及其他慢性病病人,血清铁水平也会降低。血清铁蛋白计量在各种类型肝脏疾病、慢性感染性疾病或恶性肿瘤中可能会出现假性增高,而转铁蛋白则会在孕期增高。由于这些指标的测量值不仅受铁缺乏的影响,而且不可避免地还受到机体状态的影响,因此临床中必须综合分析这三种变量,才能确认机体储存铁的情况(表 13.3)[2]。

治疗[4-5]

- 纠正已确定的病因。

- 饮食:含铁丰富的膳食、富含维生素 C 膳食(表 13.4)。铁多以三价铁的形式广泛存在于肉类和豆类中,通过胃酸将其转化为二价铁。
- 铁制剂应用
  - 口服铁剂(硫酸亚铁,每日 1~2 片,服用 6 个月),例如铁控释片剂(避免与牛奶同服)与橙汁或抗坏血酸一起服用,直到 Hb 水平正常。
  - 对于某些特殊情况,例如口服铁治疗缺铁性贫血失败,静脉输注进行肠外补铁可能是最佳的选择(可能会有过敏反应及注射部位皮肤变色的风险)。最好用 0.9% 生理盐水和静脉铁剂注射液混合使用[6],尽可能避免输血。

疗效

- 治疗 2 周后贫血症状开始改善,通常 2 个月后贫血得到有效纠正(如果潜在病因得以解决)[1]。
- 口服铁剂需持续 3~6 个月,以有效补充体内储存铁。
- 注意监测血清铁蛋白水平情况。
- 血清铁蛋白水平 >50μg/L 通常表明储存铁充足。

铁剂治疗失败

应考虑以下因素:

- 病人依从性差。
- 持续失血。
- 吸收不良(如严重的乳糜泻)。
- 诊断错误(如地中海贫血、慢性疾病)。
- 骨髓浸润性病变。

⚕ 地中海贫血

地中海贫血(thalassemia),又称珠蛋白生成障碍性贫血,这种遗传性疾病主要(不全是)好发于地中海盆地、中东、印度北部和中部,以及东南亚地区,中国南部地区也有发生。地中海贫血中遗传基因若以杂合子的形式出现则通常无症状,病人即使有贫血症状,也很轻微,常不需要治疗;在上述高发地区,这种情况比较常见。若以纯合子形式出现,则表现为非常严重的先天性贫血症状,需要接受终身输血支持治疗,但这种情况相对较少,在地中海贫血的高发地区也不常见(见第 23 章)[2]。

表 13.3　铁相关的解释

症状	血清铁	总铁结合量	转铁蛋白饱和度 %	铁蛋白
缺铁性贫血	↓	N 或 ↑	↓	↓↓
β-地中海贫血	N 或 ↑	N	N 或 ↑	N 或 ↑
慢性病贫血	↓	N 或 ↓	↓	N 或 ↑
铁粒幼细胞性贫血	N 或 ↑	N	N 或 ↑	↑
血色沉着病	↑	↓	↑↑	↑↑

注:"N"表示水平正常。

表 13.4   针对成人铁缺乏的饮食建议

在服用铁制剂时,成人应该限制牛奶摄入量,每日不超过 500ml	
避免过量的咖啡因、快餐和过多加工的面包	
摄入足够的富含铁的食物(尤其是蛋白质)	

食物种类	具体食物
蛋白类食物	肉类,特别是牛肉(小牛肉)、猪肉、肝、家禽
	鱼类和贝类,如牡蛎、沙丁鱼、金枪鱼
	种子类,如芝麻、南瓜
	蛋类,特别是蛋黄
水果	干果,如梅子、无花果、葡萄干、黑醋栗、桃子
	果汁,如西梅、黑莓
	大多数新鲜水果
蔬菜	绿色蔬菜,如菠菜、银甜菜、生菜
	干豌豆和豆类,如芸豆
	南瓜、红薯
谷类	含强化铁的面包和干燥谷物
	燕麦谷物
	为了更好地促进铁的吸收,可以适当增加富含维生素 C 的食物(如柑橘类水果、哈密瓜、抱子甘蓝、西蓝花、花椰菜)

诊断杂合子型的轻型地中海贫血的关键点:典型的小红细胞症和相对不成比例的正常血红蛋白水平或轻微贫血症状,其确诊依据是血红蛋白电泳发现 HbA_2 增多,目前 DNA 筛选分析已是切实可行的检测技术。地中海贫血与缺铁性贫血的鉴别诊断十分重要,因为铁剂治疗对地中海贫血非但没有帮助,并且理论上是一种禁忌治疗措施;更重要的是,区分地中海贫血亚型还能够判断遗传风险:如果父母双方都有地中海贫血,那么他们每次生育将有 1/4 的概率生出一个地中海贫血的患儿,这对患儿及整个家庭都将是毁灭性的灾难。

地中海贫血的主要治疗方法是输注含有去铁胺及正常血红蛋白的高浓度红细胞悬液。

血红蛋白 E(HbE)

这种血红蛋白变异体在东南亚地区很常见[4]。事实上,无论 HbE 是以纯合子还是杂合子形式存在都很少出现临床症状,但病人多有小红细胞症,这一点必须与缺铁性贫血相鉴别;此外,如果 HbE 基因和地中海贫血基因同时存在,患儿可能终身贫血,且严重程度与地中海贫血相当。目前,学术界已在东南亚地区人群及东南亚裔澳大利亚人群中建立了这两种基因的图谱。

大细胞性贫血(MCV>100fl)

酒精和肝脏疾病

就个体而言,酒精和肝脏疾病导致的大红细胞症可以伴有或不伴有贫血。这项发现的重要性在于它常可以作为酗酒的第一指征。除非有确切的诊断指标,否则这种情况经常被忽视。因其他原因造成的肝脏疾病在晚期也可能会产生特异性临床症状。

药物毒性

细胞毒性药物(特别是抗惊厥药)与其他多种药物(表 13.5)可能导致大红细胞症。其本身没有太大的临床意义,无需临床纠正,除非其同时合并贫血或其他血细胞减少。

表 13.5   引起大红细胞症的药物[2,5]

药物类型	具体药物
酒精	—
细胞毒性药物/免疫抑制剂	硫唑嘌呤、甲氨蝶呤、5-氟尿嘧啶
抗生素	复方磺胺甲噁唑、乙胺嘧啶(包括 Fansidar 和 Maloprim)、齐多夫定
抗惊厥药	苯妥英、扑米酮、苯巴比妥

骨髓增生异常综合征

骨髓增生异常综合征(myelodysplastic syndrome)在很长一段时间内拥有几个不同的名字,如"难治性贫血"和"白血病前期",直到近年,才把繁多的名称统一起来。骨髓增生异常综合征可发生于各个年龄段的人群,但在老年人中常见(表 13.2)。

骨髓增生异常综合征常表现为大细胞性贫血,且血清维生素 B_{12} 和红细胞叶酸正常,而使用维生素 B_{12}、叶酸及其他补血药物对该病的治疗效果不佳。骨髓增生异常综合征通常伴有进展性顽固性中性粒细胞减少或血小板减少,或两者同时并存,该病病程缓慢却是致命的,病人最终会因感染、出血或急性白血病(少见)死亡。

维生素 B_{12} 缺乏(恶性贫血)

虽然临床易于识别,但维生素 B_{12} 缺乏(vitamin B_{12} deficiency,pernicious anaemia)是比上述情况更为少见的引起大细胞性贫血的病因,通常是由病人的胃自身免疫性萎缩性改变及胃大部切除术而缺乏内因子引起的;全胃切除术后 3 年内一般不会进展到贫血状态。此外,维生素 B_{12} 缺乏也可能与吸收障碍和克罗恩病引起的其他营养物质缺乏同时存在。

13

维生素 B_{12}(钴胺素)被发现只存在于动物源性食物中，因此严格的素食主义者多会有维生素 B_{12} 缺乏。导致食品中维生素 B_{12} 缺乏的原因有：

- 萎缩性胃炎。
- 幽门螺杆菌感染。
- H_2 受体拮抗剂。
- 质子泵抑制剂。
- 其他药物，如口服避孕药和二甲双胍。
- 慢性酒精中毒。
- HIV 感染。
- 严格的素食主义者。

临床表现：大细胞性贫血、体重减轻和神经系统症状，尤其是多发性神经疾病；维生素 B_{12} 缺乏可诱发亚急性脊髓变性；血清维生素 B_{12} 低于正常水平(正常值：150~700pmol/L)。

血清维生素 B_{12}>220pmol/L：不可能缺乏。

血清维生素 B_{12}<148pmol/L：缺乏。

根据内因子抗体水平可以直接诊断。

治疗(替代疗法)[1]

- 维生素 B_{12}：1 000μg/次，肌内注射，每 2~3 日 1 次，连续 10~15 次之后可补足体内储存量(3~5mg)。
- 每 3 个月注射 1 000μg 维持量。
- 可以口服结晶维生素 B_{12}。
- 联合治疗口服叶酸 5mg/d(最初)。
- 最好避免输血，可能需要补充额外的铁剂。

💲 叶酸缺乏病

诊断性检测：血清叶酸(正常值 7~45nmol/L)和红细胞叶酸，此为最佳指标(译者注：该检测可更好地反映人体的叶酸储量)(正常值 >630nmol/L)[7-8]。

该病的主要原因是高龄、贫困、营养不良相关的叶酸摄入不足，通常也与酒精中毒有关。它可见于吸收不良和抗癫痫药物(如苯妥英钠)的常规用药[9]。较罕见但非常重要的是孕期叶酸缺乏症，当胎儿和母亲的需求超过膳食摄入量时，会出现这种所谓的"妊娠恶性贫血"，如果无法立即识别和治疗，将有致命的风险。与维生素 B_{12} 不同，叶酸在体内不会贮存至一个显著的生理量，必须通过日常饮食摄入才能满足 5~10μg/d 的需求。叶酸存在于大多数水果和蔬菜中，特别是柑橘类水果和绿色蔬菜(见第 5 章)。

治疗(替代疗法)

口服叶酸 5mg/d，连续服用 4 周，以补充身体储备量(5~10mg)。应持续服用 4 个月，直到维生素 B_{12} 水平正常。

正常细胞性贫血[2,10](MCV 无异常的贫血)

💲 急性出血

这是正常细胞性贫血的最常见病因，主要由呕血和/或黑便引起。

💲 慢性疾病

慢性炎症

在炎症情况下，骨髓内的细胞间铁离子转运受到抑制，因此，尽管铁储备正常，发育中的红细胞依然会处于缺铁状态，继而导致红细胞生成障碍。如果炎症持续时间短，那么血红蛋白的减少就不易被发觉；如果炎症持续时间较长，贫血的症状就会出现，直到炎症减退。

恶性疾病

恶性疾病所致贫血的病因与慢性炎症相似。

💲 肾衰竭

肾衰竭通常与促红细胞生成素分泌缺乏引起的贫血有关，且治疗效果较差，因此不能单独靠补充促红细胞生成素治疗。

💲 溶血

网织红细胞增多症、轻微的大红细胞症、珠蛋白减少、胆红素和尿胆素原增加都提示有溶血性贫血。溶血性贫血相对少见，较常见的先天性溶血性疾病主要有遗传性球形红细胞增多症、镰状细胞贫血，以及红细胞酶、丙酮酸激酶 G-6-PD 缺乏症；多数 G-6-PD 缺乏症病人仅在服用氧化性药物(如磺胺类药)或食用蚕豆后出现溶血性贫血，故这种疾病也被称为"蚕豆病"。

获得性溶血性贫血包括以下 2 种情况：因母体携带溶血性抗体并通过胎盘输送给胎儿导致新生儿贫血、因药物毒性或获得性自身抗体而致病的成人贫血。后者中约半数是特发性的，另一半与非霍奇金淋巴瘤有关，且贫血可能是淋巴瘤的主要征象。一些抗体只有在低温时才表现有活性，如冷凝集素疾病；另外一些则在体温环境中发挥作用，成为自身免疫性溶血性贫血的重要病因。

如果贫血期间出现清晨黑尿，要警惕罕见的获得性遗传病"阵发性睡眠性血红蛋白尿"的风险，流式细胞术可进行诊断。

💲 再生障碍性贫血

再生障碍性贫血(aplastic anaemia) 表现为贫血(血

红蛋白↓)、感染(白细胞↓)或出血(血小板↓)的临床特征。骨髓发育不全导致全血细胞减少和正细胞正色素性贫血。大多数病例是由自身免疫性疾病引起的;还有些病例是由于药物和放射治疗造成的。诊断是根据骨髓检查。治疗包括支持性服务和各种治疗选择,如免疫疗法、异体骨髓移植、干细胞移植和造血生长因子(如促红细胞生成素)[11]。

🦴 骨髓替代

骨髓替代多来源于外来组织,例如癌性转移或骨髓纤维化疾病的纤维组织;其病因也有可能是一种或其他几种正常骨髓中的成分异常增生,例如慢性髓细胞性白血病、慢性淋巴细胞白血病、淋巴瘤、急性白血病组织。急性白-巨幼红细胞涂片(在外周血中能发现不成熟的红细胞和白细胞)常用于发生骨髓替换疾病的诊断。

儿童的贫血

血红蛋白正常值参考范围

年龄段		血红蛋白范围/(g·L^{-1})
婴儿	足月儿(脐带血)	135~195
	3~6 月龄	95~135
儿童	1 岁	105~135
	3~6 岁	105~140
	10~12 岁	115~145

儿童贫血的主要病因包括缺铁性贫血(很常见)、地中海贫血(主要原因)、镰状细胞贫血、药物诱导的溶血性贫血。对于地中海、东南亚、阿拉伯地区或者非洲裔美籍的贫血儿童,特别是有家族史、铁蛋白水平正常或补铁治疗无效的儿童,要考虑血红蛋白变异的可能,这需要通过血红蛋白电泳进行分析。

可以引起溶血的药物(血涂片中可有网状细胞、球形和碎裂红细胞)包括一些抗生素(如复方磺胺甲噁唑),抗疟药物和一些抗炎药物。

对处于快速生长期且相对营养不良、月经量较大的青春期女性来说,尤其应考虑贫血的可能性。

儿童的铁缺乏[10]

- 高危儿童缺铁症发生率高达 10%~30%。
- 通常呈亚临床表现,贫血表现相对较少。
- 可有认知能力下降和精神运动性行为表现(甚至在还没出现贫血时)。
- 高危人群包括 6 月龄以下的早产儿或低出生体重儿,高乳制品低铁含量饮食的 6~36 月龄初学走路的孩童;而 6 月龄后儿童多见于只限于母乳喂养、初次固体食物喂养过迟、总体食物摄入不足、饮食中缺乏维生素 C、喂养过多瓶装奶,以及进食降低食欲的固体食物等情况。
- 可能的临床表现包括易怒、嗜睡、轻微的行为改变、发育不良、呼吸困难和脸色苍白。

预防

- 为早产儿和低出生体重儿(<1 000g)提供铁和多种维生素补充剂。
- 尽早食用含铁辅食:4~5 月龄开始,如谷类、蔬菜、鸡蛋和肉类。
- 鼓励母乳喂养,避免在 12 月龄内用牛奶喂养[9]。
- 出生后 24 个月内避免过度食用牛奶。
- 使用含强化铁的配方食品和谷物。

铁的重要来源

婴幼儿配方奶粉、肉(尤其是红肉、鱼、鸡)、绿色蔬菜和豆类、干果、果汁、强化谷物、蛋黄等。

治疗

主要的治疗方法是用葡萄糖酸亚铁(1ml/kg,300mg/5ml混合制剂)。连用 3 个月至血红蛋白恢复正常。

临床要领

- 缺铁性贫血可将其认为是失血性贫血,除非证明有其他病因。
- 可以是仅缺铁而不贫血。
- 除非证明有其他明确病因,失血性贫血常继发于月经过多或胃肠道失血。
- 怀疑贫血时,检查项目应包括全血细胞计数、红细胞沉降率及血清铁检查。还应考虑检测血红蛋白电泳、维生素 B$_{12}$ 和叶酸水平,以及肾功能。
- 甲状腺功能减退可引起正常细胞或大细胞性贫血。
- 不推荐使用未经临床研究证实的试验性铁剂治疗措施。
- 肌内注射铁剂可导致色素沉着,因此应谨慎使用,且肌内注射铁剂的疗效并不比口服铁剂好。
- 如果病人进行小细胞性贫血治疗无效,考虑为铁粒幼细胞性贫血。

参考文献

1   Van Der Weyden M. Anaemia. In: *MIMS Disease Index* (2nd edn). Sydney: IMS Publishing, 1996: 26–9.

2   Gribble M. Haematology. Check Program 188. Melbourne: RACGP, 1987: 3–12.

3   Hang W, Gibson J. Iron deficiency anaemia. Medical Observer, 4 April 2014: 21–6.

4   Coghlan D, Campbell P. Anaemia: how to treat. Australian Doctor, 8 November 2002: I–VIII.

5   Powers, JM et al. *Diagnosis and management of iron deficiency anaemia.* Hematol Oncol Clin North Am 2014, Aug; 28(4): 729–45. [PMID: 26289639]

6 Avni T et al. The safety of intravenous iron preparations: systemic review and meta-analysis. Mayo Clin Proc, January 2015; 90(1): 12–23. [PMID: 25572192]

7 Farrell CT et al. Red cell or serum folate: what to do in clinical practice. Clin Chem Lab Med, March 2013; 51(3): 555–69. [PMID: 23449524]

8 Dickinson M et al. Haematology. Check Program 439.

Melbourne: RACGP, 2008: 4–10.

9 Schrier S. UpToDate. Macrocytosis (16.1 edn). UpToDate, 2008.

10 Thomson K et al. *Paediatric Handbook* (8th edn). Melbourne: Wiley-Blackwell Science, 2009: 360–3.

11 Bacigalupo A. Bone marrow transplantation for acquired severe aplastic anaemia. Hematol Oncol Clin North Am, Dec 2014; 28(6): 1145–55.

第 14 章　内分泌和代谢障碍

　　仅让病理学家冒险地孤身闯入内分泌的神秘海域，这举动实在是太轻率了。那片海里，散落着已经破碎的各种假说的残骸，即便是最谨慎的水手也很容易迷失方向，他在腺体的诱惑中发出狂叫，那惨烈的声音已证明许多以前去过那里的人已经陷落。

威廉·博伊德（1885—1979）（译者注：苏格兰人，医生，外科病理学家）

　　内分泌疾病，尤其是甲状腺疾病，可能是全科医学服务在临床实践中的诊断陷阱，而这些病的早期诊断更是真正的挑战。在一个有 2 500 位病人的全科诊所中，每年可预期有 1 例新的甲状腺疾病病例、10 例已有甲状腺疾病的"病例"[1]。甲状腺疾病可分为甲状腺功能障碍或结构性甲状腺疾病，如甲状腺肿。对甲状腺功能过度活跃和甲状腺功能不活跃的诊断是比较困难的，因为在这些疾病的早期，病人与正常状态的偏离是很微小的。

　　典型的格雷夫斯病（Graves disease）的临床诊断很明确，常以眼球突出、运动亢进和甲状腺肿大为特征，但如果缺少眼部和颈部征象，则容易被误诊为焦虑状态。老年病人可能仅表现出心血管征象，例如心房颤动和心动过速，或原因不明的体重减轻。

　　甲状腺功能减退的病人在早期很难被诊断，尤其是那些经常来就诊的病人。（译者注：即如果你经常见到某人，你不会注意到他细小和缓慢出现的变化。不过如果隔一个较长的时间才再见到某人，你会发现变化。）甲状腺功能减退通常是缓慢发病的，并伴随便秘和嗜睡等一般症状。

　　若只是怀疑，应安排病人做血清促甲状腺激素（TSH）的检测[2]。

　　其他常见的内分泌疾病包括糖尿病、高催乳素血症、钙代谢异常、PCOS、性功能障碍，以及亚临床性腺功能减退。这些病很难在早期阶段被诊断出来。垂体是主要腺体，它可以调控激素，见**图 14.1**[3-4]。

甲状腺疾病

甲状腺疾病的实验室检查[3-4]

甲状腺功能检测

　　近年来，随着血清游离甲状腺素（thyroxine，T_4）检测

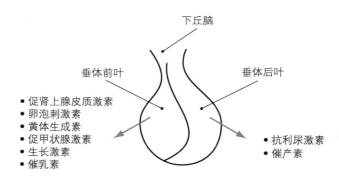

图 14.1　垂体激素

的引入和单克隆 TSH 检测技术的发展，甲状腺功能的生化评估已发生了巨大变化。通过高度敏感的 TSH 分析可以将 TSH 抑制水平（如甲状腺功能亢进）与 TSH 低水平和正常水平 TSH 区分出来。然而，新的检测方法并非万无一失，需结合临床特征进行解释。血清 TSH 水平是甲状腺功能最敏感的指标，是怀疑甲状腺功能异常的首选检查方法。必要时，应在 3~6 个月内重复检测 TSH 水平。

　　进行血清游离三碘甲状腺原氨酸（triiodothyronine，T_3）和血清游离甲状腺素（T_4）的测定对于当血清游离 T_4 水平可能正常，而疑似 T_3 甲状腺毒症时很有价值，并可用于监测已接受治疗的甲状腺功能不全的病人的疗效。

　　相关检测指标的总结参见**表 14.1**。

甲状腺自身抗体

　　自身抗体阳性对以下情况具有特异性[2]：

- TSH 受体抗体（TSH receptor antibody，TR-Ab）：格雷夫斯病。
- 甲状腺过氧化物酶抗体（thyroid peroxidase antibody，TPO-Ab）：桥本甲状腺炎。
- 甲状腺球蛋白抗体（thyroglobulin antibody，Tg-Ab）：桥本甲状腺炎。

表 14.1　甲状腺功能检测指标总结[3]

状态	TSH	游离 T$_4$	游离 T$_3$	抗甲状腺抗体
正常范围	0.4~4.0mU/L	10~25pmol/L	2.6~6.0pmol/L	—
甲状腺功能减退				
原发性(明显的)	↑①	↓①	N 或↓(无用)	N 或↑
亚临床	↑	N	N	N
继发性(垂体功能障碍)	N 或↓	↓	N 或↓(无用)	N
甲状腺功能亢进(明显的)	↓①	↑①	↑①	N 或↑
亚临床	↓	N	N	N
甲状腺功能正常性病变	N 或↓	N 或↓	N 或↓	N

注:急性精神病时可能会出现与甲状腺功能亢进相似的结果;正常范围因实验室具体情况而异。
①表示主要试验。TSH. 促甲状腺激素;T$_3$. 三碘甲状腺原氨酸;T$_4$. 甲状腺素。

细针抽吸

是诊断甲状腺结节最有成本效益的辅助检查,也是判断甲状腺结节是否为恶性结节的最佳方法。需要与经验丰富的细胞学/病理学专家合作对细胞学检查结果进行慎重的解释。

甲状腺核扫描成像

本检查可能有助于甲状腺结节的鉴别诊断,以及发现甲状腺功能亢进的原因。功能性结节比非功能性结节更不易恶变(囊肿、胶体结节、出血是非功能性的,癌通常是非功能性的)。

甲状腺超声

甲状腺超声通常在检测甲状腺结节时更为敏感。可以通过超声检查诊断出多结节性甲状腺肿,而临床诊断可能是单发结节(其他结节在临床上不明显)。多结节性甲状腺肿恶性程度比单发结节低。对甲状腺结节进行超声随访是为了观察一段时间内其结节大小是否发生变化,然后与病人讨论适当的干预措施。甲状腺超声还可以区分出实性肿块与囊性肿块。

CT 扫描

甲状腺 CT 扫描尤其能发现颈部有较大的多结节性甲状腺肿伴胸骨后伸展造成的明显压迫。同时,随访复查CT 扫描可以确定甲状腺肿的进展与转归。

甲状腺功能减退(黏液性水肿)

甲状腺功能减退(hypothyroidism)在老年女性中更为普遍(最高 5%)[5]。黏液性水肿是指黏多糖在皮下组织中聚积。该病早期变化微小,较为隐匿,特别是在只有单一症状的情况下,可能被误诊。

高危病人具有以下特点:

- 有格雷夫斯病病史。
- 自身免疫性疾病(例如类风湿关节炎、1 型糖尿病)。
- 唐氏综合征。
- 特纳综合征。
- 药物治疗:锂剂、胺碘酮、干扰素。
- 有过甲状腺或颈部手术史。
- 接受过甲状腺放射性碘治疗。

临床特征

主要特征:

- 便秘。
- 畏寒。
- 疲乏/昏睡/嗜睡。
- 行动迟缓。
- 精神反应迟钝。
- 抑郁。
- 声音沙哑。
- 面部和眼睑水肿。
- 皮肤苍白。
- 脱发。
- 体重增加。

 诊断三联征:疲乏 + 声音沙哑 + 畏寒➡黏液性水肿

身体检查

见图 14.2,主要征象包括:

- 窦性心动过缓。
- 反射迟缓(正常的肌张力,放松迟缓)。
- 头发粗糙、干燥、易脆。
- 眉毛外侧 1/3 变稀薄。
- 皮肤干冷。
- 皮肤苍白或泛黄。

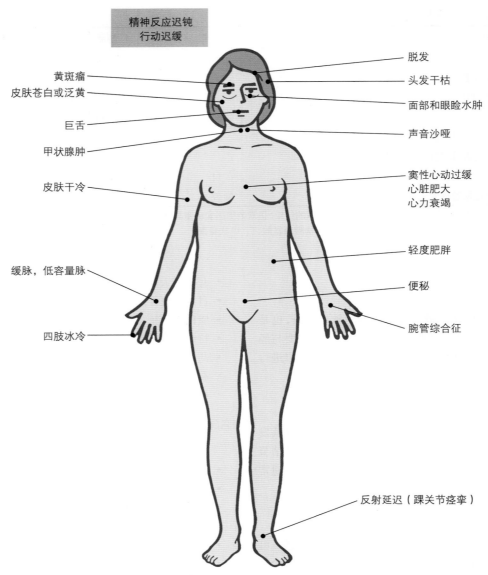

图 14.2　甲状腺功能减退的临床特征

- 肥胖。
- 甲状腺肿。
甲状腺疾病的其他表现见**表 14.2**。

💊 桥本甲状腺炎（自身免疫性甲状腺炎）

桥本甲状腺炎（Hashimoto thyroiditis）或淋巴细胞性甲状腺炎（lymphocytic thyroiditis）是一种自身免疫性甲状腺炎。在澳大利亚，它是双侧非毒性甲状腺肿的最常见原因。其特点包括：

- 双侧甲状腺肿。
- 典型表现为坚硬而有弹性。
- 病人可能是甲状腺功能减退或甲状腺功能正常并伴有早期甲状腺毒症。
TPO-Ab 滴度强阳性和/或细针抽吸细胞学检查可确诊[3]。

桥本甲状腺炎可表现为产后甲状腺功能减退，可能在 6~12 个月内痊愈，也可能是永久性的[4]。

甲状腺功能减退的实验室诊断

甲状腺功能测试（**表 14.1**）：

- T$_4$ 低于正常。
- TSH 升高（>10 为明显腺体功能减退）

如果 T$_4$ 低而 TSH 低或正常，应考虑垂体功能障碍（继发性甲状腺功能减退）或正常甲状腺性病态综合征。若 TSH 升高而 T$_4$ 在正常范围内，表示"亚临床"甲状腺功能减退，尽管存在争议，但仍需对此类病人进行治疗[2-3]。

实验检查结果本身可能较难解释，此时需要结合临床影像结果和医生的建议来进行治疗。

14

表 14.2　甲状腺疾病的不同临床表现[3,5]

表现形式	甲状腺功能减退	甲状腺功能亢进
一般表现	嗜睡、疲乏 皮肤干燥 声音沙哑	虚弱 皮肤潮湿、手足明显
精神	抑郁 痴呆 精神病(黏液性水肿导致)	焦虑/烦躁 多动 精神病
肌肉骨骼	肌纤维炎 肌痛 关节积液	肌无力 近端肌病
皮肤	皮肤干冷 白癜风	皮肤温热、薄、柔软、潮湿 白癜风 胫骨前黏液性水肿
心血管	缺血 心脏肥大 心包积液 心动过缓 高脂血症	心动过速 心房颤动 心力衰竭/呼吸困难 收缩期高血压
内分泌	溢乳 甲状腺肿 不孕	甲状腺肿 男性乳房发育
妇科	月经不规则 月经过多(主要) 月经稀少	其他月经紊乱 月经稀少
神经	神经病 神经卡压综合征(如腕管综合征) 共济失调	周期性瘫痪 震颤
血液	贫血	—
急症	黏液水肿性昏迷 麻醉后肺换气不足	甲状腺危象
其他	性欲下降 体重增加 畏寒 便秘	性欲下降 眼部征象 发热(非常规性) 甲剥离 须发早白 体重减轻

其他检测

- 血清胆固醇水平升高。
- 贫血:通常为正常红细胞,也可能出现大红细胞。
- 心电图:窦性心动过缓、低电压、平坦的 T 波。

管理[6-8]

确认诊断,提供适当的病人教育,并在适当的情况下转诊。

在 T4 替代治疗之前,必须排除肾上腺功能减退和缺血性心脏病。

注:如果甲状腺功能减退的原因是垂体功能减退,

但仍按原发性甲状腺功能减退治疗,可能会引起肾上腺危机。

甲状腺药物治疗

- 甲状腺素:50~100μg/d,如果需要,可增加 25~50μg/d,直到 100~200μg/d。

注:老年人和患有缺血性心脏病者,应从低剂量(25~50μg/d)开始,其他病人则从 50~100μg/d 开始,避免过量。

- 目标是让 TSH 水平达到 0.5~2.0mU/L。
- 治疗初始,每个月监视 1 次 TSH 水平。当甲状腺功能恢复正常时,监测的频率可能会降低(如每 2~3 个月 1 次)。当 T_4 达到稳定的最佳剂量时,每 2~3 年监测 1 次,而治疗通常是终身的。

特殊情况下的考虑

- 缺血性心脏病:快速甲状腺素替代治疗会诱发心肌梗死,特别是在老年人中。
- 妊娠和产后:妊娠期间继续服用甲状腺素;注意甲状腺功能减退(通常需要增加 T_4 的剂量)。
- 择期手术:如果甲状腺功能正常,可以停用甲状腺素 1 周。如果要进行甲状旁腺手术,则推迟手术直至甲状腺功能正常。
- 黏液水肿性昏迷:需要紧急住院接受专业治疗。需要强化治疗,使肠胃外 T_4 或 T_3 以碘塞罗宁或甲状腺素的形式通过缓慢静脉注射进行治疗。

新生儿甲状腺功能减退

如果医生在这种严重疾病上出现误诊,会影响患儿的生长,导致其出现发育迟缓和学习障碍,如果不及时治疗,可导致永久性智力损害(克汀病)。新生儿甲状腺功能减退的临床特征包括粗眉大眼的相貌特征、皮肤干燥、眶上水肿、黄疸、哭闹、进食缓慢和脐疝。该病可通过新生儿常规足跟采血试验检测出来。甲状腺素替代治疗应尽快开始,至少应在 2 周龄之前开始,以防止患儿智力发育迟缓。

转诊时机:甲状腺功能减退[5,7]

- 对诊断、诊断检测或最佳替代剂量有疑问。
- 明显的继发性甲状腺功能减退,伴有严重疾病和相关的缺血性心脏病。
- 并发自身免疫疾病。
- 甲状腺功能减退伴甲状腺肿,产后甲状腺功能障碍和新生儿甲状腺功能减退。
- 黏液水肿性昏迷。

🔔 甲状腺功能亢进(甲状腺毒症)

甲状腺功能亢进(hyperthyroidism)也相对比较常见,可影响多达 2% 的女性,女性发病率是男性的 4~5 倍(图 14.3)。格雷夫斯病是甲状腺功能亢进最常见的病因,其次是结节性甲状腺病。

原因[4,9]

- 格雷夫斯病(典型症状为弥漫性甲状腺肿和眼部征象)。
- 自主功能的结节/毒性甲状腺腺瘤。
- 亚急性甲状腺炎(德奎尔甲状腺炎):病毒起源(怀疑甲状腺疼痛和不适)。
- 过多摄入甲状腺激素:医源性甲状腺毒症。

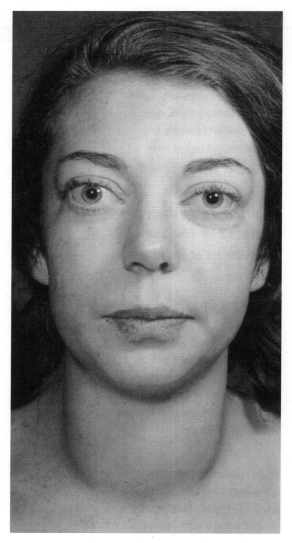

图 14.3   患有眼球突出症和甲状腺肿的甲状腺毒症病人(照片由 Duncan Topliss 提供)

- 外源性碘过量,例如食物污染。
- 胺碘酮(谨用此药物)。

关键事实和要点

- 在仅有心脑血管疾病表现的老年人中(例如无法解释的心力衰竭与心律失常),可能缺乏经典的症状。
- 注意不要忽略了甲状腺功能亢进也能表现出严重的焦虑。

临床特征

- 热不耐受。
- 手部多汗。
- 肌无力。
- 食欲正常或增加,体重减轻。
- 情绪不稳定,尤其是焦虑、易怒。
- 心悸。

- 频繁排便。

 诊断三联征:焦虑 + 体重减轻 + 乏力➡甲状腺毒症

身体检查

见**图 14.4**。常规征象如下:
- 病人焦躁不安。
- 手温暖多汗。
- 细微震颤(通过双手托纸张测试)。
- 甲状腺肿。
- 近端肌病。
- 反射亢进。
- 周围血管搏动征。
- 伴有或不伴有心房颤动。

眼部征象

- 眼睑退缩(虹膜上方可看到小面积巩膜)。
- 眼睑后退。
- 突眼。
- 重症者有眼肌麻痹。

辅助检查

- T_4(和 T_3)升高。
- TSH 水平下降。
- 放射性同位素扫描。
- TPO-Ab 通常呈阳性。

当放射性同位素扫描显示摄取均匀增强时,可确诊格雷夫斯病;不规则摄取增加时提示毒性结节性甲状腺肿;而扫描显示摄取不足或没有摄取,可能是亚急性甲状

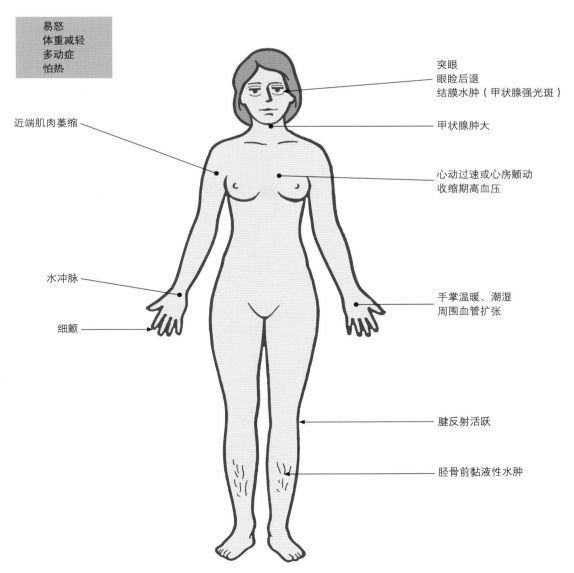

易怒
体重减轻
多动症
怕热

近端肌肉萎缩

突眼
眼睑后退
结膜水肿（甲状腺强光斑）

甲状腺肿大

心动过速或心房颤动
收缩期高血压

水冲脉

细颤

手掌温暖、潮湿
周围血管扩张

腱反射活跃

胫骨前黏液性水肿

图 14.4　甲状腺功能亢进的临床特征

14

腺炎或医源性甲状腺毒症。

管理

- 在开始治疗前应该明确病因。
- 参见内分泌专家建议指导治疗。
- 教育病人,并强调甲状腺功能亢进或甲状腺功能减退复发的可能性,以及进行终身监测的必要性。
- 监测心血管并发症和骨质疏松症。

治疗[7-8,10]

- 放射性碘(131I)治疗。
- 硫脲类抗甲状腺药物(初始剂量)
  - 卡比马唑(carbimazole):10~45mg/d(口服),根据疾病活动情况,开始时单次剂量 10~20mg,分次服用。

    或
  - 丙硫氧嘧啶(propylthiouracil):200~600mg/d(口服),分次服用或服用甲巯基咪唑(methimazole)。
- 辅助药物
  - β 受体阻滞剂:针对急性阶段症状,如普萘洛尔(propranolol),10~40mg/次,每 6~8 小时 1 次;地尔硫草(diltiazem)或阿替洛尔(atenolol)作为备选药物。
  - 碳酸锂:不耐受硫脲类药物时使用,但很少使用。
  - 卢戈碘液:主要在手术前使用。
- 手术
  - 甲状腺次全切除术。

    或
  - 甲状腺全切除术。

治疗(格雷夫斯病)

目前对本病还没有理想的治疗方法,抗甲状腺药物、放射性碘治疗或手术治疗等方法的选择取决于许多因素,包括病人的年龄、甲状腺肿的大小、社会和经济因素,以及并发症的治疗等。

指南[8,10]

- 甲状腺轻度肿大的年轻病人:18 个月的抗甲状腺药物治疗。
- 甲状腺轻度肿大的老年病人:同上或放射性碘治疗(最好在甲状腺功能正常的情况下)。
- 甲状腺肿大且有中度至重度病变者:抗甲状腺药物治疗直至甲状腺功能正常,然后进行手术或放射性碘(131I)治疗。
- 在澳大利亚(和美国一样),放射性碘(131I)治疗的使用越来越普遍。

治疗(自主功能结节和毒性甲状腺腺瘤)

使用抗甲状腺药物控制甲状腺功能亢进,然后进行

手术或 131I 治疗。使用抗甲状腺药物治疗毒性结节性甲状腺肿很少能获得长期缓解。

⚕ 亚急性甲状腺炎(de Quervain thyroiditis)[8]

病毒感染后甲状腺素水平激增,先是表现为甲状腺功能亢进,通常持续短暂的 1~2 个月,之后是甲状腺功能减退并持续 4~6 个月。症状包括甲状腺肿痛和/或压痛(尤其在吞咽时)、发热、红细胞沉降率升高、TPO-Ab 低或缺失、放射性核素扫描摄取值极低。急性期的治疗以休息、镇痛药(每 4~6 小时口服阿司匹林 600mg)或布洛芬 200~400mg(口服)和进食容易消化的食物为主。少数情况下,在剧烈疼痛时可使用类固醇皮质激素(如泼尼松龙)。抗甲状腺药不是必需的,但可以使用 β 受体阻滞剂来控制症状。

无痛性产后甲状腺炎

甲状腺自身免疫性破坏引起的甲状腺激素释放,通常发生于产后 1~6 个月。最初表现为甲状腺功能亢进,之后为甲状腺功能减退。弥漫性小甲状腺肿、低放射性核素摄取、高 TPO-Ab。可使用 β 受体阻滞剂治疗症状,用甲状腺素治疗甲状腺功能减退。

注:甲状腺自身免疫性破坏可伴甲状腺炎(无痛或疼痛),还可导致粒细胞缺乏症,因此应监测发热或口腔溃疡的迹象。

⚕ 甲状腺危象(甲状腺风暴)[8]

甲状腺危象(甲状腺风暴)(thyroid crisis,thyroid storm)临床特征为明显的焦虑、体重减轻、乏力、近端肢体肌无力、高热、心动过速(>150 次/min)、心力衰竭和心律失常。它通常是由于手术或隐匿性感染而引起的。

甲状腺危象需要紧急住院管理使用抗甲状腺药物治疗。静脉注射生理盐水和类固醇皮质激素,以及进行抗心力衰竭和心律失常的治疗,尤其是使用 β 受体阻滞剂。

转诊时机:甲状腺功能亢进[9]

- 对诊断有疑问。
- 严重甲状腺功能亢进,特别是并存甲状腺功能亢进性心脏病。
- 妊娠伴甲状腺功能亢进。
- 眼球突出进行性加重。
- 被认为适合转诊的所有病例。

甲状腺肿

甲状腺肿(goitre)可以是弥漫性的或多结节性的。弥漫性甲状腺肿的原因包括生理性、格雷夫斯病、甲状腺炎(桥本甲状腺炎或亚急性甲状腺炎)、碘缺乏,也可能是遗

传性的。

辅助检查包括甲状腺功能检查、针刺活检、超声和 X 线检查。对甲状腺肿的管理是支持性的；如果 TSH 升高(可能导致显著的消退)和甲状腺次全或全切除术，则使用甲状腺素。

甲状腺结节

甲状腺结节(thyroid nodule)是可通过初诊和/或超声检查出来的，不同于其他甲状腺腺体的散在结节。

病因

- 多结节性甲状腺肿(最可能)。
- 胶样囊肿。
- 单发结节：腺瘤、癌(乳头状或滤泡状)。

辅助检查

- 超声成像。
- 细针抽吸细胞学检查。
- 甲状腺功能检测。

甲状腺癌[8]

甲状腺癌(thyroid carcinoma)主要表现为无痛性结节、腺体肿大或淋巴结性硬结节。乳头状癌是最常见的恶性甲状腺肿瘤。尽管恶性甲状腺肿瘤与良性病变(例如胶样结节、囊肿、出血和良性腺瘤)相比很少见，但重要的是不要漏诊恶性肿瘤，因为其治愈率非常高。甲状腺癌的治疗方法通常包括全甲状腺切除术、^{131}I 治疗、甲状腺素替代治疗，以及通过血清甲状腺球蛋白测定、^{131}I/铊扫描和颈部超声检测进行的随访。细针抽吸检测是选择性的辅助检查。

垂体功能障碍

垂体瘤[9]

垂体瘤(pituitary tumours)通常是良性腺瘤，表现为激素(如催乳素、生长激素、促肾上腺皮质激素)分泌不足或分泌过多相关的综合征，或者局部肿瘤压迫引起的症状(如头痛、视野缺失)。

高催乳素血症[11]

引发高催乳素血症(hyperprolactinaemia)的主要原因较多，包括垂体腺瘤(微观或宏观)、垂体柄损伤、药物(如抗精神病药、抗抑郁药、甲氧氯普胺、西咪替丁、雌激素、阿片类和大麻类药物)，以及妊娠和母乳喂养等生理因素。

临床特征

- 男性和女性均常见的症状：性欲减退、不育、溢乳(主要是女性)。
- 女性：闭经/月经过少。
- 男性：勃起功能障碍、面部毛发减少。

诊断

- 血清催乳素和巨催乳素测定。
- MRI 扫描：如果伴有头痛等症状，可考虑。

管理建议，本病治疗包括多巴胺受体激动剂治疗，如卡麦角林(cabergoline)或溴隐亭(bromocriptine)，以及手术切除或放射治疗。

肢端肥大症

肢端肥大症(acromegaly)的症状包括：

- 手部过度生长(所用手套尺寸增大)。
- 组织过度生长(如鼻子、口唇、面部)。
- 足部过度增长(所穿鞋码增大)。
- 下颌和舌头增大、驼背症。
- 一般症状：乏力、多汗、头痛。
- 性功能改变，包括闭经和性欲减退。
- 严重打鼾(多伴有睡眠呼吸暂停)。
- 声音低沉。

 诊断三联征：鼻部问题 + 尺寸问题(如戒指、鞋子) + 出汗增多➡肢端肥大症

诊断[9,12]

- 血浆生长激素超过正常值。
- 胰岛素样生长因子 1 升高(生长调节素)：关键检测。
- 头颅和手部 X 射线检查。
- MRI 扫描垂体。
- 考虑相关的葡萄糖耐量降低/糖尿病。
  对比发病前的影像学检查图片(如果可能)。
  治疗：垂体显微外科。

尿崩症和抗利尿激素分泌失调综合征

垂体后叶抗利尿激素(血管升压素)的分泌受损导致多尿、夜尿和代偿性多饮，每日排出 3~20L 的稀释尿液。尿崩症有多种病因，最常见的是术后创伤(下丘脑-垂体)，但通常是短暂的；中枢性尿崩症的其他原因包括肿瘤、感染和浸润；肾性尿崩症的肾小管对抗利尿激素不敏感。鉴别诊断主要包括强迫性(心因性)饮水。

抗利尿激素分泌失调综合征通常是由癌症(例如肺、淋巴瘤、肾脏、胰腺)、肺部疾病、各种颅内病变，以及药物(如卡马西平、抗精神病药等)引起的，该病的管理的本质是限制体液排出。

尿崩症的治疗：去氨升压素，通常 2 次/d，滴鼻。

14

诊断三联征:乏力 + 多尿 + 多饮➡尿崩症

垂体功能减退[8]

这种罕见的疾病应考虑:

- 产后出血史。
- 甲状腺功能减退的症状。
- 肾上腺功能不全的症状。
- 提示垂体肿瘤的症状。
- 消瘦、皮肤皱纹:"猴子脸"。
- 苍白的"雪花石膏"样皮肤/无毛。

原因:垂体腺瘤、其他鞍旁肿瘤,以及炎症或浸润性病变。

诊断三联征　女性:闭经 + 腋毛和阴毛稀少 + 乳房萎缩➡垂体功能减退

诊断三联征　男性:性欲降低 + 勃起功能障碍 + 体毛稀少➡垂体功能减退

检查包括血清垂体激素水平、影像学检查和三重刺激试验。

治疗包括激素替代疗法、手术或放射治疗。

肾上腺疾病

肾上腺的主要分区及其分泌物

皮质(cortex)

- 球状带:盐皮质激素,尤其是醛固酮。
- 束状带:糖皮质激素。
- 网状带:雄激素类,尤其是脱氢表雄酮。

髓质(medulla)

- 茶酚胺:肾上腺素、去甲肾上腺素

需要谨记的是,这些肾上腺罕见疾病在早期可能很难诊断,例如:

- 慢性肾上腺功能不全(肾上腺皮质功能不全,艾迪生病):皮质醇和醛固酮缺乏症。
- 库欣综合征:皮质醇过多。
- 原发性醛固酮增多症(见第 77 章)。

艾迪生病[8,13]

艾迪生病(Addison disease)最常见的原因是肾上腺自身免疫性破坏;其他原因:感染,如结核病或真菌感染。

临床特征

- 嗜睡、过度疲劳、虚弱。

- 厌食和恶心。
- 腹泻、腹痛。
- 体重下降。
- 头晕、不适、晕厥:低血糖(罕见);直立性低血压(常见)。
- 色素沉着,尤其是口腔和硬腭的黏膜,以及手部皱褶处。

如果肾上腺皮质功能不全一直未被确诊,病人可能会因慢性消耗而导致死亡;本病常没有得到及时诊断是一个大的问题,因此需要仔细监测高血压和心力衰竭。严重脱水是本病的一大特征。

诊断三联征:乏力 + 厌食/恶心/呕吐 + 腹痛(皮肤变色)➡艾迪生病

诊断

- 高血钾,低血钠。
- 血浆皮质醇水平降低(对外源性 ACTH 无反应)。
- 短突触刺激试验是确诊试验。
- 如考虑肾上腺自身抗体疾病可进行影像学检查,检查是否有肾上腺钙化影像。

治疗:类固醇皮质激素替代治疗,氢化可的松/醋酸氟可的松,或其他选择。

艾迪生病危象[8,13]

由于并发感染、手术或创伤等因素,造成在应对应激压力时皮质醇无法增加而导致艾迪生病危象(Addisonian crisis)。

临床特征

- 恶心和呕吐。
- 急性腹痛。
- 严重低血压,甚至发展为休克。
- 乏力、嗜睡,甚至昏迷。

紧急管理[13]

- 建立静脉输液管线。
- 静脉注射氢化可的松琥珀酸钠:静脉滴注初始剂量 100mg,之后每 4~6 小时给予 50~100mg 至病情稳定。
- 安排紧急住院。

库欣综合征[8]

库欣综合征(Cushing syndrome)的五个主要病因:

- 医源性:长期使用类固醇皮质激素。
- 垂体 ACTH 分泌过多(库欣病)。
- 双侧肾上腺增生。
- 肾上腺肿瘤(腺瘤、腺癌)。
- 非内分泌肿瘤(如肺燕麦细胞癌)引起的异位 ACTH 或 CRH(很少)。

其临床特征是由过量的皮质醇和/或肾上腺雄激素引起的。

临床特征

- 近端肌肉萎缩和无力。
- 向心性肥胖、水牛背。
- 库欣面容：多血质、满月脸、痤疮。
- 乏力。
- 多毛症。
- 腹部纹。
- 皮肤薄，易擦伤。
- 高血压。
- 高血糖（30%）。
- 月经改变（例如闭经）。
- 骨质疏松症。
- 精神状态变化，尤其是抑郁。
- 背痛。

 诊断三联征：满月脸 + 四肢肌萎缩 + 肌无力➡库欣综合征

诊断（排除医源性因素）

- 皮质醇过多（血浆或 24 小时尿皮质醇）。
- 地塞米松抑制试验。
- 下鼻窦取血法。
- 血清 ACTH。
- 影像学定位：MRI 扫描寻找产生 ACTH 的垂体肿瘤；CT 扫描寻找肾上腺肿瘤。

管理

理想情况，是经蝶骨切除垂体瘤。可能需要药物阻断类固醇皮质的产生，酮康唑（o）是一线药物。

🦴 原发性醛固酮增多症[8]

原发性醛固酮增多症（primary hyperaldosteronism）最常见的原因是肾上腺腺瘤。

🦴 康恩综合征

康恩综合征（Conn syndrome）通常是无症状的，或可能有高血压。临床特征的出现多与低钾血症相关：

- 乏力。
- 抽搐。
- 感觉异常。
- 多尿和多饮。

辅助检查

- 醛固酮（血清和尿液）↑。

- 血浆肾素↓。
- 钠↑；钾↓；碱中毒。
- 肾上腺成像检查（MRI 或 CT 扫描）。

治疗方法包括外科手术切除腺瘤。

🦴 嗜铬细胞瘤[8,12]

嗜铬细胞瘤（phaeochromocytoma）是一种危险的肾上腺髓质肿瘤。临床特征是阵发性或暂时性的：

- 高血压。
- 头痛（伴搏动感）。
- 多汗。
- 心悸。
- 苍白/皮肤变白。
- 上胸部和咽部压迫感（可发生心绞痛）。

 诊断三联征 发作性头痛 + 多汗 + 心动过速➡嗜铬细胞瘤

辅助检查

- 连续 3 次检查 24 小时游离儿茶酚胺含量升高，尿香草扁桃酸升高。
- 腹部 CT 或 MRI 扫描。

治疗

- 手术切除肿瘤，使用 α 和 β 受体阻滞剂。

🦴 先天性肾上腺皮质增生症（肾上腺生殖综合征）[6,8]

具有 21-羟化酶缺乏症的先天性肾上腺增生病是几种类型中最常见的。雄激素增多会导致皮质醇和醛固酮合成不足，其主要问题是肾上腺衰竭伴或不伴失盐状态。在女性病人中，通常在青春期之前会出现外生殖器发育男性化和多毛症；男性病人可能具有正常的泌尿生殖系统发育，但需要考虑失盐状态；男女性别的婴儿都会出现发育异常或出现呕吐和脱水（失盐状态）。患该病者需要终身使用糖皮质激素治疗，强烈建议这类病人戴警戒手镯或项链[6]。

🦴 肾上腺肿瘤[9]

大多数肾上腺肿瘤（adrenal tumours）病人是在腹部影像学检查时被发现的，多呈良性，被称为"肾上腺偶发性瘤"但是其中较为严重的肿瘤包括肾上腺癌、嗜铬细胞瘤、神经母细胞瘤、糖皮质激素或盐皮质激素隐匿瘤。

规则：由于恶性肿瘤过大，当肿瘤直径 >4cm 时需要进行彻底评估。通常建议手术切除。

肾上腺偶发瘤

肾上腺偶发瘤(adrenal incidentaloma)是直径≥1cm的肾上腺肿瘤。大多数是良性和无功能性的。恶性肿瘤是一个重要的问题,如果确认肿瘤是恶性的,要考虑其为原发性、继发性还是功能性(激素分泌)的。

要考虑的辅助检查包括电解质、醛固酮/肾素比率、儿茶酚胺、睾酮、脱氢表雄酮、地塞米松抑制试验、CT扫描。应该在专科医生指导下进行手术切除。

钙失衡

🩺 高钙血症[12,14]

出现如下症状时,要考虑高钙血症(hypercalcaemia):虚弱、乏力、烦躁、厌食、恶心或呕吐、腹痛、腰痛、便秘、口渴、发热、多尿、嗜睡、头晕、性格改变、肌肉酸痛、视觉障碍。检测尿常规和电解质(尤其是钙)、肌酐、白蛋白。

原发性甲状旁腺功能亢进,家族性高钙尿症、高钙血症和肿瘤形成,尤其是肺和乳房(有骨转移),占病例的90%以上。其他原因包括佩吉特病、威廉斯综合征、长时间固定、结节病和乳碱综合征。辅助检查包括红细胞沉降率、血清甲状旁腺激素(正常范围:1.0~7.0pmol/L)、血清ACE、血清碱性磷酸酶、胸部X线片、甲状旁腺显像扫描和骨扫描。

若出现该情况需转诊至专科医生处理。

> **诊断三联征:乏力 + 便秘 + 多尿➡高钙血症**
> **诊断三联征:抽搐 + 意识不清 + 四肢强直➡低钙血症**

🩺 原发性甲状旁腺功能亢进[12]

甲状旁腺功能亢进(primary hyperparathyroidism)是由于甲状旁腺激素分泌过多引发的疾病,并且病变通常是由甲状旁腺腺瘤所致。甲状旁腺功能亢进的典型临床特征是高钙血症,少数情况下,甲状旁腺危象被误诊的病人会因严重的高钙血症而死亡。

经典记忆口诀:骨骼、鸣音、结石、腹部鸣音。

诊断

- 排除其他原因引起的高钙血症。
- 血清甲状旁腺激素(升高)。
- 锝-99m扫描可检测出肿瘤。

治疗

参见可能的外科方法。

🩺 低钙血症[8,14]

低钙血症(hypocalcaemia)的原因包括甲状旁腺损伤、自身免疫性甲状旁腺功能减退、严重的维生素D缺乏症,以及出现于高钙血症产妇所生的新生儿。通常表现为手足搐搦或更广泛的神经肌肉亢奋和神经精神症状,病人的手、足及口周感觉异常(要与呼吸性碱中毒的手足搐搦相鉴别),可能还会出现癫痫发作和抽搐。该病主要通过测定血清总钙浓度和相关的人血清白蛋白(血清钙浓度<2.1mmol/L)来诊断。

低钙血症表现为以下2个重要征象:

- 低钙束臂征(trousseau sign):用止血带或血压计袖带束缚于前臂充气,诱发腕关节痉挛(手腕弯曲和手指并拢)。
- 低钙击面征(chvostek sign):敲击腮部(面神经)引起面部肌肉抽搐。

治疗方法包括细化调整骨化三醇和钙剂来纠正低钙血症,并且要避免高钙血症和高钙尿症(后者可能导致肾脏损伤)。

🩺 甲状旁腺功能减退

甲状旁腺功能减退(hypoparathyroidism)是引起低钙血症最常见的原因,其他原因还包括甲状腺切除术后和甲状旁腺切除术、先天性缺陷(迪格奥尔格综合征)和特发性(自身免疫性)甲状旁腺功能减退。该病主要表现为神经肌肉亢奋、手足搐搦和神经精神症状。

其他电解质紊乱

高钠血症:$Na^+>145mmol/L$

病因

- 脱水,如尿崩症。
- 缺水和缺钠,如腹泻。
- 类固醇皮质激素过多,如库欣综合征、康恩综合征。
- 医源性:过量的静脉输注高渗性钠溶液。

临床特征

- 口渴、神志不清、嗜睡、乏力、易怒、少尿。
- 直立性低血压。
- 肌肉抽搐或痉挛。
- 脱水征象。
- 严重者:癫痫发作、谵妄、发热、昏迷。

低钠血症：Na⁺<135mmol/L

病因

- 水潴留，如充血性心力衰竭、低白蛋白血症。
- 肾衰竭而不能保盐，如肾炎、糖尿病、艾迪生病。
- 消化道疾病所致钠丢失，如呕吐、腹泻。
- 药物，如利尿剂过量、使用 ACEI。

临床特征

- 厌食、恶心、嗜睡、神志不清、头痛、精神变化（例如性格）。
- 严重者：抽搐、昏迷、死亡。

高钾血症：K⁺>5.5mmol/L

高钾血症（如血钾 >6mmol/L 时）的首发症状可能是心搏骤停；如出现血钾 >6.5mmol/L，则为医疗紧急情况。

病因

- 少尿、肾衰竭。
- 酸中毒，尤其是代谢性酸中毒。
- 盐皮质激素缺乏症：艾迪生病、醛固酮拮抗剂。
- 过量摄入钾，如静脉输注含钾的溶液。
- 药物，如螺内酯、ACEI、非甾体抗炎药、琥珀胆碱。
- 考虑人为假象的可能性，如溶血的样本。

临床特征

- 乏力、肌肉无力、松弛性瘫痪（罕见）。
- 在出现心脏毒性之前可能无症状。
- 可导致心搏骤停：心脏停搏或纤颤。
- 心电图：若出现高尖 T 波、QT↓、PR 间期↑，则提示心律失常。

低钾血症：K⁺<3.5mmol/L

如出现血钾 <2.5mmol/L 的严重症状，需进行紧急处置。

病因

- 肾脏疾病。
- 胃肠道疾病引起的钾流失：呕吐、腹泻。
- 碱中毒。
- 盐皮质激素过多。

- 细胞外液流失到细胞内，如烧伤、其他创伤、幽门狭窄。
- 药物，如利尿剂（呋塞米、噻嗪类）、泻药，以及滥用甘草。
- 钾摄入下降。

临床特征

- 昏睡、肌肉无力和痉挛、精神嗜睡和意识模糊。
- 严重的松弛性瘫痪、手足搐搦、昏迷。
- 心电图：出现 U 波、ST 段下移、T 波宽而低、心律失常。

参考文献

1　Fry J. *Common Diseases* (4th edn). Lancaster: MTP Press Limited, 1985: 358–61.
2　Managing thyroid conditions in primary care. NPS MedicineWise. Surrey Hills, 26 Sept 2019: 1–6. Available from: https://www.nps.org.au/professionals/thyroid-testing-imaging-and-medicines.
3　Stockigt J. Thyroid disorders: how to treat. Australian Doctor, 4 February 2005: 21–27.
4　Topliss DJ, Eastman CJ. Diagnosis and management of hyperthyroidism and hypothyroidism. Med J Aust 2004; 180(4): 186–93.
5　Stockigt J, Topliss DJ. Hypothyroidism. In: *MIMS Disease Index* (2nd edn). Sydney: IMS Publishing, 1996: 267–9.
6　Klaas J et al. Guidelines for the treatment of hypothyroidism: American Thyroid Association Task Force on Thyroid Hormone Replacement. Thyroid, December 2014; 24(12): 1670–5. [PMID: 25206247]
7　Stockigt J, Topliss DJ. Hypothyroidism: current drug therapy. Drugs, 1989; 37(3): 37–51, 186–93.
8　*Therapeutic Guidelines* [digital]. Melbourne: Therapeutic Guidelines Limited; 2019. www.tg.org.au, accessed March 2020.
9　Bahn RS et al. Hyperthyroidism and other causes of thyrotoxicosis: management guidelines of the American thyroid association and American Association of Clinical Endocrinologists. Thyroid, 2011; 21(6): 593–646.
10　Walsh JP. Managing thyroid disease in general practice. Med J Aust, 2016; 205(4): 179–84.
11　Donadio F et al. Patients with macroprolactinaemia: clinical and radiological features. Eur J Clin Invest, 2007; 37(7): 552–7.
12　Phillips P, Torpy D. Endocrinology 'pot pourri'. Check Program. Melbourne: RACGP, 2001: 347–8.
13　Debono M, Ross RJ. What is the best approach to tailoring hydrocortisone dose to meet patient needs in 2012? Clin Endcrinol (Oxf), 2013; 78(5): 659–64.
14　The Royal College of Pathologists of Australasia. Calcium: plasma or serum. Sydney, 2015.

第15章　脊柱功能障碍

脊柱是有序排列的一串骨头,顺着您的背部向下延伸。您坐在它的一端,有时太硬,结果很不舒服,脊柱的另一头连接着你的头。可怜的脊柱啊——多么大的负担。

匿名,19世纪

脊柱功能障碍(spinal dysfunction)或脊椎功能障碍(vertebral dysfunction)可以看成是一种戴面具的疾病,这主要是因为脊柱功能障碍作为多种疼痛综合征的原因,其重要性在医学教育中却很少被提及。有一些接受过脊柱治疗法培训,并以脊柱诊治为重点的医生,则走向了另一个极端,几乎把每一种临床症状都归因于脊柱问题。实际情况应该是介于两者之间的。

如果病人的病史中有明确的诱因,如抬举重物、扭转颈部或发生车祸,而且病人能把疼痛指向颈部或背部的正中,那么诊断起来会比较简单直接。但假如疼痛部位远离其病灶,无论是放射痛(由于神经根受到压迫)还是牵涉痛,都会对诊断带来很大的挑战,特别是当疼痛位于身体前部时,诊断难度会更大。

医生要始终牢记这一点:病人任何部位的疼痛都可能是脊柱源性的。

脊柱功能障碍引起的各种疼痛综合征,将会在颈痛(见第51章)、胸背痛(见第27章)和腰背痛(见第28章)的章节中进一步讲解。

🦴 颈椎功能障碍[1]

颈椎会引起很多令人困惑的临床问题和综合征。

源于颈椎的临床问题

颈椎疾病引起的疼痛通常(当然也不总是)位于颈部,病人可能会有头痛,也可以有耳周、面部、手臂、肩部,以及上胸或背部疼痛[2]。

可能的症状:

- 颈痛。
- 颈部僵硬。
- 头痛。
- "偏头痛样"头痛。
- 面部疼痛。
- 手臂疼痛(牵涉痛或放射痛)。
- 脊髓病变(手臂和腿的感觉和运动功能改变)。
- 同侧头皮感觉改变。

- 耳痛(耳周围)。
- 肩胛骨疼痛。
- 前胸疼痛。
- 斜颈。
- 头晕/眩晕。
- 视觉功能障碍。

图15.1标示了颈椎牵涉痛的典型方向。手臂疼痛(臂神经痛)是很常见的,往往累及肩部和上臂。

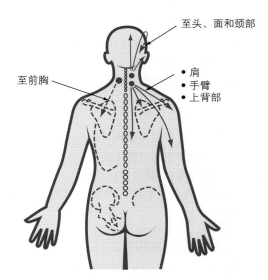

图15.1　颈椎牵涉痛的可能方向

如果忽视颈椎所引起疼痛(如头、肩、手臂、上胸或背部、耳周或面部),则会容易造成后续的误诊、误治。

颈椎功能障碍(cervical spinal dysfunction)可以导致许多不寻常的症状(如头痛和眩晕),这种情况常常被忽视。尽管与一些教学中所述不同,但颈椎疾病是引起头痛的常见原因,尤其是 C_{1-2} 和 C_{2-3} 水平的关节突关节功能障碍,这些节段的传入神经与三叉神经在脑干有共同通路,因此疼痛可以牵涉到头和面部(见第41章)。

颈椎推拿术是一种非常有效的治疗手段,但应谨慎应用,绝不能用于器质性疾病及椎基底动脉供血不足者。

因此该技术只能由熟练的治疗师进行。颈部类风湿关节炎和唐氏综合征这两类病人由于齿状突不稳定,行颈椎推拿术有导致四肢瘫痪的风险。

　　一些更温和的治疗手段,如关节松动和肌肉能量治疗,也有良好的效果(见第 51 章)。

胸椎功能障碍

　　最常见、最难识别的戴面具的脊柱疾病是胸椎功能障碍(thoracic spinal dysfunction)(以及低位颈椎),该病可以引起胸部和前胸部的隐痛和疼痛。胸椎功能障碍诊断时尤其适用于单侧疼痛。

　　胸椎疼痛可以牵涉到胸壁和上腹部的不同部位,这在各个年龄段人群中都很常见,而且与内脏疾病的症状非常相似,如心绞痛与胆绞痛(表 15.1)。胸痛的病人如要排除非心脏原因,鉴别诊断需要考虑胸椎牵涉痛的可能性[3]。所有年龄的人群都有可能出现胸椎问题,令人意外的是,胸椎问题在年轻人以及儿童当中也很常见。

表 15.1　与胸椎功能障碍相似的疾病(通常为单侧疼痛)

心血管	胃肠
急性冠脉综合征	胆绞痛
心绞痛	阑尾炎
心包炎	憩室炎
夹层动脉瘤	
	其他
胸部/呼吸系统	带状疱疹
胸膜炎	流行性胸痛(博恩霍尔姆病)
气胸	心前区捕捉(一侧针刺痛)
肺癌,尤其是间皮瘤	肋软骨炎
肺梗死	疝(症状性)
肺结核	肌肉撕裂
肋骨骨折,尤其是咳嗽性骨折	
肾	
肾绞痛	
尿路感染/肾盂肾炎	

　　胸椎疼痛可牵涉胸壁的任何部位,最常见的部位是肩胛区、椎骨中线两侧 2~5cm 的区域,以及前胸部的肋软骨区(图 15.2)。

低位颈椎引起的胸痛[4]

　　低位颈椎损伤与上胸部疼痛具有明确的临床相关性,尤其是"挥鞭样"损伤,应当注意,C_4 与 T_2 的皮节十分接近。

　　T_2 皮节看上去包括了低位颈椎的皮肤支配区,因为 C_5、C_6、C_7、C_8 和 T_1 的后支主要支配肌肉而没有明显的皮肤支配。

　　低位颈椎疼痛也可牵涉到胸前区,容易与冠状动脉缺血性疼痛相混淆,与之相关的自主神经系统功能紊乱会对诊断造成相当大的干扰。

　　临床上对由胸椎功能障碍引起的胸部各种疼痛综合

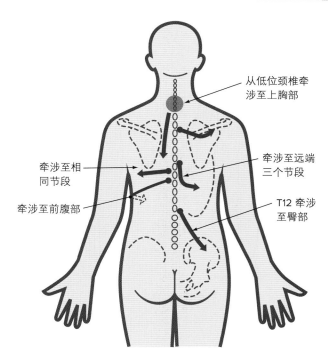

图 15.2　胸椎牵涉痛模式示例

[图标注:从低位颈椎牵涉至上胸部；牵涉至相同节段；牵涉至前腹部；牵涉至远端三个节段；T12 牵涉至臀部]

征的诊断存在盲区,特别是胸前区和上腹部疼痛。在掌握了相关知识之后,医生会对自己频繁地诊断这一先前从未纳入诊断思路的原因感到惊讶。

　　对脊柱进行恰当的物理治疗可取得很好的效果,但不幸的是,许多人将这类方法和江湖骗术联系在一起。脊柱功能障碍治疗起来比较简单,然而在确诊之前,病人会以为自己患有的是"心脏病"或者"焦虑性神经症",从而造成极大的精神压力(见第 28 章)。

腰骶椎功能障碍

　　腰椎功能障碍(lumbar spinal dysfunction)和疼痛综合征比较容易被人们联系在一起。疼痛通常位于腰部,牵涉至臀部或下肢后部。神经根放射性疼痛(坐骨神经痛)的临床表现可能遵循皮节的分布模式(见第 55 章,图 55.1)。骨盆区、腹股沟和大腿前部的牵涉痛容易误诊,这类病人可能会被诊断为腹股沟疝、闭孔疝,或者神经卡压综合征。

　　脊柱各节段典型的牵涉痛和放射痛模式的示例见图 15.3。

腰椎功能障碍的处理[5]

　　最好由全科医生和有经验的物理治疗师合作,进行医学观察和保守治疗。病人应进行如下行为:维持日常活动,哪怕会感到不舒服;避免会加重疼痛的动作;服用基本的止痛药,如对乙酰氨基酚和布洛芬。对于持续性疼痛,有证据支持在指导下进行运动以及物理干预,如牵引、脊柱松动和脊柱推拿术是有效的(见第 27、28 章)。

15

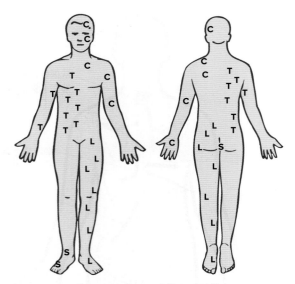

C. 颈椎；T. 胸椎；L. 腰椎；S. 骶椎。

图 15.3 脊柱牵涉痛及放射痛模式示例（每个节段仅显示单侧）

参考文献

1 Murtagh J. *Cautionary Tales* (2nd edn). Sydney: McGraw-Hill, 2011: 193–5.
2 Sloane PD, Slatt LM, Baker RM. *Essentials of Family Medicine*. Baltimore: Williams & Wilkins, 1988: 236–40.
3 Murtagh J. *Cautionary Tales* (2nd edn). Sydney: McGraw-Hill, 2011: 49–51.
4 Kenna C, Murtagh J. *Back Pain and Spinal Manipulation* (2nd edn). Oxford: Butterworth Heinemann, 1997: 213–18.
5 Qaseem A et al. Noninvasive treatments for acute, subacute and chronic low back pain: a clinical practice guideline from the American College of Physicians. Clinical Guidelines, 4 April 2017: 514–30.

经验告诉他们，就像经验告诉我，人们必须听取并同意希波克拉底、加仑、阿维森纳和许多其他古代和现代的观点，没有比看尿液更保险的方式来确定世间男女的气质和体质了。

达瓦赫·德拉里维耶尔（Davach de la Riviére），《尿的反映》（18 世纪）

尿路感染（urinary tract infection，UTI）是涉及各年龄段的常见问题，约占全科医疗所有病人的 1%。尿路感染非常常见于性活跃的女性，而在男性和儿童中较少见。

造成社区里的人们尿路感染的病原体，通常对大多数常用抗生素敏感，最常见的病原体是大肠埃希菌、腐生葡萄球菌、变形杆菌、克雷伯菌和肠球菌。非常令人担忧的是世界范围内出现了具有多重耐药性的大肠埃希菌菌株。是否对泌尿系统做进一步的辅助检查是一项重要决定。众所周知，尿路感染在儿童和成人中的发病率很低，但至关重要的是要进一步认识到尿路感染有造成进行性肾脏损害，并最终发展为慢性肾衰竭的可能性。预防慢性肾盂肾炎的主要任务是早期鉴别出病人有无导致肾脏进行性损伤的其他因素，如反流或梗阻。

尿路感染是戴面具的问题

当尿路感染不以尿频、排尿困难和腰痛等典型的提示性症状出现，而仅表现出体质问题（constitutional problem）或一般症状时，可以把尿路感染看成戴着面具的问题。这种现象在婴儿、幼儿和老年人中很常见，不过在成年女性和妊娠女性中也不少见，如急性尿路感染偶尔可表现为急性腹痛。排尿困难的原因在第 65 章的诊断策略中有概述。

婴幼儿的不典型症状包括：

- 发热。
- 嗜睡和易怒。
- 喂养困难。
- 生长停滞。
- 呕吐。
- 腹痛。
- 腹泻。

老年病人的不典型症状包括：

- 意识错乱。
- 行为混乱。
- 不明原因的发热。

关键事实和要点

- 对所有出现尿路感染症状的病人进行详细的身体检查和采集病史是很重要的。
- 对无症状的女性进行筛查发现，约 5% 的人有细菌性尿感染[1]。
- 约 1% 的新生儿和 1%~2% 的女学生患有无症状菌尿[2]。
- 约 1/3 的女性在其一生的某一时期有膀胱炎的症状。
- 大多数泌尿系统解剖结构正常的女性，没有明显的尿路感染风险且只需通过简单治疗就可取得良好效果。泌尿系统潜在畸形的发病率约 4%[3]。
- 大部分造成尿路感染的病原体来自直肠，在会阴部繁殖，并经过尿道进入膀胱；另有许多年轻女性是通过性交感染的。上行感染约占尿路感染的 93%。
- 血源性感染有时也可发生，特别是免疫功能低下的病人。
- 患有严重或反复尿路感染的儿童需要检查有无潜在的泌尿系统畸形。
- 对于泌尿系统正常的人，没有证据表明尿路感染会造成进行性肾脏损害。
- 永远要考虑与泌尿系统畸形相关的所有家族史。
- 6 月龄以下的婴儿出现尿路感染有严重的菌血症风险。
- 要考虑非甾体抗炎药噻洛芬酸是非感染性膀胱炎的原因。
- 尿液浑浊或有异味通常不需要辅助检查或治疗，除非病人有尿路感染的其他征象[2]。
- 应当谨慎决定是否对老年病人（包括在长期照护机构的老年居民）进行尿液试纸分析、MCU 和药敏试验，以确保恰当的诊断和避免不必要的抗生素使用[2]。

风险因素

- 女性。
- 性交。
- 糖尿病。
- VUR。
- 尿路梗阻、畸形、狭窄。
- 妊娠。
- 免疫抑制。
- 绝经期。
- 避孕套或杀精外用药。

- 使用医疗器械。
- 膀胱息肉、肿瘤、憩室、结石。
- 憩室炎合并结肠膀胱瘘(？气尿)。

疾病分类与临床症状

无菌性脓尿

　　有脓细胞存在的无菌尿称为无菌性脓尿(sterile pyuria)[2]。常见原因有:

- 采集尿标本不规范造成的污染。
- 使用抗生素治疗的尿路感染,如感染治疗不足。
- 生殖器感染(如衣原体尿道炎)。
- 镇痛药性肾病。
- 鹿角形结石。
- 其他肾脏疾病(如多囊肾)。
- 膀胱肿瘤。
- 结核。
- 化学性膀胱炎(如细胞毒性药物治疗)。
- 阑尾炎。

无症状菌尿[4]

　　无症状菌尿(asymptomatic bacteriuria)是尿液中有明显的细菌生长(浓度 $>10^8$ 个菌落形成单位/L),但没有产生需要就诊的临床症状[1]。

　　不建议对无症状菌尿进行筛查和治疗,但以下情况除外:

- 孕妇,因为有肾盂肾炎和妊娠并发症的风险(见第100章)。
- 择期泌尿外科手术(如 TURP)前的病人。

有症状菌尿

　　尿频、排尿困难和腰痛等症状单独或同时存在,同时尿培养中微生物显著增长称为有症状菌尿(symptomatic bacteriuria)[2]。

　　仅凭临床症状很难准确鉴别膀胱炎和下尿路感染,也很难鉴别肾脏疾病和上尿路感染,除非病人有明显的腰痛和/或压痛。

急性膀胱炎(尿痛-尿频综合征)[1]

- 膀胱和/或尿道的炎症与尿痛(排尿疼痛或烧灼样痛)和/或尿频有关。
- 在严重情况下,可能出现血尿,尿液可能有异臭。
- 全身症状轻微或没有。
- 尿痛和尿频的其他原因:尿道炎、前列腺炎和外阴阴道炎,这些在临床上易于鉴别。

急性肾盂肾炎[1]

- 肾脏的急性细菌感染会引起腰痛和全身症状,伴发热、寒战、恶心和呕吐(有时)。
- 同时伴有急性膀胱炎的症状。
- 鉴别诊断包括急腹症的病因,如阑尾炎、胆囊炎、急性输卵管或卵巢疾病。存在脓尿、缺乏反跳痛有助于鉴别诊断。

　　尿路感染的临床表现总结见**图 16.1**。

单纯性尿路感染

　　单纯性尿路感染(uncomplicated urinary tract infection)即膀胱炎(cystitis),发生于解剖结构和神经系统正常的未采取避孕措施的非妊娠女性。急性感染最常由大肠埃希菌和腐生葡萄球菌引起。

复杂性尿路感染[5]

　　该病与解剖或功能异常(如糖尿病、泌尿系结石)有关,会增加严重并发症或治疗失败的风险。

尿道综合征

　　尿道综合征(urethral syndrome),又称无菌性膀胱炎(abacterial cystitis),指病人有尿频、排尿困难,甚至腹痛的表现,但尿培养为阴性[3]。

- 30%~40% 有泌尿系统症状的成年女性有尿道综合征[3]。
- 许多病人实际上患有细菌性膀胱炎,但尿培养为阴性。
- 病原体可能是厌氧的,或者对培养条件要求苛刻。
- 病原体可能包括脲原体、生殖器支原体、衣原体和病毒。
- 尿液可能被防腐剂污染或残留抗生素。
- 感染可能在培养时自发消退。

间质性膀胱炎[3]

　　间质性膀胱炎(interstitial cystitis)是引起尿道综合征的不太常见但很重要的原因。

- 典型的症状是整日尿频和耻骨上区钝痛,这个症状可通过排空膀胱得到短暂缓解。
- 其特征是在膀胱扩张时有少量出血。
- 治疗方法是膀胱扩张 ±1 个疗程的三环类抗抑郁药,如阿米替林。

实验室诊断

　　对尿路感染的实验室诊断,有赖于准确的尿液采集、尿检和尿培养。对于**表 16.1** 中列出的各类人,建议使用

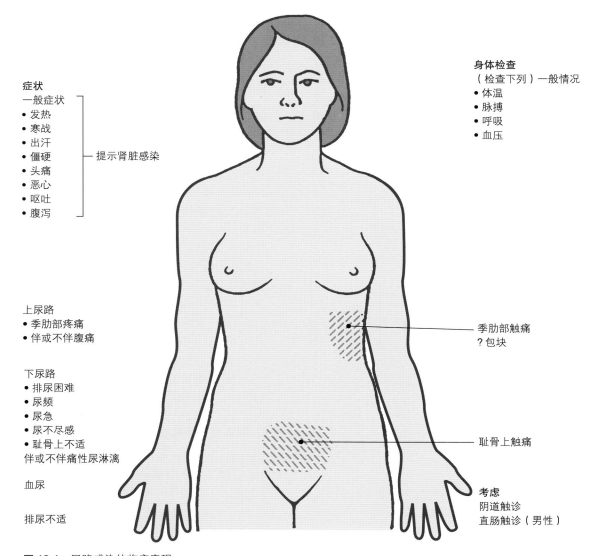

症状

一般症状
- 发热
- 寒战
- 出汗
- 僵硬 ┐
- 头痛 ├ 提示肾脏感染
- 恶心
- 呕吐
- 腹泻 ┘

上尿路
- 季肋部疼痛
- 伴或不伴腹痛

下尿路
- 排尿困难
- 尿频
- 尿急
- 尿不尽感
- 耻骨上不适
伴或不伴痛性尿淋漓

血尿

排尿不适

身体检查

（检查下列）一般情况
- 体温
- 脉搏
- 呼吸
- 血压

季肋部触痛
？包块

耻骨上触痛

考虑
阴道触诊
直肠触诊（男性）

图 16.1　尿路感染的临床表现

此选项。当经验性治疗有效时,对疑似膀胱炎的非妊娠女性进行尿液检查不是强制性要求。

尿液采集[1]

最好采集晨起首次尿液,因为此时尿液浓度高且含有整夜在膀胱中增殖的细菌。最好将采集的尿液立即送往实验室检查,或者可将其放在 4℃的环境中最长存储 24 小时,以防止细菌增殖。

- 采集清洁中段尿标本(midstream specimen of urine, MSU):最好从充盈的膀胱采集,在采集中段尿之前至少先排出 100ml 尿液。重要的是在采集过程中,排尿不要中断,且让容器多次移进移出尿柱,收集至少 20ml 尿液。
  - 女性:可以考虑先清洁生殖器区域(最好用无菌湿巾)。坐在马桶上,把一侧膝盖尽可能地摆到一边,然后用一只手的手指将阴唇分开,以防止其与尿

流接触,再将少量尿液排入厕所后开始采集样本。
- 男性:包皮(如果有)过长,翻开后用干净的水清洗龟头。
- 儿童:清洁后留中段尿检测具有重要意义(虽然易污染),应由有经验的人员采集。父母可以抱着孩子将无菌容器放在已清洗的生殖器下采集尿液。
- 婴儿:"三人法式技巧"(three-person French technique)很有用,孩子被抱成"蛙腿"的姿势或让胳膊和腿悬挂;第二个人拿着一个无菌尿液容器来接住尿液;第三个人通常训练有素,以每分钟 100 次的频率轻拍的速度刺激膀胱,持续 30 秒,然后按摩脊椎旁区域长达 3 分钟或直到排尿。
- 导管尿标本(catheter specimen of urine,CSU):对很难采集无菌中段尿标本的女性(常见于老年人、体弱者和严重肥胖者),可以插入一个短的开放式导管,待 200ml 尿液冲刷导管后可开始采集标本。

16

- 耻骨上穿刺抽取尿液（suprapubic aspirate of urine，SPA）：对检测新生儿菌尿、疑似尿路感染却因为中段尿标本菌落计数低或污染而不能确诊的病人来说，是一个非常可靠的方法。在表面麻醉下，用穿刺针（成人腰椎穿刺针）在耻骨联合上方 1~2cm 处穿刺充盈的膀胱，再用注射器收集 20ml 尿液。在耻骨上穿刺抽取尿液标本中检测到任何病原体均提示尿路感染（图 16.2）。

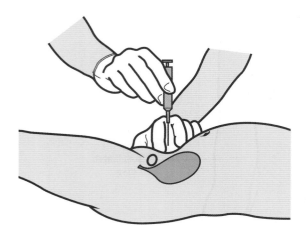

图 16.2 儿童耻骨上膀胱穿刺术

儿童尿液标本的采集

所有有尿路感染的儿童都需要留尿液标本，通过采集 MSU、CSU、MCC 或 SPA 并培养进行诊断。

- 尿液收集袋的样本：不能诊断尿路感染。
- MSU：患儿通常在 3~4 岁比较配合。
- 儿童中段尿清除率分析（MCC）：实用且可靠。
- SPA：可靠且最佳的选择。
- CSU：适用于 MSU 失败或不能按要求排尿者。

试纸检测法

试纸检测（dipstick testing）发现白细胞或亚硝酸盐提示有尿路感染，它也可能是无临床症状病人行经验性治疗的指征；试纸检测的结果灵敏度高，但需结合临床分析。白细胞酯酶试纸检测脓尿有效，能很好地提示感染，且有 94%~98% 的特异度（2%~6% 假阳性）和 74%~96% 的灵敏度（4%~26% 假阴性）[6]。阳性的亚硝酸盐试纸能有效提示细菌感染。若试纸检测出原因不明的血尿，需要进一步检查。

显微镜检查法

采用显微镜下检测（microscopic examination）可发现脓尿，即 >10 个白细胞/高倍镜视野，但应该用计数板计算每毫升尿中白细胞的数量。在相差显微镜下，每毫升脓尿的白细胞计数 >8 000。脓尿是尿路感染中非常敏感的指标。

如果有阴道鳞状上皮和碎屑，提示标本被污染。

尿培养

通过尿培养（culture of the urine）发现尿中病原体的性质和数量，是诊断尿路感染最有用的指标[1]。

- 最常见的是肠道微生物，大肠埃希菌（尤其是该菌）和腐生葡萄球菌占尿路感染的 90%。其他细菌如革兰氏阴性菌（克雷伯菌和变形杆菌）、肠球菌和革兰氏阳性球菌（粪链球菌和其他葡萄球菌）也可导致尿路感染。
- 大肠埃希菌以外的细菌（如假单胞菌）引起的感染提示潜在的肾脏异常。
- 如果采集 MSU 中细菌菌落计数 >10⁵cfu/ml，则该病人极有可能为尿路感染。
- 此外，最重要的是要认识到，急性细菌性膀胱炎女性病人中，高达 30% 的人采集的 MSU 细菌菌落计数 <10⁵cfu/ml。因此，对于有尿痛和尿频症状的女性，即使采集的 MSU 中细菌菌落计数 <10⁵cfu/ml，对其进行治疗也是合理的。

归纳：尿液显微镜检查和培养（MCU）

以下情况提示严重尿路感染：
- 显微镜检查：白细胞计数 >10/ml（10×10⁶/L）。
- 培养：菌落计数 >10⁵cfu/ml（10⁸/L）。

其他辅助检查

- 全血细胞计数、红细胞沉降率（ESR）/C 反应蛋白（CRP）、血培养（如果发热和不适）、考虑进行尿素氮和电解质检查、PSA 检查（男性）。

急性单纯性膀胱炎

给患急性单纯性膀胱炎（acute uncomplicated cystitis）女性提出的建议（特别是反复发作者）：

- 休息。
- 大量饮水：开始 2~3 杯，然后每 30 分钟 1 杯。
- 试着每次小便完全排空膀胱。
- 使用镇痛药，如对乙酰氨基酚。
- 用柠檬酸钠碱化尿液（每 6 小时口服 4g）；如果服用呋喃妥因，则不用柠檬酸钠。

尿路感染的基本管理

- 尿试纸测试。
- 尿液镜检与培养。
- 一线抗生素：甲氧苄啶或头孢氨苄。

16

- 严重的排尿困难病人需碱化尿液。
- 摄入大量液体。
- 检测灵敏度:维持或调整抗生素。

考虑进行进一步的辅助检查(表 16.1)。

对非孕期女性的治疗[3,7]

明显尿路畸形的女性治疗:

- 甲氧苄啶:每日 300mg(口服),连续 3 日(首选)。

或

- 头孢氨苄:每 12 小时 500mg(口服),连续 5 日。

或

- 阿莫西林 + 克拉维酸钾:每 12 小时 500/125mg(口服),连续 5 日。

或

- 呋喃妥因:每 12 小时 100mg(口服),连续 6 日。

或

- 诺氟沙星:每 12 小时 400mg(口服),连续 3 日(如果证实对上述药物有抗药性且易感,请注意肌腱病和肌腱断裂)。

如果女性在治疗后仍然没有症状,则不需要随访。

注意:

- 避免使用重要的喹诺酮类药物(诺氟沙星或环丙沙星)作为一线药物。

表 16.1　对有症状尿路感染的辅助检查

有辅助检查指征:

所有儿童

所有男性

具有下列情况的所有女性

- 急性肾盂肾炎
- 复发感染:每年超过 2 次
- 证实无菌性脓尿
- 肾脏疾病的其他特征,如血尿
- 妊娠

其他

- 抗生素治疗失败
- 近期有国际旅行史

基本辅助检查包括:

尿液显微镜检查和培养(治疗后)

肾脏功能检测:血浆尿素和肌酐、肾小球滤过率、静脉尿路造影和/或超声

特别注意事项:

儿童:排尿膀胱造影术、核素扫描(DMSA、MAG3)

成年男性:如果静脉尿路造影正常,则考虑进行前列腺感染相关检查

严重的肾盂肾炎:超声或静脉尿路造影(急诊)排除梗阻

孕妇:超声检查排除梗阻

注:DMSA,指使用锝-99m-二巯基丁二酸示踪剂的核素扫描;MAG3,指使用锝-99m-巯乙酰基三甘氨酸的核素扫描。

- 复方新诺明不是一线药物,因为它与甲氧苄啶相比没有优势,而且副作用更大。
- 治疗失败通常是由于病原体耐药或病人有潜在的尿路畸形。

孕妇[8-9]

孕妇的尿路感染需要仔细监测,无症状菌尿需要在妊娠早期时完全排除,因为之后尿路感染易发展成完全感染。应像治疗急性膀胱炎那样治疗妊娠期无症状菌尿。

急性膀胱炎的治疗(经验性):

- 头孢氨苄:每 12 小时 500mg(口服),连续 5 日。

或

- 呋喃妥因:每 6 小时 100mg(口服),连续 5 日。

或

- 阿莫西林 + 克拉维酸:每 12 小时 500/125mg(口服),连续 5 日。

治疗完成后 1~2 周再复查 MCU。

成年男性病人的治疗[7]

考虑病因(请参阅上文风险因素)。

辅助检查:MCU、尿素氮和电解质检查、超声。

治疗(在等待辅助检查结果时经验性用药):

- 甲氧苄啶:每日 300mg(口服),连续 7 日。

或

- 头孢氨苄:每 12 小时 500mg(口服),连续 7 日。

或

- 阿莫西林/克拉维酸钾:每 12 小时 500/125mg(口服),连续 7 日。

或

- 呋喃妥因:每 12 小时 100mg(口服),连续 7 日。

或

- 诺氟沙星:每 12 小时 400mg(口服),连续 7 日。

注:所有男性尿路感染者都应该进一步检查以排除潜在异常,如前列腺炎、梗阻。

🔖 急性肾盂肾炎[10]

MCU 是必做的检查。轻症病例可以单独口服治疗,疗程时间比单纯性膀胱炎的推荐疗程长。对于经验性治疗,使用阿莫西林/克拉维酸盐(每 12 小时 875/125mg,口服),持续 14 日,或者环丙沙星(每 12 小时 500mg,口服),持续 7 日。根据培养和药敏试验结果修改经验疗法。

怀疑有败血症的严重感染病人应住院治疗,采集其尿液进行显微镜检、培养及血培养后立即进行静脉抗生素治疗。如果在妊娠期间感染,这会是一个特别的问题。

- 阿莫西林/氨苄青霉素:2g,静脉注射,每 6 小时 1 次。

加

- 庆大霉素:4~6mg/(kg·d),静脉注射,每日 1 次;之后

16

还应口服药物治疗 14 日。

庆大霉素的药物浓度需要检测,可用头孢噻肟或头孢曲松代替庆大霉素。

考虑检查是否有潜在的泌尿道畸形,尤其是男性和治疗 72 小时后仍然不适的病人。

复发性或慢性尿路感染[11-12]

复发性尿路感染(recurrent urinary tract infections)是指曾治疗过的尿路感染复发或再次感染,通常为不同的病原体。慢性(持续性)尿路感染(chronic urinary tract infections)提示病原体对抗生素耐药或存在潜在的病变,如肾结石或男性病人存在慢性前列腺感染;对于此类病人,膀胱尿道造影是必查项目,这类感染需要延长敏感抗生素治疗的疗程或去除感染病灶[13]。

解剖结构异常在男性和儿童中常见,而泌尿道结构正常的女性也经常发生复发性膀胱炎。指导男性病人做好会阴部卫生清洁、及时排空膀胱,以及性行为后排尿可能有助于防止再次感染。

治疗[14]

治疗方法与膀胱炎和肾盂肾炎相同。

预防性使用抗生素[14]

女性复发性尿路感染者在性行为后 2 小时内,用敏感药物单剂量治疗,但对一些重症病人,疗程要持续 3~6 个月,有时候会更长。建议病人多饮水。成人用药剂量:

- 甲氧苄啶:150mg,夜间口服。

  或

- 头孢氨苄:250mg,夜间口服。

非抗生素策略

建议病人多饮水。通常鼓励女性在大便后从前到后轻轻清洗或擦拭臀部。尽管证据不一致,但连续预防性使用抑菌剂美那明马尿酸盐(1g,口服,每日 2 次)也可能有帮助。在患有萎缩性阴道炎的绝经后女性中,局部运用雌激素治疗可能会降低复发性尿路感染的风险。现已不再推荐蔓越莓产品。

儿童的尿路感染

到 10 岁时,约有 3%[15]的男孩和 10% 的女孩至少会有一次尿路感染。

婴幼儿尿路感染的部位通常在肾脏,而且可能有全身症状,如发热、呕吐、腹泻和发育迟缓;若出现尿液异常,需要引起重视。当尿路感染和/或脱水时,儿童尿液会有"臭味",尤其是合并胃肠炎时。排尿困难和尿频的症状仅发生在 2 岁以上患儿,因为其能够表述哪里不适。有排尿困难和尿频症状的女孩或男孩(罕有报道)应考虑存在潜在的生理异常,据报道其膀胱输尿管反流的发生率高达 40%,瘢痕肾(反流性肾病)占 27%[3]。

因此,早期发现儿童膀胱输尿管反流和控制复发性肾脏感染可预防泌尿道瘢痕形成、高血压和慢性肾衰竭。影像学辅助检查显示,尿路感染患儿中正常肾脏的概率约 66%,存在反流者约 33%。

如果儿童患有严重的尿路感染、复杂或复发性尿路感染,则需要通过超声进一步检查。患有复发性尿路感染的儿童可能需要额外的影像学检查,以及专家提供意见。对于 6 月龄以下的儿童,进一步检查的门槛较低。在使用抗生素前必须留取尿液标本。

> **辅助检查指南**[15-16]
> ....
> - <1 岁:超声;如果超声异常可考虑做膀胱尿道造影。
>   - 如果两者都是阴性,则不需要进一步检查。
>   - 如果异常,则需要转诊/进一步检查。
> - >1 岁:超声。
> 偶尔需要进行核素扫描,包括 DMSA 和 MAG3。

儿童轻度感染的治疗[15,17]

在等待培养结果的同时,对儿童进行 1 个月或更长时间的经验性治疗。如果不足 1 个月,建议使用静脉注射抗生素治疗。

口服药物治疗应持续 3~7 日。

- 甲氧苄啶:4mg/kg(最大剂量 150mg/d),每日 2 次(混悬液 50mg/5ml)。

  或

- 头孢氨苄:12.5mg/kg(最大剂量 500mg/d),每日 2 次。

  或

- 磺胺甲噁唑 / 甲氧苄啶:4/20mg/kg(最大剂量 160/800mg/d),每 6 小时 1 次。

  或

根据病原体敏感性,可能需要使用阿莫西林、阿莫西林/克拉维酸、诺氟沙星或环丙沙星。

如果儿童在治疗后仍然无症状,则不需要重复进行 MCU。

儿童严重感染的治疗

对于≥12 个月的患儿出现脓毒症或呕吐的经验性治疗,以及 <12 个月的婴儿,给予庆大霉素静脉注射 + 阿莫西林/氨苄西林静脉注射。后续治疗应以培养结果和临床结果为指导,尽早转为口服药治疗。

治疗时间:通常为 10~14 日。

儿童外阴阴道炎

尽管外阴阴道炎可影响任何年龄的女性,但它主要见于 2~8 岁的女孩。它常与尿路感染相混淆,这种类型的皮炎与尿路感染都有一个相同的表现,即排尿困难(见第 99 章)。

老年人的尿路感染

典型的尿路感染常见于行动不便、大便失禁、尿失禁及膀胱排空不良的瘦弱老年人。对于在长期照护机构的老年居民,尿路感染是一个特有的问题。老年人尿路感染的临床表现可能是不典型的,尤其是上尿路感染可表现为不明原因的发热和行为障碍。对于男性病人,考虑通过超声排除前列腺病变引起的梗阻性尿路病变。

单纯性感染应采用与其他年龄段病人一样的治疗方法,但对无症状菌尿者,不推荐使用抗生素治疗。

🦴 泌尿生殖系统结核

3%~5% 的结核病病例涉及泌尿生殖道感染[18]。由于该病是经粟粒性结核传播,导致生殖器和尿道常同时累及。

最常见的症状是排尿困难和尿频,这两个症状可以是严重的。当严重累及膀胱时,可出现其他症状,如痛性尿淋漓、腰痛和血尿。尿常规培养提示无菌性脓尿。

依据特异性尿液细菌培养结核分枝杆菌、ESR/CRP 升高、膀胱病理活组织检查及特征性的肾盂变形或肾髓质钙化 X 线征象,可以明确诊断。治疗方法为抗结核药物治疗。

🦴 念珠菌尿

尿液中存在白念珠菌(candida albicans)是常见的,如果与留置导尿管有关,则不建议采用抗真菌治疗;如果与上尿路感染和/或系统性念珠菌病有关,则建议抗真菌治疗。考虑拔除导管和支架。

用药:氟康唑,口服,200mg/次,每日 1 次,持续 14 日。

🦴 前列腺炎

有较少尿路症状(尿频、尿急和排尿困难),而对于出现流感样症状、发热、下腰部疼痛和会阴部疼痛的男性,可考虑为细菌性前列腺炎(bacterial prostatitis)。直肠指检可有前列腺剧烈疼痛。对于轻、中度感染的病人,可给予:甲氧苄啶,300mg,口服,每日 1 次,或者头孢氨苄,500mg,每 6 小时 1 次,持续 2 周。如果感染严重,使用阿莫西林/氨苄西林,2g,加庆大霉素,每 6 小时静脉注射 1 次(见第 106 章)。

转诊时机

- 所有存在尿路畸形的病人,应转诊至肾脏内科或泌尿科医生,以寻求专科治疗意见。
- 经上述简单治疗不能控制的复发性尿路感染病人应转诊。
- 患有复发性尿路感染的儿童应转诊。
- 不能明确尿路感染的病变部位是否在前列腺的男性病人应转诊。
- 伴有肾功能受损的病人应转诊。

临床要领

- 大多数有症状的尿路感染是急性膀胱炎,其多发生于性生活活跃、尿路解剖结构正常的女性。
- 对临床检验、亚硝酸盐试纸检测阳性和显微镜检发现脓尿者,应立即对其进行根治。
- 女性急性单纯性膀胱炎病人首选治疗方案:甲氧苄啶,300mg,每日 1 次,持续 3 日为 1 个疗程。
- 对结构异常可能性小的病人,应避免过度检查。
- 超声检查可能无法发现结石、小肿块、棒状肾盏和肾乳头坏死。
- 前列腺炎是男性尿路感染再发的最常见原因。
- 尿路感染常伴有镜下血尿(偶尔为肉眼血尿)。
- 持续性血尿应行进一步辅助检查,例如超声、CT 静脉尿路造影。

参考文献

1 Becker GJ. Urinary tract infection. In: *MIMS Disease Index* (2nd edn). Sydney: IMS Publishing, 1996: 545–7.

2 NPS MedicineWise 2017. Available from: https://www.nps.org.au/medical-info/consumer-info/urinary-tract-infections-utis, accessed February 2018.

3 Kincaid-Smith P, Larkins R, Whelan G. *Problems in Clinical Medicine.* Sydney: MacLennan & Petty, 1990: 280–3.

4 Asymptomatic bacteriuria [published 2019 April]. In: *Therapeutic Guidelines* [digital]. Melbourne: Therapeutic Guidelines Limited; 2019 April. https://www.tg.org.au, accessed January 2021.

5 Antibiotic choice for urinary tract infection in adults [published 2019 April]. In: *Therapeutic Guidelines* [digital]. Melbourne: Therapeutic Guidelines Limited; 2019 April. https://www.tg.org.au, accessed January 2021.

6 Devillé WLJM et al. The urine dipstick test useful to rule out infections. A meta-analysis of the accuracy. BMC Urology, 2004; 4: 4.

7 Acute cystitis in adults [published 2019 April]. In: *Therapeutic Guidelines* [digital]. Melbourne: Therapeutic Guidelines Limited; 2019 April. https://www.tg.org.au, accessed January 2021.

8 Urinary tract infection and bacteriuria in pregnancy [published 2019 April]. In: *Therapeutic Guidelines* [digital]. Melbourne: Therapeutic Guidelines Limited; 2019 April. https://www.tg.org.au, accessed January 2021.

9　Vazquez JC, Abatos E. Treatments for symptomatic urinary tract infections during pregnancy. Cochrane Database Systematic Review, 2011; (1): CD002256.

10　Acute pyelonephritis in adults [published 2019 April]. In: *Therapeutic Guidelines* [digital]. Melbourne: Therapeutic Guidelines Limited; 2019 April. https://www.tg.org.au, accessed January 2021.

11　Kerr PG, Blair S. How to investigate recurrent urinary tract infections. Medicine Today, 2008; 9(7): 53–61.

12　Epp A, Larochell A et al. Recurrent urinary infection. J Obst Gynaecol Can, 2010; 32(110): 1082–101.

13　Little P et al. Effectiveness of five different approaches in management of urinary tract infection: randomised controlled trial. BMJ, 2010; 340: c199.

14　Treatment and prevention of recurrent urinary tract infections in adults [published 2019 April]. In: *Therapeutic Guidelines* [digital]. Melbourne: Therapeutic Guidelines Limited; 2019 April. https://www.tg.org.au, accessed January 2021.

15　Turner P, Moran K. Urinary tract infections in children. Medical Observer, 29 February 2008: 27–30.

16　Thomson K et al. *Paediatric Handbook* (8th edn). Melbourne: Wiley-Blackwell, 2009: 488–93.

17　Acute cystitis in children [published 2019 April]. In: *Therapeutic Guidelines* [digital]. Melbourne: Therapeutic Guidelines Limited; 2019 April. https://www.tg.org.au, accessed January 2021.

18　Bullock N, Sibley G, Whitaker R. *Essential Urology*. Edinburgh: Churchill Livingstone, 1989: 126–9.

16

舌和口的癌症，开始于一个小硬块，有时有一点酸痛。两者都伴随有刺痛，并且和其他癌性疾病以相同的方式扩散，在其他身体部位出现癌痛。它极其险恶，即使对此有稍微一点的怀疑，也会引起极大的不安。

威廉·赫伯登（William Heberden）（1710—1801）（译者注：英国人，医生，第一次描述了心绞痛）

恶性肿瘤（malignancy）、癌症（cancer）、肉瘤（neoplasia）这些词，经常混用，**表 17.1** 总结了恶性肿瘤和良性肿瘤之间的区别。

表 17.1　良性肿瘤与恶性肿瘤的区别

良性	恶性
高分化	未分化
非侵入性	侵入性
增长缓慢	增长快速
非间变性	间变性
无转移性	转移性

在澳大利亚 35 岁以下的死亡者中，恶性疾病（malignant disease）占 1/8，而在 45 岁以上死亡者中，恶性疾病占 3/10（29%）[1]。在澳大利亚，最常见的六大癌症死因分别是：肺癌、大肠癌、淋巴癌、前列腺癌、乳腺癌、胰腺癌[2]。

肿瘤（特别是长在"沉默区域"的恶性肿瘤），可以表现为未分化的生病状态，是真正戴着面具的问题。所谓造成特殊问题的"沉默"恶性肿瘤，包括卵巢癌、胰腺癌、肾癌、盲肠癌、升结肠癌、肝癌（肝细胞癌）、黑色素瘤和血癌等。

本章重点介绍这几种"沉默"恶性肿瘤的一般特征，目的是促进在基本医疗层面的早期诊断和紧急转诊。具体的常见癌症在其他章中讨论。

许多恶性肿瘤会引起紧急问题，包括脊髓压迫症状、恶性积液、弥散性血管内凝血和高钙血症。

儿童的癌症[3-5]

虽然 15 岁以下的儿童患癌症者较少见，但是癌症却是这个年龄段的第二常见死因。常见的癌症（按发病率的高低）包括：白血病，特别是急性淋巴细胞白血病（34%）；脑肿瘤，特别是星形细胞瘤（20%）、室管膜瘤和髓母细胞瘤；淋巴瘤，特别是非霍奇金淋巴瘤（13%）；神经母细胞瘤；威尔姆斯肿瘤（肾母细胞瘤）；软组织肿瘤，特别是横纹肌

肉瘤；骨肉瘤。

近几十年来癌症病人的生存率有了显著提高，体现出早期诊断和转诊至专科治疗的价值。一项新研究显示，1983—2015 年间，许多类型的儿童癌症发病率稳步增长。

研究强调即使身体检查之后没有发现异常，全科医生对患儿家长担心的问题作出响应也十分重要。那些最终被诊断出癌症且曾与全科医生发生争执的儿童父母，曾或多或少警觉到自己的孩子有一些模糊不清的、非特异性的、不常见的、不寻常的或"可怕的"征象和症状，他们觉得自己的孩子"不太对劲"[3]。

儿童期癌症的红旗征

- 肿物或者肿块，尤其是颈部或胃部。
- 不寻常的出血，如擦伤或者皮疹。
- 白眼。
- 持续的恶心和呕吐。
- 持续的生病。
- 持续的疲惫和/或脸色苍白。
- 头痛，尤其是在清晨。
- 持续的无法解释的体重减轻。
- 反复的或持续的发热。
- 突然发生并持续的变化。
- 骨进行性肿胀或持续疼痛。

临床表现

恶性肿瘤的临床表现通常是由于：
- 生长的压迫作用。
- 在不同器官（如肝、脑、肺、骨、血管）间的浸润或转移。
- 全身症状，包括副肿瘤综合征。

全身的症状

全身症状可分为全身非特异性症状，以及副肿瘤综合征，后者是肿瘤引起的远隔效应。

未分化的一般症状

- 劳累/疲劳/虚弱。
- 食欲缺乏(厌食)和恶心。
- 体重减轻。
- 发热。
- 口渴(高钙血症)。
- 嗜睡(低钠血症)。

17

副肿瘤效应

副肿瘤效应(paraneoplastic effects),又称副肿瘤综合征(paraneoplastic syndrome),在临床上非常重要,因为它可以为发现一些具体类型的癌症提供早期线索。此外还能提示可能的致命性代谢或毒性反应(如低钠血症)。这些效应包括:

- 异位的激素产生。
- 皮肤异常。
- 代谢效应:发热/出汗,体重减轻/恶病质。
- 血液系统疾病:贫血、红细胞增多症、凝血功能障碍等。
- 神经病变和中枢神经系统异常。
- 胶原血管疾病。
- 肾病综合征。

表 17.2 归纳了各类副肿瘤综合征。

表 17.2　副肿瘤综合征及其相关的肿瘤(常见的肿瘤举例)

副肿瘤综合征		肿瘤
激素分泌过多综合征	库欣综合征	肺癌、肾癌、肾上腺癌、胸腺瘤、胰腺癌
	促肾上腺皮质激素增多症	肺癌、肾癌、胸腺瘤、甲状腺癌
	促性腺激素增多症	肺癌、肝癌、绒毛膜癌
其他综合征	高钙血症	肺癌、乳腺癌、肾癌、多发性骨髓瘤、前列腺癌、胰腺癌、肾上腺癌、肝癌
	发热	肾癌、肝癌、淋巴癌、胰腺癌、胸腺癌
	神经症状	肺癌、乳腺癌、胸腺瘤、霍奇金淋巴瘤、前列腺癌
	凝血障碍	肺癌、乳腺癌、肝癌、前列腺癌、胰腺癌
	血栓性静脉炎	肾癌、胰腺癌、前列腺癌
	红细胞增多症	肾癌、肝癌
	皮肌炎	肺癌、乳腺癌、胰腺癌

临床方法

经常表现为未分化(通常很奇怪的)全身症状的病史,可提供潜在的恶性肿瘤的可能性线索。

职业史可能与临床问题有相关性(**表 17.3**)。

表 17.3　癌症的职业原因

致癌介质	职业	癌症
砷	化学工业人员	肺、皮肤、肝
石棉	石棉工人	间皮瘤
苯	胶工、油漆工	白血病
辐射	采矿工	各种癌症
煤烟、煤焦油	烟囱清扫工	皮肤癌
紫外线	农民、船员、户外工作者	皮肤癌
氯乙烯	PVC 制造业工人	肝(血管肉瘤)

注:PVC.聚氯乙烯。

家族性癌症

尽管绝大多数癌症不是遗传性的,但一些个体从母体妊娠开始就携带了突变的遗传基因,使他们易患某些特定的癌症,特别是结肠直肠癌、乳腺癌和卵巢癌,具体参见第 23 章。

肿瘤标志物[6]

肿瘤标志物(tumour marker)是特定类型恶性肿瘤特有的异常特征(例如慢性骨髓性白血病的费城染色体),其他例子有 hCG(在滋养细胞肿瘤和睾丸、卵巢生殖细胞肿瘤中升高)和肿瘤癌胚抗原(CEA 和 AFP)。

CEA 和 AFP 都不是特异性标志物,但在某些肿瘤中会升高,对监测肿瘤活性非常有用。

肿瘤标志物在诊断恶性疾病中的作用有限,因为部分标志物的灵敏度和特异度不高。最具价值的是与睾丸癌诊断有关的肿瘤标志物:AFP 和 β-hCG。某些标志物可用于辅助对某些恶性肿瘤的诊断,包括相当不准确的 CEA 对肠癌的诊断和 CA12-5 对卵巢癌的诊断。这些标志物归纳于**表 17.4**。

🎗 肺癌

除了非黑色素瘤性皮肤癌以外,从发病和死亡概率来看,肺癌(lung cancer)在澳大利亚是常见的癌症之一,至少占癌症死亡病例的 20%[1]。在美国,肺癌占男性癌症死亡的 28%,占女性癌症死亡的 24%。只有 10%~25% 的肺癌在诊断时是无症状的,但肺癌会造成非常多的临床症状和征象,伴有多种副肿瘤综合征(见第 32 章和

表 17.4　常见的肿瘤标志物

肿瘤标志物	癌症
AFP	(非精原细胞)睾丸癌、肝细胞癌、胃肠癌伴或不伴肝转移
CA12-5	(非黏液性)卵巢癌、乳腺癌
CA15-3	乳腺癌
CA19-9	胰腺癌、结肠癌、卵巢癌
CEA	大肠癌、胰腺癌、乳腺癌、肺癌、小肠癌、胃癌、卵巢癌
PSA	前列腺癌
hCG	绒毛膜癌、葡萄胎、滋养细胞疾病
b_2-微球蛋白	多发性骨髓瘤、一些淋巴瘤、慢性淋巴细胞白血病

注：AFP. 甲胎蛋白；CA12-5. 糖类抗原 12-5；CA15-3. 糖类抗原 15-3；CA19-9. 糖类抗原 19-9；CEA. 癌胚抗原；PSA. 前列腺特异性抗原；hCG. 人绒毛膜促性腺激素。

第 38 章)。

肺癌导致的副肿瘤综合征包括高钙血症、库欣综合征、类癌综合征、皮肌炎、视网膜变性导致的视力进行性下降直至失明、小脑变性和脑炎。

肺癌的咳嗽和胸痛的表现使它成为一种与其他几种肿瘤相比不那么"隐匿"的恶性肿瘤。

 诊断三联征：不适 + 体重减轻 + 咳嗽➡肺癌

肾肿瘤

最重要的肾肿瘤是腺癌(占肾肿瘤的 80%)[4]和肾母细胞瘤(Wilms 瘤)。

肾细胞癌

肾细胞癌(kidney cell cancer)，如腺癌(adenocarcinoma)和肾上腺样瘤(hypernephroma)表现出来的症状有很大的差异，包括：

- 肿瘤形成的全身症状，如不适、原因不明的发热。
- 血尿(60%)。
- 腰痛(40%)。
- 腰部包块(可扪及肾脏)。
- 贫血征象。
- 左锁骨上淋巴结肿大(菲尔绍淋巴结)。
- 精索静脉曲张(左侧)。
- 高血压。
- 转移症状(至肝、肺、脑、骨骼)：呼吸道症状、神经症状及征象、骨痛、病理性骨折(脊椎压缩性骨折)。
- 尿液分析：67% 的尿检隐血阳性。

影像学检查能够确诊，如 CT/MRI。

详细情况参见根治性肾切除术。

少部分病人会有如下经典三联征。

 诊断三联征：血尿 + 腰痛 + 可扪及的肾包块➡肾细胞癌

肾母细胞瘤(Wilms 瘤)

肾母细胞瘤(Wilms tumour, nephroblastoma)占所有儿童期恶性肿瘤的 10%，临床特征包括[4]：

- 发病高峰年龄在 2~3 岁。
- 肿瘤形成的全身症状。
- 80% 的病人可扪及肿块。
- 30% 的病人有腹痛。
- 25% 的病人有血尿。

通过尿细胞学检查、超声或 CT/MRI 扫描证实可确诊。

早期诊断并行肾切除术和化疗会得到很好的预后(5 年生存率可达 90%)。

 诊断三联征：血尿 + 腹部包块 + 不适➡肾母细胞瘤

神经母细胞瘤[7]

神经母细胞瘤(neuroblastoma)可能是幼儿期最常见的癌症(通常发病年龄在 2~3 岁或以下)。90% 出现在 5 岁以下。该病是一种肾上腺髓质(50%)和交感神经系统的肿瘤，特别是在腹部的腹膜后神经组织出现(30%)，也可出现在胸部和颈部。

最初的症状经常较为模糊：

- 疲劳、厌食、恶心、发热。
- 腹痛、腹胀。
- 贫血和体重减轻。

可能出现转移，如骨痛。

诊断：CT 扫描、骨骼检查、活组织检查。

治疗以手术切除为主，然后给予化疗 ± 局部放疗。对治疗反应良好，尤其对 <18 月龄者。

卵巢癌[8]

卵巢癌(ovarian cancer)在所有妇科癌症中病死率最高，因为大部分病人发现时都已是疾病晚期。该病导致的死亡占女性死亡人数的 5%。卵巢癌在发生转移之前，通常是无症状的，上皮性肿瘤是最常见的卵巢恶性肿瘤。卵巢癌较少见于 40 岁以下的女性，确诊的平均年龄是 50 岁。

最常见的体征是腹部水肿(肿块和/或腹水)、腹胀或不适。在诊断前较长时间内可能表现为非特异性症状，包括异常的子宫出血、尿频、体重减轻、腹部不适、食量减少、腹泻、厌食、恶心及呕吐（见第 95 章）。

盆腔超声和血清 CA12-5 检查可以支持诊断。OvPlex 血清检测是一种新的检测技术，可检测 5 种血清学标志物。

　诊断三联征：腹部不适 + 食欲缺乏 + 腹胀/腹部膨隆➡卵巢癌

🦴 盲肠和升结肠癌[5]

在这个区域的恶性肿瘤更可能出现贫血的症状，病人常忽视明显血便和排便习惯改变（具体见第 31 章）。

　诊断三联征：大便带血 + 腹部不适 + 排便习惯改变➡结肠癌

🦴 胰腺癌

胰腺癌（pancreatic cancer）是另一种症状模糊、会早期转移和临床表现出现晚的肿瘤。其主要是导管腺癌，如果肿瘤位于胰头，病人会表现为无痛性黄疸；如果位于胰体和/或尾部，则会有放射至背部的上腹疼痛，身体前倾可以缓解（具体见第 47 章）。

　诊断三联征：黄疸 + 食欲缺乏 + 腹部不适/疼痛➡胰腺癌

🦴 白血病[9]

白血病（leukaemia）是由造血系统的干细胞获得性恶变所引起的。未治疗的急性白血病可迅速导致病人死亡，慢性白血病虽有不同种类的慢性病程，但最终也会导致病人死亡（**图 17.1**）。各类型白血病的主要特点如下。

急性淋巴细胞白血病（acute lymphatic leukaemia，ALL）最常见的发病年龄是 2~10 岁，在约 40 岁时出现第二个发病高峰。急性髓系白血病（acute myeloid leukaemia，AML）发病的中位年龄是 55~60 岁。

🦴 急性白血病

症状

- 全身症状，如不适。
- 贫血症状。
- 易感染，如喉痛、口腔溃疡、胸部感染。
- 易擦伤和出血，如鼻出血、牙龈出血。
- 骨痛（在急性淋巴细胞白血病患儿中明显）和关节痛。
- 原始细胞组织浸润所致的症状，如急性髓系白血病的牙龈肥大。

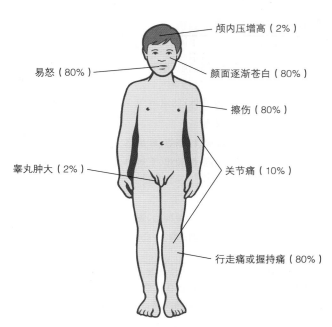

颅内压增高（2%）
易怒（80%）
颜面逐渐苍白（80%）
擦伤（80%）
睾丸肿大（2%）
关节痛（10%）
行走痛或握持痛（80%）

图 17.1　白血病患儿的临床特征[8]

　诊断三联征：不适 + 苍白 + 骨痛➡急性淋巴细胞白血病
　诊断三联征：不适 + 苍白 + 口腔疾病➡急性髓系白血病

征象

- 贫血导致的苍白。
- 瘀点、擦伤。
- 牙龈肥大、牙龈炎、口腔炎。
- 感染征象。
- 肝、脾、淋巴结不同程度的肿大。
- 骨压痛，尤其是胸骨。

诊断

- 全血细胞计数和血涂片检测：正常血红蛋白/正常细胞性贫血；包括循环中的原始血细胞在内的全血细胞减少；血小板：通常减少。
- 骨髓检查。
- PCR 检测。
- 细胞遗传学检测。
  治疗：化疗、免疫治疗、干细胞治疗。
  注：通常急性白血病的复发意味着病人即将死亡，除非骨髓移植成功。儿童急性淋巴细胞白血病病人的 5 年生存率为 75%~80%，成人急性淋巴细胞白血病病人则为 30%；急性髓系白血病病人随着年龄的增大生存率会降低，年龄超过 55 岁病人生存率约为 20%。

慢性髓细胞性白血病(chronic myeloid leukaemia,CML)

临床特征

- 中年期疾病,通常在 40~60 岁。
- 起病隐匿。
- 全身症状:不适、体重减轻、发热、盗汗。
- 贫血症状。
- 脾大(非常大);腹部不适。
- 阴茎异常勃起。
- 痛风。
- 白细胞(粒细胞)计数显著升高。
- 骨髓象左移现象明显。
- 出现费城染色体。

 诊断三联征:疲劳+发热/盗汗 + 腹部饱胀感(脾大)➡慢性髓细胞性白血病

慢性淋巴细胞白血病(chronic lymphocytic leukaemia,CLL)

临床特征

- 好发于中老年人。
- 起病隐匿。
- 全身症状:全身乏力、消瘦、发热、盗汗。
- 淋巴结病变(橡胶样结节):颈部、腋窝部、腹股沟(80%)。
- 中度脾大和肝大(约 50%)。
- 轻度贫血。
- 淋巴细胞增多(>15 × 10^9/L)。
- 淋巴细胞发育"成熟"。
- 考虑细胞遗传学检测。

注:大多数病例,尤其是早期髓性慢性淋巴细胞白血病,不需要特殊治疗,只需要观察。

 诊断三联征:疲劳 + 体重减轻 + 发热/盗汗 + 淋巴结病➡慢性淋巴细胞白血病

淋巴瘤[6]

淋巴瘤是淋巴组织的恶性肿瘤,根据淋巴组织的组织学形态可分为霍奇金淋巴瘤和非霍奇金淋巴瘤。

霍奇金淋巴瘤(Hodgkin lymphoma)

临床特征

- 无痛性(橡胶样)淋巴结肿大,尤其是颈部淋巴结。

- 全身症状,如不适、虚弱和体重减轻。
- 发热和严重夜间盗汗、波浪热(Pel-Ebstein 热)。
- 瘙痒。
- 酒精可诱发肿大的淋巴结出现疼痛。
- 可能出现脾大和肝大。

通过淋巴结的活体组织检查的组织学证实来诊断。其他检测:全血细胞计数、胸部 X 线检查、CT/MRI(有助于分期)、骨髓活组织检查、功能性同位素扫描。分期使用 Ann Arbor 命名法(ⅠA~ ⅣB)。治疗方法包括化疗、免疫治疗和放射治疗。

 诊断三联征:不适 + 发热/盗汗 + 瘙痒➡霍奇金淋巴瘤

非霍奇金淋巴瘤

非霍奇金淋巴瘤(non-Hodgkin lymphoma)是一组异质性淋巴细胞肿瘤,起源于 B 细胞或 T 细胞的恶性增殖。

临床特征

- 无痛性淋巴结肿大:局部的或全身的。
- 可能出现全身症状,特别是出汗。
- 瘙痒症状不常见。
- 另外的结节病灶,如中枢神经系统、骨、皮肤和胃肠道。
- 可伴有肝大和脾大。
- 皮肤可能有结节性浸润,如蕈样肉芽肿。

通过淋巴结活组织检查进行诊断。

通过胸部 X 线检查和腹部 CT 检查确定分期。

 诊断三联征:不适 + 发热/盗汗 + 淋巴结病➡非霍奇金淋巴瘤

多发性骨髓瘤

多发性骨髓瘤(multiple myeloma)是分化的 B 淋巴细胞(浆细胞)的增殖性恶性肿瘤。其被认为是一种老年性疾病,平均患病年龄为 65 岁[10],20% 的病人无症状。多发性骨髓瘤老年病人的典型三联征是贫血、背痛和红细胞沉降率增快,有助于将其与不明原因的单克隆丙种球蛋白病相区分。

其他检查包括血清蛋白电泳和血清免疫固定电泳、塞斯塔米比扫描(Sestamibi scan)。

临床特征

- 骨痛(如背痛):超过 80% 的病人(可能出现病理性骨折)。
- 骨骼压痛,如股骨、肋骨、脊椎。
- 虚弱、劳累、口渴加重。

- 厌食和体重减轻。
- 反复感染,如胸部感染。
- 贫血症状。
- 出血倾向。
- 恶性浆细胞替代骨髓细胞。
- 肾功能受损→肾衰竭。
- 伴有淀粉样变和高钙血症。

 诊断三联征:虚弱 + 不明原因的背痛 + 易发感染➔多发性骨髓瘤

诊断

诊断标准包括下列表现[7]:
- 血清中的副蛋白(电泳)。
- 尿液中的本周蛋白(Bence-Jones protein)。
- 骨骼检查发现溶骨性病变。

治疗是应用包括沙利度胺(thalidomide)或来那度胺(lenalidomide)的化疗:如果诊断得早,5 年生存率可达 50% 或以上。年轻的病人可能会被给予干细胞移植[11]。

单克隆免疫球蛋白病

单克隆免疫球蛋白病包括非癌细胞在多发性骨髓瘤缺乏其他临床表现的情况下产生的副蛋白(M 蛋白)。它与多种疾病有关。单克隆丙种球蛋白病通常无症状,但可发生周围神经病变。不推荐任何化疗。

巨球蛋白血症

巨球蛋白血症(waldenstrom macroglobulinaemia)是一种由恶性浆细胞异常引起的原发性巨球蛋白血症[12]。病人的骨髓被浆细胞性淋巴细胞浸润,通常表现为与贫血相关的疲劳。诊断需要结合全血细胞计数、血清蛋白电泳和骨髓检查结果进行。专科治疗包括血浆置换、单克隆抗体和其他细胞毒性药物。巨球蛋白血症是一种髓性疾病,中位生存率为 5 年[12]。

淀粉样变

淀粉样变(amyloidosis)是一种不常见又难以诊断的疾病,是由淀粉样蛋白沉积引起,分为原发性、家族性或继发性(继发于慢性感染,如结核、炎症、类风湿关节炎、某些癌症等),可以是局部的或全身的。临床特征取决于靶器官,如心脏(充血性心力衰竭)、肾脏(肾病综合征)、胃肠道(吸收不良)、大脑(痴呆)和周围神经(如腕管综合征)。可通过活组织检查诊断。治疗方法因类型而异,基本上是对症治疗和相应特定的治疗。原发性淀粉样变的治疗方法类似于骨髓瘤的治疗。

类癌及其综合征

在明显的肿瘤局部生长或转移扩散之前,由引起典型的类癌综合征(carcinoid syndrome)的类癌细胞分泌的激素是明显的(80% 转移癌)。大多数类癌肿瘤是无症状的。

临床特征

- 经典三联征:皮肤潮红(尤其是面部)、腹泻(伴随腹部绞痛)、心脏瓣膜病。
- 其他可能的特点:喘息、毛细血管扩张、低血压、发绀。
- 肿瘤的部位:阑尾/回肠、胃、支气管。

诊断

- 24 小时尿液 5-羟吲哚乙酸的测定。
- 血浆嗜铬粒蛋白 A、肝脏超声检查。

专科治疗

- 手术或其他消融术:奥曲肽/其他疗法。

真性红细胞增多症

真性红细胞增多症(polycythaemia vera)是一种红细胞、白细胞和血小板的恶性增生性疾病。

临床特征

- 老年人。
- 疲劳。
- 头痛、头晕、耳鸣。
- 热水浴或热水澡后出现皮肤瘙痒。
- 鼻出血。
- 多血质面容。
- 脾大。
- 血栓形成。

辅助检查

- 全血细胞计数和血细胞比容。
- 骨髓活组织检查。
- 基因突变:*JAK2* 突变。

有可能治愈的恶性肿瘤

即使在晚期,有些肿瘤也可以通过化疗治愈,这些肿瘤如下:

血液系统肿瘤

- 某些淋巴瘤。

- 霍奇金淋巴瘤。
- 急性淋巴细胞白血病。
- 急性髓系白血病。

实体瘤

- 绒毛膜癌。
- 睾丸畸胎瘤。
- 神经母细胞瘤。
- 肾母细胞瘤（Wilms 瘤）。
- 伯基特淋巴瘤（Burkitt tumour）。
- 胚胎性横纹肌肉瘤。

辅助化疗可治愈的肿瘤

- 乳腺癌（尤其是达到 II 期）。
- 成骨性肿瘤。
- 软组织肿瘤。
- 结直肠癌。

癌症的生存率

常见癌症及其 5 年生存率已由维多利亚州癌症协会发布（**表 17.5**），这些信息显示了许多癌症的改善趋势，5 年生存率最低的为间皮瘤，为 4%（译者注：根据**表 17.5** 所示，5 年生存率最低的为胰腺癌，为 1%）。最新数据显示，总体 5 年生存率有所改变，在 2009—2013 年间，男性（5 年生存率）由 68% 上升至 69%；在 2017—2018 年间，女性（5 年生存率）上升至 71%。[13]

表 17.5 常见的癌症及其 5 年生存率（对多个调查的结果整理）[14]

癌症类型	5 年生存率/%
睾丸癌	98
前列腺癌	95
甲状腺癌	92
乳腺癌（女性）	91
黑色素瘤	91
霍奇金淋巴瘤	87
子宫癌	84
膀胱癌	77
结肠癌	72
非霍奇金淋巴瘤	72
卵巢癌	41
胃癌	33
肝癌	20
肺癌	19
胰腺癌	1

转移癌

当在各类器官中检测到转移的病变时，如果医生具备推断肿瘤可能的原发病灶的临床知识，则十分有帮助。

常见的肿瘤转移部位是淋巴结、肝、肺、纵隔和骨，其他部位包括脑、骨髓、腹膜、腹膜后、皮肤和脊髓。

下列重要部位后面列出了可能的原发来源，最有可能的来源列在了首位：

- 骨：乳腺、前列腺、肺、霍奇金淋巴瘤、肾、甲状腺、黑色素瘤。
- 脑：乳腺、肺、结肠、恶性淋巴瘤、肾、黑色素瘤、前列腺。
- 肝：结肠、胰腺、肝、胃、乳腺、肺、黑色素瘤。
- 肺和纵隔：乳腺、肺、结肠、肾、睾丸、宫颈或子宫、霍奇金淋巴瘤、黑色素瘤。
- 淋巴结：
  - 上颈部：霍奇金淋巴瘤、淋巴瘤、鳞状细胞癌、口咽、鼻咽。
  - 下颈部：肺、胃、淋巴瘤、霍奇金淋巴瘤、口咽、喉、皮肤、舌。
  - 腋窝：乳腺、肺、淋巴瘤。
  - 腹股沟：淋巴瘤、卵巢、子宫、外阴、前列腺、皮肤。
- 腹膜后：淋巴瘤、霍奇金淋巴瘤、卵巢、子宫、睾丸、前列腺。
- 皮肤：肺、结肠、黑色素瘤、卡波西肉瘤。

明确记住有可能治愈的恶性肿瘤并尽快转诊十分重要。

原发部位不明的癌症

约 5% 的病例存在没有明确主要来源的癌症。有些病人可能没有症状，除了一般症状，比如乏力，体重减轻，贫血，并可能出现厌食症；其他症状包括骨骼疼痛、呼吸困难和淋巴结病。如果不能通过病史、身体检查和基线检测进行诊断，那么排除可治疗的原发癌的关键是在活组织检查中进行充分的免疫组织化学染色。这些癌症可能是可治愈的，值得进一步转诊检查。腺癌在肺癌、结直肠癌和胰腺癌中占 40%；低分化的肿瘤有淋巴瘤、黑色素瘤和肉瘤。原发部位不明的癌症病人的平均存活时间为 6 个月[15]。

恶性疾病的预防

恶性疾病的预防措施详见第 6 章。澳大利亚近年来因胃癌死亡的人数显著减少，这可能是由于饮食的调整，如摄入更多新鲜蔬菜和水果。重要的预防措施包括合理健康的饮食、戒烟、防晒、HPV 疫苗接种和安全性行为措施。值得重视的是,前列腺癌、慢性髓细胞性白血病、骨髓瘤、非霍奇金淋巴瘤,以及食管腺癌的发病率在快速升高。

值得考虑的临床三联征
诊断三联征:食欲缺乏 + 体重减轻 + 黄疸(± 上腹疼痛)➡胰腺癌
诊断三联征:疲劳 + 吞咽困难 + 体重减轻➡食管癌
诊断三联征:食欲缺乏 + 消化不良 + 体重减轻➡胃癌
诊断三联征:头痛 + 恶心/呕吐/视神经乳头水肿 + 共济失调➡髓母细胞瘤(儿童)
诊断三联征:发热 + 极度不适 + 恶性/呕吐/视神经乳头水肿(± 贫血)➡神经母细胞瘤
诊断三联征:心理障碍 + 呕吐 +(清醒状态)头痛➡脑肿瘤(晚期)
诊断三联征:眼球内陷 + 瞳孔缩小 + 眼睑下垂(± 无汗症)➡霍纳综合征(? 肺癌)

其他资料

最佳癌症治疗途径(预防、早期检测、筛选建议):资料来源可联系 jon.emery@unimelb.edu.au。

癌症的早期检测。见澳大利亚全科医生学会《全科医学预防活动指南》(第9版)。

参考文献

1   Australia's Health. Causes of Death. Canberra: Australian Institute of Health, 2007.

2   Australia's leading causes of death, 2019. Causes of Death, Australia, 2019. Australian Bureau of Statistics. Available from: https://www.abs.gov.au/statistics/health/causes-death/causes-death-australia/latest-release#australia-s-leading-causes-of-death-2019, accessed February 2021.

3   Halliday J. Malignant disease in children: the view of a general practitioner and parent. In: Baum J, Dominica F, Woodward R. *Listen My Child Has a Lot of Living to Do.* Oxford: Oxford University Press, 1990: 19–27.

4   Trahair T. Cancer in children: how to treat. Australian Doctor; 15 August 2008: 31–8.

5   Youlden DR et al. The incidence of childhood cancer in Australia, 1983–2015, and projections to 2035. Med J Aust, 2020; 212(3): 113–120.

6   Hamilton W, Peters TJ. *Cancer Diagnosis in Primary Care.* Oxford: Elsevier, 2007.

7   Robinson MJ, Roberton DM. *Practical Paediatrics* (5th edn). Edinburgh: Churchill Livingstone, 2003: 535.

8   Hamilton W et al. Risk of ovarian cancer in women with symptoms in primary care: population based case–control study. BMJ, 2009: 339.

9   Vowels MR. Common presentations and management of leukaemia in childhood. Aust Fam Physician, 1994; 23: 1519–21.

10   Davey P. *Medicine at a Glance* (3rd edn). Oxford: Blackwell Publishing, 2010: 36–7.

11   Moreau P et al. Frontline therapy of multiple myeloma. Blood, 14 May 2015; 125(20): 3076–84. [PMID 25838345]

12   Oza A et al. Waldenstrom macroglobinemia: prognosis and management. Blood Cancer J, 2015; March 27(5): e394.

13   Australian Institute of Health and Welfare 2017. Cancer in Australia 2017. Cancer series no.101. Cat. no. CAN 100. Canberra: AIHW, 2017: 72.

14   Giles G. *Cancer Survival in Victoria.* Melbourne: Cancer Council Victoria, 2009.

15   Davey P. *Medicine at a Glance* (3rd edn). Oxford: Blackwell Publishing, 2010: 380.

虽然目前人们普遍地接受这一观点，即认为所有仍属于未知的传染源必定是细菌，但这肯定还只是一家之言。为什么其他微生物不能像寄生虫一样在动物体内生存呢？

罗伯特·科赫(1843—1910 年)，《对病源生物体的研究》(1881)
(译者注：德国人，医生，微生物学家，现代细菌学的主要创始人)

几乎任何一种感染，尤其是亚急性或隐匿起病的感染，都可能令人感到困惑，并被归在感染类的"不明病因发热"。曾经，最常见的"伪装大师"是梅毒和结核病；而现在，疟疾和 EBM (EBV 所致单核细胞增多症、传染性单核细胞增多症、腺热)可以被看成是重要的"伪装者"。EBM 可能是长期存在的"伪装者"，其早期临床阶段可与 HIV 感染相混淆。在过去十年中，我们遭遇了引起致死性急性呼吸窘迫综合征(ARDS)的冠状病毒的出现，且从地方流行发展到了大流行。任何一种发热性疾病，如肝炎黄疸、登革热皮疹，在出现典型临床表现或在血清学测试呈阳性之前，都可能是令人困惑的。

戴面具的病毒和原虫感染包括：
- HIV 感染(特别是原发感染)。
- EBV。
- TORCH 病原体：弓形虫、其他微生物风疹病毒、巨细胞病毒、单纯疱疹病毒。
- 肝炎病毒(甲、乙、丙、丁、戊型)。
- 蚊媒感染：疟疾、登革热、黄热病/其他出血热、流行性乙型脑炎、罗斯河热、西尼罗热。
- 冠状病毒。

TORCH 病原体("TORCH"是弓形虫、其他微生物、风疹病毒、巨细胞病毒和单纯疱疹病毒的英文首字母缩写)因其对子宫内胎儿的不良影响而闻名，其中三种是病毒性(弓形虫为一种原虫)，且弓形虫、风疹病毒、巨细胞病毒能通过胎盘途径感染胎儿。人们注意到，这些病原体大多是对免疫功能低下病人(尤其是在 HIV 感染后期者)造成的机会性感染。

除了原虫引起的疟疾外，蚊子传播引起的脑炎和出血热主要是病毒感染。对从流行地区返回的旅行者而言，蚊媒感染十分重要(见第 129 章)。

人类由原虫引起的疾病有：
- 血液：疟疾、锥虫病。
- 胃肠道：贾第虫病、阿米巴病、隐孢子虫病。
- 组织：弓形虫病、利什曼病、巴贝斯虫病。

世界上大多数严重的原虫感染(疟疾、非洲锥虫病、利什曼病、阿米巴病)均发生在热带地区，具体参见第 129 章中的介绍和解释。

四种相似的临床表现

EBV、原发性 HIV、巨细胞病毒和弓形虫，这四种感染的临床表现几乎相同，往往被诊断为 EBM 或假性 EBM。作为首诊医生，重要的是要同时考虑到所有这四种病原体感染的可能性，尤其需牢记 HIV 感染的可能。

🦠 EBV 所致单核细胞增多症

EBV 所致单核细胞增多症(EBM)是一种发热性疾病，由已知的八种疱疹病毒之一的人类疱疹病毒 4 型所致。因为它可累及多个系统，所以常被称作"重要的伪装者"，可以与原发 HIV 感染、链球菌性扁桃体炎、病毒性肝炎和急性淋巴白血病等疾病症状相仿。EBM 有三种类型：发热型、心绞痛型(伴咽喉痛，见图 18.1)和腺体型(伴淋巴结病变)。

EBM 可于任何年龄发病，但多为 10~35 岁，其中

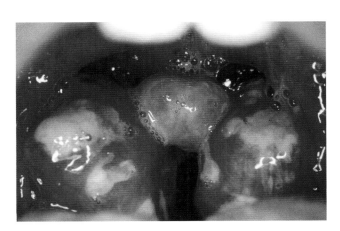

图 18.1 EBV 所致的单核细胞增多症扁桃体炎，常与细菌性扁桃体炎混淆

15~25 岁年龄组最常见。在大多数儿童中,原发性 EBV 感染是无症状的。

发生和传播

每年每 2 500 个人中可有 4~5 个 EBM 新发病例[1],通常出现在 20 岁前后。EBM 在大多数国家呈地方性流行,影响了全世界 95% 以上的成人,亚临床感染则在幼儿中很常见。EBM 的潜伏期至少 1 个月,但因缺乏相关数据而不能准确地确定。

在患病期间和临床感染后数月(有时数年),EBV 会通过口咽分泌物排出,目前看来只能通过密切接触传播,比如接吻和共用杯具。EBM 传染性较低,病人无须隔离。

原发性感染的过程中,免疫环节是一部分由特异性抗体(可能阻止病毒的细胞间传播)与病毒对抗,一部分则为细胞免疫应答,如由细胞毒性 T 细胞清除被感染的细胞,这种体内应答解释了 EBM 的临床症状。EBM 病人体内的病毒永远无法被彻底清除。EBV 的本质目前尚未被完全了解。

EBM 可能会出现二次发作,甚至导致死亡,且 EBM 与淋巴瘤之间可能存在关联[2]。

临床特征

典型的临床特征见表 18.1 和图 18.2。

表 18.1   EBM 的临床特征[1,3-4]

症状
持续 1~6 周的缓慢发作的不适
发热
肌痛
头痛、厌食
鼻塞:张口呼吸
鼻音浓重
咽喉痛(85%)
厌食、恶心 ± 呕吐
皮疹:5% 为原发
消化不良

临床发现
渗出性咽炎(84%)
上颚瘀点(非病态的)(11%)
淋巴结肿大,尤指颈后淋巴结
皮疹:斑丘疹
脾大(50%)
黄疸伴或不伴肝大(5%~10%)
有临床或生化检验证据的肝炎

注:EBM. EBV 所致单核细胞增多症。

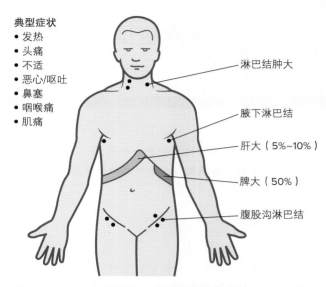

典型症状
- 发热
- 头痛
- 不适
- 恶心/呕吐
- 鼻塞
- 咽喉痛
- 肌痛

淋巴结肿大
腋下淋巴结
肝大(5%~10%)
脾大(50%)
腹股沟淋巴结

图 18.2   EBV 所致单核细胞增多症的临床特征

 诊断三联征:不适 + 咽痛 + 发热 + 淋巴结肿大➔ EBM

皮疹

EBM 的皮疹几乎总是与扁桃体炎的抗生素使用有关。原发性皮疹通常为非特异性的粉红色斑丘疹(类似于风疹),仅发生在约 5% 的病例中。

继发性皮疹最常由青霉素类药物引起,特别是氨苄西林或阿莫西林,90%~100% 使用氨苄西林或阿莫西林的病人会出现皮疹;使用青霉素的病人中,也有高达 50% 会出现皮疹。皮疹可以广泛存在,有时呈紫色(图 18.3)。

诊断

以下实验室检测可用于确诊 EBM:
- 白细胞计数显示淋巴细胞绝对值增多。
- 血涂片显示不典型淋巴细胞。
- Paul-Bunnell 法或 Monospot 法测试嗜异性凝集抗体呈阳性(可有 10% 病例延迟出现阳性或呈阴性;在成人和大龄儿童中 85% 呈阳性)。
- 如有必要,可通过 EBV 特异性抗体、病毒衣壳抗原相关抗体(IgM、IgG)和 EB 核抗原检查结果确诊。
- 考虑喉部培养以排除链球菌性咽炎。
  无须常规行 EBV 培养和病毒特异性抗体检测。
  Paul-Bunnell 法出现假阳性的情况包括:
- 肝炎。
- 霍奇金淋巴瘤。
- 急性白血病。

预后

无并发症的 EBM,病程通常为 6~8 周,主要症状在

18

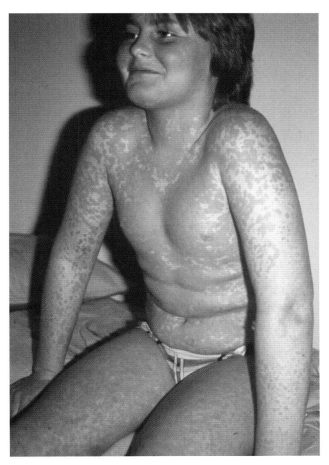

图 18.3　EBM 急性扁桃体炎病人给予氨苄西林治疗后出现的典型紫色斑丘疹

2~3 周内消退,应该建议病人休息 4 周。

治疗

- 对症支持(无特异性治疗)。
- 急性期的休息是最好的治疗,最好在家中(室内)休息。
- 非甾体抗炎药或对乙酰氨基酚可缓解不适。
- 用阿司匹林溶液或 30% 葡萄糖溶液或生理盐水漱口,以缓解咽喉不适。
- 建议 8 周内不要饮酒、不摄入高脂肪饮食、不做持续活动,特别是不做身体接触性运动(有脾脏破裂的风险)。
- 确保足量饮水。
- 类固醇皮质激素:用于神经系统受累、血小板减少、高危气道阻塞(不推荐用于无并发症的病例)。

EBM 病程后不适

一些年轻成人可出现持续数月的虚弱和抑郁;倦怠不适感可持续 1 年左右。

⚕ 巨细胞病毒感染

巨细胞病毒在世界范围内均有分布,通常会引起无症状感染。这种病毒(人类疱疹病毒 5 型)可以从健康个体的多个部位分离培养到。巨细胞病毒对免疫功能低下者,尤其是对艾滋病病人,以及接受实体器官移植和骨髓移植病人的影响最为严重;90% 的艾滋病病人存在巨细胞病毒感染,95% 在尸检时发现巨细胞病毒播散。巨细胞病毒感染可能是大量输血后要面对的一个重要问题,包括对婴儿的感染,或经器官移植的感染。巨细胞病毒的潜伏期为 20~60 日,病程一般持续 2~6 周[3]。

临床特征

下面描述了三种重要的临床表现。

1. 围产期疾病

宫内感染可导致严重的胎儿畸形,包括中枢神经系统受累(小头畸形、听力缺陷、运动障碍)、黄疸、肝脾大、溶血性贫血和血小板减少。巨细胞病毒感染的婴儿,多达 30% 会出现智力发育迟缓[2]。

2. 获得性巨细胞病毒感染

在健康成人中,巨细胞病毒可引起类似 EBM 的不适症状,包括发热、乏力、关节痛和肌痛、全身淋巴结肿大和肝大。不过,颈部淋巴结肿大和渗出性咽炎较罕见。

感染可能通过输血传播,对于在大手术(如心脏直视手术或肾移植)后出现类似 EBM 发热性疾病的病人,以及需要大量输血的病人,应从临床角度怀疑巨细胞病毒感染。

发热症状通常表现为每日间歇热,在下午中段的时候热度达到高峰,然后每日都恢复正常(见第 42 章)。常有相对的淋巴细胞增多,伴非典型淋巴细胞出现,但异嗜性抗体试验为阴性;肝功能常有异常。

诊断:可以通过检测急性期和恢复期(2 周)的血清抗体滴度升高来进行特异性诊断,抗体滴度升高 4 倍提示新近感染。可采用 PCR 检测,从尿液和血液中可分离获得病毒株。

3. 免疫功能不全宿主中的巨细胞病毒感染

播散性巨细胞病毒感染常发生于免疫缺陷者,特别是 HIV 感染者中,导致机会性重症肺炎、视网膜炎(艾滋病特征表现之一)、脑炎,以及胃肠道弥漫性受累。

治疗

因为感染通常具有自限性,所以对于免疫功能正常的病人,除对症支持措施外,无需治疗。在免疫抑制的病人中,各种抗病毒药物,如更昔洛韦、磷甲酸和福米韦生(眼内)已经被应用,并有一定的疗效[5]。

⚕ 弓形虫病

弓形虫病(toxoplasmosis)是由一种专性胞内寄生原

18

虫（刚地弓形虫）引起的感染，尽管极少发生，但在世界范围内均可见。弓形虫生命周期的终末宿主是猫（或猪、羊），人是中间宿主。临床上弓形虫病很不常见，对人的感染通常是由于食用了病猫粪便污染的食物，在临床上以机会性感染为主。

弓形虫病的五种主要临床表现[5]：

1. 无症状淋巴结肿大（最常见）。

2. 淋巴结肿大，伴有类似 EBM 的发热。

3. 急性原发感染：呈现类似急性白血病或 EBM 的发热性疾病；皮疹、心肌炎、肺炎、脉络膜视网膜炎和肝脾大均可出现。

4. 神经系统异常：包括头痛、颈强直、咽喉痛和肌痛。

5. 先天性弓形虫病：是一种罕见的疾病，但一旦发生，通常导致中枢神经系统受累，预后较差。

免疫功能低下的病人，以上面列出的第 3、4 项为典型临床表现，若发现脑膜脑炎提示疾病进展严重。

诊断

通过血清学检测（显示抗体增加 4 倍）进行诊断，较为敏感可靠。

治疗

轻症或无症状的病人不需要治疗。可以给 5 岁以下的儿童治疗，以防发生可能出现的脉络膜视网膜炎；用乙胺嘧啶联合磺胺嘧啶治疗有症状的病人；通常用克林霉素治疗妊娠的病人。

人类免疫缺陷病毒/艾滋病

🕱 人类免疫缺陷病毒：一种现代的"假面具"

人类免疫缺陷病毒（HIV），是艾滋病的病原体，可以被列为现代医学的临床"伪装者"之一。西方国家的公共卫生措施限制了感染的传播，相比之下，非洲和亚洲部分国家该病的发病率仍继续以惊人的速度上升。根据世界卫生组织的数据，2019 年底[6]，全世界有 3 800 万成人和儿童感染 HIV，其中 170 万为新近感染者，另有 69 万人死于 HIV 相关病因。

2012 年，新诊断的 HIV 感染者平均年龄为 37 岁，约 86% 为男性；大多数感染发生在男性同性性行为者身上。从 HIV 感染到发展为艾滋病的转换率一直为 33% 左右，但 ART 正在改善这一情况，这一治疗极大地改变了人们的生活。有趣的是，至今已有 2 例通过干细胞疗法治愈的病例报道[7]。现如今 HIV 属于一个慢性疾病管理问题。

自从发现 HIV 在大部分病程中都不是潜伏感染后，早期诊断的益处变得更加令人印象深刻。在初始感染后不久，HIV 就会出现暴发性的复制，在免疫系统的调控下，

该过程在 6~8 周内以宿主-病毒相互作用的形式，达到活跃的动态平衡，这种动态过程将贯穿病人的一生，每日有多达 100 亿个新的类病毒产生和多达 20 亿个 CD_4^+ T 淋巴细胞被破坏和替换。当机体更新 CD_4^+ T 淋巴细胞的能力最终耗竭时，便会出现临床免疫缺陷，导致病毒复制失控。基于分子技术的病毒载量测定以及 1995 年 11 月推出的蛋白酶抑制剂联合治疗，已经彻底改变了我们对 HIV 感染自然病程的认知，这些进展使早期诊断成为"当务之急"，以便及早开始联合治疗以减少病毒载量。

HIV 感染后的管理属于专科领域，但全科医生在疾病的预防、诊断、咨询、监测中起到核心作用，需与专科医生共同管理 HIV 感染。

关键事实和要点

- HIV 是一种逆转录病毒，现有 2 种已知毒株：HIV-1 和 HIV-2（主要限于西非），可引起相似的综合征。HIV 会感染携带 CD_4 受体的辅助 T 细胞。
- 对高危人群始终要考虑到 HIV 感染：询问性病感染史、非法药物注射史、既往输血史、性活动和伴侣情况。
- 约 50% 的病人在感染 HIV 后数周内出现类似 EBM 的急性传染性疾病表现（HIV 血清转化期）[8]。主要特征是发热、淋巴结肿大、嗜睡，可能还有咽喉痛和全身皮疹。
- 如果病人的 EBM 检测呈阴性，可以进行 HIV 抗体检测，如果结果呈阴性，可能需要在 4 周左右后复测。
- 病人状况基本都会好转，然后进入长达 5 年或更久的健康期[9]。
- 所谓的"设定点"是指血浆病毒载量下降至一个稳定水平并维持数年。
- 耶氏肺孢子菌肺炎（PJP）是艾滋病最常见的临床表现。
- 15%~40% 的 HIV 阳性儿童是受 HIV 阳性母亲传染[10]。
- HIV 阳性母亲所生的婴儿可能会在几个月内患病，其中 30% 会在 18 月龄前患病。
- 感染 HIV 的成人病例中，艾滋病发病时间从 2 个月~20 年不等，甚至可能会更长；中位时间约为 10 年。
- 在全科医生诊疗中，HIV 相关疾病最常见的表现见于皮肤/口腔黏膜，例如念珠菌病和疱疹[11]。
- 结核病是一种常见、严重但可治疗的 HIV 感染并发症。
- HIV 抗体检测过程包括 2 个步骤：抗原-抗体检测筛查，如果阳性，则采用另一种方法（如免疫印迹法）。
- 新的 HIV 快速检测或即时 HIV 检测将克服诊断阻碍，例如延误诊断。
- 从感染 HIV 到抗体检测阳性的血清转换期时长因人而异：这一时期被称为"窗口期"。
- 所有 HIV 感染者都需要定期监测免疫功能和病毒载量；病毒载量试验可监测病毒活性。
- 免疫耗竭水平最好的衡量方法是 CD_4 阳性的 T 淋巴细胞（辅助 T 细胞）计数，即"CD_4 细胞计数"。健康（无症状）和重症的分界点分别为 CD_4 细胞计数 500 个/μl 与 200 个/μl[9]。
- 大多数艾滋病病人需要终身治疗[8]，每日使用抗逆转录病毒联合治疗的药物。
- 目前的疾病管理主要是将 HIV 感染作为一种慢性病来治疗。
- HIV 感染者最主要的死亡原因是心血管疾病。

<table>
<tr><td>临床要领</td></tr>
<tr><td>艾滋病的定义：HIV 检测阳性 + 一种或多种艾滋病特征性临床疾病，如 PJP、卡波西肉瘤或 CD$_4$ 细胞计数 <200 个/µl。</td></tr>
</table>

发生和传播

HIV 可以从受感染者的血液、组织、精液、唾液、母乳、宫颈和阴道分泌物，以及眼泪中提取出来。HIV 通过精液、血液、阴道分泌物、移植器官和母乳传播，传播途径包括：

- 无保护措施的性交（肛门或阴道性交），在极少数情况下，与受感染者口交也可感染。
- 受感染的血液进入身体（通过输血或共用针头/注射器经静脉用药）。
- 针头刺伤。
- 人工授精、器官移植。
- 受感染的母亲（在妊娠过程中、出生时或哺乳时传染给婴儿）。

HIV 感染可通过阴道、直肠、开放的伤口，以及包括口唇或口腔内任何部位的溃疡等发生。社交接触（非性接触）和虫媒不会引起传播。

分期

在**表 18.2** 中大致描述了 HIV 感染的临床分期[12]。

急性症状期（血清转化期）

至少 50% 的艾滋病病人出现与血清转化相关的急性疾病症状。通常在感染后 6 周内出现疾病症状，其特征为发热、盗汗、乏力、严重嗜睡、厌食、恶心、肌痛、关节痛、头痛、畏光、喉咙痛、腹泻、淋巴结肿大、全身黄斑/红斑样皮疹及血小板减少；其中主要症状为头痛、畏光、不适/疲劳；

还可出现神经系统症状，包括脑膜脑炎和周围神经炎。EBM 等类似疾病的鉴别诊断中应考虑急性 HIV 感染，这种类似 EMB 的疾病状态是自限性的，通常在 1~3 周内缓解；然而，慢性嗜睡、抑郁和易怒可能在急性症状缓解后持续存在；还可出现非特异性病毒后遗症，如黏膜溃疡、脱屑、脂溢症加重和单纯疱疹复发（**图 18.4**）。

急性期可伴有中性粒细胞减少、淋巴细胞减少、血小板减少、红细胞沉降率和血清转氨酶轻度升高。在恢复过程中，淋巴细胞增多可表现为非典型淋巴细胞出现，以及 CD$_8^+$ 细胞升高而导致 CD$_4^+$：CD$_8^+$ 的比例倒置；EBV 血清检测呈阴性。

鉴别诊断见**表 18.3**。

表 18.3　原发性 HIV 感染鉴别诊断

EBM	淋球菌的感染传播
梅毒：二期	肝炎（甲、乙、丙、丁、戊型）
TORCH 病原体：	流感
• 弓形虫	其他病毒感染
• 风疹病毒	
• 巨细胞病毒（尤其是）	
• 单纯疱疹病毒	

 诊断三联征：发热 + 严重不适 + 淋巴结肿大➡急性 HIV 感染

后续阶段

在急性疾病期后，HIV 感染进入一个长短不一的无症状期，长者可达数年，但 30% 的病人持续存在全身淋巴结肿大。

随后出现原发性症状，伴随轻微的机会性感染，如口腔念珠菌病、单纯疱疹和带状疱疹。这一早期症状阶段被称为艾滋病相关综合征，被认为是艾滋病的前驱症状。

表 18.2　HIV 感染的临床分期[12-13]

临床分期	常见临床特征	CD$_4$ 细胞计数/(个·µl^{-1})
血清转化期（自限性，1~3 周）	发热、头痛（可有无菌性脑膜炎）、喉咙痛、斑丘疹、淋巴结肿大、脾大、全血细胞检查见非典型淋巴细胞	短暂性下降，通常随后回到接近正常的水平
无症状期	头痛、持续全身性淋巴结肿大	通常 >500 逐渐减少至 50~80
有症状期—早期	口腔和阴道念珠菌病、口腔毛状白斑、脂溢性皮炎、银屑病、反复水痘-带状疱疹感染、宫颈不典型增生、不明原因的发热、出汗、体重减轻、腹泻、结核病	通常 150~500
有症状期—晚期	肺孢子菌肺炎、卡波西肉瘤、食管念珠菌病、脑弓形虫病、淋巴瘤、HIV-1 相关痴呆、隐球菌性脑膜炎	通常 <150
加重期	巨细胞病毒视网膜炎、脑淋巴瘤、鸟分枝杆菌复合群感染	通常 <50

资料来源：McCoy R. Alarm bells. When to worry about your patient with HIV. Aust Fam Physician,1997,26(7):803-809. 经文章作者 McCoy R 的许可转载。

18

艾滋病定义条件

最初由美国疾病控制中心(Centers for Disease Control, CDC)定义的艾滋病诊断标准,经时间推移,已修改为更简化的诊断条目。HIV/艾滋病病例监测系统简要地制订了一份 HIV 感染晚期相关的临床条件清单,作为"艾滋病的定义"[13]。

艾滋病的定义条件是:

- 支气管、气管、肺部念珠菌病。
- 食管念珠菌病。
- 侵袭性宫颈癌。
- 球孢子菌病:播散性或肺外的。
- 隐孢子虫病:肺外的。
- 隐孢子虫病:慢性肠道感染(持续时间 >1 个月)。
- 巨细胞病毒疾病(肝脏、脾脏或淋巴结除外)。
- 巨细胞病毒视网膜炎(伴视力丧失)。
- HIV 相关脑病。
- 单纯疱疹病毒:慢性溃疡(可多发)(持续时间 >1 个月);或支气管炎、肺炎或食管炎。
- 组织胞浆菌病:播散性或肺外的。
- 等孢子虫病:慢性肠道感染(持续时间 >1 个月)。
- 卡波西肉瘤。
- 淋巴瘤:伯基特(或等价名词)。
- 淋巴瘤:免疫母细胞性(或等价名词)。
- 淋巴瘤:脑原发性。
- 堪萨斯分枝杆菌的鸟型分枝杆菌:播散性或肺外的。
- 结核分枝杆菌:任何部位(肺或肺外)。
- 分枝杆菌:其他种属或未定义种属的,播散性或肺外的。
- 耶氏肺孢子菌肺炎。
- 沙门菌败血症:反复发作的。
- 脑弓形虫病。
- HIV 导致的消瘦综合征。

澳大利亚艾滋病监测定义中没有提到 CD_4 细胞计数;而在美国的艾滋病定义中,若 CD_4 细胞计数 <200 个/μl,无论有无临床症状,都可定义为艾滋病,低于这个细胞水平时,病人将越来越容易受到艾滋病定义条目中所述症状的影响。

临床特征

HIV 感染的临床表现多种多样(**图 18.4**)。

临床特征进展:慢性发热、咳嗽 <1 个月、慢性腹泻、口疮、体重减轻。

发热

- 通常原因不明。

体重减轻

- 通常严重伴肌肉萎缩。

呼吸系统

- 鼻窦炎。
- 无痰性咳嗽、呼吸困难加重和发热:由于机会性肺炎导致。

超过 50% 的艾滋病病人会出现耶氏肺孢子菌肺炎,其发病可能是突然或隐匿的[6]。对于隐匿性起病者,早期的检查及 X 线胸片结果多为正常,许多其他病原体(如巨细胞病毒、隐球菌和结核菌)可能是致病的罪魁祸首。该病的排查十分重要,因为如不治疗病死率极高[12]。

> **临床要领**
> ⋯⋯⋯⋯⋯⋯⋯⋯⋯⋯⋯⋯⋯⋯⋯⋯⋯⋯⋯⋯⋯⋯
> 严重的耶氏肺孢子菌肺炎可能少有或没有胸部症状,并且,除非给予治疗,否则病人可能会迅速恶化并死亡。

胃肠道

- 慢性腹泻(很多病因)伴体重减轻或脱水。

神经系统

- 头痛。
- 进行性痴呆(HIV 相关脑病)。
- 由脊髓疾病引起的共济失调。
- 癫痫。
- 单神经炎。
- 吉兰-巴雷型单神经病变。
- 弓形虫脑炎。
- 周围神经病。
- 进行性视觉丧失(巨细胞病毒性视网膜炎)。
- 中枢神经系统淋巴瘤。

口腔

- 口腔溃疡。
- 口角炎。
- 牙周病/牙龈病。
- 扁桃体炎。
- 口腔念珠菌病。
- 口腔毛状白斑:常被误认为念珠菌病,但病灶位于舌侧缘。

生殖系统

- 宫颈不典型增生。
- 阴道念珠菌病。

18

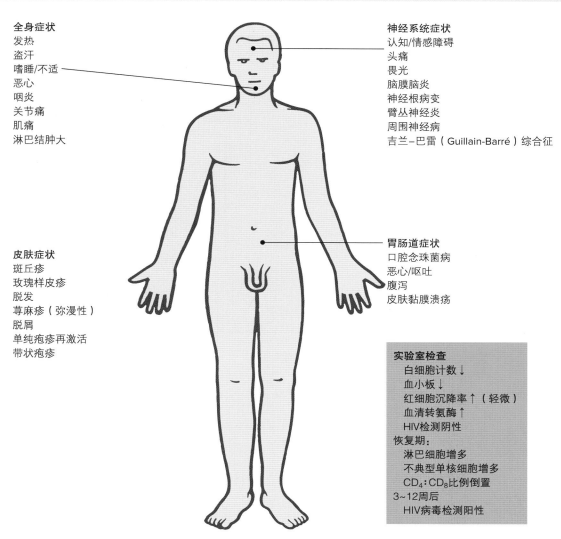

全身症状
发热
盗汗
嗜睡/不适
恶心
咽炎
关节痛
肌痛
淋巴结肿大

神经系统症状
认知/情感障碍
头痛
畏光
脑膜脑炎
神经根病变
臂丛神经炎
周围神经病
吉兰-巴雷（Guillain-Barré）综合征

皮肤症状
斑丘疹
玫瑰样皮疹
脱发
荨麻疹（弥漫性）
脱屑
单纯疱疹再激活
带状疱疹

胃肠道症状
口腔念珠菌病
恶心/呕吐
腹泻
皮肤黏膜溃疡

实验室检查
　白细胞计数↓
　血小板↓
　红细胞沉降率↑（轻微）
　血清转氨酶↑
　HIV检测阴性
恢复期：
　淋巴细胞增多
　不典型单核细胞增多
　CD_4:CD_8比例倒置
3~12周后
　HIV病毒检测阳性

图 18.4　原发性 HIV 感染可能的临床特征

- 各种性传播感染性疾病，如生殖器单纯疱疹病毒、人乳头瘤病毒。

皮肤

- 脓疱病。
- 疣。
- 单纯疱疹病毒。
- 带状疱疹，特别是多皮节区的。
- 脂溢性皮炎。
- 皮肤真菌病。
- 卡波西肉瘤：身体任何部位的无痛性红紫色皮损，包括手掌、足掌、口腔和胃肠道其他部位（图 18.5）。

心理

图 18.6 展示了自感染开始，由 HIV 诱发的疾病时序表，以及各阶段的 CD_4 细胞水平。

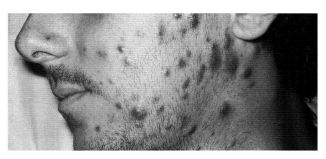

图 18.5　男性艾滋病病人面部皮肤的卡波西肉瘤
照片由 Hugh Newton-John 提供。

检查和诊断[12]

艾滋病的实验室检查包括三大方面：

1. HIV 感染检测：
   - 抗原-抗体检测（ELISA 筛查）或 HIV 快速检测（在护理点），如结果为阳性，使用免疫印迹分析

18

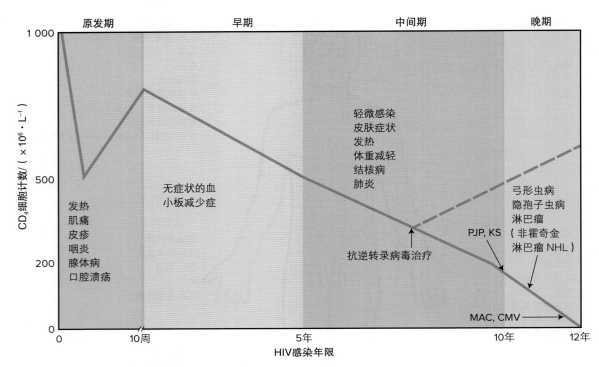

图 18.6 自 HIV 感染后诱发的疾病时序表
CMV. 巨细胞病毒；HIV. 人体免疫缺陷病毒；KS. 卡波西肉瘤；MAC. 鸟分枝杆菌复合群；NHL. 非霍奇金淋巴瘤；PJP. 耶氏肺孢子菌肺炎。
资料来源：BAKER D，PELL C，DONOVAN B，et. al. HIV infection as a chronic disease. Medicine Today，2014，15（2）：18.
由澳大利亚艾滋病医学协会（ASHM）提供，经该协会许可后重绘。

检查（Western blot）（用于核验）

2. 免疫功能检查：
- CD₄ 淋巴细胞计数：HIV 感染后可能出现临床表现的最强预测因子。
- CD₄ 细胞减少（<500 个/μl）=细胞免疫缺陷[9,11]
- CD₄ 细胞计数 <200 个/μl =严重免疫缺陷。

3. HIV 血清 RNA（病毒载量）：HIV 血清 RNA 水平的测定，与治疗反应、艾滋病进展和死亡相关。

4. 基因型耐药：阿巴卡韦治疗适用于 *HLA-B5701* 基因型者。

5. 机会性感染和其他问题的检测，例如：其他性传播感染、EBV、巨细胞病毒、肝炎、结核菌素皮内试验。

6. 常规性健康检查，例如：全血细胞检测、尿常规和大便常规、血糖、血脂、肾小球滤过率、表皮生长因子受体、肝功能检查。

管理

感染 HIV 的病人都必须应对严重的心理压力，他们需要大量的心理社会支持、咨询，以及由无偏见的、有关怀力的医生进行定期评估。最佳做法是转诊来进行分担服务。

整体化的管理方法

大多数 HIV 感染者将采取"自然疗法"。这应被视为对全科医生建议的管理方法的补充，并应鼓励病人告诉医生他们正在服用的替代药物。轶事报告表明，75% 的 HIV 感染者经常使用"自然疗法"[14]，因这种疾病本身病程漫长，医生的支持行为以及在诊疗中营造接纳氛围非常重要。

积极的生活方式因素包括：
- 非常健康的均衡饮食：摄入大量水果和蔬菜、纯果汁、高纤维、低脂肪、高复合碳水化合物。
- 避免有害物质：加工食品、咖啡因、非法药物、酒精、香烟。
- 放松和冥想（减少和自我监测压力水平）。
- 适当的睡眠和锻炼。
- 考虑补充抗氧化剂。
- 支持小组和持续咨询。

治疗（用药）[15-16]

抗逆转录病毒治疗（ART）已经极大地改变了艾滋病病人的前景，如今最优的疗法为药物联合使用，单药疗法已不再被采用，ART 的推荐方案仍在不断的调整中。最新指南可在相应网站找到。无论一种药物最初在降低病毒载量上多么有效，病毒耐药性始终是其限制因素。联合使用齐多夫定和拉米夫定的试验表明，与单独使用任何一种药物相比，联合用药都对血浆病毒载量有更持久的抑制效果,而且更加能延迟病毒耐药性的出现。现在在澳大利亚有许多 ART 药物可供使用(表 18.4),临床医生有了更丰富的治疗方案可供选择。然而,关于联合治疗目前还有许多问题,进一步的试验将病毒载量作为临床终点应该会为治疗提供更多参考。目前三联疗法(三药联用)广受欢迎,被称为高效抗逆转录病毒治疗(highly active ART,HAART),其中组合方式多样。HAART 的副作用(包括心血管疾病)通常很严重,会影响到生活质量,这仍然是个问题,另外 HAART 的耐药性问题同样棘手。目前三联疗法的有效性可达 90%[17],二联治疗的预期结果较为理想,研究人员正在研究评估二联治疗的优势[18],如果疗效得到证实,使用较少药物的长期治疗将受到欢迎。皮下注射白介素-2 已被证明能增强免疫力。

何时开始[19-20]

应由 HIV 相关医学专家评估后开始治疗并进行监测。

这是一个有争议的问题。CD_4 细胞计数指南建议:

- CD_4 细胞计数 <350 个/μl:用 ART 治疗。
- CD_4 细胞计数 350~500 个/μl:强烈考虑、提供或实行密切监测(该细胞水平有支持性的数字依据)[15]。

目前的理论倾向于早期治疗。参考现行的国际指南(参见澳大利亚 HIV、病毒性肝炎和性健康医学协会)。最广泛使用和首选推荐的方案组成:2 种核苷逆转录酶抑制剂,加上非核苷逆转录酶抑制剂或蛋白酶抑制剂或整合酶抑制剂中的任意一个[15]。

注意:

- 药物相互作用。
- 药物的配伍禁忌[15]。
- 不良反应[15]。
- 机会性感染。

高效抗逆转录病毒治疗(HAART)

这种方案是由三种(或更多)药物与至少一种可以通过血脑屏障的药物组合而成。

耶氏肺孢子菌[15]

这是引起肺炎的重要致病菌,通常在 CD_4^+ 细胞计数 <200 个/μl 时才会出现。需根据疾病的严重程度决定治疗方案,通常是口服或静脉注射甲氧苄啶 + 磺胺甲噁唑(复方新诺明)21 日,也可在 CD_4 细胞计数 <200 个/μl 时,进行口服预防。补充或替代的药物有静脉滴注喷他脒,或者口服制剂,如氨苯砜、克林霉素、伯氨喹和阿托伐醌[15]。

HIV 感染急性期

至今没有临床依据证实在血清转化期进行治疗的益处,但是可以作为一种选择,一些医疗机构有提供血清转化期治疗。

暴露前预防

这对高风险人群来说是可以考虑的,例如在性生活前后选择服用替诺福韦或特鲁瓦达[21-22]。具体可咨询当地相关机构。

暴露后预防

应进行风险评估,不建议对低风险病例进行暴露后预防,但应考虑对具有显著高风险的病例进行暴露后预防。应在暴露后 72 小时内开始治疗,通常包括每日服用 2~3 种抗逆转录病毒药物,持续 28 日[22]。具体参考"针刺和锐器伤"的治疗方案(见第 123 章),以及咨询医生或当地相关机构。

表 18.4 当前可用的抗逆转录病毒的药物[15]

核苷逆转录酶抑制剂(NRTIs)	非核苷逆转录酶抑制剂(NNRTIs)	蛋白酶抑制剂(HIV PIs)	融合(侵入)抑制剂	整合酶抑制剂
• 阿巴卡韦(ABC) • 齐多夫定(ZDV) • 地丹诺辛(DDI) • 恩曲他滨(FTC) • 司他夫定(D4T) • 拉米夫定(3TC) • 齐多夫定(AZT)+3TC(齐多夫拉米夫定) • AZT+3TC+ABC(曲齐韦) • 替诺福韦(TFV)	• 奈韦拉平(NEV) • 地拉韦啶(DLV) • 依非韦伦(EFV) • 依曲韦林(ETR) • 利匹韦林(RPV)	• 沙奎那韦(SQV) • 茚地那韦(IDV) • 利托那韦(RTV) • 福沙那韦(FAPV) • 洛匹那韦/利托那韦(LPV) • 阿扎那韦(ATZ) • 替拉那韦(TPV) • 地卢那韦(DRV)	• 恩夫韦肽(T20) • 马拉韦罗(MVC)	• 拉替拉韦(RAL) • 多替拉韦 • 艾维拉韦 **各类组合,例如:** • 替拉依(TFV,EFV,FTC) • 艾维普莱拉(TFV,FTC,RPV)

注:马拉韦罗(MVC)是一种 CCR5 拮抗剂。

18

HIV 检测：全科医生的作用 [20]

机敏的全科医生会利用要求进行 HIV 检测的契机，来与病人探讨预防医学和性健康的问题。在采集完整的性生活史和吸毒史时，必须做到"三个 C"：提供咨询（counselling）、为病人保密（confidentiality）、获取知情同意（consent）。

许多 HIV 阳性的病人都曾描述过阳性结果是如何地让他们感到困惑和崩溃，尤其是当他们从未预料到会感染时，导致这样结果的部分原因是缺乏任何形式的测试前咨询。理想的管理方式为专业人员参与照顾病人，在此过程中，密切沟通是必不可少的。

接触者追踪

应追踪 HIV 阳性病人的接触者，并向其提供检测和咨询 [16]。必须告知 HIV 感染者他们会给血清学阴性的性伴侣带来感染风险。已有 HIV 感染或有 HIV 感染高风险的人不得参与献血、捐精或器官捐献。由于生殖器溃疡性疾病与 HIV 传播之间可能存在联系，有效管理性传播疾病是控制 HIV 传播的重要组成部分。

HIV 感染的红旗征见表 18.5。

表 18.5　HIV 感染的红旗征 [16]

持续的	周围神经病
发热	• 其他
头痛	精神病学
体重减轻	• 抑郁/躁狂
腹泻	• 睡眠障碍
干咳	• 痴呆症状
活动时气急	**实验室指标**
视觉障碍	病毒计数 >10 000 拷贝/ml
神经系统障碍	CD_4 细胞计数 200~250/µl 或
• 癫痫	以下

HIV 感染的预防

向高危人群提供有关"更安全做法"的咨询

目前还没有开发出有效的 HIV 疫苗。洁身自好是预防 HIV 感染的唯一有效策略。鼓励减少生殖器分泌物交换的性行为（安全性行为）教育项目，可以降低性行为活跃个体的风险。正确并持续地使用避孕套可以提供屏障保护作用，但是在"肛交"过程中很容易被损坏而降低保护效率。

应该使用水基润滑剂，凡士林等油基润滑剂会削弱避孕套的功效。

讨论替代式性行为的可行性，包括触摸、拥抱、身体间的摩擦和相互手淫。

强调在静脉注射、安全性行为和共用注射针头等方面进行行为控制的重要性。

特别重要的是，要注意在性伴侣身上是否存在其他性传播疾病，这是 HIV 传播种最重要的生物危险因素；这些性传播疾病包括衣原体、淋病、梅毒和生殖器疱疹。即使在有使用避孕套的情况下，疱疹也有可能在同性及异性性交中增加 HIV 传播的风险 [20-22]。

卫生专业人员

无论何时，采集血液样本或使用利器都要小心。建议安全处理利器和其他一次性用品，并对材料进行恰当的消毒。对艾滋病人的所有侵入性操作都应戴手套。针刺伤和其他危险暴露的处理详见第 123 章中。献血者需要经受仔细筛选。

社区教育

以一种非情绪化、负责任的方式进行艾滋病知识的社区教育，是非常值得提倡的。尽管有效的艾滋病教育对个人、社区，甚至全球的益处已获得普遍认可，但对这一敏感问题的担忧有时会导致教育无法付诸行动 [23-24]。在学校开展艾滋病教育是一个重要的策略。HIV 感染者将是合适的教育者资源，录像的形式也许是最合适的教育媒介。

转诊时机 [25]

大多数 HIV 感染者需要被转诊到专业并有同情心的专业人员或相关机构。

转诊应在下列情况发生时进行：
• 发生危及生命的机会性感染时。
• 需要开始 ART 药物治疗时。
• 给予预防性喷他脒治疗时。
• 与 HIV 阳性状态相关的严重心理问题出现时。

病毒和呼吸窘迫综合征

急性呼吸窘迫综合征（ARDS）及其可能伴发的严重病毒性肺炎可以是由新型的冠状病毒引起的，而新型的冠状病毒是造成严重急性呼吸综合征（SARS）和中东呼吸综合征（MERS）的罪魁祸首。流感病毒（如禽流感和猪流感）也可引起 ARDS。

冠状病毒（CoV）是一个很大的病毒家族。人类感染冠状病毒通常会引起轻微的疾病，如普通感冒。新型的冠状病毒是几种常见感染人类的病毒之一，有四个亚群，分别是 α、β、δ 和 γ，是在人类中引起疾病的较不常见的新型病毒,通常通过无遮掩的咳嗽和打喷嚏产生的含病毒的气体在人与人之间传播。

严重急性呼吸综合征冠状病毒(SARS-CoV)于 2002 年被发现,许多国家都被诊断出该病毒。通过识别和隔离感染病人,控制了发生严重大流行的可能性。中东呼吸综合征冠状病毒(MERS-CoV)于 2012 年在沙特阿拉伯被首次发现,临床表现囊括无症状感染到 ARDS。这些疾病的临床特征将在第 38 章中介绍。前驱症状为 3~7 日的发热、不适、头痛和肌痛,随后发展为干咳、呼吸困难和呼吸衰竭。通常的检测方法是口咽和鼻咽拭子核酸 PCR 检测 ± 痰液检查(有痰液时)。2020 年,全世界经历了新型冠状病毒(SARS-CoV-2)引发的大流行,所致疾病被称为新型冠状病毒病(COVID-19)(译者注:国内称为"新型冠状病毒感染")。

大流行

大流行(pandemic)是指跨越多个国际边界,通常涉及大量人口的传染病暴发。疾病大流行是由世界卫生组织宣布的。引起最近(2020 年)这次大流行的病毒是一种新型病毒,在免疫学上与流行病毒有明显的区别,很少有人具有对该病毒任何水平的免疫力。

相比之下,流行(epidemic)是指某地出现病例数高于预期的疾病暴发,而地方病则在相对稳定的水平上发生[26]。

撰写本文时,正值 2020 年 5 月,世界正在经历 SARS-CoV-2 引发的第一次冠状病毒大流行。在全球范围内,截至 2021 年 7 月中旬,有 1.91 亿人以上感染,410 万人以上死亡,而且人数仍在攀升[27]。

人畜共患病的桥梁

造成大流行的新病毒原本通常会常见于动物间传播,它跨越了人畜共患病的桥梁(zoonotic bridge)传播给人类,特别是在人和动物高密度共同栖息的地区。蝙蝠是唯一具有动力飞行能力的哺乳动物,且冠状病毒在蝙蝠体内与之共存。经常认为可能是蝙蝠作为中间宿主把冠状病毒感染给人类[28]。

大流行的发展阶段是逐步演变的:

- 疾病只发生在动物身上。
- 人类被动物传染,尚无人际传播。
- 小群体内人-人传播。
- 世界范围内广泛的社区间传播[29]。

传染性和临床严重程度

大流行性病毒的两个关键特征:传染性和疾病的临床严重程度。这些因素决定了传播的速度和影响。

传染性用基本繁殖数(R0)来描述,R0 决定了在非免疫人群中每个新病例可能感染的平均人数。麻疹的 R0 通常在 12~18 或更高[30]。临床严重程度由某病病死率(case fatality rate,CFR)反映,其报告的是病例中死亡所占的百分比。随着我们对病毒及其影响的了解增加,这两个数字(R0 和 CFR)都会发生变化。图 18.7 展示了过去大流行病毒的特征,报告强调了 H1N1"西班牙流

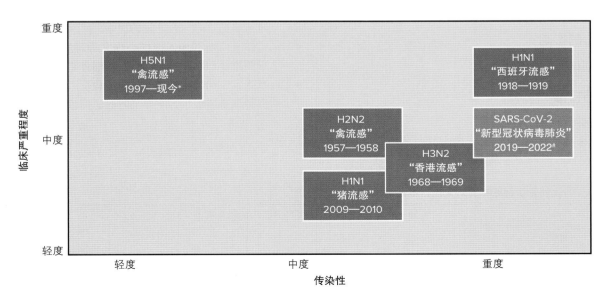

*H5N1 1997—现今:不属于一个真正的大流行,但出于展示目的,特意放在图中。

\#SARS-CoV-2:在本书出版时仍在持续之中。

图 18.7　既往大流行疾病的传染性和严重程度对人口的影响,以及对正在大流行的 SARS-CoV-2 的建议[31]
资料来源:AUSTRALIAN GOVERNMENT. Australian Health Management Plan for Pandemic Influenza. Department of Health:Commonwealth of Australia,2019.

感"和 H1N1"猪流感"之间的重要区别,前者的传染性更强、症状更严重,导致的病死率高于后者。这些不同的特点决定了应对"轻微"和"严重"流行病的不同管理策略。SARS-CoV 的 R0 在 2~4 之间。

大流行的波

大流行的波(waves),或者说病例剧增的情况,出现在大量的非免疫人群被感染时。其中一个例子是 1918 年禽类来源的 H1N1 流感病毒引起的西班牙流感大流行。据估计,当时全球有 5 亿人被感染,相当于总人口的 1/3,死亡人数估计为 5 000 万。从 1918 年 3 月—1919 年 6 月,该大流行在一年中出现三个波,其中第二个波出现造成的结果最为严重。

澳大利亚全科医学针对大流行不同阶段的响应计划见**表 18.6**。

系统性的全国措施

大流行管理需要全国自上而下的防控手段,即从国家逐层到地方层面。然而,当地组织在作出地方性决策时,要考虑到大流行病各阶段的地方性差异[31]。这些反映了灾害管理系统的预防、准备、反应和恢复能力(见第120 章)。

澳大利亚政府防治流行病的目标[31]:
- 尽量减少受感染或不适的人数。
- 尽量减少发病率并降低死亡率。
- 减少卫生系统的负担,这样就可以持续提供基础卫生保健。
- 帮助澳大利亚家庭和社区减少自身的风险。

大流行的影响

这取决于以下情况。

病毒的特征

- 传染性(R0)。
- 临床严重程度,即 CFR。

人口特征

- 任何预先存在的免疫力。
- 增加易感性的因素,例如慢性疾病感染。

传染病控制和公共卫生措施的效果

- 合理地控制接触、飞沫和气溶胶等感染途径。
- 保持社交距离、隔离和检疫。
- 监测新病例并快速追踪密接者,以遏制传播。

临床管理和预防的有效性

- 潜在的临床治疗方案。
- 研制疫苗。

全科医生在疾病大流行时的作用

全科医生在流感大流行各个阶段的角色在澳大利亚全科医生学会的大流行性流感配套文件中有明确说明[29,32]。在大流行病期间,全科医生需要灵活调整自己的执业行为来响应防疫,以保持工作连续性和促进社区人员及自身的健康。

全科医生防治流行病的主要活动包括[29]:
- 随着大流行病的发展,调整工作人员的角色和责任。
- 保持对最新的建议的获取。
- 根据病毒不同制订例如接触、飞沫和空气传播的传染病预防和控制预防措施。
- 保持业务连续性,包括重新组织实践流程并与病人流通、保持社交距离、提供远程医疗服务、大规模疫苗接种、评估业务可行性。
- 进行临床管理与合并症的更新。
- 向执业人员和病人提供心理支持,包括身体健康、心理健康,以及应对福利、潜在的财务影响。
- 审查家庭和住院护理的回访流程。
- 进行以全科医生为主导的呼吸道门诊。

表 18.6 澳大利亚全科医学针对大流行不同阶段的响应计划[26,31-32]

澳大利亚针对全国性大流行各阶段的预备方案	
分期	行动
预备阶段	审查大流行病应对计划和可用资源,并持续监控
响应-待命	已对潜在的大流行病发出预警。检测新发疾病,及时通信,确保诊所和工作人员作出及时快速的反应,提高对临床病历的监控
响应-行动-初始	通常由世卫组织宣布大流行。关于这种病毒或其所致临床疾病我们知之甚少,有关信息仍在收集之中
响应-行动-有目标性的	对疾病的了解足够多,可以更具体地响应并完善反应措施,包括临床管理和识别相对易感人群
响应-巩固	恢复正常,审查和管理对常规病人护理的影响,并修改未来应对大流行的计划

资料来源:改编自澳大利亚卫生管理计划流感大流行中的大流行分期。

关键事实和要点

- 下一次大流行可能正在演变。
- 全科医学是一线应对的一个关键部分。
- 每一次大流行都是独特的，需要灵活应对。
- 全科医生的自我护理至关重要。

下一次大流行

　　世界人口、各国城市化程度，以及国际旅行规模正在增加，人与动物之间的接触也越来越多，这就增加了未来更频繁出现流行病的风险。全科服务是卫生保健应对工作的重要组成部分，需要做好准备。

资源

澳大利亚 HIV、病毒性肝炎和性健康医学协会（ASHM），病人的情况表，来源自 www.ashm.org.au。
抗 HIV 药物相互作用，来源自 www.hiv-druginteractions.org。

参考文献

1　Charles PGP. Infectious mononucleosis. Aus Fam Physician, 2003; 32(10): 755–8.

2　Papadakis MA, McPhee SJ. *Current Medical Diagnosis and Treatment* (56th edn). New York: Lange, 2017: 1522–5.

3　Fauci AS et al. *Harrison's Principles of Internal Medicine* (17th edn). New York: McGraw-Hill, 2008: 1106–9.

4　Maeda E et al. Spectrum of Epstein–Barr virus related diseases: a pictorial review. Jpn J Radiol, January 2009; 27(1): 4–19. [PMID19373526]

5　Rawlinson W, Scott G. Cytomegalovirus. Aust Fam Physician, 2003; 32(10): 789–93.

6　HIV data and statistics. World Health Organization, 2020. Available from: https://www.who.int/teams/global-hiv-hepatitis-and-stis-programmes/data-use/hiv-data-and-statistics, accessed February 2021.

7　Gupta RK et al. Evidence for HIV-1 cure after CCR5Δ32/Δ32 allogeneic haemopoietic stem-cell transplantation 30 months post analytical treatment interruption: a case report. The Lancet HIV, 2020: D01-10-1016/S2352-3018.

8　Baker D, Pell C, Donovan B. HIV infection as a chronic disease: optimising outcomes. MedicineToday, February 2014; 15(2): 16–26.

9　Stewart GJ. The challenge: the clinical diagnosis of HIV. Med J Aust, 1993; 158: 31–4.

10　Kumar P, Clark M. *Clinical Medicine* (7th edn). London: Elsevier Saunders, 2009: 184.

11　Pohl M. Managing HIV patients in general practice. Patient Management, 1989; June: 49–61.

12　McCoy R. Alarm bells. When to worry about your patient with HIV. Aust Fam Physician, 1997; 26: 803–9.

13　US Centers for Disease Control and Prevention update on HIV/AIDS developments. Available from: www.cdc.gov.

14　Bradford D. Update on issues for HIV management. Aust Fam Physician, 1997; 26: 812–17.

15　HIV infection [updated 2019]. In: *Therapeutic Guidelines*. Melbourne: Therapeutic Guidelines Limited; 2019. www.tg.org.au, accessed January 2018.

16　Kidd M, McCoy R. Managing HIV/AIDS. Part 2—Treatment. Medical Observer, March 2002: 36–7.

17　Yazdanpanah Y et al. High rate of virologic success with raltegravir plus etravirine and darunavir/ritonavir in treatment-experienced patients with multidrug-resistant virus: results of the ANRS 139 TRIO trial. XVII International AIDS Conference (AIDS 2008). August 3–8, 2008. Mexico City. Abstract THAB0406.

18　Achhra AC et al. Efficacy and safety of contemporary dual-drug antiretroviral regimes as first-line treatment or as a simplification strategy: a systematic review and meta-analysis. Lancet HIV, 2016; 3: e351–e360.

19　Buckley N (Chair). *Australian Medicines Handbook*. Adelaide: Australian Medicines Handbook Pty Ltd, 2018: 197–8.

20　Clinical and Translational Science Institute. Strategic Timing on Antiretroviral Treatment (START). University of Minnesota. Available from: https://clinicaltrials.gov/ct2/show/NCT00867048, accessed February 2018.

21　Nikolopoulos GK et al. Pre-exposure prophylaxis for HIV: evidence and perspectives. Curr Pharm Des, 29 March 2017. Available from: www.readbyqxmd.com/read/28356043/pre-exposure-prophylaxis-for-hiv-evidence-and-perspectives, accessed February 2018.

22　HIV/AIDS: 'Let's talk about it'. ASHM, 2005. Available from: www.ashm.org.au.

23　World Health Organization report. *AIDS Prevention through Health Promotion*. Geneva: WHO, 1991: 203.

24　Rogers G. How to treat: HIV care and prevention—Part 1. Australian Doctor, 2006; 3 February: 25–32.

25　Bradford DL. Acquired immune deficiency syndrome. In: *MIMS Disease Index* (2nd edn). Sydney: IMS Publishing, 1996: 1–5.

26　Burns P, Sutton, P, Leggat P. Complex events. In: Fitzgerald G, Tarrant M, Aitken P, Fredriksen M, eds. *Disaster Health Management: A Primer for Students and Practitioners*. New York/London: Routledge, 2016: 282–96.

27　COVID-19 Dashboard by the Centre for Systems Science and Engineering (CssE), Coronavirus Resource Center. USA: John Hopkins University & Medicine. 26 February 2021. Available at: https://coronavirus.jhu.edu/map.html, accessed February 2021.

28　Fan Y, Zhao K, Shi ZL, Zhou P. Bat coronaviruses in China. Viruses, 2019; 11(3): 210.

29　RACGP. Managing pandemic influenza in general practice. Melbourne: RACGP, 2017. Available from: www.racgp.org.au/running-a-practice/practice-management/managing-emergencies-and-pandemics/managing-pandemics/managing-pandemic-influenza-in-general-practic-1.

30　van Boven M, Kretzschmar M, Wallinga J, O'Neill PD, Wichmann O, Hahne S. Estimation of measles vaccine efficacy and critical vaccination coverage in a highly vaccinated population. J R Soc Interface, 2010; 7(52): 1537–44.

31　Australian Government. Australian Health Management Plan for Pandemic Influenza. Department of Health: Commonwealth of Australia, 2019. Available from: https://www1.health.gov.au/internet/main/publishing.nsf/Content/519F9392797E2DDCCA257D47001B9948/$File/w-AHMPPI-2019.PDF.

32　RACGP. Implementation Guide. Melbourne: RACGP, 2017. Available from: https://www.racgp.org.au/getattachment/16c5cd62-3758-4ccc-b688-87dfa5f058a3/implementation-guide.pdf.aspx.

第 19 章　令人困惑的细菌感染

> 最初，这种病比较容易治愈但难以被发现；不过到后来，这种病却变得易于发现但难以治愈。
>
> 尼科洛·马基雅维利 (1469—1527)，《关于肺结核》(译者注：意大利人，哲学家、史学家、政治家，意大利文艺复兴时期的重要人物，近代政治学之父，主要论著包括《君主论》和《论李维》)

细菌感染可以成为诊断中的头脑风暴选项，唯有高度怀疑才可指向最终诊断。有不少感染鲜有遇见，因此使得诊断更为困难，从而要求临床医生具有高度警觉性和灵活性。

细菌感染包括：

- 结核。
- 感染性心内膜炎。
- 梅毒。
- 败血症。
- 人畜共患病，如布鲁氏菌病、莱姆病。
- 梭状芽孢杆菌感染：破伤风、气性坏疽、产褥感染、肉毒中毒、假膜性结肠炎 (艰难梭菌)。
- 隐匿性化脓：脓肿、骨髓炎。
- 支原体感染：非典型病原体肺炎。
- 衣原体感染：鹦鹉热、非特异性关节炎、盆腔炎、沙眼、非典型病原体肺炎。
- 军团病。
- 麻风 (见第 129 章)。

衣原体和立克次体已被证实属于小型细菌生物。

🦴 结核病

结核病 (tuberculosis, TB) 是由结核分枝杆菌引起的疾病，在全世界广泛分布，且在亚洲国家流行率非常高，有 60%~80% 的 14 岁以下儿童患病[1]。结核病对澳大利亚来说有特别的意义，因为有大量亚洲移民前往澳大利亚定居，世界卫生组织估计全世界 1/3 的人口被结核分枝杆菌感染，2019 年约有 1 000 万新发病例。结核病仍然是一种致死性疾病，全球每年约有 150 万人死于结核病，每年约有 1 000 万新发病例。

临床特征

结核病与其他疾病有相似的症状，因此当仅有肺外表现时，需要高度怀疑。即便是在疾病晚期，结核病也可毫无症状或体征，但可以通过大规模筛查发现。理想情况下，应该把病人尽早转诊进行专科治疗。

呼吸系统症状

- 咳嗽。
- 咳痰：起初为黏痰，后为脓痰。
- 咯血。
- 呼吸困难，尤其是存在并发症时。
- 胸膜炎性胸痛。

一般临床特征 (通常是隐匿的)

- 食欲减退。
- 乏力。
- 消瘦。
- 发热 (低热)。
- 夜间盗汗。

身体检查

- 可能无呼吸系统体征或可能有肺部纤维化、实变或空洞形成的体征 (空瓮性呼吸)。
- 杵状指。

高危人群/情况

- 新生儿和婴儿。
- 60 岁以上成人。
- HIV 感染者或艾滋病病人。
- 慢性病，如糖尿病。
- 拥挤或不清洁的生活条件。
- 有酒精或药物滥用问题的人群。
- 来自疾病流行地区的移民和难民 (尤其是印度次大陆、巴布亚新几内亚、东南亚、撒哈拉以南非洲和南非地区)。

 诊断三联征：不适 + 咳嗽 + 体重减轻 ± 发热/夜间出汗 + 咯血➡肺结核

原发性感染

　　原发性感染通常累及肺部,传播途径是飞沫传播。病变部位常见于胸膜下的肺上叶至中叶,几乎总是伴有淋巴结受累。

　　原发性感染可伴有结节性红斑(**图 19.1**)。大多数情况下原发性结核是无症状的,虽然病人会有与咳嗽相关的模糊的、“感觉不舒服”的症状。多数病人肺部病灶可以痊愈,尽管病灶发生了钙化(原发复合征),但仍会遗留一些存活的结核分枝杆菌。

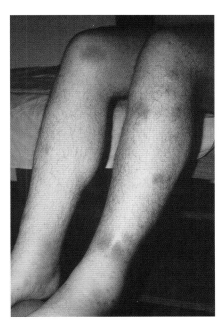

图 19.1　肺结核病人腿部典型的结节性红斑

进展期的原发性肺结核

　　如果病人免疫力低下,结核可能发展为进展期的原发性肺结核,并出现全身和肺部的症状。极少数情况下,在肺部可发生血源性播散(“粟粒性肺结核”),传播到胸膜腔(结核性胸腔积液)或肺外部位,如脑膜和骨。

潜伏结核感染

　　潜伏结核感染(latent TB infection,LTBI)是指有感染存在,但无疾病活动的证据(受免疫系统控制),也无传播感染的能力。然而一旦宿主的免疫防御受损(发生率约10%),则可能发生结核的再度活化。在居住于发展中国家以及来自发展中国家的儿童中,LTBI 非常常见,在这类病人中应考虑 HIV 感染。为了能够给予预防性治疗,可以采用结核菌素皮肤试验来识别这些人群,推荐的标准治疗方案是异烟肼(10mg/kg,最大剂量 300mg/d,口服,持续 6~9 个月)。治疗方案应由结核专科的医生制订。

继发性或成人肺结核

　　大多数成人结核病是被感染数年之后的再度活化,而非再次感染。活动性肺结核的症状包括持续咳嗽、咳痰、咯血、发热、出汗、不适、体重减轻和食欲缺乏。引起成人肺结核的因素包括社会生活条件差、营养不良、糖尿病,以及其他导致病人自然免疫能力降低的因素,如使用免疫抑制药物、使用类固醇皮质激素、淋巴瘤和 HIV 感染(晚期)。X 线胸片常有异常表现:典型的肺尖浸润灶、空洞伴纤维化改变。

> **临床要领**
>
> 看到结核就要想到 HIV。

再度活化的肺结核

　　再度活化的肺结核(reactivated pulmonary TB)通常表现为全身症状如身体不适、夜间或午后盗汗,咳嗽起初为干咳,后期可能咳痰、痰中带血(见第 32 章)。但要注意,有时再度活化的肺结核是无症状的。结核的自然病史如**图 19.2** 所示。

肺外结核

　　肺外结核(extrapulmonary TB)发生的主要部位(以澳大利亚的部位频率排序)为淋巴结(最常见,尤其在年轻人和儿童中好发),泌尿生殖系统(肾、附睾、输卵管),胸膜和心包,骨骼系统(伴有冷脓肿形成的关节炎和骨髓炎),中枢神经系统(脑膜炎和结核瘤),眼(脉络膜炎、虹膜睫状体炎),皮肤(寻常狼疮),肾上腺(艾迪生病,见第 14 章)和胃肠道(回盲部和腹膜)。尤其在 HIV 感染的病人中,发病部位更多。

　　肺外结核部位如**图 19.3** 所示。

粟粒性结核

　　粟粒性结核(miliary tuberculosis)由结核分枝杆菌通过血行播散引起,尤其在患有慢性疾病和免疫抑制的病人中常见。粟粒性结核通常在原发感染 3 年内发生;但也可能由于再度活化,使得粟粒性结核发生得更晚。

　　该病症状通常较为隐匿,包括体重减轻、发热和不适,脉络膜结核是特征性的表现。典型的胸部 X 线表现是肺野内存在大量直径 1~2mm 的结节灶。若不治疗可致命。

儿童结核病[2]

　　生活在与痰涂片阳性肺结核病人密切接触的环境中的儿童,非常容易受到原发感染,可能并发粟粒性肺结核。LTBI 患儿终身发生结核病的风险是 5%~15%[3],应

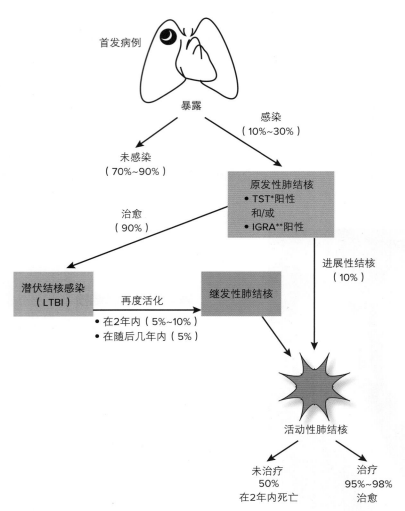

图 19.2　结核感染的自然病史
*TST. 结核菌素皮内试验；**IGRA.γ 干扰素释放试验。
资料来源：基于 WHO 算法和 Grant Jeukin 博士（个人沟通）。

考虑使用异烟肼预防性治疗。

　　原发性肺结核多发生于幼儿。再度活化的肺结核多发生于青少年。

诊断[4]

　　高度怀疑意识是结核病诊断的关键。相关检查包括：

- 结核菌素皮内试验（仅供参考）。
- 胸部 X 线，若可疑则进一步行 CT 扫描。
- 痰液或支气管分泌物或胃液抽吸做染色（抗酸杆菌）和培养（需 6~8 周，但很重要）。理想情况下需要 3 日内取 3 个样本，其中 1 个是清晨样本。
- 免疫层析指尖试验（新颖且有前景）。
- γ 干扰素释放试验。
- QuantiFERON：TB 血液检测。
- NAAT/PCR 检测：不如培养敏感。
- 病变组织/淋巴结活检可能是必要的，典型病变为干酪性肉芽肿。

- 光导纤维支气管镜获取痰液可能是必要的。
- 考虑 HIV 分析。

结核菌素（芒图）试验和卡介苗接种

　　除了 6 月龄以下的儿童外，所有人均需在接种卡介苗前进行结核菌素皮内试验（48~72 小时出结果）。注意，该检查不是结核病的确诊试验。

　　根据硬结的直径大小：

- <5mm：阴性（注：肺部感染非常活跃时可能为阴性）。
- 5~10mm：既往接种卡介苗的典型表现。
- >5mm：免疫功能显著低下者、结核分枝杆菌感染者的密切接触者，以及 HIV 感染者。
- >10mm：阳性，提示结核感染（活动性或非活动性）。
- >15mm：对"正常"人非常有意义。

　　如果硬结直径 <5mm，应接种卡介苗；如果 >5mm，则不予接种。

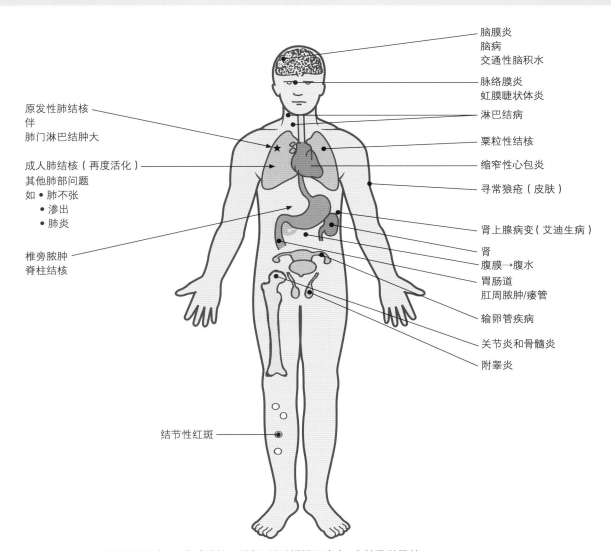

脑膜炎
脑病
交通性脑积水

脉络膜炎
虹膜睫状体炎

淋巴结病

粟粒性结核

缩窄性心包炎

寻常狼疮（皮肤）

肾上腺病变（艾迪生病）

肾
腹膜→腹水
胃肠道
肛周脓肿/瘘管
输卵管疾病

关节炎和骨髓炎

附睾炎

原发性肺结核
伴
肺门淋巴结肿大

成人肺结核（再度活化）
其他肺部问题
如 • 肺不张
　• 渗出
　• 肺炎

椎旁脓肿
脊柱结核

结节性红斑

图 19.3　肺和肺外结核分布：原发感染始于肺部，随后播散至全身，尤其是淋巴结

以下人群推荐接种卡介苗：

• 高发地区出生的原住民和托雷斯海峡岛民的新生儿。

• 父母患麻风病或有麻风病家族史的新生儿。

• 到结核病高发国家长期旅行的 5 岁以下儿童。

以下人群应考虑接种卡介苗：

• 近期从高流行率国家（如东南亚）移民或旅行归来者的家庭中的新生儿（注：<14 日龄的新生儿没有必要进行结核菌素皮内试验）。

• <16 岁的儿童和青少年持续暴露于活动性肺结核病人的环境，且无法接受异烟肼治疗。

• 其他风险增加的人（以及对不清楚接种卡介苗情况的人），如医务工作者、>5 岁并有明确暴露的人。

卡介苗接种的禁忌人群：

• 结核菌素皮内试验硬结直径 >5mm。

• 免疫功能低下或恶性肿瘤累及骨髓淋巴系统（可能造成感染播散）。

• HIV 感染的高危人群。

• 明显发热或并发疾病。

• 广泛的皮肤病，包括瘢痕倾向。

• 妊娠。

• 既往感染。

应关注的问题

耐药性

包括越来越多新出现的对两种及以上一线药物的耐药形式：耐多药结核病（multidrug-resistant TB，MDR-TB）。结核分枝杆菌对于免疫低下的人群更具侵袭性，若未得到充分治疗，可能在 2 个月内致死，特别是 MDR-TB 感染的情况。治疗依从性是一个巨大的问题，因此世界卫生组织重点关注的是针对儿童异烟肼治疗的直接监督疗法（directly observed therapy，DOT），并以 "DOTS+" 来控制 MDR-TB。对于需要早期治疗的儿童而言，结核病是一个更为紧迫的问题。

管理和治疗[5-6]

应转诊至有经验的专科进行诊疗。目前抗菌药物治疗方案为标准短程疗法,采用每日口服 4 种抗结核药物(利福平＋异烟肼＋吡嗪酰胺＋乙胺丁醇)初始治疗 2 个月,然后每日口服利福平＋异烟肼 4 个月。注意药物的不良反应,服用异烟肼的成人推荐每日补充 25mg 维生素 B$_6$;若采用 DOT,也可选择每周 3 次疗法。可用类固醇皮质激素针对不良反应。全科医生要向当地相关机构局报告,要对病人提出促进健康的生活方式的建议。

🌀 梅毒

尽管梅毒(syphilis)并不常见,但在普通人群和艾滋病病人中的发病率呈增加趋势。梅毒在澳大利亚某些地区的原住民中非常常见,常通过海外的性接触感染[5,7]。

梅毒主要通过原发病灶或梅毒血清学试验阳性发现(反应抗体检查、梅毒螺旋体抗原检查、PCR)。全科医生应警惕二期梅毒的各种临床表现,诊断可能较为困难。先天性梅毒极为罕见,可以通过产前检查一般血清学筛查发现。早期梅毒(2 年以内病程,且根据血清学检查阳性)包括一期梅毒、二期梅毒和潜伏梅毒。

临床特征[7-8]

一期梅毒

原发病灶或硬下疳通常在平均 21 日的潜伏期后出现。典型的硬下疳坚硬、无痛、突出皮肤表面且清洁(图 19.4)。邻近的淋巴结离散性肿大、质硬、无破溃。任何肛门直肠溃疡或疮都应被视为梅毒,除非有证据证明是其他问题。

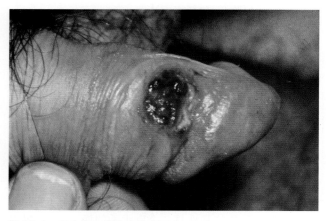

图 19.4 青少年一期梅毒的硬下疳。
无痛、良性外观的病灶,伴有质硬、肿大的腹股沟淋巴结。暗视野检查发现许多活动的梅毒螺旋体。

不经治疗的早期梅毒通常在 4 周内自行消退,成为潜伏的疾病,可能在之后发展为破坏性病变。

二期梅毒

从出现一期硬下疳到出现二期临床症状的间隔期间,是从感染后 6~12 周。全身症状包括发热、头痛、不适和全身酸痛和疼痛,可能先于或与二期梅毒症状相伴随出现。

二期梅毒感染最常见的特征是皮疹,约 80% 的病例有皮疹。皮疹通常是对称分布、广泛的铜红色斑丘疹,可于面部、躯干、手掌和足掌暴发,可以既没有瘙痒也没有压痛。除了水疱外,二期梅毒可表现出任何皮肤疾病的特征。

潜伏梅毒

潜伏梅毒指血清学检查阳性而无疾病症状或征象的病人,是目前澳大利亚最常见的梅毒感染形式。这可能与抗生素的广泛使用有关,使得感染常常在一期和二期被识别之前就已进入潜伏期。

晚期(三期)梅毒

三期梅毒(感染后潜伏期 >2 年)是非常罕见的,临床表现可能是几乎累及所有器官的“良性”的梅毒瘤(肉芽肿性病变),或者更为严重的心血管或中枢神经系统受累。良性梅毒瘤少见,但心血管疾病和神经梅毒时有发生。对早期或潜伏期梅毒病人进行细致的管理和随诊,是预防晚期梅毒的关键。晚期梅毒只有通过血液检测才可查出。

神经梅毒包括:

- 脑膜血管神经梅毒,如脑神经麻痹。
- 脊髓进行性退行性病变,如感觉性共济失调、电击痛、夏科关节病。
- 麻痹性痴呆,如痴呆、精神病。

想到梅毒

如有口腔、眼睛或肛门直肠病损,不可忽视梅毒的可能。梅毒的诊断依赖于详细的病史、仔细的身体检查和特定的辅助检查。

使用这些检查方法的基础,是考虑到梅毒同时并发了性传播疾病的可能。

梅毒和 HIV 感染[7]

HIV 感染和梅毒通常相互关联。对 HIV 感染合并梅毒的病人,梅毒的标准治疗方案并非总是有效的。已有报道发现 HIV 感染的梅毒病人在梅毒血清学检查中可出现假阴性。若 HIV 感染病人的淋巴结肿大,可能是同时患二期梅毒。

诊断

暗视野检查[8]

暗视野显微镜检查早期病变涂片可发现梅毒螺旋体,可对有症状的梅毒提供即时诊断。荧光密螺旋体抗体吸收试验(fluorescent treponemal antibody absorption test,FTA-ABS)技术可直接用于涂片检查。

血清学

血清学检查能提供感染的间接证据,对无症状的梅毒诊断主要依赖于血清学检查。主要的血清学检查有:

- 反应抗体检查(VDRL 和 RPR 试验):对梅毒非特异,但可用于筛查。
- 梅毒螺旋体抗原检查(梅毒螺旋体明胶凝集试验、梅毒螺旋体制动试验、梅毒螺旋体酶免疫测定、FTA-ABS):特异性检查,灵敏度高而被广泛应用。
- PCR(血液或脑脊液):非常灵敏。

治疗

治疗主要使用胃肠外苄青霉素或普鲁卡因青霉素,详见第 109 章。

感染性心内膜炎

感染性心内膜炎(infective endocarditis)不常见,但有较高的发病率和病死率。该病诊断较难,在发热的鉴别诊断时一定要考虑到,尤其对有心脏瓣膜病病史的病人。感染性心内膜炎是由心脏瓣膜或心内膜感染导致的,曾被称为细菌性心内膜炎,感染性心内膜炎这一术语的提出是因为并非所有引起感染的病原体都是细菌。

感染性心内膜炎可以表现为暴发性或急性感染,但更常见的是隐匿性病程,被称为亚急性(细菌性)心内膜炎。其发病率呈增加趋势,这可能与老年人心脏退行性瓣膜疾病增加、介入手术增多、静脉用药和心导管手术增多有关[9]。

> **诊断三联征:**不明原因发热 + 心脏杂音 + 栓塞➔心内膜炎

危险因素

- 心内膜炎既往史。
- 风湿性心瓣膜病,尤其是澳大利亚原住民和托雷斯海峡岛民。
- 先天性心瓣膜病。
- 二尖瓣脱垂。
- 主动脉瓣钙化。
- 先天性心脏病,如室间隔缺损(VSD)、动脉导管未闭

(PDA)。
- 人工瓣膜、分流器、导管。
- 静脉药物使用。
- 中心静脉导管。
- 临时起搏器电极导管。

注:仅有约 50% 的感染性心内膜炎病人有既往已知的心脏疾病[8]。需考虑使用静脉注射药物的可能性。

相关的病原微生物[10]

- 甲型溶血性链球菌(占 50%),多数对青霉素敏感。
- 链球菌。
- 粪肠球菌。
- 金黄色葡萄球菌(导致 50% 的急性心内膜炎)。
- 白念珠菌/曲霉菌(静脉药物使用病人)。
- 表皮葡萄球菌。
- 贝纳柯克斯体(Q 热)。
- "HACEK" 细菌群(革兰氏阴性杆菌)(占 5%~10%)。

临床表现

- 急性心内膜炎。
- 亚急性心内膜炎。
- 人工瓣膜心内膜炎。

无心脏杂音的感染性心内膜炎常见于静脉用药病人,其发生三尖瓣感染。

发展成心内膜炎的警示征象

- 心脏杂音性质改变。
- 出现新的杂音。
- 不明原因发热 + 心脏杂音=感染性心内膜炎(除非有证据证实为其他疾病)。
- 使用医疗器械后的发热性疾病(如尿道扩张)或手术后出现的发热性疾病(如拔牙、扁桃体切除术、人工流产)。

临床特点"典型四联征"[9]:感染、心脏疾病的征象、栓塞的征象、免疫学征象。

感染性心内膜炎有很高的发病率和病死率,通常和诊断不及时有关。

> **"黄金法则"**
> 对每一个发热伴有心脏杂音的病人进行血培养。

临床特征

典型的临床特征见**图 19.5**。

病人通常为老年人,表现为面色苍白、病态,有间歇性发热,主诉模糊的疼痛或持续痛。病人要经过一段时间

19

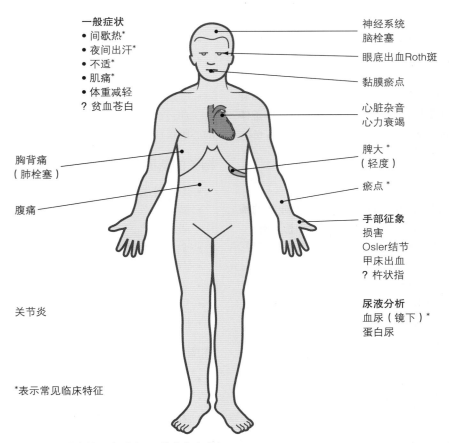

一般症状
- 间歇热*
- 夜间出汗*
- 不适*
- 肌痛*
- 体重减轻
- ? 贫血苍白

胸背痛
（肺栓塞）

腹痛

关节炎

神经系统
脑栓塞

眼底出血Roth斑

黏膜瘀点

心脏杂音
心力衰竭

脾大 *
（轻度）

瘀点 *

手部征象
损害
Osler结节
甲床出血
? 杵状指

尿液分析
血尿（镜下）*
蛋白尿

*表示常见临床特征

图 19.5　感染性心内膜炎：可能的临床特征

才会发展出完整的临床表现。持续 1~2 周的发热较常见。

辅助检查

包括：

- 全血细胞检查和红细胞沉降率：贫血、白细胞增多、红细胞沉降率↑。
- 尿液：蛋白尿和镜下血尿。
- 血培养：约 75% 阳性率[8]（至少应取 3 组标本：需氧和厌氧培养）。
- 超声心动图：可发现疣状赘生物（经食管超声心动图比经胸超声心动图更敏感）。
- 胸部 X 线。
- 心电图。
考虑肾功能检查和 C 反应蛋白检测。

管理

应该将病人转诊，因最佳的治疗方案需要与内科医生、微生物学家和心外科医生密切合作来制订。

任何潜在的感染都应治疗（如牙脓肿的引流）。根据血培养和抗生素敏感性试验结果，选择敏感抗生素。入院后 1 小时内应给化验室送 4 次血培养，并必须在 24 小时内开始治疗。

抗菌治疗[10-11]

管理有两大重要原则：

- 治疗必须静脉注射至少 2 周。
- 治疗时间延长：通常为 4~6 周。
应咨询感染科医生或临床微生物学家。一旦完成血培养，应及时进行经验性的抗菌治疗，尤其是怀疑心内膜炎暴发性感染时。

- 推荐使用苄青霉素 + 庆大霉素 + 双氯青霉素（氟氯西林）。
- 如果是医院获得性感染，疑似感染耐甲氧西林金黄色葡萄球菌（MRSA）或有人工心脏瓣膜，则需要考虑使用万古霉素。

预防

预防性抗生素应用的价值尚不清楚。

低风险病人（无人工心脏瓣膜或既往心内膜炎病史）：不推荐预防性治疗。

高风险病人（人工心脏瓣膜、所有获得性心脏瓣膜病、既往心内膜炎病史、大多数先天性心脏病、二尖瓣脱垂伴返流）进行侵入性牙科手术操作、口腔或上呼吸道手术、胃肠道或泌尿生殖系统手术（咨询感染科医生）前应预防

性使用抗生素,例如:

- 阿莫西林:2g(儿童 50mg/kg,最大剂量 2g),手术操作前 1 小时口服(若未长期口服青霉素)。
  或
- 阿莫西林/氨苄西林:2g(儿童 50mg/kg,最大剂量 2g),手术前静脉注射或全身麻醉前 30 分钟肌内注射;如果对青霉素过敏,使用克林霉素或头孢氨苄。

人畜共患病

　　人畜共患病(zoonoses)是指脊椎动物和人之间自然传播的感染性疾病(表 19.1)。人畜共患病(不仅限于农业社区)可症状表现轻微但病期持续,可能留有衰弱的后遗症[12]。人畜共患病包含很多疾病,国家与国家之间不同,可包括鼠疫、狂犬病、恙虫病、莱姆病、土拉菌病、包虫病、羊痘、炭疽、类丹毒、李斯特菌病、鹦鹉热(弯曲菌病和鸟疫)。

诊断[13]

　　如果在鉴别诊断中忽视人畜共患病,则很多人畜患病难以确诊和治疗。

> **临床要领**
>
> 有流感样症状和非典型病原体肺炎特征的病人,应考虑人畜共患病。

发热和出汗(流感样生病)

　　任何未确诊的发热病人都应仔细询问动物接触史、澳大利亚境内和境外旅行史、动物咬伤史、猫抓史、生牛奶饮用史、蚊子和蜱叮咬史、有无宠物及相关职业。

皮疹

- 考虑立克次体病,如钩端螺旋体病、Q 热、莱姆病。

咳嗽或非典型病原体肺炎

- 考虑 Q 热、鹦鹉热、牛结核病。

关节痛/关节炎

- 考虑莱姆病、罗斯河热。

肉厂工人

- 考虑 Q 热、钩端螺旋体病、羊痘、炭疽。

丘疹/脓疱性病变

- 考虑羊痘、炭疽(黑色)。

🔖 布鲁氏菌病

　　自从牛身上根除了布鲁氏菌病之后,布鲁氏菌病(Brucellosis)(波状热、马耳他热)的流行率已经下降很多。病原体主要通过口腔、皮肤擦伤或割伤进入。

临床特征(急性布鲁氏菌病)

- 潜伏期 1~3 周。
- 起病隐匿:不适、头痛、虚弱。
- 长期的发热性疾病。
- 典型的热型是波状热(见第 42 章)。
  可能的症状:
- 关节痛。
- 淋巴结肿大。
- 肝大。

表 19.1 澳大利亚主要的人畜共患病

人畜共患病	致病微生物	动物宿主	传播方式	主要临床特征
Q 热	伯氏立克次氏体	多种野生动物和家畜	吸入尘 动物接触 未经消毒的牛奶	发热、寒战、肌痛、头痛、干咳
钩端螺旋体病	问号钩端螺旋体或波蒙纳钩端螺旋体	多种家畜	感染的尿液污染伤口或溃疡	发热、肌痛、剧烈头痛、斑疹
布鲁氏菌病	流产布鲁氏菌	牛	被动物组织污染伤口或溃疡 未经消毒的牛奶	发热(波状热)、出汗、肌痛、头痛、淋巴结肿大
莱姆病	伯氏疏螺旋体	有袋类动物(可能)	蜱叮咬	发热、肌痛、关节炎、背痛、环形红斑
鹦鹉热	鹦鹉热衣原体	鸟:鹦鹉、鸽子、鸭子等	吸入尘	发热、肌痛、头痛、干咳
牛结核病	牛分枝杆菌	牛	未经消毒的牛奶	发热、出汗、体重减轻、咳嗽(如人肺结核)
李斯特菌病	单核细胞性李斯特菌	各种野生动物和家畜	未经消毒的牛奶或奶酪 被污染的蔬菜 人际传播	轻度发热性疾病(大多数情况) 脑膜炎易感(新生儿、孕妇、老年人等)

- 脊柱压痛。
- 脾大(如严重)。

可出现睾丸附睾炎、骨髓炎、心内膜炎等并发症。也可出现骨、关节、肺、脑脊液、睾丸和心脏瓣膜的局部感染,但不常见。

慢性布鲁氏菌病的症状与慢性疲劳综合征几乎无差别,可表现为不明原因发热。

 诊断三联征:不适 + 头痛 + 波状热➡布鲁氏菌病

诊断

- 若有发热,应行血培养(急性期约 50% 阳性率)[10,14]。
- 布鲁氏菌凝集试验(滴度增高):急性期和恢复期(3~4周)样本。
- 布鲁氏菌 PCR 检测:敏感且快速。

治疗[2]

- 成人:
  多西环素 100mg(口服),每日 2 次,疗程 6 周 + 利福平 600mg(口服),每日 1 次,疗程 6 周。
  或
  庆大霉素:4~6mg/(kg·d)(静脉注射),每日 1 次,疗程 2 周(监督下)。
- 儿童:
  复方磺胺甲噁唑 + 利福平。
  或
  庆大霉素。
- 复发(10%):延长疗程。

预防和控制

包括根除牛中的布鲁氏菌病,谨慎处理受感染的动物并对牛奶进行巴氏灭菌。

目前尚无疫苗可用于人类。

🦴 Q 热

Q 热(Q fever)是由于伯氏立克次体感染引起的人畜共患病,是澳大利亚最常见的屠宰场相关的感染,也可在农民和猎人中发生,通常在 2 周内可自行缓解。皮疹不是该病的主要特征,但若感染持续且未经治疗也可出现。该病通过吸入尘、动物(野生或家养)和未经消毒的牛奶传播。

临床特征

- 潜伏期 1~3 周。
- 突然出现发热、寒战和肌痛。
- 干咳(可能合并肺炎,占 20%)[14]。

- 瘀点状皮疹(若持续感染)。
- 伴或不伴腹痛。

持续感染可引起肺炎或心内膜炎,因此心脏瓣膜病病人有心内膜炎的风险(血培养阴性)。此病是肝炎的罕见病因。急性病程可自行缓解,但可能会有后继的慢性复发,未经治疗的慢性感染常常致命。

 诊断三联征:发热 + 头痛 + 虚脱➡Q 热

诊断

- 血清学诊断主要依据急性期及 2~3 周后的抗体水平(4 倍升高)。
- 伯氏立克次体 PCR 检测是有效的。

治疗[2]

- 多西环素:100mg(口服),2 次/d,疗程 14 日。
- 心内膜炎或慢性疾病:延长多西环素 + 克林霉素或利福平的疗程。
- 儿童:>8 岁,根据体重使用与成人相同的抗生素;<8 岁,复方磺胺甲噁唑(代替多西环素)。

预防

屠宰场工人可通过 Q 热疫苗预防疾病。

🦴 钩端螺旋体病

钩端螺旋体病(leptospirosis)常是由多种动物,如猪、牛、马、大鼠和狗等,被钩端螺旋体感染的尿液污染擦伤或割伤的皮肤或黏膜而引起感染。在澳大利亚,钩端螺旋体病几乎是农民(特别是热带被淹的农田)和肉类工厂工人的职业感染[12]。奶农挤奶过程中有被尿液污染的风险,尤其是通过开放的伤口或溃疡。该病的早期诊断很重要,可防止此病进入免疫期。

临床特征

- 潜伏期 3~20 日(平均 10 日)。
- 发热、寒战、不适。
- 剧烈头痛。
- 胸痛(可能咯血)。
- 斑疹。
- 光敏性结膜炎(明显充血)。

有些病人可能在急性期后的 1~3 日的无症状期之后,进展至免疫期,表现为无菌性脑膜炎、黄疸、肾炎(黄疸出血型钩体病、黄疸出血型钩体病),具有很高的致死率。

 诊断三联征:突然发热 + 头痛 + 结膜炎➡钩端螺旋体病

诊断

- 高的或正在升高的抗体滴度:可进行培养。
- PCR 检查。

治疗[5]

轻症疾病可能不需要治疗(成人治疗剂量如下):

- 多西环素:100mg(口服),2 次/d,疗程 7 日。
  或
- 卞青霉素:1 200mg(静脉注射),每 6 小时 1 次,疗程 7 日。
  或
- 头孢曲松:1g(静脉注射),每日 1 次,疗程 7 日。

🦠 莱姆病和莱姆样病

莱姆病(Lyme disease)(又称莱姆疏螺旋体病)最早在 1975 年因美国康涅狄格州的莱姆镇命名。此病在美国广泛分布,现在也出现在其他国家,但没有在澳大利亚流行,在访问者和游客中有散发病例。澳大利亚和其他国家发现的此病被描述为由蜱引起的衰弱综合征。典型的莱姆病具有很强的传染性,由伯氏疏螺旋体引起,由硬蜱叮咬传播,因此生活和工作在灌木林中的人易感,已报道有牧鹿人被感染,如怀疑此病,应寻求感染科专家的专业意见。

疾病特征性的标志是游走性红斑(特异性的皮疹),通常为环型、以咬伤部位为中心、直径约 6cm、边界清楚的红斑。

莱姆病表现分为 3 个阶段:

第 1 阶段:游走性红斑、流感样生病。
第 2 阶段:神经系统问题如四肢无力、心脏问题。
第 3 阶段:关节炎。

诊断

- 临床特征,特别是游走性红斑 + 血清学和 PCR 检查。

治疗

- 移除蜱。
- 成人经典的治疗方案:多西环素 100mg(口服),2 次/d,疗程 21 日,或者使用阿莫西林 500mg(口服),3 次/d,疗程 21 日。

🦠 鹦鹉热("鸟类爱好者病")

大多数病人是鸟类爱好者。鹦鹉热(psittacosis,bird fanciers disease)占因肺炎住院病人的 1%~5%。此病可持续几个月病程进展缓慢,也可表现为急性病程流感样生病状态。除了有鸟类接触史外,很难与其他非典型病原体肺炎区分。

临床特征

- 潜伏期 1~2 周。
- 发热、不适、肌痛。
- 头痛。
- 咳嗽(通常为干咳)。
- 极少的胸部体征。
- 脾大(有时)。
  若不治疗病死率可高达 20%。

诊断

- 血清学(抗体持续上升)和 PCR 检查。
- 胸部 X 线。

治疗[2]

- 成人:多西环素 200mg(口服)或克拉霉素 250~500mg(口服),12 小时 1 次,疗程 7 日。

🦠 李斯特菌病[13]

李斯特菌病(listeriosis)由单核细胞性李斯特菌引起,该细菌广泛存在于自然界,可污染食物,在许多新鲜食品(如水果和蔬菜)和加工食品(如乳制品,尤其是软奶酪、未经消毒的牛奶、加工的肉类和熏制的海产食品)中都已发现该菌。该病的重要性在于高危群体的病死率,如孕妇、免疫功能低下者、体弱年迈者、非常年幼者(尤其是新生儿和胎儿),该病可导致死产或流产。

临床特征

该病可能呈现亚临床状态,不过可能的临床表现可包括:

- 流感样生病状态(通常是轻微的)。
- 食物中毒、胃肠炎(非典型的)。
- 脑膜炎,尤其是婴幼儿、老年人。
- 败血症(易感者)。
- 肺炎(易感者)。

诊断

- PCR 检查。
- 从感染部位或血液中镜检、培养或分离病原体。
- 血清学检查。

治疗

- 阿莫西林:1g(口服),每 8 小时 1 次,或者静脉注射,疗程 10~14 日[5,14]。

其他人畜共患病

- 蚊子传播的感染:墨累山谷脑炎、罗斯河病毒、巴马森林病毒。

- 咬伤和抓伤感染：猫抓病、鼠咬热。
- 棘球蚴病、羊痘、挤奶者结节。
- 弓形虫病、组织胞质菌病、钩虫病。

梭状芽孢杆菌感染

梭状芽孢杆菌是一种芽孢形成的革兰氏阳性杆菌，广泛存在于灰尘、土壤和植被中，是哺乳动物胃肠道中的正常菌群。

破伤风

破伤风（tetanus）是一种有些情况下被误诊的细菌感染（破伤风梭菌），可在受伤后 1 日至几个月后发病，病人可能会遗忘曾经受伤，10%~20% 的破伤风病人没有可识别出的伤口[15]。新生儿破伤风可发生于脐带残端感染。破伤风是全球产妇产后死亡的重要原因之一。

临床特征

- 前驱症状：发热、不适、头痛。
- 牙关紧闭：病人无法张嘴。
- 苦笑面容：表现为面部肌肉痉挛的露齿笑。
- 角弓反张：拱形躯干、颈部肌肉过伸。
- 痉挛：最小刺激即可引发。
  鉴别诊断：吩噻嗪中毒、马钱子碱中毒、狂犬病、牙脓肿。

管理

- 破伤风抗毒素和人破伤风免疫球蛋白（见第 6 章）。
- 立即送往专科诊疗中心。
- 如必要给予气管插管和机械通气。

坏疽/气性坏疽[5]

坏疽（gangrene）（坏死软组织感染）可涉及皮肤及皮下脂肪、筋膜和肌肉。

气性坏疽（gas gangrene）（梭菌性肌坏死）是由梭状芽孢杆菌（如产气荚膜梭菌）进入失活组织中造成的感染，如腿部严重创伤后存在的感染。

临床特征

- 污染的创面突然疼痛和肿胀。
- 褐色浆液性渗出。
- 触诊或 X 线发现组织中的气体。
- 虚脱和全身中毒反应。
- 循环衰竭（"休克"）。

管理

- 立即送往手术中心清创。
- 开始使用卞青霉素（2.4g，静脉注射，每 4 小时 1 次）+ 克林霉素。
- 若条件允许可使用高压氧舱。

肉毒中毒[5]

肉毒中毒（botulism）是由肉毒杆菌神经毒素引起的食物中毒，可分为婴儿肉毒中毒、伤口来源或食物来源。病人从罐头、烟熏或真空包装的食物（如家庭罐装蔬菜或肉）中摄入毒素后，12~36 小时会出现视觉问题，如突然出现复视。若出现脑神经麻痹但感觉正常，应怀疑肉毒中毒。该病全身肌肉麻痹和全身衰竭发展迅速，应立即转诊并进行抗毒素治疗和强化护理。

肺炎

令人惊讶的是，肺炎的初始临床表现可能导致误判，尤其是病人表现为全身症状（如发热、不适和头痛）而不是呼吸系统症状时，咳嗽是常见的症状，但在总的临床表现中并不重要。这种情况尤其见于于非典型病原体肺炎，也可在细菌性肺炎出现，尤其是大叶性肺炎（见第 32 章）。

非典型病原体肺炎[5,16]

非典型病原体肺炎（atypical pneumonias）具体情况请参见第 32 章。

临床特征

- 发热、不适。
- 头痛。
- 轻度呼吸系统症状、干咳。
- 无肺实变征象。
- 胸部 X 线（弥漫性浸润）与胸部征象不一致。

 诊断三联征："流感" + 头痛 + 干咳 ➜ 非典型病原体肺炎

血清学检测和治疗

血液检测和 PCR 检查可用于所有下列致病病原体：
肺炎支原体（最常见）

- 青少年和青壮年：
  多西环素（一线药物）：口服，200mg（首剂），100mg（维持），每日 1 次，疗程 14 日。
  或
  罗红霉素：口服，300mg，每日 1 次，疗程 14 日。

嗜肺军团菌（军团菌病）

- 与大型建筑中的制冷系统相关。
- 潜伏期 2~10 日。
- 诊断标准：干咳、流感样症状、思维混乱或腹泻等前驱症状；淋巴细胞减少伴白细胞显著增高；低钠血症；PCR 和尿抗原检测。
- 轻症治疗：阿奇霉素 500mg（口服），每日 1 次，疗程 5 日；或者多西环素 100mg（口服），12 小时 1 次，疗程 10~14 日。
- 病人可能因并发症而极度虚弱：阿奇霉素（口服或静脉注射）或罗红霉素（静脉注射或口服）＋环丙沙星或利福平（如非常重症），疗程 14~21 日。

鹦鹉热衣原体（鹦鹉热）

- 多西环素：100mg，每日 2 次，治疗 14 日。
  伯氏立克次体（见 Q 热部分）。

致谢

　　本章关于梅毒的临床表现部分转载自《性传播疾病手册》[7]（经澳大利亚国家版权授权许可使用）。

资源

World Health Organization. *Guidelines for National Tuberculosis Programmes on the Management of Tuberculosis in Children* (2nd edn). Geneva: WHO, 2014. Available from: https://www.who.int/tb/publications/childtb_guidelines/en/, accessed March 2020.

National Heart Foundation of New Zealand. Guidelines for prophylaxis of infective endocarditis associated with dental and other medical interventions, 2008.

Royal Children's Hospital Melbourne. Guidelines for prophylaxis against infection in asplenic children. Melbourne: RCH, 2010.

参考文献

1　Kumar PJ, Clark ML. *Clinical Medicine* (7th edn). London: Elsevier Saunders, 2009: 863.

2　World Health Organization. *Guidance for National Tuberculosis Programmes on the Management of Tuberculosis in Children* (2nd edn). Geneva: WHO, 2014. Available from: https://www.who.int/tb/publications/childtb_guidelines/en/, accessed February 2021.

3　Thompson K et al. *Paediatric Handbook* (8th edn). Oxford: Wiley-Blackwell, 2009: 131–2.

4　National Institute for Health Care Excellence (NICE). Tuberculosis: clinical diagnosis and management of tuberculosis, and measures for its prevention and control (CG117). London: NICE, 2011.

5　Tuberculosis [published 2019]. In: *Therapeutic Guidelines* [digital]. Melbourne: Therapeutic Guidelines Limited; 2019. www.tg.org.au, accessed April 2020.

6　Soto-Martinez M, Ranganathan S. Tuberculosis (Part 2). Medical Observer, 11 March 2011: 25–7.

7　NHMRC. *Handbook on Sexually Transmitted Diseases.* Canberra: Department of Community Services & Health, 1990: 23–9.

8　Hart G. Syphilis. In: *MIMS Disease Index* (2nd edn). Sydney: IMS Publishing, 1996: 493–6.

9　Oakley C. Infective endocarditis. Med Int, 1986; 21: 872–8.

10　Speed B. Endocarditis, infective. In: *MIMS Disease Index* (2nd edn). Sydney: IMS Publishing, 1996: 167–9.

11　Endocarditis: prophylaxis of infection [published 2019]. In: *Therapeutic Guidelines* [digital]. Melbourne: Therapeutic Guidelines Limited; 2019. www.tg.org.au, accessed April 2020.

12　Benn R. Australian zoonoses. Current Therapeutics, 1990; July: 31–40.

13　NHMRC Statement. Listeria, advice to medical practitioners. Canberra: NHMRC, 1992.

14　Scott J. Zoonoses. Current Therapeutics, 1995; April: 42–5.

15　Fauci AS et al. *Harrison's Principles of Internal Medicine* (17th edn). New York: McGraw-Hill Medical, 2008: 898.

16　Zhu F. *Australian Anti-infection Handbook* (2nd edn). Sydney: Palmer Higgs Books Online, 2010.

19

第 20 章　中枢神经系统感染

细菌性脑膜炎是一种医疗急症,尤其是脑膜炎球菌性脑膜炎,会导致病人病情的迅速恶化。如果患儿突然出现典型的三联征(发热、颈强直、意识状态改变),并伴随着高热和重病迹象,需考虑细菌性脑膜炎。脑膜炎球菌性脑膜炎可能伴有皮疹和脓毒症休克(沃-弗综合征)。

艾妮莎·巴拉,哈蒂亚·西库雷尔,《神经病学》,1999[1](译者注:两位均为英国人,神经病学专家)

中枢神经系统的感染包括如脑膜炎和脑炎等的一般性疾病,并涉及特定的病原体,如梅毒和脊髓灰质炎病毒。之所以强调这部分内容,是因为这些不容易诊断的疾病可导致严重的后果,特别是在被误诊时,后果很严重。它们是"不能遗漏的严重疾病"的典型代表。

颅内感染的关键症状是头痛、癫痫发作和意识水平改变。

🦴 脑膜炎

脑膜炎(meningitis)是脑膜(软脑膜和蛛网膜)和脑脊液的炎症。

典型的三联征是:

- 头痛。
- 畏光。
- 颈项强直。
其他症状包括不适、呕吐、发热和嗜睡。

病因(病原体)[1-2]

细菌

- 肺炎链球菌、流感嗜血杆菌(特别在儿童中)、脑膜炎球菌(三大主要致病菌)。
- 单核细胞增生李斯特菌、结核分枝杆菌、B 族链球菌、无乳链球菌(新生儿常见)、葡萄球菌属,以及革兰氏阴性菌(如大肠埃希菌、伯氏疏螺旋体、梅毒螺旋体)。

病毒

- 肠道病毒(柯萨奇病毒、埃可病毒、脊髓灰质炎病毒)、流行性腮腺炎病毒、单纯疱疹病毒(1 型、2 型或 6 型)、水痘-带状疱疹病毒、EBV、HIV(原发性感染)。

真菌

- 新型隐球菌或隐球菌。
- 荚膜组织胞浆菌。

辅助检查

- 腰椎穿刺(表 20.1)。
- CT 扫描。
- 血培养:所有怀疑脑膜炎病人。
- 脑脊液微生物培养/PCR 检查(即使使用过抗生素,PCR 也有诊断价值)。
- 特异性血清学检查,如 HIV、EBV。
注意:如果这些检查显著延迟,不要暂停治疗。

🦴 细菌性脑膜炎[2]

细菌性脑膜炎(bacterial meningitis)主要是一种儿童传染性疾病。新生儿和 6~12 月龄的儿童感染风险最高。脑膜炎球菌性脑膜炎可表现为脑膜炎或败血症(脑膜炎球菌菌血症),或者两者兼有。大多数病例经鼻咽部侵袭入血,以败血症开始,通常起病急骤(见第 89 章)。

表 20.1　脑膜炎的脑脊液结果

脑脊液检查项目	细菌(化脓性)	结核分枝杆菌	病毒(无细菌)
脑脊液外观	云絮状/脓性	乳白色	通常清亮
脑脊液压力	↑↑↑	↑↑或正常	↑或正常
主要的细胞	中性粒细胞	淋巴细胞	淋巴细胞
细胞计数/mm³	100~1 000+	50~1 000	10~1 000
葡萄糖	↓↓↓	↓↓	正常

临床特征（典型的）

婴儿期

- 发热、面色苍白、呕吐伴或不伴意识和精神状态改变。
- 嗜睡。
- 困倦易激惹。
- 拒绝进食，对母亲表现冷漠。
- 颈项强直（不总是存在）。
- 四肢冰凉（可靠的体征）。
- 可能出现囟门膨隆。
- 克尼格征（Kernig sign）（**图 20.1**）：不可靠。
- 布鲁津斯基征（Brudzinski sign）（**图 20.2**）：是更可靠的脑膜刺激征。
- 角弓反张（**图 20.3**）：罕见。

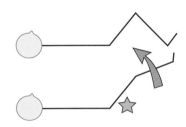

图 20.1　克尼格征：髋关节屈曲 90°，膝关节被动伸展时因股后肌群疼痛而无法伸直腿

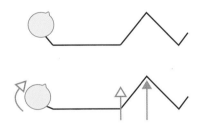

图 20.2　布鲁津斯基征：颈部屈曲时引起髋关节和膝关节不自主屈曲

3 岁以上的儿童、青少年、成人

- 脑膜刺激征更明显（如头痛、发热、呕吐、颈项强直）。
- 后期：谵妄、意识状态改变。

注意：抗生素可能会掩盖症状。如果在抗生素治疗下本应好转的患儿发热 >3 日，应怀疑脑膜炎[3]。

疾病暴发

- 突发休克，紫癜（压之不褪色）伴或不伴昏迷。
- 通常是由脑膜炎球菌败血症引起的，也包括 B 型流感嗜血杆菌、肺炎链球菌、单核细胞增生李斯特菌。

注意：可能继发脓毒症休克，而不伴随脑膜炎体征。

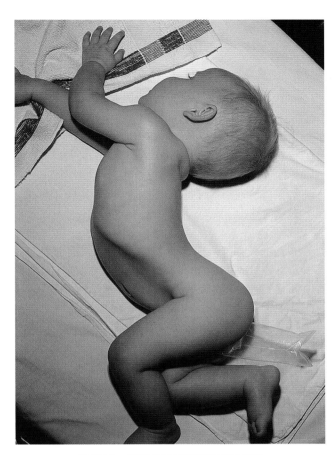

图 20.3　脑膜炎进展引起的角弓反张

治疗（疑似脑膜炎）[4]

首先：吸氧 + 开通静脉通路

- 采血培养（评估后 30 分钟内完成）：理想状态下入院前完成。
- 对儿童给予 10~20ml/kg 的生理盐水，如出现低灌注表现，则加量至上限 60ml/kg。
- 入院行腰椎穿刺术（成人需要先完善 CT 以评估腰椎穿刺的安全性）。
- 地塞米松：0.15mg/kg，静脉注射，剂量上限 10mg，与抗生素同时使用或在抗生素使用前 15 分钟使用（目前有争议但可以改善预后）[5]。
- 立刻给予头孢曲松：2g（>1 月龄儿童：50mg/kg，剂量上限 2g），静脉注射，后续每 12 小时 1 次，持续 4 日。

  或

- 头孢噻肟：2g（儿童：50mg/kg，剂量上限 2g），静脉注射，每 6 小时 1 次，持续 3~5 日（注意肌内注射时会疼痛）。

注意：静脉注射最佳，肌内注射或骨间注射聊胜于无。

已被证实有效的抗生素包括头孢噻肟、头孢曲松、美罗培南和青霉素，治疗存在肺炎链球菌耐药的风险。抗生素的选择是根据对微生物的了解和已知的易感性进行的。

治疗（脑膜炎球菌菌血症：所有年龄）

一旦怀疑是脑膜炎球菌菌血症（如躯干和四肢出现瘀点或紫癜性皮疹）（图 20.4），就急需治疗，应该在到达医院之前开始施治。经验性治疗为：

- 立即予苄星青霉素：2.4g（儿童：60mg/kg，剂量上限2.4g），静脉滴注，持续 5 日。
- 如果静脉通路不可行，予肌内注射（尤其是对青霉素过敏时）。

  或

- 头孢曲松：2g（>1 月龄儿童：50mg/kg，剂量上限 2g），静脉注射或肌内注射，每 12 小时 1 次，持续 5 日。

注意：疑患脑膜炎的儿童青霉素剂量指导为 <1 岁300mg；1~9 岁 600mg；≥10 岁 1 200mg。

特异性病原菌（肺炎链球菌）：苄星青霉素或头孢菌素；B 族链球菌：苄星青霉素；流感嗜血杆菌：头孢菌素。

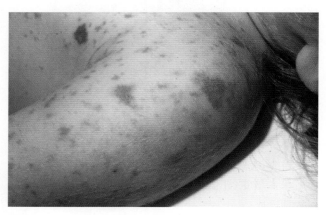

图 20.4　一名 2 岁儿童脑膜炎球菌菌血症早期典型的紫癜样皮疹

预防

- 脑膜炎球菌疫苗：针对 B 群和 A、C、W、Y 群分别接种（译者注：流行性脑膜炎主要由脑膜炎球菌 A 群、B群、C 群、W 群和 Y 群引起）。

🦠 病毒性脑膜炎[1,6]

病毒性脑膜炎（viral meningitis）主要是一种儿童传染性疾病。最常见的病原是人类疱疹病毒 6 型（幼儿急疹的病原）和肠道病毒（柯萨奇病毒和埃可病毒）。

大多数病例是良性和自限性的，但临床表现可模拟细菌性脑膜炎，尽管其更少出现明显的脑膜刺激征。腰椎穿刺对诊断十分重要，PCR 检测对肠道病毒的诊断也很重要。如果 PCR 检测呈阳性，可以尽早停用经验性治疗

所施加的抗生素[2]。对症治疗包括补液和止痛。阿昔洛韦可用于治疗疱疹性脑膜炎。免疫缺陷病人需要进行特殊管理。

> **临床要领**
> ···
> 双手冰凉？考虑脑膜炎。

🦠 脑炎[1,6]

脑炎（encephalitis）是脑实质的炎症。脑炎主要由病毒引起，尽管其他微生物，包括部分细菌、支原体、立克次氏体和组织胞浆菌也可引起脑炎。当出现病毒感染前驱症状伴非理性行为、意识状态改变和脑神经损害可能时，需怀疑脑炎。

> **临床要领**
> ···
> 考虑（非感染性）自身免疫性脑炎的可能性。

临床特征

症状可以从轻到重不等。

- 原发性：发热（并非不可避免）、不适、肌痛。
- 脑膜相关症状：头痛、畏光、颈项强直。
- 脑功能障碍：意识改变，如意识模糊、嗜睡、性格改变、非理性行为、癫痫、昏迷。
- 局灶性神经功能缺损。

病因（病毒性病原体）

- 单纯疱疹病毒（1 型或 2 型）、肠道病毒、腮腺炎病毒、巨细胞病毒、EBV、HIV、麻疹病毒、流感病毒、虫媒病毒（例如乙型脑炎病毒、西尼罗病毒、墨累山谷脑炎病毒、罗斯河病毒）。
- 鉴别诊断需考虑脑型疟疾。

病毒性脑炎有 3 种形式：直接的、延迟的（潜伏的）和免疫介导的（感染后脑脊髓炎）。

刚地弓形虫

一种见于免疫功能低下病人（尤其是艾滋病病人）的原虫感染。

辅助检查

- 腰椎穿刺：脑脊液（通常为无菌性脑膜炎）。
- 脑脊液 PCR 以检测弓形虫、病毒、特别是单纯疱疹病毒。
- CT 扫描：常提示脑水肿。
- 增强 MRI。
- 脑电图：特征性脑电波。

治疗

安排住院对症支持治疗。怀疑单纯疱疹性脑炎时，应立即静脉滴注阿昔洛韦治疗。

注意：脑膜脑炎是脑膜炎伴部分脑实质受累。

自身免疫性脑炎

自身免疫性脑炎（autoimmune encephalitis）是近年来明确的一组神经精神疾病，最常见于年轻人[7]。前驱症状为发热和头痛，随后出现持续数日或数周的精神行为异常，即伴有奇怪的症状和行为。该病可能与副肿瘤症状相关（如卵巢癌），可通过血液和脑脊液的抗体检测（N-甲基-D-天冬氨酸受体抗体）来确诊。宜转诊至专科行进一步诊断和特异性免疫治疗。

脑脓肿和硬膜下脓肿[4,8]

脑脓肿（brain abscess）是大脑或小脑的局灶性感染，表现为颅内占位性病变，任何颅内压升高的病人都需怀疑该疾病。感染可通过局部扩散或经血流途径到达脑部，例如心内膜炎或支气管扩张。该病可以没有其他感染灶的线索，也可以继发于耳、鼻窦、牙齿、牙周或其他部位感染，以及颅骨骨折。病原体可以是多种微生物，在非免疫抑制病人中尤其常见微嗜氧性球菌和厌氧细菌；在免疫抑制的病人中，常见弓形虫、诺卡氏菌和真菌。

临床特征

颅内压升高

- 头痛。
- 恶心和呕吐。
- 意识状态改变。
- 视神经乳头水肿。

其他

- 局灶性神经体征，如偏瘫、语言障碍、共济失调。
- 癫痫（30%）。
- 发热（也可能没有）。
- 其他部位脓毒症迹象，如牙齿、心内膜炎。

辅助检查

- MRI（如有条件）或 CT 扫描。
- 全血细胞检查、红细胞沉降率/C 反应蛋白、血培养。
  注意：腰椎穿刺是禁忌。
- 需考虑心内膜炎。

管理

需紧急转诊至神经外科。抽吸或活检对指导抗菌治疗至关重要，抗菌治疗可包括（经验性的）甲硝、头孢菌素（如头孢曲松）静脉注射；诺卡氏菌病用其他抗生素治疗。

脊髓硬膜下或硬膜外脓肿[9]

脊髓硬膜下或硬膜外脓肿（spinal subdural or epidural abscess）这些不常见的局灶性感染可能极难确诊，因此考虑此类脓肿时需要一个怀疑指标。该病常见的病原微生物为金黄色葡萄球菌。

临床特征[6]

- 背部疼痛（逐渐加剧）伴或不伴神经根病变。
- 脊柱叩诊压痛。
- 进行性神经功能损害，例如进行性下肢无力和感觉丧失伴或不伴发热。

病因

- 相关感染：疖、压疮、邻近骨髓炎、椎间盘炎，以及其他。
- 背部创伤伴血肿。
- 硬膜下或硬膜外麻醉。
- 1/3 为自发性。

辅助检查

- 血培养。
- MRI 扫描定位脓肿和测量脊髓压力。

管理

紧急转诊至神经外科。在等待培养结果时的经验性治疗：双氯西林/氟氯西林 + 庆大霉素或万古霉素，静脉注射。

朊病毒介导的疾病[10-11]

朊病毒是不含核酸的蛋白质感染颗粒，可引起广泛的神经系统症状，特征是传染性海绵状脑病（transmissible spongiform encephalopathy，TSE），克-雅病即为典型例子。其他影响人类的传染性海绵状脑病，包括有变异型克-雅病、库鲁病（新几内亚地区）和致命的家族性失眠症。

克-雅病

克-雅病（Creutzfeldt-Jakob disease）有 3 种不同的形式：散发性（80%~85%）、家族性（15%）和医源性（1%）。该病年发病率为 1/100 万，感染通常来自受污染的人体组织（如角膜移植）、尸体脑垂体中的促性腺激素或食用受污染的牛肉。目前没有该病的特异性治疗方法。

诊断三联征：疲劳 + 精神症状 + 肌阵挛➡克-雅病

临床特征

- 进行性痴呆(始于人格改变和记忆丧失,最终失语)。
- 肌阵挛/肌肉痉挛。
- 疲劳和嗜睡。
- 不同的神经学特征(如共济失调、舞蹈症)。

诊断

- MRI:丘脑高信号。
- 脑脊液:14-3-3蛋白免疫分析阳性。
- 脑电图。
- 死后脑活检(最终确认)。

管理

支持治疗:尚无被证实有效的特异性治疗。

🔗 脊髓灰质炎[11]

脊髓灰质炎(poliomyelitis)的病原体属于通过粪-口传播的高传染性肠道病毒(小核糖核酸病毒),是一种特殊的脊髓前角细胞肠道病毒。该病是热带地区的地方病,大多数(95%)感染者是无症状的。注意:脊髓炎是指脊髓的炎症。

临床特征

- 流感样综合征,伴有发热和咽痛,随后出现以下症状。
- "麻痹前"阶段:恶心呕吐、头痛、颈项强直(脑膜刺激征)。
- 麻痹(0.1%):下运动神经元损伤(弛缓性麻痹)(可包括脊髓灰质炎),特别是下肢和/或延髓性麻痹 ± 呼吸衰竭。无感觉减退。
  脊髓灰质炎分为两级:轻度(几日内痊愈)和重度。

诊断

- 咽部和粪便病毒检测:培养及PCR检测。
- 血清学检测。
- 脑脊液:白细胞增多,特别是淋巴细胞增多。

管理

有症状的瘫痪病人应转到医院。可通过接种疫苗预防疾病。

麻痹后综合征

原发感染后许多年(通常是20~40年)随着幸存的运动神经元功能障碍的发展,可能出现新的肌肉无力和疼痛。该类病人应转至专科病房治疗。

弛缓性麻痹的非病毒性病因[12-13]

- 伯氏疏螺旋体(莱姆病)、支原体、梅毒、肉毒杆菌、白喉、横贯性脊髓炎。

🔗 梅毒

神经梅毒可以出现在梅毒(syphilis)的任何阶段。影响中枢神经系统的主要梅毒综合征有:

- 无症状梅毒:出现在梅毒第二期和第三期之间。
- 脑膜炎,包括急性基底脑膜炎和脑膜炎血管梅毒,后者可表现为脑血管意外。
- 背侧脑膜神经根炎可导致脊髓实质变性并累及瞳孔,特点包括闪电样疼痛、沙尔科关节、共济失调和神经营养性溃疡、阿-罗瞳孔(Argyll Robertson pupil)。
- 精神病病人的全面性瘫痪具有显著人格改变、痴呆、构音障碍、癫痫。

其他可能涉及中枢神经系统的感染

🔗 结核病

神经结核可包括结核性脑膜炎、结核瘤(表现为脑脓肿)、脊髓蛛网膜炎和脊髓受累(如Pott病)。通常需要长期联合多种抗生素治疗。

🔗 人类免疫缺陷病毒

除了继发性机会性感染外,HIV可能直接与原发性感染引起的脑病("艾滋病"痴呆)、脊髓病或急性非典型脑膜炎有关。后者包括中枢神经系统弓形虫病、巨细胞病毒感染、单纯疱疹性脊髓炎、水痘带状疱疹病毒感染等(见第18章)。

🔗 蠕虫感染

蠕虫感染可以(但很少)通过形成囊肿或肉芽肿引起脑内病变,包括囊尾蚴病(绦虫,如猪带绦虫)、棘球蚴病(包虫)和血吸虫病。

其他一些感染也可伴有癫痫发作。包括:

- 肉毒杆菌中毒(见第19章)。
- 破伤风(见第19章)。
- 狂犬病(见第129章)。
- 汉森病(麻风病)(见第129章)。

参考文献

1 Bahra A, Cikurel K. *Neurology*. London: Mosby, 1999: 195–7.
2 Thomson K, Tey D, Marks M. *Paediatric Handbook* (8th edn). Oxford: Wiley-Blackwell, 2009: 407–13.

3　Hewsen P et al. Clinical markers of serious illness in young infants: a multicentre follow-up study. Journal of Paediatrics and Child Health, 2000; 36: 221–5.

4　Central nervous system infections [published 2019]. In: *Therapeutic Guidelines*. Melbourne: Therapeutic Guidelines Limited; 2019. www.tg.org.au, accessed January 2018.

5　Brower MC et al. Corticosteroids for acute bacterial meningitis. Cochrane Database Syst Rev, 2013; (6): CD004405.

6　Venkatesan A et al. Case definitions, diagnostic algorithms and priorities in encephalitis: consensus statement of the international encephalitis consortium. Clin Infect Dis, 2013; 57(8): 1114–28.

7　Lancaster E. The diagnosis and treatment of autoimmune encephalitis. J Clin Neurol, 2016; 12(1): 1–13.

8　Helweg-Larsen J et al. Pyogenic brain abscess, a 15 year survey. BMC Infect Dis, 2012; 12: 332.

9　Beers MD et al. *The Merck Manual* (18th edn). Whitehouse Station: Merck Research Laboratories, 2006: 1850–1.

10　Beers MD et al. *The Merck Manual* (18th edn). Whitehouse Station: Merck Research Laboratories, 2006: 1914–5.

11　Beers MD et al. *The Merck Manual* (18th edn). Whitehouse Station: Merck Research Laboratories, 2006: 1853.

12　Bahra A, Cikurel K. *Neurology*. London: Mosby, 1999: 204–5.

13　Longmore M et al. *Oxford Handbook of Clinical Medicine*. Oxford: Oxford University Press, 2007: 420.

20

第21章 结缔组织病和全身性血管炎

弥漫性硬皮病的病情极为严重，是所有人类疾病中最可怕的一种。病人就像泰索尼斯（Tithonus）那样慢慢地枯萎，像他那样被殴打、伤害和废弃，直到他变成一个"木乃伊"，被一个不断收紧和缓慢收缩的钢皮包裹着。这是任何悲剧都不能描绘的悲惨命运。

威廉·奥斯勒爵士，1898，（译者注：生于加拿大，麦吉尔大学教授，后到美国，约翰霍普金斯大学第一任医学教授，最后在牛津大学任教授。他的著作《医学原理和实践》是美国第一部教科书，他是20世纪临床教学的典范）

炎性结缔组织病及其相关血管炎是难以分类的一组疾病，因为病因通常都是未知的。它们都会导致关节和软组织炎症，以及多种其他可能的表现，从而造成诊断困难。

自身免疫性疾病[1]

自身免疫性疾病（autoimmune diseases）是机体的免疫系统损害自身特定器官或系统的疾病。结缔组织病是自身免疫性疾病中的一个经典亚群，类风湿关节炎是最常见的自身免疫性疾病。器官特异性自身免疫性疾病包括1型糖尿病、桥本甲状腺炎、恶性贫血、IgA肾炎、格雷夫斯病、自身免疫性肝炎和重症肌无力。

使用关节疼痛（其中包括明显的关节痛）的工作分类会很方便（表21.1）。一些炎症性疾病会引起关节周围软组织损害（如巨细胞动脉炎和肩关节周围肌腱的羟基磷

灰石晶体病）。

事实上，血管炎就是结缔组织疾病和所谓的血管炎常见病症（表21.2）。

令人担心的主要问题是这些疾病的诊断难以捉摸，且常延误诊断。

表21.2 结缔组织病和全身性血管炎列表

结缔组织疾病
类风湿关节炎
全身性红斑狼疮
系统性硬化病/局限性硬皮病
多发性肌炎/皮肌炎
混合性结缔组织病
干燥综合征
雷诺现象（包括雷诺病）

全身性血管炎
大血管为主：
- 巨细胞动脉炎/颞动脉炎/风湿性多肌痛
- 大动脉炎
- 白塞综合征

中等血管（主要影响内脏血管）：
- 结节性多动脉炎
- 川崎病
- 血栓闭塞性脉管炎（Buerger病）

小血管（主要的）：
- 免疫球蛋白A血管炎（过敏性紫癜）
- 过敏性血管炎
- 原发性冷球蛋白血症

抗中性粒细胞胞质抗体相关：
- 肉芽肿性多血管炎（韦格纳肉芽肿病）
- 嗜酸性肉芽种性多血管炎（Churg Strauss血管炎）
- 显微镜下多血管炎

资料来源：Stephen Hall博士许可转载，个人交流。

表21.1 风湿痛分类

超急性（红热）关节	晶体	尿酸盐：痛风焦磷酸钙；羟基磷灰石
	化脓	示例：葡萄球菌性化脓性关节炎
关节发炎	对称的	示例：类风湿关节炎
	非对称的	示例：脊椎关节病
非炎症性关节疾病	典型	原发性骨关节炎（例如手）
	非典型	示例：创伤后、血色病
关节和软组织炎症	结缔组织病	全身性红斑狼疮硬皮病多发性肌炎/皮肌炎结节性多动脉炎
	血管炎	巨细胞动脉炎风湿性多肌痛
非关节（软组织）炎症	全身	示例：纤维织炎、纤维肌痛、多肌痛
	局部	示例：足底筋膜炎、上髁炎

资料来源：Stephen Hall博士后，个人交流。

炎性结缔组织病

术语"结缔组织病"（connective tissue disease，CTD）

是适用于一组以全身性炎症为特征的疾病的一个通用名称,推测是由针对自身抗原的自身免疫反应引发并由未知因素所持续(包括遗传和环境)[2]。血清标志物如阳性抗核抗体(ANA)和可提取核抗原(ENA),如果存在,则称为"血清阳性 CTD"。血管炎也是一种 CTD。

CTD 包括三种经典病症:全身性红斑狼疮、系统性硬化病(硬皮病)和炎症性肌肉疾病多发性肌炎/皮肌炎(图 21.1)[1]。

混合性结缔组织病包括所有三种疾病的特征,有时称为重叠综合征。归类为 CTD 的其他相关疾病包括干燥综合征(Sjögren syndrome)、雷诺现象(Raynaud phenomenon)。类风湿关节炎和脊椎关节病亦是由免疫介导产生的。

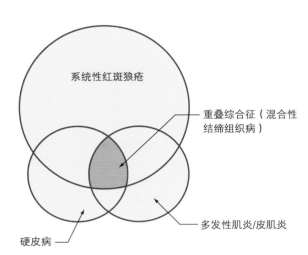

图 21.1 经典结缔组织病

常见症状包括:
- 疲劳。
- 关节痛或关节炎。
- 累及多系统。
- 血管炎。
- 免疫异常。
- 干燥(干燥的皮肤和黏膜)。
- 雷诺现象。

结缔组织病辅助检查

诊断要基于临床评估,随着辅助检查项目的日益增多,尤其是自身抗体的检查,可能令人感到困惑。基本检验包括全血细胞计数、红细胞沉降率、C 反应蛋白和类风湿因子。类风湿因子可以在多种疾病中呈阳性,包括类风湿关节炎、SLE、系统性硬化病、干燥综合征、慢性肝病和各种病毒性疾病(如肝炎)、细菌性疾病(如结核病)和寄生虫病(如疟疾)感染。除类风湿关节炎外,滴度通常较低。不建议进行 X 线和 HLA-B27 检验。

表 21.3 总结了可以检测的大多数自身抗体。ANA 检测是针对几种不同细胞抗原的自身抗体的总称,对 SLE 非常敏感,但特异度不是绝对的(病毒性关节炎和其他疾病,如干燥综合征,会出现假阳性);该方法特别适用于出现疲劳、小关节疼痛和 SLE 皮肤病特征的年轻女性。SLE 更具特异度的抗体,即双链 DNA(dsDNA)和 ENA,仅在 ANA 明显阳性时检测。

抗磷脂抗体综合征

抗磷脂抗体综合征(antiphospholipid antibody syndrome)

表 21.3 结缔组织病中的自身抗体[2]

抗核抗体(ANA)	灵敏度高(95%),对全身性红斑狼疮(SLE)特异度低
抗双链 DNA(anti-dsDNA)	对 SLE 的灵敏度和特异度高(60%):见于类风湿关节炎
可提取核抗原(ENA)抗体	
Sm 抗体	对 SLE 特异度高
U1 RNP 抗体	常见于混合性结缔组织病、SLE
Ro(SSA)抗体	常见于干燥综合征、SLE
La(SSB)抗体	常见于干燥综合征、SLE(15%)
抗拓扑异构酶(抗 Scl-70)	常见于硬皮病病人(20%~30%)
Jo-1 抗体	常见于多发性肌炎病人(30%)
反着丝粒	对 CREST 综合征的具有高灵敏度和特异度
抗中性粒细胞胞质抗体	对韦格纳肉芽肿的灵敏度和特异度高
抗磷脂	抗磷脂抗体综合征中具有诊断意义
抗心磷脂	—
抗 β₂ 糖蛋白 1 抗体	—
狼疮抗凝物	存在于 5%~10% 的 SLE 中
IgM×IgG aPL	—

可以伴发 SLE 或单独发生,若存在抗磷脂抗体但没有 SLE 表现,通常是复发性动脉和/或静脉血栓栓塞、复发性自然流产或血小板减少症导致的。网状青斑、皮肤溃疡和神经精神障碍症状也应被注意到。如果疑诊,可开始使用阿司匹林,150~300mg/d(口服),并转诊至专科医生,尤其是在妊娠期间。

全身性红斑狼疮

全身性红斑狼疮(SLE)是最常见的结缔组织疾病,被称为"伟大的伪装者"[3]。它是一种多系统自身免疫性疾病,由血管炎引起广泛多样的临床表现(图 21.2)。关节炎是 SLE 最常见的特征(90% 的病例),较轻表现多于较重表现。

临床特征[4]

- 患病率约为 1/1 000。

- 主要影响处于"高雌激素"周期的女性(90% 的病例)。
- 发病高峰为 15~45 岁。
- 发热、不适、疲倦常见。
- 多种药物过敏,如磺胺类药物。
- 口服避孕药和妊娠的问题。
- 缓解和发作的病程。

> 诊断三联征:多关节炎 + 疲劳 + 皮损➡SLE

分类标准

(出现下列 11 个标准中 4 项或以上即 SLE)
- 颧(蝴蝶)皮疹。
- 盘状皮疹。

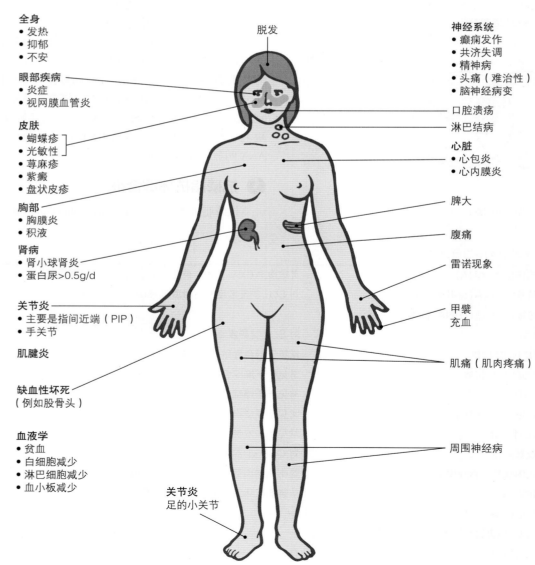

图 21.2 SLE 的临床特征

- 光敏性。
- 关节炎(≥2 个外周关节的对称性非侵蚀性关节炎)。
- 口腔溃疡(通常无痛)。
- 浆膜炎:胸膜炎或心包炎。
- 肾脏特征:蛋白尿或细胞管型。
- 神经系统特征:顽固性头痛、痫性发作或精神病。
- 血液学特征:溶血性贫血、白细胞减少症、淋巴细胞减少症或血小板减少症。
- 免疫学特征:抗双链 DNA、抗磷脂抗体、抗心磷脂或抗 Sm 试验阳性和梅毒血清学假阳性。
- ANA 试验阳性。
  注意:可引起狼疮样综合征的药物见第 25 章。

诊断

- ESR/CRP:与疾病活动程度成比例升高。
- ANA 检验:95% 阳性率(首先进行)(关键检验)但缺乏特异度。
- 双链 DNA 抗体:SLE 特异度 90%,但仅 60% 呈现(关键检验)。
- ENA 抗体(尤其是 Sm):高特异度。
- 类风湿因子:50% 阳性。
- 红斑狼疮细胞检测:低效、不使用。
  仅凭验血不能作出诊断,支持性的临床证据是必要的。

> 若怀疑 SLE,推荐路径是行 ANA 检验,如果阳性,则安排双链 DNA 和 ENA 抗体检验。

管理[5]

- 恰当的解释、支持和释疑担忧,使用防晒霜(见第 113 章)。
- 转诊风湿病专科医生,共享多学科团队医疗:如果器官严重损伤,应紧急处理。

治疗[2]

根据严重程度和累及的器官。
- 轻度:非甾体抗炎药(治疗关节痛)。
- 中度(尤其皮肤、关节浆膜受累):低剂量抗疟药,例如羟氯喹,口服,每日 1 次 400mg(最大剂量 6mg/kg),持续 3 个月,然后每日 200mg 长期服用。
- 重度:类固醇皮质激素是主要的(例如泼尼松龙,口服,最初每日 25~60mg,然后每日 7.5~15.0mg)。免疫抑制药物,如硫唑嘌呤、甲氨蝶呤和叶酸、生物类改善病情的抗风湿药(如利妥昔单抗、贝利木单抗)可用于治疗严重的关节痛;静脉使用或口服环磷酰胺治疗器官损伤。
- 避免在临床缓解期和补体水平正常的病人中使用

药物。
- 避免过度的阳光照射。
- 其他治疗,例如血浆置换和免疫抑制方案,可用于重度的疾病。
- 牢记抗磷脂抗体综合征,特别是反复流产和血栓事件发作。

> 原则:早期治疗,避免长期和非必要使用类固醇皮质激素。

预后

SLE 的病程特点通常是慢性的、复发的和难以预测的。

系统性硬化病(硬皮病)

系统性硬化病(systemic sclerosis)病人中 25% 可能表现为影响手指的多关节炎,尤其在早期阶段。软组织肿胀会产生"香肠样手指"。硬皮病主要以纤维化增厚影响皮肤。超过 85% 的病人出现雷诺现象(图 21.3)。

存在 3 种临床变异型:
1. 局限性皮肤病,如硬斑病。
2. 皮肤伴局限性器官受累,如 CREST 综合征。
3. 弥漫性系统性疾病,如系统性硬化病。

临床特征[2,6]

- 病人中男女比例为 3:1。
- 多器官的进行性疾病。
- 雷诺现象。
- 手指和其他皮肤区域僵硬和紧绷(图 21.4)。
- "鸟样"脸(嘴巴噘起)。
- 吞咽困难和腹泻(吸收不良)。
- 食管运动障碍。
- 呼吸系统症状:肺纤维化。
- 心脏症状:血管病变、心包炎、肺动脉高血压等。
- 查找胸部紧绷的皮肤("罗马胸铠")(译者注:胸部皮肤变硬,像古罗马士兵穿着护胸的胸铠一样)。

> ⚠ 诊断三联征:手指不适 + 关节痛 + 胃食管反流(± 皮肤紧绷)→硬皮病

诊断[2,6]

- 红细胞沉降率可能增快。
- 可能存在正细胞正色素性贫血。
- ANA 检验:高达 90% 阳性(相对特异度)。
- 类风湿因子:30% 阳性。
- 抗着丝粒抗体:特异度(局限性 90% 阳性,弥漫性 5% 阳性)。

21

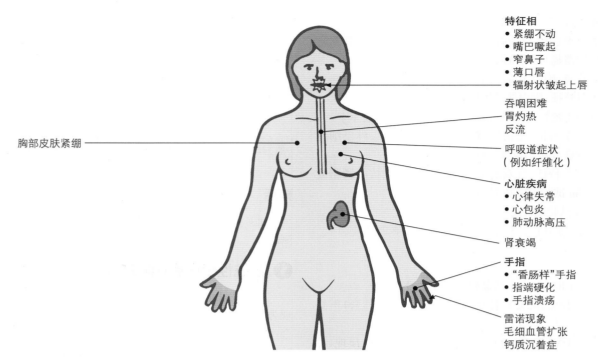

特征相
- 紧绷不动
- 嘴巴噘起
- 窄鼻子
- 薄口唇
- 辐射状皱起上唇

吞咽困难
胃灼热
反流

呼吸道症状
（例如纤维化）

心脏疾病
- 心律失常
- 心包炎
- 肺动脉高压

肾衰竭

手指
- "香肠样"手指
- 指端硬化
- 手指溃疡

雷诺现象
毛细血管扩张
钙质沉着症

胸部皮肤紧绷

图 21.3　硬皮病的临床特征

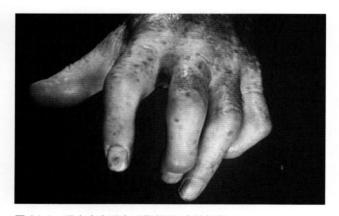

图 21.4　硬皮病表现为手指僵硬、皮肤绷紧

- 抗拓扑异构酶-1（抗 Scl-70）抗体具有特异度，但只有 20%~30% 病人呈阳性。
- 皮肤活检：真皮胶原蛋白增加。

管理

- 转诊至专科医生，进行分担医疗和多学科治疗。
- 具有同理心地做解释，病人教育。
- 止痛药和非甾体抗炎药治疗疼痛。
- 避免血管痉挛（禁烟，避免使用 β 受体阻滞剂、麦角胺）；钙通道阻滞剂（如硝苯地平）可能有助于治疗雷诺病。
- 监测血压。
- 治疗吸收不良（如果存在）；使用皮肤润肤剂。
- 如果有明显系统性或皮肤受累，D-青霉胺有效[7]。

局限性硬皮病

- 硬斑病：周围有紫红色晕的斑块、质硬、主要在躯干。
- 线性：可能是"带状硬皮病"（刀砍形）。

CREST 综合征

临床特征

- 钙质沉着。
- 雷诺现象。
- 食管运动功能障碍。
- 指端硬化。
- 毛细血管扩张。
- 抗着丝粒抗体（总是阳性）。

多发性肌炎和皮肌炎

多发性肌炎和皮肌炎（polymyositis and dermatomyositis）是一种少见的系统性疾病，皮肤和肌肉的炎症，主要特征是累及肩部、骨盆带近端肌肉的对称性无力和萎缩。

临床特征

- 任何年龄。
- 发病高峰期为 40~60 岁。
- 病人男女比例为 1 : 2。
- 肌肉无力和四肢近端肢体肌肉萎缩。
- 主诉无力。
- 约 50% 伴肌肉疼痛和压痛。

- 约 50% 伴关节痛或关节炎(类似于类风湿关节炎的分布)。
- 约 50% 伴吞咽困难,由于食管受累所致。
- 雷诺现象。
- 考虑相关恶性肿瘤:肺和卵巢。

 诊断三联征:无力 + 关节和肌肉疼痛 + 面部紫罗兰色皮疹➡皮肌炎

皮疹

特征性皮疹表现为光敏性。眼睑(图 21.5)、前额和脸颊呈紫红色(紫罗兰色),可能类似于晒伤和眶周水肿的红斑。一个典型的体征是上胸部、背部和肩膀红斑皮疹。手上有特征性皮疹,尤其是手指和甲襞。膝盖和肘部常受累(图 21.6)。

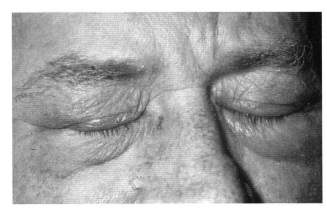

图 21.5 皮肌炎眼睑呈紫红色变色

鉴别诊断:他汀类药物引起的坏死性肌炎(肌酸激酶水平升高)。

诊断

- 肌酶检测(血清肌酸激酶和醛缩酶)。
- 相关抗体检测,如 Jo-1 抗体。
- 活检:皮肤和肌肉。
- EMG 检查:显示特征性模式。

治疗包括糖皮质激素、羟氯喹和细胞毒性药物。应尽早转诊。病人患常见癌症的风险增加,因此恶性肿瘤监测非常重要的。

🌀 干燥综合征

无类风湿关节炎或任何其他自身免疫性疾病的情况下,诊断不足的干眼症(干燥性角结膜炎)被称为原发性干燥综合征,外分泌腺有淋巴细胞浸润。

- 原发性干燥综合征:局限性或多系统性。

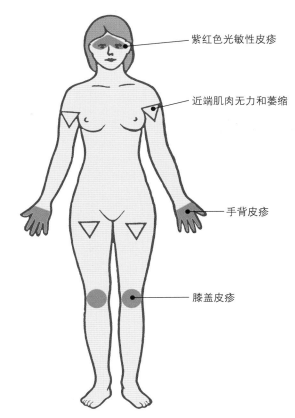

- 紫红色光敏性皮疹
- 近端肌肉无力和萎缩
- 手背皮疹
- 膝盖皮疹

图 21.6 多发性肌炎/皮肌炎的临床表现

- 继发性干燥综合征:继发于其他结缔组织病,包括类风湿关节炎(占 50%)或系统性硬化病。

临床特征

- 疲劳。
- 干燥:口干、眼睛干涩、阴道干涩。
- 吞咽食物困难。
- 龋齿增多、义齿功能障碍。
- 唾液腺增大、唾液分泌减少。
- 气管干燥→慢性干咳;声音嘶哑。
- 性交困难。
- 关节痛伴或不伴非侵蚀性关节炎。

该病虽然被认为是良性的,但可以转化为非霍奇金淋巴瘤(约 44 例中有 1 例)。

 诊断三联征:干眼 + 口干 + 关节炎➡干燥综合征

诊断

- 自身抗体:ANA(ENA)、抗 SSA 抗体(抗 Ro 抗体)、抗 SSB 抗体(抗 La 抗体)阳性。
- 红细胞沉降率、类风湿因子升高,可有贫血。
- 希尔默试验(Schirmer test)(评估结膜干燥)。

管理

- 转诊风湿专科医生。
- 对眼干、口干、阴道干和关节痛的病人进行对症治疗。
- 非甾体抗炎药、羟氯喹或类固醇治疗关节炎。

雷诺现象[2]

（另请参阅第 53 章。）

雷诺现象（Raynaud phenomenon）分为原发性（无相关疾病）和继发性（伴任何 CTD）。

原发性雷诺现象的病人可能进展为 CTD，但可能性较低（5%~15%），诊断延迟时间较长（平均 10 年）[2]。雷诺现象越严重，越有可能进展为系统性疾病。

雷诺现象是一种临床综合征，表现为发作性小动脉血管痉挛，常累及手指和足趾（一次一个或两个），也可能累及鼻子、耳或乳头。

血管炎[2]

血管炎（vasculitides）或血管炎综合征（vasculitis syndromes）是一组涉及血管炎症和坏死的异质性疾病，临床表现和分类取决于累及血管的大小（**表 21.2**），它们属于 CTD 的变异型。

小血管炎是临床常见的类型；中血管炎包括结节性多动脉炎；大血管炎包括巨细胞动脉炎。

提示血管炎的症状包括全身性（不适、发热、体重减轻、关节痛）、皮肤损害（如紫癜、溃疡、梗塞）、呼吸系统（喘息、咳嗽、呼吸困难）、耳鼻喉（鼻出血、鼻窦炎、鼻结痂）、胸痛（心绞痛）、肾脏（血尿、蛋白尿、慢性肾衰竭）和神经系统（各种，如感觉运动）。

小血管炎

小血管炎（small vessel vasculitis）与许多重要的疾病相关，如类风湿关节炎、SLE、细菌性心内膜炎、过敏性紫癜和乙型肝炎。皮肤病变常与这些疾病有关，最常见的表现是无痛、可触及的紫癜，如过敏性紫癜。

> **临床要领**
>
> 任何未确诊的多系统疾病应考虑血管炎。

罕见但致命的病因

被称为系统性血管炎的主要血管炎包括结节性多动脉炎、风湿性多肌痛、巨细胞动脉炎、大动脉炎、白塞综合征、变应性肉芽肿性血管炎和韦格纳肉芽肿，不幸的是，许多病人在疑诊之前就已死亡或病入膏肓。

> **临床要领**
>
> 如果怀疑严重的抗中性粒细胞胞质抗体相关疾病，早诊断能挽救生命，因为肾脏损害是致命的。行尿液血尿和尿蛋白检查，阳性结果，行抗中性粒细胞胞质抗体检测，阳性结果，紧急转诊。

过敏性紫癜

有关过敏性紫癜（Henoch-Schönlein purpura）的更多详细信息，参见第 29 章。

大动脉炎[2]

大动脉炎（Takayasu arteritis）又称"无脉症"或"主动脉弓综合征"，这种血管炎累及主动脉弓和其他大动脉。常见于日本年轻的成年女性，特点包括外周动脉搏动消失和高血压。

结节性多动脉炎

结节性多动脉炎（polyarteritis nodosa，PN）的特征是中小动脉坏死性血管炎，导致皮肤结节、梗死性溃疡和其他严重表现。病因目前不明，但发现与药物滥用者（尤其是掺假药物）、B 细胞淋巴瘤、其他药物和乙型肝炎表面抗原有关。任何病因不明涉及多系统的疾病应怀疑它。

临床特征

- 青、中年男性。
- 全身症状：发热、不适、肌痛、体重减轻。
- 游走性关节痛或多关节炎。
- 沿动脉线的皮下结节。
- 网状青斑和皮肤溃疡。
- 肾脏损害和高血压。
- 心脏疾病：心律失常、心力衰竭、心肌梗死。
- 经活检或血管造影确诊。
- 红细胞沉降率升高。
- 治疗可采取用类固醇皮质激素和免疫抑制剂，转诊专科治疗，必须严格控制血压。
- 死亡常由肾脏疾病所致。

 诊断三联征：关节痛 + 体重减轻 + 发热（± 皮肤病变）➜结节性多发炎

巨细胞动脉炎和风湿性多肌痛

巨细胞动脉炎（giant cell arteritis，GCA）和风湿性多肌痛（polymyalgia rheumatica，PR）这种非常重要的疾病复合体的基本病理是 GCA（同义词：颞动脉炎、颅动脉炎）。临床症状表现为风湿性多肌痛和颞动脉炎，风湿性多肌痛的临床表现总是在颞动脉炎之前,约 50% 有伴随。诊断依靠临床依据,目前还没有发现明确的原因,任何患有巨细胞动脉炎的病人都应紧急转诊。

临床特征(风湿性多肌痛)

- 肩部和骨盆带、颈椎的近端肌肉的疼痛和僵硬(**图 21.7**)。
- 对称分布。
- 典型年龄:60~70 岁(罕见 <50 岁)。
- 两性:女性更常见。
- 晨僵持续 >45 分钟。
- 可有全身症状:体重减轻、不适、厌食症、发热。
- 肩部、臀部疼痛、活动受限(通常不累及其他关节)。
- 当日晚些时候体征可能消失。
- 红细胞沉降率常 >40mm/h,但也可能正常。
  鉴别诊断:类风湿关节炎多肌痛发作。

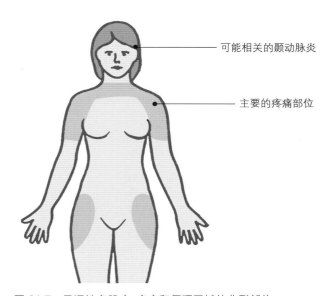

可能相关的颞动脉炎

主要的疼痛部位

图 21.7　风湿性多肌痛:疼痛和僵硬区域的典型部位

 诊断三联征:不适 + 肩胛带疼痛 + 晨僵(>50 岁)➔ 风湿病性多肌痛

临床特征(颞动脉炎)

- 年龄 >50 岁。
- 新发头痛:单侧、搏动性(见第 45 章)。
- 视觉症状,如复视。
- 颞动脉压痛。
- 风湿性多肌痛。
- 颞动脉搏动消失。
- 下颌跛行。
- 颞动脉活检(5cm)有诊断意义。

 诊断三联征:疲劳/不适 + 头痛 + 颌跛行➔颞动脉炎

辅助检查

- 没有针对风湿性多肌痛的特异性检验。
- 红细胞沉降率极高(>50mm/h)。
- CRP:升高。
- 轻度贫血(正色素、正细胞性)。

无并发症疾病的治疗[8]

紧急转诊任何疑似 GCA 的病人。

泼尼松龙

- 起始剂量
  - 颞动脉炎(巨细胞动脉炎):起始量 1mg/(kg·d)(通常 60mg/d),口服,持续 4 周(加用阿司匹林 100mg/d),然后根据 ESR/CRP 逐渐减量。
  - 风湿性多肌痛:15mg/d,口服,持续 4 周,然后每 4 周逐渐减量 2~5mg/d,直至 10mg/d,再每 4~8 周减量 1mg,直至停药。
- 根据临床反应、红细胞沉降率和 CRP 逐渐减至最小有效剂量(通常 <5mg/d),治疗目标 2 年,复发常见。
- 如有并发症(例如发生视力丧失),口服药物之前静脉注射甲泼尼龙 3 日。

其他药物

- 硫唑嘌呤或甲氨蝶呤可用作类固醇减量制剂。

> **临床要领**
> ···
> 巨细胞动脉炎,出现一过性黑矇和非特异性症状后,延误诊断可能产生严重的后果,如失明和卒中等缺血性事件。

白塞综合征[2]

白塞综合征(Behçet syndrome)是一种病因不明的系统性(多器官)血管炎,累及各种大小的静脉和动脉。主要特征是疼痛性口腔溃疡和标志性“针刺”反应,即简单的创伤(如针刺),可在数小时内形成丘疹或脓疱。

临床特征

- 男女比例 2∶1。
- 复发性口腔和/或生殖器溃疡。
- 关节炎(通常是膝盖)。
- 皮肤变化,如结节性红斑。
- 眼部症状:疼痛、视力下降、飞蚊症(眼部炎症)。
  没有特异性诊断检验。

相关问题/并发症:反复葡萄膜炎和视网膜炎→失明、结肠炎、静脉血栓形成、脑膜脑炎。

治疗:大剂量类固醇和特异性溃疡治疗,可能需要改善病情的抗风湿药物(DMARDs)或生物类改善病情的抗风湿药物(bDMARDs)。

临床要领

白塞综合征眼病的病人应立即转诊征求眼科意见,以挽救视力[2]。

肉芽肿性多血管炎[2]

曾称"韦格纳肉芽肿"(Wegener granulomatosis,WG),这种少见的、病因不明的血管炎有典型的三联征:上呼吸道肉芽肿、短暂的肺部阴影(结节)、肾小球肾炎。如果不治疗很容易致命,有时首诊甚至是尸检时作出的。该病诊断困难,尤其是当病人(通常青年到中年)出现发热性疾病和呼吸道症状时,但早期诊断至关重要。该病常与良性鼻部疾病混淆。

临床特征

- 从青春期到老年,年龄 40~45 岁。
- 全身症状(如结节性多动脉炎)。
- 下呼吸道症状(如咳嗽、呼吸困难)。
- 口腔溃疡。
- 上呼吸道症状:流涕、鼻出血、鼻窦疼痛、鼻中隔缺失、耳功能障碍。
- 眼睛受累:眼眶肿块。
- 多关节炎。
- 肾脏受累:通常临床表现不明显(约 75% 肾小球肾炎)。
- 胸部 X 线指向诊断:多发结节、空洞。

- 抗中性粒细胞胞质抗体是有用的诊断标志物(非特异性)。
- 活检能证实诊断,通常为开放性肺组织活检。
- 早期诊断和适当使用 DMARDs 治疗,预后较好。

诊断三联征:不适 + 上呼吸道症状(如鼻炎、鼻窦炎)+ 下呼吸道症状(如喘息、咳嗽)➡肉芽肿性多血管炎

诊断三联征:哮喘 + 鼻炎 + 血管炎 + 嗜酸性粒细胞增多➡变应性肉芽肿性血管炎

参考文献

1 Kumar PJ, Clark ML. *Clinical Medicine* (7th edn). London: Elsevier Saunders, 2009: 73–7.

2 Inflammatory connective tissue diseases [published 2017]. In: *Therapeutic Guidelines* [digital]. Melbourne: Therapeutic Guidelines Limited; 2017. www.tg.org.au, accessed January 2020.

3 Hanrahan P. The great pretender: systemic lupus erythematosus. Aust Fam Physician, 2001; 30(7): 636–40.

4 Nikpour M et al. A systematic review of prevalence, disease characteristics and management of systemic lupus erythematosus in Australia: identifying areas of unmet need. Intern Med J, 2014; 44(12a): 1170–9.

5 Gill JM et al. Diagnosis of systemic lupus erythematosus. AM Fam Physician, 2003; 68(11): 2179–86.

6 Randell P. Scleroderma. In: *MIMS Disease Index* (2nd edn). Sydney: IMS Publishing, 1996: 458–60.

7 Steen VD et al. D-penicillamine therapy in progressive systemic sclerosis (scleroderma): a retrospective analysis. Ann Intern Med, 1982; 97: 652–9.

8 Hernandez-Rodriguez J et al. Treatment of polymyalgia rheumatica: a systematic review. Arch Intern Med, 2009; 169(20): 1839–50.

21

这个病的病程很长；因此，要想把后期出现的症状与刚开始时的标志症状联系起来，这就需要对同一个病例进行持续观察，或者至少要不断地更新症状病史记录，甚至要持续数年。

詹姆斯·帕金森(1755—1824)，《论震颤式麻痹》(译者注：英国人，外科医生，古生物专家。帕金森病最初被描述为"震颤麻痹"，1817年詹姆斯·帕金森首次描述帕金森病的主要症状，后此疾病以他的名字命名)

在全科临床中，有许多神经方面的问题，会让医生陷于诊断困境，对不是神经学专科的医生来说，有些的确是戴面具问题。特别是各种类型的癫痫障碍、大脑和小脑占位性病变、脱髓鞘病变、运动神经元病和周围神经病。

神经系统疾病最常见的陷阱是误诊，误诊最常见的原因是病史采集不充分。另一个误诊的原因是不能在病史采集中能识别反映神经学意义的关键点。

本章将介绍一些非常重要的神经系统疾病：帕金森病，因为它常见却很容易被误诊，尤其是典型症状"搓丸"样震颤不存在或较轻时；多发性硬化(MS)，因为它的早期诊断很困难；急性炎性脱髓鞘性多发性神经炎(吉兰-巴雷综合征)，因为该病如果误诊，可能会很快致命。其中MS几乎可以伪装成任何疾病——"如果你不知道这是什么病，就想想MS。"

全科医生面临的另一个"脑筋急转弯"，是对各种类型癫痫的准确诊断。最常被误诊的癫痫疾病，是复杂性部分性发作或不典型全面性强直-阵挛性发作(见第43章)[1]。更加难诊断的是真性痫性发作与假性或非痫性发作的鉴别诊断。通常神经系统疾病情况应早期转诊至专科医生处理。

复视

在成人中，复视(diplopia)(视物双影)常为急性起病，令人深受其扰，但通常容易诊断。复视总是双眼性的，常由眼外肌不平衡或无力所致。双眼复视的类型(垂直、水平或倾斜)是确定受累眼肌提供线索。单眼复视是当遮盖另一只眼睛时出现的复视，病因在于患眼本身。

表22.1列出了诊断策略模型。

诊断

复视需与视物模糊相鉴别，后者就像电视屏幕上的"虚影"。

表22.1　复视：诊断策略模型

概率诊断
双眼性：
• 眼神经麻痹(Ⅲ、Ⅳ、Ⅵ)：各种原因
• 脑血管意外/短暂性缺血发作
• 眼肌麻痹性偏头痛
• 生理性(左右不同)
• 药物作用，例如酒精、苯二氮䓬类
单眼性：
• 眼部疾病，例如白内障、屈光不正、角膜疾病

不能遗漏的严重疾病
血管性：
• 脑血管意外/短暂性缺血发作
感染：
• 眼内脓肿
• 鼻窦炎
• 肉毒杆菌中毒
• HIV感染/艾滋病
肿瘤/癌症：
• 累及第Ⅲ、Ⅳ、Ⅵ对脑神经
其他：
• 面部骨创伤/头部受伤
• 吉兰-巴雷综合征

陷阱(经常遗漏的)
任何眼眶浸润性病变
罕见：
• 多发性硬化
• 重症肌无力
• 眼眶肌炎
• 海绵窦血栓形成
• 韦尼克脑病

七个戴面具问题的清单
糖尿病：单神经炎
药物，例如镇静剂、阿片类药物、酒精
甲状腺/其他内分泌疾病(甲状腺功能亢进？)

病人是否试图告诉我什么？
如果没有阳性发现，需考虑这一点
有些病例为特发性

诊室内测试

检查复视时分别蒙住一只眼睛,如果仍有复视,则为单眼复视;若蒙住任何一只眼睛时复视均消失,则提示有一条眼球运动肌肉受损。另外要确定复视是否出现在某一特定的注视方向上。当向无力眼肌作用方向注视时,复视最为明显。要求病人用两只眼睛跟随医生的手指、红色别针或小手电光的呈"H"字母形移动。

- 第Ⅲ对脑神经——眼球外展:分离性斜视。
- 第Ⅵ对脑神经——眼球外展不能:会聚性斜视(**图22.1**)。

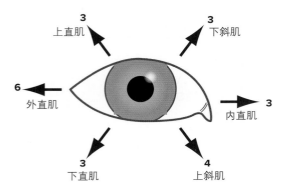

图22.1　右眼运动方向对应的眼外肌和脑神经(3=动眼,4=滑车,6=外展)

关键的辅助检查

- 大多数病例无阳性结果。
- 一线检查:尿液分析、血糖、全血细胞计数、红细胞沉降率/C反应蛋白(? 动脉炎)。
- 考虑:甲状腺功能测试,如有指征则安排影像学检查(转诊)。
- 红细胞沉降率(考虑动脉炎)。
  注意:
- 要排除第Ⅲ对和第Ⅵ对脑神经麻痹,因为它们可能继发于致命性疾病。
- 若近期起病且持续性双眼复视,紧急转诊。

肌无力

肌无力(muscle weakness)是许多疾病的常见表现,从神经性和肌源性疾病到代谢性和精神病性疾病。临床上鉴别上运动神经元体征和下运动神经元体征非常重要(**表22.2**)。

上运动神经元病变

当病灶累及在前角细胞以上神经通路时,则会出现

表22.2　下运动神经元病变和上运动神经元病变之间的临床差异

临床表现	上运动神经元病变	下运动神经元病变
肌无力	存在	存在
肌萎缩	无或轻度	明显
肌力	下降	下降
肌张力	通常增加(痉挛性麻痹)伴或不伴阵挛	消失或降低(弛缓性麻痹)
肌束颤动	无	可能存在
反射	腱反射活跃 腹壁反射消失 跖反射伸展	无或减弱 跖反射向下

上运动神经元(upper motor neurone, UMN)病变体征[2],病变可位于大脑皮质、内囊、脑干或脊髓的运动通路上。

临床示例包括卒中(脑部血栓形成、栓塞或出血)、各种神经通路上的肿瘤、脱髓鞘疾病(如多发性硬化)和感染(如HIV)。

下运动神经元病变

当病灶位于前角细胞至周围神经通路(脊反射弧)时,则会出现下运动神经元(lower motor neurone, LMN)病变体征。

临床示例包括周围神经病、吉兰-巴雷综合征、脊髓灰质炎和周围神经增厚(如麻风病)。

注意:脊髓病变在该病变所处层次引起下运动神经元病变体征,在该病变所处层次以下引起上运动神经元病变体征。

神经源性和肌源性肌无力

鉴别神经系统病变(尤其是下运动神经元病变)或肌肉疾病引起的肌无力,也是很重要的。两者的临床表现特点比较见**表22.3**。肌强直是肌肉僵硬、在主动收缩后难以放松,例如肌营养不良症(强直性营养不良)(**表22.7**)。

表22.3　肌无力:神经源性病变和肌源性病变临床表现的主要差异

肌源性无力	神经源性肌无力
即便是严重肌无力,反射也常存在	即便是轻度肌无力,反射也常不存在
与萎缩不成比例的无力	与无力不成比例的萎缩
感觉正常	伴或不伴感觉改变
无肌束颤动(多发性肌炎可引起肌束颤动)	特征性肌束颤动

🔊 运动神经元病

运动神经元病(motor neurone disease, MND)是一种进

行性神经肌肉疾病,是由大脑、脑干和脊髓中运动神经元凋亡引起的四肢肌无力和延髓性麻痹。不累及感觉系统,也不累及支配眼肌的脑神经。5%~10% 的运动神经元病为常染色体显性遗传;其余为散发。三种主要类型是:

1. 肌萎缩侧索硬化(Lou Gehrig 病):下运动神经元病变的肌萎缩合并上运动神经元病变的反射亢进,导致进行性痉挛,是最常见的类型。

2. 进行性肌萎缩:从远端肌肉开始萎缩;有广泛的肌束颤动。

3. 进行性延髓性麻痹(下运动神经元病变)和假性延髓性麻痹(脑干运动核的下运动神经元病变):结果会导致萎缩性舌肌颤动、咀嚼和吞咽无力,以及面部肌肉无力。

症状和征象

- 无力或肌肉萎缩:首先表现在手(抓握无力)或足。
- 绊倒:痉挛性步态、足下垂。
- 吞咽困难。
- 言语困难,比如口齿不清、声音嘶哑。
- 骨骼肌肌束颤动(抽搐)和舌肌颤动。
- 抽筋。
- 情绪不稳、抑郁。
- 伴或不伴肌肉疼痛。

诊断是临床性的,没有用于确诊的辅助检查,不过神经生理学检查及头颅和脊髓 MRI 有助于与其他疾病相鉴别。

运动神经元病是无法治愈的,通常病人在 3~5 年内会因呼吸衰竭/吸入性肺炎死亡。

无法治疗意味着对预后的影响,尽管利鲁唑(钠通道阻滞剂)似乎能略微减缓进展。另外巴氯芬(10mg,2 次/d)可能有助于缓解抽筋;肉毒毒素可能有助于缓解痉挛,普鲁本辛或阿米替林有助于缓解流涎。多学科服务是必不可少,管理原则是支持治疗。

震颤

震颤(tremor)是一种需要正确评估的重要症状。诊断策略模型(包括病因)见表 22.4。注意有一个常见的陷阱,是将表现为震颤的帕金森病病人诊断为良性原发性震颤,或将良性原发性震颤诊断为帕金森病。临床上鉴别两者并非易事,必须记住,20% 的病人同时患有这两种疾病。

静止性震颤:帕金森病

静止性震颤(resting tremor),即帕金森病(Parkinson's disease)的震颤发生在静止状态。当上肢支撑在大腿上和行走时,手部震颤最为明显,特征性运动是"搓丸"样动作,即掌指关节的手指运动联合拇指运动。在指鼻测试时,静止性震颤减弱。诱发震颤的最好方法是分散病人注意力,例如将病人注意力集中在左手上,然后通过观察来"检查"右手,或让病人左右转头。

动作或姿势性震颤

动作或姿势性震颤(action or postural tremor)让病人伸展手臂和分开手指,可观察到这类细微震颤。如果将一张纸放在病人手背上,可更加明显地观察到震颤。震颤存在于整个运动中,主动收缩会加重。

病因

- 原发性震颤(又称家族性震颤或良性原发性震颤)。
- 老年性震颤。
- 生理性。
- 焦虑/情绪性。
- 甲状腺功能亢进。
- 酒精。
- 药物,例如药物戒断(如海洛因、可卡因、酒精)、苯丙胺、锂剂、拟交感神经药(支气管扩张药)、丙戊酸钠、重金属(如汞)、咖啡因、胺碘酮。
- 嗜铬细胞瘤。

意向性震颤(小脑疾病)

意向性震颤(intention tremor)是一种粗大摆动样震颤,在休息时消失,但动作时加重,接近目标更加明显。通过"手指-鼻子-手指"接触,或让病人用足跟沿着对侧小腿胫前下滑来检查。指鼻不准是一个特征性体征,它出现在小脑脑叶病变和小脑连接病变中,以及一些药物所致。

拍打(代谢性震颤)

拍打(flapping)是当伸展手臂并过度伸展手腕时,可观察到拍打或"扑翼样"震颤。它包含腕部缓慢、粗大和急促的屈曲和伸展运动。

注意:拍打(扑翼样震颤)并非严格意义上的震颤。

病因

- 肝豆状核变性(Wilson 病)。
- 肝性脑病。
- 尿毒症。
- 呼吸衰竭。
- 中脑红核病变(拍打的经典病因)。

🜋 原发性震颤

原发性震颤(essential tremor)可能是最常见的运动障碍(流行率为 2%~5%),有各种不同的名称,如良性、家族性、老年性或青少年性震颤。

表 22.4   震颤:诊断策略模型

概率诊断	关键病史
良性原发性(家族性)震颤 老年性 生理性 帕金森病(包括药物诱发的帕金森病) 功能性或心因性,如焦虑/情绪性 酒精	• 震颤的性质:静止性、意向性、搓丸样、拍打(扑翼样震颤) • 震颤的家族史 • 认知变化或其他神经系统问题的证据 • 系统评估:呼吸、心脏、肝脏、肾脏

不能遗漏的严重疾病

血管性:

- 脑梗死→帕金森综合征

感染:

- 脑膜脑炎
- 三期梅毒

癌症/肿瘤:

- 脑肿瘤(额叶)

其他:

- 器官衰竭(肾脏、肝脏、肺脏)的毒性作用

重要的身体检查

- 一般表象和生命体征
- 呼吸、心脏、腹部(尤其是肝脏)和神经系统检查

重要的辅助检查

根据上面情况安排:

- 全血细胞计数和红细胞沉降率
- 甲状腺功能检查(甲状腺功能亢进)、肝功能检查、血氧饱和度/血气分析
- 毒品筛查
- 磁共振

经常遗漏的陷阱

小脑疾病
多发性硬化症
脆性 X 综合征
阿尔茨海默病
肾衰竭尿毒症
呼吸衰竭二氧化碳潴留
肝衰竭

罕见:

- 肝豆状核变性(Wilson 病)
- 中脑病变(红核)

诊断要领

- 少量酒精可缓解原发性震颤
- 原发性震颤三联征:姿势性或动作性震颤、头部震颤、阳性家族史
- 寻找帕金森病四联征:静止性震颤、运动迟缓、肌强直、姿势不稳
- 寻找小脑四联征:意向型震颤、构音障碍、眼球震颤、共济失调步态
- 诱发帕金森征的典型药物是吩噻嗪、丁苯酮、利血平

七种戴面具问题的清单

药物:撤药,如阿片类药物、兴奋剂、非法药物、苯二氮䓬类、咖啡因、酒精;不良反应,如拟交感神经药,β 受体激动剂、锂剂、吩噻嗪、丙戊酸盐、胺碘酮、酒精
甲状腺/其他内分泌疾病(甲状腺功能亢进、低血糖、嗜铬细胞瘤)

病人是否试图告诉我什么?

焦虑(尤其是过度通气)

临床特征

- 常染色体显性遗传疾病(外显率可变)。
- 常开始于成年早期,甚至青春期。
- 通常开始于双手轻微震颤。
- 可累及头部(摇晃)、下颌和舌头,很少累及躯干和腿。
- 干扰书写(不是小写征)、端茶碗和拿勺子等。
- 手臂伸展时震颤最明显(姿势性震颤),休息时不明显。
- 焦虑加剧震颤。
- 如果累及延髓肌,可能影响言语。
- 饮酒可缓解。
- 手臂摆动和步态正常。

三联征

- 阳性家族史。
- 震颤几乎不导致失能。
- 步态正常。

原发性震颤与帕金森病的鉴别

不是能轻易地作出鉴别诊断,因为尽管手臂支撑在大腿上时手部静止性震颤最明显,但帕金森病也可出现姿势性震颤。帕金森病震颤频率较慢,为 4~6Hz,原发性震颤频率更快,为 8~13Hz。影像学检查不能鉴别。

鉴别这两种疾病最有效的方法是观察步态,原发性震颤者步态正常,但帕金森病者可有上肢摆动消失,步幅常变小,伴屈曲姿势和拖曳步态。

管理

大多数病人不需要治疗,需要的只是一个适当的解释[1]。如有必要,应用普萘洛尔(首选)或普力替丁:62.5mg,每晚 1 次(最大用量 250mg)[3]。普萘洛尔的常规起始剂量为 10~20mg,2 次/d;许多病人需要 120~240mg/d[3]。如果震颤仅在情绪压力增加时影响生活,仅需要在接触压力前 30 分钟间断性使用苯二氮䓬类药物(如劳拉西泮 1mg)即可。适量饮酒(如一杯威士忌)非常有效,摄入一个标准酒精量通常可以减轻震颤;更大剂量的酒精没有更多效应。如果药物无效,可采用丘脑的深部脑刺激。

🅢 帕金森病

帕金森病(Parkinson disease,PD)是一种自动运动功能异常的脑部疾病,它依赖多巴胺来维持运动的幅度和速度,多巴胺的丧失会导致运动变小、变慢。帕金森病的病理特征是脑干黑质中产生多巴胺的神经元丢失,以及神经元内路易体(Lewy bodies)的丢失[4]。约 5% 病人有遗传因素。

帕金森病起病缓慢且隐匿,早期诊断是重要的临床问题之一。有时诊断会非常困难,尤其是当震颤不存在或很轻微时,如动脉粥样硬化退行性帕金森综合征。特殊检查中没有任何特异性异常,诊断依靠病史和身体检查。根据一般经验,帕金森病的诊断限定在对左旋多巴(L-多巴)治疗有效的病人,其余的称为帕金森综合征或"帕金森叠加"。

帕金森病经典五联征

1. 震颤(休息时)。
2. 肌强直。
3. 运动迟缓/运动减少。
4. 姿势不稳。
5. 步态冻结。
　≥2 个体征=帕金森病。

关键事实和要点
- 帕金森病是一种最常见的致残性慢性神经系统疾病,其中约 90% 是特发性的[5]。
- 澳大利亚的患病率为(120~150)/10 万[5];罹患风险为 1/40。
- 平均发病年龄在 58~62 岁之间[5]。
- 70 岁以上人群中发病率急剧上升(高峰为 65 岁)[5]。
- 诊断依据病史和身体检查。
- 有跌倒表现的老年人,均要考虑到帕金森病。
- 嗅觉减退是最初的症状之一,其他先于帕金森病的症状包括便秘、快动眼睡眠障碍和直立性低血压。
- 非运动性自主功能障碍:认知、行为、情绪。

- 可有偏侧帕金森综合征,所有的体征局限于一侧,因此必须与偏瘫相鉴别。但实际上,大多数帕金森病病人都是单侧开始的。
- 一定要考虑到药物引起的帕金森综合征,常见药物有吩噻嗪类、丁酰苯类和利血平,震颤可不常见,但僵硬和运动迟缓可能是严重的。
- 其他原因包括血管性(动脉粥样硬化)和正常压力脑积水。具体见表 22.5。

征象(图 22.2)

- 肌力、感觉和反射通常正常。
- 肌肉张力增加:检查腕关节时病人显示有齿轮或铅管样强直。
- 最早的异常体征为快速轮替运动敏捷度差和摆臂运动消失,以及注意力分散时肌张力增高。
- 额叶体征阳性,如抓握和叩击眉间(正常眨眼 3 次),在帕金森综合征更常见。

注意:没有针对帕金森病的实验室检查,只能依靠临床诊断。甲状腺功能减退和抑郁也会导致运动缓慢,易于混淆诊断。

注意:Steele-Richardson-Olszewski 综合征,又称进行性核上性麻痹(progressive supranuclear palsy,PSP)帕金森综合征、轻度痴呆和垂直凝视功能障碍,需要鉴别。

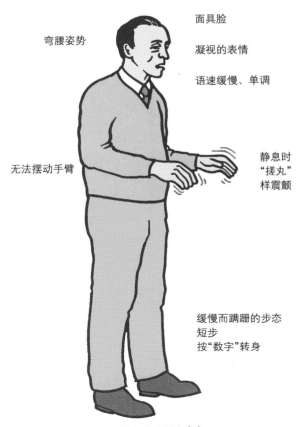

弯腰姿势
面具脸
凝视的表情
语速缓慢、单调
无法摆动手臂
静息时"搓丸"样震颤
缓慢而蹒跚的步态
短步
按"数字"转身

图 22.2　帕金森病的基本临床特征[6]

表 22.5　帕金森病：症状和体征（清单列表）

一般症状	疲倦
	昏睡
	躁动
	无法从椅子或汽车上起身，以及在床上翻身
震颤	休息时出现
	慢速：4~6 次/s，循环
	交替，尤其是手臂
	"搓丸"动作（严重时）
	注：可能未见或单边
强直	"齿轮"样：前臂被动伸展时"颤抖"，感觉就像穿过齿轮
	铅管样：四肢通过运动抵抗被动伸展（恒定阻力）
运动：运动迟缓/运动减退	启动动作缓慢
	精细手指任务困难
	小写征（图 22.3）
	面具脸
	相对缺乏眨眼
	眼睛会聚障碍
	过度流涎（晚期）
	吞咽问题（可吸入）
	在床上翻身和从椅子上起身困难
	言语缓慢、柔和单调/构音障碍
步态障碍	单侧或双侧无摆臂运动
	启动缓慢
	慢速、拖曳和窄步
	短步（小碎步）
	转身缓慢（"按数字转身"）
	接近障碍物时"冻结步态"
	慌张步态
平衡障碍	失衡
	直立反射受损
	跌倒：可能表现为首发
姿势障碍	躯干逐渐向前屈曲（弯腰）
	患侧肘关节屈曲
自主神经系统症状	便秘（常见）
	直立性低血压：可能由治疗引起
神经心理症状	抑郁（早期）、焦虑、睡眠障碍
	通常 10 年内有 30%~40% 病人表现为进行性痴呆[6]
	幻觉：路易体痴呆或治疗引起

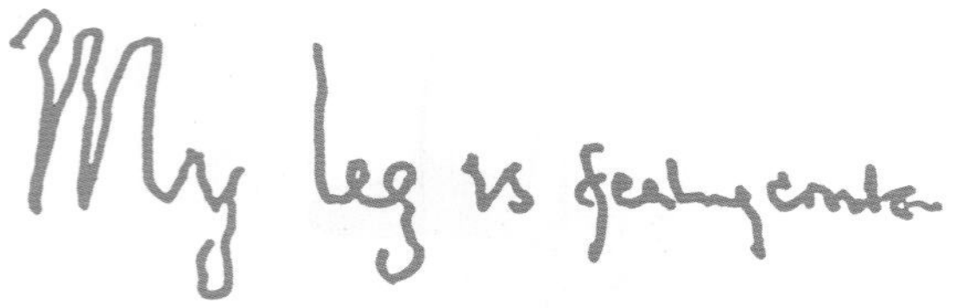

图 22.3　小写征，帕金森体征之一

错过早期诊断的三大陷阱[5]：

- 年龄：10%~15% 发病时年龄 <50 岁。
- 认为本病是男性疾病：女性=男性。
- 没有静止性震颤（仅 50% 起病时有）。

管理原则

- 提供适当的解释和释除担忧。
- 解释帕金森病是缓慢进展的，经治疗可得到改善但不能治愈。它与病死率增加相关（与一般人群相比，死亡相对风险增加 1.6~3.0 倍）。治疗能否降低病死率仍存在争议[7]。
- 开始就转诊至专科医生以共享医疗。
- 支持系统对晚期帕金森病是必要的。
- 手杖（可分散重心）使用方法教育，可能有助于预防跌倒，持续照顾是很需要的，以便终末期病人收入疗养院。
- 纠正脑内多巴胺缺乏和/或阻止胆碱能过剩。

管理（药物）[8-9]

避免延误治疗。一旦症状影响病人工作能力和享受生活，就应立即开始治疗。只有正确的询问才能明确，因为病人可能会接受生活受影响，却没有认识到是由帕金森病所致。起始小剂量左旋多巴 100/25（1/2 片，2 次/d）治疗，缓慢加量。左旋多巴制剂之间通常没有区别。应个体调整剂量，让病人既不会出现副作用，也不会因剂量不足而没有明显获益（表 22.6）。剂量通常加量到 1 片，2 次/d，然后再考虑附加治疗。

抗胆碱药和金刚烷胺等旧药在现代治疗中仍占一席之地，左旋多巴主要针对运动迟缓，是最好的药物和基线治疗。当出现残疾（运动障碍）时，应给予左旋多巴与脱羧酶抑制剂（卡比多巴和苄丝肼），以 4:1 的比例联合使用。左旋多巴治疗对震颤改善不明显，但可以改善肌强直、运动障碍和步态障碍，是 70 岁以上病人的首选[10]。如果病人以震颤为主，尤其是年轻病人，考虑使用苯海索或苯托品。

新的非麦角衍生物多巴胺激动剂（如普拉克索和罗替戈汀）可用于治疗，尤其在有左旋多巴"开-关"现象时（全天波动），也可作为某些早期帕金森病的一线单药治疗，但要谨慎使用[8]。与其他药物联用效果最佳。该类药比麦角衍生物更受欢迎，因为副作用更小；麦角衍生物可能有严重副作用（如心脏瓣膜损伤），故现已不再推荐使用。司来吉兰是一种有效的二线药物，尤其是与信尼麦（Sinemet）（卡比多巴 + 左旋多巴）联合使用。如果病人伴有疼痛、抑郁或失眠，三环类抗抑郁药（如阿米替林）可能有效。

恩他卡朋可能对出现左旋多巴治疗剂末现象的病人有增加"开的时间"和减少运动症状波动的作用。初始剂

表 22.6 抗帕金森病药物

药物	主要副作用
多巴胺能药物（标准和缓释）	
• 左旋多巴 + 苄丝肼	恶心和呕吐（起初）
• 左旋多巴 + 卡比多巴	直立性低血压
	异动症
	精神障碍
	强迫行为/冲动控制障碍（如下）
	开关现象
	剂末效应
	便秘
多巴胺激动剂	
麦角衍生物（不推荐）：	恶心和呕吐
• 溴隐亭	头晕、乏力、嗜睡
• 卡麦角林	强迫行为（赌博、敲打、过度消费、性欲亢进）
• 培高利特	直立性低血压
非麦角衍生物	
• 普拉克索	—
• 罗匹尼罗	—
• 罗替高汀	—
• 阿扑吗啡（皮下注射）	恶心、精神病、运动障碍
抗胆碱药	
• 苯海索	口干
	胃肠道功能紊乱
	便秘
	老年人精神错乱
• 甲磺酸苯扎托品	青光眼和前列腺炎禁用
• 比哌立登	—
儿茶酚氧位甲基转移酶抑制剂	
• 恩他卡朋	腹泻、尿色变浅
• 恩他卡朋复 + 左旋多巴/卡比多巴（达灵复）	睡眠问题
单胺氧化酶抑制剂	
• 司来吉兰	口干
• 雷沙吉兰	神经精神障碍
	恶心
	头晕、乏力
	失眠
其他	
• 金刚烷胺	恶心呕吐
	失眠
	噩梦
	神经精神障碍
	足踝水肿
	网状青斑

量为 200mg，最好与左旋多巴联合使用。

治疗策略[8-9]

轻度（轻微残疾）：

- 左旋多巴制剂（低剂量），例如：左旋多巴 100mg+ 卡比多巴 25mg（1/2 片，2 次/d，根据病情可逐渐增加至 1 片，3 次/d）。

或

- 如果疗效不够，每日服用金刚烷胺 100mg，对于年轻人或老年人，疗效可持续 12 个月。
- 如有必要，可在使用左旋多巴的同时加用司来吉兰，最多至 5mg，2 次/d。

中度（残疾但仍可独立生活，如书写、运动、正常步态）：

- 左旋多巴制剂。
- 司来吉兰：1mg，2 次/d。

和/或

- 必要时添加非麦角多巴胺剂
  - 普拉克索：0.25mg/d 起始，经皮给药。

或

  - 罗替戈汀：2mg/d 起始。

重度（残疾，生活依赖他人）：

- 左旋多巴（至最大耐受剂量）+ 非麦角多巴胺制剂。
- 每剂左旋多巴中添加恩他卡朋 200mg，如达灵复。
- 考虑使用抗抑郁药物。
- 一个实用的治疗策略，见**图 22.4**

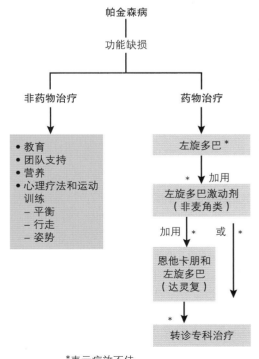

图 22.4 早期帕金森病的管理：一种可能的途径

长期问题

左旋多巴治疗 3~5 年后,约半数病人出现副作用[5]:

- 不自主运动:异动症。
- 剂末现象(药效作用时间缩短至 2~3 小时):考虑使用恩他卡朋。
- "开-关"现象(突然无法移动,30~90 分钟内恢复)。
- 清晨肌张力障碍,如足趾勾紧(由疾病本身导致,不是副作用)。

专科医生会诊并指导是合理的。

疾病晚期[8]

在有专科医生指导和良好的居家/护理服务下:

- 阿扑吗啡可用于左旋多巴无效的严重运动障碍。
- 对于恶心和呕吐副作用:在用阿扑吗啡前 24 小时服用多潘立酮 20mg,3 次/d。
- 金刚烷胺(100mg,2 次/d)也可以达到更好的疗效。
- 选择左旋多巴空肠给药。

禁忌药物

- 吩噻嗪类和其他传统抗精神病药。
- 丁酰苯类药物。

多学科医疗

这一重要策略包括物理疗法、职业疗法、理疗(如太极拳)和精神病学/心理学(如认知行为疗法、冥想)。

治疗(手术)

首选方法是通过电极向丘脑底核进行高频深部脑刺激,对本病所有主要症状均可能有益。诸如丘脑切除术等手术的适应证是长期左旋多巴治疗疗效欠佳的病人,尤其是令人烦恼的异动症。手术治疗更适合于单侧震颤的年轻病人[8]。

何时转诊

如果初始临床表现诊断不明确,可以在一段时间后复查,或者将病人转诊并进行更多的神经系统评估。

一旦确诊或高度怀疑,最好转诊以明确诊断,并寻求治疗方案,病人及其家属通常选择这种方法。在未出现症状波动的最初几年,全科医生可以根据与神经科医生密切合作制订的总体方案进行治疗。当出现症状波动和疾病晚期表现(如步态障碍)时,宜由专科医生进行指导[1]。

帕金森附加综合征和鉴别诊断的红旗征[11]

双侧起病(PSP)
对左旋多巴反应差

自主神经功能障碍:膀胱问题、直立性低血压(MSA)
肌张力障碍(PSP)
颈前屈(头部弯曲)(MSA)
颈后仰(头部伸展)(PSP)
肌阵挛(CBD、CJD)
早期出现痴呆(LBD)
CBD=皮质基底节变性;CJD=克-雅病;LBD=路易体痴呆;
MSA=多系统萎缩;PSP=进行性核上性麻痹

帕金森病相关认知功能障碍[4,10]

可能由多种因素造成,包括帕金森相关痴呆、路易体痴呆、阿尔茨海默病和药物治疗,所有这些因素均可诱发精神障碍,但左旋多巴药物治疗的可能性最小。神经精神症状是多变且怪异的,常于夜间加重。导致精神错乱的因素如图 22.5 所示。治疗以单药治疗为基础,逐渐增加左旋多巴剂量至最大耐受量,例如 450~600mg/d。

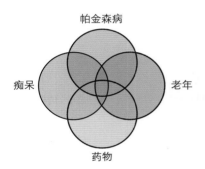

图 22.5　导致精神错乱的因素

帕金森病的临床要领

- 帕金森病与帕金森综合征简单的鉴别诊断方法之一是左旋多巴治疗试验,该治疗对帕金森病疗效很好,对帕金森综合征则疗效差。
- 左旋多巴是治疗的"金标准"。
- 确保区分药物诱发的不自主运动和帕金森病的震颤。
- 尽可能保持低剂量左旋多巴,以避免药物诱导的不自主运动。
- 在髋部骨折的老年人,请务必考虑到帕金森病(平衡障碍的表现)。
- 治疗时记住平衡精神错乱和帕金森病。
- 牢记"日落"效应:病人经常在日落时出现精神错乱。
- 不要忽视家庭的需求,他们常默默承受。
- 如果要撤药,应缓慢撤药。

管理(精神症状)

- 住院治疗。
- 排除和治疗合并症,如尿路感染。
- 剔除和戒掉最差药物。

- 缓慢增加左旋多巴剂量至 150mg,3~4 次/d。
- 给予低剂量一线药物喹硫平,或夜间给予奥氮平。

感觉异常和麻木

感觉异常和麻木的诊断策略见**表 22.7**。

表 22.7 感觉异常和麻木:诊断策略模式

概率诊断
糖尿病性周围神经病
营养性周围神经病,尤其是酒精,以及维生素 B$_{12}$、叶酸缺乏导致的
焦虑伴发过度通气
神经根受压,例如坐骨神经痛、颈椎病
神经卡压,尤其是腕管综合征
不能遗漏的严重疾病
血管性:
• 脑血管病/短暂性脑缺血发作
• 周围血管疾病
感染:
• 艾滋病
• 莱姆病/可疑蜱传播性疾病
• 麻风病
• 某些病毒感染
肿瘤/癌症:
• 播散性恶性肿瘤
• 脑/脊髓肿瘤
其他:
• 尿毒症
• 吉兰-巴雷综合征
• 脊髓外伤
• 海洋鱼类毒素,例如蟾鱼(河豚)毒素、雪卡毒素
陷阱(经常遗漏的)
有局灶体征的偏头痛变异型
多发性硬化症/横贯性脊髓炎
低钙血症
罕见:
• 慢性炎症性多发性神经病
• 淀粉样变性
• 重金属毒性,例如铅中毒
七个戴面具问题的清单
糖尿病
药物,如细胞毒性药物、干扰素
贫血:恶性贫血
甲状腺/其他内分泌疾病:甲状腺功能减退?
脊髓功能障碍
病人试图告诉我什么?
考虑转换反应(歇斯底里),严重的焦虑症
有些病例可能是特发性的

🦴 多发性硬化

多发性硬化(multiple sclerosis,MS)是 20~50 岁人群

进行性神经功能障碍最常见的原因[11]。普遍认为 MS 是一种自身免疫性疾病,且认为遗传和环境因素发挥了一定作用[12]。早期诊断是困难的,因为 MS 以广泛的神经系统病变为特征,不能用单一解剖部位病变来解释,且各种症状和体征会出现无规律的恶化和缓解。病灶在"时间和空间上多发"。诊断中最重要的是提高警惕性,MRI 的使用彻底改变了 MS 的诊断。

MS 是一种原发性脱髓鞘疾病,脱髓鞘发生在整个大脑的白质和灰质、脑干、脊髓和视神经的斑块中。临床表现取决于病灶的部位,该病伴有脑容量减少。

MS 有多种类型:复发缓解型(最常见)、继发进展型、进行性复发型和原发性进展型;且表现为"良性"和"恶性"形式。

临床特征

见**图 22.6**。

- 在女性中更常见:男女比例 1:3。
- 发病高峰年龄在 40 岁。
- 短暂的运动和感觉障碍。
- 上运动神经元瘫痪体征。
- 症状在数日发生,但可突发。
- 约 80% 最初为单发症状。
- 仅 20% 为良性疾病。
- 约 20% 初期为多种症状。
- 常见的初期症状包括:
  - 视神经炎的视觉障碍(单眼视物模糊或视力丧失,有时为双眼);中央暗点伴有眼球运动疼痛(看起来像单侧视神经乳头水肿)。
  - 复视(脑干病变)。
  - 单腿或双腿无力,轻截瘫或单肢瘫。
  - 下肢或躯干感觉障碍:麻木、感觉异常;束带感;肢体笨拙(位置觉丧失);踩棉花感。
  - 眩晕(脑干病变)。
- 随后缓解和恶化,因人而异。
- 80% 为复发缓解型。
- 会出现进展型,特别是 50 岁左右女性。
- 焦虑、抑郁和其他情绪障碍常见。

易混淆诊断的症状

- 膀胱功能障碍,包括尿潴留和尿急。
- 位置觉丧失导致"无用手"。
- 面瘫。
- 三叉神经痛。
- 精神症状。

在已确诊的疾病中,常见症状是疲劳、勃起功能障碍和膀胱功能紊乱。

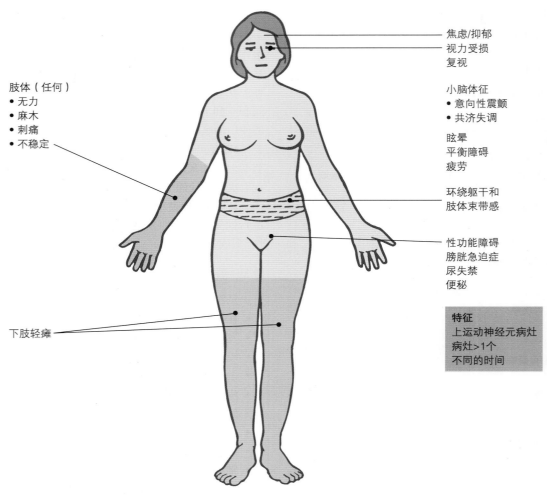

肢体（任何）
• 无力
• 麻木
• 刺痛
• 不稳定

下肢轻瘫

焦虑/抑郁
视力受损
复视

小脑体征
• 意向性震颤
• 共济失调

眩晕
平衡障碍
疲劳

环绕躯干和
肢体束带感

性功能障碍
膀胱急迫症
尿失禁
便秘

特征
上运动神经元病灶
病灶>1个
不同的时间

图22.6   多发性硬化基本临床体征

身体检查（神经系统）

结果取决于病变的部位或数量,包括视神经萎缩、无力、反射亢进、跖伸肌反射、眼球震颤(两种类型:小脑性或共济失调性)、共济失调、协调障碍和区域性感觉障碍。

诊断

诊断要结合临床和 MRI 检查结果,并取决于以下决定因素:

• 病变总是上运动神经元病变。
• >1 个部位的中枢神经系统受累,但不一定在首次就诊时就有。
• 发作在时间和空间上是分开的。
• 实际上 MS 只能在第二次复发后或 MRI 显示新病灶时才能被确诊。
• 早期诊断需要 MRI 上有增强病灶或新发的 2 个病灶作为客观证据,表明时间上多发[11]。
• 诊断标准基于国际公认的 2010 McDonald 标准[12-13]。必须排除其他神经系统疾病,如感染(如脑炎)、恶性

肿瘤、脊髓压迫、脊髓小脑变性等。

辅助检查

• 腰椎穿刺:90% 的病人可在脑脊液中检测到寡克隆 IgG[14](仅在必要时)。
• 视觉诱发电位:约 90% 出现异常。
• MRI 扫描:通常异常,约 90% 证实有 MS 病灶[14]。

病程和预后

• 病程多变且难以预测。早发(<30 岁)通常是"良性"的,晚发(≥50 岁)通常为"恶性"。
• 80%~85% 的病人有典型的复发和缓解病史[14]。
• 复发率约为 2 年 1 次。
• 约 20% 的病人从发病开始呈进行性的痉挛性截瘫(主要见于晚年发病)。
• MS 从确诊到死亡的平均病程约为 40 年[14]。
• 约 30% 的病人为"良性"病程,10%~20% 不发生严重残疾。
• 需要助行器的平均时间为 15 年。[8]

- 单次视神经炎发作后发展为 MS 的可能性约为 60%。

管理原则

- 所有病人都应转诊至神经专科医生处确诊,诊断必须准确。
- 应向病人解释疾病及其自然病程。
- 急性复发如果引起明显残疾,需要治疗。
- 抑郁和焦虑常见,需要早期治疗,如使用帕罗西汀。
- 感知行为治疗或基于冥想的干预。

治疗(复发)

轻度复发

轻微的症状,如麻木和刺痛,只需要明确症状、休息和安慰。

中度复发

- 在门诊环境下使用泼尼松。

重度复发或发作[8,15]

症状包括视神经炎、截瘫或脑干体征。入院接受静脉治疗:

- 甲泼尼龙:1g,加入 200ml 生理盐水中缓慢静脉滴注(1 小时),1 次/d,持续 3 日。

可以使用血浆置换。

仔细观察有无心律失常。

预防复发药物[16]

目前一线免疫调节剂包括干扰素、醋酸格拉替雷和单克隆抗体(那他珠单抗和阿仑单抗)或其他药物。

干扰素 β-1b(皮下注射)和干扰素 β-1a(肌内注射)对频繁和严重发作的病人似乎是有效的(但昂贵)。

正在接受评估的新药包括特立氟胺、西尼莫德、达克珠单抗、奥美珠单抗和生物素。

治疗(症状)[7,16]

痉挛

- 物理治疗。
- 巴氯芬:10~25mg,每晚口服。
- 对于连续药物治疗:巴氯芬,口服,初始 5mg,3 次/d,增加到 25mg,3 次/d+ 地西泮 2~10mg,3 次/d。
- 丹曲林为替代药物。

发作性(如神经痛)

- 卡马西平或加巴喷丁。

大麻制品

大麻类药物"Stativex"对放松、疼痛和膀胱功能的疗效仍有争议。一项随机对照试验显示其对逼尿肌的活动改善有效[17]。

其他症状的治疗见相关参考文献[8,16]。

🔑 周围神经病

周围神经病(peripheral neuropathy,PN)是指造成中枢神经系统以外的神经损伤的疾病。它可能是单神经病变,如腕管综合征;也可能是多发性单神经病变,包括多条不对称的单神经(如血管炎);或者是多发性神经病,属于一种弥漫性对称性疾病,被称为最典型的周围神经病。该病根据临床病程可分为急性、亚急性或慢性。临床表现包括感觉、运动、自主神经或混合性的(感觉运动)。

- 感觉症状:刺痛、灼热、四肢麻木,步态不稳(位置感丧失)。
- 运动症状(下运动神经元):双手无力或笨拙,足/手腕下垂。
- 体征:可能是经典的"手套和袜套"样感觉丧失、感觉共济失调、下运动神经元损害体征(远端肌肉萎缩、肌无力、反射消失或下降、肌束颤动)。

病因

- 以感觉障碍为主:糖尿病、维生素(B$_1$、B$_6$、B$_{12}$、叶酸)缺乏、酒精中毒、各种神经毒性药物中毒、麻风病、尿毒症、淀粉样变性、恶性肿瘤。
- 以运动障碍为主:铅中毒、卟啉病、各种神经毒性药物中毒,遗传性运动感觉神经病(Charcot-Marie-Tooth 综合征,常表现为腓骨肌萎缩),以及获得性炎症性多发性神经病:急性(吉兰-巴雷综合征)和慢性(慢性炎性脱髓鞘性多发性神经病)。

注意:很多情况下,即使有完整的病史和检查也找不到病因。

管理

转诊至合适的的医生处进行诊断,特别是通过电生理学检查。

🔑 急性炎症性多发性神经根神经病 (吉兰-巴雷综合征)

急性炎症性多发性神经根神经病(acute inflammatory polyradiculoneuropathy),即吉兰-巴雷综合征(Guillain-Barré syndrome),是一种快速进展且可治愈的周围神经病或上升性神经根病的病因,具有潜在的致命性。家庭医生早期诊断这种严重疾病至关重要,因为呼吸肌麻痹可能导致死亡。病理基础是周围神经和神经根的节段性脱髓鞘。

临床特征

- 肢体无力(通常对称)。
- 肢体感觉异常或疼痛(不太常见)。
- 近端和远端肌肉均受影响,通常从外周开始并向近端发展。
- 面部和延髓麻痹(罕见)。
- 眼外肌无力(很少)。
- 反射减弱或消失。
- 各种感觉丧失,但很少见。

运动神经病变为主要表现,3~4周内进展至最大程度的残疾,可能伴有四肢完全瘫痪和呼吸肌麻痹[18]。

辅助检查

- 脑脊液蛋白含量升高;细胞数通常正常。
- 运动神经传导检查异常。

管理

- 住院。
- 定期监测呼吸功能(肺活量)(最初2~4小时)。
- 气管切开术和人工通气可能是必要的。
- 物理治疗,以防止足部和腕部下垂,并提供其他综合护理。
- 治疗方法是血浆置换或静脉注射免疫球蛋白[0.4g/(kg·d^{-1}),连续5日],可能需要每月使用[8]。
- 类固醇皮质激素通常不推荐使用。

结果

约80%的病人康复后没有明显残疾。复发率约5%[18]。

慢性炎性脱髓鞘性多发性神经病[8,19]

慢性炎性脱髓鞘性多发性神经病(chronic inflammatory demyelinating polyneuropathy)是一种获得性免疫性疾病,与吉兰-巴雷综合征相似,但病程更慢和更迁延。通过神经检查诊断,治疗是通过类固醇皮质激素、血浆置换或静脉注射免疫球蛋白。

Charcot-Marie-Tooth 综合征

Charcot-Marie-Tooth 综合征(遗传性运动感觉神经病)是一种常染色体显性遗传性多发性神经病,从青春期开始隐匿起病。临床表现包括下肢无力、不同程度的远端感觉丧失和肌肉萎缩,下肢远端肌萎缩呈现"倒香槟瓶"样外观;临床表现因不同的亚型而异。应转诊行电生理诊断检查和特异性基因检测。

家族性周期性麻痹

家族性周期性麻痹(familial periodic paralysis)是一种常染色体显性遗传性骨骼肌疾病。

临床特征:

- 年轻病人(通常是青少年)。
- 剧烈运动后次日醒来肢体无力(持续4~24小时)。
- 弛缓性瘫痪/深腱反射消失。

与血钾水平有关:出现症状时检测,分为高、低或正常。

重症肌无力

重症肌无力(myasthenia gravis,MG)是一种获得性自身免疫性疾病,通常影响肌力。病人的症状有波动,肌无力分布易变,严重程度不等,从偶有轻度上睑下垂到暴发性的四肢瘫痪和呼吸骤停都可能发生[20](表22.8)。该病与胸腺肿瘤和其他自身免疫性疾病相关,如类风湿关节炎、全身性红斑狼疮、甲状腺和恶性贫血。

表22.8   获得性重症肌无力的临床分型

I 型	眼肌型
IIA 型	轻度全身型
IIB 型	中度至重度全身型
III 型	急性重症(暴发)型伴呼吸肌麻痹
IV 型	迟发(慢性)重症型

临床特征

- 运动时无痛性疲劳。
- 情绪应激、妊娠、感染、手术也会诱发无力。
- 无力部位可变:
  - 眼部:上睑下垂(60%)和复视(图22.7);眼部肌无力仅约10%。
  - 延髓:咀嚼、吞咽、言语(要求数到100)、吹口哨和摇头无力。
  - 四肢(近端和远端)。

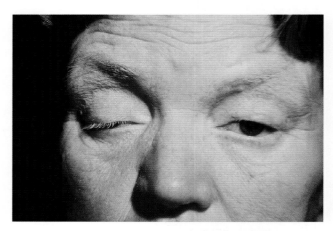

图22.7   一名40岁重症肌无力女性,包括眼睑下垂肌无力加重12个月,右侧上睑下垂尤其明显

- 全身。
- 呼吸系统：呼吸困难、呼吸衰竭。

注意：经典的重症肌无力形象是"思想者"，即用手托住来保持合上嘴和撑住头。

诊断

- 血清抗乙酰胆碱受体抗体。
- 如果抗体检验为阴性，则行电生理检查。
- CT 扫描检查胸腺瘤。
- 依酚氯铵（腾喜龙）试验仍有用，但有潜在危险（阿托品是解毒剂）。

管理原则[8,20]

- 转诊至专科医生处理。
- 胸部 CT 或 MRI 检查可能存在的胸腺瘤，如果存在，建议切除。
- 全身性肌无力者建议早期行胸腺切除术，尤其是所有胸腺均有增生的年轻病人，即使术前未确诊。
- 血浆置换对急性危象或需要暂时缓解症状或难治的病人有用。
- 避免使用相对禁忌的药物。
- 药物：
  - 抗胆碱酯酶抑制剂药物：一线（如吡啶斯的明、新斯的明或地斯的明）应仅用于轻度至中度症状。
  - 类固醇皮质激素可用于所有类型的重症肌无力（应缓慢应用）。
  - 免疫抑制药物。

> **重症肌无力的临床要领**
> ....
> - 同时存在眼部和面部无力，提醒全科医生神经肌肉疾病的可能，尤其是重症肌无力或线粒体肌病[19]。应检查无力和疲劳试验。
> - 注意面肩肱型营养不良。
> - 上睑下垂可能仅在向上看 1 分钟或更久才出现。
> - 微笑时可能有特征的咆哮样面容。

上睑下垂
....

上睑下垂（ptosis）的四大原因需要牢记：

1. 第 Ⅲ 对脑神经麻痹：上睑下垂，眼睛"向下和向外"，瞳孔扩张，光反射迟缓。

2. 霍纳综合征：上睑下垂、瞳孔缩小（瞳孔收缩）、同侧出汗减少。

3. 线粒体肌病：进行性眼外肌麻痹或活动诱发的肢体无力，无瞳孔受累。

4. 重症肌无力：上睑下垂和复视，无瞳孔受累。

肌张力障碍

肌张力障碍（dystonia）是由肌肉张力改变引起的持续的或间歇性的异常重复运动或姿势。肌张力障碍性痉挛可能会影响身体的一个（局灶性）或多个（节段性）部位或整个身体（全身性）。

> **关键事实和要点**
> - 误诊很常见，一过性症状可能会被误认为是情绪或精神疾病所致。许多病例要数年后才能确诊。
> - 肌张力障碍经常被看作是神经性抽搐。
> - 病因被认为是大脑基底节疾病，但大部分没有已知的特异性原因。
> - 抗精神病药和多巴胺受体阻滞剂（如左旋多巴、甲氧氯普胺）可诱发严重的全身性肌张力障碍（如动眼危象），可用甲磺酸苯扎托品（1~2mg，肌内注射或静脉注射）治疗[8]。然而，左旋多巴是某些左旋多巴反应性肌张力障碍的首选药物。

局灶性肌张力障碍

- 眼睑痉挛：眼睛周围肌肉的局灶性肌张力障碍，会引起不受控制的眨眼，尤其在强光下。最好用 A 型肉毒毒素治疗。
- 口下颌肌张力障碍：影响下颌、舌和嘴，导致下颌研磨运动和"做鬼脸"，影响正常的说话和吞咽。
- 梅热综合征（Meige syndrome）：是眼睑痉挛和口下颌肌张力障碍的综合征。
  注意：必须与迟发性运动障碍的颊舌面部运动相鉴别。
- 偏侧面肌痉挛：包括累及一侧面部的不自主的、不规则的肌肉收缩和痉挛。常从眼周开始抽搐，然后蔓延到一侧的所有面部肌肉。通常是由于面神经颅内段受到刺激而引起，手术干预可缓解。
- 书写痉挛、打字员痉挛、钢琴家痉挛、高尔夫球手痉挛：都是手和/或前臂的职业性局灶性肌张力障碍，在做熟练动作时诱发。
- 颈肌张力障碍或痉挛性斜颈：是单侧颈部肌肉的局灶性肌张力障碍，通常以一种拉扯感开始，接着是头部扭曲或抽搐，导致头颈部向一侧偏转。早期阶段时，病人可以自主克服肌张力障碍。
- 喉部或痉挛性肌张力障碍：是喉部肌肉的局灶性肌张力障碍，会导致声音紧张、嘶哑或吱吱作响。这可能会导致病人说话效果连耳语都不如。

治疗

目前对局灶性或节段性（扩散到邻近身体部位）肌张力障碍的治疗方法是将纯化的 A 型肉毒毒素局部注射到

受累肌肉群。剂量选择高度个体化,需要每隔 3 个月和 6 个月重复。注射必须非常谨慎,最好由职业注射者进行。

🕉 抽动

运动和发声抽动(tice)是(Tourette syndrome)的一个特征。

若存在社交障碍,治疗用:

- 氟哌啶醇:0.25mg,每晚口服,逐渐增加至 2g/d(最大)[7]。或
- 可乐定:25μg,口服,2 次/d,持续 2 周,然后增加至 50~75μg,2 次/d

🕉 Bell 麻痹[15]

特发性面神经麻痹(第Ⅶ对脑神经)是一种急性单侧下运动神经元轻瘫或严重瘫痪,是最常见的脑神经病变。该病变又称"Bell 麻痹",通常是特发性的,归因于骨性面神经管段面神经的炎性肿胀。在 Ramsay-Hunt 综合征中,由于带状疱疹感染引起面神经麻痹,在同侧耳上可以见到水疱。

联合因素:

- 单纯疱疹病毒(假设)。
- 糖尿病。
- 高血压。
- 甲状腺疾病,如甲状腺功能亢进。

临床特征

- 突然发作(可能在 2~5 日内加重)。
- 面肌无力(部分或完全)。
- 前驱耳内或耳后疼痛。
- 眨眼障碍。
- Bell 现象:闭眼时眼睑闭合不全眼球上翻。
  不常见:
- 进食困难。
- 味觉丧失:舌前 2/3。
- 听觉过敏。

管理[21]

- 泼尼松:1mg/kg,口服,最大剂量 75mg(通常为 60mg),每日早上服用,持续 5 日(发病 48 小时内开始)。
  注意:该药的使用有争议,但最近的随机试验和 Cochrane 评价支持使用泼尼松。目前抗病毒药物没有好的证据支持,但如果与类固醇皮质激素合用,则有等级低的获益证据。
  - 病人教育和释除担忧。
  - 如果角膜暴露在外,在眼睛上贴上胶布或胶带(例如:有风或多尘情况、睡眠期间)。
  - 如果眼睛干燥,可在睡前使用人工泪液。

- 康复期给予按摩和面肌锻炼。
  注意:
- 至少 70%~80% 达到完全自愈;轻者痊愈概率更高。通常在发病后 1 周内开始缓解。
- 肌电图和神经兴奋性或传导检查仅作为预后指导。
- 没有证据表明核苷类似物(如阿昔洛韦)有用,但应用于肌阵挛性小脑协调障碍(Ramsay-Hunt syndrome)。
- 没有证据表明外科神经减压手术是有益的。

资源

帕金森病:www.parkinsons.org.au。
多发性硬化:www.msaustralia.org.au。
肌萎缩侧索硬化:www.mnd.aust.asn.au。

参考文献

1　Iansek R. *Pitfalls in Neurology* Melbourne: Proceedings of Monash University Medical School Update Course, 1999: 40–4.

2　Talley NJ, O'Connor S. *Clinical Examination* (5th edn). Sydney: Churchill Livingstone, 2005: 345–6.

3　Wolfe N, Mahant N, Morris J, Fung V. Tremor: how to treat. Australian Doctor, 29 June 2007: 29.

4　Silver D. Impact of functional age on the use of dopamine agonists in patients with Parkinson disease. Neurologist, 2006; 12: 214–23.

5　Selby G, Herkes G. Parkinson's disease. In: *MIMS Disease Index* (2nd edn). Sydney: IMS Publishing, 1996: 395–8.

6　Beran R. Parkinson disease: Part 1. Update. Medical Observer, 26 September 2008.

7　Barton S et al. *Clinical Evidence* (Issue 5). London: BMJ Publishing Group, 2001: 906–13.

8　Parkinson disease [published 2017]. In: *Therapeutic Guidelines* [digital]. Melbourne: Therapeutic Guidelines Limited; 2017. www.tg.org.au, accessed January 2020.

9　Beran R. Parkinson disease: Part 2. Update. Medical Observer, 3 October 2008.

10　Buckley N (Chair). *Australian Medicines Handbook*. Adelaide: Australian Medicines Handbook Ltd, 2018: 744–6.

11　Butler E. *Neurology Update 2008*. Melbourne: Proceedings of Monash University Medical School Update Course, 2008: 145–50.

12　Beran R. Multiple sclerosis: Part 1. Update. Medical Observer, 30 October 2009.

13　Polman CH et al. Diagnostic criteria for multiple sclerosis: 2005 revisions to the 'McDonald Criteria'. Ann Neurol, 2005; 58: 840–6.

14　McLeod JR. Multiple sclerosis. In: *MIMS Disease Index* (2nd edn). Sydney: IMS Publishing, 1996: 321–3.

15　Barton S et al. *Clinical Evidence* (Issue 5). London: BMJ Publishing Group, 2001: 894–904.

16　Beran R. Multiple sclerosis: Part 2. Update. Medical Observer, 6 November 2009.

17　Kavia R et al. Randomised controlled trial of cannabis based medicine (CBM, Stativex®) to treat detrusor overactivity in multiple sclerosis. Neurourol Urodyn, 2004; 23(5/6): 607.

18 Pollard J. Neuropathy, peripheral. In: *MIMS Disease Index* (2nd edn). Sydney: IMS Publishing, 1996: 346.

19 Beran R. Peripheral neuropathy: Part 2. Update. Medical Observer, 26 June 2009.

20 Darveniza P. Myasthenia gravis. In: *MIMS Disease Index* (2nd edn). Sydney: IMS Publishing, 1996: 324–6.

21 Gagyor I et al. Antiviral treatment for Bell's palsy. Cochrane Syst Rev, 2015 Nov 9; (11): CD001869.

神经系统难题的诊断三联征

所有三联征均表现为慢性发作,除了星号表示的以外(急性发作)。

如果您看到这种体征组合	考虑
查科三联征:	
• 构音障碍 + 意向性震颤 + 眼球震颤	→小脑病变(典型多发性硬化)
• 视觉障碍(模糊或暂时丧失)+ 肢体无力伴或不伴肢体感觉异常	→多发性硬化
注:MS 有多种组合(查科三联征有历史意义)。	
• 僵硬 + 运动迟缓 + 静止性震颤	→帕金森病
• 震颤(姿势或动作)+ 头部震颤 + 没有帕金森病症状	→原发性震颤
• 眼睑和眼球运动 + 肢体 + 球部肌肉(言语和吞咽)易疲劳和无力	→重症肌无力
• 肢体 + 面部上行性无力 + 反射消失 *	→吉兰-巴雷综合征
• (阵发性)眩晕 + 耳鸣 + 听力丧失 *	→梅尼埃综合征
• 痴呆 + 肌阵挛 + 共济失调	→克-雅病
• 嗜睡 + 呕吐 + 头痛(清醒时)	→颅内压升高
• 眼球内陷 + 瞳孔变小上睑下垂 ± 无汗	→霍纳综合征
• 自言自语 + 咂舌(或类似的自动化)+ 嗅觉/味觉幻觉	→复杂性部分发作
• 逐步蔓延(杰克逊扩散)的局部抽搐(嘴、手臂或腿)或感觉障碍或(很少)或视野障碍	→单纯性部分发作
• 颅内压升高 +/或局灶体征 +/或癫痫	→脑肿瘤
• 吞咽困难 + 发声困难/构音障碍 + 痉挛性舌瘫	→假性延髓性麻痹
• 反复发作:头痛(常为单侧)+ 恶心(± 呕吐)+ 视觉先兆 *	→有先兆的偏头痛(以前称为"经典偏头痛")
• 复发性:严重眼眶后头痛 + 流鼻涕 + 流泪 *	→丛集性头痛
• 瞬间:头痛 ± 呕吐 ± 颈部僵硬	→蛛网膜下腔出血直到被证实
• 头痛 + 视觉模糊 + 视神经乳头水肿(常见于肥胖年轻女性)	→良性高颅压
• 急性和短暂性:短暂性黑矇或失语或偏瘫 *	→短暂性脑缺血发作(颈内动脉)
• 典型面容(颞肌萎缩和额部秃顶)+ 肌肉无力,尤其是手(± 肌强直)+ 白内障	→肌强直性营养不良(强直性营养不良)
• 共济失调 + 眼肌麻痹 + 反射消失 *	→吉兰-巴雷综合征的变异型(米-费综合征)
• 眩晕 + 运动诱发(尤其是在床上翻身)+ 霍尔派克冷热试验(阳性)	→良性阵发性位置性眩晕
• 上运动神经元体征 + 下运动神经元体征 + 肌束震颤	→运动神经元病
• 下肢无力 + 共济失调步态 + 笨拙(出现约 12 年)	→弗里德赖希共济失调
• 肢体无力 + 弛缓性麻痹(年轻人运动后次日)	→家族性周期性麻痹

22

第 23 章　遗传性疾病

人们喜欢将遗传学过于简单化,说什么我们有"癌症基因"或"糖尿病基因"。但事实上,基因能决定的也有限。同卵双胞胎虽然具有完全相同的基因组,但其中一个人可以在幼年时发生糖尿病,而另一个常常并非如此。理解基因所发挥的作用将有助于查明环境因素的影响……基因组是一幅历史长卷,它展示了整个人类物种的繁衍发展,由最初的约 6 万人历经 7 000 代演变为 60 亿人。人类物种中仅有少量遗传变异——任意两个人类的 DNA 都是 99.9% 相似的。

埃里克·兰德(Eric Lander),人类基因组计划,2000 年[1](译者注:美国人,麻省理工学院和哈佛大学生物学教授)

全科医生在医学遗传学令人振奋的迅速发展中扮演着重要的角色。其主要任务包括进行常规诊断、早期检测并进行社区和伦理学方面的指导。专家们已经基本完成了对人类基因组的所有 30 亿个核苷酸排列的测序工作,然而,这些已知的 30 000~35 000 个功能单位(即基因)中的组织原理却变得更为复杂[2]。

基因组计划已经开始以"单核苷酸多态性(single nucleotide polymorphisms,SNPs)"为标记对整个基因组进行分析,以协助定位疾病相关基因,并对个体间的基因变异进行研究[3]。在任何两个无关个体间,大约每 1 000 个碱基就会有 1 个碱基发生差异,这就是 SNPs。人们认为,SNPs 会增加常见疾病的患病风险,而非直接导致疾病发生。如果携带了错误组合的 SNPs,将很容易患上各种疾病。

目前可对许多常见的遗传性疾病进行遗传学检测。例如:血色素沉着病(haemochromatosis)的 *HFE* 基因检测;对遗传神经系统疾病,如亨廷顿病(Huntington disease),可以进行症状前 DNA 检测;对某些遗传相关性癌症,如乳腺癌和结肠癌,以及未来对于心血管疾病和糖尿病,可以开展预测性 DNA 检测[4]。通过在遗传学方面预测人们对药物的反应,药物遗传学在未来将有助于合理用药,基因疗法也将成为一种未来的治疗方法[5]。

DNA 技术的进步在基因表达领域是一个重要进展,通过检测母体血浆中的胎儿 DNA,使得对唐氏综合征的高质量筛查试验成为可能[6]。

表观遗传学

表观遗传学(epigenetics),意为"在传统基因遗传学的基础上",是一门研究由 DNA 序列变化以外的机制引起的遗传表达或细胞表型变化的学科。这些因素包括环境、生活方式、营养和社会心理影响,可对如癌症、糖尿病及自身免疫性疾病和衰老等慢性病的结局产生影响。所引起的变化是可遗传的,这是一个不断累积的发展过程。

遗传性疾病的患病率[7-8]

单基因(无性生殖的)疾病的全球患病率预计为 10/1 000。常染色体显性遗传条件约占 2%,隐性条件为 1.5/1 000。其他情况的估计值是 X 连锁隐性占 6%,先天性畸形占 20%。遗传性疾病也有可能是多因素或者多基因导致的(如高血压、糖尿病、哮喘),即遗传特征并不遵循孟德尔疾病这种更简单的模式。染色体病在大众中的发生率约占 1%,在死产中占 8%,在自发流产的胎儿中接近 50%。

关键事实和要点

- 所有人都携带有少量的隐性基因,这些基因所决定的特征并不显现出来。
- 任何一对夫妇生下有先天缺陷的孩子的背景风险约为 4%,这一风险在近亲(血缘)夫妇中会加倍[8]。
- 虽然大多数癌症是不会遗传的,但是一些人可携带某些癌症的遗传性突变基因,常见的有乳腺癌和卵巢癌(基因连锁)、结直肠癌,以及其他发病较少的癌症,如前列腺癌和黑色素瘤。
- 全科医生应留意癌症病人的家族史,包括夫妇双方家庭患癌症的人数、癌症类型、原发性癌症的发病年龄。
- 一名全科医生管理的 1 000 个病人中预计会有 15~17 人具有遗传性癌症倾向。
- 随着基因检测越来越普及,应充分了解基因预测或症状前检测对病人的心理影响。建议进行专业的遗传咨询。
- 易感基因携带者筛查目前已广泛应用于地中海贫血(珠蛋白生成障碍性贫血)、泰-萨克斯病(Tay-Sachs disease)和囊性纤维化(cystic fibrosis)。
- 针对遗传性疾病的产前筛查和检测已成为现实,尤其是对唐氏综合征、胎儿畸形和血红蛋白病的早期发现更有意义。再次强调,精心筛检、甄别和咨询是十分重要的。
- 遗传服务和家庭癌症诊所可为转诊提供良好的服务,尤其是可以为相关服务和基因检测提供专业性遗传咨询。
- 药物遗传学和基因治疗是未来实现基于个人基因谱进行靶向治疗的希望。

遗传性疾病谱

随着某些疾病被证实是可遗传的,遗传性疾病的范围在不断扩大。对全科医生来说,了解这种潜在的病因甚是重要。虽然我们对比较常见的典型遗传性疾病,如囊性纤维化、地中海贫血、唐氏综合征及血色素沉着病已经很熟悉,但我们还是必须了解一些疾病的遗传基础,如癌症,特别是乳腺癌、卵巢癌和肠癌;此外还有儿童染色体微缺失综合征,各种先天性代谢缺陷和曾经出现过的罕见突变(如线粒体病)。

基因遗传可大致分为 4 种类型:
- 单基因遗传,如囊性纤维化。
- 多因素遗传,如糖尿病、冠心病。
- 染色体异常,如唐氏综合征。
- 线粒体病,如线粒体脑肌病伴高乳酸血症和卒中样发作(MELAS 综合征)。

遗传也可以被认为是常染色体显性遗传、常染色体隐性遗传或性别连锁,如血友病、红绿色盲。表 23.1 概述了遗传性疾病的一般分类,但许多其他疾病不包括在内。

表 23.1　重要的遗传性疾病概览(分类)

特殊的重要遗传性疾病	**出血性疾病(见第 29 章)**
血色素沉着病	A 型和 B 型血友病
囊性纤维化	血管性血友病
神经系统疾病(见第 22 章)	继承的血小板减少症
遗传性儿童发病神经障碍	遗传性出血性毛细血管扩张
进行性假肥大性肌营养不良	**血栓症(见第 122 章)**
家族性周期性麻痹	因子 V 莱登突变
肌强直性营养不良	凝血酶原基因突变
神经纤维瘤病	蛋白 C 缺陷
脊髓性肌萎缩	蛋白 S 不足
家族黑矇性白痴病	抗凝血酶缺乏症
苯丙酮酸尿	**染色体微缺失综合征(儿童表现)**
发声和多种运动联合抽动障碍	唐氏综合征(21-三体综合征)
遗传性成人发病神经障碍	爱德华综合征(18-三体综合征)
克-雅病和其他朊病毒疾病	帕陶综合征(13-三体综合征)
家族性阿尔茨海默病	脆性 X 综合征
家族性癫痫	普拉德-威利综合征
家族性运动神经元病	威廉姆斯综合征
弗里德赖希共济失调	马方综合征
遗传性周围神经病(腓骨肌萎缩症)	努南综合征
遗传性痉挛性瘫痪	安格尔曼综合征(复杂的)
亨廷顿病	早老症(儿童的)
线粒体病	CHARGE 综合征(突变)
肌肉营养不良(各种)	软骨发育不全
早发型帕金森病(复合)	**性染色体异常**
色素性视网膜炎	克兰费尔特综合征
脊髓小脑的共济失调	11q 缺失综合征
肝豆状核变性	特纳综合征
心理健康	**双性状态**
精神分裂症、双相情感障碍、重性抑郁	混合性腺的发育不全
童年:多动症、孤独症(自闭症)谱系障碍、图雷特综合征	卵睾症性染色体异常导致的性发育障碍(DSD)
遗传性血红蛋白病和溶血病	46 XX DSD(雄激素化雌性)
地中海贫血(α 和 β 型)	46 XY DSD(雄激素不足的雄性)
镰状细胞疾病	先天性肾上腺增生
遗传性球形红细胞症	**发育迟缓和智力障碍**
葡萄糖-6-磷酸脱氢酶缺乏症(蚕豆病)	染色体微缺失综合征(以上多数)
半乳糖血症	孤独症(自闭症)谱系障碍(不确定)
	胎儿酒精谱系障碍

23

续表

心血管疾病	其他未分类的遗传性疾病
突然心律失常/心脏性猝死综合征	糖尿病(合并)
家族性肥厚型心肌病	戈谢病
家族性高脂蛋白血症/高胆固醇血症	糖原贮积病(肝糖原变性)
家族性癌症	多囊肾疾病
乳腺癌综合征的特点	皮肤病(如银屑病、特应性皮炎、多汗症)
结肠直肠癌	卟啉病
家族病史中很重要的其他癌症	结节性硬化症
	药物基因组学——遗传基因的药物反应

家系图

家系图(genogram)是一个有价值的谱系图表,通常至少包括三代家谱,是收集一对夫妇或家庭的资料以确定遗传模式的简单而规范的方法。收集相关资料时,应认真细致并注意技巧。一个有效的策略是鼓励病人仿照模板来绘制自己的家系图。

一个包括符号使用的家系图示例如**图 23.1** 所示。

特别重要的遗传性疾病

血色素沉着病

遗传性血色素沉着病(hereditary haemochromatosis,

HHC)是铁负荷过重的一种疾病,也是澳大利亚人群中最常见的严重单基因遗传性疾病。

它一般表现为体内总铁含量增高,可达 20~60g(正常值为 4g)。过量的铁沉积在个别脏器中,进而使这些脏器受损:

- 肝脏:肝硬化(10% 发展为肝癌)。
- 胰腺:"青铜色" 糖尿病。
- 皮肤:使皮肤呈青铜色或铅灰色改变。
- 心脏:限制性心肌病。
- 垂体:性腺功能减退、勃起功能障碍。
- 关节:关节痛(尤其是手关节),软骨钙质沉着病

这种情况通常是遗传(常染色体隐性遗传)所致或继发于慢性溶血和多次输血。

注:遗传性血色素沉着病为遗传性疾病,而含铁血黄素沉着症则为继发性疾病。

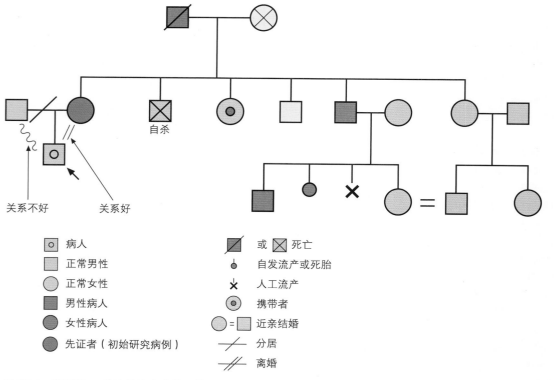

图 23.1 家系图:一种遗传性疾病的系谱图示例

遗传特征[9]

作为一种常染色体隐性遗传疾病,病人必须继承两个改变(突变)的基因。这是一个主要影响白色人种的问题,通常从中年开始,约 1/10 的人是一种突变基因的"无声"携带者,然而,每 200 人中就有 1 人是纯合的,有发展为血色素沉着病的风险。这些人可能有不同程度的外显因子(由于外显率不同),有些人是无症状的,但有些人有严重的问题。30 岁之前出现症状是罕见的[10]。

在 *HFE* 基因中已确定的两个常见特异性突变是 *C282Y* 和 *H63D*(另一个为 *S65C*):

- 纯合子 *C282Y* 型:血色素沉着病的高危个体。
- 纯合子 *H63D* 型:不太可能出现临床意义上的血色素沉着病。
- 杂合子 *C282Y* 和 *H63D* 型:较轻型的血色素沉着病。

关键的诊断敏感标志物是血清转铁蛋白饱和度及血清铁蛋白水平;血清铁含量不是一个好的指标。铁蛋白不是诊断血色素沉着病的标志物,却是血清铁超载最好的血清标志物。

临床特征

大多数病人是无症状的,但一些病人可出现极度嗜睡、腹部不适、慢性肝病征象、多尿多饮、关节痛、勃起功能障碍、性欲丧失和关节征象。

征象:肝病面容、棕褐色皮肤、心律失常、关节肿胀、睾丸萎缩。

诊断

- 血清转铁蛋白饱和度升高:>50%(女性);>60%(男性)。
- 血清铁蛋白浓度升高:>200μg/L(女性);>300μg/L(男性)(见第 13 章)。
- CT、MRI 扫描或 FerriScan 显示肝脏铁沉积增加。
- 肝脏活组织检查(如果肝功能检测显示酶类异常或铁蛋白值 >1 000μg/L 或肝大):首选 FerriScan。
- 遗传学检查:*HFE* 基因,*C282Y* 和/或 *H63D* 突变。
- 一级亲属筛查(年长亲属检测血清铁蛋白水平和血清转铁蛋白饱和度,年轻亲属进行遗传学测试)。未成年人无须检测。妊娠病人与伴侣检测 *HbEPG* 基因。
- 不建议进行常规筛查。
  注:全血细胞计数和红细胞沉降率是正常的。

管理

- 转诊到专科医生。
- 每周静脉放血 500ml(含 250mg 铁)直至血铁储量达到正常(可能至少需要 2 年时间),以后每 3~4 个月 1 次,保持血清铁蛋白 <100μg/L(一般在 40~80μg/L),血清转铁蛋白饱和度 <50%,铁水平正常。

- 可使用去铁胺,但效果不如静脉放血。
- 正常、健康的低铁饮食。
- 避免或者限制饮酒。
- 避免服用铁片或维生素 C。
- 如果在肝硬化或糖尿病发病之前就开始治疗,则不影响病人的预期寿命。

囊性纤维化[10]

囊性纤维化(cystic fibrosis)是由离子通道蛋白,即囊性纤维化的跨膜受体缺陷所致,该受体位于外分泌腺导管的细胞膜上。这种缺陷会影响氯离子的正常转运,导致钠离子和水的转运减少,从而使分泌液黏稠,进而影响到肺、胰腺、肠等脏器功能。

遗传特征[7,11]

- 是儿科最常见的常染色体隐性遗传性疾病。
- 白色人种患病率约为 1/2 500。
- 1/25~1/20 的人为携带者。
- 在 500 种可能的基因突变中,第 7 号染色体上的突变(δ-*F508*)最为常见,表现为一条含有 1 480 个氨基酸的肽链中单个苯丙氨酸残基缺失。

临床特征

- 一般情况:乏力、生长发育迟滞、运动耐量降低。
- 慢性呼吸系统疾病:咳嗽、肺炎反复发作、支气管扩张、鼻窦压痛、鼻息肉。
- 胃肠道:吸收不良,大量颜色灰白稀便、黄疸(受胰腺病变影响)、胎粪性肠梗阻(在新生儿中占 10%)。
- 男性不育症(输精管萎缩)。
- 胰腺功能不全。
- 早期死亡但存活年限逐渐提高(目前平均寿命为 31 岁)。

> 诊断三联征:生长发育迟滞 + 慢性咳嗽 + 稀便➡囊性纤维化

诊断

- 对新生儿进行免疫反应性胰蛋白酶/胰蛋白酶原筛查可检出 75% 的患儿。
- 发汗试验可以测定氯离子和钠离子浓度是否升高。
- 进行 DNA 测定只能检出最常见突变(70%~75%)的携带者。

治疗

- 早期诊断以及多学科协作的团队护理是重要的。
- 用理疗方法引流呼吸道分泌物。

23

- 高渗盐水(雾化给药)加支气管扩张药。
- 抗感染:应用抗生素预防和治疗感染。
- 口服胰酶替代治疗。
- 饮食调整。
- 可考虑肺移植和肝移植。

对囊性纤维化,目前尚没有能治愈的方法。治疗上以纠正营养不良和最大限度减小肺部感染为基础。

遗传性儿童发病神经障碍

神经纤维瘤病

神经纤维瘤病(neurofibromatosis,NF)分成周围型(NF1)和中枢型(NF2)。

- NF1:周围型神经纤维瘤病(von Recklinghausen 病)。
- NF2:中枢型,双侧听神经瘤(神经鞘瘤)(罕见)。

NF1 的基因位于第 17 号染色体,而 NF2 的基因位于第 22 号染色体。目前尚不能常规进行诊断性遗传学检测,诊断主要依靠临床检查。

> ⚠ 诊断三联征:皮肤浅棕色斑块 + 皮肤肿瘤 + 腋窝雀斑➡NF1

NF1 的临床特征[9]

- 6 个或以上浅褐色斑点(随年龄增长而增多)。
- 腋窝或腹股沟区有雀斑。
- 肉色皮肤肿瘤(在青春期出现)。
- 高血压。
- 眼部特征性改变(虹膜错构瘤)。
- 学习困难。
- 肌肉骨骼疾病(如脊柱侧弯、纤维性结构不良、假关节症)。
- 视神经胶质瘤。

一般规律

- 1/3 的病人无症状,仅有皮肤色斑。
- 1/3 的病人有轻微症状,主要表现在容貌方面。
- 1/3 的病人症状明显(如神经系统肿瘤)。

管理

- 尚无特异治疗方法。
- 必要时可行神经纤维瘤切除术。
- 转诊至专科门诊,包括神经纤维瘤诊室。
- 密切观察随访,病人出现新的症状随时报告。
- 每年对儿童和成人进行身体检查,包括血压、神经系统、骨骼和眼科检查。

进行性假肥大性肌营养不良

进行性假肥大性肌营养不良(Duchenne muscular dystrophy,DMD)是一种进行性近端肌无力疾病,主要因肌肉组织被结缔组织替代引起,贝克肌营养不良是一种病情较轻的变异型。该病的早期诊断极为重要,最初的征象是运动发育迟缓、言语和语言发育迟缓。

遗传特征

进行性假肥大性肌营养不良是 X 连锁隐性遗传性疾病。它是由肌营养不良蛋白(位于肌肉细胞膜内)编码基因突变所致。

临床特征[9]

- 通常在 2~5 岁时确诊。
- 髋部和肩部无力。
- 行走困难:延迟发病,或在男孩 3~7 岁时起病。
- 蹒跚步态、易跌倒、站立和上台阶困难。
- 肌肉假性肥大,尤其是腓肠肌。
- 大多数病人在 10~12 岁时就必须坐轮椅。
- 伴有或不伴有智力发育迟缓/学习困难。
- 大多数病人在 25 岁前死于呼吸系统疾病。
- 高尔征:病人从地板上站起来时需依靠"技巧"性的方法,借助其双手爬起来使双腿站立

> ⚠ 诊断三联征:男性儿童 + 步态障碍 + 小腿粗大➡进行性假肥大性肌营养不良

诊断(首次怀疑时开始)

- 血清肌酸激酶水平升高。
- 肌电图检查。
- 直接检测肌营养不良蛋白基因。
- 肌肉活组织检查。

治疗

- 咨询,尤其是进行遗传咨询、教育、筛检(特别对母亲进行筛检)。
- 尚无特异性治疗方法;支持疗法、皮质激素可延缓疾病进程。

脊髓性肌萎缩

脊髓性肌萎缩(spinal muscular atrophy,SMA)被认为是婴儿死亡的主要遗传原因,包括几种类型,均表现为进行性肌肉萎缩,而较严重类型可导致早期死亡。

遗传特征

脊髓性肌萎缩为常染色体隐性遗传,是由染色体上的 *SMN1* 基因突变所致。患病率为 1/(6 000~10 000);携带率为 1/40。

临床特征

- 肌肉无力、张力低下、肌肉松弛。
- 婴儿喂养困难,哭声微弱。
- 吞咽、咳嗽、呼吸无力。
- 智力和感觉形态正常。

诊断依据为出生时的 DNA 筛查和脑电图检查。目前仍没有治愈的方法,主要采用支持疗法。Zolgensma 基因疗法可通过单次静脉注射方式治疗出现症状前的 2 岁以下儿童。可以鞘内注射诺西那生钠(nusinersen)。

🦴 强直性肌营养不良

强直性肌营养不良(myotonic dystrophy)的遗传特征:常染色体显性遗传性疾病。

临床特征

- 典型的在 20~30 岁表现为肌强直(强直性肌肉痉挛)。
- 肌肉无力,特别是手、腿、面部、颈部。
- 手抓握后放松缓慢。
- "斧状脸":长而憔悴貌,伴有面部肌肉萎缩。
- 男性前额秃顶。
- 白内障。
- 心理障碍。
- 心脏异常,如心肌病。
- 内分泌异常,如糖尿病。

辅助检查:肌电图。

治疗(到目前为止)对这种疾病的病程没有影响。

🦴 家族性周期性麻痹

家族性周期性麻痹(familial periodic paralysis)见第 22 章。

🦴 家族性黑矇性痴呆

家族性黑矇性痴呆(泰-萨克斯病,Tay-Sachs disease)是一种常染色体隐性遗传性疾病,由氨基己糖苷酶 A 缺陷引起神经节苷脂在脑内积聚而发病。在德系犹太人中约有 1/25 的人为家族性黑矇性痴呆(神经节苷脂沉积病)基因的携带者。

此病的婴儿型病人会在 3~4 岁或以前死亡,表现为早期进行性运动能力丧失、痴呆、失明、大头畸形、视网膜黄斑区形成樱桃红斑;青少年发病者可表现为痴呆和共济失调,通常在 10~15 岁死亡;成人发病者可出现进行性

神经系统症状。该病病人在儿童期常表现为动作笨拙,青春期表现为运动无力。目前可进行孕前检测和产前诊断。

🦴 苯丙酮尿症[10]

苯丙酮尿症(phenylketonuria,PKU)是一种常染色体隐性遗传性疾病,因苯丙氨酸羟化酶活性不足导致苯丙氨酸分解代谢障碍,引起血浆苯丙氨酸水平升高而致病。如不予以治疗,可引起智力发育障碍(常很严重)和其他神经系统症状,如癫痫发作。应对新生儿高苯丙氨酸血症进行常规筛查(格思里试验)。

治疗目的是限制苯丙氨酸的摄入,以在不过量的前提下满足人体对必需氨基酸的需要。饮食治疗的开始应越早越好。对已接受过苯丙酮尿症治疗的女性,要给予孕前咨询辅导,并进行妊娠期饮食管理,防止胎儿受到高浓度苯丙氨酸的损害。

🦴 图雷特综合征

具体见第 87 章。

图雷特综合征(Tourette syndrome)似乎是一种遗传性疾病,因为患有该病的人的孩子有 50% 的机会发展为图雷特综合征(可能是外显率可变的常染色体显性遗传性疾病)。

成年起病的神经系统遗传性疾病[11-12]

这些疾病有以下共同点:
- 病情严重,且通常是致命性的。
- 成年期发病。
- 目前无法治愈。
- 连续多世代受其影响。
- 大多数是由父母遗传的常染色体显性遗传性疾病。
- 通常可以进行特定的基因检测。

成年起病的神经系统遗传性疾病举例:
- 亨廷顿病。
- 克-雅病和其他朊病毒疾病(见第 20 章)。
- 家族性阿尔茨海默病。
- 家族性癫痫。
- 家族性运动神经元病。
- 弗里德赖希共济失调。
- 遗传性周围神经病(进行性神经性腓骨肌萎缩症)。
- 线粒体病。
- 遗传性痉挛性截瘫。
- 肌营养不良症。
- 强直性肌营养不良。
- 脊髓性肌萎缩。
- 脊髓小脑的共济失调。

上述疾病中少数主要是由于显性遗传基因改变(突

变)引起,通常更易进行遗传学检测,如亨廷顿病。一些基因改变(多态性)可能与某些神经系统疾病发生的较高风险相关。针对多态性的检测更为复杂,如果考虑到所患疾病具有遗传学基础,全科医生应将这些病人转诊至神经病学专科医生或神经遗传学门诊。

 ## 亨廷顿病[10]

遗传特征

- 亨廷顿病(Huntington disease)为常染色体显性遗传性疾病。
- 其致病的突变基因位于第 4 号染色体的短臂上。
- 绝大多数病人都可通过一种基因突变来解释,意味着存在一种准确的诊断测试。
- 男女发病率相当。

> ⚠ 诊断三联征:舞蹈症 + 行为异常 + 痴呆 + 家族史➡亨廷顿病

临床特征

- 起病隐匿,舞蹈症呈进行性加重。
- 起病年龄多在 35~55 岁。
- 心理改变:行为改变(可早至儿童期或晚至老年期出现)、智力减退,进而引起痴呆。
- 大多数病人有家族史。
- 运动症状:手臂抽动、慌张步态、"扮鬼脸"、共济失调、肌张力障碍。
- 通常在发病后 15~20 年死亡。

治疗

- 目前尚不能治愈,也无特异性治疗方法。
- 可使用氟哌啶醇(haloperidol)等药物进行支持性治疗。

基因检测和咨询

由于病人后代患此病的风险高达 50%,且起病可能较晚(在生育年龄之后),基因检测和咨询成为一种可行、灵敏而重要的措施。对于寻求基因检测和咨询服务的人,应将其转诊至专业机构。值得注意的是,自对该病实施基因检测以来,进行过检测的人数仅占应检测人数的 20%,这提示高危者通常宁愿活在不确定当中,也不愿意面对现实。

家族性阿尔茨海默病

早发的家族性阿尔茨海默病(early onset familial Alzheimer disease,EoFAD),是指在一个家族不止一代人中,有 2 个或更多人在 65 岁以下时发病,并至少有 1 人被病理检查结果所证实;该病在所有阿尔茨海默病中的比例低于 1%。有 2 种形式的家族性阿尔茨海默病:早发型(EoFAD,<65 岁)和晚发型(LoFAD,≥65 岁)。现已得知,3 个不同形式的 APOE 易感基因(等位基因)中的任何一个基因突变均可引起家族性阿尔茨海默病[10,13]。

帕金森病

大多数帕金森病(Parkinson disease)是散发的,大多数有家族史的病例没有一个明确的遗传模式,可能是几个因素共同作用的结果,包括遗传倾向或者简单的多因素机会性聚集。对于那些具有不寻常特征的家庭,如家庭聚集性和/或早发性帕金森病的病人,应考虑转至神经专科就诊。

运动神经元病(肌萎缩侧索硬化)

运动神经元病(motor neuron disease,MND)又称肌萎缩侧索硬化(amyotrophic lateral sclerosis)中,5%~10% 是遗传性的,为常染色体显性遗传模式。遗传性运动神经元病显示家族聚集,且平均发病年龄较早(40 岁或更小);而临床特征基本与散在发病者相同(见第 22 章)。如果有 1 个以上家庭成员发生运动神经元病,应考虑转诊到神经专科进行进一步的诊断。

线粒体病

线粒体病(mitochondrial disorder)通常由基因突变引起。由于线粒体是"细胞的动力工厂",出现障碍则无法将食物转化为能量,因此肌肉和大脑等高能耗组织将面临更大的风险。此处的多种疾病包括神经肌肉疾病(称为线粒体肌病)、莱伯遗传性视神经病变、多种帕金森病、肌阵挛性癫痫、慢性进行性眼外肌麻痹和致命的线粒体脑肌病伴高乳酸血症和卒中样发作。疑似病例应转诊进行进一步的诊断,包括肌肉测试。该病的治疗是支持性的。

癫痫

癫痫(epilepsies)是一组由每个具体疾病的不同基因组成以及遗传因素或遗传作用引起的疾病。关于这个问题的进一步研究正在进行中。如果一个家庭中有 2 个或更多的人患有癫痫,应让病人转诊,以获得关于其癫痫性质和遗传关系的建议。

精神疾病

根据自然遗传学协会(Nature Genetics Consortium)的分类,有 5 种重要的遗传性精神疾病[14]:

- 精神分裂症

- 双相情感障碍
- 重性抑郁
- 注意缺陷障碍
- 孤独症（自闭症）谱系障碍

严重的精神和情绪障碍，特别是精神分裂症和双向情感障碍，可以家庭聚集的方式存在。遗传因素在这当中起到了明显的作用，但似乎很复杂，而我们对其又知之甚少（**表 23.2**）。到目前为止，还没有确定有引起精神分裂症的基因，但某些染色体的大部分区域与精神分裂症有关。一级亲属具有双相情感障碍或者单纯的抑郁（单相）的个体，情绪障碍的风险会增加，但目前对其发病的遗传学机制尚不了解。图雷特综合征是另一种心理疾病，其遗传学基础是常染色体显性基因变异性表达（外显率）。

表 23.2 精神分裂症和双向情感障碍的遗传风险（估计）

受影响的亲戚	精神分裂症（风险）/%	双向情感障碍（风险）/%
无（一般人口）	1	2~3
父母	13	15
双亲	45	50
兄弟姐妹	9	13
兄弟姐妹和父母中的一位	15	20
同卵双生	40	70
异卵双生	10	20

资料来源：Practical Genetic Counselling. 3rd ed. Butterworth-Heinemann，1988.

遗传性血红蛋白病、溶血性疾病、出血和凝血障碍[10,15]

最常见的血红蛋白病是地中海贫血（见本章前述），这是由珠蛋白链的质量缺陷引起的；而其他血红蛋白病则是由珠蛋白链的结构改变所致。这些蛋白包括 HbS、HbC、HbD、HbE、HbO 和血红蛋白莱波雷（Hb Lepore）。

其他可引起溶血性贫血的遗传性疾病都伴有红细胞膜缺陷，包括遗传性球形红细胞增多症、遗传性椭圆形红细胞增多症和遗传性口形红细胞增多症。

🩸 地中海贫血

地中海贫血（又称珠蛋白生成障碍性贫血）是全世界最常见的人类单基因疾病，是一组以一个或多个球蛋白链（α 或 β）合成缺陷为特征的遗传性疾病。每种球蛋白链均有两个（$α_2$ 和 $β_2$）。这种缺陷引起血红蛋白合成障碍，进而导致小细胞低色素性贫血。α-地中海贫血通常发生在亚裔人群中，而 β-地中海贫血则见于地中海、中东、东南亚及印度次大陆地区的某些种族群体。然而在多元文化的社会中，人们不能完全确定某个人的血统来源，因此，建议所有育龄女性都进行地中海贫血筛查。当仅有实验室特征而无临床表现时，这种地中海贫血被描述为"性状"（trait）。

遗传特征[9]

α-地中海贫血通常是 α-球蛋白相关的 4 个基因中有一个或多个缺失所致，其严重程度取决于基因缺失的数目：4 个基因全部缺失，α-地中海贫血（胎儿水肿）；3 个基因缺失，H 血红蛋白病，可引起终身轻、中度贫血；1 个或 2 个基因缺失，无症状携带者。

在 β-地中海贫血中，β 链并未大量缺失而是合成的数量减少。携带有 2 种突变基因（每个 β-球蛋白基因中有一个）的病人为重型 β-地中海贫血。

- 轻型 β-地中海贫血：单突变（杂合子），携带者或症状轻微。
- 重型 β-地中海贫血：2 种突变（纯合子），β-地中海贫血病人。

如果父母双方均为携带者，其子女的患病概率为 1/4。

临床特征

携带者无临床症状，除给予咨询建议外不需要治疗。重型地中海贫血病人会出现重度贫血症状（溶血性贫血）。未经治疗的重型地中海贫血儿童可出现嗜睡、不愿活动、生长发育迟滞、青春期延迟、肝脾大及黄疸。病症通常在 6 个月后出现，过去因心力衰竭而死亡的情况很常见，但现如今经过定期输血和铁螯合剂治疗，病人可以健康地生活。

 诊断三联征：苍白 + 黄疸 + 肝脾大➡重型地中海贫血

诊断[10]

- **全血细胞计数**：大多数携带者的平均红细胞血红蛋白含量或平均红细胞容积为正常偏低。病人常出现轻型小细胞低色素性贫血，但是纯合子型者的贫血较严重。
- **血红蛋白电泳测定**：测定正常成人血红蛋白 A（HbA）及其他变量（HbA_2、HbF）的相对含量，可以检测出大多数携带者。
- **血清铁蛋白测定**：有助于与铁缺乏症相区分，后者的血涂片结果与地中海贫血相同。
- **DNA 鉴定**：用于检测突变（主要用于检测或确诊携带者）。

重型地中海贫血的治疗

建议补充叶酸和保持低铁饮食，过量的铁摄入可以通过铁螯合去除(例如去铁胺)。同种异体骨髓移植已成功应用[16]。脾切除术可能是合适的。

镰状细胞疾病

镰状细胞疾病(sickle-cell disorders)的血红蛋白链中最重要的异常,是出现镰状细胞血红蛋白(HbS),这是由于基因编码顺序中的单个碱基发生了腺嘌呤向胸腺嘧啶的突变,导致 β-珠蛋白链的第 6 位谷氨酸被缬氨酸替代,从而引起红细胞血红蛋白的异常缺陷。这种有缺陷的血红蛋白导致红细胞呈"镰状"畸形。镰状细胞流动性差,易堵塞微循环使组织缺氧,加重镰状化,并进一步导致组织坏死,出现"危象"。感染、缺氧、脱水、寒冷刺激和酸中毒等都能促使镰状细胞形成,并可能使手术复杂化。常染色体隐性遗传性疾病主要发生在非洲(25% 的人携带此基因),但在印度、东南亚、中东和欧洲南部地区也有发现。

- HbS 杂合状态 = 镰状细胞性状。
- 纯合状态 = 镰状细胞贫血/疾病。

镰状细胞贫血

镰状细胞贫血(sickle cell anaemia)病情轻重差异很大,轻者可以症状很少或者无症状,重者可表现为严重溶血性贫血和反复发作的疼痛危象。儿童可表现为贫血和轻度黄疸。由于小骨头梗死,儿童可能会因手足综合征而长出不同长度的手指。

梗死性镰状细胞贫血危象的特点包括:

- 骨骼疼痛(通常是四肢骨)。
- 腹部疼痛。
- 胸部:胸膜疼痛。
- 肾脏损伤:血尿。
- 脾脏:梗死灶伴疼痛。
- 可由寒冷刺激、缺氧、脱水或感染诱发。

确诊要行血红蛋白电泳检查。

疾病的长期问题包括慢性腿部溃疡、易发生感染、无菌性骨坏死(特别是股骨头)、失明和慢性肾脏疾病。预后也有很大差异,患该病的非洲儿童常于 1 岁以内死亡。感染是该病病人死亡的最常见原因。

镰状细胞的特性

有这种细胞的人通常没有症状,除非他们长期处于缺氧状态,如麻醉、飞行时身处非加压的飞机舱里。这种疾病对疟疾有防护作用。

遗传性球形红细胞增多症

遗传性球形红细胞增多症(hereditary spherocytosis)是北欧最常见的遗传性溶血性贫血的病因。这是一种严重程度各异的常染色体显性遗传性疾病。但有 25% 的病人其父母并未患病,这表明某些情况下病人出现了自发

性突变。黄疸可能在病人出生时就出现或延迟出现,或者根本就不出现。脾大是遗传性球形红细胞增多症的一个特征,严重病例的治疗可以考虑脾切除。维持叶酸水平也是重要的治疗方法。

葡萄糖-6-磷酸脱氢酶缺乏症

葡萄糖-6-磷酸脱氢酶缺乏症(Glucose-6-phosphate dehydrogenase deficiency,G6PD deficiency)是一种常见的、影响全球 4 亿人的疾病。该病是因红细胞酶缺陷导致溶血性贫血最常见的一种情况,由红细胞对抗氧化应激的能力降低所致。该病为 X 连锁的隐性遗传性疾病,在非洲、地中海地区人群或亚裔人群中发病率很高。一些国家已实施了全国性筛查计划,比如马来西亚。

重要临床特征包括:

- 很多人表现为无症状。
- 新生儿黄疸:在高危新生儿出生后应予密切观察(至少观察 5 日)。
- 急性溶血性贫血发作:可因使用抗氧化剂、感染及药物引起,特别是抗疟药、磺胺类药物、呋喃妥因、喹诺酮类药物、中药、维生素 C 和维生素 K、高剂量阿司匹林、蚕豆或萘(如樟脑丸)。

此病目前尚无特异性治疗方法,应避免已知的促发因素,避免使用青霉素和丙磺舒。

诊断应基于对葡萄糖-6-磷酸脱氢酶的检测,以及对疾病发作时所取血涂片的检验。

半乳糖血症[10]

半乳糖血症(galactosemia)是一种先天性代谢障碍疾病,病人身体无法将半乳糖正常代谢成葡萄糖。有 3 种临床症状是由分化酶缺乏导致,半乳糖-1-磷酸转尿苷酰酶是其中之一,该酶的缺乏导致了这些典型的综合征。该病是一种常染色体隐性遗传性疾病,其发病率约为出生人口的 1/60 000。由于乳糖是半乳糖的主要来源,以母乳或含乳糖配方的奶粉喂养的婴儿在数日或数周内即可发展为厌食和黄疸,并很快危及生命。干预方式是采用不含半乳糖(主要是乳糖)的配方进行喂养,如在豆类中加入钙和维生素的配方。

出血性疾病

遗传性出血性疾病(inherited bleeding deficiency disorders)存在重要因子缺陷(见第 29 章)。常见的重要疾病包括:

- A 型血友病(凝血因子Ⅷ缺乏):X 连锁隐性遗传。
- B 型血友病(凝血因子Ⅸ缺乏):X 连锁隐性遗传。
- 血管性血友病(凝血因子Ⅷ:C 缺乏 + 血小板因子缺陷):常染色体显性遗传。

其他需考虑的情况包括:

- 遗传性出血性毛细血管扩张症(奥斯勒-韦伯-朗

迪病)。
- 遗传性血小板减少症。

遗传性出血性毛细血管扩张

遗传性出血性毛细血管扩张(hereditary haemorrhagic telangectasia)是一种常染色体显性遗传的脉管系统发育疾病。可利用充分的家族史进行辅助诊断。

关键特征:
- 黏膜皮肤毛细血管扩张(奥斯勒-韦伯-朗迪病)。
- 儿童青少年的反复性鼻出血。
- 内脏性动静脉畸形(如消化道和口唇)。
- 根据临床特征进行诊断,影像学辅助检查可以发现脑动静脉畸形。

血栓形成倾向

具有深静脉血栓形成或其他血栓形成既往史和家族史的病人,应考虑这种疾病(见第 122 章)。有几种原因,包括如下重要的遗传因素:
- 因子 V 莱登突变(激活蛋白 C 拮抗)。
- 凝血酶原基因突变。
- C 蛋白缺乏症。
- S 蛋白缺乏症。
- 抗凝血酶缺乏。

全科医生要警惕这些因素,特别是对既往有不明原因的血栓形成的病人。处方开具口服避孕药是一个要点,但并不推荐服药者进行血栓形成倾向的初步筛查。在有因子 V (为这组因子中最常见的因子)莱登突变的病人中,口服避孕药者血栓形成的风险会增加 35 倍。

染色体/微缺失综合征(在儿童中的表现)[10]

下列疾病在儿童中表现的临床特征都是生长发育迟缓伴有智力障碍。

唐氏综合征[17]

唐氏综合征(Down syndrome)(21-三体综合征)病人有典型的面容特征(鼻梁塌陷、双眼斜视、内眦皮赘和小耳)、肌张力低下、智力发育障碍和单一掌纹(通贯掌)。

诊断三联征:典型的特殊面容 + 肌张力低下 + 通贯掌➡唐氏综合征

事实数据

- 95% 的病人具有母源的额外染色体(21-三体综合征)。
- 其余病人是由染色体的不平衡、异位或者嵌合所致。

- 产前筛查包括妊娠 3 个月的早期超声检查(胎儿颈部透明层)和血清母胎 DNA 筛查。对有此症的高危孕妇可进行羊水绒毛膜染色体核型分析。
- 活产婴儿中的发病率为 1/650。

相关疾病

- 癫痫发作(通常发病较晚)。
- 听力受损。
- 白血病。
- 甲状腺功能减退。
- 先天性畸形(如先天性心脏畸形、十二指肠闭锁、先天性巨结肠、法洛四联症)。
- 阿尔茨海默病样痴呆(40~50 岁)。
- 寰枢椎不稳固。
- 乳糜泻。
- 糖尿病。

管理

- 评估患儿能力。
- 转至其他专科代理机构进行评估(如听力、视力、发育障碍科)。
- 对有生育能力的病人进行性行为指导和建议,特别是对女性(如月经期管理、避孕)。
- 对父母进行遗传学咨询。

CHARGE 综合征

- 先天性脑神经缺损、心脏异常、后鼻孔闭锁、发育迟缓、生殖泌尿道异常、耳部异常。
- 由第 8 号染色体上的基因突变引起。

爱德华综合征[9]

爱德华综合征(Edward syndrome),即 18-三体综合征。

临床特征

包括:
- 在活产婴儿中发病率约为 1/2 000。
- 小头畸形。
- 面部畸形,如唇/腭裂。
- 主要器官畸形,如心脏。
- 手足畸形:手呈紧握姿态。
- 神经管缺陷。

预后差,约 1/3 的患儿在第 1 个月内死亡,能活过 12 个月的不到 10%。

可进行产前诊断。

帕塔综合征[10]

帕塔综合征(Patau syndrome),即 13-三体综合征。

临床特征

包括:

- 发病率约为 1/7 000。
- 小头畸形。
- 大脑和心脏畸形。
- 唇/腭裂。
- 多指/趾畸形。
- 神经管缺陷。
  预后不良:50% 的患儿在第 1 个月内死亡。

脆性 X 染色体综合征[17]

脆性 X 染色体综合征(fragile X syndrome,FXS)具有典型的身体表现:巨型双耳、窄长脸、巨型睾丸、性功能障碍和智力发育障碍。脆性 X 染色体综合征是发育障碍中已知的最常见遗传性原因,诊疗中应始终给予考虑。其原因是 X 染色体上的 *FMR-1* 基因的三核苷酸重复序列增加(此序列的数目多少决定是携带者还是完全突变状态)。对所有发育明显迟缓者都应进行脆性 X 染色体综合征检测。

> 诊断三联征:特征面容 + 智力发育障碍 + 巨型睾丸→脆性 X 染色体综合征

事实数据

- 男女比例=2:1。
- 全突变的发病率为 1/4 000。
- 可伴有不同的特征表现,使得某些情况下检测困难。
- 前突变携带者出现的概率为 1/250。
- 有智力发育障碍的家族史。
- 该病可见于所有种族。
- 女性病人虽可表现为正常,但仍受其影响。

诊断

- 细胞遗传学检测(染色体组型)。
- DNA 检测(对完全突变者和携带者具有特异性)。

相关疾病[18]

- 智力发育障碍(智商 <70)。
- 孤独症(自闭症)或孤独症样行为。
- 注意力缺陷者占 10%(伴有或不伴有多动症)。
- 癫痫发作(20%)。
- 结缔组织异常。
- 学习困难和语言发育迟缓。
- 协调障碍。
- 原发性卵巢功能不全。

- 迟发性震颤/共济失调综合征。

管理

- 仔细进行遗传学评估和咨询。
- 评估儿童能力。
- 多学科评估:包括发育障碍科。
- 转诊,进行综合的言语和语言治疗、特殊教育、行为管理。
- 对任何癫痫发作、注意力或情感行为障碍进行药物治疗。
- 药物治疗情况可能会决定该患儿是否可以继续在社区内生活。

普拉德-威利综合征

普拉德-威利综合征(Prader-Willi syndrome)较为少见,患病率为 1/15 000~1/10 000,病人具有典型的临床症状,特别是古怪的嗜好和进食习惯,全科医生应有所了解。社区中很可能有许多未能确诊的病例。该病最常见的原因是第 15 号染色体短臂缺失。

> 诊断三联征:新生儿肌张力低下 + 发育障碍 + 肥胖(后期)→ 普拉德-威利综合征

临床特征

- 婴儿肌张力低下,伴有吸吮无力和发育障碍,之后出现食欲亢进,进而导致病态肥胖。
- 通常在 3 岁时表现出来。
- 智力发育障碍。
- 窄前额、口唇下翻。
- 小手足。
- 性腺功能发育不全。

管理

- 早期诊断和转诊。
- 应用多学科的措施。
- 专门的饮食控制。
  在正确的治疗和支持下,病人寿命可达 80 岁[17]。

威廉姆斯综合征

威廉姆斯综合征(Williams syndrome)(特发性高钙血症或"精灵"面容综合征)是因第 7 号染色体的微缺失所致,这是一种弹性蛋白基因的微缺失。

患儿具有特殊的"精灵"面容,胎儿出生前、后有轻度小头畸形和轻到中度的发育迟缓。婴儿在两岁内表现为进食困难、呕吐、过度兴奋、听觉过敏、便秘,以及发育不良,但在这一阶段的患儿很少能被确诊。

诊断三联征:"精灵"面容 + 智力发育障碍 + 主动脉瓣狭窄➡威廉姆斯综合征

马方综合征[10]

马方综合征(Marfan syndrome)这是一种全身性结缔组织疾病,以骨骼、心血管和视觉系统的异常畸形为特征。该病的临床表现各异,是一种可能致死的疾病,如果未给予治疗,常于 30~40 岁死亡。

诊断三联征:身材细高 + 晶状体脱位和近视 + 主动脉根部扩张➡马方综合征

遗传特征

- 第 15 号染色体上的纤维蛋白原基因突变。
- 为常染色体显性遗传。
- 发病率约为 5/100 000。
- 缺少特异性实验室检测方法。

临床特征

- 身材瘦长,不成比例。
- 长手指和足趾:蜘蛛指/趾。
- 脊柱后侧凸。
- 关节松弛(如膝反屈)。
- 近视和晶状体异位。
- 高腭穹。
- 主动脉扩张和夹层。
- 二尖瓣脱垂。

管理

- 须对眼、心脏和胸主动脉进行监测。
- 行超声心动图检查,观察是否有主动脉根部扩张。
- 长期应用 β 受体阻滞剂治疗,以减缓主动脉扩张速度。
- 可实施预防性心血管手术。
- 为其家庭成员提供遗传学咨询。

努南综合征[17]

努南综合征(Noonan syndrome)是由第 11 号染色体突变所致的常染色体显性遗传性疾病,常被描述为男性的特纳(Turner)综合征,但男女均可患病。

诊断三联征:面容 + 身材矮小 + 肺动脉瓣狭窄➡努南综合征

临床特征[17]

- 面部特征:睑裂下斜、眼距增宽、耳低位,伴或不伴有上睑下垂。
- 身材矮小。
- 肺动脉瓣狭窄。
- 蹼颈。
- 发育障碍(常为轻症)。
- 心脏传导及节律异常。
- 伴有或不伴有智力发育障碍。

治疗

- 寻求遗传学方面帮助。
- 评估心功能状态。
- 考虑其视力、听力、凝血状态,以及癫痫发作的可能性。

安格尔曼综合征

安格尔曼综合征(Angelman syndrome)(又称快乐木偶综合征)的遗传特征:

- 15 号染色体异常。

临床特征(范围广泛)

- 手呈扑翼样运动。
- "木偶"样共济失调。
- 频繁大笑/微笑。
- 2 岁前出现小头畸形。
- 发育迟缓。
- 言语障碍。
- 癫痫发作。
- 不能独立生活。
  基于临床特征和遗传学研究进行诊断。
  有望行米诺环素(minocycline)治疗。

早老症

早老症(progeria)是编码蛋白质的 LMA 基因发生偶发性突变,导致了早期细胞死亡。

加速老化:在儿童早期出现,引发血管疾病进而导致过早死亡(平均年龄 12 岁)。尚无已知的治疗方法。

性染色体异常疾病

克兰费尔特综合征[10]

克兰费尔特综合征(Klinefelter syndrome)表现为男性多了一条额外的 X 染色体,在活产男婴中的发病率为 1/800。约 2/3 的病例从未被鉴别出来。

诊断三联征:男性瘦长身材 + 小睾丸 + 不育症➡克兰费尔特综合征

23

遗传特征

- 47,性染色体为 XXY 基因型。
- 额外的 X 染色体通常来自母亲。
- 该症的基因型变异可多达 30 种以上。

临床特征

个体差异明显,但通常表现有:
- 男性身材瘦高伴四肢细长。
- 坚实而小的睾丸,直径 ≤2cm(体积 <10cm³)。
- 不育症(精子缺乏)。

也可伴有:
- 稀疏的面部毛发。
- 性欲下降。
- 学习困难,特别是阅读障碍。
- 智力水平各异,可正常也可残疾。
- 男性乳房发育。
- 患深静脉血栓、乳腺癌和糖尿病的风险增加(需要筛查)。

诊断

促性腺激素增加,睾酮水平偏低或正常。

治疗

- 给予睾酮经皮吸收制剂。

特纳综合征(性腺发育不全)

特纳综合征(Turner syndrome)又称性腺发育不全(gonadal dysgenesis),该病病人仅有 1 条 X 染色体,在活产女婴中的发病率为 1/4 000,99% 怀患该病胎儿的女性发生流产[16]。

> **诊断特提示:身材矮小 + 蹼颈 + 面容 ➜ 特纳综合征**

遗传特征

- 染色体核型为 45,XO(典型的特纳综合征核型,在全部病例中占 50%)。
- 许多病人为嵌合型(如染色体核型为 45X/46XX)。
- 有多种表型。

典型 XO 核型的临床特征

- 身材矮小:成年病人平均身高 143cm。
- XO 核型病人原发性闭经(特纳综合征的变异病人也可经过青春期并提前绝经)。

- 蹼颈。
- 典型面容。
- 肢体淋巴水肿。
- 多发先天性畸形。
- 心脏缺损(如主动脉缩窄)。
  心智缺陷者罕见。

治疗

- 治疗以激素为主(如生长激素、激素替代治疗)。

雌雄两性状态

雌雄两性状态(intersex states)是少见的染色体异常导致的性发育障碍(disorder of sex development,DSD)疾病,病人生殖器外观与染色体性别表现有差异或难以判断性别。雌雄两性状态是一个保护性术语,用来描述一系列的自然身体变化。对该病的描述应避免使用雌雄同体或两性人等不恰当的术语。

此类情况包括:
- 混合性腺发育不全。
- 卵睾症性染色体异常导致的 DSD。
- 46,XX DSD(雄性化雌体)。
- 46,XY DSD(雌性化雄体)。

雌性化雄体可能是生产的雄激素不足或对雄激素的反应不充分造成,后者包括"雄激素不敏感综合征",这种综合征在表型为女性但基因型为男性的身强体健的病人中显得更为突出,是雄激素受体基因突变的结果。

先天性肾上腺皮质增生症

见第 14 章。

发育迟缓和智力障碍

- 染色体微缺失综合征[先前的染色体状况;一些如脆性 X 染色体综合征、结节性硬化症表现为孤独症(自闭症)谱系障碍]。
- 孤独症(自闭症)谱系障碍:如果确诊,请咨询儿科医生进行染色体微阵列研究。
- 胎儿酒精谱系障碍。

胎儿酒精综合征[19]

胎儿酒精综合征(fetal alcohol syndrome,FAS)是胎儿酒精障碍疾病谱中最严重的一种,由酒精的致畸作用(并非染色体异常)引起,在 1 000 个活产婴儿中的发病 2 例。其表型情况因酗酒量以及妊娠期对酒精的暴露时间不同而有所差异[19]。需注意不要过度诊断。

诊断三联征: 异常面容 + 生长迟缓 + 小头畸形 + 孕期饮酒史→胎儿酒精综合征

临床特征

见**图 23.2**。
- 青春期以前体重明显偏低。
- 学习困难。
- 小头畸形。
- 特征性面容(需要满足 2 个 "*" 项)
  - 睑裂短小 *。
  - 人中(鼻唇间纵沟)长而平坦 *。
  - 上唇薄 *。
  - 鼻孔朝天。
- 多动症。
- 常伴有先天性心脏病。
- 骨骼畸形。
  依据孕期饮酒史进行诊断。

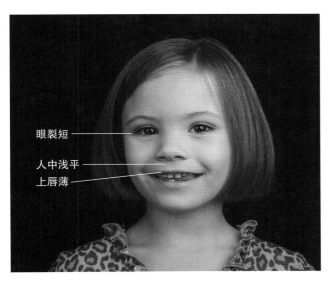

眼裂短
人中浅平
上唇薄

图 23.2 胎儿酒精综合征:面部特征
资料来源:Rick's Photography/Shutterstock

管理

- 早期诊断和早期干预
- 采用预防性策略,通过社区开展饮酒危害的教育,特别是在妊娠早期饮酒的危害。
- 咨询;处理环境和行为因素

其他类型的遗传性疾病

目前,包括家族性高胆固醇血症(常染色体显性遗传)和常染色体隐性遗传性疾病在内的许多遗传性疾病均可进行基因检测,这些疾病包括戈谢病、家族性黑矇性痴呆、糖原贮积症、苯丙酮尿症、半乳糖血症、高胱氨酸尿症、卟啉病、葡萄糖-6-磷酸脱氢酶缺乏症和线粒体病。

单基因心脏病

包括:
- 心肌病。
- 心律失常综合征,如长 QT 综合征。
- 家族性心源性猝死。

❀ 先天性长 QT 综合征

先天性长 QT 综合征(congenital long QT syndrome)是一种常染色体显性遗传性疾病,病人易发生室性心律失常晕厥/晕倒和猝死,尤其是在运动过程中。怀疑患此病时,可行心电图检查以查明或排除,诊断标准是 QT 间期为 0.5~0.7 秒。干预措施包括限制运动、应用 β 受体阻滞剂、使用心脏起搏器或埋藏式自动复律除颤器。

❀ 家族性肥厚型心肌病

家族性肥厚型心肌病(familial hypertrophic cardiomyopathy)是一种常染色体显性遗传性疾病,伴有多个基因突变,是运动员突发心脏性猝死最常见的原因。

临床特征

- 疲倦。
- 劳力性呼吸困难及胸痛。
- 心悸。
- 头晕/晕厥。
  依据心电图(左心室肥厚)和多普勒超声心动图进行诊断。
  埋藏式自动复律除颤器可防止猝死。

❀ 家族性高脂蛋白血症[20]

遗传性脂类代谢疾病有几种类型,包括人们较熟悉的家族性高胆固醇血症(familial hypercholesterolaemia)和混合性家族性高脂血症(familial combined hyperlipidaemia)。在病人或病人的第一和第二级亲属中发现高胆固醇血症、角膜弓血管瘤、肌腱黄色瘤,可据此对家族性高胆固醇血症进行鉴定,也可通过检测基因突变来鉴别。儿童期存在动脉粥样硬化的纯合子病人常在早年死于心肌梗死;杂合子病人可在 30~40 岁时发病。

这类疾病较常见,在白色人种中发病率为 1/500,在黎巴嫩和南非人群中发病率为 1/70。然而,有 80% 的病例未能得到诊断,进而错过预防性治疗的机会。为寻找该病的外显性特征,全科医生在早发性缺血性心脏病的人群筛查中发挥着重要作用。

23

家族性癌症[21]

　　大多数癌症不是遗传的,而是后天获得的;或者说,在人的一生中,癌症是由某一具体组织细胞的数个基因突变引起的。每 1 000 人中有 20~25 人有肠癌或乳腺癌的家族史[9]。

　　然而,一些人从受孕起就携带了遗传性基因突变,促使其在较年轻的时候就患上某种癌症,特别是肠癌、乳腺癌和卵巢癌。目前认为,高达 5% 的癌症具有家族倾向,且对其遗传基础也已有所了解。这些癌症大多为常染色体显性遗传,其后代中有 50% 人将受其影响。

　　3 种最值得注意的遗传性家族性癌易感性综合征:

- 遗传性乳腺癌-卵巢癌综合征(hereditary breast-ovarian cancer syndrome)(*BRCA-1* 和 *BRCA-2* 基因)。
- 遗传性非息肉病性大肠癌。
- 家族性腺瘤性息肉病。

乳腺癌-卵巢癌综合征的特征[9-10]

- *BRCA-1* 和 *BRCA-2* 两个基因中的任何一个发生突变均为乳腺癌和卵巢癌的强易患因素。
- 一般人群(男性和女性)中约有 1/800 的人携带有突变基因。
- 该病为显性遗传。
- 发生乳腺癌的危险为常人的 10 倍,40%~80% 的病例在 70 岁前发病[22]。
- 女性病人的预后与散发病例相同。
- 乳腺癌发病年龄较早。
- 男性乳腺癌(6% 的男性病人带有 *BRCA-2* 基因突变)。
- 卵巢癌和乳腺癌可在同一家族中同时存在。
- 这类突变基因的携带者患前列腺癌、胰脂癌和肠癌的危险也可能增加,但对后两种癌症目前还存在争议。

家族性乳腺癌-巢癌的危险因素

- 家族中一方有 2 个一级亲属或二级亲属患癌症。
- 50 岁前发生癌症的个体。
- 患双侧或多病灶性乳腺癌的个体。
- 患卵巢癌的个体。
- 有男性亲属患乳腺癌。
- 犹太人种。

结肠直肠癌[21]

　　男女两性一生中患肠癌的风险都在 5% 左右,但一些具有遗传倾向的人患肠癌的风险会增高。

　　2 种主要的肠癌为遗传性非息肉病性大肠癌和家族性腺瘤性息肉病。

遗传性非息肉性大肠癌(林奇综合征)

- 林奇综合征(Lynch syndrome)是因 DNA 错配修复基因缺陷所致的。
- 发病率为 1/1 000。
- 为常染色体显性遗传。
- 发病年龄较早。
- 一些肠外肿瘤的患病风险增高,包括子宫内膜、胃、卵巢和泌尿系统的癌症。
- 在 25 岁后,每 1~2 年应筛查 1 次,或从比患病家庭成员患病时间更早 5 年开始筛查。

家族性腺瘤性息肉病

- 家族性腺瘤性息肉病(familial adenomatous polyposis)的发病率约为 1/10 000,低于遗传性非息肉病性大肠癌。
- 由 *APC* 基因突变所致。
- 息肉数量常可达数百或数千个。
- 如果不进行预防性结肠切除术,几乎 100% 的病例最终都发展为结肠癌。
- 确诊年龄的中位数为 40 岁。
- 患其他癌症的风险轻度增加(如甲状腺癌和脑部癌症)。
- 应在 12~15 岁到 30~35 岁的年龄范围内每年进行 1 次筛查,之后每 3 年进行 1 次筛查。

高危个体

　　对于遗传性非息肉性大肠癌(林奇综合征):

- 近亲中有 3 人以上患肠癌。
- 近亲中有 2 人以上患肠癌,且:
  - 同一亲属患多种肠癌。
  - 肠癌发病年龄小于 50 岁。
  - 1 名亲属患子宫内膜癌或卵巢癌。

　　对于家族性腺瘤性息肉病:

- 1 名亲属患肠癌伴息肉病。
- 患多发性息肉病的个体。

其他受家族史影响显著的癌症

- 黑色素瘤:一种在特定基因(如 *BRAF* 基因)的遗传突变,被认为与 5% 的黑色素瘤有关。有一级亲属患病的个体,发病风险可增加一倍。
- 前列腺癌:家族史是一个危险因素;存在易感基因(如 *BRAC-1* 和 *BRAC-2*)。有明显家族史者应转诊。
- 一些其他癌症可发展成突变,如胃癌、胰腺癌、肾癌、甲状腺癌和子宫癌。

全科医生在家族性癌症方面的作用[21]

　　全科医生在确定高危病人和家庭,解决他们所关心的问题方面发挥着重要作用。

- 采集至少涉及三代人的家族史。
- 绘制系谱图:包括家庭男女双方的所有一级和二级亲属中确诊的任何类型乳腺癌、卵巢癌或结肠直肠癌。
- 记录一级亲属的癌症发病部位和发病年龄。
- 收集病历中有关癌症确诊报告。
- 应用国家抗癌机构的相关指南进行危险评估(高危、低危或中危),如澳大利亚国家健康与医疗研究委员会的指南。
- 打消低危病人的疑虑,但应提供一般性预防和筛查指南。
- 将所有高危病人转至家族性癌症专科。
  这些专科的服务内容包括:
- 危险评估。
- 基因检测。
- 咨询辅导,包括检测前后的咨询。
- 有关监督的建议。
  主要依靠早期检测并实施预防措施进行管理,例如:
- 对乳腺癌:定期进行影像学和临床检查。
- 对卵巢癌:经阴道超声和血清 CA12-5 检测。
- 对家族性腺瘤性息肉病和遗传性非息肉病性大肠癌:每年进行结肠镜检查和大便潜血检查。

对高危病人确认预防性结肠切除术、乳房切除术和卵巢切除术的有关问题,因其存在合理的适应证,但在决定手术之前有必要转诊到肿瘤遗传学专科医生处进行专业评估。

其他遗传性疾病

戈谢病

戈谢病(Gaucher disease)是由溶酶体酶葡糖脑苷脂酶缺乏导致的贫血和原发性脾功能亢进,继而引起血小板减少造成的。病人有慢性骨骼疼痛,并可出现骨痛性"危象"。当儿童出现疲劳、骨骼疼痛、生长迟缓、鼻出血、易发性淤血、肝脾大等表现时,应留心此症。可采用酶替代治疗。

糖原贮积症(肝糖原贮积症)

糖原贮积症(肝糖原贮积症)(glycogen storage disease)是一组遗传性疾病。病因是参与糖原分解的一种或多种酶缺乏,造成组织特别是肝脏中的糖原贮积量异常增高。最为人熟知的类型是 I A 型(von Gierke 病),是一种由葡萄糖-6-磷酸酶缺乏引起的常染色体隐性遗传性疾病,在不同种族人群中均有发现。该病的典型表现为生长迟缓、肝大、肾大、低血糖(可以很严重)、乳酸性酸中毒及高脂血症。儿童可表现出特有的外貌特征:身材矮小、面颊肥胖

的娃娃脸、四肢纤细以及腹部隆起(肝大)。

诊断可依据血浆乳酸和血脂异常以及肝脏活组织检查,近来还可通过对葡萄糖-6-磷酸酶基因的检测进行诊断。

治疗的目的是通过不断地喂食糖类来预防低血糖和乳酸性酸中毒,如喂食未煮过的玉米淀粉、夜间进行葡萄糖液鼻饲等。该病预后不良。

卟啉病

三种常见的卟啉病(porphyria)为急性间歇性卟啉病、迟发性皮肤卟啉病(最常见)和红细胞生成性原卟啉病,它们分别由亚铁血红素生物合成途径中的第3、第5和第8个酶的缺乏所致,其临床特征有很大不同。

急性间歇性卟啉病

这种常染色体显性遗传性疾病是卟啉病中最严重的一种,尽管有此遗传特征的大多数病人并无临床症状。该病是由胆色素原脱氨酶缺乏所致。

临床特征

- 难以解释的反复性腹部疼痛性危象。
- 通常在年轻女性发病(青少年或是 20 多岁的女性)。
- 反复出现的心理疾病和异常行为。
- 急性周围或神经系统功能障碍(如周围神经病、肌张力减退)。
- 发作时胆色素原阳性。
- 低钠血症。
- 各种药物引起的突然发作(如抗癫痫药物、酒精、磺胺类药物、巴比妥类药物)。

 诊断三联征:严重腹痛 + 异常的患病行为 +"红"尿➡急性间歇性卟啉病

诊断

- 发作时尿中胆色素原浓度很高,血清钠浓度很低。
- 在亲属中进行红细胞胆色素原脱氨酶试验筛查。

治疗

- 消除病因,避免使用"非安全"药物。
- 高碳水化合物饮食,或发作时口服葡萄糖或静脉注射葡萄糖。
- 补充Ⅳ型正铁血红素(血红蛋白)。

结节性硬化症

结节性硬化症(tuberous sclerosis,epiloia)是一种常染色体显性遗传性疾病,是由第 9 号和第 16 号染色体上的

2 个基因中的 1 个发生突变所致。其特征表现为管状增生累及多个系统,影响包括大脑在内的多个系统。

 诊断三联征:面部皮疹 + 智力发育障碍 + 癫痫发作➔结节性硬化症

上述三联征是此症的典型特征,但并非所有病例都有此三联征。

预测性基因检测

澳大利亚人类遗传学会强烈建议,若疾病在儿童期尚无预防性治疗方法,不应对儿童进行预测性或症状前基因检测。针对儿童的检测应仅限于当今已存在有效治疗方法或预防措施的疾病。这涉及保密性、知情同意,以及对个人自尊心的伤害问题[10]。

常规基因检测仅适用于高危个体,如有家族史的个体。

对涉及的成人伦理问题也应予以注意,对于具体的个人来说,作出这种决策很困难,需要向临床遗传学服务机构进行充分的咨询。这尤其适用于享廷顿病以及其他成人期发病的神经退行性疾病的高危个体,目前对这些疾病尚无预防性治疗的方法。

生殖遗传筛查[23]

三联筛查常用于生殖能力低下的病人,以筛查囊性纤维化、脆弱性 X 染色体综合征和脊髓性肌萎缩。一项来自默多克儿童研究所的调查显示,在准父母中有 1/20 是携带者。

新生儿筛查

在经过父母同意后,婴儿足跟血通常用来筛查 25~45 种疾病,包括囊性纤维化、苯丙酮尿症(与格思里试验相鉴别)、先天性甲状腺功能减退、半乳糖血症和其他罕见代谢性紊乱。此检查有望成为全球推广的代谢性紊乱疾病的筛查手段。

遗传性疾病的产前筛查和诊断[24]

约有 2% 的新生儿伴有先天性畸形,其中 1/7 为染色体异常引起的遗传性疾病,以唐氏综合征(21-三体综合征)最为常见。目前开展的几种疾病产前筛查试验主要包括:

- 唐氏综合征和其他三体性染色体异常性疾病的筛查试验。
- 地中海贫血/血红蛋白病的筛查试验。

- 在妊娠中期进行超声筛查,以检出胎儿畸形,如神经管畸形和腹壁缺损。

唐氏综合征的筛查

在澳大利亚活产新生儿中,唐氏综合征的发病率为 1.4/1 000[20]。随着孕妇年龄的增长,怀上唐氏综合征患儿的危险性成倍增加,21 岁的孕妇为 1/1 000,35 岁孕妇为 1/275,而在 45 岁的孕妇,则升至 1/20。

可用于筛查唐氏综合征的检查包括[5,25-26]:

1. 妊娠早期联合筛查试验(孕产妇血清筛查:在妊娠期 10~12 周可检出细胞游离的胎儿 DNA;在妊娠期 11~14 周可进行颈背透明度超声)。

2. 妊娠中期母体血清筛查(4 种分析物):甲胎蛋白、雌三醇、游离 β 人绒毛膜促性腺激素、抑制素 A。这项测试主要针对妊娠晚期的女性。最终的风险值由计算机程序计算,这个程序综合了其他的风险因素,如预产年龄以及妊娠年。

3. 妊娠 10~21 周孕妇血清的非侵入性产前检测,这种细胞游离的 DNA 筛查应该作为一种选择提供给女性。这种非整倍体检查包括 3 种三体性染色体异常性疾病:唐氏综合征(21-三体)、爱德华综合征(18-三体)、帕塔综合征(13-三体)。超声检查被推荐用于唐氏综合征随访筛查,这种方法可以检测母体血清中胎儿的遗传物质。

4. 诊断试验(绒毛膜绒毛取样活组织检查、羊膜腔穿刺术)。最可靠的方法是取胎儿组织进行活组织检查,但其引起流产的风险很大(绒毛膜活组织检查的流产风险为 1/100,羊膜腔穿刺术的流产风险为 1/200),因此只能作为最后手段。

血缘关系

血缘关系(consanguinity)是指夫妇拥有一个或多个共同祖先的状态,大多数社会环境中存在血缘关系;在某些文化里,血缘关系常与特殊的利益和宗教传统联系在一起[9]。

堂、表兄妹拥有同一对祖父母,从统计学角度分析,如果他们相互婚配,其子女患常染色体隐性遗传性疾病的风险将增加。任何一对夫妇生育先天性缺陷婴儿的基础风险为 3%~4%[9]。另外,经验数据表明,堂、表兄妹结婚生育先天性缺陷婴儿的风险将在此基础上增加 4%,包括畸形,如智力缺陷以及许多罕见的常染色体隐性遗传性疾病。因此,即使没有阳性家族史,这一综合风险也可达 8%,在对这类人群进行咨询辅导时,应考虑到这一重要因素[9]。

同胞兄弟姊妹之间结婚,婴儿出现先天性缺陷的风险可增加 30%,远房兄弟姐妹结婚的风险也可增加 19%。

罕见但有帮助的诊断三联征

- 尿液放置暴露于空气中呈暗黑色 = 黑尿症。

 诊断三联征：关节炎 + 耳软骨色素沉着 + 灰黑色尿伴碱化➡黑尿症

- 尿液放置暴露于空气中呈红色 = 卟啉病。
- 尿布呈蓝色 = 色氨酸吸收障碍综合征。
- 枫糖浆气味（尿液和汗液）= 枫糖尿症（常染色体隐性遗传性疾病，一种氨基酸代谢障碍性疾病）。

 诊断三联征：气味 + 高渗 + 癫痫（婴幼儿）➡枫糖尿症

- 鼠臭味 = 苯丙酮尿症。
- "鱼样"嘴伴小下颌 = 特纳综合征。
- "金花鼠"面容 = 重型地中海贫血。
- 娃娃脸 = 糖原贮积病（葡萄糖-6-磷酸酶缺陷）。
- 精灵面容 = 威廉姆斯综合征。
- 儿童面部蝶状皮疹 = 结节性硬化症。
- 吸吮无力 + 坐和爬的动作发育迟缓 = 普拉德-威利综合征。
- "快乐木偶"样特征 = 安格尔曼综合征（Angelman syndrome）。
- 典型的眼部特征：眼距增宽、睑裂下斜、上睑下垂 = 努南综合征。
- 手指和四肢细长 = 马方综合征。
- 高调猫喘样哭泣、耳下移畸形、智力发育障碍 = 猫叫综合征。
- 巩膜蓝染 = 成骨不全。

资源

新南威尔士州健康遗传教育中心：网址 www.genetics.edu.au
澳大利亚癌症委员会，家庭癌症诊所帮助热线：13 11 20

参考文献

1 Golden F, Lemonick M. The race is over. Time (Asia Pacific edn), 2000; 3 July: 56–61.

2 Tierney LM et al. *Current Medical Diagnosis and Treatment* (41st edn). New York: The McGraw-Hill Companies, 2002: 1645.

3 Warner BJ, McArthur GA. Cancer and the genetic revolution. Aust Fam Physician, 2001; 30: 933–5.

4 Newstead J, Metcalfe S. Getting the gene into genetic practice. Aust Fam Physician, 2001; 30: 927.

5 Singh A. Pharmacogenomics: the potential of genetically guided prescribing. Aust Fam Physician, 2007; 36(10): 821–4.

6 Hyett J. Non-invasive prenatal testing for Down syndrome. Aust Prescr, 2014; 37: 51–5.

7 Kingston H. Clinical genetic services. BMJ, 1989; 298: 306–7.

8 Jameson JL, Kasper DL, Longo Dl et al. Harrison's Principles of Internal Medicine (Vol 2) (20th edn). New York: McGraw-Hill Education, 2018: 3359–61.

9 Craig J et al. Genetics. Check Program, 2001; issue 349.

10 Barlow-Stewart K, Emery J, Metcalfe S. *Genetics in Family Medicine: The Australian Handbook*. Canberra: Australian Government, NHMRC, 2007.

11 Ioannou L et al. Population-based carrier screening for cystic fibrosis: a systematic review of 23 years of research. Genet Med 2014; 16(3): 207–16.

12 Delatycki M, Tassicker R. Adult onset neurological disorders. Predictive genetic testing. Aust Fam Physician, 2001; 30(10): 948–52.

13 Levy-Lahad E, Bird T. Alzheimer's disease: genetic factors. In: Pulst SM, ed. *Neurogenetics*. New York: Oxford University Press, 2000.

14 Devlin B et al. Genetic relationship between five psychiatric disorders estimated from SNPs. Nature Genetics, 2013; 45: 984–94.

15 Metcalfe S et al. Genetics and blood haemoglobinopathies and clotting disorders. Aust Fam Physician, 2007; 36(10): 812–19.

16 Lucarelli G. Bone marrow transplantation in adult thalassaemia patients. N Engl J Med, 1999; 93: 1164.

17 Lennox N (Chairman). *Management Guidelines: People with Development and Intellectual Disabilities* (2nd edn). Melbourne: Therapeutic Guidelines Ltd, 2005.

18 Kidd SA et al. Fragile X syndrome: a review of associated medical problems. Paediatrics, November 2014; 134(5): 995–1005.

19 Bankier A. Syndrome Quiz. Fetal alcohol syndrome. Aust Fam Physician, 1990; 19: 1297.

20 Emery J, Barlow-Stewart K. Genetics and preventive health care. Aust Fam Physician, 2007; 36(10): 808–11

21 Amor D. Familial cancers. Aust Fam Physician, 2001; 30: 937–45.

22 Porter RS, Kaplan JL. *The Merck Manual* (19th edn). New Jersey: Merck Research Laboratories, 2011: 3003–4.

23 Woolcock J, Grivell R. Noninvasive prenatal testing. Aust Fam Physician, July 2014; 43(7): 432–4.

24 Metcalfe S, Barlow-Stewart K. Population health screening. Aust Fam Physician, 2007; 36(10): 794–800.

25 The Royal Australian and New Zealand College of Obstetricians and Gynaecologists. Prenatal screening and diagnosis of chromosomal and genetic conditions in the fetus in pregnancy (C-Obs59) [under review]. East Melbourne: RANZCOG, 2011. Available from: www.ranzcog.edu.au/Statements-Guidelines, accessed February 2018.

26 Delatycki MB et al. Preconception and antenatal carrier screening for genetic conditions: the critical role of general practitioners. Aust J Gen Pract, 2019; 48(3): 106–10.

23

第三部分

全科医学中的主要
症状和问题

第 24 章　腹痛

在我的左肾有个很大的结石：整日只能尿出三到四滴水。不过我喝了一大杯白葡萄酒和色拉油,之后,将鲤鱼的头骨磨成粉放上蟹眼吃掉,然后就着黄油蛋糕喝两大杯大麦酒。然后的一小时排出了很多的尿,还有一块犹如亚历山大草籽一样大的石头。

约翰·迪(1594)(译者注:英国人,数学家、天文学家)

腹痛是全科医学服务中最常见的 15 种症状之一[1],涉及从自限性疾病到危及生命需要立即手术的各种疾病。腹痛可以分为急性、亚急性、慢性或反复发作性的。它可以涉及所有专科,包括:外科、内科、妇科、儿科、老年医学科和精神科。对于急腹症,快速诊断对降低发病率和死亡率很重要,大多数急腹症需要外科转诊。女性的下腹痛则增加了另一个维度的问题,将在另外的章中介绍(见第 95 章)。

关键事实和要点

- 关于急腹症的最常见病因,在全科医学中有研究:急性阑尾炎(21%),绞痛(16%),肠系膜腺炎(16%)[2]。
- 一项对 17 个国家的 26 个外科科室的转诊病例研究显示最常见的腹痛原因:非特异性腹痛(34%)、急性阑尾炎(28%)和胆囊炎(10%)[1]。
- 通常,上消化道病变会引起上腹部疼痛,下消化道病变引起下腹部疼痛。
- 肚脐周围绞痛(重度)→呕吐→腹胀=小肠梗阻(SBO)。
- 下腹中线痛→胀气→呕吐=大肠梗阻(LBO)。
- 如果是外科原因引起的急腹症,疼痛几乎总是出现在呕吐之前(和胃肠炎比较)。
- 必须考虑肠系膜动脉闭塞的情况:患有动脉硬化性疾病的老年人,或出现严重腹痛的心房颤动病人,或心肌梗死之后。
- 多达 1/3 的腹痛找不到具体原因。

诊断模型

急性腹痛和慢性腹痛的诊断模型,分别归纳于**表 24.1** 和**表 24.2**。

概率诊断

常见原因很多见:很多来看全科医生的病例是胃肠炎/食物中毒,偶尔有病例会出现急腹症的检查结果。急腹症的其他最常见原因是急性阑尾炎、肠易激综合征、各种"肠绞痛"和排卵痛(经间痛),肠系膜腺炎常见于儿童,慢性或复发性腹痛的各种原因见**表 24.2**。一项关于慢性腹痛的研究[3]表明最常见病因(大约百分比)是未发现的病因(50%),其次包括肌肉劳损(16%)、肠易激综合征(12%)、妇科原因(8%)、消化性溃疡和食管裂孔疝(8%)。

不能遗漏的严重疾病

大多数急腹症的病因是严重的,早期诊断是降低死亡率和发病率的必要条件。

重要的是不要误诊异位妊娠破裂,异位妊娠破裂会导致下腹部或耻骨上突发疼痛;或危及生命的血管疾病,如主动脉瘤破裂或夹层、肠系膜动脉闭塞和心肌梗死(可表现为上腹痛)。

溃疡穿孔(现在不常见)和肠绞窄,如乙状结肠扭转,在疝口或疝周围的小肠粘连,也需要早期诊断。

急腹症有一些重要的"红旗征"症状和体征[1]需要注意。

急腹症的红旗征

病史	体征
厕所晕倒(腹腔内出血)	苍白和出汗
头晕	低血压
缺血性心脏病	心房颤动或心动过速
进行性呕吐疼痛、腹胀	发热
月经异常	虚脱
恶性肿瘤	反跳痛和拒按
未排气	尿量减少

误诊的危险

- 异位妊娠→快速低血容量性休克
- 腹主动脉瘤破裂→快速低血容量休克

表 24.1　急性腹痛(成人):诊断策略模型(不包括创伤)

概率诊断	陷阱(经常遗漏的)
急性胃肠炎	急性阑尾炎
急性阑尾炎	肌筋膜撕裂
经间痛/痛经	肺部原因
肠易激综合征	• 肺炎
胆绞痛/肾绞痛	• 肺栓塞
不能遗漏的严重疾病	粪便嵌塞(老年人)
心血管性	带状疱疹
• 心肌梗死(通常下壁)	罕见
• 腹主动脉瘤破裂	卟啉症
• 主动脉夹层动脉瘤	肠脂垂炎
• 肠系膜动脉闭塞/缺血	铅中毒
肿瘤:	血色病
• 大肠或小肠梗阻	血红蛋白尿
严重感染	艾迪生病
• 急性输卵管炎	**七个戴面具问题的清单**
• 腹膜炎/自发性细菌性腹膜炎	抑郁
• 升支胆管炎	糖尿病(酮症酸中毒)
• 腹腔内脓肿	毒品(尤其是麻醉药品)
胰腺炎	贫血(镰状细胞)
异位妊娠	内分泌失调(甲状腺危象,艾迪生病)
小肠梗阻/绞窄性疝	脊柱功能障碍→牵涉痛
乙状结肠扭转	尿路感染(包括尿脓毒病)
内脏穿孔	**病人是否试图告诉我什么?**
	可能非常重要
	考虑孟乔森综合征、性功能障碍和异常压力

表 24.2　慢性或复发性腹痛(成人):诊断策略

概率诊断	便秘/粪便的影响
肠易激综合征	慢性胰腺炎
憩室炎	克罗恩病
经间痛/痛经	子宫内膜异位症
消化性溃疡/胃炎	憩室炎
不能遗漏的严重疾病	罕见
心血管	热带感染(例如:包虫、类鼻疽、疟疾、粪类圆线虫)
• 肠系膜动脉缺血	尿毒症
• 腹主动脉瘤	铅中毒
肿瘤形成	卟啉症
• 肠/胃癌	镰状细胞性贫血
• 胰腺癌	高钙血症
• 卵巢肿瘤	艾迪生病
严重感染	**七个戴面具问题的清单**
• 肝炎	抑郁
• 反复盆腔炎症	药物
陷阱(经常遗漏的)	内分泌失调(艾迪生病)
腹膜粘连	脊柱功能障碍
阑尾炎	尿路感染
食物过敏	**病人是否试图告诉我什么?**
乳糖酶缺乏症	可能性很大:考虑疑病症、焦虑、性功能障碍、孟乔森综合征

24

- 坏疽性阑尾→腹膜炎/盆腔脓肿
- 溃疡穿孔→腹膜炎
- 肠梗阻→坏疽

陷阱

一个常见的陷阱是误诊急性阑尾炎,尤其是在老年人、儿童、妊娠期间和服用类固醇的病人中,表现可能不典型。早期阑尾炎典型表现为脐周腹痛,4~6 小时后转移到右髂窝,早期诊断很困难。急性阑尾炎伴有腹泻和腹痛,尤其如果是盆腔阑尾,易误诊为急性胃肠炎。

双糖酶缺乏,如乳糖酶缺乏,与痉挛性腹痛有关,腹痛程度可能很严重。腹痛发生在摄入牛奶后一段时间,可能持续数小时,并伴有水样便。病人可能忽略了腹痛与牛奶的联系。

带状疱疹也是一个陷阱,尤其是老年病人沿皮节分布的单侧腹痛。来自膈肌上方部位疾病所致的牵涉痛,如心肌梗死、肺栓塞和肺炎,容易误诊。罕见的病因,如糖尿病酮症酸中毒、急性卟啉症、艾迪生病、铅中毒、脊髓痨、镰状细胞性贫血、血色病和尿毒症,常常造成诊断上的困境。

特定的陷阱

- 将避孕或有正常月经史的女病人误诊为异位妊娠破裂,或将褐色阴道分泌物误诊为正常经期。
- 未能检查肠梗阻病人的疝孔。
- 坏疽性阑尾穿孔或消化性溃疡穿孔的暂时性改善(疼痛减轻)。
- 老年脐周腹痛病人忽略急性肠系膜动脉闭塞。
- 将憩室炎、盆腔阑尾炎、输卵管炎或异位妊娠破裂导致的腹痛、尿频和排尿困难,归因于尿路感染。
- 未检查睾丸。

七个戴面具问题的清单

抑郁、糖尿病、药物、脊髓功能障碍和尿路感染均可引起腹痛:急性、亚急性或慢性。糖尿病酮症酸中毒可伴有腹痛,甚至压痛。表 24.3 列出了可能引起腹痛的药物。

下胸椎和胸腰椎交界处的脊柱功能障碍可引起腹部

表 24.3 导致腹痛的药物

很多违禁药物	铁制剂
酒精	尼古丁
抗生素(例如红霉素)	非甾体抗炎药/环氧合酶 2
阿司匹林	抑制剂
类固醇皮质激素	丙戊酸钠
细胞毒性药物	苯妥英
三环类抗抑郁药(如丙米嗪)	

牵涉痛。疼痛总是单侧的、呈根性分布,且与活动有关。它可能与腹腔内疾病混淆,如胆道疾病(右侧)、阑尾炎和克罗恩病(右侧)、憩室炎(左侧)和肾盂肾炎。

心因的考虑

无法确定具体原因的复发性或慢性腹痛,大多数病例可能与精神因素相关。青少年和年轻人出现反复疼痛肯定要考虑社会心理问题。

孟乔森综合征是通过欺骗手段入院的,常伴有剧烈腹痛,而没有临床体征或检查异常,诊断需要高度怀疑。

临床特征

病史

病史的急迫性取决于疾病表现方式:急性或慢性。疼痛要根据其性质、频率、部位和放射部位、发生时间、持续时间和转移、加重和缓解因素及相关症状和体征进行分析。

特别要注意:

- 厌食、恶心或呕吐
- 排尿
- 肠道功能
- 月经/避孕
- 药物摄入

关键的提问

指出疼痛部位及传播方向。

要问的问题:

- 这是什么样的疼痛:持续性还是阵发性?
- 从 1 到 10,你认为疼得有多严重?
- 以前有过类似疼痛的发作吗?
- 当你感到疼痛时,是否伴有其他症状?
- 什么情况会引起或缓解疼痛?
- 牛奶、食物或抗酸剂对疼痛有什么影响?
- 你是否有出汗、畏寒或小便时灼烧感?
- 大便正常吗? 有便秘、腹泻或活动时便血吗?
- 小便有什么异常吗?
- 服用什么药物?
- 服用多少阿司匹林?
- 是否大量吸烟或饮酒或吸食违禁药物?
- 你最近旅行过吗?
- 你月经怎么样? 疼痛是在月经期还是月经期之后?
- 家里人有腹痛发作吗?
- 有疝气吗?
- 腹部做过什么手术? 阑尾、胆囊?

24

身体检查

有用的身体检查列表为：

- 一般外观
- 口腔
- 生命体征：体温、脉搏、血压、呼吸频率
- 胸部：上腹部疼痛时检查心脏和肺部（尤其是没有腹部体征时）
- 腹部：检查视诊、听诊、触诊、叩诊（依序）

进行腹部检查时病人头枕平躺，暴露剑突至腹股沟位置。考虑以下：

- 腹股沟区（包括疝口）和股动脉
- 直肠检查
- 阴道检查（女性）：怀疑输卵管、子宫或卵巢的问题
- 胸腰椎（如果怀疑脊柱疼痛）
- 尿液分析：白细胞、红细胞、葡萄糖和酮体、卟啉
- 特殊临床检查：墨菲征（急性胆囊炎腹膜压痛的征象）；腰大肌和闭孔征
- 检查疝气：半月线疝是由于腹直肌鞘外侧的腹横肌缺陷而发生，通常在脐水平以下

指导原则

- 触诊：从疼痛侧开始，轻轻触诊——注意任何腹肌紧张或反跳痛，腹肌紧张表示腹膜炎；反跳痛表明腹膜刺激（细菌性腹膜炎、血液）。寻找最明显部位，对应疾病的焦点
- 病人疼痛提示：指压征表示局灶性腹膜刺激；牵涉样提示内脏痛
- 心房颤动：考虑肠系膜动脉栓塞
- 心动过速：败血症和容量不足
- 呼吸急促：败血症、肺炎、酸中毒
- 脸色苍白和"休克"：急性失血
- 听诊：注意肠道活动或振水音（最好在触诊和叩诊之前）

"寂静腹部"的原因：弥漫性败血症、肠梗阻、机械性梗阻（高位）。

腹胀，请考虑六个 F：脂肪、液体、胀气、粪便、胎儿、恶性的生长。

腹部膨隆明显提示机械性梗阻。

在老年人、重度肥胖、重病病人和使用类固醇皮质激素治疗的病人，体征可能会不明显。

辅助检查

可选以下检查：

- 血红蛋白——贫血伴慢性失血（如消化性溃疡、癌症、食管炎）
- 血涂片——镰状细胞病的异常红细胞

- 白细胞计数——白细胞增多伴阑尾炎（75%）[4]、急性胰腺炎、肠系膜腺炎（仅第一日）、胆囊炎（尤其是化脓）、肾盂肾炎
- 红细胞沉降率——癌症、克罗恩病、脓肿可能升高，但非特异性
- C 反应蛋白——用于诊断和监测感染、炎症（如胰腺），优于红细胞沉降率
- 肝功能检查——肝胆疾病
- 血清淀粉酶和/或脂肪酶（优先）——如果升高到正常上限的三倍以上，高度怀疑急性胰腺炎；大多数腹腔内病变也部分升高（如异位妊娠破裂、消化性溃疡穿孔、胆囊化脓破裂、主动脉瘤破裂）
- 粪便弹性蛋白酶——慢性胰腺炎
- 妊娠试验——尿液和血清 β-hCG：怀疑异位妊娠
- 幽门螺杆菌检测
- 尿液：
  - 血：输尿管绞痛（结石或血块）、尿路感染
  - 白细胞：尿路感染、阑尾炎（膀胱刺激）
  - 胆色素：胆囊疾病
  - 卟啉原：卟啉病（添加艾氏醛试剂）
  - 酮体：糖尿病酮症酸中毒
  - 空气（气尿）：瘘管（如憩室炎、其他盆腔脓肿、盆腔癌）
- 粪便血液——肠系膜动脉闭塞、肠套叠（"红醋栗果冻"）、结肠直肠癌、憩室炎、克罗恩病和溃疡性结肠炎

影像学检查

腹部超声和 CT 扫描是两种主要的筛查方法[5]，普通腹部 X 线是一种替代检查，在更容易获得的情况下。根据临床表现，可考虑以下检查：

- 超声：适用于肝胆系统、肾脏和女性盆腔检查。寻找：
  - 胆结石
  - 异位妊娠
  - 胰腺假性囊肿
  - 主动脉瘤/夹层动脉瘤
  - 肝转移和腹部肿瘤
  - 增厚的阑尾
  - 结肠周围

  注意：可能会受到气体阴影的影响。

- CT 扫描，能够很好地检查腹部器官，包括肿块和积液：
  - 胰腺炎（急性和慢性）
  - 未确诊的腹膜炎症（最佳）
  - 创伤
  - 憩室炎
  - 主动脉瘤漏
  - 腹膜后疾病
  - 阑尾炎（尤其是口服造影剂）

24

- 腹部 X 线片（直立和仰卧），用于（**图 24.1**）:
  - 肾/输尿管结石——70% 不透明[4]
  - 胆道结石——仅 10%~30% 不透明
  - 胆道内的空气
  - 主动脉瘤钙化
  - 乙状结肠明显扩张 → 乙状结肠扭转
  - 伴有液面的肠膨胀 → 肠梗阻
  - 盲肠增大伴大肠梗阻
  - 右侧腰肌模糊阴影 → 阑尾炎
  - "咖啡豆"标志 → 肠扭转
  - 左上腹（LUQ）气体前哨袢 → 急性胰腺炎
- 胸部 X 线检查:膈下气体 → 溃疡穿孔
- 静脉肾盂造影
- 造影剂增强 CT 或 X 线（如泛影葡胺餐）:诊断肠漏
- 钡剂灌肠
- 羟基亚氨基二乙酸核扫描——诊断急性胆囊炎（当超声不适用时）
- ERCP:显示胆管梗阻和胰腺疾病
- MRI 扫描（增强尤其有用）
  其他检查:
- 心电图
- 上消化道内镜检查
- 乙状结肠镜和结肠镜检查

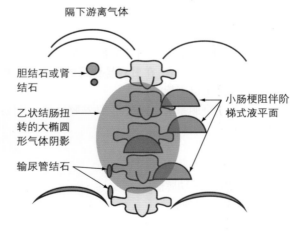

图 24.1 急腹症:需要关注的腹部 X 线检查征象

诊断准则

一般原则

- 上腹痛是由上消化道病变引起的。
- 下腹痛是由下胃肠道或盆腔器官的病变引起的。
- 早期严重呕吐表明胃肠道高位梗阻。

- 急性阑尾炎的特点是症状的"进行":疼痛 → 厌食、恶心 →呕吐。

疼痛模式

疼痛模式如**图 24.2** 所示。绞痛是一种节律性疼痛，伴有反复发作的规律性痉挛性疼痛，逐渐达到高潮并消退。这实际上是肠梗阻的特征。输尿管绞痛是真正的腹部绞痛，但所谓的胆绞痛和肾绞痛不是真正的绞痛。

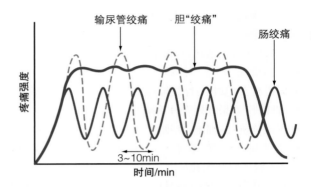

图 24.2 各种原因引起的急性腹部绞痛的疼痛模式

疼痛部位

腹痛的典型部位（仅限一般原则）如**图 24.3** 所示。

上腹痛通常由胚胎前肠疾病引起，如食管、胃和十二指肠、肝胆、胰腺和脾脏。然而，随着某些疾病的进展，疼痛往往会从中线转移到右侧（胆囊和肝脏）或左侧（脾脏）。脐周痛通常由胚胎中肠结构的疾病引起，而后肠的疾病倾向于将疼痛转移到下腹部或耻骨上区域。

腹腔内感觉受体支配内脏或壁腹膜。内脏机械感受器由肠系膜或血管的扩张或张力触发，而伤害感受器由机械、热和化学刺激触发。来自内脏的疼痛为弥漫性且局部定位差，而壁腹膜伤害感受器刺激产生的疼痛则直接出现在受损部位。

儿童腹痛

腹痛是儿童常见的主诉，尤其是反复发作性腹痛，是儿童时期最常见的主诉之一。儿童腹痛让父母相当焦虑，重要的是区分是需要手术治疗的严重问题还是非手术问题。大约 1/15 的人是因需手术的病因引起的疼痛[6]。检查尿液分析排除尿路感染是一个好的习惯。儿童急性腹痛的诊断策略模型见**表 24.4**。

🔔 婴儿腹"绞痛"（婴儿的定时哭闹）

婴儿腹"绞痛"（infant "colic"）出现在正常婴儿。婴儿有无法解释的哭泣和烦躁，通常发生在下午和晚上，特

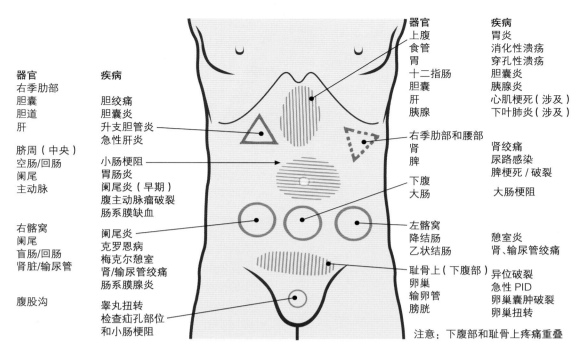

器官　**疾病**
右季肋部
胆囊　　　胆绞痛
胆道　　　胆囊炎
肝　　　　升支胆管炎
　　　　　急性肝炎

脐周（中央）
空肠/回肠　小肠梗阻
阑尾　　　胃肠炎
主动脉　　阑尾炎（早期）
　　　　　腹主动脉瘤破裂
　　　　　肠系膜缺血

右髂窝
阑尾　　　阑尾炎
盲肠/回肠　克罗恩病
肾脏/输尿管 梅克尔憩室
　　　　　肾/输尿管绞痛
　　　　　肠系膜腺炎

腹股沟　　睾丸扭转
　　　　　检查疝孔部位
　　　　　和小肠梗阻

器官　**疾病**
上腹　　　胃炎
食管　　　消化性溃疡
胃　　　　穿孔性溃疡
十二指肠　胆囊炎
胆囊　　　胰腺炎
肝　　　　心肌梗死（涉及）
胰腺　　　下叶肺炎（涉及）

右季肋部和腰部
肾　　　　肾绞痛
脾　　　　尿路感染
　　　　　脾梗死/破裂

下腹
大肠　　　大肠梗阻

左髂窝
降结肠　　憩室炎
乙状结肠　肾、输尿管绞痛

耻骨上（下腹部）异位破裂
卵巢　　　急性 PID
输卵管　　卵巢囊肿破裂
膀胱　　　卵巢扭转

注意：下腹部和耻骨上疼痛重叠

图 24.3　各种原因引起的急性腹痛的典型部位

表 24.4　儿童急性腹痛

腹痛的原因可以考虑以下诊断模型类别

1. 常见原因/概率诊断
   - 婴儿腹"绞痛"
   - 胃肠炎（所有年龄段）
   - 肠系膜腺炎
2. 不能遗漏的严重疾病
   - 肠套叠（发病高峰在 6~9 个月）
   - 急性阑尾炎（主要为 5~15 岁）
   - 肠梗阻/绞窄性疝
3. 陷阱
   - 虐待儿童
   - 便秘/粪便嵌塞
   - 睾丸扭转
   - 乳糖不耐受
   - 消化性溃疡
   - 感染：腮腺炎、扁桃体炎、肺炎（尤其是右下叶）、EB 病毒所致传染性单核细胞增多症（腺热），尿路感染
   - 女性附件疾病（例如卵巢）
   - 急性胰腺炎
4. 罕见
   - 梅克尔憩室
   - 过敏性紫癜
   - 镰状细胞危象
   - 铅中毒
5. 七个戴面具问题的清单
   - 1 型糖尿病
   - 毒品
   - 泌尿道感染
6. 心因的考虑
   - 重要原因

别是在 2 周到 16 周之间；没有发现明显的腹痛的原因，而且"绞痛"这个词指的是历史上假设哭泣是由腹痛引起的。这很常见，约发生于 1/3 婴儿，持续至少 3 周。

临床特征

- 2~16 周龄的婴儿
- 长时间哭泣，至少 3 小时
- 每周至少发生 3 日
- 大约 10 周龄时哭得最严重
- 好发于下午晚些时候和傍晚
- 孩子弯曲双腿、握紧拳头，好像严重"腹痛"
- 身体检查正常

管理

释除担忧，向父母解释。建议父母：

- 使用温和的方式（如将婴儿安置在光线柔和的地方，轻柔的音乐，轻声说话，安静地喂食）。
- 避免可能会吓到婴儿的快速动作。
- 确保婴儿不饿，避免喂养不足。
- 按需喂养（在时间和数量上）。
- 给婴儿拍嗝，摆好喂养姿势。
- 通过提供模型或安抚奶嘴带来舒适感。
- 提供充足的轻柔的身体接触。
- 抱着宝宝四处走走（如在街区散步）。
- 婴儿背带，可以在婴儿哭泣的时候使用。
- 在这个困难时期，确保母亲得到足够的休息。
- 不要担心，让孩子自己哭泣 10 分钟，尝试 15 分钟后安慰。

24

药物治疗

一般不建议使用药物,但是有些准备工作是有传统的,如果不够科学,则不采用(例如西甲硅油)。

💊 肠套叠

年龄介于 3 个月~2 岁之间的孩子突然发生严重的腹部绞痛,疼痛持续 2~3 分钟,间隔 15 分钟左右,应首先考虑肠套叠(intussusception)。发病 24 小时内早期诊断非常必要,因为超过 24 小时后发病率和死亡率会显著上升。一段肠管进入邻近的远端节段(如回盲段),导致肠梗阻。通常是特发性的,但可以有病理性的因素(4~12 岁)(如息肉、梅克尔憩室)。

典型临床特征[7]

参见图 24.4。

- 男婴 > 女婴
- 年龄:出生到学龄,通常为 5~24 个月
- 突然发作的剧烈疼痛伴有尖锐的哭泣
- 呕吐
- 嗜睡
- 有明显的苍白
- 肠出血:红醋栗果冻(60%)[7]

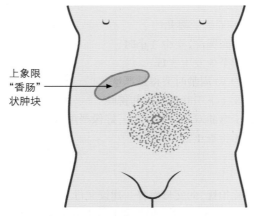

图 24.4　急性肠套叠典型特征及疼痛分布

上象限"香肠"状肿块

 诊断三联征:苍白儿童 + 严重"绞痛" + 呕吐➡️急性肠套叠

征象

- 脸色苍白、焦虑和不适
- 右上腹(RUQ)或结肠与脐之间的腊肠状肿块,特别是在发作期间(难以感觉)
- 跳舞征(即右髂窝触诊空虚感)

- 高调活跃的肠鸣音与肠鸣音消失交替出现
- 直肠检查:± 血 ± 硬块

诊断

- 超声
- 氧气或钡灌肠(慎重),用于诊断和治疗

治疗[7]

- 空气或氧气灌肠液体减压(首选)或钡灌肠
- 可能需要手术干预

鉴别诊断

- 急性胃肠炎:在有稀便、血液和黏液便,但没有很多水样便的情况下,鉴别会很困难。然而,通常疼痛发作的持续时间较短,并且伴有稀便水样便、发热且没有腹部肿块。如果有疑问,则可能是肠套叠。
- 排便受阻会导致绞痛性腹痛——通常是有便秘病史的大儿童。
- 肠梗阻的其他原因(如不可复位的腹股沟疝、肠扭转、腹内带)。

药物

在任何主诉急性腹痛的儿童中,都应该对用药史进行询问。一种儿童腹绞痛的常见原因是吸烟(尼古丁);也需要考虑其他药物,如大麻、可卡因和海洛因。

💊 儿童急性阑尾炎

儿童急性阑尾炎(acute appendicitis in children)可发生在任何年龄的儿童,常见于学龄儿童(10~12 岁)和青春期,3 岁以下儿童少见。早期诊断的特殊问题出现在年幼(小于 3 岁)和智障儿童中,其中许多儿童伴有腹膜炎。

80% 以上的阑尾炎患儿发生呕吐,约 20% 出现腹泻。温度通常只是略微升高,但在约 5% 的情况下会超过 39℃[4]。

儿童身体检查,腹部压痛(包括反跳痛)、直肠检查需要特别的机智、耐心和温柔,按压或快速离手会引起疼痛。

盆腔阑尾炎引起的腹泻和呕吐易与急性胃肠炎相混淆。C 反应蛋白 >50mg/L 是阑尾炎的一个特征[6]。一个典型的严重胃肠炎病例,如果症状持续存在,应考虑为盆腔阑尾炎,除非另有证据能排除。超声是首选的检查方法。

💊 肠系膜腺炎

肠系膜腺炎(mesenteric adenitis)与急性阑尾炎的鉴别诊断比较困难,因为病史非常相似,有时甚至无法区分。一般来说,肠系膜腺炎疼痛和压痛部位不固定,较少

24

出现腹部强直,体温升高、厌食、恶心和呕吐也较少出现。病程持续约 5 日,然后迅速恢复。肠系膜腺炎与急性阑尾炎两者之间的比较见**表 24.5**,但如果有任何疑问,建议考虑为急性阑尾炎,收住入院观察并为腹腔镜检查/剖腹手术做好准备。

　　肠系膜腺炎有时出现麻醉风险,病人通常在术后即刻病情加重。治疗主要是对症,包括充足的液体和对乙酰氨基酚。

复发性腹痛

　　复发性腹痛(recurrent abdominal pain,RAP)——3 次明显的腹痛发作,病程 3 个月以上——发生在 10% 的学龄儿童。仅 5%~10% 的儿童能发现器质性病因,大多数情况下病因不明[8]。

病因(器质性)

　　必须考虑器质性疾病并排除,如果出现以下情况,则器质性疾病可能性大:

- 疼痛不在脐周
- 疼痛呈放射状而非局限性
- 孩子从睡眠中痛醒
- 疼痛伴有恶心和呕吐
- 孩子在发作间隙并不完全缓解
- 伴体重减轻或发育不良

可能的原因

- 便秘
- 儿童期偏头痛(疼痛、面色极苍白)
- 乳糖不耐受(与牛奶摄入有关的症状)
- 肠道寄生虫(可能会在孩子入睡后 60 分钟左右打扰孩子)

辅助检查

- 尿液分析和中段尿液标本
- 全血细胞计数和红细胞沉降率
- 常规 X 线(评估粪便滞留)

非器质性复发性腹痛

临床特征

　　典型临床特征包括:

- 剧烈而频繁的腹部绞痛
- 疼痛局限于脐周或刚好位于脐部上方
- 无放射痛
- 疼痛持续不超过 60 分钟
- 通常不出现频繁的恶心和呕吐
- 日间为主(孩子无夜间痛醒)
- 轻微脐部压痛
- 焦虑的孩子
- 强迫症或完美主义者
- 父母一方或双方都对孩子的健康和成长过度关注

心理因素

　　尽管心理因素与个案非常相关,但缺少确凿的证据支持这种普遍假设[8],即这些因素在绝大多数复发性腹痛可见。有些孩子会有明显的心理问题甚至回避上学,常见的一个因素是家庭破裂。

管理[8]

- 提供解释、保证和支持(确保病人参与讨论)。
- 详细检查并仔细选择辅助检查的情况下给予安慰。
- 尽量避免放射学检查(全血细胞计数及尿液显微镜检查和培养可以)。

表 24.5　儿童急性阑尾炎和肠系膜腺炎特征比较(仅作为指导原则)

项目	急性阑尾炎	肠系膜腺炎
典型的儿童	年长	更年轻
发病部位	中线	右髂窝
疼痛	向右转移	可以是中线
发病期有呼吸系统疾病	不常见	常见:上呼吸道感染或扁桃体炎
厌食、恶心、呕吐	++	±
面色	通常脸色苍白	红晕
体温	正常或↑	↑↑ → ↑↑↑
腹部触诊	右髂窝压痛、反跳痛、± 腹强直	右髂窝压痛、轻微反跳痛、无腹强直
肛门检查	总是触痛	经常触痛但程度较轻
腰大肌和闭孔试验	通常阳性	通常阴性
全血细胞计数	白细胞增多	淋巴细胞增多

- 承认孩子有疼痛。
- 强调这种疾病很普遍,通常贯穿整个童年,但没有不良影响。
- 建议采取简单的措施(如局部保暖,短暂休息以缓解疼痛)。
- 如果发作的性质改变,疼痛持续数小时或出现新症状,建议复查。
- 识别生活中的压力并提供治疗方案。
- 询问家庭结构和功能,以及在学校表现。
- 不鼓励认同病态角色。
- 必要时转诊进行心理评估和咨询。

老年人腹痛

老年人可能患有多种疾病。缺血性事件、栓塞、癌症(尤其)和结肠憩室在老年人中更常见,十二指肠溃疡较少见。常见的引起老年人腹痛的原因有:

- 血管大事件:腹主动脉瘤破裂、肠系膜动脉栓塞
- 消化性溃疡穿孔
- 胆道疾病:胆道疼痛和急性胆囊炎
- 憩室炎
- 乙状结肠扭转
- 绞窄性疝
- 肠梗阻
- 癌症,尤其是大肠癌
- 带状疱疹,引起单侧神经痛
- 便秘和粪便嵌塞

由于痛阈升高(尤其是绞痛不严重时)并且对感染的反应减弱,可以不发热、白细胞不增多,因此给病情管理带来困难。出现非特异性体征,如意识模糊、厌食和心动过速,可能是感染的唯一系统性证据。

🜪 腹主动脉瘤

腹主动脉瘤(abdominal aortic aneurysm, AAA)在它破裂前可能无症状,或可能出现腹部不适和病人注意到的搏动性肿块。往往有家族史,因此有家族史的人需要进行筛查,建议 50 岁以上的一级亲属进行超声筛查。

破裂的风险与腹主动脉瘤的直径和直径增加速度有关。在脐上方触诊的腹主动脉的正常直径为 10~30mm,成人平均为 20mm,动脉瘤直径大于 30mm[9],如果≥40mm,请转诊。大于 50mm 为显著扩大,因为破裂风险指数随着直径的增加而增加,推荐随时进行手术。参考所有案例,5 年后涤纶人工血管的通畅率约为 95%(图24.5)。新技术包括血管内动脉瘤修复术。

辅助检查

- 亲属超声检查(有利于筛查)

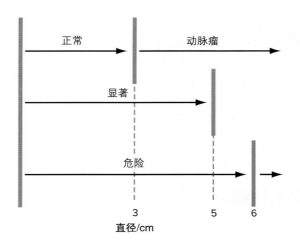

图 24.5　成人腹主动脉正常和异常宽度标准(精确比例)

>50 岁(肥胖是个问题)
- CT 扫描(更清晰的成像)。可选择螺旋扫描
- MRI 扫描(最佳清晰度)

🜪 动脉瘤破裂

动脉瘤破裂(rupture of aneurysm)是老年人真正的外科急症,表现为急性腹痛,可能伴有循环衰竭的背痛(图24.6)。病人经常在上厕所时晕倒,因为他们排便时产生的强力闭气动作(Valsalva 动作)会导致循环障碍。

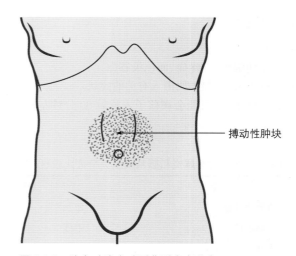

图 24.6　腹主动脉瘤破裂典型疼痛分布

应立即将病人转送至血管外科,并应提前通知外科准备。"休克"病人的两个重要紧急措施是静脉注射液体血浆扩容(最好使用中心静脉导管)和迅速处理。

 诊断三联征:剧烈的疼痛 + 苍白和"休克" ± 背痛→破裂腹主动脉瘤

肠系膜动脉闭塞

急性肠缺血是由肠系膜动脉闭塞（mesenteric artery occlusion）造成的，其原因可能是动脉粥样硬化的栓子或血栓形成，另一个原因是心房颤动形成的栓子。如果不及早干预，肠管很快就会缺血坏死。

临床特征

- 中央脐周腹痛，逐渐加剧，病人开始"害怕进食"
- 大量呕吐
- 水样腹泻，1/3 的病人带有血液（最终）（请参阅第 34 章）
- 病人感到混淆

> **诊断三联征：**焦虑和虚脱 + 剧烈中腹部疼痛 + 大量呕吐 ± 出血性腹泻➡️肠系膜动脉栓塞

征象

- 栓塞局部压痛、腹强直和反跳痛（后出现）
- 肠鸣音消失（晚）
- 休克较晚出现
- 心动过速（可能是心房颤动和其他动脉粥样硬化的症状）

辅助检查

- C 反应蛋白可能升高肠道碱性磷酸酶。
- X 线片显示由于充气肠黏膜水肿形成的"拇指印"。CT 扫描给出了最好清晰度，而如果怀疑栓子，则应进行肠系膜动脉造影。然而，通常只有剖腹手术能确诊。

管理

早期手术可以防止肠坏死但可能需要切除大段坏死的肠管作为保命措施。早期诊断（数小时内）必不可少。

注意：
- 可能发生肠系膜静脉血栓，通常见于循环衰竭病人。
- 肠系膜下动脉闭塞较轻、生存的可能性更大。

🌀 急性尿潴留

600ml 以上的急性尿潴留（acute retention of urine）通常会引起严重的下腹痛，在老年或痴呆的病人中可能疼痛不明显。需要找出原因并治疗，除了前列腺肥大或前列腺炎的常见原因外，也可能是由粪便嵌塞、其他盆腔肿块或抗胆碱能药物引起的膀胱颈梗阻。通常是由极度寒冷或过量酒精而持续引起。神经源性原因包括多发性硬化、脊髓损伤和糖尿病。

管理

- 进行直肠检查，清空直肠内任何阻塞的粪便。
- 插入 14 号 Foley 导管以缓解阻塞和引流（覆盖抗生素）。
- 留置尿管并寻求泌尿科意见。标本送尿液显微镜检查和培养（MCU）。
- 如果有任何恢复的机会（例如，如果问题是由药物引起的），则停药，将导尿管留置 48 小时，取出并试用哌唑嗪 0.5mg、2 次/d 或特拉唑嗪。
- 某些情况下，可能需给予镇痛药、让病人走动并通过站起来听到流水声来尝试排尿。热水浴也可提供一个简单的解决方案。
- 检查前列腺癌和肾功能损害。
- 对下肢和肛周区域进行神经系统检查。

慢性尿潴留

慢性尿潴留（chronic retention of urine）可无疼痛，起病隐匿，伴有尿液溢出，膀胱容量可 >1.5L。

🌀 粪便嵌塞

粪便嵌塞（faecal impaction）通常发生于年老、卧床不起、身体虚弱的病人，它的临床表现可能与恶性梗阻非常相似[10]，可能会发生假性腹泻，被称为"大便失禁"（第 26 章）。

🌀 急性阑尾炎

急性阑尾炎（acute appendicitis）主要见于年轻人，但可影响所有年龄段（3 岁以下少见），尽管发病率下降，其是最常见的外科急症，要特别关注非常年轻的和年老的病人。症状可因阑尾的位置不同而改变。阑尾炎基本上是临床诊断。

临床特征

参见**图 24.7**。典型的临床特征是：
- 通常出现在 30 岁以下
- 最开始的疼痛部位是腹部中央（有时是绞痛）
- 严重程度逐渐增加然后持续
- 在 6 小时内转移到右髂窝
- 走路或咳嗽可能会加重（导致跛行）
- 突然厌食
- 疼痛开始后数小时出现恶心和呕吐
- ± 腹泻和便秘

> **诊断三联征：**右髂窝局部疼痛 + 厌食/恶心/呕吐 + 拒按➡️急性阑尾炎

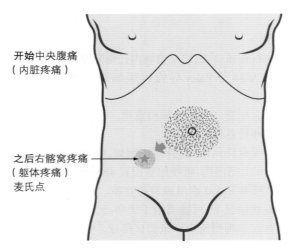

开始中央腹痛
（内脏疼痛）

之后右髂窝疼痛
（躯体疼痛）
麦氏点

图 24.7   急性阑尾炎典型疼痛位置

征象

- 病人看起来不适。
- 先面色红，然后脸色苍白。
- 舌苔厚和口臭。
- 可能伴有发热，低热。
- 右髂窝压痛，通常在麦氏点。
- 局部强直和反跳痛。
- 拒按。
- ± 浅表感觉过敏。
- ± 腰大肌征：右腿伸直，髋部伸展或提升右腿时疼痛（由腰大肌刺激所致，尤其是盲肠后位阑尾）。
- ± 闭孔征：右髋和右膝屈曲，然后内旋髋关节（由于内闭孔肌刺激所致），出现疼痛。
- Rovsing 征：触诊左髂窝，右髂窝出现反跳痛。
- PR：右前压痛，尤其是盆腔阑尾或盆腔腹膜炎。

变化和注意事项

- 脓肿形成→局部肿块和压痛。
- 盲肠后阑尾：疼痛和腹强直减轻，可无反跳痛；腰肌压痛，腰大肌试验阳性。
- 盆腔阑尾：无腹强直，尿频，腹泻和里急后重，轻微右侧前压痛；闭孔试验常呈阳性。
- 老年病人：疼痛较轻，最终表现为腹膜炎，可类似肠梗阻。
- 妊娠（主要发生在妊娠中期），疼痛明显、位置更偏侧、诊断更难、腹膜炎更常见。
- 穿孔更容易出现在非常年轻、老年人和糖尿病病人。

辅助检查

一些包括影像学在内的辅助检查价值有限：

- 血细胞计数显示白细胞增多（75%）、核左移。
- 尿素氮和电解质：术前评估水化。

- C 反应蛋白升高。
- 超声显示阑尾增厚（灵敏度 86%、特异度 81%）[11]，受气体干扰。
- X 线片可显示局部扩张，腰大肌影模糊及盲肠积液。
- CT 检查也很准确（灵敏度 94%、特异度 98%），并能评估其他病因，尤其是女性盆腔疾病[12]。
- 腹腔镜检查。
- β-hCG。

管理

立即转诊手术切除——金标准，如果穿孔，用头孢噻肟和甲硝唑。如果脓肿形成，穿刺引流，抗生素 ± 间隔阑尾切除术。对严密监测和抗生素治疗的非复杂、低级别病人，提供保守治疗是合理的。一项研究表明，手术是最安全的选择[13]。

🦴 小肠梗阻

小肠梗阻（small bowel obstruction）的症状取决于阻塞的程度（表 24.6），梗阻位置越靠近高位，疼痛越严重。

表 24.6   小肠梗阻：高位和低位梗阻的区别

区别点	高位	低位
痉挛频率	3~5 分钟	6~10 分钟
疼痛程度	+++	+
呕吐	早期、频繁 剧烈的	较晚 不严重
内容物	胃液、然后绿色	浑浊发臭（稍后）
脱水和疾病程度	明显	不明显
腹部膨胀	轻微	明显

主要原因

- 外部阻塞（如腹腔粘连——最常见的原因，既往剖腹手术史），疝气绞窄或腹腔袋（图 24.8）——这可能会

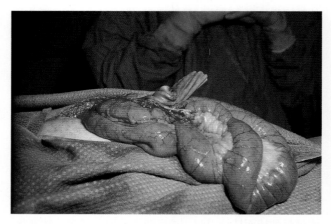

图 24.8   手术结果（波纹引流材料）：一名 65 岁男性，胆囊切除术后持续腹痛 21 年，并发亚急性肠梗阻

导致"闭环"梗阻[14]。

- 肠腔内阻塞(如异物、粪石、胆结石、肠套叠、恶性肿瘤)。

临床特征

- 上腹部和脐周(主要)严重绞痛(图 24.9)
- 痉挛持续约 1 分钟
- 每 3~10 分钟痉挛 1 次(根据级别),持续约 1 分钟
- 呕吐
- 完全便秘(无排便)
- 无排气
- 腹胀(特别是低位小肠梗阻)

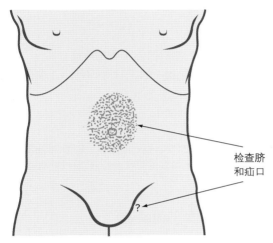

图 24.9　小肠梗阻典型疼痛部位

 诊断三联征:中腹部绞痛 + 呕吐 + 扩张➡小肠梗阻

征象和检查

- 病人虚弱,痛苦地向前屈曲
- 可见肠蠕动,肠鸣音响亮
- 腹部柔软(绞窄除外)
- 腹胀时疼痛
- 肠鸣音增强、尖锐
- 脱水发生迅速,尤其是在儿童和老年人
- PR:排空直肠,可有触痛
  注意:检查所有疝口,包括脐
- X 线:立位片证实诊断,3~4 小时内出现"阶梯"液平(4~5 个可诊断)
  - 泛影葡胺肠胃造影剂,可提供精确的诊断,要谨慎使用,可导致严重腹泻,对粘连性梗阻有治疗作用

- ±CT 扫描(尤其是肠外原因)

管理

- 静脉输液和鼻胃管肠道减压
- 剖腹或疝修复术

⚡ 麻痹性肠梗阻

麻痹性肠梗阻(paralytic ileus)是肠蠕动的暂时停止,常见于腹部手术后。其他原因包括药物,例如阿片类药物、三环类抗抑郁药。

症状

- 恶心
- 呕吐
- 模糊的腹部不适
- 腹胀
- 便秘/顽固性便秘

征象

- 寂静腹
- ↓肠鸣音

检查

- X 线:小肠和结肠中的空气积聚

管理

- 静脉滴注补液和胃肠减压

⚡ 大肠梗阻

大肠梗阻(large bowel obstruction)的常见病因是结肠癌(75% 的病例),尤其是左侧,但也可发生于憩室炎或乙状结肠(10% 的病例)和盲肠扭转[10]。乙状结肠扭转在老年男性中更为常见,起病突然且严重,疼痛不及小肠梗阻严重。警惕非手术原因、单纯性便秘或急性假性结肠梗阻(奥格尔维综合征),考虑肠梗阻。

临床特征

- 突发性绞痛(即使患有癌症)
- 每次痉挛持续不到 1 分钟
- 通常为下腹中线疼痛(图 24.10)
- 可能没有呕吐(或迟发)
- 完全便秘,无排气

 诊断三联征:绞痛 + 腹胀 ± 呕吐➡大肠梗阻

24

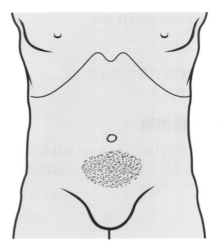

图 24.10   大肠梗阻典型疼痛部位

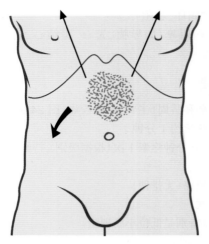

图 24.11   消化性溃疡穿孔的典型特征和典型的疼痛放射

征象和检查

- 肠鸣音增加,尤其是在疼痛时。
- 早期腹胀明显。
- 局部压痛和腹强直。
- PR:排空直肠;可能是直肠乙状结肠癌或血液。检查粪便是否嵌顿。
- X 线:大肠扩张伴肠壁分离,尤其是盲肠扩张。
  - 乙状结肠扭转显示扩张环和"咖啡豆"征。
  - 泛影葡胺胃肠造影可确诊。

治疗

- 静脉滴注补液和胃肠减压
- 转诊手术

🔧 消化性溃疡穿孔

消化性溃疡穿孔(perforated peptic ulcer)可引起急性腹痛,有或无消化性溃疡病史,是一种需要立即诊断的急性外科急症。需要考虑用药史,尤其是非甾体抗炎药。穿孔性溃疡可能有大量进食史。通常没有背痛,使用类固醇药物可能无疼痛。

发病高峰为 45~55 岁,常见于男性,十二指肠溃疡穿孔比胃溃疡更常见。

临床症状分三个阶段:

1. 虚脱
2. 反应(4 小时后)——症状可能有所改善
3. 腹膜炎(4 小时后)——剧烈疼痛

临床特征

参见图 24.11,典型的临床特征:

- 突然发作的严重上腹痛
- 持续疼痛,但几小时后减轻

- 起初是上腹痛,然后为整个腹部疼痛
- 疼痛可能会放射到一侧或双肩(不常见)或右下腹
- 恶心和呕吐(延迟)
- 呃逆是晚期常见症状

 诊断三联征:突然剧烈的疼痛 + 焦虑、静止不动、"苍白"、出汗 + 欺骗性症状改善 ➡ 消化性溃疡穿孔

征象和检查(典型的腹膜炎)

- 病人安静地躺着(运动和咳嗽时疼痛加重)
- 苍白、出汗或开始时面部灰色
- 拒按、板状腹
- 防卫姿势
- 穿孔处体征最明显
- 无腹胀
- 腹部收缩(下胸部形成一个"架子")
- 肠鸣音减弱(寂静腹)
- 可有移动性浊音
- 初期脉搏、体温和血压常正常
- 心动过速(稍后)和休克(3~4 小时)
- 呼吸浅,疼痛抑制了呼吸
- PR:骨盆压痛
- X 线:胸部 X 线片可能显示横膈膜下有游离空气(75%),需要先坐直 15 分钟
  - 限定泛影葡胺粉餐可以确认诊断
  - 如果可用且安全,CT 扫描更优

管理

- 止痛
- 静脉滴注补液和抽吸胃肠液(立即置入鼻胃管)
- 广谱抗生素

24

- 复苏后立即进行剖腹手术
- 可能进行保守治疗(如症状不明显和泛影葡胺造影剂显示穿孔密闭)

🔸 输尿管绞痛

肾绞痛不是真正的绞痛,而是由于血凝块或结石在肾盂—输尿管连接处而引起的持续疼痛,而输尿管绞痛(ureteric colic)是由于结石运动、扩张、输尿管痉挛而造成的严重的真正的绞痛。幸运的是,大多数结石都很小,可自行通过。

指导原则:
- 腰痛——肾结石
- 肾/输尿管绞痛——输尿管结石
- 痛性尿后滴沥——膀胱结石

临床特征

- 发病高峰 30~50 岁(男性 > 女性)
- 剧烈的绞痛:呈波浪状,持续 30 秒,缓解 1~2 分钟
- 从腰部开始,并向侧面放射至腹股沟、大腿、睾丸或阴唇(图 24.12)
- 通常持续 <8 小时
- ± 呕吐

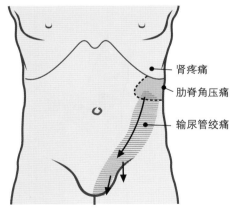

肾疼痛
肋脊角压痛
输尿管绞痛

图 24.12 输尿管绞痛:典型左输尿管绞痛的放射痛

 诊断三联征:剧烈疼痛(腰部)→腹股沟 + 镜下血尿→输尿管绞痛

征象

- 病人躁动不安:可能会痛得打滚
- 脸色苍白、皮肤湿冷
- 肋脊角压痛
- ± 腹部和背部肌肉痉挛
- 肉眼血尿

诊断

- 尿液:显微镜检查;血液测试条(阴性不排除结石)
- X 线片:大多数有结石,肾脏、输尿管、膀胱(75%)区域,表现为不透射线(草酸钙和磷酸盐)
- 静脉肾盂造影:确认不透明结石,梗阻程度,肾功能和任何解剖学异常
- 超声:可以定位结石,但不包括梗阻
- 非对比螺旋 CT 肾输尿管膀胱扫描是"金标准"(灵敏度 97%,特异度 96%)(可显示容易错过的透亮[11]尿酸结石)

管理

如果诊断不确定(尤其是怀疑麻药成瘾),让病人在检查员面前留取尿液,并检查血尿。

在等待尿检结果期间,吲哚美辛栓可缓解疼痛。

常规治疗(一般成人)

- 立即给予吗啡 2.5~5mg 静脉注射[15],然后静脉滴注维持;或芬太尼 50~100mg 静脉注射,然后静脉滴注维持。
- 避免大量液体摄入,尤其是静脉液体——引起输尿管扩张并加重疼痛。
- 大多数病例可以缓解,当疼痛缓解并安排了第 2 日静脉肾盂造影,病人就可以回家。
- 吲哚美辛栓可进一步减轻疼痛,但 1 日不超过 2 粒。
- 一种有效的替代疗法是双氯芬酸 75mg 肌内注射,然后 50mg(口服)3 次/d,持续 1 周。

多项临床试验表明,非甾体抗炎药肌内注射,包括酮咯酸氨丁三醇(10~30mg 肌内注射或静脉注射,每 4~6 小时 1 次)是有效的,至少和阿片类药物一样有效[15-17]。考虑使用一种止吐药。

结果和随访

- 结石很可能会自行排出如果 <5mm(90%<4mm 的结石自行排出)[16]。
- 如果 >7mm,通常需要通过体外冲击波碎石术或手术干预。
- 如果病人排出了结石,则应该找回结石将其送检以进行分析。
- 如果有证据表明梗阻超过了 3 周,需要重复静脉肾盂造影。
- 持续性梗阻可导致败血症。
- 应该寻找"结石"的原因。如甲状旁腺功能亢进症、高钙血症、高草酸尿症和尿路感染
- 输尿管绞痛合并发热提示肾脏梗阻感染。

24

转诊时机 [16]

以下任何情况：

- 直径 >7mm 的石头
- 高度或双侧阻塞
- 严重肾积水
- 发热/尿路感染
- 持续的疼痛
- 结石嵌顿
- 2 型糖尿病
- 鹿角状结石
- 孤立肾

尿路结石的事实

- 患病率为每年每 1 000 人 1 至 3 人 [16]。
- 终身发病率为 10%。
- 复发率高达 75%（大多数在 2 年内）。
- 常见的年龄范围是 20~50 岁（峰值在 28 岁）。
- 妊娠是一个危险因素。
- 男女比例=3∶1。
- 发病率与纤维摄入量成反比，与动物蛋白摄入量和持续低尿量成正比。
- 由尿液中过饱和的钙（草酸钙，75%~80%）、尿酸（7%）和半胱氨酸（罕见）形成，还有被感染的结石（鸟粪石），即 Mg^+、NH_4^+、PO_4^-（5%）。

"伪装的"绞痛（phony colic）

一些典型的绞痛病人有可能假装疼痛，主要因为他们依赖阿片类药物，并通过欺骗手段寻求药物。由于输尿管绞痛常见于年轻人（峰值年龄在 28 岁），即使是有经验的医生这可能也是一个非常难管理的问题。

CT 扫描有助于这种病人的结石定位。如有疑问，适用药物为酮咯酸 10~30mg 肌内注射。

建议在检查员在场的情况下获取尿液样本检验，然后进行镜下血尿检测。在等待尿检结果时，可用吲哚美辛栓缓解疼痛。

复发性尿结石

辅助检查

- 血清电解质、尿素、肌酐
- 血清钙、磷酸盐、尿酸、镁
- 血清碱性磷酸酶
- 尿液样本——微生物学和培养
- 至少两个连续 24 小时尿液样本
- 结石分析
- 静脉肾盂造影

饮食建议在第 5 章中给出。

胆道疼痛

腹痛可由梗阻性胆结石或浓缩胆汁（淤泥）所致的胆道系统收缩而产生，即胆道疼痛（biliary pain）。虽然认为常见病人是 40 岁、肥胖、白皙、有生育能力的女性，但实际上它可以出现在青春期到老年各年龄段的男性和女性。

临床特征

参见图 24.13，典型的临床特征是：

- 急性发作剧烈疼痛
- 餐后或晚上（通常在凌晨 2—3 点醒来）
- 持续的疼痛（不是绞痛的）
- 持续 20 分钟至 2~6 小时
- 右上腹或上腹最明显
- 可放射至右肩或肩胛骨
- 疼痛大约在 20 分钟内逐渐加剧，可消退或持续数小时
- 通过胸膝弯曲姿势来减轻疼痛
- ± 恶心和呕吐，有大量干呕
- 通常有胆道疼痛史（可能是轻度的）或黄疸
- 常因高脂肪餐而诱发

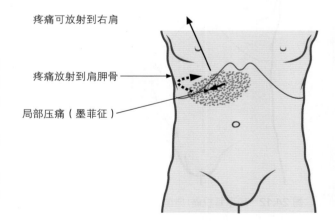

疼痛可放射到右肩

疼痛放射到肩胛骨

局部压痛（墨菲征）

图 24.13   急性胆囊炎和胆绞痛的典型疼痛部位

 诊断三联征：剧烈疼痛 + 呕吐 + 放射痛➡胆绞痛

征象

- 病人焦虑不安，通常处于屈曲姿势、或痛苦地翻滚
- 胆囊底（在幽门平面）局部压痛（墨菲征）
- 轻微腹强直

诊断

- 腹部超声(诊断胆结石)
- 螺旋 CT
- 静脉胆管造影,如果以前有胆囊切除史
- 肝功能检查可有胆红素和碱性磷酸酶升高

治疗

- 缓解疼痛[18]:

  吗啡 2.5~5mg 立即静脉注射然后静脉滴注维持(根据年龄,如果≥70 岁,则使用剂量的下限)

  或芬太尼 50~100μg 立即静脉注射然后静脉滴注维持

  或酮咯酸 10~30mg 每 4~6 小时肌内注射(最大剂量 90mg/d)
- 熊去氧胆酸溶解胆结石或碎石术(无法进行手术的病人)
- 腹腔镜胆囊切除术(主要手术)

胆结石事实[18]

- 胆结石由胆囊中或胆管中(尤其是胆囊切除术后)的胆汁形成
- 两种主要类型——胆固醇和色素(胆红素)
- 第一世界国家的终身发病风险为 12%~20%
- 70% 的胆囊结石病人无症状,但 20 年后出现症状的风险大约是 15%
- 胆囊切除术几乎从未适用于无症状的胆结石
- 并发症:急性胆囊炎(可能导致化脓、穿孔、胆肠瘘),梗阻性黄疸、胆管炎和急性胰腺炎(胰管梗阻)

微小结石症(胆道"淤泥")

这种情况会导致胆道"绞痛",原因是 Oddi 括约肌痉挛,通常伴随长时间禁食,可能需要进行胆囊切除术。

💊 急性胆囊炎

超过 90% 的胆囊炎[18]与胆结石有关,通常有胆道疼痛的既往病史。当结石嵌顿在胆囊管中并发生炎症时,就会出现胆囊炎。老年人常见,急性胆囊炎(acute cholecystitis)发作通常由大量或脂肪餐诱发,致病微生物通常是需氧肠道菌群(如大肠埃希菌、克雷伯菌属和粪肠球菌)。

临床特征

- 持续剧痛和压痛
- 局限于右季肋部或上腹
- 可能涉及右肩胛下区
- 厌食、恶心和呕吐(胆汁)约占 75%
- 深吸气时加重

征象

- 病人倾向于躺着不动
- 胆囊局部压痛(墨菲征阳性)
- 肌肉紧张
- 反跳痛
- 可触及的胆囊(约 15%)
- 黄疸(约 15%)
- ±发热

诊断

- 超声:胆结石,但对胆囊炎无特异性
- HIDA 扫描:显示胆囊管梗阻,为常见原因
- 白细胞计数和 C 反应蛋白:可以升高

治疗

- 卧床休息
- 静脉输液
- 禁食
- 镇痛药
- 抗生素
- 胆囊切除术

如果有败血症的证据,使用阿莫西林/氨苄西林 1g 静脉注射,每 6 小时一次,加庆大霉素 4~6mg/kg 每日静脉注射[19]。

无发热时改为阿莫西林 875mg+ 克拉维酸 125mg(口服)每 12 小时一次。

💊 急性胰腺炎

急性胰腺炎(acute pancreatitis)可能有既往发作、酗酒史(35%)或胆囊结石(40%~50%)。一般诱发因素有高脂肪食物和酒精、流行性腮腺炎、高甘油三酯血症和一些抗糖尿病药物,如格列汀。

临床特征

参见图 24.14,典型的临床特征:

- 突然发作的严重持续上腹部深部疼痛但发作稳定
- 持续数小时或一日左右
- 疼痛可会放射到背部
- 向前屈坐位可减轻疼痛
- 恶心和呕吐
- 出汗和虚弱

 诊断三联征:剧烈疼痛 + 恶心和呕吐 + 相对缺乏腹部体征➡急性胰腺炎

24

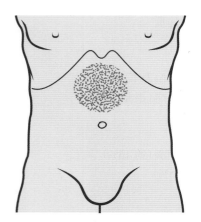

图 24.14 急性胰腺炎典型疼痛部位

征象

- 病人虚弱、面色苍白、出汗和焦虑不安
- 上腹部压痛
- 无肌紧张、腹强直或反跳痛
- 肠鸣音减弱（如果肠梗阻可能消失）
- ± 腹胀
- 发热、心动过速 ± 休克

诊断

- 白细胞计数：白细胞增多症
- 血清脂肪酶（首选，灵敏度和特异度高）或血清淀粉酶
- C 反应蛋白升高
- 血清葡萄糖↑、钙↓
- 血气：PaO_2（是否有肺部并发症）
- 肝功能检查：是否有阻塞性改变
- X 线片，可能有前哨肠祥
- CT 扫描，48 小时后最佳（尤其是并发症）
- 超声更适合检测囊肿和未知的胆结石

管理[19]

- 收住院（但很多情况下是轻微的）。
- 基本治疗是卧床休息、禁食、鼻胃管减压（有呕吐时）、静脉输液和镇痛药（吗啡）。治疗高血糖或低钙血症。
- 吗啡 2.5~5mg 静脉注射或芬太尼 50~100μg 立即静脉注射然后静脉滴注维持。
- 如果肝功能检查提示阻塞性改变，可能需要 ERCP。

🦴 自身免疫性胰腺炎[18]

自身免疫性胰腺炎（autoimmune pancreatitis），这种 IgG4 相关性疾病表现为腹痛、黄疸和体重减轻。通过影像学和血清学检查（IgG4）发现胰腺肿块或肿大进行诊断。治疗是使用类固醇皮质激素。

🦴 慢性胰腺炎

与急性胰腺炎相比，慢性胰腺炎（chronic pancreatitis）的疼痛更轻，但持续时间更长。可有上腹部疼痛一直持续到背部，症状可能复发和恶化。辅助检查有 CT 扫描、超声及粪便弹性蛋白酶检查（正常 >200μg/g 粪便，胰腺外分泌功能不全 <200μg/g 粪便）。MRCP 是最敏感的影像学检查。因为疼痛的不确定性，慢性胰腺炎病人常被贴上"胃炎""溃疡"或"神经质"的标签。胰腺炎可导致吸收不良和糖尿病，以体重减轻和脂肪泻为突出特点。

胰腺癌相关的疼痛与慢性胰腺炎无法区分，但前者往往更严重，背痛更明显，使用对乙酰氨基酚止痛，胰酶补充剂治疗吸收障碍（如胰脂肪酶）。

🦴 急性憩室炎

急性憩室炎（acute diverticulitis）的病人年龄一般在 40 岁以上，长期、阵发性的左侧腹痛和便秘，可以有不规则排便习惯。不到 10% 的憩室病病人会出现急性憩室炎[4]（第 34 章）。

临床特征

参见图 24.15，典型的临床特征：

- 左髂窝剧烈疼痛
- 疼痛随着走路和体位变化而加剧
- 通常伴有便秘

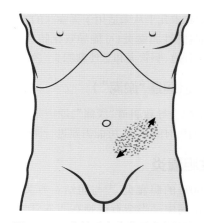

图 24.15 急性憩室炎典型疼痛部位

 诊断三联征：急性疼痛 + 向左侧放射 + 发热➡急性憩室炎

征象

- 左髂窝的压痛、肌紧张、腹强直
- 发热

- 可有左髂窝炎性肿块

辅助检查

- 全血细胞计数:白细胞增多
- 红细胞沉降率升高
- 脓血便
- 腹部超声/CT 扫描(尤其是可以检测瘘管、脓肿或穿孔)
- 直立位胸部 X 线检查
- 直立位和仰卧位腹部 X 线片

并发症

- 出血(可能大量出血,尤其是老年人)
- 穿孔(高死亡率)
- 脓肿
- 腹膜炎
- 瘘管(膀胱、阴道、小肠)
- 肠梗阻

治疗[19]

- 住院(除非是轻症)
- 胃肠道休息:禁食、静脉滴注液体和抽吸减压
- 一项具有里程碑意义的研究表明,"观望"不使用抗生素的方法适合无并发症的初发憩室炎病人[20]
- 镇痛药
- 抗生素:
  轻度病例:阿莫西林 + 克拉维酸盐 875/125mg(口服)每 12 小时一次,持续 5 日
  或甲硝唑 + 头孢氨苄
  严重病例:(阿莫)氨苄西林 1g 静脉注射每 6 小时一次 + 庆大霉素每日 5~7mg/kg 静脉注射+甲硝唑 500mg 静脉注射每 12 小时一次
  或甲硝唑 + 头孢曲松 1g 每日静脉注射
- 手术治疗并发症
- 急性发作后结肠镜检查

🐍 腹膜炎

腹膜炎(peritonitis)可因内脏穿孔后腹腔内感染所致,如消化性溃疡、阑尾、憩室,典型的是消化性溃疡穿孔。主要检查是腹腔液培养和 CT 扫描。通常需要手术干预,常用的抗生素治疗方案是静脉注射头孢菌素或阿莫西林/氨苄西林 + 庆大霉素 + 甲硝唑[21]。任何腹水病人都可能发生自发性细菌性腹膜炎。

🐍 腹部"刺痛"

常见的腹部"刺痛"(abdominal stitch)是一种上腹部或季肋部的剧烈刺痛,通常在跑步时出现。出现腹部刺痛的人应该:

- 停下来休息,然后走路,不要跑
- 在疼痛部位用中间三个手指(指腹)进行深层按摩
- 进行缓慢呼吸或深呼吸

🐍 慢性或复发性腹痛

随着技术进步,尤其是超声、CT 扫描和内镜检查应用,增加了诊断成人慢性或复发性腹痛(chronic or recurrent abdominal pain)的机会。如果病人有"红旗"症状(见"器质性疾病的红旗征")并且上述检查方法不可用,请考虑以下疾病的可能性,如胰腺癌、卵巢癌、小肠肿瘤、肠系膜缺血、克罗恩病、代谢紊乱(如乳糖酶缺乏症)及**表 24.2**中的少见疾病。

其他可能有帮助的辅助检查:

- 磁共振
- 腹腔镜检查——有利于诊断慢性粘连性梗阻、小肠肿瘤或炎症,或腹腔内恶性肿瘤

器质性疾病的红旗征[12]

- 老年病人
- 夜间疼痛或腹泻
- 进行性症状加重
- 直肠出血
- 发热
- 贫血
- 体重减轻
- 腹部肿块
- 大便失禁或大便急(最近发生)

🐍 慢性阑尾炎

如果怀疑有反复发作亚急性阑尾炎[慢性阑尾炎(chronic appendicitis)],可在发作期间或发作后不久进行诊断性的腹腔镜检查。

🐍 粘连

没有确凿的证据表明腹内粘连(adhesions)是疼痛的,除非出现肠梗阻等并发症。有时病人能通过腹腔镜分离粘连来"治愈"。

🐍 消化性溃疡(胃或十二指肠)

消化性溃疡(peptic ulcer),见第 36 章。

临床特征

- 通常上腹中间疼痛
- 烧灼痛
- 抗酸剂或食物或牛奶能缓解
- 十二指肠溃疡:通常在饭后 2~3 小时出现疼痛或从

睡眠中痛醒

- 胃溃疡：疼痛可能在饭后发生，也可与饮食不相关

转诊时机

- 所有急需手术治疗的急性腹痛病例
- 异位妊娠破裂、腹主动脉瘤破裂、肠系膜动脉闭塞、内脏破裂，消化性溃疡穿孔、绞窄性肠梗阻、肠套叠特别紧急和早期诊断很重要
- 所有需要手术的情况
- 复杂的医学原因，如糖尿病酮症酸中毒和卟啉病
- 如果急性病因不明确，则转诊门槛放低

临床要领

- 在极端年龄段需要特别小心，症状和体征经常不能反映潜在疾病的严重性。
- 如果老年病人出现剧烈的急性腹痛，强肠胃外注射药物不能充分缓解，可能的原因有肠系膜动脉闭塞、急性胰腺炎、破裂或夹层主动脉瘤。
- 当发炎的阑尾破裂时，腹痛会在相当长的一段时间内得到改善。
- 如果病人被腹痛痛醒（如在凌晨 2—3 点），考虑胆结石和十二指肠溃疡。
- 当盆腔阑尾炎累及膀胱、盲肠后阑尾炎累及输尿管时，尿液中可有脓细胞和红细胞
- 病人有腹痛、压痛、腹强直和呼吸深且呈叹息样时，考虑糖尿病酮症酸中毒

参考文献

1 De Wit NJ. Acute abdominal pain. In: Jones R et al., eds. *Oxford Textbook of Primary Care. Vol. 2.* Oxford: Oxford University Press, 2004: 738–40.

2 Murtagh J. *The Anatomy of a Rural Practice.* Melbourne: Monash University Monograph, 1980: 34.

3 Sandler G, Fry J. Chronic abdominal pain. In: *Early Clinical Diagnosis.* Lancaster: MTP Press, 1986: 177–86.

4 Sandler G, Fry J. Acute abdominal pain. In: *Early Clinical Diagnosis.* Lancaster: MTP Press, 1986: 137–76.

5 Cartwright SL, Knudson MP. Diagnostic imaging of acute abdominal pain in adults. Am Fam Physician, 2015 Apr 1; 91(7): 452–9.

6 Holland AJ. Acute abdominal pain in children. Australian Doctor, 2009; 7 August: 25–32.

7 Hutson JM, Woodward AA, Beasley SW. *Jones' Clinical Paediatric Surgery.* Oxford: Blackwell Publishing, 2003: 139–45.

8 Dilley A. Abdominal surgical problems in children. Medical Observer, 23 April 2004: 31–4.

9 Appleberg M. Abdominal aortic aneurysms: how to treat. Australian Doctor, 2001; 22 June: iii–iv.

10 Hunt P, Marshall *V. Clinical Problems in General Surgery.* Sydney: Butterworths, 1991: 193–243.

11 Humes DJ. Acute appendicitis. BMJ, 2006; 333: 530–4.

12 Rao P, Boland G. Imaging of acute right lower abdominal quadrant pain. Clin Radiol, 1998; 53: 639–49.

13 Ashrafizadeh A et al. Non-operative treatment of acute appendicitis: is this possible? Medicine Today, August 2017; 18: 8.

14 Crawford J, Jarvis T, Hugh T. Acute abdominal pain: how to treat. Australian Doctor, 2008; 2 August: 27–34.

15 Acute pain. In: *Therapeutic Guidelines* [digital]. Melbourne: Therapeutic Guidelines Limited. www.tg.org.au, accessed January 2020.

16 Sewell J et al. Urolithiasis—ten things every general practitioner should know. Aust Fam Physician, 2017; 46(9): 648–52.

17 Laerum E et al. Oral diclofenac in the treatment of recurrent kidney colic. A double-blind comparison with placebo. Eur Urol, 1995; 28: 108–11.

18 Biliary and pancreatic disorders [published 2016]. In: *Therapeutic Guidelines* [digital]. Melbourne: Therapeutic Guidelines Limited; 2016. www.tg.org.au, accessed January 2019.

19 Intra-abdominal infection [published 2019]. In: *Therapeutic Guidelines* [digital]. Melbourne: Therapeutic Guidelines Limited; 2019. www.tg.org.au, accessed January 2019.

20 Daniels L et al. Randomized clinical trial of observational versus antibiotic treatment for the first episode of CT-proven uncomplicated acute diverticulitis. Br J Surg, 2017; 104(1): 52–61.

21 Tooceli J, Wright T. Gallstones. Med J Aust, 1998; 169: 166–71.

24

风湿病在老年人中很常见:风湿病学的很多内容是老年病学,老年病学的很多内容是风湿病学。

弗兰克·达德利·哈特[1](1983)(译者注:英国人,风湿病专家)

对于主诉有"关节痛(关节疼痛)"或"关节炎(关节发炎)"的病人进行临床评估,是一项有困难和挑战性的工作,因为关节炎或关节痛是很多种全身性疾病的表现,并且其中一些疾病是非常罕见的。需要重点考虑的因素包括性别、年龄、关节受累的类型(单个关节或多个关节)、现病史、既往史、家族史、用药史——这些都可能提供重要的诊断线索。多发性关节炎是指 5 个或 5 个以上关节存在活动性炎症,其诊断更具有挑战性。

关键事实和要点

- 英国国家患病率调查显示:关节症状占全科医生见到的所有病种的 7% 以上[2]。
- 最常见的病因是骨关节炎(OA),占人群的 5%~10%。
- 近 2% 的澳大利亚人报告患有类风湿关节炎(RA)[3]。
- 骨关节炎无全身表现。
- 老年病人中 1/4 的失能是由严重的关节疾病导致的。
- 全身性疾病易诱发或表现为关节疾病,其中包括结缔组织病、糖尿病、出血性疾病、陈旧性肺结核、脊柱关节病(如银屑病)、亚急性心内膜炎、乙型肝炎、风湿热、各种脉管炎或动脉综合征(血管炎如 Wegener 肉芽肿)、人类免疫缺陷病毒(HIV)感染、肺癌、血色病、结节病、甲状旁腺功能亢进症、惠普尔病及 Paget 病。
- 炎性疾病的疼痛在休息时加重(如晨起刚醒时),活动后缓解。
- 早期诊断和治疗类风湿关节炎可以得到明显好的预后。
- 导致单关节炎的原因有晶体沉积病、败血症、骨关节炎、创伤性关节炎和脊柱关节病。
- 痛风和化脓性关节炎的病因和治疗方法已明确。
- 急性痛风在男性中的发病率是女性的 4~6 倍;然而,它在绝经后女性中却更加常见,尤其是那些服用噻嗪类利尿剂的女性[4]。

诊断模型

诊断策略模型总结见**表 25.1**。

概率诊断

对于存在关节炎的病人,可能的诊断如下:

- 骨关节炎(单发性或多发性关节炎)
- 病毒性关节炎(如果是急性和多发性关节炎)

在全科医疗工作中骨关节炎是非常常见的。可以是原发的,通常双侧对称发病,并且可能影响多个关节。临床特征不同于继发性骨关节炎,后者有损伤和其他磨损等原因。

病毒性关节炎比目前认识到的关节炎更为常见,症状通常在感染后 10 日内缓解,通常比较轻微。

病毒性关节炎的临床表现

- 起病急
- 多发性关节炎
- 对称性炎症
- 主要累及手和足
- 皮疹一般持续 24 小时以上
- 持续数日后突然消退
- 全血细胞计数:淋巴细胞减少或增多,伴或不伴异型淋巴细胞

病毒性关节炎症状常迅速缓解,没有永久性的关节损害。病因是病毒感染,包括引起以下疾病感染的多种病毒,如流感、流行性腮腺炎、风疹、水痘、乙型肝炎、丙型肝炎、传染性单核细胞增多症(更多的肌肉酸痛),以及巨细胞病毒、细小病毒等。澳大利亚流行性关节炎是由于 α 病毒、罗斯河病毒(第 28 章)和 Barmah 森林病毒感染引起。腺病毒常见于儿童。新型冠状病毒病(COVID-19)所致关节痛约占 15%[5]。

不能遗漏的严重疾病

这些疾病包括类风湿关节炎,此病早期表现为单关节炎;淋球菌、金黄色葡萄球菌和链球菌感染性化脓性关节炎;肺结核;风湿热;细菌性心内膜炎。对早期化脓性关节炎作出诊断非常重要,因其可在 24 小时内破坏髋关节。

对于风湿热要时刻保持警惕,这一点非常重要。其典型特点是游走性多发性关节炎,依次累及大关节,某一关节出现红、肿、热、痛时,其他关节症状缓解,同一关节的症状持续时间很少超过 5 日。

表 25.1　关节痛的诊断策略模型

概率诊断

骨关节炎

病毒性多发性关节炎（如细小病毒）

不能遗漏的严重疾病

感染

- 风湿热
- 心内膜炎
- 结核病
- 布鲁氏菌病
- 化脓性（脓毒性）关节炎：如淋球菌、金黄色葡萄球菌、金格杆菌
- HIV 关节炎
- 登革热

肿瘤

- 支气管肺癌
- 白血病、淋巴瘤
- 继发性恶性肿瘤

其他

- 类风湿关节炎（RA）
- 结缔组织病：全身性红斑狼疮（SLE）、系统性硬化病、多发性肌炎和皮肌炎、银屑病等

陷阱（经常遗漏的）

纤维肌痛综合征

风湿性多肌痛症

结晶沉积

- 痛风
- 焦磷酸盐（假性）

关节血肿

登革热

莱姆病

罗斯河病毒

缺血性骨坏死

罕见

- 其他血管炎（如结节性多动脉炎）
- 血色病
- 结节病
- 惠普尔病
- 甲状旁腺功能亢进症
- 家族性地中海热
- 淀粉样变性
- 色素绒毛结节性滑膜炎

七个戴面具问题的清单

抑郁（比较少见）

糖尿病（是否为糖尿病导致的关节病）

药物（特别是麻醉药物）

内分泌失调［甲状腺疾病、艾迪生（Addison）病］

脊柱功能障碍（可能是脊柱关节病）

病人是否试图告诉我什么？

一直被疼痛困扰，心理因素会加重慢性关节炎疼痛症状

心内膜炎除了全身不适和心脏杂音外，可能出现多发性关节炎。淋球菌感染可能表现为单个关节或一过性多个关节炎，常伴有皮疹。布鲁氏菌病可引起关节炎，如骶髂关节炎，易与脊柱关节病相混淆。

HIV 感染可表现为慢性非对称性少关节炎[6]，也可表现为与银屑病非常相似的皮疹。肺结核也可以表现为关节炎。

结缔组织病也不能忽视，其中包括全身性红斑狼疮、系统性硬化病（硬皮病）和皮肌炎。关节外症状包括皮疹、干燥症状、红眼、慢性腹泻、口腔溃疡和尿道分泌物。只对它进行一般的诊断如"风湿病"或"关节炎"是不合适的，找出疾病的病因非常重要。

与恶性肿瘤相关的关节痛见于儿童急性白血病、淋巴瘤、神经母细胞瘤，以及成人支气管肺癌等。这类疾病可能会导致肥大性骨关节病，尤其好发于手腕和脚踝（不是真正的关节炎，而是反应性关节炎）。有时多发性关节炎可能是隐匿性肿瘤的早期表现。单个关节转移性疾病可能累及膝关节（通常来源于肺或乳腺）。

多发性关节炎的红旗征

- 发热
- 体重减轻
- 大量的皮疹
- 淋巴结肿大
- 心脏杂音
- 剧烈疼痛和残疾
- 不适和乏力
- 血管炎征象
- 累及两个或两个以上系统

陷阱

痛风是一个常见的陷阱，特别是服用利尿剂的老年女性，其骨关节炎容易累及到手，这种情况通常合并痛风结节但一般无急性关节炎的表现。

纤维肌痛综合征是真正容易混淆的问题（见第 27 章），因其与结缔组织疾病的早期表现相似——尤其是在三四十岁的女性。

另一个需要鉴别的疾病是出血障碍病人的关节血肿。

登革热也是容易被忽视的感染性因素，尤其是从热带或亚热带地区归来的旅行者。目前许多国家的居民开始感染莱姆病，尤其是在发现有蜱虫滋生的地方。

关节炎有许多罕见的病因。结节病通常有两种累及关节的方式：一种是急性，常表现在踝关节和膝关节；另一种是慢性，病程较长的结节病常累及多个关节，受累关节（大或小）常为邻近有潜在的致骨骼疾病的部位。

血管炎不常见，但在诊断过程中也需要鉴别。包括

结节性多动脉炎、过敏性血管炎、风湿性多肌痛/巨细胞动脉炎、Wegener 肉芽肿、过敏性紫癜和白塞病。

血色病可表现为退行性关节病，其特征是影响第二或第三掌指关节。

关节炎的其他罕见原因还包括结节性红斑、血清病、干燥综合征。

常见陷阱

- 没有考虑类风湿关节炎以外的疾病，类风湿关节炎也可能是其他系统性疾病在关节部位的表现。
- 除了骨关节炎外没有发现其他关节炎的病因，尤其是老年病人（即诊断不足），一个重要的例子是风湿病性多肌痛。
- 没有考虑到非甾体抗炎药、过量的非处方药和老年人服用的其他药物间的相互作用。
- 诊断不足和误诊是由于缺乏对关节炎各种原因的认识，尤其当关节炎仅是全身性疾病的一种症状表现。

七个戴面具问题

药物诱发的关节炎通常引起双手对称性病变，药物可能诱导自身抗体（如抗核抗体、抗中性粒细胞胞质抗体）。这些药物包括诱发狼疮综合征的药物如抗癫痫药物、氯丙嗪及一些心脏药物。各种抗生素都可能与关节痛有关，比如米诺环素，利尿剂尤其是呋塞米和噻嗪类利尿剂，容易诱发痛风。这些症状通常在停药后就会缓解[7]。

静脉注射毒品可能与化脓性关节炎、乙型肝炎、丙型肝炎、HIV 相关关节病、亚急性心内膜炎相关关节病和血清病反应有关。

甲状腺功能亢进症中四肢病变（手指肿胀和杵状指）并不常见，但可以表现为假性痛风。而甲状腺功能减退症可表现为关节病变或引起近端肌肉疼痛、僵硬和无力。糖尿病可能引起关节病，表现为无痛或轻到中度疼痛。

脊柱关节病可能是诱因，尤其是在青少年时期，它们通常表现为急性单发性关节炎，一段时间后可能出现骶髂关节炎和强直性脊柱炎。

心因的考虑

尽管关节痛在精神疾病中并不常见，但任何疼痛综合征都可能为其重要的表现。关节痛的常见原因是关节炎症，也就是关节炎，是影响关节功能的常见病因。

然而对一些已患有关节炎，尤其是出现严重功能障碍的病人，可能出现持续的情绪和心理问题，从而进一步加重他们的病情。

所谓的下肢"发育期关节疼痛"常见于儿童，而身体检查和辅助检查结果则为正常。家长需要明白这是一种良性疾病，同时意识到情感因素可能是相当重要的。正如阿普里指出的"身体的成长并不痛苦，但情感的成长则可能导致地狱一般的伤害"[8]。

临床方法

首先要明确关节炎是由原发性风湿病引起，还是仅为全身性疾病的部分表现。

病史

仔细询问关节炎确切的发病情况非常重要，包括急性起病还是隐匿起病，是仅限于特定的关节还是一过性风湿热或有时出现在感染性心内膜炎。是多发性关节炎还是单关节炎？是否具有对称性？鉴别是关节痛（关节还是关节周围）还是关节炎（关节的炎症）也同样重要，并不是所有的关节痛都是关节炎。

家族史也是很重要的，阳性家族史可能与以下疾病的发生相关：类风湿关节炎（罕见）、强直性脊柱炎、结缔组织病（罕见）、银屑病、痛风、假性痛风、血友病。

关节的红、肿、热通常提示感染性或结晶性关节炎。

关键的提问

- 你能具体指出疼痛的部位吗？
- 你是各处的关节疼痛，还是局限在一个关节？
- 你觉得疼痛带来什么困扰？
- 你的关节疼痛是否会影响睡眠？
- 你晨起时是否感觉关节疼痛或僵硬？
- 你锻炼或活动后关节疼痛或僵硬的情况是否有变化？
- 你疼痛的关节以前是否受过外伤？
- 你是否有皮疹出现？是新发的吗？
- 你是否有发热、出汗或乏力？
- 你是否感到疲倦、乏力或全身不适？
- 你是否注意到尿液颜色发生变化？
- 你是否有咽喉部疼痛？
- 你的踇趾或其他关节有过急性疼痛吗？
- 你有银屑病病史吗？
- 你有风湿热病史吗？
- 你是否有颈部、腰部或其他部位的关节疼痛？
- 你是否有过腹泻？
- 你是否有性病的危险因素？你有阴道/阴茎分泌物吗？
- 你的眼有什么问题吗？
- 你正在服用哪些药物？是否服用影响体液的药物（利尿剂）？
- 你每日饮多少酒？
- 你最近有去海外旅行吗？
- 你最近喝过未经处理的牛奶吗？

- 你有没有养过宠物猫，尤其是小时候（与类风湿关节炎相关）[9]？

身体检查

应当对受累的关节做系统的检查，寻找炎症、畸形、肿胀及活动受限的征象。压痛和皮温升高提示炎症活动期，红斑提示痛风性关节炎、其他结晶体性关节炎、风湿热或化脓性关节炎。

关节肿胀：

- 急性（1~4 小时）伴剧烈疼痛=血行感染或晶体（如痛风）
- 亚急性（1~2 天）且质地柔软=流体（滑膜积液）
- 慢性且累及骨=骨关节炎
- 慢性且质地柔软=滑膜增生

粗糙的捻发音提示骨关节炎，每个关节应当做专科检查。检查要注意肿块或隆起，诸如骨关节炎远端指间关节的 Heberden 结节、近端指间关节的 Bouchard 结节、类风湿结节，这些都是类风湿关节炎和痛风石的特征性表现。诊断的重要线索见**图 25.1**。

特异性关节炎可以提示疾病的进程，各种关节病受累关节的典型表现见**图 25.2**。

辅助检查

表 25.2 列出了用于诊断的许多辅助检查，可根据需要选择相应的检查，而不是做所有的检查。

许多特定的血清学测试可用来检测关节痛的感染性原因。这些病因包括澳大利亚流行性关节炎、风疹、布鲁氏菌、乙型肝炎、淋球菌、支原体、HIV、细小病毒和 Barmah 森林病毒。莱姆病在澳大利亚蜱类中并不流行[10]，但检测那些有澳大利亚尤其是欧洲旅居史的人可能有意义。

参照病毒血清学试验，免疫球蛋白 M（IgM）抗体试验阳性可以推断近期感染，很可能是临床诊断的重要线索。

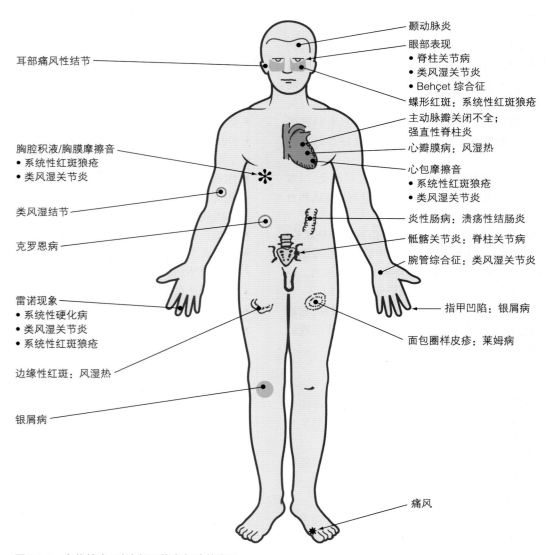

图 25.1　身体检查：对诊断可能有帮助的发现

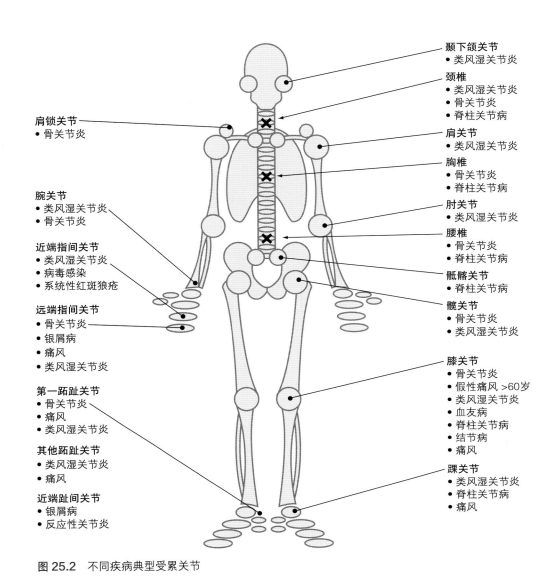

图 25.2　不同疾病典型受累关节

图中标注内容：

颞下颌关节
- 类风湿关节炎

颈椎
- 类风湿关节炎
- 骨关节炎
- 脊柱关节病

肩锁关节
- 骨关节炎

肩关节
- 类风湿关节炎

胸椎
- 骨关节炎
- 脊柱关节病

腕关节
- 类风湿关节炎
- 骨关节炎

肘关节
- 类风湿关节炎

近端指间关节
- 类风湿关节炎
- 病毒感染
- 系统性红斑狼疮

腰椎
- 骨关节炎
- 脊柱关节病

远端指间关节
- 骨关节炎
- 银屑病
- 痛风
- 类风湿关节炎

骶髂关节
- 脊柱关节病

髋关节
- 骨关节炎
- 类风湿关节炎

第一跖趾关节
- 骨关节炎
- 痛风
- 类风湿关节炎

膝关节
- 骨关节炎
- 假性痛风 >60 岁
- 类风湿关节炎
- 血友病
- 脊柱关节病
- 结节病
- 痛风

其他跖趾关节
- 类风湿关节炎
- 痛风

踝关节
- 类风湿关节炎
- 脊柱关节病
- 痛风

近端趾间关节
- 银屑病
- 反应性关节炎

表 25.2　关节炎的辅助检查

可从下列选项中选取合适的检查	
• 尿液分析：血尿、蛋白尿、尿糖 • 滑膜液：分析、培养 • 放射性 X 线检查① • 血液和其他标本的培养 • 血红蛋白和白细胞计数 • 红细胞沉降率① • C 反应蛋白 • 血清尿酸、肌酐① • 24 小时尿尿酸 • 类风湿因子 • 抗 CCP（环瓜氨酸肽）抗体	• 抗核抗体（全身性红斑狼疮筛查试验） • dsDNA（双链 DNA）抗体 • 可提取核抗原（ENA）抗体 • HLA-B$_{27}$（价值较低） • 各种特殊的血清学试验（如澳大利亚流行性关节炎、风疹、莱姆病、乙型肝炎、Barmah 森林病毒、细小病毒） • HIV 血清学 • 抗链球菌溶血素 O 滴度 • 链球菌抗 DNA 酶 B • 关节镜检查和活检 • 骨扫描

注：①重要检查。

25

然而 IgM 抗体有时可以持续数月或数年[11]。IgG 抗体阳性表示之前感染过病毒，但单个抗体阳性没有诊断意义，血清转阳或至少升高 4 倍以上才能确定近期感染（**图 25.3**）。

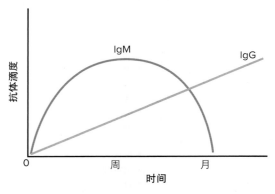

图 25.3　病毒性关节炎 IgG 和 IgM 抗体的时间曲线

普通 X 线检查是非常重要的，尽管某些情况下当疾病被确诊时才会出现典型的影像学改变，常见的典型 X 线改变见**图 25.4**。关节造影对于多发性关节炎的诊断价值有限，但对于某些特定的关节比如肩关节和膝关节具有诊断意义。超声检查对肩关节和髋关节的病变具有诊断意义。

HLA-B$_{27}$ 不应该用于关节炎的筛查。它对强直性脊柱炎具有较高灵敏度，但特异度低，不应该作为常规检测[11]。

列出不同条件下结缔组织病诊断的各种免疫学检查，这些筛选试验包括：

- 类风湿因子和抗环瓜氨酸抗体
- 抗核抗体
- dsDNA 抗体

狼疮细胞试验已被抗核抗体、dsDNA、ENA（特别是 Sm）抗体试验所取代，但后者只有在 ANA 检查结果升高的情况下应用[11]。

儿童关节炎

关节痛（关节的疼痛）是儿童时期常见的问题，虽然儿童关节炎并不多见，但很多严重疾病都可引起关节痛，所以对这种主诉需要给予重视。特别需要考虑到风湿热、化脓性关节炎、骨髓炎及脑膜炎。风湿热通常发生在儿童和年轻成人中，第一次发作通常发生在 5 至 15 岁。

关节炎可能是感染性疾病的局部表现，如风湿热、风疹、腮腺炎、水痘、巨细胞病毒感染、传染性红斑（人类微小病毒）、流感、COVID-19 或其他病毒感染，有时会有过敏性紫癜。实际上，病毒性关节炎在儿童时期是非常常见的，全血细胞计数可以提示淋巴细胞减少或增多、异型淋巴细胞[1]。值得注意的是如果肿瘤毗邻关节，潜在的骨

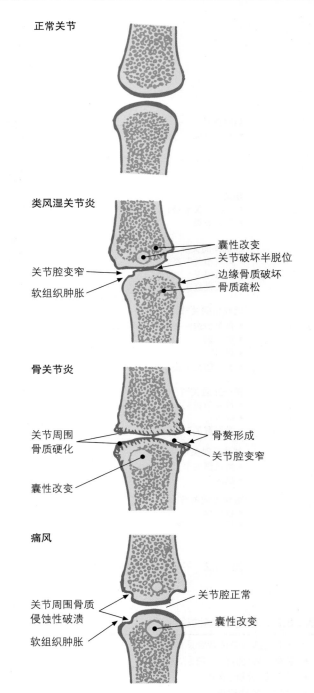

正常关节

类风湿关节炎

囊性改变
关节破坏半脱位
关节腔变窄
边缘骨质破坏
软组织肿胀
骨质疏松

骨关节炎

关节周围骨质硬化
骨赘形成
关节腔变窄
囊性改变

痛风

关节周围骨质侵蚀性破溃
关节腔正常
囊性改变
软组织肿胀

图 25.4　儿童关节炎典型 X 线片

肿瘤也可能表现为关节痛。

注：急性发病的单关节炎伴发热多考虑化脓性关节炎，除非有证据排除。

幼年特发性关节炎

幼年型特发性关节炎（juvenile idiopathic arthritis，JIA）又称为幼年慢性关节炎或幼年类风湿关节炎，是指发生在年龄小于 16 岁的儿童，累及一个或多个关节，症状持续超过 6 周（一些标准建议为 3 个月）[8]的慢性关节炎。本

病十分罕见,在儿童中的发病率为 1‰,但可产生严重的医学和社会心理问题。

幼年特发性关节炎最常见的类型是少关节型关节炎——侵及 4 个或以下关节(约 50%)和多关节型关节炎——侵及 5 个或更多关节(约 40%)。全身型关节炎以前被称为 Still 综合征,发生率约 10%,常见于 5 岁以下儿童,但在整个童年时期都可能发病。这些患儿可表现为高热、铜红色皮疹,再加上其他特征如淋巴结肿大、脾大和心包炎。关节炎不是最初的表现,但随着病情的发展,最终可累及手、腕、膝、踝关节和跖趾关节等小关节。

一旦怀疑或意识到这些问题就应该对其给予重视,幼年特发性关节炎不是良性疾病——50% 的患儿与成人一样有持续活动性疾病。

关节炎有关观点

5% 的儿童主诉下肢反复疼痛,经常从睡梦中惊醒,可能存在一些情感因素,家长应当给予适当的安慰。详细询问病史和身体检查是必须的,可以做些简单合适的辅助检查。正如 Rudge 所说,我们必须警惕漏诊、误诊和过度诊断[8]。请参见"生长痛"(见第 84 章)和"活动后肌肉骨骼疼痛"(见第 55 章)。

🦴 风湿热

风湿热(rheumatic fever)是一种炎性疾病,常发生于儿童和年轻人,是由 A 族溶血性链球菌感染所致。常见于发展中国家和澳大利亚原住民(见第 127 章),发达国家少见[12]。

临床特征

- 5~15 岁的未成年人(也可见于更大年龄者)
- 急性发作,发热,全身不适
- 关节痛主要表现在腿(膝关节和踝关节)和手臂(肘关节和腕关节)
- 一个关节缓解,另一个关节受累
- 可伴有咽痛
  然而症状主要取决于受累器官,可不伴有关节炎。

诊断

根据临床表现:
2 个及以上主要标准
或
1 个主要标准 +2 个及以上次要标准
存在 A 族链球菌既往感染的证据。

主要标准

- 心肌炎
- 多发性关节炎

- 舞蹈症(不自主的异常运动)
- 皮下结节:在肘部、手腕、膝盖或脚踝上
- 环形红斑

次要标准

- 发热(体温 ≥38℃)
- 既往有类风湿关节炎或风湿性心脏病
- 关节痛
- 红细胞沉降率 >30mm/h 或 C 反应蛋白 >30mg/L
- 心电图示 PR 间期延长

辅助检查

可选择性进行组合检测:
- 全血细胞计数
- 咽拭子寻找 A 族链球菌
- 红细胞沉降率/C 反应蛋白
- 抗链球菌抗体滴度
- 链球菌抗 DNA 酶 B(10~14 日内重复检测)
- 心电图、超声心动图(如果 PR 间期延长)和 X 线检查

治疗

- 卧床休息直到 C 反应蛋白正常 2 周
- 针对 A 族链球菌的敏感抗生素,比如苄星青霉素 900mg,肌内注射(儿童体重 <20kg,450mg);或青霉素 V,500mg,口服,每日 2 次,持续 10 日
- 对乙酰氨基酚 15mg/kg,口服,每 4 小时 1 次[最大量 60mg/(kg·d)],阿司匹林或萘普生也可用于关节炎
- 对心肌炎病人可用利尿剂(如血管紧张素转换酶抑制剂和糖皮质激素)
- 预防性长效青霉素

🦴 化脓性关节炎

急性化脓性关节炎(septic arthritis)(图 25.5)可以影响任一关节,尽管在儿童中更为常见,但其可发生于任何年龄。它经过数小时或数日的进展后能够迅速摧毁关节结构,是儿童髋关节的急症。检查有无静脉药瘾。最常见的病原菌是金黄色葡萄球菌和淋球菌,通过血培养和滑膜液分析培养可以确诊。建议转诊至骨科。

老年性关节炎

随着年龄的增长,骨关节炎是很常见的。正因如此,不能简单地把关节炎的其他病因都归结为骨关节炎。随着年龄的增长,其他肌肉、骨骼的病变也更为常见:

- 风湿性多肌痛
- Paget 骨病
- 缺血性坏死

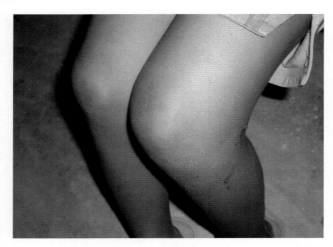

图 25.5　一个年轻女孩的化脓性关节炎
表现为左膝关节疼痛肿胀和行走困难。膝关节抽液显示浑浊液体伴白细胞升高,关节液培养出金黄色葡萄球菌。

- 痛风
- 假性痛风(焦磷酸盐关节病)
- 恶性肿瘤(如支气管肺癌)

假性痛风

应注意 60 岁以上老年人可能会出现结晶沉积性关节病(软骨钙化),通常影响膝关节,也可累及其他关节。

类风湿关节炎

通常 30~40 岁起病,但也可发生于老年病人。有时会突然起病或急剧变化,这就是所谓的"暴发性"类风湿关节炎,幸运的是此类病人对小剂量糖皮质激素敏感,预后良好[13]。老年类风湿关节炎可表现为风湿性多肌痛综合征。

骨关节炎

骨关节炎(osteoarthritis,OA)是关节炎最常见的类型,在成人患病率约为 10%,在年龄 >60 岁的人群患病率为 50%[12]。骨关节炎是软骨的退行性疾病,可以是原发,也可以由以下因素继发,如创伤、关节磨损、化脓性关节炎、结晶性病变、既往的炎性病变、特发性股骨头缺血性坏死所致的关节结构的改变。髋关节和膝关节骨关节炎与超重或肥胖密切相关。

关节炎

原发性骨关节炎通常是对称的,可累及多个关节。疼痛不同于其他炎性疾病,炎性疼痛是在关节开始运动时或负重时疼痛加剧,休息后缓解,而骨关节炎通常伴有僵硬,特别是活动之后,与类风湿关节炎形成对比。

累及关节

在原发性骨关节炎可累及所有滑膜关节,但主要包括:

- 拇指的第一腕掌关节
- 足趾的第一跖趾关节
- 双手的远侧指间关节

其他严重受影响的关节包括近端指间关节,膝关节,髋关节,肩锁关节和脊柱关节,尤其是颈椎的小关节($C_{5\sim6}$,$C_{6\sim7}$)和腰椎关节($L_{3\sim4}$、$L_{4\sim5}$、$L_5\sim S_1$)(图 25.6)。

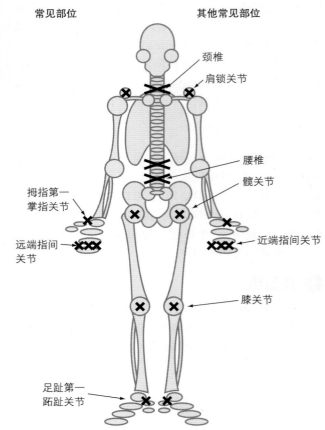

图 25.6　骨关节炎典型关节分布

临床特征

- 疼痛:下午和晚上加重,劳累时加重,休息后缓解,寒冷和潮湿时加重。
- 不同程度的晨僵。
- 不同程度的功能障碍。

征象

见图 25.7。
- 关节僵硬和肿胀
- 摩擦音
- 炎症征象(轻度)、发热、疼痛的迹象
- 活动受限;无法承受重量
- 关节畸形
注:无全身表现。

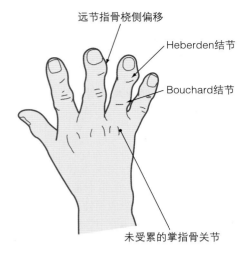

远节指骨桡侧偏移

Heberden结节

Bouchard结节

未受累的掌指骨关节

图 25.7　手部骨关节炎的典型临床特征

结晶性关节病使骨关节炎病情变得更为复杂,尤其是服用利尿剂病人的手指(如结节性痛风)。

与炎性关节病的鉴别

骨关节炎没有典型的炎症表现,临床诊断依据:

- 活动后疼痛逐渐加重(睡前最严重)
- 累及关节的形态
- 没有软组织肿胀
- 短暂性关节强直或僵硬
- 骨关节炎病人休息不到 30 分钟可缓解,而炎性关节炎病人超过 30 分钟才能缓解

诊断

诊断该病需结合临床与影像学,但是 X 线改变的程度与症状不成正比[12]。

X 线表现

- 关节间隙变窄和关节软骨硬化
- 关节边缘或附着韧带形成骨赘
- 关节软骨囊性区
- 骨末端的形态改变

治疗原则[14]

- 给予病人适当的解释安慰和教育。
- 纠正可以改变的危险因素:肥胖、外伤、劳损。
- 用适当的药物控制疼痛和保持功能。
- 建议合理的运动、锻炼和物理治疗:经常锻炼对髋关节和膝关节骨关节炎有很强的益处;不鼓励避免锻炼[14]。
- 对于负重关节,有证据表明 BMI>25kg/m² 的病人体重减轻至少 5%~7.5%
- 减少不良心理因素(如紧张、抑郁、焦虑、烦躁)。

应谨慎进行手术转诊,因为外科医生对手术干预的指征看法各不相同。例如,澳大利亚膝关节协会的关节镜检查"立场声明"[15]建议,除非在少数情况下(尤其是膝关节固定),否则不要对膝关节骨关节炎进行关节镜检查,这与关节镜检查时代绝大多数接受过清创术或半月板切除术的病人意愿相违背。如果导致顽固性疼痛或残疾,可考虑行关节置换术。手部手术可以很好地缓解疼痛和改善功能。但截骨术对矫正膝关节内翻或外翻畸形作用有限。

治疗(最后最无用的干预措施)[14]

- 解释:给病人提供教育和释除担忧,此类关节炎并不像大多数病人所理解的那样,会对身体造成严重影响。
- 锻炼:必须做一个循序渐进的锻炼计划以保持关节功能,目的是在休息与锻炼之间保持良好平衡。必须停止或改变增加疼痛的锻炼或活动方式。系统回顾研究表明,适度运动有助于减少骨关节炎病人髋关节或膝关节的疼痛和致残率[16]。
- 饮食:如果超重,则减轻体重至理想状态是非常重要的,肥胖人群发生骨关节炎膝关节的风险增加了 4倍,减轻体重可延缓病情进展[17]。然而尚无特定的饮食被证实会导致或减轻骨关节炎。
- 休息:长时间卧床休息是禁忌,并且锻炼很重要。然而炎症活动急性期注意休息有助于缓解疼痛。
- 保温:建议用暖水瓶、热水袋、电热毯来缓解关节疼痛和僵硬,避免寒冷。不建议使用局部冷敷,因为其已经被证实无效。
- 物理治疗:有具体治疗目的的病人可以转诊,比如:
    - 畸形和/或双下肢长度不等(但要小心越来越多不科学地使用此术语)
    - 水疗
    - 热疗,建议病人进行简单的家庭热疗
    - 教授和指导等距力量训练
    - 锻炼(如颈背部、股四头肌)
    - 治疗性超声、运动录像和电或激光刺激尚未被证明有效;不鼓励这种做法
- 作业治疗:借助家庭辅助设备、更有效地进行日常生活活动、保护关节,以及各种平价设备和工具以帮助治疗骨关节炎。
- 牙套、矫形器、助行器、拐杖或轮椅可能会有所帮助。然而,内侧股骨和胫骨关节或髌骨骨关节炎被证实是无效的,外侧楔形鞋垫或护膝也无效。支撑鞋是可行的。
- 对乙酰氨基酚。规律使用对乙酰氨基酚,或在活动前使用。避免含有可待因或右丙氧基苯的混合物。与传统的 500mg 片剂相比,专为骨关节炎推出的 665mg

25

新产品没有太大优势;两者都可以。

- 非甾体抗炎药和COX-2选择性抑制剂:对于应用对乙酰氨基酚不能缓解的持续性疼痛,或有证据表明为炎性疾病,如休息或夜间疼痛加重的病人,这些是二线药物。系统回顾研究发现,非甾体抗炎药可以减轻关节炎的疼痛,但没有充分证据表明非甾体抗炎药优于对乙酰氨基酚,或任何一种非甾体抗炎药比其他药物更有效[16]。风险和收益必须仔细权衡。一般来说,短期内使用最低有效剂量,如果无效则停止使用。证据表明,COX-2选择性抑制剂(塞来昔布、依托考昔)与其他非甾体抗炎药具有相似的疗效,并能减少并发症[18]。应用非甾体抗炎药的严重风险如下:
  – 胃溃疡、黏膜糜烂、出血
  – 肾功能减退(使用前检查肾功能)
  – 肝毒性
  与局部安慰剂制剂相比,局部使用非甾体抗炎药和辣椒素在缓解疼痛方面有小的益处[12]。
  注:改为栓剂形式不一定能改善上消化道的安全性。
- 关节内(IA)类固醇皮质激素注射。类固醇皮质激素注射作为其他措施的辅助手段,在提供短期疼痛缓解方面有一定的作用。它在缓解疼痛和降低致残率方面有时是非常有效的,尤其是对炎性疼痛(如膝关节骨关节炎发作时)。或由于共病或年龄原因正在考虑或禁用关节置换术时,它们可能特别有用。
- 手术:严重的、顽固性疼痛或残疾病人可考虑手术干预。然而,要及时了解手术的最新指征,以及系统性综述,这些证据表明,除了在有限的情况下,不建议对膝关节和肩关节行关节镜[19-20]。
- 氨基葡萄糖、软骨素、维生素D、ω-3脂肪酸。最初支持口服氨基葡萄糖的证据来自容易产生偏倚(包括发表偏倚)的小型试验。系统综述表明,不应再推荐这种做法[14]。也不应建议补充软骨素、维生素或ω-3脂肪酸。
- 黏液补充剂和干细胞治疗。关节内注射透明质酸凝胶,持续3~5周,特别是膝关节炎。关于疗效的证据存在不同说法[12]。最初支持关节内注射透明质酸的证据与氨基葡萄糖的命运相同,没有支持干细胞疗法的良好证据。
- 双膦酸盐。在适当的情况下,它们用于预防骨质疏松性骨折,但不认为它们对骨关节炎症状有任何作用。
- 禁忌药物:骨关节炎病人禁用免疫抑制剂及缓和疾病药物如口服糖皮质激素、金霉素、抗疟疾药物和细胞毒性药物。非但没有帮助反而会造成损伤。

类风湿关节炎

类风湿关节炎(rheumatoid arthritis,RA)是没有明确

病因的自身免疫性疾病,是最常见的慢性多发性炎性关节炎,发病率为1%~2%。该病的表现可从轻微到严重,10%~20%的病人病情不断进展,需要积极药物治疗[21],建议紧急转诊至专科。

遗传因素增加了进展性类风湿关节炎15%~70%的风险。

关节炎

类风湿关节炎起病隐匿,主要表现为手和足的小关节疼痛和僵硬。疼痛持续存在而不是暂时的,主要影响指/趾对称性近端指间关节,形成纺锤体样变化,掌指关节和腕关节弥漫性增厚(图25.8)。类风湿关节炎中有25%的病例表现为单个关节的关节炎症状,例如膝关节[13],这种情况易与莱姆病或脊柱关节病混淆,需要与多关节痛风相鉴别。

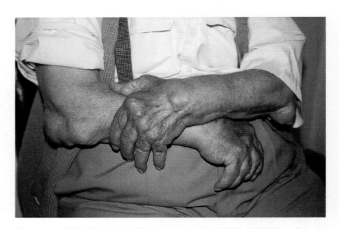

图25.8 慢性类风湿关节炎,显示包括功能性半脱位和类风湿结节

累及关节

- 手:掌指关节和近端指间关节,远端指间关节(30%)
- 腕关节和肘关节
- 足:跖趾关节、跗骨间关节(而不是趾间关节)、踝关节
- 膝关节(常见)和髋关节(晚期高达50%)
- 肩关节(盂肱关节)
- 颞下颌关节
- 颈椎(而不是腰椎)
  见图25.9。

临床特征

- 起病隐匿,但也可急性起病(暴发性类风湿关节炎)
- 10~75岁任何年龄阶段均可发病,尤其是30~50岁,25~50岁(高峰年龄)和65~75岁是两个典型发病期
- 女性与男性比例为3:1
- 关节疼痛:夜间疼痛,晨起时最重,影响睡眠,活动后

常见部位　　　　　　　其他部位

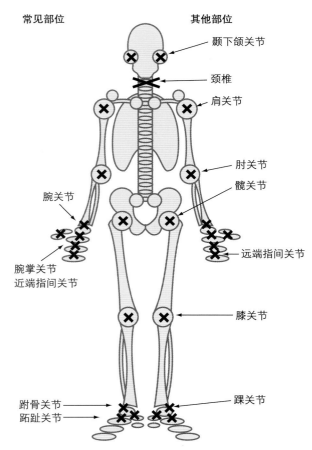

图 25.9　类风湿关节炎:典型关节分布

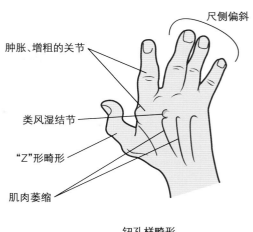

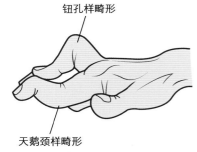

图 25.10　慢性类风湿关节炎的典型特征

可缓解

- 晨僵,可持续数小时
- 休息后关节僵硬(例如久坐后)
- 一般症状:全身乏力、虚弱、消瘦、疲劳
- 受累关节活动障碍

征象

- 软组织肿胀(积液或滑膜肿胀),尤其是手腕、掌指关节和近端指间关节
- 发热
- 施加压力或关节活动后能够缓解
- 活动受限
- 肌肉萎缩
- 后期阶段:关节畸形、半脱位、不稳定或强直
- 可见天鹅颈样、钮孔样和"Z"形畸形,手指向尺侧偏斜(图 25.10)
- 基本功能检查,例如:
  - 握力(提起一壶水)
  - 握力的精确度(使用钥匙或笔),解开纽扣
  - 勾握(提袋子)

各种可能的关节外表现总结见图 25.11。

辅助检查

- 红细胞沉降率、C 反应蛋白升高
- 可能出现贫血(正细胞正色素性贫血)
- 类风湿因子
  - 70%~80% 阳性(疾病早期少见)
  - 15%~25% 的类风湿关节炎病人持续阴性[21]
- 抗环瓜氨酸抗体:对于诊断类风湿关节炎有较高的特异度(94% 特异度)[12]
- X 线片改变
  - 侵蚀关节边缘
  - 关节间隙消失(可能是骨破坏)
  - 关节周围骨质疏松
  - 囊肿
  - 晚期:半脱位或强直
- MRI—有助于早期诊断
  类风湿关节炎的诊断标准见表 25.3。

要点

....

- 如果类风湿因子阳性(非特异性),同时抗环瓜氨酸抗体阳性可明确诊断。
- 类风湿关节炎有很强的心血管危险因素。

治疗原则[12,22]

- 给予病人耐心的教育和适当的释除担忧。接受这个

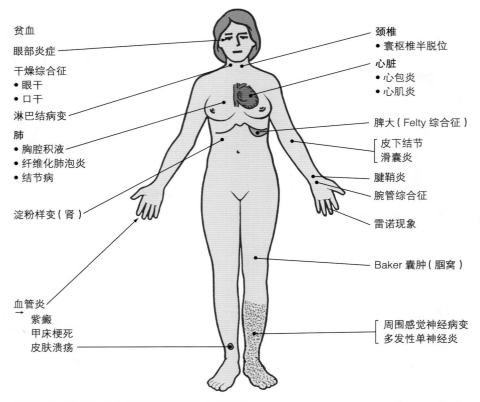

图 25.11 类风湿关节炎常见的关节外临床表现

表 25.3 类风湿关节炎诊断的修订标准[12]

具有炎症性关节炎家族史
症状持续时间 >6 周
晨僵时间 >1 小时
累及 3 个或以上关节
5 个或以上关节肿胀
双侧跖趾关节区域挤压痛
累及区域呈对称性
类风湿结节
类风湿因子阳性
无感染时炎症指标红细胞沉降率/C 反应蛋白升高
抗环瓜氨酸抗体阳性
手或足 X 线片可见骨质破坏,尽管在疾病早期少见

诊断往往是个痛苦的过程,所以需要向病人及家属进行认真解释和给予支持。一些病人症状很轻或者根本没有长期问题,但即使是病情较轻的病例,持续关注和医疗监督也是非常重要的。

- 从病情的缓解到早期诱导,从减少恶性肿瘤(尤其是淋巴瘤)和心血管疾病的发生到预防关节损伤,已经有了根本性的转变。
- 许多研究表明,在发病的前两年内病情恶化的病人,宜早期积极使用改善病情的抗风湿药(DMARDs)治疗,而不是阶梯性地使用镇痛药和非甾体抗炎药[23]。
- 用团队的方式进行诊断和协作支持,尤其是针对高

度怀疑类风湿关节炎或抗环瓜氨酸抗体阳性病人,宜进行早期会诊、转诊。
- 充分评估病人的功能障碍,包括对家庭生活、工作和社会活动的影响,让家人参与决策。
- 正确使用药物,对于严重的病例协作会诊是必不可少的。
- 定期复查,持续评估疾病的进展情况和药物耐药性。疾病活动可用 X 线、手部超声(尤其是手指粗的时候),以及 C 反应蛋白和红细胞沉降率进行监测。

具体建议

- 休息和夹板固定:在急性关节炎发作期是非常必要的。
- 锻炼:有规律的锻炼很重要,特别是散步、游泳、温泉水疗。
- 戒烟:强烈推荐。
- 转诊:转诊给物理治疗师和作业治疗师,请他们提供锻炼指导、物理治疗,并提供在家和工作场所的应对建议。这是很重要的。
- 关节活动:受累关节每日都需要进行最大限度的活动,以保持关节的灵活性,降低僵硬程度。
- 饮食:虽然没有明确的饮食可诱发或缓解类风湿关节炎,但有证据表明富有营养的、均衡的饮食是最基本的,同时必须避免肥胖。一些证据支持地中海饮

25

食和素食主义[24]。还有一些证据表明,避免动物脂肪(乳制品和一些肉类)和使用鱼油是有益的[25]。

类风湿关节炎的治疗方法见表 25.4。

表 25.4　类风湿关节炎的治疗方法[22,26]

教育(休息、教育手册、减轻体重、关节保护建议)
非甾体抗炎药
单纯镇痛药
改善病情抗风湿药
传统合成改善病情抗风湿药
• 免疫抑制剂
　－ 硫唑嘌呤
　－ 环孢素
　－ 来氟米特
　－ 甲氨蝶呤
生物制剂改善病情抗风湿药
• 细胞因子抑制剂
　－ 抗肿瘤坏死因子α药:阿巴西普、阿达木单抗、依那西普、英夫利西单抗、戈利木单抗、利妥昔单抗
　－ 抗白介素-1 药:阿那白滞素、托珠单抗
金制剂
喹诺酮类药物
• 羟基氯喹
• 氯喹
其他
• D-青霉胺
• 柳氮磺吡啶
糖皮质激素
• 口服泼尼松龙
• 关节内给药
• 静脉给药(类固醇冲击疗法)
鱼油
物理治疗(水疗、等距运动)
作业治疗(夹板、辅助和电器)
整形外科手术(滑膜切除、关节置换、关节融合术、手外科整形术)
足病治疗、鞋具、鞋垫

资料来源:Reilly and Littlejohn[22,26]。

病人管理(药物治疗)

最好在医生的指导下使用。

• 非甾体抗炎药是有效的,并且仍有一定地位,但是会有不良反应。
• 免疫制剂和生物制剂改善病情抗风湿药的应用可以改善长期预后。
• 甲氨蝶呤是治疗的"支柱",在使用其他改善病情抗风湿药时应继续。
• 当启用其他改善病情抗风湿药时仍应继续补充叶酸可以改善胃肠道症状,减少肝功能损害的风险。
• 使用改善病情抗风湿药时需警惕感染风险的增加。
• 如果需要,建议所有使用改善病情抗风湿药病人接

种肺炎、流行性感冒、甲型肝炎、乙型肝炎和 HPV 疫苗。

• 任何疼痛都可以用对乙酰氨基酚或非甾体抗炎药,尽可能避免使用阿片类镇痛药。
• 糖皮质激素适用于类风湿关节炎的急性疼痛发作。

鱼油

已有研究显示,每日服用含 4g ω-3 长链多不饱和脂肪酸(通常为 0.2g/kg)的鱼油,可减少症状和非甾体抗炎药的剂量[12,25]。

糖皮质激素

糖皮质激素可用于病情较重或其他治疗失败或有禁忌证的病人,作为缓解症状的改善病情抗风湿药的临时辅助治疗。

泼尼松龙,5~10mg/d,尽量不要超过 15mg/d,口服。

对于大关节来说,关节内注射也是有效的。

改善病情抗风湿药

这些药物靶向治疗滑膜炎症,并预防关节损伤。选药应考虑多个因素,但最好请专家协助诊疗。大多数新确诊的类风湿关节炎病人应尽早开始使用甲氨蝶呤,这是治疗的基础。

初始剂量:甲氨蝶呤 5~10mg/周(口服),最大剂量增加至 25mg/周(口服)或根据临床反应和毒性作用进行肌内注射,同时补充叶酸 5mg,每周 2 次[12]。

生物制剂改善病情抗风湿药是较新的药物,适用于甲氨蝶呤单药治疗、"三联疗法"或合用其他药物未得到缓解者,所有的改善病情抗风湿药与甲氨蝶呤联用效果会更好。通常不建议同时使用两种生物制剂。

> 警告:服用改善病情抗风湿药的病人应被告知服用该类药物会增加感染性疾病的风险,如非典型性肺炎、肺结核和李斯特菌病。所有病人应注意观察异常的、意外的发热或症状,尤其是药物注射部位反应常见。

标准的初始药物治疗

甲氨蝶呤单一疗法(偶尔用其他改善病情抗风湿药)是标准的治疗方法,不到 20% 的病人病情可得到缓解,如果效果欠佳,可增加剂量或考虑联合用药。很多病人采用传统合成改善病情抗风湿药进行治疗管理。

联合治疗

标准的三联疗法:甲氨蝶呤 + 柳氮磺吡啶 + 羟氯喹。

根据疾病的严重程度,如果甲氨蝶呤单一疗法或初始治疗不能控制,可以使用三联疗法,建议定期行全血细胞计数、肝功能检查,每年进行 1 次眼部检查。

其他几种双药联合使用也是有效的(例如甲氨蝶呤联合环孢素、来氟米特或生物制剂改善病情抗风湿药)。

结缔组织病

结缔组织病有关节炎或关节痛的共同特征,见第 21 章。

关节炎是全身性红斑狼疮最常见的临床特征(超过 90%)[13],主要表现为对称性多关节炎,累及中小关节,尤其是近端指间关节和腕关节。通常无关节破坏和畸形,手指畸形可能是由韧带、肌腱和关节囊松弛引起关节不稳导致的。

系统性硬化病可以表现多发性关节炎的症状,最初的表现类似于 RA,25% 的病人累及手指关节,尤其是在早期,软组织肿胀产生"香肠指"体征。

大约 50% 的多发性肌炎/皮肌炎的病人在主要症状出现之前存在关节炎和关节痛,主要症状包括肌无力、肩的近端肌肉和骨盆腰肌萎缩,通常累及手的小关节,症状类似于类风湿关节炎。

结晶性关节炎

结晶性关节炎(crystal arthritis)(可能是急性、慢性或无症状的)是由多种晶体沉积在关节所致。结晶性关节炎的三个主要类型是单钠尿酸盐(痛风)、双水焦磷酸钙和磷酸钙[27]。见表 25.5。

表 25.5　结晶体诱发的疾病

结晶体	相关疾病或症状	受累的典型关节或部位
单钠尿酸盐	急性痛风 痛风石 无症状 慢性痛风性关节炎	踇趾的跖趾关节 其他的足关节、踝关节、膝关节和髌骨囊、腕关节、指关节
双水焦磷酸钙	急性假性痛风 破坏性关节病(如类风湿关节炎) 无症状(最常见)	膝关节、腕关节 60 岁以上的老年人(平均年龄 72 岁) 女性 > 男性(2.7∶1)
磷酸钙	急性钙化性肩周炎 破坏性关节病 急性关节炎	肩部(冈上肌)

🦴 痛风(谷氨酸钠尿酸盐结晶性疾病)

痛风(gout)是尿酸代谢异常导致高尿酸血症和尿酸盐结晶沉积的一种疾病。尿酸盐结晶沉积部位:

- 关节——急性痛风性关节炎
- 软组织——痛风石和腱鞘炎

- 泌尿系统——尿酸结石

痛风的 4 个典型分级:

- 1 级:无症状性高尿酸血症
- 2 级:急性痛风性关节炎
- 3 级:痛风间歇期(间断发作)
- 4 级:慢性痛风石和慢性痛风性关节炎

无症状性高尿酸血症:

- 高于正常值的 10 倍[13]
- 血清尿酸升高(男性 >0.42mmol/L,女性 >0.36mmol/L)
- 缺乏临床表现
- 通常未接受治疗

临床特点

痛风的典型临床特点包括[12]:

- 好发于男性(患病率 5%~8%)
- 男性(40~50 岁)比女性(60 岁以上)更早发病
- 急性发作:晨起踇趾疼痛数小时(图 25.12)
- 关节处的皮肤发红、发亮、肿胀、发热
- 触摸时剧烈疼痛
- 使用秋水仙碱、非甾体抗炎药、糖皮质激素可以缓解
- 有一定的自愈性(3~10 日)

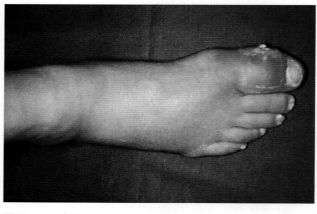

图 25.12　痛风
典型的第一跖趾关节红、肿、发亮伴皮肤脱屑。

病因/诱发因素

- 食物:海鲜、肉、肝、肾
- 酒精过量(如酗酒)
- 外科手术
- 饥饿
- 药物(如呋塞米、噻嗪类利尿剂)
- 慢性肾脏病
- 骨髓增生性疾病
- 淋巴组织增生性疾病(如白血病)
- 含糖软饮料[28],含有果糖的果汁

- 细胞毒性药物(肿瘤溶解)
- 甲状腺功能减退症
- 长期服用小剂量阿司匹林
- 其他

关节炎

90% 受累的病人发生单关节炎:

- 足趾的跖趾关节最常见(75%)
- 其他关节(通常在下肢):其他趾关节、踝关节、膝关节

多发性关节炎在老年人群中更为常见,可能发生在手指的远端指间关节和近端指间关节,关节滑膜难以幸免。见**图 25.13**。

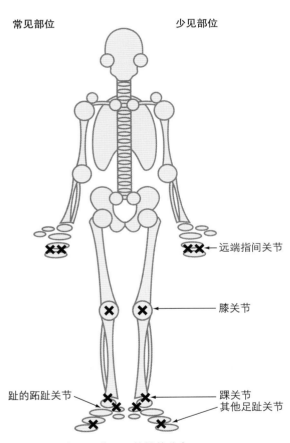

常见部位　　　　　　　少见部位

远端指间关节

膝关节

趾的跖趾关节　　　　　踝关节
　　　　　　　　　　　其他足趾关节

图 25.13 痛风可能累及的关节分布

其他特点

- 容易复发
- 痛风石出现在耳、肘(鹰嘴窝)、踇趾、手指、跟腱(需要许多年)
- 可引起膝关节滑囊炎
- 可导致蜂窝织炎(对抗生素无反应)

结节性痛风

有肾脏损伤的绝经后女性服用利尿剂后出现结节性痛风(nodular gout),有疼痛,且痛风石沉积在骨关节炎手指关节的间隙(尤其是远端指间关节)。

诊断

- 滑膜液提取:使用补偿偏振显微镜可见典型的尿酸盐晶体,该检查应首选(如果可能的话),因为它是诊断的金标准。
- 血清尿酸升高(90% 急性发作病人的尿酸可在正常范围内)[27]。
- X 线检查:关节周围可见凿孔样侵蚀改变。

管理

痛风的管理包括以下原则:

- 良好的建议,提供病人教育信息
- 快速缓解疼痛
- 防止病情进展
- 破坏性关节炎和痛风石的预防
- 处理诱发因素和伴发疾病(如酗酒、肥胖、慢性肾脏病、真性红细胞增多症、糖尿病、高血压)

急性发作[12,28-29]

非甾体抗炎药(除外阿司匹林),足量,为一线用药。
　　口服直至症状减轻(最多 4~5 日),然后继续服用 1 周
　　或
　　类固醇皮质激素:
　　泼尼松龙每日 15~30mg(口服)直至症状减轻[30-31],
　　　然后逐渐减量
　　或
　　两个受累部位进行局部注射[31]
　　或
　　肌内注射(疑难病例),如替可松 1mg
　　或
　　秋水仙碱:

- 秋水仙碱 1mg(口服),然后 1 小时后服用 0.5mg,作为单剂量 1 日疗程(总剂量为 1.5mg)[12,28]
　　注意:
- 必须尽早用药
- 避免引起肾脏损伤
- 避免使用大环内酯类抗生素,如克拉霉素,尤其是慢性肾脏病的病人
- 避免长期使用
　　注意:
- 避免在痛风急性发作期间改变降尿酸疗法
- 避免使用阿司匹林和降尿酸药(别嘌醇、丙磺舒、磺吡酮)[30]
- 监测肾功能和电解质

25

长期治疗

急性发作期消退后的预防措施包括：

- 减轻体重
- 正常、均衡的饮食
- 避免富含嘌呤的食物，如动物内脏（肝、脑、肾脏、杂碎）、鱼罐头（沙丁鱼、凤尾鱼、鲱鱼）、贝类和野味
- 减少红肉、加工肉、炸薯条和甜食的摄入
- 减少酒精的摄入
- 减少摄入含糖饮料（果糖）[32]
- 摄入足够多的液体（如每日饮水 2L）
- 避免服用利尿剂（如呋塞米、噻嗪类利尿剂）、水杨酸类药物和小剂量阿司匹林
- 穿舒适的鞋
- 避免长时间禁食

预防（预防用药）

别嘌醇是首选药物：每日 100~300mg

适应证：

- 频繁急性发作：12 个月内发作 >1 次
- 痛风石或慢性痛风性关节炎
- 肾结石或尿酸性肾病
- 高尿酸血症

不良反应：

- 皮疹（2%）
- 严重过敏反应（罕见）

注意事项：

- 警惕肾功能不全病人和老年病人，使用较低剂量
- 警惕药物相互作用
    - 硫唑嘌呤和硫嘌呤合用：有潜在致命风险
    - 阿莫西林：容易出现皮疹
- 避免在急性发作期使用别嘌醇

痛风间期或慢性期的治疗方法

- 最后一次急性发作后开始治疗，持续 6~8 周
- 第一周起始剂量为 50mg/d，之后每周增加 50mg，最大剂量 300mg
- 4 周后复查尿酸水平，目标 <0.38mmol/L
- 加用秋水仙碱 0.5mg，每日 2 次，持续 6 个月（避免痛风沉积）或吲哚美辛 25mg，每日 2 次或使用其他非甾体抗炎药

二线用药：

- 非布司他（一种黄嘌呤氧化酶抑制剂）：起始剂量 40mg（口服）2~4 周，每 2~4 周增加每日剂量 40mg，达到最大剂量 120mg。
- 丙磺舒（促进尿酸排泄）：二线药物。有助于阻止肾小管对尿酸的重吸收，剂量为每日 500mg（最多 2g）。

注：阿司匹林有拮抗作用。

痛风发作的预防[12]

秋水仙碱 0.5mg，口服，每日 1 次或每日 2 次

或

泼尼松龙 5mg，口服，每日 1 次

或

非甾体抗炎药，如双氯芬酸 25~50mg，口服，最大剂量每日 200mg

焦磷酸钙晶体性疾病（假性痛风）[12]

X 线检查发现的关节软骨钙化通常称为软骨钙质沉着病。主要是叠加在骨关节炎关节结构上的一种老年性疾病。焦磷酸钙晶体性疾病（假性痛风）[calcium pyrophosphate crystal disorder（pseudogout）]的急性发作类似于急性痛风，但会影响以下关节（按发作排序）：

- 膝关节
- 第二和第三掌指关节
- 腕关节
- 肩关节
- 踝关节
- 肘关节

它会影响肌腱，尤其是跟腱，引起类似化脓性关节炎的发热。

滑膜液的晶体很容易通过相差显微镜检查确认。X 线检查有助于显示关节软骨钙化。

基本的治疗措施是穿刺和关节腔内注射长效糖皮质激素（排除关节感染）来镇痛。老年人使用非甾体抗炎药需谨慎，首选对乙酰氨基酚，也可用秋水仙碱。

治疗包括[12]：

吲哚美辛 50mg，口服，每日 3 次（如果能耐受），直至症状缓解

和/或

秋水仙碱 0.5mg，口服，每日 3 次，直至症状缓解

和

对乙酰氨基酚 500~1 000mg，口服，每日 4 次，必要时

脊柱关节病

脊柱关节病（spondyloarthritides）是一组相关的炎症性关节病，共同特征是影响脊柱的脊椎（椎骨），被称为血清阴性脊柱关节病，不同于类风湿关节炎，血清反应阳性，只影响颈椎。除了背部疼痛这组症候群外，往往表现为幼年脊柱关节病的症状。关节炎累及外周，不对称，影响下肢，可表现为趾炎（如"香肠趾"）。

临床特征[33]

- 骶髂关节炎伴或不伴脊柱炎
- 肌腱附着端炎,如足底筋膜炎、跟腱炎、肋软骨炎
- 关节炎,常累及下肢大关节
- 关节外症状(如虹膜炎/虹膜睫状体炎、皮肤黏膜病变、银屑病、指/趾炎、炎性肠病或溃疡性结肠炎)
- 类风湿因子阴性
- HLA-B$_{27}$抗原阳性
- 家族遗传倾向

疾病类别

1. 轴性脊柱关节病,包括强直性脊柱炎
2. 反应性关节炎
3. 炎性肠病(肠病性关节炎)
4. 银屑病关节炎
5. 幼年强直性脊柱炎
6. 不能分类的脊柱关节病,只有局部关节炎症

强直性脊柱炎

强直性脊柱炎(ankylosing spondylitis)起病隐匿,通常表现为炎性腰背痛、臀部疼痛(骶髂关节和脊柱)和僵硬,年轻人多见(年龄 <40 岁)。20% 病人在背部疼痛出现前累及外周关节,常累及大关节(臀部和肩膀)、膝关节或踝关节。疾病的某个阶段超过 35% 的病人有脊柱关节病以外的症状,这些症状对非甾体抗炎药敏感(见第 28 章)。

临床诊断标准[12]

- 腰背部疼痛持续超过 3 个月
- 晨僵时间 >30 分钟
- 下半夜痛醒
- 活动后缓解、休息无改善
- 腰椎横向和前后活动受限
- 胸廓活动度低于正常
- 单侧骶髂关节炎(3~4 级)
- 双侧骶髂关节炎(2~4 级)

反应性关节炎

反应性关节炎(reactive arthritis)是发生于急性泌尿生殖道感染(通常是沙眼衣原体)或肠道感染(如沙门菌、志贺菌)之后,常表现为非化脓性关节炎和骶髂关节炎的一种关节病。

 诊断三联征:尿道炎 + 结膜炎 ± 虹膜炎 + 关节炎➔ 反应性关节炎

关节炎症状(Reiter 综合征)常于感染后 1~3 周开始出现,常累及外周大关节,尤其是踝关节和膝关节,但手指和足趾表现为散在的多关节炎。尽管大多数仅累及外周关节,但也可能出现皮肤黏膜病变,包括角化病、淋病和环状龟头炎(图 25.14)。

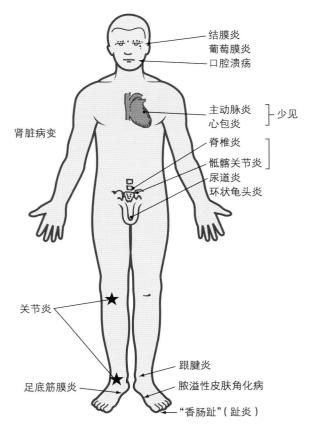

图 25.14　反应性关节炎可能的临床表现

肠病性脊柱关节病

肠病性脊柱关节病(enteropathic spondyloarthritidy):炎性肠病(溃疡性结肠炎、克罗恩病和惠普尔病)可能少见地与外周性关节炎和骶髂关节炎相关。

银屑病关节炎

银屑病关节炎(psoriatic arthritis)与反应性关节炎相似,发展到一定阶段与强直性脊柱炎难以区分,因此发现银屑病皮肤改变以外的特征非常重要。约 5% 银屑病病人并发银屑病关节病,有以下几个特征:

1. 主要累及远端指/趾间关节
2. 与类风湿关节炎表现类似但类风湿因子阴性
3. 与强直性脊柱炎、骶髂关节炎和脊椎炎表现一致
4. 单关节炎,尤其是膝关节
5. 严重畸形或"多发残毁性"关节炎

不能分类的脊柱关节病

这类疾病似乎有家族聚集性,病人显然有脊柱关节病但并不符合任一疾病的诊断标准。典型特点是青年男性,在 30 岁左右患病,表现为膝关节或其他关节疼痛,单侧或双侧腰背痛伴末端肢体不适(如足底筋膜炎)。

脊柱关节病的辅助检查

- X 线:
  - X 线显示骶髂关节炎为诊断的核心。
  - X 线改变包括骶髂关节腔变窄,边缘不规则,关节周围骨质硬化,甚至出现骨性融合,常有脊柱关节病。
- 红细胞沉降率、C 反应蛋白:大多数病人在疾病的某个阶段会有升高。
- HLA-B$_{27}$:该检查特异度低,评估价值有限,但阳性结果可判断预后。
- 微生物学:有反应性关节炎病史的病人,应从其尿道、粪便、尿液和血液中提取标本进行培养[32]。

管理原则

- 确定疾病最活跃的因素并据此治疗。
- 给病人及其家属适当的教育是非常重要的,强调指出尽管疾病不可治愈,但长期预后是好的。
- 提供定期评估和医学帮助。
- 提供遗传咨询,强直性脊柱病人 HLA-B$_{27}$ 阳性对于判断是否具有遗传性非常重要。
- 给予有关工作指导,特别是针对姿势。
- 急性前葡萄膜炎需要及时治疗,并由眼科医生进行病情监测。
- 建议进行伸展训练、姿势练习和水疗等理疗,适当的理疗可延缓脊柱功能的恶化[33]。
- 考虑进行专业治疗。
- 药物[12]:
  - 非甾体抗炎药[如吲哚美辛 75~200mg/d(口服)或 100mg 每晚直肠给药或酮洛芬 100mg 每晚直肠给药,以控制疼痛、僵硬和滑膜炎]。
  - 柳氮磺吡啶(如果非甾体抗炎药无效)。
  - 关节腔内注射或关节起止点局部注射糖皮质激素,适用于严重的单关节炎。

参考以上建议,尤其是进行改善病情抗风湿药与生物制剂改善病情抗风湿药治疗时。

注意事项

- 使用非甾体抗炎药与柳氮磺吡啶时需要密切监测。
- 不推荐全身使用糖皮质激素。
- 免疫抑制剂(每周低剂量使用甲氨蝶呤)与生物制剂

改善病情抗风湿药合用于严重的顽固性银屑病和反应性关节炎。
- 这些问题应与会诊医生共同解决。

转诊时机

- 对严重的炎性疾病需进一步明确诊断并积极进行初始治疗(如类风湿关节炎、脊柱关节病、结缔组织病和可疑血管炎)。
- 骨关节炎:
  - 全身关节痛
  - 相关系统症状
  - 关节功能恶化
  - 顽固性疼痛(尤其是在休息时)
  - 如果考虑手术[12]
- 类风湿关节炎:
  - 所有初发的病人
  - 关节持续炎症
  - 使用糖皮质激素的病人
  - 如果计划进行外科手术
- 脊柱关节病:
  - 明确诊断推荐初始治疗
  - 常规治疗无效
  - 症状突然恶化,尤其是疼痛
  - 葡萄膜炎或其他眼部并发症
  - 药物不良反应
- 存在相关症状但未确诊的关节炎
- 怀疑有化脓性或严重感染性疾病(如化脓性关节炎、心内膜炎、布鲁氏菌病)
- 儿童幼年特发性关节炎(如 Still 综合征)

临床要领

- 晨僵和疼痛可通过锻炼改善,提示类风湿关节炎。
- 一过性多发性关节炎伴发热,提示风湿热、感染性心内膜炎、全身性红斑狼疮。
- 多发性关节炎(通常是近端指间关节)伴皮疹,提示病毒性关节炎或药物反应。
- 如果类风湿关节炎累及颈部,谨防寰枢椎脱位和脊髓压迫。
- 如果是年轻的病人,需考虑全身性红斑狼疮。
- 如果关节痛的病人从海外归来,要考虑药物反应、肝炎、莱姆病,如果疼痛剧烈应考虑登革热。
- 对来自可能有蜱虫叮咬的乡村,伴有发热、皮疹、关节炎症的病人,要考虑莱姆病。
- 如果病人出现雷诺现象和关节炎,特别是手部关节炎,首先要考虑类风湿关节炎、全身性红斑狼疮、系统性硬化病。
- 避免给疑似病人贴上如关节炎、风湿或一个精确诊断如类风湿关节炎的标签,并开始药物治疗[34]。

参考文献

1 Hart FD. *Practical Problems in Rheumatology*. London: Dunitz, 1985: 77.

2 Cormack J, Marinker M, Morrel D. *Practice: A Handbook of Primary Health Care*. London: Kluwer-Harrop Handbooks, 1980; 3(61): 1–12.

3 Australian Institute of Health and Welfare. Rheumatoid arthritis [Internet]. Canberra: Australian Institute of Health and Welfare, 2020. Available from: https://www.aihw.gov.au/reports/chronic-musculoskeletal-conditions/rheumatoid-arthritis, accessed March 2021.

4 Singh JA. Racial and gender disparities among patients with gout. Curr Rheumatol Rep, 2013; 15(2): 307.

5 Parisi S et al. Viral arthritis and COVID-19. The Lancet: Rheumatology, Nov 2020; 2(11): E655–E657.

6 Lassere M, McGuigan L. Systemic disease presenting as arthritis: a diagnostic approach. Aust Fam Physician, 1991; 20: 1683–714.

7 Carroll GJ, Taylor AL. Drug-induced musculoskeletal syndromes. Current Therapeutics, 2000; Feb: 47–50.

8 Rudge S. Joint pain in children: assessing the serious causes. Modern Medicine Australia, 1990; May: 113–21.

9 Rantapää Dahlqvist S, Andrade F. Individuals at risk of seropositive rheumatoid arthritis: the evolving story. J Intern Med, 2019 Dec; 286(6): 627–643.

10 Collignon PJ, Lum GD, Robson JMB. Does Lyme disease exist in Australia? Med J Aust, 2016; 205(9): 413–417.

11 Barraclough D. Rheumatology symptoms: will investigation make a difference? Aust Fam Physician, 2001; 30(4): 322–6.

12 Rheumatology [published 2017]. In: *Therapeutic Guidelines* [digital]. Melbourne: Therapeutic Guidelines Limited; 2017. www.tg.org.au, accessed September 2020.

13 Kumar PJ, Clarke ML. *Clinical Medicine* (7th edn). London: Saunders, 2009: 523–9.

14 RACGP. Guideline for the management of knee and hip osteoarthritis (2nd edn). East Melbourne: RACGP, July 2018. Available from: https://www.racgp.org.au/clinical-resources/clinical-guidelines/key-racgp-guidelines/view-all-racgp-guidelines/knee-and-hip-osteoarthritis/about-this-guideline, accessed March 2021.

15 Australian Knee Society. Position statement from the Australian Knee Society on arthroscopic surgery of the knee, including reference to the presence of osteoarthritis or degenerative joint disease. April 2019. Available from: https://www.kneesociety.org.au/documents.html, accessed March 2021.

16 Barton S, ed. *Clinical Evidence*. London: BMJ Publishing Group, 2001: 808–18.

17 Felson DT. Weight and osteoarthritis. J Rheumatol Suppl, 1995; 43: 7–9.

18 Day R. COX-2 specific inhibitors: should I prescribe them? Current Therapeutics, 2000; Feb: 9–11.

19 Paavola M et al. Subacromial decompression versus diagnostic arthroscopy for shoulder impingement: randomised, placebo surgery controlled clinical trial. BMJ, 2018; 362: k2860.

20 Thorlund JB et al. Arthroscopic surgery for degenerative knee: systematic review and meta-analysis of benefits and harms. British J Sports Med, 2015; 49: 1229–35.

21 Shmerling RH, Delbanco TL. How useful is the rheumatoid factor? An analysis of sensitivity, specificity and predictive value. Arch Intern Med, 1992; 152: 2417–20.

22 Wilson TD, Hill CL. Managing the drug treatment of rheumatoid arthritis. Aust Pres, 2017; 40: 51–8

23 Ostor A, McColl G. What's new in rheumatoid arthritis? An evidence based review. Aust Fam Physician, 2001; 30(4): 314–20.

24 Hagen KB et al. Dietary interventions for rheumatoid arthritis. Cochrane Database Syst Rev, 2009; (1).

25 Cleland LG, James MJ, Proudman SM. Fish oil: what the prescriber needs to know. Arthritis Research and Therapy, 2006; 8(1): 202–11.

26 Reilly P, Littlejohn G. Current treatment concepts in arthritis. Aust Fam Physician, 1989; 18: 1499–1509.

27 Hall S. Crystal arthritis: a clinician's view. Aust Fam Physician, 1991; 20: 1717–24.

28 Graf SW et al. Australian and New Zealand recommendations for the diagnosis and management of gout: integrating systematic literature review and expert opinion in the 3e Initiative. Int J Rheum Dis, 2015; 18(3): 341–51.

29 Buckley N (Chair). *Australian Medicines Handbook*. Adelaide: Australian Medicines Handbook Pty Ltd, 2018: 704–6.

30 Wechalekar MD et al. The efficacy and safety of treatments for acute gout: results from a series of systematic literature reviews including Cochrane reviews on intraarticular glucocorticoids, colchicine, nonsteroidal antiinflammatory drugs, and interleukin-1 inhibitors. J Rheumatol Suppl, Sept 2014; 92: 15–25.

31 Janssens H et al. Use of oral prednisolone or naproxen for treatment of gout arthritis: a double blind randomised equivalence trial. Lancet, 2008; 371(9627): 1854–60.

32 Choi HK, Curham G. Soft drinks, fructose consumption and the risk of gout in men: prospective cohort study. BMJ online, 31 January 2008: 39449.819271 BE.

33 Edmonds JP. Spondyloarthropathies. Med J Aust, 1997; 166: 214–18.

34 Hart FD. Early clinical diagnosis of 12 forms of arthritis. Modern Medicine Australia, 1989; March: 34–40.

25

第 26 章　肛肠疾病

邓肯病得很厉害——他昨晚接受了手术，或者这样说听起来令人震惊，他被切开了。虽然他经受了可怕的痛苦，可是我并不能真正地同情这种疾病，反而忍俊不禁。

弗吉尼亚·伍尔夫，1934 年，日记记载（译者注：英国人，小说家、散文家、批评家）

肛门直肠问题在全科医学服务中是很常见的，往往它引起病人焦虑的原因是病人害怕得了癌症。虽然大多数直肠出血和肿块是非癌变的原因，但对癌症的恐惧也是有充分根据的，因此对任何直肠出血的表现都考虑到癌症是很重要的。

肛肠问题包括：

- 疼痛
- 肿块
- 流脓
- 出血
- 瘙痒

常见的肛肠疾病见**图 26.1**。

肛门直肠疼痛

病人常主诉排便疼痛，或因肛门直肠疼痛［anorectal pain（proctalgia）］而出现排便困难。

病因

无肿胀性疼痛：

- 肛裂
- 肛门疱疹
- 溃疡性直肠炎
- 痉挛性肛门直肠疼痛

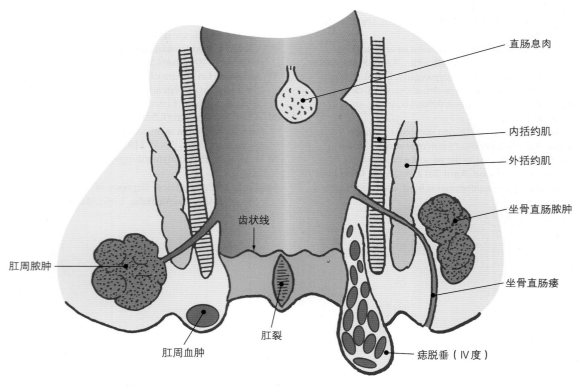

图 26.1　常见的肛门直肠病变

- 孤立性直肠溃疡综合征
- 里急后重

肿胀性疼痛：
- 肛周血肿
- 绞窄性内痔
- 脓肿：肛周、坐骨直肠
- 骶尾部藏毛窦
- 肛管直肠瘘（间断性）
- 肛管癌

🔗 肛裂

肛裂（anal fissure）引起排便疼痛，常继发于一段时间的便秘（可能是短期的）或里急后重。产后及阿片类镇痛药的使用也与此相关[1]。有时疼痛难忍，持续数小时并放射至双下肢后侧。肛裂，特别是慢性肛裂，可引起肛门直肠轻微出血（鲜红色），常观察到卫生纸上有点状鲜血。

身体检查

视诊时肛裂通常发生于肛缘，90% 位于后方中线（6点钟方向）。裂口表现为椭圆形溃疡，累及肛门齿状线到肛门边缘的下 1/3 段（图 26.2）[1]。

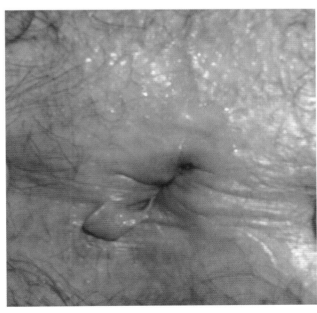

图 26.2　肛裂：肛门边缘的 6 点钟位置有明显标志性皮赘

因为疼痛致肛门括约肌痉挛，肛门指检和乙状结肠镜检查较困难。如出现多个裂口，应该怀疑克罗恩病，这些裂口看起来不同于肛裂，存在硬结、水肿并发绀。

慢性肛裂常伴有前哨痔，在长期反复发作时，肛门边缘可见皮下瘘管，伴随纤维化和肛门狭窄[1]。

肛门直肠疼痛的红旗征

- 体重减轻
- 排便习惯改变
- 发热 >38℃
- 反复发作（考虑克罗恩病）
- 剧烈的直肠疼痛（考虑脓肿）

治疗

目的是改善肛门括约肌痉挛，促进血液循环以帮助愈合。以保守治疗为主，避免大便干结，并且在排便后温盐水坐浴。高纤维饮食和避免便秘（保持粪便柔软蓬松）可能有助于治疗和长期预防。局部麻醉和皮质激素类软膏联合应用于裂口可缓解症状，但可能不会促进愈合。排便前进行局部麻醉也能缓解症状，但无法促进愈合。热水浴可以放松肛门内括约肌。保守治疗是应用稀释的硝酸甘油软膏（如以 2% 浓度涂抹于肛管下段，每日 3 次，持续 6 周），用戴着手套的手指轻轻插入肛管。治愈率约 50%[2-3]。主要不良反应为暂时性头痛。另一种方法是使用地尔硫䓬乳膏，每日 2 次，持续 6~8 周。急性肛裂通常能自行愈合，或在几周的高纤维饮食、坐浴或服用导泻药治疗后愈合[4]。

肛管内括约肌侧切术的手术指征是反复发作的肛裂，慢性肛裂伴有一定程度的纤维化及肛门狭窄[5]。该手术为治疗的金标准。另一种方法为"化学性"肛门括约肌切开术，即向括约肌内注射肉毒毒素，其效果与手术相当。

🔗 痉挛性肛门疼痛（提肛痉挛）[proctalgia fugax (levator ani spasm)]

临床特征

- 短暂的直肠疼痛
- 从轻微不适到重度痉挛
- 持续 3~30 分钟
- 经常从熟睡中疼醒
- 可发生于一日中任何时间
- 病因不明的肠道功能紊乱
- 多见于成人，尤其是女性

管理[6]

- 解释与保证可再行自愈。
- 立即饮水（最好是热水）并在会阴部位用绒布局部保暖。
- 可以尝试吸入沙丁胺醇（立即予 2 吸），但循证依据不足。

可缓解症状的替代方案包括硝酸甘油喷雾改善症

26

状,或解痉药、钙通道阻滞剂和可乐定。

孤立性直肠溃疡综合征

孤立性直肠溃疡综合征(solitary rectal ulcer syndrome)好发于青壮年,可表现为疼痛,但通常表现为直肠肿块,引起排便障碍和黏液血便。可通过乙状结肠镜在距离肛缘约 10cm 的直肠前壁上观察到溃疡,需与癌症相鉴别。常为复杂的慢性病程,治疗有一定难度,包括高渣饮食和避免便秘。

里急后重

里急后重(tenesmus)是指直肠排便不完全的一种不愉快的感觉,导致病人频繁尝试排便。最常见的原因是肠易激综合征,另一常见原因是直肠或肛管的异常肿块,如癌症(前列腺癌、肛门直肠癌)、痔疮和坚硬的粪块。在某些时候尽管进行了严密排查仍未发现任何病因,可能是功能问题导致。

肛周血肿

肛周血肿(perianal haematoma),即血栓形成的外痔,是肛周紫色的压痛性肿胀,因大便或其他原因用力导致外痔破裂,包括 Valsalva 动作。疼痛程度从轻微不适到严重疼痛不等,被形容为"持续 5 日的痛苦自愈性痔",可能引起皮赘。出现自发性破裂时可使症状缓解。

管理

建议手术干预,尤其是存在严重不适时。治疗取决于血肿后出现相应表现的时间。

1. 发病时间≤24 小时　血肿尚未凝结的情况下,无须局部麻醉,用 19 号针头进行简单抽吸。

2. 24 小时 < 发病时间 <3 日　血液已凝结,在局部麻醉下用剪刀在血肿的顶端做一简单切口(就像在煮鸡蛋的顶上开口一样),通过挤压去除积血。清除血肿可减少发展为皮赘的机会,皮赘是肛门的一个刺激源。

3. 发病时间≥4 日　最好单独留下,除非血肿非常疼痛或感染(很少),否则最好不要进行处理。当平展的皮肤出现褶皱时证明血肿已消退。

随访

4 周内复查直肠指检和直肠镜检,任何潜在的内痔都可能成为复发因素。预防措施包括增加膳食纤维的摄入,避免用力大便。

绞窄性痔

如果所有痔都出现绞窄(strangulated haemorrhoids),则会有明显的外周水肿。如果只有一个痔出现绞窄,直肠镜检有助于区分绞窄性痔和肛周血肿。初始治疗可给予

休息、冰敷,之后建议尽早进行痔切除术,最好进行急诊手术。

肛周蜂窝织炎[6]

肛周蜂窝织炎(perianal cellulitis)主要发生在学龄前和学龄儿童,通常由化脓性链球菌引起。注意检查是否有裂口。擦拭后,口服头孢氨苄治疗 10 日。

肛周脓肿

肛周脓肿(perianal anorectal abscess)由多种微生物感染肛门腺体或肛管引起。

临床特征

- 严重、持续的跳痛
- 发热和中毒症状
- 肛门周围发热、发红、肿胀
- 非波动性肿胀

仔细检查对诊断非常重要。寻找瘘管、克罗恩病和肛肠癌的证据。

治疗

在硬结最明显处做一个较深的"十"字切口进行引流(注意修剪边角),引流管可放置 7~10 日,无须包扎。

抗生素

如果肛周或直肠脓肿难以控制或形成蜂窝织炎,使用:

- 甲硝唑 400mg,口服,每 12 小时 1 次,连用 5~7 日
- 头孢氨苄 500mg,口服,每 6 小时 1 次,连用 5~7 日[7]

坐骨直肠脓肿

坐骨直肠脓肿(ischiorectal abscess)表现为臀部肿胀、弥漫、暗红的触痛性隆起物。脓肿非常明显,但在检查过程中不易找到确切位置。抗生素疗效不明显,需要尽早手术引流,需要进行全身麻醉。

藏毛窦和脓肿

骶部(在臀沟上距肛门上端约 6cm)复发性脓肿和流脓可由中央的藏毛窦(pilonidal sinus)引起,常为痛性脓肿(abscess)。一旦感染被控制,应尽快切除病灶,并清除所有向内生长的毛发。仅当周围有严重蜂窝织炎时给予抗生素(如头孢氨苄和甲硝唑)辅助手术治疗。藏毛窦的意思是"长毛的巢",在多毛的年轻男子尤为常见(图 26.3)。必要时可转诊切除窦网部分。

肛瘘[5]

肛瘘(fistula-in-ano)是肛周皮肤(可见开口)和肛管

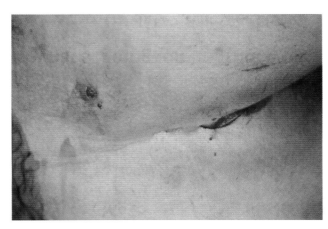

图 26.3 藏毛窦：显示剃毛后露出藏毛窦和侧窦开口，其特征是从中线窦里突出有毛发

之间形成的管道，通常在齿状线水平，继发于慢性肛周感染，尤其是脓肿流脓后。常见于克罗恩病病人，症状包括复发性脓肿、出血、脓液或浆液排出、肿胀和肛门疼痛。如果瘘管穿过括约肌的肌肉组织，手术将会很复杂，选择合适的术式非常重要。一种方法是坐骨管理，即在全身麻醉下插入薄薄的硅胶、丝绸或乳胶。这种方式可以引流，然后引导手术切除瘘管[8]。

肛门直肠肿块

肛门直肠肿块（anorectal lumps）相对比较常见，病人常因对癌症的恐惧而担心。是从肛管或直肠出现的肿块，如内痔、往往在排便时间歇出现，并在排便后减小[1]。脱垂病变常见于Ⅱ度和Ⅲ度痔、肛乳头肥大、息肉和直肠脱垂。常见的肿块包括皮赘、Ⅳ度痔和肛周疣（表 26.1）。

表 26.1 常见肛门直肠肿块

脱垂性肿块	持续性肿块
• Ⅱ度和Ⅲ度痔	• 皮赘
• 直肠脱垂	• 肛周疣（尖锐湿疣）
• 直肠息肉	• 肛门癌
• 肛乳头肥大	• Ⅳ度痔
	• 肛周血肿
	• 肛周脓肿

🔖 皮赘

皮赘（skin tags）通常是未经处理的肛周血肿的遗留产物，可能因为美观、卫生原因或肛门瘙痒和刺激等原因需要被切除。皮赘可能与慢性肛裂有关。

治疗（切除方法）

局部麻醉下在皮赘的基底部做一简单的椭圆形切口切除皮赘，切口通常无须缝合。肛周切口/切除术很少感染。

🔖 肛周疣

将肛周疣（perianal warts）与常见病毒性疣和二期梅毒扁平湿疣相鉴别，是非常重要的。局部疗法包括每 2 或 3 日应用复方足叶草脂或咪喹莫德。冷疗或热疗是最有效的方法。

🔖 直肠脱垂

直肠脱垂（rectal prolapse）是从肛门开始的直肠黏膜（部分）或全层直肠壁不同程度的突出肛门外，可能与便秘和慢性劳损导致括约肌松弛有关。临床特征包括黏性分泌物、出血、里急后重、孤立性直肠溃疡综合征和大便失禁（75%）。

肉眼可看到脱垂是诊断的重要组成部分，手术如直肠固定（固定直肠到骶骨）是完全脱垂的唯一有效治疗方法[5]。

紧急情况下喷洒细结晶糖可使脱垂的肿块暂时缩小。

🔖 内痔

痔是一种常见病，多见于 20~50 岁人群。约 50% 的西方人在 50 岁前受到内痔（internal haemorrhoids）的困扰[2]。内痔是复杂的动脉扩张，痔核为内痔静脉丛痔上动静脉的分支（图 26.4）。最常见的原因是慢性便秘与缺乏膳食纤维。有 3 个常见的解剖位置，即 3 点、7 点和 11 点钟位置（图 26.5）。

临床分期和病理[3]

- 阶段 1：Ⅰ度内痔，齿状线上形成 3 个凸起，新鲜出血常见。
- 阶段 2：Ⅱ度内痔，凸起增大并向下滑动，用力排便时可觉察到肿块，放松时团块消失，出血也是特点之一。

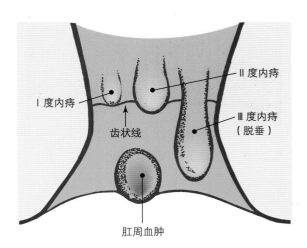

图 26.4 痔的分类

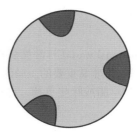

图 26.5　由下看向肛门内,原发痔的 3 个位置

- 阶段 3:Ⅲ度内痔,痔继续变大,向下滑脱,需要手动复位减轻不适感,出血也是特点之一。
- 阶段 4:Ⅳ度内痔,已发生脱垂,且不能将脱垂的痔复位回肛管。

症状

对于大多数人来说出血是主要的也是唯一症状。"痔"这个词指"流血"(译者注:从英文构词上看)。其他症状包括脱垂、黏性分泌物、刺激或瘙痒、里急后重、肠道排空不完全和疼痛(**图 26.6**)。

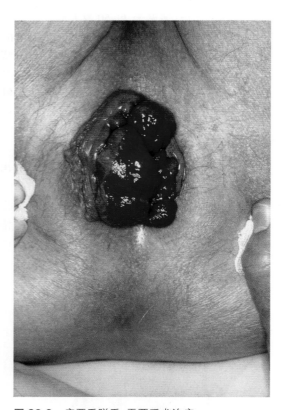

图 26.6　痔严重脱垂,需要手术治疗

治疗

痔疮的侵入性治疗基于 3 个主要步骤:橡皮圈套扎、冷冻治疗及括约肌切开术。注射治疗现在不那么受欢迎了,综合分析得出的结论是橡皮圈套扎是最有效的非手术治疗手段[9]。大的绞窄性痔一般需要进行手术治疗。最好的方法是预防,软化粪便使其容易排出。建议人们进食大量新鲜水果、蔬菜、全麦谷物或糠麸以增加膳食纤维的摄入。应在几分钟内完成排便,并避免使用泻药。

肛门排泌

肛门排泌(anal discharge)是指液体无意识地从肛门或其附近排出,可能的原因如下[5]:

1. 可自控型
   - 肛瘘
   - 藏毛窦
   - 性病:肛门疣、淋菌性溃疡、生殖器疱疹
   - 孤立性直肠溃疡综合征
   - 肛门边缘癌肿
2. 失禁型
   - 轻微失禁:内括约肌无力
   - 严重失禁:肛提肌和耻骨直肠肌无力
3. 部分可自控型
   - 粪便嵌塞
   - 直肠脱垂

肛门(大便)失禁

澳大利亚的一项调查显示,每 9 名成人中就有 1 人患有一定程度的大便失禁(faecal incontinence),常见原因是社会人口老龄化[10]。病人不愿意寻求医生的帮助,同时医生也没有明确询问病人的健康状况。该病在男性和女性中同样普遍存在。

除了老龄化,其他病因包括肛周损伤,如分娩损伤、肛门手术、肠易激综合征和神经系统疾病。

如果出现肛门失禁症状,建议尽早转诊至物理治疗师,咨询尿失禁护士顾问或结直肠外科医生的建议[11]。

在各种治疗方法中手术是比较可取的,这不同于括约肌直接修补,而是定向注射胶原和聚硅氧烷到肛门括约肌和人造肛门括约肌。结肠造瘘术可能是最后的手段,需要征求病人对此种疗法的意愿。

直肠出血

病人表现为如厕后可见不同程度的出血,引起直肠出血(rectal bleeding)的原因见**图 26.7**。常见原因是息肉、结直肠癌、缺血性肠炎、憩室病和痔。

出血的局部原因包括皮肤擦伤、肛裂、肛周血肿破裂或肛门癌。以新鲜出血为特征。一般常可发现有痔,并且以小的非脱垂性痔为主。

26

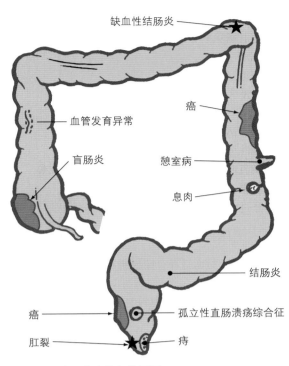

缺血性结肠炎

血管发育异常

盲肠炎

癌

肛裂

癌

憩室病

息肉

结肠炎

孤立性直肠溃疡综合征

痔

图 26.7 直肠出血的各种原因

表 26.2 直肠出血的表现和病因

表现	病因
便后出血(鲜红色与粪便分开)	内痔
卫生纸可见鲜血	内痔
	肛裂
	肛门癌
	瘙痒症
	肛门疣和尖锐湿疣
内裤上发现血液和黏液	Ⅲ度内痔
	Ⅳ度内痔
	直肠脱垂
	黏膜脱垂
	脱垂的黏膜息肉
内裤上发现血液(无黏液)	肛周溃疡
	血肿
	肛门癌
血液和黏液与粪便混合	结直肠癌
	直肠炎
	结肠炎、溃疡性结肠炎
	大黏膜息肉
	缺血性结肠炎
	小结肠息肉
血液和粪便混合(无黏液)	小肠癌
黑便	消化道出血(通常是上消化道)需用较长时间运输至肛门
大量出血(罕见)	憩室病
	血管发育异常
粪便中大量黏液(血少)	直肠绒毛状乳头状瘤
	结肠绒毛状乳头状瘤
带有月经血的大便(罕见)	直肠子宫内膜异位症

资料来源:Orlay G. Office Proctology. Sydney:Australasian Medical Publishing Company,1987:11-52.

血液的性质(如鲜红色、暗红色和黑色)和出血的性质(如便带血渍、便表面有血丝、与粪便混合、大量出血)对出血来源有提示意义(**表 26.2**)。黑色柏油样粪便(黑便)提示上消化道出血,罕见于远端回肠下部出血,病人出现黑便时应住院治疗。

频发排血便和黏液便提示直肠肿瘤或直肠炎,而近端肿瘤和广泛性结肠炎则有不同的表现。

大量出血是罕见的,可由憩室病、血管发育不良或多种近端病变引起,如 Meckel 憩室、十二指肠溃疡。血管发育异常是指直径 5mm 的黏膜毛细血管和黏膜下后壁静脉扩张,通常发生在没有其他肠道症状的老年病人的升结肠。出血症状持续存在并且容易反复,可通过锝标记红细胞扫描或结肠镜检查确定出血位置。

病史还应包括对各种相关症状的分析,比如疼痛、腹泻或便秘、肿块的存在及排便紧迫感和不尽感,后者提示直肠病变。排便习惯改变提示直肠癌或左半结肠癌,右半结肠癌出血往往是隐匿的,表现为贫血。

检查包括一般评估、肛门检查、直肠指检和直肠乙状结肠镜检查。如果有肠道症状,或无引起肛门损害的病因,或怀疑症状由病变引起,即使有肛门病变,所有病例也都必须通过乙状结肠镜[12]和结肠镜检查排除近端出血。

直肠出血的红旗征

- 年龄 >50 岁
- 排便习惯改变
- 体重减轻
- 虚弱、乏力
- 活动性出血
- 便秘
- 痔(可能是恶性的)
- 癌症家族史

肛门瘙痒

肛门瘙痒(pruritus ani),即肛门处发痒,是一种痛苦的症状,在夜间、炎热或运动时加重。常出现在代谢旺盛的成年男性,经常在紧张或天气炎热大量出汗时出现。在儿童需要警惕丝虫病感染。也可能是全身瘙痒的一部分表现,如全身皮肤病,同时也必须排除各种肛门直肠疾病。脂溢性皮炎是一种很常见的原因。还需要考虑更不适的硬化性苔藓,其硬化斑块为乳白色,也可以存在于生殖器区域。

征象

皮肤变化包括从最轻微的体征到存在显著的病理变化,呈线性溃疡、浸渍或苔藓样变(图 26.8)。浅表皮肤变化可表现为湿润、浸渍、干燥、鳞片。认真进行肛门检查是很必要的。

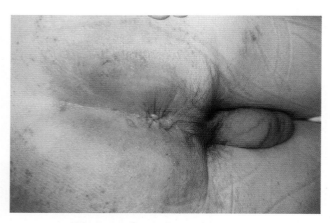

图 26.8　慢性单纯性苔藓样变:长期瘙痒抓挠引起的苔藓化(见第 114 章)

病因和加重因素

- 心理因素:
  - 压力和焦虑
  - 对癌症的恐惧
- 全身系统性疾病和皮肤疾病:
  - 脂溢性皮炎
  - 湿疹
  - 硬化性苔藓
  - 糖尿病
  - 念珠菌病
  - 银屑病(在臀沟裂缝中能找到)
  - 抗生素治疗
  - 蠕虫:蛲虫(丝虫病)
  - 腹泻:造成表皮脱落

- 克罗恩病
- 局部肛肠疾病:
  - 痔疮
  - 窦道;瘘管
  - 大便失禁
  - 疣
- 过度清洁及疏于清洁
- 接触性皮炎:
  - 染色或有香味的卫生纸、肥皂、爽身粉末等
  - 衣服
- 出汗过多(如夏季紧身连裤袜)

诊断

- 尿液分析(明确是否有糖尿病)
- 肛门直肠检查
- 显微镜检查搔刮碎屑中的生物体
- 粪便检查肠道寄生虫病

治疗

- 病因治疗(如果病因明确)并打破这种恶性循环。
- 避免使用局部麻醉药、防腐剂。
- 建议使用亲水性软膏清洗肛门(代替肥皂水)。
- 最有效的药物(短期治疗[13]):含 0.1% 醋酸甲泼尼龙的脂肪软膏,每日一次,直到症状消失(最多 4 周)。
  或
  1% 氢化可的松乳膏/软膏
  或
  1% 氢化可的松乳膏加入 3% 克利喹醇或 1% 克霉唑(特别是怀疑皮肤病和念珠菌感染时)中涂抹患处

如果是独立的顽固性病灶,可皮内注射 0.5ml 醋酸曲安奈德。如果非常严重,可以使用分次 X 线治疗。对于苔藓化的肛周区域,使用强效类固醇皮质激素软膏,例如每日 0.05% 二丙酸倍他米松涂抹,直到肛周清洁为止。

有关肛门清洁卫生的病人教育是必不可少的。

肛门瘙痒的临床要领

- 大多数情况下,对没有并发症的肛门瘙痒可采取简单治疗措施,包括解释和安慰。
- 避免使用香皂和粉末,用亲水性的温和的乳液或肥皂替代品。
- 可使用类固醇皮质激素类,特别是 0.1% 醋酸甲泼尼龙。一旦症状缓解,使用 1% 氢化可的松[13]。
- 多数病人存在生活压力和潜在焦虑。
- 对于有擦伤和过度出汗的肥胖病人,可用胶带将其臀部分开。
- 对于存在"屁股疼痛"的病人需要考虑肛周单纯性苔藓和硬化性苔藓。

26

参考文献

1　Gold D. Benign anal conditions: how to treat. Australian Doctor, 20 January 2012: 19–25.

2　Lund JN, Scholefield JH. A randomised, prospective, double-blind, placebo-controlled trial of glyceryl trinitrate ointment in treatment of anal fissure. Lancet, 1997; Jan 4: 11–13.

3　Nelson R. Nonsurgical therapy for anal fissure. Cochrane Database Syst Rev. 2006, Issue 4: Art No. CD003431.

4　Utzig MJ, Kroesen AJ, Buhr HJ. Conservative treatment of anal fissure. Am J Gastroenterol, 2003; 98: 968–74.

5　Schnitzler M. Benign perianal conditions. Update. Medical Observer, 23 March 2007: 31–4.

6　Perianal disorders [published 2016]. In: *Therapeutic Guidelines* [digital]. Melbourne: Therapeutic Guidelines Limited; 2016. www.tg.org.au, accessed September 2019.

7　Antibiotics [published 2019]. In: *Therapeutic Guidelines* [digital]. Melbourne: Therapeutic Guidelines Limited; 2019. www.tg.org.au, accessed September 2019.

8　Subhas G et al. Setons in the treatment of anal fistula: review of variations in materials and techniques. Dig Surg, 2012; 29(4): 292–300.

9　MacRae HM, McLeod RS. Comparison of haemorrhoidal treatments: a meta-analysis. Can J Surg, 1997; 40(1): 14–7.

10　Kalantar JS, Howell S, Talley NJ. Prevalence of faecal incontinence and associated risk factors: an underdiagnosed problem in the Australian community? Med J Aust, 2002; 176: 54–7.

11　Rieger N. Faecal incontinence: how to treat. Australian Doctor, 15 February 2008: 21–6.

12　Orlay G. *Office Proctology.* Sydney: Australasian Medical Publishing Company, 1987: 11–52.

13　Pruritus ani [published 2015]. In: *Therapeutic Guidelines* [digital]. Melbourne: Therapeutic Guidelines Limited; 2015. www.tg.org.au, accessed September 2017.

26

第 27 章　胸背痛

困扰这些职员的疾病是由三个原因引起的：首先是他们一直坐着，其次是不断地朝着一个方向移动手，再就是保持中线压力，避免因错误而毁损书籍或给老板造成损失。

贝纳迪诺·拉马齐尼，1713（译者注：意大利人，医生，他在 18 世纪初撰写的《工人的疾病》描述的人体工程学问题，使其成为职业安全和健康的开拓者）

胸背痛或上背痛是指颈部和肋缘以上的疼痛，在各年龄段人群中均很常见。它占所有脊柱痛的 10%~15%，成人的一年期间流行率为 20%。椎关节功能障碍，尤其是其特有的肋椎关节功能障碍（背部疼痛的重要原因），在临床中是很常见的，特别是生活方式造成压力、不恰当的体位、不恰当的托举重物的人。胸背痛也称为非特异性胸椎痛。肌肉和韧带的应力性劳损也是很常见的，只不过在诊所病人中很少被注意到，这是因为它们多为自限性且不太严重。

这类功能障碍可造成胸壁多个部位的牵涉痛，并能模仿出各种内脏疾病的症状，如心绞痛、胆绞痛和食管痉挛。同样，心脏和胆囊疼痛也可模仿成脊柱痛。

关键事实和要点

- 脊柱最常见的疼痛部位是肋椎关节，尤其是肋横突关节（图 27.1）。
- 源于胸椎的疼痛可能会牵涉到胸壁任何一个部位，但最常见的部位是肩胛区，距正中线外 2~5cm 的椎旁区，以及前面的肋软骨区。
- 胸痛（也称为背痛）在有畸形的病人中更常见，如脊柱后凸畸形和 Scheuermann 病。
- 胸壁创伤（如身体接触运动中发生的胸部着地）常导致胸椎功能障碍。
- 与腰椎不同的是，胸椎的关节非常浅，相对容易找到受影响（疼痛）的节段。
- 胸椎间盘突出非常少见。
- 老年人胸痛主诉应该考虑心源性因素，除非能证明是其他原因。
- 如果胸痛不是心脏疾病所致，那么应该考虑胸椎牵涉痛的可能性。
- 胸椎是脊柱转移性疾病最常见的部位。
- 影响青少年低位胸椎的 Scheuermann 病，常与脊柱后凸和反复背疼痛有关。要检查所有小年龄病人的胸椎，看是否存在脊柱后凸和脊柱侧凸，最好从 9 岁时开始。
- 触诊是身体检查最重要的组成部分。

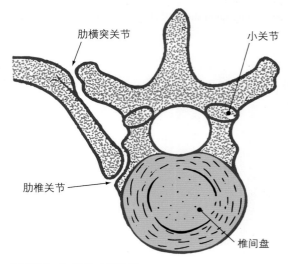

图 27.1　胸椎的功能单元

诊断模型

诊断策略模型见**表 27.1**。

概率诊断

胸背痛最常见的原因是肌肉骨骼，通常是由于姿势不当引起的肌肉韧带拉伤。不过这些疼痛常是短暂性的，病人很少就医。临床工作中常见的多是由低位颈椎和胸椎关节功能障碍引起的胸背部疼痛，尤其是胸椎中段（肩胛区）的功能障碍。

虽然临床上有时会遇到退行性骨关节炎，但胸椎关节炎并不常见，炎性脊柱关节病也不常见。

很多全身感染性疾病都可引起背部广泛性疼痛，如流行性感冒和传染性单核细胞增多症。这些诊断应视具体病例情况而定。

表 27.1　胸背痛诊断策略

概率诊断
肌韧带损伤(主要是体位性)
脊柱功能障碍(非特异性背痛)

不能遗漏的严重疾病
心血管疾病
- 急性冠脉综合征,特别是心肌梗死
- 夹层动脉瘤
- 肺梗死
- 硬膜外血肿(血液稀释剂)
肿瘤
- 骨髓瘤
- 肺癌(伴浸润)
- 转移癌
严重感染
- 硬膜外脓肿
- 胸膜炎
- 感染性心内膜炎
- 骨髓炎
气胸
骨质疏松症

陷阱(经常遗漏的)
心绞痛
胃肠道疾病
- 食管疾病
- 消化性溃疡(穿孔)
- 肝胆疾病
- 胰腺疾病
带状疱疹
脊椎关节病
肋软骨炎
- Tietze 综合征
纤维肌痛综合征
风湿性多肌痛
感觉异常性背痛
慢性感染
- 结核病
- 布鲁氏菌病

七个戴面具问题的清单
抑郁
糖尿病神经病变
脊柱功能障碍

病人是否试图告诉我什么?
是,很可能有很多背痛的病例

不能遗漏的严重疾病

　　胸椎的特殊解剖导致可能许多胸部及上腹部的脏器也会引起后背牵涉痛,尤其应考虑到心肌梗死和夹层动脉瘤(表 27.2)。

　　如一个神经外科医生曾遇到过复杂的病例,病人突然出现严重的胸背痛,最后发现是由阿司匹林或华法林

表 27.2　胸背痛的非肌肉骨骼性原因

部位	病因
心脏	心肌梗死 心绞痛 心包炎
大血管、肺	夹层动脉瘤 肺栓塞(罕见) 肺梗死 气胸 肺炎或胸膜炎
食管	食管破裂 食管痉挛 食管炎 食管癌
膈下疾病	胆囊 胃 十二指肠 胰腺 膈下器官
其他感染	带状疱疹 Bornholm 病 感染性心内膜炎
心因的考虑	

治疗引起的硬膜外血肿导致的。胸背痛病因应牢记脏器破裂或渗漏性疾病。

心肺疾病

　　发生在胸椎相应部位的急性疼痛可能提示不良的后果。因此,须谨记各种威胁生命的心肺和血管疾病。急性胸背部疼痛的肺部原因有自发性气胸、胸膜炎和肺栓塞,疼痛也可能与感染性心内膜炎导致的栓塞有关。心肌梗死或急性冠脉闭塞可能致肩胛区背痛,但这种情况不多见。异常疼痛的夹层动脉瘤或主动脉瘤破裂可能导致胸背痛,并伴有低血压。

骨质疏松症

　　骨质疏松症引起的病理性骨折可导致胸背痛。因此,不论男女如果出现急性疼痛,均应考虑此病,尤其是 60 岁以上的人。同时还应考虑到与不恰当的物理治疗相关的疼痛,如脊柱推拿术。

急性感染

　　可累及脊柱的感染性疾病包括骨髓炎、结核病、布鲁氏菌病、梅毒和沙门菌感染。对于年轻病人(骨髓炎)、农场工人(布鲁氏菌病)、来自东南亚和发展中国家的移民(结核病)中的病人应怀疑这些疾病。如存在健康状况不佳和发热,应进行这些感染性疾病的相关检查。

肿瘤

　　幸运的是,脊柱肿瘤并不常见,尽管如此,它的发生频率也足以让背部疾病全职医生每年遇到一些,尤其是转移性疾病。

　　转移到脊柱的三种常见原发性恶性肿瘤是起源于肺、乳腺和前列腺(都是成对结构)的恶性肿瘤。甲状腺、肾脏、肾上腺和恶性黑色素瘤是比较少见的。

　　像霍奇金淋巴瘤这样的网状细胞增生可以累及脊柱。脊柱的原发性恶性肿瘤包括多发性骨髓瘤和肉瘤。

　　良性肿瘤常来源于神经系统。骨样骨瘤是一种有趣的肿瘤,饮酒后加重,而阿司匹林可使其缓解。

　　脊柱肿瘤的归纳总结见**表 27.3**。

表 27.3　累及胸腰椎的肿瘤[1]

起源	良性	恶性
起源于骨	骨样骨瘤 血管瘤 成骨细胞瘤 动脉瘤样骨囊肿 嗜酸性肉芽肿	原发性 • 多发性骨髓瘤 • 淋巴瘤(如霍奇金淋巴瘤) • 肉瘤
起源于脊柱	硬膜外 • 脂肪瘤 • 神经瘤 • 纤维瘤 硬膜内 • 神经瘤 • 室管膜瘤 • 脊索瘤 脑膜瘤	继发性 • 乳房 • 肺 • 前列腺 • 肾上腺/肾脏 • 甲状腺 • 黑色素瘤 直接转移 • 胃 • 大肠 • 胰腺 • 子宫/宫颈/卵巢

　　资料来源:Kenna C, Murtagh J. Back pain and spinal manipulation (2nd ed). Oxford:Butterworth-Heinemann,1997: 165-174.

　　应提醒临床医生注意的恶性疾病的症状和体征有:
- 老年人的背痛
- 无法缓解的背痛,无法通过休息得到缓解(包括夜间疼痛)
- 急剧加重的背痛
- 全身症状(如不明原因的体重减轻、发热、全身不适)
- 癌症治疗史(如皮肤黑色素瘤切除术)

　　存在这些情况的病人应进行全血细胞计数、红细胞沉降率、C 反应蛋白和 X 线检查。

　　肺癌最常被误诊为胸椎疾病,如肺间皮瘤可侵犯到胸膜或邻近脊柱结构。

胸背痛的红旗征[2]

红旗征与腰痛相似(见第 28 章),尤其是关于创伤、恶性肿瘤和化脓性感染。

陷阱

　　诊断的陷阱包括肩胛区疼痛的疾病,包括缺血性心脏病、出疹之前的带状疱疹和各种胃肠道疾病。表现为低位胸椎疼痛的十二指肠溃疡穿孔和食管痉挛是常被遗漏的两种情况。

　　炎症性风湿病很少发生在胸椎,但强直性脊柱炎等脊椎关节病有时累及胸椎,多出现于骶髂关节炎后。

七个戴面具问题的清单

　　在戴面具的疾病清单中,脊柱功能障碍是最突出的原因,但是尿路感染可能导致低位胸椎疼痛。任何疼痛综合征,尤其是背痛,都需要考虑抑郁,它能夸大椎体功能障碍或其他慢性疾病所致的疼痛。

心因的考虑

　　心因方面或非器质性病变导致的背痛,可能使诊断和治疗陷入复杂的两难局面。病人不协调的行为和性格可提示心理因素的存在,但通常采取排除性诊断。很显然,每个有急慢性疼痛的病人都存在一些功能性问题,要明确告诉他们疼痛症状会随着时间消退,并且他们并没有患癌症。

解剖和临床特征

　　胸椎的功能单位见**图 27.1**。虽然关于胸椎疼痛原因的文献和证据不多,但有强有力的证据提示胸椎疼痛主要来源于骨突关节和肋椎关节[3]。任何一个胸椎都有 10 个不同的关节,因此都有潜在的功能障碍,进而也使得对某一特定关节的临床准确定位十分困难。

　　胸椎关节中只有肋骨横突关节是滑膜关节,每根肋骨都有肋骨横突关节和肋骨胸椎关节,它们与骨突关节一起都可表现为邻近胸部中线的局限性背痛或脊柱远端的放射痛,而其主要症状似乎与胸椎没有关系。

　　图 15.2 显示了引起胸椎疼痛的常见部位(见第 15 章),**图 27.2** 显示了胸神经根的皮肤分布。

　　但此疼痛模式只可作为参考,因为不同个体差异很大,同一个体的每一神经分布的皮肤节区都有很大的重叠。已被证实高达五个神经根可能同时参与躯干皮肤任何一个部位的神经支配,带状疱疹的临床分布更证实了此种情况。

27

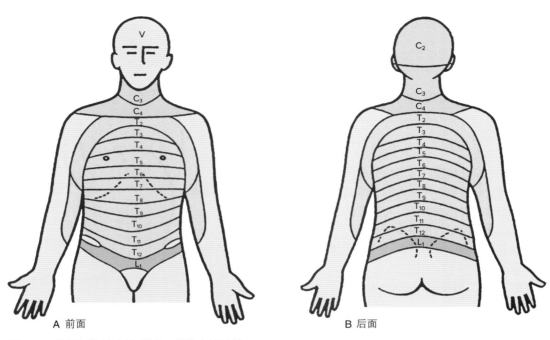

图 27.2　胸神经根的皮节,提示可能的牵涉区域

资料来源:Kenna C,Murtagh J. Back pain and spinal manipulation (2nd ed). Oxford:Butterworth-Heinemann,1997.

上胸部疼痛[2]

上部胸椎关节功能障碍通常引起局部疼痛,随后出现局部强直,但也可能通过自主神经系统引起远端症状。

一种称为 T4 综合征[4]的特殊综合征已被证明可引起上肢隐匿性疼痛和感觉异常,以及弥漫性隐匿性头颈部疼痛。身体检查可发现其上胸段的活动受限,且已证实此综合征对脊柱推拿按摩的反应较好,推拿按摩可使脊柱活动度完全恢复。

然而,大多数疼痛、僵硬和不适是由于上、中胸段功能障碍引起的,病人常诉"我的肩胛骨之间的疼痛"。

🦴 肋椎关节功能障碍[2]

胸椎的独特之处在于肋椎关节的存在。肋椎关节功能障碍(costovertebral joint dysfunction)常引起距胸部中线 3~4cm 处的局部疼痛。此部位正处于肋骨连接横突和椎体的关节处,通常也是引起胸背部中线到侧胸壁,甚至到前胸壁放射痛的原因。

当症状向周围放射时,只有当肋骨活动引起肋椎关节疼痛才能确立诊断,这个检查同时也能引起牵涉痛。

当病人叙述疼痛集中在前胸,而不提及后背痛时,就可能给医生造成错觉。

临床方法

病史

采集胸背痛病人的病史应包括常规的疼痛分析,这通常能为诊断提供重要线索。病人的年龄、性别和职业常与之相关。胸椎疼痛常见于长期弯腰久坐的人群,尤其是在办公桌前工作的人。因此,学生、秘书和速记员都是危险人群,以及哺乳期母亲,她们必须抱举她们的婴儿。发生于结核病和脊髓灰质炎等疾病的脊柱后凸、侧弯或驼背的病人同样易发生反复胸背部疼痛。

老年人更容易患胸椎肿瘤和骨质疏松。老年性骨质疏松症常易被遗漏。因为到其发展为压缩性骨折之前,多是无症状的。而发生压缩性骨折后,其疼痛症状则可持续 3 个月。

昼夜持续性疼痛提示有恶性病变。

来源于胸椎功能障碍疼痛的病史特征包括:

- 疼痛随躯干旋转而加重或缓解。病人的疼痛可能在旋转(扭动)至疼痛的一侧时加重,而旋转至相反的方向时则缓解。
- 咳嗽、打喷嚏或深呼吸时疼痛加重。这可能会产生剧烈的疼痛,如果疼痛严重,可累及肋椎关节。但必须注意排除肺炎和胸膜炎。
- 稳固的压力可使疼痛缓解。病人可能诉说其背痛可通过挤压而缓解,如靠在墙角缓解。

鉴别胸痛是源于椎体功能障碍还是心肌缺血极为重要。

关键的提问

- 你能否回忆起背部受伤的情况？比如举重物。
- 你是否有胸或背部摔伤的经历？
- 疼痛在夜间出现吗？
- 有无腰痛或颈部疼痛？
- 疼痛是否在走路或任何剧烈活动后出现？
- 疼痛是否在进食后或在夜间睡觉后立即出现？
- 你是否注意到曾有发热或大汗？尤其是在夜间。
- 是否注意到疼痛部位附近出现皮疹？
- 你服用什么药物？是否服用治疗关节炎或疼痛的药物？是否服用可的松？
- 当你深呼吸、咳嗽或打喷嚏时会发生什么？

身体检查

胸椎的检查很简单，重点是脊柱中央和侧面的触诊。触诊可诱导出病人的症状，同时可发现疼痛的水平。视诊、触诊、活动、X 线片（必要时）是检查胸椎疾病是最恰当的方法。

察看

仔细地察看很重要，通过察看可能发现病人为什么会出现胸椎疼痛。记录脊柱的对称性，任何局部瘢痕、皮肤皱褶和畸形、斑疹、肩胛骨的形态或肌肉痉挛的证据、并注意有无脊柱后凸和脊柱侧弯。

脊柱后凸可能是比较普遍的，后背为平滑均匀的轮廓，或局限于椎体塌陷的部位，如骨质疏松症的老年病人。广泛性脊柱后凸在老年人中很常见，尤其是那些有退行性脊柱疾病的人。在年轻人中，可能提示是 Scheuermann 病。

年轻人应进行脊柱侧弯筛查（图 27.3），在前屈位脊柱侧弯更加明显。注意检查有无胸壁不对称、肩胛骨不对称和两侧肩部高低不等的情况。脊柱侧弯一个有意义的体征是肩部高低不等和明显的翼状肩胛骨。当从前方看到乳头水平不在同一直线时提示脊柱侧弯，因此，察看应从后方、侧方和前方等多方位进行。对于急性疼痛，需要注意检查皮肤是否有带状疱疹（皮疹或瘢痕）。

触诊[1]

最佳的体位是让病人俯卧在检查台上，使胸椎更好地轻度前屈。前提是可以降低床头。

用拇指指腹顶部或掌骨（豌豆骨突起或第五掌骨的外侧缘）检查每个关节的伸展情况。用适度力量上下弹性按压，并保持肘部伸直，但要高于病人身体。询问病人按压是否会引起疼痛。

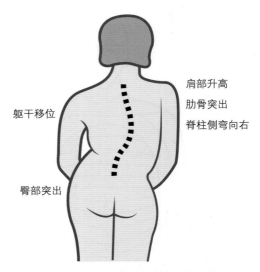

图 27.3 青少年特发性脊柱侧弯：典型的躯干和胸椎构型

（肩部升高、肋骨突出、脊柱侧弯向右、躯干移位、臀部突出）

除了问病人"这样痛吗？"，还要注意：

- 疼痛分布及其随运动的变化
- 活动的范围
- 关节阻力的类型
- 有无肌肉痉挛

为了诱发病人的疼痛，触诊必须遵循以下步骤：

1. 中间：棘突上方
2. 两侧：骨突关节上（距中线 2~3cm）。
3. 横位：棘突旁
4. 一侧：肋横突连接处（距中线 4~5cm）
5. 一侧：肋骨上（用手掌尺侧缘沿肋骨的轴触诊肋弓后面）

关节活动

有四种主要的胸椎活动需要评估，其中最重要的是旋转，因为这是诱发病人椎间小关节或肋椎关节的疼痛的最常见的活动。

胸椎的活动及其正常范围为：

1. 背伸　　　　　　　　　　　　30°
2. （左和右）侧屈　　　　　　　30°
3. 前屈　　　　　　　　　　　　90°
4. （左和右）旋转　　　　　　　60°

让病人坐在检诊台上，双手放于颈后，然后开始运动。检查这四种主动运动的活动度，并记录任何活动性降低的情况、活动的范围改变、诱发症状和肌肉痉挛的情况。

神经学检查

这包括针对沿皮肤分布的感觉异常的感觉测试。

辅助检查

X 线片和 MRI 扫描对非特异性背痛病人没有用处，但在出现红色预警的情况下，MRI 最适合检查并发现疑似严重的病理情况。X 线检查可排除基本的骨质异常和疾病，如骨质疏松症和恶性肿瘤。但是，请记住，如果仔细观察，大多数脊柱 X 线和 MRI 检查结果都会存在退行性变，并且随着年龄的增长而稳步增加。有研究发现健康志愿者的腰椎和颈椎 MRI 70%~90% 存在椎间盘突出[5]。CT 扫描在评估胸椎疼痛中意义不大。

其他需要考虑的辅助检查包括：

- 全血细胞计数、红细胞沉降率和 C 反应蛋白
- 血清碱性磷酸酶
- 血清电泳：诊断多发性骨髓瘤
- 本周蛋白
- 布鲁氏菌凝集实验
- 血培养：用于诊断化脓性感染和细菌性心内膜炎
- 结核分枝杆菌检查
- HLA-B$_{27}$ 抗原，诊断脊柱关节病
- 心电图或负荷心电图实验（怀疑心绞痛时）
- 胃镜或钡剂检查（消化性溃疡）
- 如果怀疑脊髓病，MRI 扫描
- 如怀疑肿瘤或代谢性疾病。可进行放射性核素骨扫描

儿童胸背部疼痛

最常见的儿童胸背部疼痛为"体位性背痛"，也称为"电视性背痛"，常见于青春期女学生，是一种排除性诊断。

虽然感染（如结核病、椎间盘炎和骨髓炎）和肿瘤（如骨样骨瘤和恶性骨肉瘤）在儿童中很少见，但却是儿童期的重要疾病。

儿童尤其是青少年的胸椎关节功能障碍很常见，通常与创伤有关，如运动中的严重跌倒或从高处摔伤（如从马上摔下）。当然，必须排除骨折。

需要考虑的感染性疾病包括青少年强直性脊柱炎和脊柱骨软骨炎（Scheuermann 病），该病可能影响青少年男性病人的低位胸椎（大约为 T$_9$）和胸腰椎。脊柱骨软骨炎可能没有明显症状，但可能与背痛有关，尤其当病人长大以后，它是脊柱后凸最常见的原因。

🦴 脊柱后凸畸形[6]

从侧面看时，脊柱后凸畸形（kyphosis）是胸椎的正常曲线。脊柱后凸的正常范围是 20°~45°（图 27.4）。后凸的角度过大（>45°~50°）则出现后凸畸形。儿童脊柱后凸（从婴儿期开始出现）可能是先天性的。在青少年通常是

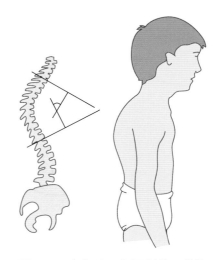

图 27.4　脊柱后凸：测量侧位 X 线片上最上和最下倾斜椎骨之间的角度

由脊椎骨骺骨软骨病或姿势不当造成。在成人考虑强直性脊柱炎和老年骨质疏松症引起。脊柱结核可引起严重畸形。患有明显脊柱后凸畸形的儿童应该转诊，以进行包括锻炼、支撑或手术的治疗。

🦴 Scheuermann 病

Scheuermann 病是影响 T$_7$、T$_8$、T$_9$ 或 T$_{11}$、T$_{12}$ 区段的一种结构性矢状面畸形性疾病，具有显性常染色体遗传倾向。

临床特征

- 发病年龄为 11~17 岁
- 男性多于女性
- 低位胸椎受累
- 胸痛或无症状性
- 1~2 个月内胸椎后凸程度不断增加
- 椎骨楔入
- 楔入处疼痛。尤其在弯腰时（仅有 20% 表现为疼痛）
- 腿部紧绷，触不到足趾
- X 线片可明确诊断（侧位）：显示 Schmorl 结节和前方椎体楔入

治疗

- 解释安慰和支持治疗
- 伸展练习、姿势矫正和避免涉及举重和弯曲的运动的证据很少，但经常被建议[7]
- 如果畸形严重，考虑采用支具或手术

🦴 青少年特发性脊柱侧凸

有 5% 的青少年都有一定程度的青少年脊柱侧凸（adolescent idiopathic scoliosis）[8]。大多数的脊柱侧凸比较轻微，没有任何不良后果，男孩和女孩的发病情况相

当。85% 的严重青少年脊柱侧凸见于女孩[8]。遗传是其中的一个影响因素。女性一级亲属发病率最高（12%）。侧凸畸形在 10 岁开始发展，这种弯曲在青春前期表现出来，通常于快速生长期同时出现。筛查试验（通常在 12~14 岁，但最好在 9 岁之前）应注意了解前屈时背部的轮廓（图 27.5）。

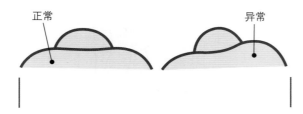

图 27.5　青少年特发性脊柱侧凸的筛查：前屈测试不对称性

测试

受试者双脚平行并拢站立，尽可能地向前弯腰。双手臂伸展，掌心相对，指向两侧踇趾的中间。

辅助检查

一次直立位脊柱 X 线片就足够了[9]。Cobb 角（图 27.6）是常用的测量标准。

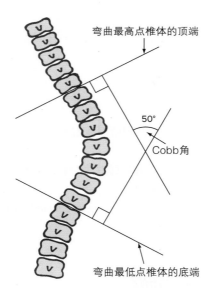

图 27.6　脊柱侧凸：Cobb 角的测量

管理

目的

- 维持良好的外表体型：双肩平行对称，没有倾斜

- 预防成人后屈度增加：小于 45°
- X 线片显示脊柱垂直

方法

- 支具
  - Milwaukee 支具（少用）
  - 高密度聚乙烯腋下矫形器
  - 每日戴 20~22 小时，直至骨骼成熟
- 外科手术矫正：取决于其屈度和骨骼成熟度

治疗指南

- 仍在生长期者：

<20°	观察（定期身体检查 +X 线检查）
20°~30°	观察，如有进展可使用支具
30°~45°	支具
≥45°~50°	手术

- 已完成生长者：

<45°	可不予处理
>45°	手术
>20°	建议就医咨询

成人胸背痛

虽然老年人椎体功能障碍很常见，但功能性原因导致的胸背部疼痛并不是老年人的特征。当老年人表现为胸背疼痛时，必须仔细查找有无器质性疾病。需要考虑的特殊疾病包括：

- 恶性疾病（如多发性骨髓瘤、肺癌、前列腺癌）
- 骨质疏松症
- 椎体病理性骨折
- 风湿性多肌痛
- Paget 病（可能为无症状性）
- 带状疱疹
- 内脏疾病：缺血性心脏病、消化性溃疡穿孔、食管疾病、胆道疾病

🔹 胸椎功能障碍

胸椎功能障碍（dysfunction of the thoracic spine）又称为非特异性胸背痛，这是临床上最常见的成年后引起疼痛的原因，相对容易诊断。它通常被称为胸椎低活动度综合征，伴有单一或组合的小关节、肋椎关节和胸椎肌肉韧带结构的疾病。对疼痛功能障碍问题最有效的治疗方法因医者对该领域经验和兴趣而异。目前支持多种治疗方法的研究和证据很少，特别是局部注射和物理治疗。很多人认为适当熟练的手法治疗可在短期内有效缓解疼痛，甚至立刻见效[10]。

胸痛的典型描述[1]:

年龄	任何年龄(尤其是 20~40 岁)
损伤史	有时缓慢起病,有时突然发病
部位和放射情况	脊柱和椎旁、肩胛间、手臂、前胸、侧胸、胸骨后、髂嵴
疼痛的类型	隐痛、偶尔为尖锐性刺痛。严重程度与活动、部位和姿势有关
加剧因素	深吸气、胸部体位性活动、下滑或弯曲、上楼、运动(如抱举孩子、铺床)、床铺太硬或太软、睡觉或采取坐姿时间过久
相关因素	长期不良姿势
证实诊断	脊柱检查,对手法推拿矫正治疗有反应

管理

一线治疗

- 用宣传资料解释
- 释除担忧,包括告知他们疾病可能会自行恢复
- 根据疼痛水平进行持续性活动锻炼
- 背部训练项目
- 必要时一线治疗:镇痛药(如对乙酰氨基酚 1g,口服,每日 4 次或 1.33g,口服,每 8 小时 1 次)
- 姿势教育和具体的动员运动计划,特别是伸展和旋转运动,以克服僵硬
- 物理治疗:一个短期的脊柱活动和手法操作过程(如果合适的话),以改善疼痛和活动

脊柱活动和手法操作

手法治疗缓解背痛的证据非常有限,两项 Cochrane 系统评价发现它对急性疼痛的疗效可能不比安慰剂好,对慢性疼痛的疗效几乎没有[11-12]。然而,个体从业者和病人似乎可以通过脊柱活动或更有力的手法治疗(特别是骨质疏松症病人)立即缓解疼痛。可以采用的技术方法有许多种,具体取决于背部受累的部位[9]。

🜂 胸椎间盘突出

胸椎间盘突出(thoracic disc protrusion)不常见,其发生率不高与肋缘强有力的夹板样固定作用有关。多数的椎间盘突出发生于 T_9 以下,最常见的部位是 $T_{11\sim12}$。

最常见的表现是背痛,及其相应部位的皮肤放射痛。所以对相应胸椎水平有神经症状的病人应考虑椎间盘突出,可能包括下腹部肌肉组织松弛的部位。

然而,胸椎间盘病变容易引起脊髓受压,表现为感觉丧失、膀胱失禁和上运动神经元损伤。手术相对难以对胸椎间盘突出进行治疗,但在过去的十年中,由于经胸外侧入径,手术治疗胸椎椎间盘突出症有了显著的进步。

🜂 瘘管

瘘管(syrinx)通常是在对胸背部疼痛的病人进行放射检查时发现,实际上瘘管本身可能是无症状的。这是一种罕见的脊髓内的神经腔,通常是先天性异常,但需要排除肿瘤可能,脊髓 MRI 可以明确。由于中枢脊髓综合征,症状通常出现在青春期至 50 岁之间(第 51 章)。瘘管通常开始出现于颈椎水平,向下延伸。一般采取保守治疗,但如有症状,应转诊至相关专家考虑外科干预治疗。

肌肉损伤

肌肉损伤(muscle injury)如肌肉撕裂等在胸壁并不常见。牢固的椎旁肌肉常不是引起胸痛的病因。但剧烈打喷嚏或咳嗽或过度劳累(如从头顶行李架上提起沉重的手提箱)则可引起肋间肌、前锯肌和腹肌肌腱的劳损,从而导致疼痛。

肩胛胸关节异常[13]

肩胛骨与胸壁之间的滑动面允许肩胛骨有相当大范围的运动,这极有利于肩部的重要运动。包括菱形肌、前锯肌和肩胛提肌的一组肌肉可以帮助稳定肩胛骨运动,同时也可能是肩胛区疼痛的来源。

🜂 肩胛骨骨折

肩胛骨骨折(snapping scapula)的病人主诉在肩胛外展时发出巨大的破裂或折断声,通常伴随着捻发音,沿肩胛内侧缘感到疼痛。病人可能会形成一种习惯("抽搐"),即神经质地来回敲击肩膀。

身体检查时,在做上臂充分外展时通常有肩胛骨的活动过度、运动幅度异常和内侧缘触痛。

原因(少见)可能为潜在的骨质异常,如肩胛骨上缘骨刺或骨瘤。X 线检查应包括侧位片,寻找这种可能性。

治疗

- 解释和释除担忧(如 X 线片正常);否则切除任何骨质异常
- 避免反复肩胛部运动和"恶作剧"性动作
- 在物理治疗基础上进行适度活动
- 在任一肌肉疼痛点进行局部麻醉剂和类固醇封闭(小心地)
- 针对触痛点进行深层按摩

🜂 肩胛肋骨综合征

肩胛肋骨综合征(scapulocostal syndrome)常导致严重的局部疼痛和压痛,沿肩胛骨内缘上部,向周围胸壁和肩胛带放射到颈部。长时间使用肩膀的病人,疼痛通常更为

27

严重。这种情况在打字员、运动员和其他运动人群中很常见。与不良的姿势有关。原因包括姿势不良引起的包括肩胛骨与胸壁之间的摩擦、脊柱侧凸、创伤和肌筋膜张力。

治疗

- 避免诱发疼痛的运动
- 了解保持正确姿势、锻炼和伸展肩胛骨的方法
- 深层摩擦按摩
- 疼痛区局部注射麻醉药和皮质激素

⚡ 翼状肩胛

在平时,翼状肩胛(winging of the scapula)这种不对称的情况可能并不明显,直到病人试图通过收缩前锯肌,伸手臂用力推墙时,才显出两侧肩胛的不对称。病人可能有肩胛部不适。常见原因是前锯肌神经麻痹。麻痹可能是由胸长神经损伤(来自 C_5、C_6、C_7 神经根)造成的,如颈部损伤或肩胛上区受到直接打击,以及臂丛神经损伤,如过度负重、手臂严重牵引或颈部用力推拿。大多数情况下可自发缓解,尽管可能需要 1~2 年的时间。

纤维肌痛、纤维炎和肌筋膜触发点

纤维肌痛是相对少见的,但一旦遇到,在治疗过程中会很棘手。纤维肌痛与纤维炎或痛觉触发点不同,建议转诊给相关专家或多学科疼痛门诊进行明确诊断。

纤维炎不是一种诊断,而是一种症状,指软组织尤其是上段胸椎有局限性触痛或疼痛,它常继发于胸椎上段或颈椎下段的功能障碍。

⚡ 肌筋膜触发点

正如 Travell 和 Rinzler 在 1952 年所描述的[14],触发点的特征是肌肉的局部压痛,在受到刺激时会抽搐,在受到压力时会引起疼痛。然而,在盲选条件下,识别这些点的技巧几乎没有一致性[15]。不管怎样,局部注射相对容易且安全,并且个体可能会得到暂时的疼痛缓解。

治疗[16]

确定疼痛最严重处,在痛点注射 5~8ml 局部麻醉药(如 1% 的利多卡因/塞鲁卡因,图 27.7)。注射后应进行按摩或锻炼。

⚡ 纤维肌痛综合征[17]

纤维肌痛综合征(fibromyalgia syndrome)又称慢性弥漫性非炎症性疼痛,目前对其病理生理学了解甚少。

临床特征

主要诊断特征包括[18]:

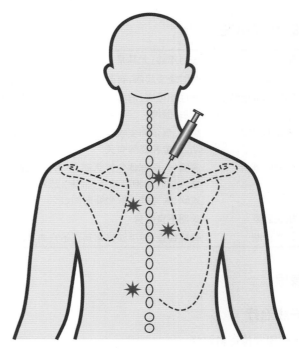

图 27.7　肌筋膜触痛点的注射

1. 有广泛性疼痛(从颈部到腰部)的病史,影响全身四个象限
2. 疲劳、睡眠问题、认知障碍
3. 手指按压 18 个点中有 11 个点疼痛(1990 年的最初的定义)
4. 疼痛至少持续 3 个月

这些点必须是疼痛点,而不是触痛点。Smythe 和 Moldofsky 推荐其中的 14 个点作为治疗的指南[17](图 27.8)。如果红细胞沉降率/C 反应蛋白升高,寻找替代诊断。

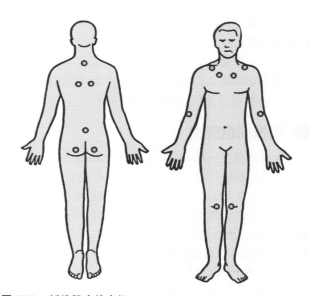

图 27.8　纤维肌痛综合征
典型触痛点(触痛点图示代表了推荐的 14 个点,作为诊断或治疗研究的标准)。

27

其他特征

- 女性：男性=4：1
- 通常发病年龄在 29~37 岁,诊断年龄在 44~53 岁
- 家族史
- 心理疾病(如焦虑、抑郁、紧张性头痛、消化系统激惹性疾病)。

此病治疗非常困难,全科医生需要协调护理,并随着时间的推移对个人需求作出反应。病人需要更多的解释、支持和释除担忧。目前证据支持教育训练和规律地进行有氧锻炼[18-20]。根据各自的优点治疗疼痛(简单止痛药:对乙酰氨基酚)和抑郁(心理咨询、抗抑郁药)。考虑转诊给专家或纤维肌痛诊所。转诊给专职医疗从业者可能非常有用。

注:尚无证据显示非甾体抗炎药和麻醉剂对其有益。

药物(效果常不理想但值得一试)

抗抑郁药(证明有短期疗效)[21],小剂量起始,按月增量:
如阿米替林 10~50mg,睡前口服
或
度硫平 25~75mg,睡前口服
或
度洛西汀 30mg,晨起口服,2 周后逐渐增加至 60mg[22]
注:尚无证据显示非甾体抗炎药和麻醉剂对其有益。

🦴 弥漫性特发性骨质增生

弥漫性特发性骨质增生(diffuse idiopathic skeletal hyperostosis,DISH)是脊柱的韧带骨化,导致进行性僵硬和某些部位的疼痛。可能伴有代谢紊乱如糖尿病。需要与强直性脊柱炎鉴别。

目前尚没有明确的治疗方法,可以参考脊柱功能障碍的治疗。

严重的陷阱

下列关于严重的椎体器质性疾病的几点,值得强调和重视。

转移性疾病[23]

胸腰椎继发性损伤可能是恶性疾病的首发症状。任何年龄段的病人出现进行性严重夜间背痛都应考虑肿瘤,并进行骨骼锝扫描作为基本检查的一部分。

由于脊柱的继发肿瘤压迫脊髓可引起瘫痪,许多这样的转移癌可以在早期通过放疗得到控制。

多发性骨髓瘤

临床上在诊断骨质疏松性椎体塌陷之前,必须先排除多发性骨髓瘤。辅助检查应包括红细胞沉降率、本周蛋白分析和免疫球蛋白电泳。

多发性骨髓瘤的早期治疗能使疾病多年处于缓解状态,并可预防致残性椎体骨折(见第 17 章)。

🦴 感染性椎间盘炎、椎体骨髓炎和硬膜外/硬膜下脓肿

除非证明是其他原因,否则对伴有体温波动(发热)的严重背痛病人,都应考虑感染性疾病。检查包括血培养、X 线检查和放射性骨扫描。用锝和铟或镓的双相骨扫描发现白细胞聚集,通常即可明确诊断。

严格卧床休息和大剂量抗生素通常可以治愈。如果不治疗,那么发生椎体终板和椎间盘间隙萎陷就很常见,并极为致残。高危人群应考虑结核性骨髓炎。对存在持续性和进行性背部疼痛病人应怀疑硬膜外脓肿。应对脊柱进行局部压痛(见第 20 章)。

转诊时机

- 持续疼痛或功能障碍,转诊至物理治疗师
- 明确或怀疑严重疾病(如肿瘤、儿童感染性椎间盘炎或骨髓炎)。
- 怀疑心脏或胃肠道(持续)牵涉痛
- 明显的特发性青少年脊柱侧凸或后凸(如 Scheuermann 病)

临床要领

- 与胸椎功能障碍相关的感觉异常或麻痹罕见。
- 胸背痛常与颈椎损伤有关。
- 在急性颈部扭伤后,常见胸椎上段疼痛和僵硬感。
- 已证明 T4 综合征可导致胸椎上到中段疼痛,并放射至上肢(伴随感觉异常)。
- 由椎体骨折导致的症状通常持续 3 个月,而肋骨骨折症状则为 6 周。
- 由心绞痛或心肌梗死引起的心肌缺血性疼痛可导致胸椎肩胛间区域的疼痛。
- 注意带状疱疹引起的常见误诊,尤其是老年人。
- 注意多发性骨髓瘤是引起骨质疏松性椎体压缩的原因之一。
- 让病人坐在检查台上,双手在颈后相交叉,然后检查病人的活动。
- 在胸椎具有特殊意义的脊柱疾病包括骨质疏松症和肿瘤,而椎间盘损伤、炎性疾病和退行性疾病(脊椎病)更多见于颈椎和腰椎。
- 必须要鉴别胸痛是来源于脊柱还是心脏:任何一种原因都可能与另一种类似。原则是在检查和明确真正原因之前,将病因视为心脏病。
- 胸椎创伤尤其是机动车事故后,应行 X 线检查。因为楔形压缩骨折(通常在 T_4 和 T_8 之间)往往被忽视。
- X 线片、CT 扫描或 MRI 对非特异性胸背痛病人无效。
- MRI 是调查可疑严重病理的最合适的影像学检查。

参考文献

1　Kenna C, Murtagh J. *Back Pain and Spinal Manipulation* (2nd edn). Oxford: Butterworth-Heinemann, 1997: 165–74.

2　Australian Acute Musculoskeletal Pain Guidelines Group. *Evidence-Based Management of Acute Musculoskeletal Pain—A Guide for Clinicians.* Bowen Hills, QLD: Australian Academic Press, 2004.

3　Johansson MS et al. Incidence and prognosis of mid-back pain in the general population: a systemic review. Eur J Pain, 2017; 21(1): 20–8.

4　McGuckin N. The T4 syndrome. In: Grieve GD, ed. *Modern Manual Therapy of the Vertebral Column.* London: Churchill Livingstone, 1986: 370–6.

5　Nakashima H et al. Abnormal findings on magnetic resonance images of the cervical spines in 1211 asymptomatic subjects. Spine, 2015 (March); 40(6): 392–8.

6　Sponseller P. *The 5-minute Orthopaedic Consult.* Philadelphia: Lippincott, Williams and Wilkins, 2001: 184–5.

7　Bezalel T et al. Scheuermann's disease: current diagnosis and treatment approach. J Back Musculoskelet Rehabil, 2014; 27(4): 383–90.

8　Stephens J. Idiopathic adolescent scoliosis. Aust Fam Physician, 1984; 13: 180–4.

9　Anonymous. *The Easter Seal Guide to Children's Orthopaedics.* Toronto: The Easter Seal Society, 1982: 64–7.

10　Schiller L. Effectiveness of spinal manipulation therapy in the treatment of mechanical thoracic back pain. J Manip Physiol Ther, 2001; 24: 394–401.

11　Rubinstein SM et al. Spinal manipulative therapy for chronic low-back pain. Cochrane Database of Syst Rev, 2011; Issue 2.

12　Rubinstein SM et al. Spinal manipulative therapy for acute low-back pain. Cochrane Database of Syst Rev, 2012; Issue 9.

13　Corrigan B, Maitland G. *Practical Orthopaedic Medicine.* Sydney: Butterworths, 1986: 384–5.

14　Travell J, Rinzler SH. The myofascial genesis of pain. Postgrad Med, 1952; 11: 425–34.

15　Quintner J et al. A critical evaluation of the trigger point phenomenon. Rheumatology, March 2015; 54(3): 392–9.

16　Simons D. Understanding effective treatments of myofascial trigger points. J Bodyw Mov Ther, 2002; 6: 81–5.

17　Smythe HA, Moldofsky H. Two contributions to understanding of the 'fibrositis' syndrome. Bull Rheum Dis, 1977; 28: 928–31.

18　Guymer E, Littlejohn G. Fibromyalgia. Australian Family Physician, Oct 2013; 42(10): 690–4.

19　Clauw DJ. Fibromyalgia: a clinical review. JAMA, 2014; 311 (15): 1547–55.

20　Theadom A et al. Mind and body therapy for fibromyalgia. Cochrane Database Syst Rev, 2015; Issue 4: Art No. CD001980.

21　Fibromyalgia [published 2017]. In: *Therapeutic Guidelines* [digital]. Melbourne: Therapeutic Guidelines Limited; 2017. www.tg.org.au, accessed January 2020.

22　Chappell AS et al. A 1-year safety and efficacy study of duloxetine in patients with fibromyalgia. Clin J Pain, 2009; 25(5): 365–75.

23　Young D, Murtagh J. Pitfalls in orthopaedics. Aust Fam Physician, 1989; 18: 653–4.

上周三晚上，汉娜·威廉姆斯从井中提起一桶水，在冰冷的小路上滑倒，背朝地重重摔倒。我们担心她的脊椎受了伤，她的腿剧痛，不能动弹。至少，这个大大咧咧的漂亮女孩，收敛了她的野性。

弗朗西斯·基尔弗特，1874（译者注：英国人，乡村牧师，用日记的方式记录1870年代的农村生活）

腰背痛（low back pain）至少占全科服务就诊问题的5%。这是一个世界范围的大问题。最常见的原因是轻微的软组织损伤，不过腰背痛的病人并不经常寻求医学帮助，因为这个问题常在几日内缓解。

全科医生的大多数腰背痛病人，是由于关节部位的活动部分功能障碍，即小关节、椎间关节（其具有椎间盘）和韧带和肌肉附件组织。这种疾病通常被称为机械性腰部疼痛，常被描述为椎体功能障碍这一通用术语。这类疼痛涵盖放射性和非放射性，包括脊柱的关节功能障碍，但在大多数情况下不能确定具体的病因。因此称之为"非特异性腰背痛"[1]。

关键事实和要点

- 腰背痛在澳大利亚全科服务所有就诊问题中至少占2.6%，在英国占6.5%[2]。
- 在美国，腰背痛是45岁以下的人最常见的活动受限原因[3]。
- 85%~90%的人在人生的某一时期会出现腰部疼痛的经历，而世界人口的70%在一生中至少有一次腰背痛所致的失能阶段[3]。
- 至少50%的腰背痛病人会在2周内恢复，90%的病人在6周内康复，但复发频繁，据报道40%~70%的病人会频繁复发。2%~7%的病人会发展为慢性疼痛[4]。
- 最常见的年龄组是30~60岁组，平均年龄45岁[5]。
- 对于急性背痛确定一个特定的腰背痛病理解剖学原因是很难的（或许8%~15%）[6]，但是腰背痛最常见的原因是肌肉和/或韧带的轻度劳损（通常未就诊过），其次是脊柱的椎间关节功能障碍（机械性背痛）和腰椎关节强直（骨关节炎和退行性背部疾病的代名词）。
- 全科服务中所见的大多数坐骨神经痛病例，是L5和S1神经根病变。这两个部位的病变多表现为独立发作，但在严重的腰椎间盘突出症时，两部位病变可同时发生。
- 椎间盘突出已被证明只占腰背痛的6%~8%[3]，其中只有一小部分需要紧急诊断和手术治疗。

腰背痛的原因

为了制订一个全面的诊断方法，全科医生应该清楚地理解腰背和腿部疼痛的可能原因（图28.1），以及临床症状的相对频率。

解剖和病理生理的概念

最近的研究集中在椎间盘损坏引起腰背痛的重要性。Maigne[7]提出了一个非常合理的理论，他认为在受累的活动节段，存在小的椎间盘损坏（MID）。他将其定义为"椎间段孤立疼痛，常由轻微机械性原因引起"。

MID总是涉及活动节段中的两个骨突关节之一，从而在后部初级皮节和肌节中开始出现疼痛（图28.2）。

Maigne指出活动节段的活动能力与椎间盘状况的关系非常密切。因此，如果椎间盘受伤，该节段的其他部分将受到影响。

理论上，任何受损的神经支持结构都可能是疼痛的来源。这些结构包括腰骶脊柱的韧带、筋膜和肌肉组织、椎间关节、小关节、硬脊膜和骶关节[8]。

实际上，疼痛可以理论上源于脊柱的任何连接结构。它可以是神经源性、脊柱源性、血管源性、内脏源性或很少见的心因性。

诊断模型

诊断策略模型的总结见表28.1。

概率诊断[8]

腰背痛的常见原因是脊椎功能障碍或机械性疼痛，需要对其做进一步分析。腰背痛这个词可以包括肌肉骨骼拉伤、椎间盘源性和后韧带疼痛，以及小关节功能障碍/疼痛。

腰椎退行性改变（腰椎关节强直）在老年人群中常见。这个问题及其并发症之一，椎管狭窄，随着人口老龄化而稳步增加。

不能遗漏的严重疾病

重要的是要考虑恶性疾病的可能，特别是老年人。还

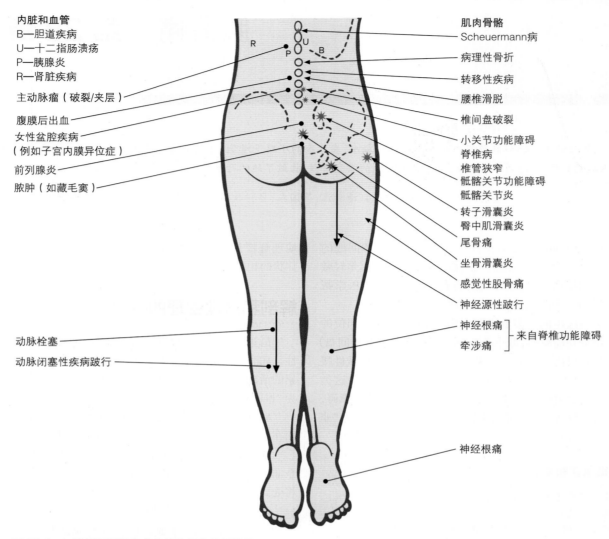

内脏和血管
B—胆道疾病
U—十二指肠溃疡
P—胰腺炎
R—肾脏疾病

主动脉瘤（破裂/夹层）

腹膜后出血

女性盆腔疾病
（例如子宫内膜异位症）

前列腺炎

脓肿（如藏毛窦）

动脉栓塞

动脉闭塞性疾病跛行

肌肉骨骼
Scheuermann病

病理性骨折

转移性疾病

腰椎滑脱

椎间盘破裂

小关节功能障碍
脊椎病
椎管狭窄
骶髂关节功能障碍
骶髂关节炎

转子滑囊炎
臀中肌滑囊炎

尾骨痛

坐骨滑囊炎

感觉性股骨痛

神经源性跛行

神经根痛　⎱
牵涉痛　　⎰来自脊椎功能障碍

神经根痛

图 28.1　与臀部和腿部疼痛有关的背痛的相关原因

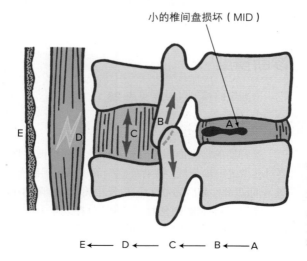

小的椎间盘损坏（MID）

图 28.2　因椎间盘运动节段的 MID 而产生的反射活动。除了椎间盘损坏造成的局部影响（图 A）外，小关节（图 B）和腰椎棘突间韧带（图 C）受到干扰，可能经后支导致肌肉痉挛（图 D）和皮肤改变（图 E）

资料来源：Kenna C，Murtagh J. Back pain and spinal manipulation. Sydney：Butterworths，1989.

E ← D ← C ← B ← A

28

表 28.1　腰背痛的诊断策略模型

概率诊断
锥体功能障碍（非特异性腰背痛）
肌肉韧带拉伤/扭伤
腰椎关节强直（退行性骨关节炎）

不能遗漏的严重疾病
心血管
- 主动脉瘤破裂
- 腹膜后出血（使用抗凝剂）

肿瘤
- 骨髓瘤
- 胰腺癌
- 转移癌

严重感染
- 椎骨骨髓炎
- 硬膜外脓肿
- 感染性椎间盘炎
- 结核病
- 盆腔脓肿/盆腔炎（PID）

骨质疏松性压缩性骨折/其他骨折
马尾压缩

陷阱（经常遗漏的）
脊柱关节病
- 强直性脊柱炎
- 反应性关节炎
- 银屑病
- 肠道炎症

骶髂功能障碍
腰椎滑脱
跛行
- 血管性
- 神经性/椎管狭窄

Paget 病
前列腺炎
子宫内膜异位症

七个戴面具问题的清单
抑郁
脊椎功能损坏
尿路感染

病人是否试图告诉我什么？
很有可能，考虑生活方式、压力、工作问题、装病、转换反应

注：包括相关的臀部和腿部疼痛。

表 28.2　严重腰背痛问题的"红旗"征[9]

年龄大于 50 岁或小于 20 岁
肿瘤病史
体温高于 37.8℃
日间和夜间持续性疼痛，夜间严重疼痛
原因不明的体重下降
其他系统症状，如咳嗽，乳房肿块
严重创伤
脊柱关节病的特征，如周围关节炎（如年龄 <40 岁，夜间走路）
神经功能缺陷，例如肢体麻木、感觉异常
毒品或酒精滥用，特别是经静脉注射毒品
使用抗凝剂
使用皮质激素
超过一个月症状无改善
可能是马尾神经综合征
- 鞍区麻木
- 新近发生膀胱功能障碍/满溢性尿失禁
- 双侧或渐进性神经功能损伤

陷阱

必须牢记炎性疾病，尤其是脊椎关节病变，其中包括银屑性关节病、强直性脊柱炎、反应性关节炎、炎症性肠道疾病，如溃疡性结肠炎和克罗恩病。脊椎关节病比人们意识到的更常见，在出现炎症性背痛（即休息时疼痛，活动后缓解）特征的年轻人中必须被考虑到。必须注意到由于高度动脉阻塞引起的臀部和腿部跛行并伴走骨神经痛的陷阱。

常见陷阱

- 没有注意到炎性疾病的症状特点，因此对某种脊椎关节病误诊。
- 忽略恶性疾病或骨髓炎的早期发展；如果有怀疑，但 X 线检查显示正常，则应采用放射性核素扫描检测明确诊断。
- 未能意识到机械性功能损坏与骨关节炎可以两病共存，共同产生合并的症状。
- 忽略抗凝剂能引起神经根周围组织严重出血，类固醇皮质激素能导致骨质疏松症。
- 未意识到腰背痛可能是药物成瘾者的感染并发症之一。

腰背痛的红旗征

"红旗"症状和体征（表 28.2）提醒医生注意严重的健康问题，从而指导对辅助检查项目的选择，特别是适当的腰椎影像学检查。

七个戴面具问题

在这些健康问题中，必须认真考虑抑郁和尿路感染。

必须考虑感染可能，如急性骨髓炎和结核病，这些问题是给新近移民（特别是从亚洲和非洲中部来的移民）看诊时经常遇到的情况。罕见的硬膜外或硬膜下脓肿也应想到，特别是如果出现发热（见第 20 章）。在中枢神经系统感染的情况下，要进一步详细地考虑到这些问题。对于突然发作的疼痛或麻木，特别是伴随着腿部的神经学改变，须考虑严重椎间盘突出压迫马尾神经，或腹膜后出血。询问病人是否服用抗凝剂是很重要的。见表 28.2。

如果年轻女性感觉上腰部疼痛,特别是如果是妊娠状态,就必须考虑尿路感染的可能性,尽管病人可能没有尿路刺激症状,如排尿困难和尿频等。

对任何一个主诉慢性疼痛的病人,都需考虑是否存在抑郁的生病状态。即便促发疼痛的因素已消失,抑郁这种常见的精神病学障碍,仍可以继续加重或维持疼痛。

心因的考虑

焦虑或压力大的人更可能出现慢性背痛。可能需要考虑到表象下的潜在问题。在适当的情况下,考虑进行咨询或抗抑郁药物的治疗试验。在某些情况下,要非常谨慎地考虑装病的可能性。

主诉工作时抬重物后腰背痛的病人,对医生来说是非常煎熬的问题,特别是病人的疼痛是长期的和复杂的情况。慢性疼痛可能是那些一直挣扎着应对个人问题的病人的最后一根稻草;腰痛把他们脆弱的平衡打破了。许多病人在装病被识破后,就会转而呈现出真正的问题。一个充满关爱的和称职的医生,能洞察到病人遭遇到的所有器官方面和功能上的问题,这显然是很重要的。因此在这种情况下,对非器质原因的腰背痛的检查,是非常有用的。

> **腰背痛的黄旗征**
>
> 采用"黄旗征"这个术语,是为了识别增加病人急性背痛转变为慢性病风险的社会心理和职业因素。如果出现以下情况,请考虑心理方面:
> - 异常的生病行为
> - "对恐惧的回避":指对活动时疼痛的担心
> - 与(伤害)赔偿有关
> - 对活动恢复不满意
> - 未能重返工作岗位
> - 对治疗效果不满意
> - 拒绝治疗
> - 非典型的躯体征象

疼痛的性质

疼痛的性质可能提示其可能的来源。要确定哪里最疼,是中心性(近端的)的还是周围性的。以下是疼痛常见特征和诊断提示:
- 刺痛搏动痛=炎症(如骶髂关节炎)
- 深部弥漫性疼痛=牵涉痛(如痛经)
- 表面稳定的弥漫性疼痛=局部疼痛(如肌肉拉伤)
- 深部钻痛=骨疾病(如肿瘤、Paget病)
- 强烈的剧痛或刺痛(叠加在钝痛之上)=神经根疼痛(如坐骨神经痛)

表28.3比较了两种最常见的疼痛类型(机械性和炎症性)的显著特征。

表28.3 炎症性和机械性腰背痛的疼痛模式比较[10]

特点	炎症性	机械性
病史	隐匿发作	陈旧伤或既往曾发作
特点	刺痛,搏动痛	深部钝痛,如果有神经根压迫则呈锐痛
僵硬	严重,持续的早晨僵硬	中度,短暂性
休息的影响	加重	缓解
活动的影响	缓解	加重
放射性	更局限性,双侧或交替性	趋向于弥漫性,单侧
强度	夜间,凌晨	一日的末尾,活动后

临床方法

病史

对病史的分析,总是可以指导临床医生作出诊断。必须仔细地评估疼痛性质和类型,绘制疼痛的昼夜变化趋势图,对诊断是很有帮助的(图28.3)。

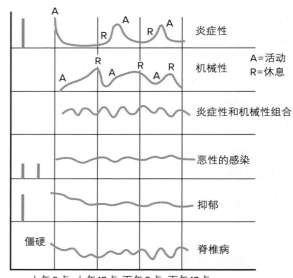

图28.3 引起背痛疾病的典型,日中的疼痛模式。注意能将病人从睡眠(红色峰值)中唤醒的疾病,以及机械性和炎症性组合的模式。

尤其重要的是要注意疼痛的强度,以及疼痛与休息和活动的关系。特别要询问疼痛在夜间是否出现,病人是否会痛醒,是否在起床时存在,疼痛是否与肌肉僵硬有关。

日夜持续的疼痛常提示肿瘤或感染。醒来时疼痛也可提示炎症或抑郁。活动时激发和休息时缓解的疼痛,提示机械性功能障碍。而在休息时加重和经轻微活动后减轻的疼痛,是典型的炎症表现。某些病人机械性和炎症性原因同时存在,就会使疼痛模式复杂化。

　　站立或行走加重而坐位缓解的疼痛,提示的是腰椎滑脱。通常坐位时加重但站立时改善的疼痛,提示的是椎间盘的问题。

　　行走时出现向小腿近端移动的疼痛,提示血管性跛行;走路时由臀部下沉的疼痛,提示的是神经源性跛行。后者更常见于与脊椎病有关的椎管狭窄的老年人。

关键的提问

- 你的一般健康状况怎么样?
- 你能描述一下你腰部疼痛的性质吗?
- 疼痛是由外伤引起的吗?
- 疼痛是在早上醒来时还是在晚上加重?
- 你夜间睡眠怎样?
- 休息对疼痛有什么影响?
- 活动对疼痛有什么影响?
- 坐着还是站着时疼痛更严重?
- 咳嗽或打喷嚏或用力大便时对疼痛有什么影响?
- 如果你走比较长的路,背部或腿部的疼痛会有何变化?
- 你是否有银屑病、腹泻、阳痿、眼部疾病或严重关节疼痛病史?
- 你有泌尿系统症状吗?
- 你服用什么药物吗?你在用抗凝剂吗?
- 你在工作或在家感到有额外的压力吗?
- 你是否感到紧张或抑郁或烦躁?

检查

身体检查

　　身体检查的基本目的,是再现病人的症状,明确病变程度,并通过激发受累关节或组织确定病因(如果可能的话)。使用视诊、触诊、活动及功能检查这种由来已久的方法进行关节检查。让病人尽可能少穿衣物以便仔细检查腰部。如果存在从臀部向下扩展的症状,须进行下肢的神经系统检查。

　　对椎间盘损伤和硬脊膜牵拉,弓背试验是一个有用的筛查试验[11]。

　　身体检查的主要内容有:

1. 察看
2. 主动运动:注意哪些病人会再现症状
   - 向前弯曲
   - 伸展
   - 横向屈曲(左右双侧)
3. 激发试验(为了再现病人的症状)
4. 触诊(用以检测疼痛程度)
5. 下肢神经系统检查(如适用)
6. 相关关节检查(髋、骶髂)
7. 评估骨盆和下肢畸形(例如腿短)
8. 常规医学检查,包括直肠指检

重要的标志

　　以腰椎区域的表面解剖标志为基础来确定椎体的水平。关键的解剖学标志包括髂嵴、棘突、髂骶骨和髂后上棘(PSIS)。

- 髂骨的最高点位于 L_{3-4} 间隙水平(或 L_4 棘突)。
- PSIS 对应的是 S_2。

察看

　　从候诊室开始,医生就可以开始察看病人的活动情况。一个需要站立的病人很可能有明显的椎间盘病变。观察病人怎样从椅子上站起来、怎样走向诊室、怎样脱鞋子和衣服、怎样登上检查床,以及在其没有意识到被观察的情况下的活动情况,可以获得很多的信息。

　　必须在充分暴露和环境光线良好的情况下进行脊柱检查。病人应尽量减少穿衣,以便能仔细地检查背部,女性可以保留她们的文胸。比较恰当的做法是给病人一件背部能打开的长袍。注意背部、腿部、包括臀部的一般轮廓和对称性,观察肌肉萎缩情况,注意是否有腰椎前凸和任何异常情况,如脊柱侧弯。如果出现侧向偏移(脊柱侧凸),通常是远离疼痛侧。

　　注意有无中线痣、毛发丛或血管瘤,这些问题的存在可能提示存在潜在的先天性异常,如隐性脊柱裂。

腰椎的活动

　　腰椎有三种主要的运动。然而,在胸椎上,因为旋转角度不大,故旋转功能并不经常测量。应检测腰椎活动度,它们的正常活动范围如下:

- 背向伸展(20°~30°)(图 28.4A)
- 侧屈,向左和向右(30°)(图 28.4B)
- 前屈(75°~90°:平均80°)(图 28.4A)

　　活动角度的测量可以通过骶骨和 C_7 棘突的连线进行测量。

触诊

　　让病人放松,俯卧,头偏向一侧,双手放两侧。检查者站至病人背后,用手确定棘突水平,髂棘高端平于 L_4。标记这些重要标志。

　　拇指指尖进行触诊操作,可由 L_1 棘突开始,然后系统地进行检查直至 L_5、骶骨和尾骨。包括:棘突间隙和棘突。当拇指(或手的其他部分,如豌豆骨)压在棘突上时,用三

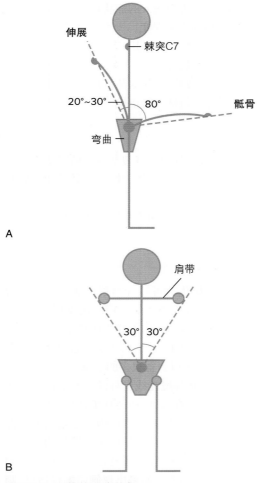

图 28.4　腰椎的活动程度
A. 弯曲和伸展；B. 腰椎的侧屈程度。
资料来源：Kenna C，Murtagh J. Back pain and spinal manipulation. Sydney：Butterworths，1989.

个或四个"弹簧式"的摇摆动作，将压力传导至锥体。注意会诱发显著的疼痛。

触诊的主要三个部位：

- 中心（棘突到尾骨）
- 单侧，左右两侧（距中线 1.5cm）
- 对棘突两侧的横向压力（左右双侧）

直腿抬高试验

直腿抬高试验（SLR test，Lasègue test）是由医生做的被动测试。病人仰卧位，双膝伸直，踝关节背屈。医生把受影响的腿缓慢抬高，保持膝盖的伸展，如果有坐骨神经痛硬脊膜刺激，那么抬高 20°~60° 腿部即可出现疼痛。

弓背试验

弓背试验（slump test）是一个测试腰骶骨疼痛的极好的激发试验，比直腿抬高试验更敏感。这是对椎间盘病变和硬脊膜牵拉的筛查试验。腰背痛延伸到腿部，尤其是大

腿后部疼痛的病人，应该做此测试。

测试的阳性结果是病人产生疼痛，并可能出现在测试的早期阶段（当终止时）。

试验方法：

1. 病人放松地坐在沙发上，膝盖放在桌子的边缘位置。
2. 然后病人身体向前倾斜（躯干不能过度弯曲），然后下颌靠近胸部。
3. 健侧腿伸直。
4. 然后患侧腿伸直（图 28.5）。
5. 两条腿同时伸直。
6. 患侧腿伸直，足背背曲。

注意：注意区别于腘肌疼痛感。放松颈部可以减轻脊柱的疼痛，而不是腘肌疼痛感。

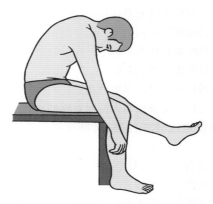

图 28.5　弓背试验：阶段之一

弓背试验的意义

- 如果重现腰部或腿部疼痛，结果为阳性。
- 如果呈阳性，则提示椎间盘功能损坏。
- 如果为阴性，它可能表明不存在严重的椎间盘病理问题。
- 如果呈阳性，则手法治疗一定要谨慎。

神经学检查[11]

只有当病人的症状（如疼痛、感觉异常、麻醉和虚弱）延伸至腿部的情况下，才进行神经学检查。

神经学检查的重要性，在于明确脊柱没有因椎间盘突出或肿瘤压迫引起神经受压。这些测试通常是通过检查脊神经相对应的功能进行的，即皮肤感觉、肌力和反射活动。

检查过程并不烦琐，也可以进行在 2 到 3 分钟内快速而有效地、有条不紊地完成。经常操作能提高测试技巧。神经学检查包括：

1. 快速测试：足跟着地行走（L_5），足尖着地行走（S_1）
2. 硬脊膜牵拉测试：弓背试验，直腿抬高试验

3. 具体的神经根测试（L₄、L₅、S₁）：感觉、肌力、反射

主要神经根

请参见**图 28.6** 和**表 55.3**。

L_3：

- 股牵拉试验（俯卧、屈膝、髋关节伸展）
- 运动：膝关节的伸展运动
- 感觉：大腿前侧的感觉
- 反射：膝腱反射（L_3、L_4）

L_4：

- 运动：阻抗性足内翻
- 感觉：从足部到踇趾的内边界足
- 反射：膝腱反射

L_5：

- 运动：足跟着地行走，抗伸踇趾
- 感觉：中间三趾（背部）
- 反射：无

S_1：

- 感觉：小趾，大部分足底
- 反射：踝反射（S_1、S_2）

其他身体检查

骶髂关节和髋关节的检查方法概述见第 54 章。

辅助检查

对腰背痛的检查可以大致分为三类：一线筛查、对具体疾病的辅助检查、手术或术前检查。

在没有"红旗征"的情况下，对急性非特异的腰背痛（疼痛 <6 个月）的情况，不推荐常规地做脊柱普通 X 线检查，因为它的诊断价值有限，也未观察到对身体功能有好处[1]。甚至当"红旗征"存在时，盲目依靠 X 线会产生有问题的假阳性结果。例如，44% 存在夜间痛的病人中，仅 1% 有严重的病理学异常[6]。

筛查测试

对于慢性背痛病人，特别是有"红旗征"的病人，筛查是最为重要的，必须排除恶性肿瘤、骨质疏松、感染或脊椎关节病等严重疾病。慢性疼痛的筛查方法有：

- X 线片
- 尿检（诊所内试纸测试）
- 全血细胞计数；红细胞沉降率/C 反应蛋白
- 血清碱性磷酸酶
- >50 岁男性的前列腺特异性抗原检查

对具体疾病的辅助检查

这些检查包括：

- 外周动脉的检查
- 强直性脊柱炎和反应性关节炎的 HLA-B₂₇ 抗原检测
- 多发性骨髓瘤的血清电泳检查（副蛋白）
- 可能的前列腺癌的前列腺特异性抗原检查
- 布鲁氏菌凝集试验
- 化脓性感染和细菌心内膜炎血液培养

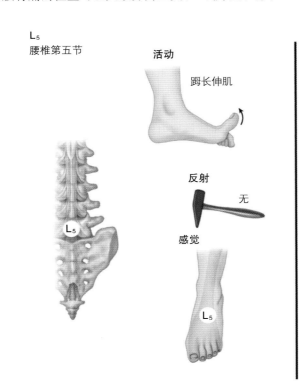

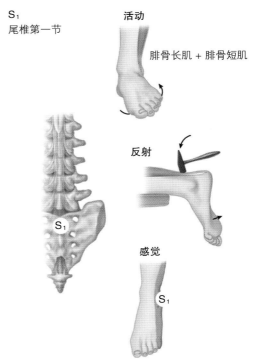

图 28.6　L_5 和 S_1 神经根的主要运动、感觉和反射特征

28

- 在 X 线片上显示改变之前,骨扫描显示炎症或肿瘤疾病和感染(例如骨髓炎)
- 结核分枝杆菌检查
- 肩、髋关节 X 线检查
- 肌电图(EMG)研究疼痛和区分神经系统疾病和神经压迫综合征
- 放射性核素扫描
- 检查强直性脊柱炎的骶髂关节焦磷酸锝扫描
- 影像增强下的小关节的选择性麻醉阻滞
- 对脊髓内侧分支和其他神经根选择性麻醉阻滞

手术和术前诊断性检查

这些检查可以用于具有慢性病红旗征的情况,特别是机械性疾病中那些仍然没有被诊断出来,症状也没有减轻的,以及计划对椎间盘突出进行手术切除的外科干预的情况。

根据可用性和优点,这样的检查包括:

- CT 扫描
- 髓造影术或脊神经根鞘造影术
- 椎间盘造影术
- MRI

脊柱疼痛诊断指南的归纳

- 持续疼痛(昼夜不断):考虑肿瘤,特别是恶性肿瘤或感染。
- 主要的原发恶性肿瘤是多发性骨髓瘤。
- 三大转移癌来自肺部、乳腺和前列腺。
- 其他常见的三种转移癌来自甲状腺、肾/肾上腺和黑色素瘤。
- 站立/行走时疼痛(坐着时缓解)=腰椎滑脱。
- 休息时疼痛(和僵硬),活动可缓解=炎症反应。
- 年轻人患有炎症,应考虑强直性脊柱炎。
- 休息时的僵直,活动时或活动后的疼痛,休息后缓解=骨关节炎。
- 活动引起疼痛,休息缓解=机械性功能障碍。
- 清晨在床上即感疼痛=炎症、抑郁或恶性肿瘤/感染。
- 外周肢体疼痛=椎间盘性→神经根性或血管性→跛行或脊柱管狭窄→跛行。
- 行走小腿疼痛(上升)=血管性跛行。
- 行走臀部疼痛(下降)=神经源性跛行。
- 一个椎间盘损伤=一个神经根(例外是 $L_5 \sim S_1$ 椎间盘)。
- 一个神经根=一个椎间盘(通常)。
- 两个或更多的神经根:考虑到肿瘤。
- 腰神经损伤的经验法则为:L_{2-3} 椎间盘致 L_3 神经根损伤,L_{3-4} 椎间盘致 L_4 神经根损伤,L_{4-5} 椎间盘致 L_5 神经根损伤和 $L_5 \sim S_1$ 椎间盘致 S_1 神经根损伤。

- 一个大的椎间盘突出会导致膀胱症状,如尿失禁或尿潴留。
- 抗凝治疗引起腹膜后出血可以出现强烈的神经根症状和征象。

儿童腰背痛

椎间盘关节常见的机械性障碍,可引起儿童的非特异性腰背痛,这必须始终得到认真对待。如腹痛和腿痛一样,儿童腰背痛可能与心理因素相关,所以应该考虑到用委婉的方法,评估儿童在家里和学校,以及在体育活动中的情况。腘绳肌与非特异性的背部不适和前屈不良是有关的,记住这一点是很有帮助的。

特别是在 10 岁以下的儿童中,排除器质性疾病是非常重要的。骨髓炎和结核等感染的可能性很小,应该考虑到“椎间盘炎”。这种疼痛可能是特发性的,但也可能是由来自椎体的感染播散引起。它具有特征性影像学改变。

引起腰背痛的肿瘤包括良性的类骨瘤(osteoid osteoma)和恶性的成骨肉瘤(osteogenic sarcoma)。类骨瘤是一种非常小的肿瘤,其核心部分可透过放射线,并与周围硬化的骨组织分界清楚。虽然类骨瘤更常见于腿的长骨,但也可以发生于脊柱。

在年龄较大的儿童和青少年中,更常见的腰背痛的器质性原因是炎症、先天性或发育的异常和创伤。

椎间盘突出可以发生在青少年,其表现可能与寻常的椎间盘突出不同。病人经常有明显的痉挛、脊柱僵硬和侧弯,这可能与相对较低的疼痛程度不成比例。

其他需要考虑的重要疾病,是 Scheuermann 病(主要影响胸廓)和早发性强直性脊柱炎。

脊柱炎可以发生在年龄较大的儿童身上,通常是由 L_5 或 S_1 的滑动所致,原因是关节各面先天缺失,或由关节间压力所致骨折。有必要做站立侧位和斜位的 X 线检查。

青少年腰椎应力性骨折,可能是由脊柱旋转和伸展等活动引起的,如板球中的快速击球动作。它有隐匿发病的特点,需要给予高度的怀疑。

老年人腰背痛

创伤性脊髓功能障碍,仍然是导致老年人腰部疼痛的最常见的原因,并可能是较早的功能障碍的复发。在老年人中,可以令人吃惊地注意到,椎间盘突出和小关节损伤是如此的常见。此外,退行性关节疾病也非常常见,如果发展到严重阶段,就会出现椎管狭窄造成的跛行,以及由于椎间孔狭窄而引起的神经根刺激症状。

需要特别考虑到的问题,是恶性疾病、退行性腰椎滑脱、椎体病理性的骨折,以及血管闭塞性疾病。

由于脊椎功能障碍引起的急性背部和腿部疼痛

　　由于椎体节段的机械性损伤引起椎体功能障碍是最需要考虑的原因,而主要的严重的临床综合征是继发于伴或不伴椎间盘突出的破坏,通常为 L_{4-5} 或 $L_5 \sim S_1$ 椎间盘。

　　表 28.4 显示了椎体功能障碍后急性腰背痛的(除外骨折)一般的临床特征及诊断,症状和征象既可以单独发生也可以联合发生。

表 28.4　导致腰背痛和腿痛的脊柱功能障碍的临床特征及诊断[11]

临床特征	频率	诊断
A 类综合征(外科急症) 鞍区麻木(围绕肛门、阴囊或阴道) 远端肢体麻木 上运动神经元或下运动神经元受损的证据 括约肌失控或尿潴留 腿外周进行性无力和反射消失(通常双侧)	非常罕见	脊髓(上运动神经元)或马尾神经(下运动神经元)受压(图28.7)
B 类综合征(可能为外科急症) 下肢麻木或感觉异常 足下垂 运动无力 反射消失	不常见	较大椎间盘突出,神经根麻痹
C 类综合征 伴或不伴感觉异常的远端肢体疼痛 神经根痛(坐骨神经痛) 硬脊膜牵拉试验阳性	常见	神经根后外侧椎间盘突出或椎间盘破裂
D 类综合征 非特异性腰椎痛(单侧、中央或双侧)± 臀部和大腿后部疼痛	很常见	椎间盘损坏或小关节功能障碍或原因不明(非特异性)

　　幸运的是,A 类综合征和 B 类综合征是非常的罕见,但如果遇到,必须紧急转诊给外科医生进行手术。马尾神经综合征的临床特征表现见图 28.7。B 类综合征在服用抗凝剂出血的病人中常见,或由不适当的脊柱手法操作之后椎间盘死骨形成引起。

🦴 椎体功能障碍伴非神经根痛(非特异性背痛)

　　椎体功能障碍伴非神经根痛(vertebral dysfunction with non-radicular pain)这种引起腰背痛的突出常见原因,其根源主要是对疼痛敏感的小关节出现了功能障碍。其病理生理原因很难精确确定。

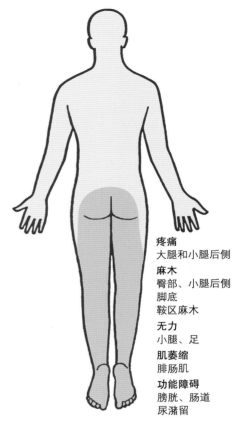

疼痛
大腿和小腿后侧
麻木
臀部、小腿后侧
脚底
鞍区麻木
无力
小腿、足
肌萎缩
腓肠肌
功能障碍
膀胱、肠道
尿潴留

图 28.7　大量椎间盘突出引起的马尾综合征

典型的疾病特征[10]

年龄	任何年龄,从近 20 岁到老年,常见于 22~55 岁
外伤史	有,抬举或扭动
部位和放射	单侧腰椎(可能是腰椎中间)如骶骨、骶髂关节区、臀部
疼痛性质	刺痛、位置深、间断发作
加重	活动、抬重物、做园艺、做家务(如吸尘、铺床等)
缓解	休息、热敷
关联	可能有行动僵硬,通常身体健康
身体检查(阳性症状)	局部压痛。单侧或中间 L_4、L_5 或 S_1 水平,可能有限制性屈曲、伸展、侧屈受限
确诊	辅助检查,通常并不适合,因为检查结果总是正常的

注:临床诊断。

管理[1,9-10]

- 根据疼痛程度对活动提出指导,从一开始就要鼓励正常的活动
- 释除担忧,严重情况是很罕见的,通常都能很快恢复

- 给病人提供有关背部健康的教育项目
- 镇痛药:对乙酰氨基酚(如有胸背痛)
- 考虑短期口服非甾体抗炎药(尤其是炎性疼痛模式)
- 参加锻炼项目和游泳(如果可耐受),此措施效果的证据不一致
- 物理治疗:关节松动、整脊手法(针对持续性疼痛,但是疗效证据不一致)(见本章后文)

治疗急性腰背痛的当前证据归纳如下[4,9,11]:

- 有效——建议保持活动、释除担忧,非甾体抗炎药
- 可能有效——镇痛药,脊柱关节松动/整脊手法、拉伸(缩短疼痛持续时间)
- 缺乏可靠证据——脊髓动员/操作[12],背部锻炼,触发点注射,针灸

对慢性腰背痛(>12周):

- 有效——背部锻炼、多学科治疗计划
- 可能有效——减重、镇痛药、非甾体抗炎药、触发点注射、脊柱关节松动/整脊手法

🦴 神经根病

椎间盘突出(最常见)或肿瘤或椎管狭窄导致神经根受压引起神经根病(radiculopathy),会在腿部产生发生与该神经根支配的皮肤和肌节区域相关的疼痛。腿疼可伴或不伴背痛,且程度相差很大。

导致大多数这些问题的两条神经根是 L_5 和 S_1,最常见于 L_{4-5} 椎间盘病变,其次是 $L_5 \sim S_1$。椎间盘可能被限制、挤压或分离。大多数在 6~12 周内恢复。本章末尾和第 55 章的"坐骨神经痛"部分将概述管理方法。

🦴 腰椎滑脱

人群中大约有 5% 的人有腰椎滑脱(spondylolisthesis),但并非所有病人都有症状。疼痛是由棘间韧带或神经根过度拉伸引起的。许多病人出现腰背痛是由于同时发生的椎间盘退变,而不是物理原因。疼痛通常会因长时间站立、行走和运动而加重。身体检查很有诊断意义。

- 身体检查(阳性):僵硬蹒跚的步态、腰椎前凸增加、弯曲膝关节的姿势、"滑脱"椎骨的棘突突出、屈曲受限、腘绳肌紧绷或痉挛。
- 证实诊断:站立侧位 X 片(图 28.8)。

管理

让病人遵循严格的屈曲锻炼计划至少 3 个月,可缓解症状,解决不稳定的问题。锻炼的目的是通过加强腹部和脊柱肌肉来"夹固"脊柱。

应避免脊柱伸展,尤其是避免过度伸展。重力牵引可能会有所帮助。尽管腰部束身衣或手术(用于脊柱融合)适用于一些严重的顽固性病例,但还是不建议使用。

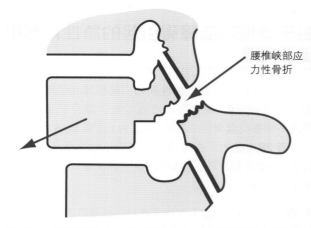

图 28.8　腰椎滑脱:上一节段椎体与下方椎体脱离并向前方移位

🦴 腰椎关节强直

腰椎关节强直(lumber spondylosis)也称为退行性骨关节炎或骨关节病,是一种常见的磨损性疾病,可伴随椎体功能障碍,尤其是椎间盘严重破裂和退化后。

腰部僵硬是腰椎关节强直的主要特征。尽管大多数人可以忍受,但会呈进行性加重,从而导致小关节半脱位。随后脊柱和椎间孔变窄导致椎管狭窄(图 28.9)。

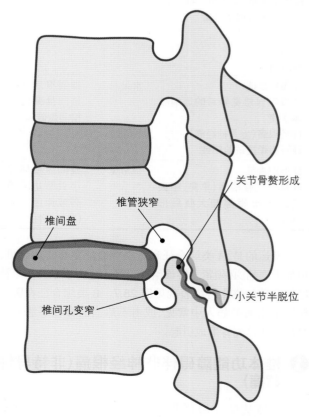

图 28.9　腰椎关节强直伴椎间盘和小关节退行性病变,导致椎管和椎间孔变窄(椎管狭窄)

28

管理

- 基础镇痛药(根据病人的病情和耐受性)
- 非甾体抗炎药(恰当使用)
- 适量轻度活动和休息的平衡
- 制订锻炼计划和水疗(如有),物理治疗指导
- 定期做关节松动是有帮助的
- 可考虑电疗,如经皮神经电刺激治疗和针灸
- 椎管狭窄者可考虑手术(见第 55 章)

脊柱关节病

血清反应阴性的脊柱关节病(seronegative spondyloar-thropathies)是一种以骶髂关节受累为特征的疾病,伴有上行性脊柱炎和脊髓外表现,如少关节炎和附着点病(**图 28.10**,见第 25 章)。脊柱受累引起的疼痛和活动受限的典型表现为:在早晨加重,可能发生于夜间,且运动可改善。

脊柱关节病常见于强直性脊柱炎、银屑病关节炎、反应性脊柱关节病和炎性肠病。因此,寻找银屑病、腹泻、尿道分泌物、眼部疾病和其他关节关节炎发作史,对于诊断该病很重要。

治疗

治疗越早,病人的结果越好,通常预后也较好(见本章前文)。转诊给顾问医生,从而能够分担服务。治疗的基本目标是:

- 预防位置不佳的脊柱融合
- 缓解疼痛和僵硬
- 维持最佳的脊柱活动度

恶性疾病

重要的是,要尽早识别恶性疾病和其他占位性病变,因为这会影响预后和延迟诊断从而对治疗效果产生影响。

就神经学特征而言,恶性疾病可能累及不止一条神经根,并且在没有明显神经根痛的情况下,会出现明显的神经学征象。神经学征象呈进行性发展。

如果证实是恶性疾病并排除骨髓瘤,则要鉴别脊柱的六种主要原发恶性肿瘤(图 28.11)。如果有骨骼硬化,应考虑前列腺癌继发、某些乳腺癌继发,或 Paget 病。

非器质性背痛

与头痛一样,背痛也可以是某种功能性、器质性或者心理障碍的症状。只关注症状的器质性原因,可能会导致对背痛病人的评估出现严重错误。身体任何脆弱部位的疼痛都会因情绪因素而加剧。

与极度焦虑和转换障碍及装病者相比,抑郁病人不

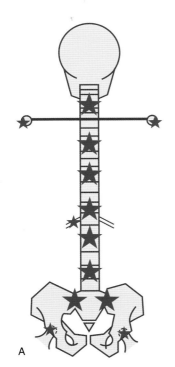
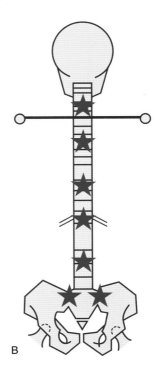

图 28.10 强直性脊柱炎和银屑病:主要病变区是脊柱和腰部关节(图 A);克罗恩病和溃疡性结肠炎:主要病变在肠道,反应性关节炎仅累及腰椎和骶髂关节(图 B)

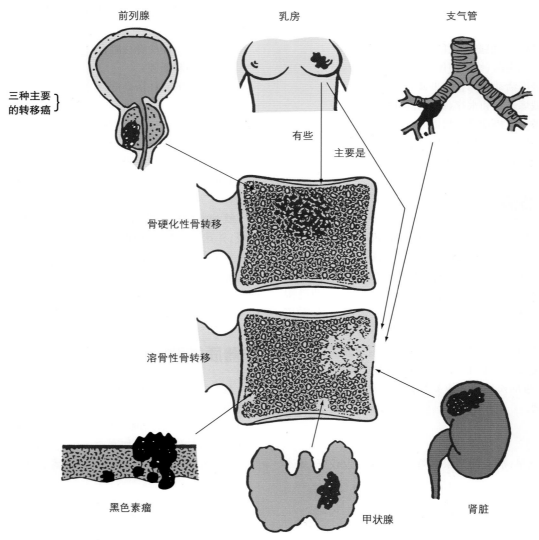

图 28.11　重要的转移至脊柱的恶性肿瘤
注意骨硬化性转移癌与溶骨性转移癌的区别；多发性骨髓瘤也可引起骨质疏松性病变。

那么容易被发现（诊断），因此更容易忽视他们问题的非器质性原因。

合适时建议至少试用 3 周的抗抑郁药，一般会有效果并最终缓解背痛。

在评估背痛时若不考虑心理因素，可能会导致诊断和管理上的严重错误。每一个背痛的实例都需要做鉴别诊断。**表 28.5** 中给出了器质性和非器质性背痛特征的比较。

疼痛评估需要对病人有充分的了解。医生要对病人的工作类型、娱乐活动、成功和失败有所认识，并将这些信息与背痛导致的失能程度联系起来。

患有心因性背痛的病人，尤其是非常焦虑的病人，倾向于过度地强调他们的问题。焦虑的病人通常是表现性的，未经医生提示就会用手指出各种疼痛部位。即使是最轻微的触诊也会产生弥漫性疼痛，躯体失能情况与病人所声称的症状不相称。疼痛分布通常是非典型地分布于任何皮肤组织，并且呈现出过度反应的反射。必须记住，患有心因性背痛（如抑郁和转换障碍）的病人是真的有背痛，不是病人为了装病而表演的把戏。STarT 背部扫描工具（SBST）可用于量化社会心理风险，可将疼痛或伤残分为低等、中等或高等，以指导预后和治疗[11]。

背痛治疗选择

管理的一般方面[1,9]

治疗的目的是减轻疼痛、维护功能，尽量减少失能和影响工作，并且重要的是减少慢性化的风险。

建议保持活动。随机对照试验的证据证实，针对急性腰背痛病人，与卧床休息或常规服务相比，建议保持活动

表 28.5　器质性和非器质性背痛的一般临床特征比较[10]

症状	器质性	非器质性
表现	合理的	通常是戏剧性的
疼痛	局限的	双侧或弥漫的 骶尾部
疼痛辐射	合理的 臀部,具体位置	不合理的 腿前部或整条腿
时间模式	间断的,有不同的时间	持续的,急性或慢性
感觉异常/麻木	皮区处 用手指指出	可能是整条腿 用手指指出
对治疗的反应	效果不一 显效较晚	病人经常拒绝治疗 最初有改善(通常是戏剧性的)之后加重(通常在 24 小时内)
征象		
观察	合理的 防卫的	查看过程中反应过度 不一致
压痛	限制于合理范围	通常是不合理范围 从探查的手指处退缩
脊柱压痛	一致的	不一致的
积极的活动	特定活动受影响	通常所有活动都受影响
轴向载荷试验	没有背痛(通常)	有背痛
骶髂关节"分离"试验	一致的	不一致的
感觉	按"皮区"分布	非解剖学意义上的"袜套""腿套"感
运动	适当的肌节	肌肉群(如腿部"塌陷")
反射	合理的 可能被抑制	高于正常的过度反应

可加速恢复、减少长期失能,并减少病假误工时间[9]。如果可能的话,鼓励病人继续工作或者早些下班。即便是感到不舒服,也要保持活动[10]。

有爱心的知识渊博的治疗师。有证据支持的是,自信的、支持性的和知识丰富的治疗师所提供的教育和释除担忧服务,具有积极意义。

病人教育。适当的病人教育材料,可以让病人清楚地理解背痛的原因、背部疾病加重的情况,以及各种应对策略。如果医生认为合适的话,病人教育可以是认知行为疗法的一部分。

热疗。热成像记录仪(热或冷)是有效的,用热水袋、保暖衣服及类似的方式也有效,尤其是在急性腰背痛的前 2~4 周。使用冷敷剂的小型试验效果不确定[13]。有证据表明,在缓解疼痛方面,热疗比安慰剂更有效[9]。

锻炼。在初级保健中,急性期时尽早实施锻炼计划是有证据支持的[14]。所有的锻炼形式(伸展、屈曲和等距)都同样有效(图 28.12)。在指导下游泳是治疗背部疾病的非常好的运动。优先考虑物理治疗师的指导。

研究证据支持锻炼用于治疗慢性背痛,而不是急性背痛[4]。

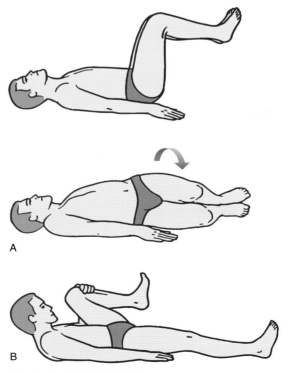

图 28.12　腰背痛锻炼示例
A. 旋转练习;B. 屈曲练习。

28

药物

基础镇痛药[15]

有证据表明对乙酰氨基酚对于非特异性腰背痛是无效的[16]。然而，由于锻炼比较安全，病人锻炼是有益的。试验证明，如果非甾体抗炎药不适合或无效，可以考虑应用对乙酰氨基酚[9]。

非甾体抗炎药[15]

在系统综述回顾中，和安慰剂对比，在疼痛和伤残改善方面，非甾体抗炎药比对乙酰氨基酚效果好[17]。特别是用于临床上有炎症证据的情况，尤其是脊椎关节病、严重的脊椎病和急性神经根性疼痛，以对抗神经根的刺激。各种不同的非甾体抗炎药（包括 COX-2 抑制剂）的疗效大致相同。

肌肉松弛剂

肌肉松弛剂（苯二氮䓬类药物，如地西泮或巴氯芬）对治疗非特异性腰痛是有效的[18]。然而，常见的不良反应（镇静、神经方面的、成瘾）要求谨慎使用，且仅需要短期使用。

阿片类药物[9,15]

阿片类药物的作用是有限的，这是因为潜在风险大于这类药物的疼痛控制作用，因此，不推荐使用阿片类药物。不过，在病人不适用对乙酰氨基酚和非甾体抗炎药，或这些药无法控制疼痛时，可以考虑使用阿片类药物。

注射技术

触发点注射

有限的证据（如试验注射髂骨内侧最疼痛的部位）表明使用 5~8ml 的局部麻醉剂进行局部麻醉注射可能对相对孤立点有效[19]。

木瓜凝乳蛋白酶

有人提议用木瓜凝乳蛋白酶（chymopapain）治疗髓核完整的急性髓核突出，使用指征与椎间盘切除术的适应证相似。不过研究表明，虽然它比安慰剂更有效，但不如椎间盘切除术有效[20]。

小关节注射

在有些诊所普遍采用影像检查辅助下小关节注射糖皮质激素。此操作是比较精细的，需要专业知识。目前最好的证据还不支持使用此类注射治疗法[19]。

硬膜外注射

合并或不合并使用类固醇皮质激素的局部麻醉药硬膜外注射，用于治疗慢性疼痛，尤其是神经根痛。最近的 Cochrane 综述表明，注射糖皮质激素与安慰剂没有区别，局部麻醉剂没有与安慰剂进行对比研究[19]。如果选择此方法，一个合理的选择是尾侧（经骶骨）硬膜外注射，使用 15ml 半强度的局部麻醉药（如 0.25% 丁哌卡因），对持续性坐骨神经痛进行尾端硬膜外注射（图 28.13）。

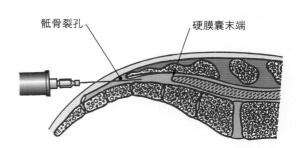

图 28.13   尾部硬膜外注射：针头应该放置于尾骨内空间中，且远离硬膜囊

物理治疗

积极锻炼是一种最佳的物理治疗形式（图 28.12）。

在骶尾部进行被动脊柱拉伸是一种安全、有效的方法（图 28.14）。脊椎松动术（spinal mobilisation）是在关节活动范围内做的一种温和的、重复的、有节奏的运动。它安全且比较有效，是拉伸的一种变化形式。

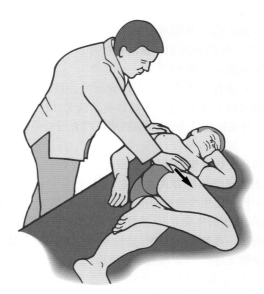

图 28.14   腰骶脊柱伸展技术（图示为用于右侧疼痛）
一种传统技术，图中显示了用力的方向。

资料来源：Kenna C，Murtagh J. Back pain and spinal manipulation. Sydney：Butterworths，1989.

整脊手法（spinal manipulation）是在关节的末端进行的高速推动。一般来说，它能产生更快的反应，但需要更强的技能。已有的证据结果并不统一，但它可能对不复杂的功能失调性腰痛（无神经根痛）有效，特别是急性疼痛（图 28.15）[4,9]。在慢性腰背痛，常规整脊手法在一个月时轻微改善，6 个月后无效[21]。不良反应并不常见，一旦发生可能很严重。

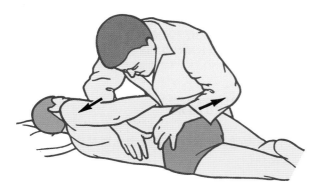

图 28.15　腰椎牵拉手法：图中显示的是对 L$_{4\text{-}5}$ 水平的特定技术，箭头所指的是用力方向
资料来源：Kenna C，Murtagh J. Back pain and spinal manipulation. Sydney：Butterworths，1989.

其他疗法

因为背痛是如此常见，如此令人沮丧，而且除了时间的流逝，大多数治疗方法疗效并不确切，所以有大量的建议疗法，但都缺乏独立的证据支持。很少有疗法被证明不起作用（这个证明需要付出巨大的努力），但提倡这些疗法的全科医生应该意识到，他们更多地是依赖于个案传闻而不是科学。在获益微不足道或不存在的情况下，必须选择更安全、更便宜的干预措施，而不是那些需要大量时间、金钱或风险的干预措施。

- 水疗
- 牵引（很少或没有影响）[22]
- 经皮神经电刺激
- 超声疗法
- 小关节注射
- 后神经根（内侧支）阻滞，同时给予或不给予去神经支配（通过冷冻疗法或射频）
- 经皮椎体成形术（将骨水泥注射到骨质疏松症的骨折椎骨中）
- 深层按摩（与关节松动和整脊手法相结合）
- 针灸（急性：无证据；慢性：有短期受益的证据）[23]
- 生物反馈治疗仪
- 重力法（家庭疗法）
- 腰椎支撑（不能预防疼痛；与缓解疼痛的研究矛盾）[24]

腰骶部疾病的管理指南（归纳）

对"机械性"背痛的管理，取决于其病因。由于大多数腰骶部问题是机械性的，并且有自我缓解的趋势，因此保守管理是非常合适的。规则是："如果没有并发症的背痛病人不接受治疗，1/3 的病人会在 1 周内好转，3 周时几乎所有其余的人都会好转"[25-26]。专业人员应制订明确的管理计划，并采用坚定、精确、令人放心的和保守的临床方法。

腰骶部疾病可以分成常见类型，分类治疗原则见下文。

- 急性疼痛＝疼痛少于 6 周
- 亚急性疼痛＝疼痛 6~12 周
- 慢性疼痛＝疼痛超过 12 周

🕱 急性腰背痛[9]

急性腰背痛（acute low back pain）是由小关节功能障碍和/或椎间盘破坏引起的腰背痛，通常对以下治疗反应良好。病人通常年龄在 20~55 岁之间，身体状况良好，膝盖以下没有放射痛[26-27]。

可以预期，这些病人大多数可以在 14 日内疼痛缓解且恢复工作（有些人可能不会耽误工作，应该鼓励这样做）。

非特异性急性腰背痛的管理（归纳）[28]

- 解释和保证没有严重损害或疾病的证据；认知行为疗法
- 背部健康的教育计划
- 根据舒适程度，鼓励进行正常的日常活动，包括工作
- 常规非阿片类镇痛药（对乙酰氨基酚或非甾体抗炎药）
- 锻炼处方（前提是不加重疼痛）
- 物理治疗：拉伸受影响的节段；脊柱关节松动或整脊手法（如果没有禁忌证）[9,15,26]
- 大约 5 日后复查（可能是考虑物理治疗的最佳时间）
- 最初不需要辅助检查

🕱 坐骨神经痛 ± 腰背痛

坐骨神经痛（sciatica）是一个需要治疗的更复杂和长期的问题，不过大多数病例会在 12 周内逐渐缓解（见第 55 章）。通常建议在前 6~8 周进行保守治疗。

急性[9]

- 解释和释除担忧
- 背部健康教育计划
- 尽快恢复正常活动
- 定期使用非阿片类镇痛药，并对病人活动能力进行复查

- 非甾体抗炎药使用 10~14 日,然后停用和复查(轻度改善有低质量证据,且有副作用[29])
- 如果不能缓解严重的疼痛,可加用对病人有效的阿片类药物,如必要时添加他喷他多 SR 50mg,每日 2 次,口服,短期使用[28]
- 步行和游泳
- 每周或每 2 周随访一次
- 考虑:类固醇皮质激素用于非常严重的疼痛[9],例如泼尼松龙 50mg 连续 5 日,然后 25mg 连续 5 日,逐渐减量,总共用药 3 周

  或

  每日 30mg,持续 3 周,在接下来的 2 周内逐渐减至 0(疗效未确定)

慢性

- 释除担忧,说明疼痛会消退(假设没有严重的神经功能缺损)
- 考虑硬膜外麻醉(如果疗效缓慢)
- 考虑阿米替林 10~25mg,每晚 1 次口服,剂量增加最大至 75~100mg,或应用度洛西汀

  注:一项重要的前瞻性对照研究比较了坐骨神经痛病人的手术治疗和保守治疗后 10 年的情况,结果表明手术组在术后 1~2 年内坐骨神经痛明显缓解,但之后不再缓解疼痛。在随访第 10 年时,两组病人的结果相同,其中包括神经功能缺损者[30]。外科手术的作用非常有限。

🦴 骶髂功能障碍

见第 55 章。

🦴 慢性背痛

无并发症的慢性背痛(chronic back pain)病人的基本管理,应遵循以下选项:

- 背部健康教育计划和持续支持
- 鼓励正常活动
- 锻炼计划
- 采用正念的减压方法(有循证依据的)
- 对乙酰氨基酚(例如 500mg 或 665mg,每 8 小时一次口服),虽然没有在任何随机对照试验研究中进行测试
- 非甾体抗炎药连用 14 日(特别是如果有炎症,即休息时疼痛,通过活动缓解,对非药物治疗反应不佳),并评估
- 抗抑郁药(但是仅限于抑郁时)[31]
- 关节松动或整脊手法(至少治疗 3 次),用于没有禁忌证的情况[20,32](证据的质量不高)
- 建议采用多学科康复团队的方法/"背部健康学校"(但证据再次表明只是微不足道的改善)[33]

神经根病手术干预的一般指南

绝对条件
- 膀胱/肠道功能障碍;会阴部感觉改变
- 进行性运动障碍(例如明显的足下垂、股四头肌无力)

相对条件
- 严重的长期疼痛或失能性疼痛
- 保守治疗失败的持续疼痛(永久性神经损伤的问题)
- 如果满足以下所有 4 个标准[6]:
  - 腿痛程度与背痛一样,或比背痛更严重
  - 直腿抬高试验阳性
  - 4~6 周后对保守治疗无反应
  - 影像学显示与症状相对应的病变

预防进一步的背痛

应告知病人,持续的背部管理计划对他们的预后有效。预防包括:

- 关于背部保健的教育,包括外行人能看得懂的资料
- 生活的黄金法则:如何抬举重物、坐下、弯腰、体育运动等
- 锻炼计划:为病人量身定制的计划
- 姿势和运动训练,例如亚历山大技巧[20]或费登奎斯技巧[21]

转诊时机

紧急转诊

- 脊髓病,尤其是急性马尾神经压迫综合征
- 伴有进行性神经功能缺损的严重神经根病
- 脊柱骨折

其他转诊

- 顽固性椎管狭窄
- 肿瘤或感染
- 不明原因腰背痛
- Paget 病
- 持续 3 个月的没有明确原因的疼痛

临床要领

- 与姿势有关、运动和坐位加重、平躺减轻的背痛,是由椎体功能障碍,尤其是椎间盘破裂导致。
- 大多数椎间盘病变引起的疼痛,通常可以通过休息来缓解。
- 普通 X 线检查的作用有限,尤其是对年轻病人而言,他们的椎间盘突出时 X 线结果可以是正常的。
- 要谨记抑郁作为背痛原因的可能性;如果怀疑有抑郁,应试用抗抑郁药。

- 如果背痛持续存在，并可能在夜间卧床时加重，考虑恶性疾病、抑郁或其他全身性疾病。
- 站立和行走时疼痛更严重，但坐下时减轻，这可能是由腰椎滑脱引起的。
- 如果睡醒时疼痛和僵硬，并持续30分钟以上，则考虑炎症。
- 在慢性非恶性疼痛情况下，避免使用强镇痛药（尤其是阿片类药物）。
- 双侧背痛多指向全身性疾病，而单侧背痛则代表的是机械性原因。
- 年轻人休息时背痛和早晨僵硬，需要仔细检查：考虑炎症，如强直性脊柱炎和反应性关节炎。
- $L_5\sim S_1$ 的椎间盘病变可同时涉及 L_5 和 S_1 神经根。但是，仍应怀疑 L_5 和 S_1 神经根部同时发生病变（如考虑恶性肿瘤）。
- 中间椎间盘较大的突出，会导致膀胱症状，包括尿失禁或尿潴留。
- 伴有局部痉挛和保护性侧偏的突然发作的腰背痛，提示小关节综合征。
- 腹股沟疼痛提示 $T_{12}\sim L_1$ 和 L_{1-2} 椎间盘病变。
- 背痛提示 L_{4-5} 椎间盘病变。
- 腿痛提示 $L_5\sim S_1$ 椎间盘病变。
- 直腿抬高严重受限（尤其是小于 30°），表明腰椎间盘突出。
- 针对功能障碍性背痛病人，必须要给病人提出提高背部健康意识和锻炼的预防计划。
- 注意，大多数背部症状会在几周内缓解，因此要避免过度治疗。

参考文献

1 Australian Acute Musculoskeletal Pain Guidelines Group. *Evidence-Based Management of Acute Musculoskeletal Pain: A Guide for Clinicians.* Bowen Hills: Australian Academic Press, 2004.

2 Cooke G et al. Common general practice presentations and publication frequency. Aust Fam Physician, 2013; 42(1): 65–8.

3 Sloane P, Slatt M, Baker R. *Essentials of Family Medicine.* Baltimore: Williams & Wilkins, 1988: 228–35.

4 Barton S, ed. *Clinical Evidence.* London: BMJ Publishing Group, 2001: 772–87.

5 Aktas I, Akgun K. Thoracolumbar junction syndrome. Bogazici Tip Dergisi, 2014; (1): 129–31. (For further reference, see Maigne R. Manipulation of the spine. In: Basmajian JV, ed. *Manipulation, Traction and Massage.* Paris: RML, 1986: 71–96.)

6 Wheeler LP, Karran EL, Harvie DS. Low back pain: can we mitigate the inadvertant psycho-behavioural harms of spinal imaging? Aust J Gen Pract, September 2018; 47(9). Available from: https://www1.racgp.org.au/ajgp/2018/september/low-back-pain, accessed March 2021.

7 Maigne R. Manipulation of the spine. In: Basmajian JV, ed. *Manipulation, Traction and Massage.* Paris: RML, 1986: 71–96.

8 Bardin LP, King P, Maher CG. Diagnostic triage for low back pain: a practical approach for primary care. Med J Aust, 2017; 206(6): 268–73.

9 Low back pain [published 2017]. In: *Therapeutic Guidelines* [digital]. Melbourne: Therapeutic Guidelines Limited; 2017. www.tg.org.au, accessed September 2019.

10 Kamper SJ, Maher CG, Buchbinder R. Non-specific low back pain: manage initially with reassurance, activity and analgesia. Modern Medicine, June 2013: 19–35.

11 Hill JC et al. Comparison of stratified primary care management for low back pain with current best practice (STarT Back): a randomised controlled trial. Lancet, 2011; 378: 1560–71.

12 Rubinstein SM et al. Spinal manipulative therapy for acute low-back pain. Cochrane Database of Syst Rev, 2012; Issue 9: CD008880.

13 French SD et al. Superficial heat or cold for low back pain. Cochrane Database of Syst Rev, 2006; Issue 1: CD004750.

14 Hayden J et al. Exercise therapy for treatment of non-specific low back pain. Cochrane Database of Syst Rev, 2005; Issue 3: CD000335.

15 Chou R et al. Non-invasive treatments for low back pain. Agency for Healthcare Research and Quality 2016. Available from: www.effectivehealthcare.ahrq.gov, accessed 23 May 2018.

16 Saragiotto BT et al. Paracetamol for low back pain. Cochrane Database of Syst Rev, 2016; Issue 6: CD012230.

17 van der Gaag WH et al. Non-steroidal anti-inflammatory drugs for acute low back pain. Cochrane Database of Syst Rev, 2020; Issue 4: CD013581.

18 van Tulder MW et al. Muscle relaxants for non-specific low back pain. Cochrane Database of Syst Rev, 2003; Issue 2: CD004252.

19 Staal JB et al. Injection therapy for subacute and chronic low-back pain. Cochrane Database of Syst Rev, 2008; Issue 3: CD001824.

20 Gibson JNA et al. Surgery for lumbar disc prolapse. Cochrane Database Syst Rev, 2002; Issue 2: Art No. CD001350.

21 Rubinstein SM et al. Benefits and harms of spinal manipulative therapy for the treatment of chronic low back pain: systematic review and meta-analysis of randomised controlled trials. BMJ, 2019; 364: l689.

22 Wegner I et al. Traction for low-back pain with or without sciatica. Cochrane Database of Syst Rev, 2013; Issue 8: CD003010.

23 Furlan AD et al. Acupuncture and dry-needling for low back pain. Cochrane Database of Syst Rev, 2005; Issue 1: CD001351.

24 van Duijvenbode I et al. Lumbar supports for prevention and treatment of low back pain. Cochrane Database of Syst Rev, 2008; Issue 2: CD001823.

25 Royal College of General Practitioners et al. *Clinical Guidelines for the Management of Acute Low Back Pain.* London: RCGP, 1996.

26 Kuritzky L. Low back pain. Family Practice, Audio-Digest California Medical Association: 1996; 44: 14.

27 Deyo RA. Acute low back pain: a new paradigm for management. Br Med J, 1996; 313: 1343–4.

28 Qaseem A et al. Noninvasive treatments for acute, subacute, and chronic low back pain: a clinical practice guideline from the American College of Physicians. Ann Intern Med, 2017; 166(7): 514–30.

29 Rasmussen-Barr E et al. Non-steroidal anti-inflammatory drugs for sciatica. Cochrane Database of Syst Rev, 2016; Issue 10: CD012382.

30 Weber H. Lumbar disc herniation: a controlled prospective study with 10 years observation of patients with sciatica. Spine, 1983; 8: 131–40.

31 Urquhart DM et al. Antidepressants for non-specific low back pain. Cochrane Database of Syst Rev, 2008; Issue 1: CD001703.

32 Blomberg S, Svardsudd K, Mildenberger F. A controlled, multicentre trial of manual therapy in low back pain. Scand J Prim Health Care, 1992; 10: 170–8.

33 Parreira P et al. Back schools for chronic non-specific low back pain. Cochrane Database of Syst Rev, 2017; Issue 8: CD011674.

第 29 章　淤血与出血

我爸爸是一副蓝绿色瘀伤的面具。

查尔斯·狄更斯(1812—1870)(译者注:英国人,批判现实主义作家,评论家,一生创作 14 部小说。
这句话引自他的小说《尼古拉斯·尼克贝》)

许多病人主述皮肤上容易出现淤血,但仅有少数被证实有血液疾病。紫癜(purpura)是指血液流进皮肤或黏膜,表现为多处的小血管出血,按压后不会褪色。较小的紫癜性病变直径小于 2mm(针头大小)称为瘀点,较大的紫癜性病变称为瘀斑(图 29.1)。

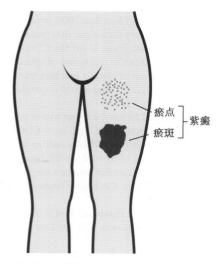

图 29.1　紫癜性皮疹(瘀点、瘀斑)

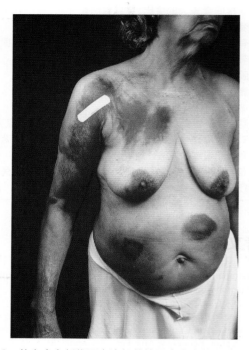

图 29.2　伴有全身纤维蛋白溶解的糖尿病病人的严重出血。注意在腹壁注射胰岛素和肩关节注射后发生出血
图片由 Hatem Salem 提供。

淤血(bruises)是皮下出血造成的大面积出血。如果是异常的淤血,且与创伤的范围不成比例,则提示凝血障碍(图 29.2)。损伤后止血的三个自然途径是血管收缩、血小板堵塞的形成和凝血因子的激活。

鉴别诊断

因潜在全身性血管炎所致的"可触及的紫癜"是一个重要的需要鉴别的问题。瘀点是隆起的,所以用手指触诊很重要。病因是影响小血管的潜在的血管炎(如结节性多动脉炎)。

决定对哪些病人实施辅助检查是很困难的,取决于出血问题是局部原因还是全身病变[1]。识别出血性疾病

是很重要的,因为这影响到外科手术、妊娠、用药和遗传咨询等。

关键事实和要点

- 紫癜 = 瘀点 + 瘀斑。
- 异常出血主要是由于:①血小板疾病;②凝血机制疾病;③血管疾病。
- 在对出血性疾病病人的评估中,完整的病史是无可替代的。
- 评估个人史和家族史,是识别出血性疾病的第一步。
- 当病人主诉"很容易出现淤血"时,重要的是要排除骨髓疾病导致的血小板减少及凝血因子异常(如血友病)等。
- 药物治疗(如阿司匹林、非甾体抗炎药、细胞毒性药物和口服抗凝剂)是获得性出血性疾病最常见的病因。

- 一般来说,血小板缺陷引起的出血是自发性的,呈现为点状皮疹,在创伤后或割伤后立即出现[1]。出血通常是黏膜出血(如牙龈出血、月经出血、鼻出血和瘀点)。
- 实验室评估应以临床印象为导向。
- 凝血因子缺乏引起的出血通常是创伤性和延迟性的(例如血友病病人拔牙 24 小时后出血)。
- 即便是存在不可否认的出血性疾病,甚至存在严重的出血状态,但常规筛查试验的结果有时可能是正常的。因此,需要进行二线的辅助检查。

临床障碍的原因

全身性出血性疾病有 3 种主要的发病机制(Virchow 三联征):

- 凝血缺陷(循环系统的凝血因子的减少或抑制)
- 血小板异常:血小板的数量或功能异常
- 血管缺损:血管内皮细胞的缺损

出血性疾病也可以被分为原发性或继发性止血受损。最常见的原发性止血障碍包括血管性血友病(vWD)、血小板减少症、血小板功能障碍。继发性止血障碍的例子包括纤维蛋白形成障碍和血友病[2]。

全身出血性疾病的鉴别诊断清单见**表 29.1**[1]。

临床方法

鉴别出血问题的凝血因子缺陷和血小板障碍原因,通常可以通过仔细评估病史和身体检查来确定。

病史

提示存在全身性出血缺陷的因素包括:

- 自发性出血
- 严重或复发性出血发作,如鼻出血
- 多处出血
- 出血与创伤程度不成比例
- 皮肤出血
- 胃肠道出血
- 产后出血
- 拔牙/口腔出血
- 月经过多
- 肌间隙血肿或关节血肿

如果怀疑有出血倾向,必须确定局部病理因素是否与出血有关(如术后出血、产后出血、消化道出血)。

诊断要领

- 血小板异常表现为外伤后早期出血。
- 凝血因子缺陷的表现是在正常血小板达到初始止血后发生延迟性出血。

表 29.1　全身出血性疾病的鉴别诊断

血管性疾病

遗传性的
- 遗传性出血性毛细血管扩张症
- 马方综合征,其他结缔组织疾病

获得性的
- 老年性紫癜
- 感染(如脑膜炎球菌、麻疹、登革热)
- 过敏性紫癜(译者注:Henoch-Schönlein purpura 缩写 HSP,又名 IgA 血管炎,是幼儿期最常见的血管炎)
- 维生素 C 缺乏症(坏血病)
- 疼痛的瘀伤综合征

血小板障碍

遗传性的
- 范科尼综合征(Fanconi syndrome)
- 格兰兹曼病(Glanzmann disease)

获得性的(免疫性的)
- 特发性(免疫性)血小板减少性紫癜
- 再生障碍性贫血
- 药物引起的血小板减少症(如肝素)
- 血栓性血小板减少性紫癜
- 输血后紫癜

非免疫性的
- 弥散性血管内凝血(DIC)
- 骨髓增生性疾病
- 肾衰竭/尿毒症
- 骨髓移植(如白血病)或骨髓衰竭

凝血障碍

遗传性的
- 血友病 A
- 血友病 B
- 血管性血友病

获得性的
- 弥散性血管内凝血
- 维生素 K 缺乏症
- 口服抗凝剂治疗或药物过量
- 获得性血友病
- 肝病

- 既往对凝血压力(如拔牙、包皮环切或妊娠)的正常反应,表明是获得性问题。
- 如果是获得性问题,应该寻找"MILD"证据:肿瘤(malignancy)、感染(infection)、肝病(liver disease)、药物(drugs)。
- 诊断策略归纳见**表 29.2**。

家族史

阳性家族史可作为诊断的阳性依据:

- 性连锁隐性模式:血友病 A 或血友病 B

29

表 29.2　紫癜的诊断策略模型

概率诊断

单纯性紫癜(容易淤血综合征)

老年性紫癜

类固醇诱导性紫癜

特发性血小板减少性紫癜

过敏性紫癜(赫诺克·舍恩莱茵紫癜)

肝病,尤指酒精性肝硬化

血管内压力增加,如咳嗽、呕吐

不能遗漏的严重疾病

恶性疾病

- 白血病
- 骨髓瘤

再生障碍性贫血

骨髓纤维化

严重感染

- 败血症
- 脑膜炎球菌感染
- 麻疹
- 伤寒
- 登革热/基孔肯亚病
- HIV 和其他血液传播病毒(如丙型肝炎病毒)

弥散性血管内凝血

血栓性血小板减少性紫癜

脂肪栓塞

陷阱(经常遗漏的)

血友病 A、血友病 B、血管性血友病

输血后紫癜

创伤(例如家庭暴力、虐待儿童)

罕见

- 遗传性出血性毛细血管扩张症(Osler-Weber-Rendu 综合征)
- 埃勒斯-当洛(Ehlers-Danlos)综合征
- 坏血病
- 范科尼综合征

7 种戴面具问题的清单

药物

- 丙戊酸钠
- 各种抗生素
- 奎尼丁
- 噻嗪类利尿剂
- 非甾体抗炎药 / 水杨酸盐类药物
- 细胞毒药物
- 口服抗凝剂 / 肝素

贫血

- 再生障碍性贫血

精神因素

- 人为紫癜

- 常染色体显性模式:血管性血友病,异常纤维蛋白原性贫血
- 常染色体隐性遗传模式:凝血因子 V、凝血因子 Ⅷ、

表 29.3　出血史核查单

皮肤淤血	扁桃体切除术
鼻出血	其他手术
外伤	分娩
家庭暴力	血尿
月经过多	直肠出血
关节血肿	药物
拔牙	家族史
不寻常的血肿	共病(如肝病、肾病)

凝血因子 X 缺乏

询问病人是否注意到尿或大便带血,女性是否有月经过多。**表 29.3** 列出了出血史核查单,应尽可能记录瘀伤的实际大小和频率,若在就诊时没有瘀伤,再次出现瘀伤应及时就诊。

关键的提问

- 你出现这个问题有多长时间了?
- 你记不记得是否有碰撞或跌倒造成了淤血?
- 哪种外伤容易让你出现淤血?
- 你有没有注意到其他地方出血,比如鼻或牙龈?
- 你家里是否有人有过淤血或出血?
- 你的总体健康状况怎么样?
- 你是否感到劳累、体重减轻、发热或夜里出汗?
- 你之前有没有注意到自己有病毒感染性疾病或咽喉痛?
- 你喝多少酒?
- 你以前拔牙的时候发生过什么事?
- 你的关节有过肿痛的情况吗?

注:经验证的出血评估工具对血管性血友病(冯·威尔布兰德病)的诊断有帮助。

用药史

必须获得完整的用药史。以下为药物及其反应的举例:

- 血管性紫癜
  - 泼尼松/其他类固醇激素
- 血小板减少症
  - 细胞毒性药物
  - 卡马西平
  - 金制剂
  - 丙戊酸钠
  - 肝素
  - 雷尼替丁
  - 磺胺类药
  - 奎宁、奎尼丁
  - 噻嗪类利尿剂

- 青霉素、万古霉素
- 氯霉素
- 血小板功能异常
  - 阿司匹林
  - 非甾体抗炎药
- 凝血因子缺乏性疾病
  - 华法林
  - 直接口服抗凝剂(如达比加群,利伐沙班)

身体检查

仔细检查皮肤很重要。注意出血的性质和皮疹的分布,这是过敏性紫癜的特征。老年性紫癜多见于手背、前臂伸面及小腿。腿部紫癜提示血小板疾病、脑膜炎球菌败血症和异常蛋白血症;手指和足趾紫癜提示血管炎。

注意口唇和口腔黏膜是否有遗传性毛细血管扩张症的证据。牙龈肥大可在单核细胞白血病中出现。应寻找恶性肿瘤的证据,如胸骨压痛、淋巴结肿大和脾大。应检查眼底寻找是否有视网膜出血的证据。应做尿液分析,寻找血液(镜下或直观)的证据是很重要的。

辅助检查

初步选择的检查包括全血细胞计数、血涂片和基础凝血检查。基础凝血检查包括凝血酶原时间(PT)、国际标准化比值(INR)和活化部分凝血活酶时间(aPTT)。

若怀疑凝血缺陷,需要以下进一步检查:

- 纤维蛋白原水平
- 凝血酶时间(TT)
  若怀疑血小板异常:
- 血小板计数和血涂片
- 血小板功能分析仪(PFA-100)
  如果怀疑遗传疾病:
- 因子Ⅷ
- 血管性血友病因子活性
- 血管性血友病因子抗原

全血细胞计数检查和血涂片检查有助于查明病因。血小板形态学对遗传性血小板疾病的诊断有指导意义。其他复杂的辅助检查,如血管性血友病筛查和血小板聚集实验(如 PFA-100),可由会诊的血液学专家提供建议。骨髓检查是相当有价值的检查之一,它有助于排除血小板减少的继发原因,如白血病、其他骨髓浸润性疾病和再生障碍性贫血。

其他需要考虑的检查:红细胞沉降率/C 反应蛋白、自身免疫筛查、肾功能检查、肝功能检查、血清电泳、皮肤活体组织检查。注意由于实验室错误导致的假性血小板减少症,可以通过血液涂片检查来排除,并考虑重复采样。

表 29.4 归纳了适当的辅助检查,**表 29.5** 归纳了凝血因子缺陷的血液改变。

表 29.4　对容易出现淤血病人的实验室辅助检查清单

全血细胞计数
血小板计数
凝血酶原时间(PT)和国际标准化比值(INR)
凝血酶时间(TT)
活化部分凝血活酶时间(aPTT)

表 29.5　凝血因子问题引起的血液改变

指标	血友病 A	血管性血友病	维生素 K 缺乏症
凝血酶原时间	正常	正常	↑
活化部分凝血活酶时间	↑	↑	↑
凝血酶时间	正常	正常	正常

儿童异常出血

儿童异常出血并不罕见。再次强调的是,临床病史,特别是既往和家族史,能提供最有价值的信息。重要的是,在接诊“容易淤血”的儿童时,要想到非意外的损伤,如儿童虐待。然而应当排除出血性疾病,尤其是血小板疾病。儿童的剧烈的咳嗽或呕吐,会导致眼睑及其周围有瘀点。

如果有广泛的淤血,或者包皮环切术或扁桃体切除术等手术后长时间出血,则在临床上通常要怀疑血友病和血管性血友病等凝血障碍。

一种常见的情况是新生儿发生出血性疾病,这是一种自限性疾病,通常在出生后第二或第三日出现,病因是缺乏依赖维生素 K 的凝血因子。对新生儿常规地预防性使用维生素 K 基本上消除了这个问题。

特发性(免疫性)血小板减少性紫癜(ITP)是儿童最常见的原发性血小板疾病。不论急性和慢性病变都存在免疫学基础问题。诊断依赖于外周血涂片和血小板计数。血小板计数一般低于 50 000/mm³(50 × 10⁹/L)。儿童急性特发性血小板减少性紫癜可在 4 至 6 周内自行缓解[3]。

儿童最常见的血管缺陷是:

- 过敏性紫癜
- 感染状态
- 营养缺乏(通常膳食维生素 C 不足)

🔖 过敏性紫癜[4]

过敏性紫癜(Henoch-Schönlein purpura,HSP)是一种 IgA 血管炎,是儿童最常见的血管炎。它累及小血管,出现白细胞破碎性血管炎,呈现典型的非血小板减少性紫癜、大关节关节炎和腹痛三联征。其皮疹分布特征有助于临床诊断,皮疹(可触及的紫癜)多分布于下肢,延伸至臀部(**图 29.3**),但也可累及上肢、躯干甚至面部。

29

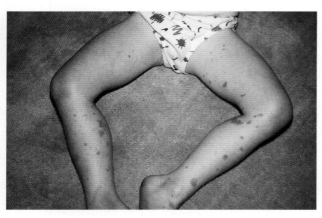

图 29.3 5 岁男童过敏性紫癜,显示出下肢皮疹的典型分布

　　过敏性紫癜的发病通常在上呼吸道感染之后,包括 A 族链球菌扁桃体咽炎。

　　出血时间、凝血时间、血小板计数均正常。预后良好;大多数人在几个月内就能完全康复。

临床特征

- 各年龄段均可发病,主要是儿童
- 皮疹,主要分布于臀部和腿部(**图 29.4**)[5]
- 皮疹可出现于手、上臂和躯干
- 关节炎(2/3 的病人):主要是踝关节和膝关节

- 腹痛:常为绞痛(胃肠道血管炎)
- 血尿(90% 的病人):提示肾炎

相关临床表现

- 肾脏受累:IgA 免疫复合物沉积(严重并发症)
- 便血
- 肠套叠
- 阴囊受累

辅助检查

- 全血细胞计数(如果血小板或白细胞异常,可考虑其他诊断)
- 尿液检查:蛋白尿和血尿。尿标本离心,镜下有管型

管理

- 主要是对症治疗——镇痛药。
- 无特效治疗。
- 短期类固醇治疗腹痛(除外肠套叠)。
- 如果出现血尿,随访尿镜检及肾功能,特别是症状未缓解的病人(约 5%)。

 诊断三联征:关节痛 + 紫癜皮疹 ± 腹痛➔过敏性紫癜

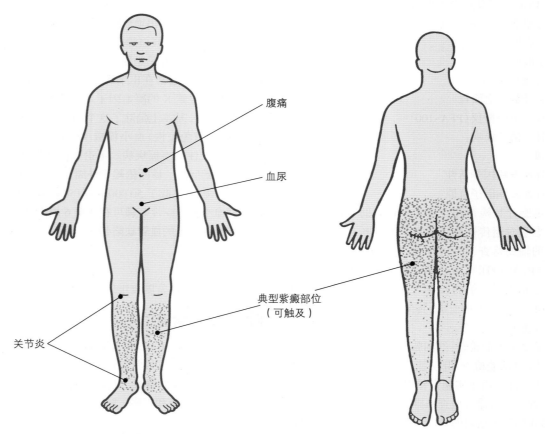

图 29.4 过敏性紫癜的典型分布

29

感染状态

感染状态(infective states)指与严重感染有关的紫癜,如脑膜炎球菌血症和其他败血症,主要是由于严重的血管炎。通常随后出现弥散性血管内凝血[3]。

血管、血小板、凝血功能障碍

血管功能障碍的特征:
- 瘀青或皮下出血
- ±黏膜出血
- 辅助检查正常

老年人的异常出血

最常见原因是老年性紫癜和类固醇所致紫癜[6],这两种情况都是血管支持组织萎缩而导致出血。

单纯性紫癜(容易淤血综合征)

单纯性紫癜(simple purpura)(容易淤血综合征)是一种良性疾病,通常发生于 20 多岁或 30 多岁的健康女性。特点是轻微创伤后手臂、腿部和躯干出现淤血。病人可能会主诉月经过多。病人止血机制面临的主要挑战,如拔牙、分娩和手术等情况,不会因过度失血而变得复杂。

人为紫癜

人为紫癜(factitial purpura)指不明原因的淤血或出血,并可能提示有自我虐待或他人虐待。自我虐待导致的淤血通常在腿部或病人容易触及的其他部位。

血小板疾病

临床特征:
- 瘀点和/或瘀斑
- 黏膜出血
- 血小板计数 <50 000/mm³(50 × 10⁹/L):正常参考范围(150~400)× 10⁹/L

特发性(免疫性)血小板减少性紫癜[idiopathic (immune) thrombocy-topenic purpura, ITP]

临床特征[6]
- 儿童急性发病
- 容易出现淤血和瘀点

- 鼻出血、牙龈出血、月经过多常见
- 没有全身性疾病
- 脾大罕见
- 孤立性血小板减少:血小板可能 <20 000/mm³(20 × 10⁹/L)
- 其他血细胞正常
- 其他身体检查正常
- 骨髓正常,巨核细胞正常或增加(应排除急性白血病和再生障碍性贫血)

诊断三联征: 淤血 + 口腔出血 + 鼻出血 ➡ 特发性血小板减少性紫癜

免疫异常所致的血小板减少有两种截然不同的临床类型:
- 儿童时期的急性血小板减少症:好发于儿童,常发生于病毒感染后。
- 慢性特发性血小板减少性紫癜:自身免疫性疾病,好发于成年女性;所有的病例都应转诊到专科医院。

儿童期急性血小板减少症

儿童期急性血小板减少症(acute thrombocytopenia of childhood)是病毒感染造成的,因感染产生了针对血小板的交叉反应抗体。

病人有自发性出血的早期风险,因此应该转诊或住院,特别是血小板计数 <30 × 10⁹/L,或有活动性出血时。

预后良好,有 90% 的病例在 6 个月内自限性地恢复正常。不过今后如有病毒感染,可复发。其余的病例进入慢性的特发性血小板减少性紫癜。

可用免疫球蛋白或类固醇(强的松或地塞米松)治疗。

慢性特发性(免疫性)血小板减少性紫癜

慢性特发性(免疫性)血小板减少性紫癜[chronic idiopathic (immune) thrombocytopenic purpura]是一种复发性疾病,很少自发缓解,可能需要使用泼尼松龙或生物制剂进行治疗,如利妥昔单抗。应该详细询问病人的用药史。有些需要行脾切除术,但要尽可能地避免这个手术,特别是对年幼的儿童,因为术后有严重感染的风险,特别是肺炎链球菌感染[6](见本章下文)。

血栓性血小板减少性紫癜

血栓性血小板减少性紫癜(thrombotic thrombocytopenic purpura)是一种不常见的危及生命的综合征,其特点是溶血性贫血、血小板减少、极高乳酸脱氢酶。临床特征包括发热(非传染性)、神经和肾脏异常。缺陷在于血浆中缺少一种特殊的蛋白酶。

凝血障碍

临床特征:

29

- 皮肤瘀斑
- 关节血肿和肌肉血肿
- 通常为创伤性和迟发性

血友病 A 和血友病 B 等遗传性疾病不常见,仅有一种因子的缺乏;而获得性疾病,如弥散性血管内凝血是比较常见的,常常涉及到数种抗凝因子(**表 29.6**)。

表 29.6　凝血因子的国际命名

因子	常见同义词
I	纤维蛋白原
II	凝血酶原
III	不再使用
IV	钙离子
V	促凝蛋白原
VI	不再使用
VII	转化素原(组织因子)
VIII	抗血友病因子 A/抗血友病球蛋白
IX	抗血友病因子 B(Christmas 因子)
X	Stuart-Prower 因子
XI	血浆凝血活酶前体
XII	Hageman 因子,接触因子
XIII	纤蛋白稳定因子

血管性血友病[7]

血管性血友病(von Willebrand disease,vWD)是最常见的凝血障碍性疾病(发病率约 1%),通常症状轻微,预后良好[7]。有多种亚型,最温和的 I 型约占 75%。

临床特征

- 常染色体显性遗传(常见类型)
- 男、女性发病率相同
- 典型表现为黏膜皮肤出血
- 出血时间延长
- 阿司匹林加重出血倾向
- 血小板正常(普通型)
- 创伤部位有血小板黏附缺陷伴凝血因子 VIII 缺乏[7]
- 活化部分凝血活酶时间延长
- 血管性血友病因子抗原阳性(低)
- 血管性血友病因子瑞托斯霉素(低)
- 血管性血友病因子胶原结合试验
- 月经增多和鼻出血常见
- 关节血肿罕见

 诊断三联征:月经过多 + 淤血 + 出血增加(①切口;②牙龈;③黏膜)➔血管性血友病

治疗

- 无特殊治疗。
- 避免使用阿司匹林(包括阿司匹林泡腾片)、非甾体抗炎药(NSAID)、肌内注射。
- 谨慎使用外科和牙科手术。
- 必要时可使用精氨酸加压素、凝血因子浓缩物和氨甲环酸等。

血友病 A(haemophilia A)

临床特征

- 病态的自发性关节积血,特别是膝关节、踝关节和肘关节
- X 连锁隐性遗传模式
- 总是男性发病(1/5 000)
- 如果父亲患血友病,母亲是携带者,则理论上女性也可患病
- 导致发病的人类基因缺陷已被确定
- 严重程度分级:
  - 重度:自发性出血
  - 中度:轻微外伤或术后出血
  - 轻度:重大创伤或大型手术后出血
- 凝血因子 VIII 缺失
- 活化部分凝血活酶时间延长
- 正常凝血酶原时间和纤维蛋白原
- 许多 HIV、乙型肝炎或丙型肝炎(输注浓缩凝血因子 VIII)感染者血清反应阳性。
- 低血小板计数应怀疑与特发性血小板减少性紫癜相关的 HIV 感染[7]

 诊断三联征:自发性关节出血 + 肌肉出血 + 迟发性出血➔血友病 A

治疗

- 输注重组凝血因子 VIII 浓缩物[8]
- 禁用阿司匹林

血友病 B(haemophilia B)(Christmas 病)

临床特征

- 与血友病 A 相同的临床特征
- 也是 X 连锁隐性遗传模式
- 发病率:1/30 000
- 缺乏凝血因子 IX
- 除了特定的凝血因子分析外,其他辅助检查结果与

血友病 A 相同
- 治疗可输注重组凝血因子IX浓缩物

脾切除

脾切除(splenectomy)的主要适应证:
- 特发性血小板减少性紫癜
- 溶血性贫血,特别是遗传性球形红细胞增多症
- 脾功能亢进
- 创伤
- 霍奇金/非霍奇金淋巴瘤

脾切除术后管理[9]

术后直接的问题是血小板增多(血小板计数升高达到 $600 \times 10^9/L \sim 1\,000 \times 10^9/L$),持续 2~3 周,有血栓栓塞的风险。

长期风险是难以控制的感染(如肺炎球菌,特别是流感嗜血杆菌和脑膜炎球菌),特别是脾切除术后 2 年的幼儿。对于择期手术,至少在手术前 2 周进行免疫接种。对于某些病人,如免疫功能严重低下,应考虑终身预防。

预防性的治疗

- 针对感染风险和早期识别的教育(特别注意到疟疾)。
- 肺炎球菌免疫接种:术前 2~3 周,每 5 年重复一次,妊娠时避免接种。
- B 型嗜血杆菌疫苗,如未接种,接种一次即可。
- 脑膜炎球菌疫苗,每 5 年接种一次。
- 流感疫苗,每年接种一次。
- 长期使用青霉素:阿莫西林,每日 1 次;或者青霉素 V,每日 2 次。
- 如发生感染,紧急住院治疗。

对异常出血的管理原则[1]

- 作出正确的诊断。
- 停止或避免使用影响止血系统的药物。
- 用合适的药物、血液制品和局部措施(如单纯压迫或局部使用凝血药物)控制出血发作。
- 输注合适的成分血来治疗凝血因子缺乏症和某些血小板疾病(如用凝血因子VIII治疗血友病 A,用新鲜冰冻血浆治疗多凝血因子缺乏)。
- 将有明确缺陷的病人转诊至血液病顾问医生或血友病中心。
- 指导对准备妊娠、手术或拔牙的病人制订预案。

转诊时机[1]

- 简单的止血措施(如简单压迫等局部治疗)不足以做

好对出血的管理
- 拟择期手术或计划妊娠的病人
- 血小板计数 $<30 \times 10^9/L$

临床要领

- 详尽的病史采集和身体检查,通常可查明出血性疾病的原因。
- 药物治疗可以暴露潜在的凝血障碍(如阿司匹林引起的血小板功能障碍可能使潜在的血管性血友病病人发生自发性出血)。
- 对任何口腔或鼻等部分异常出血、静脉穿刺时异常出血,或广泛瘀斑的急性病人,注意到弥散性血管内凝血,其临床表现多种多样,如败血症、产科急症、播散性恶性疾病、恶性疟疾和蛇咬伤。
- 注意可影响口服抗凝剂药效或引起血小板功能障碍的非处方疗法,如用银杏叶治疗。

资源

脾切除术的术后管理。澳大利亚脾脏健康网站 www.spleen.org.au
出血评估工具:https://www.southernpath.com.au/media/6606/thrombophilia.pdf.

参考文献

1 Mitchell CA, Dear A, Salem H. Bleeding disorders. In: *MIMS Disease Index* (2nd edn). Sydney: IMS Publishing, 1996: 69–71.
2 Tran HAM. Bleeding disorders: does this patient have an increased risk of bleeding? Common sense pathology. Australian Doctor, 2008, March.
3 McPherson J, Street A. Tests of haemostasis: detection of the patient at risk of bleeding. Australian Prescriber, 1995; 18(2): 38–40.
4 Perth Children's Hospital. Henoch-Schönlein purpura [March 2017]. Government of Western Australia Child and Adolescent Health Service, March 2021. Available from: https://pch.health.wa.gov.au/For-health-professionals/Emergency-Department-Guidelines/Henoch-Schonlein-pupura, accessed March 2021.
5 Thomson K et al. *Paediatric Handbook* (8th edn). Oxford: Wiley-Blackwell, 2009: 280–1.
6 Proven D et al. International consensus report on the investigation and management of primary immune thrombocytopenia. Blood, 2010; 115(2): 168–86.
7 Laffan MA et al. The diagnosis and management of von Willebrand disease. Br J Haemat, 2014: 167(4): 453–65.
8 Papadakis M, McPhee SJ. *Current Medical Diagnosis and Treatment* (52nd edn). New York: The McGraw-Hill Companies, 2013: 551–2.
9 Antibiotic [updated 2019]. In: *Therapeutic Guidelines* [digital]. Melbourne: Therapeutic Guidelines Limited; 2019. www.tg.org.au, accessed January 2019.

第 30 章　胸痛

有一种位于胸部的疾病,具有强烈而奇特的症状特征,它的危险是相当大的。它发作的位置,和那种被扼死的感觉,以及伴随而出现的焦虑,不知是否可以把它称为心绞痛。

威廉·赫伯登(1710—1801)(译者注:英国人,内科医生,风湿病学奠基人。他对医学的突出贡献包括强调观察的艺术、对观察的评判性评估,以及对病人的同情。这里引用的是他在病床边用袖珍本记下的观察记录)

胸痛(chest pain)是一种常见的主诉问题,因为引起胸痛的病因大多可危及生命,尤其是突发性胸痛,所以辨别胸痛原因对病人和医生来说都是一种挑战。这些病人需要应用 12 导联心电图快速评估。图 30.1 总结了急性胸痛的原因。

关键事实和要点

- 胸痛常提示冠心病急性发作,除非有证据证明是其他疾病。
- 即刻威胁生命的自发性胸痛病因包括:
  - 心肌梗死(MI)和不稳定型心绞痛(急性冠脉综合征,ACS)
  - 肺栓塞
  - 主动脉夹层
  - 张力性气胸

- 急性冠脉综合征的主要鉴别诊断包括主动脉夹层、心包炎、胃食管反流和痉挛、胆绞痛、换气过度综合征和 Takotsubo 压力相关心肌病。
- 在诊断缺血性心脏病时,病史仍然是最重要的临床依据。诊断心绞痛的关键是症状反复发作。
- 考虑不稳定型心绞痛=心肌梗死前症状。
- 症状不典型的心肌梗死可以大致对半分为非典型性或沉默型。多见于糖尿病、高血压、老年人和女性病人。

诊断模型

可以通过诊断策略模型(表 30.1)中的 5 个自我评估问题来分析胸痛。

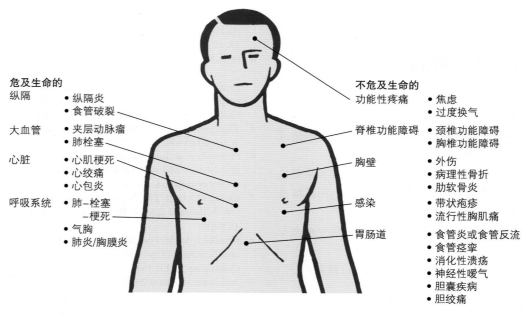

危及生命的
纵隔
- 纵隔炎
- 食管破裂

大血管
- 夹层动脉瘤
- 肺栓塞

心脏
- 心肌梗死
- 心绞痛
- 心包炎

呼吸系统
- 肺-栓塞
  -梗死
- 气胸
- 肺炎/胸膜炎

不危及生命的
功能性疼痛
- 焦虑
- 过度换气

脊椎功能障碍
- 颈椎功能障碍
- 胸椎功能障碍

胸壁
- 外伤
- 病理性骨折
- 肋软骨炎
- 带状疱疹
- 流行性胸肌痛

感染

胃肠道
- 食管炎或食管反流
- 食管痉挛
- 消化性溃疡
- 神经性嗳气
- 胆囊疾病
- 胆绞痛

图 30.1　急性胸痛的病因

概率诊断

在全科医学的临床中,最常见的胸痛是肌肉骨骼或胸壁疾病引起的,以及心因性疾病引起的。肌肉骨骼或胸壁的疼痛非常重要,但也常常被忽视,有时会被误诊为纤维组织炎或神经痛。其病因包括肋软骨炎、肌肉拉伤、胸椎关节功能障碍,以及下颈椎或上胸椎功能障碍,可伴有牵涉痛,并累及胸壁其他多个区域。胃食管反流很难与心绞痛鉴别。心绞痛也很常见且必须考虑到。如果心绞痛样症状持续发作超过 15 分钟,必须除外心肌梗死。

急性胸痛的红旗征

- 头晕/晕厥
- 手臂疼痛或沉重感/压榨感,左侧大于右侧;下颌痛
- 胸背痛
- 出汗/发汗
- 心悸
- 晕厥
- 咯血
- 呼吸困难
- 吸气时疼痛
- 面色苍白
- 既往史:贫血、糖尿病、高血压

不能遗漏的严重疾病

在诊断过程中,需要考虑恶性肿瘤、心肌缺血和严重感染这三种常见疾病(表 30.1)。此外,其他不常见的心血管疾病如主动脉夹层/主动脉瘤、肺栓塞,尽管不常见,但必须除外,尤其是该病的高风险病人。也应考虑到自发性气胸,尤其是消瘦的年轻男性病人。肺部恶性肿瘤引起的胸痛也较常见,如无症状肿瘤侵及神经或脊柱时可能会引起疼痛。

导致胸痛的严重感染包括肺炎/胸膜炎、心包炎和纵隔炎。

陷阱

遗憾的是心肌梗死和心绞痛常常被忽略。脊柱功能障碍引起的牵涉痛,尤其是前方的牵涉痛常常被忽略。其他易漏诊的疾病有咳嗽所致的肋骨骨折、带状疱疹(发疹前),以及消化系统疾病如食管痉挛、食管反流、胆囊炎等。虽然机制尚不清楚,但二尖瓣脱垂也可引起胸痛,当遇到易发生心悸和胸痛及全身不适的女性时应考虑到此种情况,常表现为剧烈、一过性、非劳力所致的近心尖区疼痛。

常见陷阱

- 未意识到胸痛可能是冠状动脉疾病引起的。

表 30.1　胸痛的诊断策略模型

概率诊断
骨骼肌肉(胸壁)
心因性的
胃食管反流疾病
心绞痛
不能遗漏的严重疾病
心血管疾病
● 急性冠脉综合征
● 主动脉夹层
● 肺栓塞、肺梗死
● 心肌炎
肿瘤
● 肺癌
● 脊髓和髓膜肿瘤
严重感染
● 肺炎或胸膜炎/脓胸
● 纵隔炎
● 心包炎
气胸,尤其是张力性气胸
食管破裂
陷阱(经常遗漏的)
二尖瓣脱垂
食管痉挛
胆绞痛/急性胆囊炎
带状疱疹
肋骨骨折(如咳嗽骨折)
肋软骨炎
脊柱功能障碍
肌肉撕裂
罕见:
● Takotsubo 心肌病
● 胰腺炎;胆囊疾病
● 流行性胸肌痛
● 吸入可卡因(可加重缺血)
● 肥厚型心肌病
七个戴面具问题的清单
抑郁(可能)
贫血(间接性)
药物(如可卡因)
脊柱功能障碍
病人是否试图告诉我什么?
考虑功能性病因,尤其是焦虑或恐慌引起的过度换气(如 Takotsubo 心肌病,又称应激性心肌病)、阿片类药物依赖等

- 脊柱疾病引起的牵涉痛,尤其是低位颈椎。
- 认为焦虑病人出现的急性胸痛是精神性的。
- 认为累及左臂内侧的放射痛总是源于心脏疾病。
- 未注意到高达 20% 的心肌梗死是无症状的,尤其是老年病人。并且当肺栓塞累及主要肺静脉时,通常无痛。

30

七个戴面具问题

可能是脊柱功能障碍。低位颈椎的椎间损伤不易引起胸壁疼痛，但低位颈椎和高位胸椎关节面疾病常可引起胸壁牵涉痛。脊椎神经根病变很少引起胸壁痛。继发于骨质疏松症的病理性骨折或椎骨恶性肿瘤性疾病可引起胸壁疼痛。可卡因使用者会出现胸痛。

心因的考虑

心理因素导致的疼痛可发生在胸部的任何部位，多为连续性锐痛或刺痛，而不是紧缩性闷痛。伴随症状有心悸、深呼吸、乏力、震颤、兴奋和焦虑。非正常的压力、紧张、焦虑或抑郁可能造成疼痛常持续数小时或数日。

临床方法

病史

对疼痛行为的详细记录是诊断的关键。要用 SOCRATES 系统分析疼痛的一般特征（见第 82 章）（译者注：这里的 SOCRATES 是首写字母助记词，用来分析疼痛的躯体症状。S 表示疼痛部位，O 表示发作时间，C 表示疼痛特点，R 表示放射，A 表示关联体征，T 表示持续时间，E 表示加重或缓解因素，S 表示严重程度）。应牢记与严重医疗问题的关联，如糖尿病、马方综合征、贫血和结缔组织疾病（如全身性红斑狼疮、风湿性关节炎）。考虑冠状动脉危险因素。对于严重的急性疼痛，获取详细病史显然会受到限制。

伴随症状

- 晕厥：考虑心肌梗死、肺栓塞和动脉夹层/动脉瘤。
- 吸气时疼痛：考虑胸膜炎、心包炎、气胸和肌肉骨骼疾病（胸壁疼痛）。
- 胸背部痛：考虑脊柱疾病、急性冠脉综合征、心绞痛、主动脉夹层、心包炎和消化系统疾病如消化性溃疡、胆绞痛/胆囊炎、食管痉挛等。

关键的提问

- 疼痛的确切部位在哪里？你能准确地指出吗？
- 疼痛部位有转移吗？
- 可以详细描述你感受到的疼痛吗？
- 最后一次疼痛持续多长时间？是怎样缓解的？
- 疼痛是在劳累时发生，还是在休息时发生？
- 在寒冷的环境里有没有发生疼痛？
- 你还有其他症状吗，比如呼吸困难、晕眩、发热、恶心或呕吐、头晕、体重减轻、出汗或背痛？
- 呼吸、咳嗽、活动或按压该区域时疼痛是否加重？

- 你咳嗽时是否痰中带血？
- 你的疼痛是否与饮食有关？嘴里是否有苦味？
- 你在弯腰时和晚上躺在床上后会感到疼痛吗？
- 抗酸药可以缓解你的疼痛吗？
- 你是否注意过疼痛部位有无出现皮疹？
- 胸部或背部是否有外伤或受创？

身体检查

身体检查应该关注以下方面：

- 一般情况：动脉粥样硬化（角膜边脂肪浸润、血管壁增厚）、苍白和出汗（肺栓塞、心肌梗死、动脉夹层/动脉瘤）、有无度偏瘫（是否为主动脉夹层）。
- 脉搏：桡动脉和股动脉的搏动都要检查，检查桡动脉、股动脉搏动的性质，确定股动脉搏动是否存在。
- 血压、体温、呼吸频率、氧饱和度。
- 触诊胸壁、低位颈椎和胸椎：检查是否存在局部压痛、病理性骨折、脊柱功能障碍、带状疱疹。
- 触诊双腿：检查有无深静脉血栓形成的证据。
- 胸部检查：检查有无气胸的证据。
- 胸部听诊：
  - 呼吸音减弱、叩诊为过清音和触觉语颤增强→气胸
  - 胸部摩擦音→心包炎或胸膜炎
  - 下肺湿啰音→心力衰竭
  - 心尖部收缩期杂音→二尖瓣脱垂
  - 主动脉收缩期杂音→近端夹层（主动脉瓣反流）

  注：心肌梗死时，以上查体可能表现为阴性。但是病人可有湿冷、休克，听诊可闻及心音低钝、奔马律、收缩期杂音。主动脉夹层/动脉瘤的病人也会出现湿冷、休克，还可有股动脉搏动消失、轻偏瘫和主动脉瓣反流的舒张期杂音。

- 上腹部触诊：如有压痛，提示胆囊疾病或消化性溃疡。胸痛病人的体征如**图 30.2** 所示[1]。

辅助检查[1]

以下辅助检查尽管大多数比较复杂，并且局限于拥有影像科室的医院，但对作出诊断有一定的价值。对于全科医生而言，进行基本的辅助检查很有必要。如心电图、胸部 X 线和心肌酶谱，大多数情况下有助于医生确诊。任何可疑胸痛的病人都应该做 12 导联心电图。

心电图

心电图检查可诊断心肌缺血和心肌梗死，但要清楚有些病人的心电图可表现为正常，如发病数分钟到数小时的早期急性心肌梗死。

心电图可以帮助鉴别心肌梗死、肺栓塞和心包炎。肺栓塞病人的心电图表现可表现为正常，但如果存在大

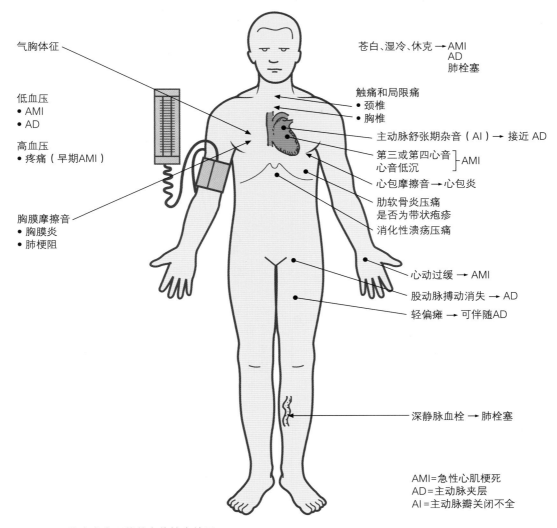

图 30.2 胸痛病人可能的身体检查结果

范围的栓塞可出现电轴右偏、右束支传导阻滞和右心室劳损。心包炎的心电图特点是低电压和 ST 段弓背抬高。

运动负荷试验

运动负荷试验在判断是否是心脏疾病引起的胸部疼痛方面具有重要意义。通过增加身体生理负荷如电动跑步机或踏车试验等方式引起的心电图变化，来判断是否有心肌缺血。

运动性铊扫描

放射性核素铊心肌灌注扫描是对运动负荷试验的补充。

门诊动态心电图监测

动态心电图监测对于发现潜在心肌缺血、变异性心绞痛、心律失常尤其有用。

胸部 X 线片

胸部 X 线检查时常规嘱病人深吸气并屏气。如果怀疑气胸，检查呼气相 X 线片。

血糖

与糖尿病有关的试验。

血红蛋白和血涂片

贫血是可能相关因素。

血清酶

受损（坏死）的心肌组织释放细胞酶，是这种损害的标记：

- 肌钙蛋白 T 和肌钙蛋白 I（关键标志物）：就诊和两小时后（ADAPT 试验方案）
- 肌酸激酶（CK）和肌酸激酶同工酶（CK-MB）[2]

30

- 肌红蛋白

经胸超声心动图

可在心肌梗死的早期阶段应用。当心电图和酶都不能诊断出时,超声心动图可检测出心室壁运动异常。超声心动图负荷试验是一种实用的新技术,普通运动试验无法明确诊断时可采取此项检查。

经食管超声心动图(TOE)

为更灵敏的辅助诊断方法,可用于诊断动脉/夹层动脉瘤(可立即诊断)、人工瓣膜和栓塞。

同位素扫描

1. 锝-99m 焦磷酸盐扫描:
   - 心肌:诊断后侧壁心肌梗死伴束支传导阻滞
   - 肺:诊断肺动脉栓塞
2. 核素门控心血池扫描(放射性核素造影):能检查心肌梗死病人静息和运动时左心室的功能。

血管造影(动脉造影)

血管造影,包括 CT 血管造影,应具有选择性:
1. 冠状动脉:评估冠脉狭窄的情况
2. 肺:诊断肺栓塞
3. 冠脉 CT
4. MRI

冠状动脉钙扫描

由高速无创 CT 测出的钙分数,显示的是冠脉血管的钙量,它表示的是冠脉疾病的风险。0 分提示中期预后良好。

食管检查

- 内镜
- 吞钡
- 食管压力测定
- 一过性反射性核素检查

脊柱 X 线

- 颈椎
- 胸椎

胸痛的性质、部位和放射区域

心肌缺血[1]

冠状动脉疾病包括急性冠脉综合征(不稳定型心绞痛和心肌梗死)、稳定型心绞痛和其他变异型心绞痛。

心肌缺血(myocardial ischaemia)的典型胸痛区域分布如图 30.3 所示。胸骨后疼痛或心前区疼痛应考虑为心源性疼痛,除非有其他原因。

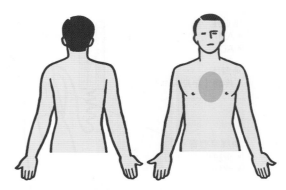

图 30.3   心肌缺血疼痛的典型部位

要牢记牵涉痛的疼痛部位,从脐到下颌,包括颈部、手臂、腹部和肩胛间区,见图 30.4。左臂的牵涉痛比右臂更常见。双臂的牵涉痛是急性心肌梗死的最佳提示指标。排除急性心肌梗死的最佳预测因素是胸膜性胸痛、锐痛和触诊产生的疼痛[3]。

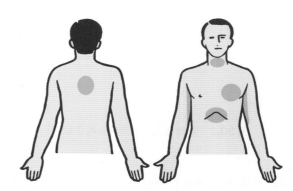

图 30.4   心肌缺血疼痛的其他部位

疼痛的性质常被描述为压痛、闷痛和紧缩感。病人经常使用"被拳头握紧"的感觉来说明这种压榨感。

放射痛的存在有助于鉴别心肌缺血引起的疼痛和心包炎引起的疼痛。询问诱发因素和缓解因素有助于鉴别缺血疾病和脊柱疾病引起的牵涉痛,伴随症状包括呼吸困难、恶心、呕吐和出汗。

如果胸骨后疼痛和心肌缺血的疼痛几乎相同,但诱因不是用力,而是弯腰、举重、伸拉和平卧,则可能为胃食管反流和食管炎。该类疾病常和缺血性心脏病混淆,该疾病也可引起左臂的放射痛。

稳定型心绞痛。疼痛一般持续几分钟(平均 3~5 分钟),通过休息和含服硝酸甘油可缓解。这种疼痛也可能是心律不齐造成的。

表 30.2 归纳了急性冠脉综合征的所有类型[5]。

表 30.2　急性冠脉综合征的类型

类型	血清标记物		心电图评估
	肌酸激酶	肌钙蛋白	
不稳定型心绞痛			
低风险	正常	不能被检测到	正常
高风险	正常	可检测到	ST 段压低
心肌梗死			
非 ST 段抬高	升高	可检测到	ST 段压低，无 Q 波
ST 段抬高	升高	可检测到	±Q 波或左束支传导阻滞

1. 心肌梗死　疼痛持续 15~20 分钟通常是心肌梗死。然而，它可在数分钟或 24 小时内缓解。这种疼痛常常非常剧烈且带有冲击性，疼痛程度也不同，偶尔发作时没有疼痛，常见于糖尿病病人。发作时可伴有苍白、出汗和呕吐。

2. 不稳定型心绞痛　包括静息型心绞痛、新发性心绞痛、梗死后心绞痛和冠脉手术后心绞痛。严重者可持续 15~20 分钟甚至更长时间。常被分为低风险心肌微小损伤和高风险心肌微小损伤。

> 为了更好地管理和治疗，需根据急性缺血性胸部疼痛的典型临床表现将其分为 ST 段抬高心肌梗死或急性冠脉综合征，急性冠脉综合征包括非 ST 段抬高心肌梗死和不稳定型心绞痛。

主动脉夹层

75% 的主动脉夹层（aortic dissection）病人会出现胸痛。主动脉夹层引起的疼痛常常是近于中线的胸骨后和肩胛间区的突发、严重的撕裂样疼痛（图 30.5）。可引起腹部、腰部和腿部的放射痛。一个重要的临床特征是脉搏双侧不对称（如颈动脉、桡动脉和股动脉）。冠状动脉和肾动脉栓塞也会出现类似的症状和体征。可发生偏瘫、主动脉瓣关闭或心脏压塞。检查包括经食管超声心动图、CT 血管造影和 MRI。

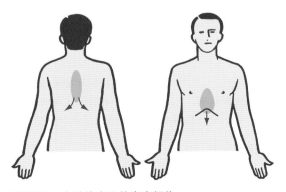

图 30.5　主动脉夹层的疼痛部位

肺栓塞[4]

随着肺动脉主干或其重要分支栓塞程度的加重，疼痛愈加明显，特别是当栓塞超过肺动脉干横截面的 50% 时。肺栓塞（pulmonary embolism）有三种类型：重度（阻塞性休克或血压 <90mmHg）、亚重度（急性右心室功能不全但无低血压）和非重度（低风险）。

在临床上，对本病作出诊断比较困难，特别是仅表现为呼吸困难而无疼痛时。本病可以是无症状的。肺栓塞通常表现为胸骨后疼痛（图 30.6），可能会出现晕厥和呼吸困难。另外，有大量栓子时会发生低血压、急性右心衰竭或心脏停搏。肺梗死的症状通常没有肺栓塞明显，常表现为胸膜炎性胸痛、咯血。肺梗死使约 10% 的肺栓塞病情变得复杂。确诊通常需要应用 CT 肺血管造影（最佳）或 V/Q 测定（见本章相关内容）和心电图（V_1~V_4 的 T 波）。Wells 评分对于风险分层是有用的概率指南。D-二聚体检测有助于排除不可能的肺栓塞。

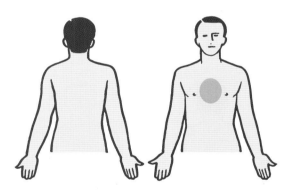

图 30.6　肺栓塞的疼痛部位

胸膜炎[6]

肺炎（病毒或细菌）、肺梗死、肿瘤浸润或结缔组织病（如全身性红斑狼疮）可引起胸膜炎（pleuritis）。

临床特征

- 经常突然发作
- 疼痛通常是局限性的，无放射痛
- 尖锐的刀割样痛
- 持续疼痛伴急性加重
- 深呼吸、打喷嚏和咳嗽时加重
- 可能伴随呼吸困难、咳嗽、咯血

流行性胸肌痛（Bornholm 病）

流行性胸肌痛（epidemic pleurodynia）表现为上呼吸道感染后出现单侧严重的刀割样间歇性胸痛和上腹部疼痛（"魔鬼之握"），可发生于任何年龄。其他症状包括发热、全身不适、头痛和肌痛。该病是由柯萨奇 B 组病毒引起的。胸部 X 线检查表现正常,可通过排除法明确诊断。可通过单一的镇痛药治疗缓解疼痛,病情可在一周内缓解。本病有复发的可能。

急性心包炎[6]

急性心包炎(acute pericarditis)的临床表现取决于病因,包括病毒(最常见)、结缔组织疾病、细菌、尿毒症或急性心肌梗死后。可能是特发性的。可能伴有发热、不适、疲劳和焦虑[6]。

- 体征:心包摩擦音、心动过速、奇脉
- 检查:心电图、X 线、超声心动图

心包炎会引起三种不同类型的疼痛:

1. 胸膜炎性疼痛(最常见),咳嗽和深吸气加重疼痛,有时吞咽会导致疼痛,平躺时疼痛加重,通过端坐可缓解或减轻。

2. 类似心肌梗死的胸骨后沉闷、压榨性疼痛。

3. 疼痛和心脏搏动同步,并且发生于心前区和左肩部。

偶尔有两种类型的疼痛同时存在,少数可有 3 种(**图 30.7**)。

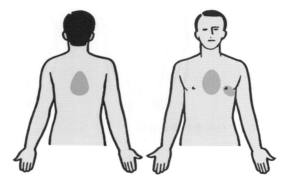

图 30.7　心包炎的疼痛部位

主要的体征是心包摩擦(通常是短暂的)。治疗取决于病因,可使用类固醇皮质激素(3 个月)加上阿司匹林或者秋水仙碱(1~2 周)[7]。

自发性气胸

病人若患有哮喘或肺气肿,急性起病,表现为胸膜炎性疼痛并伴呼吸困难时,常提示自发性气胸(spontaneous pneumothorax)。由胸膜下的"肺大疱"或小气囊破裂引起。常发生于年轻、消瘦且没有其他肺部疾病的男性。疼痛程度从轻微到严重,可以发生在胸部的任何部位,有时在胸骨后。疼痛的典型分布如**图 30.8** 所示。

诊断依靠 X 线等影像学检查。如果张力性气胸使病人疼痛、呼吸急促,则需进行紧急胸腔减压(见本章相关内容)。**表 30.3** 对急性胸痛的几种严重病因进行了比较。

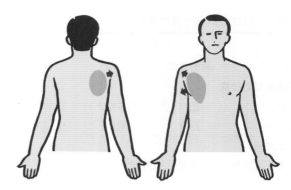

图 30.8　气胸的疼痛部位(右侧)

食管疼痛

食管疼痛(oesophageal pain)是胃食管反流引起食管炎,导致腹部灼烧痛或胸骨后疼痛,可伴下颌放射痛。平躺或弯腰疼痛加重,特别是饭后及晚上更频繁。如果存在食管痉挛则疼痛更剧烈。食管运动障碍可能单独发生,包括食管痉挛。疼痛可能放射至背部,但不常见(**图 30.9**)。进食可诱发疼痛,尤其是进食过热或过冷的食物、饮料。通过进食、服用硝酸甘油和其他的硝酸盐类药物能缓解症状。**表 30.4** 总结了心绞痛样食管疼痛和心脏疼痛的鉴别特征。**表 30.5** 概括了胸痛的消化系统病因[1]。

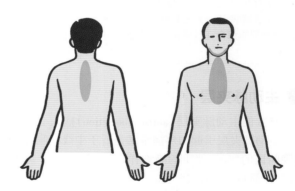

图 30.9　食管疼痛的部位

脊柱疼痛

脊柱源性疼痛(spinal pain)最常见的病因是低位颈椎和高位胸椎功能障碍(见第 27 章)。椎间盘膨出引起脊柱关节面或肋椎关节功能障碍导致牵涉痛(在低位颈椎相对常见,在高位胸椎少见)。这种牵涉痛可以出现在胸壁的任何部位,包括前胸壁,可与心源性疼痛混淆(**图 30.10**)。疼痛为隐痛和酸痛。用力、某些身体动作或深吸气时可加重疼痛。单侧神经根疼痛的常见原因是带状疱疹。

肋软骨炎[6]

肋软骨炎(costochondritis)可导致轻至中度前胸壁的疼痛,可放射至胸部、背部和腹部。通常呈单侧锐痛,会因

表 30.3 急性胸痛严重病因的比较

特点	心肌梗死	心绞痛	肺栓塞	主动脉夹层	心包炎	气胸
疼痛强度	+ → ++++	+	+ → +++	+++++	+ → +++	+ → +++
疼痛的性质	闷痛 压榨痛 钳夹样痛	闷痛 酸痛 紧缩感 烧灼感	隐痛 闷痛	绞痛 灼痛	闷痛 酸痛 ± 锐痛	紧缩感 锐痛 刺痛
疼痛部位	深 胸骨后	深 胸骨后	胸骨后	前胸痛	胸骨表面	侧胸
放射部位	喉部、下颌 左臂(常见) 右臂(不常见) 背部(不常见)	与心肌梗死类似	侧胸(胸膜炎)	胸壁前后 腰部到腹部 上肢	左臂(不常见) 右臂(罕见) 喉部(罕见) 背部	侧胸
病史	家族史,危险因素	家族史,危险因素	静脉炎 小腿疼痛 不能动 外科手术 恶性肿瘤	动脉粥样硬化 高血压 是否为马方综合征	病毒性感染 心肌梗死	哮喘 慢性阻塞性气道疾病 陈旧性肺结核
伴随症状	苍白、恶心、出汗、呕吐、呼吸困难、晕厥	喉部窒息	呼吸困难、晕厥、出汗、呕吐、发绀、躁动、咯血	晕厥、苍白、发绀 神经系统: 轻偏瘫 截瘫	发热 不适 ± 肋胸膜疼痛	呼吸困难 咳嗽 是否有发绀
脉搏	易变的 心律失常	易变的 心律失常	心动过速	两侧不对称 消失	如有积液,变弱	心动过速
心脏听诊	± 奔马律 心肌梗死杂音	发作时可有 S₃	肺动脉听诊区 S₂、S₃ 和 S₄ 均 心音减弱	± 主动脉瓣关闭不全杂音	± 心包摩擦音	
胸部听诊	基底部湿啰音		± 附加音			呼吸音减弱
胸部 X 线			± 局部血容量减少或梗死	纵隔增宽	如有渗出,心影增大	诊断——影像学检查
心电图	Q 波 ST 段抬高 T 波倒置(易变)	正常或 ST 段压低	电轴右偏 S₁、Q₃、T₃ 征	可能出现心肌梗死	ST 段弓背抬高	
特殊的鉴别诊断检查	血清酶:肌钙蛋 I 或 T 心脏扫描	负荷心电图 冠状动脉造影 锝扫描 酶化验	肺扫描 CT 肺血管造影 V/Q 扫描	经食管超声心动图 超声 大动脉血管造影 CT 扫描	超声心动图(如有积液)	

表 30.4 心绞痛样食管疼痛和心脏疼痛的鉴别

特点	支持食管性	支持心脏性	难以区分的
诱发因素	进食、体位	长期运动	情绪
缓解因素	抗酸药		休息,硝酸酯类药物
放射痛	上腹部	臂部	背部
伴随症状	胃灼热、反流、吞咽困难	呼吸困难	大汗

30

表 30.5 引起胸痛的胃肠道原因的比较

特点	胃酸反流	食管痉挛	消化性溃疡	胆囊疾病
部位	上腹部	胸骨后	胸骨后	右季肋部
放射痛	胸骨后 咽喉	背部	背部（十二指肠溃疡）	右肩胛区下 右肩顶
性质	灼痛	压缩样痛	持续痛	深痛
诱发因素	进食不易消化的食物酒、咖啡 平卧 弯腰	进食过热或过冷的食物和饮料	进食： • 胃溃疡：30min • 十二指肠溃疡：2~3h	油腻食物
缓解因素	站立 抗酸药	解痉药 硝酸甘油	抗酸药	双手抱膝位
伴随症状	反酸	吞咽困难	消化不良	胃肠胀气 消化不良

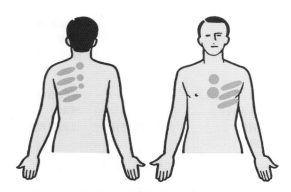

图 30.10 胸椎脊柱功能障碍可能的疼痛部位（左侧）

呼吸、身体活动或在一个特定的体位而加重。可能由于锻炼或上呼吸道感染所致，疼痛可持续数月。可受累肋骨的肋软骨胸骨结合处的压痛可明确诊断。需要和 Tietze 综合征鉴别，鉴别点为 Tietze 综合征在硬软肋骨结合处有梭形肿胀，见第 93 章。

心因性疼痛

心因性疼痛可发生在胸部的任何部位，通常位于左侧乳腺处，常无放射痛（图 30.11）。往往是持续性锐痛或刺痛。类似于心绞痛，但往往持续数小时或数日。通

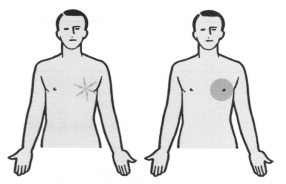

图 30.11 心因性疼痛的典型部位

常会因疲劳或情绪紧张而加重，可伴有呼吸短促、疲劳和心悸。

Da Costa 综合征（劳力综合征）为反复发作的固定性左侧乳腺部位疼痛，通常与焦虑或抑郁有关。

应激性心肌病（stress cardiomyopathy）或心碎综合征（broken heart syndrome）表现为急性胸痛和呼吸短促，类似于急性前壁心肌梗死，情绪紧张可引起儿茶酚胺释放导致左心室心尖球囊化，从而引起胸痛。通常用阿司匹林、β 受体阻滞剂和血管紧张素转换酶抑制剂进行治疗。大多数病人会完全康复。

儿童的胸痛

儿童的胸痛很少由严重疾病引起，但仍很重要，尤其是在青少年。美国的一项研究表明，儿童发生胸痛的平均年龄是 11.9 岁[8]。大多数情况下病因不明（可能是精神性的），常见的原因包括骨骼肌肉疾病、咳嗽诱发的疼痛、肋软骨炎、心因性障碍（包括换气过度）和哮喘[8]。见表 30.6。

12 岁以下儿童的胸痛常是心肺原因引起的，如咳嗽、哮喘、肺炎或心脏病，青少年的胸痛更可能是心因性疾病引起的。

肌肉骨骼疼痛的病因包括过度运动导致胸、肩、背部肌肉劳损，或踢足球、摔跤等运动导致的轻微创伤。

乳房疾病可以表现为胸痛。

心源性原因

心肌缺血在儿童非常少见，但运动型胸痛、长期糖尿病和镰状细胞贫血的青少年病人应考虑是否有心肌缺血。

🦴 心前区刺痛[9]

心前区刺痛（precordial catch，texidor twinge or stitch in

表 30.6　儿童胸部疼痛原因的诊断模型[8]

概率诊断

骨骼肌肉疾病（胸壁痛）

- 用力咳嗽（10%）
- 创伤
- 肌肉拉伤
- 肋软骨炎
- 心前区刺痛征（单侧）
- 哮喘

注：大部分病因未知（21%）

不能遗漏的严重疾病

血管

- 缺血性疼痛：器质性心脏病
- 心律失常（例如阵发性室上性心动过速）

感染

- 心包炎
- 心肌炎
- 肺炎
- 带状疱疹

其他

- 气胸
- 体位性心动过速综合征（POTS 综合征）

陷阱（经常遗漏的）

Kawasaki 综合征

乳腺疾病

吸入可卡因

罕见

- 流行性肌痛
- 食管炎或胃痛

病人是否试图告诉我什么？

心理性：压力、焦虑、抑郁（10%）

the side）在儿童和青少年中很常见，表现为单侧下胸壁疼痛，通常持续 30 秒到 3 分钟，多与运动有关，比如长跑。伸展身体、浅呼吸后再非常缓慢地深呼吸可缓解。

老年人的胸痛

随着年龄的增长，危及生命的心血管疾病——心肌梗死和心绞痛，夹层动脉瘤和主动脉破裂——逐渐增多，胸痛是老年人的一个重要症状。以胸痛为表现的老年病人最容易出现心绞痛或心肌梗死。其他需要考虑的重要疾病有带状疱疹、咳嗽、肋骨骨折、恶性肿瘤、胸膜炎、肺栓塞和胃食管反流。

⚡ 心绞痛（angina pectoris）

主要特征

- 25~64 岁人群发病率为 2%~3%[10]。
- 病史是诊断的基础。

- 心绞痛是压榨样不适，而不是疼痛，通常是短暂的，持续时间小于 10 分钟。
- 主要为胸骨后的疼痛，放射到手臂、下颌、咽喉和背部。
- 可能伴有气短、恶心、无力和出汗。
- 多发生在运动、情绪激动过程中、饱餐后或在寒冷时。
- 休息几分钟可以缓解或减轻。
- 除非心绞痛发作，否则身体检查通常无阳性体征。
- 与二尖瓣脱垂、食管痉挛和夹层动脉瘤的鉴别诊断非常重要。
- 心绞痛的病因总结见表 30.7。

表 30.7　心绞痛的原因

冠状动脉粥样硬化	罕见
瓣膜病变（如主动脉狭窄）	- 血管炎
快速心律失常	- 创伤
贫血	- 胶原病

注：注意发热和心动过速。排除贫血和甲状腺毒性。

心绞痛的变异形式[1,10]

- 稳定型心绞痛：疼痛发生于劳累后，通常可预测，且过去一个月症状没有改变。
- 不稳定型心绞痛（也称为恶化性心绞痛、梗死前心绞痛和急性冠状动脉功能不全）：心绞痛在很短的时间内加重（严重程度和持续时间），休息后可缓解。也可能在休息时发作，特别是晚上。可能最终导致心肌梗死，此时也常伴有症状的减轻。
  - 夜间型心绞痛。由不稳定的斑块所致。疼痛发生在夜间，与不稳定型心绞痛有关。
  - 卧位型心绞痛。疼痛发生在平躺时，坐起后缓解。
  - 变异型心绞痛或痉挛性心绞痛[5]。疼痛在休息时发作，没有明显诱因。心电图表现为典型的一过性 ST 段升高（相比之下，劳累性心绞痛典型的心电图是 ST 段下降），会导致冠状动脉痉挛，引起心肌梗死和心律失常。

辅助检查

心电图

可正常，也可显示缺血或早期梗死的证据。胸痛发作时心电图可能是正常或者出现 ST 段的明显压低、T 波倒置（图 30.12）或 T 波高尖。

运动负荷试验

约 75% 的严重冠状动脉疾病病人为阳性。如果怀疑诊断，且为了解预后或协助其他检查（如冠状动脉造影）

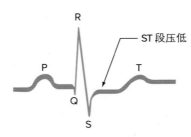

图 30.12　心绞痛的典型心电图：通常在发作时观察到
注：心绞痛无特异的心电图。心绞痛的心电图可与正常的心电图一致。

应行此检查。负荷试验阴性不能排除冠状动脉疾病。

运动负荷 201-铊（^{201}Th）扫描

该检查对诊断一些疑难情况如左束支传导阻滞（LBBB）、陈旧性心肌梗死和预激综合征（当运动负荷试验阴性时）和二尖瓣脱垂是有用的，假阳性率很高。因为铊可灌注到心肌组织，因此有助于明确心肌缺血是否可逆及其可逆程度。

动态心电图监测

有时需要监测间歇性节律紊乱。

核素门控心血池显像

这一检测是通过射血分数来评估心室功能的检查，并能辅助评估冠状动脉病人搭桥术后的心室功能。

超声心动图

用来检测整体和局部室壁活动是否异常，评估瓣膜功能不全及心包情况。

冠脉造影

可以准确评估冠状动脉的病变范围和严重程度（图 30.13），通常用于术前确定准确的冠状动脉解剖状态。冠脉 CT 在特定情况下提供了一种安全的替代方案。

心绞痛和冠状动脉病变的程度之间的关系是不恒定的，有些人有严重的心绞痛但冠状动脉是正常的。

冠状动脉造影适应证见**表 30.8**。

表 30.8　冠状动脉造影适应证

疑似左主干冠状动脉病变
对药物治疗耐药的心绞痛
疑似但未被确诊的心绞痛
急性冠脉综合征
心肌梗死后心绞痛
运动负荷试验强阳性
年龄超过 30 岁，正在考虑行外科手术的主动脉和二尖瓣疾病病人

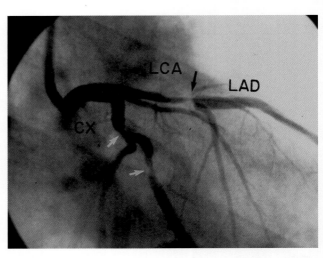

图 30.13　冠状动脉造影可见左冠状动脉（LCA）的近端左前降支（LAD）处狭窄（黑色箭头）。回旋支（CX）有两处中度严重狭窄（白色箭头）

稳定型心绞痛的管理

预防

对于那些有阳性家族史和不良生活方式的病人尤为重要。降低风险的因素包括：

- 戒烟
- 减轻体重
- 健康饮食/低脂饮食
- 运动
- 控制高血压
- 控制糖尿病
- 控制血脂

对稳定型心绞痛病人的一般建议

- 安慰病人：心绞痛一般预后良好，30% 者存活超过 10 年，并且可以自行缓解[10]。
- 注意所有危险因素。
- 如果病情稳定，可以适当活动如每日步行 20 分钟。
- 在不诱发心绞痛的强度下进行规律的锻炼。
- 如情绪紧张或有压力，需培养平和心态来对待生活，可以考虑压力管理和放松课程。
- 避免诱发因素。
- 不用过度地限制生活方式。

药物治疗[5,10]

急性发作和时有发作心绞痛

- 硝酸酯类：
  舌下含服硝酸甘油 300~600μg，最多 1 800μg
  或

400μg 的硝酸甘油喷雾剂：喷 1 次，疼痛如果持续，5 分钟后重复（最多 3 次）

或

舌下含服硝酸异山梨酯片 5mg，疼痛如果持续，5 分钟后重复（最多 3 片）

或

阿司匹林 150mg

或如果不能耐受硝酸酯类药物

给予硝苯地平片 5mg（吞服或嚼服）

硝酸甘油片服用提示：

- 如果服用两次后疼痛仍持续超过 10 分钟，则服用第三次并呼叫救护车
- 注意病人是否有头痛和其他不良反应
- 坐下服用药物
- 舌下含服用 1/2 片或 1 片，5 分钟后症状不缓解，可重复
- 15 分钟内最多服用 3 片
- 避光和热保存药品，打开药瓶超过 3 个月的药物或病人携带超过 2 日的药物不可服用
- 连服 3 片症状没有缓解建议就医

注：如果之前的 24 小时内服用了西地那非片或伐地那非片，或者 5 日前服用过他达拉非片，则避免使用硝酸酯类药物。

心绞痛预防[5]

中度稳定型心绞痛

- 中等运动即可诱发可预测的发作。预防措施：
添加（如果没有禁忌）β 受体阻滞剂，如阿替洛尔 25~100mg（口服），每日 1 次，如果需要，可以增加到 100mg

或

美托洛尔 25~100mg（口服），每日 2 次，如果需要，可以增加到 100mg

外加硝酸酯类药物：

硝酸甘油 5~15mg（经皮给药），每日 1 次（仅使用 14 小时）

或

单硝酸异山梨酯缓释片 30mg（口服），最多可以服用 120mg。

注：应每日间隔给药。

持续性心绞痛

- 如果不能被 β 受体阻滞剂阻断
添加
二氢吡啶钙通道阻滞剂
硝苯地平控释片 30~60mg（口服），每日 1 次

或

阿洛地平 2.5~10mg（口服），每日 1 次

外加硝酸酯类药物：

如果 β 受体阻滞剂有使用禁忌（使用非二氢吡啶类钙通道阻滞剂）：

地尔硫䓬 180~360mg 每日（口服）

或

维拉帕米 120~480mg 每日（口服）

难治稳定型心绞痛

考虑加尼克地尔 5mg（口服），一周后增加至 10~20mg 或用哌克昔林代替钙通道阻滞剂

或

伊伐布雷定并寻求专业建议

不稳定型心绞痛

包括休息时心绞痛发作、突然的心绞痛恶化、心绞痛引起的急性心肌梗死。

- 应住院治疗，稳定病情，进一步评估，可能需要静脉使用硝酸酯类治疗。
- 目标是优化治疗，并考虑冠状动脉造影以指导治疗。

治疗原则

- 对于变异型心绞痛（阵发）用硝酸酯类和钙通道阻滞剂（避免使用 β 受体阻滞剂）。
- 避免维拉帕米和 β 受体阻滞剂合用（心动过速和心脏传导阻滞的风险）。
- 避免合用二氢吡啶钙通道阻滞剂和非二氢吡啶钙通道阻滞剂。
- 由于硝酸酯类有耐受，不建议 24 小时使用长效制剂。
- 钾离子通道开放剂尼可地尔 5mg 餐前（口服），1 周后增加到 10~20mg，可以作为长效磷酸盐的代替品。可以考虑使用新的药剂伊伐布雷定。
- 磷酸酯类药物能够用于任何由劳累引起的心绞痛的预防（例如硝酸甘油喷雾剂或者片剂，磷酸异山梨酯片剂 5mg）。
- 如果病人在 1~5 日内及使用了 5 型磷酸二酯酶抑制药，应该避免使用磷酸酯类药物。

非药物治疗[5]

经皮冠状动脉介入治疗（PCI）和冠状动脉血管成形术

通过膨胀球囊扩张缓解动脉粥样硬化阻塞来治疗冠状动脉梗阻，又称经皮腔内冠状动脉成形术（PTCA）（图 30.14）。还可于冠状动脉内置入支架保持血管通畅。

球囊扩张术的两种并发症分别是急性冠脉闭塞

30

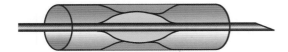

图 30.14　经皮冠状动脉介入治疗（PCI）与充气球囊

（2%~4%）和再狭窄，30% 发生在术后的最初 6 个月[10]。

冠状动脉内支架

　　来源于设计良好的随机对照试验研究表明，对于稳定型心绞痛行冠状动脉内支架的支持证据越来越窄[11]。在 2017 年第一个真实的双盲试验（ORBITA）结果显示，与接受安慰手术的病人相比，即使是那些冠状动脉病变严重的病人（但是属于稳定型心绞痛），在接受冠状动脉内支架手术后，运动时间也没有改善。这也被其他的研究支持：在适宜的药物治疗基础上增加支架手术，只能略微降低死亡率和急性心肌梗死发生率，或者根本没有改善。然而，支架有助于减少稳定型心绞痛的症状，也减少了急性冠脉综合征的死亡和心肌梗死。

　　PCI 后支架植入术是目前解决阻塞的冠状血管的最好手段（图 30.15）。与金属裸支架一样，吡美莫司、西罗莫司或紫杉醇等经现代药物洗脱的支架也在使用，支架术后的病人需长期应用抗血小板药物（例如阿司匹林加氯吡格雷，需要参考专家意见）。

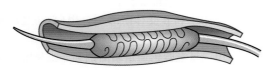

斑块被移除或压扁，支架放置到位，
然后被撑开，使动脉开通。

放置好的支架。

图 30.15　冠状动脉支架植入示意图

冠状动脉手术

　　目前主要手术技术是冠状动脉搭桥术（CABG）和动脉内膜切除术，CABG 多经静脉植入（通常是隐静脉，图 30.16）或乳房内动脉植入（图 30.17）或两者都有。

　　左主干阻塞的病人应选搭桥手术，两条或三条血管阻塞且心室功能良好的病人可考虑血管成形术或外科手术。术后病人在生活质量有望明显改善。

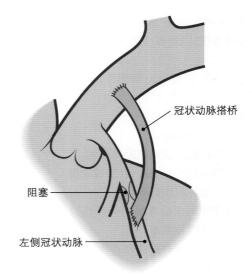

冠状动脉搭桥

阻塞

左侧冠状动脉

图 30.16　冠状动脉搭桥术解除冠状动脉阻塞

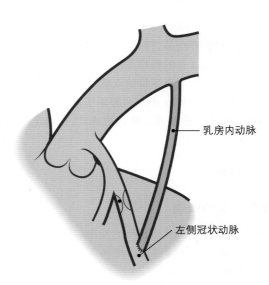

乳房内动脉

左侧冠状动脉

图 30.17　行乳房内动脉移植缓解冠状动脉梗阻

❤ 心肌梗死（myocardial infarction）

临床指南[12]

- 由于疼痛表现不同，可能被误认为消化不良。
- 和心绞痛相似，但更有压榨感。
- 病情大多痛苦，病人可能有死亡即将来临的恐惧感，即濒死感。
- 大约 20% 的病人无疼痛的表现。这些病人的死亡率很高。
- 在女性病人和老年病人、糖尿病、高血压病人易表现为"静默型梗死"。
- 60% 的病人在到达医院前或症状出现后两小时内死亡。
- 院内死亡率 8%~10%[12]。

- 与心脑血管意外相似,发病高峰期似乎在上午6~10时。
诊断基于以下 3 个标准中的 2 个:长期缺血性疼痛病史、典型心电图改变、心肌酶的升高和下降。

病因

- 血栓形成,伴有阻塞
- 斑块下出血
- 斑块破裂
- 冠脉痉挛

症状

可能表现为:

- 没有任何异常体征
- 皮肤苍白或发灰、湿冷、呼吸困难
- 不安和焦虑
- 随着疼痛轻重和心泵功能衰竭,血压可有异常
- 脉搏异常:注意缓慢性心律失常
- 轻度心力衰竭:第三或第四心音,肺底部湿啰音

辅助检查

1. 心电图(ECG)。在透壁梗死时很有价值。典型的心电图特征改变(**图 30.18**)包括:

- 病理性 Q 波:宽(>1mm)且深(>25% 的 R 波高度)
  - 正常情况下可发生在 aVR 和 V$_1$;有时见于 Ⅲ 导联
  - 如在其他导联中出现则属异常
  - 同时伴有预激综合征(WPW)或室性心动过速(VT)
  - 透壁性梗死通常有持久改变
- T 波和 ST 段
  - 短暂性改变(分别为倒置和抬高)

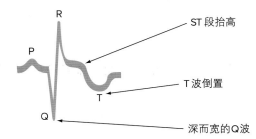

图 30.18 心肌梗死典型的心电图特征:病理性 Q 波、ST 段抬高和 T 波倒置

典型的变化过程如**图 30.19** 所示。
注:

- 心内膜下心肌梗死不出现病理性 Q 波。
- 急性心肌梗死的治疗策略是基于鉴别 Q 波(透壁的)与非 Q 波(心内膜下心肌)心肌梗死。

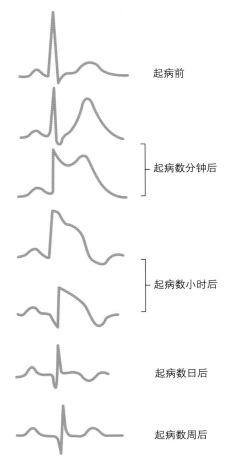

起病前

起病数分钟后

起病数小时后

起病数日后

起病数周后

图 30.19 心肌梗死的典型心电图变化

- 溶栓易于 Q 波心肌梗死,但非 Q 波心肌梗死则没有。
- 若新发左束支传导阻滞可考虑心肌梗死(左束支传导阻滞没有 Q 波)。
- 心肌梗死早期心电图可正常,不能排除急性心肌梗死。Q 波可能需要几日才能形成。

2. 心肌酶。典型的心肌酶改变模式如**图 30.20** 所示。一般来说,严重的梗死往往带来高的血清酶水平。升高的酶有助于估计梗死时间:

- 肌钙蛋白 I 或 T
  - 3~12 小时开始上升,24 小时达到高峰,持续 5~14 日
  - 目前首选检查
  - 不稳定型心绞痛中可呈阳性
  - 主动脉夹层和肾脏损伤时可增高
  - 检查为阴性者,应在 10 小时后复查
  - 对再发心肌梗死无效
  - 肌钙蛋白 I 和 T 提示的信息是相同的
  - 参考区间为 <0.1μg/L
- 肌酸激酶(CK):
  - 在胸痛发生后 6~8 小时出现,20~24 小时达

30

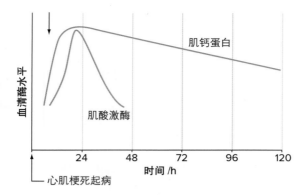

图 30.20　心肌梗死后的典型心肌酶变化情况

到高峰,通常 48 小时恢复正常

- 肌酸激酶同工酶(CK-MB):如果超过总 CK 的 15%,说明存在心肌坏死,与 CK 不同,它不受肌内注射的影响

3. 焦磷酸锝心肌扫描

- 发作后 24 小时到 14 日
- 特别是怀疑有后侧壁的心肌梗死时,或存在左束支传导阻滞用心电图不能鉴别时

4. 超声心动图。在其他检查不能确诊时可帮助诊断。

注:若心电图和心肌酶检查结果均呈阴性,应依据病史和症状体征进行诊断。

急性冠脉综合征的治疗

一般原则[12-13]

- 如果怀疑此病需及时治疗。
- 院前:作出诊断、评估风险、确保稳定。尽快安排 12 导联心电图。
- 呼叫移动式冠心病监护病房。
- 实现冠脉灌注和减少梗死面积。
- 预防和治疗心搏骤停,可用除颤器来治疗室颤。
- 有现代冠心病监护病房(如果可能)、持续心电监护(最初 48 小时)和外周静脉置管(仅在氧饱和度小于 94% 时考虑经鼻导管吸氧)最佳。
- 特别要注意缓解病人的痛苦和恐惧。
- 与病人建立良好关系,关心、理解病人。
- 尽早使用阿司匹林(如果没有禁忌证):300mg,嚼服或舌下含服。
- 尽早使用 β 受体阻滞剂和血管紧张素转换酶抑制剂(如果没有禁忌证)。

注:对于 ST 段抬高心肌梗死,应尽早恢复心肌血供,通常采用溶栓治疗或直接血管成形术(倾向于支架植入)。当大面积梗死在 60~90 分钟内不能得到再灌注时,通常采用补救性血管成形术[5]。

院内治疗[5,12]

- 作为一线治疗。
- 心电图检查:确定为 ST 段抬高心肌梗死,还是非 ST 段抬高心肌梗死。
- 检测血心肌酶特别是肌钙蛋白水平、尿氮素和电解质。
- 紧急组织心内科会诊并进行风险分层,决定是否进行冠脉造影,以及是否应用 PCI(或 CABG)或溶栓实现冠脉再灌注。

ST 段抬高心肌梗死的管理[13]

ST 段抬高心肌梗死病人最理想的一线治疗方案是在病人疼痛发作 60 分钟内(黄金时间),紧急转诊至冠状动脉导管室,行冠状动脉造影后评估病情,并行经皮冠状动脉介入治疗(PCI)。如果可行,由心脏介入医生操作会有更好的治疗效果(证据等级:Ⅰ级)。

原则是通过采用直接血管成形术并植入支架实现快速灌注(目前正在评估最佳支架状态)。

辅助治疗将包括双重抗血小板治疗——阿司匹林和 P2Y12 抑制剂(氯吡格雷、替格瑞洛或普拉格雷)和低分子量肝素或普通肝素抗凝、他汀类药和血管紧张素转换酶抑制剂。

紧急灌注指南

- 出现 ST 段抬高心肌梗死症状后的 60 分钟内:PCI(最优)
- ST 段抬高心肌梗死出现后的 90 分钟内:PCI(可行)
- 不符合这些条件,则到达医院的 30 分钟内溶栓治疗。
- 对症状发生已经超过 12 小时的病人,如果有如下情况,考虑灌注:
  - 持续缺血
  - 存活心肌
  - 主要并发症,如心源性休克[5]

可能是心脏原因的急性胸痛的一线管理(如院外处理)

- 进行心电图检查并将急性冠脉综合征分类为 ST 段抬高心肌梗死或非 ST 段抬高急性冠脉综合征,并通知医疗机构将接收病人(通过电话讨论)。心电图是选择是否进行紧急灌注的唯一检测手段。
- 只有当血氧过低时进行吸氧,浓度 4~6L/min(目的是保持 $PaO_2 > 90\%$)。
- 建立静脉通道(抽血检测,特别是肌钙蛋白水平)。
- 硝酸甘油 300μg(1/2 片)或喷剂 400μg(如需要 5 分钟 1 次,最多三次)。注意西地那非(伟哥)和相关药物的使用,使用阿托品纠正心动过缓。
- 阿司匹林 300mg。

- 吗啡 2.5mg,静脉注射,每 5~10 分钟以 1mg/min 的速度注射,直到疼痛缓解(最多 15mg)。(如可能最好静脉注射吗啡,1mg/min,直到疼痛缓解;该方法在医院相对容易)。

非 ST 段抬高心肌梗死的管理

非 ST 段抬高心肌梗死可发展为 ST 段抬高心肌梗死;因此所有的非 ST 段抬高急性冠脉综合征病人都应该在医院进行持续监测,并对危险等级进行分层,确定其治疗方案。

再灌注治疗[14-15]

所有心肌梗死的病人都应该考虑冠状动脉监测和专家治疗。采用 PCI 进行再灌注治疗还是溶栓治疗取决于 PCI 的可行性。

溶栓治疗

如果超时或者血管成形术无法实现(比如在农村地区),溶栓治疗是 ST 段抬高心肌梗死病人的首选,越快越好,最好是在胸痛开始的前 12 小时内[5,13]。当 PCI 行不通时,应尽快启用溶栓治疗。

第二代纤维蛋白特异性药物(瑞替普酶、阿替普酶或替奈普酶)为首选药物。链激酶过敏者不使用该药,应选其他溶栓药物。

进一步管理策略包括:

- 全肝素化治疗 24~36 小时(重组组织型纤溶酶原激活剂之后,不是在链激酶之后),尤其是伴有栓塞高风险的大面积前壁透壁性梗死的病人,随后可用华法林代替。
- 使用低分子量肝素(例如依诺肝素 1mg/kg,皮下注射,或普通肝素 5 000~7 000U,每 12 小时皮下注射一次)。ST 段抬高心肌梗死的进一步管理(是否存在心肌梗死)
- 抗血小板治疗:阿司匹林 + 氯吡格雷
- β 受体阻滞剂(如果没有溶栓治疗或禁忌证),尽快给予阿替洛尔每日 25~100mg(口服)
或
美托洛尔 25~100mg(口服),每日两次
- 如果心绞痛复发,考虑静脉滴注硝酸甘油
- 明显左心室功能不全(其他适应证)的病人尽早使用血管紧张素转换酶抑制剂(24~48 小时内)
- 他汀类药物降低胆固醇
- 治疗低钾血症
- 考虑硫酸镁(溶栓后)
- 考虑呋塞米

心肌梗死后的药物治疗

已证明有效的[1,13-14]:

- β 受体阻滞剂:12 小时内
- 血管紧张素转换酶抑制剂:稳定后 24 小时内
- 阿司匹林每日 75~150mg(口服)或氯吡格雷每日 75mg(口服)或同时服用(替代品:替格瑞洛或普拉格雷)
- 调脂药物(如他汀类药物)。
- 抗凝剂(针对特定疾病,如心房颤动)
目标:
- 血压 <140/90mmHg(如果可耐受则更低一些);总胆固醇 <4mmol/L;低密度脂蛋白胆固醇 <2mmol/L;甘油三酯 <2mmol/L。

持续治疗

- 教育和咨询
- 卧床休息 24~48 小时
- 持续心电图监测
- 血清钾和镁监测
- 从开始活动到全面活动的病程为 7~12 日
- 清淡饮食
- 镇静
- β 受体阻滞剂(口服):阿替洛尔或美托洛尔
- 有适应证者(如果超声心动图证实有血栓)应使用华法林
- 用血管紧张素转换酶抑制剂治疗左心衰竭,并防止心肌重塑
- 监测病人心理状态(如焦虑)

出院管理

- 康复治疗
- 持续的教育和咨询
- 戒烟
- 减轻体重
- 经常锻炼,特别是走路
- 运动检测(如果结果改变管理,可考虑)
- 继续服用 β 受体阻滞剂 2 年
- 继续血管紧张素转换酶抑制剂治疗
- 阿司匹林 100~150mg/d,或氯吡格雷 75mg/d
- 如有需要,使用抗凝剂(至少 3 个月)
- 他汀类药物治疗
- 随访研究,如心肌灌注。

特殊管理要素

冠状动脉造影指征

- 发生心绞痛
- 运动负荷试验强阳性
- 使用链激酶后应予以考虑

30

大面积梗死的管理

- 血管紧张素转换酶抑制剂(即使没有充血性心力衰竭)
- 放射性核素检查(以评估左心室功能)
- 如果没有紧急或左心衰竭,使用 β 受体阻滞剂(已证明严重梗死中的价值)
- 抗凝治疗

治疗和认识 ST 段抬高心肌梗死并发症

急性左心衰竭

- 体征:肺底部湿啰音、额外心音(第三或第四心音)、胸部 X 线变化。
- 治疗(根据严重程度)(见第 76 章)
  - 吸氧
  - 利尿剂(如呋塞米)
  - 吗啡静脉注射
  - 硝酸甘油:静脉注射、舌下含服(口服)或局部用药
  - 血管紧张素转换酶抑制剂

心源性休克(医院内主要治疗程序)

早期需专科医生会诊,包括:
- 用肾上腺素治疗低血压
- 用强心剂治疗低血压
- 主动脉内气囊泵
- 紧急血管造影 ± 血管成形术/外科手术

心包炎

发生在急性心肌梗死(通常是前壁急性心肌梗死)后的前几日,表现为剧烈刺痛。
- 体征:心包摩擦音
- 治疗[9]:谨慎使用抗炎药物(如用阿司匹林、吲哚美辛或布洛芬治疗疼痛)
  注:避免抗凝剂。

急性心肌梗死后综合征(Dressler 综合征)

多出现于急性心肌梗死后数周或数月,常约 6 周。
- 特点:心包炎、发热、心包积液(自身免疫反应)
- 治疗:与心包炎相同

左心室室壁瘤

这是一种晚期并发症。
- 临床表现:心力衰竭
- 特点:心律失常、栓塞
- 体征:双心室搏动、第四心音、X 线片可见心脏局部隆起
- 诊断:二维心电图

- 治疗:
  - 抗心律失常药
  - 抗凝剂
  - 药物治疗心力衰竭
  - 可行室壁瘤切除术

右心室梗死

可能伴有下壁心肌梗死且危及生命。

室间隔破裂和二尖瓣乳头肌断裂

会导致严重的心力衰竭和心脏杂音。两者预后都较差,早期手术干预可能有效。

心律失常

所有类型都可在 ST 段抬高心肌梗死发生,根据第 59 章的指南治疗,有除颤、复律、安装起搏器等治疗方法。心肌梗死后静脉注射利多卡因预防心律失常是不恰当的[5,16]。

焦虑和抑郁

需要有预见性地及早对病人进行指导和支持,包括教育、安慰和辅导。如果有必要使用抗焦虑药和抑郁药可能有助于缓解病情。

引起胸痛的其他疾病的治疗

主动脉夹层

- 早期明确主动脉夹层(aortic dissection)诊断是必要的,最好使用经食管超声心动图。
- 50% 的病人伴有高血压,因此需要应用药物控制高血压,如静脉注射硝普钠和 β 受体阻滞剂。
- 多数病例需行急诊手术,尤其是 A 型(升主动脉受累)。
  注:该病在妊娠期间发病率增加。

肺栓塞

怀疑肺栓塞(pulmonary embolus)可选择以下辅助检查[6,17-18]:
- 胸部 X 线片和心电图
- 肺血管 CT 造影(一线检查)
- 放射性核素显像:通气、灌注(V/Q)扫描
- 数字减影血管造影
- D-二聚体:对于排除低风险较为灵敏,但对于诊断无特异性
- 下肢多普勒超声
- 动脉血气分析
- Wells 评分:如果 >3 分,极有可能;如果 >6 分,可确诊

管理（专科服务）

- 提供支持性医疗服务和抗凝治疗：

  直接口服抗凝剂

  或

  立即静脉注射肝素 5 000U，

  再 24 小时持续静脉注射 30 000U，

  或餐前皮下注射肝素 12 500U

  或

  低分子量肝素

  注：溶栓可用用于治疗大的栓塞，静脉注射或直接注入肺动脉。很少采用手术取栓，但如果梗死面积较大则需要行手术治疗。

🔆 气胸 [19]

- 自发性（慢性阻塞性肺疾病或哮喘多见）或创伤性。大多数气胸（pneumothorax）能自性缓解，不需要引流。
- 健康成人的自发性气胸，即使是较大的气胸，最初也应采用镇痛（必要时加氧）保守治疗。
- 最近的试验表明，在不良事件、并发症和住院日数方面，保守治疗优于胸膜干预。
- 对于临床症状的恶化，血压和氧饱和度下降，脉搏和呼吸频率上升，胸膜介入是必要的。
- 对反复发作的病人，有必要行气囊囊肿切除术或胸膜剥脱固定术。
- 统计数据表明，自发性气胸的复发率为 30%~50%（多在 12 个月内复发），35% 在同一侧，仅有 10%~15% 发生在另一侧。胸膜剥脱固定术后，肺表面已经黏附于胸壁，则可防止气胸复发。

急性张力性气胸

紧急状况下可通过患侧第二肋间插入 12~16 号针头进入胸膜腔。更换正式的肋间导管，连接闭式引流瓶排气。

食管疾病的治疗

胃食管反流

- 超重需减重至正常体重
- 避免饮用或进食咖啡、酒精和辛辣食物
- 避免暴饮暴食（保持少食多餐）
- 使用抑酸药或藻酸盐复合物（如加维斯康、碳酸钙复合制剂）
- 如果症状持续：

  抑酸：H₂ 受体阻滞剂（如西咪替丁、雷尼替丁）

  或

  质子泵抑制剂（如奥美拉唑）

  4~6 周后重新评估质子泵抑制剂；取消长期质子泵抑制剂处方

食管痉挛 [20]

长效硝酸酯类（如硝酸甘油 10mg，每日 3 次）

或

钙通道阻滞剂（如硝苯地平缓释片 20~30mg，每日 1 次）

注：注意调整生活方式和饮食。

胸壁疼痛的肌肉骨骼因素

许多胸痛是由肌肉骨骼疾病引起的，其中大部分可以通过病史和身体检查发现。表 30.9 中列出了一些非常少见且常为全身性的疾病，如强直性脊柱炎。胸壁肌肉撕裂或拉伤引起的胸痛相当普遍，需要与肋骨骨折如咳嗽性骨折进行鉴别。

肌肉骨骼疼痛通常是运动时加重，如拉伸、深吸气、打喷嚏和咳嗽。疼痛往往是尖锐性刺痛，且其疼痛程度相对固定。

肋软骨炎是前胸疼痛的常见原因，疼痛多定位于肋软骨结合处，也可能是炎症性疾病的一个组成部分，如脊椎关节病。

治疗一般保守使用止痛剂，如果伴有炎症，可以用止痛药膏和非甾体抗炎药轻柔按摩。其他可以帮助解决胸壁疼痛问题的方法包括局部注射或不注射皮质激素（注意不要穿透胸膜壁层）和改良的固定支持（尤其是肋骨损伤），以特殊的肋骨弹力带（称为通用弹力带）的形式提供支持和症状缓解，同时又不影响肺充分扩张。

后胸（胸背部）痛

运动系统疾病是胸（背）痛最常见的原因，尤其是胸椎关节功能障碍。参见第 27 章可以了解更多详情。最常见的是肋骨节与肋骨关节（肋椎关节）的过载引起的肋脊功能不全。心脏手术后胸背中线部位的疼痛是由于胸骨和胸壁加压扩张，导致这些关节受到挤压造成。

这种背部疼痛可能也伴有上述提到的类似前胸痛或腹痛。

急性胸背部疼痛

虽然后背疼痛多数是由脊柱功能障碍引起的，但还有其他几个重要的病因，包括严重的骨病（导致压缩性骨折）和危及生命的内脏和血管性原因。参见第 27 章的胸背痛的红旗征和表 27.3 及治疗指南。

注:

- 胸椎间盘突出是罕见的。
- 偶尔可见穿透性消化性溃疡导致中、下胸背部疼痛。

30

转诊时机

- 明显或疑似心肌梗死,特别是大区域心肌梗死
- 出现急性心肌梗死并发症要转运到主要救治中心
  - 心脏破裂或乳头肌断裂
  - 动脉瘤
  - 难治性心律失常
  - 心源性休克
- 急性心肌梗死后持续心绞痛病人
- 心绞痛:
  - 对药物治疗无效的心绞痛
  - 不稳定型心绞痛
  - 心绞痛持续超过 15 分钟(对舌下含服硝酸甘油无效者)需要紧急入院
- 怀疑或证实有肺栓子、夹层动脉瘤或其他严重威胁生命的问题(在进行最初的初步处理后,例如张力性气胸的减压术)
- 疑似食管或其他胃肠道疾病(如十二指肠溃疡),需进行内镜检查或适当的消化系统评估

表 30.9　前后胸壁疼痛的肌肉骨骼性原因

胸腰椎损伤→功能受限	肋间肌肉拉伤/撕裂
椎体骨折	肋骨的障碍
- 创伤	- 骨折
- 病理性	- 肋骨滑脱
－ 骨质疏松症	肋软骨炎
－(肿瘤)转移性疾病	Tietze 综合征
－ 多发性骨髓瘤	纤维肌痛

临床要领

- 对所有突发急性胸痛,直到被证明是其他原因引起之前都应考虑到心源性因素(可能是致命性的)。
- 仔细询问病史是诊断的基础。
- 二尖瓣脱垂往往是不能被确诊的胸痛原因,应牢记这一点,尤其当疼痛为间歇复发性时(可经超声心动图证实)。
- 钙通道阻滞剂可引起外周水肿,所以要谨慎对待,不能简单地认为水肿都是由心力衰竭导致。
- 食管痉挛引起的胸痛可能非常严重,可类似于心肌梗死。
- 硝酸甘油可缓解食管痉挛引起的胸痛,勿将其以为是心绞痛。
- 椎间盘突出引起严重突发性胸痛($T_{2\sim9}$)非常罕见。
- 感染性心内膜炎可引起前胸胸膜炎性疼痛。
- 家庭医生要严格监测病人服用抗凝剂的情况。保持国际标准化比值为 2~3(机械二尖瓣为 2.5~3.5),每个月至少检测一次。

- 突发性无胸痛的呼吸困难常见于(无痛性)心肌梗死与肺栓塞。
- 如果病情有所缓解的急性心肌梗死病人突然出现呼吸急促,要考虑室间隔破裂、二尖瓣乳头肌断裂(伴有二尖瓣反流)、肺栓塞和其他严重并发症。
- 所有心肌梗死后病人都要服用血管紧张素转换酶抑制剂(无限期地),如果射血分数降低(<40%)或正在发生心绞痛,考虑在心肌梗死 12 个月后继续使用血管紧张素转换酶抑制剂[21]。
- 长期使用抗血小板制剂:阿司匹林 100~300mg/d。如果有禁忌证,可给予氯吡格雷 75mg/d[21]。

参考文献

1　Juergens C. Chest pain: how to treat. Australian Doctor, 2005; 2 September: 27–34.

2　Than M et al. 2-hour accelerated diagnostic protocol to assess patients with chest pain symptoms using contemporary troponins as the only biomarker: the ADAPT trial. J Am Coll Cardiol, 2012; 59(23): 2091–8.

3　West J, Daly S. Predictors of acute myocardial infarction. Am Fam Physician, 2017 Sep 1; 96(5): 328.

4　Management of unstable angina guidelines 2000. Med J Aust, 2000; 173(8): Suppl.

5　Acute chest pain [updated 2018]. In: *Therapeutic Guidelines* [digital]. Melbourne: Therapeutic Guidelines Limited; 2018. www.tg.org.au, accessed May 2017.

6　Worsnop C, Pierce R. Pleuritic chest pain. MedicineToday, 2005; 6(3): 53–60.

7　Alabed S et al. Colchicine for pericarditis: Cochrane Database Syst Review, 2014: (8): CD010652.

8　Selbst S et al. Paediatric chest pain: a prospective study. Paediatrics, 1988; 82: 319–23.

9　Reynolds JL. Precordial catch syndrome in children. Southern Medical Journal, 1989; 82(10): 1228–30.

10　Buckley, N (Chair). *Australian Medicines Handbook.* Adelaide: Australian Medicines Handbook Pty Ltd, 2018.

11　Albuquerque LC, Gomes WJ. ORBITA Trial: redefining the role of intervention in the treatment of stable coronary disease? Braz J Cardiovasc Surg, 2018; 33(1): III–V.

12　Psaltis P. Management of acute coronary syndrome. In: Monash University: update course notes, 2013: 2–20.

13　Aroney C, Aylward P (Co-chairs). Guidelines for the management of acute coronary syndromes 2006. Med J Aust, 2006; 184(8): Suppl.

14　Acute Coronary Syndromes Working Group. Guidelines for the management of acute coronary syndromes. MJA, 2006; 184(8): S1–S30. © 2006. The Medical Journal of Australia—reproduced with permission.

15　Chew DP et al. 2016 National Heart Foundation of Australia/ Cardiac Society of Australia and New Zealand: Australian clinical guidelines for the management of acute coronary syndromes (ACS) 2016. Heart Lung Circ, 2016; 25(9): 895–951.

16　Barton S, ed. *Clinical Evidence.* London. BMJ Publishing Group, 2001: 8–23.

17　Rashford S. Acute pleuritic chest pain. Aust Fam Physician, 2001; 30(9): 841–5.

18　Lau L. *Imaging Guidelines* (4th edn). Melbourne: RANZC Radiologists, 2001: 70.

19　Respiratory guidelines [published 2020]. In: *Therapeutic Guidelines* [digital]. Melbourne: Therapeutic Guidelines Limited; 2020. www.tg.org.au, accessed March 2021.

20　Oesophageal disorder [published 2016]. In: *Therapeutic Guidelines* [digital]. Melbourne: Therapeutic Guidelines Limited; 2016. www.tg.org.au, accessed September 2017.

21　Cardiovascular [published 2018]. In: *Therapeutic Guidelines* [digital]. Melbourne: Therapeutic Guidelines Limited; 2018. www.tg.org.au, accessed February 2021.

30

第 31 章　便秘

我终于想明白了,一个人有可靠的肠子,要比有好用的脑子更得益。

亨利·肖恩(1818—1885 年),乔西·比林斯(译者注:美国人,幽默作家)

便秘(constipation)是指大便干硬且排除困难。根据罗马Ⅲ标准定义,便秘是指在大于 12 周内有如下 2 个或更多症状:

- 每周排便次数少于 3 次
- 至少 25% 的排便是排出块状或坚硬的大便
- 至少 25% 的排便需要用力排便
- 至少 25% 的排便不能完全排空
- 至少 25% 的排便需要人工辅助排便
- 至少 25% 的排便有肛门直肠梗阻/阻塞感

据此,超过 1/5 的人群受便秘的困扰[1]。

不过,临床便秘的概念强调的应该是大便的稠度,而不是排便的频率;例如,有人一日中排出硬便 1 次或 2 次,应被视为便秘;而有人每 2 日或 3 日排便 1 次,但是便软,则不是便秘。慢性便秘的各种原因归纳于图 31.1。

关键事实和要点

- 调查显示 10% 的成人和 6% 的儿童近 2 周内有便秘情况[1]。
- 高达 20% 的英国成人定期服用泻药[2]。
- 婴儿便秘可能是由先天性巨结肠造成的。
- 饮食是预防便秘的唯一且最重要的因素。
- 要警惕中年和老年人近期发生的便秘。
- 大便带血提示肿瘤、痔疮、憩室病和炎性肠病。
- 形状异常的粪便(小颗粒或带状)提示肠易激综合征。
- 着重检查腹部、直肠。
- 腹部 X 线片一般对诊断慢性便秘意义不大。
- 屈式乙状结肠镜用于低位肠道的辅助检查。
- 对于婴幼儿和老年人,顽固性便秘(梗阻)很棘手,药物治疗是有效的。

诊断模型

可以通过使用诊断策略模型(表 31.1),通过 5 个自我评估问题来分析便秘。

概率诊断

最常见的是非器质性或全身疾病引起的"特发性"便秘。也称为"功能性"便秘。

在西方,造成便秘最常见的单一因素是缺乏膳食纤维,包括水果、绿叶蔬菜和全麦制品。我们饮食中的纤维量与粪便的重量及粪便在结肠通过的时间直接相关。西方人群粪便通过结肠的平均时间为 60 小时;而在非洲高纤维饮食的农村中,粪便通过结肠的时间为 30 小时。其他因素还包含脱水、缺乏身体活动及不恰当的排便习惯。便秘也是孕期的常见问题。

不能遗漏的严重疾病

肿瘤

很明显,不能忽略结肠或直肠肿瘤病人,尤其是出现便秘或大便习惯改变的中年和老年人。诊断未明的肿瘤终将表现为肠梗阻(完全或不完全性)。

还需要考虑外源性的恶性肿瘤,如淋巴瘤、卵巢癌压迫或侵犯直肠。大肠癌在我们的社会中非常普遍。强烈建议 50~74 岁人群加入国家肠癌筛查计划。

巨结肠

对于儿童便秘,检查是否存在巨结肠很重要,例如继发于希尔施普龙病(Hirschsprung disease,先天性巨结肠)的巨结肠。先天性巨结肠的症状在出生时就有,也偶尔有人在成年后才第一次出现症状。

神经系统异常

便秘和粪便梗阻,是截瘫、多发性硬化、脑瘫和自主神经病变的常见并发症。

应警惕的症状

- 40 岁以上新发的便秘
- 直肠出血/便血(新鲜血)
- 肿瘤家族史
- 大便潜血阳性

31

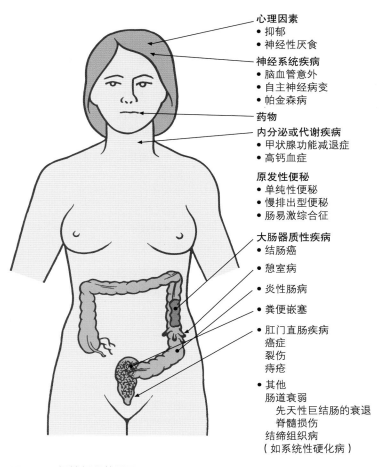

心理因素
* 抑郁
* 神经性厌食

神经系统疾病
* 脑血管意外
* 自主神经病变
* 帕金森病

药物

内分泌或代谢疾病
* 甲状腺功能减退症
* 高钙血症

原发性便秘
* 单纯性便秘
* 慢排出型便秘
* 肠易激综合征

大肠器质性疾病
* 结肠癌
* 憩室病
* 炎性肠病
* 粪便嵌塞
* 肛门直肠疾病
　癌症
　裂伤
　痔疮
* 其他
　肠道衰弱
　　先天性巨结肠的衰退
　　脊髓损伤
　结缔组织病
（如系统性硬化病）

图 31.1　慢性便秘的原因

陷阱

陷阱总结如下：
* 粪便嵌塞
* 抑郁
* 泻剂滥用
* 肛门局部病变
* 药物

伴有粪便嵌塞和假性腹泻的特发性便秘在临床中很常见，特别是长期卧床的老年人。

肛门疼痛或狭窄，如肛裂、血栓性痔疮、肛周血肿或坐骨直肠窝脓肿，导致便秘病人排便时犹豫不决。

常见陷阱和要领

* 确定病人是否是真正的便秘，而非只是期望大便规律。
* 确定病人有无长期使用蒽醌类泻药，包括"福特丸"，其可导致结肠黑色素沉着性病变和巨结肠。
* 警惕便秘和腹泻交替出现（如结肠癌）。
* 在繁忙的工作中，要警惕不要忽视伴发于其他少见疾病（如甲状腺功能亢进症、癌症）的便秘。

* 直肠检查正常不能排除癌症。

七个戴面具问题的清单

药物、抑郁和甲状腺功能减退症是便秘的 3 种主要诱因（**表 31.1**）。很多药物可能导致便秘，尤其是可待因及其衍生物、抗抑郁药、铝和钙的抗酸剂（**表 31.2**）。导致便秘的离子包括钡、钙、铝、铁、铋。因此，仔细询问用药史很有必要。幸运的是，通常一旦停药便秘症状就会缓解。便秘是所有类型的抑郁的一种显著症状，抗抑郁药治疗则会加重便秘。

导致便秘的代谢性疾病有甲状腺功能减退症、高钙血症（相对少见）和血卟啉症。

糖尿病很少引起便秘，而糖尿病自主神经病变可导致便秘和腹泻交替发作。

心因的考虑

便秘可能是潜在的功能性问题和精神障碍的表现，如抑郁、神经性厌食、精神分裂症或滥用药物。滥用药物如毒品和泻药会使便秘反复。便秘通常提示病人生活方式不良，针对这种情况应进行合理问诊。

31

表 31.1　慢性便秘的诊断策略模型

概率诊断 功能性便秘[3] • 原发性:慢排出型,排便不协调 • 生活方式:低纤维饮食、坏习惯	罕见 • 铅中毒 • 高钙血症 • 甲状旁腺功能亢进症 • 美洲锥虫病 • 神经肌肉疾病:如系统性硬化病
不能遗漏的严重疾病 内在病变:结肠、直肠或肛门,特别是结肠癌 外源性恶性肿瘤(如淋巴瘤、卵巢) 先天性巨结肠(儿童)	七个戴面具问题的清单 抑郁 糖尿病(自主神经病变) 药物(表 31.2) 甲状腺疾病;甲状腺功能减退症、甲状腺功能亢进症 脊柱功能障碍
陷阱(经常遗漏的) 粪便嵌塞 肛门局部病变 药物/滥用泻药 低钾血症 抑郁 获得性巨结肠 憩室病	病人是否试图告诉我什么? 可能是功能性(如抑郁、食欲缺乏)

表 31.2　与便秘有关的药物

镇痛药(含前列腺素合成抑制药)	止咳药
抗酸药(含碳酸钙或氢氧化铝)	细胞毒性药物
抗胆碱药、解痉药	利尿剂引起的低钾血症
止泻药	加巴喷丁
抗癫痫药	神经节阻滞药
抗组胺药(H$_1$ 受体拮抗剂)①	重金属(尤其是铅)
抗帕金森药物①	5-HT$_3$ 受体拮抗剂,如昂丹司琼
抗精神病药物 *,如氯氮平、利培酮	铁剂
巴比妥类	泻药(长期使用)
硫酸钡	单胺氧化酶抑制剂
苯二氮䓬类药物	肌肉松弛剂
钙通道阻滞剂(维拉帕米)	阿片类镇痛药(如可待因)
钙补充剂	选择性 5-羟色胺再摄取抑制剂
考来烯胺	三环类抗抑郁药物①
可乐定	

注:①表示有抗胆碱能作用。

临床方法

病史

重要的是询问病人对便秘含义的确切理解。有些人认为,就像地球每日自转一圈一样,肠道也要每日排空一次,这样可确保身体健康。和诊断其他疾病一样,应详细询问病史,包括粪便黏稠度、排便频率、排便时间、是否有疼痛和血便或黏液便,饮食与便秘密切相关。

关键的提问

- 你多长时间大便一次?
- 你的肠蠕动情况怎样?
- 粪便是块状的、坚硬的、兔子粪便样的还是柔软的?
- 排便时有疼痛感吗?
- 你注意到大便中有血吗?
- 你注意到有肿块吗?
- 有没有大便弄脏你的内裤的情况?
- 你的自我感觉怎么样?
- 你服用什么药物吗?

大便日记

嘱病人记录 10 日日记,记录排便频率和大便的性质及是否有排便困难。

身体检查

重要的检查包括腹部触诊和直肠检查。触诊可以察觉到肿瘤的质地、边缘,是否有粪便潴留(尤其是瘦弱的病人)或结肠痉挛。检查肛周区局部有无病变。采取俯卧位以便显示是否有肛周下降、出血或黏膜脱垂痔,在肛周进行感觉检查和肛门反射试验。必须进行直肠指检,可能会发现直肠肿瘤和粪便嵌塞,同时检查直肠大小和紧张性。如果在婴儿期有便秘病史,指检时正常或狭窄的直肠提示先天性巨结肠,如果直肠扩张,则是获得性巨结肠。

对便秘诊断的一般重要体征总结见**图 31.2**。

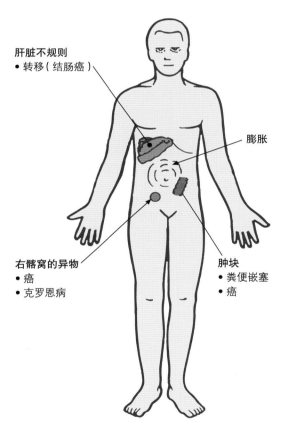

肝脏不规则
- 转移(结肠癌)

膨胀

右髂窝的异物
- 癌
- 克罗恩病

肿块
- 粪便嵌塞
- 癌

图 31.2　便秘病人可能出现的腹部体征

直肠检查

第一个最重要的身体检查,是做直肠检查。

方法

- 做检查前应向病人解释清楚。

- 检查时让病人取左侧卧位和屈膝位,将戴手套的示指润滑后放入肛门。
- 分开臀部。
- 嘱病人缓慢深呼吸。
- 手指向后轻压,然后慢慢插入肛管,进入直肠(如果下推或挤压手指可减轻病人痛苦)。
- 手指向前方转动,可触到男性前列腺癌和女性宫颈。
- 轻轻推压会阴,手指可深达 7~8cm。
- 用手指触摸直肠和周围肠壁的情况。

注意事项

- 任何疼痛:肛裂、直肠炎、腹泻引起黏膜脱落(在有肛裂时不适合做直肠检查)
- 在肛管中发生慢性肛裂或肛瘘所引起的硬结
- 括约肌张力
- 大便性质(是否有嵌塞)
- 直肠壁:癌变时常有硬结、隆起和溃疡。绒毛状腺瘤有柔软的天鹅绒般的感觉
- 后方:骶骨和尾骨
- 侧面:骨盆的侧壁
- 前方:男性前列腺和直肠膀胱隐窝;女性宫颈和子宫直肠陷窝

前列腺检查

- 病人膀胱充盈时,前列腺会更大。
- 正常前列腺表面光滑,质地坚实如橡胶样,呈双叶结构(有中央沟),直径约 3cm。
- 边缘粗糙的硬肿块提示癌症。
- 增大光滑的肿块提示良性肥大。
- 柔软、结节状或沼泽样肿块提示前列腺炎。

治疗的临床要领

检查之前采取老式"3H"(热水、高举、大量)液灌肠,使用山梨糖醇化合物(如 5ml 微型灌肠剂开塞露)。它可以放在医生的出诊包里,很容易注入,且效果很好。

常见陷阱

女性宫颈和阴道可能会被误认为是直肠外可移动性肿瘤。

内镜

可屈性乙状结肠镜检查对排除直肠乙状结肠局部病变很重要,如出血、黏液或肿瘤。注入空气有时能使肠易激综合征病人诱发疼痛。

值得注意的是,可屈性乙状结肠镜可发现 60% 肠道最初 60cm[4]内的息肉、肿瘤和憩室障碍。

31

结肠黑色素沉着症是一个重要的标志,可能提示了便秘的病程,还可能是长期摄入(可能否认)蒽醌类泻剂的后果。

辅助检查

- 血液学
  - 血红蛋白
  - 红细胞沉降率
- 便潜血
- 生物化学(怀疑有器质性疾病时)
  - 甲状腺功能检查
  - 血清钙
  - 血清钾
  - 癌胚抗原(一种靶向性肿瘤标志物而非筛查项目)
- 放射学检查
  - CT 结肠成像(虚拟结肠镜检查)
  - 双对比钡灌肠(特别是原发性结肠疾病,如先天性巨结肠)
  - 肠通过试验:口服不透射线的物质,然后进行腹部 X 线检查或粪便标本采集来检查物质的通过
- 生理学检查
  - 肛门测压法:检查肛门紧张度
  - 直肠感觉和顺应性:采用直肠内可充气球囊
  - 动态直肠排粪造影:确定排便紊乱
  - 直肠活检:确定非神经性疾病

原发性便秘

原发性便秘(idiopathic constipation)可分为三个亚组:

1. 单纯性便秘
2. 慢排出型便秘
3. 正常排出型便秘(肠易激综合征)

其中最常见的是单纯性便秘,这常与不健康饮食和坏习惯有关。艾弗里·琼斯(最初定义这种疾病的人)[5]最开始描述这种紊乱由以下一种或多种原因造成:

- 不良饮食习惯:膳食纤维摄入不足
- 忽视排便信号
- 起居及工作环境不佳
- 缺乏锻炼
- 旅行

与排便反射缺陷有关的便秘(dyschezia)或肠道懒惰(lazy bowel),是用来描述直肠对排便内容物无反应的术语,这通常是反复忽视排便信号造成的。

根据艾弗里·琼斯的描述,慢排出型便秘主要发生在摄入了大量膳食纤维、结肠正常且缺乏其他因素但仍然出现便秘的女性。这类人群多为年轻人,病史最早可追溯到儿童早期,或青春期。便秘可能发生在分娩、简单的腹部手术或严重节食之后。然而,在绝大多数人没有明显的诱因。

排便障碍(defecatory disorder)是指排便由肠道肌肉逆向收缩引起,而不是由肛门括约肌和相关肌肉正常松弛来排空的。

管理

大多数病人的便秘是属于单纯性的,在排除了器质性便秘等原因后,需要给病人提供释疑担忧和病人教育的服务。鼓励病人改变生活方式。对于功能失调问题,提供心理咨询及生物反馈疗法。

给病人的建议

- 充足锻炼,特别是步行,这是很重要的。
- 建立良好排便习惯:一有便意时则尽快去排便,养成"早餐后去排便"的好习惯。留出时间,让早餐尽量地放松愉快,然后再去卫生间。不要错过进食,食物能促进胃肠运动。
- 避免使用含可待因的复合制剂(片剂或混合物)。
- 多摄入液体,特别是水和果汁(如西梅汁)
- 摄入大量的优化饮食。摄取富含纤维素和粗纤维的食物,如蔬菜和沙拉、谷类(尤其是小麦纤维)、新鲜水果和果干及全麦面包。应摄取足够的纤维以使粪便加速排出。

表 31.3[6]列举了能产生大容积的食物。水果富含优质纤维,特别是在果皮中,有些水果具有天然的泻药属性(如西梅、无花果、大黄、杏)。

表 31.3 富含膳食纤维的食品(由低到高)

土豆	生菜
香蕉	苹果
花菜	胡萝卜
豌豆	麸皮
卷心菜	

治疗(药物制剂)

有些病人可能不能耐受未经加工的麸皮,但对药物制剂的耐受性更好(表 31.4)。亲水的容积形成性泻药是一个不错的选择,如洋车前子或欧车前。但除短期速效治疗外,应避免应用刺激性泻药。

一线治疗[7]

常用的容积形成性泻药如:洋车前子或欧车前颗粒,剂量为每日一次或每日两次口服,每次 1~2 茶匙;或其他药物按说明书建议剂量服用。

表 31.4 治疗便秘的治疗剂(泻药)举例

亲水性本体成型剂

欧车前亲水胶

苹婆属植物

洋车前子

甲基纤维素

麦麸/糊精

粗纤维

刺激性泻药

匹可硫酸钠

蒽醌类:番泻叶、番泻叶干果、番泻苷 A 和 B;卡斯卡拉

弗朗鼠李皮树皮(加诺马可制剂)

蓖麻油

三苯甲烷:比沙可啶;匹克硫酸盐

渗透性泻药

含电解质的聚乙二醇 3350

硫酸镁(泻盐)

氢氧化镁(氧化镁乳)

乳果糖(多种)

甘露醇

磷酸钠混合物

山梨糖醇

盐水泻药

粪便软化剂/润滑剂

液状石蜡

多库酯类药——疗效证据不佳

泊洛沙姆

甘油栓剂

山梨醇/钠化合物

栓剂泻药

甘油/甘油栓剂

山梨糖醇钠化合物

磷酸钠灌肠剂

刺激性微型灌肠剂或栓剂

大便软化剂微型灌肠

肠蠕动促进剂

普鲁卡必利

注:结肠镜肠道准备用的口服药物成分包括高分子、硫酸钠和其他矿物盐。

二线治疗

使用容积形成性泻药或刺激性泻药,例如:

聚乙二醇(3350)+1~2 袋纤维性泻剂,每袋溶于 125ml 水中每日一次口服

或

乳果糖:每日 15~30ml 口服直至见效后改为每日 10~20ml 口服

或

水果干和番泻叶 10g 每晚一次口服

或

多库酯 + 番泻叶(50~80mg),1~2 片每晚一次口服

三线治疗

(复核原因)

硫酸镁 1~2 茶匙(15g)溶于水中,每日一次或两次口服(肾功能正常者)

或

Colocap Balance 胶囊(译者注:该药物主要成分为硫酸镁)15 粒,服用时间大于 15 分钟

或

复合制剂/刺激性泻药[例如弗朗鼠李皮/胖大海(加诺马可制剂)]

或

甘油栓剂(需体内停留 15~20 分钟)

或

柠檬酸钠或磷酸盐灌肠剂(例如快速灌肠剂灌肠)

或

微型灌肠剂

🦴 儿童的便秘

儿童便秘(constipation in children)很常见,有高达 90%~95% 的患儿未发现明显原因,最常见的因素是饮食,便秘常在开始断奶后或食用牛奶后发生,母乳喂养的儿童较罕见。低纤维摄入和便秘家族史可能是便秘的相关因素[8]。大多数发育正常的儿童可在 4 岁时控制排便(不含任何身体异常)。每 2~3 日排便 1 次、大便黏稠度正常且无痛苦。

便秘通常在 2 到 4 岁之间出现,多达 1/3 的小学生会在 1 年中出现便秘。在幼儿中,症状的性别分布是均等的。但 5 岁后,男孩比女孩更容易出现便秘,且大便失禁的频率是女孩的 3 倍。近期再度尿床的儿童需考虑便秘的可能性。

儿童便秘是指在过去 2 个月内出现以下两种或两种以上症状:

- 每周排便 <3 次
- 大便失禁 > 每周 1 次(以前称为便失禁)
- 直肠内巨型粪块或腹部可触及粪块
- 姿势固定(如"木板般僵硬"的站立姿势/卧位、踮脚尖、双腿交叉、背靠家具)和不配合行为(例如拒绝、躲藏、要求更换尿布、拒绝如厕)
- 排便痛

大便失禁,多由慢性便秘导致,指受过如厕训练的儿

童在不适当的地方排便。大便失禁多表现为粪便滞留伴随液体粪便溢出(假性腹泻),又称便失禁。

便秘几乎都是功能性的(>95%)[7],但全科医生应该警惕任何病理原因的危险信号(见下文)。功能性便秘的主要特征是慢性粪便潴留导致直肠扩张和对正常排便反射敏感性降低。

器质性原因的红旗征

- 便血
- 肛周疾病
- 发热
- 体重减轻/生长迟缓
- 粪便迟缓/条状稀便
- 呕吐
- 泌尿系统症状
- 腿部神经系统异常
- 用于行为障碍儿童的药物/生长发育问题

排便前直肠通常是空的;随着粪便潴留,直肠被拉伸,出现功能减弱和麻木,直至泄漏。

其他重要疾病

先天性巨结肠:
- 如果第一次胎粪排便延迟且后来有便秘,考虑先天性巨结肠

婴儿肛裂:
- 如果粪便干硬且伴有疼痛或者出血,考虑婴儿肛裂
- 主要的治疗方法是调整饮食

功能性便秘的治疗原则[7-8]

- 鼓励在如厕训练时建立起轻松的孩子-家长互动关系,如适当地鼓励、培训他们养成"早餐后排便"的习惯;有规律地排便(如果有可能的话);每日3次,每次3~5分钟,用贴纸在适龄的图表上做标记来强化行为训练。
- 采用心理治疗或行为纠正的方法,特别对有"害怕上厕所"情况的儿童。
- 人工排空肠道:用微型灌肠剂去除严重的粪便嵌塞(如开塞露),必要时在麻醉下使用嵌塞解除法。如果X线检查可见"粪石",则提示应该行人工清空肠道。
- 对超过18个月的孩子的家长的建议:
  - 补充充足的非奶性液体,如每日几杯水、不加糖的果汁(慎用牛奶)。
  - 喝含有山梨醇的西梅汁。
  - 经常锻炼:散步、跑步、户外运动。
  - 提供高纤维食品:高纤维麦片、全麦面包、糙米、全麦面,在可能的情况下食用带皮的新鲜水果和干果制品如葡萄干、杏干,或者梅干、新鲜蔬菜。
- 关于顺利排便姿势的建议,"怎样大便"[8]:

  - 双脚落地(例如用脚凳)
  - 膝盖高于臀部,分开双膝
  - 手肘撑在膝盖上,身体前倾
  - 鼓励孩子胃部施压
  - 注意保护隐私(包括在幼儿园/学校)

- 泻药:对于便秘初期,建议治疗3个月;但对于慢性便秘,至少治疗6个月。
- 可使用聚乙二醇3350电解质、液状石蜡或乳果糖。
- 对于急性粪便嵌塞,可以使用大剂量的泻药,直到排出液性粪便后改为维持量治疗。灌肠只适用于患有急性严重直肠疼痛或不适的儿童且并不常用。
- 使用药物制剂作为实现大便规律的最后手段。

一线药物[6]

- 液状石蜡(如儿童糖丸):随机对照试验证据表明适合且优于刺激性泻药。

  或

  渗透性泻药(如乳果糖):1~3mg/kg
  - 1~5岁:每日10ml
  - >5岁:每日15ml

  或

  含电解质的聚乙二醇3350:
  - 2~12岁:1小袋Movicol-Half加水60ml,每日1次。
  - >12岁:1小袋Movicol-Half,每日1次(或半袋每日2次)。

  严重便秘/粪便嵌塞

- 考虑收住院
- 腹部X线片
- 聚乙二醇3350和电解质(双倍以上的剂量和水)。
- 微型灌肠剂

  如果不成功,通过鼻胃管或磷酸钠添加润肠剂灌肠(快速灌肠)(不少于2年)。

先天性巨结肠(神经节细胞缺失症)(congenital megacolon)

临床特征

- 从婴儿时期开始便秘及腹胀
- 可能伴有食欲缺乏、呕吐
- 男:女=8:1
- 直肠指检:直肠狭窄或正常
- 腹部X线或钡灌肠:结肠膨胀,充满粪便,直肠狭窄
- 通过全层活检明确诊断,证明无神经节细胞存在
- 直肠肛管测压时肛门反射消失

治疗

在初步结肠造口术后切除狭窄部分。

🔹 获得性巨结肠（acquired megacolon）

临床特征

- 年龄较大的儿童和成人
- 不良习惯
- 可能由下列情况引起：
  - 长期滥用泻药
  - 轻型先天性巨结肠
  - 锥虫病（拉丁美洲）[2]
  - 甲状腺功能减退症（呆小病）
  - 系统性硬化病
- 明显腹胀
- 直肠指检：直肠扩张，括约肌松弛
- 腹部 X 线或钡灌肠：结肠扩张、充满粪便，但无狭窄段

治疗

需要重建排便习惯。

🔹 老年人便秘

老年人便秘（constipation in the elderly）是一种常见问题，有随年龄增加呈特发性便秘的趋势。另外，器质性疾病的发病概率随着病人年龄增加而升高，特别是结肠癌，所以需要对老年病人多加注意。粪便嵌塞在老年人中是一个特殊的问题，很大程度上与老年人长期卧床有关。便秘通常与帕金森病有关。老年顽固性便秘病人可能需要长期使用渗透性泻药如山梨糖醇或乳果糖。但应该避免使用兴奋剂和其他非渗透性泻药。

🔹 粪便嵌塞

粪便嵌塞（faecal implaction）是一个棘手的问题，特别是在老年人，他们可能没有意识到该问题的严重性，尤其是存在假性腹泻时。症状有乏力、恶心、头痛、腹部不适、便意不足和排便次数频繁等。阿片类药物可能会导致假性腹泻、便失禁、肠梗阻、尿失禁或尿潴留。直肠指检 ± 腹部 X 线检查可确诊，可采用口服或渗透性泻药治疗（如应用 8 剂聚乙二醇 3350，连用 3 日，用或不用无直肠栓剂），也可使用灌肠剂如磷酸钠盐灌肠液、微型灌肠剂。

手工嵌塞解除法

如果必须手工解除病人大便嵌塞，可以将大便直接挤到盛水的容器里，减少恶臭，用加大塑料盖盖上，有助于防止气味透出散发，从而缓解病人痛苦。

如果出现大的粪块嵌塞，这种方法和充分的操作前用药（如静脉注射咪达唑仑或芬太尼）有助于减少不适和窘迫。

🔹 结肠直肠癌（colorectal cancer）

临床特征

- 常见的消化系统恶性肿瘤：主要为腺癌
- 是西方社会中导致死亡的第二位常见肿瘤
- 好发于 50 岁以上的男性（90%）
- 诊断后 5 年死亡率约 30%[9]
- 如果诊断时病灶局限，预后良好（5 年死亡率 10%）
- 在降结肠下 2/3 和直肠处
  大肠癌的遗传学相关内容见第 23 章。

易发因素

- 溃疡性结肠炎（长期）
- 家族史：家族性腺瘤性息肉病，遗传性非息肉病性大肠癌
- 结肠腺瘤
- 膳食纤维缺乏
- 年龄 >50

终身风险

这是由家族史决定的（表 31.5）。
考虑转诊到家庭癌症诊所进行评估。

表 31.5　家族史和结直肠癌终身风险[10]

家族史	终身罹患风险
无：人群风险	1：50
一个一级亲属 >45 岁	1：17
一个一级亲属和一个二级亲属	1：12
一个一级亲属 <45 岁	1：10
两个一级亲属（任何年龄）	1：6
遗传性非息肉病性结肠癌	1：2
家族性腺瘤性息肉病	1：1

症状

- 血便
- 黏液便
- 近期有排便习惯的改变（腹泻、便秘较常见）
- 便秘与虚假腹泻交替
- 通过肠瘘排气
- 不满意的排便（排出的团块被解释为粪便）
- 腹部疼痛（绞痛）或不适（堵塞）
- 直肠不适
- 贫血
- 直肠指检：是合适的检查，因为肠癌多发于近肛缘 12cm 范围内，而大多数都能通过手指检查触及

梗阻（腹胀伴进行性加重的疼痛）

如果发生梗阻，则有发生盲肠破裂的危险。
需要手术切除闭祥性梗阻肠段。

转移

- 淋巴管转移→腹主动脉旁淋巴结
- 直接转移→腹膜
- 血液转移→门静脉循环
各种类型大肠癌的表现如图 31.3 所示。

辅助检查

- 粪便潜血试验（FOBT）：免疫化学试验，不需要限制饮食或药物。
- 结肠镜检 + 活检。
- CT 结肠造影（选择性检查）。
- 血清癌胚抗原水平：不用于诊断，但有助于监测对治疗的反应。
- 乙状结肠镜检查，特别是可屈性乙状结肠镜检查。
- 双重造影，钡灌肠检查可能会漏查肿瘤，应被其他成像技术取代。
- 超声和 CT 扫描：在初步诊断中无用，在检查肿瘤转移时有价值，尤其是肝转移。
- PET-CT 扫描（如果有的话）：对于后续随访是有意义的。
- 考虑排便造影。
如果 FOBT 阳性，应进一步行结肠镜或乙状结肠镜检查。

筛查[11]

建议所有大于 50 岁的中老年人每 2 年进行 1 次 FOBT 检查（见第 6 章）。FOBT 与结肠镜检查相比，更安全、便宜且方便施行。血清癌胚抗原检测不应作为筛查工具。

结肠镜筛查仅建议用于 2% 人群，如下：

- 中等风险者（家族史分类 2）：40~49 岁每 2 年行 1 次 FOBT，50~74 岁每 5 年进行一次结肠镜检查。
- 高风险（家族史分类 2）：35~44 岁每 2 年行 1 次 FOBT，45~74 岁每 5 年进行一次结肠镜检查[11]。

此外，对于溃疡性结肠炎病人采用可屈性乙状结肠镜检查和直肠活检。肠癌专家建议有计划地进行适当监督。

管理

主要治疗方法为早期手术切除，根据肿瘤部位和累及范围决定手术方法。Duck 分类提供了预后指导（表 31.6）。疗效较好的化疗可改善 Duck 分类中 C 期肿瘤病人的存活率。

分期及预后见图 31.4。结直肠癌的分期还有其他分类，包括 0、Ⅰ、Ⅱ、Ⅲ、Ⅳ系统。

随访内容包括：

- 癌胚抗原
- 结肠镜检查
- 腹部成像：肝脏超声或 CT 扫描

表 31.6　修订的 Duke 直肠结肠癌分类法

分期	病理学描述	5 年生存率/%[①]
A	肿瘤局限于黏膜和黏膜下层	92
B	肿瘤延伸到肌层和浆膜	75~85
C	肿瘤区域淋巴结转移	26~46
D	远处转移（例如肝）	7

注：①百分比范围涵盖多项研究。
总生存率超过 70%。

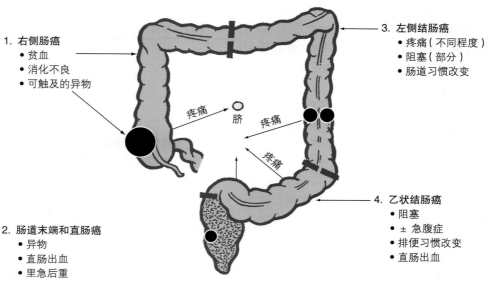

1. 右侧肠癌
- 贫血
- 消化不良
- 可触及的异物

3. 左侧结肠癌
- 疼痛（不同程度）
- 阻塞（部分）
- 肠道习惯改变

疼痛　脐　疼痛

疼痛

2. 肠道末端和直肠癌
- 异物
- 直肠出血
- 里急后重

4. 乙状结肠癌
- 阻塞
- ± 急腹症
- 排便习惯改变
- 直肠出血

图 31.3　不同类型大肠癌的症状

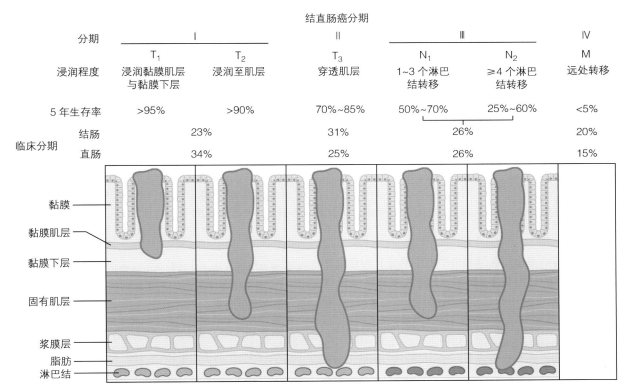

结直肠癌分期

分期	I		II	III		IV
	T_1	T_2	T_3	N_1	N_2	M
浸润程度	浸润黏膜肌层与黏膜下层	浸润至肌层	穿透肌层	1~3 个淋巴结转移	≥4 个淋巴结转移	远处转移
5 年生存率	>95%	>90%	70%~85%	50%~70%	25%~60%	<5%
临床分期　结肠	23%		31%	26%		20%
临床分期　直肠	34%		25%	26%		15%

黏膜
黏膜肌层
黏膜下层
固有肌层
浆膜层
脂肪
淋巴结

图 31.4　结直肠癌病人的分期（TNM 系统）与预后

转诊时机[4]

近期无明显原因出现便秘或排便习惯改变的病人需要接受进一步的检查。

- 有慢性症状且对简单措施无效的病人应转诊。

临床要领

- 治疗的目标应排除器质性疾病,然后释疑担忧,反复教育病人,告诉他们正常肠道功能的知识。
- 不建议长期使用泻药、栓剂和微型灌肠剂。
- 不建议长期使用的泻药应包括蒽醌衍生物、比沙可啶、酚酞、镁盐、蓖麻油和矿物油。
- 功能性便秘的一线治疗(简单的措施无反应)为膨胀剂。渗透性泻药是一类良好的二线治疗药物。
- 便秘伴出血提示包括肠癌在内的相关器质性疾病,排除肠道肿瘤。鲜红的血液通常意味着痔的存在。
- 谨防老年人服用利尿剂致低钾血症所引起的便秘。
- 如果直肠检查发现肿瘤,通常需进一步行经会阴的结肠造口术。如果不是,一般采用经腹切除术。

参考文献

1 Rome Foundation. Rome III diagnostic criteria for functional gastroenterological disorders. J Gastrointestinal Liver Disease, 2006; 15(3): 307–12.

2 Tack J et al. Diagnosis and treatment of chronic constipation: a European perspective. Neurogastroenterol Motil, 2011 Aug; 23(8): 697–710.

3 Gibson P. Constipation. In: Monash University, 2012 update course proceedings.

4 Bolin T. Constipation. In: *MIMS Disease Index* (2nd edn). Sydney: IMS Publishing, 1996: 127–9.

5 Barton S, ed. *Clinical Evidence*. London: BMJ Publishing Group, 2001: 231–5.

6 Functional gastrointestinal disorders [published 2016]. In: *Therapeutic Guidelines* [digital]. Melbourne: Therapeutic Guidelines Limited; 2016. www.tg.org.au, accessed September 2017.

7 Tabber MM et al. Evaluation and treatment of functional constipation in infants and children: evidence-based recommendations from ESPGHAN and NASPGHAN. J Paediatric Gastroenterial Nutrition, 2014; 58(2): 258–70.

8 Guree A, Rimer R, Marks M. In: *Paediatric Handbook* (9th edn). Oxford: Wiley Blackwell, 2015: 98–101.

9 Cancer Australia. Bowel cancer (colorectal cancer) in Australia statisitics [20 October 2020]. Bowel cancer. Australian Government. Available from: https://www.canceraustralia.gov.au/affected-cancer/cancer-types/bowel-cancer/bowel-cancer-colorectal-cancer-australia-statistics, accessed March 2021.

10 Avery Jones F, Godding FW. *Management of Constipation*. Oxford: Blackwell Scientific Publications, 1972: 16.

11 Royal Australian College of General Practitioners. *Guidelines for preventive activities in general practice* (9th edn). East Melbourne, VIC: RACGP, 2016.

第 32 章　咳嗽

我被困在床上，躺在床上一直咳嗽、咳痰，那个感觉很奇怪，痰里有鲜红色的血液，我不想承认这是真正的耗竭，我没有办法继续写作，这才是最重要的。死亡将是多么令人难以忍受——想做的事情尚未真正完成。

凯瑟琳·曼斯菲尔德(1888—1923),1918 年日记记载

（译者注：新西兰人，现代主义文学短篇小说作家和诗人，新西兰最有影响的作家之一，34 岁时死于肺结核）

咳嗽(cough)是全科医学服务中五个最常见的症状之一。引起咳嗽的原因很多(**表 32.1**)，绝大多数症状轻微且为自限性，但也有一些严重的情况，如支气管肺癌，需要一直留意。咳嗽可以是非排痰性的(干咳)或排痰性的。

表 32.1　咳嗽的主要原因

非排痰性咳嗽（干咳）	• 结节病
上呼吸道感染	结核病
下呼吸道感染	左心室衰竭（尤其是夜间咳嗽）
• 病毒	百日咳
• 支原体	胃食管反流和食管裂孔疝
吸入刺激物	慢性鼻窦炎（和鼻后滴漏）
• 烟	阻塞型睡眠呼吸暂停
• 尘	
• 烟雾	**排痰性咳嗽**
药物	慢性支气管炎
吸入异物	支气管扩张
支气管肿瘤	肺炎（特别是细菌性的）
胸膜炎	哮喘
肺间质性疾病	异物（迟发性的）
• 纤维化肺泡炎	支气管肺癌（干的或松散的）
• 外源性变应性肺泡炎	肺脓肿
• 肺尘埃沉着病	肺结核（出现空洞时）

吸烟者经常晨咳并少量咳痰。咳嗽也可能是胸膜刺激引发的。咳嗽是反射性的，它提供了一个保护性机制，清除可能被意外吸入的物质，并清除积聚在气道中的过量分泌物或渗出物。

关键事实和要点

- 咳嗽是下呼吸道感染最常见的表现。
- 咳嗽是慢性支气管炎的主要特征。
- 咳嗽是哮喘的一个特征，并有痰产生，尤其是在晚上。
- 咳嗽可能是心因性的。
- 急性上呼吸道感染后的咳嗽可能持续数周，这是由于持续的支气管炎症和呼吸道反应性增加导致的[1]。

- 鼻后滴漏是持续或慢性咳嗽最常见的原因，尤其是分泌物（主要来自慢性鼻窦炎）在睡眠时倒流入喉头和气管，继而引起夜间咳嗽。
- 最常见的咯血原因是上呼吸道感染（24%）、急性或慢性支气管炎（17%）、气管扩张（13%）、结核病（10%）。不明原因占 22%，癌症占 4%（数据来自英国的一项研究）[2]。

诊断模型

诊断策略模型的归纳见**表 32.2**。

概率诊断

咳嗽最常见的原因是急性呼吸道感染，包括上呼吸道感染或急性支气管炎[3]。上呼吸道感染的持续性咳嗽，通常是因为出现了鼻窦炎和鼻后滴漏。

慢性支气管炎也是引起咳嗽的常见原因。

不能遗漏的严重疾病

支气管肺癌不可忽视。逐渐加重的咳嗽是最常见的症状。牛吼样咳嗽提示癌症：当出现喉麻痹时，正常咳嗽的暴发性消失通常是由支气管肺癌浸润左侧喉返神经引起的。

对病人静脉用药、性行为和既往输血情况进行谨慎而委婉的询问是很重要的。慢性咳嗽可能是 HIV 感染病人继发卡氏肺孢菌肺炎的最初表现。**表 32.3** 总结了慢性咳嗽的重要原因。

应始终保持对异物吸入可能的警觉性，特别是对儿童。肺结核和肺脓肿等严重感染也不可误诊。

咳嗽的红旗征

• 年龄 >50 岁	• 接触结核
• 吸烟史	• 咯血
• 接触石棉史	• 不明原因体重减轻
• 持续咳嗽	• 呼吸困难
• 海外旅行	• 发热

表 32.2 咳嗽诊断策略模型

概率诊断	哮喘
上呼吸道感染	肺囊性纤维化
鼻后滴漏/鼻炎/鼻窦炎	吸入性异物
吸烟	气胸
急性支气管炎	**常被漏诊的疾病**
慢性支气管炎/慢性阻塞性肺疾病	非典型病原体肺炎
不能遗漏的严重疾病	胃食管反流（夜间）
心血管	吸烟（儿童/青少年）
• 左心室衰竭	支气管扩张
肿瘤	阻塞型睡眠呼吸暂停
• 肺癌	百日咳
严重感染	肺间质性疾病
• 肺结核	结节病
• 肺炎	**七个戴面具问题的清单**
• 流感	多种药物,如血管紧张素转换酶抑制剂
• 肺脓肿	**病人是否试图告诉我什么?**
• HIV 感染	焦虑和习惯
• 严重急性呼吸综合征（冠状病毒）	慢性咳嗽可因喉部刺激而持续存在
• COVID-19	

表 32.3 慢性咳嗽的一些原因[2,4-5]

胸部 X 线正常者（包括大多数病因）	百日咳
慢性鼻后滴漏①	习惯性
哮喘①	功能性
哮喘 + 鼻后滴漏	特发性
感染后支气管高反应性	**胸部 X 线异常者**
胃食管反流①	支气管扩张
• 有症状	癌症:支气管、喉癌
• 无症状	心力衰竭
慢性支气管炎	慢性阻塞性肺疾病
慢性心力衰竭	肺囊性纤维化
药物（如血管紧张素转换酶抑制剂、吸入类固醇、柳氮磺吡啶）	吸入性异物
打鼾和阻塞型睡眠呼吸暂停	肺间质性疾病（如结节病）
刺激物:职业和家庭吸烟者的咳嗽	结核病

注:①前三位原因。

同样重要的是,不要忽视哮喘,夜间咳嗽而不伴有喘息是儿童哮喘的一个特点。

陷阱

胃食管反流、鼻后滴漏、哮喘等病因引起的咳嗽,在胸部 X 线片无异常发现的情况下,往往容易被忽视。胃食管反流是比较常见的反射性咳嗽的原因,特别是在夜间发作,更应该重视。但是,不要在没有提示胃食管反流症状的情况下使用质子泵抑制剂[5]。百日咳,尤其是已接受免疫接种的病人在没有特征性呼吸音的情况下是很难诊断的。

一般陷阱

- 将吸烟者因支气管肺癌引起的咳嗽归因于"吸烟者的咳嗽"。
- 忽视结核病,特别是老年人,将症状归因于年老、支气管炎甚至吸烟。
- 忽略了支气管肺癌可以在有其他肺部疾病如支气管炎病人中发生这一事实。
- 未及时行胸部 X 线片检查。
- 未能认识到成人百日咳。

32

七个戴面具问题的清单

药物是引起咳嗽的隐匿性因素,许多药物都可以产生各种各样的呼吸道疾病,从而引起咳嗽。肺部浸润伴纤维化可能是由一些细胞毒性药物引起的,特别是博来霉素。已知有超过 20 种不同的药物可产生全身性红斑狼疮样综合征,有时并发肺浸润和纤维化。咳嗽可能由一些药物引起,如血管紧张素转换酶抑制剂、β 受体阻滞剂、吸入性糖皮质激素、柳氮磺吡啶等。

心因的考虑

咳嗽可能是由社会心理因素造成的。咳嗽受大脑的控制,开始说话之前轻微的咳嗽是正常的,有助于清除声带周围的黏液[6],这很容易成为一种紧张的习惯。典型的心因性咳嗽是"吠"样的,又称为"蜡嘴雁"样咳嗽,它不会在睡眠中发生。

临床方法

病史

咳嗽的性质可能提供重要的诊断线索,但咳嗽的伴随症状会提供最有帮助的诊断价值,如痰的性质,是否伴有呼吸急促、气喘和全身症状。如果主要症状是咳嗽而没有气流限制,如喘息,则不应诊断为哮喘。过去和目前的吸烟史是很重要的,职业和兴趣爱好也需要询问。特殊职业史(过去或现在)包括采矿(肺尘埃沉着病)、飞机制造(石棉沉着病和间皮瘤)、农业("农民肺"——由发霉的干草引起的过敏性肺炎)和家禽接触史("鸟类爱好者的肺"——由鸽子或虎皮鹦鹉引起的过敏性肺泡炎或鹦鹉病)。童年时反复肺部感染病史提示肺囊性纤维化和支气管扩张,花粉热和湿疹病史提示哮喘,而家族史对于哮喘、肺囊性纤维化、肺气肿(α_1-抗胰蛋白酶缺乏)和结核病等的诊断也是非常重要的。

关键的提问[7]

- 你的咳嗽是怎样的?
- 你咳嗽持续了多久?
- 咳嗽时伴有咳痰吗?
- 描述一下痰液,特别是其颜色。
- 痰中有血吗?
- 你能咳出多少痰——是一茶匙的量、一个蛋壳杯的量还是更多?
- 咳嗽时喉咙或胸部有灼烧感吗?
- 你还有其他症状吗?
- 是否有胸痛、发热、寒战或出汗?
- 是否伴有喘息?

- 你以前有哮喘或花粉过敏吗?
- 你的家族中有哮喘史吗?
- 是否有体重减轻?
- 家中是否有人患有结核病或持续咳嗽?
- 吸烟量是怎样的?
- 你接触过烟雾或烟吗?
- 你现在和过去是做什么工作的?
- 你是否有可能接触过石棉?
- 你在家里是否养鸟或宠物?
- 你的卧室外面有鸟类(例如鸽子)筑巢吗?
- 有吸入异物的可能吗,如花生?
- 最近是否做过手术或一直卧床?
- 是否注意到双腿有任何的肿胀?

身体检查

身体检查包括全身检查,如查找颈部或腋窝淋巴结增大等情况,这可能提示支气管肺癌的特征,如 Horner 综合征(瞳孔收缩,上睑下垂)。仔细检查肺部和心血管系统也是需要的。听诊时有细小湿啰音提示心力衰竭所致肺水肿、间质性肺纤维化和早期大叶性肺炎,粗湿啰音提示肺炎恢复期、支气管扩张和肺结核。仔细检查痰液的性质是肺部检查的重要组成部分,应该包括痰液的颜色和性质,是否有颗粒物质及 24 小时的痰量。

辅助检查

尤其适用于咯血病人,可能的辅助检查包括[8]:
- 血红蛋白、血涂片和白细胞计数
- 痰细胞学和培养
- 红细胞沉降率(升高提示细菌感染、支气管扩张、结核病、肺脓肿和支气管肺癌)、C 反应蛋白
- 肺功能测试/肺容量测定法
- 影像学
  - 胸部 X 线片(可以显示有很多问题)
  - 断层扫描:有助于更精确地定位病变,可能显示空洞
  - 支气管造影:显示支气管扩张
  - CT 扫描(比 X 线片更灵敏)
  - 通气/灌注同位素扫描:用于肺梗死
  - 超声心动图(肺动脉高压)
- 皮肤检测
- 肺活检
- 支气管镜检查(最好在咯血时进行)
  当然,胸部 X 线片是最基本的检查。

诊断特征

咳嗽的重要特点可能提示其所患疾病。**表 32.1** 归纳了干咳和排痰性咳嗽常见原因的比较。

咳嗽的特征

- 刺耳性咳嗽→气管炎和支气管炎(主支气管);气管的外部压力(如肿瘤)
- 犬吠样咳嗽→喉部疾病(如喉炎)
- 假膜性(伴有哮鸣)→喉部疾病(如喉炎、假膜性喉炎)
- 沉闷性咳嗽(无声性)→声带麻痹(左喉返神经)
- 咳嗽无力→提示支气管肺癌
- 阵发性伴百日咳→百日咳
- 疼痛→气管炎、左心室衰竭
- 慢性干咳→胃食管反流、药物(如血管紧张素转换酶抑制剂)

咳嗽的时间

- 夜间咳嗽
  - 哮喘
  - 左心室衰竭
  - 鼻后滴漏
  - 慢性支气管炎
  - 百日咳
- 晨起咳嗽
  - 支气管扩张、哮喘
  - 慢性支气管炎
  - 胃食管反流
  - 习惯性的

伴随症状

- 体位改变
  - 支气管扩张
  - 肺脓肿
- 进食
  - 裂孔疝(可能)
  - 食管憩室
  - 气管食管瘘
- 喘鸣
  - 哮喘
- 气促
  - 哮喘
  - 左心室衰竭
  - 慢性阻塞性肺疾病

咳痰

一个不吸烟的健康人每日会产生 100~150ml 的黏液。这种正常的支气管分泌物一般会被黏液纤毛清除机制从气管中被清除,大多数被吞咽。偶尔的咳嗽也有助于分泌物从气管中被清除,尽管咳嗽几乎是无意识的动作[6]。

过多的黏液作为痰会被咳出。产生过多黏液最常见的原因是吸烟。黏液痰一般是白色清痰。

痰液特点

- 透明白色(黏液样)→正常或非感染支气管炎
- 黄色或绿色(脓性)→由于细胞物质(中性粒细胞或嗜酸性粒细胞)
  - 有/无感染(不一定是细菌感染)
  - 哮喘导致嗜酸性粒细胞增加
  - 支气管扩张(大量)
- 铁锈色痰→大叶性肺炎(肺炎链球菌);系血红蛋白变性所致
- 黏稠→哮喘
- 大量水样痰→肺泡细胞癌
- 稀且清黏液→病毒感染
- 果酱样痰→支气管肺癌
- 大量脓臭痰→支气管扩张、肺脓肿
- 浓稠的堵塞物(像脱落物一样)→过敏性支气管肺曲霉病、支气管肺癌
- 粉红色泡沫痰→肺水肿

咯血

咯血(haemoptysis),无论是痰中带血还是大量咯血,都需要密切检查。一般要考虑恶性肿瘤或结核的可能性,通常可以通过胸部 X 线片作出诊断。常见原因见表32.4。咯血须与鼻咽出血或鼻窦炎引起的唾液中带血及呕血相鉴别[6]。急性支气管炎导致的咯血多呈痰中带血丝。

表 32.4 咯血(成人)诊断策略模型

概率诊断	• 肺结核
急性肺部感染	• 肺脓肿
• 上呼吸道感染(24%)	癌症/肿瘤(4%)
• 支气管炎	• 支气管肺癌
慢性支气管炎	• 喉部或气管肿瘤
外伤:胸部挫伤,长期咳嗽	其他
不明原因(22%)	• 血液疾病,包括抗凝剂
	• 肺囊性纤维化
不能遗漏的严重疾病	**陷阱(经常遗漏的)**
血管性疾病	异物
• 肺梗死/肺栓塞	支气管扩张(13%)
• 左心室衰竭→肺水肿	医源性(如气管插管)
• 二尖瓣狭窄	假性咯血(鼻或喉咙出血)
• 肺动脉高压	人为咯血(如求医癖/孟乔森综合征)
• 房室畸形	
感染	
• 大叶性肺炎(铁锈色痰)	

注:咯血必须与鼻咽出血或鼻窦炎引起的唾液带血及呕血相鉴别[6],大量咯血可能是由支气管扩张或肺结核引起的。

32

32

咳嗽不能（impaired cough）

咳嗽无力或无效的咳嗽影响呼吸道清理能力,致呼吸道分泌物多,易患严重感染,特别是下叶肺炎。原因包括胸壁或腹部疼痛/受伤、胸壁畸形,咳嗽强度下降及呼吸中枢功能障碍。

排痰性咳嗽

- 慢性支气管炎:黏液样或化脓性;每日很少超过250ml[6]
- 支气管扩张:脓性痰;每日最多500ml
- 哮喘:黏液样或化脓性;顽固性咳痰
- 肺脓肿:脓性恶臭
- 异物:可有嵌塞

儿童的咳嗽[3]

儿童的咳嗽(cough in children)是一个非常常见的症状,但顽固的持续咳嗽是引起父母焦虑的主要原因,是咨询家庭医生的最常见原因。慢性咳嗽(目前至少4周)的年龄相关因素见表32.5。大多数患有慢性咳嗽的儿童没有哮喘。持续咳嗽应该做胸部X线检查。

表32.5　儿童慢性咳嗽的年龄相关性病因[9]

婴儿
- 先天性/结构性异常,如气管或食管瘘
- 牛奶吸入和反流
- 室内有烟雾

幼儿/学龄前儿童
- 异物吸入
- 哮喘
- 病毒导致的喘鸣
- 细支气管炎/支气管炎
- 百日咳
- 肺囊性纤维化
- 哮吼

年龄较大的儿童
- 哮喘
- 急性或慢性支气管炎
- 慢性鼻炎
- 吸烟暴露
- 支原体肺炎

青春期
- 哮喘
- 吸烟或其他物质吸入
- 心因性

常见的咳嗽原因一般有:
- 哮喘
- 反复发作的病毒性支气管炎
- 急性上呼吸道感染
- 变应性鼻炎
- 假膜性喉炎
  不能被忽视的疾病:
- 哮喘
- 肺囊性纤维化
- 吸入异物
- 气管食管瘘
- 肺炎
- 百日咳

一些医生认为儿童卡他综合征是引起咳嗽最常见的原因。这是指儿童由于急性呼吸道感染和过敏性鼻炎之后形成鼻后滴漏。儿童反复咳嗽通常可以解释为经常发生在第一次接触其他儿童时的病毒性呼吸道感染。他们的气道往往处于高反应状态,有轻微的哮喘倾向。

如果怀疑由哮喘引起,可试验性应用沙丁胺醇200mg,每4小时吸入1次。

心因的考虑

习惯性咳嗽可以发生在儿童,特别是有上学恐惧史的儿童,咳嗽不会发生在睡眠状态,且在用力或感染时变化不大。

🦴 哮吼（喉气管支气管炎）

哮吼（croup）的临床特征

- 持续2日的上呼吸道感染的前驱症状
- 听起来像犬吠或海豹吼叫
- 年龄在6个月到6岁
- 发热(很少有>39℃)
- 通常发生在晚上11点到凌晨2点
- 听诊证实吸气性喘鸣音
- 在小的局部地区流行
  管理请参阅第89章。

儿童的肺炎

临床特征

- 呼吸急促,呼吸沉重
- 可能存在局部胸部体征
- 往往只能通过胸部X线检查明确诊断

病原学

- 在婴幼儿中病毒感染是最常见的原因。
- 支原体感染常见于 5 岁以上儿童。
- 肺炎链球菌在各年龄段均常见。
- 很难分离出病原体,必要时需要血液培养。

治疗

治疗取决于年龄及热带或非热带。几乎所有 48 个月以下的儿童都应该住院。入院指征见下文。

- 操作轻柔
- 仔细观察,包括脉搏和脉搏氧饱和度
- 注意补液
- 所有病例都应使用抗生素,尽管许多病例是病毒性的。参考不同年龄组、热带地区和特定确认细菌种类的治疗指南[即《治疗指南》(*Therapeutic Guidelines*),参考文献 5]。简要概述如下:

  轻度到中度:

  阿莫西林 25mg/kg 口服,至多 1g,每 8 小时 1 次,轻度连用 3 日,中度连用 5~7 日

  加(如果怀疑非典型细菌)

  阿奇霉素或克拉霉素或多西环素

  重度[10]:

  头孢噻肟Ⅳ或头孢曲松Ⅳ(如怀疑为金黄色葡萄球菌,加用克林霉素或林可霉素)

儿童肺炎的住院指南[11]

婴儿:

- 呼吸频率 >70 次/min
- 间歇性的呼吸暂停
- 不能喂食

稍大的儿童:

- 呼吸频率 >50 次/min
- 发出呼噜声
- 有脱水征象

所有儿童:

- SaO_2≤92%
- 发绀
- 呼吸困难
- 家庭/社会问题

老年人的咳嗽

老年人的咳嗽(cough in the elderly)的重要原因包括慢性支气管炎、肺癌、肺梗死(检查小腿)、支气管扩张和左心室衰竭,另外,急性上呼吸道和下呼吸道感染也容易发生在老年人身上。对以咳嗽为表现的老年人进行支气管

肺癌的筛查是重要的,而且要谨记支气管肺癌的发病率会随年龄增大而升高。一项研究发现,老年人慢性咳嗽的原因中鼻后滴漏占 48%,胃食管反流占 20%,哮喘占 17%[12]。

常见的呼吸道感染

呼吸道感染,特别是上呼吸道感染,通常被认为是微不足道的。但据统计,这些疾病会耽误病人 1/5 的工作时间和 3/5 的在校时间[13]。大多数呼吸道感染是病毒性感染,因此不建议使用抗生素。

上呼吸道感染累及鼻腔到咽喉的部分,下呼吸道感染累及气管及以下部分。

上下呼吸道同时感染通常是由流感、麻疹、百日咳和喉气管支气管炎引起的。

❧ 普通感冒(急性鼻炎)

普通感冒(the common cold)是高传染性的上呼吸道感染,经常被误认为"流感",出现轻微的全身不适和明显的鼻部症状(图 32.1)。

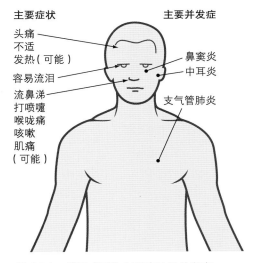

图 32.1　普通感冒的主要症状和并发症

临床特征

- 近 24~48 小时出现的乏力
- 萎靡不振和疲劳
- 酸痛、流鼻涕
- 打喷嚏
- 咽喉痛
- 低热

  其他可能的症状:

- 头痛

- 声音嘶哑
- 咳嗽

　　发病 24 小时内水样涕变为黏稠脓涕,持续长达 1 周。继发性细菌感染不常见。

管理

　　建议病人:

- 休息:保证充足的睡眠和休息
- 多饮水
- 戒烟(如吸烟)
- 镇痛药:对乙酰氨基酚或阿司匹林(成人每日最多 8 片)
- 鼻塞明显者,雾化吸入药物
- 如有干咳,应用止咳药
- 咽喉痛时用阿司匹林含漱剂或柠檬汁(16 岁以下儿童避免服用阿司匹林)
- 维生素 C 粉或片(每日 2g)可能有助于病情恢复;但其临床疗效不确定[14]
- 迄今临床证据表明维生素 C、锌含片和紫锥菊制剂等药物疗效不能确定[15-16]

流行性感冒

　　流行性感冒(influenza)(简称"流感")一般由甲型流感病毒和乙型流感病毒引起,是一种相对严重的疾病,不应与普通感冒混淆。两者差异见**表 32.6**。潜伏期通常为 1~3 日,常常会突然起病,伴有发热、头痛、寒战和全身肌肉酸痛(**图 32.2**)。

表 32.6　普通感冒与流感的鉴别

特点	普通感冒	流感
潜伏期	12h 到 5d	1~3d
发热	±	+ +
咳嗽	迟发	+
咽喉痛	+ +	±
鼻炎	+	± 后期症状
打喷嚏		
流涕		
肌肉酸痛	−	+
脓毒症	−	±
病因	鼻病毒 副流感病毒 丙型、丁型流感病毒 冠状病毒 呼吸道合胞病毒	甲型、乙型流感病毒 新型甲型流感毒株,如 H5N1

　　注:诊断,用鼻/喉拭子检测病毒聚合酶链反应(快速且最佳),以及病毒抗原检测或培养。

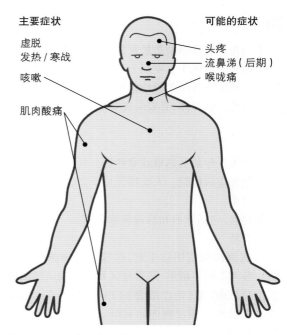

图 32.2　流感的主要特征

临床诊断标准[5]

　　在流感流行期间:

- 体温 >38℃,至少一种呼吸道症状和一种全身性症状
- 干咳
- 咽喉痛
- 鼻炎
- 虚脱或乏力
- 肌痛
- 头痛
- 寒战或感到冷

并发症

- 气管炎、支气管炎、细支气管炎
- 继发细菌感染
- 由金黄色葡萄球菌引起的肺炎(死亡率高达 20%)[1]
- 中毒性心肌病猝死(罕见)
- 脑脊髓炎(罕见)
- 抑郁(常见的后遗症)

诊断

- 鼻咽拭子进行聚合酶链反应或其他快速特异性检测

管理

　　给病人的建议:

- 卧床休息,直到退热及病人感觉改善
- 镇痛药:对乙酰氨基酚和阿司匹林或布洛芬是有效的,尤其是针对发热病人

- 液体摄入：保证足够多的液体摄入（水和果汁）
- 鲜榨柠檬汁和蜂蜜配制品

抗病毒药物[5]

- 神经氨酸酶抑制剂（包括甲型和乙型流感）
- 扎那米韦 10mg，吸入，连续 5 日
- 奥司他韦 75mg（儿童 2mg/kg），每日 2 次，连续 5 日

两种药物均应在发病 36 小时内开始服用，并连续用药 5 日。

注：这些抗病毒药物在低风险人群中获益不明显，但对于治疗易感病人是合适的。

预防

流感疫苗可为 70% 的人群提供约 12 个月的保护[1]（见第 6 章）。

🔖 冠状病毒呼吸道感染

冠状病毒（coronavirus）以严重呼吸系统综合征闻名，如过去的中东呼吸综合征（MERS）和严重急性呼吸综合征（SARS）。最近，冠状病毒导致的呼吸系统感染是新型冠状病毒病（COVID-19）。新型冠状病毒病对世界范围的影响非常大，超过了 21 世纪发生的其他呼吸系统疾病的影响。它的影响包括个体的发病率和死亡率，也包括对社会经济的影响。对冠状病毒感染的预防，是通过公共卫生措施（洗手、保持社交距离、个人防护设备），以及各种新开发出来的疫苗。在撰写本文时，尽管有各种支持性的干预，如包括某些药物，可以减轻住院病人的病情，但还没有有效的针对新型冠状病毒（SARS-CoV-2）感染的治疗方法。本书其他章讨论过通过人群免疫接种的预防策略。

支气管炎

🔖 急性支气管炎

急性支气管炎（acute bronchitis）是气管支气管的急性炎症，通常会继发于上呼吸道感染。虽然症状轻并且是自限性的，但如果发生在体弱病人中，临床情况可能是严重的。

临床特征

急性传染性支气管炎的特点是：
- 咳嗽、咳痰（主要症状）
- 喘息、呼吸困难
- 通常是病毒感染
- 通常由流感嗜血杆菌和肺炎链球菌引起的慢性支气管炎会使病情复杂化
- 听诊时有散在哮鸣音

- 发热或咯血（不常见）

结果

- 健康人群起病 4~8 日后症状自行改善。

治疗[5]

- 对症治疗。
- 有气流受限的病人可吸入支气管扩张剂。
- 健康成人或儿童通常不需要抗生素。
- 当有发热、痰量增加及脓痰等急性细菌感染的证据时才使用抗生素：阿莫西林 500mg，口服，每 8 小时一次，连续 5 日；疑似支原体感染的，多西环素 200mg/d，口服，然后 100mg/d，连续 5 日。

🔖 慢性支气管炎

慢性支气管炎（chronic bronchitis）是慢性咳嗽、咳痰，连续 2 年，每年至少连续 3 个月。
- 喘息，进行性呼吸困难
- 急性支气管炎反复发作
- 主要发生于吸烟者

请参阅慢性阻塞性肺疾病（第 74 章）。

肺炎[17]

肺炎（pneumonia）是肺组织的炎症，通常急性疾病，表现为咳嗽、发热、脓痰并伴有体征和实变的 X 线改变。它可大致分为典型或非典型，由不同的细菌、病毒或其他生物体引起。

肺炎初期的不特异性表现可能会误导诊断，尤其是当病人表现为全身症状（发热、周身不适和头痛）而无明显的呼吸道症状时。虽然通常会有咳嗽，但会被较重的全身症状所掩盖。这种情况常见于非典型病原体肺炎，也可发生于细菌性肺炎，尤其是大叶性肺炎。

🔖 社区获得性肺炎[5,11]

社区获得性肺炎（community-acquired pneumonia，CAP）发生在最近没有去过医院的人和免疫功能低下的人群中。对抗生素的选择最初是基于经验的。CAP 通常是由单一病原菌引起的，特别是肺炎链球菌，肺炎链球菌对抗生素的抗药性越来越强[10]。大多数细菌性肺炎的治疗时间通常为 5~10 日，支原体或衣原体感染的治疗时间为 2 周，军团菌感染的治疗时间为 2~3 周。CAP 中常见病毒感染（25%~44%），无论病毒是作为唯一原因还是作为细菌的前身[18]。

典型肺炎

最常见的社区获得性感染的病原体是已经产生耐药

性的肺炎链球菌(多数)、流感嗜血杆菌[15](主要在慢性阻塞性肺疾病中)、肺炎支原体(年轻人)和肺炎克雷伯菌。

临床特征

- 常有呼吸道病毒感染史
- 急性起病,伴有高热、干咳、胸膜痛、寒战或盗汗
- 1~2 日后可能会出现铁锈色痰
- 伴有浅快的呼吸
- 身体检查:胸部病灶、肺实变
- 辅助检查:胸部 X 线检查、痰检、血氧饱和度、特异性检测/血清学、聚合酶链反应
- 并发症:胸腔积液、脓胸、肺脓肿、呼吸衰竭
- 流感的一个特殊并发症是 2~4 周后发生肺炎链球菌感染[18]

非典型肺炎

请参阅第 19 章。

临床特征

- 发热,全身不适
- 头痛
- 轻微的呼吸道症状,干咳
- 没有明显的实变
- 胸部 X 线检查(弥漫性浸润)与胸部体征不符

病因

- 病毒,如流感病毒
- 肺炎支原体感染,最常见于
  - 青少年和年轻的成人
  - 治疗采用:
  罗红霉素,300mg/d,口服
  或
  多西环素 100mg,每日 2 次,10~14 日
- 嗜肺军团菌(军团病)
  - 与大型建筑物的冷却系统有关
  - 潜伏期 2~10 日
  诊断标准包括:
- 前驱的流感样疾病
- 干咳、意识混乱或腹泻
- 高热(可能存在有相对心动过缓)
- 淋巴细胞减少伴中度白细胞增多
- 低钠血症
  病人有并发症时情绪低落。用下述药物治疗:
  静脉注射阿奇霉素(一线)或红霉素(静脉注射或口服)
  (如果很严重)加
  环丙沙星或利福平
- 肺炎衣原体

- 类似于支原体。
- 鹦鹉热衣原体(Q 热)
  - 用红霉素、罗红霉素或多西环素治疗。
- 贝纳特立克次体(Q 热病)
  - 多西环素 200mg,即刻口服,然后 100mg/d,治疗 14 日。

根据严重程度选择抗生素[5,13]

通常是经验性用药。

轻度肺炎

通常不需要住院治疗。
阿莫西林 1g 口服,每 8 小时 1 次,连续 5~7 日
加(如怀疑为非典型病原体肺炎,或 2 日内改善欠佳)
多西环素 100mg,每日 2 次,连续 5~7 日

中度肺炎

常需要住院治疗(详见下文"红旗征:重症肺炎和住院指南");监测胸部 X 线检查;血氧饱和度(保持 $PaO_2 \geq 94\%$)。

- 新生儿
- 年龄超过 65 岁
- 合并症
- 高热,体温 >38℃
- 重症肺炎的临床特征
- 累及多个肺叶
- 无法耐受口服药物
  青霉素 1.2g,静脉注射,每 4~6 小时 1 次,连续 7 日
  或
  普鲁卡因青霉素 1.5g,肌内注射,每日 1 次(肺炎链球菌感染的首选药物)加多西环素
  或
  头孢曲松 1g/d,静脉注射,连续 7 日(青霉素过敏病人)
- 如果病情不严重且能耐受口服药物,可使用阿莫西林/克拉维酸或头孢克洛或多西环素
- 在热带地区使用不同的疗法[参考《治疗指南》(*Therapeutic Guidelines*),参考文献 5]
- 如属非典型病原体肺炎,应使用多西环素、红霉素或罗红霉素

重度肺炎

严重程度(死亡风险增加)的标准见下文"红旗征:重症肺炎和住院指南"[11,17],CURB-65 评分提示严重程度(神志不清,尿素氮 >7mmol/L,呼吸频率≥30 次/min,血压 <90/60mmHg,年龄≥65 岁)[19]。

头孢噻肟 1g 静脉注射,每 8 小时 1 次
或
每日静脉注射头孢曲松 1g

加

阿奇霉素 500mg，静脉注射，每日一次（覆盖支原体、衣原体和军团菌）

加

氟氯西林治疗金黄色葡萄球菌

红旗征：重症肺炎和住院指南

- 精神状态改变/急性发作意识混乱
- 病情迅速恶化
- 呼吸频率 >30 次/min
- 脉搏频率 >100 次/min
- 血压 <90/60mmHg
- 肺炎严重性评分 CORB ≥ 2 分
- 缺氧，PaO_2<60mmHg 或血氧饱和度 <92%
- 白细胞计数 <4 × 10^8/L 或 >20 × 10^9/L
- X 线检查示累及多个肺叶

（译者注：有研究表明，肺炎严重性评分 CORB 比 CURB-65 更能预测病人对机械通气和血管升压药支持的需求。CURB-65 在预测死亡率上则更胜一筹。）

慢性持续性咳嗽

病毒性呼吸道感染引起的咳嗽不应超过 2 周。如果超过 2 周，则称为慢性持续性咳嗽（chronic persistent cough）。持续 2 个月或更长时间的咳嗽被定义为慢性咳嗽。持续 3~4 周以上的咳嗽需要仔细查找原因。**表 32.3** 归纳了慢性咳嗽的一些常见原因。

慢性咳嗽可分为排痰性咳嗽和无痰干咳。如果是排痰性咳嗽，脓痰是非常有意义的，因为脓痰通常意味着在支气管和/或鼻窦细菌存在感染[4]，其主要的微生物是流感嗜血杆菌（最常见）、肺炎链球菌和莫拉菌。这类感染对阿莫西林或阿莫西林/克拉维酸或注射用头孢菌素最敏感。

干咳

干咳（non-productive cough）的原因见**表 32.1**，一个病人可能同时存在多种病因；例如，过敏性打喷嚏伴有胃食管反流、服用血管紧张素转换酶抑制剂治疗高血压可能伴有病毒性呼吸道感染[4]。已有研究表明，无痰性或刺激性咳嗽通常是通过对存在于气管和主要支气管壁上的受体的持久刺激引起的，并可能导致产生少量的黏液痰。

难治性慢性咳嗽的检查包括胸部 X 线、肺功能测定、胸部 CT 扫描（特别是寻找肿瘤）和动态食管 pH 监测。

如果症状提示可能有哮喘，可使用吸入性类固醇皮质激素 2~4 周[5]。

胃食管反流

胃食管反流（gastro-oesophageal reflux）是最有可能导致看起来健康、有胃食管反流病史的病人长期无痰性咳嗽的原因。最近利用 24 小时动态食管 pH 监测的研究表明，在持续性不明原因咳嗽的病人中，主要原因是无症状胃食管反流[20]。在没有误吸的证据时，咳嗽被认为是由于远端食管-气管-支气管反射的刺激引起的。其他研究已经证实了支气管哮喘和反流或吞咽障碍之间的关系，哮喘和反流或吞咽障碍可以导致呼吸道误吸引起气道炎症反应。

如果证实或怀疑有反流，有很好的证据表明饮食和减肥（如果实现了）可以改善咳嗽，但不幸的是，没有试验证据支持单独使用质子泵抑制剂治疗胃食管反流相关咳嗽[20]。然而，在接受饮食建议的同时，尝试 8~12 周的质子泵抑制剂治疗是合理的。

对于那些没有其他健康问题的特发性慢性咳嗽病人，不要将其视为"只是咳嗽"。鼓励他们避免冷空气、烟雾和其他环境诱因。劝其避免习惯性清嗓子和过度使用声音——考虑转诊到语言病理学家或"咳嗽诊所"。

支气管肺癌

在男性，死于肺癌的人数占所有男性癌症病人的 25%，在女性是则 24%（数据正在快速上升），吸烟是男女肺癌的最常见的致病因素[13]。肺癌也是澳大利亚男女中最常见的致命癌症。支气管肺癌（bronchial carcinoma）占原发性肺恶性肿瘤的 95% 以上。预后较差，5 年总生存率为 17%[21]。间皮瘤的发病率持续上升。

临床特征

- 病人年龄大多数在 50~70 岁（平均 67 岁）
- 几乎所有病人（>90%）在诊断时已出现症状[22]
- 如果有症状，通常已经处于晚期且不可切除

局部症状

- 咳嗽（早期）（42%）
- 胸痛（22%）
- 喘息（15%）
- 咯血（7%）
- 呼吸困难（5%）

一般症状

- 食欲缺乏、乏力
- 不明原因的体重减轻

其他症状

- 不能治愈的胸部感染
- 声音嘶哑
- 转移症状

可能的身体检查结果归纳于**图 32.3**。

32

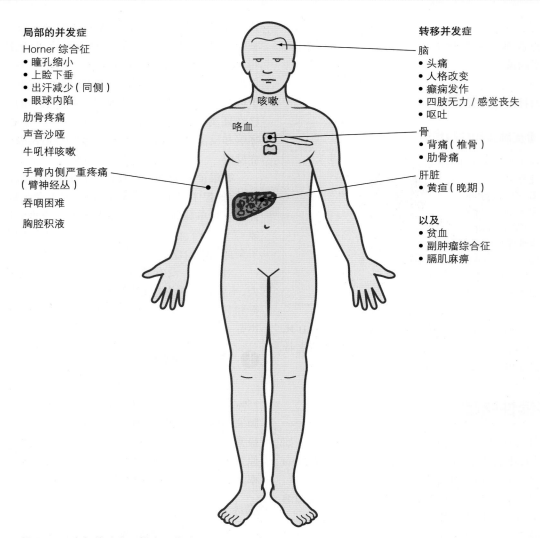

局部的并发症

Horner 综合征
- 瞳孔缩小
- 上睑下垂
- 出汗减少（同侧）
- 眼球内陷

肋骨疼痛

声音沙哑

牛吼样咳嗽

手臂内侧严重疼痛
（臂神经丛）

吞咽困难

胸腔积液

咳嗽

咯血

转移并发症

脑
- 头痛
- 人格改变
- 癫痫发作
- 四肢无力/感觉丧失
- 呕吐

骨
- 背痛（椎骨）
- 肋骨痛

肝脏
- 黄疸（晚期）

以及
- 贫血
- 副肿瘤综合征
- 膈肌麻痹

图 32.3　支气管肺癌可能出现的体征

辅助检查

- 胸部 X 线
- 痰细胞学检查
- CT 扫描
- 纤维支气管镜检查
- PET 扫描
- 荧光支气管镜检查（有助于早期发现）
- 尽可能做组织的病理诊断

　　注：目前还没有建议对无症状病人进行任何形式的肺癌筛查，包括胸部 X 线检查或低剂量胸部 CT[23]

　　X 线片上孤立性肺结节的原因见**表 32.7**。

管理

　　转诊给呼吸科医生以便确定癌症类型，通常将肺癌分为小细胞（燕麦细胞）肺癌（SCLC，低分化，约 15% 的发生率）和非小细胞肺癌（NSCLC），其中包括鳞状细胞癌，腺癌和大细胞癌（每种占 20%~30%）。治疗的主要目的是

表 32.7　孤立性肺结节的原因（X 线片）[24]

常见	不常见
支气管肺癌	支气管腺癌
继发性肿瘤	异物
单发性转移癌	肺动静脉畸形（AVM）
肉芽肿（如肺结核）	肺棘球蚴病
错构瘤	其他（如血肿、囊肿、颈动脉瘤）

对获益的非小细胞肺癌进行根治性切除。手术不是小细胞肺癌的选择，因为其转移非常快（80% 在诊断时已经转移）[11]，化疗适合于致命的小细胞肺癌，但目前只能延长预期寿命 3~20 个月（最多）。化疗在治疗非小细胞肺癌中也占有重要地位[25]。放射治疗的主要作用是姑息治疗。

🅢 间皮瘤

　　间皮瘤（mesothelioma）是一种间皮细胞的恶性肿瘤，通常发生在胸膜。既往有报道称间皮瘤与接触过石棉有

关(90% 报道接触过)。

临床表现包括胸痛、呼吸困难、体重减轻及反复胸腔积液。诊断依赖于影像学和胸膜活检后的组织学检查。预后差,治疗以姑息支持为主。

支气管扩张

支气管扩张(bronchiectasis)是指支气管壁发生炎症、增厚和不可逆损伤时导致的支气管扩张,通常发生在阻塞或感染后。诱发原因包括百日咳、麻疹、结核病、吸入异物(如花生进入儿童气管)、支气管肺癌、肺囊性纤维化和先天性纤毛功能障碍(Kartagener 综合征)。左下叶和舌叶是最常见的局限性病变部位。在儿童中,早期干预可挽救支气管;如有怀疑,请紧急转诊。

临床特征

- 慢性咳嗽:醒来时加重
- 轻度肺炎病例:仅在感染后痰呈黄色或绿色
- 进展期:
  - 大量脓性痰
  - 持续性口臭
  - 反复发热发作
  - 全身不适,体重减轻
- 肺炎反复发作
- 咳痰量与体位相关
- 咯血(痰中带血或大量出血)

身体检查

- 杵状指
- 感染部位有粗湿啰音(通常在肺底部)
- 其他呼吸道症状,参阅第 38 章表 38.6。

辅助检查

- 胸部 X 线(正常或支气管改变)
- 痰液检查:用于明确病原体和排除结核病
- 细胞学检查:排除肿瘤
- 主要病原体:流感嗜血杆菌(最常见)、肺炎链球菌、铜绿假单胞菌、金黄色葡萄球菌
- CT 扫描:可显示支气管壁增厚。高分辨率 CT 扫描是新的诊断金标准
- 肺活量的测定
- 支气管造影:非常痛苦,只有在怀疑诊断或局部手术适应证时才使用(罕见)

管理

- 解释和预防建议。避免上呼吸道感染,避免吸烟和处于烟雾弥漫的房间。
- 物理治疗和运动计划。

- 体位引流(如卧于床侧,头和胸处于低位,每日 3 次,每次 10~20 分钟)。
- 根据病原体选择抗生素,控制感染、阻止疾病的进展是很重要的。初次就诊推荐阿莫西林 500mg,口服,每日 3 次,连续 14 日或多西环素 200mg,每日 1 次,口服,(如果儿童≥8 岁)。避免长期使用。
- 针对急性加重(咳嗽和痰量增加/化脓),根据病原体使用抗生素,重要的是要控制感染以阻止疾病的发展。首次用药推荐使用阿莫西林 500mg,每日 3 次,口服,连续 14 日,或多西环素 200mg,每日 1 次,口服(如果儿童≥8 岁)。长期的抗生素治疗应接受呼吸科专家指导。
- 如有支气管痉挛现象可以使用支气管扩张剂[26]。

结核病

虽然咳嗽是肺结核(pulmonary TB)的一个特征,但肺结核可能没有任何症状,可通过 X 线筛查发现(参阅第 19 章内容)[8]。

咳嗽的对症治疗[5]

不管咳嗽背后的原因是否正在治疗(如病毒感染引起的上呼吸道感染),咳嗽的症状对所有年龄段的人来说都是痛苦的,而且病人经常要求全科医生讨论怎样缓解症状。令人沮丧的是,药房卖的所有非处方的止咳药物很少或根本没有有效的证据。这其中包括抗组胺药、减充血剂、祛痰剂(比如美远志与氨水的混合物),以及可待因等镇咳药。一般不建议儿童服用镇咳药物。

吸入哮喘药物(长效 β 受体激动剂、类固醇皮质激素或 MART 疗法)只适用于存在气道高反应的病人。蜂蜜有一些证据,尤其是对儿童,安全且易获得。环境方面的建议包括避免烟雾、灰尘、花粉、冷空气刺激。

转诊时机

- 需要进行支气管镜检查以排除支气管肺癌的病人
- 持续声嘶需要专家对其喉部进行检查的病人
- 有肺结核感染的证据

> **临床要领**
> - 年龄超过 50 岁原因不明的咳嗽(尤其有吸烟史)首先考虑支气管肺癌,直至有证据除外。
> - 若有异常的咳嗽和/或气喘,要考虑肺结核的可能。
> - 胸部 X 线表现正常但仍怀疑支气管肺癌时,需行支气管镜检查才能明确诊断。
> - 年轻病人咯鲜红色血可能是肺结核的初期症状。

- 避免仅将支气管炎作为诊断来解释咯血症状，应先排除支气管肺癌。
- 咳嗽可以相当严重，以致出现呕吐或意识丧失（咳嗽后晕厥）。
- 大量咯血通常由支气管扩张或肺结核导致。
- 痰中白细胞的存在使其呈黄痰或绿痰（脓性），但并不一定意味着感染。

参考文献

1 Kumar PJ, Clarke ML. *Clinical Medicine* (7th edn). London: Elsevier, 2009: 819.

2 Walsh TD. *Symptom Control.* Oxford: Blackwell Scientific Publications, 1989; 81: 81–8, 235–9.

3 Fitzgerald D. Children with chronic or recurrent cough. Medical Observer, 22 November 2002: 32–3.

4 Burns M. Chronic cough. Aust Fam Physician, 1996; 25: 161–7.

5 Respiratory [published 2020]. *Therapeutic Guidelines* [digital]. Melbourne: Therapeutic Guidelines Limited; 2020. www.tg.org.au.

6 Kincaid-Smith P, Larkins R, Whelan G. *Problems in Clinical Medicine.* Sydney: MacLennan & Petty, 1990: 105–8.

7 Davis A, Bolin T, Ham J. *Symptom Analysis and Physical Diagnosis* (2nd edn). Sydney: Pergamon Press, 1990: 56–60.

8 Gibson PG et al. CICADA: cough in children and adults: diagnosis and assessment. Australian cough guidelines summary statement. Med J Aust, 2010; 192(5): 265–7.

9 Selecki Y, Helman A. Chronic cough in children. Australian Doctor, 1989; 18 Sept.: i–iv.

10 Charles PG et al. The etiology of community-acquired pneumonia in Australia: why penicillin plus doxycycline or a macrolide is the most appropriate therapy. Clin Infect Dis, 2008; 46(10): 1513–21.

11 Stocks N, Melbye H. Community acquired pneumonia: how to treat. Australian Doctor, 16 March 2007: 25–32.

12 Smyrinos NA et al. From a prospective study of chronic cough: diagnostic and therapeutic aspects in older adults. Arch Intern Med, 1988; 158: 1222–8.

13 McPhee SJ, Papadakis MA. *Current Medical Diagnosis and Treatment* (56th edn). McGraw-Hill Education, 2017: 214.

14 Hemilä H, Chalker E. Vitamin C for preventing and treating the common cold. Cochrane Database of Syst Rev, 2013; Issue 1.

15 Singh M, Das RR. Zinc for the common cold. Cochrane Database of Syst Rev, 2015; Issue 4.

16 Karsch-Völk M et al. Echinacea for preventing and treating the common cold. Cochrane Database of Syst Rev, 2014; Issue 2.

17 Thompson K, Tey D, Marks M. *Paediatric Handbook* (8th edn). Melbourne: Blackwell Science, 2009: 514, 606.

18 Burk M et al. Viral infection in community-acquired pneumonia: a systematic review and meta-analysis. European Respiratory Review, Jun 2016; 25(140): 178–188.

19 Chalmers JD et al. Severity assessment tools for predicting mortality in hospitalised patients with community-acquired pneumonia. Systematic review and meta-analysis. Thorax, 2010; 65(10): 878–83.

20 Kahrilas P et al. Chronic cough due to gastroesophageal reflux in adults. CHEST Guideline and Expert Panel Report, 2016 Dec; 150(6): 1341–60.

21 National Health and Medical Research Council. *Assessment and Management of Lung Cancer. Evidence-Based Guidelines. A Guide for GPs.* NH&MRC, 2005.

22 Beckles MA et al. Initial evaluation of the patient with lung cancer. Chest, 2003; 123(1 suppl): 97S–104S.

23 Royal Australian College of General Practitioners. *Guidelines for preventive activities in general practice* (9th edn). East Melbourne, Vic: RACGP, 2016.

24 Lau L, ed. *Imaging Guidelines* (4th edn). Melbourne: RANZC Radiologists, 2001: 64.

25 Chan BA, Coward JI. Chemotherapy advances in small-cell lung cancer. J Thorac Dis, 2013; 5(Suppl 5): S565–78.

26 Buckley N (Chair). *Australian Medicines Handbook.* Adelaide: Australian Medicines Handbook Pty Ltd, 2018: 902–3.

32

耳聋有两种类型,一种是由于耵聍堵塞导致,是可以治愈的;另一种为非耵聍原因引起的,是不能治愈的。

威廉·王尔德爵士(1815—1876)(译者注:爱尔兰人,耳鼻喉和眼科医生,他是奥斯卡·王尔德的父亲)

耳聋(deafness)是指听力损伤,无论其严重程度如何[1]。这是一个主要的社区健康问题,在诊断时需要高度怀疑,特别是在儿童。耳聋可能是传导性耳聋、感觉神经性耳聋,或两者兼有(混合性)。

关键事实和要点

- 耳聋在所有年龄段都可发生,但老年人更常见(图 33.1)。80 岁以上老年人约 50% 有严重的耳聋,需要使用助听器。
- 正常听力的阈值是 0~20dB,大约是一个轻柔的耳语的音量。
- 约 1/7 的成人患有不同程度的严重听力损失(听力较好的耳超过 20dB)[2]。
- 每 1000 个孩子中就有一个出生时就有严重的听力损失。越早发现和治疗,结果越好。
- 听力损失程度分级[2-3]:
  - 轻度:听力损失 20~40dB(20dB 是轻声说话的声音)。
  - 中度:听力损失 40~70dB(40dB 是正常说话的声音)。
  - 重度:听力损失 70~90dB(大声说话的声音)。
  - 极重度:听力损失 >90dB(90~120dB 是大声喊叫)。
- 女性比男性更易患听力损失。
- 在强噪声环境(>85dB)下工作,耳聋的可能性会增加一倍以上。
- 耳鸣的发生与耳聋有一定的相关性。

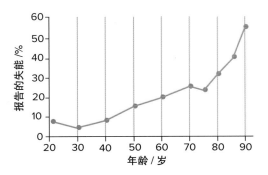

图 33.1　随年龄的增长听力问题的流行率

诊断模型

从病理生理学(传导性或感觉神经性耳聋)和解剖部位两个方面来考虑,有助于耳聋的诊断(图 33.2)。

传导性耳聋(conductive hearing loss)是指声波从外耳传播到内耳[1],直至镫骨底板的途径中发生异常引起的耳聋。

感觉神经性耳聋(sensorineural deafness,SND)是指从中枢到卵圆窗中央,包括耳蜗(感觉性)、蜗神经(神经性)、中枢神经(少见)发生异常引起的耳聋[1]。

儿童时期耳聋应着重考虑先天性耳聋(congenital deafness),而老年性耳聋(presbycusis)在老年人中非常常见。最常见的获得性耳聋的原因是耵聍(耳蜡)、浆液性中耳炎和外耳炎。噪声性耳聋也是一个常见的问题。

重要的是不要误诊听神经瘤。尽管听神经瘤更典型的表现是进行性听力下降,但它可以造成突发耳聋。对耳聋的诊断策略模型,以及造成耳聋的主要原因,归纳于表 33.1。耳毒性药物的核查清单见表 33.2。

症状

症状各不相同,有些人几乎没有注意到听力减退,而另一些人则表现出严重的听力障碍。

常见症状包括以下听力障碍:

- 足够大声音的说话和其他声音才能听到
- 足够大声音的说话和音乐能够听清
- 理解足够大声音的说话——语言接受问题

轻度听力丧失的病人只注意到细微的差别,可能听不清某些高频声音,比如“s”“f”或“th”。他们在某些情况下也可能会有听力障碍,比如在聚会或有很多背景噪声的人群中。中度听力损失的人在很多情况下都有听力障碍。

临床方法

病史

病史应包括任何耳聋的发生和发展过程、噪声接触史、药物史、游泳或潜水史、航空旅行史、头部外伤史和家族史。近期或过去发生的全身性感染可能与此相关,并存

33

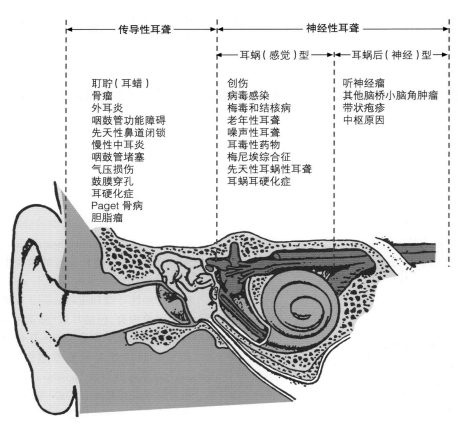

传导性耳聋   神经性耳聋

                        耳蜗（感觉）型   耳蜗后（神经）型

耵聍（耳蜡）   创伤   听神经瘤
骨瘤   病毒感染   其他脑桥小脑角肿瘤
外耳炎   梅毒和结核病   带状疱疹
咽鼓管功能障碍   老年性耳聋   中枢原因
先天性鼻道闭锁   噪声性耳聋
慢性中耳炎   耳毒性药物
咽鼓管堵塞   梅尼埃综合征
气压损伤   先天性耳蜗性耳聋
鼓膜穿孔   耳蜗耳硬化症
耳硬化症
Paget 骨病
胆脂瘤

图 33.2 按照解剖部位的耳聋原因

表 33.1 耳聋与听力损失的诊断策略模型

概率诊断	陷阱（经常遗漏的）
耵聍栓塞	外耳道异物
浆液性中耳炎	颞骨骨折
外耳道炎症	耳硬化症
先天性耳聋（儿童）	耳气压伤
老年性耳聋	噪声性耳聋
不能遗漏的严重疾病	罕见
肿瘤	• Paget 骨病（变形性骨炎）
• 听神经瘤	• 多发性硬化
• 颞叶肿瘤（双侧）	• 成骨不全
• 耳部肿瘤	**七个戴面具问题的清单**
• 鼻咽癌	糖尿病
感染	药物
• 一般感染（如流行性腮腺炎、麻疹）	甲状腺功能异常（甲状腺功能减退症）
• 脑膜炎	**病人是否试图告诉我什么？**
• 梅毒	不太可能的
鼓膜穿孔	
胆脂瘤	
外淋巴瘘（镫骨切除术后）	
梅尼埃综合征	

表 33.2　已知的耳毒性药物	
酒精	• 妥布霉素
氨基糖苷类	利尿剂
• 阿米卡星	• 依他尼酸
• 庆大霉素	• 呋塞米
• 卡那霉素	化疗药物
• 新霉素	奎宁和相关药物
• 链霉素	水杨酸盐/阿司匹林过量

在相关的耳部症状,如耳痛、流液、耳鸣和眩晕。眩晕可能是梅尼埃综合征、多发性硬化、听神经瘤或梅毒的症状。

从病史中可以得到一些重要的线索。听力丧失通常是在游泳或淋浴后则提示有耵聍。耵聍遇水膨胀,完全堵塞耳道。

红旗征

- 单侧感觉神经性耳聋
- 脑神经异常(听力损失除外)

传导性耳聋的病人在嘈杂的环境中可能听得更清楚(听觉减退),因为一般人在有背景噪声时提高了音量。相反,感觉神经性耳聋病人通常在噪声中听力更困难,更难辨别正常声音。

身体检查

检查面部结构、头骨和耳。用耳镜检查耳,以观察外耳道和鼓膜,以及是否存在耵聍、炎症或骨瘤等。

检查前需要清洁外耳道,可用轻柔的吸引装置清洗脓性分泌物和碎屑,对于鼓膜完整、中耳正常的病人可用冲洗法去除耵聍。

可用空气测试装置检查鼓膜的活动情况。鼓膜活动性下降是分泌性中耳炎的重要标志。

有几种简单的听力测试,我们可以利用手表的滴答声的距离来测试听力,但数字手表的出现影响了这种传统的方法。

耳语试验

耳语试验(whisper test):堵塞一侧外耳道,让病人用一只手遮挡视线,防止根据唇形猜测。检查者在距离病人50cm处用力低声说"68"然后说"100"(译者注:测试者可以低声和用力地说出任意三个数字或字母,然后让病人重复),并让病人重复这些数字。然后以正常声音重复检查。

搓发试验

搓发试验(hair-rubbing method)是以示指和拇指捏住适量头发在外耳道附近轻轻进行相互搓擦,可产生相对

高音调的"噼啪"声(图 33.3)。如果听不到这种声音,可能患有中度听力障碍(听力损失通常为 40dB 或更高)。与耳语试验相似,搓发试验仅仅是一个粗略的估测方法。

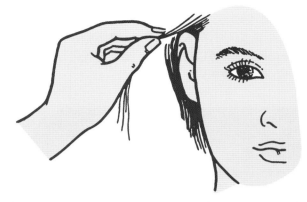

图 33.3　搓发试验测试可能存在的耳聋

音叉试验

耳聋一旦诊断,其类型(传导性或感觉性)应通过音叉试验(tuning fork tests)来确定。最适合初步试验的音叉是 C_2(512Hz,译者注:原文为 512cps,1cps=1Hz)音叉,音叉的最佳激活方式是在弯曲的肘部上用力敲击。

韦伯试验

韦伯试验(Weber test)是将颤动的音叉固定于颅骨中点或前额中央或牙齿。

只有当耳聋是单侧或双侧且不对称时,该试验才有价值(图 33.4)。正常情况下,音叉在前额中央时两耳听到的声音是相同的。患有感觉神经性耳聋时声音传递到正常的耳中,而传导性耳聋则在异常的耳中听得更清楚。

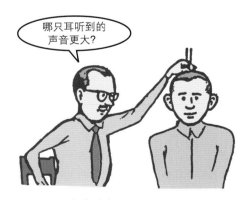

哪只耳听到的声音更大?

图 33.4　韦伯试验

声音偏侧到一只耳表明该侧有传导性听力损失,或另一侧有感觉神经性听力损失。

林纳试验

林纳试验(Rinne tests),握住音叉(512Hz 或 256Hz):

- 在耳外面(测试空气传导)并
- 紧贴在乳突骨上(测试骨传导)

询问哪一个声音更大。

该试验用于比较同一耳的空气传导和骨传导状况(图33.5)。测试的一个变化包括将音叉置于乳突上,当病人不能再听到音叉时,病人就会示意。然后将音叉置于外耳道,病人示意是否可以听到声音。通常空气传导比骨传导好,声音会再次被听到。

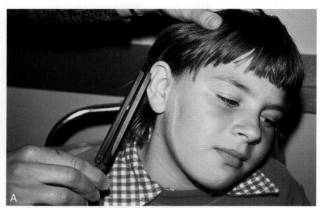
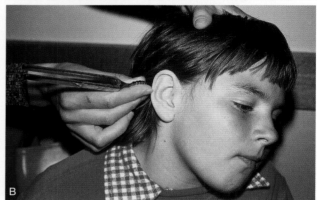

图33.5　林纳试验比较空气传导(图A)和骨传导(图B)

表33.3 总结了林纳试验和韦伯试验的比较。

表33.3　林纳试验和韦伯试验的比较

听力状态	林纳试验	韦伯试验
正常	阳性:AC>BC	两耳相同
传导性耳聋	阴性:BC>AC	患侧声大
非常严重的传导性耳聋	阴性:BC>AC 或仅骨传导	患侧声大
感觉神经性耳聋	阳性:AC>BC	健侧声大
重度感觉神经性耳聋	假阴性(无眼罩)	健侧声大

注:AC.空气传导;BC.骨传导。

听力评估

听力评估包括以下内容:

- 纯音测听法
- 声阻抗试验
- 电反应测听法
- 耳声发射试验

纯音测听[4-5]

纯音测听(pure tone audiometry)是用赫兹(Hz)表示频率,用分贝(dB)表示响度的曲线图。声音要么通过耳道(测试外耳的传导和耳蜗功能),要么通过骨(测试耳蜗功能)。

图33.6 和图33.7 是纯音听力图的典型例子。

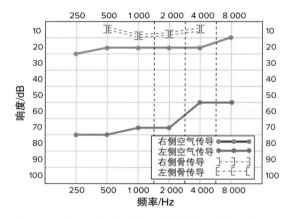

图33.6　左耳重度传导性耳聋的纯音听力图
资料来源:Black[4]。

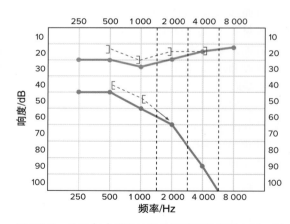

图33.7　单侧(左)感觉神经性耳聋的纯音听力图。怀疑儿童病毒所致感觉神经性耳聋或先天性耳聋;检查成人听神经瘤

这两种传导(骨传导和空气传导)的区别在于测定空气传导率。如果双耳阈值不同,应将白噪声掩蔽音用于健侧耳,避免影响患侧耳的检测。在绝对安静条件下,声音频谱范围为0~20dB。

鼓室测量法

鼓室测量法(tympanometry)测量的是鼓膜动度、听骨链和中耳气室的动态变化。这个测试是将探头塞进外耳道使其形成密闭腔，并在外耳道给予测试音。

影像学检查

CT 和增强 MRI 可以识别耳蜗后病变，如听神经瘤和耳蜗神经发育不全。

儿童的耳聋

儿童期耳聋比较常见，而且经常被忽视。每 1 000 名新生儿中就有 1 至 2 名患有感觉神经性耳聋[1]。先天性耳聋可能是由于遗传缺陷、产前因素（如母体宫内感染或妊娠期间药物摄入）或围生期因素（如出生创伤和新生儿溶血疾病）。

耳聋可能与唐氏综合征和 Waardenburg 综合征有关。Waardenburg 综合征是一种显性遗传性疾病，患儿常表现为白额发、眼球颜色异常和耳聋。

获得性耳聋约占所有儿童病例的一半，化脓性中耳炎和分泌性中耳炎是暂时性传导性耳聋的常见原因。然而，1/10 的患儿会有持续性中耳流脓和轻度至中度听力障碍（15~40dB）[6]。

幼儿永久性耳聋多由病毒感染（如流行性腮腺炎或脑膜炎）、应用耳毒性抗生素等原因引起。

筛查[1]

筛查的目的是在 8 个月至 1 岁的婴儿中发现耳聋患儿，1 岁之后是语言学习的关键时期。要从以下情况筛选出高危患儿，如耳聋家族史、孕期和围生期病史、新生儿重症监护、极低出生体重儿、孕周 <33 周、患有脑瘫和其他影响语言功能发育的疾病。初步判断听力是否正常（表 33.4）。

表 33.4　听力正常的早期反应

年龄	典型反应
1 月龄	注意突然发出且持续的声音（如汽车发动机和吸尘器）
3 月龄	对较大声音有反应（如拍手时会停止哭泣）
4 月龄	回头寻找声源，如母亲在孩子身后说话
7 月龄	立即转向房间里发出的声音，甚至是微弱的声音
10 月龄	留意熟悉的日常声音
12 月龄	对熟悉的词语和命令有一些反应，包括他的名字

最佳检测时间：

- 8~9 个月（或更早）
- 学龄期

新生儿听力筛查是测量第Ⅷ对脑神经对声音的反应，这个筛查在澳大利亚各地都可以做，而且鼓励给新生儿都做筛查。这项筛查明显地提前了发现耳聋的平均年龄，1989 年的时候发现耳聋平均年龄是 20 个月，而在 2014 年缩短到 0.8 个月[7]。

听力丧失的早期征象

家长要高度重视孩子听力减退的筛查。儿童耳聋的诊断应包括单侧还是双侧、严重程度和发病年龄。

典型表现包括：

- 颅骨、耳和面部的畸形
- 对声音没有反应，特别是对其说话没有反应
- 只喜欢大的声音，或只对很响的声音有反应
- 对正常交谈声或对电视声没有反应
- 言语异常或说话晚
- 12 个月时还没有"牙牙学语"
- 18 个月时不能发音单字词，或不能理解简单的词语
- 在校学习困难
- 不听话
- 其他行为问题
- 不能辨别声音方向（单侧耳障碍）
- 不能完成简单的命令或 2 岁时会说的词语少于 20 个

筛查方法

任何年龄儿童都可接受听力测试，多早测试都行，包括新生儿。用在儿童耳边耳语或摇晃车钥匙等非正式的评估方法并不能完全排除耳聋，且可能由于产生心理安慰而延误治疗。

耳镜检查对排除中耳积液是必要的。

4 岁以下儿童的纯音听力测定是不可靠的，因此需要特殊的技术，如鼓室测量法（声阻抗试验）。鼓室测量法（声阻抗试验）是检测婴幼儿中耳病变高度敏感和特异的方法，可以用其评估鼓膜（TM）的活动度。

新生儿和婴儿可以使用自动听性脑干反应（AABR）或瞬态诱发性耳声发射（TEOAE）进行测试。

管理

应将有中耳病变或听力损失的患儿及时转诊给专科医生。助听器适用于所有感觉神经性耳聋，包括重度耳聋，以及不能用手术纠正听力的传导性耳聋患儿。所有患儿都要转诊到教育和语言专业治疗机构。

老年人的耳聋[8]

耳聋的流行率随着年龄增长呈指数级增加。随年龄增加导致高频区听力下降，这是老年双侧进行性感觉性耳聋的常见原因（图 33.8）。老年性耳聋具有遗传易感性[8]。

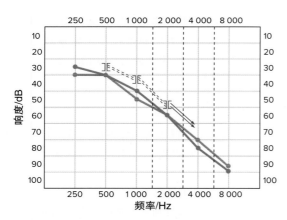

图 33.8　老年性耳聋：双侧高频感觉神经性耳聋

老年性耳聋

老年性耳聋(presbycusis)是一种感觉神经性听力损失，与年龄增长引起的听力恶化有关。一些特征包括：

- 高频听力丧失
- 常伴有耳鸣
- 不能忍受特别响亮的声音
- 不能区分某些高频音节，如"s""f"。病人总会混淆这些音节，也会不能区分某些词汇，如"fit"和"sit""fun"和"sun"。

因为听力剥夺的原因，耳聋常伴有老年心理疾病，如焦虑、抑郁、偏执妄想、易激惹、意识混乱等障碍。在遇到这类心理问题的老年病人时，要想到病人患耳聋的可能性。

转诊行听力测试的指征

老年人转诊的可能指征：

- 说话声音太大
- 听懂别人讲话很困难
- 社交恐惧
- 对参加聚会和其他活动缺乏兴趣
- 抱怨别人喃喃自语
- 要求重复讲话
- 主诉耳鸣
- 把电视和收音机音量调得很大

突发性耳聋

突发性耳聋(sudden deafness)是指在 12 小时至 3 日内突然发生的感觉神经性耳聋(听力损失超过 30~35dB)[9]。需要特别排除渐进性耳聋，如累积性噪声损伤或老年性耳聋，并排除外耳道的病变、鼓膜、中耳原因导致的急性耳聋。

导致突发性耳聋主要原因见**表 33.5**。

表 33.5　突发性耳聋的原因

外伤
- 颅脑损伤
- 潜水
- 飞行
- 爆炸声

手术后
- 既往镫骨切除术

病毒感染(如腮腺炎、麻疹、带状疱疹)

耳毒性药物(如氨基糖苷类、庆大霉素)

脑桥小脑角肿瘤(如听神经瘤)

血管相关疾病
- 红细胞增多症
- 糖尿病
- 卒中
- 血管炎

梅尼埃综合征

耳蜗性耳硬化症

在很多情况下，尽管对病人进行了仔细的临床检查和相关辅助检查，但是仍不能确定突发性感觉神性耳聋的具体病因。这种情况下的耳聋被认为是动脉系统末梢血管阻塞或病毒性耳蜗炎所致[8,10]。幸运的是，这种病因未明的突发性耳聋常能自行恢复听力。

突发性耳聋的病人需要尽快转诊，其诊断和处理都具有一定的难度，而对其早期诊断和高度怀疑是治疗的关键所在[8]。有两种情况值得特别注意，一种是镫骨切除术后发生的淋巴管外瘘，另一种是听神经瘤，可能引起内耳道肿瘤压迫内耳动脉。

辅助检查包括全血细胞计数、红细胞沉降率、抗中性粒细胞胞质抗体、结核病酶联免疫斑点试验、病毒检测、诱发反应听力测定、磁共振成像。

🚭 耳硬化症

耳硬化(otosclerosis)是一种骨迷路病变伴传导性听力损伤的内耳疾病，是最常见的成人致聋原因。病人鼓膜功能正常。正常的中耳骨质被血管丰富的海绵状松质骨取代形成"硬化"[11]。

临床特征[3]

一般为：

- 一种进展性疾病
- 多发于 20 及 30 多岁
- 家族史(常染色体显性遗传)
- 双侧或单侧耳聋
- 女性多见

- 累及镫骨底板
- 妊娠期病情进展迅速
- 传导性耳聋
- 从低频率声音波段开始,进行性听力丧失
- 电阻抗听力测定显示特有的传导性听力下降特征,伴有轻微的感觉神经性听力损伤
- 可伴有梅尼埃综合征

管理

- 转诊给耳鼻喉专科
- 镫骨全切除(有效率约 90%)
- 佩戴助听器(疗效有限)

🔊 胆脂瘤[10]

胆脂瘤(cholesteatoma)是发生于角质化鳞状上皮的囊性包块,伴有鼓膜周围穿孔。换句话说,胆脂瘤是一个"大皮囊"(参见第 39 章)。瘤体往往会增大并浸润邻近组织,如鼓膜、听骨链和耳蜗。鼓膜和听骨链的破坏可能导致传导性听力丧失高达 60dB,也可能因听软骨囊坏死而导致不可逆转的耳聋,须行外科手术矫治。

🔊 耵聍嵌塞[12]

耵聍嵌塞(wax impaction)约发生在正常人群的 5%,但在老年人中更为普遍,特别是使用助听器者。这在使用棉签的人身上也很常见(应该避免),耳垢堆积在鼓膜上会导致传导性听力损失。普通人每周产生耵聍 2.81mg,大多数耳垢不经治疗就会自动清除。

去除方法包括:
- 由有经验的医生用温水(体温温度)或生理盐水轻轻冲洗(如果感染或鼓膜穿孔,避免冲洗)。
- 在注冲洗前几日考虑使用溶耵聍滴剂:
  – 碳酰胺过氧化物(耳清洁)
  – 琥珀辛酯钠(蜡溶胶)
  – 过氧化氢
  – 碳酸氢钠
  – 油性物(如橄榄油、杏仁油)

闭孔角化病是角蛋白的积累,形成珍珠白色的堵塞,需要去除。

🔊 噪声性耳聋(noise-inducted hearing loss)

临床特征

- 在过度噪声环境工作后出现耳鸣
- 在工作后不久说话语音似乎变得听不清楚
- 最初的耳聋是暂时性的,但如果持续接触噪声,则会变成永久性的耳聋

- 听力图显示高频率波段听力损失

声音响度超过 85dB 对耳蜗有潜在危害,特别是长时间处于此种响度的声音中。常见的有害噪声包括机器声、武器发出的声音和高音量音乐。

🔊 耳鸣[13]

耳鸣(tinnitus)的诊断策略总结见表 33.6。

表 33.6　耳鸣的诊断策略

概率诊断
耳垢或碎屑
感觉神经性听力损失(尤其是噪声引起的)
耳硬化症
衰老
耳部感染(如病毒性耳蜗炎)
梅尼埃综合征
不能遗漏的严重疾病
血管
• 动静脉畸形
• 动脉杂音(尤其是颈动脉)
• 静脉嗡鸣(颈静脉)
感染
• 化脓性中耳炎
癌症/肿瘤
• 听神经瘤(单侧)
其他
• 头部受伤
陷阱(经常遗漏的)
阻生智齿
颞下颌关节损伤
酗酒
罕见
• 前半规管开裂
• 颈静脉球瘤
• 梅毒
七个戴面具问题的清单
贫血(严重)
抑郁
药物(阿司匹林、非甾体抗炎药、袢利尿剂、大麻、奎宁、氨基糖苷类)
脊椎功能障碍
病人是否试图告诉我什么?
考虑是否主观耳鸣

耳鸣是指听到源于内耳的声音。当耳鸣源自内耳病变时,具有非脉冲性、连续的特点,且频率和强度是不断变化的。

应详细询问病史和仔细检查,以将耳鸣分为客观性

耳鸣(例如通过听筒来听)和非客观性耳鸣、搏动性耳鸣和非搏动性耳鸣。

预防措施：

- 需排除以下情况：耵聍栓塞、服用某些药物(包括大麻、非甾体抗炎药、水杨酸类药物、奎宁和氨基糖苷类抗生素[9])、血管疾病、抑郁、贫血、血管瘤(如血管球瘤)、静脉嗡鸣(颈静脉)、听神经瘤(进行性和单侧)、梅尼埃综合征、听神经感染(如病毒性耳蜗炎)
- 如果是搏动性的耳鸣，考虑颈动脉病变，包括颈动脉海绵状瘘和房室瘘
- 关注孤身独居长者(有自杀风险)

注：年轻人的耳硬化症会引起耳聋和耳鸣。

辅助检查

- 听力测试，由专科专家测试
- 鼓室声阻抗试验和言语识别
- MRI 或 CT 扫描(如果怀疑病因严重或头颅损伤)

管理

- 治疗任何潜在原因和加重因素。如果不能，则应最大限度地缓解症状
- 教育和安抚病人(耳鸣几乎总是可以治疗的)
- 鼓励建立病人支持小组

整体方法(可选)

主要基于声音脱敏疗法：

- 放松技巧，解决任何焦虑
- 耳鸣习服治疗(临床心理学家)
- 认知行为疗法
- 背景"噪声"(例如，夜间播放的遮蔽音乐)
- 耳鸣掩蔽器
- 助听器(基于耳科专家的评估)
- 考虑催眠疗法

药物治疗(可选择试用)

- 睡前服用氯硝西泮 0.5mg
- 补充矿物质(例如锌和镁)
- 倍他司汀：一般剂量 8~16mg/d(最高不超过 32mg/d)
- 卡马西平或丙戊酸钠
- 抑郁时使用抗抑郁药

注：所有上述这些药物治疗措施都没有循证医学评估的支持证据。

急性严重耳鸣

- 1% 利多卡因，缓慢静脉注射(最多 5ml)

助听器

助听器(hearing aids)最适合传导性耳聋病人使用。这是因为声音在传导性耳聋病人中较少失真，通过助听器放大声音相对更为简单。在感觉神经性听力损失病人中，由于其丧失高频率听力，助听器的使用效果不尽如人意。更先进的助听器可以有选择性地放大频率和"消除"那些可能导致不适的过大声音，提高了病人的舒适度。这种助听器的试用应由听力专家在全面的医疗评估后进行。

人工电子耳蜗植入[8,13]

人工耳蜗植入物或"仿生耳"被用于对强力助听器没有反应的严重听力损失的成人和儿童。植入物包含 22 个电极，经乳突切除术后植入耳蜗内，在靠近耳的头骨植入一个接收器，通过戴在耳后面的外部处理器和与外部感应线圈连接的植入式接收器可探测到外部声音。对于先天性或后天性耳聋的患儿，早期植入人工耳蜗可获得接近正常的语言能力和听力。该设备最适合年龄超过 2 岁的患儿和重度耳聋成年病人。

对家属的建议[14]

如何与耳聋病人相处，他们的家人和亲密友人需要很多切实可行的建议。应该告诉他们，病人在安静的房间里可能会听到声音，但在嘈杂的人群中不能听到，并告诉他们所能得到的帮助和服务范围，以及如何保养助听器(尤其病人为老年人时)。

需要做的事情

- 对他们说话时面对光亮处
- 交谈时朝向他们
- 说话清晰自然
- 用一致的音调讲话，避免在一个句子的中间或结束时降低声音
- 对话时与病人的距离不超过 2m
- 对待病人要宽容、放松
- 耐心面对错误
- 必要时在纸上写出关键词

不要做的事情

- 背对着他们说话
- 喃喃自语(嘟囔着说话)
- 使用夸张的口型
- 大声喊叫
- 说话的时候用手或手指捂住嘴

- 一遍又一遍地重复同一个单词

优先转诊的红旗征[8]

- 不对称感觉神经性听力损失
- 脑神经缺陷
- 耳道或中耳肿瘤
- 耳深部疼痛
- 耳道流脓

转诊时机

- 参见上述红旗征
- 突发性耳聋
- 任何疑似失聪的儿童,包括言语障碍和学习障碍,都应该转诊到听力中心
- 任何有中耳病变和听力损害的孩子都应该去看耳科专家
- 不明原因耳聋

临床要领

- 如果一个母亲相信她的孩子可能是耳聋,这种怀疑很少出错。
- 发育迟缓的婴儿和有语言缺陷或行为问题的儿童可能有耳聋。
- 对于有证据显示子宫内感染任何 TORCH 病原体(弓形虫病、风疹、巨细胞病毒和疱疹病毒)的母亲所生的孩子,应进行听力评估。
- 不论年龄多小的孩子都适合接受听力评估。非正式机构的测试不足以排除听力损失。
- 传导性听力损失时声音更柔和,感觉神经听力损失时声音会失真。
- 传导性耳聋的人说话轻声细语,在嘈杂的环境中听得更清楚,在电话中听得更清楚,并且有很好的言语辨别能力。
- 感觉神经性耳聋病人往往会大声说话,在嘈杂的环境中听力不好,语言辨别能力差,在电话中听力也不好。

参考文献

1　Lasak JM et al. Hearing loss: diagnosis and management. Prim Care, 2014; 41(1): 19–31.

2　Fagan P. Assessing hearing in clinical practice. Medical Observer, 10 March 2006: 23–5.

3　Papadakis MA, McPhee SJ. *Current Medical Diagnosis and Treatment* (56th edn). New York: McGraw-Hill Education, 2017: 209–10.

4　Black B. Pure tone audiograms. Aust Fam Physician, 1988; 17: 906–7.

5　Cootes H. Interpret audiograms: therapy update. Australian Doctor, 25 May 2007: 41–6.

6　Jarman R. Hearing impairment. Australian Paediatric Review, 1991; 4: 2.

7　Victorian Agency for Health Information and Safer Care Victoria. Hearing screening for neonates [17 Feb 2021]. Better Safer Care. Victoria State Government. Available from: https://www.bettersafercare.vic.gov.au/clinical-guidance/neonatal/hearing-screening-for-neonates, accessed March 2021.

8　Sale P, Patel N. Hearing loss in the ageing patient: how to treat. Australian Doctor, 15 April 2011: 27–34.

9　Pohl DV. Sudden deafness. Modern Medicine Australia, 1990; June: 72–8.

10　Fortnum HM et al. Prevalence of permanent childhood hearing impairment in the United Kingdom and implications for universal neonatal hearing screening: questionnaire-based ascertainment study. BMJ, 2001; 323: 536–40.

11　Rudic M et al. The pathophysiology of otosclerosis: review of current research. Hear Res, 2015; December 330 (Part A): 51–6.

12　Buckley N (Chair). *Australian Medicines Handbook*. Adelaide: Australian Medicines Handbook Pty Ltd, 2016: 422.

13　Black B, Harvey L. Tinnitus: update. Medical Observer, 13 August 2004: 31–3.

14　Atlas M, Lowinger D. The GP's essential guide to hearing loss. Medicine Today, 2000; June: 48–59.

33

第 34 章　腹泻

脏脏的厨师比大黄更容易让人腹泻。

桐柏（时间不详）（译者注：一位中国智者，这句话被引用在 1928 年的《纽约医学简报》上）

腹泻（diarrhoea），是指以排便频率异常及水样排便为特征的肠道疾病。

急性自限性腹泻是很常见的，而且通常是全科医生见不到的。它往往是感染性的，轻症的，在几日内痊愈。在澳大利亚，大多数感染性腹泻病例是病毒性的。腹泻的原因很多，因此详细采集病史和进行身体检查，对诊断非常重要。"慢性"腹泻是指至少持续 4~6 周的腹泻。主要原因见**图 34.1**。

急性感染性腹泻这个术语是能造成混淆的。可简单分类为：

- 呕吐和腹泻=胃肠炎（gastroenteritis）
- 只是腹泻=肠炎

关键事实和要点

- 粪便的特征是对肠道疾病位置的有用提示。
- 上消化道疾病往往产生大量的、水样的或脂肪样的、淡黄色或绿色的腹泻粪便。
- 结肠疾病的大便性状可为细小、黏稠度不同、棕色，可能含有血液或黏液。
- 急性胃肠炎多为排除性诊断。
- 原虫感染（如阿米巴病、贾第鞭毛虫病和隐孢子虫）比细菌性痢疾更可能引起慢性腹泻。

- 必须关注旅行史，尤其是有流行性肠道感染风险的国家的旅行史。
- 某些抗生素会导致梭状芽孢杆菌的过度生长，并产生假膜性肠炎。
- 乳糜泻虽然是儿童生长停滞的一个原因，但可以发生在任何年龄人群。
- 结肠疾病会导致病人排便频繁和急迫，但排便量很少。
- 腹泻大致可以分为 4 类：
  - 急性水样腹泻
  - 出血性腹泻（急性或慢性）
  - 慢性水样腹泻
  - 脂肪泻

诊断模型

诊断策略模型的归纳见**表 34.1**。

概率诊断

急性腹泻

常见原因：

- 胃肠炎/肠炎：

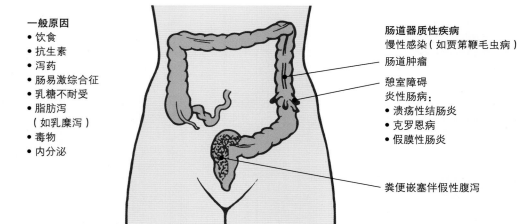

一般原因
- 饮食
- 抗生素
- 泻药
- 肠易激综合征
- 乳糖不耐受
- 脂肪泻
  （如乳糜泻）
- 毒物
- 内分泌

肠道器质性疾病
慢性感染（如贾第鞭毛虫病）
肠道肿瘤
憩室障碍
炎性肠病：
- 溃疡性结肠炎
- 克罗恩病
- 假膜性肠炎

粪便嵌塞伴假性腹泻

图 34.1　慢性腹泻的重要原因

表 34.1　腹泻的诊断策略模型

概率诊断	陷阱(经常遗漏的)
急性 • 胃肠炎/感染性肠炎(病毒性/细菌性) • 饮食不慎 • 抗生素反应 **慢性** • 肠易激综合征 • 药物反应(如泻药) • 慢性感染	乳糜泻 粪便嵌塞伴假性腹泻 乳糖酶缺乏症 贾第鞭毛虫感染 李斯特菌感染 隐孢子虫感染 免疫功能低下时巨细胞病毒感染 吸收不良症(如乳糜泻) 维生素 C 和其他口服药物 线虫感染 • 类圆线虫属(蛲虫) • 鞭虫 放射治疗 憩室炎 胃肠道手术后 缺血性结肠炎(老年人) 罕见疾病 • 艾迪生病(见第 14 章) • 类癌 • 儿童缺锌 • 短肠综合征 • 淀粉样变 • 中毒性休克 • 佐林格-埃利森综合征
不能遗漏的严重疾病 肿瘤 • 结直肠癌 • 卵巢癌 • 腹膜癌 HIV 感染(艾滋病) 感染 • 霍乱 • 伤寒/副伤寒 • 阿米巴病 • 疟疾 • 肠出血性大肠埃希菌性肠炎 炎性肠病 • 克罗恩病/溃疡性结肠炎 • 假膜性肠炎 非微生物所致食物中毒,如"死帽蕈" 肠套叠 盆腔炎/盆腔脓肿	
	七个戴面具问题的清单 糖尿病 药物(如二甲双胍) 甲状腺疾病(甲状腺功能亢进症)
	病人是否试图告诉我什么? 是的,腹泻可能是焦虑状态或肠易激综合征的一种表现

– 细菌:沙门菌属、空肠弯曲菌、志贺菌属、肠病性大肠埃希菌、金黄色葡萄球菌(食物中毒)。
– 病毒:轮状病毒(50% 儿童住院的原因[1])、诺如病毒、星状病毒、腺病毒。
• 饮食不慎(如暴饮暴食)
• 抗生素反应

腹泻的红旗征

• 非预期体重减轻
• 持续性/未解决
• 便中带血
• 发热
• 海外旅行
• 严重腹痛
• 家族史:肠癌、克罗恩病

慢性腹泻

英国的一项研究表明,肠易激综合征是慢性腹泻最常见的原因[1]。

药物反应也同样重要。包括服用泻药、渗透剂如乳糖和山梨糖醇口香糖、酒精、抗生素、甲状腺素等。

急性胃肠炎迁延至慢性期较为常见,尤其是对海外归来的旅客。需要考虑的重要因素是贾第鞭毛虫、艰难梭菌、耶尔森菌、溶组织内阿米巴、隐孢子虫和 HIV 感染。

不能遗漏的严重疾病

对持续性腹泻者(特别是起病隐匿者),必须考虑结直肠癌的可能。

HIV 感染导致的艾滋病必须考虑,尤其对高危者。跨国旅行者常感染霍乱、伤寒、副伤寒和阿米巴病等严重的感染性疾病,应时刻谨记。

在儿童中,乳糜泻和囊性纤维化可表现为慢性腹泻,而肠套叠不会造成真正的腹泻,可表现为松软、暗红色果酱样粪便,不应被误诊(为胃肠炎)。还必须考虑阑尾炎发作时的急性腹泻和呕吐。

感染大肠埃希菌肠出血性菌株(如 O157:H7、O111:H8)可能导致溶血性尿毒综合征或血栓性血小板减少性紫癜,尤其是儿童病人。看似简单的肠炎最终可能致命。如有怀疑,应避免使用抗生素。

线索:当考虑为非典型胃肠炎和出血性腹泻时,应避免使用抗生素。

死亡帽蘑菇(death cap mushroom)(全世界最致命)——毒鹅膏菌(Amanita phalloides)(**图 34.2**)会导致严重的胃肠炎,继发延迟性肝衰竭和急性肾功能不全(AKI)。

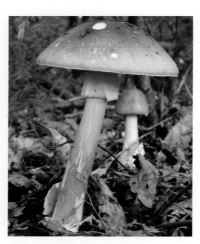

图 34.2　毒鹅膏菌(死帽蕈)
资料来源:AleksandarMilutinovic/Shutterstock。

陷阱

对腹泻病人的评价有很多陷阱(经常遗漏的),包括服用药物,尤其是维生素 C(抗坏血酸钠粉末),可导致腹泻。粪便嵌塞(faecal impaction)伴假性腹泻是常年存在的陷阱,与乳糖酶缺乏症一样,可能被漏诊多年。近来出现的贾第鞭毛虫感染,病人可能在确诊前已发热数月并伴有水样和臭鸡蛋样异味便。

常见陷阱

- 对急性腹泻病人,未考虑急性阑尾炎——可为盲肠后或盆腔阑尾炎。
- 漏诊粪便嵌塞伴假性腹泻。
- 未进行直肠检查。
- 对中老年病人急性发作的出血性腹泻便(在过去的 24 小时内伴突发腹痛),未考虑到急性缺血性结肠炎的可能。

七个戴面具问题的清单

重要面具疾病包括糖尿病(自主神经病变可能导致交替性便秘和腹泻)、甲状腺毒症和药物。可能导致腹泻的药物总结见**表 34.2**。

表 34.2　可引起腹泻的药物

酒精,特别是长期滥用(经常被忽略)
抗生素,特别是青霉素衍生物
降压药,受体选择性药物(如甲基多巴)
阿卡波糖
咖啡因
心脏药物(如地高辛、奎尼丁)
秋水仙碱
细胞毒性药物(如甲氨蝶呤)
食品和药品添加剂:山梨糖醇、甘露醇、果糖、乳糖
重金属
H_2 受体拮抗剂
含铁化合物
轻泻药
含镁抗酸药/镁补充剂
二甲双胍
米索前列醇
非甾体抗炎药
奥利司他
前列腺素
水杨酸
西地那非
他汀类药物
茶碱
甲状腺素

假膜性肠炎(抗生素相关性腹泻)[2]

这种潜在致命的肠炎可由于应用任何抗生素,尤其是克林霉素、林可霉素、氨苄西林和头孢菌素类(万古霉素例外)。通常是由于艰难梭菌过度生长并产生毒素,引起肠黏膜特异性炎性病变,有时可形成假膜。无抗生素应用的情况下也可发生,但不常见。

临床特征

- 大量,水样腹泻
- 腹部绞痛及里急后重 ± 发热
- 2 日内服用过抗生素(可起病于用药后 4~6 周)
- 停用抗生素后持续存在 2 周(最多 6 周)

通过乙状结肠镜检发现特征性病变及艰难梭菌毒素的组织培养和/或聚合酶链反应检测进行诊断。

治疗[2]

- 停用抗生素。

- 需要采取卫生措施防止传播。
- 轻至中度:甲硝唑 400mg(口服),每日 3 次,疗程 10 日。
- 重度:万古霉素 125mg(口服),每日 4 次,疗程 10 日(专家指导下使用)。谨防中毒性巨结肠。

心因的考虑

焦虑和压力会导致肠道平滑肌松弛。肠易激综合征很常见,可反映潜在的精神因素,大多数病人发现症状可因压力而加重。应查找抑郁的证据。

儿童慢性腹泻可发生所谓"母爱剥夺综合征",特点是不良心理因素所致生长、发育迟缓。

临床方法

病史

如临床工作的一贯做法,病史是诊断的关键。首先,明确病人对"腹泻"含义的理解是什么,以及他的正常排便模式,目前的问题与正常排便有什么不同。

非常重要的是分析大便性状、腹泻频率、相关症状(包括腹痛和全身症状,如发热)。过去 72 小时的进食情况和近期出国旅行情况可为急性胃肠炎或食物中毒(表现为腹泻和呕吐的急性自限性疾病)提供线索。食物中毒和感染性胃肠炎的鉴别见**表 34.3**。然而,特殊微生物的特征可有重叠,但可为食源性因果关系提供线索。非微生物因素的食物中毒总结见**表 34.4**。

表 34.3　细菌性食物中毒与感染性胃肠炎引起急性腹泻的鉴别

项目	细菌性食物中毒	感染性胃肠炎
致病原	毒素来源于	病毒
	金黄色葡萄球菌	细菌(如
	沙门菌属	空肠弯曲菌
	产气荚膜梭菌	大肠埃希菌
	艰难梭状杆菌	志贺菌属
	副溶血性弧菌	沙门菌属)
	嗜水气单胞菌	
	蜡状芽孢杆菌	
潜伏期(从接触到发病)	短,24 小时内	3~5 日
	平均 12 小时	
	金黄色葡萄球菌 2~4 小时	
腹泻	水样	腹泻 ± 血便
其他特点	腹部绞痛(轻微的)	腹部绞痛
	脱水	
	头痛	
	呕吐	
典型食物	鸡肉	牛奶
	肉类	水
	海鲜	鸡肉
	米饭	
	蛋羹和奶油(金黄色葡萄球菌)	

表 34.4　非微生物因素的食物中毒[3]

食物(特殊类型)	毒素	起病	特点(症状)
蘑菇	毒蕈碱	数分钟到数小时	N、V、D、P:中枢神经系统症状
毒菌	毒伞肽类毒素	数小时	N、V、D、P:肝衰竭
未成熟或发芽的土豆	茄碱	数小时内	N、V、D、P 喉收缩
鱼	鱼肉毒素(如雪卡、鲭毒素)	10~60 分钟(偶尔更长)	N、V、D、P 口周发麻 中枢神经系统症状 虚脱
贝类	贻贝毒素中毒	5~30 分钟	N、V、P 中枢神经系统:神经麻痹
粮食,特别是黑麦	麦角菌 α 毒素	数分钟到 24 小时	N、V、P 循环系统和中枢神经系统
蚕豆(蚕豆病)	酶缺乏	快速	V、D 急性溶血

注:N. 恶心;V. 呕吐;D. 腹泻;P. 腹痛。

用药史和腹泻家族史对乳糜泻、克罗恩病和囊性纤维化的诊断有一定意义。

对有感染 HIV 风险的病人需谨慎评估。

关键的提问

急性腹泻

- 在腹泻开始之前 24 小时内,你在哪里就餐过?
- 你在此期间吃过哪些食物?
- 你最近有吃过鸡肉或海鲜吗?（鸡肉可能含有沙门菌、弯曲菌,海鲜可能有副溶血性弧菌）
- 有没有其他人和你有同样的症状?
- 最近去过国外旅游吗? 去的哪里?
- 粪便中是否伴有鲜血或黏液?
- 是否曾有过此类发作?
- 是否有发热、乏力或其他症状?

慢性腹泻

- 你有没有注意到大便中带血或黏液?
- 你最近去过国外旅游吗? 去了哪里?
- 你最近是否有腹痛? 如有腹痛,排便或排气后是否可缓解?
- 你家里其他人有腹泻吗?
- 你最近有没有进行过腹部手术?
- 你目前在吃什么药?
- 你正在服用抗生素吗?
- 是否出于保健目的服用维生素 C?
- 是否服用泻药?
- 每日喝多少酒? 果汁呢?
- 每日喝多少牛奶?
- 你有没有吃浓奶昔、冰淇淋和酸奶?
- 是否感到湿冷、站立不稳或体重减轻?
- 是否有过关节疼痛、背痛、眼疾或口腔溃疡?
- 把粪便冲下马桶是否有困难?
- 夜间出现过腹泻吗?
- 最近压力大吗?

症状的意义

腹痛

中腹部绞痛提示小肠受累,而下腹部疼痛提示大肠受累。

大便的性状

如果排便量小,考虑为炎症或结肠癌;如果量大,考虑泻药滥用和吸收不良。

如果有大量鲜红色出血,考虑憩室炎或结肠肿瘤;如

果有少量黏液或脓液考虑炎性肠病。便中带血排除功能性肠障碍。夜间腹泻表明器质性病变。脂肪泻的大便呈明显苍白色、油腻、恶臭、漂浮和难冲洗,因食用高脂肪食物而加重。

"米汤样"大便是霍乱的特征,而"豌豆汤样"大便是伤寒的特征。

身体检查

身体检查的范围取决于病情。如果是急性、大量腹泻伴呕吐,特别是儿童,需要进行全面检查,以评估体液、电解质和营养损失的影响。婴儿患严重的胃肠炎可危及生命,因此应对其进行优先评估。慢性腹泻伴吸收不良也应行一般的营养和电解质评估,包括查找肌无力证据例如低钾血症、低镁血症、手足搐搦(低钙血症)、淤血(维生素 K 损失)。

身体检查也应把重点放在腹部(系统性触诊)、直肠和皮肤。可能有用的体征见**图 34.3**。

大便检查

应进行大便检查。大便的黏稠度作为辅助诊断[2,4],总结于**表 34.5**。大便特征如**表 34.6**所示,小肠和大肠性腹泻[1]的鉴别特点如**表 34.7**所示。注意便中是否有鲜血、黏液或脂肪。

出血性腹泻

应考虑:炎性肠病、结肠息肉、癌、感染性疾病特别是

表 34.5 大便稠度作为辅助诊断

稠度	可能病因
液态、均匀	小肠疾病(如胃肠炎)
稀便	结肠疾病
水样或泡沫状、臭鸡蛋样异味	贾第鞭毛虫感染
液状或半成形,黏液 ± 血液	溶组织阿米巴
大量、灰白色、臭鸡蛋样异味	吸收不良
颗粒状或条带状	肠易激综合征

表 34.6 大便特征作为辅助诊断

大便外观	考虑病因
陶土样	梗阻性黄疸
黑便	黑(血)便
豌豆汤样	伤寒
颗粒样	肠易激综合征
暗红色果酱样	肠套叠
米汤样	霍乱
银色便	Vater 壶腹癌
牙膏样	先天性巨结肠

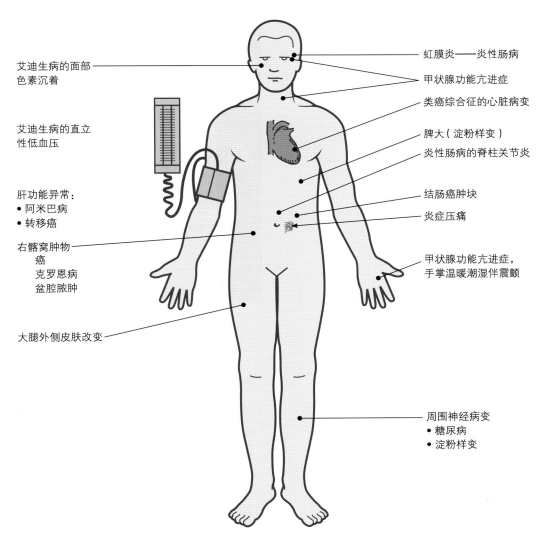

艾迪生病的面部
色素沉着

艾迪生病的直立
性低血压

肝功能异常：
• 阿米巴病
• 转移癌

右髂窝肿物
　癌
　克罗恩病
　盆腔脓肿

大腿外侧皮肤改变

虹膜炎——炎性肠病

甲状腺功能亢进症

类癌综合征的心脏病变

脾大（淀粉样变）

炎性肠病的脊柱关节炎

结肠癌肿块

炎症压痛

甲状腺功能亢进症，
手掌温暖潮湿伴震颤

周围神经病变
• 糖尿病
• 淀粉样变

图 34.3　腹泻病人可能存在的显著体征

表 34.7　小肠性和大肠性腹泻的鉴别

特点	小肠	大肠
量	大量	少量
疼痛	中腹部	下腹部/左髂窝
肠鸣音	++	−
未消化食物	+	−
脂肪泻	+/−	−
血	−	+
黏液	−	+
排便紧迫感	−	+
里急后重	−	+

志贺菌、沙门菌、弯曲菌、大肠埃希菌、阿米巴病、结肠炎（假膜性、缺血性）。

辅助检查[3]

下面包括一系列可能需要的检查。根据情况选择适

当的辅助检查，在某些情况下，尤其是急性自限性腹泻，没有必要进行辅助检查。

• 粪便检查
　– 显微镜下检查有无寄生虫、红细胞和白细胞（查阿米巴应保温标本）。
　– 培养：进行弯曲菌属、艰难梭菌及毒素、耶尔森菌属、隐孢子虫属、气单胞菌属检查，可能有特殊要求（必须随机收集 3 次新鲜大便）。
• 血液检查：血红蛋白、平均红细胞体积、白细胞计数、红细胞沉降率、铁、铁蛋白、叶酸、维生素 B_{12}、钙等电解质、甲状腺功能、HIV 检测。
• 微生物特异性检测。
• 抗体检测，总免疫球蛋白 A（IgA）（如乳糜泻时应查 IgA 肌内膜抗体，转谷氨酰胺酶抗体 IgA），聚合酶链反应（适用时）。
• 血凝试验检查阿米巴病。
• 艰难梭菌组织培养分析。

- 吸收不良的相关检查。
- 胰腺功能失调的粪便胰肽酶检测。
- 内镜检查
  - 直肠乙状结肠镜检。
  - 纤维乙状结肠镜/结肠镜检查(活检)。
  - 小肠活检(乳糜泻)。
- 影像学
  - 腹部 X 线片,价值有限。
  - 小肠灌肠。
  - 钡灌肠,特别是双重对比造影检查。
  注:HIV 病人检测因较复杂应在专业中心进行。

腹泻并发症

- 液体丢失伴脱水,电解质丢失(钠、钾、镁、氯)
- 血管塌陷
- 低钾血症

治疗原则[3]

如果可以找到引起腹泻的原因,除了一些常见的感染,治疗措施应该直接针对腹泻的病因。一些情况下,致病细菌或寄生虫病原体需要特定处理,例如贾第鞭毛虫病。治疗措施应依病原体的性质和病人病情的严重程度来确定。

然而,在澳大利亚大多数感染病例为病毒感染。因此基本原则是,达到并维持充分的水化,直到病情缓解。对于成人和儿童来说,除非有证据表明即将发生循环性休克而需要静脉输液,否则只需要口服补液。对于轻度至中度脱水的病人,应考虑口服含钠、钾、葡萄糖的溶液。成人应该在 24 小时内补充 2~3L 的液体。补水后可开始正常进食。

一般情况下,治疗不应该直接针对改变排便次数和大便稠度。抗动力药物(洛哌丁胺、地芬诺酯和可待因)仅限于在特殊情况下如旅行时应用,以短期缓解成人病人的症状。必须强调的是,抗动力药物的应用必须慎重,特别是艰难梭菌、沙门菌、志贺菌感染时,而且禁用于婴幼儿和儿童急性腹泻[5]。

传统的吸附收敛剂,例如白陶土/果胶混合物、活性炭和其他矿物黏土,未被证明有任何价值,并可能影响其他药物的吸收,应禁用。

贾第鞭毛虫病、阿米巴病、抗生素相关性腹泻、霍乱和伤寒等需要应用特殊抗生素。尽管大多数腹泻病人不需要抗生素治疗。弯曲菌肠炎、沙氏菌肠炎、志贺菌和旅行者腹泻的严重病例也应使用抗生素。乳酸菌已被证明可以缩短轮状病毒相关肠炎和抗生素相关腹泻的持续时间。

腹泻诊断三联征

急性腹泻 + 腹部绞痛 ± 呕吐➡胃肠炎

(年轻成人)腹泻 ± 黏液血便 + 腹部绞痛➡炎性肠病(溃疡性结肠炎/克罗恩病)

同上 + 全身症状 ± 眼部/关节症状➡克罗恩病

苍白、大量、恶臭粪便,难以冲净,体重减轻➡吸收不良

疲劳 + 体重减轻 + 缺铁➡乳糜泻

发育不良(儿童) + 复发性胸部感染➡囊性纤维化

排便习惯改变:腹泻 ± 便秘 + 直肠出血 ± 腹部不适➡结直肠癌

腹泻(液态/失禁) + 便秘 + 腹部不适 + 厌食/恶心➡粪便嵌塞

重度水样腹泻 + 腹部绞痛,腹胀加剧(使用抗生素中)➡假膜性肠炎(Girotra 三联征)

腹泻便秘交替 + 腹部不适 + 黏液便 + 腹胀 + ➡肠易激综合征

吸收不良

重要的是鉴别腹泻与各类型吸收不良综合征所致的脂肪泻。脂肪泻的重要原因见表 34.8。

表 34.8　吸收不良的重要原因

原发性黏膜疾病
麸质敏感性肠病(乳糜泻)
热带口炎性腹泻
乳糖不耐受(乳糖酶缺乏症)
克罗恩病(局限性肠炎)
惠普尔病
寄生虫感染(如贾第鞭毛虫)
淋巴瘤
消化不良症
肠腔异常
• 胃肠术后(如胃切除、回肠切除)
• 系统性硬化病
胰腺疾病
慢性胰腺炎
囊性纤维化
胰腺肿瘤(如佐林格-埃利森综合征)

常见原因是乳糜泻、慢性胰腺炎和胃切除术后。

临床特征

- 大量、苍白、恶臭、泡沫状、油性便
- 马桶内的粪便难以冲下去
- 体重下降
- 腹胀
- 发育不良(婴儿)

- 粪便脂肪含量增加
- 多种维生素(如维生素 A、D、E、K)缺乏的症状
- 口舌生疮(舌炎)
- 血红蛋白减少或巨幼细胞贫血(可能)

需进行相关的辅助检查(如全血细胞计数、钡餐检查、小肠活检、粪便脂肪量 >21g/3d)。

乳糜泻[2]

乳糜泻(coeliac disease)又称口炎性腹泻、麸质敏感性肠病。

注:本病可以出现在任何年龄,通常指儿童乳糜泻(见后续章节)。

漏诊多见,因为多数病人仅有非胃肠道症状,如疲劳。

这种自身免疫性疾病有遗传因素,如果一级亲属患病,其发生概率是 1/10。应考虑每 2 年筛查 1 次。

临床特征

- 典型四联征:腹泻、体重减轻、铁/叶酸缺乏、腹胀
- 全身乏力、嗜睡
- 胀气
- 口腔溃疡
- 腹泻与便秘交替
- 病人脸色苍白和消瘦
- 皮下脂肪缺乏

诊断

- 粪便中脂肪增加
- 十二指肠活检特征:绒毛萎缩(关键检查)
- 总 IgA 水平
- IgA 抗肌内膜抗体(灵敏度和特异度 >90%)
- 人去酰胺基麦角蛋白肽(DGP-IgG)的灵敏度和特异度也很高

伴发疾病

- 缺铁性贫血
- 恶性疾病,特别是淋巴瘤、消化道肿瘤
- 1 型糖尿病
- 恶性贫血
- 原发性胆汁性肝硬化
- 生育能力低下
- 疱疹样皮炎
- IgA 缺乏
- 自身免疫性甲状腺疾病
- 骨质疏松症
- 神经系统疾病(如癫痫、共济失调、周围神经病)
- 唐氏综合征

管理

- 饮食控制:高碳水化合物和蛋白质、低脂肪、无麸质(无小麦、大麦、黑麦和燕麦)
- 治疗特定的维生素和微量元素缺乏
- 肺炎球菌疫苗接种(肺炎球菌败血症的风险增高者)
- 乳糜泻支持组织与澳大利亚乳糜泻(Coeliac Australia)机构

无麸质饮食

避免含麸质的食品,包括麸质为显而易见成分的食品(如面粉、面包、燕麦粥),或麸质作为隐含成分的食物(如甜食组合、固体汤料)。

禁食食物包括:

- 标准面包、面条、薄脆饼干、面粉
- 标准饼干和蛋糕
- 小麦或燕麦类谷物早餐
- 燕麦、麦麸粥、大麦/大麦茶
- 面包片或鱼肉面片粥
- 鲜肉类及水果派
- 大多数固体汤料和肉汤

惠普尔病

惠普尔病(Whipple disease)是一种罕见的吸收不良性疾病,常见于白色人种的男性。它是由惠普尔养障体感染引起。主要累及心、肺和中枢神经系统。误诊可致命。

临床特征

- 男性 >40 岁
- 慢性腹泻(脂肪泻)
- 关节痛(主要发生在外周关节的迁移性血清学阴性关节病)
- 体重减轻
- 淋巴结病
- ± 发热

诊断

- 聚合酶链反应检测惠普尔养障体
- 空肠活检:绒毛发育不良

治疗

静脉注射头孢曲松 2 周,然后应用复方甲噁唑或四环素治疗 12 个月,可显著改善病情。

老年人的腹泻

病人年龄越大,越有可能较晚表现出提示潜在严重

器质性病变(尤其是恶性肿瘤)的症状。需要特别考虑结直肠癌。病人年龄越大,尤其是长期卧床的老年病人,越可能表现为粪便嵌塞伴假性腹泻。也应考虑到药物不良反应,如地高辛,以及缺血性结肠炎。

缺血性结肠炎

缺血性结肠炎(ischaemic colitis)由肠系膜血管动脉粥样硬化闭塞症导致(低血流量)(见第 24 章)。

临床特征

- 老年病人剧烈腹痛伴出血性腹泻(低血流量)或
- 进食 15~30 分钟后脐周疼痛及腹泻
- 中腹部可能有响亮杂音
- 全身动脉粥样硬化的其他证据
- 由于黏膜下水肿,钡灌肠显示"拇指印"征象
- 确诊性检查是主动脉造影和选择性肠系膜血管造影
- 多数情况缓解,可能继发肠腔狭窄

儿童的腹泻

儿童腹泻的最常见原因是急性感染性胃肠炎,但在婴幼儿和低龄儿童的某些情况需要特别注意。应该牢记肠套叠时少量暗红色果酱样大便的表现。儿童腹泻的众多原因中,仅少数是常见的。

儿童腹泻的重要原因是:
- 感染性胃肠炎
- 抗生素
- 过度喂食(新生儿稀便)
- 饮食不慎
- 幼儿腹泻
- 糖类(碳水化合物)不耐受
- 食物过敏(如牛奶、大豆、小麦、鸡蛋)
- 母爱剥夺
- 吸收不良症:囊性纤维化、乳糜泻

注:必须注意排除外科急症(如急性阑尾炎)、感染(如肺炎)、败血症、<5 岁患儿的中耳炎。

急性胃肠炎

注意:胃肠炎所致脱水是一个重要死因,尤其对于肥胖的婴幼儿(特别是呕吐伴腹泻者)。

定义

急性胃肠炎(acute gastroenteritis)是一种急性发病的疾病,病程不超过 10 日,伴发热、腹泻和/或呕吐,且排除可引起这些症状的其他原因[5]。

病因

- 主要为轮状病毒(发达国家)和腺病毒:病毒原因约占 80%。
- 细菌:空肠弯曲菌和沙门菌属(两大最常见细菌),大肠埃希菌和志贺菌属。
- 原虫:贾第鞭毛虫、溶组织内阿米巴、隐孢子虫。
- 食物中毒:葡萄球菌毒素。

鉴别诊断:包括败血症、尿路感染、肠套叠、阑尾炎、盆腔脓肿、部分肠梗阻、糖尿病和抗生素反应[4](表 34.9)。

表 34.9   儿童急性腹泻和呕吐的鉴别诊断

肠道感染	腹部疾病
- 病毒	- 阑尾炎
- 细菌	- 盆腔脓肿
- 原虫	- 肠套叠
- 食物中毒:葡萄球菌毒素	- 吸收不良
全身性感染	尿路感染
	抗生素反应
	糖尿病

注:每一位年幼者需排除急性阑尾炎和肠套叠。

症状

- 腹泻、厌食、恶心、拒食、呕吐、发热(也可能无发热和呕吐)
- 稀便(通常为水样),每日 10~20 次
- 哭泣,由于疼痛、饥饿、口渴或恶心
- 出血,不常见(常为细菌感染)
- 肛门疼痛

病毒感染指征:大量水样便,典型者持续 2~3 日,全身症状少见。

细菌感染指征:便量少、血便、黏液便、腹痛、里急后重。

脱水:必须进行评估(表 34.10)。

并发症:
- 高热惊厥
- 糖(乳糖)不耐受(常见)
- 败血症,尤其是沙门菌

管理

管理主要是基于评估和纠正体液和电解质缺失[5-6]。由于脱水通常为等渗性即体液和电解质成比例损耗,故血清电解质可能正常。

注:监测脱水最精确的方法是测量患儿的体重,最好不穿衣服,每次都用同一个体重秤。然而,最简单的是临床评估(如呕吐、无尿、嗜睡、口渴等)。如果有严重疾病的特征,进行粪便微生物检测常规病原体。

表 34.10　脱水的评估[2]

特点	轻度	中度	重度
体重下降	4%~5%	6%~9%	>9%
症状/一般观察	口渴 警觉 焦躁不安	口渴 焦躁不安 嗜睡 易激惹	婴儿:昏昏欲睡、无力、寒战、出汗、四肢青紫、昏迷 年长儿:忧虑、寒冷、出汗、四肢青紫
征象	正常	黏膜干燥、少泪 心动过速 眼轻度凹陷	脉搏短绌 低血压 眼和囟门凹陷 黏膜非常干燥
捏皮试验	正常(<2s)	皮肤缓慢回弹(1~2s)	皮肤回弹极慢(>2s)
尿量	正常	减少	无尿
治疗	口服补液 ● 少量多次补液 ● 继续母乳喂养 ● 24h 后可食用固体食物 ● 维持体液平衡	口服补液 ● 考虑使用鼻饲管实现稳定液体注入,或者 ● 静脉滴注	入院治疗 紧急静脉输液:等渗液(0.9% 生理盐水) 起始剂量:静脉推注 20ml/kg

市售口服补液溶液(ORS)中的葡萄糖和钠/钾盐水平必须符合世界卫生组织的标准。大多数品牌以"-lyte"结尾来命名。ORS 可能为小袋包装且必须用特定体积的水重新配制,也可能为必须冷藏的配制好的液体。

"运动饮料"不是为此目的而设计的。一项针对 2 岁以上轻度脱水儿童的试验表明稀释的苹果汁的耐受性更好,并且治疗失败的情况少于 ORS[7]。

如果存在急性侵袭性或持续性沙门菌感染,给予抗生素(环丙沙星或阿奇霉素)。

避免

- 药物:止泻药、止吐药和抗生素。
- 高浓度柠檬水或类似的含糖软饮料:渗透压负荷过高,使用时可用水按 1∶4 比例稀释,但可能出现乳糖不耐受情况。

居家与非居家治疗

- 居家治疗:如果家人可以处理,呕吐不是问题并且不会发生脱水。
- 医院治疗:发生脱水、持续性呕吐或家人无法处理;6 个月以下的婴儿及高风险病人。

对家长的建议(对于轻度至中度的腹泻)

如果情况允许,可将患儿从托儿所或学校带出来,并远离备餐区域(如厨房)。给其一些清洁卫生的建议,包括正确洗手和餐巾处理。如果患儿没有脱水,应鼓励其在可耐受的范围内进食和饮水。

一般规则[6,8]

- 少量、多次地补液

- 脱水后尽快恢复适龄饮食
- 24 小时后开始进食固体食物
- 继续母乳喂养(应增加喂养次数,如每小时 1 次)或
- 如果可耐受者继续喂配方奶,或者 24 小时后恢复喂配方奶
- 症状持续并恶化,考虑行大便培养和轮状病毒检测

第 1 日

少量、多次补充液体(例如,用勺子或注射器每 1~2 分钟给 5ml 液体,如果大量呕吐,则补液速度为 50ml/15min)。若排水样便或大量呕吐,每次给予 200ml(约 1 杯)液体是比较理想的治疗方法。

如果耐受良好,则应用 ORS,否则,根据孩子的喜好,可应用稀释苹果汁。

警告:不要直接饮用纯柠檬汁,避免将 Gastrolyte(译者注:澳大利亚的一种水果味平衡盐凝胶)与柠檬汁或非水类液体混合应用。

替代方案包括:

柠檬水(非低热量性)	1∶6 兑水
蔗糖(食用糖)	1 茶匙蔗糖兑 120ml 水
葡萄糖	1 茶匙葡萄糖兑 120ml 水
浓缩甜果汁饮料(非低卡路里)	1∶16 兑水
果汁	1∶4 兑水

评估液体补充量的方法[3]:

- 失水量(ml)=脱水(%)× 体重(kg)× 10
- 维持量[ml/(kg·24h)]:1~3 个月,120ml;4~12 个月,100ml;>12 个月,80ml。
- 允许继续丢失。

例如:年龄为 8 个月,体重 10kg 的婴儿脱水 5%:

失水量(ml)=5%×10kg×10=500ml

维持量(ml)=100ml/(kg/24h)×10kg=1 000ml

24 小时所需液体总量(最少)=1 500ml,平均每小时补液量约=60ml

- 目标是在第 1 个 6 小时内补充更多的液体(补足液体丢失)。
- 经验法则:前 6 小时,100ml/kg(婴儿),50ml/kg(年龄较大的儿童)。

第 2、3 日

给孩子恢复喂食稀释到一半浓度的牛奶或配方奶粉(如混合等量的牛奶或配方奶和水)。正常食物可以继续,不要担心孩子不进食。固体喂食可以在 24 小时后开始。最好先喂食面包、普通饼干、果冻、炖煮过的苹果、米饭、粥或脱脂薯片。避免高脂肪食物、油炸食品、生的蔬菜和水果,以及全谷物面包。

第 4 日

牛奶提高至正常浓度,逐步恢复日常饮食。

母乳喂养。如果你的宝宝没有呕吐,继续母乳喂养,但在喂养期间要额外补充液体(最好是 Gastrolyte)。如果发生呕吐,暂停母乳喂养,同时按照口服液原则喂养。

注:注意乳糖不耐受这一后遗症——引入配方奶后暴发性腹泻。换用不含乳糖的配方奶。

儿童的慢性腹泻[6]

🦴 乳糖不耐受症

乳糖不耐受症(sugar intolerance)又名碳水化合物不耐受、乳糖不耐受。

乳糖是最常见引起不耐受的糖。

往往于急性胃肠炎后恢复牛奶饮食时出现腹泻(一般建议等待 2 周后再喂食牛奶)。大便可能呈水样、泡沫样,闻起来有酸味,易于擦伤臀部。大便中含有糖分。要排除贾第鞭毛虫病。

简单的检查方法如下:

- 使用塑料薄膜收集液体粪便
- 取 5 滴液体粪便加 10 滴水混合,使用尿糖试纸片测试(可以检测乳糖和葡萄糖,但不能检测蔗糖)
- 阳性结果提示乳糖不耐受

诊断:乳糖呼气氢试验。

治疗

- 从饮食中去除有害的糖

- 食用乳糖已被酶分解成葡萄糖和半乳糖的牛奶制品或者大豆蛋白

注:随着年龄的增长,大多数牛奶过敏可得到改善。

🦴 幼儿腹泻("摇篮腹泻")

幼儿腹泻("摇篮腹泻")[toddler's diarrhoea(cradle crap)]是一种临床综合征,表现为身体健康、发育良好的孩子出现稀软、大量、无臭味粪便,可见未消化食物残渣。发病时间通常是在 8~20 月龄。与高果糖摄入量有关(果汁性腹泻)。

诊断依靠排除法;通过调整饮食予以治疗。

🦴 牛奶蛋白不耐受[8]

牛奶蛋白不耐受(cow's milk protein intolerance)不如乳糖不耐受常见。腹泻与服用牛奶产品有关,停用后腹泻缓解。

对牛奶蛋白发生过敏性反应可导致快速或迟发症状。迟发者可能更难以诊断,可表现为腹泻、吸收障碍或生长发育停滞。

该病是通过使用牛奶制品诱发症状出现,停用后症状消失而确诊。如果确诊,应从饮食中去除牛奶,并用豆浆、蛋白水解物或成分配方代替(见第 72 章)。

🦴 炎性肠病

炎性肠病(inflammatory bowel disorders)包括克罗恩病和溃疡性结肠炎,可在儿童时期开始发病。要作出早期诊断,保持对此症的高度警觉性是关键。大约 5% 的慢性溃疡性结肠炎病人在儿童期起病[5]。

🦴 慢性肠道感染

慢性肠道感染(chronic enteric infection)的致病病原体包括沙门菌属、弯曲菌、耶尔森菌、贾第鞭毛虫和溶组织内阿米巴。对于慢性迁延性腹泻,需要进行显微镜下镜检、需氧菌和厌氧菌粪便培养。贾第鞭毛虫感染并不少见,可伴有吸收不良,特别是对碳水化合物和脂肪。贾第鞭毛虫病和乳糜泻症状相似。

🦴 乳糜泻

见本章前文所述。

儿童乳糜泻临床特征:

- 可在任何年龄发病,但通常在 9~18 个月发病多见
- 既往发育良好
- 厌食、嗜睡、烦躁不安
- 生长发育停滞
- 吸收不良——腹胀
- 排便频繁

诊断:十二指肠活检(确诊)。

治疗:饮食中除去谷蛋白。

🐍 囊性纤维化

囊性纤维化(cystic fibrosis),婴儿期发病,是最常见的遗传性疾病(每 2 500 名活产婴儿中有 1 例)。见第 23 章。

成人急性胃肠炎

特征

- 均为自限性疾病(1~3 日)
- 腹部绞痛
- 可有全身症状(发热、不适、恶心、呕吐)
- 其他共同进餐者发病:食物中毒
- 考虑脱水,特别是中老年人
- 考虑伤寒的可能

🐍 旅行者腹泻

旅行者腹泻(traveller's diarrhoea)的症状通常如上所述腹泻,但属于非常严重的腹泻,特别是伴有血便或黏液便者,可能是较严重的肠道感染(如阿米巴病)的特征。腹泻性疾病的可能原因见第 129 章。大多数旅行者腹泻是由大肠埃希菌引起的,在到达国外 14 日内发生水样腹泻。另一种病原体是隐孢子虫。中重度腹泻者建议使用阿奇霉素 2~3 日(特殊处理方法参阅第 129 章旅行者腹泻部分)。

迁延性旅行者腹泻

任何到访发展中国家(特别是印度等国)后发生迁延性腹泻的旅客,都可能发生原虫感染,如阿米巴病或贾第鞭毛虫病。

如果有发热和血便或黏液便,则疑似阿米巴病。贾第鞭毛虫病的特征是腹部绞痛、腹胀和泡沫样恶臭性腹泻。

腹泻的治疗原则

急性腹泻

- 维持液体平衡:注射止吐药物(严重呕吐者):氯丙嗪立即肌内注射
  或
  甲氧氯普胺,立即静脉注射
- 止泻药:(尽可能避免应用),首选洛哌丁胺,2 粒立即口服,然后每次排不成形大便后服用 1 粒(最大量:8 粒/d)
  或

立即口服地芬诺酯与阿托品 2 片,然后每 8 小时口服 1~2 片

对病人的一般建议

休息

病人和肠道都需要休息。最好是减少日常活动,直到腹泻停止。

饮食

尽量正常进食,喝少量清淡的液体,如水、茶、柠檬水和酵母膏(如酵母酱)。然后食用低脂食物,如炖煮过的苹果、大米粥、汤、家禽、煮土豆、蔬菜泥、干吐司或面包、饼干、大多数水果罐头、果酱、蜂蜜、果冻、脱脂牛奶或炼乳(用水稀释)。

开始时,要避免饮用或进食酒、咖啡、浓茶、高脂肪食品、油炸食品、辛辣食物、生蔬菜、生水果(尤其是有硬皮的)、全麦谷类食品和吸烟。

第三日恢复乳制品,比如在茶或咖啡中加入少量牛奶,在吐司上加少许黄油或人造黄油。也可以添加瘦肉和鱼(烤鱼或蒸鱼)。

治疗(抗菌药物)[2,9]

成人和年龄较大的儿童的细菌性腹泻通常是自限性的,不需要抗生素治疗(它们可以用来缩短迁延性感染的病程)。弯曲菌、沙门菌、志贺菌和大肠埃希菌是最常见的病因。通常,如果是轻度到中度脱水,24 小时口服补液 2~3L。重度脱水建议使用生理盐水静脉补液。

除非确定下述特定的微生物感染,否则建议不要使用抗生素。药物应从下列药物中初步选择,或根据培养和药敏试验结果调整[3]。当症状持续超过 48 小时再开始药物治疗。成人进行粪便培养后,提示下述特定肠道感染,用药剂量如下。推荐的经验性治疗是环丙沙星或诺氟沙星。

志贺菌痢疾(中度至重度)

复方新诺明(加倍量),1 片,每 12 小时口服,服用 5 日:应用于儿童(儿童剂量)
或
诺氟沙星,400mg,每 12 小时口服,服用 5 日(成人首选)
或
环丙沙星 500mg,每日 2 次口服,服用 5 日

贾第鞭毛虫病

这种原虫感染经常被误诊。表现为持续性大量、水样、泡沫样恶臭粪便的腹泻(见第 129 章)。

替硝唑 2g 口服,单剂(可能需要重复)

或

甲硝唑 400mg,每日 3 次口服,连用 7 日

[儿童:30mg/(kg·d),最大剂量 1.2g/d,每日 1 次,连用 3 日]

沙门菌肠炎

一般不建议使用抗生素,但如果腹泻严重或持续时间较长,则应使用:

环丙沙星 500mg,每日 2 次口服,连用 5~7 日

或

阿奇霉素 1g 口服 1 日,然后 500mg 口服 6 日

或

头孢曲松或环丙沙星,如果口服治疗无法耐受,可以静脉应用

注意:沙门菌是一种法定传染病;15 个月以下的婴幼儿有发生侵袭性沙门菌感染的风险。

弯曲菌

是一种人畜共患病,通常为自限性。

抗生素治疗适用于严重或迁延性病例:

阿奇霉素 500mg(口服),每 12 小时 1 次,连用 3 日

或

环丙沙星 500mg(口服),每 12 小时 1 次,连用 3 日

或

诺氟沙星 400mg(口服),每 12 小时 1 次,连用 5 日

隐孢子虫

通常为自限性,可应用液体、电解质和肠蠕动抑制剂。

病情严重者,硝唑尼特(联合应用)。

阿米巴病(肠道)

见第 129 章。

甲硝唑 600~800mg,口服,每日 3 次,连用 6~10 日

加

糠酸酯 500mg,口服,每日 3 次,连服 10 日

人芽囊原虫(一种寄生虫感染)

此原虫的致病性尚有争议。此症只有在严重时才给予治疗。常见于卫生环境差(旅行、养宠物、接触水坝/池塘、牡蛎)。

甲硝唑应用 7 日

咨询相关专家建议。

肠道特异性感染的治疗

伤寒/副伤寒

见第 129 章。

阿奇霉素 1g 每日 1 次口服,连用 7 日

或

(如果在印度次大陆或东南亚则难以获得)

环丙沙星 500mg 每 12 小时 1 次口服,共 7~10 日(如果口服治疗不能耐受可静脉注射)

如有环丙沙星禁忌(如儿童)或不能耐受,则使用:

头孢曲松 3g 每日静脉注射,直至获得培养和药敏试验结果,然后选择口服方案

如果病情严重:前 4~5 日使用相同的药物和剂量静脉注射。

霍乱

抗生素治疗可以减少腹泻量,缩短腹泻持续时间。补液是关键。

阿奇霉素 1g(儿童 20mg/kg 至 1g)单剂量口服

或

环丙沙星 1g 单剂量口服

对于孕妇和儿童:

阿莫西林(儿童:10mg/kg,可增至总量)250mg,每 6 小时 1 次口服,连用 4 日

炎性肠病[3]

两个重要的异常是溃疡性结肠炎(ulcerative colitis,UC)和克罗恩病(Crohn disease),不同性别的发病率相似,可发生于任何年龄,但发病高峰在 20~40 岁。

当年轻人出现以下症状时,应考虑炎性肠病(inflammatory bowel disease,IBD):

- 腹泻伴黏液性血便
- 腹痛和发热
- 排便急迫,并感觉排便不净
- 全身症状包括体重减轻和身体不适
- 腹腔外表现,如关节痛、腰背痛(脊椎关节病)、眼部问题(虹膜睫状体炎)、肝病和皮肤病变(坏疽脓皮病、结节性红斑)

检查包括全血细胞计数、维生素 B_{12} 和叶酸检查、肝功能检查(异常酶)、HLA - B_{27}、粪便钙卫蛋白(如果正常,则无肠道炎症;如果异常,需要结肠镜检查)和乳铁蛋白。

☣ 溃疡性结肠炎（ulcerative colitis）

临床特征

- 西方人群发病率高
- 主要发生在青壮年（15~40 岁）
- 高危因素：家族史、既往发作史、低纤维饮食
- 反复发生稀软便
- 血便、黏液便或脓血便
- 腹痛轻微或无腹痛
- 发热、全身不适和体重减轻较少见
- 病变始于直肠（向近端蔓延）：只累及结肠，通常不会扩散超过回盲瓣
- 7~10 年后癌变风险增加

主要症状

- 腹泻伴血便

诊断

- 粪便钙卫蛋白：一种敏感的检测方法
- 直肠乙状结肠镜检查：颗粒状的红色直肠炎伴接触性出血
- 钡灌肠：具有特征性改变

预后

- 死亡率与无溃疡性结肠炎的人群相似[10]
- 症状反复发作者常见

☣ 克罗恩病

克罗恩病（Crohn disease）又名局域性肠炎、肉芽肿性结肠炎。

原因不明，但与遗传因素有关。

临床特征

- 年轻人（15~40 岁）反复出现腹泻
- 血便和黏液便（较溃疡性结肠炎少见）
- 腹部绞痛（小肠绞痛）
- 右髂窝疼痛（可与阑尾炎混淆）
- 全身症状（如发热、消瘦、乏力、厌食、恶心）
- 体征包括肛周疾病（如肛裂、肛瘘、坐骨直肠窝脓肿），口腔溃疡
- 肠道病变部位不确定：1/2 累及回结肠，1/4 局限于小肠，1/4 局限于结肠，4% 发生于上消化道

主要症状

- 腹部绞痛

诊断

- 乙状结肠镜检查："鹅卵石"外观（片状黏膜水肿）
- 结肠镜检查：有助于与溃疡性结肠炎相区别
- 内镜活检

预后

- 内科治疗和外科治疗效果均不优于溃疡性结肠炎。
- 一项为期 20 年的挪威研究显示，其死亡风险是无克罗恩病的匹配人群的 1.3 倍[11]。

两者的治疗原则

- 教育、支持治疗，包括团体支持。
- 在专家监督指导下治疗。
- 急性发作期的治疗取决于发作症状的严重程度和病变累及范围：
  - 轻度发作：门诊治疗。
  - 严重发作：住院治疗，要注意纠正体液和电解质平衡紊乱。
- 饮食的作用尚有争议：考虑高纤维饮食，但要保证足够的营养。
- 药物治疗（可考虑以下方案）：
  - 5-氨基水杨酸衍生物（主要用于溃疡性结肠炎）：柳氮磺吡啶（为主）、奥沙拉嗪、美沙拉秦。通常由这些药物开始治疗。
  - 类固醇皮质激素（主要用于急性病变）：口服、肠外、局部（直肠泡沫、栓剂或灌肠剂）。
  - 病情严重者，可使用免疫抑制药物（如硫唑嘌呤、环孢素、甲氨蝶呤）和生物制剂（如英夫利西单抗）。
- 手术治疗：用于并发症的治疗；尽可能避免手术治疗。

交替性腹泻和便秘

交替性腹泻和便秘是不完全性肠梗阻（结肠癌和憩室病）和肠易激综合征的熟知的症状。

☣ 肠易激综合征（irritable bowel syndrome，IBS）[3,9,12]

临床特征

- 特别多见于年轻女性（21~40 岁）
- 可发生于任何年龄或性别的人群
- 可能继发于胃肠炎/旅行者腹泻后
- 腹部绞痛（脐周或髂窝部）（图 34.4）
- 疼痛常在排气或排便后缓解
- 排便习惯改变（便秘更常见）
- 腹泻通常在清晨加重，稀烂便、暴发、紧迫性排便

34

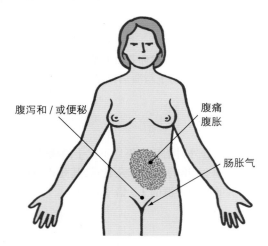

腹泻和／或便秘　　　　　　腹痛
　　　　　　　　　　　　　腹胀

　　　　　　　　　　　　　肠胀气

图 34.4　肠易激综合征的典型症状

- 布里斯托大便分类表可以对大便类型和排便习惯进行细分
- 进食常促发
- 有时大便呈羊屎样的小硬颗粒或带状
- 食欲缺乏、恶心（偶尔出现）
- 腹胀、肠鸣
- 疲乏常见

肠易激综合征的罗马Ⅲ诊断标准见**表 34.11**。

表 34.11　肠易激综合征罗马Ⅲ诊断标准[13]

在过去的 3 个月中，病人每月至少有 3 日腹部不适，并有以下 3 个特征中的两个

- 症状在排便后缓解
- 发病与排便次数的变化有关
- 发病与大便的形态（外观）性状变化有关（稀便、水样便或颗粒状）

支持肠易激综合征诊断的症状

- 排便次数异常（用于研究目的可定义为：每日排便超过 3 次，每周排便少于 3 次）
- 大便形态异常（块状/硬或水样/糊状）
- 排便过程异常（紧张、紧迫感或排便不完全感、里急后重）
- 排黏液便
- 腹部饱胀感

注：必须排除红旗征。在没有结构或代谢异常的情况下解释症状。

肠易激综合征是一种排除性诊断。有必要进行系统的检查、相关辅助检查（全血细胞计数、红细胞沉降率和粪便镜检或培养）和结肠镜检查。结肠镜检查时充气可能会诱发肠易激综合征的腹痛。

可能的相关病因

包括肠道感染、食物刺激（如辛辣食物）、乳糖（牛奶）不耐受、过量纤维小麦制品、高脂肪食物、碳酸饮料、泻药滥用、使用抗生素和含可待因的止痛药、心理因素。

管理

必须让病人获得安慰和教育，了解这种疾病不会导致恶性肿瘤或炎性肠病，也不会缩短寿命。初始治疗的基础是简单的饮食调整（FODMAP）[14]、运动、补液（每日 2~3L 水）和非发酵纤维。

> **非肠易激综合征的红旗征**[15]
> - 发病年龄 >50 岁
> - 发热
> - 无法解释的体重减轻
> - 直肠出血
> - 夜间痛醒
> - 慢性腹泻/脂肪泻
> - 反复呕吐
> - 症状发生主要变化
> - 口腔溃疡
> - C 反应蛋白、红细胞沉降率升高
> - 贫血
> - 家族史肠癌或炎性肠病

给病人的自我管理建议

任何患有肠易激综合征的病人，都应该积极治疗，避免症状加重。如果意识到生活中有压力，就应该尝试采取更轻松的生活方式。在生活中应尽可能少些完美主义。

注意建立规律的饮食习惯。尽量避免任何能造成症状加重的食物。您可能要戒烟戒酒，避免使用泻药和可待因（止痛药）类药物。高纤维（非发酵）和低碳水化合物的饮食，每日 2~3L 的水可能是解决您问题的答案。

低 FODMAP 饮食是有益的[11,13,16]。FODMAP 指的是可发酵的低聚糖、二糖、单糖和多元醇，这些都很难吸收。以上这些碳水化合物都需要（在营养师的指导下）避免食用，然后每次恢复食用一种。

憩室障碍

憩室障碍（diverticular disorder）是结肠（90% 在降结肠）的一种疾病，与饮食中缺乏纤维有关。通常没有症状。

临床特征

- 多发于中、老年人群——40 岁以上
- 随着年龄的增大，发病率升高
- 1/3 的 60 岁以上人群发病（西方）
- 憩室病——无症状
- 憩室炎——憩室感染可有症状（参见第 24 章）
- 便秘或便秘/腹泻交替
- 左下腹间歇性绞痛
- 左下腹压痛

- 直肠出血,可能是大量的(伴有或不伴有粪便)
- 可能表现为急腹症或亚急性肠梗阻
- 通常 2~3 日内缓解

并发症(憩室炎)

- 出血:可能导致大量下消化道出血
- 脓肿
- 穿孔
- 腹膜炎
- 肠梗阻(参见第 34 章)
- 瘘:膀胱瘘、阴道瘘

辅助检查

- 白细胞计数和红细胞沉降率,提示是否有炎症
- 乙状结肠镜检查
- 钡灌肠

管理

- 高纤维饮食通常有效
- 避免便秘

给病人的建议

逐渐增加纤维的摄入,并给予足量液体(特别是水),将改善可能存在的任何症状,减少并发症的风险。饮食应该包括:

1. 谷类,如麦麸、碎小麦、牛奶什锦早餐或粥
2. 全麦和杂粮面包
3. 新鲜或炖熟的水果和蔬菜

可在粥类食物或炖煮过的水果中添加麦片,从每日 1 汤匙,逐渐增加至 3 汤匙。高纤维饮食可能使您在前几周感到不舒服,但肠道很快会适应改善的饮食。

转诊时机

腹泻的儿童

- 3 个月以内的婴幼儿
- 中度至重度脱水
- 腹泻和呕吐的病因诊断不明(如呕血或血便、呕吐物中带胆汁、高热、毒血症、腹部体征提示阑尾炎或肠梗阻)
- 经治疗症状未能改善或恶化
- 既往存在慢性疾病

腹泻的成人

- 慢性腹泻或伴有血便的病人
- 任何需要结肠镜检查的问题

- 贫血的病人
- 体重下降、腹部包块或高度怀疑有肿瘤的病人
- 肛瘘的病人
- 贾第鞭毛虫病治疗没有效果的病人
- 感染溶组织内阿米巴
- 长期无症状的伤寒或副伤寒携带者
- 病人持续性夜间腹泻,未确诊病因
- 肠易激综合征病人症状有显著变化
- 炎性肠病,病情明显加重,且有并发症的病人,可能需要免疫抑制治疗
- 溃疡性结肠炎发病病程持续超过 7 年的病人。需进行结肠镜筛查排除癌变

临床要领

- 口服止泻药物儿童禁用。不但疗效不佳,还可能延长肠道恢复时间。
- 止吐药容易引起儿童异常反应,尤其是年龄较小和脱水的儿童。
- 急性腹泻总是自限性的(持续 2~5 日)。如果持续超过 7 日,则应行粪便培养和显微镜检查。
- 如果腹泻伴面部潮红或喘息发作,应考虑类癌综合征。
- 右季肋部复发性疼痛通常是肠易激综合征的特征(不是胆囊疾病)。
- 反复右髂窝部疼痛更有可能源于肠易激综合征,而不是阑尾炎。
- 谨防临床中将症状与检查资料进行错误联系,或过早得出结论(例如由于钡餐检查中发现憩室,而匆忙断定其为病人症状的疾病原因)。
- 食用未加工熟的鸡肉是肠道细菌性感染的常见原因。
- 如果病人入院时腹泻,住院后自愈,应考虑腹泻由酗酒导致。

参考文献

1. Bolin T, Riordan SM. Acute and persistent diarrhoea. Current Therapeutics, 2001; May: 47–57.
2. Cheng AC et al. Australasian Society for Infectious Diseases guidelines for the diagnosis and treatment of *Clostridium difficile* infection. Med J Aust, 2011; 194(7): 353–8.
3. Supportive measures of gastroenteritis [published 2016]. In: *Therapeutic Guidelines* [digital]. Melbourne: Therapeutic Guidelines Limited; 2016. www.tg.org.au, accessed October 2019.
4. Dalton C. Foodborne illness: how to treat. Australian Doctor, 15 April; 2005: 39–46.
5. Robinson MJ, Roberton DM. *Practical Paediatrics* (5th edn). Edinburgh: Churchill Livingstone, 2003: 675–90.
6. Oberklaid F. Management of gastroenteritis in children. In: *The Australian Paediatric Review*. Melbourne: Royal Children's Hospital, 1990: 1–2.
7. Freedman S et al. Effect of dilute apple juice and preferred fluids versus electrolyte maintenance solution on treatment failure among children with mild gastroenteritis: a randomized

clinical trial. JAMA, 2016; 315(18): 1966–74.

8 Gwee A, Rimer R, Marks M. *Paediatric Handbook* (9th edn). Oxford: Wiley-Blackwell, 2015: 90–5.

9 Onwuezobe IA et al. Antimicrobials for treating symptomatic non-typhoidal Salmonella infection (Cochrane Review). Cochrane Database Syst Rev, 2012; Issue 11: Art No. CD001167.

10 Manninen P et al. Mortality in ulcerative colitis and Crohn's disease: a population-based study in Finland. J Crohns Colitis, June 2012; 6(5): 524–8.

11 Hovde Ø et al. Mortality and causes of death in Crohn's disease: results from 20 years of follow-up in the IBSEN study. Gut, 2014; 63: 771–5.

12 NICE. Irritable bowel syndrome in adults: diagnosis and management of irritable bowel syndrome in primary care, 2008. Available from: www.nice.org.uk, accessed 25 May 2018.

13 Rome Foundation. Rome III diagnostic criteria for functional gastrointestinal disorders. J Gastrointestin Liver Dis, 2006; 15(3): 307–12.

14 Gibson PR. Irritable bowel syndrome. Australian Doctor, 13 April 2012: 17–34.

15 Ellard K, Malcolm A. Irritable bowel syndrome. Medical Observer, 30 March 2007: 29–32.

16 Gibson PR, Shepherd SJ. Evidence-based dietary management of functional gastrointestinal symptoms: the FODMAP approach. J Gastroenterol Hepatology, 2010; Feb 25(2): 2528.

34

1690 年（我 23 岁），我在里士满一次吃了 100 个黄苹果，因此感到头晕目眩。4 年后，在萨里约 32km（20 英里）之外的一个地方，我的耳朵聋了。而且这两个"朋友"过一两年就来拜访我。作为老伙伴，他们经常找机会一起来。

乔纳森·斯威夫特（1667—1745）描述他的梅尼埃综合征
（译者注：爱尔兰人，讽刺作家，散文家，《格列佛游记》是他的著作之一）

当病人主诉"头晕"时，他们经常会用这个词来描述许多不同的现象，因此需要仔细询问病史来澄清具体问题。另外一些病人可能会使用不同的名词来解释相同的感觉，例如"头晕眼花""脑袋发蒙""大脑旋转""快速转圈"和"走路摇摆"。

"头晕"（dizzy）来自一个古老的英语单词"dysig"，原意是愚蠢或蠢笨。严格来说，这个词的意思是不稳定、头重脚轻，但是并没有运动或动作或空间的定向障碍。

"眩晕"（vertigo）是另外一个词，来自拉丁语"vertere"（转弯），和"-igo"表示某种情况。它描述的是自我旋转的幻觉，或周围环境在水平或垂直方向旋转的幻觉[1]。

不过我们一般把"头晕"当作一个集体名词，形容所有类型的平衡障碍。为方便起见，可将其分类，具体如图 35.1 所示。

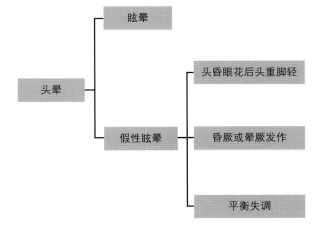

图 35.1　头晕的分类

关键事实和要点

- 65 岁的人群中约 1/3 有头晕，80 岁人群中头晕病人可达到一半[2]。
- 在全科医学诊所中最常见的头晕原因，是直立性低血压和过度换气。
- 在诊断过程中，能准确检查和解释眼球震颤迹象的能力很重要。
- 了解药物史非常重要，包括处方药和其他药物，例如酒精、可卡因、大麻和非法药物。
- 梅尼埃（Ménière）综合征被过度诊断。它具有经典的诊断三联征：眩晕、耳鸣、耳聋（感觉神经性）。
- 椎基底动脉供血不足也是被过度诊断为眩晕的原因。这种病因少见但可导致头晕，有时会引发眩晕，但很少会只存在这单一症状。

术语定义

眩晕[2]

眩晕（vertigo）是一种感觉身体或其周围环境突然发生圆周运动的错觉，通常是旋转感觉。病人用于描述此症状的其他名词包括"所有东西都在旋转""我的头在旋转""房间旋转""螺旋转动""晃动""摇摆""倾斜"和"摇晃"。它经常伴有自主神经症状，如恶心、干呕、呕吐、面色苍白和出汗。

眩晕的特征是在站立或转动头部或运动时发作。病人不得不小心地行走，并可能因下楼梯或过马路而感到紧张，通常需要寻求帮助。因此，病人通常非常害怕，并且在发作期间往往保持不动。

病人可能会感觉到自己受到某种外力的推动，这些外力往往会将他们拉向一侧，特别是在行走时。

真性眩晕是由于前庭系统或中枢系统功能紊乱而引起的症状。它总是有一个器质性病变。表 35.1 列出了重要原因，图 35.2 显示了可能引起眩晕的中枢神经系统病变部位。中央性眩晕的某些特征包括与眩晕不成比例的共济失调，复视、半侧感觉丧失、口齿不清、吞咽困难、异常眼球运动。外周性眩晕可能表现为听力损失、耳鸣、耳涨，以及头部脉冲测试阳性等[2]。

眩晕时常伴眼球震颤症状，并且 80%~85% 的原因是耳部疾病，耳鸣和听力障碍症状也与其有关。急性病例通

表 35.1 眩晕的原因

外周神经疾病	中枢性疾病
迷路	脑干(短暂性脑缺血发作或卒中)
• 迷路炎:病毒性或化脓性	• 椎基底动脉供血不足
• 梅尼埃综合征	• 梗死
• 良性阵发性位置性眩晕（BPPV）	小脑
• 药物	• 变性
• 创伤	• 肿瘤
• 慢性化脓性中耳炎	偏头痛
第Ⅷ对脑神经	多发性硬化
• 前庭神经炎	
• 听神经瘤	
• 药物	
颈源性眩晕	

常有反射性自主神经放电,从而产生出汗、面色苍白、恶心和呕吐等症状。

头晕眼花

头晕眼花(giddiness)是一种不确定的感觉,或是对头重脚轻的一种不准确的表述。病人描述的其他词语包括"游泳感觉""空中行走感"和"脚下的地面在动"。它通常不伴有旋转、冲动、耳鸣、耳聋、恶心或呕吐的症状。

尽管头晕眼花的病人担心跌倒或下落,但如果不得不运动时,仍然可以毫无困难地行走。

头晕是典型的精神神经系统的症状。

晕厥发作

晕厥表现为各种头晕或头昏眼花,并因此引起即将晕倒或意识丧失的感觉。常见原因是心源性疾病和直立性低血压,通常由药物引起的。

平衡失调

平衡失调(disequilibrium)意味着在行走时失去平衡或走路不稳的感觉,但无任何的旋转感觉。用于描述此问题的其他词语包括"脚下不稳""左右蹒跚"、"摇摇晃晃"和"站在摇晃的船上"。

平衡失调通常是神经源性病变引起的。

诊断模型

表 35.2 归纳了诊断策略模型。

概率诊断

我们在医学院学习时得到一个错误印象,以为头晕或眩晕的常见原因相对罕见,例如梅尼埃综合征、主动脉瓣狭窄、阿-斯综合征、小脑疾病、椎基底动脉疾病和高血压。不过在真实世界的临床医学实践中,我们会发现头晕通常是由相对常见的良性因素引起的,如与焦虑相关的过度换气、单纯性晕厥、药物和老年引起的直立性低血压、内耳炎症、耳垢、头部受伤后、晕动症和酒精中毒。在

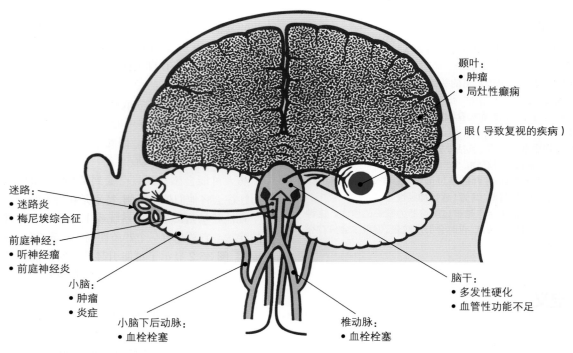

图 35.2 可引起眩晕的中枢神经系统部位图解

颞叶：
• 肿瘤
• 局灶性癫痫

眼（导致复视的疾病）

迷路：
• 迷路炎
• 梅尼埃综合征

前庭神经：
• 听神经瘤
• 前庭神经炎

小脑：
• 肿瘤
• 炎症

小脑下后动脉：
• 血栓栓塞

脑干：
• 多发性硬化
• 血管性功能不足

椎动脉：
• 血栓栓塞

表 35.2　头晕/眩晕诊断策略模型

概率诊断	心律失常
焦虑——过度换气（G）	换气过度
直立性低血压（G/S）	酒精和其他药物
单纯性晕厥——血管迷走神经性（S）	咳嗽或排尿性晕厥
急性前庭病（V）	前庭偏头痛/偏头痛性眩晕
良性阵发性位置性眩晕（V）	帕金森病
晕动病（V）	梅尼埃综合征（诊断过度）
前庭偏头痛（V）	罕见疾病：
颈椎功能障碍/脊椎病	• 艾迪生病（第14章）
不能遗漏的严重疾病	• 神经梅毒
肿瘤：	• 自主神经病变
• 听神经瘤	• 高血压
• 颅后窝肿瘤	• 锁骨下动脉窃血综合征
• 其他原发性或继发性脑肿瘤	• 外淋巴瘘
脑内感染（例如脓肿）	• Shy-Drager 综合征
心血管系统：	**七个戴面具问题的清单**
• 心律失常	抑郁
• 心肌梗死	糖尿病（可能：低糖/高糖）
• 主动脉瓣狭窄	药物
脑血管系统：	贫血
• 椎基底动脉供血不足	甲状腺疾病（可能）
• 脑干梗死（如小脑后下动脉血栓形成）	脊柱功能障碍
多发性硬化	尿路感染（可能）
一氧化碳中毒	**病人是否试图告诉我什么？**
陷阱（经常遗漏的）	很有可能。考虑到焦虑和/或抑郁
耳垢——耳硬化	

注：G，头晕眼花；S，晕厥发作；V，眩晕。

大多数情况下，作出正确的诊断（基于详细地询问病史）是很容易的，但是要找到真正的眩晕的根本原因却是非常困难的。

在全科医疗中眩晕的常见原因是良性阵发性位置性眩晕（通常与颈椎功能障碍有关，约占病例的25%）、急性前庭病变（前庭神经炎）和前庭偏头痛。

病毒性迷路炎与前庭神经元炎基本相同，只是累及整个内耳，从而使耳聋和耳鸣与严重的眩晕同时发生。复发性自发性眩晕的最常见原因是梅尼埃综合征和前庭偏头痛。

不能遗漏的严重疾病

肿瘤

要牢记的重要严重疾病是占位性肿瘤，例如听神经瘤、髓母细胞瘤和其他导致眩晕的肿瘤（尤其是后颅窝）、颅内感染和心血管病变。

重要的、特别谨记的是，最常见的脑肿瘤是肺癌的颅内转移[3]。

头晕/眩晕的红旗征

- 神经系统症状
- 共济失调与眩晕症状不符
- 眼球震颤与眩晕症状不符
- 中枢眼球震颤
- 中枢眼球运动异常

听神经瘤

表现出以下三联征所示症状的病人均应怀疑患有这种罕见的肿瘤。病人偶尔会出现头痛。

 诊断三联征：（单侧）耳鸣 + 听力损失 + 步态不稳➡听神经瘤

最好用高分辨率 MRI 进行诊断。听力测定和听觉诱发反应也是相关的辅助检查。

心脏疾病

头晕或晕厥必须排除的心脏疾病包括各种心律失常,如由完全性房室传导阻滞、主动脉瓣狭窄和心肌梗死引起的阿-斯综合征。

脑血管疾病

严重眩晕的主要脑血管病原因是椎基底动脉供血不足和脑干梗死。眩晕是椎基底动脉短暂性脑缺血发作的最常见症状[1]。

严重眩晕通常伴有打嗝和吞咽困难,是由于后小脑下动脉(PICA)血栓形成而引起的多种脑干梗死(称为外侧延髓综合征)的特征。眩晕发作突然,并伴有小脑征象,包括共济失调和呕吐。同时有同侧脑神经与对侧脊髓丘脑感觉丧失的征象。可通过 CT 或 MRI 扫描进行诊断。

神经系统疾病

引起头晕的主要神经系统原因是多发性硬化和复杂的部分性癫痫发作。

多发性硬化的病变可能发生在脑干或小脑。表现为年轻病人突然眩晕且伴有视力"抖动"但无听觉症状,应被视为患有多发性硬化。5% 的多发性硬化病人中有伴有眩晕症状。

陷阱(经常遗漏的)

可能被误诊的引起头晕的情况在**表 35.2** 中列出。耳内存在蜡状物肯定会引起头晕,尽管其作用机理尚存争议。咳嗽和排尿性晕厥的确会发生,尽管并不常见。

梅尼埃综合征容易被遗漏,在某种意义上易于被误诊。

七个戴面具问题的清单

在这些情况中,药物和(颈椎的)脊椎功能障碍是重要原因。抑郁需要引起注意,这是由于焦虑和过度换气之间可能存在关联。

糖尿病病人因治疗或者自主神经病变引起的低血糖的可能机制也与头晕有一定关联。

药物

药物通常会影响前庭神经而不是迷路。可引起头晕的药物见**表 35.3**。

颈椎功能障碍

在颈椎病或颈部脊髓损伤后病人出现眩晕的情况并不少见。据推测,这可能是由颈椎上段本体感受器产生异常冲动导致的,也可能是由骨赘压迫椎管内的椎动脉所致[4]。有关良性阵发性位置性眩晕的一些实例与颈椎疾

表 35.3　可引起头晕的药物

酒精
抗生素:链霉素、庆大霉素、卡那霉素、四环素
抗抑郁药
抗癫痫药:苯妥英钠
抗组胺药
降压药
阿司匹林和水杨酸盐
可卡因
大剂量利尿剂:静脉注射夫西米特、依他尿酸
三硝酸甘油酯
奎宁、奎尼丁
镇静剂:吩噻嗪类药物、苯巴比妥、苯二氮䓬类药物

病有关。

心因的考虑

这可能是对于出现头晕的病人要考虑的重要方面,尤其是在主诉头昏眼花或头重脚轻的情况下。在全科医疗服务中,潜在的焦虑,尤其是广场恐惧症和惊恐障碍,可能是该症状的最常见原因;过度换气的辅助检查可明确诊断。应谨记抑郁的可能性[5]。这些病人中有许多人怀疑自己可能患有严重的疾病而感到恐惧,例如脑瘤、多发性硬化或即将面临的卒中或精神错乱。给病人恰当的反向释除担忧,通常是积极的治疗方法。

临床方法

诊断方法的要点包括:认真收集病史和仔细的身体检查,以及正确地选择特殊的试验和辅助检查项目。

病史

重要的是要让病人解释症状的确切性质,甚至要询问他们对头晕原因的想法。

关键的提问

应着重从以下方面提问:

- 是眩晕还是假性眩晕?
- 症状性质:
  - 是阵发性还是持续性?是否受姿势和体位改变的影响?
  - 是否有听觉症状?有耳鸣吗?有耳聋吗?
- 是否有视觉症状?
- 是否有神经系统症状?
- 是否有恶心或呕吐?
- 是否有神经精神症状?
- 最近是否感冒过?

- 最近是否有颅脑受伤(即使是微不足道的)？
- 是否服用过相关药物？
  - 酒精？
  - 大麻？
  - 降压药？
  - 精神药物？
  - 其他药物？

身体检查

　　进行全面的常规检查是必要的,尤其要注意心血管、中枢神经系统及听觉和前庭功能。

指南

　　身体检查指南:
1. 耳部疾病:
   - 耳镜检查:是否有耳垢,是否有鼓膜
   - 听力测试
   - 韦伯和瑞尼试验
2. 眼部疾病:
   - 视力
   - 眼球震颤试验
3. 心血管系统:
   - 动脉粥样硬化
   - 血压:仰卧位、站立位、坐位
   - 心律失常
4. 脑神经:
   - 第Ⅱ、第Ⅲ、第Ⅳ、第Ⅵ和第Ⅶ对脑神经
   - 第Ⅴ对脑神经的角膜反射
   - 第Ⅷ对脑神经
5. 小脑或其连接部:
   - 步态
   - 协调
   - 反射
   - Romberg 试验
   - 指鼻试验:是否有过指
6. 颈部(包括颈椎)
7. 一般证据的收集:
   - 贫血
   - 真性红细胞增多症
   - 酒精依赖

诊室里的头晕检查

- 要求病人进行任何可能引起症状的动作。
- 进行头部位置测试以诱发眩晕和/或眼球震颤(例如**图 35.3** 的 Hallpike 动作或头部冲击试验/推头动作)。避免出现明显的自发性眩晕和眼球震颤。
- 三部分 HINTS 测试(头部冲动、眼球震颤、偏斜测试)

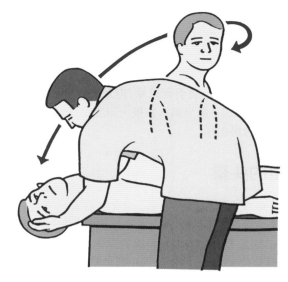

图 35.3　Hallpike 动作:针对良性阵发性位置性眩晕的位置测试(头部旋转 45°,然后快速地从坐位转移至病人仰卧位头悬垂床外)。将头转向另一侧再重复上述步骤。阳性反应为出现眩晕伴有或不伴有眼球震颤(朝向位置低的耳)

可用于区分眩晕的原因是中枢性(紧急)还是外周性。
- 采取三种体位测量血压。
- 进行被动的换气(每分钟 20~25 次呼吸)2 分钟。
- 触诊颈动脉和颈窦(小心)。

辅助检查

　　应当从**表 35.4** 中选择适当的实验室检查。

表 35.4　辅助检查

血红蛋白
血糖
心电图:是否可以行动态心电图监测
听力测验
脑干诱发听力测验
冷热测试
视觉诱发电位(MS)
耳蜗电描技术
眼电图(眼震电流描记法)
旋转测试
放射学检查:
- 胸部 X 线检查(支气管肺癌)
- 颈椎 X 线检查
- CT 扫描
- MRI(用于定位听神经瘤或其他肿瘤——可能检测出梅尼埃综合征和血管栓塞)

诊断指南

- 年轻病人近期出现上呼吸道感染症状后突然发生眩晕,提示前庭神经炎。
- 头晕是绝经期女性的常见症状,通常与血管舒缩不

稳等因素有关。

- 苯妥英钠治疗可导致小脑功能障碍。
- 体位性和运动性低血压在老年动脉粥样硬化病人中相对常见。
- 急性中耳炎不会引起眩晕,但是慢性中耳炎会引起眩晕,特别是如果病人发展为胆脂瘤,随后侵蚀内耳而导致淋巴瘘。

儿童的头晕

头晕在儿童中并不常见。眩晕往往提示恶性疾病,如果考虑可能发生肿瘤,例如髓母细胞瘤,则需要转诊。L. Eviatar 和 A. Eviatar 对一项儿童眩晕的研究发现,最常见的原因是癫痫发作,特别是影响颞叶[6]。其他原因包括心因性眩晕、前庭偏头痛和前庭神经炎。

除上述原因外,还要考虑下述重要因素:

- 感染(例如脑膜炎、脑膜脑炎、脑脓肿)
- 创伤,特别是颞部创伤
- 中耳感染
- 迷路炎(例如流行性腮腺炎、麻疹、流感)
- 良性阵发性位置性眩晕(1 至 4 岁短暂性眩晕发作的儿童成年后常患有偏头痛)[7]
- 换气过度
- 处方药物
- 毒品(如可卡因、大麻)
- 心律失常
- 酒精中毒

由于对酒精过分好奇而导致的误饮是儿童突发性眩晕的常见急性诱因。

青春晚期女孩的眩晕

- 常由血压波动引起。
- 建议其减少压力,保证充足睡眠和适当锻炼。
- 释除担忧,随着年龄增大会自愈(25 岁以后则很少发病)。

老年人的头晕

头晕是老年人相对常见的主诉。常见原因包括直立性低血压,主要与用于治疗高血压或其他心血管疾病的药物有关。脑血管疾病,特别是在脑干区域,也与此年龄组有关。真性眩晕可以单方面由外耳道耳垢的聚积而导致,而这种现象比人们普遍认为的要更常见。

中耳疾病有时也是老年人眩晕的原因,而听神经、内耳、小脑、脑干和颈椎疾病是常见的潜在因素。

恶性肿瘤的发生,无论是原发性还是继发性,在老年人中都有很大可能性。心律失常导致晕厥症状的可能性会随着年龄增长而升高。

老年女性的"眩晕"

如果没有发现类似于高血压的原因,建议她们从坐位或卧位改变至立位时起身要缓慢,并穿结实的弹力袜。

常见的一般问题

⚕ 急性前庭病(前庭衰竭)

急性前庭病(前庭衰竭)[acute vestibulopathy (vestibular failure)]的原因:

- 前庭神经炎
- 卒中:小脑下前动脉(AICA)或小脑下后动脉(PICA)

前庭神经病包括前庭神经炎和迷路炎,它们分别被考虑是前庭神经和迷路病毒感染所致,可导致眩晕的发作,持续数日,严重情况下需要住院[8]。

本病症状与第Ⅷ对脑神经病毒感染导致的贝尔麻痹相似。这种发作类似于梅尼埃综合征,但是不会出现听力障碍。

诊断三联征:急性眩晕 + 恶心 + 呕吐➡前庭神经炎

诊断三联征:相同的症状 + 听力丧失 ± 耳鸣➡急性迷路炎

典型特点

- 单纯眩晕,无耳鸣或耳聋
- 发病前通常有"流感样"症状
- 主要人群为年轻人和中年人
- 突发眩晕,共济失调、恶心和呕吐
- 通常持续数日至数周
- 检查显示横向或单向眼球震颤:眼快速动向损伤对侧(无听力损失)
- 热刺激证实前庭功能受损

本病基本上是依据排除其他病变的可能性以作出诊断。

治疗

- 卧床休息,保持平卧
- 凝视可以缓解症状的方向

可以使用以下药物(表 35.5):

普鲁氯嗪 12.5mg 肌内注射(如果剧烈呕吐),但可能起效缓慢,或 5~10mg(口服)每日 3 次

或

表 35.5 急性眩晕的症状缓解：药物选择[10]

止吐药	苯二氮䓬类药物（短期用于眩晕）
• 普鲁氯嗪	
• 甲氧氯普胺	• 地西泮
抗组胺药	• 劳拉西泮
• 异丙嗪	
• 倍他司汀	

异丙嗪 10~25mg 肌内注射或者缓慢静脉注射，然后 10~25mg（口服）持续 48 小时

或

（推荐为最佳）

在急性发作时地西泮（减少脑干对前庭的刺激反应）[2] 5~10mg 肌内注射，然后 5mg（口服）每日 3 次，持续 2~3 日

通常短期服用类固醇皮质激素会促进缓解（例如泼尼松龙 1mg/kg（最高 100mg）每日早晨口服，连服 5 日，然后在 15 日之内逐渐减少药量，直至停药）[1,9]。

结果

两者都是自限性疾病，通常会在 5~7 日或几周内痊愈。迷路炎通常持续时间更长，并且在恢复过程中快速做头部运动可能会导致短暂性眩晕。

良性阵发性位置性眩晕

良性阵发性位置性眩晕（benign paroxysmal positional vertigo，BPPV）是一种常见的急性眩晕，通过改变头部位置诱发，尤其是将头部后仰，从卧位改变为坐位或转向患侧时容易诱发。

临床特征

- 所有年龄段人群均可发病，尤其是老年人。
- 女：男 = 2：1。
- 周期性反复发作数日。
- 每次发作的时间很短，通常持续 10~60 秒，并迅速消退。
- 起床时出现严重眩晕。
- 可能在头部伸展和在床上转头时发生。
- 发作时不伴有呕吐、耳鸣或耳聋（可能会出现恶心）。
- 约 17% 病人与创伤有关，15% 与病毒性迷路炎有关，约 50% 除年龄以外没有明确的诱发因素。一个逐渐被大家所接受的理论是，迷路中漂浮的细小的碳酸钙沉积物晶体（耳石）沉积在后半规管中并刺激内淋巴运动[11]。这也可能是颈椎功能障碍的一种变异表现。
- 确诊需要做头部位置测试：头部冲击（推动头部）试验或 Hallpike 动作[12]。后者的操作为，病人取坐位，让病人的头部迅速降到低于检查台 30° 位置，做 3 遍，头部分别为：①正直；②向右旋转；③向左旋转。保持 30 秒，并密切观察病人是否出现眩晕和眼球震颤。症状发作之前有一个几秒的潜伏期，见图 35.3。
- 听力和前庭功能试验正常。
- 通常会在数周内自愈（多数在 1 周后恢复正常活动）。
- 复发很常见：通常丛集性发作。

管理

- 适当给予病人解释和安慰
- 预防措施：鼓励病人做一些能预防其发作的运动
- 不推荐使用药物
- 特殊的运动
- 颈椎牵引可能会有所帮助

位置性前庭训练

病人实施的锻炼动作：大多数病人都可以从动作锻炼中受益，例如 Brandt-Daroff 运动[13] 或 Cawthorne-Cooksey 运动[9]，本质上都是通过重复运动诱发眩晕症状发作。不是让病人采取回避措施，而是指导病人进行姿势锻炼以诱发眩晕，保持该姿势直至其消退，并重复多次直到动作不再诱发眩晕。这样，这种眩晕突发通常会在几日内消失。

治疗师实施的动作：作为一种治疗疗程，物理操作包括 Epley 和 Semont 操作，目的是将耳石从半规管中去除。Epley 操作在初次尝试中成功率很高（77%），在进一步尝试中成功率高达 100%。

手术治疗

此病通常很少需要手术治疗，一般采取阻塞后半规管的方法，而不进行选择性神经切除术。

梅尼埃综合征

梅尼埃综合征（Ménière syndrome）常由内淋巴增多引起。

- 在 30~50 岁年龄段的人群中最为常见。
- 发病特点是阵发性眩晕发作、耳鸣、恶心和呕吐、出汗和面色苍白、耳聋（进行性）。
- 起病突然，病人可能会跌倒，然后卧床 1~2 小时。病人不愿意转动头部。
- 发作持续 30 分钟到几小时。
- 两次发作之间的间隔是可变的（1 个月 2 次到 1 年 2 次）。
- 眼球震颤仅在发作期间（通常在受影响的内耳对侧）出现。
- 检查：
  - 感觉神经性耳聋（低频）

- 冷热试验:前庭功能受损
- 听力检测:感觉神经性耳聋,响度重振
- 特殊测试
- 耳蜗电图描记有一些特征性变化。

 诊断三联征:眩晕 + 呕吐 + 耳鸣 + 感觉神经性耳聋
➡梅尼埃综合征

治疗

目的是通过减少内淋巴的钠水含量来降低内淋巴压。

预防

氢氯噻嗪 25mg(每日口服),或与氨苯蝶啶或阿米洛利联合(口服)每日 1 次。

急性发作[1,14]

- 预感发作(耳内胀满感和耳鸣):
  丙氯拉嗪 25mg 栓剂治疗
  对严重发作:
  地西泮 5mg 静脉注射 ± 丙氯拉嗪 12.5mg 肌内注射。如果持续发作或阵发,考虑利尿剂如氢氯噻嗪 25mg(口服)每日 1 次。

长期

- 释除担忧,向病人详细地解释病情,特别是经常认为此病与恶性疾病有关联的病人。
- 避免摄入过多的盐、烟草和咖啡。
- 低盐饮食是主要的治疗手段(每日 <3g)。
- 通过压力管理、冥想或长期服用镇静药来缓解异常焦虑(内淋巴由于压力而积聚)。
- 将病人转至神经专科医生处进行评估。
- 利尿剂(例如每日服用氢氯噻嗪/阿米洛利),定期进行血离子检查。
  对于难治性病例,可选择手术治疗。

🕮 前庭偏头痛(偏头痛性眩晕)[1]

偏头痛(migraine)是引起眩晕的一种比较常见的原因,并且由于其形式多样而常常不易被确诊。对有偏头痛的过去史和/或家族史,并伴有持续数小时或数日眩晕或共济失调的病史,而无耳部症状的病人应重点怀疑此症[15]。眩晕通常发作并不剧烈,可能只是取代了头痛发作之前的耳部症状。或者说是可能偏头痛病人,但是仅表现为眩晕而无头痛的症状。可能出现恶心和呕吐。推荐使用苯噻啶或普萘洛尔进行预防[1]。

转诊时机[16]

- 对眩晕不能确定诊断,特别是儿童。
- 考虑肿瘤的可能性,或细菌感染。
- 伴有化脓性中耳炎的眩晕,尽管已经应用抗生素治疗。
- 病毒性迷路炎治疗 3 个月后症状未缓解。
- 创伤后眩晕。
- 推测为梅尼埃综合征,但是保守治疗无效。
- 有椎基底动脉缺血的证据。
- 良性阵发性位置性眩晕持续超过 12 个月,尽管已经进行过少量的复位训练。

> **临床要领**
> - 详细询问用药史常可明确诊断。
> - 始终将心律失常视为引起急性头晕的原因之一。
> - 将苯妥英钠治疗视为癫痫病人头晕的原因之一。
> - 如果怀疑脑内存在转移性病灶,请考虑肺癌为主要来源。
> - 在评估中要进行的三个重要的检查项目是血压测量(卧位、坐位和立位)、过度换气和头部位置试验。
> - 颈源性眩晕很常见,颈部软组织按摩等治疗方法的疗效已经被一项系统综述所证实[17]。
> - 良性阵发性位置性眩晕较常见,推荐应用一系列促进内耳脱敏的动作手法,可应用 Brandt-Daroff 治疗或 Cawthorne-Cooksey 治疗[11]。
> - 当病人出现无法解释的复发性眩晕时,尤其是年轻病人,应考虑偏头痛。

参考文献

1　Vestibular neuritis [published 2017]. In: *Therapeutic Guidelines* [digital]. Melbourne: Therapeutic Guidelines Limited; 2017. www.tg.org.au, accessed September 2017.

2　Dommaraju S, Perera E. An approach to vertigo in general practice. Aus Fam Physician, 2016; 45(4): 190–4.

3　Kuo C-H, Pang L, Chang R. Vertigo: assessment in general practice. Aust Fam Physician, 2008; 37: 341–7.

4　Lance JW. *A Physiological Approach to Clinical Neurology*. London: Butterworths, 1970: 162–79.

5　Paine M. Dealing with dizziness. Australian Prescriber, 2005; 28: 94–7.

6　Eviatar L, Eviatar A. Vertigo in children: differential diagnosis and treatment. Paediatrics, 1977; 59: 833–7.

7　Tunnessen WW Jr. *Signs and Symptoms in Paediatrics*. Philadelphia: Lippincott, 1988: 591–4.

8　Waterson J. Dizziness: how to treat. Australian Doctor, 7 March; 2003: 1–8.

9　Strupp M et al. Methylprednisolone, valacyclovir or the combination for vestibular neuritis. N Engl J Med, 2004; 351: 354–61.

10　Hain TC, Yacovino D. Pharmacologic treatment of persons with dizziness. Neurol Clin, 2005; 23: 831–53.

11　Brandt T, Daroff DB. Physical therapy for BPPV. Arch Otolaryngol, 1980; 106: 484–5.

12 Kuo CH, Pang L, Chang R. Vertigo—part 1—assessment in general practice. Aust Fam Physician, 2008; 37(5): 341–7.

13 Froehling IA et al. The canalith repositioning procedure for BPPV: a randomised controlled trial. Mayo Clin Proc, 2000; 75: 695–700.

14 Tonkin JP. Meniere's disease. Current Therapeutics, 1995; 36: 39–43.

15 Pohl D. Vertigo. In: *MIMS Disease Index* (2nd edn). Sydney: IMS Publishing, 1996: 568–71.

16 Matthews T. Peripheral vertigo in general practice. Cont Med Education, 2006; 33: 267–70.

17 Yaseen K et al. The effectiveness of manual therapy in treating cervicogenic dizziness: a systematic review. J Phys Ther Sci, 2018; 30(1): 96–102.

35

第 36 章　消化不良

半夜三更叫您起床并认为自己快要死的病人，正遭受着胀气的折磨！

弗朗西斯·杨（1884—1954），《给年轻医生的建议》（译者注：英国人，医生，小说家，诗人，剧作家，作曲家）

消化不良（dyspepsia/indigestion）是一个模糊、难以界定或评估的症状，往往需要非常仔细地问诊，以确定病人主诉的确切含义。

消化不良包括以下症状：

- 恶心
- 胃灼热、反流
- 上腹部不适
- 下胸部不适
- 反酸
- 感到上腹部充满、膨胀或不适
- 腹胀

这些不适有时会带来痛苦。**表 36.1** 中列出了消化不良病人需考虑的诊断。

术语表

消化不良　集中在上腹部的疼痛或不适，以慢性或和复发为特征。

胃肠胀气　腹部气体过多，包括打嗝、腹胀感或排气过多。

胃灼热　胸骨后或上腹部正中烧灼感，向上蔓延至咽喉部。

胃肠胀气

过度打嗝

- 通常是功能性的
- 器质性疾病是不常见的
- 由吞咽气体导致（吞气症）
- 常见于焦虑病人（多在进食或饮水时狼吞虎咽）
- 伴随有唾液分泌增多

管理要领

- 让病人意识到过度吞咽
- 避免饮用有气的（碳酸）饮料
- 避免咀嚼口香糖
- 不要边吃边喝

表 36.1　消化不良病人需考虑的诊断[1]

胃肠道疾病

　胃食管反流病，包括食管裂孔疝

　功能性（非溃疡型）消化不良

　食管运动障碍（动力障碍）

　消化性溃疡

　上消化道恶性肿瘤（如食管、胃、胰腺）

　肝胆疾病（如肝炎、胆道运动障碍、胆石症）

　胰腺炎

　上消化道炎症：

- 食管炎
- 胃炎
- 十二指肠炎

　肠易激综合征

非胃肠道疾病

　心肌缺血

　药物反应

　酒精影响

　心理问题躯体化表现

　焦虑/压力

　抑郁

- 不要将蛋白质和淀粉混合食用
- 吞咽前需慢慢咀嚼食物
- 吃饭和咀嚼时闭上嘴

若症状持续：使用西甲硅油制剂（如碳酸钙制剂Ⅱ，西甲硅油片剂）。

过多肛门排气

肛门排气主要有两个来源：

- 吞进去的气体
- 未消化碳水化合物的细菌发酵

排除的情况：

- 吸收不良
- 肠易激综合征
- 焦虑→吞气症
- 药物，尤其是调脂药

- 乳糖不耐受

管理

- 膳食评估(如高纤维、豆和豆类蔬菜、卷心菜、洋葱、葡萄和干果)
- 避免边吃边喝,尤其是食用绿叶蔬菜时
- 完全煮熟蔬菜
- 尝试无乳糖膳食
- 西甲硅油制剂

关键事实和要点

- 消化不良是常见主诉;80% 的人都曾出现过这种情况。
- 在排除之前,需要考虑到胃灼热可能由缺血性心脏病引起。
- 吞咽热或冷的液体时感到疼痛(吞咽痛)提示存在食管炎。
- 不是所有的反流都由食管裂孔疝引起。
- 许多食管裂孔疝的病人并未经历胃灼热的感觉。
- 所有吞咽困难病人必须进一步检查以排除恶性肿瘤。
- 每年每1 000 人中有 1~2 人被诊断为消化性溃疡[2]。
- 消化性溃疡的主要特征是上腹部疼痛。
- 十二指肠溃疡的疼痛常常发生在夜间。
- 10%~20% 长期使用非甾体抗炎药者患有消化性溃疡(高于非使用者)[3]。
- 非甾体抗炎药和幽门螺杆菌(Hp)感染是上消化道疾病的最重要危险因素。
- 非甾体抗炎药主要引起胃溃疡(胃溃疡,胃窦和幽门前区),较少影响十二指肠。
- 消化不良症状很少与非甾体抗炎药相关溃疡有关。

诊断模型

诊断策略模型总结表 36.2。

以下情况最好要考虑到消化不良:

- 溃疡样表现:局部疼痛。
- 运动障碍样表现:弥漫性不适感,饭后饱胀感(早期饱腹感),恶心,感到腹胀。
- 反酸样表现:伴随有反酸或回流的消化不良或胃灼热。

溃疡样表现可能是由于一个溃疡引起,如果排除,则考虑功能性(非溃疡型)消化不良。

陷阱

最常见的错误是将心肌缺血引起的不适归因于胃肠道疾病。上腹部的饱胀感或压力感可以伴随缺血。

常见陷阱

- 反流性食管炎和胃溃疡与缺血性心脏病临床表现相似。
- 忽视胃癌是消化不良的一个病因。

表 36.2　消化不良的诊断策略模型

概率诊断
上消化道易激(功能性消化不良)
胃食管反流病
药物
食管运动障碍(如胃轻瘫)
不能遗漏的严重疾病
肿瘤:
• 癌症:胃、胰腺、食管
心血管:
• 缺血性心脏病
• 充血性心力衰竭
胰腺炎
消化性溃疡
陷阱(经常遗漏的)
心肌缺血
食物过敏(如乳糖不耐受)
妊娠(早期)
肝胆疾病
其他胆囊疾病
迷走神经阻断术后
贲门失弛症
十二指肠炎
自身免疫性胃炎
罕见:
• 甲状旁腺功能亢进症
• 肠系膜缺血
• 佐林格-埃利森综合征
• 肾衰竭
• 系统性硬化病
七个戴面具问题的清单
抑郁
糖尿病(罕见)
药物
病人是否试图告诉我什么?
常见的相关原因是病人自身未意识到的焦虑和压力。需考虑肠易激综合征;心理问题躯体化表现

- 没有强调体重控制在理想水平通常可以缓解胃食管反流病。
- 忽视药物是一个病因(表 36.3)。

临床方法

病史

很值得花些时间澄清病人当前主诉的确切性质:病人理解的"消化不良"或"烧心"是什么意思[1]。症状与饮食的关系非常重要,是发生在每次餐后,还是在特定某

表 36.3　造成消化不良的药物

酒精	调脂药
抗胆碱能药物	麻醉品
阿司匹林	尼古丁
双膦酸盐类药物,尤其是阿仑膦酸钠	非甾体抗炎药
	钾补充剂(缓释)
钙通道阻滞剂	四环素、红霉素
类固醇皮质激素	茶碱
洋地黄	三环类抗抑郁药

种饮食的餐后。

尤其重要的是,应注意考虑和排除缺血性心脏病。

关键的提问

- 你怎样形容这种不舒服?
- 你能够告诉我不适的准确位置和放射范围吗?
- 什么情况会让不适感加重?
- 什么情况会让不适感缓解?
- 吃饭、喝牛奶和服用抗酸药后会有什么反应?
- 喝咖啡、吃洋葱或大蒜后会有什么反应?
- 吃得过饱有什么反应?
- 饮用酒精饮料或葡萄酒之后有什么反应?
- 运动后有什么反应?
- 吃油炸或油腻的食物后,症状会加重吗?
- 吃辛辣食物会有影响吗?
- 不适感是发生在入睡之后不久吗?
- 半夜会因这种不适而醒来吗?
- 弯腰(如修剪花草)会加重症状吗?
- 有症状完全缓解的时候吗?
- 你是否感觉压力很大或有很多的烦恼?
- 你整日都感觉疲惫吗?
- 您进食速度快吗?
- 你进食时细嚼慢咽吗?
- 你现在吃哪些药物?
- 你平时喝多少酒? 抽烟吗?
- 除了这种不适之外,你还有其他不适吗?
- 你有便秘或腹泻吗?
- 你最近有体重下降吗?
- 你有感觉到肩胛间区、肩部或咽喉部不适感吗?
- 你有感觉到呼吸短促、昏厥或头昏眼花吗?

症状分析

部位和放射范围

疼痛或不适的部位和放射部位能为诊断提供线索。参见第 30 章图 30.9。如果不适出现在肩胛间区,需考虑食管痉挛、胆囊疾病或十二指肠溃疡。胸骨后不适提示食管疾病或心绞痛,而上腹不适提示胆道系统疾病、胃和十二指肠疾病。

疼痛的特点

不同疾病导致的疼痛往往有很相似的表现,但也各有一些特点:

- 灼痛→胃食管反流病
- 压榨性疼痛→缺血性心脏病或食管痉挛
- 深部绞痛→消化性溃疡
- 重度疼痛或"要命的"的痛→心因性疼痛

加重和缓解因素

这些因素包括:

- 进食可加重胃溃疡的症状,但可减轻十二指肠溃疡的症状。
- 吃油炸或油腻的食物可加重胆道疾病、功能性消化不良和食管疾病。
- 弯腰动作会加重胃食管反流病。
- 酒精可加重胃食管反流病、食管炎、胃炎、消化性溃疡、胰腺炎。

相关症状

相关实例:

- 吞咽困难→食管疾病
- 喉咙有异物感或束紧感→心因性
- 反酸→胃食管反流病、食管炎
- 厌食、体重减轻→胃癌
- 唾液过多→胃食管反流病、食管裂孔疝、消化性溃疡
- 贫血的症状→慢性食管炎或胃炎、消化性溃疡、癌症(胃、结肠)
- 胃肠胀气、打嗝、排便习惯异常→肠易激综合征
- 进餐 30 分钟后腹泻→肠系膜缺血

身体检查

虽然身体检查不能经常为疾病诊断提供关键性证据,但是仔细触诊和查看仍然非常重要。观察是否有贫血和黄疸的临床证据。腹部弥漫性轻度压痛和腹主动脉搏动很常见,但这些征象不能区分是器质性病变还是功能性病变。上腹部压痛常提示消化性溃疡,胆囊区压痛(墨菲征)常提示胆囊疾病。上腹部肿块常提示胃癌。

辅助检查

不要过度地安排辅助检查。对大多数消化不良的情况,辅助检查是没有价值的,如果病情提示可能由于功能性原因和症状不严重时,可不急于行辅助检查[1]。尝试性治疗方法,如改变不良生活方式、调整饮食结构和使用抗酸药,可以作为起始治疗。年龄是决定具体辅助检查项

目的重要因素,这项对于年龄超过 40 岁的病人尤为重要。

可选择的辅助检查是内镜检查。对于上消化道疾病的检出,胃镜优于钡餐。警示症状提示胃镜检查,具体见红旗征。

消化不良的红旗征

- 异常反流/消化不良的症状
- 症状发生变化
- 吞咽困难
- 厌食
- 不明原因的体重减轻
- 胃肠出血(黑便,吐血)
- 疼痛放射到背部
- 夜间疼痛
- 身体检查的异常征象
- 其他试验:空腹血清促胃液素(是否分泌过多)

幽门螺杆菌试验[4]

已经证明幽门螺杆菌(Hp)可导致溃疡。大多数十二指肠溃疡和约 2/3 的胃溃疡证明存在幽门螺杆菌感染。

非侵入性试验:

- 血清学检查:IgG 抗体(灵敏度 85%~90%、特异度 90%~99%)是理想的诊断方法,但不适用于随访。
- 尿素呼气试验[高灵敏度(97%)和高特异度(96%)]是良好的随访方法。
- 粪便抗原试验(灵敏度 96%、特异度 97%)。

侵入性试验:

- 内镜下黏膜活组织检查可通过组织学或快速尿素试验或幽门螺杆菌培养,来检测幽门螺杆菌。

老年人的消化不良

老年人更可能是器质性疾病,重要的是要考虑到胃癌。如有厌食、呕吐和体重下降等症状,则提示胃癌可能。

引起老年人群消化不良的其他疾病包括:

- 便秘
- 肠系膜动脉缺血
- 充血性心力衰竭

儿童的消化不良

消化不良是儿童不常见的疾病,但可由药物引起,特别是食管疾病和胃食管反流病引起[5]。反流可分为生理性和病理性两种。

胃食管反流

新生儿中,由胃食管反流(gastro-oesophageal reflux)引起食物反流是常见的生理活动。在婴儿,轻度反流属正常情况,尤其发生在呃逆时,这种情况被称为溢奶。

症状

哺乳后乳液从婴儿口中自行溢出,甚至把孩子放平睡觉后也会出现这种情况。有时反流是喷出来的,甚至可能从鼻腔溢出。

虽然存在呕吐或反流,但婴儿通常是舒适的,并不影响他们成长发育。有些婴儿会哭闹,可能因胃灼热引起[5]。

少数婴儿因为剧烈反流(病理性)导致严重疾病,如食管炎(伴有呕血或贫血)、食管狭窄、生长迟缓、呼吸暂停或吸入性肺炎。

预后

反流可以随着时间而改善,通常会在饮食中引入固体食物时终止。大多数案例在婴儿 9~10 月龄可以坐着的时候完全消失。12 月龄时,只有 5% 的人出现症状。严重案例可以持续存在至 18 月龄。

辅助检查

大多数情况下检查是不必要的。但对于那些有持续问题或并发症的情况,应及时转诊给儿科医生。专科检查包括钡餐造影、食管 pH 检测或内镜检查和活组织检查。

管理

恰当地释除新生儿父母的担忧是非常重要的。应当告诉他们的是,改变喂养做法和体位可以减少反流。

婴儿睡觉时应当置于左侧卧位,并将床头抬高 20°~30°。将孩子放在桶里的老式方法是不必要的。

少食多餐和增加浓稠食物是恰当的。

喂食增稠

在 6 月龄以下有明显反流症状的婴儿中,与非增稠营养粉相比,给予增稠配方营养粉可以适度减少反流和父母反馈症状的发生,并改善体重增加[6]。

人工喂养婴儿(配方奶粉):

增稠粉:每奶瓶中加入略少于 1 满勺。

反流剂:将小于 1/2 茶匙的婴儿反流剂粉与瓶中 120ml 的配方奶混合。

玉米淀粉(cornflour)(基于玉米的产品):将 1 茶匙的玉米淀粉与瓶中 120ml 的配方奶混合。向医生或护士请教正确的方法。

已预加增稠配方的婴儿奶:用起来很简单,但较贵。

母乳喂养的婴儿:

增稠粉:将略小于 1 满勺的增稠粉加在 20ml 的冷开水或 20ml 挤出的母乳中,在哺乳前先喂给婴儿。

反流剂:将略小于 1/2 茶匙的婴儿反流剂粉与 20ml

冷开水或挤出的母乳混合,在哺乳后喂给婴儿。

对持续存在或复杂的反流,包括疼痛性食管炎,应当进行专科监督下的治疗,包括应用抗酸剂和 H_2 受体拮抗剂(如雷尼替丁)[7]。

成人的消化不良

🔖 成人的胃食管反流病[8-9](gastro-oesophageal reflux disease,GORD)

临床特征

- 恶心
- 腹胀和打嗝
- 胃灼热
- 反酸,尤其在夜晚平卧时
- 唾液过多(口腔内充满了唾液)
- 可能伴随哮喘样症状的夜间咳嗽
- 通常可基于病史作出诊断
- 通常不需要辅助检查(除非出现"提示要做上消化道内镜检查的红旗征"和治疗无效)

提示要做上消化道内镜检查的红旗征

- 贫血(新发)
- 吞咽困难
- 吞咽痛(吞咽时疼痛)
- 呕血或黑便
- 无法解释的体重减轻 >10%
- 呕吐
- 年龄 >50 岁
- 长期使用非甾体抗炎药
- 严重、频繁的症状
- 上消化道或结肠癌家族史
- 短期症状
- 针对幽门螺杆菌的治疗无效
- 高危病人的巴雷特食管筛查

并发症

- 食管炎 ± 食管溃疡
- 缺铁性贫血
- 食管狭窄
- 呼吸相关问题:慢性咳嗽、哮喘、声音嘶哑
- 巴雷特食管(长期反流造成)

辅助检查[8]

- 内镜(见红旗征):未明确病因的治疗之前的检查。作用有限,约 1/3 阴性。
- 钡餐检查。

- 24 小时动态食管酸碱度(pH)监测。

胃食管反流病的管理[8-11]

阶段 1

- 病人教育/适当地释除担忧。
- 考虑抗酸剂或中和胃酸药物。
- 改变生活方式。
  - 如果超重,减轻体重(仅此一项就可能消除症状)
  - 减少吸烟或戒烟
  - 减少饮酒或戒酒(尤其是进食时)
  - 避免高脂食物(如油酥糕点、炸薯条)
  - 减少或停止咖啡、茶和巧克力的摄入
  - 避免深夜喝咖啡和饮酒
  - 晚餐和就寝时间至少间隔 3 小时
  - 增加纤维摄入(如高纤维早餐麦片粥、水果和蔬菜)
  - 规律用餐,每次少食,少吃零食
  - 细嚼慢咽
  - 左侧卧睡
  - 主餐安排在中午,晚餐少量清淡
  - 避免辛辣食物和番茄制品
- 避免使用的药物:抗胆碱能药物、茶碱类药物、硝酸盐类药物、钙通道阻滞剂、多西环素。可引起食管炎的药物,尤其是四环素类药物、钾缓释剂、硫酸铁、类固醇皮质激素、非甾体抗炎药避免直接服用;摄入充足的液体。
- 抬高床头或用楔形枕:如果胃食管反流病在睡眠时发生,可在睡眠时用木块抬高床头 10~20cm 或使用楔形枕(优先)。
- 抗酸剂(表 36.4 和表 36.5):最好用液态藻酸盐/抗酸剂混合制剂,如反流剂 20ml 按需或饭后和睡前 1~2 小时。

抗酸剂适合对轻度间歇或偶然出现的严重症状的快速缓解,但对长期治疗无效。

阶段 2[8]

如果几周后症状仍无缓解,澳大利亚胃肠病学会(GESA)推荐以下方法[8]。

减少胃酸分泌,从如下方法选择:

- 质子泵抑制剂(PPI)4 周(首选),在进食前 30~60 分钟服用
  兰索拉唑 30mg,早上
  或
  奥美拉唑 20mg,早上
  或
  泮托拉唑 40mg,早上
  或

表 36.4 常用抗酸剂

抗酸剂	
水溶性制剂:	碳酸钙
	钠盐:
	• 碳酸氢钠(小苏打)
	• 枸橼酒石酸盐
	注:过量服用容易导致碱中毒——冷漠、精神变化、昏迷、肾功能障碍、手足抽搐
非水溶性制剂:	铝剂:
	• 氢氧化铝
	• 甘氨酸铝
	• 磷酸铝
	镁剂:
	• 藻酸镁
	• 碳酸镁
	• 氢氧化镁
	• 三硅酸镁

联合抗酸剂
抗酸剂 + 海藻酸
抗酸剂 + 奥昔卡因
抗酸剂 + 西甲硅油

表 36.5 常用抗酸剂的不良反应

抗酸剂	不良反应
氢氧化铝	便秘
三硅酸镁	腹泻
碳酸氢钠	碱中毒
	乳碱综合征
	高血压加重
碳酸钙	碱中毒
	便秘
	乳碱综合征
	高钙血症

埃索美拉唑 20mg,早上
或
雷贝拉唑 20mg,早上
- H_2 受体拮抗剂(口服 8 周)
法莫替丁 20mg,每日 2 次
或
尼扎替丁 150mg,每日 2 次或 300mg,晚上
或
雷尼替丁 150mg,每日 2 次饭后或 300mg,晚上
- 抗酸剂对日间的症状很有用

尽管更传统的升阶疗法(①抗酸剂→② H_2 受体拮抗剂→③质子泵抑制剂)可以使用,但现倾向于使用质子泵抑制剂标准剂量高水平(更有效)起始治疗(降阶疗法,图 36.1)。这是基于对治疗效果、起效时间和治疗总成本的考虑。如果存在幽门螺杆菌,可能需要根除,尽管没有一致的证据与胃食管反流病有关[10]。

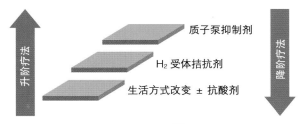

图 36.1 消化不良的阶梯管理方法[7]

对重度反流的年轻病人,通常采取手术治疗。360° 胃底折叠术是最经典的手术方式。

食管裂孔疝

见图 36.2。
- 常见,特别是在肥胖和 50 岁以上的人群中。
- 多数无症状,但胃食管反流病常见。
- 钡餐诊断。

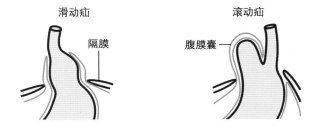

图 36.2 裂孔疝:滚动与滑动
资料来源:Longmore M,Wilkinson IB et al. Oxford Handbook of Clinical Medicine(9th ed). Oxford,2014:245. 经许可方准许,通过 PLSclear 转载。

类型

- 滑动疝:胃食管交界部滑入胸部。胃酸倒流。
- 滚动疝(食管旁):腹部突出,脱出入胸部。胃食管反流病不常见,但容易嵌顿。

治疗

- 减轻体重,特别对于胃食管反流病病人(治疗反流症状)。考虑质子泵抑制剂。
- 手术以治疗顽固性症状和治疗滚动疝。

功能性(非溃疡样)消化不良[9,12]

功能性(非溃疡样)消化不良[functional (non-ulcer) dyspepsia]这个术语,适用于 60% 的消化不良病人,他们存在进食时不适,但没有表现出来的器质性疾病。这可以分两类来考虑(尽管也有重叠的地方):
- 溃疡样消化不良
或
- 运动障碍性消化不良

36

溃疡样消化不良

溃疡样消化不良（ulcer-like dyspepsia）的治疗方法同胃食管反流病。用质子泵抑制剂或 H_2 受体拮抗剂开始治疗 4 周，如果症状消失则停止用药[9]。

运动障碍性消化不良

运动障碍性消化不良（dysmotility-like dyspepsia）的临床特征

- 进食早期饱胀不适
- 恶心
- 超重
- 感情压力
- 不良膳食（如高脂肪食物）
- 胃食管反流病相似生活方式指南

管理

- 同胃食管反流病的治疗（阶段 1）
- 包括抗酸剂
- 如果无效：
  - 第一步：H_2 受体拮抗剂
  - 第二步：胃肠动力药
    多潘立酮 10mg，每日 3 次
    或
    甲氧氯普胺 10mg，每日 3 次
- 考虑巴雷特食管或胃轻瘫可能（见第 49 章）

🜢 巴雷特食管

- 通常是长时间反流导致的组织化生
- 癌前病变（腺癌）
- 食管下段和胃黏膜分界线的柱状上皮化生（至少 3cm）
- 易发生溃疡
- 需要仔细管理：质子泵抑制剂治疗食管炎 + 反流症状
- 考虑每 2 年做 1 次内镜和活组织检查
- 通过内镜和活组织检查确诊

🜢 消化性溃疡[12-13]

消化性溃疡（peptic ulcer disease）的一般特点

- 常见：10% 的人在其一生中发生过此病，发病率有所下降
- 2018 年，澳大利亚每死亡 500 人中就有 1 人死于消化性溃疡[14]
- 十二指肠溃疡：胃溃疡=4：1

- 十二指肠溃疡在男性中常见（3：1）
- 风险因素：
  - 男性
  - 家族史
  - 吸烟（病因和愈合延迟）
  - 压力
  - 常见于 O 型血人中
  - 非甾体抗炎药可增加 2~4 倍胃溃疡和溃疡并发症的发生
  - 幽门螺杆菌
- 未经证实的风险因素：
  - 类固醇皮质激素
  - 酒精（胃糜烂除外）
  - 饮食（减少消化性溃疡的复发）
- 溃疡类型：
  - 食管下段溃疡
  - 胃部溃疡
  - 手术吻合口溃疡（胃部手术）
  - 十二指肠溃疡

注：如果不涉及非甾体抗炎药和幽门螺杆菌，应考虑先天性因素（影响到少数人口群体）。

临床特征

- 与进食相关的上腹部烧灼样痛（餐后 1~2 小时）
- 进食或抗酸剂治疗后缓解（通常）
- 消化不良较常见
- 使用非甾体抗炎药的老年人的溃疡可能是"静默"的（不表现出来）
- 身体检查常常没有帮助

辅助检查

- 内镜（可选的辅助检查）[15]：92% 预测值
- 钡餐检查：54% 预测值
- 血清促胃液素（如果多发溃疡需考虑）
- 幽门螺杆菌检测：血清或尿素呼气试验；诊断通常基于内镜下尿素酶检查

并发症

- 穿孔
- 出血→呕血和黑便
- 阻塞→幽门狭窄
- 贫血（失血）
- 癌症（在胃溃疡中）
- 食管狭窄

消化性溃疡出血

消化性溃疡出血（bleeding peptic ulcer）可在内镜下行

加热或注射肾上腺素,或两者同时使用止血。也可以使用奥美拉唑 80mg 静脉注射,然后 8mg/h 静脉滴注治疗 3 日。手术治疗也是一种选择。也可使用艾美拉唑或泮托拉唑静脉注射。

消化性溃疡的管理

治疗目标:
- 缓解症状
- 加速溃疡愈合
- 预防并发症
- 降低复发风险

对胃溃疡治疗与十二指肠溃疡类似,但胃溃疡需要大约多出 2 周的愈合时间,且需要考虑恶性肿瘤发生风险上升。

阶段 1[9]

一般措施(生活方式和症状缓解):
- 与胃食管反流病原则相同
- 戒烟
- 避免服用刺激性药物:非甾体抗炎药、阿司匹林
- 普通膳食但避免食物被打乱
- 抗酸剂

如果幽门螺杆菌阳性:采用联合治疗法根除。使用尿素呼气试验(十二指肠溃疡)或重复胃镜(胃溃疡)来确诊根除,如果仍阳性,重复和资料和检测[10]。

如果幽门螺杆菌阴性:全剂量质子泵抑制剂治疗。

质子泵抑制剂

质子泵抑制剂提供更强抗酸作用,且比 H_2 受体拮抗剂更快速治愈胃溃疡和十二指肠溃疡。
- 4~8 周口服疗程

质子泵抑制剂的使用时间经常超过需要,许多人长期大剂量使用,这是不必要的,而且可能有害(有艰难梭菌、骨质疏松性骨折、肺炎、营养不良的风险)。对于那些没有巴雷特食管、高级别食管炎或胃肠道出血的病人,可以考虑取消处方。长期使用者在戒用后可能出现反弹症状;逐步减少,并偶尔提供使用[16]。

在以下人群使用时应小心:
- 老年人
- 服用其他药物,尤其是华法林、抗惊厥药、β 受体阻滞剂
- 肝病

根除幽门螺杆菌的治疗[17-18]

研究证实,幽门螺杆菌这种生物体通过感染黏膜,与消化性溃疡(十二指肠溃疡和良性非药物诱导的胃溃疡)、胃癌和黏膜相关淋巴样组织淋巴瘤(胃淋巴瘤)相关。根除幽门螺杆菌后的十二指肠溃疡复发率非常低,这也支持了这个相关假设。大多数感染的人是无症状的,但感染可导致 15%~20% 的消化性溃疡风险,以及高达 2% 的胃癌风险[10]。20% 的人可有各种症状,包括胃炎和十二指肠炎。基于三联或四联的治疗可实现 85%~90% 的成功根除。

药物治疗原则[9]

一线治疗:
质子泵抑制剂(如奥美拉唑或艾美拉唑 20mg)
加
克拉霉素 500mg
加
阿莫西林 1g
每日口服两次,持续 7 日;这是首选治疗方案(有组合的药品包装)
注:10~14 日疗程可提高根除率约 5%[1]。
或
质子泵抑制剂 + 克拉霉素 + 甲硝唑 400mg(每日 2 次,持续 7 日)——如果对青霉素过敏
或
质子泵抑制剂 + 阿莫西林 + 左氧氟沙星(补救治疗)
或
其他组合:四联治疗,如铋剂 + 质子泵抑制剂 + 四环素 + 甲硝唑(当三联治疗失败时)
注:甲硝唑耐药很常见(>50%),克拉霉素耐药在上升(约 5% 以上),但在四环素和阿莫西林耐药并不常见[6]。
抗酸剂适合于日间缓解。
幽门螺杆菌根除后,不必要维持针对幽门螺杆菌溃疡的抗分泌治疗[9]。

对儿童确诊的幽门螺杆菌感染:
质子泵抑制剂 + 阿莫西林 + 克拉霉素。

手术治疗

适应证(现已不常用)包括:
- 药物治疗 1 年无效者
- 并发症:
  - 无法控制的出血
  - 穿孔
  - 幽门狭窄
- 怀疑胃溃疡恶变
- 术后复发溃疡

非甾体抗炎药与胃溃疡[9,19]

1. 非甾体抗炎药使用者中确认的溃疡
- 停用非甾体抗炎药(如果可能的话)
- 询问病人是否吸烟和饮酒

- 选择其他消炎镇痛药:
  - 对乙酰氨基酚
  - 阿司匹林缓释肠溶片
  - 口服或关节腔内使用类固醇皮质激素
- 使用 4 周质子泵抑制剂(疗效最好)

注:如果继续使用非甾体抗炎药,愈合时间将加倍[3]。大约 90% 溃疡可在 12 周内愈合。12 周时胃镜检查溃疡是否愈合。行幽门螺杆菌测试。

2. 非甾体抗炎药使用者溃疡的预防[19]

一级预防措施通常用于那些风险显著增加的人,例如:老年人(>75 岁)和消化性溃疡既往史。

使用以下质子泵抑制剂之一[9]:

艾美拉唑 20mg,每日 2 次,服用 7 日

或

奥美拉唑 20mg,每日 1 次

或

泮托拉唑 40mg,每日 1 次

增加膳食纤维辅助十二指肠溃疡愈合和预防。

注:行幽门螺杆菌检测,如果存在感染,应该在溃疡愈合后使用联合治疗方案将感染根除,尤其是需要继续使用非甾体抗炎药的病人[1]。

🜨 自身免疫性胃炎[9]

自身免疫性胃炎(autoimmune gastritis)这是一种伴有壁细胞抗体和内在因素的炎症疾病。它是无症状的,但可能导致恶性贫血。依靠组织学或内镜检查确诊。Hp 可能不存在。

当血清铁或维生素 B_{12} 低时,需要补充铁剂和维生素 B_{12}。

🜨 胃癌

这是全球第四大常见癌症。

胃癌(stomach cancer)临床特征

- 男女比例=3:1
- 通常早期无症状
- 对于年龄 >40 岁,尤其存在近期体重减轻者,如果有上消化道疾病症状,要考虑胃癌的可能
- 中年人近期发生的消化不良
- 治疗无效的消化不良
- 模糊不清的饱胀感或上腹胀
- 厌食、恶心 ± 呕吐
- 吞咽困难,为晚期征象
- 贫血发作
- 胃溃疡的消化不良症状
- 恶性贫血的症状

- 幽门螺杆菌是其中的一个原因,且对其治疗可降低风险[1]

也与胃黏膜相关淋巴组织(MALT)淋巴瘤有关。

风险因素:年龄增加、血型 A、吸烟、血糖、萎缩性胃炎。

有限的身体检查阳性征象

- 可触及的腹部肿块(20%)
- 晚期病人的征象(图 36.3)

诊断三联征:腹部不适 + 食欲缺乏 + 消化不良 + 体重下降➡胃癌

诊断三联征:食欲缺乏 + 体重 + 颜色➡胃癌

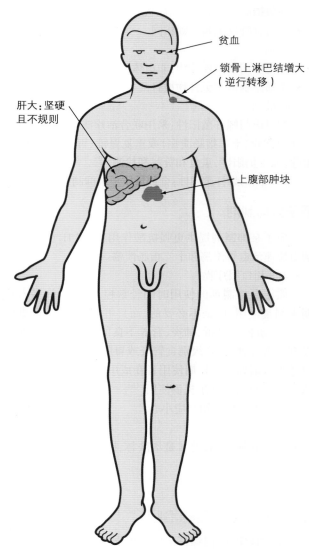

贫血

锁骨上淋巴结增大(逆行转移)

肝大:坚硬且不规则

上腹部肿块

图 36.3 胃癌的晚期征象

辅助检查

- 内镜和活组织检查是优先考虑的检查
- 钡餐：假阴性

治疗

- 手术切除：如果早期诊断，也许可以治疗，但总体生存率较低（5 年生存率 22%）

转诊时机

- 婴儿经过简单治疗后，仍持续存在胃食管反流病。
- 通过阶段 1 的治疗，胃灼热症状未见好转，需要行胃镜检查。
- 有持续性或复发性溃疡的病人。
- 有任何一种消化性溃疡并发症的病人，如出血、梗阻或穿孔。

临床要领

- 系统性硬化病虽然罕见，但却是食管炎的一个重要原因。
- 告诫病人不要"干咽"药物。
- 吞咽困难者需及时进一步辅助检查，而不仅仅是观察病情。
- 需注意到将贫血归因于食管炎。
- 进食后上腹痛，服用抗酸药可缓解＝慢性胃溃疡。
- 餐前上腹痛，进食后缓解＝慢性十二指肠溃疡。
- 警惕胃溃疡恶变的可能。
- 胃溃疡症状突然发生改变提示恶变可能。
- 避免长期使用水溶性抗酸剂。
- 有以下预警症状的病人需要进行辅助检查：吞咽困难、出血、贫血、体重减轻、夜间痛醒、疼痛向背部放射。

参考文献

1　Buckley N (Chair). *Australian Medicines Handbook*. Adelaide: Australian Medicines Handbook Pty Ltd, 2018: 502–19.

2　Sung JJY et al. Systematic review: the global incidence and prevalence of peptic ulcer disease. Alimentary Pharmacology & Therapeutics, 2009; 29: 938–46.

3　Pritchard P. The management of upper gastrointestinal problems in patients taking NSAIDs. Aust Fam Physician, 1991; 20: 1739–41.

4　McGarity B, Morgia M. Peptic ulcer disease: an update on diagnosis and treatment. Medicine Today, 2001; December: 33–7.

5　Sewell J. Gastro-oesophageal reflux. Australian Paediatric Review, 1991; 3: 2.

6　Finck A, Morris L. Thickened feedings for infants with gastroesophageal reflux. Am Fam Physician, 1 Oct 2019; 100(7): 437.

7　Gwee A, Rimer R, Marks M. *Paediatric Handbook* (9th edn). Oxford: Wiley-Blackwell, 2015: 96–7.

8　*Gastro-oesophageal Reflux Disease in Adults: Guidelines* (5th edn). Sydney: Gastroenterological Society of Australia, 2011.

9　Gastric disorders [published 2016]. In: *Therapeutic Guidelines* [digital]. Melbourne: Therapeutic Guidelines Limited; 2016. www.tg.org.au, accessed October 2019.

10　Ness-Jensen E et al. Weight loss and reduction in gastroesophageal reflux. The HUNT study. Am J Gastoenterol, 2014; 109(2): 171–7.

11　Fock KM et al. Asia-Pacific consensus on the management of gastroesophageal reflux disease: update. J Gastroenterol Hepatol, 2008; 23: 8–22.

12　Katelaris P. Dyspepsia: update. Australian Doctor, 2005; 7 October: 23–5.

13　Madge S, Yeomans N. Stomach and duodenal ulcers. Current Therapeutics, 2001; September: 69–72.

14　Australia: peptic ulcer disease. World Health Rankings. Available from: https://www.worldlifeexpectancy.com/australia-peptic-ulcer-disease, accessed February 2021.

15　Korman M, Sievert W. Peptic ulcers. In: *MIMS Disease Index* (2nd edn). Sydney: IMS Publishing, 1996: 400–2.

16　RACGP Choosing Wisely panel. The Royal Australian College of General Practitioners Recommendations: 1. Don't use proton pump inhibitors (PPIs) long term in patients with uncomplicated disease without regular attempts at reducing dose or ceasing. April 2005. Available from: https://www.choosingwisely.org.au/recommendations/racgp, accessed March 2021.

17　Ford A et al. Eradication therapy for peptic ulcer disease in *Helicobacter* positive patients (Cochrane Review). Cochrane Database. Syst Rev, 2004; Issue 4: Art No. CD003840.

18　Sugano K et al. Kyoto global consensus report on Helicobacter pylori gastritis. Gut, 2015; 64(9): 1353–67.

19　Chan FK, To KF, Wu JC. Eradication of *Helicobacter pylori* and risk of peptic ulcers in patients starting long term treatment with NSAIDs: a randomised trial. Lancet, 2002; 359(9300): 9–13.

36

第 37 章　吞咽困难

我们每日大约下意识吞咽 1 200 次。虽然我们把这个基本功能视为理所当然，但吞咽不当可能是一种毁灭性疾病，受影响者的发病率很高。

伊恩·库克，1996 年（译者注：澳大利亚人，圣乔治医院吞咽和胃肠动力专家）

吞咽困难（dysphagia）指难以吞下东西。这是全科服务中的一个常见问题，高达 22% 的病人受此影响[1]。咽下食团时常伴随被阻挡感，有时伴有疼痛。

根据其病因可以分为口咽性或食管性。口咽性吞咽困难常与神经肌肉功能障碍有关，通常由卒中引起。食管性吞咽困难常由食管运动障碍引起，例如贲门失弛症、弥漫性食管痉挛或消化性食管狭窄（继发于反流性食管炎）。食管性吞咽困难有阻挡感，可能是食物滞留在颈部或胸骨后的感觉[1]。病因常被分为功能性、机械性和神经性（表 37.1）。

表 37.1　吞咽困难的病因

功能性	例如：肌肉紧张、"表达吞咽"（译者注：心因性，因心理紧张在讲话前的困难的吞咽动作）
神经性	例如：卒中、重症肌无力、运动神经元病
机械性	
• 腔内病变	• 例如：异物
• 食管壁病变	• 例如：狭窄、肿瘤
• 食管外部的病变	• 例如：外在压缩（即甲状腺肿）

不能将吞咽困难与喉球感（globous sensation）混淆，后者是持续的"肿块堵在喉咙"的感觉，但没有真正的难以吞咽的食物。若吞咽困难是渐进性的或者长时间持续存在的，需对其紧急关注。

吞咽困难仅有一些常见的病因，通常依靠病史和 2~3 项辅助检查即可确诊。详细询问病史非常重要，包括药物史和社会心理因素。

诊断指南

- 任何累及舌、咽、食管的疾病或异常，均可引起吞咽困难。
- 病人吞咽食物或水时有不同程度的阻塞感。因此，把吞咽困难进一步划分为口咽性和食管性是很方便的。

- 口咽性疾病所致疼痛，局限于颈部。
- 食管性疾病所致疼痛通常位于胸部 T_{2-6} 区域。
- 口咽性病因：开始吞咽时困难；食物滞留在胸骨上切迹水平；反流；误吸。
- 食管性病因：食物滞留在胸骨中下段水平；吞咽固体食物，尤其是肉类、土豆和面包时感疼痛，最终吞咽液体也会如此。
- 咽囊通常引起未消化食物的反流，并在颈部的一侧听到气过水（咕噜）声。
- 神经系统疾病常因食物溢出（尤其是液体），导致吞咽困难、咳嗽或窒息。
- 固体食物吞咽困难仅提示结构性病变，如狭窄或肿瘤。
- 液体和固体食物吞咽困难是典型的食管运动障碍，即贲门失弛症[2]。
- 胃食管反流病往往要排除贲门失弛症。
- 胃肠病学家认为，吞咽困难的三大病因是良性消化道狭窄（benign peptic stricture）、癌症和贲门失弛症[3]。
- 间歇性固体和液体吞咽困难，是运动性疾病的特征，例如食管贲门失弛症。
- 快速病程发展的吞咽困难和明显的体重减轻，通常提示恶性食管阻塞[4]。

诊断策略模型的总结见表 37.2。

吞咽困难的红旗征

- 年龄 >50 岁
- 近期或突然发作
- 无法解释的体重下降
- 吞咽痛
- 进行性吞咽困难
- 固体食物吞咽困难
- 呃逆
- 声嘶
- 神经系统症状/征象

表 37.2　吞咽困难的诊断策略模型(不包括口咽感染和卒中)

概率诊断

功能性(如"表达吞咽"、心因性)

药片导致的刺激

咽扁桃体炎

胃食管反流/反流性食管炎

不能遗漏的严重疾病

肿瘤

- 口咽癌、食管癌、胃癌
- 外源性肿瘤

艾滋病(免疫缺陷者可能发生机会性食管感染,也可能发生念珠菌病、疱疹和病毒性食管炎)

狭窄,通常是良性消化道狭窄

食管部食物团块梗阻

系统性硬化病

神经系统病因

- 假性延髓性麻痹
- 多发性硬化/重症肌无力
- 运动神经元病(肌萎缩性硬化症)
- 帕金森病

陷阱(经常遗漏的)

异物

药物(如吩噻嗪类药物、二膦酸盐类药物)

亚急性甲状腺炎

外源性病变(如淋巴结、甲状腺肿)

上食管蹼(普卢默-文森综合征)

弥漫性食管痉挛

嗜酸性食管炎

放射治疗

贲门失弛症

上食管痉挛(upper esophageal spasm)(似心绞痛)

罕见(部分)

- 干燥综合征
- 主动脉瘤
- 右锁骨下动脉畸形
- 铅中毒
- 颈椎骨关节炎(大骨赘)
- 其他神经系统病因
- 其他机械病因

七个戴面具问题的清单

抑郁

药物

甲状腺疾病

病人是否试图告诉我什么?

是的。是功能性的吗? 喉球感

身体检查

以下特征值得关注:

- 常规检查,包括手和皮肤,是否有系统性硬化病
- 评估营养情况,包括体重指数
- 检查口、咽、喉(寻找有无麻痹),是否有牙齿问题
- 检查颈部,尤其是淋巴结和甲状腺
- 检查神经系统,尤其是脑神经功能障碍和肌无力病人或者卒中病人
- 特殊的食管梗阻试验:
  - 给病人一杯水,并把听诊器放在病人腹部的左上象限
  - 测量从吞咽开始到食团通过贲门时出现杂音之间的时间(正常值:7~10 秒)
- 评估误吸的风险,如喝一小口水[1]

辅助检查

- 全血细胞计数:是否贫血
- 神经系统病因:食管动力检测(测压检查)
- 机械性因素:
  - 外源性压迫(如钡剂造影、CT 扫描、胸部 X 线检查)
  - 内源性(如内镜 ± 钡剂造影)
  - PET 扫描:有利于鉴别食管癌(esophageal cancer)和检查胃食管功能

对疑似咽部吞咽困难的病人,首选的辅助检查是钡剂造影[5],而对疑似食管性吞咽困难的病人,通常首选的辅助检查是内镜检查。对疑似食管"环"和食管动力障碍者,钡剂造影应先于内镜检查。如果内镜或放射学检查是阴性的,考虑食管运动检查,以寻找贲门失弛症或其他罕见的运动障碍性疾病的证据。

具体的疾病

😣 良性消化道狭窄(benign peptic stricture)

- 食管下 1/3 处纤维性狭窄(可能更高)
- 多年的反流性食管炎之后
- 通常是老年病人
- 固体食物吞咽困难
- 可依靠内镜和钡剂造影确诊

治疗

- 狭窄部位的扩张性治疗
- 积极治疗反流

37

食管癌（oesophageal cancer）

- 开始进餐即出现吞咽困难
- 进行性进食固体食物吞咽困难,长达数周
- 可保持静默状态,直到确诊时已经有浸润倾向
- 呃逆可能是早期征象
- 声嘶和咳嗽（上 1/3）
- 不适或疼痛:咽喉部、胸骨后、肩胛区
- 体重明显下降
- 相关因素:胃食管反流、吸烟、巴雷特食管
- 通过钡剂造影和内镜确诊
- 食管上 1/3 鳞状细胞癌（最常见）和食管远端 1/3 腺癌
- 巴雷特黏膜相关性腺癌
- 普卢默-文森（Plummer-Vinson）综合征（缺铁性吞咽困难综合征）
- 治疗通常采取姑息性手术

诊断三联征:疲劳 + 进行性吞咽困难 + 体重下降➔食管癌

巴雷特食管（Barrett oesophagus）

见第 36 章。

贲门失弛症（achalasia）[6]

- 一种食管功力障碍性疾病
- 食管广泛性扩张
- 不能顺利通过一个光滑的锥形的下端
- 进行性固体和液体食物吞咽困难
- 症状呈波动性:吞咽困难、反流
- 胸部不适
- 通过钡剂造影或食管测压检查进行诊断
- 食管测压检查是唯一的确诊方法[1]

治疗

- 老年病人保守治疗（如硝苯地平/或内镜下将肉毒毒素注射到食管括约肌内）
- 气囊扩张食管下括约肌或外科肌切开术
  注:促动力药物治疗该病无效。

药物性食管损伤（drug-induced oesophageal injury）[3]

- 四环素,尤其是多西环素,可在所有年龄组引起疼痛性溃疡。
- 某些药物的延迟通过（因为已经存在的疾病）可以导致局部溃疡,甚至穿孔（尤其是老年人）（如铁剂、

缓释钾、阿司匹林、非甾体抗炎药、双膦酸盐、齐多夫定、抗生素）。
- 如果老年人在睡前服药时没有饮足够的水冲下药片,则易发生这类问题。

管理

- 停止服药,或者吃药时直立身体,用一杯水送服药物
- 服用抗酸药

喉球感（环咽部痉挛）

喉球感（环咽部痉挛）[globus sensation (cricopharyngeal spasm)]以前曾被称为"球感歇斯底里"或"咽喉肿块"。现在认为这是一种咽喉部有肿块的主观感觉。这与心理压力有关（如未解决的伤害、悲伤、没有成就感）。对悲伤的压抑是最常引起这种感觉[7]。目前没有发现特殊的病原学或者生理机制。症状可能与胃食管反流、频繁的吞咽或情绪化的干咽相关。

临床特征

- "哽咽""有东西卡住"或有肿块的感觉,一种非常真实的感觉
- 不受吞咽影响
- 进食或饮水可能会缓解
- 辅助检查均正常

诊断方法

- 仔细询问病史和身体检查
- 排除器质性疾病（表 37.2）
- 如果可疑性诊断,可能需要辅助检查

管理

- 通常给予病人教育、提供释除担忧的支持,并给时间缓解（长达几个月）
- 避免吞咽非常热的饮料
- 没有经证实有价值的药物
- 治疗任何潜在的心理障碍

吞咽痛[6]

吞咽痛（odynophagia）常是在吞咽食团（尤其是肉类）时,发炎的和（尤其是）溃疡的黏膜导致的疼痛。食团嵌塞可能非常严重。如果饮水或 25~50ml 碳酸饮料无效,可能需要行紧急上消化道内镜检查。

重要的原因包括:
- 与食管炎相关的胃食管反流（最常见的原因）
- 食管痉挛,尤其是食管远端
- 食管念珠菌病,尤其是免疫抑制情况下
- 单纯疱疹病毒性食管炎,在免疫抑制情况下

- 巨细胞病毒性食管炎,在免疫抑制情况下
- 口服药物造成的食管炎/溃疡
- 食管癌
- 贲门失弛症

感染性食管炎（infective oesophagitis）

- 常见的感染原因:念珠菌属、单纯疱疹病毒（HSV）、巨细胞病毒
- 这些更容易发生在免疫缺陷中
- 表现为吞咽困难
- 通过上消化道内镜和活检

食管念珠菌病

- 用制霉菌素 100 000U/ml 混悬液,1ml（口服）,每 6 小时 1 次,治疗 10~14 周。
- 若无反应,可使用氟康唑（口服）,若口服不耐受,可静脉注射。
- 如对氟康唑无反应,可使用伊曲康唑（口服）。参考治疗指南。

单纯疱疹

- 在口服治疗之前,先用阿昔洛韦静脉滴注治疗,然后是泛昔洛韦或万乃洛韦。

⚕ 嗜酸性食管炎[6,8-9]

嗜酸性食管炎（eosinophilic oesophagitis）逐渐被认为是儿童和成人（尤其是儿童）的吞咽困难、胃食管反流和急性食物梗阻的一种原因。在婴儿时期表现为腹绞痛[9]。对规律性感觉有食物卡在喉咙的病人应考虑本病。本病与过敏性疾病相关,如花粉热、牛奶过敏和哮喘。IgE升高。转诊做胃镜检查,黏膜的活体组织检查可能发现嗜酸性粒细胞在食管黏膜浸润。不过,在清除有问题食物的72 小时后,症状就通常会消失。已经证明,排除六种食物的饮食（牛奶蛋白、小麦、大豆、鸡蛋、海鲜和花生）,可以减少高达 90% 病人的症状[1]。对急性发作的治疗包括肌内注射丁溴东莨菪碱,和一种吞服的局部类固醇皮质激素气雾剂,如氟替卡松每日 2 次,持续 8 周[6]。

临床要领

- 虽然吞咽困难是一种常见的心因性症状,但必须给予充分重视,并进行必要的辅助检查。
- 直到明确排除其他可能,机械性吞咽困难提示的是癌症。
- 直到明确排除其他可能,老年病人进行性吞咽困难和体重减轻是食管癌的表现。
- 食管癌通常导致疼痛、消瘦和反流。

- 喉球感或球感歇斯底里,是一种焦虑性疾病,不应该与吞咽困难混淆。这是一种肿块或食团卡在咽喉部的主观感觉。常见于年轻女性。
- 癌症引起的贲门失弛症与胃-食管交界处的肿瘤同时出现,通常是因为胃的腺癌。
- 严重的食管反流导致腺癌。
- 食管狭窄可能是良性,通常继发于慢性反流性食管炎,但也可能是由于恶性肿瘤。
- 注意长期存在食管反流的症状变化,要考虑狭窄或癌症。
- 左锁骨上窝有一个突出的质硬的淋巴结（Troisier 征）提示胃癌。
- 吞咽困难可能由胃底折叠术过紧引起,可以通过食管测压检查或钡剂造影确诊[1]。

饮食调整（吞咽困难的饮食）

1. 稀薄的液体,如果汁、咖啡、茶。
2. 浓稠的液体,如奶油汤、番茄汁。
3. 蜂蜜样稠度的饮食（如蜂蜜样稠度液体）。
4. 布丁样黏稠的食物,如香蕉泥、煮熟的麦片粥、果泥。
5. 机械性松软的食物,如肉松、烤豆、烘盘炖菜。
6. 有嚼劲的食物,如比萨、奶酪、百吉饼。
7. 容易松散的食物,如面包、米饭、松饼。

考虑补充营养方式,如鼻饲和胃造口术。

参考文献

1 Kuo P, Holloway R. Dysphagia: how to treat. Australian Doctor, 8 February 2013: 21–8.

2 Trate DM, Parkman HP, Fisher RS. Dysphagia: evaluation, diagnosis and treatment. Primary Care, 1996; 23: 417–32.

3 Breen K. A practical approach to patients with dysphagia or pain on swallowing. Modern Medicine Australia, 1992; 3: 50–6.

4 Abeygunasekera S. Difficult and painful swallowing: a guide for GPs. Medicine Today, 2003; 4(10): 33–40.

5 Roman S, Kahrilas PJ. Management of spastic disorders of the esophagus. Gastroenterol Clin North Am, 2013; 42(1): 27–43.

6 Disorders of the oesophagus [published 2016]. In: *Therapeutic Guidelines* [digital]. Melbourne: Therapeutic Guidelines Limited; 2016. www.tg.org.au, accessed October 2019.

7 Porter RS, Kaplan JL, eds. *The Merck Manual* (19th edn). NJ: Merck, Sharp & Dohme Corp, 2011: 78.

8 Kakakios A, Heine R. Eosinophilic oesophagitis. Med J Aust, 2006; 185(7): 401.

9 Thomson K, Tey D, Marks M. *Paediatric Handbook* (8th edn). Oxford: Wiley-Blackwell, 2009: 232.

37

第 38 章　呼吸困难

当人变老时……他的胸腔里有很多气，导致气喘和呼吸困难（诸气膹郁，皆属于肺）。

《黄帝内经》

呼吸困难（dyspnoea）是指在任何给定程度的身体活动中，主观感受到的呼吸短促。它是影响心肺系统的主要症状，但很难评估。在跑步赶公共汽车或爬几层楼梯等活动后适当的呼吸急促，则属于正常情况，但也可能由肥胖或体质欠佳而导致呼吸急促。

关键事实和要点

- 确定特定病人呼吸困难的根本原因，对于有效管理至关重要。
- 呼吸困难的主要原因是肺部疾病、心脏疾病、肥胖和功能性换气过度（hyperventilation）[1]。
- 全科临床服务中遇到的最常见的呼吸困难病因，是气流阻塞，这是慢性哮喘和慢性阻塞性肺疾病（COPD）基本的异常特征[2]。
- 喘鸣，连续的有旋律的声音或哨声，是气流阻塞的指征。
- 有些哮喘病人没有喘鸣，有些有喘鸣病人没有哮喘。
- 其他重要的肺部原因包括胸部限制性疾病，如纤维化、胸廓塌陷和胸腔积液（pleural effusion）。
- 呼吸困难在肺癌中并非不可避免，但在约 60% 的肺癌病人中仍会发生[3]。
- 正常呼吸频率为 12~16 次/min。

术语

需要强调的是，呼吸困难或呼吸急促是呼吸欲望增加的主观感觉，必须与病人的生活方式和个体对不适感的耐受性相结合来考虑。这还取决于人的年龄、体质和身体期望。病人可能会感到胸闷，这必须与心绞痛相鉴别。

美国胸科学会的呼吸困难分级指南为：

0 级　无呼吸困难，但剧烈运动时除外。

1 级　在平地快步行走或小山行走时出现呼吸困难。

2 级　由于呼吸困难，步行速度比同龄同龄人慢，或在同一步行速度时必须停下来休息。

3 级　在平地行走约 100m 或几分钟后因呼吸急促而停下。

4 级　呼吸困难太严重而无法离开房间，或穿脱衣时呼吸困难。

术语表

呼吸过度	通气量增加（如用力时）。
换气过度	过度呼吸。
端坐呼吸	平躺时呼吸困难。
阵发性夜间呼吸困难	因呼吸困难导致从睡眠中憋醒。
呼吸急促	呼吸频率增加。

心源性和肺源性病因的鉴别

表 38.1 列出了心脏疾病与肺部疾病引起的呼吸困难之间的鉴别。

表 38.1　心源性和肺源性呼吸困难的鉴别

肺部疾病	心脏疾病
呼吸系统病史	高血压、缺血性心脏病、心脏瓣膜疾病
进展缓慢	进展快
休息时有表现	主要在劳力后
咳嗽、咳痰	普通咳嗽不常见，常表现为干咳
因呼吸道感染而加重	通常不受呼吸道感染影响

资料来源：经 Stenton C 许可转载。The MRC breathlessness scale. Occup Med (Lond). 2008:58(3):226-227. doi:10.1093/occmed/kqm162.

病史会是很好的提示。一个有用的指南是，静息时呼吸困难是肺部疾病（如哮喘）的典型表现，而运动或用力时出现呼吸困难则提示心脏疾病以及慢性阻塞性肺疾病。

喘鸣

喘鸣（wheezing）是用听诊器或其他方法听到的任何连续的、有旋律的呼吸杂音。喘鸣包括哮鸣音，这是一种吸气性喘鸣音。

喘鸣的常见原因

局部:
- 部分支气管阻塞:
  - 异物嵌塞
  - 黏液栓嵌塞
  - 外源性压迫

全身性:
- 哮喘
- 阻塞性支气管炎
- 细支气管炎

"心源性哮喘"和支气管哮喘

"心源性哮喘"(cardiac asthma)这个词用于描述喘鸣的感觉,如阵发性夜间呼吸困难。鉴别诊断见表 38.2。

表 38.2 心源性哮喘和支气管哮喘的鉴别诊断

鉴别点	心源性哮喘	支气管哮喘
呼吸困难	主要是吸气性的	主要是呼气性的
咳嗽	继发于呼吸困难	先于呼吸困难
痰	粉红色泡沫痰	白色黏液痰
症状减轻	站立(靠近打开的窗户);静脉注射利尿剂;持续气道正压通气(CPAP);吗啡	咳出痰;支气管扩张药
肺部征象	主要是湿啰音	主要是哮鸣音

是哮喘还是慢性阻塞性肺疾病?

这个问题经常被问到,尤其在患有呼吸困难的中年或老年人中。表 38.3 列出了两者的鉴别诊断。

表 38.3 慢性阻塞性肺疾病和哮喘的鉴别诊断

鉴别点	哮喘	慢性阻塞性肺疾病
症状 <35 年	常见	不常见
吸烟史	可能	多有
慢性咳嗽	少见	常见
呼吸困难	昼夜变化	恒定和渐进
吸入性支气管扩张药反应	良好	差
夜间被症状憋醒	常见	不常见
气流阻塞	可逆	不可逆

诊断模型

诊断策略模型总结见表 38.4。

表 38.4 呼吸困难:诊断策略模型

概率诊断
支气管哮喘
细支气管炎(儿童)
慢性阻塞性肺疾病
衰老;健康状况下降/身体退化
左心衰竭
肥胖

不能遗漏的严重疾病
心血管系统:
- 急性心力衰竭(如急性心肌梗死)
- 心律失常
- 肺栓塞
- 脂肪栓塞
- 肺动脉高压
- 夹层动脉瘤
- 心肌病
- 心脏压塞
- 过敏性休克

肿瘤:
- 支气管肺癌(bronchial carcinoma),其他恶性肿瘤

重度感染:
- 冠状病毒感染,如严重急性呼吸综合征、新型冠状病毒病
- 禽流感
- 肺炎
- 急性会厌炎(儿童)

呼吸系统疾病:
- 吸入异物
- 上呼吸道阻塞
- 气胸
- 肺不张
- 胸腔积液
- 肺结核
- 急性呼吸窘迫综合征

神经肌肉疾病:
- 感染性多发性神经炎
- 脊髓灰质炎

陷阱(经常遗漏的)
间质性肺疾病:
- 特发性肺纤维化
- 过敏性肺炎
- 结节病(其他)

化学性肺炎
代谢性酸中毒
放疗
肾衰竭(尿毒症)
多发性肺小栓塞

七个戴面具问题的清单
抑郁
糖尿病(包括酮症酸中毒)
药物
贫血
甲状腺疾病(甲状腺毒症)
脊柱功能障碍(强直性脊柱炎)

病人是否试图告诉我什么?
考虑功能性换气过度(焦虑和惊恐发作)

38

概率诊断

呼吸困难的常见原因是肺部疾病、心脏疾病、肥胖、贫血(组织缺氧)和功能性换气过度。更具体地说,支气管哮喘、慢性阻塞性肺疾病、急性肺部感染和左心衰竭(通常是隐匿的)是常见的个体原因。

不能遗漏的严重疾病

严重心血管事件,如急性心力衰竭,可能由心肌梗死(可能无症状,尤其是在糖尿病病人中)、危及生命的心律失常、肺栓塞、夹层动脉瘤或心肌病(如病毒性心肌炎)促发,需要早期诊断和纠正措施。复发性肺栓塞可能存在诊断问题。可能有深静脉血栓形成、妊娠、恶性肿瘤或服用避孕药史[4]。

必须考虑大叶性肺炎、肺结核和心肌炎等严重感染。在儿童中,急性会厌炎、哮吼、细支气管炎、肺炎和支气管炎是引起呼吸窘迫的严重感染。

原发癌是一个重要的考虑因素,尤其是在渐进性发作的呼吸困难中。需要考虑的其他恶性疾病有转移癌、癌性淋巴管炎、淋巴瘤和胸膜间皮瘤。胸腔积液可能是其中一些严重疾病的表现方式。

陷阱(经常遗漏的)

间质性肺疾病可能诊断较为困难,因为在早期阶段,尽管存在显著呼吸困难,但体征和 X 线表现可能不明显。过敏性肺泡炎可能造成误诊,例如由鸟类引起的肺泡炎(如对其粪便过敏)。如果存在已知的与肺浸润相关的疾病,如结节病,诊断更容易。测量弥散功能将有助于诊断。

急性心脏压塞可能诊断也较为困难,无论是急性发作,如累及心包的恶性肿瘤,还是隐匿发作。病人通常有脉搏微弱,伴有奇脉、低血压和颈静脉压升高的表现。

重要的是要注意,当呼吸困难可能伴有真正的器质性疾病如心力衰竭时,不要仅仅将其归因于肥胖或缺乏健康。

七个戴面具问题的清单

大多数假象都必须被认为是潜在原因。抑郁可能与呼吸困难相关,贫血是呼吸困难的重要原因,甲状腺毒症很少表现为呼吸困难,糖尿病酮症酸中毒可引起呼吸深快。

还必须把药物考虑在内,尤其是引起表现为呼吸困难、咳嗽和发热的间质性肺纤维化的原因。引起这种疾病的药物包括几种细胞毒性药物(特别是博来霉素、环磷酰胺、甲氨蝶呤)、胺碘酮、柳氮磺吡啶、青霉胺、呋喃妥因、金盐和肾上腺素能鼻喷雾剂[3]。可能引起换气过度的毒物有水杨酸盐、甲醇、茶碱过量和乙二醇等。必须考虑贫血,尤其在这些危险因素存在下。呼吸困难不太可能仅由慢

性贫血引起,除非血红蛋白水平低于 80g/L[4]。如果存在另一种诱发原因,如缺血性心脏病,则更易发生。

呼吸困难红旗征	
病史	身体检查
高龄	苍白/发绀
突然发作	休息时呼吸困难
缺血性心脏病	发热
移民:非洲、亚洲	低血压
近期旅游史	心动过速
哮喘/过敏	呼吸急促
不明原因的体重减轻	小腿压痛
咯血	胸壁体征
胸壁创伤	意识状态改变
HIV	颈静脉搏动
药物滥用:社交、生物制剂	喘鸣

心因的考虑

功能性呼吸困难或换气过度是常见的。然而,在贴上精神因素标签之前,排除器质性原因(如哮喘、药物和甲状腺毒症)非常重要,如果无器质性原因,应积极向病人保证。焦虑病人任何胸部不适感都可以解释为呼吸困难。抑郁、焦虑和惊恐发作可能是问题的基础。换气过度伴焦虑的相关特征包括头晕、虚弱、心悸、打哈欠、四肢感觉异常、无法深呼吸或窒息感。这些病人在身体检查时可能表现出叹息样和不规则呼吸。在真正的精神因素所致呼吸困难中,胸部 X 线和肺功能检查正常但在随意换气过度15~30 秒后症状常再发。重要的是要记住,这也可能存在于轻度器质性疾病如哮喘的病人中。

临床方法

病史

应特别注意弄清楚病人呼吸困难或呼吸受限的确切含义。然后,分析应包括诱发因素和相关症状,以便于区分肺部原因,如哮喘和慢性阻塞性肺疾病。哮喘和慢性气流阻塞通常(但并不总是)存在喘鸣。大多数引起呼吸困难的呼吸道原因也会引起咳嗽。呼吸困难的进展速度也可提示其原因(表 38.5)[5]。静息时突然出现呼吸困难提示肺栓塞或气胸。1 小时或 2 小时内发生的重度呼吸困难最有可能是由左心衰竭或支气管哮喘引起。支气管哮喘通常很容易通过既往发作史、无胸痛和无心脏杂音与左心衰竭相区别。"我的呼吸感觉很紧"提示哮喘。主诉"窒息或感觉窒息"或"没有足够的空气"可能提示功能性呼吸困难。

表 38.5　发病时间相关性呼吸困难的典型原因

突然起病
肺塌陷
吸入异物/其他令人窒息的原因
自发性气胸
心律失常
过敏性休克
心肌梗死
肺栓塞

迅速起病（数小时）
哮喘
换气过度
慢性阻塞性肺疾病急性加重期
肺炎
糖尿病酮症酸中毒
外源性过敏性肺泡炎（extrinsic allergic alveolitis）
高海拔
左心衰竭（急性肺水肿）
心脏压塞
毒物

数日或数周以上起病
充血性心力衰竭
胸腔积液
支气管/气管肿瘤

数月或数年起病
慢性阻塞性肺疾病
肺结核
纤维化性肺泡炎
肺尘埃沉着病

非呼吸性原因
贫血
甲状腺功能亢进症
肥胖

哮喘的呼吸困难倾向于发生在休息和夜间，而慢性气流阻塞的呼吸困难则发生在劳力时。

身体检查

检查、叩诊和听诊的常规结果可确定基础肺病是局部的还是全身的。表 38.6 总结了各种肺部疾病的一般身体检查结果。

身体检查必须仔细。病人应脱衣至腰部，并观察是否有发绀、杵状指、面色苍白、精神警觉、静息时呼吸困难、使用辅助肌肉、肋骨回缩和胸壁的任何其他异常情况。扑翼样震颤表示二氧化碳中毒[6]。从听诊中获得最大价值，要求病人张口深呼吸。然后可听到潮气呼吸时听不见的附加音。哮鸣音是呼气或吸气时听到的高调连续声音，呼气时更明显。

湿啰音是主要在吸气末听到的短促中断声，类似于靠近耳的手指之间摩擦头发的声音。细湿啰音以前也被称为捻发音，通常发生于大叶性肺炎和弥漫性间质性纤维化中，不能通过咳嗽清除。中度湿啰音是充血性心力衰竭的典型表现，粗湿啰音提示有气道黏液，通常在咳嗽后清除。

肺部湿啰音的原因

- 左心衰竭
- 特发性肺纤维化
- 外源性过敏性肺泡炎
- 肺炎
- 支气管扩张
- 慢性支气管炎
- 石棉沉着病
- 肺纤维化

表 38.6　各种肺部疾病身体检查结果比较

分类	气管	胸廓运动度	叩诊音	呼吸音	语音震颤	附加音
正常	居中	正常，两侧对称	清音	肺泡呼吸音	正常	无 ± 极少数有基底部啰音
哮喘	居中	下降，两侧对称	清音	吸气时持续小水泡音直至呼气	正常或下降	呼气时喘鸣
肺气肿	居中	下降，两侧对称	清音到过清音	呼吸减低	下降	无或有小水泡音或慢性支气管炎性喘鸣
实变，如大叶性肺炎	居中	患侧下降	浊音	支气管音	增强	吸气末的细湿啰音
主支气管塌陷	偏向患侧	患侧下降	浊音	消失或下降	无或下降	无
外周支气管塌陷	偏向患侧	患侧下降	浊音	支气管音	增强	粗湿啰音
大量胸腔积液（>500ml）	偏向对侧	患侧下降	实音	消失或下降	无或下降	无
大面积气胸	偏向对侧	患侧下降	过清音	消失或下降	无或下降	无
广泛纤维化	居中	双侧下降	正常	肺泡呼吸音	增强	细湿啰音
支气管扩张	居中	轻度下降	清音到浊音	支气管音	正常或下降	粗湿啰音 ± 有局限性喘鸣

38

辅助检查

呼吸系统疾病最重要的两项基本检查是胸部 X 线和肺功能检查。

肺功能检查

这些相对简单的测试提供了许多信息。

呼气峰流速

用于检测哮喘或慢性支气管炎引起的慢性气道阻塞最实用的仪器是迷你峰值流量计,它可测量呼气峰值流速(PEFR)。

呼气峰值流速测试结果在不同性别、年龄和身高的测试者中不同,对测试结果的解释要使用预测正常值的图表,具体病人的正常值是三个变量的最佳值。

肺活量测定

肺活量测定(spirometry)是金标准检测。用力肺活量(FVC)和第 1 秒用力呼气容积(FEV_1)的测量能很好地指导通气不足的类型鉴别。FVC 和 FEV_1 均与性别、年龄和身高相关。

FEV_1 表示为 FVC 的一部分,是判断气流受限的极佳指标。在正常人中约占 70%。图 38.1 显示了正常的肺活量测定模式曲线,图 38.2 显示了异常模式曲线,图 38.3 总结了这些情况的相对数值。

肺容量(lung volume)

潮气量(TV)和肺活量(VC)可通过简单的肺量计测量,但肺总量和残气量需要在呼吸实验室通过氦气稀释法测量。

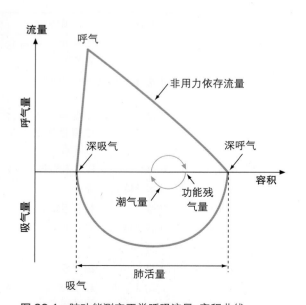

图 38.1　肺功能测定正常呼吸流量-容积曲线

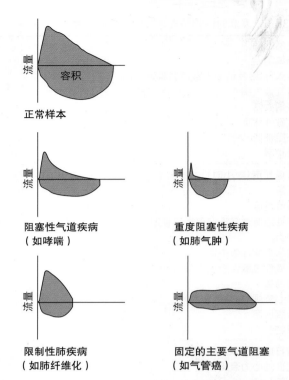

图 38.2　最大呼气和吸气流量-容积曲线及模式的相对变化示例

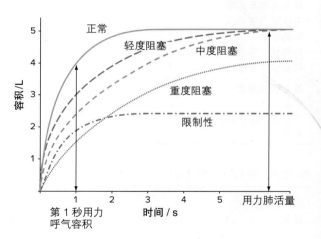

图 38.3　肺活量图

弥散量(气体转移因子)

该检查通过单次呼吸分析测量全肺的一氧化碳摄取。在正常肺中,气体转移因子能真实反映肺对氧的弥散总量,其取决于肺泡-毛细血管膜的厚度[5]。严重的肺气肿和纤维化、贫血和充血性心力衰竭病人的弥散功能通常下降。在慢性阻塞性肺疾病和间质性肺疾病中有用。哮喘时正常。

脉搏血氧测定

优良的检测工具,经皮脉搏血氧测定,估计毛细血管的血氧饱和度(SpO_2)。这种估计通常是非常准确的,与动脉血氧饱和度(SaO_2)相比误差不超过 5%[7]。理想水平是 97%~100%。中位水平：婴儿 97%，儿童 98%，成人 98%。<92% 则病情非常严重。

组胺激发试验（histamine challenge test）

该试验阳性提示气道或支气管存在高反应性，是支气管哮喘的基本特征。肺功能差的病人不应该进行该试验，且该试验应由呼吸技师在医学监护下操作。该试验存在一定危险性。

其他辅助检查（可从中选择）

- 血红蛋白、红细胞指数和血细胞比容
- 白细胞计数（如哮喘表现为嗜酸性粒细胞增多）
- 痰培养及细胞学检测
- 结核菌素试验
- 红细胞沉降率/C 反应蛋白
- 动脉血气分析
- 心血管病的辅助检查：
  - 心电图，包括动态心电图
  - 超声心动图（肺气肿是技术难点）
  - 门控心血池核扫描（nuclear gated blood pool scan）以评估心脏功能
  - 心肌酶
- 其他医学成像：
  - 高分辨率 CT
  - MRI
  - 通气和灌注放射性核素扫描（肺栓塞）
- 支气管镜检查，尤其是纤维支气管镜检查
- 胸腔穿刺和胸膜活组织检查
- 开放式肺部活组织检查
- α_1-抗胰蛋白酶测定（正常范围 1.1~2.2g/L）

⚡ 胸腔积液

胸腔积液（pleural effusion）要点

- 正常胸膜腔有 10~20ml 液体
- 当胸膜腔液体 >300ml 时，X 线可发现异常
- 当胸膜腔液体 >500ml 时，临床上可发现异常
- 可能无症状
- 大量胸腔积液常伴呼吸困难
- 胸膜炎、感染或外伤时出现胸痛
- 征象：参考**表 38.6**
- 液体可能是漏出液，也可能是渗出液（抽液诊断）
- 如果为血性——恶性肿瘤、肺梗死、肺结核

漏出液

蛋白质含量 <25g/L；乳酸脱氢酶 <200U/L。

原因

- 心力衰竭（90% 的病例）
- 低蛋白血症，如肾病综合征
- 肝衰竭伴腹水
- 缩窄性心包炎
- 甲状腺功能减退症
- 卵巢肿瘤——右侧胸腔积液（Meigs 综合征）

渗出液

蛋白质含量 >35g/L；乳酸脱氢酶 >200U/L。

原因

- 感染：细菌性肺炎、胸膜炎、脓胸、肺结核、病毒
- 恶性肿瘤：支气管肺癌、间皮瘤、转移性肿瘤
- 肺梗死
- 结缔组织疾病（如全身性红斑狼疮、类风湿关节炎）
- 急性胰腺炎
- 淋巴瘤
- 结节病
- HIV 伴寄生虫感染性肺炎

治疗

如有呼吸困难症状：可能需要反复抽液和胸膜固定术。治疗根本病因。

儿童呼吸困难

儿童呼吸困难的原因有很多，但常见的原因是哮喘、细支气管炎和肺部感染。可能致命的严重的感染，如哮吼、会厌炎和心肌炎，必须牢记和集中治疗。

细支气管炎是 6~12 月龄以下婴儿呼吸窘迫的重要原因。细支气管炎不应该与哮喘混淆（参考第 89 章）。

突发呼吸困难或喘鸣可能是因为一个吸入性异物。肺叶塌陷可能有征象，但身体检查对此帮助不大，胸部 X 线检查是必需的。

心血管疾病，包括先天性心脏病，可以引起呼吸困难。其他呼吸困难的原因包括贫血、酸中毒、误吸、中毒和换气过度。

老年人呼吸困难

老年人呼吸困难很常见，通常是由心力衰竭或慢性阻塞性肺疾病引起的。其他与衰老相关的因素，如肺癌、肺纤维化和药物。老年人的主要问题是急性心力衰竭，常在凌晨发生。急性脑综合征是所有这些疾病的共同表现。

老年人呼吸系统疾病

与其他身体系统一样,大约25岁时呼吸系统成熟,随后由于各种因素缓慢丧失功能,如疾病、吸烟、污染和老化。肺功能和气体交换的下降及通气反应降低,导致缺氧和高碳酸血症。

心力衰竭

当心脏不能维持足够的心输出量满足身体的需要时心力衰竭(heart failure)就发生了。呼吸困难是一种常见的早期症状,因为肺淤血引起缺氧(通气增加)和顺应性下降(负荷增加)。充血性心力衰竭(CCF)的发病率一直在快速地增长,部分原因是人口老龄化。

症状

- 进行性呼吸困难(依次)
  - 疲劳,尤其是劳力性疲劳
  - 阵发性夜间呼吸困难
  - 体重改变:增加或减少

心力衰竭可分为左心衰竭和右心衰竭,但他们很少单独发生,常同时发生。右心衰竭多继发于左心衰竭。此外,一些心脏病学家强调区分收缩功能障碍和舒张功能障碍的重要性。临床上,二者表现相同,因此,建议心脏检查以获得左心功能的数据是很有必要的。测量左心功能可以给出精确的诊断和指导治疗,以及准确地判断预后。

参考慢性心力衰竭(第76章)。

慢性阻塞性肺疾病

慢性支气管炎和肺气肿,应该同时考虑,因为通常这两种疾病都不同程度地共存于每一个病人。比较起来,术语慢性阻塞性肺疾病(COPD),可以更好地包含慢性气流受限的慢性支气管炎和肺气肿[6]。

关于慢性阻塞性肺疾病治疗的更多详细内容参考第74章。

间质性肺疾病

间质性肺疾病(interstitial lung diseases)指包括具有肺泡间隔的炎症(肺炎)和纤维化共同特征的一组疾病,表现为各种原因的损伤所致的肺部非特异性反应[8-9]。

在许多因素中,有一种对各种不常见的抗原的超敏反应。纤维化可能是局部的,如未治愈的肺炎,也可能是双肺叶的,如肺结核或粟粒型肺结核。

对于慢性呼吸困难和共振正常的干咳,考虑肺纤维化的可能性。

引起广泛的间质性肺纤维化的原因包括:

- 特发性肺纤维化

- 过敏性肺炎(外源性过敏性肺泡炎)
- 药物引起的
- 癌性淋巴管炎
- 各种职业性肺病
- 类风湿关节炎
- 结节病
- 急性肺水肿
- 免疫系统/多系统的疾病(如结缔组织疾病、类风湿关节炎、结节性脉管炎、炎性肠病)

共同的临床特征:

- 呼吸困难和干咳(起病隐匿)
- 肺底部吸气时细湿啰音,伴随微弱的呼吸音
- 可能有发绀和杵状指
- 肺功能检查:
  - 限制性通气功能障碍
  - 气体交换系数降低
- 特征性的X线改变

高分辨率CT扫描是诊断中的一个重要进展。可能表现为"蜂窝肺"。

特发性肺纤维化

特发性肺纤维化(idiopathic pulmonary fibrosis),也称为特发性纤维化间质性肺炎和隐源性纤维性肺泡炎,是间质性肺疾病中最常见的诊断。

病人通常在50~70岁出现如间质性肺疾病中概括的临床症状,例如超过数月到数年的缓慢渐进性呼吸困难。胸部X线的异常是多样的,但是包括双侧肺底部弥漫性结节状或网状阴影。高分辨率CT扫描有助于诊断。可能需要开放性肺部活组织检查来确定诊断和分期。通常预后较差,病人在确诊后3.5~5年死亡。常规治疗是口服高剂量的类固醇皮质激素和硫唑嘌呤,且禁止吸烟[9-10]。

如果是难治性,参考缓和性的治疗方案[11]。

肺结节

肺结节病(pulmonary sarcoidosis)是一种多系统疾病,其特征是约90%受累病人的肺部出现非干酪性肉芽肿性炎症。一个典型特征是双侧肺门淋巴结肿大,通常无症状,常规胸部X线检查可发现。X线显示肺部受累可以伴肺门淋巴结肿大或单独发生。

临床特征[8-9]

- 可能无症状(1/3)
- 通常在30岁或40岁起病(但可以发生于任何年龄)
- 双侧肺门淋巴结肿大(在胸部X线上)
- 咳嗽
- 发热,乏力,关节痛
- 皮肤病变:结节性红斑、冻疮样狼疮

38

- 眼部病变(如前葡萄膜炎)
- 其他多脏器病变(少见)
- 总死亡率 2%~5%

年轻成年女性出现结节性红斑伴急性波动热、乏力和关节痛可诊断为结节病。

诊断

活组织检查标本的组织学证据,通常是经支气管活组织检查(如果鉴别诊断,如淋巴瘤,则支气管活组织检查是必需的,不能被排除)或结节性红斑病人进行皮肤活组织检查。一个更好的现代诊断方法是通过胸腔镜活组织检查。

支持性证据:

- 血清血管紧张素转换酶升高(非特异性)
- 肺功能:限制性通气功能障碍;晚期病人气体交换受损
- Kveim 试验阳性(目前不推荐)
- 血清钙离子

治疗

结节病可自愈(肺门淋巴结炎不累及肺部不需要治疗)。

使用类固醇皮质激素治疗的适应证:

- 3~6 个月后未好转或恶化
- 有症状的肺部病变
- 眼、中枢神经系统和其他系统受累
- 高钙血症、高钙尿症
- 结节性红斑伴关节痛
- 持续性咳嗽

术语表

慢性气流受阻 一个测量出来的用力呼气受损的生理过程,是这些病人呼吸困难的主要原因。

慢性支气管炎 其临床疾病特点为:没有任何其他可能导致痰分泌过多的呼吸系统疾病(如肺结核或支气管扩张)而一年内持续性咳嗽 3 个月,并连续 2 年以上。

慢性阻塞性肺疾病 一种慢性、缓慢进展的疾病,以存在气道阻塞为特征,支气管扩张治疗能(或不能)部分缓解[8]。

肺气肿 这是病理学上的定义,而不是临床术语,指肺组织终末端到细支气管的永久性扩张和破坏。

类固醇皮质激素治疗[9]

- 每日泼尼松龙 0.5mg/kg(最多 50mg),口服,持续 4~6 周,然后减至最低有效剂量[9]。如果有效,逐渐减量至 10~15mg/d,口服,并维持该剂量持续 6~12 个月[9]。
- 对于结节性红斑的结节病,泼尼松龙 20~30mg 持续 2 周。

⚡ 过敏性肺炎

过敏性肺炎(hypersensitivity pneumonitis)(外源性过敏性肺泡炎)以肺泡和小气道广泛性弥漫性炎症反应为特征,由于吸入过敏原,通常是微生物的孢子,如"农夫肺"中的嗜热放线菌或(更常见的)"爱鸟者肺"中来自粪便或羽毛的禽蛋白。Molina[12]对外源性肺泡炎的职业性原因进行了描述(表 38.7)。

表 38.7 过敏性肺炎(外源性过敏性肺泡炎)的各种原因

职业/疾病	抗原的来源
农夫肺	发霉的干草、谷类和稻草
蔗尘肺	发霉的甘蔗纤维(甘蔗渣)
爱鸟者肺	禽蛋白:掉落的粉尘(如来自鸽子);虎皮鹦鹉羽毛上的"绒毛"
蘑菇工人肺	蘑菇肥料
乳酪工人肺	奶酪上的霉菌或螨
小麦象鼻虫的肺感染	感染的小麦粉(昆虫)
呼吸机相关肺部炎症	加湿热空气系统、空调系统
木浆工人病	被污染的木尘
洗涤剂工人病	蛋白水解酶
软木屑症	发霉的软木树皮
捕鼠者的肺	鼠尿和血清
麦芽工人肺	发霉的大麦
咖啡工人肺	咖啡粉尘
剑麻工人肺	剑麻粉尘
养蚕工人	蚕
皮毛工人肺	毛皮粉尘
香肠工人	粉尘
捕虾工人	虾的气味

发病可能表现为急性或亚急性,出现发热、寒战和乏力,伴暴露数小时后呼吸困难和外周中性粒细胞[12]。治疗的基础在预防,即避免接触过敏原或戴保护性的细孔面罩。泼尼松龙可以用于(需谨慎)控制急性症状。需要指出的是,这种过敏性疾病与感染鹦鹉热不同。

⚡ 药物性间质性肺疾病(drug-induced interstitial lung disease)[9]

药物是这类疾病的一个重要原因,主要有三方面的影响:

1. 肺泡炎伴或不伴肺纤维化。这主要是由于细胞毒性药物,如呋喃妥因和胺碘酮。停药,并根据反应考虑给予泼尼松龙 50mg/d,口服,持续数周。

2. 嗜酸性反应。推测是一种免疫反应,可表现为喘鸣、呼吸困难、斑丘疹和发热。牵涉到许多药物,包括各种抗生素、非甾体抗炎药、细胞毒性药物、大部分镇静药和抗抑郁药及抗癫痫药。治疗是停药和给予短疗程的泼尼松龙 20~40mg/d,口服,持续 2 周。

3. 非心源性急性肺水肿。此反应罕见,据报道与阿片类药物、阿司匹林、氢氯噻嗪、β_2 受体激动剂(给予静脉注射抑制早产)、细胞毒性药物、白介素-2、海洛因有关。

职业性肺病

许多类型的急性或慢性肺部疾病都与接触工作场所的有毒物质有关,如粉尘、气体和蒸气。常见的化学因素包括加工木头中使用的甲醛,如刨花板和中密度纤维板。全科医生在可能的职业性肺病的鉴定中起了至关重要的作用。

化学试剂引起的疾病包括:

- 气道阻塞性疾病,如职业性哮喘、急性支气管炎、(慢性)工业性支气管炎、棉屑沉着病(由于吸入棉尘引起的类似哮喘的疾病)
- 过敏性肺炎
- 矿尘引起的肺纤维化(肺尘埃沉着病)
- 工业试剂,如石棉、各种烃类化合物引起的肺癌
- 胸膜疾病,通常伴有石棉沉着病

⑤ 肺尘埃沉着病

肺尘埃沉着病(pneumoconiosis)指灰尘在肺中的积累和组织对这些物质的反应,即慢性纤维化。全球性主要的原因是煤炭粉尘的吸入,特别严重的改变是肺组织进行性块状纤维变性(复杂性煤矿工人肺尘埃沉着病),这类病人严重呼吸困难、咳嗽,并常伴黑痰。表 38.8 总结了其重要原因。

表 38.8 肺尘埃沉着病的重要原因

纤维化性肺疾病	原因	典型的职业类型
煤炭粉尘		
煤矿工人肺尘埃沉着病	煤炭粉尘	煤矿开采
金属粉尘		
肺铁末沉着病(siderosis)	金属铁或铁氧化物	采矿 焊接 铸造业
无机粉尘		
硅沉着病	硅石(二氧化硅)	采石 采岩石 切割石业 喷沙业
硅酸盐粉尘		
石棉沉着病	石棉	采矿 造船业 绝缘材料业 发电站 码头工人

特别值得关注的是由于吸入石棉纤维造成的疾病,石棉纤维是铁、镁、钙、镍和铝的硅酸盐的混合物。这些疾病包括石棉沉着病、弥漫性胸膜增厚、胸膜斑、间皮瘤和吸烟者支气管肺癌发生率增加。肺尘沉着病病人的肺部具有典型的 X 线改变,但证明存在胸膜钙化斑可能需要高分辨率 CT 扫描。肺尘埃沉着病的发展通常需要暴露后 10~20 年,间皮瘤的发展需要 20~40 年[8],然而支气管肺癌是石棉吸入和吸烟的协同效应导致的。

硅沉着病

硅沉着病(silicosis)是由于吸入极致纤维化的二氧化硅颗粒引起的,是工人经常关注的问题。轻度病例无症状或症状轻微,但受累病例出现进行性呼吸困难、强烈干咳和无力。

检查包括全血细胞计数、胸部 X 线、CT 扫描、脉搏血氧饱和度和肺功能检测(限制性通气障碍)。

治疗:避免进一步暴露,佩戴特殊防护口罩并检查是否伴有结核。

⑤ 急性呼吸窘迫综合征

急性呼吸窘迫综合征(ARDS),又称急性肺损伤,曾称为“成人呼吸窘迫综合征”,指肺或全身损伤后出现的急性低氧性呼吸衰竭,无明显的心源性肺水肿的原因。急性呼吸窘迫综合征在损伤后 12~48 小时发生[13]。最常见的原因是脓毒症,约占急性呼吸窘迫综合征病人的 1/3。死亡率为 30%~40%,若伴有脓毒症,死亡率增加。在早诊断、早转诊的基础上,识别和治疗基础疾病,然后进行最佳的重症监护[14]。

临床特征

- 突然发生的呼吸窘迫
- 肺部僵硬——顺应性降低
- 难治性低氧血症
- X 线示双肺浸润影
- 没有明显的充血性心力衰竭的证据
- 无左心房压力升高
- 特异性气体交换异常
- 征象:呼吸急促、呼吸困难、三凹征、中心性发绀、听诊有细湿啰音

诊断需与肺炎和急性心力衰竭鉴别。ARDS 的常见风险/关联因素包括各种间接和全身性原因,如休克、创伤、烧伤、药物过量(如海洛因)、反复输血、产科并发症(如子痫、羊水栓塞),以及各种直接原因,如肺部误吸、有害气体吸入、爆炸伤、肺炎(如 COVID-19,SARS)。应收进重症监护病房。

⑤ 冠状病毒感染和 COVID-19[15]

WHO 于 2020 年 3 月宣布 SARS-CoV-2 引起的疾病

为大流行(见第 18 章)。此后它被证明是一个世纪内最致命的呼吸道大流行[16]。在首次发现病毒后约 1 年开始广泛的疫苗接种。它的死亡率在 1%~2%(约为季节性流感率的 10 倍),50 岁以上致死率最高;儿童死亡非常罕见。

个人层面的有效初级预防措施包括:经常洗手、保持社交/身体距离、避免大型集会(尤其是室内)、戴口罩和咳嗽/打喷嚏礼仪。大多数通过无症状(通常为症状前)个体传播,因此需要采取普遍预防措施(见第 18 章)。

临床特征

- 大多数出现与上呼吸道感染相似的轻度症状:轻度发热、干咳、咽喉痛、鼻溢、不适、头痛、肌肉疼痛。
- 腹泻和呕吐常见,味觉/嗅觉丧失明显。
- 呼吸困难(肺炎引起的呼吸窘迫)随着疾病的严重程度而增加,是需要入住重症监护病房病人的主要特征。
- 肺外并发症包括感染性休克、急性肾损伤(常见蛋白尿)、精神状态改变和多器官衰竭。
- 病毒尚无有效的特异性治疗;治疗是支持性治疗。
- 长期 COVID-19 [译者注:新型冠状病毒感染的病人从急性疾病康复后可能出现各种各样的症状,称为"长期 COVID-19""COVID-19 后状态"和"急性 SARS-CoV-2 感染后的后遗症(PASC)"]:在住院病人中,70% 报告疲乏,一半在出院后 1~2 个月保持呼吸急促[17]。
- 呼吸困难通常是由感染消退和失调导致。但请记住,肺纤维化、肺栓塞、心肌炎、心力衰竭和节律紊乱的风险增加[18]。
- 全科医生应批判性地审查持续的症状,提供支持性治疗,并在必要时进行研究。

临床要领

- 对所有怀疑呼吸困难的病人进行胸部 X 线和肺功能检查。
- 呼吸困难是所有心脏疾病一个常见的早期症状。
- 劳力性呼吸困难可能是早期心力衰竭最早出现的症状。
- 很多药物可以导致各种呼吸系统疾病,尤其是肺纤维化和肺嗜酸性粒细胞增多症。胺碘酮和细胞毒性药物是主要的原因,尤其是博来霉素。
- 肺癌的呼吸困难可能是多种因素导致的,如胸腔积液、肺不张、上气道阻塞和恶性淋巴管炎。
- 突然发生的严重的呼吸困难提示气胸或肺栓塞。
- 如果病人呼吸困难在使用地高辛时复发,则考虑地高辛中毒和/或电解质紊乱导致左心衰竭的可能性。
- 突然反复发作的呼吸困难提示哮喘或左心衰竭,尤其是夜间熟睡后因呼吸困难而惊醒。
- 换气过度的原因包括药物、哮喘、甲状腺毒症和恐慌症/焦虑。

支气管肺癌

约 60% 的肺癌[3]病人伴有呼吸困难(见第 32 章)。呼吸困难不是一个常见的早期症状,除非支气管阻塞导致外源性塌陷。癌症晚期,不论原发性还是继发性,直接浸润或转移都可能引起呼吸困难。其他因素包括胸腔积液、肺不张、转移性浸润、上腔静脉阻塞和恶性淋巴管炎导致的上气道阻塞。慢性支气管炎和肺气肿并存会产生一个特殊的问题。

转诊时机

- 急性发作的严重的呼吸困难病人
- 所有心力衰竭经初步治疗效果不佳的病人或疑似病人
- 病因不明的肺部疾病病人,尤其是需要进行肺功能试验的病人
- 疑似肺癌的病人

参考文献

1 Stenton C. The MRC breathlessness scale. Occup Med (Lond), 2008; 58(3): 226–7.

2 Cormack J, Marinker M, Morrell D. *Practice: A Handbook of Primary Health Care.* London: Kluwer-Harrap Handbooks, 1980; 3(29): 3.

3 Walsh TD. *Symptom Control.* Boston: Blackwell Scientific Publications, 1989: 157–64.

4 Beck ER, Francis JL, Souhami RL. *Tutorials in Differential Diagnosis* (3rd edn). Edinburgh: Churchill Livingstone, 1993: 37.

5 Kelly DT. Cardiac failure. In: *MIMS Disease Index* (2nd edn). Sydney: IMS Publishing, 1996: 97–9.

6 Kumar PJ, Clark ML. *Clinical Medicine* (7th edn). London: Elsevier, 2009: 819–28.

7 Porter RS, Kaplan JL. *The Merck Manual of Diagnosis and Therapy* (19th edn). NJ: Merck Sharp & Dohme Corp., 2011: 1856.

8 Papadakis MA, McPhee SP. *Current Medical Diagnosis and Treatment* (52nd edn). New York: The McGraw-Hill Companies, 2013: 1602.

9 Interstitial lung disease [updated 2020]. In: *Therapeutic Guidelines* [digital]. Melbourne: Therapeutic Guidelines; 2020. www.tg.org.au, accessed October 2019.

10 National Institute for Health and Care Excellence (NICE). Idiopathic pulmonary fibrosis [CG163]. London: NICE, 2013. Available from: www.nice.org.uk, accessed 29 May 2018.

11 Raghu G et al. An official ATS/ERS/JRS/ALAT statement: idiopathic pulmonary fibrosis: evidence-based guidelines for diagnosis and management. Am J Respir Crit Care Med, 2011; 183(6): 788–824.

12 Molina C. Occupational extrinsic allergic alveolitis. In: Pepys J, ed. *Clinics in Immunology and Allergy.* London: WB Saunders, 1984: 173–90.

38

13 RameriVM et al. Acute respiratory distress syndrome. The ARDS Definition Task Force: the Berlin definition. JAMA, 2012, Jun 20; 307: 2526–33.

14 Ware LB et al. The acute respiratory distress syndrome. N Engl J Med, 2000; 342: 1334.

15 Cascella M et al. Features, evaluation, and treatment of coronavirus. [Updated 4 Oct 2020]. In: *StatPearls* [Internet]. Treasure Island (FL): StatPearls Publishing; January 2020. Available from: https://www.ncbi.nlm.nih.gov/books/NBK554776/, accessed March 2021.

16 Piper K. Here's how Covid-19 ranks among the worst plagues in history. Vox, 11 January 2021. Available from: https://www.vox.com/future-perfect/21539483/covid-19-black-death-plagues-in-history, accessed March 2021.

17 Williams F. Long COVID: who is at risk? The Conversation, 5 January 2021. Available from: https://theconversation.com/long-covid-who-is-at-risk-151797, accessed March 2021.

18 Greenhalgh T et al. Management of post-acute covid-19 in primary care. BMJ, 2020; 370: m3026.

38

应保持耳完全清洁；但绝不能在公司上班的时候做清洁。绝对不要用别针挖耳，也不要用手指挖耳，而应始终使用拾耳器。

....

圣让·巴蒂斯特·德拉萨(1651—1719)(译者注：法国人，神父，天主教兴办学校的创始人)

耳部疼痛(耳痛)是全科服务中常见的症状，可发生于所有年龄段，但在儿童中最常见，其中中耳炎是最常见的病因。耳痛可能是由耳的疾病造成的，也有可能是其他部位疾病引起的，在很多情况下，很难作出准确诊断。耳痛的主要病因见**表 39.1**[1]。

表 39.1 引起耳痛的原因

| 1. 耳
外耳：
• 软骨膜炎
• 外耳炎
  – 白念珠菌
  – 黑曲霉
  – 假单胞菌
  – 金黄色葡萄球菌
• 疖
• 创伤
• 肿瘤
• 带状疱疹(Ramsay-Hunt综合征)
• 病毒性鼓膜炎
• 耳垢栓塞 | 中耳：
• 咽鼓管功能不全
• 咽鼓管功能障碍
• 气压伤
• 急性中耳炎
• 慢性中耳炎和胆脂瘤
• 急性乳突炎

2. 耳周原因
牙科疾病，如牙脓肿
上颈段脊柱功能障碍
颞下颌关节痛
腮腺炎
颞动脉炎
淋巴结炎

3. 其他相关原因
咽部疾病
扁桃体炎
舌咽神经痛 |

需要对耳痛病人给予紧急关注。医生半夜接到因孩子尖叫而焦虑的父母的电话，这也是常见的。婴儿除了不适、呕吐或尖叫发作外，可能没有其他表现。

关键事实和要点

• 在表现为耳痛的病人中，77% 可能患有急性中耳炎，12% 可能患有外耳炎。
• 全科诊所的就诊病人中，约 1/25 病人会有耳痛。
• 约 2/3 的儿童在 2 岁前至少会有一次持续性的中耳炎发作；1/7 的 2 岁前儿童有超过 6 次的中耳炎发作，发病高峰期为 9~15 个月[2]。
• 如果鼓膜(TM)活动良好，则不太可能发生中耳炎。鼓气耳镜检查起到了重要作用。因为中耳炎中最有价值的体征是鼓膜的运动缺失或减弱。

• 大疱性鼓膜炎可引起鼓膜或外耳道出血性水疱，是引起剧烈疼痛的不常见原因。它由病毒引起，可能是流感病毒[3]。应该考虑带状疱疹病毒。
• 抗生素(通常是阿莫西林)的作用是有限的。
• 外耳炎与中耳炎的区别在于耳廓活动时疼痛。

诊断模型

....

使用诊断策略模型可回答 5 个自我提出的问题(**表 39.2**)。

概率诊断

耳痛的最常见原因是急性中耳炎。慢性中耳炎和外耳炎也很常见。在热带地区，由急性细菌性中耳炎引起的"热带耳"是一种特殊疾病。急性或慢性颞下颌关节(TMJ)的关节痛也很常见，尤其当中耳炎和外耳炎被排除时需要考虑进去。

不能遗漏的严重疾病

一如既往，重要的是不要忽视恶性疾病，尤其是那些不明原因的疾病，如引起牵涉痛的舌癌、颚癌或扁桃体癌。

必须寻找与慢性中耳炎相关的局部破坏性胆脂瘤。它表示所谓的"不安全"耳(**图 39.1**)必须和"安全"耳区分开(**图 39.2**)。

应考虑带状疱疹，尤其是耳廓上不发疹，局限于耳道(通常为后壁)，尤其是老年人。

陷阱

医学格言"无视会比无知错过更多的东西"特别适用于耳痛——良好的照明和聚焦耳镜是必需的。应特别注意外耳道，寻找硬蜡、外耳道炎、疖及昆虫等异物。

鼓膜可能不易观察，因此清洁外耳道以方便观察非常重要(如果可能，在首诊时)。中耳炎可与外耳炎并存。应考虑气压伤，尤其是空中旅行或潜水后疼痛。

表 39.2　耳痛的诊断策略模型

概率诊断

中耳炎(病毒或细菌)

外耳炎(真菌、病毒或细菌)

颞下颌关节痛

咽鼓管功能障碍

不能遗漏的严重疾病

外耳肿瘤

其他部位的癌症(如舌、鼻咽)

带状疱疹(Ramsay-Hunt 综合征)

急性乳突炎

胆脂瘤

坏死性外耳炎

陷阱(经常遗漏的)

耳内异物

硬耳垢

气压伤

牙科原因(如脓肿)

牵涉痛:颈部、喉部

未萌出的智齿和其他牙齿原因

颞下颌关节痛

面神经痛,尤指舌咽神经

结节性软骨软化

耳道或耳廓疖

扁桃体摘除术后:

- 来自伤口
- 因开口器从颞下颌取出

七个戴面具问题的清单

抑郁

脊柱功能障碍(颈椎)

病人是否试图告诉我什么?

可能无关,但也有因疼痛无法表述的可能。更可能发生于儿童。需考虑装痛

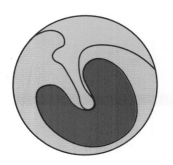

图 39.2　耳部感染:安全的穿孔

常见陷阱

- 在诊断和治疗前未查看鼓膜。
- 未检查可能的牵涉部位,如口咽和牙齿。
- 忽视常见的肌肉骨骼原因,如颞下颌关节痛和颈椎病。
- 没有识别出"不安全"耳。

耳痛的红旗征

- 刺激性分泌物 >9 日
- 耳廓向下移位
- 耳后肿胀
- 神经系统症状(如头痛、嗜睡)
- 老年人:不明原因、顽固性耳痛
- 持续发热

七个戴面具问题的清单

在七个戴面具问题的清单中,必须考虑到抑郁和颈椎功能障碍。对任何主诉为慢性疼痛的病人,都应考虑到抑郁的问题。

上颈段颈椎病是耳周疼痛常被忽视的病因。来自 C_2 和 C_3 水平的疼痛可放射至耳后区域。

心因的考虑

这类因素可能性不大,除非疼痛引起耳周区域的不适,这很可能因抑郁状态而放大。

临床方法

病史

评估耳痛的相关特点:

- 疼痛和放射痛的部位
- 疼痛发作的细节
- 疼痛性质
- 加重或缓解因素,尤其是游泳
- 相关特征,如耳聋、分泌物、眩晕、耳鸣和外耳刺激、咽喉痛

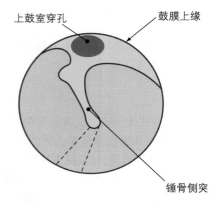

图 39.1　耳部感染:不安全的穿孔

39

严重疼痛可能由外耳软骨周围炎或疖及罕见的带状疱疹问题（Ramsay-Hunt 综合征）引起[3]。耳廓运动会显著增加急性外耳道和软骨膜炎的疼痛，下颌运动通常引起颞下颌关节痛加剧或外耳炎的加重。

关键的提问（尤其是儿童）

- 疼痛部位在哪？
- 疼痛部位在耳中、耳前还是耳下？
- 单耳还是双耳？
- 是否注意到任何其他症状，如咽喉痛、发热或呕吐？
- 有人打过你的耳吗？
- 耳是否有分泌物？
- 你是否注意到有耳聋？
- 你对青霉素过敏吗？
- 你是否在泳池或其他地方游过泳？
- 你是否乘坐过飞机？

身体检查

在病史采集过程中观察病人的一般状态和行为。突然的刺痛可能提示神经痛，特别是舌咽神经痛或严重感染。仔细检查外耳，并活动耳廓以确定是否有压痛。

触诊面部和颈部，包括腮腺、局部淋巴结、乳突和皮肤。检查颞下颌，功能障碍引起的压痛通常位于外耳道前方。在关节盘侧面触诊颞下颌。嘱病人完全张口至压痛最明显时。颞下颌可通过小拇指伸入外耳道向后触及。

通过耳镜，使用舒适、适合耳道的最大听筒检查耳道和鼓膜。通过在幼儿中向后和向下牵拉耳廓，和在年长儿童中向上和向后牵拉耳廓，可以更好地观察鼓膜，正常外观见**图 39.3**。嵌入的耳垢可能无法解释耳痛，如果带状疱疹累及面神经，可在外耳道及其周围（尤其是后壁）观察到囊泡。

若对诊断仍有疑问，寻找牵涉痛的病因；检查颈椎、鼻和鼻后间隙及口腔，包括牙齿、咽喉。

图 39.4 和**图 39.5** 总结了耳周疼痛的咽和下颌原因。

检查 V_2、IX、X、XI、C_1、C_2、C_3 神经支配的部位，排除牵涉痛的其他原因。

辅助检查

不需要太多的检查，可以使用简单的测试，特别是对于儿童，如言语识别、摩擦头发和/或音叉测试。对于潜在的持续性疾病，如慢性中耳炎，则需要参考听力测量结果。对儿童可以结合鼓室测量和耳道容积物理测量进行听力测定，年龄不限。

分泌物拭子可以用来确定感染细菌的种类，如金黄色葡萄球菌或铜绿假单胞菌感染，这是很有必要的。然而，如果鼓膜是完整的，分泌物拭子就没有价值了。

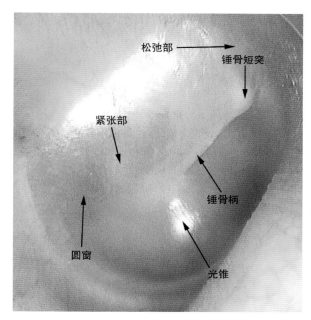

图 39.3 正常右耳鼓膜

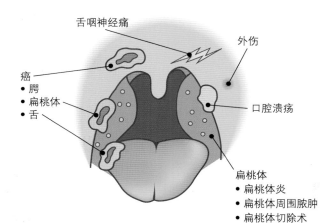

图 39.4 耳痛的咽部原因
资料来源：Courtesy of Bruce Black。

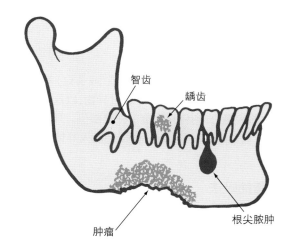

图 39.5 耳痛的下颌部原因
资料来源：Courtesy of Bruce Black。

放射学检查和 CT/MRI 扫描可能适用于某些特殊疾病,如可疑外耳恶性疾病。

儿童耳痛

儿童原发性耳痛的重要原因包括中耳炎、外耳道炎、外耳道疖或脓肿、伴有皲裂的耳廓慢性湿疹、耳垢堵塞、异物、气压伤、软骨膜炎、乳突炎和大疱性鼓膜炎。引起继发性耳痛的原因包括咽部病变、牙科疾病、龈口炎、腮腺炎和耳后淋巴结肿大。扁桃体周脓肿(扁桃体炎)也会引起耳痛。

异物

异物(foreign bodies,FBs)经常会进入耳道(图 39.6)。通常可以用注射器或用薄钳将其取出。对于可配合的儿童,可以使用各种简易方法取出异物。措施包括用探针拖出异物,或者用橡胶导管或细管抽吸[4]。

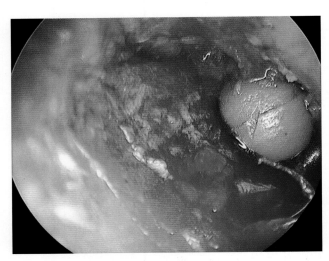

图 39.6   一个 3 岁孩子耳道里的异物(珠子),在耳道中出现的组织反应

探针法

需要良好的视野,可以使用头镜(或头灯)和细长的探针。探针插入异物下方并刚好超过异物,以这样的方式滚动探针的尖端,直到将异物滚出梗阻部位。耳镜的镜头是半开的,通过练习,可以通过将探针插入耳镜的中间来完成。

橡胶导管抽吸法

这种相对简单和无痛的方法只需要一根直的橡胶导管(大号),有时可能还需要一个抽吸泵。将导管的一端切成直角,在边缘涂上薄薄的凡士林,然后将其涂抹在异物上,最后用嘴或抽吸泵进行抽吸。轻柔的抽吸泵是不错的选择,但最好在接近异物前压闭抽吸导管,因为抽吸发出的嘶嘶声可能会吓到孩子。

耳道中有昆虫

应先滴入滴耳液或橄榄油来固定活的昆虫,然后用温水灌洗。

死亡的昆虫会引起化脓,最好用抽吸的方法去除。

注:如果简单的方法如灌洗不能去除异物,则必须参照检查方法在耳镜下去除。如果异物有造成鼓膜穿孔的可能,则不应进行灌洗。

🦴 儿童中耳炎

中耳炎(otitis media)在儿童中非常常见,是儿童被送来就医的最常见原因。持续的中耳积液可能会影响幼儿的语言和认知能力发展。突然发作是一个特征。

临床特征

- 是一个临床诊断
- 有两个发病高峰期:9~15 月龄和学龄期
- 季节性,发病率与上呼吸道感染一致
- 2/3 的病例由细菌引起[5]
- 最常见的病原体是肺炎链球菌、流感嗜血杆菌和卡他莫拉菌
- 可能出现发热、烦躁、耳痛和耳漏等症状
- 大龄儿童的主要症状是进行性耳痛和听力损失
- 揪耳是婴儿常见的症状
- 约 30% 的病人需要清除耳垢来观察鼓膜

鼓膜视诊

使用适合儿童的最大的耳镜。对不合作的儿童进行耳(也包括鼻和喉)检查时,可以让父母用手臂抱住儿童的手臂和躯干,将儿童靠在父母的胸前。

注意鼓膜的以下特征:透明度、颜色、位置和活动度。

治疗

使用对乙酰氨基酚或其他一种非甾体抗炎药充分缓解疼痛。短期局部使用 2% 利多卡因滴剂对重症病人有效。

许多患有病毒性上呼吸道感染的儿童,伴有鼓膜轻度变红及边缘钝化,但无全身症状(发热和呕吐)时不需要使用抗生素[5]。此阶段的最佳措施是对大于 6 个月的非原住民儿童,与父母共同决定是否使用镇痛剂缓解症状并严密观察[6]。

抗生素在急性中耳炎中的作用随着大型双盲随机对照试验的出现而减弱,一个孩子在第 2~3 日用抗生素治疗来防止疼痛的次数是 20 次,与安慰剂相比,疼痛在第 1 日、第 7 日没有减少[6-7]。

疼痛性中耳炎患儿使用抗生素的可能临床指征[5-6]

考虑立即治疗：

- 6 个月以下婴儿
- 2 岁以下双侧出现急性中耳炎
- 唯一有听力的耳出现急性中耳炎
- 高危人群有并发症风险,如人工耳蜗植入者(通常静脉注射抗生素)或原住民儿童

其他考虑因素：

- 神经系统症状,如面瘫、眩晕
- 患病儿童(发热和其他全身症状)
- 保守治疗 48~72 小时后仍持续发热和疼痛

对于需要使用抗生素的儿童,选择 5 日的抗生素疗程[5]：

阿莫西林口服每 8~12 小时 15mg/kg(最大 500mg)

或

阿莫西林口服每 12 小时 30mg/kg

如果怀疑或证实病原体对 β-内酰胺酶耐药,或初始治疗失败,则使用：

阿莫西林/克拉维酸钾 22.5mg/kg+3.2mg/kg,每 12 小时一次

对青霉素过敏的儿童,使用：

磺胺甲噁唑/甲氧苄啶 4mg/kg+20mg/kg,每 12 小时一次

或

头孢呋辛 15mg/kg,每 12 小时一次

适当的治疗后多数急性中耳炎患儿的症状在 48 小时内会有明显改善。如果病情在 72 小时内没有改善,家长应当与医生联系。这种情况通常是由于病原体耐药或化脓。应在 10 日后重新评估患儿病情[8]。

抗生素滴剂

一项随机试验发现,在治疗有中耳置管的急性中耳炎患儿时,抗生素滴耳液优于口服抗生素[9]。专家建议在清洁耳道后使用环丙沙星滴耳液。

症状治疗

让孩子在温暖、足够湿润的房间里休息。使用镇痛剂,如对乙酰氨基酚或布洛芬。虽然抗组胺药和减充血剂的使用尚未得到科学验证,但作者发现鼻腔减充血剂(如羟甲唑啉滴鼻剂或喷雾剂)对伴有上呼吸道感染的儿童病人有效。否则应避免使用抗组胺药和减充血剂。

随访：复查时,检查中耳炎症状和体征是否已消失,并进行办公室听力筛查。如果对听力有疑问或中耳积液持续存在,请进行听力筛查。

并发症[5-6]

- 中耳积液：70% 的患儿在诊断后 2 周内会出现中耳积液,40% 的患儿在 4 周内出现中耳积液,10% 的患儿出现持续 3 个月或更长时间的中耳积液。如果 6~8 周时仍有中耳积液,则应进行第二疗程的抗生素治疗[2]。如果中耳积液持续时间超过 3 个月,应转诊至耳鼻喉专科医生处;如果伴有与中耳积液相关的言语发育延迟或教育困难(特别是 20dB 的听力损失),应更早转诊。
- 急性乳突炎：这是一种严重的并发症,表现为耳后疼痛、肿胀和触痛,并伴有一般情况的恶化(图 39.7)。

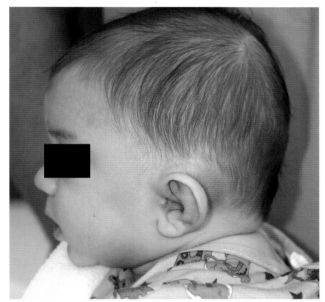

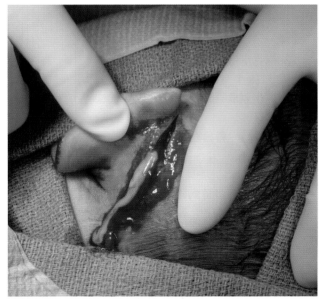

图 39.7 儿童乳突炎与复发性中耳炎,表现为耳后红斑、肿胀。手术引流后

出现这种并发症需要立即转诊。

- 慢性化脓性中耳炎:鼓膜穿孔 >6 周可有分泌物流出。考虑使用 0.3% 环丙沙星滴耳剂,每 12 小时滴 5 滴,直到出院后至少 3 日。
- 罕见的并发症:包括迷路炎、岩锥炎、面瘫和颅内脓肿。

浆液性中耳炎(胶耳)

这提示化脓性中耳炎处理得不彻底。症状包括鼓膜活动度减弱、听力下降和经鼓气耳镜检查或鼓室导抗测量确认的异常声阻。大多数可自发缓解,但是 Cochrane 的综述发现如果使用口服抗生素[NNT=5,NNH(副作用危害)=20],在 2~3 个月时缓解的可能性更大,考虑推荐更安全、更便宜的自动鼻塞,使用耳通气辅助鼻塞[10]。没有证据支持使用鼻类固醇喷雾剂[11]、抗组胺剂或减充血剂[12]。

如果渗出持续时间 >3 个月,安排一次听力评估,并考虑转诊至耳鼻喉科行鼓膜置管术(纽扣式)。

然而,需要注意的是,纽扣式鼓膜置管术的益处也是有限的——在 3~6 个月时听力有微小改善(大约 10dB),随后随着自然分辨率的提高而消失。目前还没有证据表明,纽扣式鼓膜置管术对说话、语言或行为有好处[13]。

评估的积极结果可能是改变教室里的座位位置和使用扩音器。这在澳大利亚偏远地区的原住民中和托雷斯海峡地区经常使用,那里的胶耳率非常高。

复发性急性中耳炎

如果急性中耳炎隔月发作、6 个月中发作 3 次或更多或者 12 个月内发作 4 次以上提示可用抗生素预防急性中耳炎[14]:

药物预防(约 4 个月)
阿莫西林每日 2 次(首选)
或
头孢克洛每日 2 次
大于 18 个月的儿童(若未接种)考虑小儿肺炎球菌疫苗与抗生素联合治疗。避免烟草暴露(香烟和柴火)及群体儿童保健。
耳鼻喉科专科检查。

病毒感染

大多数上呼吸道病毒感染的患儿伴有鼓膜轻度发红和钝化,无须使用抗生素。如果存在疼痛性大疱性中耳炎,可用无菌针刺穿大疱以缓解疼痛,或滴入滴耳液,如无水甘油。

成人和老年人耳痛

老年人耳痛的原因主要包括带状疱疹(Ramsay-Hunt综合征)、颞下颌关节痛、颞动脉炎和肿瘤形成。寻找恶性肿瘤存在的证据非常重要。

急性中耳炎

急性中耳炎可造成深部耳痛、耳聋,以及全身性症状(图 39.8)。症状发生的顺序是堵耳感、疼痛和发热。如果鼓膜穿孔,则有分泌物流出,同时疼痛和发热可缓解。

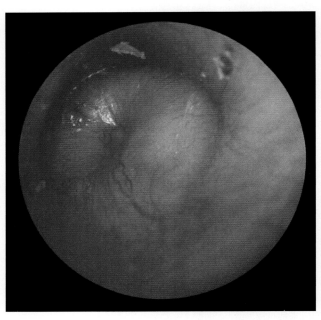

图 39.8   急性中耳炎引起真正的耳痛。中耳脓液引起耳鼓膜横向凸出。即将出现穿孔和耳漏

最常见的微生物是病毒(腺病毒和肠道病毒),以及细菌如流感嗜血杆菌、肺炎链球菌、莫拉菌(先前的奈瑟菌属)和乙型溶血性链球菌。

炎症和中耳渗出是诊断的两个主要特征。

鼓膜外观(所有年龄段)

透明度:如果通过鼓膜,中耳的结构清晰可见,则不太可能是中耳炎。

颜色:正常鼓膜是有光泽的,颜色从灰白色到褐色,黄色则提示有渗出。

诊断

鼓膜发红是主要的诊断特征。炎症通常起始于上后象限并逐渐向周围扩散及向下延伸至锤骨柄(图39.9)。鼓膜会被观察到发红和炎症,同时伴血管充血,尤其是沿着锤骨柄处。光反射和解剖特点的缺失使辨认鼓膜变得困难。鼓膜膨出是晚期标志。常在鼓膜上见到大疱,这应被认为是鼓膜的表皮细胞受病毒感染导致的。

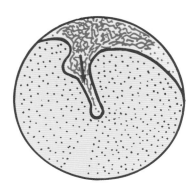

- 突出的血管红斑
  进行性向下延伸
  至锤骨柄
- 正常的鼓室

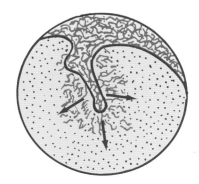

- 进行性红斑
- 光反射缺失

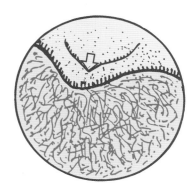

- 松弛部突出
- 红色部紧张
- 无法辨认的解剖结构

图 39.9　在进行性发展的急性中耳炎中左侧鼓膜的表现

急性中耳炎的治疗(成人)

- 止痛药缓解疼痛
- 在温暖的房间内充分休息
- 抗生素治疗 5 日,必要时重复使用
- 抗生素使用至所有感染征象消失

- 治疗相关疾病(如腺样体肥大)
- 随访:复诊并做听力测试

抗生素治疗[5]

首选:
阿莫西林 750mg,口服,每日 2 次,持续 5 日[5]
或
500mg,口服,每日 3 次,持续 5 日
根据严重程度和 5 日疗程的反应来决定是否使用更长的疗程(长达 10 日)。
替代方案:
多西环素 100mg,口服,每日 2 次,持续 5~7 日(轻症感染每日一次)
或
头孢克洛 250mg,口服,每日 3 次,持续 5~7 日
或
(如果怀疑或证实阿莫西林耐药)
阿莫西林/克拉维酸钾 500/125mg,口服,每日 3 次,持续 5 日(最有效的抗生素)
若治疗失败,则考虑外科手术干预。

慢性中耳炎

有两种慢性化脓性中耳炎,他们都表现为耳聋和无痛性分泌物流出。鼓膜穿孔后分泌物流出:一种是安全的(图 39.10A),另一种是不安全的(图 39.10B)。

♪ 慢性化脓性中耳炎(安全)[5,15]

一个疗程的抗生素治疗后,如果耳分泌物持续存在 >6 周,可局部使用类固醇皮质激素与抗生素联合滴注,进行洗耳治疗。清洗可以在家用干燥的卷曲的组织探针完成。如果症状持续存在,建议转诊以排除胆脂瘤或慢性骨炎。

辨认不安全耳

患耳的检查应该包括检查鼓室隐窝区域,位于鼓室和锤骨外侧之间的小区域,以及紧挨着它的外耳道顶部。这里的穿孔使耳变得不安全(图 39.1);其他未累及鼓膜边缘的穿孔(图 39.2),被视为"安全"[15]。

胆脂瘤[16]

参考第 33 章。
穿孔的状态取决于中耳是否存在聚集的鳞状上皮(称为胆脂瘤),因为其会侵蚀骨质。鼓室隐窝的穿孔包含这些组织;安全的穿孔则不包括。
胆脂瘤的红旗征包括脑膜炎型特征、脑神经损伤、感觉神经性听力损失和持续性深部耳痛。
胆脂瘤通过穿孔看是白色片状物,除非它被分泌物

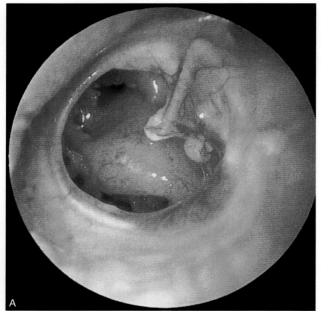

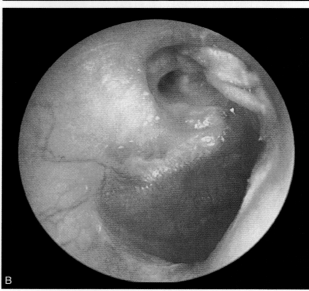

图 39.10　安全耳:慢性中耳炎伴鼓膜缺失(图 A);不安全耳:慢性中耳炎伴鼓室隐窝胆脂瘤(图 B)

39

或者持续覆盖的痂掩盖。任何类型的穿孔都可以导致慢性感染性分泌物流出,其性质随病因变化。清洁外耳道的分泌物时,黏液性混合物可以通过它的伸展性和弹力辨认。分泌物的类型比较见**表 39.3**。

表 39.3　分泌物的类型比较

特点	不安全	安全
来源	胆脂瘤	黏膜
气味	恶臭的	无气味的
数量	通常很少,不丰富	可以很多
性状	化脓的	黏液脓性

管理

如果确认或怀疑是鼓膜隐窝穿孔,转诊至专科是必要的。胆脂瘤通过药物治疗无法根除:外科切除是必要的,以预防严重的颞下的或颅内的并发症。调整吸力以降低肿块的压力也许是必要的。

耳溢液(耳漏)肿块的诊断策略(表 39.4)

外耳炎[15]

外耳炎(**图 39.11**)也被称为"游泳者耳""冲浪者耳"和"热带耳",在气候和沿海居住条件适合大量水上运动的国家很常见。在炎热、潮湿的条件下更常见,所以热带高发。

容易诱发的因素是过敏性皮肤病、耳道外伤、水渗透(游泳、潮湿、淋浴)、水和碎片滞留(耳垢、皮炎、外生骨疣)、

表 39.4　耳溢液:诊断策略模型

概率诊断
急性中耳炎伴穿孔
慢性化脓性中耳炎
耳道疖
感染性外耳炎
反应性皮肤病(如湿疹)
液体耳垢

不能遗漏的严重疾病
感染:
• 铜绿假单胞菌
• 胆脂瘤
• 耳带状疱疹
• 乳突炎
肿瘤:
• 恶性肿瘤伴分泌物流出(如鳞状细胞癌)
其他:
• 脑脊液耳漏(颞骨骨折)
• 坏死性中耳炎

陷阱(经常遗漏的)
伴感染或液化的异物(如昆虫)
外伤 ± 出血
罕见:
• 闭塞性角膜炎
• 支气管或唾液腺瘘
• 韦格纳肉芽肿病

病人是否试图告诉我什么?
人为的
过度进行耳道操作

诊断建议
急性耳溢液非常可能是因为外耳炎或者耳鼓膜穿孔伴中耳炎

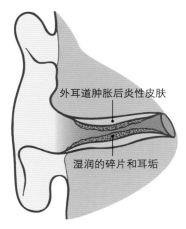

图 39.11 外耳炎

异物、来自泳池的污染物包括温泉,以及使用棉签和助听器。

常见的相关微生物

- 细菌:
    - 假单胞菌
    - 大肠埃希菌
    - 金黄色葡萄球菌
    - 变性杆菌属
    - 克雷伯菌
- 真菌:
    - 白念珠菌
    - 曲霉

临床特征

- 起初瘙痒
- 70% 有耳痛/疼痛(轻度到激烈)
- 耳道阻塞
- 很少有分泌物流出
- 听力丧失

征象

- 水肿(轻度到广泛的)
- 活动耳廓或下颌有压痛
- 红斑
- 分泌物流出(如果大肠埃希菌感染,则有异味)
- 淡黄色"潮湿的吸水纸"样碎片——白念珠菌(**图 39.12**)
- 曲霉菌的黑孢子
- 鼓膜呈颗粒状或暗红色

取培养标本,尤其怀疑假单胞菌耐药时,用小的耳拭子取分泌物。

注:糖尿病病人发生"恶性"外耳炎,是由于颅底假单胞菌感染。

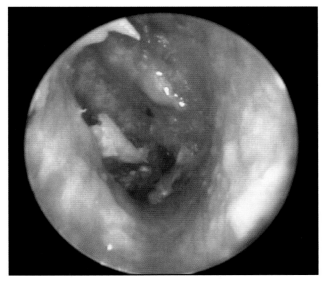

图 39.12 急性外耳炎,有化脓性分泌物,耳道狭窄
资料来源:Courtesy of Bruce Black。

管理

耳清洁

仔细地清洗耳是治疗的关键。在良好的光线下轻柔地吸取,然后用缠着棉花的细髓针擦拭干净。这使得外用药可以直接接触到皮肤。

耳冲洗

某些情况下适合,但注射后必须仔细地擦拭耳廓。对大多数病人,不推荐。

急性弥漫性外耳炎的局部抗菌药[5,17]

最有效(尤其是耳道开放时)的是使用抗菌药、抗真菌药和类固醇皮质激素制剂,如复方康纳乐霜或 Sofradex 滴剂(译者注:国外药品,活性物质为地塞米松 + 硫酸新霉素 B+ 短杆菌肽)(2~3 滴,每日 3 次),Locacorten-Vioform 滴剂(特戊酸氟地塞米松-氯碘羟喹)(2~3 滴,每日 2 次)或环丙沙星-氢化可的松(2~3 滴,每日 2 次)。需注意小心使用含有新霉素的耳滴剂(超敏反应),重复按压滴注后应按住耳屏 30 秒,可缓解疼痛。

其他措施[15]

- 强效镇痛剂是必不可少的
- 除非发展为扩散的蜂窝织炎,抗生素在治疗中不占主要地位(如有疑问请做参考)
- 避免抓挠和进水
- 用浸有糖皮质激素和抗生素混合软膏的引流纱布条治疗更严重的病例
- 遵从耳鼻喉科"红旗征"的意见

39

耳敷条料

敷料在对于所有病人(除病情轻的外)都是有必要的。清洗并擦干后,插入长 10~20m、宽 4mm 浸有类固醇和抗生素乳膏的纱布(图 39.13)。

对于严重外耳炎,纱布条很重要,因其可在 12~24 小时内缓解水肿和疼痛(图 39.13)。纱布条可侵入止血剂中(如 4% 醋酸铝溶液或甘油和 10% 鱼石脂)。纱布条需每日更换,直至肿胀消退。

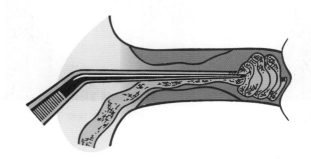

图 39.13 置入纱布条,用镊子来回移动使其逐渐填充耳道
资料来源:Courtesy of Bruce Black。

严重"热带耳"治疗要点

泼尼松龙,15mg,立即口服,随后每 8 小时 10mg,共用 6 次,同时给予以下治疗:
- 止血海绵
- 局部用复方康纳乐霜或 Sofradex 滴剂

预防

- 保持耳部干燥,尤其是进行水上运动时
- 用各种防水方法保护耳:
  - 脱脂棉外涂上一层凡士林
  - 游泳和洗澡后使用杀菌干燥的物质(如乙醇)
  - 定制耳塞(如泡沫耳塞)
  - 硅胶或蓝丁胶(Blu-Tack)塞耳
  - 将泳帽向前拉,使耳塞保持在原位不动
- 避免用发夹和棉签清洁耳道
- 如果有水进入,把水晃出来,用乙酸滴耳剂(醋剂可以帮助干燥耳道)。

坏死性外耳炎

这种严重的并发症通常是由铜绿假单胞菌感染所致,可发生在免疫功能低下、糖尿病或老年病人中。本病可累及软骨和骨,当有治疗失败、持续剧烈疼痛、发热和肉眼可见的肉芽组织时应考虑本病,并建议紧急转诊。

🔰 耳外生骨疣("冲浪者"耳)

耳外生骨疣("冲浪者"耳)[ear exostoses(surfer's ear)] 的骨生长过度是由耳内水滞留引起的。他们是复杂的,通过吸收角质、耵聍和水,导致感染。

预防

- 使用塞子或蓝丁胶(Blu-Tack)预防耳进水
- 游泳后用吹风机彻底吹干

通常需要手术移除。

🔰 急性局部性外耳炎(疖)

急性局部性外耳炎(acute localised otitis externa)(疖)是耳道外软骨部毛囊的葡萄球菌感染。通常有剧烈疼痛。当感染扩散到耳前引起蜂窝织炎时才会出现发热。移动耳廓时有触痛——是一种表现但不是急性中耳炎的特征。疖(疖子)可在外耳道看到(图 39.14)。

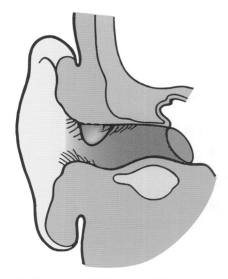

图 39.14 外耳道长有毛发部位的疖

管理

- 如果冒出脓头了,可以在局部麻醉或冷冻喷雾后切开。
- 热敷(如使用热毛巾、热水袋)。
- 如果出现蜂窝织炎伴有发热——氟氯西林/双氯西林或头孢氨苄。

🔰 软骨膜炎

软骨膜炎(perichondritis)是耳软骨的感染,特点是耳廓剧烈疼痛,伴有红、肿和触痛。这种疾病罕见,常常继发于外伤或手术之后。病原菌常常是铜绿假单胞菌,需选合适的抗生素(如环丙沙星)。

39

耳垂感染

耳垂感染（infected ear lobe）可能是接触含镍的耳环引起变应性反应，并发金黄色葡萄球菌感染所致。

管理

- 摘去耳环
- 清洗戴耳环的部位以消除镍的残留
- 擦拭该部位，然后使用抗生素（如氟氯西林或红霉素）。
- 指导病人每日清洗该部位，并涂抹合适的药膏
- 使用"贵金属"耳钉保持耳孔畅通
- 建议以后只佩戴金、银或白金耳钉

咽鼓管功能障碍

咽鼓管功能障碍（eustachian tube dysfunction）是导致耳部不适感的常见原因[15]。症状包括耳胀感、不同程度的疼痛和听力损伤。引起功能障碍最常见的原因是疾病引起咽鼓管水肿，如上呼吸道病毒和变应性反应时咽鼓管部分阻塞引起水肿；吞咽、打呵欠可能诱发噼啪音。检查发现鼓膜收缩，耳镜检查发现气体流动性下降。这种情况通常是上呼吸道病毒性感染后的一过性表现。

治疗

- 全身和鼻内减充血剂（如：变态反应类病人使用伪麻黄碱或类固醇皮质激素）
- 强制呼气，使封闭的鼻孔自动通气（避免主动鼻内感染）
- 避免乘坐飞机、快速的海拔变化和潜水

耳气压伤

耳气压伤（otic barotrauma）是由于咽鼓管闭塞的状态下经历大气压力的快速变化引起的损伤（图 39.15）。常

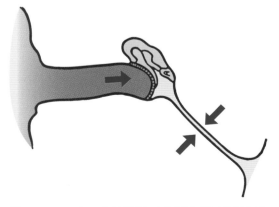

图 39.15 耳气压伤的机制，由于图中所示位置压力升高导致咽鼓管闭塞
资料来源：Courtesy of Bruce Black。

常发生在潜水员和飞行旅客。

症状包括短暂性或持续性双耳疼痛或压力、耳聋、眩晕、耳鸣和可能有分泌物渗出。

检查鼓膜时会发现（为了严谨）：收缩、红斑、出血（由于外渗血进入鼓膜）；中耳有液体或出血；穿孔。用音叉进行传导性耳聋测试。

治疗

大多数病人症状较轻微，并可在几日内自行缓解，可应用镇痛药治疗，并加以适当安慰。薄荷醇吸入剂舒缓有效。如果症状持续存在，考虑行咽鼓管吹气袋或鼓膜切开术。

预防

飞行：下降时反复进行 Valsalva 动作。在登机前和降落前 2 小时内使用减充血剂滴剂或喷雾。

潜水：有鼻部疾病、中耳炎或慢性咽鼓管功能障碍者不应潜水。

鼓膜贯通伤

鼓膜贯通伤（penetrating injury to tympanic membrane）可发生于儿童和成人，由各种原因如铅笔和木头或玻璃碎片等引起。出血和继发感染都是不安全的。

管理

- 通过吸力或轻轻擦拭的办法去除血凝块
- 确保无异物存在
- 检查听力
- 应用 1 个疗程的广谱抗生素（如复方磺胺甲噁唑）
- 应用镇痛药
- 嘱病人不要让耳进水
- 2 日内复查 1 次，然后定期复查
- 1 个月后复查，鼓膜应该几乎痊愈
- 受伤 2 个月后检查听力
  90%~95% 病人可在 8 周内完全治愈[18]。

颞颌关节痛

如已排除类风湿关节炎，一些特殊的练习，如用磨牙"咀嚼"一块软木板，常常可以解决此问题（见第 41 章）。如有明显的咬合畸形存在，则需要转诊。

转诊时机

中耳炎

- 未能完全治愈的急性中耳炎

39

- 急性中耳炎发病后持续中耳渗液 3 个月
- 持续存在或已确诊的耳聋
- 已证实或怀疑急性乳突炎或其他严重的并发症
- 频繁复发（如 1 年发作 4 次）
- 出现颅面部异常

其他耳部疾病

- 鼓室上隐窝穿孔/胆脂瘤
- 耳内异物不能通过冲洗等简单措施清除
- 外耳炎治疗 2 周后仍无反应
- 疑似耳道癌
- 急性鼓膜穿孔 6 周内未痊愈
- 慢性鼓膜穿孔（累及下 2/3 鼓膜）

> **临床要领**
>
> - 婴幼儿中急性中耳炎的疼痛可能被发热所掩盖。
> - 鼓膜发红并不总是由中耳炎引起的。鼓膜血管可因哭泣、打喷嚏或擤鼻而充盈。婴儿哭泣时鼓膜和面部都会发红。
> - 大多数外耳炎病人可在耳道扩大和仔细清洗后迅速缓解。
> - 如果成人出现耳痛，但耳镜检查正常，建议检查颞下颌关节、口腔、咽喉、牙齿和颈椎等部位。
> - 如果持续存在恶臭分泌物超过 7 日，应考虑乳突炎。
> - 耳气压伤抗生素治疗无效。
> - 给予合适的镇痛药以先缓解耳部疼痛感是一种好的治疗方法。有一种给予儿童对乙酰氨基酚剂量过低的趋势。对于鼻塞和急性中耳炎婴幼儿病人，滴鼻剂可直接缓解其疼痛。
> - 醋滴耳剂是一个便宜又简单的试剂，可以改善复发外耳炎引起的耳道持续潮湿的问题。

参考文献

1 Black B. Otalgia. Aust Fam Physician, 1987; 16: 292–6.
2 Lieberthal AS et al. The diagnosis and management of acute otitis media. Pediatrics, 2013; 131(3): e964–99.
3 Ludman H. *ABC of Otolaryngology* (3rd edn). London: BMJ, 1993.
4 Murtagh J, Coleman J. *Practice Tips* (8th edn). Sydney: McGraw-Hill, 2019: 126–30.
5 Ear, nose and throat infections [published 2019]. In: *Therapeutic Guidelines* [digital]. Melbourne: Therapeutic Guidelines Limited; 2019. www.tg.org.au, accessed October 2020.
6 Morris PS, Leach AJ. Managing otitis media: an evidence-based approach. Australian Prescriber, 2009; 32(6): 155–9.
7 Venekamp RP et al. Antibiotics for acute otitis media in children. Cochrane Database Syst Rev, 2015 Jun 23; (6): CD000219.
8 Gunasekera H. Otitis media in children: how to treat. Australian Doctor, 18 July 2008: 33–40.
9 Van Dongen TM et al. Treatment of otitis media in children under 2 years of age. N Eng J Med, 2014; 370: 723–33.
10 Perera R et al. Autoinflation for hearing loss associated with otitis media with effusion. Cochrane Database of Syst Rev, 2013; Issue 5: CD006285.
11 Simpson SA et al. Oral or topical nasal steroids for hearing loss associated with otitis media with effusion in children. Cochrane Database of Syst Rev, 2011; Issue 5: CD001935.
12 Griffin G, Flynn CA. Antihistamines and/or decongestants for otitis media with effusion (OME) in children. Cochrane Database of Syst Rev, 2011; Issue 9: CD003423.
13 Browning GG et al. Grommets (ventilation tubes) for hearing loss associated with otitis media with effusion in children. Cochrane Database of Syst Rev, 2010; Issue 10: Art. No. CD001801.
14 Buckley N (Chair). *Australian Medicines Handbook*. Adelaide: Australian Medicines Handbook Pty Ltd, 2013: 386–7.
15 Kaushik V, Malik T, Saeed SR. Intervention for acute otitis externa (Cochrane Review). Cochrane Database. Syst Rev, 2010; Issue 1: Art No. CD004740.
16 Black B. Otitis media: how to treat. Australian Doctor, 29 November 2002: I–VIII.
17 Wall GM et al. Ciprofloxacin 0.3% dexamethasone 0.1% sterile otic suspension for topical treatment ear infections: a review of the literature. Pediatr Infect Dis J, 2009; 28(2): 141–4.
18 Kruger R, Black B. Penetrating injury eardrum. Aust Fam Physician, 1986; 15: 735.

> 那些眼睛酸痛的人……看光亮是痛苦的,而让他们处于什么也看不到的黑暗中,是放松和愉快的。

迪奥·格戴斯托姆(Dio Chrysostom)(40—115)
(译者注:罗马帝国时代的希腊演说家、作家、哲学家和历史学家)

在全科诊所见到的有眼问题的病人中,红眼至少占80%[1]。对大多数情况来说,无须专业眼科设备,全科医生通过准确的病史采集和详细的身体检查即可作出诊断。表40.1总结了诊断策略模型。

表40.1 红眼和眼痛的诊断策略模型

概率诊断
结膜炎:
• 细菌性
• 腺病毒
• 过敏性
刺激物:
• 外睑腺炎
• 翼状胬肉/结膜黄斑
不能遗漏的严重疾病
急性青光眼
葡萄膜炎:
• 急性虹膜炎
• 脉络膜炎
角膜溃疡
单纯疱疹性角膜炎
微生物性角膜炎(如真菌性、阿米巴性、细菌性)
眼部带状疱疹
穿透伤
眼内炎
眼眶蜂窝织炎
沙眼
陷阱(经常遗漏的)
巩膜炎/巩膜外层炎
异物
创伤——挫伤、穿透伤
紫外线"角膜炎"
睑缘炎
海绵窦动静脉瘘
七个戴面具问题的清单
药物(过敏反应)
甲状腺疾病(甲状腺功能亢进)
病人是否试图告诉我什么?
不太可能

关键事实和要点

• 全科医学诊所的所有眼问题主诉中,急性结膜炎占25%以上[2]。
• 与细菌性结膜炎相比,病毒性结膜炎在成人中更为常见,通常为双侧,且分泌物多为水样而非脓样[3]。
• 病毒性结膜炎可能恢复缓慢,症状可持续数周。
• 眼疼痛和视力损失提示存在严重疾病,如青光眼、葡萄膜炎(包括急性虹膜炎)或角膜溃疡。
• 注意单侧红眼——思维不能局限于细菌性和过敏性结膜炎。单侧红眼是结膜炎的情况很罕见,而更可能是角膜溃疡、角膜炎、异物、外伤、葡萄膜炎或急性青光眼[4]。
• 角膜炎(角膜的炎症)是引起红眼不适的最常见原因之一。除了众所周知的病毒性原因(单纯疱疹、带状疱疹、腺病毒和麻疹)外,还可由真菌感染(通常在受损的角膜上)、细菌感染、原虫感染,或强直性脊柱炎等炎症性疾病引起[5]。
• 单纯疱疹性角膜炎(树枝状溃疡)常表现为无痛性,这是由于神经营养作用使感觉明显减退。

临床方法

病史中的5个重要方面:
• 外伤史,包括木材/金属制品的异物
• 视力
• 不适感的程度和类型
• 存在分泌物
• 畏光

社会和职业史也非常重要,包括在学校、工作单位或家庭的"红眼"暴露史;工作中的事故如损伤、焊接、异物或化学品,以及泌尿生殖道的症状等。

当检查单侧红眼时,应考虑到以下诊断:
• 外伤
• 异物,包括眼内异物(IOFB)
• 角膜溃疡
• 虹膜炎(葡萄膜炎)
• 病毒性结膜炎(最常见类型)
• 急性青光眼

刺激的产生形式通常提示了可能的原因。结膜炎或葡萄膜炎一般眼会逐渐发红,而小的异物则会迅速产生充血,畏光通常伴随于葡萄膜炎和角膜炎。获得有关视敏度的详细信息至关重要。佩戴隐形眼镜也是常见的病因,因其容易引起感染或类似急性紫外线(UV)灼伤的"过度佩戴综合征"。

眼部重要症状

眼部重要症状包括:

- 发痒
- 刺激感
- 疼痛(伴有脓性或水样分泌物)
- 视力丧失(红眼或白眼)
  - 红色:发生于眼前部
  - 白色:发生于眼后部

关键的提问

- 你是否感觉到视物模糊?
- 你是否与有同样问题的人密切接触过?
- 你最近是否有过感冒或流鼻涕?
- 你是否佩戴隐形眼镜?
- 你能想起是否有过划伤或伤及眼吗?
- 你发现眼部问题时正在做什么?
- 你是否在眼内或者眼周围使用过任何滴眼液、软膏或化妆品?
- 你是否患有花粉症?
- 你的眼睑是否有任何问题?
- 之前你的眼是否曾流过泪?
- 你是否有任何其他疾病?
- 你之前眼是否暴露于焊接光下?

红眼的红旗征(紧急眼科转诊)[6-7]

- 重度眼痛
- 重度眼眶痛
- 视力下降或视力丧失
- 复视
- 瞳孔散大
- 角膜异常征象
- 眼球移位
- 眼内炎
- 微生物性角膜炎 ± 佩戴隐形眼镜

红眼伴视力丧失

考虑:

- 虹膜炎(葡萄膜炎)
- 巩膜炎
- 急性青光眼(疼痛、恶心和呕吐)

- 化学烧伤

红眼伴疼痛

病因考虑:

- 异物
- 角膜炎
- 葡萄膜炎(虹膜炎)
- 巩膜外层炎
- 巩膜炎
- 急性青光眼
- 眼前房积脓(前房内脓)
- 眼内炎(眼结构内部炎症——可能在手术后出现)
- 角膜损伤/溃疡

疼痛伴有分泌物:

- 角膜炎

疼痛伴畏光:

- 葡萄膜炎
- 巩膜外层炎

身体检查

基本设备:

- 45cm 和 300cm 的视力测试表
- 多孔性检测镜
- 手电筒(如钴蓝色)
- 放大辅助仪器(如双目放大镜)
- 协助外翻眼睑用玻璃棒或棉签
- 无菌荧光滤纸条
- 麻醉滴液
- 检眼镜
- Ishihara 色觉试验
- 眼压计(若有条件,如 Schiotz 眼压计)

四个必须做的身体检查:

- 视力测试和记录
- 裂隙灯放大镜检查
- 瞳孔检查
- 眼压检测[4]

以及:

- 局部麻醉试验
- 荧光素染色
- 睑板下检查

察看

详细的察看是必要的,包括注意炎性充血的性质,是局限性巩膜外层炎还是弥漫性。观察虹膜是否有任何不规则。观察角膜,寻找异物,尤其是眼睑下异物,以及是否有任何穿透伤的证据。往往需要进行上眼睑外翻并仔细检查后,方为完成眼部检查。由于很多病人一只眼出现结膜炎,而另一只眼只有结膜炎的早期体征,因此需对双眼同时进行检查。使用荧光素可帮助识别角膜溃疡。推荐在进行疼痛性病灶检查前滴入局部麻醉性滴眼液。局部麻醉试验是衡量表层问题的敏感指标——如果疼痛不能缓解,则需要考虑更深层的问题。

触及耳前淋巴结肿大是病毒性结膜炎的特点之一。

充血性质非常重要。在结膜炎中,可清晰观察到血管走行,从眼角分支至角膜,因为其主要累及睑板。相比于结膜血管,外巩膜和巩膜血管更大,并向角膜集中(图 40.1)。

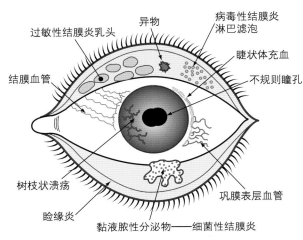

图 40.1　红眼病人眼部可能出现的体征(眼睑外翻)

睫状充血表现为围绕角膜缘的红色充血环(睫状体发红),单个血管形成平行排列,但显示不清。睫状充血提示可能存在一种更为严重的深层炎性疾病,如前葡萄膜炎或角膜深层感染。睑结膜上存在细小的滤泡提示病毒感染,鹅卵石样外观提示过敏性结膜炎。

注:裂隙灯检查是理想的眼部检查方法。

辅助检查

辅助检查包括:
- 分泌物拭子,用于微生物培养和病毒研究
- 红细胞沉降率/C 反应蛋白
- 影像学检查

儿童的红眼

儿童可患有各种类型的结膜炎(常见)、葡萄膜炎和创伤。尤其值得关注的是眼眶蜂窝织炎,其可表现为单侧眼睑肿胀,如未及时治疗可迅速导致失明。细菌、病毒和过敏性结膜炎常见于所有儿童。婴幼儿结膜炎是一种严重的疾病,由于组织和防御机制不够成熟,可能导致严重的角膜损伤和失明。

🩺 新生儿结膜炎(新生儿眼炎)

新生儿结膜炎[neonatal conjunctivitis(ophthalmia neonatorum)]是指不到 1 月龄的新生儿所患的结膜炎,同时也是一种法定传染病。衣原体和淋球菌感染并不常见,但如果在出生后最初几天内发现脓性分泌物,则必须考虑到[3]。在这两种情况下,父母需进行相关性病感染调查并进行相应治疗(包括接触者追踪)(见第 109 章)。

沙眼衣原体感染病例占 50% 以上。其在新生儿中表现呈急性,通常在产后 1~2 周内出现中度黏液脓性分泌物。本病为全身性疾病,可伴发肺炎。通过结膜分泌物的 PCR 检测可确诊。

阿奇霉素 20mg/kg,每日 1 次,口服治疗,连用 3 日。建议规律洗脸并且所有家庭内接触者均进行治疗[3]。

淋球菌结膜炎通常发生在分娩后 1~2 天,需静脉注射头孢菌素或青霉素,以及局部应用磺胺类滴剂进行积极治疗。其分泌物具有高度传染性,有可能引起严重的角膜感染导致穿孔和失明[7],或败血症[3]。

其他常见的细菌也可引起新生儿结膜炎,Ⅱ 型单纯疱疹病毒可引起结膜炎和/或眼睑小泡或角膜炎[2]。

🩺 沙眼

全球有 600 多万人因沙眼(trachoma)致盲。

沙眼是一种慢性衣原体性结膜炎,在澳大利亚原住民和托雷斯海峡岛民中很流行,特别是在干燥、偏远地区。沙眼衣原体通常通过接触在儿童与父母之间传播,也可通过苍蝇传播,尤其是在卫生条件欠佳的环境中。沙眼是世界上最常见的致盲性眼病。复发和未经治疗的沙眼可导致眼睑瘢痕形成和倒睫(眼睑内翻),同时伴有角膜溃疡和视力丧失。因此,在儿童时期开始控制感染至关重要。

治疗

- 预防/社区教育
- 抗生素——阿奇霉素
- 手术矫正(如相关)

🩺 鼻泪管阻塞

约 6% 的婴儿因泪道引流受阻致鼻泪管发育迟缓[3],泪囊发生感染时可引起单眼或双眼持续产生分泌物,大多数婴儿的鼻泪管阻塞(blocked nasolacrimal duct)在 6 个月内可自行缓解。

管理

- 生理盐水冲洗
- 频繁按摩泪囊
- 若分泌物过多且有刺激性,则在 6 个月内转诊进行泪

40

道探通术,若在 6~12 个月内未自行缓解则需转诊治疗(见第 84 章)
- 继发感染可使用局部应用抗生素(不常见)

老年人的红眼

老年人有较高的患急性青光眼、葡萄膜炎和带状疱疹的风险。任何 50 岁以上出现急性眼痛和红眼的病人都应考虑急性闭角型青光眼。

眼睑疾病如睑缘炎、倒睫、睑内翻和睑外翻更常见于老年人。

急性结膜炎

急性结膜炎指症状持续 3 周以内的结膜炎[2]。其主要病因是感染(细菌或病毒)和结膜的急性过敏或毒性反应(表 40.2)。

> **临床要领**
> ....
> 需警惕视力丧失、疼痛和畏光表现——若存在,需及时转诊。

临床特征

- 睑板或球结膜弥漫性充血

- 无眼痛,视力良好,角膜透明
- 感染性结膜炎常累及双侧(尤其是在第 1 日之后),伴有分泌物和沙砾感

🔖 细菌性结膜炎

细菌感染可能是原发性的,也可能继发于病毒感染或睑缘炎。

病史

清晨脓性分泌物与睫毛粘连是典型表现。它通常从单侧眼开始,继而发展至双侧。可能有与类似症状病人的接触史。病人常常因污染的手指、面巾或毛巾而感染。

临床特征

- 眼发红,有沙砾感
- 脓性分泌物,通常不伴有淋巴结肿大
- 角膜透明

辅助检查

通常双侧球结膜都有黏脓性分泌物,伴弥漫性血管充血和非特异性乳头反应(图 40.2)。荧光素染色试验呈阴性。

表 40.2 红眼的主要病因

病因	炎症部位	疼痛	分泌物	视力	畏光	瞳孔	角膜	眼压
细菌性结膜炎	结膜,包括眼睑内壁(通常双侧)	刺激性,异物感	脓性,晨起睑缘黏合	正常	无	正常	正常	正常
病毒性结膜炎	结膜,睑缘内层常有小滤泡(单侧或双侧)	异物感	水性	正常	无	正常	正常	正常
过敏性(春季)结膜炎	结膜,眼睑内膜乳头状肿胀(双侧)	异物感,瘙痒	水性	正常	无	正常	正常	正常
接触性超敏反应(皮肤-结膜炎)	结膜和眼睑水肿	瘙痒	水性	正常,可能模糊不清	无	正常	正常	正常
结膜下出血	牛肉红区域到边缘逐渐消退(单侧)	无	无	正常	无	正常	正常	正常
单纯疱疹性角膜炎	单侧,角膜周围树突状溃疡	有,异物感	无,反射性流泪	模糊,但随位置变化	有	正常	异常	正常
角膜溃疡	单侧,角膜周围(排除异物)	有	无,反射性流泪	模糊,但随位置变化	有	正常	异常	正常
巩膜炎/巩膜外层炎	局限性深红色触痛区	有	无	正常	有	正常	正常	正常
急性葡萄膜炎/虹膜炎	主要在角膜周围	有,累及眉心、颞部、鼻	无,反射性流泪	模糊	有	缩小,可能不规则	角膜后沉着物	正常或者降低
急性青光眼	弥散,主要在角膜周围	有,严重者伴恶心呕吐	无,反射性流泪	灯光周围有光晕	有	扩张,无光反射	朦胧	急剧升高

40

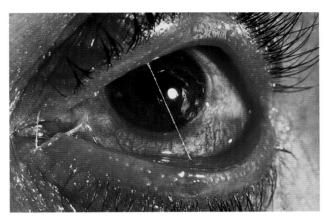

图 40.2 急性细菌性结膜炎伴有黏液脓性分泌物,角膜无污点

病原微生物

病原微生物包括:

- 肺炎链球菌
- 流感嗜血杆菌
- 金黄色葡萄球菌
- 化脓性链球菌
- 淋球菌(超急性发作)
- 铜绿假单胞菌

通常靠临床诊断,但下列情况时需做分泌物涂片及培养[2]:

- 超急性或严重化脓性结膜炎
- 长期慢性感染
- 新生儿

管理[3]

可通过避免与他人密切接触,使用单独的毛巾和良好的眼部卫生来限制疾病的传播。在局部治疗前用生理盐水清除碎片和黏液。排除严重的原因和异物。

轻症病例

轻症病例可以通过生理盐水冲洗眼睑和结膜来缓解,但如果不及时治疗,病程可能持续 14 日[8]。抗菌性滴眼液如 0.1% 异硫酸盐丙脒(布罗林)1~2 滴,每 6~8 小时 1 次,可用 5~7 日。据报道,使用中东国家的红茶冷敷效果良好。

重症病例

0.5% 氯霉素眼药水,在 24 小时内每 2 小时 1~2 滴[1],然后减少到每日 4 次,再持续使用 7 日(最长 10 日。有报导称长期使用会导致再生障碍性贫血)。

也可以每晚使用 1% 氯霉素眼膏或 0.5% 的新霉素 B 眼药水,在最初的 24 小时内每 1~2 小时滴 1~2 滴,然后减少到每 8 小时 1 次,直到分泌物消退,最长使用 7 日。

注意:千万不要覆盖有分泌物的眼。

> **临床要领**
>
> 砖红色眼——考虑衣原体感染。

特定病原微生物

- 假单胞菌和其他大肠菌群:外用庆大霉素和妥布霉素。氯霉素无效。
- 淋病菌:根据敏感性(使用革兰氏染色培养和 PCR)使用适合的全身性抗生素,使用头孢曲松 1g 肌内注射或静脉注射一次(成人)[3]。
- 与沙眼致病菌不同,沙眼衣原体——可能是性传播的(建议进行全面的性传播疾病检查),表现为砖红色滤泡性结膜炎,伴有黏稠的黏液性分泌物。治疗上使用阿奇霉素。

🦠 病毒性结膜炎

病毒性结膜炎(viral conjunctivitis)是一种具有很强传染性的疾病,其最常见原因是腺病毒感染。

病史

病毒性结膜炎通常与上呼吸道感染相关,并且是流行性结膜炎的一种类型(红眼)[1]。其病程通常为 2~3 周,最初表现在单侧眼,数日以后通过交叉感染至对侧。有时候可出现刺激性的、不断流泪的严重情况。

身体检查

身体检查应戴手套进行。病毒性结膜炎通常为双侧结膜弥漫性感染,并有少量的水样分泌物。病毒感染的典型表现为结膜中产生滤泡反应(微小苍白的淋巴细胞滤泡),并伴随耳前淋巴结肿大(图 40.3),但这种情况并非总是发生。腺病毒感染时可能出现结膜下出血。使用高倍

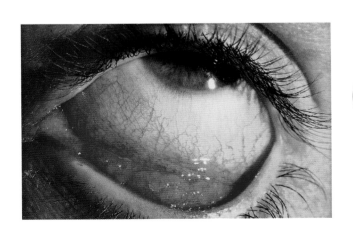

图 40.3 病毒性结膜炎:流泪、眼睑肿胀、典型的眼睑滤泡、相关局部淋巴结肿大

显微镜,最好是裂隙灯,可观察到一些变化如轻度角膜浑浊、滤泡和角膜炎。

基于临床依据和感染接触史可诊断。病毒培养和血清学检查可以确定流行病。

治疗

- 通过合适的卫生规则和病人教育限制交叉感染。
- 对症治疗——冷敷或盐水浴,可以的话外用润滑剂(人工泪液制剂)或血管收缩剂(如去氧肾上腺素)。
- 不要覆盖,避免强光。
- 当心继发性细菌感染。避免使用类固醇皮质激素,因为其会降低病毒清除效果,延长病程。

🕭 原发性单纯疱疹病毒感染

单纯疱疹病毒感染(herpes simplex infection)产生滤泡性结膜炎。具有诊断意义的是:大约 50% 的病人有相关眼睑或角膜溃疡/水疱[2]。

角膜荧光素染色显示树枝状溃疡具有诊断意义(图 40.4),抗原检测或病毒培养可明确诊断。

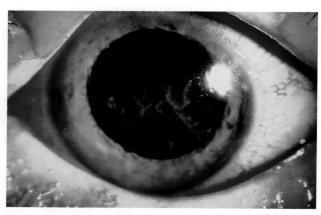

图 40.4   单纯疱疹病毒性角膜炎
异物感、流泪和荧光素染色显示有典型的树枝状角膜溃疡。

治疗(单纯疱疹病毒性角膜炎)

- 注意用眼卫生
- 3% 阿昔洛韦软膏,每日 5 次,持续 14 日或痊愈后至少继续治疗 3 日[3]
- 1% 阿托品每 12 小时 1 滴,规范治疗可以预防瞳孔的反射性痉挛(在专科医生指导下)
- 由眼科医生行清创术

切勿使用类固醇皮质激素,并尽早将所有新病例转诊至眼科。

🕭 衣原体性结膜炎

衣原体性结膜炎(chlamydial conjunctivitis)可出现在以下三种常见情况:

- 新生儿感染(通常为出生后 1~2 周)
- 伴有性病感染的年轻病人
- 患沙眼的原住民和托雷斯海峡岛民

取拭子进行培养和 PCR 检测。
全身性抗生素治疗[8]:

- 新生儿:阿奇霉素 20mg/kg 口服,每日一次,连续 3 日[3]
- 6kg 以上儿童和成人:阿奇霉素 1g 口服,作为单次剂量

注:存在性传播疾病时,必须对伴侣进行治疗。

过敏性结膜炎

过敏性结膜炎由对过敏原的局部反应引起,包括:

- 春季结膜炎(花粉症)
- 接触性超敏反应。例如,对滴眼液中的防腐剂产生反应

🕭 春季结膜炎(花粉症)

春季结膜炎(花粉症)[vernal (hay fever) conjunctivitis]通常是季节性的,与花粉接触有关,年轻人常见。通常伴有鼻炎(见第 72 章)。

治疗[3]

根据症状的程度调整治疗方案,人工泪液制剂可以明显缓解症状。通常局部治疗即可,有时可能需要口服抗组胺药。

治疗方案选择:

1. 既有抗组胺作用又有稳定肥大细胞作用的药物
   - 酮替芬或奥洛他定,每日 2 次;或氮䓬斯汀,每日 2~4 次
2. 肥大细胞稳定剂
   - 色甘酸钠或洛多酰胺,每日 4 次
3. 抗组胺药
   - 左卡巴斯汀,每日 2~3 次
4. 外用类固醇皮质激素(重症病例需及时转诊)

避免使用血管收缩剂(如萘甲唑啉、四氢唑啉)。

🕭 接触性超敏反应

接触性超敏反应(contact hypersensitivity)常见的局部变应原和毒素包括外用眼科药物,尤其是抗生素、隐形眼镜护理液(通常含有防腐剂)、各类化妆品、肥皂、洗涤剂和化学制品。临床特征包括烧灼感、瘙痒、流泪,伴结膜、眼睑充血和水肿。眼睑处常发生皮肤反应。

治疗

- 清除致病因子
- 生理盐水冲洗

- 应用萘甲唑林或去氧肾上腺素治疗
- 如果效果不佳,可使用类固醇皮质激素治疗

结膜下出血

结膜下出血(subconjunctival haemorrhage)呈自发性,在后缘呈局限性牛肉红色出血(图 40.5)。如为外伤性结膜下出血向后扩展,提示眶骨骨折。通常由胸膜腔内压突然升高所致,如咳嗽和打喷嚏。本病与高血压无关,但建议测量血压,以安抚病人。

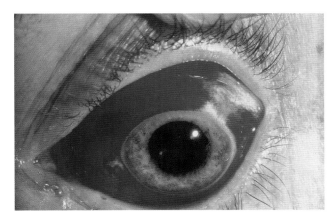

图 40.5 结膜下出血
常为自发出现的无痛性局限性出血。如果为创伤性,出血向后延伸,提示眼眶骨折。

管理

没有必要进行局部治疗。出血吸收需 2 周以上。需对病人进行必要的解释和安慰(如"一个明显可见的小擦伤")。如果出血反复出现则应排除出血倾向。

巩膜外层炎和巩膜炎

巩膜外层炎和巩膜炎(episcleritis and scleritis)表现为局部性炎症(图 40.1、图 40.6)。表层巩膜是血管层,位于结膜下方,与巩膜相邻,两者都可以发炎。但巩膜外层炎(更局限)本质上呈自限性,而巩膜炎(罕见)严重时可致眼穿孔[6]。这两种情况可能与由异物、翼状胬肉或针状胬肉相关的炎症相混淆。巩膜炎可能与结缔组织疾病有关,特别是类风湿关节炎和带状疱疹,很少与肉瘤病和结核病有关。而巩膜外层炎通常是特发性的,与这些疾病没有明显的联系。

临床特征

巩膜外层炎:

- 没有分泌物
- 不流泪
- 视力正常(通常)
- 常呈扇形

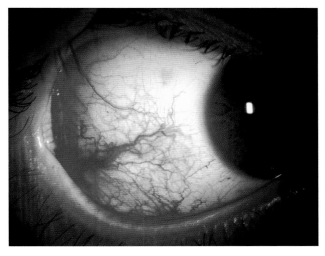

图 40.6 巩膜外层炎
仅表现为结膜和结膜组织的炎症。注意巩膜炎可见无血管区。

- 通常有自限性
  外用或者口服类固醇皮质激素治疗
  巩膜炎:
- 疼痛,伴视力下降
- 需紧急转诊

病史

主诉为眼红痛。通常没有分泌物但可能有反射性流泪。巩膜炎远比巩膜外层炎疼痛更严重[6],眼充血发红也更为严重。

身体检查

巩膜炎时存在一个局限性炎症区域,触之疼痛(图 40.6),范围比巩膜外层炎更广泛,均匀分布。炎症血管比结膜血管粗。局部使用 2.5% 的去氧肾上腺素,浅层的巩膜血管变白,但深层的巩膜血管不会变白。

管理

排除潜在因素,例如自身免疫性疾病。进行转诊,尤其是巩膜炎病人。可给予类固醇皮质激素或非甾体抗炎药等处方药。

葡萄膜炎(虹膜炎)

虹膜、睫状体和脉络膜组成了葡萄膜,为眼球的血管层[3]。

前葡萄膜炎(急性虹膜炎或者虹膜睫状体炎)是虹膜或者睫状体的炎症,通常被称为急性虹膜炎(图 40.7)。虹膜呈黏性,并与晶状体粘连。瞳孔可能因为粘连而缩小,视力变得模糊。

病因包括自身免疫性疾病,如血清阴性关节病(例如强直性脊柱炎)、全身性红斑狼疮、炎性肠病、结节病和一

40

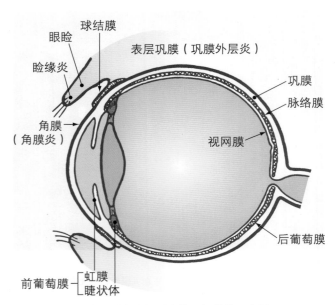

图 40.7　眼部炎症性疾病与对应的眼部结构示意图

些感染(例如弓形虫病、梅毒)。

临床特征

- 眼发红,尤其是虹膜边缘
- 眼不适感或者疼痛
- 剧烈撕裂感
- 视物模糊
- 畏光
- 视野飞蚊症
- 瞳孔缩小

　　身体检查结果的总结见**表 40.2**。患眼发红,感染覆盖整个睫状体(睫状体部潮红)。整个球结膜也可能被感染,需为病人安排会诊。裂隙灯检查有助于诊断。

　　管理包括寻找潜在病因。治疗包括:阿托品扩瞳和局部糖皮质激素抗炎治疗。必要时可以全身类固醇皮质激素治疗。如果积极治疗并定期随访,前葡萄膜炎预后良好,但可能会复发。

　　后葡萄膜炎(脉络膜炎)可能累及视网膜和玻璃体。视物模糊和视野中浮动混浊可能是唯一的症状,疼痛不是其特征。必要时转诊进一步明确病因和诊治。

🩺 急性青光眼

　　50 岁以上伴剧烈疼痛的红眼病人应考虑急性青光眼(acute glaucoma)。误诊可导致永久性损伤。典型发作多出现在傍晚或者清晨,此时瞳孔处于半开状态[6]。

临床特征

- 病人年龄 >50 岁
- 单眼疼痛

- 伴或不伴恶心和呕吐
- 视力受损
- 灯光周围有光晕
- 角膜混浊
- 瞳孔固定、呈中度散大
- 视物困难

管理

　　紧急治疗对于保护视力至关重要,因此需紧急转诊至眼科。如果不能得到及时专业的处理,可以乙酰唑胺 500mg 静脉注射和 4% 毛果芸香碱滴眼以收缩瞳孔,或给予降眼压滴眼液。

🩺 干燥性角结膜炎

　　干燥性角结膜炎(keratoconjunctivitis sicca)(干眼)是一个常见的问题,尤其是对于老年女性。泪腺分泌不足可以是功能性(如老化)、全身性疾病(如类风湿关节炎、全身性红斑狼疮、干燥综合征)、药物(如 β 受体阻滞剂)或其他因素,包括更年期。超过 50% 有严重干眼的病人患有干燥综合征。

临床特征

- 多种症状
- 干燥、沙砾感、刺激感和发红
- 异物感(如沙子)
- 严重时畏光
- 带特殊染色的裂隙灯检查诊断

治疗

- 病因治疗
- 清水洗眼
- 人工泪液:羟丙甲纤维素、聚乙烯醇
- 注意局部不良反应
- 严重病例需转诊

眼睑和泪腺的疾病

　　许多眼睑和泪腺系统的炎症性疾病都表现为"红眼和眼痛",而不累及结膜。任何可疑的损伤都应转诊。

🩺 外睑腺炎(麦粒肿)

　　外睑腺炎(external hordeolum)是眼睑前缘的睫毛毛囊或者相关腺体的急性脓肿,通常由金黄色葡萄球菌引起。病人主诉眼睑边缘红、痛、肿、胀,常位于内侧(图 40.8)。外睑腺炎常与睑板腺囊肿、眼眶蜂窝织炎或泪囊炎混淆。

40

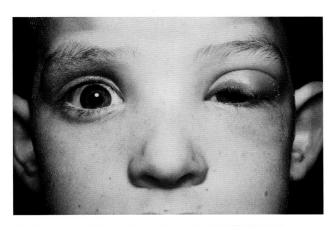

图 40.8　外睑腺炎:为睫毛根部的局灶性葡萄球菌感染

管理

- 热敷可加速外睑腺炎的脓肿破溃并有助于分泌物排出,闭上眼用热水瓶中的水蒸气熏蒸(图 40.9)或者热水敷。

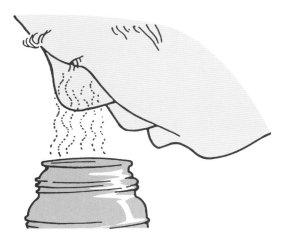

图 40.9　用水蒸气熏蒸疼痛的眼
让水蒸气从热水瓶内冒出,闭眼熏蒸 10~15 分钟。

- 如果有波动感和脓点,拔除睫毛,使脓液排出(若脱毛无效,则切开引流)。不建议挤压肿块。
- 除非感染扩散(蜂窝织炎),一般不推荐使用抗生素(外用或口服)[6]。

🜚 睑板腺囊肿(霰粒肿)

睑板腺囊肿(chalazion)又称内睑腺炎,是指眼睑睑板腺发炎形成的肉芽肿,表现为一个眼睑上的疼痛刺激性肿块。诊断需寻找睑缘炎的证据,鉴别诊断包括皮脂腺癌和基底细胞癌。

管理

保守治疗可能使其消退,包括热水蒸气或热敷(热水浸泡的毛巾)后轻柔地按摩。如果睑板腺囊肿很大,持续

不适或影响视力,可在局部麻醉下切开刮除。最好是用睑板腺囊肿钳(睑牵开器)通过结膜内表面操作(图 40.10)。

睑板腺囊肿通常是金黄色葡萄球菌引起的腺体脓肿,推荐口服抗葡萄球菌抗生素(不是局部),如氟氯西林,成人每 6 小时 500mg。必要时手术切开及刮除术。

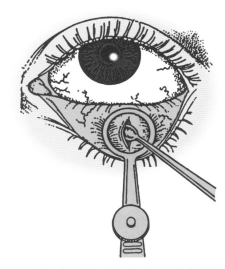

图 40.10　睑板腺囊肿切除术,使用睑板腺囊肿钳和刮匙

🜚 睑缘炎

睑缘炎(blepharitis)是一种常见的慢性眼睑疾病,包括眼睑边缘的炎症(前部睑缘炎),通常继发于眼部疾病,如外睑腺炎、睑板腺囊肿和结膜或角膜溃疡(图 40.11)。后部睑缘炎包括眼睑边缘异常的黏膜下层睑板腺,常与脂溢性皮炎尤其是特应性皮炎相关,少数与红斑痤疮相关[8]。金黄色葡萄球菌在睑缘如有扩散趋势,可引起感染性溃疡。如果是慢性疾病,可能有睫毛脱落和倒睫现象。

睑缘炎的 2 种类型为:

- 前部睑缘炎:葡萄球菌性睑缘炎
- 后部睑缘炎:脂溢性皮炎,是主要和红斑痤疮相关的睑缘炎

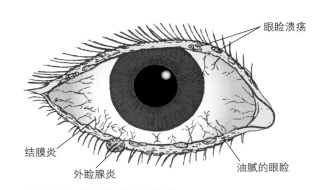

图 40.11　睑缘炎:常见并发症

临床特征[9]

- 持续性眼或眼睑疼痛
- 刺激感、沙砾感、烧灼感、眼干和"有东西在眼里"的感觉,晨起严重
- 眼睑或结膜红肿
- 眼睑根部有痂皮、鳞屑
- 有分泌物或黏液,晨起时明显
- 眼睑边缘有炎症和结痂

管理

前部睑缘炎

- 保持眼睑卫生是治疗的关键。如有结痂和其他碎屑,应用 1∶10 稀释的婴儿洗发水或者碳酸氢钠溶液轻柔清洗,每日 1~2 次。使用在温水或盐水中浸泡 5 分钟的纱布也有效。也可以使用眼睑专用的溶液或者湿纸巾。若无法控制病情,则用 1% 氯霉素软膏,每日 1~2 次,最多 4 周,复诊。治疗无效者需转诊。

后部睑缘炎

- 保持眼睑卫生方法同上,同时闭眼,以打圈的方式固定地向眼睑边缘方向做按摩,每日 2 次,每次持续 5~10 分钟。
- 眼部润滑剂如人工泪液制剂可大大缓解干燥性角膜结膜炎的症状(干眼)。
- 规律使用医用洗发水,以控制头皮皮脂溢出。
- 若症状持续存在,短期使用一种温和且局部激素类软膏是有效的(如 0.5% 的氢化可的松)。
- 用抗生素软膏涂于眼睑边缘(常需要几个月),如 1% 盐酸四环素、0.5% 新霉素 B 或 1% 氯霉素涂于眼睑边缘,每 3~6 小时 1 次[8]。
- 若常规治疗无效,使用全身性抗生素,如多西环素 50mg,每日 1 次,至少持续 8 周(<8 岁的儿童使用红霉素),若为眼睑脓肿,使用氟氯西林。
- 当炎症存在时,应避免化妆或佩戴隐形眼镜。

🦶 泪囊炎

急性泪囊炎(dacryocystitis)是由于鼻泪管与泪囊结合处梗阻引起的继发性泪囊感染(图 40.12)。炎症局限于眼内眦。通常几个月前有眼流泪的病史。此病可能会有不同程度的脓肿形成(如婴儿常较轻)。

管理

- 局部热疗:热气熏蒸或热毛巾湿敷。
- 使用镇痛药。
- 轻症者:按摩及热敷泪囊和导管,并滴注收敛液(例

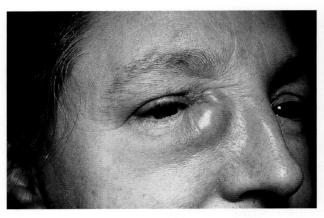

图 40.12　急性泪囊炎伴脓肿形成。与鼻泪管的阻塞有关,在泪囊交汇处形成局部感染

如硫酸锌+肾上腺素),若有炎症,则用 0.5% 氯霉素滴眼液。
- 急性病人:最好在革兰氏染色和培养的结果指导下选择全身抗生素,但最初使用双氯西林/氟氯西林或者头孢氨苄。
- 最终需要建立泪液排泌通道的措施。反复发作或流泪可考虑外科手术,如泪囊鼻腔吻合术。

泪腺炎

泪腺炎(dacryoadenitis)是泪腺的感染,表现为眼睑外上缘触痛的隆起物。此疾病可能是急性的,也可能是慢性的,引起此疾病的原因有很多。通常是由病毒感染(例如流行性腮腺炎)引起,采取热敷等保守治疗。伴有细菌感染者应给予适当的抗生素治疗。

🦶 眼眶蜂窝织炎

眼眶蜂窝织炎(orbital cellulitis)包括两种基本类型:眶周(或眶隔前)和眼眶(或眶隔后)。前者是眼睑软组织感染。后者是由鼻旁窦感染、牙脓肿或眼眶外伤引起的一种潜在的致盲和致命性疾病。尤其是儿童,在数小时内可能发展为失明。病人通常是儿童,表现为单侧眼睑肿胀,可能发红。需询问其鼻窦炎史、眼周外伤史、手术史、被咬伤和免疫功能低下等情况。

在眼眶蜂窝织炎中可观察到的特征包括[6]:

- 全身不适
- 突眼
- 眼周肿胀、红斑
- 鼻窦压痛
- 眼部神经损害(视力下降、色觉异常或瞳孔异常)
- 眼球运动限制性疼痛(图 40.13)

眶周蜂窝织炎,通常有局部擦伤、挫伤,不伴疼痛或眼球运动受限(图 40.14)。

上述两种类型的蜂窝织炎应立即转诊至专科医院治

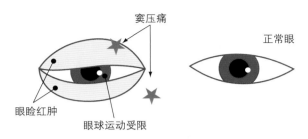

图 40.13 眼眶蜂窝织炎病人的重要表现

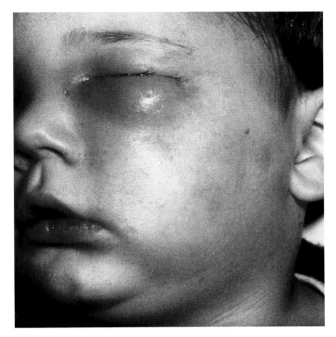

图 40.14 继发于局部擦伤、挫伤的眶周蜂窝织炎,应作为急症处理

疗。通常使用静脉注射头孢噻肟治疗,直至病人体温恢复正常,然后使用阿莫西林/克拉维酸持续 7~10 日治疗眶周蜂窝织炎。对眼眶蜂窝织炎,静脉注射头孢噻肟+氟氯西林,随后给予阿莫西林/克拉维酸(口服)10 日[3]。

🔖 眼带状疱疹

眼带状疱疹(herpes zoster ophthalmicus)(带状疱疹)将影响到三叉神经眼支支配的皮肤。如果鼻睫支受累,眼可能会受到影响。皮疹通常出现在鼻尖上。眼部疾病表现包括结膜炎、葡萄膜炎、角膜炎和青光眼。

如果眼发红、视物模糊或不能进行角膜检查则需要立即转诊。除注意一般用眼卫生外,治疗通常包括口服抗疱疹病毒药物,如口服阿昔洛韦 800mg,每日 5 次,连用 10 日;或(如果视力受影响)给予阿昔洛韦 10mg/kg 缓慢静脉注射,每 8 小时 1 次,连用 10 日(3 日内出现皮疹即开始给予治疗)[5,8],然后局部使用阿昔洛韦软膏,每 4 小时 1 次(见第 114 章)。

🔖 眼睑裂斑和翼状胬肉[10]

眼睑裂斑(pinguecula)是一种淡黄色的、结节性突起,生长于角膜两侧睑裂区。常见于 35 岁以上人群。生长缓慢,但可发展为炎性的结膜黄斑。通常不需要治疗,除非很大,凸凹不平和有不适感时可进行切除。如有刺激性,局部用收敛剂如复方萘甲唑啉滴眼液(如盐酸萘甲唑啉制剂)可以缓解症状。

翼状胬肉(pterygium)为角膜鼻侧结膜的肉质增生,易发生于生活在干燥、尘土多、风大环境下的成人。翼状胬肉切除需要经专科医生评估,依据其是否侵犯视觉轴线影响视觉,眼部发红和不适,或影响面容。

角膜病[11]

角膜病(corneal disorders)病人通常有眼部的疼痛或不适、视力下降等症状。常见的干眼可能与角膜受累有关,而隐形眼镜佩戴障碍、角膜擦伤/溃疡和感染是常见严重威胁视力的疾病。角膜的炎症——角膜炎——可由紫外线,如"红眼"、单纯疱疹、眼带状疱疹和危险的微生物性角膜炎引起。细菌性角膜炎是一种眼科急症,当隐形眼镜佩戴者出现疼痛和视力减退时应考虑此症。

未确诊的红眼应避免局部使用类固醇皮质激素。

🔖 角膜擦伤和溃疡

角膜擦伤(corneal abrasion)的原因很多,特别是嵌在角膜表面的异物或"盲管"样异物,隐形眼镜、指甲包括"法式指甲"和紫外线创伤。擦伤可能与溃疡有关,是角膜上皮细胞层的缺失。角膜溃疡的常见原因见表 40.3。

表 40.3　角膜溃疡的常见病因

外伤
佩戴隐形眼镜/损伤
感染:微生物性角膜炎
* 细菌性[如假单胞菌属(隐形眼镜)]
* 病毒性[如单纯疱疹(树突状溃疡),眼带状疱疹]
* 真菌性
* 原虫(如棘阿米巴属)
神经营养的(如三叉神经缺陷)
免疫相关的(如风湿性关节炎)
自发性角膜侵蚀
慢性睑缘炎
过度暴露(眼睑缺陷)

症状

* 眼痛
* 异物感
* 流泪(溢泪)

40

- 眼睑痉挛
- 视物模糊

最好的诊断方式是使用荧光染色,最好同时有裂隙灯和钴蓝滤光片,或者使用紫外线灯(小型 LED 紫外线灯可以取代传统的伍德灯)。

管理(角膜溃疡)

- 荧光素染色
- 异物检查
- 使用 1% 氯霉素软膏,每日 4 次 ± 2% 后马托品治疗(如果为睫状肌痉挛性疼痛引起)
- 双侧眼垫覆盖(如果没有感染)
- 24 小时内复查
- 6mm 的缺损可在 48 小时后愈合
- 考虑尽早专科转诊

🦴 浅层点状角膜炎

如果浅层点状角膜炎(superficial punctate keratitis)的病变足够深,在荧光素染色下,点状角膜病变表现为散在的、小的角膜损伤。本病的表现呈非特异性,可能与睑缘炎、病毒性结膜炎、沙眼、干燥性角膜炎(干眼)、紫外线暴露(如焊接灯、紫外线灯)、佩戴隐形眼镜和局部眼科药物有关。管理包括病因治疗和密切随访。

> **临床要领**
>
> - 如果眼疼痛流泪,需考虑角膜擦伤(如由一个如蚱蜢一样的昆虫或其他异物引起)
> - 如果无法使用裂隙灯,则使用直接检眼镜和双目放大镜检查角膜,但是标准的蓝光不会引起荧光,可用紫外光代替。

🦴 感染性角膜炎

在发展中国家,每年至少有 150 万例因感染性角膜炎(microbial keratitis)导致失明的新病例,发达国家发病率也很高,是一种威胁视力的急症。

风险因素

- 佩戴隐形眼镜
- 角膜外伤,尤其是农业创伤
- 角膜手术
- 后疱疹性角膜病变
- 眼部干涩
- 角膜麻醉
- 角膜暴露(如第Ⅶ对脑神经病变)
- 眼球表面疾病,如溃疡

铜绿假单胞菌是隐形眼镜佩戴者最常见的致病微生物。

棘阿米巴感染与暴露在受污染的水中有关。

为避免角膜被快速破坏,尤其是细菌性角膜炎,需紧急转诊至眼科医生或眼科诊所。转诊前可局部适当使用 0.3% 环丙沙星软膏或 0.3% 氧氟沙星滴眼液"覆盖"处理。

🦴 戴隐形眼镜的问题

隐形眼镜是一种异物,可导致多种并发症。在对眼红痛进行治疗时,非常重要的一点是了解病人隐形眼镜佩戴史。

感染

比起硬镜片,软镜片更容易发生感染。睡觉时不应佩戴隐形眼镜,否则感染风险会增加 10 倍[12]。其中一个原因是由受污染的水引起的棘阿米巴角膜炎,可能是在清洗镜片时使用了受污染的水。

硬镜片创伤

可能会导致伴随有不可逆性内皮损伤或上睑下垂的角膜擦伤,尤其是早期的聚甲基丙烯酸甲基镜片。推荐病人更换为现代透气性硬镜。

镜片丢失

病人应该保证镜片不会遗漏在眼中。通常在上眼睑外翻时可以看到镜片的边缘。

预防措施[13]

- 处理镜片前洗手。
- 不要使用自来水或生理氯化钠溶液(生理盐水)。
- 用消毒液清洁镜片。
- 过夜储存应放置在一个有新鲜消毒液的清洁密封盒子中。
- 每日更换储存镜片的容器中的溶液。
- 每 2 周更换 1 次镜片。
- 不要佩戴隐形眼镜睡觉。
- 在湖泊、河流或游泳池游泳时不要佩戴隐形眼镜。

如果眼红痛继续发展,尤其是出现分泌物时,建议转诊至眼科医生处。

🦴 闪光灼伤

闪光灼伤(flash burns)通常在晚上出现,指 5~10 小时前紫外线"闪光灼伤"引起的两侧角膜烧伤,造成双眼疼痛。创伤机制为焊接机的紫外线造成浅层点状角膜炎。其他来源的紫外线如紫外线灯和雪光反射,也可以引起同样的症状。

管理

- 局部麻醉眼药水(长效):单次使用(不允许病人带回

家使用)。

- 立即滴注 2% 后马托品或其他短效扩瞳剂(小心青光眼)或普通泪液润滑剂。
- 使用止痛药(如可待因+对乙酰氨基酚)24 小时。
- 严重时,在下穹窿使用氯霉素眼膏(预防感染)。
- 再次检查眼时,应用眼罩固定 24 小时(避光)。

通常在 48 小时内可完全治愈。如果未能痊愈,检查有无异物。

注:佩戴隐形眼镜引起的"过度疲劳综合征"可引起同样的症状。

海绵窦动静脉瘘

海绵窦动静脉瘘(cavernous sinus arteriovenous fistula)可导致结膜充血,但无炎症或液体流出。病变引起眶静脉压力升高。瘘可继发于头部外伤,也可能是自发性的,特别是绝经后女性。通常需要进行影像学检查。

典型的症状是病人自己能感受到与眼后血管脉冲搏动同步的"嘶嘶"声,听诊器放在眼眶部可听到相应的血管杂音,此为诊断标志。

眼球穿通伤

眼球穿通伤(penetrating eye injuries)需要紧急转诊眼科。不要移动异物。

考虑:

- 影像学检查:X 线检查或 CT 扫描
- 预防破伤风
- 陆地运输(即标准大气压)
- 注射镇吐药(如甲氧氯普胺)

不使用软膏或滴眼液,包括局部麻醉。

如果显著延迟,给予单次剂量(成人)[8]:

庆大霉素 1.5mg/kg 静脉给药,联合

头孢噻肟 1g 或头孢曲松钠 1g 静脉注射(可以给予头孢曲松肌内注射,但不用 1% 利多卡因)

或

万古霉素静脉注射+口服环丙沙星

前房积血

前房积血(hyphaema)指聚集在前房的虹膜出血,是一种常见的钝性运动损伤(图 40.15)。危险的是,血管破裂后再次出血可导致前房充满血液,阻塞房水的流出通道/房水流动受阻,继发青光眼,进而可能出现伴随严重出血的视力丧失。这种情况容易发生在受伤后 2~4 日。

管理

- 首先,排除穿透伤。
- 避免非必要移动:震动将加重出血(因此,避免使用直升机转运)。

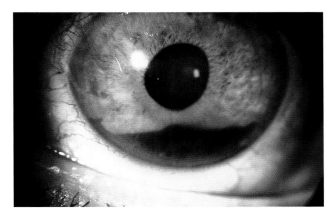

图 40.15　眼前房积血主要表现为前房充满血液(本例为 29 岁男性,被壁球击中眼)

- 避免吸烟和饮酒。
- 不要使用阿司匹林(可能导致出血)。
- 绝对卧床 5 日,并每日检查病人情况。
- 覆盖受伤眼 4 日。
- 镇静药管理。
- 注意"漂浮物""闪光"和视野缺陷。

1 个月后眼科门诊复查,排除青光眼和视网膜脱离,此前需避免运动。

眼内炎[14]

眼内炎(endophthalmitis)是眼内部的细菌感染,可由包括眼内手术的任何穿透性创伤引起。对红眼伴有眼痛病史的病人应考虑此病。部分可在前房看到脓液(前房积脓)。

这种情况需强制性紧急转诊。如果显著延迟,可给予单剂量的口服环丙沙星+万古霉素或庆大霉素静脉注射[3]。

持续流泪

持续流泪(epiphora)(泪眼)多见于老年病人。

主要原因是排泪障碍和泪液产生过多,包括生理性或化学性刺激物,睑缘炎和睑内翻。管理主要取决于病人的年龄,清除黏液分泌物和按摩鼻泪囊。

只有存在结膜炎、睑缘炎或泪囊炎时,才推荐使用抗生素。管道探针或手术时可能也需要抗生素。

转诊时机

- 不能明确诊断
- 葡萄膜炎、急性青光眼、巩膜外层炎/巩膜炎或角膜溃疡的病人
- 角膜中心深层和眼内异物
- 长期感染者对治疗反应差或无反应,或需要复杂处理

40

- 可能伴有眼部感染或严重过敏
- 儿童眼睑突发肿胀提示眶内蜂窝织炎,为急症
- 前房积血、积脓、眼球穿通伤、急性青光眼、严重化学烧伤等情况时有必要紧急转诊
- 眼带状疱疹:如果累及外鼻,接下来可能累及眼内
- 需紧急转诊的情况有:
  - 创伤(严重的)/穿透伤
  - 前房积血 >3mm
  - 角膜溃疡
  - 严重的结膜炎
  - 葡萄膜炎/急性虹膜炎
  - 白塞病
  - 急性青光眼
  - 巨细胞动脉炎
  - 眶蜂窝织炎(前、后)
  - 急性泪囊炎
  - 角膜炎
  - 巩膜外层炎/巩膜炎
  - 眼内炎
  - 眼带状疱疹

注:转诊至眼科前一般不使用类固醇皮质激素或阿托品。

临床要领

- 避免长期使用任何药物,尤其是抗生素(例如氯霉素最长疗程为 10 日)[2]。
  注:局部药物特别是抗生素的过敏性或毒性可能是症状持续存在的原因。
- 一般来说,避免预防性使用局部类固醇皮质激素或类固醇皮质激素和抗生素的联合制剂。
- 有角膜树突状溃疡时不使用类固醇皮质激素。
- 通过使用眼膏或滴剂达到治疗效果。清除碎片,如对伴随有黏液脓性渗出物的细菌性结膜炎或睑缘炎,使用热盐水(1 茶匙食盐溶于 500ml 热水)清洗结膜、睫毛和眼睑的分泌物。
- 沙砾感常见于结膜炎,但必须排除异物的存在[6]。
- 需注意佩戴隐形眼镜引起的"过度疲劳综合征",治疗上与闪光灼伤类似。

红眼的金准则[4]

- 定期检测与记录视力
- 关注单侧的眼红
- 结膜炎通常都是双侧的
- 受刺激的眼经常是干的
- 如怀疑单纯疱疹则不要使用激素
- 眼穿透伤属于急诊
- 需要排除有无眼内异物
- 如果同时有鼻部症状,需要警惕眼带状疱疹
- 不正常的瞳孔:考虑虹膜炎、损伤和手术
- 不要罩住有分泌物的眼
- 存在眼睑溃疡者需要及时转诊
- 如果有角膜擦伤,需要寻找是否有异物

参考文献

1　McDonnell P. Red eye: an illustrated guide to eight common causes. Modern Medicine Australia, 1989; October: 37–9.

2　Della NG. Acute conjunctivitis. In: *MIMS Disease Index*. Sydney: IMS Publishing, 1991–92: 113–15.

3　Eye infections [published 2019]. In: *Therapeutic Guidelines* [digital]. Melbourne: Therapeutic Guidelines Limited; 2019. www.tg.org.au, accessed October 2019.

4　Colvin J, Reich J. Systematic examination of the red eye. Aust Fam Physician, 1976; 5: 153–65.

5　Butler TK et al. Infective keratitis in older patients: a 4 year review. Br J Ophthalmol, 2005; 89(5): 591–6.

6　Kuzniarz M. Red eye. Medical Observer, 11 May 2012: 27–30.

7　Buckley N (Chair). *Australian Medicines Handbook*. Adelaide: Australian Medicines Handbook Pty Ltd, 2018: 485–6.

8　Lindsley K et al. Interventions for chronic blepharitis (Cochrane Review). Cochrane Database. Syst Rev, 2012; Issue 5: Art No. CD005556.

9　Colvin J. Painful eye: an emergency call. Aust Fam Physician, 1985; 14: 1258.

10　Watson SL. Common corneal conditions. MedicineToday, 2005; 6(5): 22–30.

11　Schein OD, Poggio EC. Ulcerative keratitis in contact lens wearers. Cornea, 1990; 9(1): 55–8.

12　Lazarus MG. Complications of contact lenses. In: *MIMS Disease Index* (2nd edn). Sydney: IMS Publishing, 1996: 121–3.

13　Sehu W, Zagora S. The red eye. Australian Doctor. 12 October 2012: 23–30.

14　Barry P, Cordovés L, Gardner S. European Society of Cataract Refractive Surgeons (ESCRS). Guidelines for prevention and treatment of endophthalmitis following cataract surgery. Dublin, Ireland, 2013.

好像魔鬼突然把烧红滚烫的热电针从我的右脸颊上刺向我的耳朵。

....

病人（匿名），描述"三叉神经痛"

当病人主诉面部疼痛而不是头部疼痛时，医生首先必须考虑牙科疾病、鼻窦疾病（尤其是上颌窦）、颞下颌关节（TMJ）功能紊乱、眼部疾病、口咽损伤或舌后 1/3 病变、三叉神经痛和慢性发作型偏头痛的可能性。

即使是最先进的辅助检查可能也无法提供更多的信息，因此临床身体检查是诊断的关键。

表 41.1[1] 是一个面部疼痛原因的基本列表。其原因从简单到复杂，从口腔溃疡、单纯疱疹和龋齿到舌癌、鼻窦、鼻咽癌和上、下颌骨骨髓炎。

关键事实和要点

- 牙科疾病是面部疼痛最常见的原因，占面部疼痛的 90%[2]。
- 最常见的牙科疾病是龋齿和牙周病。
- 牙痛总是局限于脸的牙齿区域。
- 三叉神经痛的平均发病年龄为 50 岁。
- 耳部和面部疼痛的"隐匿性"原因有相似之处（**图 39.4**、**图 39.5**）。
- 鼻窦炎是造成广泛上呼吸道感染的主要原因。游泳是另一个常见的诱发因素。
- 所有上颌窦炎病例中都必须确认是否有牙根感染。

表 41.1　口面部疼痛需要考虑的诊断

阳性身体征象	腮腺
颈椎功能障碍	• 流行性腮腺炎
牙科疾病	• 唾液腺腺管扩张
丹毒	• 癌症
眼部疾病	• 多形性腺瘤
带状疱疹	颞下颌关节功能紊乱
鼻咽癌	颞动脉炎
口咽疾病	**无身体征象的情况**
• 溃疡（口疮、感染、创伤、其他）	非典型面部疼痛
• 癌症	慢性发作型偏头痛
• 牙龈炎/口腔炎	抑郁相关性面部疼痛
• 扁桃体炎	面型偏头痛（下半部头痛）
• 糜烂型扁平苔藓	舌咽神经痛
鼻旁窦疾病	偏头痛（丛集性头痛）
	三叉神经痛（痛性抽搐）

诊断方法

....

表 41.2 总结了诊断策略模型。

表 41.2　面部疼痛的诊断策略模型

概率诊断
牙痛
- 龋齿
- 根尖周脓肿
- 牙折断
上颌/额窦炎
颞下颌关节功能紊乱

不能遗漏的严重疾病
心血管
- 心肌缺血
- 海绵窦动脉瘤
- 颈内动脉瘤
- 小脑后下动脉缺血
瘤形成
- 癌症：口、鼻窦、鼻咽、扁桃体、舌、喉、唾液腺
- 转移灶：眼眶、脑底、骨
严重感染
- 带状疱疹
- 丹毒
- 根尖周脓肿→骨髓炎
- 急性鼻窦炎→扩散性感染
颞动脉炎

陷阱（经常遗漏的）
颞下颌关节功能紊乱
偏头痛变体
- 面型偏头痛
- 慢性发作型偏头痛
非典型面部疼痛
眼部疾病
- 青光眼
- 虹膜炎
- 视神经炎
慢性牙神经痛（牙痛）
唾液腺
- 感染、腮腺炎、化脓、结石、梗阻、癌症
急性青光眼（上面部）
脑神经痛
- 三叉神经痛
- 舌咽神经痛

七个戴面具问题的清单
抑郁
脊柱功能障碍（颈椎病）

病人是否试图告诉我什么？
很可能。非典型面部疼痛具有潜在的心理因素

概率诊断

面部疼痛最常见的原因是牙科疾病,尤其是龋齿。另一个常见原因是鼻窦炎,特别是上颌窦炎。

颞下颌关节功能紊乱引起颞下颌关节关节痛是全科医生遇到的一个非常常见的问题,给病人一些简单的基础策略很重要。

> ### 面部疼痛的红旗征
>
> - 持续性疼痛:无明显诱因
> - 不明原因的体重减轻
> - 三叉神经痛:可能的严重原因
> - 累及鼻部的带状疱疹
> - >60 岁人群:需考虑颞动脉炎、恶性肿瘤

不能遗漏的严重疾病

重要的是,不能忽视各种结构如口腔、鼻窦、鼻咽、扁桃体、舌、喉和腮腺等的癌症,这些可表现为不典型的慢性面部疼痛。

因此,检查这些部位很重要,尤其是老年人。但由于鼻咽部病变相对不可触及,因此很容易漏诊。鼻咽癌可在早期向上扩散至颅底,病人在出现疼痛或血性鼻涕之前可表现为多发性脑神经麻痹[1]。

有的肿瘤可能发生在眼眶骨骼,例如淋巴瘤或继发性癌症,并可能引起面部疼痛和眼球突出。同样,任何起源于眼眶或颅底区域的占位性病变或恶性肿瘤均可通过累及(通常是破坏)三叉神经感觉纤维引起面部疼痛。这可抑制同侧角膜反射。

此外,发生在海绵窦的动脉瘤可通过压迫三叉神经的任何分支引起疼痛[1],起源于后交通动脉的颈内动脉形成的动脉瘤可对动眼神经造成压迫。

颞动脉炎引起的疼痛一般在颞区,但在做咀嚼动作时,可引起颌骨的缺血性疼痛。

陷阱

通常被忽视的面部疼痛原因包括颞下颌关节痛和牙科疾病,特别是牙齿叩击时有触痛感,以及口腔溃疡。诊断不常见的偏头痛变体通常存在困难,特别是面型偏头痛和慢性发作型偏头痛,包括区分各类神经痛。

罕见的舌咽神经痛可引起咽喉后部、扁桃体周围及邻近咽喉疼痛。神经痛电击样疼痛的性质为诊断提供了线索。

常见陷阱

- 未提及面部疼痛的不常见或未确诊原因
- 忽略可引起并发症的牙科感染性原因
- 未考虑老年病人中"隐匿"结构存在恶性疾病的可能性
- 未意识到面部疼痛不越过中线

七个戴面具问题的清单

在这当中,必须考虑抑郁和颈椎功能障碍。上颈椎可通过 C_2 或 C_3 的枕小神经或耳大神经损伤引发面部疼痛(图 41.1),这种损伤造成耳周疼痛。要记住的重点是,C_2 和 C_3 神经与三叉神经具有共同的通路(见第 51 章)。

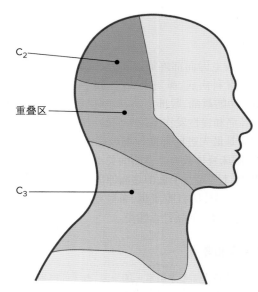

图 41.1 C_2 和 C_3 的支配区域,以及其交叉重叠区域

抑郁可出现多种疼痛综合征,面部疼痛也在其中。由于抑郁的临床特征可能很明显,因此应给予抗抑郁药处方。通常面部疼痛和抑郁同时消退。

心因的考虑

每一种疼痛情况都必须考虑心理因素。在非典型面部疼痛病人中,应高度怀疑心理因素。

临床方法

病史

几乎所有类型的面部疼痛的诊断必须完全基于病史。病人通常很难描述疼痛的确切性质和分布区域。病史应包括疼痛类型的分析,尤其需要注意疼痛的部位和放射部位。

身体检查

身体检查通常可以确认病史给人的临床印象——特别是牙齿、颞下颌关节和鼻窦周围的触诊/叩诊/压力。

应记录病人的一般状态和行为。任何突然的面部刺痛引起特征性的"抽动"可能提示神经痛。

41

面部和颈部的触诊包括腮腺、眼、局部淋巴结和皮肤。检查颞下颌关节和颈椎。仔细检查鼻、口、咽和鼻后间隙。若怀疑牙科疾病，应特别检查牙齿，对每颗牙齿进行叩诊，可通过双手触诊口腔底部，以检测是否有硬结或颌下及颏下淋巴结肿大。

应检查鼻窦，尤其是上颌窦，将手电筒的灯光照入口腔内来测试上颌窦的透光性。理想的检查应当将有症状的一侧与无症状一侧对比检查。

对脑神经进行神经学检查，尤其是三叉神经、动眼神经和舌咽神经。

辅助检查

如果考虑进一步行辅助检查，则转诊更为适当，特别是耳鼻咽喉科或颌面部诊间测试的纤维鼻咽镜检查。多发性硬化和伴有神经痛的肿瘤可能必须进行进一步检查。放射学检查可以选择鼻窦 X 线片、CT 扫描、MRI 和全口牙位曲面体层片。

儿童的面部疼痛

除创伤外，儿童面部疼痛几乎都是由于牙齿问题，很少由偏头痛引起，偶尔因儿童感染性疾病如腮腺炎和龈口炎引起。继发于筛窦炎的眼眶蜂窝织炎有时可发生在儿童面部疼痛中，是一种严重的情况。

鼻窦炎好发于儿童，尤其是年长儿童，有持续性双侧脓性鼻漏应怀疑（超过 10 日）。

老年人的面部疼痛

随着年龄的增长，多种原因造成的面部疼痛的发病率增加，特别是三叉神经痛、带状疱疹、癌症、青光眼、TMJ 功能紊乱和颈椎病。舌咽神经痛在老年人中似乎并不高发。由于唾液腺分泌物减少而引起的口干可引起轻微的擦伤，但可能进展为疼痛性舌炎，这在老年人中常见。

牙科疾病

龋齿

龋齿（dental caries）、阻生牙、牙槽和牙根感染可引起上下颌区疼痛。根尖周和根尖脓肿形成的龋齿因感染延伸到牙尖周围进入牙槽骨而产生疼痛。断裂牙根的保留可能引起单侧阵发性疼痛。阻生第三磨牙（智齿）引起的疼痛可能与周围软组织炎症（冠周炎）相关，疼痛可局限于下颌骨或通过耳颞神经放射到耳。白念珠菌是一种口腔共生菌，可能会定植义齿上，引起义齿黏膜充血和疼痛性浅表溃疡生成。抗生素使用暂无证据。

龋齿的特征

- 疼痛通常局限于患牙，但也可能会弥散。
- 口腔温度变化时一般会加重疼痛：
  - 冷：如果牙髓是活髓。
  - 热：如果牙髓坏死。
- 不止一颗牙齿可感觉到疼痛。
- 牙痛不会越过中线。
- 不需要使用抗生素。

牙痛的治疗

- 安排紧急牙科会诊
- 疼痛缓解[3]：
  阿司匹林 600mg，口服，每 4~6 小时 1 次
  或
  布洛芬 400mg，口服，每 4~6 小时 1 次
  或
  对乙酰氨基酚 0.5~1g，口服，每 4~6 小时 1 次

牙脓肿、智齿发炎、牙齿播散性感染或根管感染

通常可通过牙科治疗缓解该问题；但是，如果情况严重，则：
  甲硝唑 400mg，口服，每 12 小时 1 次，持续 5 日
  加上任一：
  阿莫西林 500mg，口服，每日 3 次，持续 5 日
  或
  青霉素 V 500mg，口服，每 6 小时 1 次，持续 5 日
  如果无反应，或选择单一药物：
  阿莫西林 875mg/克拉维酸 125mg，口服，每日 2 次（儿童根据剂量调整）
  对青霉素过敏的病人：
  克林霉素 300~450mg，口服，每 8 小时 1 次，持续 5 日

牙龈炎和牙周炎

见第 61 章。

牙槽骨炎（干槽症）

由于愈合失败，这种情况发生于约 5% 拔牙。紧急转诊，进行专门的牙槽盥洗（使用温生理盐水冲洗）和敷料填入以减少疼痛。通常在 14~21 日内自然愈合。抗生素的使用尚无证据（图 41.2）[3-4]。

撞掉或折断的牙齿

如果一颗恒牙（第二恒牙）被撞掉，可通过立即的合适的保护措施来挽救。同样，应保护断裂的牙齿，并寻求牙科紧急处理。

41

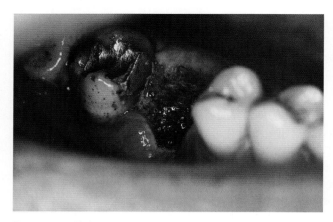

图 41.2   干槽症

非常疼痛,多发生于牙齿拔除的后 1~3 日内,主要发生在下磨牙,镇痛药不能缓解。牙槽很薄或没有血凝块,敏感的骨表面覆盖着灰白色坏死组织。

撞掉的牙齿

- 最好立即使用手套拿住撞掉的牙齿(knocked-out tooth)牙冠,将其放置在原来的位置(图 41.3);如果牙齿污染,在重置之前放入牛奶中,更好的办法是将其放置在舌头上并用唾液"清洗"。不要用水,也不要擦拭或接触根部。

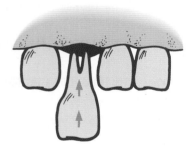

图 41.3   撞出牙齿的回纳

- 用结实的银箔(如烹调用的铝箔)制作模具,将牙齿与邻牙固定。
- 尽快将病人转诊至牙科。
  注:在半小时内回纳的牙齿有 90% 的成功再植入的机会。

脓性颌下炎[4]

脓性颌下炎(ludwig angina)是一种发生在舌下和颌下间隙快速肿胀的蜂窝织炎,无脓肿形成,常由根管感染引起。类似于脓肿,可按脓肿处理。脓性颌下炎可累及气道,因此可危及生命。

管理

- 培养和药物敏感试验

- 专家会诊
- 经验性治疗:
  阿莫西林 2g,静脉注射,每 6 小时 1 次
  加
  甲硝唑 500mg,静脉注射,每 12 小时 1 次

鼻窦疼痛

鼻窦感染可引起局部的鼻窦疼痛(pain from paranasal sinuses)。额窦或上颌窦炎可能出现明显的局部压痛和疼痛。蝶窦或筛窦炎引起眼后或鼻后持续疼痛,常伴有鼻塞。鼻窦的慢性感染可能极难发现。最常见的微生物是肺炎链球菌、流感嗜血杆菌和卡他莫拉菌。

鼻窦的扩张性病变(如黏液囊肿和肿瘤)可引起局部肿胀和眼眶内容物移位——上颌窦向上,筛窦向外,额窦向下。

上颌窦炎(maxillary sinusitis)

上颌窦是最常见的感染部位[5]。重要的是要确定鼻窦炎是由上呼吸道感染(URTI)或急性鼻炎后的阻塞引起的,还是由牙根感染引起的。大多数起病为病毒感染,且在最初几天难以与细菌感染区分[6]。

临床特征(急性鼻窦炎)

- 面部疼痛和压痛(鼻窦上方)
- 牙痛
- 头痛
- 脓性鼻后滴漏
- 鼻涕
- 鼻塞
- 鼻炎
- 咳嗽(夜间加重)
- 长期发热
- 鼻出血
  如果出现高热和脓性鼻涕,需考虑细菌来源。

临床特征(慢性鼻窦炎)

- 不明确的面部疼痛
- 鼻后滴漏
- 鼻塞
- 牙痛
- 莫名的不适
- 口臭

一些简单的诊室里的测试

诊断窦性压痛[7]

可通过触诊来鉴别鼻窦性压痛与非鼻窦性压痛。最

好的方法是先触诊非窦性区域（**图 41.4**），系统地对颞骨（T）施加压力。然后是额窦（F）、筛窦（E）和上颌窦（M），最后是颧骨（Z），反之亦然。

鉴别压痛可识别并定位主要感染部位（**图 41.4**）。

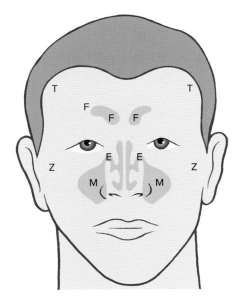

图 41.4 诊断窦性触痛
T（颞骨）和 Z（颧骨）代表没有鼻窦骨性压痛，以便于比较。F. 额窦；E. 筛窦；M. 上颌窦。

诊断单侧鼻窦炎

评估额窦和上颌窦（尤其是）是否存在液体的简单方法是使用透照法。当有症状的一侧可以与无症状侧进行比较时，效果最好。

必要时将病人置于暗室中，使用小型窄束手电筒检查。检查上颌窦需取出义齿（如有）。在口中（紧闭双唇，手电筒卫生覆盖，例如塑料袋）用光线从硬腭的两侧照向眼眶底部。在眼眶下方看到的暗光表明窦腔充满空气。症状侧的光线减少表明存在鼻窦炎。

在最初几天，病毒和细菌性鼻窦炎难以区分。

CT 扫描可显示无液平面的黏膜增厚。X 线片不能显示。

管理（急性细菌性鼻窦炎）

原则

- 排除牙根感染。
- 控制易感因素。
- 使用合适的抗生素治疗，但请记住这是一种自限状态，无论是否使用抗生素，10 日后预后相同[6]。与症状缓解的"治疗所需量"相比，抗生素产生副作用的"伤害所需量"是更为不利的。

- 通过刺激黏膜纤毛运动解除阻塞，通畅引流。

抗生素治疗指南

在前 5~7 日内未见明显改善，以及出现以下至少 3 种情况的严重病例，考虑使用抗生素治疗：

- 持续性黏液脓性鼻涕（>7~10 日）
- 面部疼痛
- 对减充血剂反应不佳
- 鼻窦压痛，尤其是上颌窦
- 叩诊时，上颌磨牙和前磨牙出现能归因于单个牙齿问题的疼痛

管理

- 镇痛药
- 抗生素[3]：
  阿莫西林 500mg，口服，每日 3 次，或 1g，口服，每日 2 次，持续 5 日
  或（如果对青霉素敏感）
  多西环素 100mg，口服，每日 2 次，持续 5 日
  或
  头孢克洛 500mg，口服，每日 3 次，持续 5 日
  或
  如果对上述治疗反应不佳（表明为耐药流感嗜血杆菌），则给予阿莫西林 875mg+克拉维酸 125mg，口服，每日 3 次，持续 5~10 日
- 在复杂或严重疾病中，使用静脉注射头孢菌素或氟氯西林
- 鼻减充血剂（含羟甲唑啉的滴鼻剂或喷雾剂）[5] 5 日（仅在充血时）
- 吸入制剂（非常重要的辅助药物）
- 生理盐水鼻腔冲洗

抗组胺药和黏液溶解剂未被证明有作用。头孢呋辛优于头孢氨苄或头孢克洛，因为它具有优越的抗肺炎球菌活性[3]。

侵入性方法

可能需要通过鼻窦灌洗或额窦钻孔进行手术引流。

鼻窦炎吸入制剂

可以使用以毛巾盖住头部和吸入器的传统方法，但最好是将蒸汽直接喷于鼻部。需用到一个容器，可以是一个旧的一次性碗、一个宽口瓶或罐头盒，或一个塑料容器。

对于吸入剂，几种家用非处方制剂是合适的，如复方安息香酊（5ml）、薄荷醇（5ml）。

盖子可由纸袋（底部剪掉）、锥形纸或小硬纸盒（边角剪掉）制成。

41

方法

1. 向容器中的 0.5L 开水中加入 5ml 或 1 茶匙吸入剂。
2. 将纸或硬纸盒放在容器上。
3. 让病人将口鼻贴于开口处，经鼻深吸气并缓慢呼气，然后经口缓慢呼出。
4. 过程应进行 5~10 分钟，每日 3 次，尤其是在缓解前。

在使用吸入制剂后，随着自主呼吸，上气道充血可逐渐缓解。

🦴 慢性鼻窦炎

慢性感染或过敏可引起慢性鼻窦炎（chronic sinusitis）（>12 周）或复发性鼻窦炎。可能与鼻息肉和血管舒缩性鼻炎有关，但常与上呼吸道结构异常有关（见第 48 章）。

除非发生急性感染，否则一般不会引起疼痛。初始治疗方法与变应性鼻炎相同[6]；使用口服或鼻用抗组胺药，并加入鼻用类固醇皮质（见第 72 章）。盐水冲洗鼻腔是一种有用的替代或补充。治疗 1 个月后，耐药的病例（特别是伴有鼻息肉者）应转诊至专科。在等待期间，可临时给予泼尼松龙 25mg 口服。手术干预有利于减少慢性机械堵塞的复发。

🦴 颞下颌关节功能紊乱

颞下颌关节功能紊乱（TMJ dysfunction）是由下颌骨异常运动所致，尤其是在咀嚼时。基本病因是牙齿咬合畸形和咀嚼肌功能障碍。需筛查磨牙症。其造成的疼痛在整个关节部位、耳和下颌骨髁上的局部区域更明显，但也可能向脸颊甚至颈部放射。

身体检查

- 检查疼痛和下颌运动受限情况，尤其是张口时。
- 双侧触诊关节周围有无压痛，压痛通常位于外耳道前方；触诊颞肌和咬肌。
- 在关节盘外侧触诊颞下颌关节。
- 当压痛最剧烈时，要求病人完全张口。小指插入外耳道可向后触及颞下颌关节。
- 检查下颌运动中是否有捻发音。

管理

如排除类风湿关节炎、明显咬合畸形等器质性病变，可通过一套特殊指导或练习方案在大约 3 周内缓解颞下颌关节痛的困扰。给病人提供教育建议和自我照护。

方法 1："咀嚼"软木片

- 找一根长约 15cm、宽约 1.5cm 的软木棒，最好是一根大的木工铅笔。
- 指导病人将其定位在口腔后部，使磨牙在下颌向前推动的情况下抓住物体。

- 病人有节奏地用研磨动作咬物体 2~3 分钟，每日至少 3 次。

方法 2："六乘六"项目

这是一些牙科医生推荐的具体项目。这 6 种练习每种应进行 6 次，每日 6 轮，共耗时 1~2 分钟。

指导病人做如下动作：

1. 将舌头的前 1/3 举到口腔顶部，深呼吸 6 次。
2. 将舌头伸到口腔顶部，张口 6 次。下颌不应该发出"咔嗒"声。
3. 双手托住下颌，保持下颌不动的情况下，向上、向下和向两边推。记住，不要让下颌移动。
4. 双手放在颈后，拉下颌。
5. 推动上唇，使头部笔直后退。
6. 将肩部向后拉，要感觉肩胛骨好像接触在一起。

这些练习应该是无痛的。如果感觉疼痛，在疼痛减轻之前，不要将其推至极限。

治疗

颞下颌关节注射[8]

- 适应证：疼痛性类风湿关节炎、骨关节炎或保守治疗无效的颞下颌关节功能紊乱。注射 1ml 的局部麻醉药和类固醇皮质激素溶液。局部麻醉药和类固醇皮质激素各占一半。
- 咬合功能失调可能需要牙科治疗，包括牙齿咬合夹板固定。
- 非甾体抗炎药：治疗颞下颌关节的炎症可能需要考虑使用非甾体抗炎药，如布洛芬 400mg，口服，每日 3 次，连续 10 日，如果 10 日后无反应，则停药。

炎性或溃疡性口咽病变

牙龈、舌、扁桃体、喉和咽等结构的各种溃疡性疾病和感染可引起面部疼痛（见第 61 章），其中以齿龈口腔炎、唇疱疹和口腔溃疡常见。舌后 1/3、口咽、扁桃体和喉部的病变可能通过第Ⅸ神经的鼓膜支或第Ⅹ神经的耳廓支放射到耳部范围。

🦴 三叉神经痛

三叉神经痛（trigeminal neuralgia）是一种原因不明的疾病，通常发生于 50 岁以上的病人，累及三叉神经的第二和第三分支以及同侧面部。其特征是疼痛短暂发作，常伴有触发点。

临床特征

- 部位：三叉神经的感觉支（**图 41.5**）几乎总是单侧的

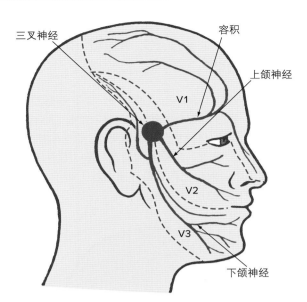

图 41.5 三叉神经及其分支的典型皮肤感觉分布

（通常为右侧）

- 辐射：多于下颌部开始，扩散到上颌部，很少可到眼部
- 特征：刺痛难忍，灼热的刀或电击样刺痛
- 频率：可变且无规则模式
- 持续时间：数秒至 1~2 分钟（最长 15 分钟）
- 发作：自发或触发点刺激
- 消散：自发
- 诱发因素：说话、咀嚼、面部接触触发区域（如洗脸、刮胡子、吃饭）、寒冷天气或风、枕头压迫
- 加重因素：触发点通常在上下唇、鼻唇沟或下眼睑（图 41.6）
- 缓解因素：无

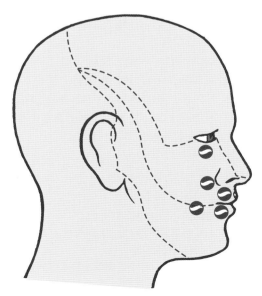

图 41.6 三叉神经痛典型的触发点

- 相关特征：夜间很少发生，自发缓解需数月或数年
- 征象：无征象，角膜反射正常

病因

- 未知
- 神经根进入区受到局部压迫，可能是由小血管扭曲、搏动扩张所致（可能性高达 75%）
- 多发性硬化
- 神经性梅毒
- 后颅窝肿瘤
  注：精确诊断至关重要。MRI 有助于诊断。

治疗

- 病人教育、安慰和同理心支持对病人来说非常重要。

药物治疗

卡马西平（从发作至消退）[9]50mg（老年病人）或 100mg 每日 2 次口服起始；逐渐增加剂量以避免困倦，每 7 日增加 1 次剂量直至 400mg，每日 2 次。

如果卡马西平不耐受或无效，则使用替代药物（但如果无反应则应质疑诊断）：

- 奥卡西平 300mg，每日 2 次
- 加巴喷丁 300mg 夜间服用起始，逐渐增加至 600~1 200mg，每日 3 次
- 拉莫三嗪 25mg 口服，每日交替使用，必要时 14 日缓慢增加至 100mg，每日 2 次
- 苯妥英每日 300~500mg
- 巴氯芬 5mg，每日 2 次起始，每 4 日增加 1 次剂量至 10~20mg，每日 3 次

手术

- 如果药物无效，转诊至神经外科
- 可能的手术包括：
  - 三叉神经根减压术（例如在神经和血管之间填充凝胶泡沫）
  - 神经消融治疗，如热凝术/射频神经松解术
  - 周围神经束支外科分离术

舌咽神经痛[9-11]

舌咽神经痛（glossopharyngeal neuralgia）是第 IX 对脑神经和迷走神经分支的一种不常见情况，具有相同的严重、刺痛的临床特征，尤其是在单耳、舌根或下颌角下方，疼痛通常持续 30~60 秒。

- 部位：扁桃体窝周围的喉咙后部和耳部、舌后部的相邻喉头区域
- 辐射：耳道、颈部
- 触发因素：吞咽（特别是冷的液体）、咳嗽、说话、打哈

41

欠、大笑
• 治疗:与三叉神经痛相同

偏头痛(丛集性头痛)

如第 45 章所述,疼痛是单侧的,以眼周围为中心,伴有流泪和鼻塞。

面部偏头痛(下半部头痛)[9]

偏头痛引起脸颊和上颌区域的疼痛,很少累及眼水平以下的面部。可分布于鼻孔和下颌。疼痛呈钝痛、跳痛,常见症状为恶心、呕吐。治疗方法与其他类型的偏头痛一样,发作不频繁时可用简单的镇痛药或麦角胺治疗。

慢性发作型偏头痛

在罕见的慢性或发作型偏头痛中,有一种类似慢性丛集性头痛的单侧面部疼痛,持续时间较短,约 15 分钟,而且可能一日内多次复发,持续甚至数年。对吲哚美辛有显著反应,例如吲哚美辛 25mg 口服,每日 3 次起始,然后调整[12]。持续 3 个月以上的这种慢性形式被称为偏头痛。

带状疱疹和带状疱疹后神经痛

请参阅第 114 章。带状疱疹可发生在第 V 对脑神经所支配的区域,特别是眼部区域,表现为感觉过敏或烧灼感。

非典型面部疼痛

非典型面部疼痛(atypical facial pain)又称持续性特发性面部疼痛,是一个排除诊断,即病人(通常为中年至老年女性)主诉脸颊弥漫性疼痛(单侧或双侧),无明显器质性疾病。疼痛通常不符合特定的神经分布(尽管一般在上颌区),表现为不同的强度和持续时间,没有三叉神经痛的刺痛感。它通常被描述为深度的和"无聊的"、严重的、连续和跳动的性质。这是一个非常令人困惑和难以治疗的问题。这些病人往往表现出精神神经症的倾向,但在给他们贴上"功能性"的标签时需要谨慎。

治疗

抗抑郁药试验[9],例如:
阿米替林 10~75mg,每晚(一线)
或
多塞平 25~150mg,每晚

颞动脉炎

颞动脉炎(temporal arteritis)可能产生轻度或重度单侧或双侧头痛。咀嚼时可有颌骨缺血性疼痛。受累动脉支配区域可有明显的头皮压痛。管理见第 21 章。

丹毒

典型的丹毒(erysipelas)是一种累及面部的浅表蜂窝织炎。通常表现为突然出现边缘清晰的蝴蝶红斑(图 41.7)。丹毒发作通常开始于鼻周围,可能有潜在的鼻窦或牙齿感染,应进一步检查。它与一些"流感样"疾病及发热相关。一般由化脓性链球菌引起。治疗方法为青霉素 V 或氟氯西林使用 7~10 日。

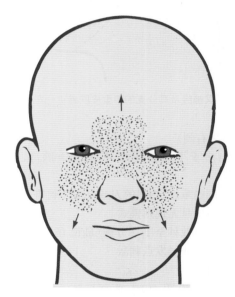

图 41.7 丹毒:感染的典型扩散分布

转诊时机

• 严重三叉神经痛或舌咽神经痛
• 异常面部疼痛,特别是怀疑为恶性肿瘤
• 原因不明的持续疼痛
• 神经系统阳性征象,如角膜反射受损、三叉神经感觉受损、轻微面部肌无力、神经痛侧听力受损
• 可能需要手术引流的鼻窦炎:手术指征包括药物治疗失败、解剖畸形、息肉、无法控制的鼻窦疼痛[5]
• 导致上颌窦炎的牙根感染
• 其他牙科疾病

临床要领
....
• 有面部疼痛的老年人必须排除恶性肿瘤。
• 磨牙问题,尤其是第三磨牙(智齿),通常表现为耳周疼痛,一般无耳部疾病和后颊疼痛。
• 面部疼痛从不越过中线,双侧疼痛意味着双侧的病变[13]。
• 如果未见造成持续性疼痛原因,参见危险病因的排除(见诊断部分及表 41.2):不要过度诊断鼻窦炎。

参考文献

1 Beck ER, Francis JL, Souhami RL. *Tutorials in Differential Diagnosis*. Edinburgh: Longman Cheshire, 1987: 161–4.

2 Gerschman JA, Reade PC. Orofacial pain. Aust Fam Physician, 1984; 13: 14–24.

3 Oral and dental [published 2019]. In: *Therapeutic Guidelines* [digital]. Melbourne: Therapeutic Guidelines Limited; 2019. www.tg.org.au, accessed February 2021.

4 Kumar R, Sambrook P, Goss AW. Mismanagement of dental infection. Aust Prescr, 2011; 34: 40–1.

5 Chow AW et al. IPSA clinical practice guidelines for acute bacterial rhinosinusitis in children and adults. Clin Infect Dis, 2012; 54(8): e72–e112.

6 Acute rhinosinusitis [published 2019]. In: *Therapeutic Guidelines* [digital]. Melbourne: Therapeutic Guidelines Limited; 2019. www.tg.org.au, accessed February 2021.

7 Bridges-Webb C. Diagnosing sinus tenderness: practice tip. Aust Fam Physician, 1981; 10: 742.

8 Murtagh J, Coleman J. *Practice Tips* (8th edn). Sydney: McGraw-Hill, 2019: 48–9.

9 Headache and facial pain [published 2017]. In: *Therapeutic Guidelines* [digital]. Melbourne: Therapeutic Guidelines Limited; 2017. www.tg.org.au, accessed September 2017.

10 Mendelsohn M, Lance J, Wheatley D. Facial pain: how to treat. Australian Doctor, 7 November; 2003: 31–6.

11 Wiffen PJ et al. Carbamazepine for acute and chronic pain in adults (Cochrane Review). Cochrane Database. Syst Rev, 2011; Issue 19: Art No. CD005451.

12 Burns R. Pitfalls in headache management. Aust Fam Physician, 1990; 19: 1825.

13 Quail G. Diagnosing facial pain: non oro-dental causes. New Zeal Dent J, 2017; 113: 17–21.

第 42 章　发热和畏寒

神奇! 发热本身就是一种自然疗法。

托马斯·西登纳姆(1624—1689),《医学观察》
(译者注:英国人,医生,被誉为英国医学之父,英国的"希波克拉底")

尽管发热作为疾病的一种征象,通常发生在身体对感染(主要是病毒)的反应中,出现发热被认为在个体抵御感染中起到重要作用。感染人体的病原体触发了下丘脑温度觉感受器受体,引起恒温机制被重新设定,使得核心体温被保持在更高水平。增加产热(如寒战)或减少散热(如外周血管收缩)均可使体温升高。体温升高后可激活 T 细胞,增加干扰素的效应,从而限制一些常见病毒的复制[1]。

关键事实和要点

- 发热在防御感染中有着重要的生理作用。
- 正常的体温[上午中段时(译者注:上午 10 点左右)测量的口腔温度)]为 36~37.2℃ (平均 36.8℃)。
- 发热定义为:清晨(上午 6 点)口腔温度 >37.2℃,或一天中其他时间体温 >37.8℃,通常是下午 4 点[2]。
- 口腔温度比核心体温低约 0.4℃。
- 腋下温度比口腔温度低约 0.5℃。
- 直肠、阴道和耳内鼓膜温度比口腔温度高约 0.5℃,反映的是核心体温。
- 一天内体温可有 0.5~1℃的正常波动。
- 因感染引起的发热一般体温上限为 40.5~41.1℃。
- 过热(hyperthermia)和高热(hyperpyrexia)(体温超过 41.1℃)的体温没有上限(译者注:过热是由于体温调节机制异常而导致的发热,下丘脑体温调定点未发生改变;高热是下丘脑体温调定点升高而导致的体温超过 41.1℃的发热)。
- 感染仍是急性发热的最重要原因[3]。
- 发热常见的伴随症状有出汗、畏寒、寒战和头痛。
- 除了感染之外,导致发热的原因还包括恶性疾病,机械性创伤(如挤压伤),血管意外(如脑梗死、脑出血),免疫性疾病(如药物反应、全身性红斑狼疮),急性代谢性疾病(如痛风),以及造血系统疾病(如急性溶血性贫血)[3]。
- 药物可引起发热,多认为是超敏反应[3]。重要的例子包括别嘌醇、抗组胺药、巴比妥类、头孢菌素类、西咪替丁、甲基多巴、青霉素、异烟肼、奎尼丁、酚酞(包括导泻剂)、苯妥英钠、普鲁卡因胺、水杨酸盐和磺胺类。
- 药物热多在停药后 48 小时后减轻[4]。
- 发生在极端年龄(非常小或非常老)[3]的感染性疾病,常表现为非典型的症状和征象。病情可能会迅速恶化。
- 去海外旅行者或自海外来访者可能会携带特殊的传染病甚至域外传染病,需要进行特殊评估(参见第 129 章)。

- 免疫缺陷病人(如艾滋病病人)存在感染的特殊风险,包括机会性感染。
- 人类免疫缺陷病毒(HIV)急性感染的特征,是发热的生病状态:至少 50% 的病人有传染性单核细胞增多症样的生病表现。

畏寒/寒战[2]

突然出现发热,并伴随畏寒或寒战,是某些疾病的一个特点,这种情况包括:

- 菌血症/败血症
- 肺炎链球菌性肺炎
- 化脓性感染伴菌血症
- 淋巴瘤
- 肾盂肾炎
- 内脏脓肿(如肾周、肺)
- 疟疾
- 胆源性脓毒症(Charcot 三联征:黄疸,右季肋部疼痛,发热/寒战)

真正的畏寒[译者注:指寒战(rigors)]的特征为上下牙齿快速磕碰和牙床颤抖,这与几乎所有发热,尤其是病毒性感染,出现的畏寒感觉完全不同。真正的寒战一般持续时间为 10~20 分钟。

其他特征:

- 不能自主停止的颤抖
- 没有出汗
- 肢端冰冷且苍白(外周血管关闭)
- 口干和汗毛竖立:持续 10~20 分钟

过热

过热(hyperthermia)或高热(hyperpyrexia)是指体温超过 41.1℃。更准确的定义是:身体的代谢产热或环境热负荷超过正常散热能力时的一种状态。过热常发生在热带地区,患疟疾和中暑时可能会出现高热。此外,在中枢神经系统肿瘤、感染或出血时,由于病灶对下丘脑的影响,也可发生过热。

🔒 中暑(日射病,热射病)[5]

中暑(heatstroke)是身体暴露在高热环境下突然出现的皮肤热而干燥、潮红,伴随脉搏加快,体温超过 40℃,以及意识模糊或意识改变的情况。刚发生中暑时,血压通常不受影响,但若发生循环衰竭则可加速病人死亡。因此,中暑是一种可危及生命的紧急情况。中暑的诊断为临床诊断。鉴别诊断包括严重急性感染、中毒性休克、食物、化学品、药物中毒。老年人、体弱者以及被留在车内的儿童容易受到影响。

治疗

- 直接用冷水擦拭皮肤——清凉喷雾,扇风
- 在关键部位(如腋下、颈部、头部)使用冰袋
- 全身浸泡是有效的,但对生病的人要谨慎
- 降温目标为每 10 分钟降低 1℃

🔒 恶性高热

恶性高热(malignant hyperthermia)是一种罕见的遗传性疾病,特点是出现高热、肌肉强直和酸中毒,多见于进行重大手术的病人。

出汗

出汗(sweats)是一种散热机制,泛发型多汗症表现为衣服和被褥被浸湿,热量通过蒸发的形式快速释放。发热病人通常皮肤热而干燥,当体温下降时大多数病人才会出汗。另外,出汗只是某些发热(例如化脓性感染和风湿热)的特征。

发热性中性粒细胞减少症

这是一种在中性粒细胞 $<0.5 \times 10^9$/L 的病人中出现的发热,体温通常 ≥38℃。这是接受癌症治疗者的一种常见并发症。如果可能的话,应确定病原体并紧急启动广谱抗生素治疗。可转诊至合适的医院或专科机构。

🔒 人为发热

人为发热(factitious fever)通常可见于在医院中遇到的装病病人。下述情况通常是值得怀疑的:

- 记录了一系列的高温,形成了非典型的热型图波动模式
- 体温高达 41.1℃ 及以上
- 高热时不伴有皮肤温度升高、心动过速以及与发热相关的其他症状如面部潮红、大汗等
- 体温缺少昼夜变化

这类病人可能会偷偷地将温度计水银球端浸入温水,将其靠近热源,或通过与床单甚至口腔黏膜摩擦以加热温度计水银球。

🔒 神经阻滞剂恶性综合征

神经阻滞剂恶性综合征(neuroleptic malignant syndrome)常与“恶性”高热和中暑混淆。神经阻滞剂恶性综合征包括了高热、肌肉强直、自主神经功能紊乱和意识改变。本病在应用抗精神病药物病人中罕见,但可引起致命性反应。常见于单独使用氟哌啶醇,或联合其他药物(尤其是碳酸锂)时(见第 68 章)。

体温的测量

可通过多种方法测量体温,包括液晶温度计、电子探针温度计、数字红外耳温设备、前额皮肤(颞区)设备,以及数字式峰值保持温度计,它也是最受欢迎的可用于口腔和直肠的通用仪器。

口腔测量法

1. 将温度计放置在舌根与口腔底部交界处,靠近舌系带的一侧——“热”口袋。
2. 确保测温时口唇紧闭。
3. 应取出义齿。

直肠测量法

适合 4 岁以下的婴幼儿及儿童,需小心使用。使用原则可概括为“在 2~3cm 的深度下,测量 2~3 分钟”。某些专家认为直肠测量法是体温测量的金标准,尤其是在婴儿中。

使用方法

1. 使用凡士林或 KY 胶(译者注:一种水基的润滑剂)润滑体温计水银球部。
2. 将体温计水银球端插入肛门边缘 2~3cm。
3. 测量者将手置于患儿臀部,使用弯曲的手指固定好温度计(图 42.1)。

应注意避免:

- 温度计塞入时用力过猛
- 手握体温计时使劲太大
- 让患儿四处移动

腋下测量法

这种方法灵敏度较差,一般情况下应避免使用,但在低龄儿童中较为实用[6]。

如若使用,应在腋窝顶部夹紧 3 分钟。若测量的温度高于 37.2℃,可确定为发热。

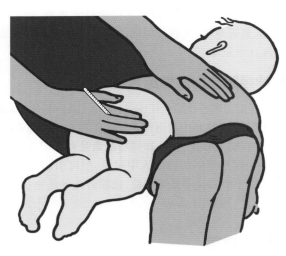

图 42.1   婴儿直肠体温测量法

腹股沟测量法

本方法不甚理想,但比腋下测量法可靠。通过此法测得的数值非常接近口腔温度。在对婴儿测量时,应将其大腿弯曲并靠近腹部。

阴道测量法

本方法可作为月经周期中排卵的辅助监测。应在晨起前卧床时进行,测量时将温度计放置于阴道深处约5分钟。

红外线耳(耳膜)测量法

鼓膜(耳)热成像是当前公认的标准方法。通过将红外线设备放在耳道内,3秒内就可测量出体温。首先,抱紧儿童的头部以免测温时出现任何移动,随即测量体温。鼓膜可准确反映下丘脑温度,同时也反映了核心体温。同时,耳温也不会受到进食、饮水和吸烟的影响。一项Cochrane的系统综述质疑了耳温测量法的可靠性。耳温法在小婴儿中可靠性较差,但在6个月以上的婴儿来说却很有用[7]。然而,一些澳大利亚的专家认为,在全科医学实践中,操作的便利性带来的好处胜过准确性的不足[8]。耳温的正常范围与直肠温度的范围相同。

同样的红外技术也被用来测量颞动脉处的皮肤温度。自从 COVID-19 大流行以来,这种无触碰的"前额"测温仪的受欢迎程度显著提高。

数字电子安抚型(奶嘴)温度计

这是一种在婴儿和年幼儿童中流行的方法。在美国,这种方法受到许多儿科医生的青睐。

皮肤测量法

置于前额的塑料条温度计实际上是非常不准确的,不应使用。

临床方法

处理的第一步是评估问题的严重程度和疾病的性质。某些感染,特别是细菌感染,会危及生命,由此需要得到紧急确诊并住院治疗。

根据 Yung 和 Stanley 的观点[3],临床上将发热分为3类以助于诊断:持续时间少于3日的发热;持续4~14日的发热;以及持续性发热(超过14日)。

持续时间少于 3 日的发热

这种发热在全科医学中非常常见,常来源于呼吸道的自限性病毒感染。然而对其他感染保持警惕也很重要,所以应该同时寻找感染性疾病、尿路感染、肺炎或其他感染的证据。在没有明显的感染病灶的情况下,尿液检查是一项重要的筛查手段,尤其是在成年女性和儿童中。大多数病人可以采取保守治疗手段。

持续 4~14 日的发热

因为大多数常见的病毒感染在4日左右就会好转,所以如果发热持续超过4~5日,应该怀疑不常见的感染[3]。此时仔细的病史询问是必要的,正如本章后文不明原因发热(fever of unknown origin,FUO)中所列出的一样。基础的身体检查和辅助检查也同样重要。

发热的模式

发热的模式可能对诊断有帮助,因为有些发热情况遵循了可预测的体温模式(图 42.2)[9]。

- 间歇热:每日体温升高几小时,然后恢复正常。典型的为大多数化脓性感染、巨细胞病毒感染和淋巴瘤。
- 回归热:发热后体温恢复正常维持几天,然后再次升高。疟疾是周期性回归热的典型例子:三日疟原虫引起的每个"第三日发热",间日疟原虫引起的每个"第二日发热"。
- 弛张热:体温会向正常水平回复并持续不同的时间,但总体还是升高的。常见的例子是较大的脓液积聚:盆腔脓肿、伤口感染、脓胸和癌症。
- 波状热:波状热的特点是持续数日的稽留热或弛张热,随后是持续多日的无热缓解阶段。它是布鲁氏菌病感染的一个常见特征,但也可见于淋巴瘤,尤其是霍奇金淋巴瘤,"Pel-Ebstein"热持续3~10日后紧跟着3~10日的无热期。
- 稽留热:这种情况常见于病毒性感染,如流行性感冒。
- 每日热:每日都有发热。每日上午出现的发热高峰是假单胞菌感染的特征(如肺部重叠感染);下午出现

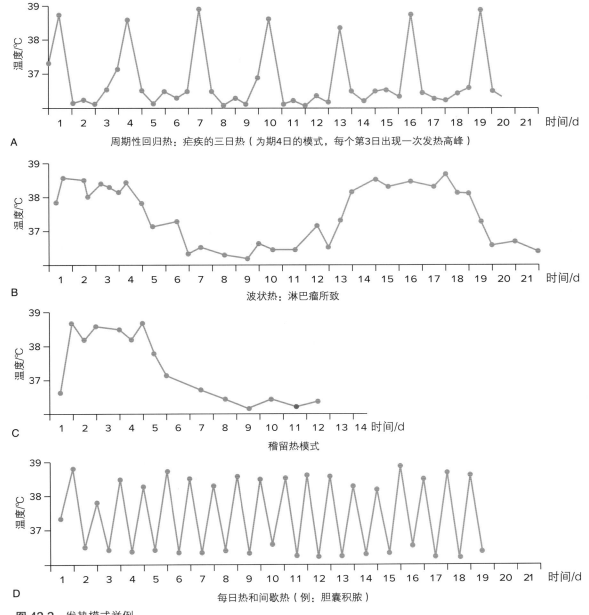

A　周期性回归热：疟疾的三日热（为期4日的模式，每个第3日出现一次发热高峰）

B　波状热：淋巴瘤所致

C　稽留热模式

D　每日热和间歇热（例：胆囊积脓）

图 42.2　发热模式举例

的发热高峰提示巨细胞病毒感染；晚上出现的发热高峰表明局部有脓液积聚（如胆囊积脓）。

术后发热

为手术后 24 小时内发生的发热，常见于腹部手术。需要考虑的原因：

- 肺不张（常见）
- 伤口血肿
- 深静脉血栓
- 心肌梗死
- 过敏性药物反应
- 输血反应

与手术有关的败血症问题通常在数日后发生。

儿童的发热

对于儿童，大多数专家都认为发热 38.5℃ 及以上有重要意义，并应当密切关注[10]。

不能忽视的重要病因：

- 尿路感染
- 脑膜炎/脑炎
- 肺炎
- 败血症/菌血症
- 骨髓炎
- 化脓性关节炎
- 百日咳

42

- 脓肿

发热通常是对病毒感染的一种反应。发热本身是无害的,除非体温升高到41.5℃[1]。过热在儿童中不常见。体温高于41℃通常是由中枢神经系统感染或人为错误造成的,例如:

- 在天气炎热时把孩子关在车里
- 将发热的孩子包裹过严

并发症包括脱水(通常为轻度)和热性惊厥,可发生于5%的6月龄至5岁的儿童中。热性惊厥是由体温的快速上升而不是高温本身引起的。

注:出牙并不会引起发热。

对发热婴儿的处理方法

判断患儿是看起来情况不错还是严重生病,这十分重要。第89章中介绍了重病儿童的识别方法。

如果儿童一般情况尚可,且没有危险因素(如不可靠的看护人、难以获得治疗、医疗危险因素、服用抗生素),可予期待疗法,只需要行尿液镜检与培养即可。教育看护人应该在出现严重征象时进行复查评估。按照第89章表89.1中所列的方法治疗发热。

管理

- 不建议对轻度发热进行治疗。
- 对高热的治疗包括:
  - 对发热病因进行治疗(如条件允许)
  - 充足的液体摄入/增加液体摄入
  - 对乙酰氨基酚是首选的退热药,因为阿司匹林对幼儿有潜在的危险性(如果体温>38.5℃,则使用对乙酰氨基酚)。常规剂量是每4~6小时10~15mg/kg。如果疗效不佳可用20mg/kg作为负荷剂量,然后以15mg/kg维持
  - 布洛芬5~10mg/kg,每6小时1次是合适的解热方法
  总结:前30分钟温水海绵擦拭联合对乙酰氨基酚治疗是推荐的管理方式。

给父母的建议

- 给孩子穿轻薄的衣服(不必脱光衣服)。
- 不要用太多的衣服或毯子等保暖。
- 少量多次补充清淡液体,特别是水。
- 用冷水海绵擦洗和使用风扇是无效的。

热性惊厥

参见第89章。

老年人的发热

老年人常有体温调节受损的问题,因此与年轻人相比,他们可能不会因化脓性感染而发热。这在诊断过程中可能会导致误诊。

重要事实

- 老年人的任何发热都是有意义的。
- 病毒感染并不是老年人发热的常见病因。
- 老年人发热通常是脓毒症,除非另有依据(常见部位是肺部和泌尿系统)。

老年人更容易受到过热和低体温的影响。热射病通常发生在炎热季节。其典型症状包括高热、出汗减少、谵妄和昏迷。核心温度通常在41℃以上。

"警钟"征象

在许多患有致命感染性疾病的病人中,迅速采取行动是至关重要的。在其他诊断不明的病人中,会存在一些警示征象(见"发热的红旗征")。

这些"红旗"症状和征象显然是十分"敏感"的。符合某些特征的病人可能会存在潜在危及生命的疾病,但"红旗"症状中也包括了许多病毒感染的情况。其中部分采用了特定的数值阈值且更具有针对性的内容被用于建立早期预警评分(early warning scores,EWS),其他形式的评分还包括REWS(remote—Australia),MEWS(modified),NEWS(national—UK)和PEWS(paediatric)。

不明原因发热

不明原因发热(fever of undetermined origin,FUO)也被称为无名热(pyrexia of unknown origin,PUO),标准(Petersdorf-Beeson修订)如下[11]:

- 生病至少3周
- 多次测量体温均>38.3℃(100.9℉)
- 住院检查1周后仍不能明确诊断

发热的红旗征

- 高热
- 反复寒战
- 湿透性盗汗
- 严重肌痛(是否有败血症)
- 任何部位的剧烈疼痛(是否有败血症)
- 剧烈咽痛或吞咽困难(是否有流感嗜血杆菌性会厌炎)
- 精神状态改变
- 持续呕吐
- 不明原因的皮疹
- 黄疸
- 皮肤显著苍白
- 心动过速
- 呼吸急促

大多数病例表现为常见疾病的罕见特征,而非罕见病或外来病。如结核病、细菌性心内膜炎、肝胆疾病和肺癌[12]。

请记住,发热时间越长,诊断为感染性疾病的可能性就越小,持续时间超过 6 个月的发热很少是由感染性疾病引起的(概率只有 6%)。一项研究表明,9% 的发热是人为发热[13]。

FUO 病人存在以下情况时需做进一步检查:

- 年龄 <3 个月的婴儿
- 体温 >40℃的儿童
- 年龄 >50 岁的成人
- 糖尿病病人
- 免疫力低下人群
- 旅行者

诊断方法

了解 FUO 较常见的病因有助于制订诊断方案(表 42.1)。

病史

病史应考虑既往史、职业、旅行史、性生活史、静脉用药史(可导致心内膜炎和脓肿)、动物接触史、药物治疗史和其他相关因素。瘙痒、皮疹和热型等症状均可以提供诊断线索。一般来说,对诊断有困难的 FUO 病人至少需要分别仔细采集病史 3 次[14]。

身体检查

常见的错误是只对病人进行一次检查,而不重复检查。因为征象会随病情变化,应该定期对病人进行身体检查(正如病史采集一样)。必须排除 HIV 感染。应特别注意以下情况(图 42.3):

- 皮肤:观察有无皮疹、水疱和结节
- 眼和眼底
- 颞动脉
- 鼻窦和耳(耳道和鼓膜)
- 牙齿和口腔:是否存在牙周脓肿或其他征象
- 心脏:杂音、心包摩擦音
- 肺部:包括肺实变、胸膜摩擦音等异常
- 腹部:肝、脾、肾肿大和/或压痛
- 直肠和盆腔检查(注意生殖器)
- 淋巴结,特别是颈部(锁骨上)
- 血管,特别是下肢——是否存在血栓
- 尿液(分析)

辅助检查[15]

全科医学(非住院)中的 FUO 应当以"系列"的形式进行检查,而不是"平行"地一次性检查所有项目。从大

表 42.1 长期不明原因的诊断策略

概率诊断

化脓性脓肿(任何部位,如肝脏、盆腔)

肺炎(病毒性、细菌性、非典型性)

传染性单核细胞增多症(EBM)

病毒性上呼吸道感染

尿路感染(包括慢性肾盂肾炎)

不能遗漏的严重疾病

血管性

- 血管炎(结节性多动脉炎,巨细胞动脉炎/多肌痛)

感染性

- HIV/AIDS
- 疟疾和其他热带疾病
- 人畜共患病(如钩端螺旋体病、Q 热、李斯特菌病)
- 伤寒/副伤寒
- 结核病
- 骨髓炎
- 慢性败血症/菌血症
- 感染性心内膜炎
- 莱姆病
- 梅毒(继发性)

癌症(高达 30%)

- 淋巴瘤和白血病
- 实体癌(如肺癌、肾癌)
- 播散性肿瘤

其他

- 发热性中性粒细胞减少症
- 炎性肠病(如克罗恩病)

陷阱(经常遗漏的)

结缔组织病(如类风湿关节炎、全身性红斑狼疮)

结节病

对药物的特异反应

罕见情况

- 人为发热

注:仍有高达 20% 的发热原因未知。

的方面入手,然后集中于可能的诊断。基本检查包括:

- 血红蛋白、红细胞指数和血涂片
- 白细胞计数
- 红细胞沉降率/C 反应蛋白
- 胸部 X 线和鼻窦影像学检查
- 尿液检查(分析和培养)
- 全血细胞计数及生化检查
- 血培养

进一步检查(需根据临床特征):

- 粪便镜检和培养
- 痰培养(如有)
- 针对疟疾、伤寒、传染性单核细胞增多症、Q 热、布鲁氏菌病、鹦鹉热、巨细胞病毒感染、弓形虫病、梅毒、各类热带疾病等的特殊检查

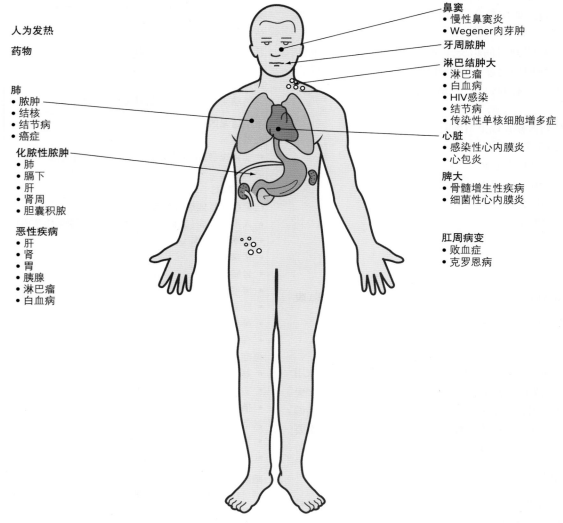

人为发热

药物

肺
• 脓肿
• 结核
• 结节病
• 癌症

化脓性脓肿
• 肺
• 膈下
• 肝
• 肾周
• 胆囊积脓

恶性疾病
• 肝
• 肾
• 胃
• 胰腺
• 淋巴瘤
• 白血病

鼻窦
• 慢性鼻窦炎
• Wegener肉芽肿

牙周脓肿

淋巴结肿大
• 淋巴瘤
• 白血病
• HIV感染
• 结节病
• 传染性单核细胞增多症

心脏
• 感染性心内膜炎
• 心包炎

脾大
• 骨髓增生性疾病
• 细菌性心内膜炎

肛周病变
• 败血症
• 克罗恩病

图 42.3　在不明原因发热(FUO)中应考虑的部位

- NAAT(如 PCR)检测
- HIV 筛查
- 风湿热检测
- 结核菌素试验
- 结缔组织病检查(如 DNA 抗体、C 反应蛋白)
- 上消化道造影联合全小肠造影
- 原发性和继发性肿瘤 CT 和超声检查
- 胆囊功能
- 隐性脓肿
- MRI:为神经系统病变首选检查
- 超声心动图:怀疑心内膜炎时
- 针对特定原因的同位素扫描
- 抽吸或针刺活体组织检查
- 怀疑盆腔感染时行腹腔镜检查
- 必要时活体组织检查(如淋巴结、皮肤、肝脏、骨髓)

🕯 儿童的不明原因发热

　　儿童通常为一过性发热,4~5 日内可消退,70% 以上为病毒性感染。有时,儿童不明原因发热可被抗生素的使用所掩盖。儿童长期发热的常见原因不同于成人,多数并非由罕见疾病引起[16],而是常见疾病的非典型表现。常见原因总结如下(根据常见程度排列)[16]。

感染性原因(40%)

- 病毒综合征
- 尿路感染
- 肺炎
- 咽炎
- 鼻窦炎
- 脑膜炎

胶原——血管性疾病(15%)

- 风湿性关节炎
- 全身性红斑狼疮
- 风湿热
- 过敏性紫癜

肿瘤疾病(7%)

- 白血病
- 网状细胞肉瘤
- 淋巴瘤

肠道炎症性疾病(4%)

🩸 败血症

在缺乏典型症状时,败血症易被漏诊,特别是在小儿、老年人和免疫力低下人群中。典型症状包括:

- 发热(伴或不伴寒战)
- 肌肉痛
- 皮疹(提示脑膜炎球菌感染)
- 心动过速
- 呼吸急促
- 四肢冰冷

败血症病人因其死亡率高而需立即转诊[17]。辅助检查项目应包括两管血液培养和其他相关培养(如尿、伤口、痰)。成人经验性初始治疗(经血液培养后)推荐为:静脉注射万古霉素和静脉庆大霉素[18]。

术语表

菌血症 由局部感染或外伤引起的血液中一过性出现细菌(常无症状)。

败血症 血液中细菌或真菌的繁殖常可引起全身炎症反应综合征(SIRS)。成人满足以下两条或两条以上者可认定为SIRS:

- 体温 >38℃ 或 <36℃
- 呼吸频率 >20/min
- 心率 >90/min
- 白细胞计数 >12×10^9/L 或 <4×10^9/L

严重败血症 败血症伴有器官功能障碍、低灌注或低血压伴有以下两条或两条以上者——发热、心动过速、呼吸过速和白细胞升高。

感染性休克 脓毒血症伴严重的组织低灌注导致急性循环衰竭,包括静脉补液无效的低血压和外周血管闭塞——四肢厥冷、皮肤出血点、发绀。应考虑金黄色葡萄球菌(食物中毒、使用卫生棉条)和化脓性葡萄球菌感染。

脓毒血症 败血症的严重表现,由于病原微生物和中性粒细胞在多部位发生栓塞,引起脓肿,尤其是在肺、肝和大脑。

原发性败血症 原发性败血症是感染病灶不明的败血症,而继发性败血症有明确感染灶。引起成人继发性败血症的例子有:

- 尿路感染(如大肠埃希菌)
- 呼吸道感染(如肺炎链球菌)
- 盆腔器官感染(如淋球菌)
- 皮肤感染(如金黄色葡萄球菌)
- 胆囊感染(如大肠埃希菌、粪肠球菌)

败血症病人需要紧急转诊。

参考文献

1 Sewell J. Fever in childhood. Problems in clinical medicine. Australian Paediatric Review, 1990; 2: 2.

2 Yung AP et al. *Infectious Diseases: A Clinical Approach.* Melbourne: Self-published, 2001: 13–16.

3 Yung A, Stanley P. Problems in infectious diseases. In: Kincaid Smith P et al. *Problems in Clinical Medicine.* Sydney: MacLennan & Petty, 1990: 326–35.

4 Lipsky BA, Hirshmann JV. Drug fever. JAMA, 1981; 245: 851–4.

5 McPhee S, Papadakis S. *Current Medical Diagnosis and Treatment* (52nd edn). New York: The McGraw-Hill Companies, 2013: 1548.

6 Craig JV et al. Temperature measurement at the axilla compared with rectum in children and young people: systematic review. BMJ, 2000; 320: 1174–8.

7 Duce SJ. A systematic review of the literature to determine optimal methods of temperature measurement in neonates, infants and children (Cochrane Review). In: The Cochrane Library, 1996: 1–124.

8 Nogrady B. Ear temperature readings get green light. Australian Doctor, 30 August, 2002: 3.

9 Beck ER, Francis JL, Souhami RL. *Tutorials in Differential Diagnosis* (3rd edn). Edinburgh: Churchill Livingstone, 1995: 209–13.

10 Fitzgerald D. Assessing fever in children. Medical Observer, 23 May 2003: 36–7.

11 Roth AR, Basello GM. Approach to the adult patient with fever of unknown origin. Am Fam Physician, 2003; 68: 2223–8.

12 Papadakis S, McPhee S. *Current Medical Diagnosis and Treatment* (52nd edn). New York: The McGraw-Hill Companies, 2013: 1276–8.

13 Gelfand JR. Fever of unknown origin. In: Braunwald E et al. *Harrison's Principles of Internal Medicine* (15th edn, Vol. 1). New York: McGraw-Hill, 2001: 805–6.

14 Braunwald E et al. *Harrison's Principles of Internal Medicine* (15th edn). New York: McGraw-Hill, 2001: 90–106.

15 Naito T et al. Diagnostic workup for fever of unknown origin: a multicenter collaborative retrospective study. BMJ Open, 2013; 3.

16 Tunnessen WW Jr. *Signs and Symptoms in Paediatrics* (2nd edn). Philadelphia: JB Lippincott, 1988: 3–6.

17 Burrell AR et al. Sepsis kills: early intervention saves lives. Med J Aust, 2016; 204: 73.

18 Sepsis and bacteraemia [published 2019]. In: *Therapeutic Guidelines* [digital]. Melbourne: Therapeutic Guidelines Limited; 2019. www.tg.org.au, accessed October 2017.

42

第43章　昏厥和抽搐

这些人频繁而严重地昏厥发作,没有任何明显原因,突然死亡。

希波克拉底(公元前460—公元前370),《格言》(译者注:古希腊人,医生,被誉为医学之父)

当病人主诉是"突然感到病得要死"时,通常代表他们至少有一个容易辨识的问题,比如昏厥、"断片"、头重脚轻、虚弱、心悸、眩晕或偏头痛。不过有些病人不知道自己出了什么问题,也有一些主诉有"突然感到大病临头"的感觉。造成病人"突然病得要死"的最常见原因常被误诊,因此详细的病史采集十分重要。

重要的是要记住,"突然感到病得要死"和"奇怪的感觉"可能是文化上或语言上的一种主观表述。这种说法在处于压力时期的病人中尤其常见[1]。昏厥和抽搐,以及突然感到"病得要死"的病因见**表43.1**,简单而实用的分类如下:

- 晕厥
- 癫痫发作
- 睡眠障碍:睡眠呼吸暂停/发作性睡病/猝倒症
- 迷路性

关键事实和要点

- 在全科诊所中说"突然感到病得要死"的病人,最常见头重脚轻,经常与焦虑、惊恐和过度通气等心因性因素有关[2]。病人常称之为"头晕"。
- 失神发作伴随癫痫小发作和部分性癫痫发作(如复杂的部分性癫痫发作)。
- 复杂的部分性癫痫发作的精神运动性发作常不易得出诊断。最常被误诊的癫痫发作,是复杂的部分性发作和全身性强直-阵挛性发作的变异(强直性、阵挛性或弛缓性)。
- 虽然睡眠剥夺脑电图能更有效地诱发癫痫,但癫痫的诊断是依据病史(或视频脑电图/脑电图)作出的,而不是标准脑电图。
- 诊断三联征(心绞痛+呼吸困难+"断片"或头重脚轻)提示主动脉瓣狭窄。
- 严重的颈椎病会压迫穿过椎间孔的椎动脉从而引起椎基底动脉缺血,尤其是转头或抬头时。

诊断方法

诊断策略模型总结见**表43.2**。

表43.1　昏厥和抽搐的原因列表

心因性因素或交流障碍

屏气发作

转换反应(癔症)

文化、语言冲突

漫游状态

过度通气

诈病

人格障碍

恐怖/焦虑状态

精神病/严重抑郁

其他情况

短暂性脑缺血发作(TIA)

复杂的部分性癫痫发作(颞叶癫痫)

强直性、阵挛性或失张力性癫痫发作

原发性失神发作

变异性偏头痛或相似疾病,如急性意识错乱性偏头痛

家族性周期性麻痹

心血管疾病

- 心律失常
- 斯托克斯-亚当斯晕厥(Stokes-Adams attacks)
- 直立性低血压
- 长QT间期综合征
- 主动脉瓣狭窄

眩晕

药物反应

酒精及其他药物滥用

低血糖

贫血

头部损伤

失忆发作

代谢性疾病或电解质紊乱

血管迷走神经性晕厥

颈动脉窦敏感

颈椎病

睡眠障碍

- 睡眠呼吸暂停
- 发作性睡病/猝倒症

自主神经衰竭

昏厥和抽搐的红旗征

- 发生在老年人中
- 神经系统症状与征象
- 头痛
- 心动过速
- 脉搏不规则
- 发热
- 皮疹
- 药物:社交娱乐药或处方药
- 认知损伤
- 混淆:逐渐出现

表 43.2　昏厥和抽搐的诊断策略模型

概率诊断
焦虑相关/过度通气
血管迷走神经性晕厥
直立性低血压
屏气发作/高热惊厥(儿童)
不能遗漏的严重疾病
心血管
● 心律失常
● 主动脉瓣狭窄
● 体位性心动过速综合征(postural orthostatic tachycardia syndrome,POTS)
脑血管:
● 短暂性脑缺血发作(TIA)
肿瘤
● 占位性病变
硬膜下/硬膜外血肿
严重的感染
● 感染性心内膜炎
低血糖
陷阱(经常遗漏的)
非典型偏头痛
心律失常/长 QT 间期综合征
单纯的部分性发作
复杂的部分性发作
非典型强直-阵挛性发作
急性精神错乱状态/谵妄
药物/酒精/大麻
电解质紊乱(如低血钾)
睡眠障碍
短暂性全面性遗忘
罕见疾病
● 心房黏液瘤
七个戴面具问题的清单
抑郁
糖尿病(低血糖)
药物
贫血
脊髓功能障碍(颈椎病)
病人是否试图告诉我什么?
极有可能。假性癫痫、心因性疾病和"沟通"障碍相当值得关注

临床方法

病史

　　临床病史对于解答这个问题至关重要。有人亲眼所见的"昏厥和抽搐",包括"发作"的场所和环境,是很有价值的。

　　首先必须确定病人说的"突然感到病得要死"是什么意思。在询问的过程中,应当评估病人的精神状态,以及个人因素与社会因素。还可以与病人区分出各种感觉,比如抑郁、焦虑情绪或脱离现实。

　　将病史分为 3 个部分非常重要。第一部分是发作前兆;第二部分是对发作过程的详细描述;第三部分是对发作后事件的描述。

　　除了发作事件本身之外,还要注意病人的感觉、症状、环境和诱发因素。寻找其他可能的继发性因素。

发病

　　突然发病可能是由于心血管原因,特别是心律失常,包括常见的阵发性室上性心动过速,以及较少见但需要重视的引起意识丧失的心律失常。突然发病的其他原因包括各种癫痫、血管迷走神经性发作和 TIA。

诱发因素[2]

　　询问诱发因素,如情绪、压力、疼痛、高温、恐惧、劳累、突然站立、咳嗽、头部运动或嗜睡:

- 情绪激动和压力过大表明过度换气
- 恐惧、痛苦→血管迷走神经性发作
- 突然站立→直立性低血压
- 劳力性→主动脉瓣狭窄
- 头部运动→颈椎病伴椎基底动脉功能不全
- 嗜睡→发作性睡病

相关症状[2]

　　某些相关症状表明潜在的疾病:

- 呼吸困难和过度通气提示焦虑状态
- 四肢刺痛或手部僵硬→焦虑/过度通气
- 视觉问题→偏头痛或 TIA
- 恐惧或恐慌→焦虑或复杂的部分性癫痫发作(或对现实中某些事物的恐惧)
- 幻觉(味觉、嗅觉或视觉)→复杂的部分性癫痫发作
- 语言问题→ TIA 或焦虑
- 出汗、饥饿感→低血糖
- 食物相关→偏头痛
- 晨起的第一件事→考虑"宿醉"

43

用药史

需仔细分析用药史,包括有无酒精的摄入及有无使用大多数违禁药品,如大麻、可卡因和苯丙胺。可引起头重脚轻或意识障碍的药物见**表 43.3**,可引起癫痫发作的药物见**表 43.4**。

表 43.3 可引起头重脚轻或暂时意识和记忆丧失的典型药物

酒精	周围血管扩张药
抗癫痫药	● ACEI/ARB
降压药	● 硝酸甘油
巴比妥类	● 肼屈嗪
苯二氮䓬类	● 哌唑嗪
阿片类	酚苄明
非处方抗胆碱能药复方药	抗抑郁药

表 43.4 抽搐发作的重要原因

癫痫	酒精过量
● 初次发作	高热
● 已知的复发的病人	代谢紊乱
脑缺氧	药物
低血糖	● 抗抑郁药
脑灌注不良	● 茶碱
● 子痫水肿	● 苯丙胺
神经创伤	● 抗生素,如诺氟沙星、环丙沙星
脑血管意外	
中枢神经系统感染	● 可卡因
● 脑膜炎	● 局部麻醉药
● 脑炎	过敏性休克
● 败血症	正在扩大的脑部病变
● 化脓性栓子	● 肿瘤
● 脑脓肿	● 血肿
毒素	

突然停用某些药物如吩噻嗪类抗精神病药也可引起"突然感到病得要死"。

既往史

既往史可能提示"突然感到病得要死"的原因。包括高血压、偏头痛、癫痫、风湿性心脏病、糖尿病、动脉粥样硬化(如心绞痛、血管性跛行)、酒精或其他社交性药物滥用,以及精神病。

事件日记

如果诊断不明确,让病人记录事件日记可能有帮助,包括记录事件发生的情境,牢记事件发生前、中、后这段时间的重要性。

身体检查

身体检查的局部重点包括:

- 评估精神状态,尤其是焦虑
- 寻找贫血、酗酒和感染的证据
- 脑血管检查:颈动脉、眼底及血管杂音
- 心血管检查:脉搏、血压、心脏(应检查卧立位血压)
- 颈椎

各种动作

如果病人目前身体状况良好且无症状,可以通过让病人进行一系列动作,尝试诱发出不同的感觉从而判断影响他们的是哪一种。这包括了从蹲位突然变为直立姿势、旋转病人后突然停止、头部左右倾斜(见第 46 章**图 46.3**)、Valsalva 动作和维持 60 秒的过度通气。儿童可以在过度换气(吹气)的情况下旋转展示袋"风车"。然后询问"哪一种与你的主诉相似呢?"

辅助检查

根据临床发现,可以从以下项目中选择辅助检查:

- 全血细胞计数:贫血? 红细胞增多症?
- 血糖:糖尿病? 低血糖?
- 代谢学:尿素和电解质、钙、镁
- 心电图:缺血? 心律失常?
- 24 小时动态心电(Holter)监测:心律失常?
- 放射/影像学检查和神经影像学:
  - 颈部 X 线
  - 胸部 X 线
  - 颈动脉双功能多普勒扫描:颈动脉狭窄?
  - CT 扫描
  - MRI 扫描
- 脑电图或视频脑电图:包括睡眠剥夺、通气过度或光刺激下的记录
- 如其他检查无阳性发现,PET 或 SPECT 可能显示局部脑功能障碍

新生儿和儿童

各种形式的癫痫发作在儿童期也会遇到,因为大多数癫痫是在儿童时期被首次诊断出来的。儿童癫痫可分为轻微的(凝视、眼球偏移、异常吸吮或咂嘴)或强直性和阵挛性。良性睡眠肌阵挛通常只在婴儿睡眠时发生,且在 2 个月时恢复。应当对癫痫发作时的情况进行可视性记录[3]。

新生儿癫痫发作是很危险的,所以需要专门的护理,以查明原因并迅速终止发作。可使用吡多醇。

癫痫综合征

以下是在儿童病人中见到的与年龄相关的特殊的癫痫综合征[4-5]。

热性惊厥

强直-阵挛性发作可发生于 2%~5% 的 3 个月到 6 岁的儿童,他们通常伴有由病毒感染引起的高热。热惊厥的长期预后良好。对于持续 5 分钟以上的发作,可使用咪达唑仑或地西泮。

婴儿痉挛

也被称为 West 综合征或额手礼样发作,表现为突然的手臂屈曲、躯干前屈和腿部伸展的广泛强直性发作,通常只持续几秒,发病年龄通常在 4~12 个月。多限于 3 岁以内,后可转为其他类型的发作。脑电图(译者注:原文为 ECG,应修改为 EEG)显示典型的高度节律失调。从认知能力发育上看,预后不良。最有效的治疗方法是促肾上腺皮质激素(ACTH),如替可克肽肌内注射。此外,也可口服泼尼松龙、氨己烯酸、苯二氮䓬类药物或丙戊酸钠。

Lennox-Gastaut 综合征(婴儿肌阵挛性癫痫)

该综合征罕见,表现为三联征,即难以控制的癫痫发作[通常是强直性伴头部下垂发作(译者注:drop attack 是指失张力发作时头部的突然下垂)]、智力障碍和特征性脑电图。癫痫发作通常在 1~6 岁开始,发病高峰是 3~5 岁,预后较差。治疗可选丙戊酸钠。

儿童良性局灶性癫痫伴中央颞区棘波

通常发病于 2~13 岁儿童,5~8 岁为高峰年龄。此类型是儿童局灶性癫痫的最常见类型,病人有典型的癫痫家族史。其主要特征是单纯的部分运动或躯体感觉性发作,包括在睡眠中有面部和口的抽搐,发出典型的"咕噜"声。儿童通常从睡眠中醒来,面对父母时,因一侧面肌抽搐往往无法说话。可能进展为强直-阵挛性发作。有特征性脑电图。通常在青春期缓解,预后良好。卡马西平是首选治疗药物。

儿童和青少年失神性癫痫

这些儿童表现为频繁的失神发作(曾称"癫痫小发作"),通常每日超过 100 次。发病高峰年龄为 4~9 岁。失神发作可以是非常轻微的。征象包括意识的改变(通常是在教室里)、突然起病、面部和其他部位不自觉动作。青少年失神性癫痫出现较晚(10~15 岁)。一线治疗药物是乙琥胺(耐受性最好)和丙戊酸钠。

青少年肌阵挛性癫痫(Janz 肌阵挛性癫痫)

肌阵挛性抽搐、强直-阵挛性发作和失神发作为发作三联征。在青春期发病,也可能更早起病。肌阵挛性抽搐和强直-阵挛性发作通常发生在晨起后。儿童智力发育通常正常,但本病常终身存在,用丙戊酸钠治疗可以有效控制症状。

颞叶内侧癫痫

这种复杂的部分性癫痫发作综合征见于儿童期,发作通常持续 1~3 分钟,短暂发作后常有意识混乱和言语功能障碍。对于药物治疗效果不佳的癫痫,手术治疗疗效良好。

德拉韦综合征(Dravet syndrome)

又称婴儿严重肌阵挛性癫痫,是一种非常严重的类型,预后非常差。本病很大程度上具有遗传性。早期诊断和治疗至关重要。

类似于癫痫发作的非癫痫性事件[4]

儿童中许多正常和异常行为看似癫痫发作但与癫痫无关。所以详细询问病史是非常重要的。举例如下:

- 强直姿势和运动障碍:发生于神经系统残疾的儿童如大脑性脑瘫者。
- 晕厥:儿童在意识丧失之前可能会描述有"下沉的感觉"或"一切变得更响亮"。
- 屏气发作:通常发生在一段时间的哭泣和阵挛性的动作之后。
- 自慰:这种行为会导致腿部的强直性姿势和精神的高度专注,多见于年轻女孩[6]。
- 代理型孟乔森综合征[7]:这种由父母描述的虚构的癫痫综合征正在得到更多认可。
- 心因性发作(假性发作):与真正的癫痫发作共存时难以诊断。当症状发生在特定环境,或病人对"发作"的描述很奇怪时,应该怀疑。
- 发抖:发抖或颤抖发作可类似于肌肉阵挛性抽搐。
- 夜惊[8]:常发生在 2~4 岁和 6~9 岁的儿童,常在入睡 2 小时内发生,持续时间 1~2 分钟(有时更长)。发作较为严重,儿童通常不能被安抚或妥善处理。严重者可试用 6 周苯妥英钠或丙米嗪。
- 抽搐:运动性抽搐可能相当复杂,但通常是累及面部和上肢的短暂不自主运动。
- 心脏原因:如长 QT 间期综合征。

黑视

引起黑视的重要原因见**表 64.4**(第 64 章)中所列的各种晕厥,以及各种形式的癫痫。癫痫发作是导致黑视最常见的原因。

引起抽搐(强直-阵挛性发作)的重要原因见**表 43.4**。

43　癫痫

癫痫被定义为"癫痫发作再次发生的倾向"。癫痫是一种症状,而不是一种疾病。一个人至少出现两次发作才能被诊断为癫痫[9]。癫痫是常见的。患病率取决于定义,通常认为是 1/50~1/30,但 2017 年的一项系统综述发现癫痫的终身患病率为 0.007 6(1/130)[10]。癫痫对不同性别的影响几乎相同,但在年轻和老年两极,患病率较高。某些类型的癫痫呈家族性。

癫痫治疗中最重要的因素是准确诊断癫痫发作的类型,确定病因并选择适当的辅助检查,使用一线药物单药治疗数周,并根据临床经验和血浆水平调整剂量,以发挥最大效益。

癫痫一旦确诊,其长期预后可分为三大类:自发缓解(20%~30%)、经治疗后缓解(20%~30%)及持续发作(30%~40%)[11]。

为了准确诊断癫痫发作,诊断必须基于[12]:

- 病人对癫痫发作的记忆
- 病人的病史(如家族史、毒物暴露、意外事故、热性惊厥史及子痫史)
- 目击者对癫痫发作的观察
- 全身和神经系统检查
- 脑电图,虽然有很大的局限性
- CT 扫描或更优的 MRI(特别是在脑电图表现是局灶性的和怀疑有肿瘤的情况下)

长期动态脑电图记录现在提供了更多的信息,再加上视频监控,提供了一个可以随时查看的永久的发作记录。CT 或 MRI 对于排除可通过手术治疗的局灶性病因(如囊肿、肿瘤、畸形或脓肿)是必要的。MRI 可以提示发展性的迁移病灶。

影像学可以发现内侧颞叶硬化症(由于出生时缺氧造成的海马异常),从而使一些"特发性"癫痫发作变成已知原因的继发性癫痫发作。

癫痫通常在儿童早期开始。

最佳的管理包含充分的社会心理支持,包括教育、咨询、宣传和恰当的转诊。使用 NEAT 法(见第 5 章)提供合适的生活方式建议很重要。

潜在的器质性病变在 25 岁以上的成人首次出现的癫痫中更为常见,因此需要进行更详细的辅助检查[9]。

癫痫发作的继发性原因包括:

- 脑内肿瘤
- 外伤:头部受伤
- 大脑手术后
- 代谢性疾病(如钙和钠电解质紊乱、低血糖、尿毒症、肝衰竭)
- 药物和其他毒物(如酒精、苯丙胺的戒断反应)
- 脑内感染(如脑膜炎、囊虫病特有地区的难民)
- 自身免疫性脑炎(第 20 章)
- 血管——脑血管、动脉炎、高血压、子痫
- MELAS 综合征(第 23 章)
- 缺氧
- 退行性疾病
- 睡眠不足
- 处方药,包括抗抑郁药(如 SSRIs、TCAs、文拉法辛、米氮平)、抗生素(如诺氟沙星、更昔洛韦、异烟肼)、金刚烷胺、抗精神病药、氯喹、干扰素、苯噻啶、异丙嗪、茶碱

癫痫发作的类型/综合征

癫痫发作一般可分为全身性和部分性(表 43.5),还有一些是无法分类的。部分性发作约为全身性发作的 2 倍,通常是由后天的病理因素所致[12]。

表 43.5　癫痫发作的分类[12]

1. 全身性发作

运动性:抽搐性

- 强直-阵挛性(又称大发作)
- 阵挛性
- 肌阵挛性
- 继发全身性

运动性:非抽搐性

- 强直性(跌落发作)
- 失张力性(跌落发作)

非运动性(失神发作)

- 典型失神发作:儿童期(小发作)和青少年期
- 不典型失神发作
- 眼睑肌阵挛

2. 局灶性(部分性)发作

单纯部分性(保留意识)

- 有运动症状(杰克逊癫痫)
- 有躯体感觉症状
- 有精神症状

复杂部分性(意识障碍)

全身性发作

全身性发作从一开始就同时出现在两个大脑半球。癫痫发作可能是原发性的全身性发作(非局灶性),也可能是继发性的,即局灶性发作后开始扩散,继发性可能是由于获得性脑部病变。

其主要特征是:

- 突然的意识减弱或丧失
- 可能出现双侧对称性运动事件

类型

- 强直-阵挛性发作(大发作):这是典型的抽搐性发作,伴有肌肉抽搐。
- 强直性发作:仅有僵硬,经常有"头部下垂"(Lennox-Gastaut 综合征的标志)。
- 阵挛性发作:只有抽搐。
- 失张力性发作:失去张力,然后"头部下垂"。
- 失神发作(小发作):包括意识丧失,没有或只有非常轻微的双侧肌肉抽搐,主要是面部肌肉[12]。
- 肌阵挛发作:双侧不连续的肌肉抽搐,可能非常严重,合并意识丧失。

🝢 强直-阵挛性发作

典型的发作顺序:先兆-哭泣-跌倒-抽搐(先强直后强直-失禁)。

强直阵挛性发作症状表现差异比预想的更大。有些病人可能只是单纯强直或跌倒在地,而其他病人可能只有一两次抽搐或摇晃。

- 僵硬并跌倒=强直性
- 柔软并跌倒=失张力性
- 仅有摇晃=阵挛性

强直-阵挛性抽搐的典型特征(按时间顺序排列)是[12]:

- 先兆(感觉或心理上的感受)
- 最初的僵直强直期(长达 60 秒)
- 抽搐(阵挛期)(数秒至数分钟)
- 轻度昏迷或昏睡(15 分钟至数小时)——发作后精神错乱

伴随的特征:

- 发绀,然后沉重的"鼾样"呼吸
- 眼"向后翻转到头部"
- 伴或不伴舌头被咬伤
- 伴或不伴小便或大便失禁

应该注意的是,括约肌失禁并不能确切地诊断为癫痫。在不太严重的发作中,病人可能会跌倒,但没有明显的四肢抽搐[12]。

在强直-阵挛性癫痫病人中发生的失张力性发作,病人倒地且只在短时间内意识丧失。

诊断

- 检查短期加重病情的因素(如睡眠不足、药物、违禁品包括酒精)
- 检查和治疗所有病因。常见的检查——脑电图、CT 或 MRI(最佳)、基本的生物化学和血液学检查

管理

注:通常不要在一次突然发作后就进行治疗。见图 43.1。

- 深入的社会心理支持
- 教育、咨询、宣传
- 适当的转诊

药物治疗

- 丙戊酸钠(强直-阵挛的首选)
- 成人:每日 500mg,口服 1 周,然后每日 2 次,疗程 1 周,每 2~4 周加量以达到控制效果(最高剂量为每日 2~3g)

由于丙戊酸钠有致畸的风险,有些人倾向于在年轻女性中使用卡马西平或拉莫三嗪,但其镇静作用较弱。

- 卡马西平(次选)
- 其他选择:苯妥英、拉莫三嗪、托吡酯、左乙拉西坦(通常一起使用以达到最佳控制效果,注意相互作用)

继续治疗直到无症状至少 2 年。避免使用丙氯拉嗪和苯二氮䓬类药物。每年监测肝功能和全血细胞计数。

癫痫状态的处理见第 120 章。

🝢 失神发作

这种全身性癫痫通常发生于 4 岁至青春期的儿童[2]:

- 儿童突然停止活动并凝视
- 儿童静止不动(可能眨眼或点头)
- 没有任何预兆
- 有时有眼睑、面部或手指的阵挛性运动(抽搐)
- 可有咂嘴或咀嚼(称为复杂失神发作)
- 仅持续几秒,通常是 5~10 秒
- 发作过后,儿童继续原来的活动,仿佛什么也没有发生
- 通常每日几次(不止 1 次或 2 次)
- 可能导致成年后全身性癫痫发作
- 有两种类型:儿童和青少年

诊断

最好的诊断方法是在诊疗室,利用过度通气(儿童:吹玩具风车)。

脑电图:

- 典型的 3Hz 波和棘波
- 可正常
- 总是包括过度通气
- 睡眠剥夺时更容易发生

药物治疗

乙琥胺(首选)[5,13]

或

丙戊酸钠(次选)

或(其他)

如氯硝西泮、加巴喷丁

儿童的失神发作可能不需要药物治疗。

注:谨防丙戊酸钠的肝脏毒性,尤其是 2 岁以下的儿童。

首次癫痫发作

在首次癫痫发作时,是否使用药物治疗基于几个因素。由于 50% 的病人不会再有癫痫发作,通常不建议进行治疗。然而,如果在超过 24 小时内有 2 次及以上的发作,病人就有可能多次发作,因此需要治疗。特定类型的癫痫,如部分性(局灶性)发作、脑电图异常的癫痫发作和神经影像学上存在病变的癫痫发作,风险会增加[5,14]。

部分性发作

在部分性发作中,癫痫放电开始于大脑的一个局部病灶,然后从这个病灶向外扩散。临床类型取决于大脑受影响的部分:

- 单纯部分性发作:意识得以保留
- 复杂部分性发作:意识模糊,以至于病人不能回忆起完整的发作过程

这两种类型的部分性发作都可以演变成双侧强直-阵挛性发作,这被称为继发性全身性发作,通常是由于弥漫性脑部病变所致[9]。

辅助检查

标准的最低限度的检查是:

- 血清钙、镁和电解质
- 空腹血糖
- 脑电图(通常在剥夺睡眠的情况下)
- 梅毒血清检查

其他检查可能包括:

- 胸部 X 线
- 心电图(QT 间期延长?)
- 视频脑电图(主要限于频繁的癫痫发作或诊断上有困难的)
- MRI
- CT(如不能行 MRI)
- 其他脑成像(如 SPECT 和 PET)

25 岁以后首次出现癫痫发作者需要进行更详细的检查。

⚡ 复杂的部分性癫痫发作

复杂的部分性癫痫发作(又称颞叶癫痫),症状在不同病人间差别很大,通常难以作出正确诊断。它是局限性癫痫中最常见的类型,发作的时间从瞬间到数分钟不等(通常 1~3 分钟)。

可能的表现[2]:

- 最常见:轻微的知觉和意识障碍
- 幻觉:视觉、味觉、嗅觉、声音
- 失神发作或眩晕
- 错觉——物体或人缩小或放大
- 情感——恐惧、焦虑、愤怒
- 认知紊乱效应:似曾相识(熟悉),旧事如新(不真实)、感到有从上腹部起源的波浪
- 客观征象:咂嘴、吞咽/咀嚼/吸吮、对命令或问题无反应、在房间里来回踱步
- 发作后嗜睡

不真实的或分离的感觉是复杂的部分性发作常见的表现。可能有永久性短期记忆丧失,嗅觉或味觉异常比幻听或幻视更常见[1]。可进展为强直-阵挛性发作。

诊断

- 50%~60% 的病例可通过脑电图诊断;重复行脑电图检查可使诊断率增加到 60%~80%
- 脑电图或视频遥测有助于频繁发作的诊断
- CT 或 MRI 扫描:确诊后需排除肿瘤

药物治疗

卡马西平(首选)[5,9]:儿童和成人均适用

或

丙戊酸钠(次选):不适合 2 岁以下

或(其他)

氨己烯酸、苯妥英钠、苯巴比妥、噻加宾、苯二氮䓬类药物、乙琥胺、左乙拉西坦

单纯的部分性癫痫发作

单纯的部分性发作(杰克逊癫痫)时,无意识丧失。这包括了局灶性发作,可能进展为全身性强直-阵挛性发作或运动性发作。

⚡ 杰克逊癫痫(运动性发作)

典型抽搐动作始于口角、拇指和示指,可"进展"至身体的其他部位(如一侧的拇指→手→肢体→面部 ± 腿,然后到对侧)。随后可能出现强直-阵挛性发作或复杂的部分性发作。

药物治疗

卡马西平(首选)[5]:儿童和成人均适用

或

丙戊酸钠(次选):不适合 2 岁以下

或(其他)

苯妥英钠、氨己烯酸、加巴喷丁

单次无诱因癫痫发作：治疗还是不治疗[15]

决定是否在一次无发热的癫痫发作后开始用药可能很困难。这基本上取决于脑电图的结果，也取决于再次发作的影响是否超过了治疗的风险。如果不治疗，3 年内复发的风险为 40%，如果治疗，风险约为 25%[5]。脑电图正常则复发率低。在 6~12 个月内有两次及以上的癫痫发作后，应对病人进行药物治疗，除非有明确的可避免的诱因。

管理的方法

* 全科医生和专科医生之间的共同护理是最佳管理方式。
* 对癫痫发作类型的准确诊断至关重要。
* 必须对潜在的脑部疾病进行检查和治疗。
* 治疗基于药物和生活方式的管理，最好能戒酒。
* 以单药治疗为目标。
* 必须决定是否进行药物治疗。如果病人在 6~12 个月内有两次及以上的癫痫发作，就应该进行药物治疗[5,16]。通常在第二次癫痫发作时启动治疗。大多数癫痫发作需要长期的抗癫痫（抗惊厥）药物治疗，目的是抑制潜在的癫痫活动，希望癫痫活动能够减弱，以期最终达到"治愈"，并可停止治疗。**表 43.6** 总结了抗癫痫药物。
* 药物的选择取决于发作类型、病人的年龄和性别，以及与毒性有关的疗效。
* 治疗应从一种药物开始，直到控制发作事件或引起副作用为止，不考虑药物的血药浓度。只要达到足够的血清或血浆浓度，本疾病通常可单药控制[16]。70% 至 80% 的人在使用一线药物治疗后不再出现癫痫发作。
* 如果这种单一药物的最大耐受剂量不能控制癫痫发作，就用另一种具有不同作用的药物来代替它。加用第二种药物并获得治疗效果后再停用第一种药物。
* 例如一个患有特发性全身性强直-阵挛性发作的年轻人的初始药物方案是：丙戊酸钠每日 500mg（口服），持续 2 周，然后每日 2 次，最高剂量可达每日 3g 或更多。如果不能控制，二线（加用）：拉莫三嗪 12.5mg（口服），每日 1 次，持续 2 周，增加至 100mg。
* 特别注意癫痫的不良心理和社会影响。情感和社会支持是很重要的，建议加入癫痫支持团体。
  图 43.1 列出了癫痫初始管理的流程图。

停止药物治疗

每 12 个月检查一次，以确定是否需要继续使用抗癫

病药物是很重要的。了解是否仍然需要药物治疗的唯一方法是停止药物治疗。如果病人至少有 2~3 年没有癫痫发作，特别是如果脑电图上的癫痫样活动已经消失，就可以停止药物治疗（最好在专家指导下进行）。高达 60% 的儿童有轻微的、自限性的病症，在停药后可以安定下来。通常在 2~3 年后（无癫痫发作）让儿童停药，并建议在癫痫发作时口服咪达唑仑。

病人教育

以下几点值得强调：
* 大多数病人可以完全控制癫痫发作，但遵医嘱服药至关重要。

表 43.6　抗癫痫药物

下列是通常使用的抗癫痫药物
苯二氮䓬类
• 氯巴占
• 氯硝西泮
• 地西泮
• 咪达唑仑
• 硝西泮
卡马西平
替可克肽
苯巴比妥及相关药物
• 甲苯巴比妥
• 扑米酮
苯妥英
丙戊酸钠（丙戊酸）——育龄期避免使用。如必须使用，确保充分的避孕措施
琥珀酰亚胺类药物：
• 乙琥胺

较新的药物（主要作为"联合使用"药物）
加巴喷丁
拉科酰胺
拉莫三嗪
左乙拉西坦
奥卡西平
吡仑帕奈
普瑞巴林
舒噻美
噻加宾
吡托酯
氨己烯酸
唑尼沙胺
大麻类药物（证据逐渐增多，如 Dravet 综合征）

43

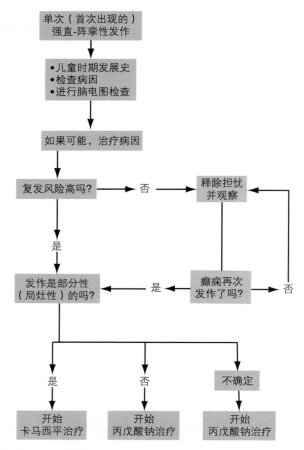

图 43.1　癫痫初始管理

资料来源：经许可改编自 *Choosing an Antiepileptic Drug*（2017 年 11 月 出版；2021 年 3 月修订），刊载于 *Therapeutic Guidelines*（数字版）。墨 尔本：Therapeutic Guidelines Limited，2015 年 5 月，www.tg.org.au。

- 大多数人都能过上正常的生活——他们可以结婚， 有正常的性生活，有正常的孩子。
- 病人需要良好的牙齿护理，特别是在服用苯妥英的 情况下。
- 癫痫发作本身一般不会导致死亡或脑损伤，除非发 作时间过长或处于危险环境，如游泳。
- 癫痫发作时病人不能吞咽舌头。
- 对明火要特别小心。
- 鼓励病人戒酒。中毒是非常有害的。
- 充足的睡眠很重要。睡眠不足是有害的。
- 避免疲劳。
- 建议淋浴优于盆浴。

驾驶

开车必须非常小心。大多数癫痫病人可以开车，但 必须单独考虑个体差异。申请驾照的人需要在 2 年内没 有癫痫发作（各州/地区有所不同），在获得执照后的 5 年 内每年进行一次医疗审查。限制期根据癫痫发作的情况， 从 1 个月到 2 年不等。对于新病人来说，常规应暂停驾驶，

直到 3~6 个月没有发作[17]。

工作

癫痫病人可以从事大多数工作，但如果容易发作，他 们就不应该在接近重型机械、危险环境、高处（如爬梯子） 或靠近深水的地方工作。也不应从事如警察、军队、航空 （飞行员、交通管制员）或公共交通（如公共汽车司机）等领 域的职业。

体育和休闲活动

大多数活动都没有问题，但癫痫病人应避免危险的 运动，如潜水、悬挂式滑翔、跳伞、攀岩、赛车和单独游泳， 特别是冲浪。

表 43.7 列出了体育活动的禁忌证。这些适用于发作 非常频繁的病人，特别是复杂的部分性发作和长时间的 发作后状态[16]。

表 43.7　体育活动的禁忌证[18]

绝对禁忌
飞行和跳伞
赛车运动
爬山和攀岩
高台跳水
潜水
水下游泳，特别是竞技性
悬挂式滑翔
绳索垂降
相对禁忌
瞄准运动，如射箭和手枪射击
身体接触运动，如拳击、英式橄榄球、美式橄榄球，包括需要头球动作的英式足球
患有失神性癫痫的儿童的竞技性自行车运动
盆浴和游泳
体操，特别是蹦床和爬杆等活动
滑冰和滑雪
投掷标枪

避免触发因素

- 疲劳
- 睡眠不足
- 身体疲惫
- 压力
- 过量饮酒
- 如果对光敏感，长时间闪烁的灯光（如电子游戏—— 这适用于那些被证明脑电图有光刺激反应的人）

儿童的癫痫

学龄儿童的单次(第一次)强直-阵挛性发作

1. 全面了解病史:家族史、既往史、发育史、任何技能丧失、近期头部受伤、头痛、嗜睡、头晕、近期学校表现。
2. 辅助检查:
   - 生化(葡萄糖,电解质包括 Ca^{2+}、Mg^{2+})
   - 心电图(QT 间期改变?)
   - 脑电图(请专家解读)
   - 影像学检查:脑 CT 或 MRI
3. 管理:
   - 释除病人的担忧,这可能是一次性的事件
   - 通常不需要药物治疗
   - 如果复发,开始使用丙戊酸钠(**图 43.1**)。

儿童光敏性癫痫

有些儿童患有光敏性癫痫,与接触电脑和视频游戏以及三维立体电视有关。有证据表明,如果这些儿童把一只眼遮住,他们可能不会出现癫痫发作。如果是电视引起癫痫发作,诸如在环境照明下看电视和使用遥控器而不是接近电视机的方式可最大限度减少问题。

妊娠与癫痫[16,19]

妊娠可使癫痫发作增加 30%。虽然 90% 以上患有癫痫的女性结局是良好的,但早产、低出生体重、死亡、出生缺陷和干预的风险略有增加。大约 45% 的女性发作次数增加,主要是由于抗癫痫药物水平的下降。

所有抗癫痫药物都有潜在的致畸作用,不同的药物与不同的缺陷有关:苯妥英与唇腭裂和先天性心脏病有关,而丙戊酸钠(特别是)和卡马西平与脊柱裂有关。除非其他药物不能控制癫痫发作,否则应避免使用丙戊酸钠。所有抗癫痫药物都会在母乳中存在,但其浓度较低,不会妨碍母乳喂养,但服用拉莫三嗪和左乙拉西坦的母亲最好不要进行母乳喂养[20]。

神经外科治疗

手术技术以切除术,如对高选择性的病人的颞叶癫痫,和切断技术为基础。后者包括胼胝体切除术、多发性皮下横断术、半球切除术和迷走神经刺激术。这些治疗方法只限于那些需要在专科中心进行详细评估的癫痫发作控制不佳的特定群体。

管理中的陷阱[5]

误诊

误诊是与癫痫发作和癫痫相关的主要陷阱。应当认识到,并非所有的癫痫发作都是全身性强直-阵挛性的。最常见的误诊是复杂部分性发作(一种低诊断率的疾病)、强直或失张力发作。

癫痫的诊断是根据病史作出的,而不是脑电图,所以目击者对事件的非常详细的描述是很重要的。

复杂部分性发作的特征(在本章前面描述)有许多变化,最常见的是感知或意识的轻微障碍。复杂部分性发作可能演变为全身性强直-阵挛性发作。单纯部分性发作也可如上进展。

在强直-阵挛性发作中,病人可能僵硬一瞬间,也可能倒在地上,或者也许只有一两次抽搐。

行为障碍误诊

区分癫痫发作和行为障碍很重要,但这可能很困难。大约 20% 的明显难治的"癫痫发作"被认为是非癫痫性的(假性癫痫,即基于情绪的)[20]。辅助检查,特别是视频脑电图记录,可以帮助克服这些诊断问题,但由于假性癫痫的病人确实存在癫痫发作,所以区分起来可能很困难。

过度治疗

多药共用

多重用药(polypharmacy)可能对病人和癫痫发作疾病有反作用。这尤其适用于副作用发生率高的药物。如果病人正在服用几种药物,就需要对该病例的管理提出质疑,或许在会诊医生的帮助下重新考虑。

通过减少多种药物的使用,可以改善癫痫发作的控制。在开始治疗时,最好选择一种药物并增加其剂量,直到其达到最大推荐水平、副作用出现或癫痫控制。如果没有得到控制,应以替代药物代替,但必须有一个交叉期。单药治疗是首选,但联合疗法通常也可以接受。

延长治疗时间

在某个阶段应该提出这样的问题:"这个病人真的需要药物治疗吗?"有些病人服用抗癫痫药的时间过长,而没有尝试让他们停药或换用不易产生副作用的抗癫痫药。不应让病人继续服用不合适的药物,尤其是在副作用和药物相互作用出现问题的情况下。

药物相互作用

应始终牢记与抗癫痫药物存在相互作用的药物。其

43

中最严重的是与口服避孕药的相互作用,因为病人可能妊娠。红霉素和卡马西平有相互作用。

🔹 发作性睡病

发作性睡病的特点是病人在白天发生短暂的、不可抗拒的睡眠,通常是在不适当的情况下,甚至活动期间。病因不明。尽管病人通常会意识到自己的问题,但可能缺乏对此疾病的认识,通常主诉有"突然感到病得要死"。发作性睡病表现为"发作",病人可能会跌倒,但尚有意识。它可能是四联综合征(白天嗜睡、猝倒、入睡前和清醒前幻觉、睡眠麻痹)的一部分。

其他特点:

- 在 10 岁或 20 岁左右发病
- 可以每日发作几次
  请参考第 60 章。

诊断

- 属于临床诊断
  如果不确定,可进行以下检查:
- 脑电图监测
- 睡眠实验室研究(睡眠潜伏期试验):快速眼球运动为标志

药物治疗[21]

右苯丙胺(缓慢增加剂量至每日 60mg)。
或
哌甲酯(快速释放),最大剂量每日 60mg
或
莫达非尼每日 200~400mg,口服
或
三环类抗抑郁药(如氯丙米嗪、丙米嗪、氟西汀),治疗相关的猝倒

遗忘发作

遗忘发作可能是心因性的(通常),病人不能回忆事件或记住自己的身份,如漫游状态、转换障碍、严重抑郁和人为的状态。这些症状可能与器质性疾病相关,如癫痫、睡眠呼吸暂停、脑血管疾病、创伤后、Wernicke-Korsakoff 综合征和药物(如酒精、大麻和麻醉药物)。

🔹 短暂性全面遗忘症[5,22-23]

本病为良性的、自限性的、原因不明的有严重失忆症状的疾病,多在中年或老年人中发病。可能的病因包括短暂的颞叶缺血或功能障碍,与颞叶癫痫或变异型偏头痛相似。

临床特征

- 通常持续 4~8 小时(最长 24 小时)
- 身份识别和意识状态可保留
- 不安、困惑、焦虑的病人
- 处于困惑的状态(如"我在哪?")
- 顺行性和逆行性遗忘
- 频繁重复问题
- 能够进行复杂的运动技能(如驾驶)
- 通常是单次发作(20% 复发)
- 完全康复:预后良好
- 没有异常神经系统征象
- 所有辅助检查均无阳性发现

四个诊断标准(Caplan 提出)[14]

- 有人目击疾病发作(对诊断至关重要)
- 发作期间的功能障碍仅限于失忆和重复询问
- 没有其他神经特征
- 记忆丧失应该是暂时性的,持续时间不超过 24 小时

管理

- 释除担忧的解释或教育。
- 如果符合以上标准,不需要做特殊的辅助检查,包括血管造影。
- 通常不需要积极治疗。

脑血管疾病

脑血管疾病是发达国家死亡和发病的主要原因之一,可导致颈动脉和椎基底动脉系统(特别是基底动脉供血不足)反复发作的缺血,可能出现"突然感到病得要死"的感觉。特别是脑干缺血会引起"突然感到病得要死"的感觉,如意识障碍,包括了短暂性全面遗忘症、跌落发作和"闭锁"综合征。

直立性不耐受和晕厥

直立性不耐受导致晕厥的自主神经失调有 3 个主要综合征。

1. 反射性(血管迷走神经性)晕厥。该病与 30% 的晕厥病人人群有关,有很强的家族史,好发于年轻人。有低血压反应。存在多个诱发因素包括咳嗽、排尿、惊吓、站立、热和排便(用力)。尽管意识很快清醒,但完全恢复可能会延迟(如不适感可持续 12~24 小时)。详见第 64 章。

2. 体位性心动过速综合征(postural orthostatic tachycardia syndrome,POTS)[24]。这是在从仰卧位转为直立位或仰头位时出现的伴有自主神经失调的直立性不耐

受。心动过速伴有心室充盈度降低是特征之一,同时伴有低血压,可能的晕厥。症状各式各样,包括头晕、乏力、视物模糊、胸痛和认知减退。有时在检查慢性疲劳综合征时发现。一般在青少年时期发病并且有家族史。对于这种复杂的、使人衰弱的疾病,建议转诊到"晕厥"专科。一种治疗方案是醋酸氟氢可的松。另一种治疗方案是血管活性药/高血压药物米多君,用于治疗自主神经失调和直立性低血压。

3. 自主神经衰竭。该病与年龄相关,分为原发性(如多系统萎缩)或继发性(如糖尿病、淀粉样变)。可导致低灌注晕厥。诱发因素包括直立性、饮食和酒精。晕厥可快速恢复。

心理因素或沟通障碍

必须考虑到心理因素。"癔症性漫游"就是表现之一。心因素的问题可以是一种沟通障碍,如一个情绪激动的人试图用外语与别人交流问题一样。

精神病人(如精神分裂症或抑郁病人)可经历人格解体或不真实感,即为"病得要死感",甚至是颞叶癫痫发作。

主诉有模糊和离奇症状如"头部奇怪的感觉""游泳的感觉""不真实的感觉"和"在空中行走"的病人,很可能存在焦虑状态。

严重的焦虑或惊恐发作通常会引起头重脚轻,表现为"突然感到病得要死"。其他的躯体症状包括心悸、出汗、吞咽困难、头痛、呼吸困难和过度通气的表现。

管理中的陷阱[2]

- 处理癫痫发作时主要的陷阱是无法诊断,尤其是癫痫发作不是明显的全身性强直-阵挛性发作时。
- 在进行癫痫诊断时未能将重点放在病史分析上。
- 将一些伴有不自主动作的晕厥误诊为癫痫。
- 忽视心律失常是"突然感到病得要死"的一个原因,包括反复性头晕。
- 未考虑主动脉瓣狭窄为晕厥发作的可能原因。
- 将眩晕和晕厥误诊为 TIA。
- 误将年轻人的视觉或感觉性偏头痛等同于 TIA。
- 忽略药物(包括自己服用的药物)引起的头重脚轻。

转诊时机[12]

- TIA,尤其是诊断存疑时
- 临床怀疑或已确诊心律失常
- 有主动脉瓣狭窄的证据
- 癫痫发作

- 诊断不确定

临床要领

- 详细的临床分析比实验室检查更重要。仔细采集病史是确诊的关键,让病人详细记录发病时和发作前每秒的情况变化。
- 尽可能多地与目击者交流,以弄清疾病的原因。
- 对于有"未确诊的病得要死"的病人,可让病人用日记准确记录发病情况,包括发作前的事件。
- 请记住,偏头痛十分类似,可能混淆诊断。
- 请记住,确诊为癫痫的病人,其脑电图可以是正常的。
- 对"突然感到病得要死"的描述越是离奇,其病因越有可能是功能性的。
- 一过性低血糖的临床表现可能与 TIA 相似。

癫痫

在下列情况下,建议转诊给专家:

- 诊断不确定。
- 癫痫发作时,帮助获得准确诊断。
- 当癫痫发作不能被明显合适的治疗所控制时。药物错误? 不适合的剂量? 进展中的潜在疾病?
- 当病人身体不舒服时,不论实验室检查如何。
- 当女性正在考虑妊娠时(最好是)或已经妊娠;在管理的困难阶段获得治疗指导。
- 在癫痫发作绝对控制数年后评估停止治疗的可能性。

参考文献

1 Kincaid-Smith P, Larkins R, Whelan G. *Problems in Clinical Medicine.* Sydney: MacLennan & Petty, 1990: 159–64.

2 Porter RS, Kaplan JL. *The Merck Manual of Diagnosis and Therapy* (19th edn). Whitehouse Station, N.J.: Merck Sharp & Dohme Corp., 2011: 2041–8.

3 Hindley D, Ali A, Robson C. Diagnoses made in a secondary care 'fits, faints and funny turns' clinic. Arch Dis Child, 2006; 91(3): 214–8.

4 Stewart I, Bye A. The diagnosis of childhood fits and funny turns. Modern Medicine Australia, 1994; 37(8): 65–72.

5 Epilepsy and seizures [published 2017]. In: *Therapeutic Guidelines* [digital]. Melbourne: Therapeutic Guidelines Limited; 2017. www.tg.org.au, accessed October 2018.

6 Fleisher DR, Morrison A. Masturbation mimicking abdominal pain or seizures in young girls. J Paediatr, 1990; 116: 810–14.

7 Meadow R. Fictitious epilepsy. Lancet, 1984; 2: 25–8.

8 Rothner AD. Not everything that shakes is epilepsy: the differential diagnosis of paroxysmal nonepileptiform disorders. Cleve Clin J Med, 1989; 56(Suppl, part 2): 206S–213S.

9 Scott AK. Management of epilepsy. In: *Central Nervous System.* London: British Medical Association, 1995: 1–2.

10 Fiest KM et al. Prevalence and incidence of epilepsy: a systematic review and meta-analysis of international studies.

Neurology, 2017 Jan; 88(3): 296–303.

11 Kwan P, Sander JW. The natural history of epilepsy: an epidemiological view. J Neurol Neurosurg Psychiatry, 2004; 75: 1376–81.

12 Beran R. Management of epilepsy. Update 2008. Part 1. Medical Observer, 11 July: 31–3.

13 Levine M et al. *Drugs of Choice: A Formulary for General Practice.* Ottawa: Canadian Medical Association, 1995: 98–9.

14 Bonnett LJ et al. Risk of recurrence after a first seizure and implications for driving: further analysis of the Multicentre study of early Epilepsy and Single Seizures. BMJ, 2010; 341.

15 Berg AT, Shinnar S. The risk of seizure recurrence following a first unprovoked seizure: a quantitative review. Neurology 1991; 41(7): 965–72.

16 Buckley N (Chair). *Australian Medicines Handbook.* Adelaide: Australian Medicines Handbook Pty Ltd, 2018: 757–9.

17 Austroads. Assessing Fitness to Drive for commercial and private vehicle drivers 2016 (as amended up to August 2017), Part 6.2 Seizures and epilepsy. Available from: www.austroads.com.au/drivers-vehicles/assessing-fitness-to-drive, accessed April 2018.

18 Cordova F. Epilepsy and sport. Aust Fam Physician, 1993; 22: 558–62.

19 Kilpatrick C. Epilepsy poses special problems. Australian Doctor Weekly, 1993; 19 February: 48.

20 Ahmed R, Apen K, Endean C. Epilepsy in pregnancy. Aust Fam Physician, 2014; 43(3): 112–6.

21 Sofou K et al. Management of prolonged seizures and status epilepticus in childhood: a systematic review. J Child Neurol, 2009; 24(8): 918–26.

22 Caplan LR. Transient global amnesia: criteria and classification. Neurology, 1986; 36: 441.

23 Horne M. Neurology quiz. Aust Fam Physician, 1994; 23: 935.

24 Thieben MJ et al. Postural orthostatic tachycardia syndrome: the Mayo Clinic experience. Mayo Clin Proc, March 2007; 82(3): 308–13.

> "一次闻得,终身难忘",黑便那种恶臭,可以让你在20米的距离作出无须犹豫的诊断。

布里斯班急诊部主管,1985年

急性重度上消化道出血是一种重要的医疗急症。剧烈的呕血症状往往出现在食管、胃和十二指肠出血后。超过一半的病人年龄在60岁以上[1]。

呕血是指呕出鲜血或"咖啡样血液"。黑便是指排出黑色柏油状粪便,当出血量超过50ml时才会出现黑便(希腊语melas意为黑色)。在上消化道出血的病人中,大多数都会出现黑便,超过50%的会出现呕血[1]。

虽然发病率正在下降,但上消化道出血的死亡率仍然很高,为6%~8%[2]。

关键事实和要点

- 大多数上消化道出血是由慢性消化性溃疡引起的。
- 呕血几乎总是伴有一定程度的便血,但不一定是黑便,特别是在食管出血时。
- 口服铁剂治疗或含有铋的抗酸药片造成的大便呈黑色,可混淆诊断。
- 务必检查服药史,尤其是阿司匹林和非甾体抗炎药。
- 常规治疗剂量的类固醇皮质激素,被认为对消化道出血无影响。
- 出血量的评估最好是通过血流动力学指标,而不是依赖病人的估计,因为病人的估计往往过高。
- 黑便对生命的威胁一般比呕血小。
- 病人的复苏是首要任务。
- 循环血容量突然减少20%或更多通常会引起失血性休克的症状,如心动过速、低血压、昏厥、头晕、出汗。年轻的病人可以更好地代偿,并在休克发生之前耐受更大的失血量[1]。一个有用的指标是,对于一个既往健康的体重70kg的人来说,休克表示其急性失血量至少为1 000~1 500ml。

上消化道出血的原因

慢性十二指肠溃疡和胃溃疡是上消化道出血的主要原因,约占所有病例的一半[3-4]。另一主要原因是急性胃溃疡和糜烂,至少占20%。阿司匹林和非甾体抗炎药也是许多上消化道出血的原因。原因总结见**表44.1**,原因说明见**图44.1**。

表44.1　上消化道出血(呕血)的诊断策略模型[5-6]

概率诊断
慢性消化性溃疡(胃和十二指肠)
急性胃溃疡/糜烂
食管炎(包括胃食管反流病)/十二指肠炎
Mallory-Weiss综合征(致吐性)
药物:阿司匹林、非甾体抗炎药、抗凝药、氯吡格雷
无明显原因

不能遗漏的严重疾病
血管性疾病:
• 食管静脉曲张
• 血液异常
• 血管畸形/血管发育不良
• 遗传性凝血病
癌症:
• 胃癌或食管癌
其他:
• 慢性肝病

陷阱(经常遗漏的)
胃溃疡
吞血(如鼻出血)
胶原病(如系统性硬化)
罕见的情况:
• 食管破裂
• 遗传性出血性毛细血管扩张症
• 维生素C缺乏病
• 摄入毒物(如酸、碱、砷)
• 胃窦血管扩张

食管贲门黏膜撕裂综合征(Mallory-Weiss综合征)

在剧烈或持续性呕吐或咳嗽的情况下,食管黏膜下端(食管和胃连接处)会发生撕裂,表现为剧烈呕吐或干呕后,呕吐物中见血,常见于饮酒病人,通常为自限性。只有通过胃镜检查才可明确诊断。

胃食管静脉曲张

胃食管静脉曲张(gastro-oesophageal varices)是由门

44

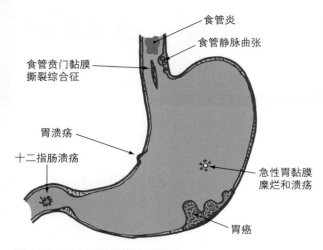

图 44.1　呕血和黑便的重要原因

静脉高压引起,而门静脉高压则是由于肝硬化导致。肝硬化病人,尤其是胆汁性和酒精性肝硬化病人的消化性溃疡发生率增高,因此当此类病人出现消化道出血时,应警惕消化性溃疡的可能。尽管治疗手段已有所进展,但死亡率仍达 30% 左右,未接受治疗的病人死亡率达 70%[6]。

在没有禁忌证的前提下,应用 β 受体阻滞剂如普萘洛尔是静脉曲张破裂出血的一级预防措施[7]。出血率高。

治疗方法包括注射硬化剂,硬化剂无效时可静脉使用生长抑素和特利加压素。通过 Sengstaken Blakemore 管或 Minnesota 管对食管和胃进行压迫,和在影像学引导下进行经颈静脉肝内门腔内支架分流术(TIPS)也是可行选择。

临床方法

病史

明确呕吐物性状及口腔、鼻腔、咽喉出血的可能性非常重要。咖啡样呕吐物表明血液接触了胃酸,而食管出血通常呕出鲜血。病人可能对呕血或咯血感到困惑。

关键的提问

- 曾服用什么药物?(表 44.2)

表 44.2　引起胃肠道出血的药物[2]

阿司匹林
氯吡格雷
其他抗血小板药物
肝素/新型口服抗凝药物
非甾体抗炎药/COX-2 抑制剂
泼尼松龙
SSRI 抗抑郁药物
华法林

- 曾服用过阿司匹林或治疗关节痛、背痛的药物吗?
- 呕血的量有多少?
- 呕吐物是什么样子的?
- 是否注意到大便里有咖啡渣样的黑块或血凝块?
- 近来是否感觉到消化不良、烧心(胃灼热)或腹痛?
- 是否出现体重减轻(非主观感觉)?
- 是否有排便? 如有,大便是否呈黑色或有任何异常?
- 喝多少酒?
- 以前曾因消化性溃疡做胃部手术吗?
- 在这次吐血之前,呕吐物是否带血?
- 吃过甜菜根或者其他鲜红色的食物吗?

身体检查

立即评估病人一般情况,尤其是循环情况。通过心率、血压和体位改变评估病人血流动力学情况是十分重要的[2]。应仔细地进行腹部的身体检查,包括直肠指检。通常来说,除存在肝脾大或腹部肿块,否则腹部征象并不明显。应注意排查肝脏疾病的其他征象。

辅助检查

应到专科进行相关检查以明确出血来源。上消化道内镜检查是一种最有效的检查方法,80% 以上病人可明确出血原因[3]。有时找不到明显的原因。

由于严重出血后的 24 小时内可逐渐发生血液稀释,故血红蛋白水平并不能作为早期失血或输血的指征。然而,倘若在此期间血红蛋白低于 90g/L,则通常可被认为是输血的指征。

其他需要考虑的检查包括全血细胞计数、幽门螺杆菌、肝功能检查、腹部 X 线片、凝血功能。

管理

即刻目标是:

1. 稳定病人;恢复有效血容量(如有必要)
2. 明确诊断以制订治疗方案

所有严重出血病人都应住院并转到专科治疗。出现大出血和休克临床表现时,应紧急复苏。这类病人需要建立静脉导管通路快速输注等渗盐水,再使用血浆扩容剂(如明胶类血浆代用品),随后立即输血。

大多数情况下应开始使用质子泵抑制剂,尤其是考虑到 50% 的出血来自消化性溃疡。大多数病人可以口服质子泵抑制剂(PPI),但病情严重病人需静脉使用 PPI[4](如 15~30 分钟内输注奥美拉唑 80mg,随后再静脉输注 3 日,或静脉输注泮托拉唑)[7-8]。最终可更换为口服 PPI。

对于大多数病人来说,失血并不足以导致循环系统失代偿,多可自行恢复。大约 85% 的病人在 48 小时内可停止出血[3]。

在某些情况下,需要借助上消化道内镜用加热探头

（如 Gold 探头）对出血点进行止血，或注射肾上腺素，或两者兼用，或应用止血夹。有时，手术是止血的必要手段，但在病人可能有急性胃黏膜糜烂时应避免手术。

临床要领

- 如有可能，嘱病人不要清理掉呕吐物。
- 呕血病人应在急诊进行评估。
- 上消化道镜检是诊断和治疗急性上消化道出血的金标准。
- 许多胃出血发作会自动停止——在一项研究中显示可能高达 80%。

参考文献

1　Papadakis MA, McPhee SJ. *Current Medical Diagnoses and Treatment* (56th edn). New York: The McGraw-Hill Companies, 2017: 504–7.

2　Worthley DL, Fraser RJ. Management of acute bleeding in the upper gastrointestinal tract. Australian Prescriber, 2005; 28: 62–6.

3　Kumar PJ, Clark ML. *Clinical Medicine* (7th edn). London: Elsevier Saunders, 2009: 291–3.

4　Fulde GW. *Emergency Medicine* (4th edn). Marrickville: Elsevier, 2007: 299–301.

5　Beck ER, Francis JL, Souhami RL. *Tutorials in Differential Diagnosis* (3rd edn). Edinburgh: Churchill Livingstone, 1995: 75–9.

6　Norton I, Chan C. Upper gastrointestinal bleeding: clinical review. Medical Observer, 9 April 2010: 1–3.

7　Bleeding peptic ulcers [published 2016]. In: *Therapeutic Guidelines* [digital]. Melbourne: Therapeutic Guidelines Limited; 2016. www.tg.org.au, accessed October 2019.

8　Sachar H, Vaidya K, Laine L. Intermittent vs continuous proton pump inhibitor therapy for high-risk bleeding ulcers: a systematic review and meta-analysis. JAMA Intern Med, 2014: 174(11): 1755–62.

第45章 头痛

头痛的时候,整个人都不好了。

米格尔·德·塞万提斯(1547—1616)(译者注:西班牙人,小说家、剧作家、诗人,最著名的作品是《唐吉坷德》)

头痛是人类的主要症状之一,也是在全科医学诊所中十分常见的主诉。由于"头痛"这个问题较为复杂容易混淆,因此当病人以"头痛"为主诉时,我们需要形成合理的诊断和管理策略。头痛症状分析的关键之处在于知道并理解其病因,正如"人们只会看到他们知道的东西"。

病人头痛所呈现的方式可能会迷惑我们,很多病人倾向于用先入为主的想法来影响医生,如"我认为我需要测量血压""我的眼睛需要检查",或者他们潜在的对脑部肿瘤和即将发生卒中的焦虑。

高血压引起的头痛很罕见,以至于有人强调"高血压不会引起头痛",但我们也会偶尔遇到例外情况,对于任何出现头痛症状的人来说,测量血压是必须的(也是病人所期望的)。当头痛和高血压同时存在时,应假设头痛不是高血压引起的。

严重头痛的病因诊断应结合详细的病史、对"异常"表现的高度怀疑,以及合理地使用 CT 扫描。

关键事实和要点

- 世界上 18 到 65 岁的成人中,有 1/2~3/4 的人在上一年有头痛病史,其中有 30% 的人有偏头痛[1]。
- 40% 儿童在 7 岁之前发生过 1 次或多次头痛,75% 儿童在 15 岁之前发生过 1 次或多次头痛[2]。
- 头痛可分为原发性或继发性,如颅内、眼、颈椎的病变,需要紧急检查。
- 10% 以上的成人有偏头痛困扰,1/4 病人在某个阶段会因偏头痛寻求医疗帮助[3]。但社区对偏头痛管理和重视不足[4]。
- 5% 儿童在 11 岁之前会发生偏头痛[3]。
- 70% 病人具有偏头痛的阳性家族史。
- 在诊断紧张性头痛之前,要考虑颈部、眼、牙齿、颞下颌关节或其他结构的潜在疾病[3]。
- 药物引起的头痛较常见,必须注意头痛病人的用药史。
- 儿童出现头晕、头痛、呕吐三联征,提示颅后窝髓母细胞瘤可能,除非有其他疾病的证据。
- 成人脑肿瘤(晚期)的典型三联征为头痛、呕吐和惊厥。
- 视疲劳不是头痛常见原因。
- 继发性支气管源性支气管癌是脑内恶性疾病最常见的原因。
- 原发性头痛的诊断须与继发性头痛鉴别[5]。

诊断方法

头痛的诊断策略模型归纳在**表 45.1**。

概率诊断

全科医学中最常见的头痛原因是呼吸道感染[6]。慢性复发性头痛最常见的原因是慢性偏头痛、紧张性头痛和混合性头痛。混合性头痛以持续数日的相对持续的头痛为特点,由紧张、抑郁、颈椎功能障碍、血管性头痛和药物依赖等多种原因混杂造成。神经医学专家可能把这些头痛称为"血管-紧张性头痛"。紧张性头痛已不像以前那样普遍[3]。

慢性偏头痛[7]

以前被称为"转化型偏头痛"是因为偏头痛发作的频率逐渐增加,直到每日头痛复发。典型偏头痛特征发生了改变,从而使其发病模式类似于紧张性头痛,但仍具有偏头痛单侧好发的情况。滥用止痛药物可将发作性偏头痛转变为慢性每日头痛。

不能遗漏的严重疾病

对于急性发作的头痛,至关重要的是不能遗漏蛛网膜下腔出血或脑膜炎。需考虑颅内出血,特别是涉及小脑、脑室内和额叶区域的出血。

急性"霹雳性"头痛[7-8]

这是一种突然发作的剧烈头痛,可由以下原因引起:

- 动脉瘤扩大:动脉瘤扩大或血管畸形可引起急性头痛。
- 蛛网膜下腔出血:以枕部疼痛为特征,先表现为局部的头痛,后发展为全颅头痛,疼痛强度不一。
- 可逆的大脑血管收缩。
- 动脉夹层。
- 脑膜炎:广泛性的头痛必须考虑脑膜炎,特别是伴有乏力、发热和颈部僵硬。这种疼痛是持续和严重的,可能突然发作。

表 45.1　头痛的诊断策略模型

概率诊断
急性：呼吸道感染
慢性
- 紧张性头痛
- 混合性头痛
- 偏头痛
- 慢性偏头痛（转化型偏头痛）

不能遗漏的严重疾病
脑血管
- 蛛网膜下腔出血
- 卒中/短暂性脑缺血发作
- 颅内出血
- 颈动脉或椎动脉夹层
- 颞动脉炎
- 脑静脉血栓形成（如静脉窦）
肿瘤
- 脑肿瘤
- 垂体瘤
严重感染
- 脑膜炎，特别是真菌性脑膜炎
- 脑炎
- 颅内脓肿
血肿
硬膜外/硬膜下血肿
升压反应，如嗜铬细胞瘤
青光眼（急性）
良性颅内压增高

陷阱（经常遗漏的）
颈椎病/颈椎功能障碍
可逆性脑血管收缩综合征
牙齿疾病
眼屈光不正
鼻窦炎
眼部带状疱疹（出疹前）
劳累性头痛
发作型偏头痛
低血糖症
创伤后头痛
脊柱操作过程后（如硬膜外、腰椎穿刺）
睡眠呼吸暂停
罕见病因
- 佩吉特病
- 性交后
- 库欣综合征
- 康恩综合征（原发性醛固酮增多症）
- 艾迪生病（原发性慢性肾上腺皮质功能减退症）
- 自主神经功能失调

七个戴面具问题的清单
抑郁
糖尿病
药物
贫血
甲状腺/内分泌障碍
脊髓功能障碍（颈源性/枕神经痛）
尿路感染

病人是否试图告诉我什么？
如果病人有潜在的心因性障碍，就很可能

对于慢性头痛，必须考虑到包括硬膜下血肿在内的空间占位性病变。由于头痛程度会随着年龄的增长而减弱，老年人出现头痛应谨慎对待，还应考虑到颞动脉炎（TA）。在年轻的肥胖女性中需考虑原发性颅内高压。隐球菌性脑膜炎凶险但诊断困难，因为病人的 CT 扫描结果可能正常。

关于头痛险恶原因的提示[4]

- 最重要的指标是时间进程：注意急性或亚急性的节奏。
- 警惕任何局部症状或体征（典型偏头痛先兆除外）。
- 注意发热、意识混乱、精神状态改变或颈部僵硬。
- 新发头痛，尤其是突发性和首发头痛，病人年龄 >50 岁，创伤后。

陷阱

表 45.1 包含了一些有争议性的头痛原因，尽管部分原因在详尽的病史问诊下是可以明确的。这些原因包括创伤后头痛、操作后头痛（如腰椎穿刺和脊髓麻醉）和劳累性头痛。鼻旁窦炎在没有呼吸道征象时易漏诊。眼屈光不正引起的头痛虽较少见，但也应予以考虑。

常见陷阱

- 对头痛病人进行过度辅助检查，尤其是以此代替详细的病史和身体检查
- 未考虑到的一系列混合因素和颈椎功能障碍是头痛的常见原因
- 对诉有头痛的病人未测量血压
- 急于对发热和头痛的病人（尤其是儿童）使用抗生素可能会掩盖细菌性脑膜炎
- 将空间占位性病变的早期头痛归因于紧张或高血压

七个戴面具问题的清单

在戴面具的疾病中，抑郁和药物是引起头痛的重要原因。颈椎功能障碍当然也是一个重要的原因，且往往被一些医生忽视。澳大利亚的数据有误导性，因为这些病人中有很大部分倾向于求助其他健康专业人士。

一项英国的研究将颈椎病引起的头痛与偏头痛视为几乎等效的术语[1]。

对于上颈椎障碍引起的疼痛转移到头部和眼的解释是，来自上三节颈神经根的一些传入纤维与脊髓后角细胞汇合（三叉神经传入纤维也能使脊髓后角兴奋），因此通过这一共同通路向病人传递头痛的感觉（**图 45.1**）。

考虑药物作用引起头痛的可能性：如酒精、镇痛药（反跳性）、降压药（多种）、咖啡因、复方口服避孕药、类固醇皮质、非甾体抗炎药（特别是吲哚美辛）、血管扩张药（如钙通道阻滞剂）、硝酸酯、PDE 抑制剂（如西地那非）。贫血可引起头痛（通常当血红蛋白水平低于 100g/L 时[7]）。甲状腺

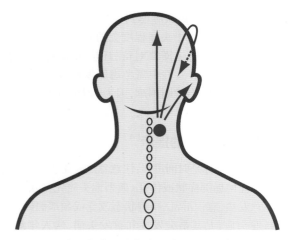

图 45.1 上颈椎节段功能障碍引起典型头痛转移模式

功能减退症和甲状腺功能亢进症也可能引起头痛,糖尿病病人头痛的主要病因是低血糖。

心因的考虑

头痛和疲劳一样,可能是某些"隐匿疾病"的症状,病人可能处于抑郁(显性的或隐匿的)或焦虑状态。心因性头痛的最典型特征是连续数周或数月的每时每刻持续性头痛。然而,病人通常会否认自己焦虑、抑郁或压力过大。因此,详细的病史对于确定可能与头痛相关的生活方式因素和历史事件是很重要的。

部分病人对自己的头痛可能代表了脑肿瘤、卒中或高血压表示恐惧,需要适当释除担忧。

转换反应和其他方面的补偿犒赏[译者注:转换反应(conversion reaction),是指把心理冲突转变为身体症状表达出来,以解除自我焦虑。此处补偿犒赏是指表现出或夸大躯体症状获得其他方面的补偿,例如获得他人的关心、达到自己的目的等],特别是在发生事故(如追尾碰撞)后,可能会使头痛症状难以控制。头痛,就像背痛一样,是一种为了次级获益而持续存在或被夸大的主要症状之一。

严重的头痛,尤其是模拟的偏头痛,是吸毒者利用医生同理心寻求麻醉药品的常见"入场券"。这类病人的诊疗非常需要技巧。

头面部疼痛原因的时间轴

急性剧烈头痛,如:
- 蛛网膜下腔出血
- 良性性交或劳累性头痛
- 偏头痛/丛集性头痛
- 可逆的大脑血管收缩
  亚急性头痛(最近开始,正在增强):
- 颅内病变正在扩大
- 颞动脉炎
  反复发作的头痛,如:

- 偏头痛/丛集性头痛
- 良性性交或劳累性头痛
- 神经痛,如三叉神经
  慢性头痛,如:
- 紧张性头痛
- 慢性偏头痛/反跳性头痛
- 颈源性/创伤后头痛
- 非典型性面部疼痛

疼痛的昼夜波动模式

绘制日间头痛波动曲线可为诊断提供重要线索(图45.2)。晨起时头痛的病人可能是血管性头痛(偏头痛)、颈椎病、抑郁、高血压或空间占位性病变。偏头痛通常持续几小时而非数日,持续数日的头痛更倾向于紧张性头痛。额窦炎引起的头痛具有典型表现,即上午9点左右开始,下午1点左右疼痛最剧烈,而后在接下来几小时内疼痛减轻。在缺乏呼吸道症状情况下易被误诊为紧张性头痛。混合性头痛倾向于遵循一个非常恒定的模式,通常不影响睡眠。

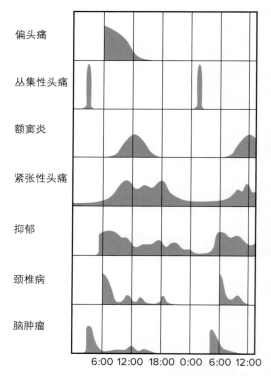

图 45.2 不同原因头痛的典型昼夜波动模式(纵轴为疼痛相对强度)

临床方法

病史

应用记忆法(第12章)来帮助记录疼痛的详尽描述,

包括疼痛分析,并强调缓解因素和关联。

一种有效方法是让病人在准备好的网格上绘制疼痛的相对强度以及白天(和夜晚)疼痛出现的时间。病史,特别是病情发展的速度,有助于诊断继发于特定疾病的头痛。

关键的提问

- 你能描述你的头痛吗?
- 头痛的频率如何?
- 你可以指出头痛的具体部位吗?
- 你的后脑勺或颈部疼痛吗?
- 一天中何时会出现头痛?
- 头痛的时候,你是否还有其他症状?
- 你觉得恶心吗? 你是否呕吐过?
- 是否感觉到眼部有异常,比如闪光?
- 是否有头晕、虚弱或其他异常感觉?
- 是否畏光(怕光)?
- 是否有视力模糊?
- 你的一只眼或两只眼是否有流泪或发红?
- 梳头的时候会感觉到头痛或触痛吗?
- 是否处于压力之下或感到紧张?
- 头痛的时候是否会流涕?
- 你在吃什么药物?
- 是否发高烧、流汗或颤抖?
- 最近是否得了重感冒?
- 是否曾患鼻窦炎?
- 最近你的头被撞到过吗?
- 你认为自己头痛的原因是什么呢?

表 45.2 呈现了偏头痛和紧张性头痛临床特征的区别。导致头痛严重原因的"红旗征"指标已在框中列出。

表 45.2　偏头痛和紧张性头痛典型临床特征的比较[5]

临床特征	偏头痛	紧张性头痛
家族史	√	
发作年龄小于 20 岁	√	
前驱症状	√	
双侧头痛		√
单侧头痛	√	
搏动性头痛	√	
持续性头痛		√
每周发作少于 1 次	√	
连续每日发作		√
持续时间少于 24h	√	
呕吐	√	
服药后加重	√	
饮酒后加重	√	
饮酒后缓解		√

身体检查

身体检查宜使用基本专业工具,即体温计、血压计、手电筒及诊断器械,包括检眼镜和听诊器。视诊头部,颞动脉和眼。触诊区域包括颞动脉、面部和颈部肌肉、颈椎、鼻窦、牙齿和颞下颌关节。特别应注意排查脑膜刺激征和视神经乳头水肿。

头痛的红旗征

- 突然发作,特别是无既往病史者
- 严重的、导致衰弱的头痛
- 进行性加重
- 发热
- 呕吐
- 意识障碍/混乱、嗜睡
- 性格改变
- 弯腰、换体位、咳嗽或喷嚏时头痛加重
- 早晨时头痛最严重
- 夜间痛醒
- 神经和视觉症状/征象
- 癫痫
- 年轻、肥胖女性视力下降(颅内压高)
- 中老年病人的"新发"头痛,尤其是 >50 岁
- 头部创伤后
- 孕期或产后非偏头痛

病人必须进行精神状态评估,包括评估意识和认知改变、情绪、焦虑-紧张-抑郁和其他精神变化。神经系统检查包括评估视域和灵敏度、瞳孔和眼球运动反应、面部和四肢感觉及运动能力,以及包括跖反射在内的神经反射。身体检查的"红旗征"已在框中列出。

身体检查的红旗征

- 意识或认知改变
- 脑膜炎
- 生命体征异常:血压、体温、呼吸
- 局部神经系统体征,包括瞳孔、眼底、眼球运动
- 压痛、搏动减弱的颞动脉
- 视神经乳头水肿

特殊征象

- 上颈部触痛。触诊颈椎 C_2 和 C_3 区域,特别是从 C_2 棘突向外两指宽处。如果此处非常敏感,甚至引起头痛,这表明头痛为颈源性。
- 额窦炎的 Ewing 征。用手指轻轻向上向内按压位于眶上神经内侧的眶顶部。压痛为阳性表现,提示额窦炎。
- 空气枕头征。病人平躺于体检床,头部靠在枕头上,检查者用手抬起病人头部,并移除枕头,嘱病人放松

颈部,随后移除支撑病人头部的手。如病人头部未改变位置,即为阳性,表示病人颈部肌肉紧张。此征象不常见。

辅助检查

可行如下检查:

- 血红蛋白:贫血?
- 白细胞计数:细菌感染时白细胞增多
- 红细胞沉降率/C 反应蛋白:颞动脉炎?
- 影像学检查
  - 如怀疑颅内恶性肿瘤,应行胸部 X 线检查
  - 颈椎检查
  - 怀疑为鼻窦炎时,应行鼻窦 X 线检查
  - CT 扫描:检测脑肿瘤(最有效)、脑血管意外(有价值)、SAH,急性霹雳性头痛需紧急非增强 CT 扫描[8]
  - MRI:是非常有效的颅内病变检查手段,但价格昂贵;与 CT 相比,MRI 能更清晰地显示颅内结构,但在检测出血方面不如 CT 敏感;可用于检测颞动脉的颅内血管炎
  - 腰椎穿刺:脑膜炎诊断、怀疑蛛网膜下腔出血(仅在 CT 表现正常时)

注:颅内压升高时有风险。

儿童的头痛

儿童头痛的常见原因是呼吸道感染和发热性疾病,但也有其他与引起成人头痛相同的原因。许多儿童头痛为散发性,但有相当一部分为慢性。偏头痛在青春期前比较常见,而紧张性或肌肉收缩性头痛在青春期后比较常见。

全科医生应考虑到一些常被忽视的原因,如头发牵引、眼疲劳(测量和记录视力)和低血糖。长期不规律饮食的儿童容易出现头痛,包括偏头痛加剧。应叮嘱其务必吃早餐[8]。

低龄儿童很少经历由鼻窦引起的头痛,在 5 岁额窦发育之前不予考虑此原因。

1% 的 7 岁儿童及 5% 以上 15 岁儿童患有偏头痛,女孩年龄越大,患偏头痛的比例越高[2]。偏头痛有很强的家族遗传倾向。通常预后良好,因为大多数病人偏头痛不会长期存在。主要的类型为伴有症状的普通型偏头痛,如乏力或恶心;伴有典型前驱症状的经典偏头痛不是儿童偏头痛的特征。非常剧烈的椎基底动脉偏头痛常见于青春期女孩,偏瘫可发生于婴儿和儿童,尤其是第一次偏头痛发作时[9]。呕吐不一定是儿童偏头痛的伴随症状。

应考虑到大脑空间占位性病变的可能,特别是当头痛为进行性时。症状通常出现在早晨,与呕吐、头晕、复视、共济失调、人格改变和学习成绩恶化等表现伴随出现。表 45.3 列举了提示脑肿瘤或其他严重病因的症状。

表 45.3　引起儿童头痛的严重病因

头痛特征	无家族史
持续性或复发性	伴健康状况不佳
晨间首发	伴神经系统症状
夜间将儿童痛醒	单侧固定
无过去史	

资料来源:Wright M. Recurrent headaches in children. Australian Paediatric Review,1991,1(6):1-2.

新生儿和 6~12 月龄婴儿患脑膜炎的风险最大,记住这点很重要。

对非严重病因头痛的处理,包括释除担忧(尤其是父母),不鼓励过分强调症状,用药方案应简单(如对幼儿使用对乙酰氨基酚,或对青少年使用阿司匹林)。无法确诊和/或有疑问的头痛病人应转诊。

儿童药物治疗[10]

紧张性头痛和偏头痛:

对乙酰氨基酚 20mg/kg(口服),随后 15mg/kg 每 4~6 小时至 90mg/(kg·d)(每日最多 4g)

或

布洛芬 5~10mg/kg(口服),随后 40mg/(kg·d)(不适用于 <6 月龄的儿童)

老年人的头痛

老年人新发头痛必须谨慎治疗,因为它可能是严重病因的先驱,如空间占位性病变(如肿瘤、硬脑膜下血肿)、短暂性脑缺血发作(TIA)、三叉神经痛或椎基底动脉供血不足。颈椎病与年龄相关,可能是老年头痛的一个重要因素。表 45.4 总结了不同年龄人群的头痛原因。

晚年的偏头痛可被误认为脑血管疾病,特别是在出现神经系统症状的情况下。它是有序的一系列的视觉和感觉症状,可在几分钟内从脸发展到舌头、手,定位明确的头痛或有助于区分偏头痛和 TIA。虽然有些 TIA 病人伴有头痛,但并不是一个鉴别的特征。呕吐提示了偏头痛,而不是脑血管病[11]。

一般头痛疾病

🦴 紧张性头痛

紧张性头痛(tension-type headache)或肌肉收缩性头痛通常是对称的(双侧)紧张。持续几个小时,每日复发。紧张性头痛经常与颈部功能障碍和压力或紧张有关,病

表 45.4　与年龄相关的头痛原因

年龄	头痛原因
儿童	并发感染
	心因性
	偏头痛
	脑膜炎
	创伤后
成人，包括中年人	偏头痛
	丛集性头痛
	紧张性头痛
	颈椎功能障碍
	蛛网膜下腔出血
	混合
老年人	颈椎功能失调
	脑肿瘤
	颞动脉炎
	神经痛
	佩吉特病
	青光眼
	颈椎病
	硬膜下出血

人通常不会意识到头痛与紧张有关，直到被指出。75%为女性病人[3]。

紧张性头痛 IHS3 诊断标准[12]

国际头痛学会 (International Headache Society, IHS) 3 关于发作性紧张性头痛的诊断标准包括以下内容：

A. 此类头痛发作 10 次以上。

B. 头痛持续 30 分钟到 7 日。

C. 头痛性状至少符合以下两种：
　1. 非搏动性。
　2. 轻度或中度。
　3. 双侧。
　4. 日常体力活动时不加重。

D. 符合以下两种症状：
　1. 无恶心或呕吐。
　2. 无恐光症和恐音症，或只存在其中一种。

E. 排除由其他疾病引起。

临床特征（紧张性头痛）

头痛部位	额部、前额和太阳穴上方（图 45.3）
放射部位	枕部
疼痛性质	隐痛，如"压迫感""头顶上有重物""头部周围有紧带"，可能为紧绷或不适感而非疼痛
发作频率	几乎每日
持续时间	数小时（可持续数日）
发作时间	起床后，白天加重
加重因素	压力、过度劳累及缺餐
缓解因素	饮酒
相关特征	头昏、疲劳、颈部疼痛或僵硬（枕骨到肩膀）、完美主义者性格、焦虑/抑郁
身体检查	肌肉紧张（如皱眉），头皮常触痛，"空气枕头"征可为阳性

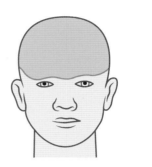
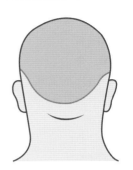

图 45.3　紧张性头痛的典型疼痛区域

管理[10]

- 详尽的病人教育：向病人解释头皮肌肉会像上楼梯时的小腿肌肉一样紧绷。
- 咨询及相关建议：认知行为疗法对所有年龄段的人都像药物一样有效
　- 学会放松您的身心。
　- 在遭受打击时，泡热水澡放松，练习冥想。
　- 不必事事尽善尽美：不要成为时间的奴隶。
　- 不要压抑自己，停止内疚，认可自己，表达自己的愤怒。
- 建议减压、放松疗法和瑜伽或冥想课程。
- 向病人演示按摩方法，对不适部位进行舒缓镇痛。
- 药物：使用温和的非阿片类止痛药，如可溶性阿司匹林、布洛芬或对乙酰氨基酚。不建议使用强效止痛药。尽可能避免使用镇静剂和抗抑郁药。如症状达到用药指征，应考虑使用这些药物［例如，阿米替林 10mg 可增至 75mg（口服）或必要时使用去甲替林］。

特别提醒：

- 一般目的是指导病人改变他们的生活方式，避免使用镇静剂和止痛剂。
- 夜间痛醒为异常表现。
- 注意抑郁表现。
- 如果有颈部功能障碍的迹象，可考虑肌肉能量疗法和/或运动颈部。
- 推荐一个冥想计划。

偏头痛

偏头痛 (migraine)，或"病态头痛"，来源于希腊语，意思是"涉及半个头部的疼痛"。10 个人中至少有 1 个人受此影响,女性中更常见(18% 为女性,6% 为男性),发病高峰在 20 岁至 50 岁之间。偏头痛有多种类型(**表 45.5**),以典型偏头痛(头痛、呕吐及有前驱症状)和普通型偏头痛(无前驱症状)最为人所知,压力为最常见的诱因[3],也可以考虑巧克力、奶酪、酒精、宿醉和运动。

表 45.5　血管性头痛的类型[13]

普通型偏头痛(前驱症状不明显或缺失)
典型偏头痛
复杂偏头痛
无偏头痛先兆(头痛型偏头痛)
不寻常类型的偏头痛
• 偏瘫性
• 基底动脉性
• 视网膜性
• 眩晕性(前庭性)
• 麻痹性
• 眼肌麻痹性
• 偏头痛等位症
• 偏头痛持续状态
丛集性头痛
慢性发作型偏头痛
经期偏头痛
下半部位头痛
良性劳累性/性头痛(警惕蛛网膜下腔出血)
其他头痛(如冰镐性头痛、"冰淇淋"头痛)

 诊断三联征:头痛+呕吐+视觉前驱症状➡️伴有先兆的偏头痛(典型)

常见偏头痛的 IHS3 标准[12]

无前驱症状的偏头痛的 IHS3 标准如下:
A. 病人至少发作 5 次以上,并符合标准 B 和 D。
B. 头痛持续 4~72 小时。
C. 头痛特点至少符合以下两条:
　1. 单侧。
　2. 搏动性。
　3. 疼痛程度中等或严重,影响或无法进行日常活动。
　4. 可因日常活动而加剧。
D. 至少有以下两个伴随症状:
　1. 恶心和/或呕吐。
　2. 恐光和恐音。
E. 非其他疾病引起。

典型先兆性偏头痛的 IHS3 标准(经典)[12]

A. 病人至少有两次发作符合标准 B 和 C。

B. 至少一种以上完全可逆的前驱症状:视觉、感觉、语言表达、运动、脑干、视网膜。
C. 至少符合以下其中两条:
　1. 至少一个前驱症状,且在 5 分钟后出现进展。
　2. 每个前驱症状持续 5~60 分钟。
　3. 至少一个症状是单侧的。
　4. 在出现前驱症状的 60 分钟内头痛发作。
D. 非 TIA 等其他疾病引起。

管理

病人教育:对病人进行教育和安抚,特别是在出现异常视觉和神经系统症状时。使病人对良性偏头痛感到安心。对于每个偏头痛病人,应制订个人治疗计划,包括偏头痛行动计划。

咨询和建议

• 伴有视觉先兆的典型偏头痛是开具口服联合避孕药处方的禁忌[14],应讨论其他选择。
• 为病人提供个性化指导。
• 避免已知诱因,特别是紧张、疲劳、饥饿及持续的身体和精神压力。
• 建议记录日常食物或饮料,这些有可能是偏头痛的诱因。建议低胺饮食:不吃巧克力、奶酪、红酒、咖啡、核桃、金枪鱼、维吉麦酱、菠菜和肝脏。
• 练习健康的生活方式,放松训练,冥想训练和生物反馈训练。

临床特征(典型偏头痛)

头痛部位	颞额区(单侧)(图 45.4);可双侧
放射部位	眶后及枕后
疼痛性质	疼痛剧烈,为搏动性
发作频率	每月发作 1 或 2 次
持续时间	4~72h(平均 6~8h)
起病方式	阵发性,病人常被痛醒
停止方式	自行消退(常在入睡后)
诱发因素	紧张和压力(最常见),余见**表 45.6**
加重因素	紧张、活动
缓解因素	睡眠、呕吐
相关表现	恶心、呕吐(90%)、易激惹、前兆 － 视觉 25%(闪烁、暗点、偏盲、强化) － 感觉(单侧感觉异常)
其他指征	儿童期腹痛;有偏头痛、哮喘和湿疹家族史

急性发作的治疗

• 出现前驱症状时即开始治疗。
• 轻度头痛可能只需常规治疗,"服用两片阿司匹林(或

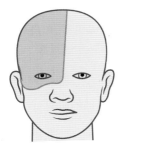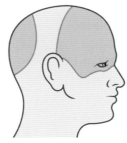

图 45.4 偏头痛典型疼痛区域(右侧)

对乙酰氨基酚),在安静、黑暗的房间静卧"[5,10]。

- 在安静、昏暗、凉爽的房间休息。
- 前额或颈部放置冰袋。
- 多喝水,不要喝咖啡、茶或橙汁。
- 避免过多走动。
- 不要阅读或看电视。
- 休息即可缓解的偏头痛病人,除了采取以下措施外,还可以考虑应用替马西泮 10mg 或地西泮 10mg[3]。
- 中度偏头痛病人应口服麦角胺或舒马曲坦,重度偏头痛病人应使用注射治疗。
- 避免哌替啶和其他阿片类药物。

表 45.6 偏头痛触发因素

分类	触发因素
外源性	食品:巧克力、橙子、西红柿、柑橘类水果、奶酪、谷蛋白敏感(可能)
	酒精:特别是红酒
	药物:血管扩张药、雌激素、谷氨酸钠、亚硝酸盐("热狗"头痛)、吲哚美辛、口服避孕药、可待因
	眩光或强光①(32%)
	情绪压力①(63%)
	头部创伤(通常轻微)(如"足球运动员"的偏头痛)
	过敏原
	气候变化
	过强的噪声
	浓烈的香水
内源性	疲劳、乏力、睡眠过久、睡眠缺乏
	压力、压力后放松——"周末偏头痛"
	运动/身体压力
	激素变化
	－ 青春期
	－ 月经①
	－ 更年期
	－ 妊娠
	饥饿
	家庭倾向
	个性因素?

注:①最常见原因。

药物(必要时使用)[10,15-16]

急性偏头痛一线药物:

- 阿司匹林或对乙酰氨基酚+止吐药:如水溶性阿司匹林 600~900mg(口服)和甲氧氯普胺 10mg(口服)
- 对乙酰氨基酚或布洛芬(儿童)
- 酌情使用非甾体抗炎药(如布洛芬、萘普生、双氯芬酸)
- 避免阿片类药物
  如果恶心和呕吐是特征之一:
- 甲氧氯普胺 10~20mg 口服,肌内注射或静脉
  或
- 丙氯拉嗪 12.5mg 肌内注射或 12.5~25mg 直肠给药
- 考虑舒马曲坦鼻剂
  供选方案(尤其如果上述无效或严重):
  最好在发作开始时选择一种曲坦制剂。
  曲坦类药物(对 2/3 的病人有效)
- 舒马曲坦(5-羟色胺受体激动剂)[10]
  前驱期口服 50~100mg,必要时 2 小时内重复至最大剂量 300mg/24h
  或
  鼻喷雾剂,每个鼻孔 10~20mg(最大剂量 40mg/24h)
  或
  6mg,皮下注射,在 1 小时或更长小时后重复至达到最大剂量 12mg/24h
  或
- 佐米曲普坦 2.5~5mg 口服,必要时 2 小时后重复(最大 10mg/24h)
  或
- 那拉曲坦 2.5mg 口服,4 小时内重复(最大 5mg/24h)
  或
- 利扎曲坦 10mg 片,>2 小时后重复(最大 30mg/24h)
  或
- 伊来曲普坦 40~80mg 口服,至最大剂量 160mg/24h
  冠状动脉疾病、变异型心绞痛、未控制的高血压或妊娠期的病人避免使用曲坦类药物。不要和麦角胺同时使用,并在出现胸痛时停止,尽管胸痛在年轻病人中是短暂的。在服用选择性 5-羟色胺再摄取抑制剂、单胺氧化酶抑制剂和锂的病人中应谨慎使用。

严重发作的治疗

(如果其他的制剂无效)

> **早期偏头痛发作的临床要诀**
>
> 一种曲坦类药+一种非甾体抗炎药,例如萘普生或布洛芬[17]

注意:考虑潜在脑血管畸形、蛛网膜下腔出血或阿片类物质成瘾的可能性。

45

45

- 如果在家[13]：
  舒马曲坦 6mg（皮下）
- 如果在手术室或急诊室：
  甲氧氯普胺 10mg 2 分钟以上缓慢静脉注射+口服镇痛药
  或
  甲氧氯普胺 10mg（静脉）+双氢麦角胺 0.5mg 缓慢静脉注射
  或
  舒马曲坦 6mg（皮下）
  或
  氯丙嗪 0.1mg/kg 静脉滴注超过 30 分钟
  注意：如果之前 6 小时内使用过舒马曲坦，不要使用麦角胺制剂，如果之前 24 小时内使用过麦角胺制剂，不要使用舒马曲坦。

> **严重典型偏头痛的临床要诀：**
> ....
> - 静脉甲氧氯普胺+1L 生理盐水静脉输注 30 分钟+口服阿司匹林或对乙酰氨基酚
> - 继续大量液体摄入

预防用药

非药物自我管理和避免任何已知诱发因素是关键。2016 年一项关于针灸的 Cochrane 综述发现，与不进行针灸和安慰剂"假"针灸相比，至少 6 个疗程的针灸可以减少发作的频率[18]。

对于影响了病人生活方式和健康的频繁发作，即每个月有两次或更多次严重的偏头痛，应考虑进行预防性治疗；对于每周发作和治疗效果差的急性发作应进行预防性治疗。请勿使用麦角胺[11]。

使用的药物种类繁多，反映出任何一种药物都没有明显的优越性[10]。弱到中等程度的证据支持其中的许多药物（靠近名单顶端的药物比底部的更多），但缺乏比较。个人可能需要试用一些药物（每次一种，逐渐增加剂量，持续 8~12 周）才能找到成功的方法。

- β 受体阻滞剂：普萘洛尔 20mg 口服，每日 2 次或每日 3 次（最大 160mg/d）*（美托洛尔、阿替洛尔证据较少）
- 三环类抗抑郁药：阿米替林 10mg 晚间口服（最大 75mg）*，去甲替林
- 丙戊酸钠 200mg 口服在晚上（最大 500mg 每日 2 次）*
- 苯噻啶 0.5~2.0mg 夜间（耐受性差）
- 坎地沙坦 4mg 口服每日（最大 32mg）
- 钙通道阻滞剂：维拉帕米持续释放 90mg（口服）每日（最大 240mg）；硝苯地平
- 托吡酯
- 赛庚啶（对于儿童是理想的——征求专家意见）

- 可乐定
- 非甾体抗炎药——萘普生、吲哚美辛、布洛芬
- 单胺氧化酶抑制剂——苯乙肼、吗氯贝胺
- 舒马曲坦
- 加巴喷丁
- 肉毒毒素注入面部、头皮或颈部的肌肉（仅比安慰剂稍有效）
  * 一线药物
  供考虑：
- 褪黑素
- 抗降钙素基因相关肽（calcitonin gene-related peptide，CGRP）单克隆抗体

月经性偏头痛[10]

在预期发作前 48 小时口服萘普生 550mg，每日 2 次，持续 4~10 日，雌二醇凝胶 1.5mg 经皮给药，每日 1 次，持续 7 日，或使用甲芬那酸。

指南[10,15]

根据病人的医疗情况选择初始药物：

- 如果低或正常体重：苯噻啶
- 如果高血压：β 受体阻滞剂
- 如果抑郁或焦虑：阿米替林
- 如果紧张：β 受体阻滞剂
- 如果有颈椎病：萘普生
- 食物敏感性偏头痛：苯噻啶
- 月经性偏头痛：萘普生或甲芬那酸或布洛芬或经皮雌激素凝胶
  常使用的一线药物是普萘洛尔或苯噻啶[11]：
  普萘洛尔 40mg 口服，每日 2 次或每日 3 次（起始）
  增加至 320mg 每日（如果有必要）
  苯噻啶 0.5~1mg 夜间口服（最开始）增加至每日 3mg（如果有必要）

每种药物在被判定为无效之前，都应试用 2 个月。在普萘洛尔或苯噻啶（注意体重增加）或美西麦角的基础上可在夜间加用阿米替林 50mg，这可能会改善治疗效果并使头痛得到良好的控制。

丛集性头痛

丛集性头痛（cluster headache）也被称为偏头痛性神经痛。它表现为阵发性的单侧头痛，夜间发作典型，通常在凌晨时分，尽管病人在其他时间也有发作。一个标志是发作的明显周期性和至少五次发作。它通常发生在男性（6：1 比率），在儿童中罕见。无视觉障碍或呕吐。

> ⚠ **诊断三联征：**眶后头痛+鼻溢+流泪 ➜ 丛集性头痛

管理[10,16]

急性发作(短暂的治疗缺乏有效性):

- 考虑100%氧气15L/min,持续15分钟(通常反应良好)
- 舒马曲坦6mg皮下注射(或20mg鼻内用),利扎曲坦10mg口服或佐米曲普坦2.5mg口服

或

- 考虑局部麻醉:枕大神经阻滞

丛集发作期避免饮酒。

预防(丛集性头痛开始发作时)

考虑以下几点:

- 为控制发作,那拉曲坦2.5mg口服,每日2次,持续1周
- 美西麦角1mg口服,每日1次;至3mg,每日2次
- 泼尼松龙每日50mg持续10日,然后在3周内逐渐减量(作为桥接治疗)
- 锂250mg口服,每日2次
- 维拉帕米持续释放160mg每日口服,最大剂量至320mg
- 苯噻啶
- 吲哚美辛(帮助确诊)
- 丙戊酸钠

注:上述一些药物可以长期使用于频繁发作的丛集性头痛。防止再次发作是丛集性头痛治疗的主要重点[5]。

临床特征

位置	在一只眼的上方或周围(图45.5);总是同一侧
放射	额区和颞区
性质	严重
频率	隔日1次,超过一半的时间每日8次
持续时间	15~180min(平均30min);丛集性头痛持续4~6周(可持续数月)
发病时间	在夜间突然发生(通常),大约在入睡后2~3h的同一时间;"闹钟式的"头痛(例如凌晨2点至4点)
停止	自发的
加重因素	酒精(丛集期)
缓解因素	药物
相关的特征	家族史;同侧鼻漏和或充血;流泪;额和脸颊潮红和/或出汗;同侧眼发红;眼睑水肿;瞳孔缩小和/或眼睑下垂;耳闷胀感;不安或烦躁的感觉(图45.6)

🦴 颈源性头痛

头痛来自颈部疾病(颈部功能障碍或颈椎病),被称为颈源性头痛(cervicogenic headache),远比想象中普遍,且很值得物理治疗包括活动和推拿及锻炼缓解。参见第15

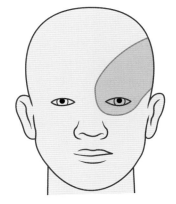

图45.5 丛集性头痛的疼痛典型分布

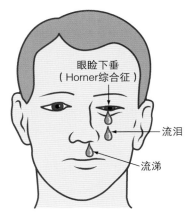

图45.6 丛集性头痛一次发作的特征:眼睑下垂、流泪和疼痛一侧的鼻孔有分泌物

章和第51章。

头痛可由C$_2$、C$_3$两根颈椎上神经所支配的任何结构(通常是C$_{1~2}$、C$_{2~3}$关节突关节)的异常引起。来自颈部结构的头痛可牵涉至眼眶后和超过一半的面部。该头痛常常被误诊为偏头痛,但是颈部的临床身体检查有助于鉴别[19]。颈部因素可能是所谓的"紧张性"头痛的病因,但临床上鉴别可能要困难得多。

枕部神经痛不常见,在C$_2$分布区引起间歇性神经痛或撕裂性疼痛,可放射到眶前区(图45.7)。

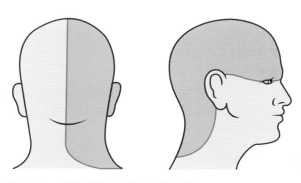

图45.7 颈部功能障碍的疼痛典型分布

45

临床特征

疼痛通常位于枕区,并可能放射到顶叶区、颅顶和眼球后(图 45.7)。它通常在醒来时出现,并在白天稳定下来。通常有外伤史,包括机动车事故或头部遭击打。伴随的特征包括颈部僵硬和活动时的响动。身体检查时,在颈椎的 C_1、C_2 和/或 C_3 水平上触诊时通常有压痛,特别是在头痛的一侧。

治疗

- 物理治疗方式:水疗法、肌肉能量治疗、活动、推拿(来自专家)和颈部锻炼(十分重要)。
- 支撑颈枕。
- 热敷,特别是针对急性疼痛。
- 治疗颈椎病的非甾体抗炎药。
- 对于难治性病例,考虑全身麻醉下活动、在枕大神经周围注射糖皮质激素或手术切除来治疗枕骨神经痛[19]。

🦴 混合性头痛

混合性(也称为混合型)头痛(combination headache)很常见,常常被诊断为心因性头痛或非典型偏头痛。它们有不同程度的组合:

- 紧张和/或抑郁
- 颈部功能障碍
- 血管痉挛(偏头痛)
- 药物:镇痛药(反跳)、酒精、尼古丁、咖啡因、非甾体抗炎药

这种头痛有许多紧张性头痛的特征,通常被描述为剧烈的疼痛,"我的头好像要爆裂了"。它往往是持续性的,在清醒时一直出现。它往往持续数日(平均 3~7 日),也可能持续数周或数月。它常常与压力和不利的工作条件有关,有时在事故之后。

管理

一个重要的策略是通过排除法来逐步评估头痛每个可能的原因。

- 药物方案评估和改善
- 如果显示颈部功能障碍,给予物理治疗
- 抑郁
- 紧张和压力
- 其他精神性因素(如转换反应)
- 血管痉挛

治疗包括认知疗法、释除病人得脑瘤的担忧,以及改变生活方式。最有效的药物是阿米替林或其他抗抑郁药。可以考虑普萘洛尔和抗癫痫药。

🦴 颞动脉炎

颞动脉炎(temporal arteritis)也被称为巨细胞动脉炎或颅动脉炎。通常在颞区表现为持续的单侧搏动性头痛,头皮敏感并有局部增厚,伴或不伴有颞动脉的搏动消失。它与风湿性多肌痛有关——20% 的病人会发展成颞动脉炎(见第 21 章)。

颞动脉炎是一种引起颅外血管炎症的结缔组织疾病,特别是颞浅动脉。它通常表现为 50 岁以上的人的单侧间歇性头痛。

年龄	超过 50 岁(平均年龄 70 岁)
位置	前额和颞区(单侧)(图 45.8)
放射	头部向下到枕部
性质	严重的灼痛
频率	每日,持续疼痛
持续时间	通常是持续的(越来越严重)
发病时间	非特异性的,倾向于在早晨加重
停止	无
加重因素	压力和焦虑
缓解因素	无
相关的特征	乏力,肌肉(尤其是颈部)隐痛和疼痛,体重减轻
其他要点	间歇性视力模糊 梳头时有压痛感 进食时颌跛行 风湿性多肌痛 高血压 异常的情绪行为

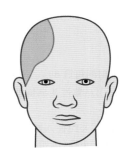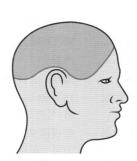

图 45.8　颞动脉炎的疼痛典型分布(右侧)

颞动脉炎也可累及颅内血管,特别是眼动脉或睫状体后动脉,导致视神经萎缩和失明。大约有 1/2 的病人在某个阶段会出现视力受损。一旦病人失明,通常是不可逆的。

诊断

诊断是通过颞浅动脉的活体组织检查。红细胞沉降率通常明显升高,但也可能正常。因为颞动脉炎具有局灶性的特点,活体组织检查结果可能是正常的。MRI 具有较高的灵敏度和特异度。

注:在任何"新发"的头痛中都应该予以考虑。

45

治疗

颞动脉炎对类固醇皮质激素的反应非常敏感;应立即开始治疗以防止永久性失明。初始的药物是泼尼松龙40~60mg,每日分两次口服,最初持续至少 4 周。继续服用直至症状缓解。阿司匹林每日 100mg 有助于预防缺血事件。剂量的减少和增加通过监测临床状态、红细胞沉降率和 C 反应蛋白水平来控制[11]。初期可同时使用 H_2 受体拮抗剂。颞部动脉炎可能需要 1~2 年时间来缓解。

额窦炎

对额窦炎(frontal sinusitis)引起的头痛的诊断可能存在难度,特别是在缺少明显的上呼吸道感染或血管运动性鼻炎或有时间间隔时。有些病人没有之前的呼吸道感染史,也没有任何鼻腔阻塞或发热的征象。与人们的想法相反,鼻窦炎是一种相对不常见的头痛病因。

临床特征

其典型表现为额部或眶后头痛(**图 45.9**)。它的一个特点是昼夜变化,早上 9 点左右发病,中午最强烈,然后在下午 6 点左右消退。

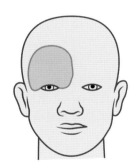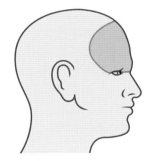

图 45.9 额窦炎的疼痛典型分布(右侧)

身体检查

额窦处有压痛,叩击鼻窦时疼痛。可引起 Ewing 征。可能出现发热和上眼睑水肿。

管理

治疗原则

- 使用鼻腔生理盐水冲洗或蒸汽吸入保守地疏通鼻窦。
- 最初使用口服或鼻内抗组胺药。
- 如果没有反应,加入鼻腔内类固醇皮质药物。
- 镇痛剂。
- 如果持续的和化脓性的鼻涕-脓液可能会扩散,请转诊至耳鼻喉科。在等待期间,可临时试用口服泼尼松龙 25mg。

并发症

- 眼眶蜂窝织炎
- 硬膜下脓肿
- 骨髓炎
- 海绵窦血栓形成
  提示感染扩散的症状(需要抗生素):
- 发热和畏寒加剧
- 呕吐
- 眼睑和前额水肿
- 视力障碍
- 感觉迟钝
- 惊厥

颅内压增高

颅内压增高(raised intracranial pressure),造成空间占位性病变的重要原因包括脑肿瘤和硬膜下血肿。有时无法区分硬膜下血肿和硬膜外血肿,尽管后者通常是在急性损伤后发生的(见第 64 章)。典型的特征是广泛性头痛,通常在早晨加重,因颅内压的突然变化而加重,随后伴有呕吐和嗜睡。头痛是脑肿瘤的一个不常见的表现症状。

 诊断三联征:嗜睡+呕吐+癫痫发作 → 颅内压增高

位置	广泛性的,通常是枕部
放射	眼眶后
性质	钝而深的稳定疼痛
频率	每日
持续时间	可能在早上几个小时
发病时间	早晨更严重,通常是间歇性的,可以从睡眠中醒来
停止	在一天的晚些时候(如果有的话)
加重因素	咳嗽、打喷嚏、如厕时用力过猛
缓解因素	止痛药(如阿司匹林)、坐着、站立
相关特征	呕吐(不伴有症状发生前的恶心);眩晕/头晕;嗜睡;癫痫发作;意识错乱(稍后);神经系统征象(取决于位置)

身体检查

- 局部中枢神经系统征象
- 视神经乳头水肿(**图 45.10**)(也可能没有)

脑内肿瘤

- 脑内肿瘤(intracerebral tumours)的发病率为每 10 万人口 5~10 人
- 两个发病高峰:儿童 <10 岁[3]和 35~60 岁

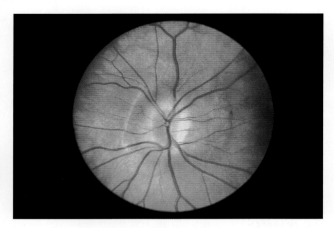

图 45.10 颅内压升高导致眼底视神经乳头水肿

- 肿瘤的主要类型
  - 儿童：髓母细胞瘤、星形细胞瘤（后窝）、室管膜瘤、胶质瘤（脑干）
  - 成人：脑胶质瘤、脑膜瘤、垂体腺瘤、脑转移癌（如肺）

辅助检查

- CT 扫描和 MRI

蛛网膜下腔出血

蛛网膜下腔出血（subarachnoid haemorrhage，SAH）是一种威胁生命的事件，在初级保健层面不应该被忽视。其发病率为每年每 10 万人中 12 人。大约 40% 的病人在治疗前死亡，而大约 1/3 的病人治疗反应良好。

大约 75% 的病人会出现急性剧烈头痛，其余的病人会出现意识丧失。

临床特征

- 突然剧烈的"霹雳性"头痛
- 枕部位置
- 起初是局部的，然后发展为广泛性
- 伴随颈部的疼痛和僵硬
- 往往伴随呕吐和意识丧失
- 意识错乱或意识水平下降
- ± 癫痫发作
- Kernig 征阳性（见第 20 章）
- 神经功能障碍可能包括：偏瘫（如果脑内出血），动眼神经麻痹（部分或完全）（图 45.11）

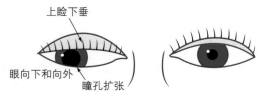

上睑下垂

眼向下和向外

瞳孔扩张

图 45.11 动眼神经麻痹（右侧）

约有 1/3 的病人经历过"前哨"头痛。

 诊断三联征：枕部头痛+呕吐+颈部僵硬 ➜ 蛛网膜下腔出血

诊断

CT 扫描是可选的辅助检查，应在最初几小时内进行（6 小时血液已经散去）。如果 CT 可以确诊，则不需要进行腰椎穿刺，但如果 CT 扫描是阴性的（通常有 10%~20% 的病例），则要行腰椎穿刺。7 日后可能会出现假阴性。脑脊液均匀血染和黄染是腰椎穿刺阳性的表现。

特别说明

- 稍不严重的头痛会造成诊断上的困难。
- 如果既往发作过蛛网膜下腔出血，病因考虑为血管瘤而不是动脉瘤。

管理

应立即转诊进行可能的手术干预。如果有存疑，提供"安全保障"说明并在 12~24 小时内再次评估病人。

脑膜炎

脑膜炎（meningitis）的头痛通常是广泛性的，并向颈部放射。头痛持续且剧烈，有时可能突然开始。颈部屈曲会使头痛加重。Brudzinski 征（颈部屈曲）和 Kernig 征呈阳性（见第 20 章）。通常会出现发热和颈部僵硬。紧急转诊到医院是必要的。若怀疑脑膜炎，或者如果儿童或成人有头痛伴有发热和颈部僵硬，在进行腰椎穿刺之前，不得使用抗生素。

药物过度使用（反跳性）头痛

反跳性头痛（rebound headache）由药物的过度使用引起——即使是那些用于对抗症状的药物：镇痛剂、曲坦类和麦角胺，通常是每月定期使用 >15 日，持续 3 个月。一长串的非处方药和处方药都可引起反跳，如阿司匹林、对乙酰氨基酚、布洛芬、阿片类药物和咖啡因。头痛在醒来时出现，通常持续一整日，但强度波动很大。它是一种轻度到中度的、双侧钝痛，头痛部位的分布类似于紧张性头痛。对于任何诉有"整日"头痛的病人，应该怀疑药物（或酒精）反跳性头痛。应仔细采集病人的药物史。治疗包括 14 日内逐步停药，用短疗程的波尼松或非甾体抗炎药（如萘普生）进行桥接治疗，并用镇吐药和阿米替林或 β 受体阻滞剂替代。

慢性发作型偏头痛

慢性发作型偏头痛（chronic paroxysmal hemicrania）是一种罕见的头痛综合征，与丛集性头痛和面部疼痛相重

45

叠。表现为颞部、前额、眼和上面部单侧疼痛,可以是极度痛苦的。它可以放射到耳、颈部和肩部。它与丛集性头痛的不同之处在于病人都是女性,阵发时间短(平均 20~30分钟),而且更频繁,一天可发作多达 14 次。本病在性质和分布上与丛集性头痛相似,并伴有自主神经病变,如同侧鼻塞或鼻溢、流泪、结膜充血和眼睑下垂。病因不明,但吲哚美辛对此类头痛(25mg 口服,每日 3 次)常有显著效果[11]。

💲 创伤后头痛

创伤后头痛(post-traumatic headache)是头部创伤后的一种持续、弥漫性的头痛,伴有相关的心理症状,如头晕、易激惹和抑郁。长期以来,人们都知道这是一次严重的头部受伤的潜在后遗症,但更常见于反复的轻微脑震荡的情况下,特别是在接触性运动中。创伤后头痛可持续6~12 个月,阿司匹林或对乙酰氨基酚治疗效果最佳。若疗效不佳且头痛持续存在,可以尝试使用阿米替林或丙戊酸钠[10]。

💲 低颅压头痛[10]

低颅压头痛(low CSF pressure headache),最常见的原因是硬脑膜穿刺后脑脊液漏。通常在站立或坐着时出现,平躺后可迅速改善。这是一种低压性头痛,可能是自发或基于创伤。严重时可伴有恶心和呕吐。多数情况下可在2~7 日内缓解。治疗方法为卧床休息直至缓解。若症状持续,建议转诊并行硬膜外血液贴片。

💲 三叉神经痛

三叉神经痛(trigeminal neuralgia)为剧烈的阵发性疼痛,仅持续数秒至数分钟。而且通常影响面部而不是头部(见第 41 章)。这种闪电般的灼热刺痛或灼痛通常持续1~2 分钟,但也可持续 15 分钟之久。

💲 冰镐性头痛

冰镐性头痛(icepick headache)是突然的刺痛,持续几秒,通常发生在颞部(通常是双侧),在偏头痛病人中比较常见。可在 1 日内不可预测地发生 30 次或更多次。治疗方法为吲哚美辛 25mg,每日 3 次[10]。

💲 高血压性头痛

高血压性头痛(hypertension headache)往往只发生在严重的高血压中,如恶性高血压或高血压脑病。头痛通常为枕部跳痛,在早晨醒来时加重。

头痛原因可能为心因性,在告知病人高血压诊断后出现。高血压和头痛是全科诊所中非常常见的两种情况,所以它们之间的联系并不意味着因果关系。然而,偶尔也有病人因轻度高血压而出现真正的头痛,这可以作为反

应血压水平的一个准确指标。

💲 特发性颅内高压症(假脑瘤症)

特发性颅内高压症(假脑瘤症)[idiopathic intracranial hypertension(pseudotumour cerebri)]是一种罕见但重要的凶险性头痛,通常发生于年轻的肥胖女性中,主要在20~50 岁发病,也可发生于任何年龄。主要表现是头痛、视力模糊、恶心和视神经乳头水肿。特发性颅内高压症是由脑脊液循环紊乱所致。CT 和 MRI 扫描是正常的,但腰椎穿刺发现脑脊液压力升高 25cmH$_2$O(1mmH$_2$O=9.806 65Pa),脑脊液分析正常。

它有时与药物有关,包括四环素(最常见)、呋喃妥因、口服避孕药、类固醇和维生素 A 制剂。主要关注点是高颅内压引起的视觉缺损。紧急转诊是必要的。医学治疗包括停止致病药物(关键)、减轻体重、类固醇皮质激素和利尿剂,通常是乙酰唑胺。缓解症状的首选治疗方法是反复腰椎穿刺。在药物治疗失败后有时需进行手术治疗,包括视神经减压术或腰椎腹腔引流术。

 诊断三联征:肥胖的年轻病人+头痛+视力模糊+恶心➡特发性颅内高压症

与特定活动有关的头痛[20]

💲 性头痛

性头痛(sex headache)可以表现为钝性或爆发性头痛,由性兴奋和性活动引起,特别是性高潮时。有些显然是一种劳力性头痛。有时性头痛被误认为是蛛网膜下腔出血,但如果严重的头痛与性高潮同时发生,不伴有呕吐或颈部僵硬,或在数小时内缓解,则蛛网膜下腔出血是不太可能的。治疗方法为在性活动前 1~2 小时预防性使用β 受体阻滞剂或麦角胺 1mg 口服(可能诱发男性的勃起功能障碍)。

💲 咳嗽性和劳力性头痛

有些人在咳嗽、打喷嚏、弯腰、用力、举重和各种体育活动等因素下,会出现严重的一过性剧烈疼痛。咳嗽性和劳力性头痛(cough and exertional headache)通常是良性的,身体检查是正常。如果有局灶性征象或症状没有缓解,则应进行 CT 扫描。

吲哚美辛 25mg 口服,每日 2~3 次,可治疗咳嗽性头痛,在进行劳力活动前 1~2 小时服用可治疗劳力性头痛。

💲 引力性头痛

引力性头痛(gravitational headache)是枕部头痛,直立时出现,躺下时缓解,是腰椎穿刺后、硬膜外阻滞或低压

45

头痛的表现。它可以在手术后持续数周。

❄ "冰淇淋"头痛

"冰淇淋"头痛("ice-cream" headache),迅速摄入非常冷的食物和饮料可引起额部或全颅痛。它是血管性头痛的一种形式。

转诊时机

- 霹雳性头痛
- 有证据或怀疑有蛛网膜下腔出血或脑内血肿
- 长期的神经系统症状
- 复杂的偏头痛
- 诊断不明确
- 尽管有典型的头痛,但有阳性的神经系统征象
- 孤立的先兆性头痛
- 每月需要急性治疗 >8~10 日

临床要领

- 55 岁以上的病人出现反常的头痛,在另有证据之前,有器质性疾病,如颞动脉炎、脑内肿瘤或硬膜下血肿。
- 红细胞沉降率是诊断颞动脉炎一个很好的筛查方法,但偶尔也会在活动性颞动脉炎病人中表现为正常。
- 如果病人在 24 小时内两次因头痛和呕吐到同一医生或医院就诊,在让病人出院前应考虑除偏头痛之外的其他原因[9]。
- 如果偏头痛发作严重且不寻常(如总是在同一侧),要考虑脑血管畸形的可能性。
- 在诊断脑肿瘤和颅内出血上,CT 扫描和 MRI 已经取代了其他辅助检查,但应该有节制地、谨慎地进行。
- 如果头痛起源于枕部或伴有颈部疼痛,应考虑颈部功能障碍的可能,一旦诊断确定,应转诊给适当的治疗师。
- 对于复发性偏头痛病人,要强调避免诱发因素的重要性,并在发作的最早预警时服用阿司匹林和甲氧氯普胺药物。
- 突然发生的剧烈头痛应考虑蛛网膜下腔出血,除非另有证据。它有时会被忽视。
- 在鉴别诊断中,蛛网膜下腔出血有时会被忽视。当头痛非常剧烈且持久、嗜睡和颈部僵硬时应怀疑它。
- 医学证据表明,大多数头痛与疲劳、压力或偏头痛的诱因有关,并对热或冷、运动和普通镇痛药(包括阿司匹林和布洛芬)有反应[21]。
- 过去五年内有先兆性偏头痛病史是联合避孕药处方的禁忌证(静脉血栓栓塞风险)[14]。
- 无论何时应尽可能避免使用麻醉药品来治疗偏头痛(如哌替啶和可待因)。经常使用麦角胺、镇痛剂或麻醉药品会使偶发性偏头痛转变为慢性日常头痛[4]。
- 偏头痛,特别是慢性和复发性偏头痛,与焦虑和抑郁的风险增加有关。

参考文献

1　World Health Organization. Headache disorders fact sheet. 8 April 2016. Available from: https://www.who.int/news-room/fact-sheets/detail/headache-disorders, accessed March 2021.

2　Wright M. Recurrent headaches in children. Australian Paediatric Review, 1991; 1(6): 1–2.

3　Anthony M. Migraine and tension headache. In: *MIMS Disease Index* (2nd edn). Sydney: IMS Publishing, 1996: 313–16.

4　Joubert J. Diagnosing headache. Aust Fam Physician, 2005; 34(8): 621–5.

5　Beran R. *Headache in Neurology for General Practitioners*. Sydney: Elsevier, 2012: 46–55.

6　Cormack J, Marinker M, Morrell D. The patient complaining of headache. In: *Practice*. London: Kluwer Medical, 1982: 3–12.

7　Lance JW. Headache and facial pain. Med J Aust, 2000; 172: 450–5.

8　Cheng S, Stark R. Thunderclap headache: when the risk of doing nothing is too high. Medicine Today, 2017; 18(7): 14–19.

9　Smith L. Childhood headache. In: *Australian Doctor Education*, GP Paediatrics, 2005.

10　Headache [published 2017]. In: *Therapeutic Guidelines* [digital]. Melbourne: Therapeutic Guidelines Limited; 2017. www.tg.org.au, accessed October 2017.

11　Burns R. Pitfalls in headache management. Aust Fam Physician, 1990; 19: 1821–6.

12　IHS Classification ICHD-3: 2013. Available from: www.ihs-classification.org/, accessed March 2021.

13　Day TJ. Migraine and other vascular headaches. Aust Fam Physician, 1990; 19: 1797–804.

14　Sexual and Reproductive Health [published 2020]. In: *Therapeutic Guidelines* [digital]. Melbourne: Therapeutic Guidelines Limited; 2020. www.tg.org.au, accessed March 2021.

15　Heywood J, Zagami A. Treating acute migraine attack. Current Therapeutics, 1997; 37(12): 33–7.

16　Buckley N (Chair). *Australian Medicines Handbook*. Adelaide: Australian Medicines Handbook Pty Ltd, 2018: 757–9.

17　Mannix LK et al. Combination treatment for menstrual migraine and dysmenorrhea using sumatriptan-naproxen: two randomized controlled trials. Obstet Gynecol, 2009; 114(1): 106–13.

18　Linde K et al. Acupuncture for the prevention of episodic migraine. Cochrane Database of Syst Rev, 2016; Issue 6: Art. No. CD001218.

19　Anthony M. The treatment of migraine—old methods, new ideas. Aust Fam Physician, 1993; 22: 1401–5.

20　Hutton R, Stark R. Unusual primary headaches: keys to an accurate diagnosis. Medicine Today, 2013; 14(10): 38–44.

21　Rosser W, Shafir MS. *Evidence-Based Family Medicine*. Hamilton: BC Decker Inc., 1998: 164–6.

声音嘶哑是由正常声带活动或振动功能受损而导致的发音缺陷。声音嘶哑是一种重要的症状,因为它可能提示一些严重疾病,如恶性肿瘤或其他引起气道阻塞的潜在疾病[1]。

雷蒙德·卡洛尔(Raymond Carroll),1996 年(译者注:耳鼻咽喉科学的头颈外科专家)

声音嘶哑(发声障碍)是指由喉部疾病引起的声音改变[2]。这是全科诊疗中喉部疾病的一个的重要症状,范围可从常见的、轻微的、自限性的病毒性上呼吸道感染,到威胁生命的疾病(**表 46.1**)。声音嘶哑可以是突然出现的,只持续数日,或表现为缓慢进展、持续数周或数月。急性和慢性声音嘶哑之间的时间分界点为 3 周,大多数自限性疾病在第 3 周时已自愈。声音嘶哑表现为刺耳、沙哑、沙砾般或粗糙的声音,而不是音调或音量的降低。声音嘶哑也可能很罕见地表现为一种功能性或故意性的症状,即所谓的"癔症性失声"[3]。在这种情况下,病人会在说话时有意地控制声带活动。

关键事实和要点

- 急性声音嘶哑通常可仅从病史上明确诊断,如急性上呼吸道感染、声带过度使用或常规类固醇吸入。
- 如果发生不常见的声音嘶哑情况,考虑"甲状腺功能减退症"。
- 成人声音嘶哑持续时间超过 3 周需排除喉癌,喉癌可发生于声带的内侧面或外侧面。
- 间歇性声音嘶哑常常继发于良性疾病。持续的或进展的声音嘶哑提示恶性疾病。
- 非恶性声带病变,包括息肉、声带小结、接触性溃疡、肉芽肿、其他良性肿瘤和口腔白斑,约占所有慢性声带疾病的一半。
- 在慢性声音嘶哑的情况下,为了诊断必须对喉部进行观察,但以下情况是常见的:
  - 儿童:"尖叫结节"。
  - 成人:非特异性刺激性喉炎。
- 急性喉水肿可以是危及生命的急性血管水肿性过敏反应的一部分。
- 老年或虚弱病人可能由于呼吸功能减弱而表现出颤抖或柔和的"假性嘶哑"声音。这被称为失声症或老年性失声。
- 喉接触性溃疡发生在黏膜薄的声带后 1/3 处。由此产生的微弱嘶哑的声音可能伴随着疼痛的发声。溃疡可能发展成肉芽肿。除了插管外,这种情况通常出现在雄辩的演说家中,他们在试图降低音调时不当使用了喉部[3]。

表 46.1　声音嘶哑的诊断策略模型

概率诊断
病毒性上呼吸道感染:急性喉炎
非特异性刺激性喉炎(Reinke 水肿)
声带使用过度(喊叫、尖叫等)
声带小结或息肉
老年人的老化:"疲惫感"的声音
急性扁桃体炎

不能遗漏的严重疾病
肿瘤:喉,肺,包括喉返神经麻痹,食管,甲状腺
急迫的气道阻塞(如急性会厌炎、哮吼)
其他罕见的严重感染(如结核、白喉)
异物
运动神经元病
主动脉弓动脉瘤
重症肌无力

陷阱(经常遗漏的)
有毒烟雾
声带使用过度
声带的良性肿瘤(如息肉、"歌唱家小结"、乳头状瘤)
胃食管反流病→咽喉炎
甲状腺肿
声带麻痹
肌张力障碍
创伤(如插管后)、血肿
真菌感染(如使用类固醇激素吸入剂后引起的念珠菌、免疫抑制)
过敏(如血管性水肿)
黏膜白斑
声带功能异常
气管软化症
系统性自身免疫病(如全身性红斑狼疮、Wegener 肉芽肿、重症肌无力)

七个戴面具问题的清单
药物
- 抗精神病药物
- 同化类固醇
- 阿片类使用者
吸烟→非特异性喉炎
类固醇→类固醇吸入性喉炎
甲状腺功能减退症、肢端肥大症

病人是否试图告诉我什么?
功能性失声
功能性喘鸣

46

临床方法

病史

注意嗓音变化的性质和持续时间。询问关于类固醇皮质吸入,过度或不习惯的声带劳损(尤其是唱歌),近期的手术,可能的反流,吸烟或暴露于环境污染物。引出相关的呼吸道症状或全身症状,如咳嗽和体重减轻。考虑甲状腺功能减退症或帕金森病的症状。

身体检查

触诊颈部,检查甲状腺或颈部淋巴结是否肿大。除了怀疑会厌炎时,进行简单的口咽检查。检查是否有甲状腺功能减退症的征象,如头发和皮肤粗糙干燥、迟脉和精神迟钝。胸部检查时应听诊是否存在喘鸣。如果操作熟练,进行间接喉镜检查。关注声音的特征,例如[4]:

- 沙哑:喉咽反流
- 深沉:甲状腺功能减退症,Reinke 水肿
- 沙砾般:声带肿物/小结
- 软:帕金森病,声带瘫痪
- 间断性:功能性失声,声带功能障碍
- 劳累:肌紧张性发生障碍

辅助检查

需要考虑以下几项:
- 甲状腺功能检查
- 胸部 X 线检查,可疑肺癌伴喉返神经麻痹时
- 间接喉镜检查(咽反射可能会妨碍这项检查)
- 用软的光纤内镜行直接喉镜检查伴活体组织检查(最敏感的辅助检查)
- 怀疑可疑的肿瘤或喉部创伤的选择特殊的 CT 扫描

红旗征

- 严重吸烟史
- 吞咽困难/吞咽痛/耳痛
- 颈部肿块
- 咯血
- 喘鸣
- 一般情况,如体重减轻、发热

管理原则

急性声音嘶哑

- 根据病因进行治疗。
- 建议声带休息,或在正常的对话水平下尽量少用声带。
- 避免刺激物(如灰尘、烟草、酒精)。

- 急性上呼吸道感染和咳嗽发作时,考虑吸入剂和止咳药。

慢性声音嘶哑

- 明确诊断。
- 考虑转诊至耳鼻喉科专家。

儿童的声音嘶哑

- 值得注意的是,婴儿的喘鸣可能是由喉部的先天性异常引起的,包括喉软骨软化病(先天性喉喘鸣),这在儿童睡着时尤其明显;喉狭窄(先天性喉狭窄);喉麻痹,因迷走神经产伤导致。声带麻痹/瘫痪是喉软骨软化症后儿童最常见的喉畸形(20% 的病例)[3]。
- 在儿童中,要排除急性感染:喉气管支气管炎(哮吼),扁桃体炎和会厌炎。
- 幼儿园/小学年龄的儿童持续的声音嘶哑通常是由与声带滥用有关的声带小结引起的,如在吵闹的儿童游戏中尖叫和大喊。
- 在声音嘶哑的儿童中,排除青少年乳头状瘤是很重要的[5]。

具体情况

🎵 急性喉炎

大多数急性喉炎(acute laryngitis)病例是由呼吸道病毒——鼻病毒、流感病毒、副流感病毒、柯萨奇病毒、腺病毒和呼吸道合胞病毒导致声带水肿而引起。声音嘶哑是一个可区别病毒性和细菌性上呼吸道感染的有用特征,但不要忽视 A 组链球菌。短期的声带滥用也是一个因素。主要症状是声音嘶哑,通常持续 3~14 日并导致失声。这通常是自限性的。即使说话也会有疼痛感。加重因素包括吸烟、过度饮酒、暴露于刺激物和污染物、空调和非常寒冷的天气。

处理

- 在家休息,包括声带休息(最好的治疗)。
- 尽量少用声带,避免低声说话。
- 使用温热的刺激唾液分泌的药物(如热柠檬饮料)。
- 喝充足的液体,特别是水。
- 避免吸烟、被动吸烟和饮酒。
- 用热的、蒸汽淋浴,因为湿度有所帮助。
- 使用蒸汽吸入法(如 5 分钟,每日 3 次)。
- 使用止咳剂,特别是黏液溶解药。
- 使用简单的镇痛剂,如对乙酰氨基酚或阿司匹林,以缓解不适。

- 除非有细菌感染的证据(很少),否则抗生素无效。类固醇皮质激素很少被采用。

慢性喉炎(酒保综合征)

慢性喉炎(酒保综合征)[chronic laryngitis(barmaid syndrome)]通常发生于在严重的烟雾环境中工作的重度吸烟者,不断地说话或唱歌的重度饮酒者。这是一种声带滥用和化学刺激的组合。声音嘶哑往往来得快去得也快。治疗包括改变这些因素和筛查声带肿瘤。

声带良性肿瘤

声带良性肿瘤(benign tumours of the vocal cords)包括小结(最常见)(图 46.1)、息肉(第二常见)、囊肿和丘疹。声带小结,包括"歌唱家小结",可能对声带休息和发声治疗等保守治疗反应良好。如果反应不佳,可以通过显微喉部手术或激光治疗将其切除。带蒂息肉和乳头状瘤可通过显微外科手术切除。

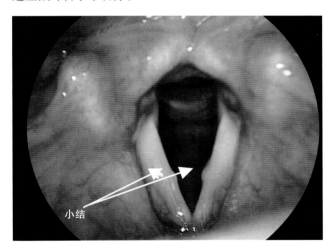

小结

图 46.1　声带小结

咽喉炎

咽喉炎(pharyngolaryngitis, laryngopharyngitis),表现为声音沙哑、慢性清嗓和胃食管反流病,如胃灼热。如果是由喉咽反流引起的,应使用质子泵抑制剂进行 8~12 周的经验性治疗,并调整饮食和生活方式[2]。其往往被过度诊断,但如果症状持续存在,应转诊到耳鼻喉科[4]。

类固醇吸入剂诱发的喉炎[4]

这个常见的问题应很明显,而且容易治疗。检查是否有口腔鹅口疮,如果有,使用抗真菌药物治疗。检查吸入器/储雾罐使用技巧,并建议在使用后进行冲洗和漱口。

喉癌

鳞状细胞癌通常发生在有慢性喉炎、吸烟和饮酒史的人群中。喉癌(laryngeal cancer)的症状包括声音嘶哑、喘鸣、咯血和吞咽困难。鳞癌发生前,可出现口腔白斑,该白斑可通过显微外科手术下声带剥离治疗。基于持续声音嘶哑的诊断是在专家进行纤维喉镜检查和活检后作出的。病人可能出现不明原因的颈部淋巴结。如果早期发现是可以治愈的。小的局部肿瘤的治疗可以通过放射或激光治疗。较大的肿瘤通常需要喉切除术,也许还需要对颈部淋巴结进行清扫[commando 手术(译者注:combined mandibulectomy and neck dissection operation,下颌切除合并颈部淋巴结廓清术)]。这种根治性手术需要相当多的对病人的支持,包括关于言语、饮食和气管造口护理的教育。

声带功能紊乱[6]

声带功能紊乱(vocal cord dysfunction)这种情况是指反常性声带(或声褶)吸气时内收,呼气时外展,造成吸气性气道梗阻和喘鸣。它往往被误诊为哮喘。除了呼吸困难、哮鸣和喘鸣(通常是吸气的)及哮鸣外,症状还可能包括间歇性声音嘶哑、胸部和/或喉咙发紧、嘈杂的嘎嘎响的声音及窒息或憋闷的感觉。病人可能会抱怨有一种"像用吸管呼吸"的感觉。诊断的方法是用直接喉镜观察声带的吸气闭合情况。治疗的主要手段是言语治疗。

过度动态性气道塌陷("气管软化")[7]

过度动态性气道塌陷(excessive dynamic airways collapse)也被称为成人气管支气管软化症,定义为气道病理性塌陷和气道腔狭窄≥50%。它是由于在用力呼气时,气道后膜向腔内松弛(在结构完整的软骨存在的情况下)所致。症状包括呼吸困难、咳嗽、气道分泌物咳出困难、气短和喘鸣。也可发生呼吸衰竭和死亡。可通过 CT 扫描和纤维支气管镜检查确诊。治疗方法包括保守治疗或手术治疗(微创手术或根治术)。应转诊至呼吸科专科医生处。

转诊时机[1]

- 不明原因的急性病例,3~4 周未能康复或反复发作的病人;>45 岁的人。
- 所有慢性病例。
- 任何伴有喘鸣或无痛颈部淋巴结肿大的病例。
- 过度用嗓导致的慢性声音嘶哑:转诊行嗓音治疗。

> **临床要领**
>
> - 发生一过性声音嘶哑时,应考虑到可能是气管插管所致。
> - 老年病人要考虑胃食管反流病,但是确诊需要专科医生的帮助以排除其他原因。
> - 如果出现喘鸣伴急性声音嘶哑,提示呼吸道有受损。需要准备好急救措施。
> - 喉癌最好的治疗方法是预防(即戒烟)。
> - 喉返神经麻痹可能与肺或纵隔肿瘤,或糖尿病相关,或可能仅是原发性。

参考文献

1 Carroll RL. Hoarseness. In: *MIMS Disease Index* (2nd edn). Sydney: IMS Publishing, 1996: 239–40.
2 Bova R, McGuinness J. Hoarseness: a guide to voice disorders. Medicine Today, 2007; 8(2): 38–44.
3 Priestly J, Havas TE. Benign vocal fold lesions. Medical Observer, 19 November 2012: 1–3.
4 Cooper L, Quested RA. Hoarseness: an approach for the general practitioner. Aust Fam Physician, 2016; 45(6): 378–81.
5 Birman C, Fitzsimons, Quayle S. Little voices: therapy update. Australian Doctor, 7 May 2004: 49–50.
6 Idrees M et al. Vocal cord dysfunction in bronchial asthma. A review article. J Asthma, 2015; 52(4): 327–35.
7 Murgu S, Colt H. Tracheobronchomalacia and excessive dynamic airway collapse. Clin Chest Med, 2013; 34(3): 527–55.

46

这种疾病是由黑胆汁流入肝脏引起的。这些症状是："在肝脏部位和胸部以下出现急性疼痛,有几天出现强烈的窒息感,后来逐渐减弱"。触诊时肝脏疼痛,病人的肤色有些苍白。这些是开始时出现的症状,不过随着疾病的发展,发热强度降低,病人在摄入少量食物后会感到不适。他必须喝蜂蜜水。

希波克拉底谈肝炎

黄疸(jaundice)是指由于过多的胆红素聚集而引起的皮肤和黏膜表面黄染[1]。它是肝胆疾病和溶血的主要症状。常见的重要原因包括胆结石、甲型肝炎、乙型肝炎、丙型肝炎、药物、酒精和吉尔伯特综合征。临床上最常见的黄疸特别是生理性黄疸,是新生儿黄疸。对于所有病人来说,病史和身体检查是至关重要的,但辅助检查也是诊断黄疸的关键。

黄疸的三种主要类型为(图 47.1):
- 梗阻性:
  - 肝外型
  - 肝内型
- 肝细胞性
- 溶血性

关键事实和要点

- 黄疸定义为:血清胆红素水平超过 19μmol/L[2]。
- 当胆红素水平超过 50μmol/L 时,才会出现临床黄疸[1]。
- 然而,当光线不足时,低于 85μmol/L 的黄疸很难被观察出。
- 黄疸需要与高胡萝卜素血症(进食过量的胡萝卜、南瓜、芒果或木瓜引起的),以及累及巩膜的甲状腺功能减退症相鉴别。
- 全科医学服务中记录的最常见黄疸病因为(按顺序):病毒性肝炎、胆结石、胰腺癌、肝硬化、胰腺炎和药物[3]。

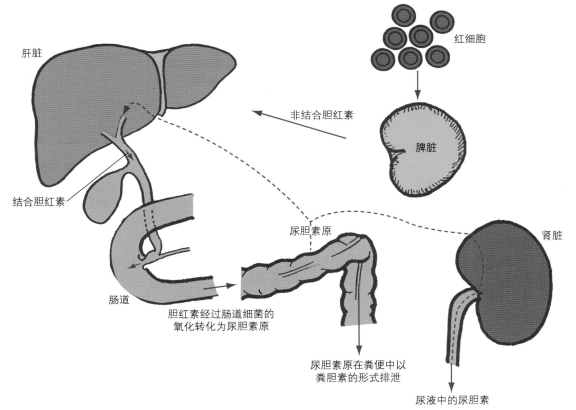

图 47.1　黄疸的通路

- 应全面了解每一位出现黄疸的病人的旅行史、药物史和肝炎接触史。
- 急性肝炎中,急性甲型肝炎和急性成人乙型肝炎通常是自限性的,但丙型肝炎(可治愈)和儿童乙型肝炎(可控制)容易慢性化[4]。
- 脂肪肝(肝脂肪变)不仅可发生于酒精过量时,也可发生于肥胖、糖尿病、饥饿。但通常没有肝脏损伤,因此不会表现为黄疸。
- 几乎所有的慢性丙型肝炎病人,在口服一个疗程的直接作用抗病毒药物后均可治愈,但前提是他们必须得到诊断、评估、治疗和恰当的监测。

本章中常用的英文缩略词见**表 47.1**。

表 47.1　本章中常用的英文缩略词

中文	英文缩略词
甲型肝炎病毒	HAV
甲型肝炎抗体	anti-HAV
免疫球蛋白 M	IgM
免疫球蛋白 G	IgG
乙型肝炎病毒	HBV
乙型肝炎表面抗原	HBsAg
乙型肝炎表面抗体	anti-HBs
乙型肝炎核心抗体	anti-HBc
乙型肝炎 e 抗原	HBeAg
丙型肝炎病毒	HCV
丙型肝炎病毒抗体	anti-HCV
丁型肝炎病毒	HDV
戊型肝炎病毒	HEV
己型肝炎病毒	HFV
庚型肝炎病毒	HGV

诊断方法

表 47.2 总结了诊断策略模型。

概率诊断

概率诊断的答案基于病人的年龄和社会群组因素,尤其是当病人拥有高危行为或海外旅行史。甲型、乙型或丙型肝炎在黄疸病例中占大多数。

在中年和老年群体中,一个常见的原因是胆结石或恶性肿瘤引起的梗阻。老年人出现无痛性梗阻性黄疸的情况十分常见;请记住,患恶性肿瘤的可能性随着年龄的增长而增加。

酒精性肝病很常见,可表现为慢性酒精性肝硬化伴肝衰竭或急性酒精性肝炎。值得强调的是,一旦停止饮酒,此类病人的症状可有明显的恢复。

表 47.2　(成人)黄疸的诊断策略模型

概率诊断
甲型、乙型、丙型肝炎(主要是乙型和丙型)
胆总管结石
酒精性肝炎、肝硬化

不能遗漏的严重疾病
恶性疾病
- 胰腺
- 胆管
- 肝细胞肝癌
- 转移性

严重感染
- 败血症
- 上行性胆管炎
- 急性重型肝炎
- HIV/艾滋病

罕见病
- Wilson 病
- Reye 综合征
- 妊娠期急性脂肪肝

陷阱(经常遗漏的)
胆结石
Gilbert 综合征(降低肝脏摄取)
心力衰竭
原发性胆汁性肝硬化
自身免疫性慢性活动性肝炎
原发性硬化性胆管炎
慢性病毒性肝炎
血色病
病毒感染(如巨细胞病毒、EB 病毒)
钩端螺旋体病

七个戴面具问题的清单
药物(如氟氯西林)
贫血

病人是否试图告诉我什么?
一般不适用

在全科诊疗中,我们还可遇到许多药物性黄疸的病例,尤其是在老年人中。在本章的后续内容的"七个戴面具问题的清单"中,会列出这些药物。

不能遗漏的严重疾病

应始终警惕恶性肿瘤的可能,尤其是老年病人,以及有慢性活动性肝炎的病人(如乙型肝炎或丙型肝炎病毒感染后)。前者更可能有胰头癌的可能,后者则更有肝细胞肝癌的可能。

转移性癌也同样不容忽视,尤其是存在既往手术史(例如结肠癌、黑色素瘤和胃癌)的病人。转移性肝癌的特征包括了肝大、多结节、质地坚硬。

肝衰竭可能与严重系统性感染(如败血症和肺炎),以及危重病人手术后有关。出现典型的 Charcot 三联征,即上腹痛、发热(伴寒战)和黄疸的病人,提示上行性胆管炎,除非之后能证明是其他诊断。Wilson综合征虽然少见,但在年轻的急性肝炎病人中应考虑。神经系统症状,如震颤或笨拙的步态,以及家族史对于诊断非常重要。若怀疑患有Wilson病,应进行眼科裂隙灯检查、血浆铜蓝蛋白水平检查(95%的病人有降低),以及肝脏活体组织检查。早期诊断和治疗意味着更好的预后。

Reye综合征是发生流感和某些其他病毒性疾病后的一种罕见且严重的并发症,尤其是在儿童中使用阿司匹林后。患儿可表现快速进展的肝衰竭和脑病。

陷阱

胆结石可能会被忽视,尤其是在没有上腹部疼痛的情况下,因此,老年人应始终考虑胆结石的可能性。

Gilbert综合征值得关注,因为它是引起非结合性高胆红素血症中最常见的疾病。超过3%的人群患有此病,无须治疗。

心力衰竭可表现为黄疸伴右侧季肋部下广泛性压痛。心力衰竭可隐匿发病,也可以严重的急性肝衰竭为首发表现。心力衰竭容易与急性胆囊炎相混淆。生化指标的异常可差异巨大,通常表现为胆红素和碱性磷酸酶中度升高,有时在急性肝衰竭时,转氨酶可明显升高,提示肝细胞坏死。

此外,对于全科医生来说,黄疸还存在许多其他的罕见陷阱。包括:

- 由于肝细胞分泌缺陷引起的遗传性结合性高胆红素血症(Dubin-Johnson和Rotor综合征)
- 血色病(伴有皮肤色素沉着和糖尿病)
- 慢性活动性肝炎
- 原发性胆汁性肝硬化
- 原发性硬化性胆管炎(伴有溃疡性结肠炎)

常见陷阱

- 在人工光源下仅通过检查巩膜来排除黄疸
- 忽略了老年病人的巩膜本身即存在黄染外观(但并非黄疸)
- 忽略了详细的病史,包括违禁药物使用史
- 对于所有慢性肝炎的病人,没有转诊行肝脏活体组织检查

七个戴面具问题的清单

应考虑溶血性贫血和药物引起的黄疸。

药物相关性黄疸

药物引起的黄疸十分常见,且许多药物都可导致。药物引起的肝脏损伤类型包括胆汁淤积、坏死(肝炎)、肉芽肿、慢性活动性肝炎、肝硬化、肝细胞肿瘤和肝小静脉闭

塞疾病[4-5]。某些药物如甲基多巴,可引起溶血。

表47.3列出了需要考虑的重要药物。抗生素,尤其是氟氯西林,阿莫西林+克拉维酸和红霉素是十分常见的原因。

表47.3　可引起黄疸的药物

溶血
甲基多巴
肝细胞损伤
剂量依赖性
• 对乙酰氨基酚(可引起急性肝组织坏死)
• 水杨酸类
• 四环素
剂量非依赖性
• 麻醉剂(如氟烷)
• 抗抑郁药物(如单胺氧化酶抑制剂、度洛西汀)
• 抗癫痫药物(如苯妥英钠、丙戊酸钠、卡马西平)
• 抗生素(一长串列表,如青霉素类、磺胺类)
• 抗疟疾药物(如凡西达)
• 抗逆转录病毒药物(如依法韦仑、奈韦拉平)
• 抗结核药物(如异烟肼)
• 抗炎药物(如非甾体抗炎药,其他各种)
• 四氯化碳
• 心血管药物(如胺碘酮、甲基多巴、肼屈嗪、哌克昔林)
• 他汀类药物(如辛伐他汀)
胆汁淤积
抗甲状腺药物
氯丙嗪
依托红霉素
青霉素类,尤其是氟氯西林
金盐
口服避孕药、雌激素
合成雄激素(如甲基睾酮)
降糖药(如氯磺丙脲)
阿米替林
其他
别嘌醇
西咪替丁(饮酒后加重)
改善病情抗风湿药(如甲氨蝶呤、硫唑嘌呤、伊匹木单抗)
免疫调节药物(如干扰素、TNF-α)
阿维A酯
呋喃妥因
违禁药品,如亚甲二氧甲基苯丙胺/"摇头丸",可卡因
维生素A(大剂量)
各种保健品(如草药制剂)

溶血

病人可出现不伴有大小便外观异常的潜在的贫血和黄疸。溶血的严重程度不一,可从老年性恶性贫血的柠檬黄色黄疸,到遗传性红细胞葡萄糖-6-磷酸脱氢酶(G-6-PD)缺乏病人服用药物或蚕豆后引发的严重溶血危象。

其他更常见的病因包括遗传性溶血性贫血,如先天性球形红细胞增多症和重型地中海贫血。获得性病因包括不相容的输血、恶性肿瘤(如淋巴瘤)、严重的败血症和一些药物。

大多数溶血性贫血病人会出现脾大,可检测到红细胞寿命下降。

心因的考虑

心因上的考虑并不真的适用于诸如黄疸等器质性病变。不过,黄疸的原因可能与病人的某些不愿透露的生活方式因素有关,如性取向或静脉使用毒品。全科医生同理心式的提问技巧变得至关重要。

> **黄疸的红旗征**
> - 无法解释的体重下降
> - 进行性黄疸,包括无痛性黄疸
> - 水肿
> - 脑功能障碍(如意识模糊、嗜睡)

临床方法

病史

病史采集应包括询问以下问题:
- 每次黄疸发作时的情况
- 粪便和尿液颜色的改变
- 厌食、咽痛、体重下降、皮肤瘙痒
- 腹痛
- 居住地和家庭成员
- 黄疸或肝炎病人接触史
- 近期海外旅行
- 血液或血制品暴露史
- 针刺伤或暴露,如针灸、文身或静脉用药
- 饮食情况——贝类和饮用水
- 性生活史和性取向
- 用药史——包括酒精、对乙酰氨基酚
- 最近医疗史,包括手术史
- 家族史——黄疸、溶血性疾病或其他遗传性肝脏疾病的家族成员
- 族群史——易患溶血性疾病,乙型肝炎接触
- 职业史——接触有害物质

不同症状的意义

- 右侧季肋部疼痛:
  - 胆结石
  - 急性肝炎(持续性疼痛)
  - 胆囊炎
- 厌食,尿色深,发热:

  - 病毒性肝炎,极为可能
  - 酒精性肝病,可能
  - 药物性肝炎,可能
- 皮肤瘙痒:
  - 胆汁淤积,极为可能
  - 所有肝脏疾病,可能
- 关节疼痛,皮疹:
  - 病毒性肝炎
  - 自身免疫性肝炎

身体检查

腹部检查非常重要。应在右肋弓下仔细触诊肝脏,判断是否存在肿大、质地软硬和触痛情况。检查胆囊和脾脏是否存在肿大。胆囊正常情况下位于幽门水平线处,可触及意味着存在肝外胆管梗阻。脾大意味着溶血性贫血、门静脉高压或病毒性肝炎。同时检查是否存在腹水。

皮肤抓痕可能提示存在皮肤瘙痒,这与胆汁淤积性黄疸有关。寻找慢性肝病的征象,如肝掌、容易发生瘀斑、蜘蛛痣、肌肉萎缩、睾丸萎缩和男性乳房发育。检查有无扑翼样震颤和肝病性口臭,可能提示肝衰竭。检查有无淋巴结肿大,可能提示恶性肿瘤。

检查还应包括尿液试纸试验,检测尿胆红素和尿胆素原。

图47.2列出了可能发现的身体检查结果。

辅助检查

主要的检查包括了全血细胞计数、肝功能和病毒的血清学检查,尤其是甲型、乙型、丙型肝炎病毒(以及 EB 病毒和巨细胞病毒)。

表47.4总结了肝功能检查的结果。还应考虑进行胆红素分型的检查,以判断是结合胆红素还是非结合胆红素型黄疸(这对 Gilbert 综合征的诊断至关重要)。

肝炎的诊断标志物

- 甲型肝炎:IgM 抗体(anti-HAV)
- 乙型肝炎:表面抗体(HBsAg)
- 丙型肝炎:anti-HCV

肝胆影像学检查

当前用于鉴别病因(如肿瘤或结石)的影像学检查种类繁多,应谨慎选择。
- X 线:腹部 X 线片可发现不透光的胆结石(15%~20%)。
- 经腹部超声(transabdominal ultrasound, US):是发现胆结石及胆总管扩张的最有效手段;同时可发现转移性肝肿瘤和其他弥漫性肝脏疾病。快速上升的"脂肪肝"诊断标签与高分辨率超声的使用增加同步。
- HIDA 放射性核素显像:对于急性胆囊炎的诊断有帮助。

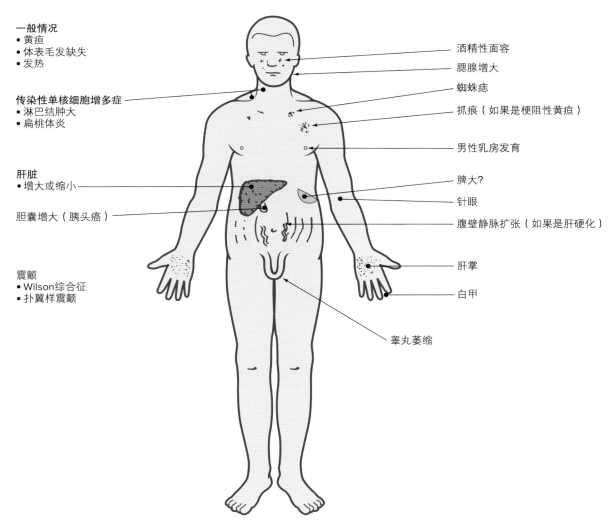

一般情况
- 黄疸
- 体表毛发缺失
- 发热

传染性单核细胞增多症
- 淋巴结肿大
- 扁桃体炎

肝脏
- 增大或缩小

胆囊增大（胰头癌）

震颤
- Wilson综合征
- 扑翼样震颤

酒精性面容

腮腺增大

蜘蛛痣

抓痕（如果是梗阻性黄疸）

男性乳房发育

脾大？

针眼

腹壁静脉扩张（如果是肝硬化）

肝掌

白甲

睾丸萎缩

图 47.2 黄疸病人身体检查时可能的发现

表 47.4 某些肝脏疾病的肝功能特点

肝功能（血清）	肝细胞（病毒性）肝炎	溶血性黄疸	梗阻	Gilbert 综合征	转移性肝肿瘤、肝脓肿	酒精性肝病
胆红素	↑~↑↑↑	↑ 非结合性	↑~↑↑↑	升高达 50 倍 非结合性	↑~N	↑~N
碱性磷酸酶	↑<2N	N	↑↑↑>2N	N	↑↑~↑↑↑	↑
谷丙转氨酶（ALT）	↑↑↑>5N	N	N 或↑	N	↑	↑
γ-谷氨酰转肽酶	N 或↑	N	↑↑	N	↑	↑↑↑
白蛋白	N 或↓	N	N	N	N~↓	N~↓↓
球蛋白	N 或↑	N	N	N	N	N~↑

　　注:N,正常范围;↑,较正常范围升高 1 倍以内;↑↑,较正常范围升高 1~2 倍;↑↑↑,较正常范围升高 2 倍以上;↓,较正常范围降低 50% 以下;↓↓,较正常范围降低 50%~75%。

- PTC:经皮经肝胆管造影,可显示胆管树。
- ERCP:内镜下逆行性胰胆管造影。PTC 和 ERCP（最佳）可以判断梗阻的原因,并且可以切开括约肌去除胆总管结石以缓解症状。
- MRCP:磁共振胰胆管造影,诊断梗阻性黄疸的非侵入性检查。
- 肝同位素扫描:对于诊断肝硬化,尤其是肝左叶,有帮助。
- 瞬时弹性成像(Fibroscan)检测肝纤维化。

特异性检查

　　部分特异性检查包括了:
- 自身免疫性慢性活动性肝炎和原发性胆汁性肝硬化的自身抗体。

- 癌胚抗原检测继发性肝肿瘤,尤其是结直肠肿瘤。
- 血清铁检测,尤其是转铁蛋白饱和度:在血色病中可升高。
- 甲胎蛋白:在肝细胞肝癌中升高;在急性或慢性肝病(如肝硬化)中轻度升高。
- 血清铜蓝蛋白:在 Wilson 病中降低。
- 肝脏活体组织检查。
- EB 病毒/巨细胞病毒血清学检测(如果肝炎病毒血清学结果为阴性时应考虑)。

儿童黄疸

新生儿黄疸

　　50% 的足月产和超过 80% 的早产新生儿都会出现临床可见的黄疸[6]。新生儿黄疸(jaundice in the infant)很常见,且多属于生理性。但还有一些其他原因可导致黄疸,应安排其他辅助检查以鉴别是结合胆红素(总是病理性的)还是非结合胆红素增高。如果是结合性的,应考虑严重的胆管闭锁(陶土色大便);也有可能是囊肿压迫导致的胆管堵塞或新生儿肝炎。需要进行立即转诊。

　　出生后 24 小时内出现的黄疸往往并非由肝功能发育不全引起,而是多为血型不合引起的溶血导致的病理性黄疸。在初产妇中,多是由 ABO 血型不合引起。Rh 因素是最严重的新生儿异体免疫性溶血病。在出生时,它表现为水肿、贫血、黄疸和肝脾大。预防方法是在 28 周和 34~36 周为 Rh 阴性女性注射抗 D 免疫球蛋白。

　　表 47.5 列出了病理性黄疸的原因,若出现则需要转诊。

表 47.5　病理性新生儿黄疸的诊断策略模型(简述)

概率诊断
生理性:出生后第 2~5 日
ABO 血型不合:24h 以内
母乳性黄疸:第 1 周的后几天
不能遗漏的严重疾病
ABO 血型不合:24h 以内
胆管闭锁(结合胆红素升高)
溶血:ABO 血型不合,G-6-PD 缺乏,Rh 血型不合
败血症
七个戴面具问题的清单
药物
甲状腺功能减退症
遗传性球形红细胞增多症,其他遗传性疾病
红细胞增多

胆红素脑病

　　非结合胆红素可被认为是一种神经毒物。随着血清非结合胆红素水平升高,可引起脑病(可能为一过性),但如果脑病持续存在则可产生不可逆的脑损伤,称为核黄疸。引起核黄疸的胆红素水平尚无法预测,但根据指南中提出的引起 Rh 溶血疾病的标准,非结合胆红素水平超过 340μmol/L(20mg/dl)需警惕核黄疸。

　　指南推荐的高胆红素血症治疗(在第 24~36 小时)方法包括:

- >285μmol/L——光照疗法
- >360μmol/L——考虑血浆置换
典型列线图见图 47.3。

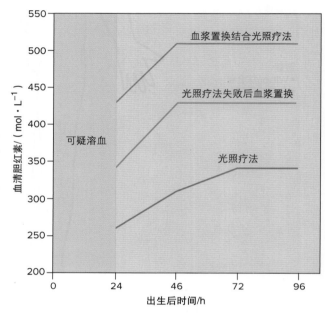

图 47.3　用于新生儿黄疸治疗决策的典型列线图

生理性黄疸

　　轻型的黄疸,在新生儿中多见。在足月儿中,血清胆红素水平在出生后快速上升,在第 3~5 日时达峰,在接下来的 2~3 日中快速下降,最终在后续 1~2 周内缓慢消退。治疗方法包括了光照疗法。

🦴 ABO 血型不合

　　ABO 血型不合(ABO blood group incompatibility)属于抗体介导的溶血(Coomb 试验阳性):

- 母亲为 O 型
- 新生儿为 A 型或 B 型
黄疸在 24 小时内出现。

治疗

- 给新生儿进行直接 Coomb 试验
- 尽快进行光照疗法
- 患儿需要进行生长发育随访,包括听力检测

母乳性黄疸

如果引起持续性黄疸的继发因素被排除,且患儿一般情况良好,喂养良好,则引起非结合胆红素升高的原因可能为母乳性黄疸(breast milk jaundice)。在母乳喂养的新生儿中,该病的发生率为 2%~4%。通常在第 1 周的后几日出现,2~3 周时达到高峰。暂停(非停止)母乳喂养 24~48 小时后可确诊该病,尽管有些医生不建议。若血清胆红素下降,则可继续母乳喂养。在此期间仍可分泌乳汁的母亲,应释除她们的担忧,告诉她们乳汁不存在任何问题并建议继续。

大龄儿童的黄疸

大龄儿童黄疸最常见的原因是病毒感染,尤其是甲型肝炎和乙型肝炎病毒。在儿童期,肝炎病毒感染的慢性化很少见。

老年人黄疸

如果一个老年病人出现黄疸,必须考虑常见的原因和辅助检查。梗阻性黄疸是老年人最常见的黄疸,可能是由胆结石引起的胆总管梗阻(可表现为无痛)、胰头癌、胆管肿瘤、胃或其他部位的继发性肿瘤引起。虽然胆结石引起的无痛性的明显梗阻性黄疸并不少见,但诊断时应遵循古老的经验,警惕无痛的梗阻性黄疸是由肿瘤引起——特别是触诊发现胆囊增大者(Courvoisier 法则)。

酒精性肝病通常影响 40~60 岁的病人,但也可首发于 60 岁以上的病人。老年人中,引起肝细胞黄疸的最常见原因可能是酒精性肝硬化,甲型肝炎相对少见。

药物性黄疸的发生并不像以前那样频繁,尤其是吩噻嗪类药物,如氯丙嗪,较之前使用减少。然而,药物仍是一个潜在的原因,仔细询问用药史很重要。

感染性黄疸

在上一代人中,甲型肝炎(传染性肝炎或黄疸)是病毒性肝炎最广为所知的类型,通常表现为突然的发热、厌食、恶心和呕吐。它通常发生于人群密集的场所和营地。而如今,乙型和丙型肝炎成为最常被报道的病毒性肝炎类型,它们发病更隐蔽,潜伏期更长[4,7]。症状包括乏力、厌食、恶心和多关节炎。急性丙型肝炎往往表现为亚临床感染。

表 47.6 概述了各种类型的肝炎。所有类型的肝炎在发展中国家都很常见,旅行者有感染的风险:甲型和戊型肝炎经粪口传播;乙型、丙型、丁型和庚型肝炎经静脉注射和体液传播(尤其是乙型肝炎,经性传播)。

表 47.6　甲型至戊型肝炎的特点

特点	甲型肝炎	乙型肝炎	丙型肝炎	丁型肝炎	戊型肝炎
别名	传染性肝炎	血清肝炎	非肠道传染的非甲非乙	δ 肝炎	肠道传染的非甲非乙
病原体(病毒)	27nm RNA	42nm DNA	50nm RNA	35nm RNA	30nm RNA
传播途径	粪-口 污染的水/食物	血液,其他体液 母婴	感染血液? 其他体液	血液,其他体液	粪-口 污染的水/食物
潜伏期	15~45d	40~180d	14~180d	30~50d	14~45d
急性期严重程度	轻至中度;多为亚临床感染,无黄疸	轻至重度;黄疸常见;关节痛和皮疹常见	轻至重度;多为亚临床感染	中至重度;死亡率高;黄疸多见	轻至中度;多为亚临床感染
慢性肝病	无	有,10%~15%	有,65%~80%	有,最严重	无
携带者状态	无	有	有	有	无
旅行者的感染风险	有,适用于甲型至戊型:东亚和东南亚,亚洲次大陆(如印度),南太平洋岛屿(如斐济),撒哈拉南部非洲,墨西哥,俄罗斯,其他发展中国家。甲型和戊型与卫生条件差有关;乙型、丙型、丁型可通过静脉注射药物传播;乙型和丁型还可通过性传播				
抗原	HAV Ag	HBsAg、HBcAg、HBeAg	HCV Ag	HDV Ag	HEV Ag
诊断——抗体	anti-HAV	HBsAg anti-HBc anti-HBs	anti-HCV	anti-HDV	anti-HEV
疫苗	甲型肝炎疫苗	乙型肝炎疫苗	无	乙型肝炎疫苗	无
可治愈性	无进展	否	是	否	可变的

47

有证据表明,很多病毒引起了非甲非乙非丙型肝炎[8]。己型肝炎病毒据称是通过肠道传播的,而最新发现的庚型肝炎病毒(hepatitis G virus, HGV)是肠外传播的。感染者通常不会发生很严重的病症。可以预测,肝炎"字母表"在未来将会继续扩大。

在甲型肝炎中,肝脏损害是直接由病毒引起的,但在乙型和丙型肝炎中,肝脏损害是由针对病毒的免疫反应引起的。

其他可能导致黄疸的系统性疾病包括疟疾、传染性单核细胞增多症、巨细胞病毒感染、Q 热、弓形虫病、钩端螺旋体病以及罕见的麻疹、水痘、黄热病、风疹、单纯疱疹、登革热、拉萨热、马尔堡和埃博拉病毒感染。

甲型肝炎

甲型肝炎在发达国家的流行率相对较低。它通过肠道传播,因摄入被污染的食物,如贝类或水而引起。甲型肝炎没有携带者状态,也不会导致慢性肝病。甲型肝炎多数情况下表现为亚临床或自限性的生病过程。

临床特征

黄疸前(前驱)期:
- 厌食、恶心 ± 呕吐
- 乏力
- 头痛
- 吸烟者对烟草感到厌恶
- 轻微发热
- 伴或不伴腹泻
- 伴或不伴上腹部不适
  黄疸期(许多病人可不发生黄疸):
- 尿色偏深
- 陶土色大便
- 肝大
- 脾大(10% 可触及)。
  通常在 1~6 周内恢复(平均 6 周)。

可能会发展为急性重型肝炎伴肝昏迷或死亡,但少见。

辅助检查

肝功能检查和病毒标志物可以确诊。甲型肝炎病毒的抗体有 IgM 和 IgG 两种,前者表示活动性感染,后者在普通人群中很常见,表示既往感染和终身免疫。超声检查有助于排除胆管梗阻,特别是在老年病人中。

结局和治疗

甲型肝炎的预后很好,大多数病人可以完全康复并释除担忧。死亡率低于 0.5%。通常不需要入院治疗。没有特异性的治疗方法,常规处理步骤如下。

- 提供适当的安慰和教育。
- 适当休息。
- 遵循无脂饮食。
- 避免饮酒、吸烟和使用肝脏毒性药物(直至康复)。
- 建议在家中注意卫生,以防传染密切接触者和家庭成员。甲型肝炎也可通过性传播和静脉注射药物传播。
- 上完厕所后要认真洗手,并用消毒剂消毒。
- 不要用手传递食物给他人。
- 吃饭时不要共用餐具。
- 不要用茶巾擦餐具。

预防

保持简单的卫生措施,如良好的环境卫生、有效的垃圾处理和洗手,可有效降低甲型肝炎的发生。对密切接触者(接触后 2 周内)和 3 个月内前往流行区的旅行者,血清免疫球蛋白(0.03~0.06ml/kg)可提供满意的被动免疫效果。由两剂疫苗接种构成的主动免疫是最好的预防手段。

乙型肝炎

乙型肝炎有多种临床表现。传播方式包括血液传播、经皮传播、性传播、母婴传播或长期密切的家庭接触。感染可表现为无症状或可自愈的急性肝炎。急性重型肝炎罕见。5% 的病人可进展为乙型肝炎病毒慢性携带者。其中,大多数为"健康携带者",但部分病人可发展为慢性活动性肝炎、肝硬化和肝癌。乙型肝炎的血清学检测包括了针对病毒四个主要抗原(核心、DNA 聚合酶、蛋白 X 和表面抗原)的抗体。目前已有的预防包括了被动免疫和主动疫苗接种,在高危人群中(包括母亲为乙型肝炎感染者的新生儿)应充分使用。**表 47.7** 中列出了高危人群。乙型肝炎的临床表现与甲型肝炎感染相同,但发病时很少表现为突发,长期后果较甲型肝炎更为严重[7]。病人可出现一种血清病样的免疫综合征,表现为一过性的皮疹

表 47.7 乙型肝炎感染的高危人群(建议疫苗接种)[7]

乙型肝炎(或携带者)母亲所生的新生儿
高流行区来源的移民,如:非洲、亚洲
拾荒者
医务人员
乙型肝炎携带者的家庭接触者
医疗机构内的智力障碍病人
静脉药物使用者
肾脏透析的人
男男性行为者
囚犯
血液或血制品接受者(检测前)
性产业工人
乙型肝炎携带者的性伴侣(尤其是急性乙型肝炎)
前往乙型肝炎流行区域的旅行者

（如荨麻疹或斑丘疹），前驱期有高达 25% 的病人可出现累及小关节的多关节炎。

辅助检查[5,9-10]

主要的病毒学检查为乙型肝炎病毒的 HBsAg（表面抗原），这是一项常规检查。若 HBsAg 检测阳性，表明为乙型肝炎病人或携带者，应进行全套的病毒学检测。HBeAg 是一种前核和核来源的可溶性蛋白。针对 HBsAg 和 HBeAg 均可产生抗体。

HBsAg 可消失或持续存在，阳性表示病人现症感染、慢性感染或携带状态（**图 47.4**）。

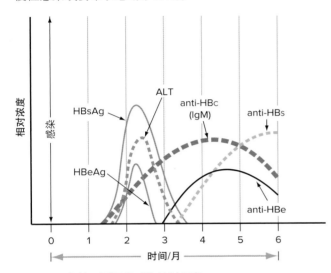

图 47.4 急性乙型肝炎感染的时间窗

慢性乙型肝炎（或携带）定义为 HBsAg 阳性持续 6 个月以上。**图 47.5** 列出了典型的慢性乙型肝炎病毒感染自然史模型。

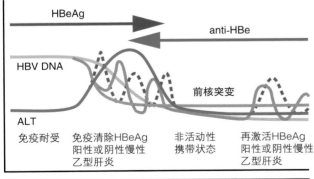

肝脏组织学活动度			
轻度	中至重度	无或轻度	中或重度

图 47.5 典型的慢性乙型肝炎病毒感染疾病模型
资料来源：Reproduced with permission from Hepatitis B Foundation. Diagnosed With Chronic Hepatitis B? What Phase-HBeAg-Positive Chronic Hepatitis/Immune Reactive/Immune Clearance? 2013. https://www.hepb.org/blog/diagnosed-with-chronic-hepatitis-b-what-phase-immune-clearance/。

慢性感染修改后的四个时期为：

时期 1：免疫耐受——HBeAg 阳性；肝功能检查正常

时期 2：免疫清除——HBeAg 阳性或阴性的慢性肝炎；肝功能检查异常

时期 3：免疫控制——非活动性携带（残留）状态；HBeAg 阴性；肝功能检查正常

时期 4：免疫逃逸（再激活）——HBeAg 阴性；抗 HBe 阳性；肝功能检查异常

临床要领

时期 2：30 年内的自发性血清学转换长期预后良好，但如果时间延长，可能发生肝纤维化和肝硬化。这些并发症和肝细胞肝癌在时期 4 中是高风险。

此外，肝脏组织学活动可分为轻度；中至重度；无或轻微或中度至重度活跃（**图 47.5**）[11]。

血清学特征

急性乙型肝炎
HBsAg 阳性，anti-HBc IgM 阳性，anti-HBs 阴性
慢性乙型肝炎
HBsAg 阳性，anti-HBc IgG 阳性，anti-HBs 阴性
恢复后的乙型肝炎
HBsAg 阴性，anti-HBc IgM 阳性，anti-HBs 阳性

血清学结果指南

HBsAg＝急性或持续性感染；携带者
anti-HBs＝既往感染或免疫
HBeAg＝高传染性；高病毒复制
HBV DNA＝病毒存在于血液且复制
anti-HBc IgM＝新近感染
anti-HBc IgG＝既往感染
anti-HBe＝血清学转换

监测与结局[9-10]

乙型肝炎可能出现的预后事件如**图 47.6** 所示。

大多数病人能完全康复，其结果取决于以下几个因素，包括病毒的毒力和病人的免疫状态及年龄。部分病人可发展成慢性肝炎、急性重型肝炎，还有部分病人将成为对健康人有传染风险的无症状携带者。

每 6~12 个月需监测肝功能、HBeAg 和 HBV DNA。

- HBsAg 和 HBV DNA 阴性（伴抗 HBe）＝恢复，伴抗-HBs＝完全恢复。
- HBsAg 和 HBV DNA 阳性＝病毒复制和感染——转诊。
- 每 6 个月监测一次肝功能。如果 ALT 升高则转诊。

治疗[5]

治疗的目标是延续病毒抑制。乙型肝炎在最初和甲

型肝炎一样,不存在特异性的治疗手段,适当的安慰和病人教育是必需的。应建议避免酒精,避免某些特定的药物(如镇静药、非甾体抗炎药、口服避孕药)直至恢复(肝功能正常)。建议预防传播,尤其是通过性行为和共用针头。若出现肝性脑病或严重的凝血功能障碍,应转诊至肝移植中心。慢性乙型肝炎(肝功能异常)的治疗包括免疫调节和抗病毒药物——长效干扰素 α-2a、恩替卡韦、替诺福韦或其他药物。长期来说,虽然治疗费用昂贵,但25%的病人可达到永久缓解,25%的病人能实现暂时缓解[7]。此外,还可进行肝移植手术,但移植肝脏常会出现乙型肝炎感染的复发。应定期随访监测肝功能和甲胎蛋白。考虑到慢性乙型肝炎的评估处理过程复杂,可将 HBsAg 阳性伴肝功能异常和/或出现慢性肝病征象的病人转诊至专科[4]。

预防

使用全程三针乙型肝炎疫苗进行主动免疫接种是这一严重疾病治疗的重大突破。如果3个月后抗体反应阴性,可予双倍剂量再次接种。如果抗体反应阳性,可以在5年后复查以决定是否需要进行加强免疫。

对于存在感染风险的未免疫病人(如针刺伤后),有必要使用包含了高浓度表面抗体的乙型肝炎免疫球蛋白(hepatitis B immunoglobin,HBIg)。

妊娠期女性的围产期筛查及 HBIg 和乙型肝炎疫苗使用能有效预防围产期乙型肝炎病毒母婴传播。

🦠 丙型肝炎[5,9,12-13]

在澳大利亚,丙型肝炎病毒是引起病毒性肝炎最常见的病原体。它主要通过静脉药物或文身传播。尽管在异性和同性性行为中存在一定的传播风险,但是性接触的传播有限。丙型肝炎也不太容易发生母婴传播。

丙型肝炎的临床症状通常轻微(多为无症状),往往是因为发现肝功能异常而确诊。重要的一点是,丙型肝炎至少有6种基因型,不同的基因型决定了治疗方法的不同。因此,所有急性丙型肝炎病人应进行基因型检测(基因型1到6)。

丙型肝炎可自愈,但不治疗情况下更常见(在约70%的病例中)的是缓慢、持续性地进展为慢性肝炎、肝硬化(20%)和肝癌[7](图47.7)。肝纤维化的严重程度可通过肝脏活体组织检查,或目前更受推崇的无创检测仪器FibroScan 进行,它可通过瞬时弹性成像技术检测肝脏的"硬度或刚性"。在过去6个月中有3次 ALT 升高意味着疾病活动。ALT 异常时,HCV RNA(通过 PCR 检测)会出现阳性而 anti-HCV 升高更慢且可能在前数周内检测不到。若 PCR 检测阴性,说明丙型肝炎感染已恢复。

诊断和疾病进程

通过血清学检查:

- anti-HCV 阳性=暴露(现症或既往)
- HCV-RNA 阳性=慢性病毒血症

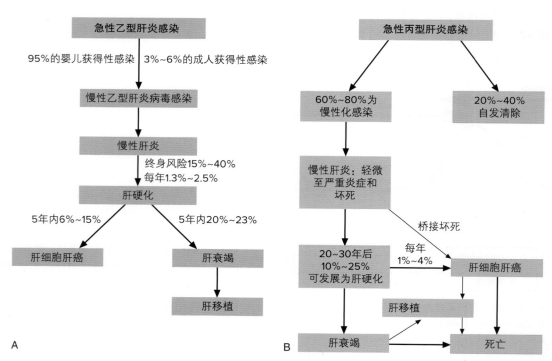

图47.6 乙型肝炎感染(A)及丙型肝炎感染(B)的自然史
资料来源:W Sievert,B Katz. Department of Gastroenterology,Monash Medical Centre.

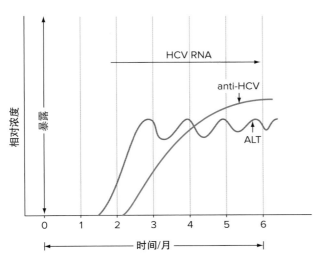

图 47.7　急性丙型肝炎感染的时间进程

阴性=自发性病毒清除

- CD$_4$/HCV=病毒载量
- 肝功能中的 ALT 表示疾病活动程度(6 个月内检测 3 次)

  ALT 持续正常=预后良好

  ALT 显著升高(升高至正常范围的 1 倍以上)=需要转诊后治疗
- 若 PCR 阳性+高病毒载量+ALT 升高

  进行丙型肝炎病毒基因型检测——决定治疗方案
- 若 PCR 阴性,ALT 阴性=感染已清除

治疗[5,13]

防止病情进展的一般策略包括停止或尽量减少酒精和大麻的使用,戒烟,减轻体重,接种甲型和乙型肝炎疫苗。广泛使用的直接作用的抗病毒药(direct-acting antivirals,DAAs),每日口服(通常 8~12 周),已显著提高了预后且现在 90% 以上可以预期得到治愈。乏力、头痛、恶心和失眠等副作用并不常见,而且通常为轻度,没有必要停止治疗[14]。DAAs 目前已经取代了干扰素治疗的地位。基因型、病毒载量、肝功能状态有助于发现对药物反应良好的病人。

DAAs 的例子包括:

- 蛋白酶抑制剂,如西米普韦
- 核苷类聚合酶抑制剂,如索磷布韦
- 非核苷类聚合酶抑制剂,如达塞布韦
- NS5A 抑制剂,如达拉他韦、来迪帕韦

以上药物可根据基因型联合使用。全科医生与胃肠科专科医生合作下,可指导病人治疗[15]。

推荐的治疗前评估步骤如下[15-16]:

1. 确诊慢性丙型肝炎病毒感染。
2. 检测丙型肝炎基因型和病毒载量。
3. 记录丙型肝炎病毒治疗史。

4. 评估共患病情况、肝功能状态,尤其是肝硬化病人(若存在肝硬化应转诊),全血细胞计数、APRI、肝功能、血糖、肌酐、尿素氮、电解质、HIV、乙型肝炎病毒。
5. 与病人讨论避孕和妊娠计划(如有)。
6. 考虑同时使用的药物。
7. 评估治疗依从性。
8. 选择治疗方案(8 或 12 周),评估可能存在的药物相互作用。
9. 向专科医生咨询。
10. 治疗并监测。

治愈定义为治疗完成至少 12 个月以后,血浆中监测不到 HCV RNA。

注:DAAs 与乙型肝炎病毒的再激活有关。

容易感染乙型肝炎和丙型肝炎的高危人群

- 有输血史的病人(在进行乙型肝炎病毒、丙型肝炎病毒检测之前)
- 静脉用药者(既往或现在)
- 有高危性行为的男男性行为者
- 肾透析病人
- 性产业工人
- 不明原因的肝功能异常者
- 文身和身体上打孔者

预防乙型肝炎和丙型肝炎病毒的传播

针对乙型肝炎病毒和丙型肝炎病毒阳性病人的建议:

- 请勿献血或捐献器官、组织
- 请勿共用针头
- 将病情告知你的医务人员,包括你的牙医
- 请勿共用私人物品,如牙刷、剃须刀、指甲挫、指甲钳
- 用家用消毒剂擦拭血迹
- 用适当的辅料覆盖伤口或切口
- 安全处理带血的纸巾、卫生巾和其他辅料
- 安全性行为,如使用安全套
- 避免文身

🩸 丁型肝炎

丁型肝炎病毒(HDV)是一种缺乏表面衣壳的缺陷病毒。由于衣壳病毒由乙型肝炎病毒提供,所以丁型肝炎感染只发生在乙型肝炎病人中。

通常通过肠外传播,若出现慢性感染则会出现进展型疾病及不良预后。48 个月的干扰素治疗成功率不一。丁型肝炎病毒的抗体,包括 anti-HDV 和 anti-HDV IgM(表示近期感染),和丁型肝炎病毒抗原均可被检测[17]。推荐转诊至专科。

感染性肝炎中的肝硬化标志物:

- 升高的 INR

- 血小板减少
- 低白蛋白血症
- AST/ALT>1

戊型肝炎

戊型肝炎病毒属于肠道传播病毒,常暴发于水卫生条件差的国家和地区,如某些亚洲次大陆国家。流行病学上丁型肝炎病毒和甲型肝炎病毒行为类似,同样是水源性传染病,好发于卫生条件差的地区。孕期感染戊型肝炎者死亡率高(10%~20%)。

己型肝炎

研究者称已经分离出己型肝炎病毒,它通过肠道传播[18]。在全科诊疗中,己型肝炎可轻松地处理。

庚型肝炎

庚型肝炎病毒是一种通过输血传播的病毒,曾被发现在昆士兰的献血者中流行[10,19]。

胆汁淤积型黄疸

胆汁淤积型黄疸(cholestatic jaundice)是指胆汁从肝细胞流至十二指肠过程中受阻,导致胆红素在血液中升高引起的胆管梗阻性黄疸。主要分为两种:
- 肝内型胆汁淤积——发生于肝细胞和肝内胆管水平
- 肝外型胆汁淤积——大的胆管或泥沙样结石堵塞

主要原因已列于**表 47.8**。

表 47.8   引起成人胆汁淤积的主要原因

肝内
酒精性肝炎、肝硬化
药物
原发性胆汁性肝硬化
病毒性肝炎
肝外
胆管癌
胰腺癌
其他肿瘤:原发性或继发性
胆管炎
原发性硬化性胆管炎(自身免疫?)
IgG4 相关性疾病
胆总管结石
胰腺炎
术后胆管狭窄或水肿

症状

- 黄疸(带绿色光泽)
- 尿色偏黄和陶土样大便
- 皮肤瘙痒——手掌心和脚掌心更为严重
- 不同程度的疼痛

胆结石和黄疸

胆结石可发生于以下部位(**图 47.8**):

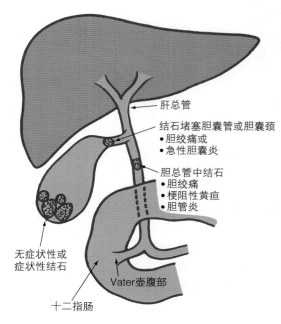

图 47.8   胆石症的表现

- 胆囊(高达 75% 为无症状)——绝大多数结石发生于此
- 胆囊颈(胆"绞痛"或急性胆囊炎)
- 胆囊管(胆"绞痛"或急性胆囊炎)
- 胆总管——可引起严重胆"绞痛",胆汁淤积型黄疸或胆管炎

急性胆囊炎中 25% 的病例由于同时伴有胆总管的结石,可出现轻度黄疸[17]。

胆总管结石可无症状或表现为腹痛、黄疸、发热三联征中的任意一项或全部。黄疸程度取决于梗阻的程度。若梗阻持续时间超过数小时,肝脏可出现中度增大。

用于评估胆汁淤积型黄疸的辅助检查包括了超声和 ERCP。

急性胆囊炎

- 急性:见于病重的病人,通常伴有糖尿病。
- 慢性:与息肉、淤泥或炎症相关。

急性胆管炎

急性胆管炎是胆管中发生细菌感染所致,继发于胆管结构异常,尤其是胆总管结石。其他原因包括肿瘤和胆管狭窄。

Charcot 三联征(70% 的病人可出现)如下:

 诊断三联征:发热(通常伴寒战)+上腹部疼痛+黄疸➜急性胆管炎

老年病人可表现为循环衰竭和革兰氏阴性菌败血症。紧急转诊是必要的。

胰腺癌

在英美国家,胰腺癌是病死率排名第四的癌症[17]。

临床表现

- 男性 > 女性
- 主要影响 >60 岁病人
- 梗阻性黄疸
- 疼痛(超过 75%):上腹部和背部
- 胆囊增大(50%~75%)

可能的症状

- 体重下降,乏力,腹泻
- 游走性血栓静脉炎
- 可触及的坚硬、固定的包块
- 肿瘤转移(如左侧锁骨上 Virchow 淋巴结:Troisier 征)
- 粪便潜血

- 糖尿

诊断

- 超声检查和 CT 可发现肿块
- ERCP

> 诊断三联征:黄疸+全身症状(乏力,厌食,体重下降)+上腹部痛(放射至背部)➡胰腺癌

预后

预后极差:5 年生存率 5%~11%。

肝硬化

除了原发性胆汁性肝硬化(黄疸出现早于晚期肝衰竭),肝硬化伴黄疸是晚期和严重肝脏疾病的表现。黄疸的发生通常表明极少的肝脏储备功能,所以常和其他肝衰竭征象一起出现(图 47.9)

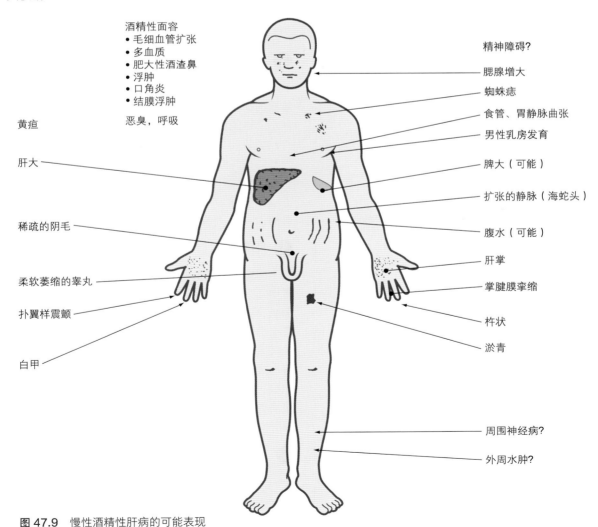

图 47.9　慢性酒精性肝病的可能表现

原因

常见：

- 过量饮酒
- 慢性病毒性肝炎（尤其是乙型肝炎、丙型肝炎）

其他：

- 自身免疫性慢性活动性肝炎
- 原发性胆汁性肝硬化（自身免疫）
- 血色病
- Wilson 病
- 药物（如甲氨蝶呤）
- 隐源性（无法找到病因）

临床症状

- 厌食，恶心 ± 呕吐
- 双下肢水肿
- 腹胀
- 出血倾向
- 嗜睡，意识模糊或昏迷（若肝衰竭）

征象

- 蜘蛛痣（下腔静脉分布区域）
- 手部的肝掌
- 外周水肿和腹水
- 黄疸（梗阻型或肝细胞型）
- 增大，触痛的肝脏（肝硬化后期可缩小）
- 男性乳房发育
- 伴或不伴脾大（门静脉高压）

辅助检查

- 全血细胞计数
- 肝纤维化扫描（Fibroscan）
- ± 活体组织检查

并发症

- 腹水
- 门静脉高压和消化道出血
- 门体分流性脑病
- 肝细胞肝癌
- 肾衰竭

自身免疫性慢性活动性肝炎（autoimmune chronic active hepatitis，ACAH）[5]

又称特发性自身免疫性肝炎，常见于年轻女性（10~40

岁），隐匿发病，表现为进行性乏力、食欲缺乏和黄疸。根据肝功能异常（应引起怀疑）、抗平滑肌抗体阳性、其他自身免疫抗体和典型肝脏活体组织检查表现诊断。若未治疗，大部分病人在 3~5 年内死亡。治疗方法为口服泼尼松龙，并根据血清中 ALT 的水平进行检测，辅助使用硫唑嘌呤或 6-巯基嘌呤。约 80% 的病人有效，20% 的病人进展为慢性肝脏疾病。建议专科转诊。

原发性硬化性胆管炎[5]

原发性硬化性胆管炎（primary sclerosing cholangitis）是一种少见的胆管炎症性疾病，表现为进展性黄疸和其他胆汁淤积症状如皮肤瘙痒。常伴有溃疡性结肠炎。根据胆管造影的特征性表现可诊断。没有有效的治疗方法，可考虑行 ERCP。熊去氧胆酸可使部分病人获益。病人发生结直肠癌的风险会增加。

原发性胆汁性肝硬化[5]

原发性胆汁性肝硬化（primary biliary cirrhosis）是一种少见的慢性肝病，病人通常可表现为皮肤瘙痒、乏力、和其他梗阻性黄疸的肝功能指标。女性多发。治疗方法为口服熊去氧胆酸。

酒精性肝病

酒精性肝病（alcoholic liver disease）是指过量饮酒对肝脏的损害，包括：

- 急性酒精性肝病
- 脂肪肝
- 酒精性肝炎（若继续饮酒，可进展为肝硬化）
- 酒精性肝硬化

如确诊为酒精性肝病，应建议病人终身戒酒。脂肪肝病人除外，治愈后可少量饮酒。

脂肪肝

酒精可引起肝脏脂肪变（fatty liver），这在肥胖的饮酒者中几乎普遍存在。非酒精性脂肪肝的病因包括肥胖、糖尿病、高甘油三酯血症和糖皮质激素使用。非酒精性脂肪肝十分常见（在澳大利亚，每 5 个人中就有 1 人患病），不少病人也可发生肝硬化。脂肪肝多无症状，但某些病人主诉有疲劳和乏力。血清学检查并没有帮助。肝脏活体组织检查和 CT 扫描（可能）是诊断脂肪肝的方式。治疗方法主要为通过饮食控制减重，可有助于改善肝功能并减少肝内脂肪沉积。

血色病

见第 23 章。

特殊病人群体

归国的海外旅行者

归国的海外旅行者若出现黄疸,可能感染了以下一种肝炎病毒:甲型、乙型、丙型、丁型或戊型。这些肝炎常见于发展中国家,特别是东南亚、东亚和某些太平洋岛屿及非洲。

旅行者出现黄疸时还需考虑的其他原因有疟疾、上行性胆管炎、药物性肝炎如抗疟疾药(如甲氟喹、凡西达)(见第129章)。

妊娠期黄疸

妊娠期导致黄疸的重要肝脏疾病包括妊娠期肝内胆汁淤积、急性脂肪肝和严重的先兆子痫。建议在妊娠第37~38周分娩。

术后黄疸

许多原因可导致术后短期或长期的黄疸。重病人或存在心肺疾病的病人出现休克伴缺氧可导致一过性的肝功能异常。其他原因包括:

- 输血后肝炎
- 重叠病毒性肝炎
- 药物,包括麻醉药
- 输血过量(溶血)
- 败血症
- 被掩盖的慢性肝病和胆管疾病
- 胆汁淤积:腹部大手术后

母亲为 HBeAg 阳性的新生儿

新生儿应接受以下治疗(见第101章):

- 出生24小时内肌内注射乙型肝炎免疫球蛋白。
- 出生时,出生后1个月,出生后6个月接种乙型肝炎疫苗。

由于胎儿可能发生宫腔内感染,疫苗可能会失败。

转诊时机

- 所有急性重型肝炎的病人
- 所有慢性肝病的病人
- 无痛性梗阻性黄疸病人
- 有恶性疾病证据的病人
- 有症状的胆囊结石病人
- 肝硬化病人
- 妊娠期急性脂肪肝(非常紧急)
- 怀疑罕见病病人(如 Wilson 病)

临床要领

- 所有的药物都有潜在的肝毒性。
- IgM 抗体阳性表明近期甲型肝炎感染,IgG 抗体阳性表明既往甲型肝炎感染并获得终身免疫力。
- 甲型肝炎和戊型肝炎没有慢性携带者。
- 所有黄疸病人均需要查乙型肝炎表面抗原(HBsAg)。
- 乙型肝炎感染通常无症状且持续时间短暂,但若发展为慢性肝炎可能致命。慢性肝炎可能发展为肝硬化或肝癌。
- 高达 5% 的乙型肝炎病人将转归为慢性病毒携带者(尤其是吸毒成瘾者)。
- 乙型肝炎病毒携带者的表面抗原持续阳性,HBeAg 可能持续阳性,后者表示病毒完整存在、活动性复制和强传染性。
- γ-谷氨酰转肽酶及平均红细胞体积(MCV)升高是筛查酒精性肝病的良好办法。
- 在酒精性肝炎和肝脏肿瘤病人的肝表面可听到收缩期杂音。
- 出现黄疸且厌恶烟草提示急性病毒性肝炎。
- 腹水病人的预期寿命短。

参考文献

1 Kincaid-Smith P, Larkins R, Whelan G. *Problems in Clinical Medicine.* Sydney: McLennan & Petty, 1989: 251.

2 Coffman D, Chalstrey J, Smith-Laing G. *Gastrointestinal Disorders.* Edinburgh: Churchill Livingstone, 1986: 106.

3 Sandler G, Fry J. *Early Clinical Diagnosis.* Lancaster: MTP Press, 1986: 468–90.

4 Croagh C, Desmond D. Viral hepatitis: an A, B, C guide. Medicine Today, 2007; 8(7): 47–56.

5 Viral hepatitis. In: *Therapeutic Guidelines* [digital]. Melbourne: Therapeutic Guidelines Limited. www.tg.org.au, accessed October 2019.

6 Gwee A, Rimer R, Marks M. *Paediatric Handbook* (9th edn). Melbourne: Blackwell Science, 2015: 335–6.

7 Ruff TA, Gust I. Hepatitis, viral (acute and chronic). In: MIMS *Disease Index* (2nd edn). Sydney: IMS Publishing, 1996: 226–30.

8 Bowden DS, Moaven LD, Locarnini SA. New hepatitis viruses: are there enough letters in the alphabet? Med J Aust, 1996; 164: 87–9.

9 Cossart Y. Recent advances in diagnosis and management of viral hepatitis. Common sense pathology. RCPA + Australian Doctor, 2006: 2–8.

10 World Health Organization. *Guidelines for the prevention, care and treatment of persons with chronic hepatitis B infections.* Geneva: WHO, 2015.

11 Liaw YF, Chi CM. Hepatitis B viral infection. Lancet, 2009; 373: 582–92.

12 Singal DK, George J. Chronic hepatitis C. Australian Doctor, 15 February 2001: i–viii.

13 Webster DP, Klerneman P, Dusheiko GM. Hepatitis C. Lancet, 2015; 385(9973): 1124–35.

14 Khoo A, Tse E. A practical overview of the treatment of chronic hepatitis C virus infection. AJGP, 2016; 45(10): 718–20.

15 Baker D. Curing hepatitis C in general practice. A 12-step guide. Medicine Today, 2016; 17(10): 14–22.

16 Strasser S. Managing hepatitis C in general practice. Aust

47

Prescr, 2017; 40: 64–9.

17　McPhee SJ et al. *Current Medical Diagnosis and Treatment* (49th edn). New York: The McGraw-Hill Companies, 2010: 636.

18　Deka N, Sharma MD, Mukerjee R. Isolation of the novel agent from human stool that is associated with sporadic human hepatitis. J Virol, 1994; 68: 7810–15.

19　Moaven LD et al. Prevalence of hepatitis G virus in Queensland blood donors. Med J Aust, 1996; 165: 369–71.

47

甘普太太的脸,尤其是鼻子,有些发红和肿胀,就很难享受她的社交而不闻到烈酒的味道。

查尔斯·狄更斯(1812—1970),《马丁·翟述伟》(译者注:英国人、作家、评论家)

鼻疾病在全科的日常诊疗中非常常见,包括鼻炎、鼻后滴漏、鼻出血、毛囊炎和嗅觉障碍等日常问题。

鼻的主要功能包括:

- 通气
- 过滤粉尘、微生物和其他空气中的微粒
- 嗅觉(气味)
- 黏膜的自我清洁和保湿
- 空气在进入肺部的过程中的加湿和升温
- 发声共鸣

鼻疾病的主要症状是分泌物、鼻塞、打喷嚏、嗅觉丧失、瘙痒、鼻后滴漏、出血和打鼾(**表 48.1**)[1]。

表 48.1　鼻疾病的典型症状[2]

疾病	典型症状
鼻异物	单侧分泌物,单侧鼻塞
急性鼻窦炎	面部疼痛,牙痛,鼻腔分泌物,鼻后滴漏
过敏性鼻炎	打喷嚏,流涕,瘙痒,眼部刺激症状
感染性鼻炎	鼻塞,脓性分泌物,鼻后滴漏
鼻中隔偏曲	鼻塞,鼻后滴漏
鼻息肉	鼻塞,嗅觉减退
鼻肿瘤	鼻塞,单侧鼻腔分泌物,鼻出血
腺样体肥大	双侧鼻塞,打鼾,口臭
鼻前庭炎	局部疼痛,结痂,恶臭

鼻腔分泌物是评估病情常见且重要的症状。**表 48.2** 中总结了鼻腔分泌物的特点。

一个主要的问题是鼻塞,主诉是鼻堵或"鼻子不通气"。在当前没有上呼吸道感染的个体中,常见的病因为

表 48.2　鼻腔分泌物的特点

分泌物的性状	考虑
血性	肿瘤,创伤,出血性疾病,鼻炎,感染,高血压
黏液脓性	细菌性鼻炎,异物
血清样的	肿瘤,异物
水样/黏液样	病毒性鼻炎,过敏性鼻炎,血管运动性鼻炎,脑脊液

生理性(鼻周期)、鼻 - 鼻窦炎(过敏性或非过敏性)、鼻息肉、腺样体肥大,以及机械性原因如鼻中隔畸形。

> **鼻疾病的红旗征**
>
> - 单侧鼻腔"息肉"
> - 单侧血性分泌物
> - 出现严重鼻腔分泌物的幼儿,特别是单侧的
> - 创伤后鼻中隔周围肿胀
> - 药物性鼻炎
> - 慢性鼻窦炎+下呼吸道感染=Wegener 肉芽肿?

嗅觉障碍

嗅觉的基本感觉是由嗅神经(第 I 对脑神经)在嗅区探测到的,而鼻腔内的刺激性感受器,由三叉神经(第 V 对脑神经)的上颌支介导,来感受有毒的气味。

这类疾病可分为[3]:

- 嗅觉丧失——嗅不到气味
- 嗅觉减退——嗅觉减弱
- 嗅觉亢进——对气味的敏感性增加
- 嗅觉障碍——嗅觉失真
  - 恶臭——正常的气味变得很臭或令人不快
  - 嗅觉倒错——反常的嗅觉

嗅觉障碍可由传导性或感觉神经性障碍引起,或为正常老化的部分表现,或被认为是特发性的(**表 48.3**)。传导性障碍表现为嗅觉丧失或嗅觉减退,而感觉神经性障碍可表现为上述所有障碍[3]。大多数特发性嗅觉丧失被认为是病毒性神经病变,可能持续数日到数月。由累及筛板的颅骨骨折或者更常见的是颅后外伤引起的头部创伤,可引起传导性或感音神经障碍。有些病人将永远无法恢复嗅觉,没有有效的治疗方法。嗅觉丧失病人缺乏对气味的辨别能力,而且常伴有味觉丧失。他们很容易察觉不到烟雾、煤气、危险化学品和不健康的食物而受到伤害。

临床方法

- 病史:头部受伤或外科手术,近期的上呼吸道感染,

表 48.3　导致嗅觉下降的原因

分类	原因
传导性障碍	头部创伤
	鼻息肉
	鼻中隔偏曲
	鼻炎和鼻窦炎
罕见的(不容忽视)	鼻肿瘤
	Wegener 肉芽肿
中枢性/感觉神经性障碍	老化
	化学品(如苯、氯、甲醛、水泥粉尘)
	香烟和其他烟/吸入剂
	药物
	内分泌疾病(如糖尿病、甲状腺功能减退症)
	额叶肿瘤
	帕金森病
	头部创伤
	Kallmann 综合征(嗅觉丧失+性腺功能减退)
	营养缺乏
	病毒感染

药物,职业有无化学暴露。
- 身体检查,包括通过 Thudicum 鼻镜检查。
- 嗅觉测试——定性和定量的气味(如咖啡、丁香、柠檬、薄荷、安慰剂水)。氨水(用于刺激性感觉)。
- 辅助检查(如 CT 检查鼻窦疾病、鼻息肉)。

嗅觉丧失的治疗[2,4]

- 解释和释除担忧。
- 病人教育包括烟雾探测器,谨慎对待煤气、高浓度香水等化学品,注意食品安全如牛奶和肉类的污染。
- 考虑日常膳食补充硫酸锌、维生素 A 和硫胺素(支持证据不足)。
- 对于上呼吸道感染后的慢性嗅觉丧失:开具减充血鼻喷雾剂处方,如薄荷醇鼻喷雾 5~7 日。

🔖 鼻炎

鼻炎(rhinitis)是指鼻部炎症导致的一日中打喷嚏、鼻分泌物或鼻塞超过 1 小时。鼻炎被细分为不同的类型:
- 根据时间跨度:
  - 季节性鼻炎:只在特定的时期内发生,通常是春季
  - 常年性鼻炎:全年都会发生
- 根据病理生理学:
  - 过敏性鼻炎:IgE 介导的过敏性疾病
  - 血管运动性鼻炎:由于副交感神经过度活跃
过敏性鼻炎和血管运动性鼻炎都与哮喘密切相关。
其分类可归纳为:
- 季节性过敏性鼻结膜炎=花粉症

- 常年性鼻炎
  - 过敏性(通常由屋内尘螨引起)
  - 非过敏性=血管运动性:嗜酸性粒细胞性、非嗜酸性粒细胞性
注:第 72 章详细介绍了过敏性鼻炎(花粉症)。

临床表现

- 鼻部症状:
  - 打喷嚏
  - 鼻塞和鼻充血
  - 分泌物过多:水样鼻涕和鼻后滴漏
  - 嗅觉减退
  - 鼻痒(通常是过敏性的)
- 咽喉部症状:
  - 咽喉干燥和疼痛
  - 咽喉瘙痒
- 眼部刺激(过敏性)
- 鼻黏膜异常:苍白、黏稠、黏液状分泌物。横向鼻皱褶提示鼻过敏,特别是在儿童中

过敏原

- 来自树(春季)和草(夏季)的花粉
- 霉菌
- 屋尘螨(常年性鼻炎)
- 头发、毛皮、羽毛(来自猫、狗、马、鸟)
- 某些食物(如牛奶、鸡蛋、花生、花生酱)

诊断

过敏性鼻炎——鼻部过敏:
- 检测过敏原特异性 IgE 抗体(非特异性)
- 放射性过敏原吸附试验(RAST)或皮肤试验测定特定过敏原(可能得到假阴性结果)
需排除血管运动性鼻炎。

鼻炎的其他原因

- 慢性感染(病毒、细菌、真菌)
- 妊娠期鼻炎
- 药物性鼻炎——过度使用非处方性减充血滴鼻剂或羟甲唑啉喷雾剂
- 药物引起的鼻炎:
  - 各种降血压药
  - 阿司匹林
  - 吩噻嗪类药物
  - 口服避孕药
  - 可卡因、大麻
- 化学或环境刺激(血管运动性鼻炎):
  - 烟雾和其他有害的烟雾

－ 油漆和喷雾剂

－ 化妆品

加重鼻炎的因素（血管运动性）

- 情绪烦躁
- 乏力
- 酒精
- 寒冷潮湿的天气
- 空调
- 温度和湿度的突然变化

鼻-鼻窦炎

急性鼻窦炎

急性鼻窦炎（acute sinusitis）是鼻窦黏膜的急性炎症。大约5%的上呼吸道感染伴发急性鼻窦炎[4]，在初始病毒性感染之后可能继发细菌性感染。任何使鼻窦进入鼻腔的开口变窄的因素都容易引起急性鼻窦炎。

两个主要的临床表现是：

1. 持续10日以上的上呼吸道感染

2. 通常为严重的上呼吸道感染，伴有发热和脓性鼻分泌物

参见第41章急性上颌窦炎的特点。注意抗生素通常无效。

慢性鼻窦炎

慢性鼻窦炎（chronic sinusitis）是急性鼻窦炎最常见的并发症。在慢性鼻窦炎中，炎症的症状和征象持续8~12周以上，并且与影响窦口鼻窦复合体引流的因素有关，包括鼻息肉。

治疗[5]

- 鼻内盐水冲洗
- 试用抗组胺鼻喷雾剂
- 加用（或切换至一线或二线）鼻内类固醇喷雾剂
- 在等待外科治疗的同时，口服泼尼松龙可以缓解疼痛

如果上述治疗无效，采用机械盐水冲洗鼻窦的方法来清除黏液是有益的[6]。

转诊：

- 如果上述治疗方案无效，则进行手术引流
- 有眼眶或面部蜂窝织炎的病人（紧急转诊）

鼻息肉

鼻息肉（nasal polyps）是来自鼻腔或鼻窦黏膜的圆形、柔软、苍白、带蒂的增生物。它们基本上是脱垂、充血、水肿的黏膜，有人将其描述为"水袋"（图48.1）。可发生在所有类型的鼻炎病人中，尤其是过敏性鼻炎病人（图48.2）。息肉通常来源于中鼻道和鼻甲。

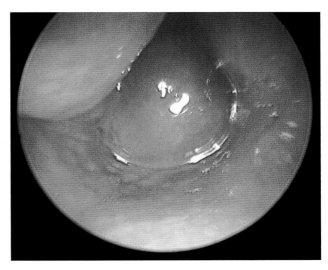

图48.1 过敏性鼻炎黏膜发炎病人右鼻腔内的鼻息肉

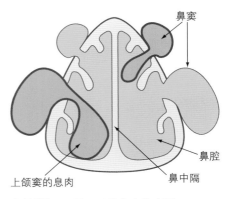

图48.2 鼻的横切面，显示了鼻息肉的来源

症状包括鼻塞、水样分泌物、鼻后滴漏和嗅觉丧失。

注：

- 鼻息肉可能与哮喘和阿司匹林敏感有关
- 任何患有鼻息肉的儿童都应考虑囊性纤维化
- 没有典型的光滑、苍白外观的鼻息肉可能是恶性的
- 单侧"息肉"可能是肿瘤
- 如果有脓性分泌物，用拭子采集化验并给予抗生素

治疗

首选药物治疗[7]。药物的"息肉切除术"可以通过口服类固醇来实现，例如每日口服50mg泼尼松龙，持续7日。辅以类固醇皮质激素喷雾剂（倍他米松、氟替卡松、布地奈德、莫米松），同时开始并持续至少3个月[8]。有脓性分泌物时应用抗生素。

简单的息肉可以很容易地去除，但如果目的是将息肉和产生息肉的鼻窦黏膜（通常是筛窦细胞）一起切除，

建议转诊至专业的外科医生处行手术治疗。这种复杂的手术可以降低复发率。

鼻出血[9]

鼻出血(epistaxis)是常见的紧急情况,在某些情况下应作为威胁生命的问题来对待。常见的是来自利氏动脉区的间歇性前鼻部出血,见于儿童和青少年(鼻出血的90%),而后鼻部出血(10%)在老年高血压病人中更常见。鼻出血与高位的上呼吸道感染(鼻炎、鼻窦炎)、炎热干燥的气候和创伤密切相关。也应注意肿瘤的可能。由于血管舒张,出血常常发生在夜间。鼻出血的原因在表 48.4 的诊断策略模型中已列出。良好的管理秘诀是要有合适的设备、良好的照明和有效的局部麻醉。

表 48.4　鼻出血的诊断策略模型

概率诊断

特发性:来自利氏动脉区的自发性出血

上呼吸道感染:普通感冒、流感、鼻窦炎

鼻炎

前庭炎

创伤(包括挖鼻、鼻外伤)

药物(如抗凝药、阿司匹林)

不能遗漏的严重疾病

血管性
- 高血压和动脉硬化

感染
- 系统性发热疾病(如疟疾)
- HIV/获得性免疫缺陷综合征

癌症/肿瘤
- 鼻/鼻窦/鼻咽部肿瘤
- 颅内肿瘤
- 白血病

其他
- 血小板减少症
- 凝血病(如血友病、肝病)

陷阱(经常遗漏的)

暴露于有毒物质

维生素 C 和维生素 K 缺乏

鼻中隔肉芽肿和穿孔

异物(在儿童中)

滥用可卡因

罕见的情况
- 遗传性出血性毛细血管扩张症

诊断要点

- 老年人近期开始持续鼻出血指示癌症。

- 严重的鼻出血常由肝病凝血功能障碍引起。
- 难以控制的后部出血是患有高血压的老年人的一个特征。

理想的设备

头灯、Thudicum 鼻镜、Tilley 鼻腔填塞钳、吸引管、复方苯卡因强效喷雾剂 ± 5% 可卡因溶液。

填塞选择(用于难治性出血)

高膨胀海绵或口腔填塞海绵、藻酸钙钠盐敷料、BIPP(碘化铋石蜡膏)纱条、口腔填塞海绵、带 30ml 气囊及自封橡胶塞的 Foley 导管(12、14 或 16)、前/后鼻孔球囊、带或不带藻酸钙钠盐敷料的 Epistat 导管。或者很多提供回收服务的备有(相当贵的)Rapid Rhino 的鼻装置,用于后鼻部出血或者前鼻部未控制的出血。

治疗

第一步是清除血块——擤鼻,然后喷 5~6 次减充血鼻腔喷雾剂,例如 Drixine(译者注:国外的一种鼻用减充血喷雾剂,主要有效成份为盐酸羟甲唑啉)。

简单填塞:
- 用拇指和示指捏住鼻中隔下方的"软"部位 5~20 分钟。
- 鼻梁冰敷。
- 另一个简单的方法是插入一个浸泡在含有肾上腺素或其他减充血剂的利多卡因中的棉球。

简单烧灼利氏动脉区(图 48.3)(在局部麻醉下,如用复方苯卡因强效喷雾剂 ± 5% 可卡因溶液):
- 使用三种方法中的一种:电灼烧、三氯乙酸或硝酸银棒(首选)。当心硝酸银污渍。将凡士林涂在烧灼部位。

持续的鼻前部出血

藻酸钙钠盐敷料膨胀填塞海绵(外科海绵)鼻腔填塞或藻酸钙钠盐敷料填塞。

氨甲环酸口服或静脉注射均可有效。两项随机对照试验也证明了局部应用的有效性,其风险更低,效果直接[10]。将氨甲环酸安瓿(如果没有,溶解胶囊内容物)涂抹在纱条上,并插入鼻腔。

治疗间歇性前鼻区小出血的"绝招":

局部外用抗生素(如金霉素软膏),每日 2~3 次,连续 10 日

或(更好的选择)

Nasalate 鼻膏(译者注:国外药物,活性成分为洗必泰),每日 3 次,用 7~10 日

或

Rectinol 软膏(译者注:国外药物,主要活性成分为肾

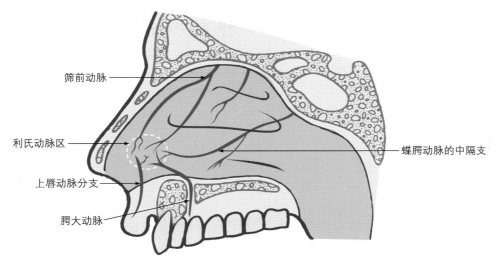

图 48.3　鼻中隔上几个血管吻合的利氏动脉区
此处是出血常见部位,特别是在年轻人中。

上腺素、苯佐卡因、辛卡因、氧化锌)或凡士林
　避免手指挖鼻引起的外伤和擤鼻。

严重的鼻后部出血

　使用 Foley 导管或 Epistat 导管加前鼻填塞或 Rapid Rhino 鼻装置鼻腔填塞。

🐍 鼻前庭炎[11]

　鼻前庭的感染(鼻前庭炎,nasal vestibulitis)会引起压痛、刺激、结痂的问题。一线的简单治疗是每日涂抹芝麻油或一层薄石油凝胶(凡士林)。在检查时很明显的低度感染和毛囊炎会引起局部疼痛、结痂和出血,尤其习惯性抠挖时。治疗方法是使用杆菌肽或更好的莫匹罗星(鼻内)软膏,局部用棉签给药 5~7 日。

　鼻前庭的疖通常是由金黄色葡萄球菌引起的。开始时是皮肤或黏膜上浅表的小脓肿,可能发展为鼻尖的扩散性蜂窝织炎。病变部位变得压痛、红肿。最好的治疗方法是避免触碰,热敷和全身性应用抗生素如双氯西林,或通过前庭拭子的培养确定病原体。

　提示:金黄色葡萄球菌占鼻腔定植菌群的 20%~30%[8]。携带者容易院内传播,并且在有严重疾病的情况下,增加严重感染的风险。治疗包括严格的卫生保健和药物根除,如莫匹罗星软膏(火柴头大小)每日 2~3 次,持续 5~7 日(最长 10 日)[6]。

　龟裂:疼痛的龟裂常发生在黏膜皮肤交界处。它们可能结痂和转成慢性。龟裂的治疗方法是用蜡膏(凡士林)或生理盐水凝胶保持该部位的湿润,热敷,在必要时使用抗生素或抗菌软膏。

鼻腔臭味

　可能是由前庭炎引起的,但要排除异物存在。

治疗

- 取鼻拭子进行培养。
　考虑使用 2% 莫匹罗星鼻软膏,每日 2~3 次,连续 10 日
　或
　Kenacomb 软膏(复方康纳乐霜),每日 2~3 次

🐍 鼻赘

　鼻赘(rhinophyma)是一种有损形象的鼻肿胀,是鼻部皮脂腺肥大所致。与酒精没有因果关系,急性酒精中毒时明显的面部血管扩张现象可能支持这个观点。鼻赘几乎只发生在 40 岁以上的男性身上,通常与酒渣鼻有关。

治疗

- 酒渣鼻控制良好可以降低风险(见第 113 章)。
- 如果需要进行外科矫正,请咨询专家。
- 二氧化碳激光治疗是治疗方法之一。
- 削除是另一种有效的治疗方法。

🐍 鼻中隔偏曲

　鼻中隔偏曲(nasal septal deviation)导致的鼻塞是一个单一症状。轻度的鼻中隔偏曲往往会引起交替性的鼻塞,而严重的偏曲则会引起一侧的持续鼻塞。

　鼻中隔可分为前后两部分。鼻中隔前部是支撑鼻软骨性鼻锥体所必需的,而后部则没有支撑作用,可以在不影响鼻支撑的情况下被切除。因此,经典的黏膜下切除手术适用于鼻中隔后部偏曲的情况。鼻中隔前部偏曲的治疗更为复杂。

鼻部整容手术

　鼻成形术是为了改善阻塞的鼻腔气道的功能或出于

美容的原因。在咨询鼻成形手术时,重要的是要根据现实的预期结果详细计划。在转诊至鼻成形专家处之前,全科医生应该为病人美容手术的决定提供非判断性的支持。每个病例都必须进行单独评估,并根据畸形情况进行手术。手术时小心气道是很重要的,否则整容手术后鼻可能会变得鼻腔部分阻塞和不通畅。

🔸 鼻中隔穿孔

鼻中隔穿孔(septal perforation)通常是由慢性感染引起的,包括结核病、反复的创伤如用力"抠"鼻或鼻部手术后。梅毒、Wegener 肉芽肿(见第 21 章)或过度烧灼治疗是很少见的原因。这是一种已知的职业危害,特别是在镀铬工人中,也见于吸食可卡因的吸毒者。在 5%~10%的病例中,穿孔是恶性疾病的结果[4]。这种情况下可能根据病因的不同会没有症状,但往往有刺激性的鼻痂,吸鼻时有哨声。在对侧鼻孔用灯光照射时可以在这侧鼻孔观察到。软骨部分通常受累。穿孔可以用硅胶隔膜扣闭合。

如果不是由于严重原因,可用凡士林或生理盐水凝胶和局部抗生素来治疗各种感染。如果怀疑是恶性肿瘤,则应转诊,否则应进行对症治疗。

🔸 鼻骨骨折[2;9]

鼻骨骨折(nasal fractures)可以单独发生,或与上颌骨或颧弓的骨折合并发生。可能导致鼻梁淤血、肿胀、不对称和鼻出血。一定要检查是否有复合性骨折或头部损伤,如果有,就直接转诊。如果当场看到病人出现直接的侧向移位(如在运动场上),在软组织肿胀变形之前,可以"在现场"即刻尝试手法复位。这只需要用手指将鼻外侧向受伤一侧推[2]。

提示:
- 除非用于排除其他面部骨骼损伤和出于法律原因,否则 X 线通常不必要。
- 如果存在畸形,应在 7 日内转诊,最好是在第 3~5 日。
- 皮肤撕裂伤,如合并骨折,通常需要早期专科评估。
- 缩小骨折的鼻的最佳时间是受伤后 10 日左右。在骨折愈合之前有 2~3 周的窗口期。
- 局部或全身麻醉下的闭合复位是首选治疗方法。
- 开放式闭合复位更适合于明显鼻中隔偏移的双侧骨折,严重移位的双侧骨折和软骨性鼻锥体的骨折。

转诊:
- 鼻中隔血肿
- 不能控制的鼻出血
- 反复鼻出血
- 对外观整齐的担忧
- 筛板骨折
- 脑脊液鼻漏

🔸 鼻中隔血肿

鼻受伤后的鼻中隔血肿(haematoma of nasal septum)可导致鼻腔的完全阻塞。检查鼻部可发现鼻中隔两侧的明显肿胀,很容易诊断(图 48.4)。

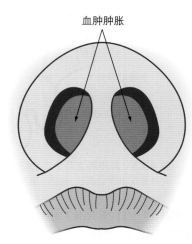

图 48.4　双侧鼻中隔血肿:肿胀的鼻腔仰视图

鼻中隔血肿由覆盖鼻中隔的两片黏骨膜之间的出血引起,可能与鼻中隔骨折有关。

注:这是一个最严重的问题,因为它可以发展成鼻中隔脓肿。感染可很容易地通过栓塞的静脉进入眼眶或海绵窦,并可能危及生命,特别是在儿童中。另外,它可能导致鼻中隔软骨坏死,继而出现鼻塌陷和鼻部畸形。

治疗

- 在局部麻醉下,通过切口清除血凝块。
- 开具全身(口服)抗生素(如青霉素或红霉素)。
- 如果 X 线显示有骨折,按复合骨折处理。
- 必要时听取耳鼻喉科专家意见。

成人的鼻塞和流涕

对于简单的上呼吸道感染后鼻炎,用一次性纸巾或手帕用力擤干净鼻涕,应用鼻腔减充血剂 2~3 日(如果需要),还可以用 Friar's Balsam(复方安息香酊)或薄荷脑制剂进行蒸汽吸入。

鼻漏

鼻漏(rhinorrhoea)可能是正常的,也可能是不正常的。在"鼻周期"中,鼻腔充血和减充血,从一侧到另一侧交替进行,导致鼻漏。产生正常分泌物的其他原因包括对外部环境刺激的血管运动反应,如冷风和刺激物,以及鼻后滴漏(每日有 2L 的黏液从鼻后部排出)。鼻漏的诊断模型见表 48.5。

表 48.5 鼻滴漏(鼻漏)诊断策略模型

概率诊断

上呼吸道感染(特别是普通感冒)

鼻炎(急性感染性、过敏性、血管运动性)

血管舒缩刺激(如冷风、烟雾、刺激物)

鼻窦炎→鼻后滴漏

老年性鼻漏

不能遗漏的严重疾病

血管性的

• 丛集性头痛

感染

• 慢性感染性肉芽肿,如结核病

癌症/肿瘤

• 恶性肿瘤(鼻窝、鼻窦、鼻咽)

其他

• 脑脊液漏(头颅受伤后)

• Wegener 肉芽肿

陷阱(经常遗漏的)

鼻腔异物,例如在学步儿童中

创伤 ± 出血

腺样体肥大

非法药物(如可卡因、阿片类药物,特别是海洛因)

吸入刺激性气体或蒸汽

罕见的情况:

• 鼻后孔闭锁

• 气压伤

七个戴面具问题的清单

药物:局部非处方药→ 药物性鼻炎;麻醉药品

甲状腺功能亢进

⚕ 老年性鼻漏

老年性鼻漏(senile rhinorrhoea)是老年人常见的、令人苦恼的问题,由黏膜血管舒缩功能丧失引起的。它可能与鼻中隔偏曲和黏膜干燥有关。除了鼻漏外几乎没有其他征象。治疗方法是用油性制剂保持鼻腔润滑,如油性混合物喷雾[芝麻油类制剂,如 Nozoil(译者注:芝麻籽油通鼻喷雾,含有维生素 E 的所有三种天然形式,α、β 和 γ)]或凡士林。老年人局部用鼻减充血剂会产生严重的副作用。

⚕ 脑脊液鼻漏

在头部受伤后,透明的滴漏液(葡萄糖或 β₂ 转铁蛋白呈阳性,这是一种更特异性的检测)可能表明筛骨顶的骨折。"晕轮"或双环测试很有帮助,将带血的漏液滴在纸巾上可以将血液和稻草色的脑脊液分离。尽管可能自愈,

但还是要转诊进行评估。

⚕ 恶性肿瘤

恶性鼻腔肿瘤不常见,可能会引起鼻腔分泌物,起初可能是透明的,后来变得大量且黏稠。如果有血,应怀疑是恶性肿瘤。生长的部位可能在鼻窝、鼻窦或鼻咽部。

良性肿瘤包括乳头状瘤、纤维瘤、骨瘤、幼年型纤维血管瘤和鼻息肉。纤维血管瘤只发生在 9~24 岁的男性身上。病人表现为单侧鼻塞和反复鼻出血。

恶性肿瘤包括鼻咽癌,最好发于上颌窦。鳞状细胞癌最常见,其次是腺癌、黑色素瘤和淋巴瘤。恶性或不愈合的肉芽肿,有时被称为"中线肉芽肿",是一种从鼻部开始的缓慢进展的面部溃疡[4]。可能是一种恶性 T 细胞淋巴瘤,对放疗敏感。鉴别诊断是 Wegener 肉芽肿(见第 21 章)。通过 CT 扫描和活体组织检查可以诊断。鼻咽癌和鼻窦癌的治疗取决于其部位、大小和组织学,但通常是手术和术后放疗的结合。

儿童鼻部疾病

鼻部问题,特别是鼻腔分泌物(鼻漏),在儿童中非常常见,但其表现形式通常与成人不同。10 岁以下的儿童中鼻窦炎不常见,过敏性鼻息肉也相对罕见。如果儿童出现鼻息肉,应考虑囊性纤维化或肿瘤的可能性。鼻炎、鼻出血和鼻腔异物在儿童中常见。

异常的原因

• 腺样体肥大导致鼻后阻塞
• 鼻腔异物:通常是单侧分泌物
• 过敏性鼻炎
• 单侧鼻后孔闭锁
• 鼻窦炎(可能但很少)
• 肿瘤(也很罕见,考虑纤维血管瘤)

通过喷血管收缩剂并让孩子擤鼻涕,可以提高诊断率。肿瘤、异物或息肉可能会变得明显。

⚕ 鼻后孔闭锁

急性的双侧鼻塞可能会发生在患有先天性双侧鼻后孔闭锁(choanal atresia)的新生儿上。这会导致鼻前部分泌物和急性呼吸窘迫,哭泣可以暂时缓解症状。立即识别并缓解是非常重要的。在找到口腔气道(Guedel 气道)时,将手指放在嘴角可以挽救生命,就像把鼻腔探针穿过一个鼻孔并穿透隔膜。

⚕ 鼻窦炎

虽然很少见,但鼻窦炎(sinusitis)可能是一种严重的

紧急情况。需要考虑的"红旗征"包括患儿体弱、发热、起病急、单侧和恶化的气道阻塞。

鼻塞和打鼾

上述鼻塞的原因可能导致打鼾、口呼吸、嗅觉减退、流涎,并可能导致阻塞型睡眠呼吸暂停。

鼻部创伤和骨折[11]

可能出现鼻部骨折的情况并不常见,包括可能的儿童虐待、开放性骨折、鼻中隔血肿或脓肿以及眼或面部变化。如果骨折没有移位,治疗方法是止痛、冰敷和休息。如果有移位,转诊并应在 1~2 周内(最好是 10 日)在全麻下进行闭合复位[11]。如果相关鼻出血不能通过按压止住,应该给予临时性的填塞。

鼻出血

鼻出血通常是前鼻部利氏动脉区的间歇性出血,可能发生在包括挖鼻孔导致的外伤后。由于血管舒张,出血常常发生在夜间。首先尝试用简单的措施进行纠正(见本章前面相关部分),如捏住鼻中隔下方 5 分钟,辅以冷敷。晚上在鼻腔内涂抹凡士林来预防出血,此外,用抗生素软膏,每日 2 次,持续用 7~10 日可能会有帮助。

如果有问题,请转诊到耳鼻喉科就诊。

提示:考虑出血性疾病或肿瘤的可能,如幼年型血管纤维瘤。

打鼾和阻塞型睡眠呼吸障碍

一般来说,儿童的这些问题几乎都是由腺样体肥大引起的,大多数情况下可以通过手术治疗,很少需要使用持续气道正压通气。进行睡眠研究有助于确认临床表现并消除家长的担忧。见第 60 章。

流涕的婴儿

婴儿的鼻涕通常是由间歇性病毒感染导致的鼻炎引起的。黄色或绿色黏液通常不需过于担心。

治疗

给父母释除担忧。
- 明显不适时用对乙酰氨基酚混合物或滴剂。
- 让父母用盐溶液(1 茶匙盐溶解在适量白开水中)进行鼻腔清洗;醒着的每 2 小时,用棉签轻轻清除鼻腔分泌物。
- 一旦鼻干净了,可以用盐水滴鼻剂或喷雾剂〔如 Narium 鼻喷雾剂(译者注:主要成分为氯化钠)〕。
- 不建议使用较强的鼻减充血剂,除非阻塞造成严重的喂养问题,这种情况下可以使用 4~5 日。

鼻腔异物

黄金法则是"孩子若出现单侧鼻腔的分泌物,则考虑为鼻异物,除非可证明存在其他情况"。这种异物通常包括珠子、鹅卵石、豌豆、橡胶片、塑料和纸片或其他孩子拿过的小东西。随着时间的推移,异物会发展成鼻结石。在成人中,异物通常是鼻石,有时是钙质沉积在纱布片或其他用于填充鼻腔的材料上。

移除异物

由于存在误吸的风险,从儿童的鼻中取出异物是一个相对紧急的手术。鼻里的圆片/纽扣电池(如助听器电池)是一种医疗紧急情况,需要在麻醉下紧急取出[11]。

应在良好的照明下用鼻镜检查鼻部。应抬高鼻尖,用拇指尖压住。首先,向鼻腔内喷洒局部减充血剂,等待 10 分钟后看孩子是否能将其吹出。不要试图用"普通镊子"抓取鼻里的异物。

清除的方法

1. 喷洒减充血剂,等待 10 分钟,然后让孩子吹出异物。

2. 最好是在异物后面放上一个东西,将其向前拉或撬。

工具有:
- 咽鼓管导管
- 探针,用于滚出异物
- 弯曲的发夹
- 弯曲的回形针

3. 抓取异物

这种方法适用于柔软、不规则的异物,如纸、泡沫橡胶和棉花。工具有:
- 异物清除器
- 鳄鱼钳
- 细鼻钳

4. 胶水棒

将超级胶水涂在棉签棒的塑料端。在几秒内,把它放在异物上(避开黏膜),等待 1 分钟,然后轻轻地取出异物。

5. 橡胶导管抽吸技术

唯一需要的设备是一根直的橡胶导管(大号的),也许还有一个抽吸泵。这种方法将导管的末端切成直角,在切口的边缘涂上凡士林,并将此末端贴在异物上,然后进行抽吸。对于近期置入的或"干净的"物体,可以采用嘴吸,但如果有的话,最好采用温和的泵吸。

6. 刺激鼻

有些医生将白胡椒粉撒入鼻,以诱发打喷嚏,但有吸入的危险。

7. "亲吻和吹气"技术

这种口对口的方法适用于能合作的儿童，并且其异物坚硬而圆润，比如塞进前鼻部的珠子。最好是指导孩子的母亲进行这种操作，但是医生或护士也可以进行这种操作。

方法

- 使用鼻减充血剂喷雾。
- 20 分钟后，让孩子躺在检查床上，头部垫一个枕头。
- 用一根手指从侧面堵住正常的鼻孔。
- 将嘴覆盖在孩子的嘴上，向其吹气，直到感觉到轻微的阻力（这表明声门已关闭）。
- 然后用高速吹气的方式用力吹气，使异物"弹出"。

为了鼓励儿童配合这个方法，可以要求孩子给母亲（或其他人）一个"吻"。可能需要进行一次以上的尝试，但通常最后能非常成功，并可避免全身麻醉。

参考文献

1　Kalish L, Da Cruz M. Nasal obstruction. Medicine Today, March 2009; 10(3): 41–52.

2　Mendelsohn M, Ruhno J. The nose—form and function. Australian Doctor, 2 October 2004: 31.

3　Porter RS, Kaplan JL. *The Merck Manual of Diagnoses and Therapy* (19th edn). New Jersey: Merck, Sharp & Dohme Corp., 2011: 466–8.

4　Burton M, ed. *Hall and Coleman's Diseases of the Ear, Nose and Throat* (15th edn). Edinburgh: Churchill Livingstone, 2000: 107–17.

5　Rhinitis and rhinosinusitis [published 2020]. In: *Therapeutic Guidelines* [digital]. Melbourne: Therapeutic Guidelines Limited; 2020. www.tg.org.au, accessed February 2021.

6　Harvey RJ. Differentiating chronic sino-nasal complaints. Australian Doctor, 6 February 2009: 27–32.

7　Lund JL. Diagnosis and treatment of nasal polyps. BMJ, 1995; 311: 1411–4.

8　Martinez-Devesa P, Patiar S. Oral steroids for nasal polyps (Cochrane Review). Cochrane Database Syst Rev, 2011; Issue 6: Art No. CD005232.

9　Barnes ML at al. Epistaxis: a contemporary evidence based approach. Otolaryngol Clin North Am, 2012; 45(5): 1005–17.

10　Reuben A et al. Novel use of tranexamic acid to reduce the need for Nasal Packing in Epistaxis (NoPac) randomised controlled trial: research protocol. BMJ Open, 2019; 9: e026882.

11　Buckley N (Chair). *Australian Medicines Handbook*. Adelaide: Australian Medicines Handbook Pty. Ltd, 2018: 426–7.

48

第49章　恶心和呕吐

恶心、干呕和唾液分泌过多,经常发生在呕吐之前。呕吐是非自主式的内脏和躯体的惯序运动的高度整合。

《哈里森内科学》,1994 年(译者注:美国的医学教科书,最经典的内科学教材之一,第一次出版于 1950 年,在 2018 年时已经出版第 20 版。这本教科书以美国的廷斯利·哈里森的名字命名,他是前 5 版的主编)

呕吐是一种令人印象相当深刻的事件,原因多种多样。很多病人通常在呕吐前会出现恶心。

术语表

呕血　吐血。见第 44 章。

恶心　一种不舒适的生病感觉,可能发生于呕吐之前,但也可能不在呕吐之前。

反流　胃内容物在没有恶心和膈肌收缩的情况下回流到口腔。

干呕　非自主的动作,有呕吐的所有动作,但是没有胃内容物排出,因为贲门口是关闭的。

反刍　不费力地将最近进食的食物反流到嘴里,然后重新咀嚼、吞咽或吐出来[1]。

呕吐　胃内容物经过松弛的食管上括约肌,被强有力地排出口腔。

关键事实和要点

- 遍布于身体任何系统的各种潜在原因,都有可能导致恶心和呕吐。
- 在大多数年龄段,急性恶心和呕吐的常见原因是胃肠炎。
- 儿童呕吐的最常见原因是感染,包括病毒性的(比较常见)和细菌性的,包括中耳炎和尿路感染。
- 口服药物是导致恶心和呕吐的一个常见原因,因此用药史是一项重要的评估。
- 偏头痛的病人常出现呕吐,并可能也是一些偏头痛病人的唯一症状。患周期性呕吐综合征的儿童可能有遗传性偏头痛。
- 呕吐物的性质也可以是一种线索:
  - 粪臭味=肠梗阻
  - 带血=食管、胃或十二指肠(最多见)出血
  - 咖啡渣样=胃或十二指肠出血

临床方法

病史

仔细地采集病史是必不可少的,重点是服药史,可能的心源因素,包括人为催吐,减轻体重,其他胃肠道症状,或提示全身性疾病的症状。

身体检查

如果发热,应该检查可能的感染源(如中耳、脑膜和泌尿道)。

在大多数情况下,要仔细地进行腹部检查,并包括尿液分析。查看有无既往手术留下的瘢痕。振水音提示幽门梗阻。

应考虑进行神经系统检查,包括眼底镜检查。注意病人有无颅内压升高。

完整的身体检查还需要评估病人的体质健康,要检查有无脱水,尤其是婴儿和年纪很大的老年人。这些年龄段的病人的病史采集可能比较困难,他们的体液损失的后果更复杂。对于女性病人,总需要留意是否有妊娠的可能。牙齿酸蚀是暴食症的标志。

辅助检查

如有必要,需考虑寻找潜在的病因,并考虑病人因水和电解质丢失导致的生化指标异常。

需要考虑以下辅助检查:

- 妊娠试验(所有育龄女性)
- 大便镜检和培养
- 胃肠道放射性检查
- 内镜检查
- 食管动力测试
- 对怀疑颅内压增高的情况,做神经学辅助检查(如 CT 扫描、MRI)
- 药物毒性检查
- 生化检查
- 皮质醇检测/短时促肾上腺皮质激素试验

呕吐的红旗征　▶

- 明显的苍白
- 低血容量的迹象
- 腹膜刺激征
- 头痛、颈部僵硬、神志不清
- 腹部鼓样膨隆

诊断指南

- 如果没有腹痛,则不太可能是胃肠道的外科原因
- 呕吐无胆汁呕吐物=幽门梗阻
- 呕吐胆汁=十二指肠球部下梗阻
- 呕吐摄入的食物=食管梗阻
- 呕吐不伴恶心并呈喷射状=颅内压升高
  呕吐的诊断策略模型见**表 49.1**。

婴儿的呕吐

常见病因

- 喂养问题
- 食物不耐受
- 生理性的:如漾奶,简单的反流
- 胃食管反流病
- 肠胃炎
- 病毒性呼吸道感染

呕吐物有胆汁色吗?

- 呕吐物呈绿色=可能存在肠扭转,需要紧急外科转诊(肠坏疽前有 6 小时治疗机会[2])。其他原因:胎粪性肠梗阻、小肠/十二指肠闭锁。
- 呕吐物没有胆汁色(凝结的牛奶):考虑幽门狭窄、胃食管反流病、喂养问题、隐性感染(如尿路感染、脑膜炎)。幽门狭窄和胃食管反流病可引起喷射状呕吐。

新生儿的重要警示性征象

- 从口腔中流出过多泡沫样分泌物
- 有胆汁色的呕吐物通常是不正常的
- 胎粪排出延迟(超过 24 小时)
- 腹股沟疝
  参见儿童外科急诊(第 89 章)。

具体情况

吐奶

少量未消化的乳汁(母乳或配方奶)在喂养后的头 1~4 个月内容易反流,并可持续到 18 个月大。对于一个其他方面健康、发育正常的孩子来说,可以不用担心。

食管闭锁

- 第一次喂食时出现呕吐
- 有很多泡沫样的分泌物从口腔流出
- 从口腔能插入 10F 导管来辅助诊断

表 49.1　成人呕吐的诊断策略模型

概率诊断
急性胃肠炎/胃炎
药物和毒素/酒精中毒
晕动病
妊娠
偏头痛/周期性呕吐
胃食管反流病

不能遗漏的严重疾病
肠梗阻
- 严重便秘
- 恶性肿瘤(如食管、胃)
严重感染
- 肉毒毒素中毒
- 败血症
- 脑膜炎/脑炎
- 感染性心内膜炎
- 其他(例如急性病毒性肝炎)
恶性肿瘤
颅内疾病:恶性肿瘤、小脑出血
急性阑尾炎
急性胰腺炎、胆绞痛
急性心肌梗死(如无痛性的)

陷阱(成人多见)
妊娠(早期)
器官功能衰竭:肝、肾(尿毒症)、心脏、呼吸系统
迷路病变:梅尼埃综合征、迷路炎
中毒:食物性、化学性、酒精
胃肠动力障碍:失弛缓症
麻痹性肠梗阻
急性青光眼
药物滥用例如阿片类药物、大麻
放射治疗
高钙血症
慢性特发性恶心和呕吐
功能性梗阻:糖尿病性胃轻瘫、自发性胃轻瘫

七个戴面具问题的清单
抑郁(可能)
糖尿病(酮症酸中毒)
药物(各种药物,如细胞毒性药物、地高辛)
贫血
甲状腺和其他内分泌疾病(艾迪生病)
尿路感染

病人是否试图告诉我什么?
可能:极度紧张(如惊恐发作、焦虑)
考虑暴食症(人为催吐)和功能性(心因性)

十二指肠闭锁

- 反流性喂养
- 胆汁沾染的呕吐物
- 腹胀
- 黄疸

通常与唐氏综合征和囊性纤维化有关。

诊断:腹部X线片/上消化道序列(双泡征)。

通过外科手术修复。

先天肥大性幽门狭窄

- 通常第3~6周突然发病
- 喷射状呕吐
- 发育停滞
- 男性:女性=5:1
- 喂养试验的胃蠕动(左→右)
  - 在喂养试验中或呕吐后立即摸婴儿腹部感觉像幽门肿瘤(位于右上腹部深处),见图49.1;一旦感觉到,就没有必要做进一步的辅助检查。

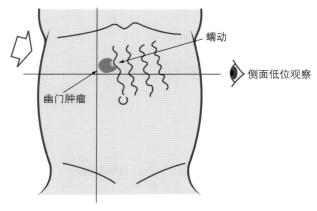

图49.1　幽门狭窄的征象

- 生化检查
  - 代谢性碱中毒:通常钠<130mmol/L,氯<100mmol/L。
- 特殊辅助检查(如有需要)
  - 钡餐检查(线样征)——小心婴儿误吸
  - 腹部超声
- 治疗
  - 术前纠正水电解质紊乱(低氯性碱中毒)
  - 合适的液体是含5%葡萄糖的N/2(正常的一半)盐水
  - 手术管理(纵向幽门环肌切开术)

急性胃肠炎

见第34章。

肠套叠

见第24章。

年长儿童的呕吐

常见原因

- 急性胃肠炎
- 急性病毒感染

- 其他常见感染,如中耳炎
- 晕车/晕动病
- 偏头痛/周期性呕吐
- 药物和毒素,例如蛇咬

不能遗漏的病因

- 急性阑尾炎/腹膜炎
- 绞窄性腹股沟疝
- 其他外科急症
- 颅内压升高,如头部损伤
- 严重感染,如肺炎、脑膜炎、败血症
- 糖尿病/酮症酸中毒
- 溶血性尿毒综合征
- 饮食失调:暴饮暴食/催吐

🦴 胃轻瘫(成人)[3]

胃轻瘫(gastroparesis)(胃病)或胃排空严重延迟,是一种比较常见的疾病,可导致恶心和呕吐。

病因包括:

- 糖尿病性胃轻瘫(尤其是在高血糖时期)
- 手术后胃轻瘫,如迷走神经切断术(完全或部分)、胃底折叠术
- 外伤
- 原发性(新发)

不常见的病因包括:

- 结缔组织疾病(如系统性硬化)
- 血管炎
- 肌源性疾病(如肌营养不良)
- 甲状腺功能不全
- 低钾血症
- 胰腺炎

症状

- 上腹部不适/腹胀
- 早饱感
- 恶心
- 餐后呕吐(饭后1~3小时)
- 腹痛

诊断

- 内镜检查→明显的胃残留
- 吞钡时钡剂完全通过
- 核素药物胃排空试验(2小时后胃残留超过60%为异常)

特殊问题

- 营养不良

- 脱水

管理

- 建议病人少食多餐,细嚼食物
- 避免进食大块面包,尤其是松软的面包(鼓励烤面包)
- 避免油腻,尤其是薯条,避免食用生水果和蔬菜
- 将糖尿病病人转诊给营养师寻求建议

药物治疗[4-5]

多潘立酮 10~20mg,口服,每日 3 次,饭前 15~30 分钟服用

或

甲氧氯普胺 5~10mg,口服,每日 3 次,饭前 30 分钟服用

或

红霉素(具有促胃动力作用)125mg,口服,每日 3 次,饭前 15 分钟服用(容易耐药)

也可考虑西沙必利 10mg,口服,每日 3 次,饭前服用(需谨慎)

其他措施

- 向幽门部注射肉毒毒素
- 在胃内植入神经刺激器进行胃起搏[6]

功能性恶心和呕吐[7-8]

根据罗马 Ⅲ 分类,功能性恶心和呕吐包括三种疾病[9]:

- 周期性呕吐综合征
- 慢性特发性恶心
- 功能性呕吐

🦴 周期性呕吐综合征[7]

特征:

- 在健康人中、不定时间间隔发生的严重且难以解释的呕吐或恶心
- 在前 1 年至少有 3 次或以上的发作
- 持续数小时到数日
- 常见于儿童(平均年龄 5 岁)
- 伴或不伴严重腹痛、畏光、头痛
- 被认为是偏头痛的变异型(可能有偏头痛家族史)
- 通常在成年后缓解,也可能持续
- 用抗偏头痛疗法治疗

🦴 慢性特发性恶心和呕吐[4]

这一术语适用于那些经历慢性恶心和呕吐且没有明确的引起恶心呕吐病因的病人。胃排空正常,但不能完成

进食一顿饭。每周至少恶心几次,呕吐 1 周 1 次或多次。

注:反流病和大麻戒断会导致慢性恶心。

推荐膳食调整和认知行为疗法相结合的措施。可以考虑使用止吐或抗抑郁药物。

呕吐的并发症

包括脱水、代谢性碱中毒、低钾血症、误吸、胃食管交界处黏膜撕裂、食管破裂(Boerhaave 综合征)。

呕吐症状的缓解

一线的管理措施是确保病人水电解质紊乱得到纠正,然后识别和治疗潜在的原因。各种止吐药物均能缓解症状。

注:儿童应避免使用具有中枢效应的多巴胺拮抗剂(DADS,例如甲氧氯普胺和氯丙嗪),因为这有椎体外系不良反应(EPSE),通常是急性肌张力障碍反应。老年人也有 EPSE 风险。使用多潘立酮很少发生 EPSE,因为它不能穿过血脑屏障。其他的 DADS 包括氟哌啶醇和氟哌利多(限制使用)。

血清 5-羟色胺拮抗剂

这些药物包括昂丹司琼、格雷司琼、多拉司琼、帕洛诺司琼和托烷司琼,在治疗前开始使用可有效预防化疗和放疗引起的呕吐。地塞米松可增强 5-HT$_3$ 的作用。昂丹司琼可用于患有胃肠炎的儿童,最好使用口腔溶解片剂型。

药物引起的恶心和呕吐[4]

甲氧氯普胺 10mg 口服或肌内注射,必要时 8 小时后再给药 1 次

对细胞毒性药物(如顺铂)和放射治疗:

甲氧氯普胺 10mg 在治疗前 1~2 小时口服或肌内注射,8 小时后再给药 1 次(轻症)

对于严重病人:

治疗前昂丹司琼 8mg 口服或静脉注射,随后每间隔 6 小时再给药 2 次

加

治疗前 30 分钟注射地塞米松 8mg,随后每间隔 6 小时再给药 2 次

注:肝功能不全病人昂丹司酮用量不超过每日 8mg。

表 49.2 列出了一些会引起恶心和呕吐的药物。

晕动病

见第 129 章。

茶氯酸异丙嗪 25mg,出行前 60 分钟口服

或

表 49.2　一些可引起恶心和呕吐的药物

酒精(包括暴饮)
(各种)抗生素:(特别是)红霉素
抗抑郁药(如选择性 5-羟色胺再摄取抑制剂)
治疗糖尿病药物(如二甲双胍、阿卡波糖)
降压药物(如钙通道阻滞剂、β 受体阻滞剂)
可待因
秋水仙碱
类固醇皮质激素
细胞毒性药物和免疫抑制剂
地高辛
铁制剂
左旋多巴、其他抗帕金森病药物(如溴隐亭)
尼古丁和尼古丁口香糖
非甾体抗炎药(如吲哚美辛、COX-2 抑制剂)
阿片类药物(如吗啡、可待因)
口服避孕药
水杨酸盐制剂
他莫昔芬
茶碱

茶苯海明 50mg,出行前 60 分钟口服
或
东莨菪碱 300~600μg,出行前 30 分钟口服
或
东莨菪碱 1.5mg 贴皮,于出行前 5~6 小时贴于耳后无毛干燥皮肤(有效期 72 小时)[4]

治疗方法:旅行期间每 4~6 小时重复给药 1 次,每日最多 4 次

前庭功能紊乱[4]

吩噻嗪衍生物是最有效的,而多巴胺 D_2 受体阻滞剂相对无效(见第 35 章)。

必要时氯丙嗪 5~10mg 口服,或 10mg 直肠给药、皮下注射或肌内注射,每日 4 次
或
茶氯酸异丙嗪 25mg 口服或肌内注射,每 4 小时 1 次(24 小时最大量为 100~150mg)

注:长时间使用要小心迟发性运动障碍。

胃肠炎

成人重症病人:

甲氧氯普胺 10mg 口服或肌内注射,需要时每 8 小时 1 次

妊娠

盐酸盐吡哆醇(维生素 B_6)25mg 口服,每日 3 次
加
多西拉敏 25mg,夜间口服
如果仍然无效,则添加

甲氧氯普胺 10mg 口服,每日 3 次,或肌内注射(如果口服不能耐受),
如果效果仍然不令人满意,则添加
昂丹司琼 4~8mg 口服,每日 2~3 次

术后呕吐[4]

格雷司琼 1mg 静脉注射(成人)麻醉前(以防止术后恶心和呕吐)和/或 1mg 术后
甲氧氯普胺 10mg,肌内注射或静脉注射(慢速),必要时每 8 小时给药 1 次
或
丙氯哌嗪 12.5mg 肌内注射,必要时每 8 小时给药 1 次

化疗和放疗

昂丹司琼 4mg(口服或者舌下含服),每日 2 次
加
格雷司琼 2mg(口服)或静脉注射
地塞米松每日 4mg 口服

临床要领

- 对进食后立刻呕吐,特别是暴饮暴食后呕吐病史的青春期女性,考虑神经性厌食和暴食的可能。
- 如果病人体重减轻伴有恶心呕吐,除考虑上述心因性疾病外,还要考虑胃肠道恶性肿瘤或者梗阻。
- 清晨的恶心和呕吐通常由酒精、妊娠、肾衰竭和颅内压升高引起。
- 颅内占位性病变可引起不伴食欲减退或恶心的呕吐。
- 胃轻瘫通常发生在长期患有糖尿病、手术后的病人,也有病例是自发性的。频繁的恶心和食欲减退是胃轻瘫的表现。
- 患胃肠炎的婴幼儿和儿童,不宜使用止吐剂。
- 止吐治疗(表 49.3)必须针对具体病因。
- 长期以来一直有人提倡用大麻素类(如四氢大麻酚)治疗癌症相关呕吐,这似乎对某些病人有效,不过对大多数病人可导致中枢神经系统副作用[10]。
- 严重呕吐的主要并发症包括食管远端损伤,如 Mallory-Weiss 撕裂,以及严重的水和电解质紊乱。

表 49.3　常用止吐药物

止吐药物	拮抗的受体	给药途径
异丙嗪	H_1,D_2	口服,肌内注射,静脉注射
甲氧氯普胺	D_2+5-HT_3	口服,静脉注射,肌内注射
氯丙嗪	D_2(中枢)	口服,肌内注射,灌肠
多潘立酮	D_2(外周)	口服
氟哌利多	D_2(中枢)	静脉注射
氟哌啶醇	D_2(中枢)	口服,肌内注射
昂丹司琼	5-HT_3	口服,静脉注射(缓慢)
格雷司琼	5-HT_3	口服,静脉注射(缓慢)

注:主要的副作用为肌张力障碍、运动障碍、嗜睡、抗胆碱能、高催乳素血症。5-HT_3,5-羟色胺 3 型;D_2,多巴胺 D_2。

参考文献

1　Duggan A, Al-Sohaily S. Nausea: how to treat. Australian Doctor, 23 March 2007: 25–32.

2　Thompson K, Tey D, Marks M. *Paediatric Handbook* (8th edn). Melbourne: Wiley-Blackwell, 2009: 537–8.

3　Hebbard G. Gastroparesis. Diabetes Management Journal, 2005; 10: 6–7.

4　Nausea and vomiting [published 2016]. In: *Therapeutic Guidelines* [digital]. Melbourne: Therapeutic Guidelines Limited; 2016. www.tg.org.au, accessed February 2021.

5　Talley NJ. Diabetes gastropathy and prokinetics. Am J Gastroenterol, 2003; 98: 264.

6　Abell T et al. Gastric electrical stimulation for medically refractory gastroparesis. Gastroenterology, 2003: 125–421.

7　Lindley KJ, Andrews PL. Pathogenesis and treatment of cyclical vomiting. J Pediatr Gastroenterol Nutr, 2005; 41 (Suppl. 1): 38–40.

8　Talley NJ. Functional nausea and vomiting. Aust Fam Physician, 2007; 36(9): 694–7.

9　Drossman DA et al. *Rome III: The Functional Gastrointestinal Disorders* (3rd edn). McLean, Virginia: Degnon Associates, 2006.

10　Papadakis MA, McPhee S. *Current Medical Diagnosis and Treatment* (56th edn). New York: McGraw-Hill Education, 2017: 583.

49

第 50 章　颈部肿块

人体内大约有 800 个淋巴结,其中 300 多个淋巴结分布在颈部。淋巴结发炎是非常常见的。

麦克尼尔·洛夫,《贝利与洛夫的简短手术实践》的合作主编,1965 年
(译者注:英国人,外科医生。这本书是最著名的外科学教材之一,第 27 版于 2018 年出版)

在颈部肿块治疗中,识别肿块是位于中间还是两侧的部位很重要;特别是颈部淋巴结病,可能由隐匿性的呼吸消化道恶性肿瘤所致。随着人口老龄化的不断加剧,颈部恶性肿块的病人数量不断增加。以胸锁乳突肌为界,颈部可划分成颈前三角区和颈后三角区;解剖区域有助于确定原发病灶的来源(图 50.1)。

关键事实和要点

- 大多数颈部肿块是发生炎症反应的淋巴结,提示同时存在感染。
- 3~8 岁儿童的淋巴结是可触及的,在颈前三角区和颈后三角区常可触及直径达 1cm、质软、可移动的淋巴结。通常认为直径 >2cm 的属于淋巴结增大。有些颈部的淋巴结是十分突出的,尤其是扁桃体淋巴结。
- 在并发病毒感染时,这些突出的淋巴结就会增大。

- 颈部肿大的原因中,淋巴结肿大占 85%,甲状腺肿占 8%,其他因素占 7%[1]。
- 甲状腺中的孤立结节,会随吞咽发生移动。
- 考虑结核病的可能,特别是在流行区域和免疫缺陷人群中。
- 了解淋巴结引流范围十分重要(图 50.1)。
- 对于淋巴结病的身体检查,必须超出颈部范围。
- 检查颈部淋巴结时,要轻轻地转动头部,用手指掌面触诊。
- 在触诊颏下区时,头部要稍低下。
- 对于未知原因和可疑原因的淋巴结问题,对完整的淋巴结进行活体组织检查是必要的。但不应作为诊断的第一步[2]。
- 其他检查包括胸部 X 线和全血细胞计数。骨髓活体组织检查、甲状腺结节或其他肿块的细针抽吸,也应予以考虑。细针抽吸活体组织检查(FNAB)操作相对简单,在诊断病因方面是一个单一的和最有效的辅助检查[3]。如果细胞学检查发现恶性鳞状细胞,原发病灶可能位于皮肤、肺、喉、咽、耳或食管。

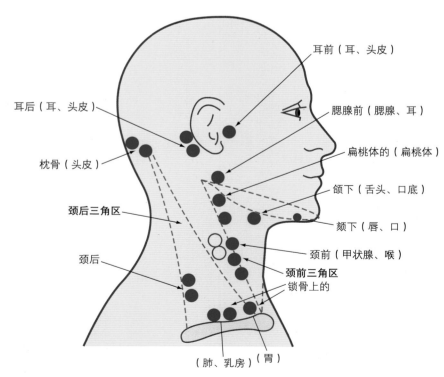

图 50.1　颈部的淋巴腺(淋巴结部位),包括腺病(不包括淋巴瘤)的常见来源

诊断方法

诊断策略模型的归纳见**表 50.1**。

表 50.1 颈部肿块的诊断策略模型

概率诊断
淋巴结炎(对局部感染的反应)
• 急性:病毒性或细菌性感染
• 慢性:胞内鸟分枝杆菌或瘰疬分枝杆菌(MAIS)感染(非典型结核)、病毒性(如风疹、风疹)
突出的正常淋巴结
甲状腺肿/甲状腺囊肿
皮脂腺囊肿
皮样囊肿
脂肪瘤
胸骨乳突瘤(新生儿)
不能遗漏的严重疾病
血管性
• 颈动脉体瘤或动脉瘤
感染
• 领扣状脓肿(非典型结核)
• 颈淋巴结结核(淋巴结核)
• HIV 感染者或艾滋病者淋巴结
• 放射菌病
癌/肿瘤
• 淋巴瘤(如霍奇金淋巴瘤)
• 白血病
• 甲状腺结节(腺瘤、癌、胶质囊肿)
• 淋巴结转移癌:主要是区域性的(头部和颈部);或未知的原发
• 唾液腺肿瘤
陷阱(经常遗漏的)
腮腺炎:其他唾液腺疾病
甲状舌管囊肿
淋巴管畸形(儿童)
颈肋
罕见
• 结节病
• 囊性水瘤
• 鳃囊肿(儿童)
• 喉气囊肿
• 斜颈

关键的病史采集、身体检查及辅助检查如下。

病史

病史采集取决于病人的年龄,但是对所有年龄的病人,都要采集上呼吸道感染、下呼吸道感染、可能的 EB 病毒、HIV、巨细胞病毒感染,以及结核病的感染史。要考虑到红旗征,比如体重减轻、吞咽困难、癌症史和肿块增大。需注意治疗咽喉和上呼吸道感染给予抗生素之后的反应。

身体检查

- 仔细触诊淋巴结区域,并将淋巴结肿大的位置与淋巴结引流区域的"流域图"相匹配。
- 按照外观、触诊、移动、测量、听诊和透视这些常规方法,检查颈部包块。
- 触诊前中线区域,检查甲状腺肿块;触诊颌下区域,检查颌下肿胀。
- 注意肿块的一致性:柔软、坚实、弹性或质硬。

辅助检查

- 全血细胞计数
- 红细胞沉降率/C 反应蛋白
- 胸部 X 线
- 甲状腺功能检查(对甲状腺肿的情况)
- 对甲状腺结节进行细针抽吸活体组织检查
- 淋巴结的活体组织检查
  甲状腺和原发肿瘤:影像学技术(如需要协助诊断)包括:
- 超声
- 轴位 CT 扫描(尤其于颈部肥胖者)
- MRI 扫描(用于区分恶性肿胀和瘢痕组织或水肿)
- 喉部 X 线断层扫描(恶性肿瘤)
- 钡餐(咽囊)
- 涎管 X 线
- 动脉血管造影

颈部肿块的红旗征

- \>40 岁,特别是 >70 岁
- 淋巴结直径 >2.5cm
- 淋巴结直径 >3~4cm,恶性肿瘤?
- 触痛肿块
- 紫色病变(领扣状脓肿)
- 孤立、逐渐增大的结节
- 固定于皮肤上,无凹陷
- 伴随吞咽困难
- 甲状腺肿块中央质硬
- 有恶性肿瘤和感染 HIV 风险的病人
- 暴露于结核病

20：40 和 80：20 法则[3-4]

- 病人的年龄具有重要的指导意义,因为颈部肿块的原因可以根据"20：40 法则"进行粗略分类:
  - 0~20 岁:先天性、炎性、淋巴瘤、结核病。
  - 20~40 岁:炎性、唾液腺、甲状腺、乳头状甲状腺癌、淋巴瘤。

50

– >40 岁:淋巴瘤、转移癌。即颈部肿块是恶性的,除非能证明是其他原因。

- 最顽固的颈部肿块(80%)在儿童中是良性的,而在成人中为恶性的。
- 可能有助于诊断的影像技术包括 CT 扫描(特别是颈部肥胖)、MRI 扫描(将恶性肿胀与瘢痕组织或水肿区分开来)、喉断层图像(喉囊肿或恶性肿瘤)、钡餐(咽囊肿)、涎管 X 线造影和颈动脉血管造影[5]。
  针对颈部肿块病人的基本建议方法见**图 50.2**。

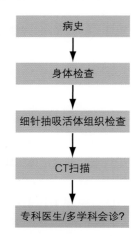

图 50.2 针对颈部肿块病人的基本方法[4]

颈部淋巴结病

- 有很多原因,包括局部感染、淋巴增生性疾病等。
- 大多数锁骨上区的恶性淋巴结,其原发肿瘤在锁骨下。
- 85% 位于颈前三角区的恶性淋巴结,其原位肿瘤在头颈部[2]。
- 必须要检查:
  – 远离颈部的其他淋巴结。
  – 感染或肿瘤形成的可能最初原因。
  – 肝脾大。
- 霍奇金淋巴瘤,通常表现为颈部有质韧、无痛结节。
- 大多数肿胀在侧面。

增大淋巴结的质地

经验法则是[5-6]:

- 质硬:继发性癌
- 质韧:淋巴瘤
- 质软:结节病或感染
- 柔软且多个:感染

颈部淋巴结肿大(颈部侧面肿大)的原因

急性颈部淋巴结炎

- 急性病毒性淋巴结炎

- 急性细菌性淋巴结炎——球菌感染

慢性淋巴结感染

- MAIS 感染淋巴结炎(非典型结核)
- 结核病
- 病毒感染,例如传染性单核细胞增多症(**图 50.3**)、风疹病毒、巨细胞病毒、HIV
- 弓形虫感染
- 猫抓热:汉赛巴尔通体感染

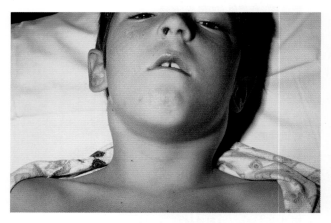

图 50.3 传染性单核细胞增多症的颈淋巴病

肿瘤性淋巴结病

- 淋巴瘤,特别是霍奇金淋巴瘤
- 白血病
- 从属于未知原发

转移癌

- 检查口腔、咽、窦、喉、头皮、食管、胃、乳房、肺、甲状腺和皮肤。检查规则为上颈部——从皮肤到上呼吸道;下颈部——从锁骨下方开始(如肺、胃、乳房、结肠)。
- 例如:
  – 枕部或耳前:检查头皮
  – 颏下:检查口腔、舌头、牙齿
  – 颌下:检查口腔底部
  – 左锁骨上(胸锁乳突肌下):考虑胃部(Troisier 征)
  – 颈前部深处:考虑喉、甲状腺、食管、肺

非淋巴结肿大的颈部肿块[7]

类别与病因

广泛的

- 皮脂腺囊肿

- 脂肪瘤

中线

- 甲状腺结节(吞咽时移动)
- 甲状舌管囊肿(在舌头突出时向上移动)
- 皮样囊肿(位于下颌下方)

颈前三角区

- 鳃裂囊肿(上部):
  - 通常为成人(20~25 岁)
- 颈动脉体瘤:
  - 甲状软骨背面
  - 光滑且有搏动感
  - 可以横向移动,但不能垂直移动
  - 通常 40~60 岁
  - 需要切除(小心)
- 颈动脉瘤
- 腮腺肿瘤
- 甲状腺侧面肿瘤

颈后三角区

- 发育性残余
  - 囊性水瘤
  - 鳃窦和囊肿
- Pancoast 肿瘤(来自肺尖)
- 颈肋

颌下肿胀

- 颌下唾液腺
- 面颈部放线菌病(放线菌病综合征):
  - 由革兰氏阳性菌以色列放线菌引起的慢性肉芽肿病感染
  - 形成多房脓肿(脓中含有"硫黄颗粒"),难以培养
  - 拔牙后感染或不良口腔卫生,尤其是严重龋齿
  - 用大剂量青霉素 G 治疗 4 个月

胸锁乳突瘤

见第 85 章。

咽囊肿

- 一个柔软、分散、模糊的肿块
- 左颈底部
- 有吞咽困难的病史

甲状腺结节

单发性甲状腺结节最可能的原因,是多结节性甲状腺肿中的主要结节。

其他原因包括真性孤立结节(腺瘤、滤泡癌或孤立癌)和一个胶质样囊肿。必须排除恶性肿瘤。

辅助检查

- 超声
- 超声引导下细针抽吸活体组织检查(针对囊性病变)
- 甲状腺功能检查

儿童的颈部肿块

80% 的持续性颈部肿块是良性的,而 20% 是恶性的。良性肿块多发生在颈前三角区,恶性肿块多发生在颈后三角区。儿童常见的中线肿块是甲状舌管囊肿[3]。婴儿通常考虑胸锁乳突瘤(纤维化)(见第 85 章)。

淋巴结病

- 大多数肿大的淋巴结是"正常的"或局部感染(主要是病毒),尤其是直径小于 2cm,并且不坚硬或固定的淋巴结。
- 发炎的淋巴结可能是由扁桃体、牙齿或其他口腔或鼻咽腔的感染引起的。
- 如果锁骨上淋巴结肿大和发热少于 1 周,应提高警惕。
- 可疑的淋巴结直径 >2.5cm,比正常的更坚实活动性差(特别是活体组织检查)。
- 婴儿和儿童的较大(2~4cm)肿块,大多为细菌感染和脓肿形成。

MAIS 感染淋巴结炎[4,8]

- 大多为 2~3 岁的儿童
- 由鸟分枝杆菌细胞内感染引起
- 产生慢性颈部淋巴结炎和领扣状脓肿
- 一种相对常见但容易忽视的颈部淋巴结感染
- 发生在健康儿童身上的冷脓肿,为无痛性肿胀
- 淋巴结增大 4~6 周形成"冷"脓肿,表面皮肤呈紫色,需手术治疗
- 常见部位为颌下、扁桃体和耳前淋巴结
- 一般为单发,局限于一个淋巴结组
- 不累及肺部
- 对抗菌药物不敏感,需通过手术切除脓肿和潜在的淋巴结

急性细菌性淋巴结炎

- 通常是球菌感染:葡萄球菌、链球菌
- 会形成脓肿(波动感):需要引流

转诊时机

- 持续存在的肿块,取决于它的位置和大小
- 一个或一组淋巴结异常增大,且对抗生素不敏感

参考文献

1 Fry J, Berry H. *Surgical Problems in Clinical Practice.* London: Edward Arnold, 1987: 38.
2 Coman WB. Neck lumps in adults. In: *MIMS Disease Index* (2nd edn). Sydney: IMS Publishing, 1996: 340–1.
3 Cole IE, Turner J. Neck lumps: clues to the diagnosis and management. Modern Medicine Australia, 1997; April: 37–55.
4 Grace PA, Borley NR. *Surgery at a Glance* (3rd edn). Oxford: Blackwell, 2006: 10–11.
5 Hughes C, O'Brien C. Neck lumps: how to treat. Australian Doctor, 5 August 2005: 31–8.
6 Larkins R, Smallwood R. *Clinical Skills*. Melbourne: Melbourne University Press, 1993: 133–4.
7 Hobbs C, Bova R. Neck lumps: a guide to assessment and management. Medicine Today, 2010; 11(4): 26–34.
8 Gwee A, Rimer R, Marks M. *Paediatric Handbook* (9th edn). Melbourne: Wiley-Blackwell, 2015: 291.

50

我们都听说过模仿亚历山大大帝缩脖子的朝臣。

....

威廉·赫伯登(1710—1801年)(译者注:英国人,医生,骨关节炎的结节性肿胀以他的名字命名,被视为风湿病学创始人。

他对医学的贡献还在于观察的艺术、对观察的评判性评估,以及对病人的同情)

颈部疼痛是一种十分常见的症状,它发生在各个年龄段的男性或女性中,尽管大多数疼痛发生在颈部的后部,但也可由前后重叠的原因引起颈部前部疼痛。颈部疼痛的主要原因是颈椎疾病,通常表现为颈部疼痛,但可放射至头部、肩部和胸部。这种疼痛通常起源于小平面(骨突)关节,但也可能起源于其他肌肉骨骼结构,如椎间盘和肌肉或韧带(图51.1)。颈部疼痛的另一个主要症状是活动受限或僵硬。

颈部疼痛的常见原因见表51.1。

关键事实和要点

- 据澳大利亚的一项研究表明,大约18%的人醒来时有一定程度的颈部疼痛,4%的人一整天都感到颈部疼痛或僵硬[1]。
- 颈部疼痛最常见的原因是特发性小关节功能障碍,也称为"非特异性",没有损伤史,流行高峰在45岁。
- 椎间盘疾病很常见,尤其是在下部颈椎,可能会导致一侧手臂疼痛、感觉异常或感觉缺失。
- 英国的一项研究表明,在55~64岁,40%的男性和28%的女性存在颈椎间盘退变的影像学改变[2]。
- 小关节的劳损、扭伤和骨折(尤其是在"挥鞭样"损伤后)是

很难发觉的,作为持续颈部疼痛的原因经常被忽视。
- 颈椎病是一种老龄化的疾病:50%的50岁以上人群和75%的65岁以上人群出现影像学改变[3]。
- 在颈椎病中,突起的骨赘可压迫神经根和脊髓,分别导致神经根病和脊髓病。
- 神经根病可由软的椎间盘突出(通常为单侧)或硬的钙化肿块和骨赘(可能为双侧)引起。
- 颠簸会加重颈部疾病(如乘坐机动车辆)。
- 触诊前,一定要通过寻找相关棘突(容易触摸到的标志)来确定 C_2、C_6 和 C_7 水平。
- 颈部触诊是颈部诊疗的基石。要轻轻触摸(越按越没有感觉)。
- 大多数颈部疼痛发作,包括急性斜颈,是短暂的,通常持续2~10日。
- 12~50岁人群的典型特征是颈部迟钝、疼痛。
- 一项研究表明,在寻求医疗服务的颈痛病人中,有70%在1个月内开始好转或完全康复[2]。
- 超过75%的颈部疼痛治疗总成本可归因于间接成本,例如残疾和旷工[4]。黄旗征对于及早解决很重要。
- 颈部疼痛的有效管理是基于这样一个理论原则,即:僵硬的有功能障碍的关节是疼痛的,恢复正常运动可以缓解疼痛。
- 功能障碍性关节(无器质性疾病或神经根病)的最佳治疗方法,是主动和被动运动,尤其是锻炼。

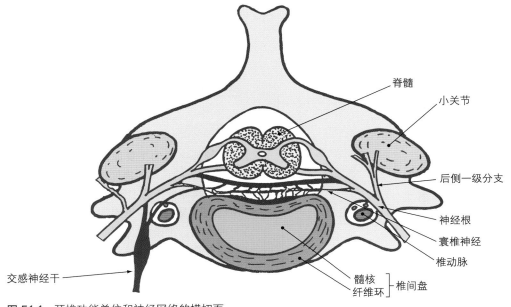

图51.1　颈椎功能单位和神经网络的横切面

表 51.1　颈部疼痛的原因（病理分类）

肌肉骨骼/结构

关节功能障碍

- 骨赘突起
- 椎间盘

肌肉/韧带拉伤或扭伤

外伤

- 挥鞭样损伤
- 骨折
- 其他疾病

炎症反应

骨关节炎①

类风湿关节炎

脊椎关节炎（如强直性脊柱炎、银屑病、反应性关节炎）

风湿性多肌痛

甲状腺炎

传染性疾病

脊髓相关

- 骨髓炎
- 结核
- 带状疱疹

脊柱外

- 硬膜外脓肿
- 颈淋巴结炎
- 脊髓灰质炎
- 破伤风

颈部外

- 脑膜炎
- 发热反应（假性脑膜炎、疟疾）

退行性病变

颈椎病①

代谢性疾病

佩吉特病

焦磷酸钙结晶性关节炎

肿瘤

良性

恶性

纤维肌痛综合征

心因性疼痛

内脏牵涉痛

心脏

- 缺血性心脏病
- 心包炎

食管

肺癌

急性胰腺炎

颅内牵涉痛

出血（如蛛网膜下腔）

肿瘤

脓肿

注：①骨关节炎或颈椎病是炎症性和退行性的。

诊断方法

诊断策略模型见**表 51.2**。

表 51.2　颈部疼痛的诊断策略模型

概率诊断
脊椎功能障碍（非特异性颈痛）
创伤性"拉伤"或"扭伤"
颈椎病
不能遗漏的严重疾病
心血管系统疾病
• 心绞痛
• 蛛网膜下腔出血
• 动脉夹层/主动脉瘤渗漏
肿瘤
• 原发转移
• 肺上沟瘤
严重感染
• 骨髓炎
• 脑膜炎
脊椎骨折或脱位
陷阱（经常遗漏的）
椎间盘突出
脊髓病
颈部淋巴结炎
纤维肌痛综合征
出口压迫综合征（如颈肋）
风湿性多肌痛
强直性脊柱炎
类风湿关节炎
食管异物和肿瘤
佩吉特病
七个戴面具问题的清单
抑郁
甲状腺疾病（甲状腺炎）
脊柱功能障碍
病人是否试图告诉我什么？
这极其有可能。因为颈部疼痛与压力和不良职业因素相关

概率诊断

颈部疼痛的主要原因是脊椎功能障碍，特别是小关节，以及影响颈部肌肉韧带结构的创伤性拉伤或扭伤。所谓肌筋膜综合征的主要表现，是小关节功能障碍。急性斜颈（歪颈）是一种常见疾病，它是骨突关节功能障碍的另一种表现。颈椎病，也称为退行性骨关节病和骨关节炎，也是颈部疼痛的一种常见原因，在老年病人中此类病因更为常见。

椎间盘破裂在颈椎中也是相对常见的现象，尤其是在较低的 $C_{5\sim6}$ 和 $C_{6\sim7}$ 水平[5]。

不能遗漏的严重疾病

颈部疼痛和僵硬可能由脑膜炎或脑出血(特别是蛛网膜下腔出血)引起,提示病人患有脑肿瘤或咽后脓肿。

颈前疼痛应考虑心绞痛和心肌梗死。其他内脏疾病也会导致颈部疼痛。

当病人出现急性颈部疼痛,特别是在没有相应的肌肉骨骼症状体征时,应想到颈内动脉与椎动脉夹层。

颈椎肿瘤相对罕见,但肿瘤可转移至此,应牢记在心,尤其是昼夜持续的颈部疼痛。

5%~10% 全身性癌症病人会发生脊柱转移,这使其成为癌症病人第二大常见的神经并发症。颈椎约占脊柱转移癌的 15%[3]。

最常见的原发肿瘤的器官是乳腺、前列腺或肺。其他原发肿瘤包括肾脏肿瘤、甲状腺瘤和黑色素瘤。

颈部疼痛的红旗征

- 重大创伤史;椎骨骨折
- 年龄 > 50 岁
- 持续性疼痛(昼夜)
- 发热 >38℃
- 颈前(喉)疼痛
- 多部位疼痛
- 癌症史
- 无法解释的体重减轻
- 神经缺陷
- 脊髓病症
- 手臂的神经根痛
- 类风湿关节炎和强直性脊柱炎
- 唐氏综合征

陷阱

在对颈部疼痛原因的临床评估中有许多陷阱,其中许多与炎症有关。

类风湿关节炎是颈部主要的严重炎症性关节病,但颈部可受到血清阴性脊椎关节病的影响,特别是强直性脊柱炎、银屑病和炎性肠病。

虽然风湿性多肌痛主要影响肩胛带,下颈部疼痛作为综合征的一部分经常被忽视。具有触痛触发区的肌筋膜软组织的弥漫性颈部疼痛,属于罕见但难治的纤维肌痛综合征的一部分。

"黄旗征"是慢性病和残疾的预兆。其中包括[6]:

- 认为脊椎疼痛有可能严重致残
- 社会或财务问题
- 酒精或药物成瘾史
- 活动水平降低
- 提出索赔要求

常见陷阱

- 常见的是没有考虑到小关节良性功能障碍所导致的颈部疼痛和活动受限。忽视了物理治疗的价值,特别是有效的锻炼能够缓解颈部疼痛。
- 不遵守习语"一个椎间盘——一个神经根"的说法。上肢多于一个神经根受累可能意味着肿瘤疾病,如转移癌、胸廓出口淋巴瘤和类似的严重疾病。
- 忽视由类风湿关节炎、骨赘过度生长或罕见的软椎间盘突出引起的隐匿性发作的脊髓病,尤其是有痉挛的脊髓病。
- 未能积极解决康复过程中的心理社会障碍。

七个戴面具问题的清单

颈椎功能障碍是明显的突出原因。甲状腺炎可引起颈部疼痛,如罕见的甲状腺急性特异性感染(如梅毒、化脓性感染)可引起剧烈疼痛;非特异性甲状腺炎(de Quervain 甲状腺炎)产生疼痛性肿胀并伴有吞咽困难。也有依据表明,抑郁和颈部疼痛之间存在联系。

心因的考虑

颈部是受伤后最容易引起病人心理问题的部位之一。这可能由于焦虑和抑郁、转换反应和继发型获益等会放大疼痛,延长疼痛时间。

挥鞭样损伤和颈椎病等慢性颈部问题可能引发的心理后遗症提醒我们,病人的颈椎状态会深刻影响他们的生活,我们应该时刻关注整个人。感到抑郁是这种伤害的常见后果,这些病人需要我们尽职尽责地照顾和理解。

诊断方法

病史

重点分析疼痛的各个组成部分,特别是其发作的性质、部位和放射以及相关的特征。疼痛的昼夜模式将为诊断提供线索(见图 28.3,模式类似于腰痛)。

关键的提问

- 你能指出脖子上具体疼痛部位吗?
- 你早上醒来会痛吗?
- 当你不得不仰头看一会儿的时候,脖子会疼痛吗?
- 倒车有困难吗?
- 头或脖子是否受过伤,比如你的头撞到了头顶的横杆?
- 你的脖子会痛或僵硬吗?
- 你会感到头痛或头晕吗?
- 白天和夜间都痛吗?

- 你感到手臂疼痛或发麻或麻木吗？
- 疼痛是与活动有关吗？
- 是否会出现痛醒的情况？
- 脖子两侧和肩膀上方是否疼痛？
- 手或手臂是否感到无力或笨拙？

身体检查

对任何关节或关节复合体的检查,都应该遵循传统的规则:视、触、动、测、功能测试、双侧对比和 X 线检查。仔细检查颈椎对于疼痛部位的正确诊断和具体治疗至关重要。

身体检查有三个目标:
- 重现病人的症状
- 确定病变的程度
- 确定原因(如果可能)

如果出现神经根疼痛、虚弱或其他上肢症状,包括肘部以下的疼痛或感觉异常,则必须进行神经病学检查。

察看

应该让病人坐在诊床上接受检查,而不是坐在椅子上。检查时病人身体应该得到充分的支撑,双手放在大腿上。应注意以下几点:
- 病人是否愿意活动头部和颈部
- 双肩的高度
- 两侧的侧屈
- 从侧面看颈部轮廓

斜颈病人的头部保持侧向倾斜,可稍微向一侧旋转——通常远离疼痛的一侧。患有挥鞭样损伤和严重颈椎病的病人倾向于保持颈部僵硬和头部向前,倾向于转动躯干而不是转动颈部。

触诊

作为检查的重要组成部分,通过触诊可明确颈部的体表解剖标志,以便确定受累节段。

方法

病人俯卧在检查床上,前额放在手上(手掌朝上)。颈部应该向前弯曲,肩膀放松。

1. 后正中线手指触诊

系统地对颈椎第一棘突进行触诊。
- C_2(枢椎)是枕骨下第一个可触知的棘突。
- C_7 是最大的"固定的"和最突出的突起,位于颈部底部。
- C_6 也很突出,但通常会随着颈部的伸展在触诊手指下"消失"。
- 由于颈椎前凸,C_3、C_4 和 C_5 的棘突难以触诊,但它们的水平是可以估计的(图 51.2)。

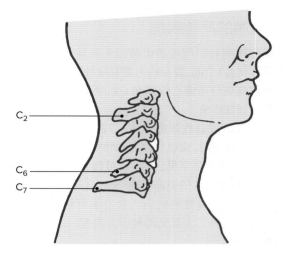

图 51.2　颈椎棘突的相对大小

站在病人头部一侧,将双手拇指指腹相对地放在棘突上(从 C_2 开始),然后沿着中线移到 C_7。用力按压每一个,双臂伸直,交替着适度进行按压 3~4 次,以评估疼痛、僵硬或肌肉痉挛。

2. 脊旁的手指触诊

小关节依次位于距中线 2~3cm 处(称为关节柱)。用相对的拇指在中线的两侧(从上到下)系统地按压,以确定任何疼痛区域。触诊应扩大到包括前颈部,寻找淋巴结炎、肌肉痉挛、甲状腺疾病和其他问题的证据。

活动度检查

当病人坐在沙发上时,可以观察到病人主动运动。以下是活动的正常范围:
- 前屈:45°
- 背伸:50°
- 侧屈(右和左):45°
- 旋转(右和左):75°

Lhermitte 征是颈部前屈时全身(尤其是腿部)的电击样疼痛。提示颈部病变。

如果能无痛完成完整范围的运动,则在最后范围缓慢施加压力,看是否出现疼痛。

运动的范围可以绘制在一个称为运动方向图的特殊网格上(图 51.3)。这可为系列评估提供现成的参考。

神经系统检查

如果临床评估确定存在神经症状和体征,如手臂疼痛、感觉异常或麻木,则需要对神经根病变(C_5~T_1)进行神经系统检查。以下体征提示神经根压迫:
- 沿着该神经支配皮肤的区域发生的疼痛和感觉异常
- 局部感觉丧失
- 肌力下降(无力或乏力或两者兼有)
- 反射减退(幅度减小或乏力或两者兼有)

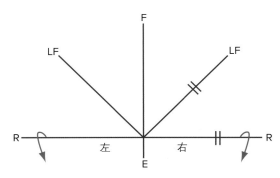

图 51.3 记录颈部运动的运动方向图
该记录显示病患右侧侧曲和右侧旋转时受限和疼痛(见 ‖);其他动作不受限。R. 旋转;LF. 侧屈;F. 前屈;E. 背伸。

需要了解每个神经根的感觉分布和运动控制(**表 51.3**)。皮节区的分布如**图 51.4** 所示。

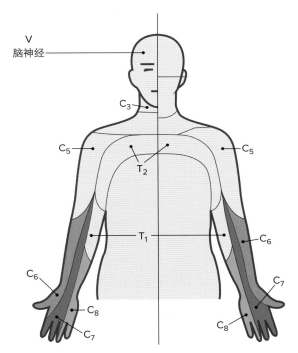

图 51.4 上肢、头部和颈部的皮节区

辅助检查

大多数非创伤性、急性颈痛在全科实践中出现,不需要任何成像或血液测试。在出现危险信号的情况下,诊断

疼痛状况,并确定脊柱中是否存在器质性疾病。但对大多数病人进行复杂的检查(如 CT 扫描)是不合适的。在考虑手术和怀疑有严重疾病但 X 线检查并未证实的情况下,应选择 CT 扫描。

可选择的检查包括:

- 血红蛋白、血涂片和白细胞计数
- 红细胞沉降率/C 反应蛋白
- 类风湿因子
- 影像学检查
  - 普通 X 线检查(如无红旗征或严重外伤则无此指征)
  - CT 扫描(能看到清晰骨骼)
  - CT 扫描和脊髓造影(如果考虑进行颈椎间盘手术)
  - 放射性核素骨扫描(针对疑似转移性疾病)
  - MRI:对神经根型颈椎病、脊髓病、疑似脊柱感染和肿瘤选择进行此检查

以上检查应该谨慎选择。CT 检查辐射水平高。

儿童的颈部疼痛

在儿童和青少年中,颈部疼痛,通常伴有僵硬,可能是颈部淋巴结感染或炎症的表现,通常继发于咽喉部感染,例如扁桃体炎或咽炎。然而,考虑脑膜炎的可能性至关重要。有时高热伴全身感染或肺炎会导致脑膜炎。在出现发热的情况下,应牢记出现罕见脊髓灰质炎的可能性。在儿童和成人中,脑部病变,如出血、脓肿或肿瘤是不常见的[7]。急性斜颈在儿童和青少年中相当常见,慢性幼年性关节炎也可引起颈部疼痛。

老年人的颈部疼痛

在成人中,最常见的原因是关节功能障碍和颈椎病,儿童中较常见的急性发热性疾病在成人中很罕见。然而,大脑和脑膜疾病可能会导致颈部疼痛和僵硬[7]。

颈部疼痛在类风湿关节炎中很常见,脊椎关节病的程度较小。可导致疼痛的急性斜颈可见于所有年龄的人,通常是由急性关节突关节功能异常而不是椎间盘突出引起的。但是椎间盘病变确实会发生并引起关节痛或神经根痛。在老年人中,神经根疼痛也可由椎间孔中的神经根

表 51.3 颈神经根综合征

神经根	感觉变化	肌力	力量下降	反射
C_5	手臂外侧	三角肌	外展臂	肱二头肌反射(C_{5-6})
C_6	前臂外侧/拇指/前臂背侧/示指	肱二头肌	肘关节屈曲、腕关节伸展	肱二头肌+肱桡肌(C_{5-6})
C_7	手/中指和无名指	肱三头肌	肘关节伸展手指	肱三头肌(C_{7-8})
C_8	前臂内侧/小指	指长屈肌,拇长伸肌	握拳	手指(C_8)
T_1	手臂内侧	骨间肌	手指张开	

51

撞击引起,椎间孔因长期颈椎病的退行性改变而变窄。

随着年龄的增长,出现的常见病症也会增多,包括:

- 神经根型或脊髓型颈椎病
- 类风湿关节炎合并寰枢关节半脱位
- 风湿性多肌痛
- 转移性癌症
- 肺上沟瘤
- 心绞痛和心肌梗死
- 咽和咽后感染和肿瘤

颈椎起源的临床问题

源于颈椎疾病的疼痛通常(尽管不总是)发生在颈部。病人也可能会感到头痛,或耳、面部、手臂、肩部、前胸上部或后胸周围疼痛[7]。

可能的症状包括:

- 颈痛,颈部僵硬
- 头痛,包括偏头痛样
- 面部疼痛
- 手臂疼痛(牵涉痛或神经根痛)
- 脊髓病(手臂和腿部的感觉和运动变化)
- 头皮同侧感觉变化
- 耳疼痛(耳周)
- 肩胛骨疼痛
- 前胸疼痛
- 斜颈
- 头晕/眩晕

第 15 章中的**图 15.1** 显示了颈椎牵涉痛的典型方向。如图所示,手臂疼痛(臂痛)是常见的,并倾向于覆盖肩膀和上臂。

颈部功能障碍

构成颈椎复合体的 35 个椎间关节的功能障碍是大多数颈部疼痛的原因。这个问题可能发生在所有年龄段,似乎是由许多对疼痛敏感的小关节障碍(包括排列不良)引起的。这些关节的功能障碍也可能继发于椎间盘破裂,引起邻近肌肉痉挛和肌筋膜压痛的反射反应。

🦴 急性非特异性颈痛

急性非特异性颈部疼痛(acute non-specific neck pain,ANP)常为特发性,或由颈部挥鞭样事故引起。严重的原因很少出现[8]。明显的创伤(如头部受到冲击或颈部剧烈抖动)会导致功能障碍,重复的轻微创伤或活动(如粉刷天花板或轻柔的摔跤)也会导致功能障碍。人们经常把醒来时感到脖子剧痛的原因归咎于夜间脖子上遇到气流带来的"冷风"。这是不正确的,因为它通常是由睡眠期间颈部长时间处于异常扭曲状态引起的。

临床特征[9]

- 典型年龄范围为 12~50 岁。
- 脖子隐隐作痛(也可能是刺痛)。
- 可能辐射到枕骨、耳、面部和颞区(上颈椎)。
- 可能辐射到肩部,尤其是肩胛上区(下颈椎)。
- 肩膀以下很少疼痛。
- 活动加剧疼痛,休息时得到缓解。
- 不同程度的僵硬。
- 颈部在进行特定活动时可能会被锁定,通常是旋转。
- 受影响关节出现局部单侧压痛。
- 有多种形式的活动受限,但也可能是正常的。
- X 线检查通常是正常的(或者更准确地说:与没有颈部疼痛的人具有相同的异常率):在没有"红旗征"和创伤史的情况下,普通 X 线检查不适用于急性颈痛的检查[8]。

管理

管理的目标是减轻疼痛,维持正常功能,并降低慢性风险。

- 提供适当的安抚、信息和支持。
- 向病人提供相关的生活指导,包括以下内容:

  应该做:
  - 保持运动,维持正常活动。
  - 在阅读、打字等时保持颈部垂直。
  - 保持良好的姿势——下颌收拢。
  - 睡在低而结实的枕头上或特制的舒适枕头上。
  - 睡觉时将疼痛的一侧置于枕头上。
  - 加热按摩:用止痛药膏每日 3 次用力按摩颈部。

  不应该做:
  - 长时间以紧张的姿势抬头。
  - 经常将头扭向疼痛的一侧(例如倒车时)。
  - 提起或拉拽时,脖子向前弯曲。
  - 长时间低着脖子工作、阅读或学习。
  - 变得过于依赖"颈托"。
  - 睡在太高的枕头上。
- 检测病人的康复进展,防止过度治疗。
- 止痛[9]:
  - 首选:对乙酰氨基酚,每日 4 次,每次 1g 或每 8 小时 1 次,每次 1.33g;或非甾体抗炎药。
  - 考虑使用三环类抗抑郁药治疗夜间疼痛或顽固性疼痛,例如阿米替林或去甲替林。
- 尽早提出锻炼方案;从温和的锻炼开始,在家坚持锻炼。合适的练习如**图 51.5** 所示。
- 将持续性颈部疼痛的病人转诊给合适的治疗师进行颈部运动治疗。运动结合锻炼可以是一种有效的治

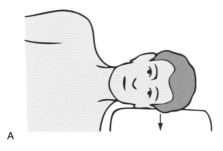

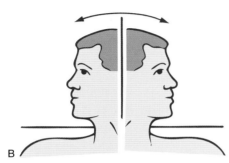

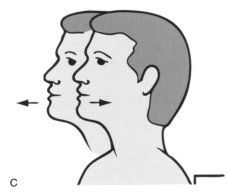

图 51.5　颈部锻炼示例
A. 抗阻力侧屈；B. 转动；C. 缩下颌。

疗方法。一些操作可能有助于解决顽固的"锁定的"脖子,但应该由专家进行操作。颈部运动治疗有可能导致椎动脉夹层或卒中,这种情况很少见但确实可能发生,因此在进行治疗前需签署知情同意书并由有经验的治疗师进行操作[10]。

大约有 40% 急性颈痛病人可以完全康复,30% 病人仍有轻微的症状,而 30% 的人继续有中度或重度症状[8]。

已证实有益的活动(归纳)[8]

- 保持运动:维持正常活动
- 锻炼
- 将颈部被动运动和锻炼相结合
- 电磁脉冲治疗(最长 12 周)

慢性非特异性疼痛(持续 3 个月以上)[9]

继续正常的活动和锻炼有效的镇痛剂与急性非特异

性颈部疼痛一样。

其他治疗方式尚无一致的支持性证据。但是,请考虑以下事项:

- 一个疗程的抗抑郁治疗
- 经皮神经电刺激(TENS),尤其是当药物不耐受时
- 水治疗法/热成像
- 针灸(可能提供短期缓解)
- 类固醇皮质激素小关节注射(理想情况下在图像增强下进行)
- 经皮射频去小关节神经(如果神经阻滞可缓解症状)
- 多学科康复计划

☣ 颈椎病[9]

颈椎椎间盘退变和关节突关节变形后的颈椎病(cervical spondylosis)远比腰椎病更常见,主要涉及 $C_{5\sim6}$ 和 $C_{6\sim7}$ 节段。造成椎间孔变窄,C_6 和 C_7 的神经根有受压的危险。

颈椎病通常是一种慢性问题,但可能没有症状。有些病人的疼痛会随着年龄的增长而减轻,但僵硬度会增加。

临床特征

- 枕下颈部隐痛或疼痛(**图 51.6**)
- 僵硬

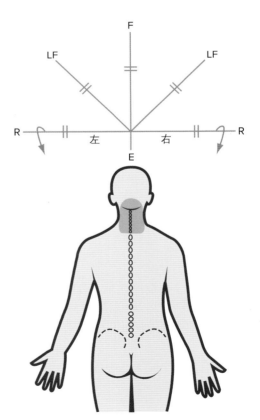

图 51.6　颈椎病典型的疼痛分布,运动方向图显示疼痛和活动受限
R. 旋转；LF. 侧屈；F. 前屈；E. 背伸。

51

- 晨起抬头时情况更加严重
- 温和的活动和温暖可改善(如温水淋浴)
- 因剧烈活动而恶化(例如在汽车下工作、粉刷天花板)
- 通常是单侧疼痛,也可能是双侧的
- 疼痛可牵涉至头部、手臂和肩胛骨
- 病人夜间睡眠时可因为手臂感觉异常而苏醒
- C_6 神经根最常受累
- 慢性颈痛急性发作
- 颈部屈曲(阅读)和伸展时疼痛加重
- 伴随头晕或站立不稳
- 因疼痛而运动受限,尤其是旋转/侧向弯曲
- 触诊关节时疼痛
- X 线检查无明显改变

治疗

- 提供适当的安抚、信息和支持。
- 转诊行物理治疗,包括温热水疗。
- 使用常规温和止痛药(如对乙酰氨基酚)。
- 使用非甾体抗炎药:试用两周后,评判疗效。
- 尽早制订温和的颈部运动治疗方案。
- 给予被动运动治疗。
- 给予日常生活中的一些建议,包括关于睡眠、枕头和日常活动的建议。

并发症

- 神经根病(单侧或双侧)
- 脊髓病:脊髓受压
- 椎管狭窄

🔖 急性斜颈

急性斜颈(acute torticollis)(急性歪颈)是指颈部的侧向畸形。这通常是一种短暂的自限性急性疼痛性疾病,伴有不同强度的肌肉痉挛。

临床特征

- 病人年龄在 12~30 岁
- 病人通常起床时发病
- 疼痛通常局限于颈部,但可能会放射至其他部位
- 病人常有颈部侧屈和轻微屈曲/旋转畸形
- 畸形通常远离疼痛的一面
- 无法伸颈
- 大多发生在颈椎中部($C_{2\sim3}$,$C_{3\sim4}$,$C_{4\sim5}$)
- C_2 和 C_7 之间的任何部位都可能发生斜颈
- 通常没有神经症状或体征

急性斜颈的确切原因尚不清楚,但急性椎间盘病变和骨突关节病变都与此有关,后者更有可能是病因。急性斜颈通常是一种短暂的自限性疾病,可在 48 小时内恢复,

有时候可能持续 1 周左右。鼓励热按摩和早期活动。避免使用颈托。颈部活动和肌肉能量疗法非常有效。

肌肉能量疗法

肌肉能量疗法(muscle energy therapy)基于一项基本的生理学原理,即肌肉的收缩和拉伸可使协同肌和拮抗肌自动松弛[11-12]。可以使用横向弯曲或旋转或运动的组合治疗,但是更加推荐使用旋转治疗。收缩的方向可以是远离疼痛的一侧(首选)或朝向疼痛的一侧,以对病人最舒适的为准。

方法

1. 向病人说明方法,并保证治疗过程不痛苦。

2. 将病人的头部被动地、轻柔地向疼痛侧旋转至疼痛极限(运动限制)。

3. 将您的手放在疼痛对侧的头上。另一只(自由的)手可以用来稳定疼痛的颈椎,通常是 $C_{3\sim4}$。

4. 要求病人尽可能用力推动头部(旋转),以抵抗手的阻力。此时病人应该在向远离疼痛侧旋转颈部时出现强的颈部等长收缩(图 51.7A)。您的反作用力(朝向疼痛的一方)需要保持稳定和适度(不能施加压力),不能"突破"病人的抵抗。

5. 5~10 秒后(平均 7 秒),要求病人放松;然后被动地向病人疼痛的一侧轻轻拉伸颈部(图 51.7B)。

6. 病人现在可将头向疼痛一侧旋转更大的角度。

7. 以这个增大的角度作为新的运动限制。重复 3~5 次,直到完全恢复运动。

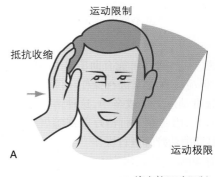

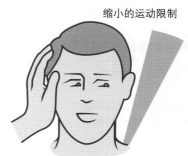

图 51.7 急性斜颈的肌肉能量疗法
A. 患侧在左侧的等长收缩期;B. 向患侧(左侧)的放松期。

8. 要求病人即使颈部恢复正常,第 2 日也需要复诊治疗。

可以将此方法教给病人,让病人在家自行治疗。

加速过度伸展(挥鞭样)损伤

挥鞭样综合征(whiplash syndrome),又称为加速过度伸展(acceleration hyperextension)损伤、挥鞭样损伤,病人通常表现为不同程度的与疼痛相关的颈椎活动度丧失、头痛以及焦虑和抑郁形式的情绪障碍。这个问题可以从轻微的暂时性失能到严重而持久的病程。

这种伤害是由于颈部过度伸展,然后向后超屈曲造成的,通常是在机动车辆发生追尾碰撞后造成的。在正面碰撞中,这些运动的顺序是相反的。除了过度伸展之外,还有颈部的延长或向前伸展加上纵向伸展[8]。这也可能在其他车辆事故和足球等接触性运动中发生。

挥鞭样损伤导致软组织结构损伤,包括肌肉、神经根、颈交感神经链、韧带、骨突关节及其滑膜囊和椎间盘。骨突关节的损伤很严重,可能伴有微骨折(在普通 X 线片上无法检测到)和长期功能障碍。

颈部疼痛和僵硬是最常见的症状。疼痛通常发生在颈部和上肩部,但可能会辐射到枕下区、肩胛间区以及向下辐射到手臂。最初在前颈部肌肉中感觉到僵硬,随后会转移到后颈部。

头痛是一种常见的且能致残的症状,可能会持续数月。它通常发生在枕部,但也可以是颞区和眼部。

神经根疼痛可由颈神经根的牵引损伤或椎间盘突出后的炎症变化或直接压力引起。

手尺侧缘感觉异常、恶心、头晕都是比较常见的症状。

迟发症状很常见。病人可能直到 24 小时(有时高达 96 小时)后才感到疼痛;大多数人在 6 小时内出现症状。挥鞭样损伤的并发症见**表 51.4**。

表 51.4　挥鞭样损伤的并发症

牵涉痛(头痛、手臂痛)
视力问题
眩晕
吞咽困难
抑郁
代偿性神经功能病
椎间盘破裂,使神经根痛加剧
骨关节炎出现症状

加拿大挥鞭样损伤指南(1995 年):
- 一级:颈部疼痛、僵硬或压痛
- 二级:颈部症状+肌肉骨骼体征(如活动范围缩小、点压痛)
- 三级:颈部症状+神经体征
- 四级:颈部症状+骨折或脱位

管理原则

管理的目的是通过关注疾病产生的生理和心理原因,恢复颈部的全方位自由运动而不伴有疼痛。其他目标包括早日重返工作岗位,不鼓励不必要的过度依赖颈圈和活动。

2018 年的一项系统回顾发现,康复预期差、创伤后应激症状和被动应对是任何挥鞭样损伤后慢性颈部疼痛和/或残疾的最一致的预后因素[13]。

治疗

- 建立适当的同理心,用积极、专业的方法培养病人的信心。不要多个专家同时治疗。
- 提供适当的安抚和病人教育。
- 鼓励尽快恢复正常活动。
- 与脚踝扭伤进行类比,两者是类似的伤。
- 告知病人愤怒、沮丧和暂时抑郁的情绪反应是常见的(持续约 2 周)。如有发生创伤后应激的证据,则应为病人提供心理治疗,如认知行为疗法(CBT)。
- "红旗征"需要进行 X 线检查。
- 仅二级和三级损伤需要休息(最多 4 日)。
- 二级和三级使用颈托(限 2 日)。对于四级病人需提供颈圈并进行转诊。
- 使用止痛剂(如对乙酰氨基酚),避免使用麻醉剂。
- 使用非甾体抗炎药试验 14 日(证据不足)。
- 使用低剂量的镇静剂,最多 2 周。
- 转诊至物理治疗师。
- 提供颈部锻炼(尽早)。
- 使用热疗和按摩——"喷雾和拉伸",或冰敷。
- 进行被动运动(而不是操纵)[11]。

恢复期为 1~2 周或长达 3 个月。

(有价值的参考文献:Quebec Task Force Classification of Grades of Whiplash Associated Disorders. 网址:https://www.sira.nsw.gov/.)

颈椎间盘破裂

颈椎间盘破裂(cervical disc disruption)会导致几种不同的综合征。

1. 由于邻近硬脑膜受压而引起的大面积牵涉痛。

注意:椎间盘破裂能够引起牵涉区的疼痛(**图 51.8**),病人有时被诊断为功能性的(例如歇斯底里)。

2. 神经根或神经根疼痛(神经根病)。疼痛分布遵循手臂神经根在皮肤上的感觉分配。

3. 脊髓压迫症(脊髓病)。

神经根病

除了椎间盘突出之外,神经根压力或刺激引起的手

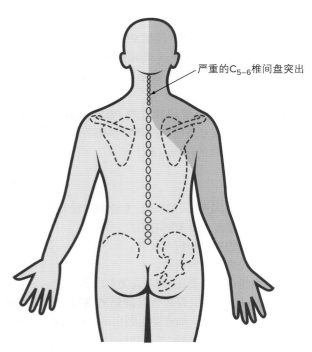

严重的 $C_{5\sim6}$ 椎间盘突出

图 51.8　右侧颈椎间盘病变可能引起的牵涉痛分布区域

臂疼痛,也可能是由与颈椎病相关的骨赘引起的。罕见的原因包括各种肿瘤,涉及脊椎段、脑膜和神经或其神经鞘。继发于神经模式的疼痛下传至手臂,易局限于下颈椎根部,尤其是 C_6、C_7 和 C_8。

1. 颈椎神经根位于各自椎体上方。例如,C_6 节神经根位于 C_5 和 C_6 之间,因此 $C_{5\sim6}$ 椎间盘突出或 $C_{5\sim6}$ 连接处的颈椎病主要影响 C_6 节神经根(**图 51.4**)。

2. 原则上每个椎间盘都伴有对应的一根神经根。

3. 颈椎病和肿瘤往往会导致双侧疼痛(即不止一个神经根受累)。

临床特征

- 颈部剧烈疼痛,沿一侧或双侧手臂向下放射。
- 可能突然疼痛发作,通常是由醒后起床时突然的颈部运动引起的。
- 在前臂,特别是手部感觉异常,90% 的椎间盘突出病人可有此表现[11]。
- 颈部强直,运动受限。
- 夜间疼痛,病人可在夜间痛醒
- 疼痛局限于斜方肌上方,可能出现肌肉痉挛。

辅助检查

- X 线检查(前后位、侧屈和侧伸位,以及观察椎间孔的斜侧位);除非出现危险信号,否则在 6~8 周内不需要进行检查,对诊断或手术都没有用。
- CT 平扫。

- CT 扫描和骨髓造影:可很好地显示结构,但是属于侵入性检查。
- MRI:效果好但昂贵,有时很难区分椎间盘和骨赘。
- 肌电图:可能有助于定位需要手术的病变部位。

治疗

许多人保守治疗有效,特别是椎间盘突出病人。这基本上是一种自限性疾病,大约 10% 的病人在治疗后仍然严重失能[12]:

- 颈部练习。
- 佩戴软颈托,尤其是在白天。
- 止痛剂(根据严重程度给予,见第 28 章)。
- 可使用 1 个疗程的糖皮质激素治疗严重的颈神经根痛,例如,泼尼松每日 30mg,持续 5~10 日,然后逐渐减少到 3 周(治疗依据有限)[10]。
- 镇静剂,特别是在夜间服用。
- 牵引(慎用)。
- 活动应谨慎(禁忌推拿)。

脊髓型颈椎病

有时可能会出现大块或多块骨赘,或出现脊髓受累的椎管狭窄症状[14-15]。常见原因是椎体后部有一团坚硬的物质突出,压迫脊髓和出口孔处的神经根。由此产生的脊髓压迫可能导致几种不同的临床表现,特别是脊髓病,但也包括中央脊髓和前脊髓综合征。对病人进行全面的神经学评估是必要的。

临床特征

- 老年病人,通常为 50 岁以上的男性
- 起病隐匿:症状发作史 1~2 年及以上
- 手指麻木刺痛
- 下肢僵硬
- 步态异常
- 双手麻木,笨拙,尤其是颈部高位损伤
- 上运动神经元(UMN)损伤征:痉挛性无力、张力增加和反射亢进(上肢>下肢)
- 受损的神经功能可以准确地提示损伤平面
- 肠和膀胱功能通常不受影响
  注:下运动神经元(LMN)损伤在病变水平表现为相应体征,UMN 损伤征和感觉改变发生在该水平以下。

病因

- 颈椎病
- 寰枢椎半脱位:类风湿关节炎、唐氏综合征
- 原发性脊髓肿瘤(如脑膜瘤)
- 转移至颈椎→硬膜外脊髓压迫

辅助检查

- MRI
- CT 扫描，脊髓造影（最准确）

☙ 中央型脊髓综合征[15-17]

中央型脊髓综合征（central cord syndrome）这种怪异情况主要继发于颈椎退行性变的人过度伸展损伤后，它导致骨赘同时向前和向后压迫脊髓。

最严重的损伤发生在脊髓的中部，由于神经束的解剖特征原因，脊髓中部的损伤会导致上肢的感觉和运动改变，而下肢功能相对正常。

幸运的是预后良好，大多数病人神经功能恢复良好。

☙ 前索综合征[17]

前索综合征（anterior cord syndrome）发生在过度屈曲损伤时，导致椎体"泪滴样"骨折或椎间盘物质脱出。该综合征也可由粉碎性椎体骨折引起。

它的特点是完全的运动功能丧失和低于损伤水平的疼痛及温度辨别能力的丧失，但深触觉、位置觉和振动觉正常。

因为它可能与脊髓前动脉阻塞有关，早期手术干预以减轻脊髓前部的压力可能会促进恢复。否则预后很差。

☙ 唐氏综合征

唐氏综合征（21-三体综合征）的一个更严重的问题是枢椎齿状突发育不全，导致 C_{1-2} 半脱位和脱位。如果在早期未被发现，这些儿童可能会猝死。如果怀疑患有枢椎齿状突发育不全，可进行颈椎的屈曲-伸展 X 线检查，并需要早期咨询专家意见。

☙ 类风湿关节炎[9,18]

出现颈椎受累现象往往意味着类风湿关节炎已发展至晚期。重要的是要意识到类风湿脊柱病人的齿状突韧带受侵引起的 C_{1-2} 关节不稳定，也是一个潜在的致命性问题。这些病人在全身麻醉和遭遇机动车事故时特别容易出现意外。早期颈椎融合可以防止悲剧的发生，尤其是不恰当的颈椎推拿等。所有严重类风湿关节炎病人必须在大手术前进行颈椎影像学检查，以确定 C_{1-2} 关节正常。屈曲和伸展时的侧位 X 线片可以显示寰椎间隙的距离增加。可以在专科诊所用 MRI 或 CT 进一步评估。

脊髓型颈椎病的治疗

保守治疗（治疗效果高达 50%）[2]
- 佩戴软或半硬颈托
- 对肌肉无力进行理疗
- 镇痛剂和/或非甾体抗炎药

当脊髓病干扰日常活动时，应进行手术。一种方法是 Cloward 法，即颈椎前方入路，切除病变的椎间盘和骨刺，并进行椎体间融合术。手术的目的是防止病情恶化。

转诊时机

- 尽管进行了保守治疗，但手臂仍持续存在神经根疼痛。
- 手臂表现出多个神经根损伤的症状。
- 伴有运动无力的严重症状。
- 脊髓病的表现，如上肢无力、麻木或笨拙。
- 临床或影像学证据，合并有唐氏综合征或类风湿关节炎。事故后的病人影像学检查提示颈椎关节不稳定。

临床要领

- "一个椎间盘———一个神经根"是颈椎的基本解剖特点。
- 病人应坐在诊床上，双腿得到充分支撑，以便检查和移动颈部。
- 警惕患有类风湿关节炎和唐氏综合征的颈椎关节不稳定病人。颈椎推拿等物理治疗很容易造成四肢瘫痪。
- 所有创伤后颈椎急性疼痛情况都应对四肢、括约肌张力和反射进行仔细的神经学检查。X 线片放射学检查是必须的。
- 在意识清醒病人中，颈椎侧弯和侧伸 X 线片有助于诊断伴有或不伴有脊柱骨折的脊柱节段不稳。
- 所谓的挥鞭样综合征（挥鞭样损伤）是排除脊柱骨折或导致不稳定的严重韧带断裂的诊断，即使如此，出于法医学和心理学原因，最好将其称为"颈椎软组织损伤"。大多数"颈椎软组织损伤"在保守治疗后 3 个月内痊愈。如果剧烈疼痛持续存在，可能需要后续检查。
- 颈椎功能障碍是常被忽视的头痛原因。
- 引起肩部疼痛的原因通常是颈椎功能障碍。
- 颈椎拉伤和关节突骨折，尤其是"挥鞭样损伤"很难被认出，并且作为颈部牵涉痛原因经常被忽略。

参考文献

1　Gordon SJ, Trott P, Grimmer KA. Waking cervical pain and stiffness, headache, scapula or arm pain: gender and age effects. Australian Journal of Physiotherapy, 2002; 48(1): 9–15.

2　Cohen ML. Neck pain. Modern Medicine Australia, 1989; November: 44–53.

3　Payne R. Neck pain in the elderly: a management review. Modern Medicine Australia, 1988; July: 56–67.

4　Borghouts JA et al. Cost-of-illness of neck pain in The Netherlands in 1996. Pain, 1999; 80: 629–36.

5　Bogduk N. Neck pain. Aust Fam Physician, 1984; 13: 26–9.

6　Teichtahl A, McColl G. An approach to neck pain for the family physician. Aust Fam Physician, 2013; 42(11): 774–7.

7　Hart FD. *Practical Problems in Rheumatology*. London: Dunitz, 1985: 10–14.

8　Australian Acute Musculoskeletal Pain Guidelines Group, National Health and Medical Research Council. *Evidence-Based Management of Acute Musculoskeletal Pain: A Guide for Clinicians.* Canberra: Australian Government, 2003: 36–43.

9　Global Burden of Disease Study 2013 Collaborators. Global, regional, and national incidence, prevalence, and years lived with disability for 301 acute and chronic diseases and injuries in 188 countries, 1990–2013: a systematic analysis for the Global Burden of Disease Study 2013. The Lancet, 2015; 22: 743–800.

10　Rheumatology [published 2017]. In: *Therapeutic Guidelines* [digital]. Melbourne: Therapeutic Guidelines Limited; 2017. www.tg.org.au, accessed November 2019.

11　Vincent K et al. Systematic review of manual therapies for nonspecific neck pain. Joint Bone Spine, 2013; 80(5): 508–15.

12　Beran RG et al. Serious complications with neck manipulation and informed consent. Med J Aust, 2000; 173: 213–14.

13　Campbell L et al. Psychological factors and the development of chronic whiplash-associated disorder(s). Clinical Journal of Pain, 2018; 34(8): 755–68.

14　Kenna C, Murtagh J. *Back Pain and Spinal Manipulation* (2nd edn). Oxford: Butterworth-Heinemann, 1997: 83–99.

15　Bogduk N. *Medical Management of Acute Cervical Radicular Pain: An Evidence Based Approach.* Newcastle: Newcastle Bone and Joint Institute, 1999: 5–59.

16　Porter RS, Kaplan JL. *The Merck Manual* (19th edn). Whitehorse Station: Merck, Sharpe & Dohme Corp., 2011: 1808–9.

17　Young D, Murtagh J. Pitfalls in orthopaedics. Aust Fam Physician, 1989; 18: 645–6.

18　Zhang T, Pope J. Cervical spine involvement in rheumatoid arthritis over time: results from a meta-analysis. Arthritis Res Ther, 2015; 17: 148.

51

寻找线索——如果手难以伸到臀部的口袋中取出钱包,可能提示冈上肌肌腱完全断裂导致了功能的丧失。如果肩袖完全撕裂,可能会导致病人在晾衣服时,抬高的患肢无法从手抓的晾衣绳上移下。

迈克尔·海斯(Michael Hayes),1996 年(译者注:澳大利亚人,运动医学专家)

肩部疼痛是全科医学中比较常见的,有时也比较复杂的问题。诊断时注意鉴别引起疼痛的疾病是来自肩关节本身,还是来自其他结构,如颈椎(**图 52.1**)、肩锁关节或病变的内脏,特别是心脏、肺和膈下结构。

关键事实和要点

* 几乎所有的肩部组织都由第五颈椎(C_5)神经根支配。C_5 神经分布区域的疼痛可由以下原因引起:
  - 颈椎
  - 臂丛神经的上根
  - 肩锁关节
  - 盂肱关节
  - 肩袖肌群肌腱,尤其是冈上肌
  - 肱二头肌肌腱
  - 软组织(如风湿性多肌痛)
  - 内脏,尤其是由膈神经(C_3、C_4、C_5)支配的内脏
* 引起肩痛的内脏疾病:心脏疾病如心绞痛和心包炎;肺脏疾病,特别是 Pancoast 肿瘤;纵隔疾病;以及膈肌激惹征,如腹腔内出血或膈下脓肿引起。
* 详细询问病史并明确病人的疼痛是由颈部还是肩部引起的。
* 到 50 岁时,大约 25% 的人肩袖存在一些磨损和撕裂,这使得它更易受伤[1]。
* 肩袖疾病很常见,尤其是冈上肌肌腱病变。诊断这些问题最有效的试验是抗阻试验[1]。
* 注射局部麻醉剂和长效类固醇皮质激素对肩关节周围的炎症性疾病有很好的疗效,特别是对冈上肌肌腱病变。它们操作简单,不需要超声引导。
* 诊断通常依靠病史和身体检查。血液检查通常是没有必要的,而且影像学检查的价值是有限的[2]。

注:术语肌腱病变(tendonopathy,tendonosis)比肌腱炎(tendonitis)更合适,因为已经证明过度使用的肌腱的问题,通常是没有炎症性的病理改变。

肩部功能解剖

肩部解剖学特征的实用知识,对于了解引起肩部疼痛或功能障碍的各种疾病是必不可少的。除了肩锁关节,肩部还有两个最重要的功能关节:盂肱关节(GHJ)(主要

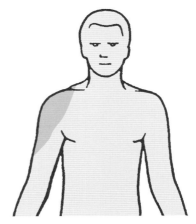

图 52.1 肩关节和下段颈椎(C_5节位)疾病引起的典型疼痛区

关节)和肩峰下复合体(次级关节)(**图 52.2**)。盂肱关节是一个球窝关节,被一个宽松的关节囊包裹。这个关节很容易受到创伤性力量的伤害,并且比想象中更容易发展成骨关节炎。另外两个相关的功能关节是肩胸关节和胸锁关节。

临床上重要的肱骨周围区域位于盂肱关节上方,肱骨头、肩峰所形成的拱形区域,以及厚厚的喙肩峰韧带和喙突之间。这个相对紧凑的空间很好地将肩峰下滑囊和肩袖,特别是脆弱的冈上肌肌腱包围起来[3]。一旦这个空间受到过度摩擦和挤压,很容易使这些组织受伤。

在冈上肌肌腱附着点内侧约 1cm 处,是一个容易发生相对缺血的危险区域,能够影响到肩袖[4],由于肱骨头部对肩袖肌群肌腱产生的压力,这一区域会在手臂内收和外展过程中受到损害。所谓的"撞击间隙"是指肩峰下表面与肱骨头上部之间的空间。这个空间通常很窄(6~14mm),特别是当手臂外展时。

这些因素会导致各种肩袖综合征,包括肩峰下滑囊炎和冈上肌肌腱损伤,也包括二头肌肌腱病变。

诊断方法

诊断策略模型的总结见**表 52.1**。

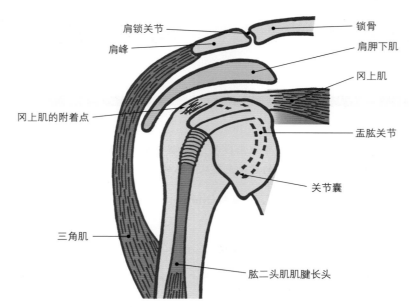

图 52.2   肩关节的基本解剖结构

表 52.1   肩痛的诊断策略模型

概率诊断
颈椎功能障碍（牵涉痛）
肩袖肌肌腱病变 ± 撕裂
粘连性关节囊炎（"冷冻肩"）
肩锁关节疾病
肩关节盂唇撕裂
不能遗漏的严重疾病
心血管疾病
• 心绞痛
• 心肌梗死
肿瘤
• 肺上沟癌
• 肱骨的原发性或继发性肿瘤
严重感染：
• 脓毒性关节炎（尤其是儿童）
• 骨髓炎
腋静脉血栓形成
类风湿关节炎
腹腔内病理状态，例如出血
陷阱（经常遗漏的）
风湿性多肌痛
颈部功能障碍
痛风/假性痛风（罕见）
肩锁关节的骨关节炎
肱二头肌肌腱损伤
翼状肩-肌肉疲劳损性疼痛
七个戴面具问题的清单
抑郁
糖尿病
药物
甲状腺疾病（罕见）
脊柱功能障碍
病人是否试图告诉我什么？
肩部疼痛易受获得性心理定式、抑郁和转换反应的影响（不常见）

概率诊断

导致肩部疼痛最常见的原因（**图 52.1**）是颈椎疾病和肩周炎（如软组织损伤，包括盂肱关节周围的肌腱）。肩关节比较突出的病是肩袖疾患（最常见）和粘连性关节囊炎。冈上肌肌腱受到相当大的磨损和撕裂，并容易发生钙化性肌腱炎和急性撕裂。

不能遗漏的严重疾病

通常，重要的是要排除恶性肿瘤或脓毒性感染，特别是化脓性关节炎和骨髓炎。应记住考虑肺癌（肺上沟癌综合征）、骨髓瘤和骨转移的可能。对于左肩部位的疼痛，必须考虑心肌缺血的可能性。心肌缺血引起的右肩牵涉性疼痛罕见，大约每 20 例只有 1 例发生在右肩。

应留意膈肌和腹内疾病引起的牵涉性疼痛（如胆管、溃疡穿孔、脾脏破裂）。

如果是急性发作的疼痛性肩关节囊炎，那么类风湿关节炎（甚至痛风）的可能性值得考虑。

陷阱

肩部是很容易发生误诊的部位，尤其是来自内脏组织的牵涉痛，但风湿性多肌痛才是真正的陷阱。一个避免误诊的办法是，对于任何出现双侧肩带疼痛并在早晨疼痛加重的老年人（60 岁以上），首先要考虑风湿性多肌痛。

易被误诊的疾病具体包括：

• 肩关节后脱位
• 复发性肩关节不完全脱位
• 缺血性肱骨头坏死（骨折后）
• 肩袖撕裂或退行性变

表 52.2　常见肩部疾病[5]

问题	受影响的结构	典型年龄组/岁	症状	诊断指征
不稳定	盂唇/关节囊	15~35	脱位	有脱位史,有忧虑的表现
僵硬	关节囊	40~60	疼痛,夜间痛,活动受限	外旋活动受限
撞击	肩袖(劳损)	30~60	夜间痛,手臂抬过头顶时疼痛	撞击征
肩袖撕裂	肩袖(尤指冈上肌)	>50	如上段所述	撞击征,外旋活动减弱,冈上肌无力
关节囊炎	盂肱关节囊	50~60	持续的剧烈疼痛、僵硬	失去所有运动
肩锁关节疼痛	肩锁关节软骨	25~45	肩锁关节局部疼痛	Paxinos 征
关节炎	盂肱关节软骨	>70	疼痛,活动受限	捻发音

七个戴面具问题的清单

在七个戴面具问题的清单中,脊柱功能障碍和抑郁是最有可能与肩部疼痛相关的疾病。经常会忽视颈椎病与颈部疼痛的相关程度。

记住,病人对"肩部"疼痛的描述可能包括从肩胛骨下缘到侧颈的任何地方,让他们指出。

糖尿病病人发生粘连性关节囊炎的风险更高。药物也会导致肩部疼痛,因为类固醇皮质激素可导致肱骨头的缺血性坏死,合成代谢类固醇(举重运动员)可导致肩锁关节发生骨质溶解。

常见肩部疾病的归纳见**表 52.2**。

临床方法

病史

在分析疼痛模式时,最好记住导致肩膀疼痛的各种原因(**表 52.3**)。其中,如类风湿关节炎、骨关节炎和痛风引起肩部疼痛的情况相对较少见。

详细询问病史一般能够揭示导致病人疼痛的原因是颈部还是肩部(或两者都有)。询问肩关节活动情况:

- 僵硬和活动受限
- 活动过度或不稳定
- 乏力
- 运动是不平滑的还是平滑的

◀ **肩痛的红旗征**[6]
- 发热(脓毒性关节炎、骨髓炎)
- 皮肤发红或肿胀
- 外伤史(脱位、骨折、肩袖撕裂)
- 炎症性关节炎史
- 既往癌症史
- 手臂的运动或感觉丧失

关键的提问

- 在疼痛开始之前,你有没有受过什么伤,哪怕是很小

表 52.3　肩部疼痛原因(不包括外伤、骨折和脱位)

颈部	– 糖尿病
• 功能障碍	• 类风湿性炎症
• 颈椎强直	– 类风湿关节炎
神经根型颈椎病	– 强直性脊椎炎
	– 银屑病关节炎
风湿性多发肌痛(双侧性)	• 骨关节炎
	• 缺血性坏死
肩锁关节	• 脓毒性关节炎
• 功能障碍	
• 骨关节炎	翼状肩-肌肉劳损性疼痛
	恶性肿瘤
肩部的复杂病变	• 肱骨的原发性或继发性肿瘤
	• 肺上沟癌
关节囊外	
• 肩峰下滑囊炎	牵连痛
• 肩袖疾病	心脏病
– 冈上肌肌腱病变	• 缺血性心脏病
– 冈下肌肌腱病变	• 心包炎
– 肩胛下肌肌腱病变	胆囊
• 肱二头肌肌腱病变	肺脏疾病
囊内(盂肱骨关节)病变	• 纵隔疾病,包括食管疾病
• 粘连性关节囊炎	• 膈肌激惹征
– 先天性的	带状疱疹
– 钝性创伤	

的伤?

- 你晚上会不会痛得睡不着觉?
- 你的脖子有疼痛或僵硬吗?
- 当你穿脱胸罩或用手触摸你的肩胛骨时,你有疼痛或活动受限吗?(表示内旋活动受限并伴有疼痛,同时也说明关节囊也有问题或肩锁关节功能障碍)
- 你在梳头或用手摸头发时有没有困难?(表明外旋活动有问题——冈下肌,也表明有关节囊疾病,例如粘连性肩关节囊炎)
- 你早上醒来的时候疼得更厉害吗?(说明有发炎)
- 你的双肩或臀部周围有没有疼痛?
- 你是否会因为活动,包括举重训练或家务、穿衣或其他活动而感到肩部疼痛?
- 你认为你能用你疼痛的手臂把球用低手抛出 10~20m 远,或将球从头顶上方抛出 20~25m 远吗?
- 你能在不弯曲手肘的情况下将一个装满 2L 液体的

52

容器(如牛奶)举到肩膀的高度(或头顶的高度)吗?
- 你能拎起一个 20~30kg 的重的东西(例如装满东西的行李箱)吗?
- 非甾体抗炎药有缓解作用吗?

身体检查

诊断的基础是对颈椎和肩关节进行全面系统的检查。有关颈椎检查的详细情况见第 51 章。

肩部检查

对于肩部的检查,重要的是了解所有重要肌腱的功能解剖。遵循规则:视、触、动。

肌腱疾病的诊断要通过抗阻活动时的疼痛来确定(**表52.4**)。了解肩袖肌腱在肱骨头的解剖学附着点的知识(**图52.3**),有助于理解肩关节借助这些肌肉进行活动的原理。

表 52.4　肌腱疾病中能够帮助鉴别的抗阻运动

引起肩部疼痛的抗阻运动	涉及的肌腱
1. 外展	冈上肌
2. 内旋	肩胛下肌
3. 外旋	冈下肌
	小圆肌[1]
	肱二头肌[1]
4. 内收	胸大肌
	背阔肌[1]

注:[1]表示作用比较小。

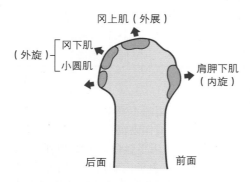

图 52.3　肩袖肌腱在肱骨头部的附着点
资料来源:C Kenna and J Murtagh. Back Pain and Spinal Manipulation. Sydney:Butterworths,1989.

如果是肌腱疾病(肩袖肌腱或肱二头肌肌腱),肩部活动通常只在某一个方向上受限,但如果是肩关节囊炎和肩峰下滑囊炎,那么肩部活动通常在多个方向上都受限。

察看

观察肩关节的形状和轮廓,并比较两侧肩关节。注意观察颈部和肩胛骨的姿势和位置,肩胛骨的位置可以

提供大量的临床信息。注意观察是否存在畸形、肿胀和肌肉萎缩。

触诊

医生站在病人身后,触摸重要的结构部位,如肩锁关节、肩峰下间隙、冈上肌肌腱群和肱二头肌长头。肩峰下滑囊是容易发生局部炎症的部位。另外,要触摸冈上肌和冈下肌来判断是否存在肌肉痉挛和疼痛触发点。应该触诊腋窝来检查是否存在淋巴结病变。

关节活动

肩关节的运动比较复杂,包括肩胸关节和盂肱关节,这两个关节在肩关节活动中发挥大约 50% 的作用。关节囊疼痛的重要体征可以通过让手臂做屈曲、外展、外旋和内旋等活动来获得。

在检查每个方向的活动时要注意以下几点:
- 活动范围
- 疼痛再现时的体位
- 病人的假动作
- 肩胸关节的旋转

在进行活动能力检查时应该进行双侧检查,如果可能的话,需要两侧同时进行。

寻找撞击征,这是肌腱"卡住"骨头而短暂中断自由活动的征兆。

1. 主动运动

- 前屈(向前抬起)180°
- 后伸(向后抬起)50°

让病人手掌向内,将上肢向上抬起达到 180°,使上肢在头顶上方处于竖直状态,然后向后移动穿过该平面。

- 外展 180°
- 内收 50°(从中立位开始)

外展是由三角肌(前 15°)启动的,只有当手臂充分外旋转时才能进行外展。这是一个主要的盂肱关节和肩胸关节共同作用的活动,正常情况下应达到 180°,如果活动受限,就需要进一步鉴别是关节哪些组成部分的异常。鉴别诊断可以通过固定肩胛骨,用一只手抓住肩胛下角并观察每个关节活动程度和范围来进行(正常情况下,盂肱关节的活动范围为 85°~100°)。找出开始出现疼痛的角度范围,通常这个范围是在外展 60°~120°(**图 52.4**)。

引起这个疼痛最常见的原因是冈上肌肌腱病变。其他原因包括冈下肌肌腱病变和肩峰下滑囊炎(中度)。

- 内旋 90°
- 外旋 90°

在进行旋转活动能力的检查时要求的姿势是:上肢位于体侧,肘关节屈曲 90°,掌心向内,当手向外移动时可测试外旋功能,当手向内移动贴近腹部时可测试内旋功能。

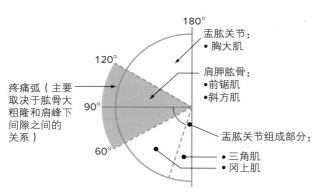

图 52.4 疼痛弧综合征

2. 抗阻运动[3]

抗阻运动(肌肉的等长收缩)是测试滑囊炎的重要方法,并且可以发现肩关节周围肌肉附着点的压痛点,任何肩部的检查都离不开这些肌肉(表 52.4)。

外展(冈上肌测试):病人上肢外展至不到 15° 时,检查者用手去对抗病人肩关节外展活动,持续 5 秒。将两侧情况进行对比,并注意病人疼痛是否再现。

对于冈上肌撞击的检查,有一个更好、特异度更高的试验就是上肢上举过程中的抗阻试验,即上肢处于"倒罐头"的姿势(外展 90°,与水平成 30° 角屈曲,完全内旋)下进行。

内旋(肩胛下肌试验)。检查者站在病人身后,用手抓住病人腕关节的掌心面(病人上肢位于体侧,肘关节屈曲90°),然后病人能将前臂内收来对抗阻力。

外旋(冈下肌试验)。检查者和病人采用与内旋检查相同的姿势,检查者抓住病人前臂靠近腕关节处掌背面,让病人向外推,将前臂作为一个杠杆而来外旋转。这项测试在 C$_5$ 神经根损伤时也表现为阳性。

3. 特殊检查

冈上肌/冈下肌快速鉴别试验。一个能够帮助医生对引发疼痛的原因进行鉴别诊断的快速测试方法是"拇指向上/拇指向下"外展测试。对冈上肌的检查是让病人在拇指指向上方的同时外展,对冈下肌的检查则是让病人在拇指指向下方的同时外展。

肱二头肌长头测试。最好的检查方法是肘关节成直角,前臂旋后,在阻力下手臂向上抬高(Speed 测试)。阳性表现是肱二头肌间沟区出现疼痛。另一个有用的检查是检查者握住病人的腕部,让病人做对抗阻力的旋后动作(Yergason 试验)。

臂丛压力试验。这一系列动作由 Elvey 设计[7],用来检查神经根和臂丛鞘膜,但不能检查颈神经和盂肱关节。意外事故中偶尔会伤到颈神经根的上干。因此这项测试是一种有效的鉴别诊断试验。

用来检查冈上肌损伤的撞击试验,见本章后文所述。

辅助检查

肩痛偶尔会受益于适当的检查,包括:

- 红细胞沉降率(尤其是风湿性多肌痛)/C 反应蛋白
- 类风湿因子与抗环瓜氨酸肽抗体
- 血尿酸(适用于急性疼痛)
- 心电图(如果怀疑缺血性心脏病)
- 放射线检查:
  - 对肩部的特定部位进行 X 线检查——肩锁关节,盂肱关节腋位片(检查骨关节炎的最好角度)
  - 颈椎和胸部 X 线检查(如果与疼痛有关)
  - 放射性骨扫描:检查骨肿瘤
  - 肩关节腋位片(用来检查肩关节后脱位)
  - 高分辨率超声检查:伴随着现代技术的发展,这个检查越来越适用于评估肩袖损伤引起的肩部疼痛,特别是肩袖撕裂和滑囊炎,尤其是在考虑进行手术的情况下
  - 肩关节造影(注意假阴性)
  - CT 扫描(选择性应用)
  - MRI:是一个很有用的影像学检查方法,但除了肩关节不稳定之外,一般不作为常规检查
  - 关节镜检查

肩顶痛

引起肩顶痛(shoulder tip pain)的原因包括局部肌肉骨骼创伤或炎症,也可能是由血液或腹膜腔内的其他刺激物引起的。肩部活动后疼痛不变的相关原因包括:

- 消化性溃疡
- 膈肌激惹征(如肺炎)
- 内脏破裂(如溃疡穿孔)
- 腹腔内出血(如脾破裂)
- 气胸/肺炎
- 腹腔镜检查后(腹膜内积气)
- 心肌梗死/心包炎
- 宫外孕
- 胆囊病

儿童的肩部疼痛

儿童肩痛并不是常见的问题,但以下几点需要考虑:

- 脓毒性关节炎/骨髓炎
- 游泳者肩(冈上肌功能障碍)

🏊 游泳者肩

虽然游泳者肩(swimmer's pain)发生在成人身上,但

52

肩部疼痛是青少年(12 岁以上)游泳者的最常见主诉。美国学者分别对高校和国家队的游泳运动员进行研究,结果显示 40%~60% 的游泳者曾经历过严重的肩痛[8-9]。

游泳者肩是一种肩袖肌腱病变,与游泳时肩胛骨不正常的体位及颈胸部功能障碍有关,通常发生在冈上肌腱区。手臂外展时,肱骨大结节会压迫冈上肌腱无血管区,内收时缓解。游泳者的肩部每天要进行上述动作上千次,因此这个脆弱区域很容易与喙肩韧带发生撞击,从而出现撞击综合征。这个症状会随着压力的持续和年龄的增长而不断加重[10]。

管理

- 重要的是早期发现
- 与教练一起调整训练计划
- 考虑改变运动技巧
- 每次游泳之后用冰块冷敷
- 应用非甾体抗炎药
- 避免应用类固醇皮质激素注射
- 应用物理疗法来增强肩胛骨的稳定性及颈胸部的活动能力

成人的肩部疼痛

通常,很多肩部问题都会随着年龄的增长而出现。老年人肩痛的特点如下:

- 风湿性多肌痛(发病率随年龄增加而增大)
- 冈上肌撕裂和持续性肌腱炎
- 其他肩袖疾病
- 粘连性关节囊炎引起的肩部僵硬
- 肩锁关节和盂肱关节的骨关节炎
- 伴有牵涉痛的颈椎功能障碍
- 肱骨头缺血

因为肩袖会随着年龄的增长而逐步退化。所以肩袖撕裂在老年人群中的发病率比较高,而且大多数病人没有临床症状。

肱骨头缺血

当肱骨近端发生严重的骨折时很容易出现肱骨头缺血(the avascular humeral head)。当遇到某些特殊风险时,应根据经验预料到肱骨近端骨折的发生。及早进行肱骨头置换手术可以有效缓解肩部疼痛,并且可以使肩部功能得到很好的恢复。一旦发生肱骨头碎裂,关节囊就会发生继发性挛缩。如果这时才进行肱骨头置换,那么肩关节的功能就很难实现完全恢复。因此专家认为任何年龄段的病人发生肱骨近端粉碎性骨折时,及早进行肱骨头置换手术都是最佳的选择。及早进行肱骨头置换手术可以改善肩关节功能的恢复效果[11]。

🏃 肩袖肌腱病变[6]

肩袖肌腱病变(rotator cuff tendonopathy),也被称为"肩峰下撞击综合征",是导致肩部疼痛的最常见原因。它可能与炎症(肌腱炎)、肌腱撕裂(变性)、钙化、淀粉样变性或肩峰下撞击有关。可能是肩袖肌腱中的某一条肌腱,通常是冈上肌,或涉及更多的肩袖肌腱。这个疾病常见于从事运动事业的年轻人,而且是手经常伸过头顶的运动;此外也见于 50 岁以上的老年人,他们是常发生肩袖撕裂的人群。诊断通常依靠病史和身体检查。肩袖疾病和关节囊炎的对比如表 52.5 所示。

表 52.5　是肩袖疾病还是关节囊炎?[11-12]

项目	肩袖疾病	粘连性关节囊炎
疼痛	通常很严重	通常非常严重
	夜间疼痛	夜间疼痛
	无法在患侧入睡	无法在患侧入睡
诱发因素	逐渐的或突然的	通常是渐进式的
活动	起病急骤提示钙化性肌腱炎	
	疼痛弧	所有方向都很僵硬
	因某些动作而加重	

冈上肌肌腱病变

冈上肌肌腱病变(supraspinatus tendonopathy)的程度可以很轻微,也可以非常严重。严重的情况通常包括肌腱钙化(钙化性肩周炎),本病起病急骤,可迅速累及肩峰下滑囊(肩峰下滑囊炎)。

撞击试验[5]

撞击试验是检查冈上肌损伤的有效方法,因为试验时可以对肩袖和肩峰下滑囊形成撞击。其中一个试验就是"倒罐头"的对抗试验。让上肢处于"倒罐头"的位置(外展 90°,与水平面成 30°,完全内旋)。嘱病人抬高手臂以对抗检查者对病人上肢施加的下推力量。这个试验也可以检查冈上肌的力量。在盲法试验中,它对冈上肌腱炎的灵敏度为 90%,特异度为 54%[13]。另一种是"下臂"测试,即手臂外展到 90°,病人被要求以可控的方式缓慢下降手臂。阳性的结果是伴随或不伴随疼痛的突然下降。撞击试验也可以在上肢处于外旋的状态时进行,要求上肢外展 90° 并且外旋。其他试验包括 Neer 试验和 Hawkin 试验[6]。

治疗[12]

系统回顾的资料尚缺乏足够的信息,不能为治疗方案提供令人信服的依据[14]。对于止痛,口服对乙酰氨基酚是一线用药,如果不够,可以单独或联合使用非甾体抗炎药。而类固醇皮质激素的局部注射和物理治疗可以扩大肩部活动范围。有经验的治疗师认为,腱膜和肩峰下注射类固醇皮质激素对某些病人是有效的。

- 在急性疼痛阶段要休息
- 应用镇痛药和非甾体抗炎药(持续应用 4 周时间)
- 腱膜或肩峰下注射(在超声检查没有发现撕裂伤的前提下)
- 物理治疗一个有效的方法,包括肩胛骨稳定练习和肩袖强化练习
- 手术治疗,3~6 个月后考虑,通常是肩峰下减压术,有时会切除钙质

注射技术

渗透到肩峰下空间是一个简单的过程,一旦掌握,通常很简单。通过三角肌横向进入肩峰下方的空间进针,如果肩峰太高,骨性肩峰会阻碍进针,那么可将其角度降低。压下柱塞时应该没有阻力,并且几乎是无痛的。

一旦掌握了通用注射,理想的注射要求定位注射到肌腱上。而不是广泛浸润整个肩峰下间隙。一般来说,这个治疗在肩部不适(通常很严重)1~2 日的时候应用,效果会很显著。这个肌腱起始于肩峰下,附着在肱骨大结节上所以很容易在前外侧触摸到。对这个肌腱的识别也可以通过下压肩部来实现:将上肢下拉,然后进行肩部的外旋和内旋活动。这样的手法可以帮助检查者对肌腱进行定位。

注射方法

- 识别并标记肌腱的位置。
- 让病人的上肢放在背后,用手背触摸腰部远端。这样可以使上肢处于理想的内旋状态并且将肱骨头朝前。
- 将一个长 32mm 的 23 号针沿肩峰下肌腱边缘插入,并且在肩峰下肌腱周围注射(图 52.5),如果遇到肌腱阻力很大时,将针轻轻抽回以确保针位于腱鞘内。

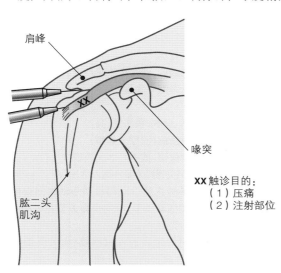

XX 触诊目的:
（1）压痛
（2）注射部位

肩峰

喙突

肱二头肌沟

图 52.5 冈上肌肌腱病变的注射部位

- 推荐注射药物的剂量是可溶性或者长效类固醇皮质激素 1ml 和 1% 利多卡因 5ml 的混合溶液。

持续性冈上肌肌腱病变

当存在下列 3 个因素时要考虑有持续性冈上肌肌腱病变(persistent supraspinatus tendinopathy)的可能,所有这些因素都可能被转诊进行手术:

1. 肩峰下间隙变窄。需要通过分离增厚的喙肩韧带来给肩峰下间隙减压。此方法(行或未行肩峰成形术)适用于那些疼痛超过 12 个月的病人,甚至可用于年轻病人。

2. 肩袖肌腱撕裂或变性。在中年和老年病人中,持续性的肌腱炎常常是由肩袖肌腱撕裂和变性却没有发现造成的,这是一种被低估的情况。手术的目的是修复早期的撕裂。

3. 肌腱钙化。这个问题一般都能够得到解决,但有时候也需要进行外科手术治疗。

冈上肌肌腱病变(肩峰下撞击)的典型疼痛症状描述

部位	肩关节周围以及上肢外缘;三角肌起始点上方
放射	疼痛放射到肘部
特点	搏动性疼痛,可能很严重
频率	持续的疼痛,白天和晚上都会痛
持续时间	持续性的
诱发因素	逐渐的或突然的,肩部肌肉紧张时(如牵着狗散步,在车底修车,上肢从下垂状态向外伸展时)
停止因素	无
使病情加重的因素	特定的动作,如穿衬衫的动作,上厕所的动作,压迫肩膀(无法入睡)
缓解措施	只有镇痛剂能缓解
其他相关特征	疼痛触发点在冈上肌起点的上方
检查(典型特征)	– 外展对抗活动时疼痛
	– 疼痛弧
	– 撞击试验阳性
	– "倒罐头"体征阳性
诊断	高分辨率超声检查

其他肩袖损伤

病人可能主要表现出肩胛下肌或冈下肌损伤的体征,或者是 2 个或 3 个肌腱损伤的混合表现,其中包括冈上肌。这种情况的表现可能会与轻微的粘连性关节囊炎相似,因此检查是很重要的,如超声检查。

管理

采用后入路,肩峰下间隙注射 1ml 类固醇皮质激素和 2~3ml 1% 的局部麻醉药。注射局部麻醉药对伴随或不伴

随肩峰下滑囊炎的多个肩袖肌腱损伤都有很好的效果。建议相对多休息。

方法

病人端坐,医生通过从后方触诊就可以找到肩峰脊内侧与肱骨头之间的很大的后间隙。将针(23 号,长 32mm 或 38mm)插至肩峰下间隙推注液体时,应无阻力感。

肩袖撕裂

无临床症状的肩袖撕裂(rotator cuff tears)很常见,在 40 岁以下的人群中出现这种情况的概率是 4%,而在 60 岁以上的人群中发病率可达 50%。很大一部分病人会随着时间的推移逐步出现症状。向病人解释"肩袖劳损而非撕裂",就如同足后跟部的袜子磨破了。

诊断要点:同时存在以下 3 个体征时特异度达 98%[15]。

- 冈上肌功能减弱
- 外旋能力减弱
- 撞击(外旋时或内旋时或外旋和内旋都存在)

如果是一个 60 岁以上的病人,上述 3 个试验中有 2 个表现为阳性,那么存在肩袖撕裂的可能性是 98%。

🔥 肩峰下滑囊炎

肩峰下(三角肌下)滑囊炎(subacromial bursitis)是肩周炎中更加严重的一种,可能需要住院治疗来控制疼痛发作。它是唯一以局部压痛为标志性体征的肩关节周围的炎症疾病。

管理

- 强效镇痛药(如对乙酰氨基酚和可待因)。
- 肩峰下注射 5~8ml 局部麻醉药到滑囊内或滑囊周围。同时立即在病变的中心位置注射 1ml 的类固醇皮质激素(长效)。

🔥 粘连性关节囊炎[12]

粘连性关节囊炎(adhesive capsulitis)是一种影响盂肱关节的急性炎症,会发展为纤维化和萎缩。这个疾病可能累及部分关节或全关节,是导致"冷冻肩"的常见原因,可能无任何诱因而发生,或者由既往损伤演变而来。鉴别诊断包括单关节的类风湿关节炎、结晶性关节病如痛风以及脓毒性关节炎。糖尿病病人发生本病的可能性更高。本病较为常见,据估计,普通人群中的发病率为 2%~5%,糖尿病病人的发病率则为 10%~20%[16]。12% 的人双侧发病。

粘连性关节囊炎一般有三个阶段[16]:

1. "开始冰冻,完全冰冻,开始融解":这个阶段是炎症疼痛期,持续时间为 2~9 个月。

2. 纤维增生收缩期,持续时间为 4~12 个月。

3. 部分或完全缓解期,持续时间为 5~26 个月。

治疗

保守治疗包括物理治疗是最好的做法。

对于止痛,选择对乙酰氨基酚、对乙酰氨基酚联合非甾体抗炎药或单独服用非甾体抗炎药(权衡风险)。对于剧痛,口服类固醇皮质激素可迅速缓解疼痛,改善功能,并可提供持续的益处。典型的剂量是泼尼松龙每日 30mg,口服,连续 3 周,然后在接下来的 2 周内逐渐减少剂量并停止[17]。

粘连性关节囊炎可持续至少 18~24 个月(恢复活动的时间平均为 30 个月),并且疾病常是自限性的,可以通过关节内注射类固醇皮质激素来治疗,但治疗效果不佳。对于严重的持续性疼痛,一种注射疗法是液体膨胀疗法,用大量无菌生理盐水溶液(用来撑开关节囊),无菌溶液中可以加入类固醇皮质激素。进行液体膨胀治疗时应该缓慢进行,一直到液体进入肩峰下和喙突下滑囊中并听到"砰"的一声为止。另一个很重要的治疗方法是关节镜下切断粘连组织,选择治疗方法的原则是:如果肩关节非常僵硬,就用关节镜检查并治疗;如果肩关节活动较好,就用膨胀法来治疗。主动活动非常有助于肩关节功能的恢复。如果不进行治疗,约有 50% 的粘连性关囊炎病人的肩关节功能将不能得到完全恢复。

通过系统综述得到的最新证据表明:液体膨胀疗法和关节内注射药物疗法都可能是有效的[12,18]。

急性期的运动可能会加剧疼痛,但当疼痛缓解时,温和的活动计划是有用的。如果僵硬持续存在,在麻醉或者关节镜下实施粘连清创术可能会有帮助[19]。

粘连性关节囊炎典型的疼痛表现

通常影响 40 多岁、50 多岁和 60 多岁的人。

部位	肩关节周围和手臂外侧
疼痛的放射范围	放射到肘关节
性质	深部搏动性疼痛
频率	持续的疼痛,白天和晚上都存在(严重病例)
持续时间	持续性
发作	无诱因的,通常是循序渐进的,疼痛能将病人从睡眠中唤醒
停止	无
加重因素	活动、穿衣、梳头发、高温
缓解因素	只有镇痛药(部分缓解)
其他相关表现	上肢僵硬,或者是冰冻表现
检查(典型特征)	-"冷冻肩"(部分病人会出现)
	- 各种主动活动和被动活动时出现疼痛和活动受限,特别是肩关节在运动中受牵拉时
	- 对抗阻力时没有疼痛(病人会用肩胛骨-肱骨活动来代偿)
诊断	高分辨率超声检查(X 线片正常)

52

肱二头肌肌腱病变

肱二头肌腱病变（bicipital tendonopathy）是一种损伤，比如肱二头肌长头的磨损或撕裂，这些都会导致肩前部的疼痛。重要的体征包括关节屈曲的抗阻试验、肘关节屈曲至 90° 时抵抗旋后（Speed 试验），以及前臂内旋时（Yergason 试验）出现疼痛。如果关节囊内也受到影响，则可能会出现一个疼痛弧，因此我们常把这个疾病与肩袖损伤相混淆。在肱二头肌间沟内沿着肌腱的走向触诊时，有时会引出压痛点。当上肢外旋时，压痛点最容易发现。大多数肩关节的主动活动，特别是外旋活动会诱发疼痛。

肱二头肌肌腱病变多见于青少年与中年人，常常伴随慢性重复性的劳损而发生（如家庭装饰、重量训练、打网球、自由泳、板球和棒球投球）。可能会发生的两个并发症是肱二头肌间沟外肌腱的完全断裂和半脱位。

治疗方法是注射类固醇皮质激素药物及局部麻醉药至肱二头肌间沟内最大压痛点处（**图 52.6**）。通常，这种方法适用于严重的损伤。

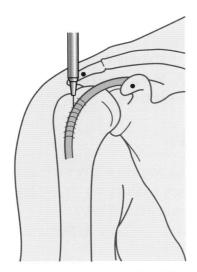

图 52.6　肱二头肌腱疾病的注射部位

肱二头肌肌腱断裂

肱二头肌的长头肌腱断裂（rupture of the biceps tendon）常发生于老年人。可能是无任何诱因而发生，也可能是在手伸出上举或下落的过程中发生。病人通常感觉到一种撕裂性的或突然折断般的肩部疼痛，肩关节部位会很痛并且无法活动。上臂会出现明显的淤青和肿胀，这是由肱二头肌肌腹卷曲造成的，这种情况在肘关节屈曲时更明显。通常不需要给予积极治疗，但对于那些年轻活跃的，特别是从事力量性运动的病人，需要进行手术治疗。在负重或类似负荷的情况下，可能会发生附着在桡骨上的远端肌腱（短头）断裂，肘部有瘀伤。

风湿性多肌痛

对那些表现为双侧肩带部疼痛和僵硬的老年病人（大于 50 岁），考虑到风湿性多肌痛（polymyalgia rheumatica）十分必要。这种情况可伴或不伴骨盆带肌的疼痛。风湿性多肌痛在流感样疾病之后出现。病人会抱怨疼痛引发的痛苦，而且他们看起来也很没有精神。在身体检查无异常时，风湿性多肌痛病人有时会被误诊为"风湿病"或"纤维组织炎"。

风湿性多肌痛的典型的疼痛表现

部位	肩部和上臂（图 52.7）
放射范围	向下颈部
性质	剧烈的疼痛
频率	每天发作
持续时间	持续性，但是下午和晚上更容易发作
发作	疼痛极度剧烈时可以让病人从熟睡中醒来
停止	无
加重因素	躺在床上，不活动
缓解因素	活动（稍微缓解）
其他相关表现	严重的肌肉晨僵，萎靡不振；伴或不伴体重减轻，抑郁
诊断	红细胞沉降率大幅升高（可以是正常的）
治疗	类固醇皮质激素可以显著缓解症状，但长期管理有副作用；定期随访和支持是必要的（见第 21 章）

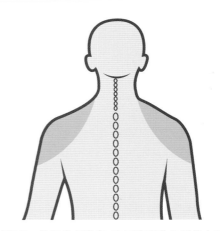

图 52.7　风湿性多肌痛：肩周疼痛的典型分布区域

肩关节后脱位

肩关节后脱位（posterior dislocation of the shoulder）是一种很少见的肩关节不稳定表现形式，常常会被误诊。第一次视诊时，肩部外形可能没有明显的异常情况。通常是与运动有关的，但考虑到这个条件如果病人有电击或强直性阵挛发作的病史，就要考虑到肩关节后脱位的可能。最主要的临床体征是肩关节外旋活动受限并伴有疼痛，通常外旋活动完全受限。外伤后常规的肩关节 X 线检查应该包括"腋窝贯通扫描"检查。这样才能提供明确的诊断依据。及早进行诊断和管理能够预防坏结果的发生,甚至可能避免一次诉讼[15,20]。

周期性半脱位

肩关节周期性地向前或向下半脱位,或者是向前下半脱位,可能比肩关节的周期性完全脱位更常发生,但周期性半脱位(recurrent subluxation)常常被误诊。病人主诉将上肢举过头顶时突然感到肩部无力,甚至无法活动,这种情况只持续几分钟,这时就应该考虑本病。

当进行仔细的肩关节压力测试时,半脱位表现明显。空气对比关节造影术是最好的检查方法。年轻病人如果经保守治疗无效后,可以采用手术治疗,通常能取得较好的效果。

盂唇损伤[4,7]

盂唇是附着在关节窝边缘的环状纤维组织,为盂肱关节提供了容纳空间,同时也增强了盂唇关节的稳定性。盂唇损伤(glenoid labrum injuries)可以分为上盂唇前后部(SLAP)的损伤或非 SLAP 损伤。进一步划分则可分为稳定性损伤和非稳定性损伤。

评估这些损伤的测试是 O'Brien、Crank 和 Speed 试验(参考网络视频)。

非 SLAP 损伤包括退化、开瓣样和垂直性的盂唇撕裂,以及不稳定性损伤如典型的 Baukar 损伤,在这种情况下,盂唇和关节囊与关节窝边缘分离(见第 124 章)。

肩部不稳定[5,17]

周期性的肩关节不稳定(shoulder instability)可以分为以下三个主要类型:

1. 存在复合关节普遍松弛趋势的情况。包括肩关节和所有经轻微伤害就发生分离的关节。这种情况下手术治疗效果很差,主要的治疗方法就是通过物理疗法来增强肌肉的稳定性。

2. 伴随创伤的情况。包括盂唇前侧撕脱(Bankar 损伤)。物理疗法不太有效。病人经常要求采取手术方法来进行修复。

3. 伴随慢性肩袖肌腱病变或撞击并发展为轻微不稳定的情况。首先转诊到运动学医生或物理治疗师那里,让他们进行评估和管理,初期最好保守治疗。

"忧虑"测试是用来证明创伤后精神性肩关节前脱位诊断的重要方法。在进行这个测试时,病人处于仰卧位,上肢外旋,肘关节屈曲 90°。当病人表现出对肩关节脱位的忧虑,而不是对疼痛的忧虑时,诊断更加可靠。

盂肱骨关节骨关节炎

盂肱骨关节骨关节炎(osteoarthritis of the glenohumeral joint)常常伴随局部损伤、长期存在的肩袖损伤和各种手术治疗而发生。肩关节会出现僵硬,并且在各个方向上的活动都受限。X 线片检查能够显示出典型的骨关节炎改变。治疗方法包括基本的镇痛药治疗和短期应用非甾体抗炎药,并配合锻炼来增强肩关节的活动能力。通常病人都能够通过上述方法自我管理好肩关节的骨关节炎,但当出现严重的疼痛和关节僵硬时,就应该考虑进行关节成形术或关节置换术。

肩锁关节骨关节炎

肩锁关节骨关节炎(acromioclavicular disorders)通常是创伤性的,由直接打击或手臂被束缚时跌倒肩部直接着地造成,或者是退行性的,多发生在建筑工人、运动员(特别是赛船运动员)及老年人身上。当病人躺于患侧时会发生夜间痛。肩锁关节的运动范围不受限,但在完全抬高时会感到疼痛。肩锁关节上的穴位压痛是肩锁关节病理状态的典型表现。Bell-van Riet 测试是诊断性的。检查肩锁关节疼痛的一个关键试验就是 Paxinos 征,当检查者将一只手放在病人的肩峰背面,另一只手放在锁骨上进行挤压时,如果引发疼痛视为 Paxinos 征阳性。一般的病人,可以通过休息和应用镇痛剂来进行治疗。遵循 Rockwood 对肩锁关节损伤的分类。对于那些病情顽固或严重的病人,则需要通过关节内注射类固醇皮质激素药物来进行治疗。如果这些治疗措施都无效,那么可以通过切除锁骨外端来缓解疼痛。

转诊时机

- 顽固性的夜间疼痛并伴有肩关节僵硬。
- 顽固性的冈上肌肌腱病变;考虑有肩袖撕裂或退化的可能,特别是那些老年病人。
- 顽固性的肩关节活动受限,如身体前屈时动作受限(表明关节囊挛缩)。
- 顽固性的冈上肌肌腱病变或其他肩袖疾病,因为通过喙肩韧带分离合并或不合并肩峰成形术来对肩峰下间隙进行减压可以达到很好的治疗效果。
- 确诊或怀疑存在肩关节后脱位——最常被漏诊的主要关节脱位。
- 确诊或怀疑存在周期性不完全脱位或肱骨头缺血。
- 儿童的肩关节不稳定。
- 不能通过改变运动技巧和训练日程得到缓解的"游泳者肩"。
- 严重的盂肱关节骨关节炎(常常是由严重的创伤导致),考虑进行关节置换。
- 严重的肩锁关节或盂肱骨关节骨关节炎。

52

临床要领

- 考虑到颈椎功能障碍,特别是 C_{4-5} 和 C_{5-6} 节段,是导致肩痛的原因之一。
- 肌腱炎和滑囊炎很难治疗,往往会持续几个月。一次位置合适的局部麻醉剂和类固醇皮质激素注射可能会起到快速而持久的缓解作用。
- 用撞击试验,包括"倒罐头"试验来检查冈上肌障碍(包括游泳者肩)。
- 一位以双侧肩带疼痛为症状的老年人,在得到其他诊断依据之前考虑为风湿性多肌痛。类固醇皮质激素的缓解效果是显著的。虽然是双侧的,但它可能开始时是单侧的不适。
- 颈椎功能障碍可以与肩关节功能障碍并存。
- 临床症状与肌腱损伤程度或失效之间的相关性是不可靠的[16]。

参考文献

1 Sloane PD, Slatt LM, Baker RM. *Essentials of Family Medicine.* Baltimore: Williams & Wilkins, 1988: 242.

2 Buchbinder R. Acute shoulder pain: an evidence based management approach. Course Proceedings: Monash Update Course for GPs, November 2013.

3 Kenna C, Murtagh J. *Back Pain and Spinal Manipulation* (2nd edn). Oxford: Butterworth-Heinemann, 1997: 109–33.

4 Rathburn JB, Macnab I. The microvascular pattern of the rotator cuff. J Bone Joint Surg Br, 1970; 52B: 540.

5 Murrell G. Shoulder dysfunction: how to treat. Australian Doctor, 17 December 2004: 23–30.

6 Shanahan EM, Buchbinder R. The painful shoulder. Medicine Today, 2009; 11(9): 73–9.

7 Elvey R. The investigation of arm pain. In: Grieve GP, *Modern Manual Therapy of the Vertebral Column.* London: Churchill Livingstone, 1986: 530–5.

8 McLean ID. Swimmers' injuries. Aust Fam Physician, 1984; 13: 499–500.

9 Dominguez RH. Shoulder pain in swimmers. The Physician and Sports Medicine, 1980; 8: 36.

10 Young D, Murtagh J. Pitfalls in orthopaedics. Aust Fam Physician, 1989; 18: 645–8.

11 Hermans J et al. Does this patient with shoulder pain have rotator cuff disease?: The Rational Clinical Examination systematic review. JAMA, 2013; 310(8): 837–47.

12 Limb conditions [published 2017]. In: *Therapeutic Guidelines* [digital]. Melbourne: Therapeutic Guidelines Limited; 2017. www.tg.org.au, accessed October 2018.

13 Holtby R, Razmjou H. Validity of the supraspinatus test as a single clinical test in diagnosing patients with rotator cuff pathology. Orthop Sports Phys Ther, 2004; 34(4): 194–200.

14 Barton S, ed. *Clinical Evidence.* London: BMJ Publishing Group, 2001: 850–63.

15 Murrell GAC, Walton JR. Diagnosis of rotator cuff tears. The Lancet, 2001; 357: 769–70.

16 Robinson CM et al. Frozen shoulder. J Bone Joint Surg Br, 2012; 94(1): 1–9.

17 Buchbinder R et al. Short course prednisolone for adhesive capsulitis (frozen shoulder or stiff painful shoulder): a randomised, double blind, placebo controlled trial. Ann Rheum Dis, 2004; 63(11): 1460–9.

18 Buchbinder R et al. Arthrographic joint distension with saline and steroid improves function and reduces pain in patients with painful stiff shoulder: results of a randomised, double blind, placebo controlled trial. Ann Rheum Dis, 2004; 63(3): 302–9.

19 Page MJ et al. Manual therapy and exercise for adhesive capsulitis (frozen shoulder). Cochrane Database Syst Rev, 2014; Issue 8: Art No. CD011275.

20 Sher JS et al. Abnormal findings on magnetic resonance images of asymptomatic shoulders. J Bone Joint Surg Am, 1995; 77: 10–15.

52

第53章　手臂和手部的疼痛

手疼,最好查查脖子,嘿!别忘了脖子!

骨外科医生告诫学生,1965年

手臂和手部的疼痛是全科诊疗过程中常见的问题,尤其多见于中年人和老年人。

手臂和手部疼痛的原因概述

由颈椎和肩关节疾患导致的疼痛可沿手臂向下放射。尽管肩关节疾患引起的疼痛(由 C_5 神经支配)通常不会放射到肘部以下,但颈神经根病引起的疼痛可以放射到手臂的远端。

图53.1 列举了引起手臂痛的重要原因。当病人出现沿

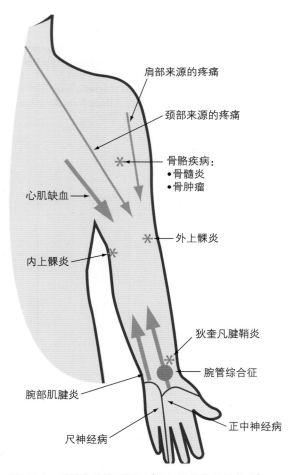

肩部来源的疼痛

颈部来源的疼痛

骨骼疾病:
•骨髓炎
•骨肿瘤

心肌缺血

外上髁炎

内上髁炎

狄奎凡腱鞘炎

腕管综合征

腕部肌腱炎

尺神经病

正中神经病

图53.1　手臂痛的重要原因(不包括外伤和关节炎)

左臂内侧向下放射的疼痛时,必须考虑心肌缺血的可能性。

肘部软组织疾病非常常见,尤其是网球肘(tennis elbow)。网球肘分为两种类型:"反手网球肘"即外上髁炎(lateral epicondylar tendinopathy)和"正手网球肘"即内上髁炎(medial epicondylar tendinopathy),后者也被称为高尔夫球肘或投手肘。

其他重要的肘部疾病还包括肘关节炎症性疾病,例如类风湿关节炎、骨关节炎,以及可能是继发于反复的创伤、痛风、类风湿关节炎或感染的鹰嘴滑囊炎(olecranon bursitis)。

另外一组重要的疾病是腕关节周围的局部疼痛综合征,包括常见的狄奎凡腱鞘炎(de Quervain tenosynovitis,影响拇短伸肌和拇长展肌的肌腱),其次为指伸肌腱相关的一些疾病。这些因过度使用综合征(overuse syndromes)导致的疼痛可以向上放射,引起前臂的牵涉痛。

有某种谜一样的而且所知甚少的综合征,与胸椎上部四个椎节的功能障碍有关,造成与神经支配区不相应的手臂牵涉痛。这种综合征很容易与腱鞘炎和网球肘等更常见的局部疼痛综合征相混淆。

可以根据诊断策略模型来考虑手臂痛的病因(**表53.1**)。

诊断方法

概率诊断

手臂痛的最常见原因是由颈椎病引起的牵涉痛和神经根病、网球肘(以外上髁炎为主,其次为内上髁炎)、腕管综合征(carpal tunnel syndrome,CTS),以及由腕关节及拇指周围肌腱炎症导致的局部疼痛综合征(regional pain syndromes)。

如果疼痛位于 C_5 神经支配区,应考虑肩关节疾病,特别是冈上肌腱(supraspinatus tendinitis)。手部的疼痛则多是由拇指的腕掌关节及远端指间关节的骨关节炎引起的,也常见于腕管综合征。

不能遗漏的严重疾病

与其他症状一样,切不可忽视恶性疾病或严重感染。

表 53.1　手臂和手部疼痛的诊断策略模型

概率诊断

（下）颈椎功能障碍

肩部疾病

内侧或外侧上髁炎

腕关节的过度使用性肌腱炎

腕管综合征

拇指和远端指间关节的骨关节炎

不能遗漏的严重疾病

心血管疾病

- 心绞痛（牵涉痛）
- 心肌梗死
- 腋静脉血栓形成

肿瘤

- 肺上沟瘤
- 骨肿瘤（罕见）

严重感染

- 化脓性关节炎（肩/肘）
- 骨髓炎
- 腱鞘和手部筋膜间隙的感染
- 孢子菌病（园丁手臂）

陷阱（经常遗漏的）

卡压性神经病（如正中神经、尺神经）

（儿童）牵拉肘

异物（如肘部）

罕见疾病

- 风湿性多肌痛（引起手臂痛）
- 反射性交感神经营养不良
- 胸廓出口综合征
- 上臂跛行（左臂）
- 金博克病（译者注：又称月骨缺血性坏死）

七个戴面具问题的清单

- 抑郁
- 糖尿病
- 脊柱功能障碍

病人是否试图告诉我什么？

很有可能，尤其是与工作相关的重复性压迫损伤综合征

对于手臂来说，可能发生的恶性疾病包括骨肿瘤、累及腋腺的淋巴瘤，以及肺上沟瘤（Pancoast tumour）。在这些恶性疾病出现明显的征象之前，可能仅表现为剧烈的手臂痛。

手部的肿瘤较罕见且多为良性。良性肿瘤包括腱鞘巨细胞瘤（giant cell tumour of the tendon sheath）、色素沉着绒毛结节性滑膜炎（pigmented villonodular synovitis）、神经鞘瘤（neurilemmoma）和神经纤维瘤（neurofibroma）等。恶性肿瘤极为罕见，包括滑膜瘤（synovioma）和横纹肌肉瘤（rhabdomyosarcoma）等。

此外，左臂的突发性疼痛应考虑心肌缺血，尤其是心肌梗死。

脓毒症可以累及关节、鹰嘴滑囊和手掌深部间隙。手掌深部间隙的感染如果不能得到及时的诊断和治疗会导致严重的并发症。

锁骨下静脉或腋静脉血栓形成，也被称为"受挫性静脉血栓症（effort thrombosis，译者注：即佩-施二氏综合征）"可导致手臂肿胀和腋下疼痛。常见于在工作中需要长时间抬高手臂的人，比如油漆工和篮球运动员，这是一种需要抗栓治疗的紧急情况。

警惕青少年的桡骨和肱骨小头的剥脱性骨软骨炎。

陷阱

这种情况可能包括周围神经的卡压综合征（entrapment syndromes）——如怀疑此病，应立即将病人转诊做肌电图检查。周围神经卡压的不同形式包括旋前圆肌综合征（pronator syndrome，旋前圆肌或深部屈肌起始点附近的纤维束压迫正中神经）、肘窝处的尺神经卡压，以及较少见的腕尺管卡压。

组成臂丛的神经根病变也会引起手臂痛，尤其是在 C_5 和 C_6 神经支配区。可以通过臂丛牵拉试验（brachial plexus tension tests）明确诊断。

手臂痛的较少见原因

包括风湿性多肌痛（polymyalgia rheumatica，典型的疼痛部位为上肢带骨）、局部疼痛综合征（Sudeck 萎缩，即急性骨萎缩）和胸廓出口综合征（thoracic outlet syndromes）。

胸廓出口综合征包括因上肢的神经血管束受压或间歇性阻塞导致的一系列疾病，例如颈肋综合征（cervical rib syndrome）、肋锁综合征（costoclavicular syndrome）、前斜角肌和中斜角肌综合征（scalenus anterior and medius syndrome）、腋静脉和锁骨下静脉的"受挫性静脉血栓症"，以及锁骨下动脉盗血综合征（subclavian steal syndrome）。

胸廓出口综合征最常见的原因是由老化、肥胖、过重的乳房和手臂导致的肌肉松弛下垂，斯威夫特（Swift）和尼科尔斯（Nichols）将其形象地描述为"溜肩综合征（the droopy shoulder syndrome）"[1]。

颈肋相对较常见，其与胸廓出口综合征的关系尚不明确。通常是由"溜肩综合征"导致的胸廓出口的功能性改变，而无明显的解剖学异常[2]。

上臂跛行（arm claudication）也很罕见，与近端左锁骨下动脉或无名动脉闭塞导致的动脉阻塞有关。上臂的运动可能引起中枢神经系统症状和上臂跛行。

七个戴面具问题的清单

在七种主要的戴面具的疾病之中，脊柱功能障碍和抑郁是最有可能导致手臂痛的。颈椎椎间孔卡压或椎间盘突出引起的神经根痛常常导致手臂痛和/或感觉异常。

尽管糖尿病性神经病变主要发生在下肢，但也可以

53

引起手部的神经病,包括红斑性肢痛症(erythromelalgia,温度升高时出现皮肤潮红和灼痛)。甲状腺功能减退症可能导致腕管综合征。

心因的考虑

手可以被看作是一种高度情绪化的"器官",人们经常用手来向外界表达自己的内心感受。这些表现包括严重紊乱的精神病行为,如认为自己"手不能动了"的癔症性转化障碍(hysterical conversion disorder);还可以表现为职业性神经官能症(如重复性压迫损伤综合征,repetition strain injury,RSI)以及诈病[3]。有经验的职业病内科医生和外科医生发现工伤是导致手部和手臂功能性残疾的最常见原因[3]。

临床方法

病史

手臂痛的诊断是一项挑战,因此了解病史非常重要。

手臂痛常会导致睡眠障碍,其中最常见的三种疾病是颈椎病、腕管综合征和胸廓出口综合征。诊断原则为:

- 胸廓出口综合征:病人因疼痛无法入睡。
- 腕管综合征:病人半夜痛醒。
- 颈椎病:手臂痛和僵硬不适可将病人从睡眠中唤醒,并且会持续至白天[4]。

病史中应包括对疼痛的分析和外伤史,尤其是非常规的动作。对于儿童的手臂痛,在采集病史时应注意询问所有与伤害性质有关的证据,特别是向上牵拉手臂或跌倒时压在外展的手臂上,都可能导致肘关节周围的严重骨折。

身体检查

在对疼痛的手臂进行身体检查时,有必要将检查范围扩展至附近的多个关节,包括颈椎(第 51 章)、肩关节(第 52 章)、肘关节、腕关节及手部的各个关节。应将手臂作为一个整体来进行检查,检查时需脱去双臂衣物并将两侧进行对比。

肘关节

视诊(从前、侧、后三个方向进行)。固定关节于解剖位并测量肘关节提携角——肘关节完全伸展,前臂旋后(掌心朝前),正常角度为 5°~15°(女性略大)。注意有无肿胀:

- 鹰嘴滑囊炎(olecranon bursitis,即鹰嘴上滑膜囊)
- 结节:
  - 类风湿关节炎(尺骨边缘的皮下结节)
  - 痛风

- 全身性红斑狼疮(罕见)和风湿热(非常罕见)
- 肉芽肿(如结节病)

从背侧检查,评估鹰嘴与内外上髁构成的肘后三角。

触诊。嘱病人仰卧,肘关节屈曲约 70°。触诊骨性标志和软组织。需特别注意是否有外上髁压痛(网球肘)和内上髁压痛(高尔夫球肘)。

活动(检查主动和被动活动)。滑车关节:

- 伸展-屈曲(0~150°)
  - 日常活动度为 30°~130°
  - 伸展受限是滑膜炎的早期征象
- 旋前-旋后(旋转)
  - 发生于肱桡关节
  - 可在两个位置进行测试:屈曲 90°位(置于体侧)+完全伸直位
  - 旋后 85°以上
  - 旋前 75°以上

抗阻力运动

- 腕关节抗阻力屈曲时感疼痛=内上髁炎
- 腕关节抗阻力伸展时感疼痛=外上髁炎

腕关节

遵循常规诊疗规范:视诊、触诊、活动度检查、功能检查、测量、检查相关结构和 X 线检查。注意"解剖学鼻烟壶"和桡骨末端等部位是否有肿胀或畸形。触诊有无皮温升高、压痛和肿胀,尤其是腕关节的桡侧。

活动度检查。肘关节固定在 90°并贴腰部:

1. 比较双侧腕关节的背伸和掌屈(正常背伸范围为 70°~80°,掌屈范围为 80°~90°)
2. 比较尺侧偏(正常~45°)和桡侧偏(20°)
3. 比较旋前和旋后(均为正常~90°)

对神经系统的检查

根据需要检查感觉、肌力和反射。

肌力检查的小结:

- C_5:检查三角肌抗阻力运动
- C_6:检查肱二头肌抗阻力运动
- C_7:检查肱三头肌抗阻力运动
- C_8:检查拇长伸肌和指长屈肌抗阻力运动
- T_1:检查骨间肌抗阻力运动

感觉区分布参见图 51.4(第 51 章)。

辅助检查

手臂和手部疼痛的诊断有时较难,但可遵循以下原则:如有疑问,可行 X 线检查并进行双侧对比。这个原则尤其适用于儿童的肘部损伤。另外还应考虑是否有手部或手臂异物。

应考虑的辅助检查有:

- 血涂片和白细胞计数
- 红细胞沉降率
- 心电图
- 影像学检查
  - X线片（如颈椎）
  - 超声
  - 关节造影（肩、肘、腕关节）
  - CT 或 MRI
  - 同位素锝骨扫描（technetium bone scan）
- 神经传导检查
- 肌电图

注意：现代先进的超声检查已逐渐成为诸如肌腱病变等软组织疾病的重要诊断方法。

儿童的手臂痛

儿童的手臂痛主要是由创伤引起的，尤其是肘关节周围的创伤。对儿童肘部骨折的处理需要医生对可能存在的问题有充分的认识和熟练的处理技巧。另外还应考虑到手臂异物的可能性。

🕉 牵拉肘（pulled elbow）

典型的牵拉肘多见于 8 岁以下的儿童，通常是 2~5 岁的儿童，损伤机制通常为成人突然牵拉儿童伸展且处于旋前位的手臂（图 53.2A）：桡骨头因牵拉向远端移位，被拉出环状韧带（图 53.2B）[5]。

症状和体征

- 儿童哭闹且拒绝使用手臂
- 一侧手臂瘫软或支撑在腿上
- 肘部略微屈曲（肘关节的任何屈伸运动都会引起患儿强烈的反抗）
- 前臂旋前或保持在中立位
- 肘部有压痛（无青紫或畸形）

注意：通常无须进行 X 线检查。

治疗

旋后屈曲法

1. 让患儿坐在父母的腿上。取得患儿的信任。
2. 让患儿面向医生，由家长固定健侧手臂。
3. 医生用一只手握住患儿的肘部给予支持，拇指置于桡骨头上。
4. 使用轻柔的牵引力，将前臂稳固且平稳地扭转至完全旋后状态（图 53.2C），并在此过程中使肘关节充分屈曲。此时可听到微弱的"咔嗒"声或"砰"的一声（伴随着疼痛）。几分钟后，手臂痛消失，患儿可恢复平静和正常活动。需提醒家长本病在 6 年之内都可能复发。

过度旋前屈曲法

在完成上述步骤 1~3 后，也可以使用另一种方法，即先将前臂完全旋前，之后再屈肘。

替代的组合方法

对于孩子来说，一个更简单的方法是在屈肘的情况下，非常轻柔地在一个很小的弧度上交替进行旋前和旋后。

注：本病最终可自愈。必要时可将患肢悬吊。如果患儿不合作，可以将患肢进行"高位"悬吊后让其回家休养。

肘关节周围的骨折和撕脱伤也是儿童的常见问题，详情请见第 124 章[6]。

成人的手臂痛

老年病人的手臂痛多来源于以下疾患：牵涉痛、颈椎病导致的神经根或脊髓病变、肿瘤、风湿性多肌痛，以及卡压性神经病（如腕管综合征和尺神经卡压等）。其中后者可能与外伤（如柯莱斯骨折）有关。此外，如本章前面在"陷阱"部分所述，老年人更易罹患胸廓出口综合征。随着年龄的增长，也更容易出现手部的骨关节炎和腱鞘

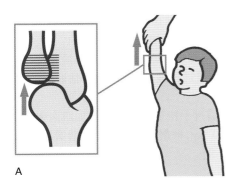
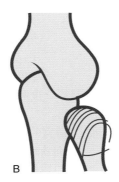
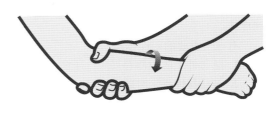

图 53.2 牵拉肘
A.损伤机制；B.环状韧带移位，覆盖桡骨头；C.通过旋后屈曲法进行复位。

炎,如扳机拇或扳机指(trigger thumb or finger)。

网球肘

网球肘(tennis elbow)在中年人中更常见,是由前臂肌肉的过度使用或超负荷运动导致的。它是由于伸腕导致前臂伸肌过度紧张而引起的超负荷损伤。外侧和内侧网球肘的肌腱病变都是自限性的,但症状可持续2年,甚至更久。

外侧网球肘(外上髁炎)

外侧网球肘(外上髁炎,lateral epicondylar tendinopathy)是常见但又顽固的问题,常见于中年人,其中只有约1/20的人打网球。表53.2列举了网球肘的典型临床表现。

表53.2   外侧网球肘的典型临床表现

年龄	40~60岁
职业	木匠、瓦匠、清洁工、园丁、牙医、小提琴手
运动	网球(仅占病因的5%)、壁球
症状	肘外侧痛,沿前臂背侧向下放射 休息痛和夜间痛(严重者) 手部进行握持动作(如拧水龙头、拧门把手、抓拾物品、提水桶、倒茶、握手)时出现肘部疼痛
体征	无明显肿胀 肱骨外上髁前部有局限性压痛 被动伸展腕关节时出现疼痛 抗阻力背伸手腕和中指时出现疼痛 肘关节运动正常
病程	6~24个月(多为自限性)
处理	基础治疗: • 避免导致疼痛的活动 • RICE法则①,以及急性期口服非甾体抗炎药 • 锻炼:拉伸和强化肌肉 其他治疗(对于难治性病例): • 局部注射类固醇皮质激素或局部麻醉药(最多2次) • 推拿 • 手术

注:① RICE法则即休息、冰敷、加压、抬高。

征象

身体检查可见肘关节外观正常,屈伸肘关节时不感到疼痛。

有三个重要的阳性体征:

1. 肱骨外上髁前部有局限性压痛。

2. 被动拉伸手腕时感到疼痛(图53.3)。

3. 当肘关节伸直、前臂平伸且掌心向下时,使手腕抗阻力背伸可引发疼痛(图53.4)。

管理

尽管治疗方法多种多样,治疗的基础是避免导致疼

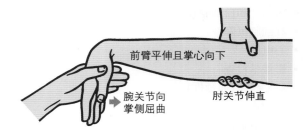

图53.3   外侧网球肘试验
被动向掌侧拉伸手腕可引发疼痛。

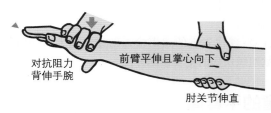

图53.4   外侧网球肘试验
使手腕抗阻力背伸可引发疼痛。

痛的关节运动,并通过锻炼加强手腕伸肌的强度。冰敷有助于缓解急性疼痛。3个系统性回顾研究发现,唯一有效的缓解方式是短期应用非甾体抗炎药,以及循序渐进地进行关节强化和伸展运动,其效果明显超过安慰剂[7]。可以尝试口服或每日4次局部涂抹非甾体抗炎药进行治疗[8]。

锻炼

前臂肌肉的伸展和强化锻炼是治疗网球肘的最佳方法。有3种方式可供选择:

1. 拧毛巾运动。一个简单的拧毛巾动作就可以治疗慢性网球肘[9]。

方法:

• 卷起毛巾

• 伸出手臂,将患侧手臂置于中立位并抓紧毛巾卷

• 然后用最大的力气拧毛巾:先屈腕10秒,再伸腕10秒

这是一项等长"持物"收缩锻炼。

每天仅需锻炼2次,初始时每个方向保持10秒,之后每过1周增加5秒,直到在两个方向上都达到60秒(第11周),并在此水平长期坚持锻炼。

注:尽管锻炼初期疼痛较剧烈,但病人必须坚持,并尽可能用最大力量进行锻炼。6周后评估锻炼的进度和方法。

2. 负重练习。通过手持重物或哑铃增加肌肉强度。适宜的初始重量为0.5kg,根据病人的情况逐渐增加重量(每次增加0.5kg)至5kg。

方法:

• 锻炼时病人坐在桌旁的椅子上

• 前臂置于桌上,腕关节伸出桌子边缘以外

- 掌面向下抓住重物（**图 53.5**）

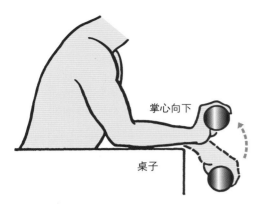

掌心向下

桌子

图 53.5　外侧网球肘掌心向下的哑铃练习

- 通过屈曲和伸展腕关节缓慢地抬起和降低重物
- 屈曲和伸展腕关节各 10 次后休息 1 分钟，休息后再重复 2 组练习

3. 旋前锻炼[10]。在保持肘关节伸直、前臂旋前位的基础上有节律地向内侧旋转手和手腕也是一项很好的伸展运动（**图 53.6**）。另外一项已被证实有效的锻炼方案是由尼尔舍尔（Nirschl）[11]提出的，可以通过将病人转诊至熟悉该方案的物理治疗师来进行。

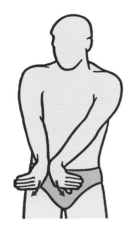

图 53.6　网球肘伸展练习
有节奏地向内侧旋转手和手腕，直至疼痛减轻。

注射治疗

注射 1ml 长效类固醇皮质激素和 1ml 局部麻醉药可以用于被疼痛限制日常活动的重症病人，但不应该作为仅有间歇性疼痛的病人的初始治疗手段。

一项尼德兰的研究显示注射类固醇皮质激素是网球肘的最佳短期治疗方法。从长远来看，物理治疗比注射治疗效果更好，但与未进行治疗的对照组相比差异不明显[12]。

手术

严重的和顽固性的病例可以转诊行手术治疗，但这种情况很少见，且至今并没有关于手术疗效的确切证据。手术方式通常是剥离伸肌起始处并清理肉芽组织[3]。其他治疗方法包括应用硝酸甘油贴和自体血注射。

内侧网球肘（内上髁炎）

内侧网球肘（内上髁炎，medial epicondylar tendinopathy），"正手"网球肘，即高尔夫球肘的病变部位是位于肱骨内上髁的屈肌总肌腱。疼痛部位在肘关节内侧，并且不会向远处放射。主要征象是局部压痛及抗阻力屈腕时感到疼痛。

网球选手患本病的原因是由于用弯曲的前臂击球，或者使用过多的上旋球，而非使用伸展的手臂来击球。

治疗的方法与外上髁炎基本相同，除了在哑铃练习时手掌向上。

后续治疗及预防（内、外上髁炎）

如果与网球有关，应循序渐进地恢复运动。使用优质的、更轻的球拍和粗细合适的拍柄，在充分热身之后安静地开始运动。并按建议调整姿势，使击球动作更流畅并避免"扭伤"的击球动作[11]。在肘下 7.5cm 处使用无弹力绷带或支具也是值得一试的。

鹰嘴滑囊炎

鹰嘴滑囊炎（olecranon bursitis）表现为鹰嘴部位滑囊（有滑膜）的肿胀，可由外伤、关节病变（类风湿关节炎和痛风）及感染引起。

创伤性滑囊炎可能是由肘部的直接损伤或长期的摩擦和压力引起的，比如矿工（敲击肘）、卡车司机或铺地毯的工人。伴有局部发红、发热的急性鹰嘴滑囊炎可见于类风湿关节炎、痛风、假痛风、出血或感染（脓毒症）。如为急性或亚急性发作，则须考虑是否为化脓性滑囊炎，并应进一步抽取滑囊腔内容物送检（涂片、革兰氏染色、培养和晶体检查）。根据病因制订治疗方案。

简易的抽吸/注射技术

伴有滑膜积液的慢性复发性创伤性鹰嘴滑囊炎可能需要手术治疗，但在大多数情况下可以通过抽取部分积液再用同一针头注射类固醇皮质激素的方式治愈。但必须排除脓毒症。

前臂肌肉的过度使用综合征[8]

通常在使用腕关节和肘关节进行非常规运动后，在屈肌和伸肌的肌腹的部位感到疼痛。肌肉收缩和拉伸时有疼痛，触诊时有压痛，并且可以在很长一段时间内限制手臂的活动。前臂肌肉的过度使用综合征（overuse syndromes）的早期治疗包括适当休息、冰敷、镇痛药（对乙酰氨基酚）和逐渐恢复活动。转诊物理治疗师来指导康复训练是很重要的。

腕管综合征

腕管综合征（carpal tunnel syndrome，CTS）是由于正中神经在腕管中受到卡压引起的。病人会抱怨拇指、示指、中指和半侧环指的指腹有"针刺样感觉"（**图 53.7**）。病人通常是在快速活动双手之后，而不是活动的过程中注意到这些症状。有的病人会感到疼痛，并且疼痛可从手腕的掌侧向近端放射至同侧肩部。腕管综合征的病因及相关因素参见**表 53.3**。其中 1/3 的病人可以自行缓解。

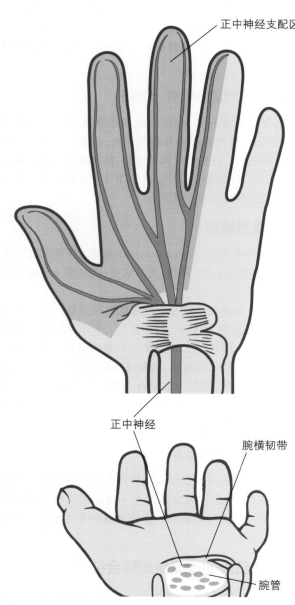

图 53.7　腕管综合征（正中神经卡压综合征）

标注：正中神经支配区、正中神经、腕横韧带、腕管

病理性症状

病人诉夜间因手指的"针刺样感觉"从睡眠中觉醒。

表 53.3　腕管综合征的病因和相关因素

特发性	多发性骨髓瘤
肢端肥大症	职业因素：重复的屈腕工作
淀粉样变	佩吉特病（Paget 病）
颈神经根受压	妊娠
糖尿病	经前期水肿
纤维化	类风湿关节炎
肉芽肿性疾病（结核等）	痛风石性痛风
甲状腺功能减退症	创伤

病人起床并甩动双手，"针刺样感觉"缓解后可重新入睡。病情严重的病人可因为这种不适在夜间醒来 2~3 次。

工作相关的腕管综合征

腕管综合可见于很多种需要在负重的情况下快速活动手指和手腕的工作，例如肉厂工人和加工车间工人。随着屈肌腱鞘炎的不断加重，紧缩的神经管导致神经受压。建议通过神经传导检查和肌电图对这种由工作引起的过度使用性疾病进行确诊。另外如果诊断不明确，或者病情持续不缓解并出现手指麻木或无力等症状，也应进行这些检查。

诊断（简易临床试验）

在身体检查中有两个简单的检查可以明确诊断，即神经干叩击试验（Tinel 试验）和腕掌屈试验（Phalen 试验）。但是这两种检查都属于特异度和灵敏度较低的"软性"征象[13]。

神经干叩击试验（Tinel 试验）

- 将手腕保持在中立位或腕屈位，在手腕的屈侧叩击正中神经。具体的部位为掌长肌腱（如果可见）和指浅屈肌腱侧方的支持带（**图 53.8**）。
- 阳性表现为正中神经分布区有针刺感（通常不会感觉疼痛）。

腕掌屈试验（Phalen 试验）

- 病人将双侧手背相贴，指尖朝下，使双侧手腕最大限度向掌侧屈曲。
- 保持这个姿势 60 秒。
- 阳性表现为正中神经分布区有针刺和麻木感。

两点分辨觉

两点分辨觉试验是特异度最高的基础临床试验，但其对腕管综合征诊断的灵敏度较低[13]。

治疗

治疗方法是由病变的严重程度决定的。对于轻症病人，只需休息和夹板固定（尤其是夜间）。在腕管中注

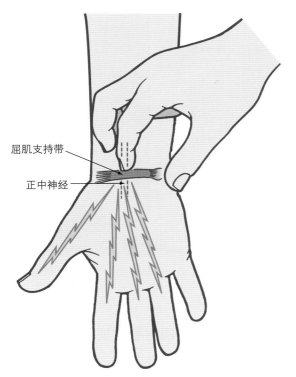

图53.8　腕管综合征：神经干叩击试验（Tinel试验）

射1ml类固醇皮质激素通常具有诊断和治疗的双重价值（图53.9）。超声治疗也在一些病人中取得了成功。对于伴有感觉或运动障碍，以及顽固性的腕管综合征病人，则必须通过手术进行松解减压（屈肌支持带切开术）。

基于循证医学的系统性综述表明短期口服[7]和局部应用类固醇皮质激素有助于缓解症状。非甾体抗炎

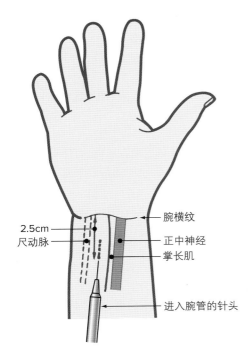

图53.9　腕管综合征的注射技术：掌长肌和尺动脉之间

药和腕关节夹板固定可能有助于缓解疼痛（尤其是夜间痛）[14]。应避免使用利尿剂。

关于手术治疗，有一篇综述报道了开放式腕管松解术和内镜下松解术的临床效果相似，但后者的并发症更多[7]。

扳机指/扳机拇

狭窄性屈肌腱鞘炎，也被称为扳机拇或扳机指（trigger finger/thumb），即屈肌腱鞘炎（flexor tenosynovitis）是常见的由工作引起的手指疾病。扳机指或扳机拇在人一生中的发病风险为2.6%，在50~60岁人群中更常见[14]。本病与1型糖尿病、类风湿关节炎、痛风、甲状腺功能减退症和淀粉样变性有关，发病机制与狄奎凡腱鞘炎相同。人到中年后，这些肌腱由于长期进行快速的屈伸而出现磨损、纤丝化和断裂；进而发生肿胀、水肿、疼痛性炎症，并在肌腱处形成结节，肌腱结节在（手指的纤维性通道形成的）"滑轮"的厚实且锋利的边缘来回进行触发，如同扣响扳机（图53.10）。

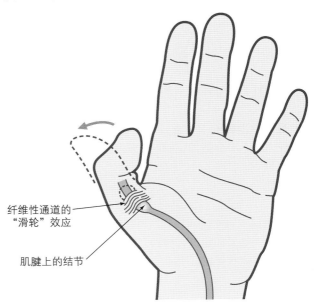

图53.10　扳机拇

这些病人可能会出现手指被卡在手掌中的情况，只能在另一只手的帮助下进行被动（手动）伸展。扳机指很容易诊断。如果将指腹置于"滑轮"上面，可有捻发感并引起压痛。拇指和环指的掌骨头部是最常见的受累部位。

治疗

口服非甾体抗炎药（应谨慎）可减轻疼痛[14]。尽管手术治疗简单且有效，注射治疗通常很成功。在腱鞘下、紧挨肌腱的部位进行注射，但不可注射到肌腱内或肿胀的结节内（A1滑轮）。可以选择结节的近端、远端或侧面进行注射。对照试验证实成功率可达70%[14]。

53

方法

- 病人面对医生坐下,患侧手掌朝上。
- 在注射器中抽取 1ml 长效类固醇皮质激素溶液,再连接 25 号针头进行注射。
- 从结节的远端以一定角度入针,向近端插入腱鞘内(**图 53.11**)。注射时用其他手指将皮肤拉紧。

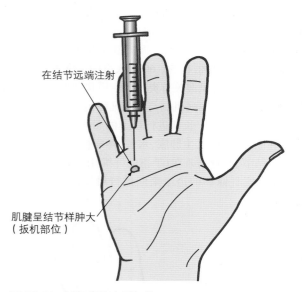

在结节远端注射

肌腱呈结节样肿大
(扳机部位)

图 53.11　扳机指的注射部位

- 通过触诊腱鞘,(通常)可以感觉到液体进入腱鞘内。
- 注入 0.5~1ml 溶液,拔出针头,并让病人活动手指 1 分钟。

注射后

通常在注射 48 小时后症状可得到改善,并且有可能不再复发。如果症状没有得到完全缓解,可于 3 周后再次注射。如果症状复发则有手术指征,仅需将增厚的腱鞘分离开。

🦴 迪皮特朗挛缩/掌腱膜挛缩

迪皮特朗挛缩/掌腱膜挛缩(Dupuytren contracture)也被称为"Viking 病",主要引起手部不适和功能障碍,而非疼痛。这种疾病是掌筋膜的纤维增生导致手部(特别是在环指和小指表面)形成结节和挛缩(**图 53.12**)。约 10% 的 65 岁以上男性受到这种疾病的影响。病因不明,但有常染色体显性遗传倾向,并与吸烟、酗酒、肝硬化、慢性阻塞性肺疾病、糖尿病、癫痫,以及重体力劳动相关。如果手掌的结节增长迅速,可在筋膜条索或结节中注射类固醇皮质激素或胶原酶(如 Xiaflex),但注射胶原酶有可能导致肌腱断裂。严重的屈曲畸形可通过手术进行干预。

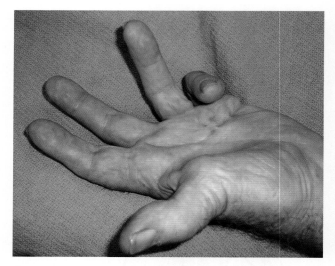

图 53.12　迪皮特朗挛缩显示环指和小指的屈曲挛缩和手掌条索

🦴 狄奎凡腱鞘炎/桡骨茎突狭窄性腱鞘炎

狄奎凡腱鞘炎(de Quervain tenysynovitis)又称"洗衣女的扭伤",是发生在腕部的一种并不罕见的工作相关疾病,它是沿腕关节桡侧走行至拇指根部的第一背伸肌间隔室肌腱(拇短伸肌和拇长展肌)的狭窄性腱鞘炎。通常见于需要快速使用拇指和腕部进行重复性动作,尤其是初次进行这种操作的人,因而在装配工人,如钉枪操作员中很普遍。它常发生于妊娠期间,尤其是产后。

临床特征

- 典型的发病年龄为 40~50 岁
- 腕关节桡侧或其近端的疼痛
- 做捏抓动作时出现疼痛
- 拇指和手腕运动时出现疼痛
- 钝痛或剧痛(急性发作时)
- 可能因手功能障碍而致残(如无法写字)

诊断三联征

- 触诊桡骨茎突或其近端有压痛,可伴有捻发感
- 桡骨茎突部位的质硬的局限性肿胀(可能被误认为是外生骨疣)
- 芬科斯(Finkelstein)试验阳性(病理性诊断试验)

芬科斯(Finkelstein)试验

- 病人将患侧拇指握于掌心,将其余手指包住拇指握成一个拳头。
- 用另一只手固定患侧前臂,将患侧手腕向尺侧方向(朝小指方向)偏移(内收),拉伸受累肌腱(**图 53.13**)。
- 疼痛复现或加重即为试验阳性。

53

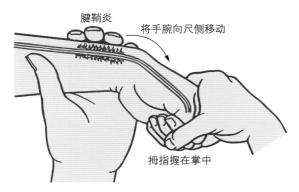

图 53.13　芬科斯(Finkelstein)试验

治疗

- 首选保守治疗。休息,避免致病性的压迫或牵拉拇外展肌。
- 转诊到职业治疗师或手部治疗师,制作可以固定手腕和保护拇指的定制夹板。
- 可以考虑尝试口服或每日 4 次局部涂抹非甾体抗炎药,疗程 14~21 日。
- 局部注射长效类固醇皮质激素可以缓解疼痛,甚至将其治愈,但应注意将药液注射到腱鞘内,而非肌腱内。
- 顽固性病例需行手术治疗。

腱鞘内注射方法

- 找到并标记肌腱压痛最强点及肌腱走行方位,找到并避开桡动脉。
- 使用 10% 聚维酮碘溶液等进行皮肤消毒。
- 在压痛最强点远端约 1cm 处插入针头(23 号)(**图 53.14**)。

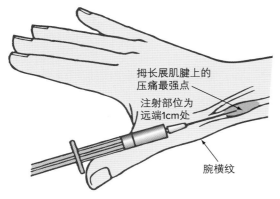

图 53.14　腱鞘内注射

- 沿肌腱走向,与皮肤平行进针。
- 在腱鞘内注入约 0.5ml 类固醇皮质激素。若针头位于腱鞘内,则推注药液时阻力很小,且可见腱鞘随着注射逐渐鼓起。

肌腱病变

在排除腕管综合征、扳机拇/扳机指、狄奎凡腱鞘炎、类风湿及相关疾病后,肌腱病变(tendonopathy)在手部较少见[15]。手腕和手部异常的重复性用力动作可能导致其他的伸肌腱发生肌腱病变,例如电钻的震动,以及在传送装置上进行质量检测,后者需要操作者用平伸的手臂拿取物品,将前臂外旋进行检查,再将前臂内旋换取下一件物品。

治疗方法是休息,避免导致损伤的关节运动,夹板固定,以及腱鞘内注射长效类固醇皮质激素,注射方法与狄奎凡腱鞘炎类似。

腕交叉综合征[16]

腕交叉综合征(intersection syndrome)是指发生在拇短伸肌和拇长展肌的肌腱,与桡侧腕伸肌腱交叉处的滑囊炎(**图 53.15**)。这种滑囊炎是由交叉部位肌腱的摩擦或伸肌腱的腱鞘炎引起的。触诊时可在手背桡侧发现压痛、肿胀和捻发感。治疗方法主要是适当休息、试验性应用非甾体抗炎药,以及滑囊内注射局部麻醉药和类固醇皮质激素。

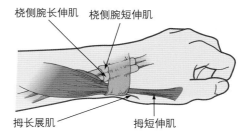

图 53.15　腕交叉综合征:肌腱交叉处出现疼痛

创伤后慢性腕痛[10]

创伤后慢性腕痛(post-traumatic chronic wrist pain)通常表现为腕关节外伤,如骨折、扭伤,甚至看似轻微的劳损(如跌倒在掌屈的腕关节上)之后出现持续性的腕关节疼痛。但应先通过影像学排除骨折、缺血性坏死以及不稳定的韧带损伤(包括三角纤维软骨撕裂),必要时可转诊到专科行进一步诊疗。注意有无舟月韧带撕裂(可导致腕关节不稳定),表现为月骨桡侧结节远端 2cm 处压痛。若为持续性压痛,可在压痛部位注射类固醇皮质激素和局部麻醉药[8]。MRI 等影像学检查有助于明确病因,但如果诊断有疑义,应将病人转诊至手外科和腕关节外科行进一步诊疗。

尺侧副韧带损伤[16]

尺侧副韧带损伤(ulnar collateral ligaments injury)又

称"猎场看守人的拇指"或"滑雪者的拇指",是一种特殊的损伤,是指掌指关节韧带断裂伴或不伴指骨近端根部韧带附着处的撕脱性骨折(Bennett 骨折)。这种损伤是由于滑雪者在雪地上俯冲时,拇指被滑雪杖顶至外展和超伸位导致的。捏握常受影响。

通过拇指受压位的 X 线检查可确诊。不完全撕脱可以通过舟骨形石膏制动 3 周进行治疗,而完全撕脱(Stener 病变)和撕脱性骨折则必须转诊至外科进行修补。

🦴 槌状指

槌状指(mallet finger)是一种常见的运动损伤,由球类(足球、板球或棒球)出乎意料地撞击指尖,迫使手指屈曲而引起。这种使远端指骨被迫过度屈曲的损伤会导致伸肌腱从其背侧止点断裂或撕脱。特征性的天鹅颈畸形(图 53.16)的形成是由侧方肌束的回缩和近端指间关节的超伸导致的。

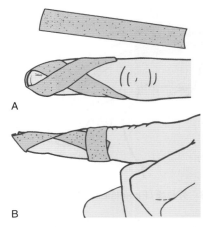

图 53.17　槌状指:胶带固定后手指的位置

🦴 腱鞘囊肿(ganglia)[14]

腱鞘囊肿(ganglia)是一种常见的充满液体的囊肿,其中有 60%~70% 发生于腕关节的背侧,位于关节或腱鞘的表面。其中绝大多数起始于舟月韧带的背侧。邻近的神经或关节间隙受压可导致疼痛。如诊断不明,可行超声(甚至 MRI)检查以明确诊断。治疗方法参见第 116 章。

手部神经血管性疾病

可引起疼痛的血管性疾病多发于女性和天气寒冷时,包括雷诺现象、红斑性肢痛症、冻疮和急性蓝指综合征。手足发绀症不会引起疼痛。

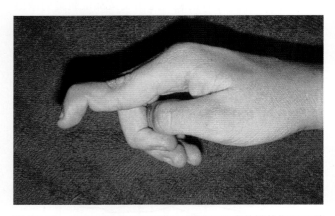

图 53.16　手指伸肌腱从远端指骨撕脱后形成的槌状指和天鹅颈畸形

45°角准则

如果不治疗,远端指关节的伸侧成角若小于 45° 则很少出现残疾;如成角越大则越容易出现功能障碍和畸形。

治疗

将远端指间关节固定于超伸位 6 周,近端指间关节可自由弯曲。可通过使用槌状指夹板或无弹力胶带进行固定(图 53.17)。

🦴 缺血性坏死

缺血性坏死(ischaemic necrosis),尤其是舟骨的缺血性坏死,是由隐匿性的骨折引起的。外伤后出现的"解剖学鼻烟壶"部位的压痛应按舟骨骨折进行治疗,直到多次 X 线检查结果为阴性。儿童月骨部位出现的慢性疼痛提示缺血性坏死——金博克病(Kienböck disease),表现为腕关节背侧的疼痛(请参见本章后面的内容)。

🦴 雷诺现象

雷诺现象(Raynaud phenomenon)是一种血管痉挛障碍,其基本特点是当手指暴露于寒冷或其他环境因素时,按顺序出现的苍白—发绀—潮红的颜色变化的现象(一种有用的助记符为"WBR",即 white,白色→ blue,蓝色→ red,红色)(图 53.18)。手指变红是一种反应性的充血反应,表现为手指发红,有触痛。还可能伴有疼痛、针刺和麻木感。有可能导致手指末端组织缺失,并随之发生坏死性溃疡。多为良性病变,但雷诺现象提示病人可能有结缔组织病。如果病变延伸至掌指关节处,则非常严重(见第 21 章)。

病因

原发性

- 雷诺综合征(特发性)

继发性

- 职业损伤(机械震动)
- 结缔组织病。如类风湿关节炎、全身性红斑狼疮、系统

53

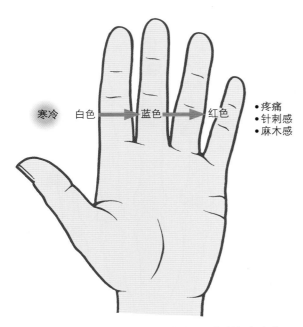

图 53.18　雷诺现象:受冷后的症状和手指的颜色变化

性硬化、CREST 综合征 [译者注:CREST 综合征是钙质沉着(**c**alcinosis)、雷诺现象(**R**aynaud phenomenon)、食管运动功能障碍(**e**sophageal dysmotility)、指端硬化(**s**clerodactyly)、毛细血管扩张(**t**elangiectasis) 的简称,它是系统性硬化的一种亚型],结节性多动脉炎

- 动脉病变(如血栓闭塞性脉管炎)
- 血液病(如红细胞增多症、冷凝集素病、白血病)
- 药物(如 β 受体阻滞剂、具有受体活性的拟交感神经药物、麦角胺、鼻减充血剂)

加重因素

- 吸烟
- 寒冷、潮湿的天气
- 压力或情绪低落

鉴别诊断

- 冻疮:发痒,斑片状变色,无苍白
- 手部因寒冷而呈现弥漫性的斑驳:回暖后可很快恢复正常

辅助检查

通过适当的辅助检查排除病因。

治疗[14]

- 发作时缓慢给四肢加温
- 注意全身保暖:穿多层衣服防止热量散失
- 根据需要,夜间可使用电热毯

- 戴厚的手套,穿厚的羊毛袜,穿温暖的长袖衣物
- 接触冷的表面或物体,如冷冻食品时,应戴手套
- 避免吸烟
- 可考虑行交感神经切除术

血管扩张剂(寒冷天气时)[14]

局部涂抹 2% 硝酸甘油软膏:每日 2~4 次涂抹在受累手指的根部,也可以涂抹在桡动脉或手背

或

氨氯地平 5~20mg,口服,每日 1 次

或

硝苯地平缓释剂 30~60mg,口服,每日 1 次

或

地尔硫䓬缓释片 180~240mg,口服,每日 1 次

🦴 红斑性肢痛症

红斑性肢痛症(erythromelalgia / erythermalgia)的特点是在受热或运动后手部(和足部)出现红斑(发红)、烧灼感和肿胀。可能为原发性疾病,也可能继发于糖尿病、血液病[17](如真性红细胞增多症)和结缔组织病等。原发性红斑性肢痛症的治疗包括试验性应用阿司匹林、酚苄明(达苯尼林)、二甲麦角新碱或迷走神经切除术。

🦴 女性的急性蓝指综合征

急性蓝指综合征(acute blue finger syndrome)这种罕见的疾病发作时表现为手指的腹面突发疼痛、发绀,继而扩展至整根手指。每次发作持续 2~3 日,且每年都会复发 1 次或数次。身体检查或实验室检查均无异常发现。

病因可能是手指根部静脉的自发性破裂。

🦴 冻疮

冻疮(chilblains),即冻疮病(perniosis)。注意事项:

- 考虑雷诺现象
- 防止外伤和继发感染
- 切勿摩擦或按摩受伤的组织
- 切勿热敷或冰敷

治疗

物理治疗

- 抬高患肢
- 逐渐复暖至室温

药物治疗

- 应用硝酸甘油血管扩张剂喷雾、软膏或贴膏(涂抹软膏时应戴塑胶手套并洗手)

其他治疗

- 晚上可饮用朗姆酒（传统老妇人的故事！）（译者注，指没有依据的民间传说，尤指女性话题或对年轻一代人的教训）
- 硝苯地平缓释片 30mg/d

🦴 局部疼痛综合征

复杂的局部疼痛综合征（regional pain syndrome），又称反射性交感神经营养不良（RSD，或称 Sudeck 萎缩），也可以引起手部疼痛。病人出现手部的剧烈疼痛、肿胀和残疾。本病可能为自发的，但更常见于外伤后，甚至很轻微的外伤也可能导致本病。可继发于柯莱斯骨折，尤其是长时间制动之后。

临床特点

- 搏动性的烧灼痛，夜间加重
- 感觉异常
- 初始：手部红肿；皮肤温暖、干燥
- 后期：手部寒冷、发绀且斑驳，皮肤湿润；手指发亮变硬
- 小肌肉萎缩
- X 线：骨骼斑片状脱钙（确诊依据）

本病可自愈，但可能需要数年时间。病人需要很多支持、鼓励、止痛，适度运动而非休息，且可能需要转诊至疼痛诊所。

🦴 金博克病/月骨缺血性坏死

金博克病（Kienböck disease）是腕部月骨的缺血性坏死（**图 53.19**），可能出现碎裂和塌陷，最终导致腕关节的骨关节炎。

通常发生在 15 岁以上的年轻人，表现为隐匿性、渐进性的腕关节疼痛和僵硬，可限制手部握力和功能。男性较女性多见，右手较左手多见，提示本病可能与创伤有关。

腕和手的关节炎

手部关节炎是一个不恰当的诊断，需要注明具体的哪种疾病导致哪个关节受累。这些疾病包括骨关节炎、类风湿关节炎、脊柱关节病、痛风、血色病和结缔组织病。典型的受累部位如**图 53.19** 所示。

🦴 骨关节炎

骨关节炎（osteoarthritis）通常累及手指的指间关节［尤其是远端指间关节（DIP）[18]］和拇指的腕掌关节（CMC）。退行性病变导致关节边缘的骨性肿胀——远端指间关节的赫伯登（Heberden）结节和较少见的近端指间关节的布夏尔（Bouchard）结节。还有一种呈片状分布于掌指关节、

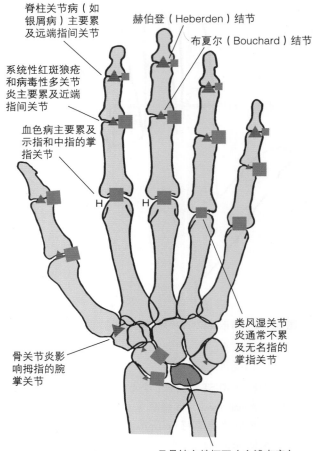

图中标注：
脊柱关节病（如银屑病）主要累及远端指间关节
赫伯登（Heberden）结节
布夏尔（Bouchard）结节
系统性红斑狼疮和病毒性多关节炎主要累及近端指间关节
血色病主要累及示指和中指的掌指关节
类风湿关节炎通常不累及无名指的掌指关节
骨关节炎影响拇指的腕掌关节
月骨缺血性坏死（金博克病）

靶部位：

类风湿关节炎		骨关节炎	
■	主要	▲	主要
■	次要	▲	次要

图 53.19　手部关节疾病和骨软骨炎的典型部位

腕骨间关节和腕关节的病变，多与创伤有关。

拇指的骨关节炎

本病很常见，尤其多见于女性。典型的症状和体征为拇指根部的疼痛和触诊时腕掌关节压痛。拇指功能逐渐下降，包括捏握力量减弱和拇指外展受限。必要时可行手术治疗。

🦴 类风湿关节炎

类风湿关节炎（rheumatoid arthritis）通常不累及远端指间关节（仅 30% 的病例累及），但双侧掌指关节、近端指间关节和腕关节通常呈对称性病变。类风湿关节炎通常较少累及环指的掌指关节。

🦴 痛风

痛风（gout）可影响正常的手部关节，但更常见于服用利尿剂的老年人的患有骨关节炎的手部关节（尤其是远

端指间关节）。这种临床表现被称为结节性痛风。

血清阴性关节病

血清阴性关节病（seronegative arthropathies）类似于类风湿关节炎，但在银屑病性关节炎中，终末关节通常因肿胀出现"香肠指"现象（见第25和28章）。

手部感染

尽管现在手部感染的发病率有所下降，手部深筋膜间隙和腱鞘的严重化脓性感染仍时有发生，尤其见于手的穿透伤和指蹼间隙的感染。

手部感染包括：

- 感染性伤口合并浅表性蜂窝织炎或淋巴管炎（化脓性链球菌）。
- 皮下组织：甲床（甲沟炎）、指腹（化脓性指头炎，如单纯疱疹病毒感染）。
- 类丹毒：一种见于渔民或肉类加工者手指的特殊感染，由隐袭丹毒丝菌感染引起。表现为紫色红斑，并可在数天内逐渐增大，青霉素可将其快速治愈。
- 腱鞘感染（化脓性腱鞘炎）：这是一种危险且痛苦的感染，可引起滑膜粘连并遗留严重的手指僵硬。受累手指发热、肿胀，状似香肠。
- "水族馆"或"游泳池"肉芽肿：从手指的微小伤口进入人体的海洋分枝杆菌，可引起手部腱鞘的无痛性感染；多西环素和克拉霉素治疗通常是有效的，但应转诊至感染科医生处。
- 手掌深筋膜间隙感染：腱鞘或指蹼间隙的感染可蔓延至两个手掌深筋膜间隙之一，即内侧（掌中）间隙或外侧（大鱼际）间隙。
- 孢子菌病（园丁手臂）：一种因接触受污染的木头刺或玫瑰刺而引起的慢性真菌感染，表现为手部皮肤出现质硬的无痛性结节，可沿手臂淋巴系统蔓延。经活检确诊，可用伊曲康唑治疗。

严重感染的处理

- 早期选用合适的抗生素治疗，必要时尽早转诊行手术治疗
- 抗生素（成人剂量）
  化脓性链球菌（轻度至中度蜂窝织炎、淋巴管炎）：
  普鲁卡因青霉素1.5g/d，肌内注射，疗程3~7日
  或
  青霉素V 500mg/6h，口服，疗程10日
  如病情严重，应覆盖化脓性链球菌和金黄色葡萄球菌（确诊或疑诊）：
  氟氯西林/双氯西林2g/6h，静脉注射，直至病情缓解，之后继续口服药物10日

手和手指皲裂

- 戴防护手套：有棉内衬的聚氯乙烯（PVC）手套
- 使用肥皂替代品，外涂含有2%~5%水杨酸和10%液体煤焦油的白石蜡软膏
  或
  类固醇皮质激素软膏：Ⅱ~Ⅲ级强度

转诊时机

- 致残性的腕掌关节的骨关节炎可转诊行手术修复
- 手臂的脊髓病（运动无力）和持续性的神经根病（神经根性疼痛和感觉异常）
- 无法缓解的神经卡压问题，如正中神经和尺神经
- 儿童的肘部损伤，包括确诊或疑诊的髁上骨折或髁上撕脱性骨折
- 确诊或疑诊腱鞘或掌深筋膜间隙的化脓性感染
- 化脓性关节炎和骨髓炎
- 局部疼痛综合征
- 其他保守治疗无效的疾病

临床要领

- 对于儿童肘部损伤，可行双侧肘关节X线检查并进行对比；有助于区别骨折碎片移位和正常的肘关节解剖结构变异。
- 手臂的肌腱病变和其他的肌腱附着点疾病很常见，通常需要1~2年才能自愈，但是通过休息、合适的锻炼计划或注射类固醇皮质激素可以很快缓解症状。难治性病例可通过手术治疗。
- 所谓的胸廓出口综合征通常是由"溜肩综合征"而非颈肋引起的。
- 腕管综合征和狭窄性腱鞘炎（狄奎凡腱鞘炎和扳机拇/扳机指）可通过注射类固醇皮质激素治疗，疗效好且通常可以治愈。
- 手部关节炎的具体部位对病因诊断有很好的提示作用。
- 无论创伤大小，对于创伤后出现的持续性的手部烧灼痛，一定不要遗漏局部疼痛综合征。

参考文献

1 Swift TR, Nichols FT. The droopy shoulder syndrome. Neurology, 1984; 34: 212–15.
2 Bertelsen S. Neurovascular compression syndromes of the neck and shoulder. Acta Chir Scand, 1969; 135: 137–48.
3 Ireland D. The hand (part two). Aust Fam Physician, 1986; 15: 1502–13.
4 Dan NG. Entrapment syndromes. Med J Aust, 1976; 1: 28–31.
5 Krul M et al. Manipulative interventions for reducing pulled elbow in young children (Review). Cochrane Database of Systematic Reviews, 2012; 1.
6 Young D, Murtagh J. Pitfalls in orthopaedics. Aust Fam Physician, 1989; 18: 645–53.

53

7　Barton S, ed. *Clinical Evidence*. London: BMJ Publishing Group, 2001: 717–27.

8　Limb conditions [published 2017]. In: *Therapeutic Guidelines* [digital]. Melbourne: Therapeutic Guidelines Limited; 2017. www.tg.org.au, accessed October 2017.

9　White ADN. Practice tip: a simple cure for chronic tennis elbow. Aust Fam Physician, 1987; 16: 953.

10　Oakes B et al. *Sports Injuries*. Melbourne: Pitman, 1985: 51–5.

11　Ahmad Z et al. Lateral epicondylitis: a review of pathology and management. Bone Joint J, 2013; 95-B(9):1158–64.

12　Smidt N et al. Corticosteroid injections, physiotherapy or a wait and see policy for lateral epicondylitis: a randomised controlled trial. Lancet, 2002; 359: 657–62.

13　Kleopa RA. Carpal tunnel syndrome. Ann Internal Medicine, 2015; 163(5): ITCI.

14　Skin and soft tissue infections [published 2019]. In: *Therapeutic Guidelines* [digital]. Melbourne: Therapeutic Guidelines Limited; 2019. www.tg.org.au, accessed October 2017.

15　Ireland D. The hand (part one). Aust Fam Physician, 1986; 15: 1162–71.

16　Brukner P, Khan K. *Brukner & Khan's Clinical Sports Medicine* (4th edn). Sydney: McGraw-Hill, 2012: 429.

17　Sheon R, Moskowitz R, Goldberg V. *Soft Tissue Rheumatic Pain*. Philadelphia: Lea & Febiger, 1987: 134–40.

18　Myers S, Della Torre P. Hand and wrist disorders (part 2): how to treat. Australian Doctor, 11 March 2011: 32–4.

53

您的屁股上哪一边疼得厉害？

威廉·莎士比亚(1564—1616),《一报还一报》(译者注:英国人,全世界最卓越的文学家之一)

髋部、臀部、腹股沟和大腿上部的疼痛往往相互关联。普通大众认为的髋部(比如胯部)比医学术语上髋关节所指的范围更广。大部分臀部疼痛起源于腰骶部。腰骶神经疾病(常见)和膝部疾病(不常见)引发的疼痛会放射到髋的区域,而髋关节(L_3 神经支配)疾病引发的疼痛则常常放射到大腿和膝部。腹部、腹膜后区域和骨盆的疾病,可能导致髋部和腹股沟疼痛,有时是腰大肌受刺激所致。

关键事实和要点

- 髋部的问题有显著的年龄相关性(**图 54.1**)。
- 儿童可能会发生各种严重的髋部疾病,如发育性髋关节发育不良(DDH)、佩尔特斯病(Perthes disease)、结核、化脓性关节炎、股骨头骨骺滑脱(SCFE)和炎性关节病,所有这些疾病都需要早期诊断和治疗。
- 股骨头骨骺滑脱的典型表现是膝关节疼痛和轻微跛行,多发生于肥胖的青少年(10~15 岁)。
- 每一个新生婴儿都应该进行发育性髋关节发育不良筛查,如果能够早期诊断,治疗效果会很好。
- 跛行多与髋部和臀部疼痛相关,尤其是髋部。
- 成人臀部疼痛最可能的病因在脊椎。
- 女性,尤其是经历过多次生育的女性,出现双侧臀部或髋部疼痛,则应考虑骶髂关节疾病。
- 如果一个中年或老年女性表现为髋部疼痛,则一定要考虑未曾诊断出来的粗隆部滑囊炎或臀中肌腱炎(股骨大转子疼痛综合征)。

诊断方法

诊断策略模型见**表 54.1**。

概率诊断

在全科医学服务中,髋部和臀部疼痛最常见的原因是腰骶部和骶髂关节的牵涉痛[1]。疼痛经常牵涉到臀部外侧和后髋部区域(**图 54.2**)。疼痛的根源可能在于腰椎小关节、椎间盘破坏,或不常见的骶髂关节疾病。这些疼痛大多被误认为是"腰痛""纤维组织炎"和"风湿病"。

外伤和体育运动中过度使用造成的损伤,也是臀部、髋部和腹股沟周围肌肉和韧带损伤的常见病因[2]。

髋关节是骨关节炎的常见发病部位。通常发生于 50岁以上的病人,但如果早期髋关节由于其他原因受累,发病时间也可能提前。

不能遗漏的严重疾病

严重疾病"三联体"——心血管疾病、肿瘤和严重感染,属于不能忽视的范畴,但关注的也不仅限于此三种疾病。

主髂动脉闭塞

缺血性肌痛,包括继发于主髂动脉闭塞的臀部跛行,

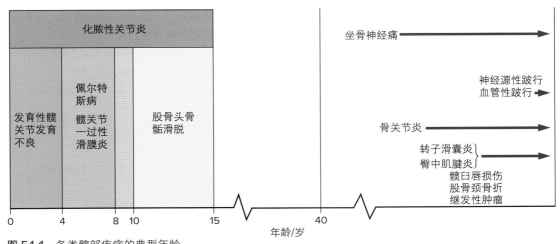

图 54.1　各类髋部疾病的典型年龄

表 54.1　髋部和臀部疼痛的诊断策略模型

概率诊断
创伤性肌肉拉伤
脊椎牵涉痛
髋的骨关节炎
股骨大转子疼痛综合征

不能遗漏的严重疾病
心血管系统
• 臀部跛行
肿瘤
• 转移癌
• 骨样骨瘤
化脓性感染
• 化脓性关节炎
• 骨髓炎
• 结核
• 盆腔和腹腔感染：盆腔脓肿、盆腔炎性疾病、前列腺炎
• 滑膜软骨瘤病
儿童疾病
• 发育性髋关节发育不良
• 佩尔特斯病
• 股骨头骨骺滑脱
• 一过性滑膜炎（髋部刺激征）
• 幼年型慢性关节炎

陷阱（经常遗漏的）
风湿性多肌病
骨折
• 应力性股骨颈骨折
• 股骨颈头下型骨折
• 骶骨疾病
• 耻骨支疾病
腘绳肌撕裂
股骨头缺血性坏死
股骨髋臼撞击症
髋臼唇撕裂
骶髂关节疾患
腹股沟疝或股疝
滑囊炎或肌腱炎
• 股骨大转子疼痛综合征
• 坐骨滑囊炎
• 髂腰肌滑囊炎
耻骨炎
神经源性跛行
冻疮
罕见病
• 关节积血（如血友病）
• 佩吉特病
• 神经卡压：坐骨神经"裤后兜神经综合征"、闭孔神经、股外侧皮神经

七个戴面具问题的清单
抑郁
脊柱功能障碍

病人是否试图告诉我什么？
可能存在非器质性疼痛。关节炎病人可能担心变成残疾

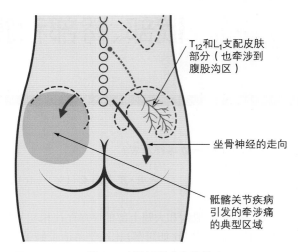

图 54.2　腰骶椎和骶髂关节牵涉痛的模式

有时会与肌肉骨骼疼痛相混淆。活动后主髂动脉血管杂音是一个诊断线索。

肿瘤

　　原发性肿瘤包括骨髓瘤、淋巴瘤和肉瘤，很少发生在股骨上端和骨盆（尤其是回肠）。这些区域更常见的是转移性肿瘤，尤其是来源于前列腺癌、乳腺癌和肺癌的转移癌。

感染

　　有些非常重要的，有时不可思议的感染会发生在髋关节内或其周围。

　　骨髓炎容易发生在股骨上段的干骺端，如果患儿发生剧烈疼痛、严重跛行和发热，应考虑此症。儿童（通常小于 10 岁）也可能发生和佩尔特斯病表现类似的结核。

　　一过性滑膜炎或髋部刺激征，是引起儿童髋部疼痛和跛行的最常见原因。

　　骨盆侧壁炎症，如骨盆深部脓肿（如阑尾炎所致），包括输卵管积脓或坐骨直肠窝脓肿的盆腔炎性疾病，可能导致臀部和腹股沟深部疼痛和跛行。这种疼痛可能与闭孔神经受到刺激有关。

　　腹膜后血肿可导致牵涉痛和股神经麻痹。

　　一定不能忽视的儿童疾患包括：
• 发育性髋关节发育不良和髋臼发育不良
• 佩尔特斯病
• 股骨头骨骺滑脱
• 股骨颈应力性骨折
　　应该牢记于心的髋关节炎性疾病包括：
• 类风湿关节炎
• 幼年型慢性关节炎（JCA）
• 风湿热（一过性多发性关节炎）
• 脊柱关节病

陷阱

有许多与髋部和臀部疼痛相关的疾病容易被忽略,包括多种儿童的问题。骨折可能就容易漏诊,特别是头下型股骨颈骨折。

骶髂关节疾病常被漏诊,无论是骶髂关节炎还是骶髂关节机械性功能障碍。

髋部周围炎症性疾病很常见,且常被漏诊。其中包括常见的臀中肌腱炎和粗隆部滑囊炎(股骨大转子疼痛综合征)。

风湿性多肌痛通常导致老年病人肩部疼痛,但也可伴发髋部周围疼痛。

大腿上部周围冻疮常发生于寒冷气候,因病人常在非常寒冷的气候中骑马,故本病通常被称为"焦特布尔"冻疮。

神经卡压综合征需要考虑。感觉异常性股痛是一种神经卡压综合征,可导致髋部外侧疼和感觉异常(见第55章图55.3)

一个有趣的现代现象,即所谓的"裤后兜神经综合征"。如果男性出现坐骨神经痛,尤其疼痛局限于臀部和大腿后侧上方(不伴有局部背痛),应考虑裤子后面口袋里装的钱包对坐骨神经的卡压可能。这种情况有时会发生于长时间坐在车上的人(如出租车司机)。这似乎与钱包里塑料信用卡越来越多相关(图54.3)

佩尔特斯病可累及骨盆和股骨上端。疼痛加剧表明可能发生了骨折或恶变为骨肉瘤。

常见陷阱

- 未仔细检查新生儿臀部,也未对发育性髋关节发育不良患儿进行随访。
- 将牵涉痛误诊为关节炎和其他髋关节疾病。
- 忽视青春期男孩,尤其是运动员发生的股骨头骨骺滑脱或股骨颈应力性骨折。如果X线检查显示骨骺正在融化或已经融化,应安排核素骨扫描。

七个戴面具问题的清单

脊柱功能障碍是最明显的一种戴面具问题,也是臀部疼痛最可能的原因。臀部有许多皮节/神经支配区汇合,理论上 L_1、L_2、L_3、S_2、S_3 和 S_4 中的任何神经损伤都可能导致臀部疼痛[1]。L_3 损伤引起的症状可从臀部外侧蔓延到大腿前部,并沿大腿向下扩展至膝部内侧及小腿。这是 L_3 神经根损伤和髋关节炎时的常见分布区域。

此外,脊柱小关节和骶髂关节功能障碍可引起臀部牵涉性疼痛。相对常见的是:$T_{12}\sim L_1$ 平面脊柱功能障碍导致 L_1 受损,导致臀部外上象限和腹股沟区域牵涉痛(图54.2)。

心因的考虑

塞勒斯(Cyrias)[1]指出髋部、背部和肩部,都会因心理问题而出现"增强的屈曲受限问题"。这个问题多与工伤赔偿和家庭压力过大有关。主诉臀部和大腿疼痛的神经症病人,髋关节屈曲受限在90°内。显然,检查髋关节被动运动很重要,因为通常在这种情况下,虽然屈曲受限,但大多旋转活动是正常的。而髋关节炎的病人,内旋活动受限。

这些病人通常是瘫软地、拄着拐杖走进诊室。这需要医生有很好的技术,有策略地成功评估和治疗这类病人。

另外一方面,有真性骨关节炎的病人会害怕成为残障人士,担心以后要依靠轮椅生活。需要给他们充分的教育和释除担忧。

临床方法

病史

病理性髋关节疼痛通常被描述为一种深部痛,活动时加剧,疼痛部位位于腹股沟和大腿上部前内测,有时只局限于膝周疼痛(见55章图55.1)。常伴有跛行。

有生育史的女性可能伴有骶髂部疼痛。

关键的提问

- 你能告诉我疼痛是怎么开始的吗?

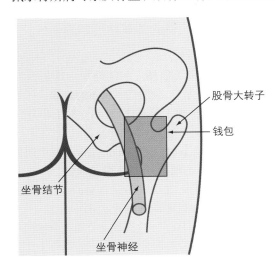

图54.3 裤后兜神经综合征
臀部坐骨神经的走行和周围组织的关系。

54

- 你能描述下疼痛的感受吗?
- 指出疼痛的确切位置。
- 是否走了一会儿疼痛,休息后疼痛缓解?
- 有没有僵硬,尤其是在早上?
- 你上楼梯有困难吗?
- 你有腰酸吗?
- 你活动自由吗?
- 你是否走路一瘸一拐的?
- 你肩膀有没有和这个相似的疼痛症状?
- 你是否受过伤,如跌倒?
- 最近你的体重有没有减轻?
- 你是否有夜间痛?
- 你穿鞋子和袜子困难吗?
- 你步行能走多远?
- 晚上侧卧于患侧是否感到疼痛?
- 你在儿童时期是否有过髋关节疾病?
- 有没有治疗方法对你的疼痛有效?

身体检查

按照传统方法对所有关节进行检查:视诊、触诊、活动度检查、测量、功能检查、整体观察和 X 线检查。病人应将内衣脱掉,让疼痛处充分暴露。

察看

让病人指出最不舒适的部位。仔细观察病人,尤其是走路情况,可以提供有用的诊断信息。注意任何可减轻疼痛的步态,如病人跛行,同时有下肢内收和足外旋,则提示可能是髋关节骨关节炎。

对外伤病人,例如摔伤或者车祸伤,应注意其腿部体位。若患侧下肢缩短、外旋(图 54.4A),可作出股骨颈骨折的初步诊断。若下肢内旋(图 54.4B),应考虑髋关节后脱位。若髋关节前脱位,下肢呈外旋体位。

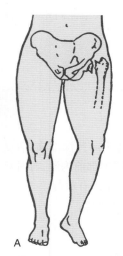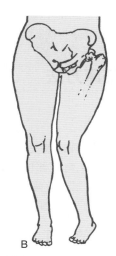

图 54.4　股骨颈骨折(A)及髋关节后脱位(B)的典型体征

让病人仰卧,髂前上棘与检查床垂直,观察下肢的形态和位置。寻找是否有肌肉萎缩。

触诊

腹股沟韧带下方 1~2 横指处触诊,寻找髋关节压痛点。触诊大腿上部最外侧的骨性部分,以排查大转子滑囊炎、臀中肌肌腱炎和其他一些软组织疾病。

关节运动

- 病人仰卧,行髋关节被动运动检查(正常范围如下):
  - 屈膝,同时逐步屈髋(双侧对比):0~125°
  - 外旋(成人在膝关节和髋关节伸直状态下进行):0~45°
  - 内旋(成人在膝关节和髋关节伸直状态下进行):0~45°
  - 外展(检查者站在患肢侧,保持骨盆固定):0~45°
  - 内收(可看到对侧下肢的髌骨):0~30°

  在儿童中,最重要的是在膝关节和髋关节屈曲状态下测量下肢旋转和外展/内收的角度,以早期发现佩尔特斯病或股骨头骨骺滑脱。
- 病人俯卧
  - 伸髋(检查者用一只手固定骶髂关节):0~20°
  注:髋关节骨关节炎,通常先影响内旋、伸髋和外展。

测量

- 真实下肢长度(髂前上棘至内踝)
- 表观下肢长度(脐至内踝)
  注:
- 双下肢真实长度不等=较短一侧髋关节疾病
- 双下肢表观长度不等=骨盆倾斜

触摸大转子与髂前上棘的相对位置,以鉴别缩短源于髋还是髋以下。

包括步态和特殊检查的关节功能检查

步态:
- 止痛步态:患侧下肢站立时间缩短。这是因为病人不愿使用患肢站立,表明病人负重时疼痛。
- 臀部疼痛步态:由于臀部疼痛,站立时上半身向患侧倾斜。
- 特伦德伦堡步态(Trendelenburg gait)(臀中肌倾斜):与臀部疼痛步态相似,但病人骨盆倾斜。
- 特伦德伦堡试验(Trendelenburg test):检查髋外展肌(臀中肌),异常时,非承重侧骨盆下沉。
- 托马斯(Thomas)试验:检查髋关节屈曲挛缩畸形。
- 骨盆挤压试验:检查耻骨炎。
  股骨髋臼撞击症(FAI)[2-3]:
- 这是指股骨头前部和髋臼边缘的异常接触,在经常

54

运动的男女中多见。

- 两种畸形：凸轮型（由额外生出的骨形成的肿块）和钳夹型。
- 测试：让病人保持髋关节屈曲90°和最大内旋，然后将腿内收（FADIR 试验），诱发出疼痛为股骨髋臼撞击试验阳性，提示髋关节病变，如髋臼唇撕裂和股骨侧的凸轮或 Ganz（骨突起）损伤。FABER 试验（译者注：FABER 为屈曲、外展、外旋的简称，见本章后文相关内容）也是诊断这一病变的一种试验。

其他部位的检查

如检查腰骶部、骶髂关节疾病、腹股沟和膝部。考虑疝气和盆腔炎症性疾病的可能。触摸股动脉搏动情况，并听诊股动脉杂音。

辅助检查

可选择如下的辅助检查：

- 血清学检查：类风湿因子、全血细胞计数、红细胞沉降率和 C 反应蛋白。
- 影像学检查
  - 包含双侧髋关节的骨盆正位 X 线片
  - 侧位 X 线片（儿童最好采用蛙式位）
  - 腰骶椎和骶髂关节 X 线片
  - CT 扫描：髋关节、骨盆和腰骶椎
  - MRI 扫描：应力性骨折、早期缺血性骨坏死、早期骨髓炎、髋关节盂唇撕裂、骨转移癌和软组织肿瘤
  - 同位素骨扫描：适用于肿瘤全身骨转移
- 关节腔穿刺：当怀疑有化脓性关节炎时

超声检查的作用

超声对诊断儿童髋关节积液比较敏感。超声也可以诊断化脓性关节炎。此外超声还可以定位肿胀关节周围的骨髓炎脓肿。超声可准确评估新生儿髋关节，确认年龄小于6月龄儿童股骨头的位置。自从 MRI 应用于髋关节评估后，超声的使用有所减少。

儿童髋关节疼痛

髋关节疾病是儿童重要的一类疾病。患儿在走路时可表现为跛行。这类疾病包括：

- 发育性髋关节发育不良
- 先天性髋臼发育不良髋臼半脱位
- 暂时性髋关节滑膜炎
- 佩尔特斯病
- 化脓性髋关节炎/骨髓炎
- 股骨头骨骺滑脱
- 骨囊肿引起的病理性骨折
  儿童髋关节痛的特点总结见**表 54.2**。

🦴 发育性髋关节发育不良

发育性髋关节发育不良（developmental dysplasia of the hip），以前被称为先天性髋关节脱位，其发育不良的股骨头向后、向上脱位。进展性髋关节发育不良可为暂时性关节不稳、轻度半脱位（80 个新生儿中有 1 个出现，数日后会变稳定）或者完全脱位（800 个新生儿中有 1 个上出现）[4]。危险因素为"5F"：女性（female），头胎（first born），家族史（family history），足畸形（foot abnormalities），以及胎位异常的分娩（"funny" delivery）（臀位或横位），还有羊水过少、剖宫产。

临床特征

- 女性：男性=6：1。
- 40% 的双侧髋关节不对称。
- 1/3 的患儿位双侧病变。
- 内收肌挛缩，患肢缩短。
- 可通过弹进试验（Ortolani test）和弹出试验（Barlow test）早期诊断。2 个月后，这两个试验结果通常为阴性。
- 对于 6 个月以内的患儿，超声诊断比临床检查更加敏感和准确。

表 54.2　引起儿童髋部疼痛的疾病比较

项目	发育性髋关节发育不良	髋关节一过性滑膜炎	佩尔特斯病	股骨头骨骺滑脱	化脓性关节炎
发病年龄	0~4 岁	4~8 岁	4~8 岁	10~15 岁	任何年龄
跛行	+	+	+	+	不能行走
疼痛	-	+	+	+	+++
活动受限	外展	所有活动都受限，尤其外展和内旋	外展和内旋	所有活动都受限，尤其内旋	所有活动
X 线表现	新生儿期无诊断价值（使用超声）	正常	软骨下骨折 股骨头密度增加 骨骺鹅卵石状增加	前后位（正位片）可能是正常的 蛙式位侧面呈骨骺滑脱	正常（使用超声）

注：-,无；+,有；+++,程度较重。

- X 线对于 3 个月以内的患儿诊断意义不大,但对 3 个月以上的患儿可能有用。

　　注:

　　1. 如果患儿出生后就能立即诊断,并行外展夹板固定,几个月后,患儿髋关节可能恢复正常。

　　2. 每个婴儿在出生当天、出院前和出生后 6 周行常规检查,以明确是否有进展性髋关节发育不良[4]。弹进和弹出试验依然是检查髋关节不稳和脱位的重要方法。现在,超声对于进展性髋关节发育不良的诊断越来越受到重视,对于高危婴儿(如臀位分娩儿,有进展性髋关节发育不良家族史的婴儿),推荐行超声检查。

筛查

　　脱去婴儿衣服,将婴儿放在一个大的硬质检查台上。使婴儿处于放松状态非常关键,必要时可以给婴儿一个奶瓶帮助婴儿放松。检查者双手保持温暖,检查动作轻柔。

　　注意观察婴儿双腿伸展时是否对称,特别留意是否有肢体缩短或者皮肤皱褶。

弹进试验(复位试验:股骨头滑入髋臼)

- 握住婴儿下肢并使膝关节屈曲:拇指放于腹股沟区(股骨小转子上),中指放于股骨大转子上(**图 54.5**)。用另一支手稳定骨盆。将髋关节屈曲至 90°,然后逐渐外展至 45°(注意观察是否有髋关节复位时的咔嗒声或弹动感)。

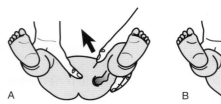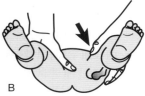

图 54.5　(左侧)进展性髋关节发育不良的筛查试验
A. 弹进试验;B. 弹出试验。

弹出试验(脱位试验:股骨头滑出髋臼)

- 一只手稳定骨盆,握住一侧腿的膝关节,将髋关节屈曲至 90°,内收 10°~20°。
- 向后施加轻柔而持续的压力,中指向前,拇指向后,前后摇动股骨。注意观察是否有伴随股骨头滑出髋臼时出现的咔嗒声或弹动感。如果股骨头有移位,说明有髋关节脱位。

　　普通 X 线片对于新生儿进展性髋关节发育不良无诊断价值[5]。建议行超声检查。早期诊断和治疗极为关键。如果没有被早期发现和治疗,股骨头将位于髋臼外,1 岁后小儿将无法走路或者跛行。此时可通过 X 线检查明确诊断。

治疗(指南)

- 发育性髋关节发育不良病人应被转诊到专科治疗
- 0~6 月龄患儿:用帕夫利克吊带或外展夹板
- 3~18 月龄患儿:行股骨头复位(闭合式或开放式),并行石膏固定(骨盆绷带)
- >18 月龄患儿:开放式股骨头复位和可能的截骨术不建议使用吊索

　　注:尽管进行了早期治疗,某些病例仍可进展至髋臼发育不良(髋关节关节面发育不良)和过早发生骨关节炎。因此,有进展性髋关节发育不良病史的患儿应在青少年时期进行 X 线随访。

🦴 佩尔特斯病

　　佩尔特斯病是股骨头部分或完全缺血导致的股骨头坏死(即缺血性坏死)

临床特点

- 男性∶女性=4∶1
- 常见发病年龄 4~8 岁,范围 2~12 岁(极少 2~18 岁)
- 有时双侧发病
- 表现为跛行和疼痛(髋部或腹股沟疼痛)
- 可能表现为膝关节疼痛
- 早期可有髋关节激惹征
- 外展和内旋运动受限

　　X 线:关节腔增大和股骨头明显侧偏,硬化、畸形和股骨头骨骺塌陷的典型表现可能延迟。

管理

- 紧急转诊(提供拐杖)
- 治疗目标是避免股骨头变扁平
- 治疗方案的选择取决于病症的严重程度和病人的年龄

　　如果不进行治疗,几个月后,股骨头通常会变得扁平,最终发展为骨关节炎。有些病例未经治疗可自愈,且 X 线表现正常。

🦴 一过性滑膜炎

　　一过性滑膜炎(transient synovitis)是一种常见疾病,也被称为“髋关节刺激征”或疑似结核性髋关节炎,由自限性滑膜炎症所致。

临床特点

- 3~8 岁儿童好发(一般为 6 岁)
- 突发髋部疼痛和跛行
- 患儿一般可以行走但感到疼痛(有些可能不能行走)
- 可能有外伤史或近期有上呼吸道感染或病毒感染

病史

- 因疼痛导致活动受限,特别是外展和旋转
- 血液检查和X线检查正常(可能显示软组织肿胀),红细胞沉降率可轻度升高
- 超声显示关节腔有积液

鉴别诊断:需要鉴别的疾病包括化脓性关节炎、幼年型慢性关节炎、佩尔特斯病。

预后:7日内可恢复正常,无后遗症。

治疗:早期转诊。治疗包括卧床休息或借助拐杖行走,并给予止痛药。需要随访4~6个月后进行X线检查,以排除佩尔特斯病。有时可能需要全身麻醉下进行关节腔抽液以排除化脓性关节炎。

股骨头骨骺滑脱

股骨头骨骺滑脱(slipped capital femoral epiphysis,SCFE)的一个问题是:尽管经过了专家治疗,一些病人仍发展为股骨头缺血坏死。因此,在发生严重滑脱之前作出诊断是非常重要的。这就需要有髋部和膝部不适的青少年早期就诊,进行X线检查,并对X线结果作出正确诊断。

临床特点

- 多发于10~15岁青少年,常有肥胖
- 最常见于体型过大且性能力低下者(如超重的青春前期男孩)
- 20% 为双侧发病
- 跛行和活动时髋部激惹
- 前髋部(腹股沟)疼痛
- 膝关节疼痛
- 髋关节屈曲时旋转成外旋,躺下时往往呈外旋状
- 大部分运动受限,尤其是内旋

对表现为跛行或膝关节疼痛的青少年都应该进行双侧髋关节X线检查(前后位和蛙式位)(图 54.6)。否则,这一重要情况将被忽视。股骨头骨骺滑脱分为Ⅰ~Ⅳ级。股骨头位于后下方。

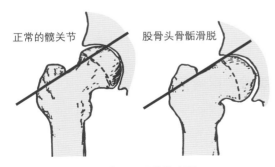

正常的髋关节　　股骨头骨骺滑脱

图 54.6　正常人及股骨头骨骺滑脱的表现
正常人:股骨颈的上表面延长线穿过股骨头;股骨头骨骺滑脱的表现:股骨颈的上表面延长线通过股骨头的上方。

管理

- 停止负重,紧急转诊至骨科。X线表现看上去正常但有临床症状者也应转诊。
- 如果为急性滑脱,从预防后期缺血性坏死的角度,通过牵引进行轻柔复位比手法复位更好。
- 一旦完成复位,应进行骨钉固定术。

骨髓炎

在儿童中最常见于股骨近端。此病与化脓性关节炎较难鉴别,骨扫描有助于诊断但MRI是最敏感的影像学检查方法。治疗参照第58章。

化脓性关节炎

对所有出现急性髋关节疼痛或髋关节激惹征的儿童,都应怀疑化脓性关节炎(septic arthritis)的可能。这些病人可能没有明显的病态,特别是 <2 岁的患儿。穿刺检查阴性不能排除化脓性关节炎。如果怀疑败血症,且有手术指征,则应进行关节切开术。

对于髋关节激惹征,只有通过X线片、超声、全血细胞计数、红细胞沉降率和骨扫描等辅助检查,结果都为阴性才能作出诊断。穿刺检查可以被考虑,但临床上多通过牵引观察诊断髋关节激惹征,实际未进行穿刺。如果病情恶化或体温升高,则需要行关节腔穿刺或关节切开术。

撕脱性骨损伤

撕脱性骨损伤(avulsion bony injuries)起源于骨盆周围肌肉的强力收缩会导致其附着处骨的撕脱,撕脱多发生于骨质较疏松部位。这会导致急性疼痛和肌肉功能障碍:

- 髂前上棘(缝匠肌)
- 髂前下棘(股直肌长头)
- 坐骨结节(腘绳肌)
- 股骨小转子(腰肌)

处置包括进行X线检查和转诊。通常不需要进行手术复位。

年龄较小的运动员[6]

年龄小的运动员最常见的问题是髂嵴或髂前上棘部位的疼痛或不适,其通常是由牵拉性骨突炎或急性撕脱性骨折引起的[7]。表现为局部压痛和伸展时的疼痛。这些运动员应一直休息,直到他们在运动时不再感到疼痛。

如果症状持续存在并伴有膝部疼痛、髋关节激惹征或活动范围受限,则应进行X线检查以排除一些严重疾病,如股骨头骨骺滑脱或佩尔特斯病。

54

成人的髋部和臀部疼痛

以下是发生于老年人的重要疾病：

- 髋关节的骨关节炎
- 主髂动脉闭塞→血管源性跛行
- 脊髓神经根功能障碍或牵涉痛
- 腰骶椎部位的退行性脊椎病→神经源性跛行
- 风湿性多肌痛
- 转子滑囊炎
- 股骨颈骨折
- 继发性肿瘤

股骨颈头下型骨折

老年病人发生压缩性股骨颈头下型骨折（subcapital fractures）后往往能继续承重，而患肢无明显畸形。因此，对于所有髋部疼痛的老年人都有必要进行放射学检查。病人通常有两次跌倒的病史——第一次[5]疼痛明显，第二次是因股骨头脱位引起的"腿发软"所致。

在移位的股骨颈头下型骨折中，至少有 40% 的病人发生股骨头缺血性坏死且 70 岁以上的病人通常需要进行假体置换。如果 X 线检查结果正常，进行 MRI 检查是最好的选择。转子间骨折也很常见（见第 124 章）。

股骨头缺血性坏死

发生股骨头缺血性坏死（avascular necrosis）的年龄一般为 20~50 岁（平均 38 岁）。髋部疼痛和腹股沟深部疼痛的病人（尤其是伴有内旋畸形的），存在下列情况时应考虑本病：应用类固醇皮质激素、存在全身性红斑狼疮、镰状细胞性贫血、既往髋关节骨折或脱位史、妊娠、酒精性肝病。应行影像学检查（如上所述）并转诊。

髋关节的骨关节炎

髋关节的骨关节炎（osteoarthritis of the hip）是髋关节疾病中最常见的一种。本病可能是原发性骨关节炎，与关节软骨本身的病变有关；也可能是继发性骨关节炎。导致继发性骨关节炎的因素包括：既往创伤史、进展性髋关节发育不良、脓毒性关节炎、髋臼发育不良、股骨头骨骺滑脱和既往的炎症性关节炎。

临床特征

- 男女发病率相同
- 通常在 50 岁以上的人群发病，发病率随年龄的增长而升高
- 可能是双侧发病：单侧起病，另一侧随后发病
- 起病隐匿
- 起初活动时疼痛加重，休息后缓解；然后出现夜间痛和静息痛
- 关节僵硬，特别是起床后
- 典型的畸形表现
- 临床主要表现可能为关节僵硬、畸形、跛行（疼痛较轻）
- 疼痛多位于腹股沟区——可能牵涉到大腿内侧、臀部或膝关节

检查

- 止痛步态
- 通常伴有臀肌和股四头肌失用性萎缩
- 最先受限的髋关节活动是内旋和伸展
- 固定的屈曲畸形
- 髋关节处于屈曲、外旋状态（最初）
- 最终髋关节的所有活动均受限
- 髋关节活动受限的顺序依次为：内旋、伸展、外展、内收、屈曲、外旋

治疗

- 详细解释病情：病人对髋关节的骨关节炎很担心
- 超重病人应嘱其减重
- 相对多休息
- 急性疼痛时可借助拐杖行走
- 应用镇痛药和非甾体抗炎药（谨慎使用）
- 给予帮助和支持（如手杖）
- 物理疗法
- 物理治疗，包括肌肉的等长运动
- 水疗法十分有效

手术治疗

手术治疗适用于那些存在严重疼痛或残疾，且保守治疗无效的病人。全髋关节置换术适用于老年病人，而股骨截骨术则适用于部分年轻病人。这些年轻病人多为 30 多岁或 40 多岁，患有严重疾病且曾成功地接受过全髋关节置换术。全髋关节置换术中一种被称为髋关节表面置换术的术式非常适用于部分 60 岁以下的病人，且 90% 以上的手术都取得了良好效果。大多数置换假体可以持续使用 15~20 年。

腹股沟区疼痛

所有累及髋关节的疾病，尤其是骨关节炎，都可以出现腹股沟区疼痛（groin pain）。对出现腹股沟区疼痛的病人，应考虑存在股骨颈骨折、腰大肌脓肿、佩吉特病、耻骨炎和疝的可能。同时还应考虑髋臼唇或软骨的损伤。髋臼唇的损伤表现为腹股沟疼痛或大腿上段前侧的疼痛，需要进行进一步的检查并转诊。

急性腹股沟区疼痛

肌肉和肌腱的拉伤以及过度运动导致的损伤,如肌腱病变和肌筋膜炎,可导致急性腹股沟区疼痛。这需要和源自腰骶椎、髋关节的牵涉痛以及骨盆疾病如髋臼唇损伤相鉴别。更加常见的导致急性腹股沟损伤的原因为下列肌肉及其肌腱的损伤:长收肌(如果肌腱拉伤可导致大腿内侧疼痛)、股直肌、缝匠肌和髂腰肌。内收肌群或肌腱的损伤相对常见,会导致大腿上段的疼痛、局部压痛和髋关节内收抵抗。超声或 MRI 检查有助于诊断。治疗以物理疗法、运动和必要时的类固醇皮质激素注射为基础。

慢性腹股沟区疼痛

有许多原因可导致慢性腹股沟区疼痛,而最常见的是骨和关节的异常。其中重要的病因有肌肉和肌腱损伤,包括长收肌的肌筋膜炎、耻骨炎(耻骨联合)、髂腰肌滑囊炎、应力性骨折(如股骨颈、耻骨支)、隐匿性的腹股沟疝或股疝、源自腰骶椎和髋部肌骨病变的牵涉痛。在耻骨联合上定位准确的局部压痛是耻骨炎的一个特征。

相关检查包括骨盆 X 线检查,耻骨联合的 X 线断层扫描(用以发现耻骨炎和耻骨的不稳定),骨扫描以发现应力性骨折或耻骨炎,疝囊造影术以及其他影像学检查如 CT、MRI 或超声检查。

💲 髋臼唇撕裂和股骨髋臼撞击症[8-10]

随着 MRI 和髋关节镜的应用,在车祸受害者、舞蹈演员和运动员中发生的的髋臼唇撕裂(hip labral tears)更容易被识别和发现。病人可能主诉髋部和/或腹股沟区撞击性疼痛以及关节的弹响、嵌顿或绞索,应进行撞击试验(见本章相关内容)。X 线检查有助于排除髋关节骨性病变,也可以进行 MRI 检查。据保罗尼(Paoloni)介绍,髋关节内麻药注射后的检查是诊断髋关节病理学改变的金标准[10]。对于有指征的病人可予以转诊,通过髋关节镜进行有可能的手术治疗。但目前还未有被证实治疗股骨髋臼撞击症(FAI)和髋臼唇撕裂的有效方法,所以采取任何干预措施时都应十分谨慎[3]。

💲 骶髂关节疼痛

骶髂关节的疾病引起的疼痛常表现为臀部的钝痛(sacroiliac pain),但可牵涉至腹股沟区或大腿后侧。其与腰骶椎或髋关节疾病引起的疼痛相似,可表现为单侧或双侧的疼痛。疼痛在负重状态下加重,如走路、跑步、上下车时。

通常不伴有神经性症状,如感觉异常或麻木,但严重病例可出现大腿上段的剧烈疼痛。

骶髂关节疾病发病的原因

- 炎症(脊柱关节病)

- 感染(如结核分枝杆菌,金黄色葡萄球菌——少见)
- 髂骨致密性骨炎
- 退行性改变
- 机械性创伤
- 创伤后损伤、骶髂关节破坏或断裂引起的并发症
- 分娩——在产后期

身体检查

骶髂关节很难进行触诊和其他检查,但有些试验可以使症状再现。

直接加压:病人取俯卧位,检查者分别对病人骶骨的上端和下端施以直接的、有节奏的弹力。

翼状挤压试验:病人取仰卧位,双手交叉,检查者向下、向外施压使髂嵴分离。压力应施加在骶髂关节上。

外侧挤压试验:检查者将手放在髂嵴上,拇指放在髂前上棘,手掌置于骨盆边缘,挤压骨盆。此试验使骶髂关节分离。

帕特里克(Patrick)或 FABER 试验:屈曲、外展、外旋(FABER)试验可同时刺激髋关节和骶髂关节。病人取俯卧位,检查者将其患侧的脚置于健侧膝关节上(使髋关节呈屈曲、外旋、外展状态)。同时下压患侧膝关节和健侧髂前上棘(图 54.7)。若试验过程中出现腰部或臀部疼痛,则说明可能为骶髂关节的病变。

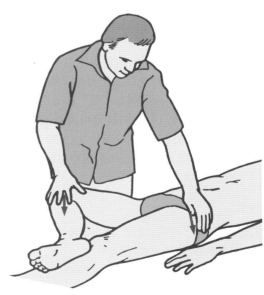

图 54.7　帕特里克(FABER)试验
用于检查右侧髋关节或骶髂关节的损伤,检查者按压的方向如图所示。

不对称的骶骨"抬起"试验:病人取站位,检查者在病人后方蹲下,将手置于两侧髂嵴最高点,拇指置于髂后上棘(PSIS)。嘱病人缓慢向前弯腰并且触摸地面。若病人一侧抬起的高度高于另一侧,则说明病变可能存在于骶髂关节(例如髂后上棘抬起更高的那一侧存在骶髂关节

54

活动能力降低性损伤)。

骶髂关节的机械性损伤疾病

这类疾病很常见但不易识别,可由骶髂关节活动能力降低或增强引起。

活动能力降低性骶髂关节病常见于年轻人创伤事件之后,特别是女性分娩后(特别是多产或难产者),或在以臀部着地的跌倒后以及那些有解剖结构异常(如腿缩短)的病人。疼痛常在骶髂关节遭受旋转压力时发生(如打网球、跳舞)。进行被动活动或推拿可取得良好的治疗效果,如让病人取仰卧位,进行非特异性的旋转手法[11]。

活动能力增强性骶髂关节病可见于耻骨联合不稳定的运动员、分娩后的女性以及骨盆有严重创伤史(如车祸伤、骑马者在摔下马时脚卡在马镫中)的病人。病人的典型表现为腰部、臀部或大腿上段的剧烈疼痛。这类疾病很难治疗且手法治疗往往会加重症状。治疗方法包括相对多休息、应用镇痛药和骶髂关节支持性绷带。

🦴 大转子疼痛综合征[11]

大转子疼痛综合征(greater trochanteric pain syndrome)是髋关节外侧周围的疼痛,为一种常见的病症,多见于参加行走锻炼、打网球或其他类似运动的老年人,表现为臀部外侧的疼痛并放射至大腿外侧。本病在某种程度上与肩带区的疼痛相似,肩带区疼痛多由冈上肌肌腱炎、肩峰下滑囊炎、劳损和撕裂性损伤引起。在大多数病人中,这通常是一种自限性症状。

本病有两个常见病因,一是臀中肌肌腱病变(为主要病理改变),因为此肌腱附着在股骨大转子的外侧面和/或附着在臀小肌肌腱上;二是单个或两个转子滑囊的炎症。病人的外展肌群薄弱。退化的肌腱可能撕裂、破裂或分离。疼痛多发生在晚上,特别是在运动后,如长时间行走或园艺劳作后。X 线表现多正常,但超声可显示病理学改变,而 MRI 可以显示最多的细节。

临床特征

- 好发于老年人,尤其年龄在 45~50 岁及以上的女性
- 髋部外侧疼痛,可放射至足部
- 夜间以患侧髋部着力侧卧时出现疼痛
- 爬楼梯、上下车时出现疼痛
- 跛行
- 大腿外侧缘的局部压痛

治疗[12]

试验性应用非甾体抗炎药(需评估其风险)是有意义的。包括髋关节强化训练在内的物理治疗是一线的治疗方法。超声下的局部注射治疗也十分有效且有助于锻炼。

不借助超声的注射方法

- 找到股骨转子区域压痛最明显的部位并标记(对于肌腱病变的病人,此点就在股骨大转子上或其上方,见图 54.8)。

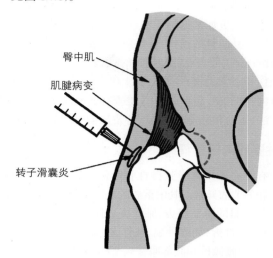

图 54.8   臀中肌肌腱病变的注射技巧(注射至压痛最明显的部位)

- 将 1ml 长效类固醇皮质激素和 4~5ml 局部麻醉药的混合液注射至压痛区域,其浸润的面积近似于一块标准大理石。在不断退针和重新变换角度进针的过程中,针头可能会被弯折。

在任何时间进行注射治疗都十分有效。随访管理的内容包括嘱病人睡觉时在患侧臀部下放置一个小枕头,睡在羊毛毯上;同时,做拉伸臀部肌肉的练习是缓解症状的关键,可通过将膝关节贴近胸部的髋关节屈曲运动进行锻炼[11]。建议病人走路时双脚外旋分开("卓别林步态")。6 或 12 个月后需要 1~2 次的重复注射。有时还需进行手术治疗,如髂胫束松解术 ± 黏液囊切除术。局部的冰敷和按摩有助于缓解症状。用手指、汽水瓶或网球进行局部按摩(侧卧位时)也有效。

🦴 阔筋膜综合征(fascia lata syndrome)

大腿外侧的疼痛可由阔筋膜的炎症引起。这通常是因为髋关节周围肌肉的劳损或过度薄弱所致。治疗方法是相对多休息和物理治疗。

🦴 坐骨滑囊炎

坐骨滑囊炎(ischial bursitis)也被称为"裁缝臀"或"织工臀",是坐骨结节上方的滑囊炎症,临床偶见。此病可伴有坐骨神经刺激症状,病人可表现为坐骨神经痛。

临床特征

- 坐下时出现剧烈疼痛,尤其是坐在硬椅子上时
- 坐骨结节处或其上方的压痛

治疗

- 将 4ml 1% 的利多卡因和 1ml 长效类固醇皮质激素的混合液浸润注射至压痛部位（避开坐骨神经）
- 将剪去两孔的泡沫橡胶垫作为坐垫，就坐时使两侧坐骨结节置于两孔内

🏃 髋关节弹响[13]

一些病人主诉髋关节发出沉闷拔塞声、弹响声或断裂声，有时可触及。这表明这令人烦恼的疾病可能伴有腹股沟区或大腿的疼痛。髋关节弹响（snapping or clicking hip，coxa saltans）在有较宽骨盆的女性中更为常见。

病因

- 紧绷的髂胫束（肌腱或股张肌筋膜）在大转子突起处的上方前后滑动
  或
- 髂腰肌肌腱在骨盆前缘弹击髂耻隆凸
- 臀大肌滑过股骨大转子关节松弛
- 股骨髋臼撞击症和/或髋臼唇撕裂

治疗

治疗的基础是：

- 解释病情和消除病人的疑虑
- 进行髂胫束的伸展运动[13]
  有时需手术以延长髂胫束。

锻炼

- 病人取健侧卧位，屈曲患侧髋关节，腿伸直，在踝部施加一定负重（**图 54.9**），使大腿外侧产生一定程度拉伸的感觉。适用于紧绷的髂胫束。

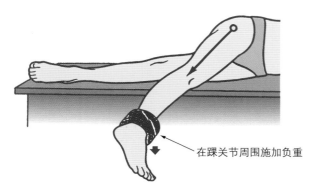
在踝关节周围施加负重

图 54.9　髋关节弹响的治疗

- 髂胫束的拉伸每天进行两次，每次持续 1~2 分钟。

🏃 梨状肌综合征

此综合征是由于坐骨神经以异常走行穿过梨状肌，

致其受压引起的。症状包括逐渐发生的臀深部疼痛，坐下后即刻的疼痛，爬楼困难和集中在臀部的坐骨神经样症状。病人存在臀部压痛和髋关节旋转受限及旋转时的疼痛。治疗基于在理疗师指导下的等长拉伸运动。

转诊时机

- 儿童出现或疑似有以下严重疾病：进展性髋关节发育不良、佩尔斯特病、脓毒性关节炎、股骨头骨骺滑脱或骨髓炎。
- 不明原因的疼痛，尤其是夜间痛。
- 存在骨折或怀疑有骨折，如压缩性型股骨颈头下型骨折或应力性股骨颈骨折。
- 存在髋关节跛行，无论是由主髂动脉闭塞引起的血管源性病变还是由椎管狭窄引起的神经源性病变。
- 行保守治疗无效的有功能障碍的髋关节炎病人，进行髋关节手术可获得很好疗效时。
- 任何异物或肿块。

> **临床要领**
> - 在塑料的髋关节发育不良模型上进行练习可帮助操作者掌握新生儿髋关节检查的操作。
> - 真正的髋关节疼痛在腹股沟区、大腿和膝盖内侧常常也可以感受到。
> - FABER 试验的名称是髋关节屈曲（flexion）、外展（abduction）、外旋（external rotation）三个词首字母的组合。
> - 夜间痛提示合并有炎症、滑囊炎或肿瘤。
> - 髋关节可成为感染的靶部位，如金黄色葡萄球菌、结核分枝杆菌的感染，或成为炎性疾病攻击的部位，如类风湿关节炎和脊柱关节病。但与骨关节炎相比，这些都是罕见的疾病。
> - 腰肌相关的疼痛对于髋关节前部疼痛的鉴别诊断有重要意义。

参考文献

1 Cyriax J. *Textbook of Orthopaedic Medicine, Vol. 1* (6th edn). London: Balliere Tindall, 1976: 568–94.

2 Wood T (Coordinator). Sports Medicine. Check Program 453. Melbourne: RACGP, 2009: 11–13.

3 Limb conditions [published 2017]. In: *Therapeutic Guidelines* [digital]. Melbourne: Therapeutic Guidelines Limited; 2017. www.tg.org.au, accessed October 2019.

4 Anonymous. *The Eastern Seal Guide to Children's Orthopaedics.* Toronto: Eastern Seal Society, 1982.

5 Robinson MJ. *Practical Paediatrics* (5th ed). Melbourne: Churchill Livingstone, 2003: 239–40.

6 Larkins PA. The little athlete. Aust Fam Physician, 1991; 20: 973–8.

7 Young D, Murtagh J. Pitfalls in orthopaedics. Aust Fam Physician, 1989; 18: 654–5.

8 Wood TQ, Young DA. Labral tears: understanding the

significance of rim lesions. Medicine Today, 2008; 9: 71–5.

9 Wall PD et al. Surgery for treating hip impingement (femoroacetabular impingement). Cochrane Database Syst Rev, 2014; Issue 8: Art No. CD010796.

10 Paoloni J. Hip and groin injuries in sport. Medical Observer, 9 March 2007: 27.

11 Mellor R et al. Exercise and load modification versus corticosteroid injection versus 'wait and see' for persistent gluteus medius/minimus tendinopathy (the LEAP trial): a protocol for a randomised clinical trial. BMC Musculoskelet Disord, 2016; 17: 196.

12 Walsh MJ, Solomon MJ. Trochanteric bursitis: misnomer and misdiagnosis. Medicine Today, 2006; 7(12): 62–3.

13 Sheon RP, Moskowitz RW, Goldberg VM. *Soft Tissue Rheumatic Pain* (2nd edn). Philadelphia: Lea & Febiger, 1987: 211–12.

54

无情的坐骨神经痛，
让我们的参议员都变成残疾了，
他们的四肢和他们的举止一样蹩脚。

威廉·莎士比亚(1564—1616 年)，《雅典的帝蒙》(译者注：英国人，全世界最卓越的文学家之一)

腿部疼痛的原因很多，从简单的肌肉痉挛到动脉阻塞。运动员过度使用腿部会导致各种腿部疼痛综合征，从简单的软组织扭伤到骨筋膜隔室综合征。腿痛的一个主要原因来自支配下肢的神经，即腰骶椎的脊神经根。识别根性痛很重要，尤其是第五腰椎 (L_5) 和第一骶椎 (S_1) 神经根，以及牵涉痛，如骨突(小)关节和骶髂关节的牵涉痛。

关键事实和要点

- 始终考虑腰骶椎、骶髂关节和髋关节疾病是腿部疼痛的重要原因。
- 髋关节疾病可能仅表现为膝关节周围的疼痛(无髋关节疼痛)。

- 神经根损伤可能仅引起小腿和脚部疼痛(无背痛)。
- 神经卡压表现为一种放射性的烧灼疼痛，夜间明显，休息时加重。
- 老年人可能因椎管狭窄或动脉阻塞或两者兼有而出现跛行。
- 下肢急性动脉闭塞需要在 4 小时内得到缓解(务必在 6 小时内)。
- 急性闭塞最常见的部位是股动脉。
- 静脉曲张可导致腿部疼痛。

诊断方法

诊断策略模型的归纳见**表 55.1**。

表 55.1 腿部疼痛的诊断策略模型

概率诊断 肌肉痉挛 神经根性"坐骨神经痛" 骨关节炎(髋、膝关节) 运动相关的疼痛(如跟腱炎)，肌肉损伤(如腘绳肌)	- 椎管狭窄→神经源性跛行 - 带状疱疹(早期) - 股骨大转子疼痛综合征 - 神经卡压，如感觉异常性股痛 - "裤后兜神经综合征"：来自钱包的压力 - 医源性：注射入神经 - 骶髂关节疾病 - 交感神经营养不良(灼烧痛) - 周围神经病变 **罕见疾病** - 骨样骨瘤 - 风湿性多肌痛(孤立性) - 佩吉特病 - 腘动脉压迫 - 脊髓痨 - 腘窝囊肿破裂
不能遗漏的严重疾病 血管性 - 周围血管疾病 - 动脉闭塞(栓塞) - 腘动脉瘤伴血栓形成 - 深静脉血栓形成 - 髂股静脉血栓性静脉炎 肿瘤性 - 原发性(如骨髓瘤) - 转移性(如乳腺到股骨) 感染 - 骨髓炎 - 化脓性关节炎 - 丹毒 - 淋巴管炎 - 气性坏疽	
	七个戴面具问题的清单 抑郁 糖尿病 药物(间接) 贫血(间接) 脊柱功能障碍
陷阱(经常遗漏的) - 髋关节骨关节炎 - 胫骨结节骨软骨炎(Osgood-Schlatter 病)	**病人是否试图告诉我什么？** 非常可能。工作相关疾病常见

概率诊断

　　许多原因,如足部问题、脚踝受伤和肌肉撕裂(如腘绳肌和股四头肌),都是很明显和常见的。多种疾病与运动员的过度使用综合征有关。

　　急性严重腿部疼痛的一个很常见的原因,是小腿肌肉痉挛。根据病人午夜打电话求救的情况看,有些病人是不理解这种痉挛意味着什么的。

　　最常见的原因之一是单支神经的根性疼痛,尤其是 L_5 和 S_1 神经根受累。必须检查其功能和腰骶椎椎间盘是否破裂,或其他脊柱功能障碍。涉及多发神经根病变,还应该考虑如肿瘤压迫等其他原因。请记住,接受抗凝治疗的病人出现自发性腹膜后出血也可引起神经根性疼痛,并表现为剧烈的急性腿部疼痛。神经根感觉分布如图55.1 所示。

　　牵涉性大腿痛的其他重要原因包括坐骨结节滑囊炎(织布工的臀部疼)、臀中肌腱炎或大转子滑囊炎。

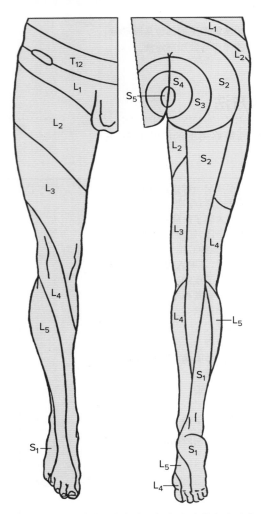

图55.1　下肢皮节,代表神经根在皮肤的大致分布

不能遗漏的严重疾病

恶性肿瘤

　　恶性疾病虽不常见,但也应考虑,特别是有原发肿瘤病史的病人,如乳腺癌、肺癌或肾癌。这类肿瘤可转移至股骨。还应考虑骨肉瘤和多发性骨髓瘤,它们通常发生于股骨上段。通过阿司匹林可以缓解的骨痛,应考虑发生骨样骨瘤的可能性。

感染

　　严重感染并不常见,但应警惕脓毒性关节炎和骨髓炎。丹毒和淋巴管炎等皮肤感染时有发生。

血管疾病

　　下肢动脉血栓形成或栓塞可导致急性严重动脉缺血。这种闭塞可引起肢体剧烈疼痛及严重缺血的相关表现,尤其是小腿和足部。

　　动脉闭塞引起的慢性动脉缺血可表现为间歇性跛行或小血管疾病引起的足部静息痛[1]。

　　各种疼痛综合征见图55.2。鉴别血管性跛行与神经源性跛行十分重要(表55.2)。

静脉疾病

　　无合并症的静脉曲张是否为腿部疼痛的病因尚存在争议。无论如何,静脉曲张肯定会导致钝痛的"沉重感"和痉挛,并可导致痛性溃疡。

　　浅表的血栓性静脉炎通常显而易见,但尤为重要的是不能忽视深静脉血栓形成。这些更严重的静脉病变会导致大腿或小腿疼痛。

陷阱

　　关于腿痛,有很多迷惑或陷阱。带状疱疹在暴发前期,一直就是陷阱,如果病人仅为肢体隐蔽部位表现出少许囊泡时,陷阱就具有迷惑性。

　　随着人口老龄化,我们将会遇到更多的继发于退行性变的椎管狭窄病例。早期的诊断可能比较困难,而且行走时臀部疼痛必须与高位动脉阻塞引起的血管性跛行相鉴别。

　　骶髂关节和髋部的许多疾病可能是陷阱,特别是多发但容易误诊的臀大肌筋膜炎。另一个最近的现象是"裤后兜神经综合征",塞满信用卡的沉重钱包可能压迫坐骨神经。

　　然而,最大的陷阱之一是髋关节疾病,尤其是骨关节炎,表现为腿部疼痛,尤其是膝盖内侧疼痛。神经卡压(图55.3)尽管没有上肢病变那样常见,但也是导致腿部疼痛的一个原因。需要考虑到的一些神经卡压包括:

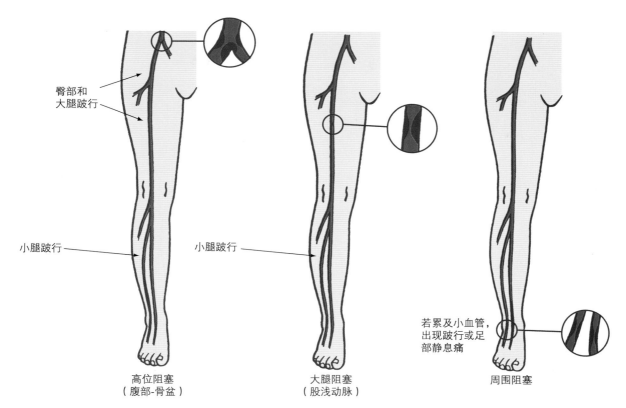

图 55.2　动脉阻塞及不同阻塞程度对应的相关症状

表 55.2　神经源性和血管性跛行的临床特征比较

特征	神经源性跛行	血管性跛行
病因	椎管狭窄	主动脉髂动脉闭塞性疾病
年龄	50 岁以上 长期背痛病史	50 岁以上
疼痛及放射痛部位	近端位置,最初在腰部、臀部和腿部放射至远端	远端位置 臀部、大腿和小腿(尤其是小腿)放射至近端
疼痛的类型	虚弱、烧灼烧、麻木或刺痛(无痉挛)	痉挛、钻心痛、挤压痛
发作因素	步行(上坡和下坡) 各种长距离步行 长时间站立	每次步行某一定距离,尤其是上坡
缓解因素	躺平 弯曲脊柱(例如蹲姿) 可能需要 20~30min	一直站立则快速缓解 慢行会降低严重程度
伴随症状	肠道和膀胱症状	阳痿 感觉异常或虚弱少见
身体检查		
外围脉搏	存在	存在(通常)
腰椎增大	加剧	有时减少或消失,尤其运动后 无变化
神经学表现	鞍形分布 运动后踝反射可减弱	注:运动后出现腹部杂音
确诊	放射学研究,肌电图	多普勒超声 踝臂指数 动脉造影

55

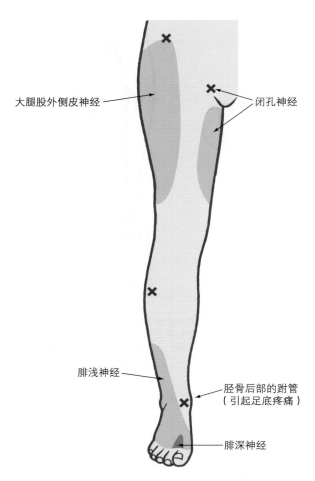

图 55.3　特定神经卡压引起腿部疼痛分布（×表示卡压部位）

大腿股外侧皮神经

闭孔神经

腓浅神经

胫骨后部的跗管
（引起足底疼痛）

腓深神经

- 大腿外侧皮神经，被称为麻痹性肌痛
- 腓总神经
- 踝关节胫骨后神经（"跗骨隧道"综合征）
- 闭孔神经，在闭孔管内
- 股神经（位于腹股沟区域或骨盆内）

　　此外还有一些罕见的病因。一个易被忽视的问题是复杂的局部疼痛综合征 I（交感神经萎缩），这甚至可能导致肢体的轻度创伤。这种"灼痛"综合征表现为伴有肢体血管不稳定舒缩的烧灼痛或疼痛。其基本特征是疼痛的程度和刺激损伤的严重程度不一致。

常见陷阱

- 忽略 β 受体阻滞剂和贫血作为血管性跛行的诱发因素
- 忽视髋关节疾病是膝关节疼痛的原因之一
- 将闭塞性动脉疾病误诊为坐骨神经痛
- 混淆神经根综合征与神经卡压综合征

七个戴面具问题的清单

　　其中脊柱功能障碍是导致腿痛的一项重要原因。除

了由椎间盘破裂或感觉异常性股痛引起的神经根压迫性疼痛外，疼痛还可源于骨突（小）关节，这种疼痛最远可放射至小腿中部（图 55.4）。

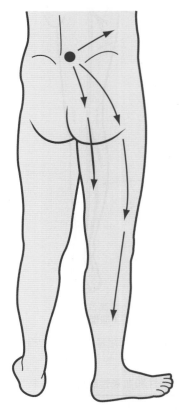

图 55.4　来自横突关节功能障碍引起的牵涉痛，说明来自右侧 L_{4-5} 横突关节充血刺激引起放射性疼痛

资料来源：C Kenna and J Murtagh. *Back Pain and Spinal Manipulation.* Sydney：Butterworths，1989. 经作者许可进行转载。

　　清单上的其他因素——抑郁、糖尿病、药物和贫血均可与腿痛有关。抑郁可增加疼痛的复杂性。

　　糖尿病周围神经病变可引起不适，最初表现为局部疼痛，之后表现则以麻木为主。β 受体阻滞剂等药物和贫血可引发或加重循环功能不全病人的间歇性跛行。

心因的考虑

　　下肢疼痛可能是非器质性疼痛病人的频繁主诉（可能是被夸大的主诉），如诈病者、转换反应的病人（歇斯底里）和抑郁的病人。有时局部疼痛综合征（反射性或创伤后）被误诊为功能性疾病。

临床方法

　　仔细询问病史和身体检查可为临床诊断提供线索。

病史

　　病史方面，需要重点考虑的是几个特殊方面，概括而

55

言包括以下几个问题。

- 疼痛发作是急性还是慢性？
- 如果是急性，是外伤或活动后导致的吗？
  - 如果不是，考虑血管因素：静脉或动脉、闭塞或破裂。
- 疼痛是"机械性"疼痛（与运动有关）吗？
  - 如果疼痛不随腿的活动或姿势的变化而改变，则为软组织损伤，而不是骨或关节病变。
- 疼痛与姿势有关吗？
  - 分析使疼痛加重或减轻的体位因素。
  - 如果坐位加重，考虑脊柱因素（椎间盘相关）或坐骨滑膜炎。
  - 如果站立位加重，考虑脊柱原因（不稳定性）或与负重相关的局部问题（静脉曲张）。
  - 如果卧位加重，考虑血管来源，如小血管外周血管疾病。如果侧卧位加重，考虑股骨大转子疼痛综合征。
  - 与体位无关的疼痛，考虑与活动有关。
- 疼痛和行走有关吗？
  - 否：确定引起疼痛的活动类型（如关节炎的关节运动）。
  - 是：如立即发作，考虑疼痛部位的局部病变（如应力性骨折）。如为延迟发作，考虑血管性跛行或神经源性跛行。
- 疼痛的部位与外伤的部位一致吗？
  - 如果不是，腿痛为继发的。需考虑的重要因素包括脊柱、腹部或髋关节的损伤和卡压性神经病变。
- 疼痛是由骨头引起的吗？
  - 如果是，病人会指出特定部位，并指出与更多浅肌肉或筋膜疼痛相比的"深部"骨痛（考虑肿瘤，骨折或很少的感染）。
- 疼痛来自关节吗？
  - 如果是，身体检查将确定它是来自关节还是关节周围组织。

身体检查

第一步是观察病人行走，并评估跛行的性质（见第28 章）。

注意背部的姿势，并检查腰椎。检查时充分暴露双腿。

检查病人的站姿，注意任何非对称性和其他异常情况，如肿胀、瘀伤、色泽、溃疡和皮疹。注意双腿的长短、对称性和静脉。寻找缺血改变的证据，尤其是足部。

通过触诊寻找引起疼痛的局部因素，如果没有明显依据，检查脊柱、血管（动脉和静脉）和骨骼。特别需要触诊的部位是坐骨结节、股骨大转子区域、腿筋膜和肌腱。触诊浅表淋巴结。注意足部和腿的温度。进行血管检查，包括周围脉搏及静脉的状态。

如果有周围血管疾病（PVD）的证据，记得听诊腹部和内收肌裂孔区，以及髂、股和腘区域血管。

可进行适当的神经学检查，特别是神经根损伤或神经卡压。由于坐骨神经痛非常普遍，因此有必要制订一套常规方法来快速评估 L_5（如跗指背屈）和 S_1（如踮着脚尖行走）的运动功能。

检查关节，尤其是髋关节和骶髂关节，非常重要。

辅助检查

诊断可能需要的辅助检查如下：

- 全血细胞计数和红细胞沉降率
- 放射学检查：
  - 腿部 X 线检查，尤其是膝关节、髋关节
  - 腰骶椎 X 线检查
  - 腰骶椎 CT
  - 股骨大转子区域超声或 MRI
  - 腰骶椎 MRI
  - 腰骶骨脊柱 MRI
  - 骨扫描
- 肌电图
- 血管：
  - 动脉造影
  - 多普勒超声
  - 踝臂指数
  - 静脉池放射性核素扫描
  - 静脉造影术
  - 空气体积描记仪（静脉曲张）
  - D-二聚体检测

儿童的腿痛

疼痛和腿痛是儿童中常见的抱怨。最常见的原因是由于创伤或不习惯的运动而引起的疼痛和肌肉拉伤。导致儿童双侧腿部疼痛的一个原因是白血病。需考虑骨髓炎（见第 58 章）。

考虑虐待儿童是很重要的因素，尤其是如腿背面有瘀伤。

"成长痛"

所谓的"成长痛"（growing pains），或特发性腿痛，在儿童腿部疼痛的原因中高达 20%[2]。这种诊断是模糊的，通常是在排除具体原因后作出。通常不是由于"成长"，而是与过度锻炼或运动和娱乐造成的创伤有关，可能还与情绪因素有关。

典型特征是间歇性、对称的深部腿痛，常位于大腿前部或小腿。尽管可发生在一天中的任何时候，但通常在夜间，儿童已上床睡觉。疼痛通常持续 30~60 分钟，一般需

要贴镇痛膏药或口服简单的镇痛药(见第84章)。

严重的疾病

排除骨折(如果怀疑应行X线检查)、恶性肿瘤(如骨肉瘤、尤因肉瘤或白血病或淋巴瘤浸润)、骨样骨瘤、骨髓炎、维生素C缺乏病、脚气病(发达国家罕见)和先天性疾病如镰状细胞贫血、戈谢病(Gaucher病)和先天性结缔组织发育不全综合征(Ehlers-Danlos综合征)是非常重要的。

成人的腿痛

病人年龄越大,伴间歇性跛行的动脉疾病和由于椎管狭窄导致的神经源性跛行发生的可能性越大。老年人的其他重要问题包括关节退行性病变,如髋和膝关节骨关节炎、肌肉痉挛、带状疱疹、佩吉特病(Paget病)、风湿病多肌痛(影响大腿上段)和坐骨神经痛。

导致腿部疼痛的脊柱原因

源自脊柱的问题是重要的,有时也很复杂。

重要的原因包括:

- 直接压迫引起的神经(根性)疼痛
- 牵涉痛来自:
  - 椎间盘压迫脊髓前组织
  - 骨突关节
  - 骶髂关节
- 椎管狭窄引起跛行

各种疼痛模式如**图55.3**和**图55.4**所示。

🦴 神经根痛

椎间盘突出导致的神经根痛(nerve root pain)是腿部疼痛的一个常见原因。熟悉下肢的皮肤结构(**图55.1**)可协助判断受累神经根,通常是L_5或S_1或两者兼有。L_5神经根总是由L_{4-5}椎间盘突出引起,而S_1神经根总是由$L_5 \sim S_1$椎间盘突出所致。对神经根综合征的总结详见**表55.3**。

最常见受累神经根的体征总结见**表55.3**。

🦴 坐骨神经痛

见第28章。坐骨神经痛(sciatica)被定义为由神经压迫或刺激引起的坐骨神经或其分支(L_4、L_5、S_1、S_2、S_2、S_3)所支配区域发生的疼痛。大多数问题是由神经根受压性神经病变导致的,无论是椎管(如上所述)还是椎间孔。

应该注意的是,可能无背部疼痛,而只表现出外周症状。

治疗

可预见的病程较长,预计12周(见第28章)。应给予

病人信心,该病可自然痊愈。对于腰痛,对坐骨神经痛的各种干预措施(建议、物理或药物治疗)的系统回顾没有找到任何特殊方法。考虑到这一点,保守治疗可能包括以下内容:

- 背部保健教育
- 如果疼痛剧烈,可卧床休息(2日最佳),硬板床最理想
- 尽快恢复日常活动
- 镇痛药(尽量避免麻醉类镇痛药)
- 非甾体抗炎药[3](轻度改善,2周疗程为宜)
- 保持基本运动,包括游泳
- 某些研究发现牵引(甚至间歇性手动牵引)有助于恢复,而Cochrane的综述持不同意见[4]

建议转诊至治疗师(理疗师)。神经根性坐骨神经痛禁忌使用传统脊柱推拿术。如果病人没有缓解或需要更积极的治疗,硬膜外类固醇皮质激素注射已被证明能在短期内轻度减轻疼痛和失能[5]。严重或进展的神经问题可行手术咨询。

腰椎管狭窄[6]

腰椎管狭窄(lumbar spinal canal stenosis,LSS)是由于椎管狭窄造成对于坐骨神经根、椎管和脊髓的压迫。通常发生于50岁以上有脊柱退行性病变的病人,包括骨关节炎(参见**图28.9**),但也可能是先天性的。

表55.2中概述了神经源性跛行的症状。疼痛通常为双侧的,表现为由近端臀部和大腿及腿部向远端放射。约50%的病人临床症状稳定,25%的病人进展。保守治疗包括相对休息、特定运动、镇痛药和治疗神经性疼痛的药物。没有证据表明硬膜外类固醇皮质激素注射或口服类固醇皮质激素药物有效。严重或进展的神经问题及进行性疼痛加重可进行手术咨询。手术并发症的风险随年龄增加。标准手术为脊柱减压。

牵涉痛

腿的牵涉痛(referred pain)可能源于脊椎或骶髂关节病变。通常是钝痛、沉重和弥散的。病人可用手描述其分布,但不能用手指指出疼痛具体的根源位置。

🦴 脊椎源性疼痛

非根性或脊椎性疼痛(spondylogenic pain)源于椎骨(脊椎),包括关节、椎间盘、韧带和附着的肌肉。重要的例子是骨突关节病变引起的远端牵涉痛,疼痛能放射至身体任何部位,远至小腿和脚踝,但最常见的是臀部和大腿近端(**图55.4**)。

牵涉痛的另一来源是由椎间盘突出压迫后纵韧带和硬脑膜造成的。疼痛通常是钝痛,强烈而弥散。硬脑膜没有特定的节段定位,因此疼痛通常在腰背部、骶髂区域和

表 55.3　L₃、L₄、L₅ 和 S₁ [7] 水平的神经学体征比较

神经根	疼痛分布(图 55.1)	感觉丧失	运动功能	反射
L₃	大腿前部和内侧，膝盖和腿部	大腿前外侧	膝盖伸展	膝反射
L₄	大腿前部至膝盖正面	大腿和膝盖的下外侧，跚趾内侧	弯曲，膝关节内收，足倒置 胫骨前	膝反射
L₅	腿外侧、足背、大足趾	足背，跚趾，第 2、3、4 趾，小腿前外侧	跚趾和踝关节背曲 趾长伸肌	胫骨后肌(临床不可行) 无
S₁	臀部到大腿背面，小腿中部，踝外侧和足底	踝关节、脚的外侧面(第 4、5 趾)	踝关节和足趾的足部屈曲，足外翻 腓骨长肌+短肌	踝反射

臀部。不太常见的是放射至尾骨、腹股沟和双侧小腿，并不会放射至踝或足部。

骶髂关节功能障碍

骶髂关节功能障碍(sacroiliac dysfunction)通常会导致臀部钝痛，但也可放射至髂窝、腹股沟或大腿后部(见第 54 章)。很少放射到膝或以下部位。它可能是由炎症(骶髂关节炎)或机械功能障碍导致的。产后女性出现严重的臀部和大腿疼痛，须考虑后者。

神经卡压综合征

神经卡压综合征(nerve entrapment syndromes)：神经卡压可由轴突直接压迫，也可继发于血管问题，但主要的共同因素是神经通过狭窄的腔隙时，神经的运动或伸展

受到压迫。

临床特征

- 休息痛(通常夜间加重)
- 疼痛随活动而变化
- 尖锐的烧灼痛
- 放射痛和逆向性疼痛
- 清晰的节段分布性疼痛
- 可能存在感觉异常
- 神经触压痛
- 叩击内踝后胫后神经，蒂内尔征(Tinel 征)可为阳性

感觉异常性股痛

感觉异常性股痛(meralgia paraesthetica)是最常见的

55

下肢神经卡压,这是由于大腿股外侧皮神经被困在腹股沟韧带外侧端,距髂前上棘 1cm[8]。

该神经是一种来自 L_2 和 L_3 的感觉神经。多发生在中年人,主要是由腹股沟韧带下的纤维管增厚导致,并与肥胖、妊娠、腹水或局部创伤如腰带、束身和紧身胸衣有关。神经压迫会导致烧灼痛和麻木、刺痛(图 55.3)。

疼痛局限于大腿外侧,不超过中线。

鉴别诊断

- L_2 或 L_3 神经根痛(L_2 也可导致臀部疼痛)
- 股神经病变(向中线内侧延伸)

治疗

- 在髂前上棘内侧、腹股沟韧带下方注射类固醇皮质激素
- 如果难治,行手术缓解(神经松解术)
- 病因治疗(如减肥,限制使用束腰带、紧身胸衣)
  注:感觉异常性骨痛常自行缓解。

🦴 腓总神经卡压

腓总神经卡压(peroneal nerve entrapment):常见的腓总(腘侧)神经被困在缠绕于腓骨颈部之处,或者当其分离并穿过腓骨颈部以下 2.5cm 的腓骨长肌的起源点。它通常会由于外伤或腓骨颈的挤压而损伤。

症状和体征

- 足胫外侧和足背部疼痛
- 同侧区域的感觉异常
- 足外翻和背屈无力(病人描述为"脚踝无力")

鉴别诊断

- L_5 神经根病变(类似症状)

治疗

- 鞋楔或其他保持外翻的矫正器
- 神经松解术是最有效的治疗方法

🦴 跗管综合征

跗管综合征(tarsal tunnel syndrome)是一种卡压神经损伤,是胫神经走行在踝内侧屈肌支持带下方的跗管时受到挤压导致的神经病变。这种情况是由踝关节脱位或骨折、腱鞘炎损伤、类风湿关节炎或其他炎症所致。

症状和体征

- 足趾和足底的烧灼痛或刺痛,偶尔在足跟
- 逆行放射到小腿,也可高达臀部
- 麻木症状较晚出现

- 夜间入睡后不适,站立后加重
- 脱鞋可能缓解
- 感觉神经功能丧失情况差异较大,可能是无变化
- Tinel 征(手指或反射锤敲击内踝后下方神经支配区域)可能为阳性
- 踝关节以上使用止血带可出现相似症状
- 电生理检查可确诊

治疗

- 用矫正器纠正异常足部姿势
- 注射类固醇皮质激素
- 其他措施失败时,可行减压手术

腿部疼痛的血管性因素

🦴 动脉闭塞性疾病(occlusive arterial disease)

周围血管疾病的危险因素(针对发展和恶化阶段):

- 吸烟
- 糖尿病
- 高血压
- 高胆固醇血症
- 家族史
- 心房颤动(栓塞)
  加重因素:
- β 受体阻滞剂
- 贫血

🦴 急性下肢缺血(acute lower limb ischaemia)

急性闭塞是一个令人印象深刻的事件,需要立即诊断和治疗来挽救肢体。

病因

- 栓塞:周围动脉
- 血栓形成:大动脉、腘动脉瘤
- 创伤性挫伤(如术后穿刺)

尽管动脉粥样硬化区域的血栓形成通常早于慢性疾病出现症状(如跛行),急性闭塞和血栓形成的症状和体征是相似的。急性闭塞最常见的部位是股动脉(图 55.5)。

体征和症状:"6P"症候群

- 疼痛
- 苍白
- 感觉异常或麻木
- 无脉搏
- 瘫痪

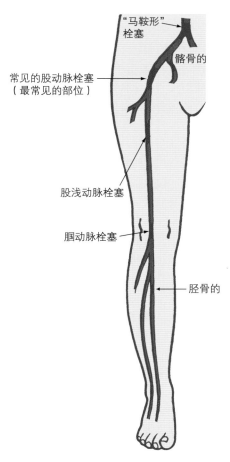

图 55.5 急性动脉闭塞的常见部位

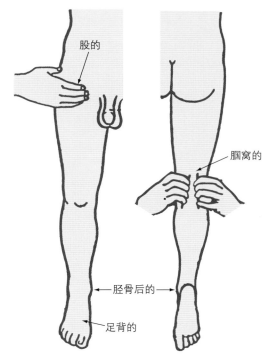

图 55.6 腿部外围脉冲的位置

- 肢体冰冷

疼痛通常是突然的和剧烈的,任何试图改善的措施都可能是具有误导性的。感觉的变化最初影响浅触觉,不是痛觉。瘫痪(麻痹或无力)和肌筋膜室痛或软弱是最重要的征兆。

其他体征包括腿部色斑、塌陷的浅静脉及毛细血管回流障碍。如果足部变成暗紫色,加压后不变白,说明已发生不可逆转坏死。

注:寻找心房颤动的证据。

动脉循环的检查

适用于急慢性缺血。

皮肤和营养的变化

注意皮肤颜色变化、毛发的分布和消瘦情况。用手指背面感知病人腿和脚的温度。

触诊脉搏

仔细评估四个部位脉搏搏动情况很重要(图 55.6)。注意,腘动脉和胫骨后脉搏很难触到,尤其是肥胖者。

股动脉:于腹股沟韧带下方,髂前上棘与耻骨联合之间进行深触诊。如果搏动消失或减弱,触诊腹部考虑主动脉瘤。

腘动脉:屈腿放松肌腱。并拢双手指在腘窝胫骨上端深压动脉(即刚好低于膝关节后方水平)。检查腘动脉瘤(腘脉动搏动明显)。

胫骨后动脉:弯曲手指,触诊踝关节内侧后下方。

足背动脉:在近端第一跖骨间隙外侧至踇趾伸肌腱的外侧。

水肿

寻找水肿的证据:用拇指用力按压双足背、内踝后方和小腿上方至少 5 秒。

姿势性皮色变化(肢体抬高试验)

将双腿抬高至 60°,持续约 1 分钟,此时双足皮肤苍白进一步加重。然后让病人坐在沙发上,双腿下垂[8]。

注:比较双足皮肤恢复所需的时间(正常小于 10 秒),双足部和踝部静脉充盈时间(正常约 15 秒)。花一分钟或更长时间寻找双足皮肤的异常红肿(暗红色)情况。肢体抬高试验(Buerger 试验)阳性为皮肤苍白加重,局部暗红肿胀,提示严重的慢性缺血。

听诊运动后杂音

听诊腹主动脉和股动脉杂音。

注:神经系统检查(运动、感觉、反射)正常,除非合并糖尿病周围神经病变。

55

治疗

黄金法则：如果在 4 小时内进行治疗，闭塞通常是可逆的（即保肢）。超过 6 小时后通常是不可逆的（即需要截肢）。

- 普通肝素（立即）80IU/kg，静脉注射
- 紧急栓子清除术（最好在 4 小时内）：
  - 全身或局部麻醉
  - 通常在股动脉部位切开
  - 用充气球囊或导管取栓
  或
- 血管内支架植入术（降低成本及减少侵入）
- 血管成形术
- 慢性动脉疾病突发急性血栓形成考虑动脉旁路术
- 某些情况下，适合使用链激酶或尿激酶进行溶栓
- 不可逆缺血变化时截肢（早期）
- 终身使用华法林抗凝治疗

注：急性肢体缺血在短期内很少威胁生命。因此，即使对于非常年老、精神错乱或虚弱的病人，简单的栓子切除术是值得的，通常也是最有利的治疗选择。

⚕ 慢性下肢缺血

动脉逐渐闭塞所致的慢性下肢缺血（chronic lower limb ischaemia）可表现为间歇性跛行、足部静息痛或明显的组织损伤——溃疡、坏疽。

间歇性跛行是指行走时肌肉疼痛或紧绷（蹒跚到跛行），休息可缓解。静息痛是指休息时的持续、剧烈的烧灼痛或前足不适，通常发生在夜间血流减慢时。

两者主要特征比较见**表 55.4**。

间歇性跛行

阻塞的部位决定哪些肌群受影响（**图 55.2**、**图 55.6**）。

近端阻塞（如腹主动脉与髂动脉）

- 臀部、大腿和小腿疼痛，尤其是在爬山和上楼梯时
- 整个下肢持续性疲劳
- 可能出现阳痿（腹主动脉血栓形成综合征）

大腿动脉阻塞

- 股浅动脉受阻（最常见的）可致小腿疼痛（如行走 200~500m 出现），取决于侧支循环情况
- 股深动脉阻塞→行走约 100m 出现跛行
- 受累多节段→行走 40~50m 出现跛行

病因

- 动脉粥样硬化（主要是 50 岁以上的男性吸烟者）
- 栓塞（复苏的同时）
- 血栓闭塞性脉管炎：影响小动脉，引起静息痛和发绀（跛行少见）
- 腘动脉压迫综合征（<40 岁）
  注：静息痛是对肢体的直接威胁。

辅助检查

- 全血细胞计数：排除红细胞增多症和血小板增多症
- 彩色多普勒双超声：测量静息踝关节收缩压，确定踝臂指数，正常值 0.9~1.1；<0.9 提示周围血管疾病，<0.5 可能为严重周围血管疾病，<0.4 为危重周围血管疾病
- CT 血管造影：金标准，为干预措施提供参考
- 数字减影血管造影术（发展中）
- MRI：灵敏度和特异度高

闭塞性血管疾病的治疗

预防措施（针对危险因素）

- 吸烟是危险因素，必须戒烟。
- 其他危险因素，尤其是高脂血症需加强重视，减重到理想体重很重要。
- 锻炼是很好的方式，尤其是步行。

诊断计划

- 检查病人是否正在服用 β 受体阻滞剂。
- 常规检查：血液检查、随机血糖、尿液检查、心电图。
- 多普勒超声检查或踝臂指数来测量血流量。

表 55.4   间歇性跛行与缺血性静息痛的比较

项目	间歇性跛行	缺血性静息痛
疼痛性质	紧绷或约束感	持续痛
疼痛时间（典型的）	白天、行走、其他运动	夜间、休息时
受影响的组织	肌肉	皮肤
部位	小腿 > 大腿 > 臀部	前足、足趾、足后跟
加重因素	步行、运动	卧位、行走
缓解因素	休息	足下垂、起床、有依赖物
相关情况	β 受体阻滞剂、贫血	夜间抽搐、足肿胀

55

- 仅在考虑手术时进行动脉造影术。

保守治疗

- 一般措施(如适用):控制肥胖、糖尿病、高血压、高脂血症、心力衰竭。
- 达到理想体重。
- 绝对禁烟。
- 运动:依据疼痛程度进行日常运动。约 50% 病人症状通过步行可改善,所以建议尽可能地进行步行锻炼。由于害怕开始运动的疼痛而拒绝步行是错误的。
- 尽量保持双腿温暖干燥。
- 保持最佳的足部护理(足疗)。
- 药物治疗:阿司匹林,每日 150mg+他汀类药物。考虑使用血管紧张素转换酶抑制剂。
  注:
- 血管扩张剂和交感神经切除术价值甚微。
- 约 1/3 的病人病情进展,其余病人病情缓解或无变化[9]。

何时转诊血管外科

- 近期发作的"不稳定"跛行;病情恶化
- 严重跛行,无法维持正常生活方式
- 静息痛
- 足部"组织损害"(如脚跟开裂,趾或趾间溃疡,干性坏疽斑,感染)
  外科手术。血管重建手术适用于进行性梗阻、无法忍受的跛行和腹股沟韧带上方的梗阻:
- 动脉内膜切除术:适用于局部髂动脉狭窄
- 旁路移植术(髂动脉或股动脉到腘动脉或胫前后动脉)
  经皮球囊扩张术。这种血管成形术是用特殊的动脉球囊导管改善局部限制性的血管闭塞。另一可代替球囊的方式是激光血管成形术。

静脉疾病

💲 静脉曲张

静脉曲张(varicose veins)是指下肢的浅静脉扩张、弯曲、延长。

静脉扩张是由于浅静脉或深浅静脉系统之间的交通支或穿越支的瓣膜失去功能(**图 55.7**)。原因是瓣膜和静脉壁的支撑系统先天功能不足,有几个易感因素(**表 55.5**),最重要的是家族史、女性(5∶1)、妊娠和经产妇。既往的

表 55.5　静脉曲张的危险因素

女性(女:男=5∶1)	年龄
家族史	职业
妊娠	饮食(低纤维)
多胞胎	

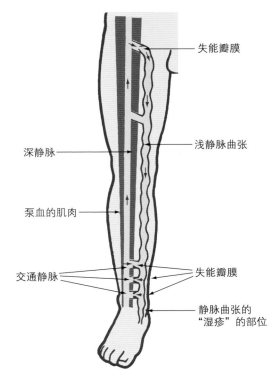

图 55.7　静脉曲张的常见部位

深静脉血栓也可能损害瓣膜,特别是小腿交通支静脉,可导致静脉曲张。

浅静脉扩张与静脉曲张相似,可能由盆腔或腹腔内肿瘤(如卵巢癌、腹膜后纤维化)压迫导致。少见但重要的是,既往的深静脉血栓,尤其包括髂骨段血栓,已建立侧支循环时发生的静脉扩张。

临床症状

静脉曲张可能没有症状,主诉是外观难看。症状包括肿胀、疲劳、四肢沉重、疼痛不适和瘙痒。

静脉曲张和疼痛

即使静脉大而曲折,它们可能并不疼痛。丧失功能的交通静脉从胫后静脉穿过比目鱼肌到达表面时可表现为疼痛的特征。

严重病例可导致下肢静脉高血压综合征[10],其特征是站立后疼痛加重、夜间腿部痉挛、皮肤敏感和色素沉着、踝关节肿胀和皮肤特征的丧失如脱发等。

详细询问病史通常可以确定疼痛的原因是否真正源于静脉曲张,而不是在女性中常见的暂时或周期性水肿的情况[11]。

静脉曲张的并发症详见表 55.6。

身体检查

以下试验将有助于确定静脉或静脉瓣功能不全的

表 55.6 静脉曲张的并发症

血栓性浅静脉炎	出血
皮肤"湿疹"(10%)	钙化
皮肤溃疡(20%)	Marjolin 溃疡(鳞状细胞癌)

位置。

咳嗽时腹股沟静脉搏动试验。这有助于明确是否存在大隐静脉功能不全。将手指放于卵圆窝下方的静脉线(耻骨结节外侧及下方 4cm)[12],让病人咳嗽,可感受到沿大隐静脉走行、扩张的搏动或震颤。卵圆窝(隐腔)明显扩张的大隐静脉功能丧失将加重。病人卧位时,该症状消失。

大隐静脉瓣膜功能试验(Trendelenburg 试验)。可判断大隐静脉功能。病人取平卧位,腿部抬高至 45°以清空静脉(**图 55.8A**)。止血带充分加压以防止大腿上段血液逆流到卵圆窝下方(或手指用力加压堵塞开口,如前 Trendelenburg 试验所述)。

病人站立。如果在卵圆窝下方无功能丧失的静脉,大隐静脉系统将继续保持塌陷。如大隐静脉、股静脉交界处瓣膜功能不全,当压力解除,静脉将迅速充盈(**图 55.8B**)。即为 Trendelenburg 试验阳性。

注:Trendelenburg 试验双重阳性测试指在压力解除前静脉迅速充盈,释放时有冲击感。说明大隐静脉与交通支功能不全同时存在。

小隐静脉功能不全试验。与 Trendelenburg 试验类似,在小隐静脉上方、腘窝下方加压(止血带或手指)(**图 55.9**)。

交通支静脉功能丧失试验。这是一种准确的临床试验以判断腿中部、胫骨边缘中、后部三个常见部位的交通支静脉功能丧失。此试验较难实现。腿部的一般外观及以上部位的触诊可提供一些线索。

注:静脉多普勒超声能准确定位血管功能不全的位置,确定重要深静脉系统的功能状况。

预防

- 保持理想的体重。
- 避免便秘(高纤维饮食)。
- 如风险较高(妊娠、站立性职业),休息,穿戴弹力袜。

治疗

- 尽量避免长时间站立。
- 坐位时双腿置于脚凳上。
- 使用弹力袜或紧身衣(早上起床前穿上)。
- 避免搔抓静脉部位瘙痒皮肤。
  挤压硬化疗法(液体或泡沫)。
- 使用少量硬化剂[如十四羟基硫酸钠(3% Fibro-vein)]。
- 较小且孤立的静脉,尤其是膝关节以下效果理想。

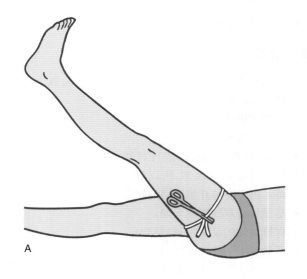

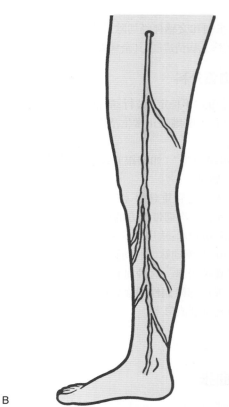

图 55.8 Trendelenburg 试验
A. 腿部抬高至 45°,清空静脉并使用止血带;B. 大隐静脉系统(膝关节内侧)功能试验。

射频消融术。
手术结扎和剥离。

- 当症状和明显的静脉曲张之间明显相关时,这是最佳的治疗方法(如大隐静脉功能不全)。
- 切除明显曲张的静脉,结扎交通静脉。

注:静脉曲张手术可能不能缓解双腿的沉重感和疼痛。

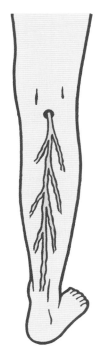

图 55.9　小隐静脉功能试验

浅表血栓性静脉炎（superficial thrombophlebitis）

临床特征

- 通常发生在浅表曲张的静脉
- 腿部柔软、红色的皮下索
- 通常为局部水肿
- 下肢或踝关节无大范围肿胀
- 仅需对症治疗（见下文），除非延伸至膝关节上方，有肺栓塞风险
- 静脉多普勒扫描可诊断，并判断：
  - 浅表血栓形成的程度
  - 同时存在的深静脉血栓

治疗

　　目的是通过对静脉均匀施压，防止血栓蔓延。
- 用薄薄的泡沫垫覆盖整个柔软索状物。
- 从足部到大腿（远高于索状物上）使用牢固的弹性绷带（最好是绉纱）。
- 海绵垫和绑带，使用 7~10 日。
- 若病情严重，卧床休息，抬高下肢，否则保持正常活动。
- 如为静脉输注性静脉炎：开具非甾体抗炎药（如每日 2 次口服双氯芬酸 75mg，或每日 3 次，局部使用 1% 双氯芬酸凝胶）[9]。

- 如为自发性静脉炎：低分子量肝素（如达肝素钠 5 000IU，应用 4 周）[13]。
- 传统的甘油和鱼石脂敷料仍有效。
- 考虑血栓性静脉炎与深部癌的相关性。
- 如果病变在膝关节以上，结扎大隐静脉与股静脉交界处静脉。

深静脉血栓形成

　　见第 122 章。

髂股静脉血栓性静脉炎（炎性肿胀）[14]

　　髂股静脉血栓性静脉炎（炎性肿胀）[iliofemoral thrombophlebitis（phlegmasia dolens）]是罕见但危及生命的问题。当髂股静脉被弥散性血块完全堵塞（急性深静脉血栓后）时，可出现皮下水肿和苍白。起初表现为疼痛的"乳白色腿"，以前被称为股白肿（常见于妊娠晚期或产褥早期）。病情可能恶化变成发绀——股炎症性肿胀——提示早期静脉梗死。广泛的髂股静脉闭塞是一种急症，病人可能会出现"休克"、坏疽和肺栓塞。在此之后常需进行截肢。

其他引起疼痛的疾病

蜂窝织炎和丹毒

　　蜂窝织炎和丹毒（cellulitis and erysipelas）的致病微生物是化脓性链球菌（最常见的）和金黄色葡萄球菌。其他的包括流感嗜血杆菌、假单胞菌和真菌（尤其免疫功能低下病人）。诱发因素包括割伤、擦伤、溃疡、昆虫叮咬、异物、静脉用药及湿疹、足癣等皮肤疾病。应寻找糖尿病的证据。
- 卧床休息
- 抬高下肢（卧床及起床后）
- 疼痛及发热时使用阿司匹林或对乙酰氨基酚
- 用不粘的生理盐水敷料伤清洗和包扎伤口

化脓性链球菌[15]

- 如果确诊为化脓性链球菌感染：
  青霉素 V 500mg（口服），每 6 小时 1 次，连用 5~10 日，或普鲁卡因青霉素 1.5g，每日肌内注射 1 次，连续 5 日
- 如果微生物可疑：
  氟康唑/双氯西林 500mg（口服），每 6 小时 1 次，连用 7~10 日
- 如果青霉素过敏：
  头孢氨苄 500mg（口服），每 6 小时 1 次
  或（如严重）
  头孢唑林 2g，静脉滴注，每 6 小时 1 次

55

金黄色葡萄球菌[15]

- 病情严重,可能危及生命:
  氟氯西林/双氯西林 2g,静脉滴注,每 6 小时 1 次,连用 7~10 日
- 病情较轻:
  氟氯西林/双氯西林 500mg(口服),每 6 小时 1 次,连用 5~10 日
  或
  头孢氨苄 500mg(口服),每 6 小时 1 次

🔖 腹股沟疖(脓肿)

腹股沟疖(脓肿)[furuncle(boil)of groin]常见于腹股沟毛发区域,是由金黄色葡萄球菌感染引起的痛性疖疮。治疗目标为保守治疗。

- 局部用药:
  - 局部抗生素
  - 热敷
  - 待疖"成熟"时行引流术
- 疖肿深或范围广时:
  - 双氯西林 500mg(口服),每 6 小时 1 次,连用 5~7 日
  - "成熟"后才可引流

🔖 胫骨应力综合征

胫骨应力综合征(常为内侧,也可能为外侧),原称"胫痛症候群",引起胫骨边界的疼痛和局部压痛。与运动有关,尤其在坚硬的地面上跑步和跳跃。一线管理为相对休息至少 6 周。目前尚无强有力的证据支持需干预。

🔖 小腿疼痛

小腿疼痛(pain in the calf)通常并不严重,除非有肿胀。一些少见的病因可能造成严重影响,有必要进行仔细评估。

常见病因:抽筋、肌肉僵硬、肌肉损伤等。腓肠肌撕裂、跛行。

不可忽视的病因:深静脉血栓、蜂窝织炎、血栓形成性静脉炎、腘动脉堵塞。

其他:腘窝囊肿(贝克囊肿)破裂、牵涉痛(背部、膝关节)、跟腱破裂。

撕裂的"猴子的肌肉"

所谓"猴子的肌肉"或"网球腿"指小腿内侧腓肠肌的断裂。症状包括小腿突发的锐痛,无法舒服地把脚跟着地及需要踮着脚尖走路。有局部的压痛和僵硬,以及可能存在的局部瘀伤和因疼痛而背屈的脚踝。治疗为持续 48 小时的 RICE 方案。白天每 2 小时 1 次的冰敷(ice),牢固

的弹力绷带(足趾到膝关节以下)(elastic bandage),严重时拄拐(crutch),抬高足跟(raise),休息 48 小时后适当活动,以及理疗师指导下的伸展按摩和锻炼。

🔖 夜间肌肉痉挛

注:病因治疗(如已知)——破伤风、药物、低钠血症、甲状腺功能减退症、低钙血症、妊娠。

物理治疗

- 肌肉伸展和放松练习:临睡前拉伸小腿 3 分钟[15],然后坐椅子上,脚置于垫上,与地面平行,休息 10 分钟。
- 按摩和热敷受累肌肉。
- 床单尽量远离足部和腿的下部,可以使用床脚的双人枕头。

特发性痉挛的药物治疗

- 睡前服用奎宁水可能有益。
- 药物治疗:请考虑比哌立登 2~4mg,夜间服用
  硫酸奎宁是有效的,但有 1%~3% 血液学异常不良反应发生率,尤其是血小板减少,在澳大利亚不再作为推荐用药。对儿童毒性大。更为严重的情况为镁剂相关的特发性肌肉痉挛[16]。

🔖 腿部碾压伤

病人被轮子碾压四肢(碾压伤,roller injuries),尤其伤及腿部,是非常棘手的问题。自由旋转的车轮并非那么危险,但严重损伤常由非旋转(制动)车轮碾压肢体,合并车轮翻转的混合压力所致。这会导致剪切应力造成的"脱套性"损伤。肢体最初看起来无异常,但随后可发生皮肤坏死。

- 住院观察
- 骨筋膜隔室综合征可行筋膜切开术与开放引流术
- 手术减压,切除坏死脂肪组织通常是必要的
- 补充水分并监测肾功能

转诊时机

- 突发腿部疼痛、苍白、无脉、瘫痪、感觉异常和冰冷
- 间歇性跛行恶化
- 足部静息痛
- 出现腘动脉瘤
- 膝关节以上的浅表性血栓静脉炎
- 有深静脉血栓形成的迹象
- 怀疑腿部气性坏疽
- 髋关节疼痛加重
- 有骨科疾病的迹象(如肿瘤、感染、佩吉特病)
- 严重的坐骨神经痛,伴有神经系统功能缺陷(如足无力、反射消失)

临床要点

- 对主诉为不寻常的深部腿痛（包括髋关节）的病人，尤其是儿童，务必进行 X 线检查。
- 疼痛强度不随运动、活动或体位而改变，提示病因为感染或肿瘤。
- 髋关节疾病如骨关节炎和股骨头骨骺滑脱可表现为膝关节疼痛（常为内侧）。
- 腹膜后出血是急性严重神经根性痛的原因之一，尤其是正在接受抗凝治疗的病人。
- 避免急性下肢缺血的截肢取决于早期识别（4 小时内手术，若超过 6 小时，则太晚）。

参考文献

1 House AK. The painful limb: is it intermittent claudication? Modern Medicine Australia, 1990; November: 16–26.
2 Tunnessen WW. *Signs and Symptoms in Paediatrics* (2nd edn). Philadelphia: Lippincott, 1988: 483.
3 Rasmussen-Barr E et al. Non-steroidal anti-inflammatory drugs for sciatica. Cochrane Database of Syst Rev, 2016; Issue 10.
4 Wegner I et al. Traction for low-back pain with or without sciatica. Cochrane Database of Syst Rev, 2013; Issue 8.
5 Oliveira CB et al. Epidural corticosteroid injections for lumbosacral radicular pain. Cochrane Database of Syst Rev, 2020; Issue 4.
6 Zaina F et al. Surgical versus non-surgical treatment for lumbar spinal stenosis. Cochrane Database Syst Rev, 2016; Issue 1: Art No. CD010264.
7 Hoppenfeld S. *Physical Examination of the Spine and Extremities.* Norwalk, CT: Appleton & Lange, 1982.
8 Bates B. *A Guide to Physical Examination and History Taking* (5th edn). New York: Lippincott, 1991: 450.
9 Fry J, Berry H. *Surgical Problems in Clinical Practice.* London: Edward Arnold, 1987: 125–34.
10 Ryan P. *A Very Short Textbook of Surgery* (2nd edn). Canberra: Dennis & Ryan, 1990: 61.
11 Hunt P, Marshall V. *Clinical Problems in General Surgery.* Sydney: Butterworths, 1991: 172.
12 Davis A, Bolin T, Ham J. *Symptom Analysis and Physical Diagnosis* (2nd edn). Sydney: Pergamon, 1990: 179.
13 Acute limb ischaemia [published 2018]. In: *Therapeutic Guidelines* [digital]. Melbourne: Therapeutic Guidelines Ltd; 2018. www.tg.org.au, accessed October 2019.
14 Colucciello SA. Evaluation and management of deep venous thrombosis. Primary Care Rep, 1996; 2(12): 105.
15 Skin and soft tissue infections: bacterial [published 2019]. In: *Therapeutic Guidelines* [digital]. Melbourne: Therapeutic Guidelines Limited; 2019. www.tg.org.au, accessed October 2019.
16 Neurology [published 2017]. In: *Therapeutic Guidelines* [digital]. Melbourne: Therapeutic Guidelines Limited; 2017. www.tg.org.au, accessed October 2019.

55

第 56 章　膝痛

人的膝盖是关节，而不是娱乐的来源。

珀西·哈蒙德（Percy Hammond）（1873—1936），《戏剧评论》，1912 年（译者注：美国人，戏剧评论家）

膝关节是一种滑动的铰链关节，也是体内最大的滑膜关节。它与骨缘的接触面积很小，因此需要依靠韧带来维持其稳定性。尽管这可以大大增加运动范围，但也增加了受伤的概率，尤其是运动引起的损伤。找到膝关节疾病的原因在临床实践中是非常困难和具有挑战性的。外周疼痛感受器对多种刺激均有反应，记住这一点很有用。包括因炎症性疾病或化学刺激引起的炎症，如晶体滑膜炎、牵引痛（如受限的半月板牵拉关节囊）、滑膜囊张力增高（如关节积液或积血）和关节软骨下骨的冲击负荷。

膝部和牵涉痛的知识要点

膝关节疼痛

膝关节疾病引起的疼痛可在膝盖处准确感受到，通常可以定位在关节的某些特定部位，最经常在膝部前侧，膝部后侧很少出现。骨关节炎并发的游离体嵌顿，以及外侧半月板的径向撕裂[4]，是引起肢体近端和远端发生牵涉痛的特殊疾病，但是问题显然出在膝部。

膝部牵涉痛

发生在膝部或其周围区域的牵涉痛，历来都是医学上令人迷惑的难题。导致膝部牵涉痛的两个经典问题，是髋关节疾病和腰骶椎疾病。

- 髋关节主要受 L_3 神经支配，因此，疼痛是从腹股沟的前部引出的，向下沿大腿内侧直到膝盖（图 56.1）。

> **关键事实和要点**
>
> - 最常见症状按发生频率依次为疼痛、僵硬、肿胀、弹响和关节交锁[1]。
> - 多数膝关节疾病的症状都与年龄有关。
> - 膝关节的过度劳损，例如外翻产生的力量，更容易造成韧带损伤，而扭伤往往会导致半月板撕裂。
> - 前交叉韧带断裂通常是容易忽视的膝部受伤[2]。这种情况多有外翻或膝关节突然扭转的病史，且通常有开裂或爆裂感。往往与关节积血快速形成或不能走路、不能负重有关。
> - 膝关节受伤后迅速出现疼痛和肿胀（数分钟至 1~4 小时），表明关节内有血液-关节血肿。
> - 膝关节受伤后 1~2 日出现肿胀表明关节中有滑液——创伤性滑膜炎。
> - 任何副韧带损伤的修复均应尽早进行，但如果与前交叉韧带损伤相关，早期手术则可能会导致膝关节僵硬。因此，这类手术通常需要延迟进行。而单纯的前交叉韧带断裂，如果病人是优秀的运动员，应尽早进行手术重建；如果伴有临床不稳定的情况，则需要延迟手术重建时间[3]。
> - 膝关节的急性自发性炎症可能是全身性疾病的一部分，如类风湿关节炎、风湿热、痛风、假性痛风（软骨钙化病）、脊柱关节炎（银屑病、强直性脊柱炎、反应性关节炎、肠炎）、莱姆病（Lyme disease）和结节病。
> - 青春期前儿童（尤其是 10~14 岁的男孩）伴胫骨结节骨软骨炎（Osgood-Schlatter disease，OSD），可表现为膝关节疼痛。
> - 腰骶部疾病（特别是 L_3~S_1 神经根疾病）和髋关节疾病（L_3 神经支配部位）所致牵涉为膝关节区域。
> - 如果怀疑有感染或出血，应进行关节腔穿刺抽液。
> - 膝前疼痛（anterior knee pain）是膝关节疼痛最常见的类型，至少占与运动有关的肌肉骨骼问题的 11%。导致这种疼痛的主要原因是髌股关节功能障碍性疼痛。这是一种良性疾病，预后良好。以 Hoffa 脂肪垫综合征为例。

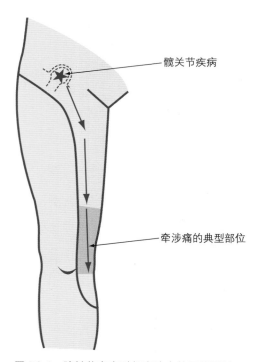

髋关节疾病

牵涉痛的典型部位

图 56.1　髋关节疾病引起牵涉痛的可能区域

有时仅在膝盖前内侧出现疼痛。股骨骨骺向上滑脱的儿童通常会表现出跛行和膝关节疼痛的症状。

- 腰骶椎疾病也可牵涉为膝关节疼痛。存在椎间盘病变的病人可能会注意到坐着、咳嗽或劳损均会感到膝关节疼痛，而走路却不会出现疼痛。

$L_{2\sim3}$ 椎间盘脱垂引起的 L_3 神经根受压（不常见）和 L_4 神经根疼痛会引起膝部前内侧疼痛；$L_{4\sim5}$ 椎间盘脱垂导致的 L_5 神经根受压可引起膝前外侧疼痛，而 $L_5\sim S_1$ 脱垂导致的 S_1 神经根受压可能会导致膝后侧疼痛（**图 56.1**）。

诊断方法

诊断策略模型总结如**表 56.1** 所示。

概率诊断

英国的一项研究发现[1]，引起膝部疼痛最常见的原因是简单的韧带劳损和由膝盖承受力过大或其他轻微创伤引起的小创伤。创伤性滑膜炎可能会伴随这些损伤。这里所指的膝部劳损可能包括多种近年来被称为综合征的情况，例如滑膜皱襞综合征、髌骨肌腱炎和髌下脂肪垫炎（**图 56.2**）。

过度地重复使用导致的轻微创伤，例如经常下跪，可能会引起髌前滑囊炎，通常也被称为"女仆的膝盖"或"铺地毯人的膝盖"。髌骨下滑囊炎是指"牧师的膝盖"。

膝部的骨关节炎，特别在老年人群中是一个非常普遍的问题。可能会自发出现，或继发于与关节内部混乱和不稳定有关的既往创伤。

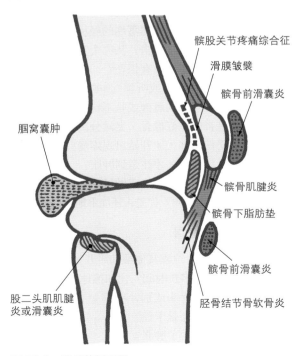

图 56.2　膝关节侧面图
显示各种原因所致膝部疼痛的典型部位。

表 56.1　膝盖疼痛的诊断策略模型

概率诊断
韧带劳损和扭伤 ± 创伤性滑膜炎
骨关节炎
髌股关节综合征
髌前滑囊炎
不能遗漏的严重疾病
急性交叉韧带撕裂
血管疾病
• 深静脉血栓形成
• 浅表性血栓性静脉炎
肿瘤
• 原发骨肿瘤
• 骨转移癌
严重感染
• 化脓性关节炎
• 结核
类风湿关节炎
青少年慢性关节炎
风湿热
陷阱（经常遗漏的）
牵涉痛：背部或臀部疾病
异物
关节内游离体
剥脱性骨软骨炎
骨坏死
滑膜软骨病
滑膜皱襞综合征
胫骨结节骨软骨炎
半月板撕裂
膝部周围骨的骨折
假性痛风（软骨钙化病）
痛风→髌骨滑囊炎
腘窝囊肿破裂
Hoffa 脂肪垫综合征
罕见疾病
• 结节病
• 变形性骨炎（佩吉特病）
• 脊柱关节炎
七个戴面具问题的清单
抑郁
糖尿病
药品（间接作用）
脊柱功能障碍
病人是否试图告诉我什么？
相关的心理因素，尤其是与可能的工伤补偿有关

膝部最常见的过度使用问题是髌股关节疼痛综合征（以前通常被称为髌骨软骨软化症）。

不能遗漏的严重疾病

膝部周围的骨肿瘤相对来说是不常见的，不过仍需要考虑。最常见的肿瘤是继发于乳房、肺、肾、甲状腺和前列腺的肿瘤。不常见的肿瘤包括骨样骨瘤、骨肉瘤和尤因肉瘤(更多见于年轻人)。膝关节容易发生化脓性关节炎和感染性滑囊炎,尤其是撕裂伤和擦伤被污染后。血源性感染所致化脓性关节炎主要见于儿童病人,感染的病原体是葡萄球菌,或流感嗜血杆菌,或导致成人关节炎的淋球菌。风湿热也应考虑到,其多表现为急性多关节炎,累及膝关节及其他关节。

在进行鉴别诊断时必须要考虑到炎症性疾病,例如脊椎关节病、结节病、软骨钙化病(一种由焦磷酸钙沉积导致的晶体关节炎,多见于老年人)、痛风和青少年慢性关节炎。

膝部疼痛的红旗征

- 创伤或非创伤所致的急性肿胀
- 急性红斑或慢性红斑急性发作
- 非创伤所致的全身性反应(例如发热)
- 无法解释的慢性、持续性疼痛

陷阱

膝关节疾病中存在很多陷阱,这是因为许多问题是难以诊断的,所以就选择了忽视。幸运的是,很多膝关节问题是可以通过 X 线作出诊断的。一个特殊的陷阱是异物,例如跪在地毯上时,折断的针伤到膝部。

出现自发性积液时需要给予特别注意,因为它可能代表风湿性疾病或其他情况,例如剥脱性骨软骨炎(年轻人中较常见)或股骨髁坏死(老年人中较常见的一种坏死性疾病),也可能是继发性的关节内游离体。

腘窝囊肿破裂会引起膝部后侧严重疼痛,并容易与深静脉血栓相混淆。重要的是要牢记静脉曲张的并发症,这些并发症会导致膝关节周围的疼痛或不适。

常见的陷阱

- 忽略髋部或下背部的牵涉痛累及膝部导致疼痛的原因。
- 没有意识到轻微创伤所致的半月板变性会发展为半月板撕裂伤。
- 没有对膝关节进行 X 射线检查,没有安排针对特定问题的相关检查,比如髌骨骨折或剥脱性骨软骨炎。

渥太华膝部定律:损伤膝部的 X 射线检查原则

以下任何一项:

- 55 岁或以上。
- 独立存在的髌骨压痛。
- 腓骨头部压痛。
- 膝关节无法弯曲到 90°。
- 突然出现的不能承重和在急诊室(四个步骤:无论是否跛行,均无法将重量转移到每个下肢两次)。注:跛行不符合条件。

七个戴面具问题的清单

脊柱功能障碍是清单的疾病中与膝部疼痛关系最密切的。糖尿病可能通过复杂的神经病变引起病人膝部疼痛,一些药物如利尿剂等可能导致老年人痛风。

心因的考虑

不论年龄大小,病人都可能虚构或夸张地主诉膝部疼痛,从而吸引医生的注意,尤其是在涉及伤害赔偿的情况下更容易出现这种情况。这需要临床医生具有谨慎的临床敏感性,来帮助病人解决问题。

临床方法

病史

病史采集是诊断的关键。无论涉及任何损伤,仔细描述损伤的性质都是有必要的。包括过去的病史。对于老年人还有一个特殊问题,他们在"跌落发作"受伤后能够忍受膝盖的伤,并将注意力从膝盖转移至脑部。

还有其他问题需要确定,如疼痛是急性的还是慢性的,轻微的还是剧烈的,持续性的还是间断性的。需要确定疼痛的严重性和部位,以及与年龄相关的因素。

关键的提问

与损伤相关的提问

- 能详细解释一下受伤的经过吗?
- 你有没有跳起离地后突然落地的经历?
- 你有没有受到过直接打击? 从哪个方向打过来?
- 受伤过程中你的腿有没有扭伤?
- 你是否感觉到"断裂"或听到"弹响"?
- 你的膝部是否感觉到震颤或是不稳定?
- 你的膝部是否感觉好像骨头突然分离了?
- 你的膝部受伤后多久才开始出现疼痛?
- 你的膝部受伤后多久才注意到肿胀?
- 你的膝部之前是否受过伤或做过手术?
- 受伤之后你能走路吗? 你是否还能下地或到庭院中去?

与损伤不相关的提问

- 疼痛是在走路、慢跑或其他活动后开始的吗?
- 你跪着的时候有多长时间? 比如擦地板、清洁地毯?
- 地毯上可能会有针头或别针吗?
- 你的膝盖是交锁还是卡住?
- 你的膝盖是否发生了肿胀?
- 膝关节活动时是否会"发出刺耳的摩擦声"?
- 休息时疼痛会继续吗? 是否有僵硬?

• 在台阶或楼梯上走路时是否会感到疼痛？

症状的意义

受伤后肿胀

疼痛后肿胀突然发作（通常在 60 分钟之内）是典型的关节积血的特点（图 56.3、图 56.4）。出血通常发生于含有血管结构的组织，比如韧带（撕裂）、滑膜（撕裂）或骨骼（断裂）之类的，而损伤仅限于无血管结构的组织，比如半月板通常不会出血。大约 75% 的出血是由前交叉韧带撕裂引起的[5]。如果一个轻微损伤引起了急性关节积血，

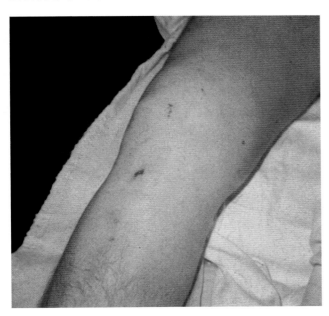

图 56.3　运动员发生关节积血表现为膝部急性肿痛

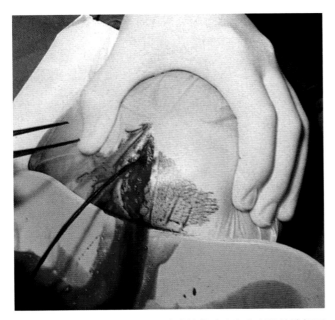

图 56.4　关节积血：通过手术清除关节腔内积血以释放膝部压力（如图 56.3 所示的膝关节）

则应怀疑是否有出血倾向或使用了抗凝药。导致关节积血的原因列于**表 56.2**。

表 56.2　关节积血的原因

交叉韧带撕裂，尤其是前交叉韧带
关节囊撕裂并伴有副韧带撕裂
外侧半月板撕裂
髌骨脱位或半脱位
骨软骨骨折
出血性疾病（如血友病）、抗凝药

滑液渗出的典型特征是以中等速度发生肿胀，数小时内出现僵硬和疼痛（如 6~24 小时）。原因包括半月板撕裂和轻微的韧带损伤。数天后肿胀逐渐发展并局限于膝关节前侧，这是滑囊炎的典型特点，如"女仆的膝盖"。

复发性或慢性肿胀

下列情况提示关节内病变，包括：

• 髌股关节疼痛综合征
• 剥脱性骨软骨炎
• 退行性关节疾病，包括退行性半月板撕裂
• 关节炎

关节交锁

关节交锁（locking）通常意味着膝关节突然不能完全伸展（发生在 10°~45°，平均 30°），但可能完全屈曲[6]。越来越多的证据表明这种症状的重要性被放大了，几乎没有证据支持关节镜下修复退行性膝关节，关节交锁是主要的例外。

原因

真正的关节交锁：
• 半月板撕裂（桶柄状）
• 游离体（例如骨软骨炎剥离的骨碎片）
• 前交叉韧带撕裂（残余部分）
• 关节软骨皮瓣
• 胫骨嵴突前侧撕裂
• 髌骨脱位
• 滑膜骨软骨瘤病
　假性交锁：
• 髌股关节疾病
• 内侧韧带的 1 级或 2 级撕裂
• 前交叉韧带挛缩
• 大量渗出
• 疼痛和腿筋痉挛

卡住

膝关节的"卡住"（catching）意味着病人感觉有些东

西"阻碍了关节运动",但这不是关节交锁。任何导致关节交锁的情况均可引发上述症状,但必须要考虑到髌骨半脱位,尤其是关节内游离体。

产生游离体的原因

- 剥脱性骨软骨炎(通常发生于股骨内侧髁的外侧面)
- 髌骨后碎片(例如髌骨脱位所致)
- 脱位的骨赘
- 骨软骨骨折——损伤后
- 滑膜性软骨瘤病

弹响

弹响(clicking)可能是由比如髌骨轨迹异常或半脱位、关节内游离体或半月板撕裂等异常导致,但是也可发生于正常关节,比如人们在爬楼梯或蹲下时。

膝部前侧疼痛[7]

膝部前侧疼痛(anterior knee pain)常见原因包括:
- 脂肪垫障碍(炎症)
- 髌股关节疼痛综合征
- 膝关节骨关节炎
- 髌骨肌腱病变
- 骨坏死

膝部外侧疼痛

膝部外侧疼痛(lateral knee pain)应考虑的原因:
- 膝关节外侧板的骨关节炎
- 外侧半月板损伤
- 髌股关节疼痛综合征

膝部内侧疼痛

膝部内侧疼痛(medial knee pain)应考虑的原因:
- 膝关节内侧板的骨关节炎
- 内侧半月板损伤
- 髌股关节疼痛综合征

身体检查

通过询问病史和简单的视诊可能会得出一个初步诊断,但是触诊、活动能力(主动和被动)和膝关节特定结构的检查有助于明确疾病诊断。

察看

在病人行走、直立、仰卧的状态下观察膝关节。让病人做下蹲动作以帮助精确定位疼痛部位。让病人坐在检查台上,双腿下垂,注意观察髌骨有无异常。注意观察是否存在任何畸形、肿胀或肌肉萎缩的情况。

常见的膝关节畸形是膝外翻("敲膝")(图 56.5A)、膝反屈("后膝")(图 56.5B)和膝内翻("弓腿")(图 56.5C)。

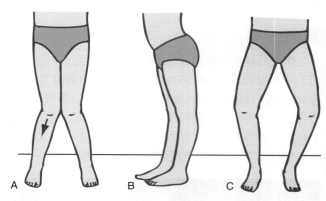

图 56.5　膝关节畸形
A. 膝外翻("敲膝"):胫骨横向偏离膝关节;B. 膝反屈("后膝");C. 膝内翻("弓腿")。

记住"terminology"这个专业术语的一个有效方法是,记住其中的"l"代表 lateral 中的"l"[7]。在正常的膝盖中,胫骨与股骨相比有一个微小的外翻角度,这个角度在女性中更为明显。

触诊

膝关节触诊的重点部位包括髌骨、髌腱、关节连接线、胫骨粗隆、滑囊和腘窝。

触诊时要注意有无关节积液、体表温度、肿胀、滑膜囊增厚、捻发音、弹响和压痛。注意有无腘窝(贝克)囊肿。将手指从下向上滑至髌骨上囊:滑膜增厚和慢性关节炎的特征性体表标志位于髌骨正上方——触诊的感觉是温暖、软而湿,有橡胶感,没有液体的震颤感。

让病人仰卧并将膝关节屈曲 45°,检查有无假性囊肿,特别是外侧半月板部位(图 56.6)。

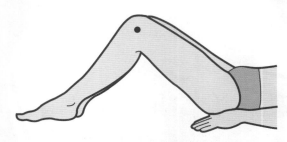

图 56.6　外侧半月板的假性囊肿
膝关节屈曲 45°,肿块会出现(如果有)。

液体渗出

隆起的体征:压迫膝关节内侧使液体排出。如果此时膝关节外侧受到冲击且液体在膝关节的内外侧之间移动,并出现一个肉眼可见的隆起或对内侧凹陷的填充过程,那么这个检查就是阳性的(图 56.7)。

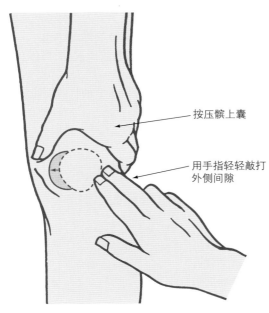

图 56.7 关节积液渗出的凸起特征
内侧间隔处有液体凸入。

如果关节积液量大并且压力高则试验结果为阴性，这种情况下需要进行髌骨撞击试验（**图 56.8**）：用示指猛击髌骨下缘，使其撞向股骨。阳性表现为髌骨能够撞击到股骨并在撞击后自由浮动。

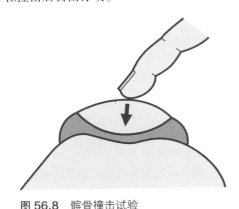

图 56.8 髌骨撞击试验

活动能力

伸展：正常外展角度值为 0~5°。检查方法是让病人的脚跟从检查床上垂下，膝关节与检查床保持接触，膝关节正常者脚跟距离检查床 2.5~4cm，即可以达到过伸状态。

屈曲（仰卧位或俯卧位）：正常时能屈曲至 135°。正常人屈膝时可将脚跟接触到臀部，但是由于内侧半月板撕裂导致关节交锁的病人屈膝时脚跟和臀部之间可能会有 5cm 或以上的间隙。

旋转：正常的旋转角度是 5°~10°。检查时病人坐在检查床边缘，双腿下垂，膝关节屈曲 90°，用手稳定膝关节的同时转动脚部。

注：一般情况下，当腿处于完全伸展状态时，膝与股骨连接处不能发生外展、内收或旋转活动。

韧带稳定性测试

副韧带：病人坐在检查床上，双腿下垂，在胫股关节完全伸展和屈曲 30°的时候进行内收（内翻）和外展（外翻）。如果有韧带拉伤，在应力状态下会出现局部疼痛，如果存在韧带完全撕裂（3 级），关节将会完全打开。应仔细观察并记录这种极端感觉：稳固表示关节稳定，异常则表示关节有损坏（**图 56.9**）。

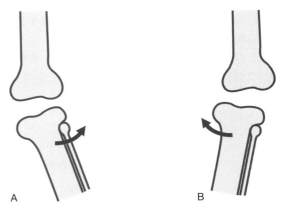

图 56.9 内侧和外侧韧带不稳定
A. 膝关节内侧不稳定；B. 膝关节外侧不稳定。

交叉韧带：前交叉韧带的稳定性可以通过前抽屉试验进行检测。病人取仰卧位，膝盖屈曲至 90°。检查者将胫骨向前推动，如果交叉韧带存在损伤，则推动时胫骨很容易向前滑动。但是当后交叉韧带功能不全时可能会出现异常体征，因为在这种情况下，膝关节实际上是从原本偏向后方的位置回到正常位置，这就是前抽屉试验的阳性表现。这种情况下，Lachman 试验结果是阴性的。如果存在内侧副韧带损伤，胫股关节的外旋活动范围增加也是前抽屉试验阳性的一种表现。

特定的激发试验

最简单的半月板功能检查试验总结在本章后面**表56.4** 中。

- McMurray 试验：病人躺在检查床上，膝关节屈曲，外旋胫骨，逐步伸膝至完全伸展。将手放在被检膝关节的上方，感受"研磨"或压痛点。
- Thessaly 试验：病人站在受伤的腿上，脚踩平地，膝盖弯曲至 20°，伸出双臂由检查者的手支撑。病人的身体和膝部被动内收或外展，检测阳性提示有半月板损伤，病人可表现为关节不适，如"交锁"或"卡住"。这是对半月板损伤最灵敏和最特异的临床检测[6]。
- Apley 研磨/牵引试验：病人俯卧位，膝关节屈弯曲至 90°，然后在外力作用下旋转。如果出现疼痛症状则可能存在半月板撕裂。然后再在牵引下重复旋转膝关节,检查是否伴有韧带损伤。

- 髌骨恐惧测试:病人膝关节处于在 15°~20° 屈曲位,观察者作出尝试要向外侧推动髌骨的动作,同时注意观察病人的反应。
- 髌腱炎:触诊髌腱。
- 髌骨疼痛试验。

同时需要检查患侧的腰骶椎和髋关节。

测量

股四头肌:如果怀疑股四头肌萎缩,可测量胫骨粗隆上方相对应位置的大腿周长。通过感觉紧张度来评估股四头肌的功能。

静态 Q 角(图 56.10):如果男性 Q 角 >15°,女性 Q 角 >19°,则容易出现髌股关节疼痛和关节的不稳定[8]。

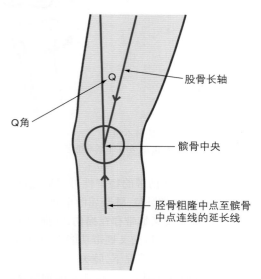

图 56.10　膝关节的 Q 角是对髌骨位置的测量

辅助检查

诊断膝关节疼痛的辅助检查可从以下内容选择:

- 血液检查
  - 类风湿因子(RA)测试;抗核抗体(ANA);HLA-B$_{27}$ 检测
  - 红细胞沉降率
  - 血培养(怀疑脓毒性关节炎时)
- 放射学[8]:
  - X 线片
  - 特殊视野:隧道位(剥脱性骨软骨炎,游离体);切线位(或怀疑髌骨有病理改变时采用地平线位);斜位(显示股骨髁和髌骨);负重位(用来观察退行性关节炎)
  - 骨扫描:怀疑肿瘤、应力性骨折、骨坏死、剥脱性骨软骨炎
  - 磁共振成像(MRI):适用于诊断软骨和半月板疾病

及韧带损伤,也用于诊断关节内结构紊乱
  - 关节造影术(通常被关节镜取代)或 MRI
  - 超声:适用于评估髌腱、软组织肿块、液体积聚、腘窝囊肿和黏液囊
- CT:适用于胫骨平台和髌股关节的特殊功能障碍
- 特殊检查:
  - 麻醉条件下的检查
  - 关节镜检查
  - 膝关节穿刺:培养或晶体检查

膝关节 X 线片检查可能漏掉的骨折[9]

- 髌骨骨折
- 胫骨平台骨折
- 胫骨嵴突骨折
- 儿童骨骺损伤
- 骨软骨骨折:
  - 髌骨
  - 股骨髁
- 胫骨上方的应力性骨折
- 撕脱性骨折(如胫骨外侧平台撕脱性骨折,伴前交叉韧带撕裂)

儿童的膝部疼痛

儿童膝部疼痛的原因可能只有一个,即与生长发育有关,包括骨骺问题。他们具有肌肉紧张的倾向,特别是在快速发育的时候,很容易发生过劳性损伤,如髌腱炎和髌股关节疼痛综合征。

第一个十年

对于不是运动员的人来说,在生命的第一个十年(0~10 岁)中,很少发生膝部疼痛。如果出现的话,则必须考虑化脓性炎症和青少年慢性关节炎的可能性。

膝外翻或膝内翻是一种常见的症状,但通常不是导致孩子不适的原因。但是,膝外翻常发生于 4~6 岁儿童,可能会导致异常的生物力学应力,如果这些孩子参与运动,则会导致过劳性损伤出现。

第二个十年

这个阶段最容易出现膝部疼痛,通常是髌股关节综合征[10]所致,累及髌骨前和髌骨周围区域,而且往往是在膝部前侧。无论男性女性均发生于青少年晚期。

一个重要的问题是髌骨半脱位,通常发生于十几岁的女孩。通常是髌股轨道异常但不伴有髌骨完全脱位所致(图 56.11)。

身体检查时会发现髌骨通常处于较高且偏后的位置。如果临床症状持续存在,则可能需要做手术。

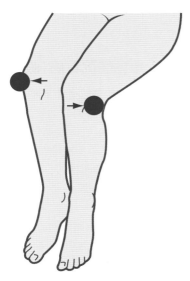

图 56.11　髌骨外侧半脱位

胫骨结节骨软骨炎(OSD)在青春期前的男孩中很常见,但也可能发生于 10~16 岁。

在这个年龄段发现的其他典型情况包括:

- 股骨头骨骺滑脱——通常是在青少年的中期阶段
- 鹅足滑囊炎(鹅掌)
- 剥脱性骨软骨炎
- 骨粒炎

与年龄相关的导致膝部疼痛的原因总结在**表 56.3** 中[10]。

表 56.3　年龄相关的膝关节痛的病因

第一个十年(0~10 岁)
感染性疾病
青少年慢性关节炎
第二个十年(10~20 岁)
髌股关节疼痛综合征
髌骨不完全或完全脱位
股骨头骨骺滑脱(放射性疼痛)
残疾膝
剥脱性骨软骨炎
胫骨结节骨软骨炎
鹅足肌腱炎
第三个十年(20~30 岁)
滑囊炎
机械性疾病
第四和第五个十年(30~50 岁)
内侧半月板水平撕裂
外侧半月板径向撕裂
第六个十年及以后(50 岁及以上)
骨关节炎
骨坏死
佩吉特病(股骨、胫骨和髌骨)
鹅足滑囊炎
软骨钙质沉着病和痛风
髋关节的骨关节炎(放射性疼痛)

年龄较小的运动员

儿童参加运动项目的比赛,特别是跑步和跳远时,很容易发生过劳性损伤,如髌股关节疼痛综合征、膝关节创伤性滑膜炎和胫骨结节骨软骨炎(OSD)。关节积血可伴随损伤发生,有时是由于单纯的滑膜撕裂且不伴有严重关节损伤。如果膝关节疼痛持续存在,特别是存在关节积液的情况下,应该进行 X 线检查,以排除股骨髌骨软骨炎的可能[11]。

渥太华膝关节定律

只有符合渥太华膝关节定律要求的儿童才需要进行膝盖 X 线检查(见本章前文所述)。

🦴 胫骨结节骨软骨炎

胫骨结节骨软骨炎(OSD)是牵拉性骨突炎,由髌腱在胫骨粗隆附着点的重复牵拉力量导致,青春期早期时反复的牵拉张力很容易导致胫骨结节骨软骨炎。

临床表现

- 常见发病年龄 10~14 岁
- 男:女=3:1
- 约 1/3 病例是单侧发病
- 常见于跑步、踢球、跳跃等运动
- 运动过程中或运动后出现局限于胫骨粗隆部位的膝前疼痛——随着时间的推移逐渐增加
- 在下跪、起立和下台阶时症状加重
- 胫骨结节出现肿块
- 被累及的胫骨粗隆出现局部肿胀和压痛
- 膝关节从屈曲位伸展并抵抗应力时会诱发疼痛

X 线检查能够明确诊断(隆起增宽并可能存在骨裂),并排除肿瘤和骨折(**图 56.12**)。

管理

治疗方法比较保守,因为本病具有自限性(持续 6~18

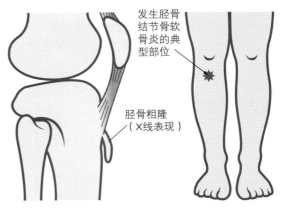

发生胫骨结节骨软骨炎的典型部位

胫骨粗隆(X 线表现)

图 56.12　胫骨结节骨软骨炎的特征

个月,平均 12 个月)。

- 如果是急性发作,冰敷并应用止痛药
- 主要方法是避免或减少活跃的运动项目
- 没有必要进行局部治疗,如电疗法
- 避免注射类固醇皮质激素药物[12]
- 避免用石膏绷带固定患处
- 如果固化后持续存在刺激性的小骨,可以选择手术治疗(很少)[12]
- 轻柔地进行股四头肌拉伸
- 活动能力的评分恢复至满分

预防

- 提高对胫骨结节骨软骨炎的知晓率和早期诊断率
- 在儿童进行体育活动时增加股四头肌的拉伸练习

🦴 青少年型剥脱性骨关节炎[6]

青少年型剥脱性骨关节炎(osteochondritis dissecans: juvenile form)通常发生于 5~16 岁的青春期男孩,因为其股骨髁(83%)的关节软骨发生坏疽,并且最终可能会与股骨分离而形成一个关节内游离体(图 56.13)。

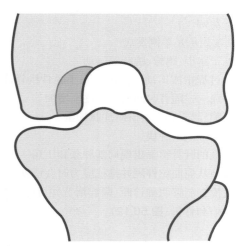

图 56.13　剥脱性骨软骨炎
X 线表现为股骨内侧髁的外侧面硬化。

这种疾病常表现为疼痛、渗出和关节交锁。

如果碎片与股骨分离,需要考虑采用手术方法使碎片重新附着在股骨上。

老年人的膝关节疼痛

风湿性疾病很常见,可导致老年人出现疼痛或不适、残疾和自主生活能力的丧失。

骨关节炎是最常见的原因,对于病情严重的病人来说,进行全膝关节置换术可以获得很好的效果。

老年人很容易患结晶性关节病,包括单钠尿酸盐(痛风)、焦磷酸钙二水化合物(CPPD)和羟磷灰石(急性钙化性关节炎)。

🦴 膝关节的软骨钙质沉着病(假性痛风)

焦磷酸钙二水化合物主要沉着于膝关节,并引起软骨钙质沉着病。与痛风不同,膝关节的软骨钙质沉着病(假性痛风)[chondrocalcinosis of knee(pseudogout)]是一种典型的老年人疾病,90 岁以上的人群中约 50% 存在这个疾病[13]。大多数病例没有症状,但病人(多数是 60 岁以上)可能会表现出急性的关节发热、发红、肿胀,类似于脓毒性关节炎。

检查内容包括膝关节的焦磷酸钙二水化合物晶体检查和 X 线检查,如果检查结果为阳性,要考虑与此相关的代谢性疾病,如血色素沉着病、甲状旁腺功能亢进症或糖尿病。治疗方法与急性痛风类似,但是秋水仙碱的疗效较低。急性发作时对非甾体抗炎药或关节内注射类固醇皮质激素都反应良好。

🦴 骨坏死[14]

膝关节的自发性骨坏死(spontaneous osteonecrosis of the knee,SPONK)在 60 岁后更为常见,尤其是女性;可能发生在股骨(更常见的)或胫骨髁上,病因尚不明确。膝关节疼痛突然发作且 X 线检查无异常,就可以诊断为骨坏死。但是,X 线(特别是发病一段时间后)会表现为某个区域的骨坏死。疼痛通常是持续性的,并伴有肿胀和僵硬,夜间症状更严重。虽然骨扫描或 MRI 可能在早期有阳性表现,但骨坏死区域可能需要 3 个月的时间恢复到放射学检查正常(图 56.14)。这种情况可能会随着身体负重的减轻而得以及时缓解。如果发病早期存在持续疼痛,可能需要行关节镜下钻孔术治疗。

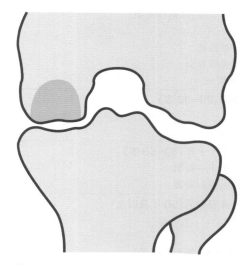

图 56.14　骨坏死
股骨内侧髁坏死可能需要 3 个月才能恢复到放射学检查上的正常游离体。

急性损伤

半月板撕裂

内侧半月板和外侧半月板撕裂(medial and lateral meniscal tears)通常是由外展和内收力引起的,导致半月板在胫骨和股骨髁之间被挤压,之后在半弯曲的负重膝盖上又受到切向扭转力。

内侧半月板被撕裂的概率是外侧半月板的 3 倍,一般发生在对抗性的运动中,并且常伴有韧带损伤。当合并脚不动且膝关节发生旋转运动的受伤史(例如脚固定在凹槽中)时,要怀疑有半月板撕裂的可能。

然而,随着半月板退化,30~50 岁(超过 50 岁)的病人可能会出现膝关节疼痛,并导致内侧半月板后角水平撕裂和外侧半月板中间部分的鹦鹉嘴状撕裂。这些问题会引起疼痛,因为这些畸形会使关节囊内压力增大并拉伸神经末端。参考以下激发性试验——塞萨利,麦克默里和阿普利磨碎测试。X 线检查不一定会发现异常,但 MRI 可以明确诊断。

临床表现

- 一般症状[8]:
  - 关节连接线处疼痛(49%)
  - 关节交锁(17%)
  - 肿胀(14%)
  - 运动丧失:弯曲活动受限,外展范围缩小 5°~10°
- 外侧半月板的鹦鹉嘴状撕裂
  - 关节连接线外侧疼痛
  - 沿大腿向上、向下的放射性疼痛
  - 活动时疼痛加剧
  - 膝关节屈曲 45°时明显可见的肿块

关节镜下的半月板部分切除术可以缓解年轻病人或者伴有关节交锁的老年病人的病情。半月板周边有血供,能够在受伤后的 6~12 周内修复[15]。

- 内侧半月板撕裂
  - 内侧关节线连接处疼痛
  - 轻微旋转膝关节可致疼痛加重
  - 侧卧及双腿膝关节并拢时会诱发疼痛
  - 活动时疼痛加重

宜选择关节镜下的半月板切除术,但有些病人通过物理疗法也可以得到治愈。

关节镜下的半月板切除术治疗退行性半月板撕裂是一线治疗方案,但是系统评价发现,这种方案与非手术治疗相比没有差异[16]。然而,膝关节闭锁和塌陷亚组的病人确实会受益[17]。

对诊断的记忆法

表 56.4 有助于对这些损伤作出诊断。内侧和外侧半月板损伤的临床表现相似,但疼痛的部位不同有助于作出区分。

韧带损伤

不同程度的撕裂可能会发生于:

- 前交叉韧带
- 后交叉韧带
- 内侧副韧带
- 外侧副韧带

前交叉韧带断裂

前交叉韧带断裂(anterior cruciate ligament rupture)是一种非常严重的致残性损伤,可能会导致慢性的膝关节不稳定。如果不及时处理,慢性关节不稳定可能会导致关节的退行性改变。早期诊断至关重要,但是该损伤的误诊

表 56.4　半月板损伤的典型症状和体征

项目	内侧半月板撕裂	外侧半月板撕裂
机制 扭转力作用于负重的弯曲膝盖	外展(外翻)力量 胫骨相对于股骨的外旋	内收(内翻)力量 胫骨相对股骨的内旋
症状 1. 活动中和活动后膝关节疼痛 2. 交锁 3. 渗出	膝关节内侧 是 阳性或阴性	膝关节外侧 是 阳性或阴性
体征 1. 关节连接处有压痛(存在桶状撕裂时) 2. 膝关节过伸时疼痛 3. 膝关节过屈时疼痛 4. 胫骨旋转时疼痛(膝关节处于 90°屈曲位时) 5. 股四头肌功能减弱或衰退	关节连接线内侧 关节连接线内侧 关节连接线内侧 处于外旋位时 可能会出现	关节连接线外侧(可能是囊肿) 关节连接线外侧 关节连接线外侧 处于内旋位时 可能会出现

率很高。前交叉韧带断裂的部位如**图 56.15** 所示。

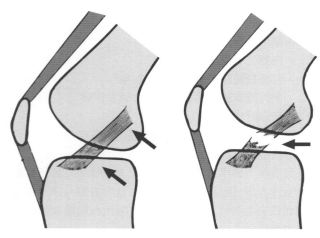

图 56.15 前交叉韧带断裂的发生部位

发病机制

- 腿在活动过程中突然改变方向。
- 膝关节处于屈曲位时,胫骨发生内旋(最常见)(如旋转过程中)。
- 外翻力量(如橄榄球运动员的铲球动作)。
- 可能与副韧带撕裂和半月板损伤有关。所谓的"不快乐三联体"是指前交叉韧带断裂、内侧半月板撕裂和内侧副韧带撕裂。

临床表现

- 出现的剧烈疼痛,尤其是在运动损伤后的最初几分钟,如跳起后的落地,或另一名运动员压在病人处于外展位的腿上迫使膝关节外翻旋转。
- 立即发生血性渗出,通常在损伤后 30 分钟内。
- 导致该损伤的常见运动:对抗性运动,如橄榄球、足球、篮球、排球和滑雪。
- 鉴别诊断是髌骨不完全脱位或完全脱位。
- 有损伤后膝部疼痛和"打软腿"的病史。

身体检查

- 总渗出量
- 关节连接处周围压痛
- 可能因渗出、前交叉标志或相关半月板(通常是内侧半月板)撕裂导致关节交锁
- 韧带检查:
  - 前抽屉试验:阴性或阳性
  - 轴移试验:阳性(试验仅于不稳定时才进行)
  - Lachman 试验:缺少终止点

注:无论是否借助关节镜,都需要在麻醉条件下对膝关节进行检查以评估损伤的程度。

Lachman 试验

因为 Lachman 试验(Lachman test)在检查前交叉韧带的完整性方面具有很高的灵敏度和特异度,因此需要重点强调。该试验其实是膝关节屈曲 15°~20°时的前抽屉试验。当存在前交叉韧带断裂时,膝关节屈曲 90°的前抽屉试验可能是阴性的。

由前交叉韧带缺损引起的膝关节功能不稳定可以通过轴移试验来引出。这个试验做起来要比 Lachman 试验难很多。

Lachman 试验检查方法

1. 检查者应该位于拟接受检查的患肢同侧。
2. 被检查的膝关节处于 15°~20°屈曲位,检查者另一只手握住病人大腿的远端并向上拉,使膝关节屈曲 15°~20°。
3. 让病人放松,检查者用手握住膝关节并轻轻旋转使膝关节处于外旋位。
4. 进行前抽屉试验,检查者用一只手从内侧抓住胫骨近段(图 56.16),另一只手固定大腿,并将膝盖垫在病人大腿远端下以协助固定病人大腿。
5. 详细记录所感觉到的抽拉终点。正常情况下,当前交叉韧带收缩时,会有一种明显被卡住的感觉;当前交叉韧带断裂时,先前拉动的范围会扩大且没有固定的终点。将患侧的抽拉距离与对侧进行对比,如果抽拉距离比对侧大 5mm,通常可视为异常。

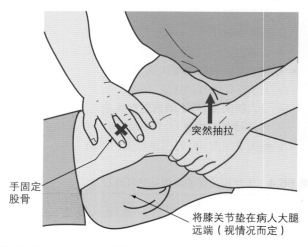

手固定股骨 突然抽拉 将膝关节垫在病人大腿远端(视情况而定)

图 56.16 Lachman 试验

轴移试验

轴移试验(pivot shift test)是一个用来检查前外侧旋转不稳定的重要试验。当前交叉韧带损伤导致膝关节功能性不稳定时表现为阳性。

轴移试验检查方法

1. 膝关节完全伸展,用手紧紧抓住病人的脚踝部位并使病人胫骨内旋。

2. 检查者将手放在膝关节外侧下方,并施以外翻应力(存在前交叉韧带撕裂时会发生不完全脱位)。
3. 从 0 开始逐渐屈曲病人的膝关节到 90°,在此过程中倾听"弹响"声的变化。试验阳性是指在屈曲过程中出现弹响旋律的突然改变,即膝关节半脱位的复位,常常发生于膝关节屈曲 30°~45°时。
4. 从发生旋律改变的屈曲的位置开始伸直膝关节,观察是否有"咔嗒"声并导致膝关节半脱位。这被称为反轴移试验。

管理[18]

管理方法取决于外科医生检查时发现的情况。韧带完全撕裂需要进行手术修复。包括使用髌腱或腘绳肌腱来重建韧带。早期重建适用于参加高水平体育活动的年轻病人,这样可以避免出现膝关节功能性不稳定。保守治疗适用于较少参加运动的病人。手术过程中可能需要对前交叉韧带进行修剪。如果膝关节出现临床不稳定的情况,可以进行交叉重建。如果前交叉韧带损伤伴有内侧副韧带损伤,就需要进行重建手术,但手术最好推迟几周再进行,因为术后发生膝关节僵硬的概率很高。

后交叉韧带断裂

后交叉韧带断裂(posterior cruciate ligament rupture)的发生机制

- 膝关节处于屈曲状态时,胫骨前方受到打击
- 严重的伸展过度损伤
- 韧带疲劳加上膝关节承受的额外压力

临床表现

- 后侧(腘窝部)疼痛,并且疼痛放射到小腿
- 通常无或仅有轻微肿胀
- 轻微不便,仅跑步或跳跃活动受限
- 下坡时疼痛
- 膝关节反曲
- 后侧塌陷或变平坦
- MRI 具有很高的预测价值

管理

- 通常采取保守治疗,即对膝关节进行制动和保护并持续 6 周时间
- 循序渐进的承重练习和运动

内侧副韧带断裂

内侧副韧带断裂(medial collateral ligament rupture)的发生机制

- 膝关节遭受直接的外翻力量——膝关节外侧(如橄榄球运动中的侧面铲球动作)
- 内侧遭受胫骨外旋力量(如两个足球运动员同时踢球)

临床表现

- 根据撕裂程度不同,临床表现亦不同(分为 1、2、3 级)
- 膝关节内侧疼痛
- 膝关节因遭受扭转或外翻应力时疼痛加重
- 膝关节内侧局部肿胀
- 假性交锁:腘绳肌挛缩所致
- 存在或不存在渗出
- 外翻应力测试无终点(3 级程度)(图 56.9A)

注:如果存在内侧副韧带撕裂有必要对外侧半月板进行检查。可能会发生佩-施二氏综合征(Pell 综合征),为副韧带上端(股骨端)的血肿内发生钙化。

管理

内侧副韧带损伤是一种常见疾病,如果不伴有其他损伤,就可以采取保守治疗,及早对膝关节进行制动以避免内侧关节线打开。制动时使膝关节处于 20°~70°屈曲位,持续 6 周,然后再进行康复训练,通常 12 周内就可以使病人恢复到最佳运动状态。

注:同样的诊断和治疗原则还可以应用于不常见的外侧副韧带损伤,该损伤是由于膝关节内侧受到直接的内翻力量所致,但容易同时伴有交叉韧带的损伤,这就需要对损伤的韧带进行修复重建[15]。

复杂的局部疼痛综合征 I

复杂的局部疼痛综合征 I(complex regional pain syndrome I)(又称反射性交感神经营养不良)可能会因膝关节受到直接撞击而发生(见第 82 章)。

症状

- 过度敏感
- 可完全伸展,不能屈曲
- 可能出现排汗增加
- 关节连接处有压痛

过度使用综合征

膝关节很容易出现过度使用综合征(overuse syndromes)。表现为疼痛逐渐加剧且不伴肿胀,活动时加重,休息时缓解。该疾病通常可以追溯到运动员训练日程、所穿鞋袜、运动技巧或其他相关因素的改变。也可能与生理功能的改变有关,包括臀部、足部及两部位之间的疾病。

过度使用导致的损伤包括:
- 髌股关节疼痛综合征("慢跑者膝""跑步者膝")
- 髌腱炎(跳跃者膝)
- 鹅足肌腱炎或滑囊炎

56

- 半膜肌肌腱炎或滑囊炎
- 股二头肌肌腱炎
- 股四头肌肌腱炎或断裂
- 腘肌肌腱炎
- 髂胫束摩擦综合征（"跑步者膝"）
- 残疾膝（the hamstrung knee）
- 滑膜皱襞综合征
- 髌下脂肪垫炎

令人惊奇的是，通过触诊就可以识别膝关节周围的炎症部位（肌腱炎或滑囊炎），特别是运动员或老年肥胖者由于过度使用而引发的炎症（**图 56.17**）。

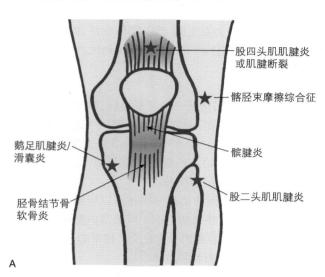

A

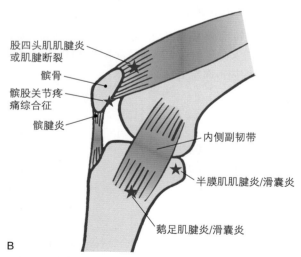

B

图 56.17 膝关节过度使用综合征的典型疼痛部位
A. 前面观；B. 内侧面观。

🩺 髌股关节疼痛综合征

髌股关节疼痛综合征（patellofemoral pain syndrome），即髌骨软骨软化症或膝前疼痛综合征，又称"慢跑者膝""跑步者膝"或"骑自行车者膝"，是膝前部出现的特发性疼痛，是最常见的膝关节过度使用损伤。通常没有特定的外伤史，可能与生理功能异常和髌骨的位置和活动轨迹异常有关（如高位髌骨）。这个疾病多发生于 13~15 岁且伴有膝关节疾病的女孩，或者是 50~70 岁且伴有髌股关节骨关节炎的人群[19]。

临床表现

- 髌骨后方或膝关节内部疼痛
- 膝关节在负重状态下弯曲时疼痛加重
  - 爬楼梯
  - 下蹲
  - 下坡或下楼梯
  - 久坐
- "电影院"征：坐在靠近通道的座位上使膝关节能够伸展
- 髌骨周围可能会出现明显的捻发音

征象（髌骨软骨软化症）

当膝关节进行屈曲和伸展活动时，髌股关节出现明显的捻发音，髌骨从一侧被推到另一侧并挤压到股骨上而再次出现疼痛（Perkins 试验）。

检查膝关节特殊体征的方法（图 56.18）

- 病人取仰卧位，膝关节伸直。
- 抓住病人髌骨上端并将其推至下方。
- 保持在这个位置，并对髌股关节施加压力。
- 让病人收缩股四头肌（在进行该检查之前，最好先让病人练习一下股四头肌收缩）。
- 阳性表现是髌骨下方再次出现疼痛以及股四头肌收缩延迟。

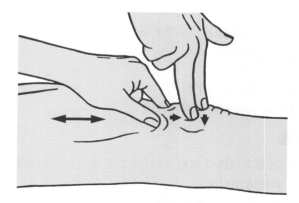

图 56.18 髌股关节疼痛综合征的特殊体征

治疗

- 给予安慰和支持治疗。
- 减少任何能够使病情加重的活动。
- 转诊给专业的理疗师。

56

- 解决任何潜在的生理功能异常如使用矫正器和矫正鞋袜纠正扁平足。
- 利用股四头肌的腘肌肌腱来做康复锻炼,特别是股四头肌[20]。
- 对乙酰氨基酚用于镇痛:考虑应用非甾体抗炎药。

髌腱病变("跳膝")

跳跃者膝关节病,或称髌腱病变(patellar tendonopathy, jumper's knee)(见本章前文图56.2),是重复跳跃运动的运动员中常见的一种疾病,如跳高、篮球、无挡板篮球、排球和足球运动。这种疾病可能开始于肌腱轻微撕裂所引起的炎症反应。

临床特征

- 膝部前方疼痛逐渐发作
- 膝关节以下部位疼痛(髌腱)
- 休息后疼痛减轻,活动时疼痛再次出现
- 跳跃疼痛

由于难以定位体征,常常漏诊。最容易明确诊断的情况是髌骨下缘能够引出局部压痛且髌骨是翘起的。可能有局部肿胀。

检查方法

- 病人仰卧,头枕枕头,双臂置于两侧,放松股四头肌(必须)。
- 膝盖应完全伸展。
- 向髌骨上缘施加压力,使其倾斜。下缘被抬起。
- 此时触诊髌骨下缘的下方。可触诊到髌腱较深的纤维(图56.19)。
- 与健侧比较。
- 髌腱病变病人通常会产生剧痛。

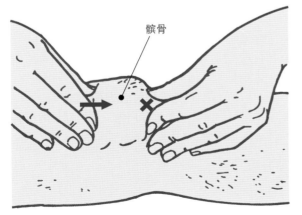

图56.19　髌腱病变的触诊方法

管理

早期保守治疗是很有效的,包括避免遭受攻击性的压力、多休息等。这包括足够的运动前热身和运动后放松。锻炼修复包括小腿、腿后肌腱和股四头肌拉伸。在某些情况下,对鞋和髌腱带进行改良会有一定帮助。非甾体抗炎药和类固醇皮质激素药物注射效果不理想。慢性病例可能需要手术。

鹅足肌肌腱炎/滑囊炎

胫骨内侧髁存在局部压痛,这个部位正好是缝匠肌、股薄肌和半腱肌在胫骨上的附着点。鹅足肌肌腱炎/滑囊炎(anserinus tendonopathy/bursitis)是中年人或老年人膝部疼痛的常见原因,尤其是超重女性。当膝关节屈曲时给予对抗力量能够加重疼痛。

半膜肌肌腱炎/滑囊炎

半膜肌肌腱炎/滑囊炎(semimembranous tendonopathy/bursitis)的部位,或位于髌腱的附着点,或位于肌腱和腓肠肌内侧头之间的滑膜囊,这个疾病并不常见。滑膜囊位于腘窝内侧,腓肠肌内侧头和半膜肌腱之间,且常常与膝关节相通,如果相通,就按膝关节炎症治疗。如果不相通,可以囊内注射曲安奈德或倍他米松。

股二头肌肌腱病变/滑囊炎

肌腱和/或囊位于肌腱附着点和腓骨副韧带之间,容易因过度使用而发生炎症。股二头肌肌腱病变/滑囊炎(biceps femoris tendonopathy/bursitis)多发生于短跑运动员。

腘肌肌腱炎

腘肌肌腱炎(popliteus tendonopathy)可引起膝关节后方或后外侧的局部疼痛。膝关节屈曲至90°时触诊有压痛。

髂胫带综合征

髂胫带综合征(iliotibial band syndrome)发生在膝盖外侧,髂胫束穿过股骨外侧髁的部位。滑囊炎可发生在髂胫束的深处。这个疾病是由髂胫束与骨骼之间的摩擦所致。多发生于长跑运动员,尤其是在上坡和下坡跑步,以及骑自行车时。其表现为逐渐发作的局部膝关节外侧疼痛。触诊提示关节线上方1~2cm股骨外侧髁有压痛。

肌腱病变和滑囊炎的治疗(小范围)

一般来说(除髌腱炎外),治疗方法是在有压痛点的区域注射局部麻醉药和长效糖皮质激素。此外,重要的是要减少攻击性活动,并且通过物理治疗方法来做拉伸运动。同时也可以根据生物力学原理和具有治疗功能的鞋来进行康复治疗。

如果髂胫束肌腱炎经保守治疗无效,那么选择手术切除受影响的纤维可以获得痊愈。

56

⚕ 髌前滑囊炎

膝部反复遭受轻微的、直接的创伤，如频繁跪膝，就可能会导致髌骨表面和皮肤之间的滑囊发生炎症、肿胀。对于髌前滑囊炎（prepatellar bursitis）（"女仆的膝盖""铺地毯人的膝盖"）的病人来说，如果创伤后休息不能减轻症状，就很难治疗。如果症状持续存在，则可以用 23 号针进行穿刺抽液，注入 0.5~1ml 长效类固醇皮质激素。如果出现了滑囊游离体并且滑囊炎持续存在，通常意味着需要手术干预。

急性滑囊炎也可能由急性感染或炎症性关节病引起（如痛风、血清阴性脊椎关节病）。

⚕ 髌下滑囊炎

髌下滑囊炎（infrapatellar bursitis），也称"牧师的膝盖"，其发病机制与髌前滑囊炎相同，可能与炎症性疾病或感染有关。治疗方法也与髌前滑囊炎相同。

⚕ 髌骨脱位

见第 124 章。

⚕ 残疾膝

残疾膝（the hamstrung knee）多发生于活跃的年轻运动员（10~20 岁）[8]，Cross 将这种情况描述为能够导致双侧膝关节疼痛和可能跛行的一种疾病。通常是由于没有进行适当的热身和拉伸腿部肌肉所导致的，在生长突增期间，腿部肌肉会变得柔软和紧绷。进行伸直腿和伸展腿筋活动并持续 6 周将完全缓解疼痛。

⚕ 滑膜皱襞综合征

滑膜皱襞综合征（synovial plica syndrome）是由于行走或跑步时髌骨和股骨之间的滑膜（一种胚胎残体）发生折叠所致。它会引起髌股内侧关节的急性"抓挠性"膝关节疼痛（见本章前文图 56.2），有时还会出现少量积液。通常能自愈。

⚕ 髌下脂肪垫炎

髌下脂肪垫炎（infrapatellar fat-pad inflammation，也称Hoffa 脂肪垫综合征）是由脂肪垫急性压迫引起的，脂肪垫从髌骨下部延伸至髌腱并进入膝关节（见图 56.2，在本章前面），在跳跃或其他类似创伤时，产生类似于跪在图钉上的局部疼痛和压痛[19]。

疼痛通常在几天或几周内不经治疗就会消失。有局部压痛，可与髌腱炎混淆。

⚕ 成人型的剥脱性骨软骨炎

成人型的剥脱性骨软骨炎（osteochondritis dissecans；

adult form）更多发生于男性，可能是由骨关节炎囊肿破裂进入关节所致。超过 30% 是双侧的。症状取决于骨软骨碎片是否被分离。游离的碎片可能会导致膝关节的交锁或塌陷。

⚕ 游离体

巨大的膝关节是关节内游离体（loose bodies）的"避风港"，这些游离体可能是由骨结构、软骨或者创伤后、剥脱性骨软骨炎、骨关节炎、滑膜骨软骨瘤病或其他疾病所产生的骨软骨碎片形成。关节内游离体可能没有临床症状。但通常会导致弹响或关节交锁伴肿胀。通过 X 线检查可以明确诊断，如果反复出现临床症状，就需要进行手术切除。

膝关节的"关节鼠"

所谓膝关节的"关节鼠"（the knee mouse），通常是由髌骨前囊内的纤维肿块所致，常继发于膝关节创伤之后，如摔倒时膝部着地。

关节炎

⚕ 骨关节炎

骨关节炎（osteoarthritis）是膝关节的一种非常常见的疾病。症状通常出现在中年或晚期。更常见于女性，肥胖人群和有膝关节畸形（如膝内翻）或膝关节创伤史，特别是半月板撕裂的人群。退行性改变可累及外侧或内侧胫股关节间隙、髌股关节连接处或这些关节的任意连接部位。

临床特征

- 缓慢加剧的关节疼痛和僵硬。
- 因扭动、弯曲、长时间行走、站立或下蹲等活动而加重。
- 下楼梯通常比上楼梯更痛（提示髌股骨关节炎）。
- 休息后，尤其是长时间的屈曲后，可能会出现疼痛。
- 少量积液，偶尔会有捻发音。
- 屈曲活动受限，但通常伸展活动不受影响。
- 常常伴有股四头肌萎缩和内侧关节线部位的压痛。
- 通过 X 线片确诊（负重位观）。

管理方案

- 适当休息。
- 减肥。
- 应用止痛剂和/或选择性应用非甾体抗炎药。
- 葡萄糖胺：没有足够的证据支持它的使用[21]。
- 需要助行器和其他辅助设备给予支持。
- 理疗（例如水疗、股四头肌锻炼、活动和拉伸技术）。

- 粘胶补充:关节内注射透明质酸凝胶[22]。
- 通常不推荐关节内注射类固醇皮质激素,但单次注射对剧烈疼痛非常有效。
- 手术适用于严重疼痛和僵硬,包括关节镜清创术和冲洗、截骨术、关节融合术,半关节置换术尤其适用于内侧关节间隙伴有局灶性关节炎和内翻畸形的情况。全膝关节置换术仍然是长期严重骨关节炎的金标准(图 56.20)。

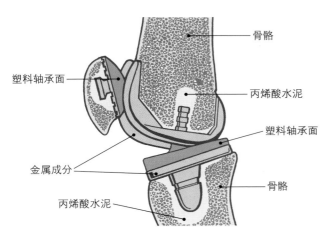

图 56.20 膝关节置换术

类风湿关节炎

膝关节是类风湿关节炎(rheumatoid arthritis,RA)经常累及的部位,很少表现为单个膝关节疼痛。类风湿关节表现出典型的炎症特征——疼痛和僵硬,休息后症状加重。晨僵是类风湿关节的一个特征。

注:脊椎关节病的临床表现与类风湿关节相似。

当存在持续的滑膜增厚且不伴有关节软骨的破坏时,滑膜切除术的治疗方法是非常有效的[2]。

贝克囊肿

腘窝囊肿(popliteal cyst)又称贝克囊肿(Baker cyst),是一种慢性膝关节渗出形成的疝,位于腓肠肌的两个头之间,通常与骨关节炎(最常见)、类风湿关节炎或膝关节内部紊乱有关。表现为膝关节后方肿块,伴或不伴有压痛或疼痛。

它的大小有波动的趋势。

贝克囊肿是进行关节内病理检查和膝关节全面评估的指征。

破裂可能导致小腿疼痛和肿胀,类似深静脉血栓。

治疗方法:处理潜在的膝关节炎症(滑膜炎)。

如果囊肿持续存在,就需要手术切除囊肿。

脓毒性关节炎

膝关节发生脓毒性关节炎(septic arthritis)的概率高于其他关节。当病人主诉有强烈的关节疼痛、全身不适和发热时,就要考虑有脓毒性(化脓性)关节炎的可能。在急性化脓性感染的情况下,关节僵硬。鉴别诊断包括痛风和假性痛风(软骨钙质沉着症)。需要紧急转诊。

管理原则

只要作出明确的诊断,大多数膝盖疼痛情况并不严重,如果诊断明确,并且不考虑膝关节内骨折或其他严重疾病,只需要制订一个简单的治疗计划来缓解症状。对于非常严重的伤害,那么治疗的根本目的是减小活动受限所带来的不良后果。

- 急救:RICE 原则(rest-休息,ice-冰敷,compression-加压,elevation-抬高)(48 小时内避免热敷)。
- 如果超重就减肥。
- 对韧带扭伤的充分支持:支持性管型弹力带(译者注:原文为 Tubigrip,澳大利亚一种绷带的商品名称)或牢固的弹力绷带(译者注:原文为 Velband,澳大利亚一种绷带的商品名称)。
- 简单止痛剂:对乙酰氨基酚。
- 合理地使用非甾体抗炎药和类固醇皮质激素注射。
- 物理治疗来恢复力量和稳定性。
- 关注生物力学异常、不合适的鞋和运动技术。
- 针对不同病人采用不同的矫正和矫形器。
- 专门的锻炼技巧(例如 McConnell 技巧)[2]。
- 股四头肌练习,这些简单的练习效果突出。

股四头肌练习(举例说明)

- 指导病人收紧大腿前面的肌肉(抬起臀部的腿,将脚向后弯曲,但保持腿伸直)。病人应该将手放在股四头肌下端来感受是否已收紧。这种收紧和放松的锻炼应该至少每 2 小时进行 6 次左右,直到它成为一种习惯。锻炼可以坐着、站着或躺着做(图 56.21)。

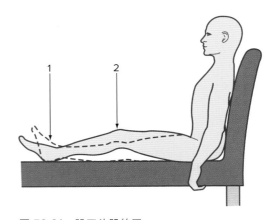

图 56.21 股四头肌练习
伸直双腿,通过将膝盖从放松的位置 2 伸直到 1 所示位置,股四头肌缓慢而有意地收紧。

56

- 病人坐在椅子上,在脚踝周围放置 2~5kg 的重物(如装着沙子的塑料袋或装着硬币的袜子),将腿抬高至水平位置,然后缓缓降低。

转诊时机

- 如果出现以下一种或多种急性损伤,则需要尽早转诊:
  - 膝关节交锁
  - 关节出血
  - 关节不稳定
- 交叉韧带撕裂、副韧带 3 级撕裂或半月板撕裂的临床证据
- 未确诊的急性或慢性膝关节疼痛
- 复发性髌骨半脱位或脱位
- 疑似脓毒性关节炎
- 存在棘手的关节内游离体
- 严重骨关节炎需考虑膝关节置换

临床要点

- 没有积液并不能排除存在严重关节损伤的可能。
- 如果膝盖检查正常,但膝盖部位疼痛,则需要检查髋部和腰骶部。
- 当一个年轻男孩出现严重的腿部骨痛(尤其是在晚上),对阿司匹林或对乙酰氨基酚或其他非甾体抗炎药反应良好,要警惕存在骨样骨瘤的可能。
- 即使没有重要的创伤史,也可能会发生半月板撕裂,特别是中年人。
- 膝盖听到"爆裂声"并有急性渗出(与创伤相关)且排除其他疾病,提示存在前交叉韧带撕裂。
- 受伤后的关节积血,应视为前交叉韧带撕裂,除非证明是其他疾病。
- 存在"电影院"征,即病人找个靠过道的座位以便伸展膝关节,通常是由髌股疼痛综合征所致。
- 存在"床征",即在床上时膝盖因接触而疼痛,提示内侧半月板撕裂。
- 下蹲试验阳性(完全下蹲时内侧疼痛)表明内侧半月板后角撕裂。
- 对于患有急性膝关节损伤的年轻运动员,不应进行关节穿刺。
- 如果老年女性病人突然出现严重膝关节疼痛,考虑骨坏死的可能。
- 关于类固醇皮质激素药物的关节内注射,当存在炎症(如类风湿关节炎或晶体性关节病)时,不要应用;对于骨关节炎病人,不要常规应用;在炎症急性期和扩散期或者损伤早期,都不要应用。
- 膝关节周围的许多炎症情况,如滑囊炎或肌腱病变,局部注射局部麻醉剂和类固醇皮质激素会有效,但要避免将药物注射到肌腱上,特别是髌腱。

- 要了解自体软骨移植技术:在这项技术中,软骨细胞来源于病人自身,在实验室中增殖,最终植入受损区域。它可以用于任何重要关节的损伤,特别是膝关节,该技术是分离性骨软骨炎的理想治疗方法。

参考文献

1 Knox JDE. Knee problems. In: *Practice*. London: Kluwer-Harrap Handbooks, 1982; 3.66: 1–5.
2 Selecki Y, Helman T. Knee pain: how to treat. Australian Doctor, 22 April 1993: i–viii.
3 McLean I. Assessment of the acute knee injury. Aust Fam Physician, 1984; 13: 575–80.
4 Cyriax J. *Textbook of Orthopaedic Medicine,* Vol. 1 (6th edn). London: Bailliere Tindall, 1976: 594.
5 Noyes FR. Arthroscopy in acute traumatic haemarthrosis of the knee. J Bone Joint Surg, 1980: 624–87.
6 Shiraev T, Anderson SE, Hope N. Meniscal tear—presentation, diagnosis and management. Aust Fam Physician, 2012; 41(4): 182–7.
7 Brukner P, Khan K. *Clinical Sports Medicine* (3rd edn). Sydney: McGraw-Hill, 2007: 506–37.
8 Cross MJ, Crichton KJ. *Clinical Examination of the Injured Knee*. London: Harper & Row, 1987: 21–46.
9 Lau L, ed. *Imaging Guidelines* (4th edn). Melbourne: RAZNC Radiologists, 2001: 200–1.
10 Jackson JL et al. Evaluation of acute knee pain in primary care. Ann Intern Med, 2003; 139(7): 575–88.
11 Larkins P. The little athlete. Aust Fam Physician, 1991; 20: 973–8.
12 Rostrom PKM, Calver RF. Subcutaneous atrophy following methyl prednisolone injection in Osgood–Schlatter epiphysitis. J Bone Joint Surg, 1979; 61A: 627–8.
13 Wilkins E et al. Osteoarthritis and articular chondrocalcinosis in the elderly. Ann Rheum Dis, 1983; 42(3): 280–4.
14 Rush J. Spontaneous osteonecrosis of the knee. Current Orthopaedics, 1999; 13: 309–14.
15 Edwards E, Miller R. Management of acute knee injuries. Medical Observer, 17 March 2000: 67–9.
16 Palmer JS et al. Surgical interventions for symptomatic mild to moderate knee osteoarthritis. Cochrane Database of Syst Rev, 2019; Issue 7.
17 Monk P et al. The urgent need for evidence in arthroscopic meniscal surgery. Am J Sports Med, 2017 March; 45(4): 965–73.
18 Frobell RB et al. Treatment for acute anterior cruciate ligament tear: five year outcome of randomised trial. BMJ, 2013; 346: f232.
19 Fricker P. Anterior knee pain. Aust Fam Physician, 1988; 17: 1055–6.
20 Van der Heijden RA et al. Exercise for treating patellofemoral pain syndrome. Cochrane Database Syst Rev, 2015; (1): CD010387.
21 Rheumatology [published 2017]. In *Therapeutic Guidelines* [digital]. Melbourne: Therapeutic Guidelines Limited; 2017. www.tg.org.au, accessed October 2019.
22 Bellamy N et al. Viscosupplementation for the treatment of osteoarthritis of the knee. Cochrane Database of Syst Rev, 2006; Issue 2.

足踝痛　第57章

病人上床睡觉的时候身体健康无常,但大约凌晨两点,跗趾的剧烈疼痛把他疼醒。发生在足后跟、足踝或足背等部位的疼痛很少见……受影响的部位甚至无法承受床单的重量,也无法承受人在室内行走所产生的震动。病人整夜都是在折磨中度过的。

托马斯·西德汉姆(1624—1689),《痛风》(译者注:英国人,医生,被誉为英国医学之父,英国的"希波克拉底")。

足痛(脚痛)和踝关节痛在全科医学服务中很常见。疼痛的各种特征反映出不同的病因,可参考托马斯·西德汉姆(Thomas Sydenham)对痛风症状的描述。引起足痛和踝关节功能失调的创伤性原因有很多,特别是骨折和韧带撕裂,不过本章将重点讨论自发性或过度使用所引起的疼痛。前足底包括至跖骨中间的足趾和所有的支撑结构,前足底痛在老年人中较常见。跖骨痛用来描述负重时远端跖骨的疼痛[1]。

关键事实和要点

- 扁平足等足部畸形通常是无痛的。
- 足劳损(概括来讲:过度使用而导致损伤)可能是足痛最常见的原因[2]。

- 一种常见的足趾畸形是跚外翻,伴有或不伴有足趾囊肿。
- 骨关节炎是跚外翻的常见后遗症。
- 骨关节炎极少影响踝关节。
- 所有的足部末梢关节都可能患有关节炎。
- 许多足部和踝关节问题是由不合适的鞋子以及缺乏足部护理造成的。
- 踝关节扭伤是最常见的运动损伤,约占25%。
- 踝关节外侧韧带的严重扭伤是由内翻力引起的,可能伴有各种骨折。
- 足趾囊肿和锤状趾最好通过外科手术治疗。

诊断方法

诊断策略模型归纳在表57.1。

表 57.1　足部和踝关节的疼痛诊断方法模型

概率诊断	**跟腱破裂**
急性或慢性足劳损	胫骨后腱破裂
踝关节扭伤	**诊断陷阱(经常遗漏的)**
骨关节炎,特别是跚趾	异物(尤其是儿童)
足底筋膜炎	痛风
跟腱炎	莫顿神经瘤
胫后肌腱病	跗骨综合征
胼胝、鸡眼或疣	胫深神经卡压
嵌甲和/或甲沟炎	冻疮
不能遗漏的严重疾病	应力性骨折(如舟骨)
血管功能不全	结节性红斑
• 小血管疾病	罕见病
肿瘤形成	• 脊柱关节病
• 骨样骨瘤	• 骨软骨炎:舟骨、距骨前端、跟骨
• 骨肉瘤	• 血管球肿瘤
• 滑膜肉瘤	• 佩吉特病
严重的感染(罕见)	**七个戴面具问题的清单**
• 脓毒性关节炎	抑郁?
• 放射菌病	糖尿病
• 骨髓炎	药物
类风湿关节炎	脊髓功能障碍
外周神经病	**病人是否试图告诉我什么?**
复杂的局部疼痛综合征	当有任何疼痛疾病时,考虑非器质性病因

57

概率诊断

常见原因包括骨关节炎,特别是第一跖趾关节炎;急性或慢性足劳损;足底筋膜炎;足底皮肤病,例如疣、鸡眼和老茧;各种趾甲问题等。

不能遗漏的严重疾病

需要考虑到的严重疾病包括:

- 血管病:影响小血管
- 糖尿病周围神经病变
- 骨样骨瘤
- 类风湿关节炎
- 复杂的局部疼痛综合征

血管性病因

主要问题是仅发生于足部的缺血性疼痛,最常见的病因是动脉粥样硬化斑块。血管性病因包括:

- 急性动脉血栓
- 冻疮
- 动脉粥样硬化,尤其是小细血管疾病
- 功能性血管痉挛(雷诺现象)罕见

症状

- 跛行(很少单独发生)
- 感觉障碍,尤其是休息时或行走时的麻木感
- 静息痛:夜间发生,睡觉时发作,腿部抬高时症状消失,脚下有依靠物时可得到缓解

治疗方法请参阅第 55 章。

复杂的局部疼痛综合征 I

复杂的局部疼痛综合征 I(complex regional pain syndrome I)也称为反射性交感神经营养不良,或 Sudeck 骨萎缩(又称急性骨萎缩),其特征是脚部剧烈疼痛、肿胀和无力。该综合征是一种神经血管性功能紊乱,病因可能是外伤(通常是很轻微的)或长时间不动,可引起充血和骨质疏松。复杂的局部疼痛综合征 I 通常持续两年,然后逐渐恢复正常。

临床表现为中年人突发性疼痛,夜间疼痛加重,关节僵硬,皮肤发热、发红。若 X 线片显示骨性脱钙,则可以作出诊断。治疗方法包括消除担忧、服用止痛药、多活动及物理治疗。

骨样骨瘤

骨样骨瘤(osteoid osteoma)是很少见的,但属于重要的"脑筋急转弯"的良性肿瘤,通常发生在大龄儿童以及青少年,男性受影响程度是女性的两倍。任何骨(除了颅骨)都会受到影响,胫骨和股骨是主要累及部位。夜间疼痛是突出症状,服用阿司匹林能够缓解。

诊断主要依靠临床经验;其次是 X 线检查,可见射线能透过中心的小型硬化病变。治疗方法是外科手术切除。

陷阱

在诊断和管理足痛问题时有很多陷阱。需要考虑的常见问题包括痛风性关节炎、冻疮、应力性骨折和足部异物,尤其是儿童。神经卡压(如第 55 章所述)并不常见,但是莫顿神经瘤相当常见。

不常见的疾病包括复杂的局部疼痛综合征(经常被误诊),脊柱关节病(银屑病、反应性关节炎、强直性脊柱炎和炎性肠病),以及跟骨、舟骨、距骨前端的骨软骨炎。如果趾甲下方有一个柔软的紫红色小斑点,那么应该考虑血管瘤(一种良性错构瘤)。值得注意的是,大多数情况都是通过 X 线诊断的。

常见陷阱

- 没有做足部 X 线检查。
- 踝关节受伤后,没有安排 X 线检查。
- 没有意识到糖尿病引起的潜在的疼痛问题:神经病变和小血管问题。
- 忽略了一个事实:大多数关节炎在足部关节会很明显,尤其是足的前端。
- 认为成人和儿童的踝关节扭伤是一种无害的损伤:合并伤包括距骨软骨骨折、踝关节凹陷处中间嵌入骨折、外侧踝关节和第五跖骨底部脱位骨折。
- 临床表现与舟状骨骨折相似,被误诊为舟骨的应力性骨折,会导致延迟愈合或不愈合,早期 8 周的石膏固定可以避免手术治疗。
- 因为病人可以弯曲足底,所以误诊跟腱完全破裂。
- 由于踝关节疼痛而忽视胫骨后部肌腱病变。

七个戴面具问题的清单

需要注意清单中的 4 种情况,尤其是糖尿病和脊髓功能障碍。糖尿病可引起常见的动脉粥样硬化,可能并发感染和溃疡。糖尿病神经病变会引起伴有感觉异常的灼痛。与腰骶部脊柱神经根受压累及的皮区分布不同,糖尿病神经病变有"袜套征"。常见的 S_1 疼痛发生在足外缘、第五足趾,以及足底外侧和足后跟。

药物和贫血可通过血管功能不全间接引起疼痛。可能导致血管痉挛的药物包括 β 受体阻滞剂和麦角胺。酒精中毒引起的神经病变也不容忽视。

足痛的红旗征

- 影响睡眠的前足痛
- 伴骨痛的发热和全身性疾病
- 儿童远离足跟的局部压痛
- 足部灼热感

心因的考虑

任何疼痛的疾病都可能与心理疾病紧密相关,包括抑郁。

临床方法

病史采集

这一点非常重要,不同特点的疼痛能够反映它的病因。问题应该能反映疼痛的特点、分布、发病方式、周期、与负重的关系及相关特征,例如肿胀或肤色的变化。有必要询问其他关节的疼痛,比如手和脊柱,包括骶髂关节,这可能反映出足部疼痛是多发性关节炎的一部分症状。腹泻、银屑病、尿道炎或虹膜炎的病史,可以排除一种脊柱关节病。

关键的提问

医生应当询问病人如下问题:

- 疼痛是由局部疾病引起的,还是全身性疾病的一部分?
- 有没有银屑病、慢性腹泻、结肠炎或虹膜炎病史?
- 其他关节是否疼痛? 如果是,提示足痛是多关节炎的一部分,比如类风湿关节炎。
- 疼痛是否与穿不合适的鞋子有关?
- 疼痛的类型能否表明病因?
  - 跳痛→炎症
  - 灼痛→神经压迫、糖尿病神经病变或局部疼痛综合征
  - 剧烈阵发性疼痛→痛风
  - 夜间疼痛加重→缺血(小血管疾病)、局部疼痛综合征、痉挛或骨样骨瘤
  - 夜间疼痛加重,服用阿司匹林缓解→骨样骨瘤
  - 坐后站立或起床时疼痛加剧→足底筋膜炎

对于踝关节受伤的病人,询问受伤的特点是很重要的:

- 足扭伤时是向内翻还是向外翻?
- 受伤时足是向上还是向下?
- 用手指一下疼痛的地方(手指定位征)。
- 受伤后立即发生了什么?
- 受伤后能马上行走吗?
- 当你冷静下来后发生了什么事情?

如果从高处跌落,考虑跟骨或距骨骨折的可能性,或胫骨和腓骨之间韧带联合破裂的可能性。还要检查一下腰椎。

身体检查

察看

检查病人站立、坐、行走(穿鞋和光脚)以及平躺时的足部(注意趾面)。检查鞋子(通常先检查鞋子后跟的外后缘)。

注:

- 任何异常的步态,包括跛行,足趾不正常的向内或向外
- 畸形,如锤状趾、足趾囊肿:中间(踇外翻)、侧面(足趾囊肿)和爪状趾
- 肿胀,包括胖胀
- 肌肉萎缩
- 皮肤变化和缺血症状

触诊

系统的触诊是非常有用的,因为大多数足部任何部位都可以触诊到。

活动(主动的和被动的)

要检查的关节:

- 踝(距骨)关节
- 后足(距下)关节
- 足中(跗骨间)关节

运动

- 足底屈曲(正常 50°)和背屈(20°)(图 57.1)
- 后足(主要是距下关节)内翻和外翻:抓住足跟,外展和内收(图 57.2)
- 前足内翻和外翻(跗骨间关节):手握足跟固定后足,另一手握前足,外展和内收(轮流运动)(图 57.3)

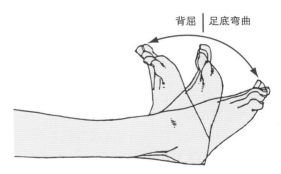

图 57.1 足底屈曲和踝关节背屈

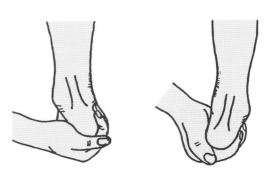

图 57.2 检查后足内翻和外翻

57

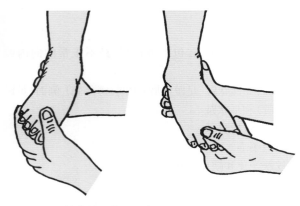

图 57.3　检查前足外翻和内翻

- 单独检查其他关节(例如跖趾关节、跗骨间关节)

特殊测试

- 跟腱,包括挤压小腿(汤普森或西蒙德测试)
- 从上到下按压跖趾关节
- 用拇指和示指从内侧和外侧按压跖骨
- 从足底向上按压第三第四跖趾关节(莫顿试验)
- 检查血液循环,测试足背及胫后脉搏
- 神经系统检查,包括 L_4、L_5 和 S_1 神经根功能测试

辅助检查

　　辅助检查的选择取决于通过病史和检查发现的临床特征。从以下内容中选择:

- 全身性疾病
  - 血糖
  - 类风湿关节炎试验
  - 红细胞沉降率或 C 反应蛋白
  - 人类白细胞抗原-B_{27}(HLA-B_{27})
- 血尿酸
- 放射学
  - X 线 ± 重力面观
  - 放射性核素扫描(用于骨骼和关节病理学)
  - CT 或 MRI(特别有帮助)扫描
  - 超声(手术时)
- 神经传导研究

　　注:高分辨率超声用来诊断跟腱和后胫骨肌腱的疾病,以及定位木片、玻璃碎片等异物的位置。

　　放射性核素扫描可以发现骨头无血管性坏死、应力性骨折、骨样骨瘤、骨关节炎及类似损伤[3]。

儿童的足和踝关节疼痛

　　除了常见的创伤问题,儿童的特殊问题包括:

- 足部异物
- 肿瘤(例如:骨样骨瘤、骨肉瘤、尤因肉瘤)
- 跖疣
- 骨髓炎/脓毒性关节炎
- 嵌趾甲
- 骨软骨炎/无菌性坏死
- 距骨剥脱性骨软骨炎(青少年)
- 青少年足底皮肤病和窝状角质松解症
- 应力骨折

　　儿童出现夜间疼痛症状时要考虑骨样骨瘤。

骨软骨炎/无菌性坏死

　　记住 3 个重要的骨头:

- 跟骨:塞弗病(Sever disease,译者注:又称跟骨骨骺骨软骨病,Sever 于 1912 年提出本病)
- 舟骨:科勒病
- 第二跖骨的上端:弗莱伯格病

　　塞弗病是牵拉性骨软骨炎,而其他两种疾病是伴缺血性坏死的挤压性骨软骨炎。

🦴 塞弗足跟病

　　塞弗足跟病(Sever disease of the heel)是一种跟骨骨骺炎,发生于 7~15 岁儿童(通常是平均 10 岁男孩),跟腱附着物处一触即痛。可通过 X 线来诊断。唯一的治疗方法是避免穿平底鞋,而穿稍微有点跟的鞋。12 周之内要限制剧烈运动,然后复查。

🦴 舟骨的科勒病

　　舟骨的科勒病(Kohler disease of the navicular)是舟骨周围肿胀和压痛,进而疼痛性跛行(一般比较轻微的),通常见于 3~6 岁男孩,有时也会发生在较大儿童。短时间休息后可以完全恢复,有时候支撑性绑扎法也是有帮助的。

🦴 弗莱伯格病

　　弗莱伯格病(Freiberg disease)会影响到第二跖骨的上端(罕见于第三跖骨),患病时触诊会感到疼痛和肿胀。这种情况在 12~16 岁女孩中更为常见,也可能出现于比较年轻的成人,表现为前脚站立加重疼痛。平面 X 线片显示跖骨上端典型萎缩。治疗方法为限制活动、穿保护性鞋及鞋垫。

儿童踝关节扭伤

　　儿童韧带很少扭伤,因此仔细评估很重要,包括 X 线检查,以发现撕脱性骨折。

年幼的运动员

　　年幼的运动员会因为意外或过度使用足部而遭受各种伤害。扩散性跟部疼痛是常见的,通常与跟骨的赛弗足跟病有关。青少年有时也会发生足底筋膜炎。小运动员可能发展成足踝周围腱炎,或者在外侧(腓骨)或内侧(胫骨后)。偶尔跖骨或其他骨头也会发生应力性骨折[4]。必须特别注意任何发展的结构性畸形和鞋子是否合适。

常见的足踝问题

老年人的足踝问题

足部问题在老年人中更为普遍,有些是由于全身性疾病,如糖尿病或外周血管疾病引起,也可由蹈趾囊肿、锤状趾、老茧和鸡眼、足跟后脂肪垫萎缩和莫顿神经瘤导致,随着年龄的增长而发生概率增加。老年人的横弓可以变平,跖骨下的保护垫可能萎缩,进而导致胼胝体疼痛。

不幸的是,很多老年人认为足部问题是正常的,但这些问题实际上需要特别关注,特别是存在外周血管疾病、糖尿病或类风湿关节炎的情况下。畸形足趾甲(甲弯曲)也很常见,尽管不是很疼痛。

扁平足发生于中年,通常是由胫骨后肌腱的拉伸或断裂引起[5]。

🦴 踝关节扭伤

踝关节两条主要韧带受到严重的内翻或外翻压力时容易扭伤,分别是外侧韧带和内侧韧带。大多数的踝关节扭伤(sprained ankle)或撕裂涉及外侧韧带(高达 90%),而较强壮的内侧韧带(三角肌)则很少受伤。重要的是不要误诊为外侧韧带完全性断裂。

大多数扭伤发生在踝关节足部屈曲和翻转时,例如在起跳后落地不稳或踩在不平坦的地面时。这是很常见的运动性损伤。

临床特点(外侧韧带扭伤)

- 踝关节脱位
- 承重困难

- 轻微扭伤和严重扭伤的不适不同
- 淤血(可能需要 12~24 小时才能消失)说明伤情较严重
- 可能有功能性不稳定,在不平坦的地面出现踝关节脱位

身体检查

立即进行:

- 注意肿胀和淤血
- 触诊骨性标志和 3 条外侧韧带
- 检查全身关节松弛度和关节活动度
- 一般在足踝外侧前面发现圆形肿胀
- 测试足部前后水平的稳定性(前抽屉征)

是否有潜在性骨折?

对于严重的损伤,必须考虑骨折的可能性,通常是外踝或第五跖骨底部骨折。如果病人在受伤后能够行走而不感到太多不适,则发生骨折的可能性不大。参照渥太华规则,踝关节损伤应该进行 X 线检查。

X 线检查指征包括[6]:

- 受伤后无法立即负重
- 受伤后不久明显肿胀和瘀血
- 骨标志位置明显压痛
- 触诊或运动时捻发音
- 第五跖骨底部的点压痛
- 特殊情况(例如有可能诉讼)

足踝损伤进行 X 线检查的渥太华规则[7]

这些规则对于判断踝关节和足部受伤的病人是否需要 X 线检查以排除骨折,是快速和可靠的方法。

踝关节损伤

当病人内踝或外踝区出现疼痛时,并且下列任何一项检查为阳性,则必须对踝关节进行 X 线检查(踝关节扭伤分级见**表 57.2**):

表 57.2　踝关节扭伤分级

级别	功能/临床表现	韧带稳定性
Ⅰ(轻度)	轻微疼痛、轻微肿胀 轻微出血 足跟和足趾能踩地行走	轻微韧带损伤,仅有部分韧带撕裂 踝关节稳定 应力 X 线检查正常
Ⅱ(中度)	中至重度的疼痛和肿胀 一定量出血 活动范围缩小 负重和行走困难	韧带损伤与Ⅰ级相似,只是更严重 踝关节部分不稳定 应力 X 线:前移 4~14mm,倾斜 5°~10°
Ⅲ(重度)	轻至重度的疼痛和肿胀 明显出血 最小活动范围 不能负重	韧带完全断裂,伴不稳定踝关节 应力 X 线:前移 >15mm,倾斜 >20°

资料来源:改编自 Litt[8]。

57

- 腓骨上 6cm 处（外踝后端）触诊有骨压痛
- 胫骨远端 6cm 处（内踝后端）触诊有骨压痛
- 受伤后或临床检查期间无法承受重量（步行 4 步）

足部损伤

如有中足疼痛或以下任一种情况，建议行足部 X 线检查（怀疑中足骨折）

- 第五跖骨底骨压痛
- 舟骨压痛
- 受伤后或看诊时无法负重

管理

踝关节扭伤的治疗取决于扭伤的严重程度。大多数 I 级和 II 级扭伤对标准的保守治疗反应良好，并在 1~6 周内完全恢复无痛运动，争议往往围绕着 III 级扭伤最恰当的处理方法。

2002 年的 Cochrane 系统评估显示：III 级扭伤病人在康复治疗组较手术组恢复更快[9]。

I~II 级扭伤

R=受伤部位休息 48 小时，具体取决于活动障碍程度

I=在前 48 小时清醒时，每 3~4 小时冰敷 20 分钟

C=压迫绷带（例如绉纱绷带）

E=抬高至臀部水平以减少肿胀

A=止痛药（如对乙酰氨基酚 ± 可待因）

R=48 小时后再评估，然后 7 日后评估

S=特殊绷带包扎

前 48 小时内或直到站立不再疼痛前使用拐杖部分负重，鼓励早期全面负重和全方位活动。接下来可以进行

提高肌张力锻炼[10]。48 小时后不再用冰袋冰敷，建议温水浸泡。在沙滩上散步（如沿着海滩）是极好的康复措施，康复目标是 2 周内完成全部活动。

III 级扭伤

初始管理包括 RICE（同上）、止痛药和 X 线检查，以排除相关骨折。转诊踝关节完全撕裂的病人。

> **红旗征**
> ....
> 警惕严重的前足 Lisfranc 韧带断裂。

足跟痛

导致成人足跟疼痛（heel pain）的重要原因（图 57.4）[11]包括：

- 跟腱疾病
  - 肌腱病或跟腱周围炎
  - 滑囊炎：跟骨后、形态学特征
  - 肌腱撕裂：部分、完全
- 足后跟瘀伤
- 脂肪垫触痛
  - 通常是萎缩的
  - 还有炎症
- 神经病变（如糖尿病、酒精中毒）
- 腱鞘炎（FHL、FDL）
- "舞鞋撞击"（译者注：又称 Haglund's deformity 和根骨后突增大畸形，1928 年由 Patrick Haglund 首先描述，因好发于爱穿高跟鞋的女性，又称为"舞鞋撞击"征）

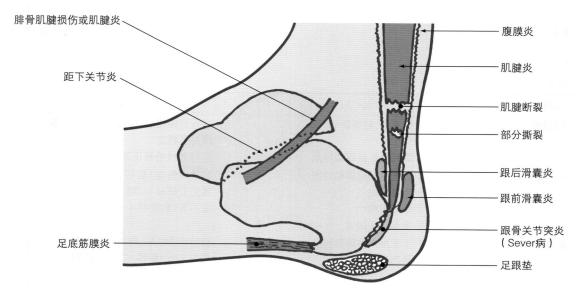

图 57.4　足跟痛的重要原因

- 足底筋膜炎
- 骨膜炎
- 跟骨骨骺炎
- 腓骨肌腱脱位
- 神经卡压
  - 跗管
  - 跟骨内侧神经
  - 小趾展神经

超声检查有助于跟腱疾病的病因鉴别。

跟腱病[11]

跟腱病（achilles tendonopathy）的病理，是由于过度使用引起的退化性和炎症性病变的合并症，可能发生在肌腱本身或周围的邻近区域。主要表现为肌腱在负重活动期间和负重活动后疼痛，肌腱局部肿胀。后者称为跟腱周围炎，而非腱鞘炎，因为没有滑膜鞘。

管理

- 相对休息
- 对于急性疼痛，按疗程服用非甾体抗炎药
- 用足跟垫
- 考虑足跟抬高
- 考虑使用连续性的局部硝酸甘油贴片
- 伸展运动物理疗法[11]
- 物理疗法

跟腱完全性断裂[11]

临床特征

- 突然出现剧烈疼痛
- 病人通常会摔倒
- 当急性期过去后感觉更舒服
- 肿胀和淤血的发展
- 走路有些困难，特别是踮着脚走路

诊断

- 触诊间隙（最好在第一个 2~3 小时内检测，因为血肿可以填补间隙）
- 阳性汤普森氏试验：小腿肌肉受压显示患侧无足底反射（图 57.5）

治疗

- 早期手术修复（3 周内）

部分断裂

相似的病史和临床发现，局限性压痛和手指尖大小的缺损非常脆弱。

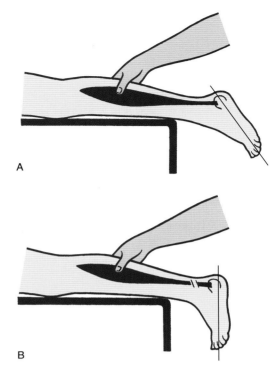

图 57.5　跟腱断裂的小腿挤压试验
A. 完整的肌腱，正常的足底屈曲；B. 肌腱断裂，脚静止不动。

参照评价，如缺口、早期探查和修复。无间隙的保守治疗，包括早期抬高足跟和拄拐杖。

跟腱滑囊炎

跟腱滑囊炎（achilles tendon bursitis）可以发生在两个部位：

- 后部和表面：皮肤和肌腱之间
- 深部（跟骨后）：在跟骨和跟腱之间（图 57.4）

前者主要发生在年轻女性，因为鞋子摩擦，容易触诊出来。拇指和示指挤压肌腱前端能引起深度滑膜囊压痛：肌腱两侧可能出现肿块膨出。

治疗

- 避免鞋的压力（例如穿凉鞋）
- 鞋内 1~2cm 内增高
- 局部热敷和超声
- 非甾体抗炎药
- 用 25 号针囊内注射类固醇皮质激素

脂肪垫疾病

足跟垫压痛能引起足跟下面钝的抽痛。它的局限性更接近足底筋膜炎，一旦确诊，就很难治疗。

脂肪垫由多个"U"形脂肪小球聚集而组成，在足底起液压减震器的作用。它还含有大量的神经末梢[11]。它会导致萎缩，尤其是老年人，还会发炎。

57

治疗

- 减少剧烈活动
- 减肥(适当)
- 简单止痛药
- 矫正器(减震足底杯)± 泡沫填入物
- 穿质量好的鞋子

问题可以通过矫正器或者填入物和好的鞋子来治疗疾病。类固醇皮质应该避免,因为它们能加速萎缩[12]。

足底筋膜炎

足底筋膜炎(plantar fasciitis)这种常见情况(也被称为"警察足底")的特点是逐渐进展的足底面疼痛,尤其是在内侧疼痛;通常发生在距离足后跟后端约 5cm 的地方,它可能发生在足后跟一个很宽的区域。疼痛能扩散到整个足底。

临床特点

- 疼痛
  - 足跟底部
  - 第一次离开床
  - 活动后有所缓解
  - 傍晚时疼痛增加
  - 坐下后疼痛加重
- 可能是双侧的,经常一侧更严重
- 40 岁以上疼痛比较典型
- 两种性别都有可能
- 有时有受伤或过度使用的病史
- 没有研究证明与鞋子相关

征象[12]

- 压痛
  - 局限于内侧结节
  - 可能更靠后
  - 可能在外侧
  - 可能是大范围的
  - 不会因为拉伸筋膜而改变,但这个动作可能会引进疼痛
- 足跟垫可能膨胀或出现萎缩
- 可以感觉到捻发音
- 没有步态异常,足跟行走、足的排列正常
- 病人通常肥胖

治疗

与脊柱关节炎无关的足底筋膜炎通常在 12~24 个月内自行愈合。它对非甾体抗炎药、注射、超声和鞋垫治疗有效。长距离走路和跑步后的休息是很重要的。到目前为止的系统评价表明,包扎对于短期缓解是有效的。足底筋膜拉伸练习,结合预制的鞋垫和短程非甾体抗炎药,对于短期和长期疼痛缓解是有效的[7]。另一个系统观点则支持一种保守的方法,即在 3 个月的相当不适期间,尽可能减少病人不适的感觉[9]。

保护措施

通过矫形垫保护鞋跟,包括足跟和足弓(例如玫瑰鞋垫),能够缓解症状。除此以外,用海绵或者橡胶做的垫子可以把鞋跟抬高 1cm 左右。相当于压痛点处从垫子上剪掉,防止与足底直接接触。这样做的目的是让整个脚部承受压力。

注射技术

无力性足底筋膜炎可以通过在足跟最大压痛处注射局部麻醉剂和长效类固醇皮质来治疗。而某项综述表示这样做的益处仅限于第一个月[13],注射很痛,另一种选择是在胫后神经阻滞注射类固醇皮质。

足跟开裂("cracked" heels)

- 在温水中浸泡脚 30 分钟,其中含有 α 角蛋白油或真皮脂肪油。
- 抹干,然后涂抹药膏,例如 10% 尿素或止痛膏,对于抵抗力良好的病人可使用 0.5% 氢化可的松乳膏。
- 严重者可使用含 20% 甘油和 30% 尿素的山梨烯霜(首先检验皮肤敏感性)

关节的问题

足部或足踝关节炎的诊断结论是没有意义的,需要进一步的详细诊断。关节炎的典型部位见图 57.6。

骨关节炎

骨关节炎可能发生在任何一个足部关节上,但通常发生在第一个跖趾关节,导致踇趾强直。影响距下关节,但踝关节本身通常不受骨关节炎的影响。

踇趾强直

第一跖趾关节骨关节炎可导致足趾运动功能逐渐丧失和非常不适。宽大的保护鞋和相对的休息是治疗的基础,加上日常自我锻炼(早晚向足弓方向拉伸足趾)。其他措施包括在全身麻醉下推拿或对严重病例进行外科手术(关节融合术或关节成形术)。

类风湿关节炎

类风湿关节炎是一种典型的对称性多发性关节炎,主要表现为跖趾关节疼痛。也可能影响足踝关节,跗骨中

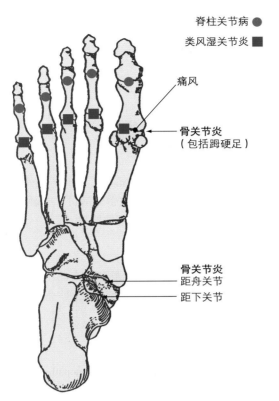

脊柱关节病 ●

类风湿关节炎 ■

痛风

骨关节炎
（包括踇硬足）

骨关节炎
距舟关节
距下关节

图 57.6　右足骨骼疼痛的典型部位关节炎（足底面）

部和跖骨关节。跖骨关节很少首先被影响。它会导致足部团块下的疼痛和僵硬，尤其是在早晨。

痛风

典型的痛风影响第一跖趾关节，当疼痛突然发作时应考虑到，特别是红色、肿块和触痛突然出现时。它能影响到任何滑膜关节，有时可能影响多关节。痛风经常被病人认为是扭伤而自动消退。与饮酒史或者利尿剂治疗有关（见第 25 章）。

脊柱关节病

这组关节疾病（Reriter 综合征、强直性脊柱炎、银屑病关节炎和伴有慢性肠疾病的关节炎）可能涉及周边关节。其他牵涉到足部疾病包括足底筋膜炎、跟腱炎和由腱鞘炎引起的香肠状趾、跖间关节近端的关节炎。

常见的足部疾病

"烧灼样"足

"烧灼样"足（'burning' feet）这种疾病很常见，尤其是老年人。表现为抱怨足部烧灼样感觉，需要仔细询问病史来探测烧灼的确切含义——它是真正的疼痛、还是冷觉或其他感觉异常？

病因如下：

- 血管性：微血管病引起的缺血性静止痛；冻疮或其他冷反应；功能性血管痉挛（雷诺现象）
- 糖尿病周围神经病变
- 跗管综合征（见第 55 章）
- 局部疼痛综合征 I 或 II
- 莫顿神经瘤（趾间局部性疼痛）
- 心理性，特别是焦虑

当存在足前段烧灼样疼痛，同时伴有小腿疼痛，可考虑患有跗管综合征。通常出现于绝经期女性，夜间疼痛加重。由接近足踝内侧的胫骨后神经压迫引起。有可能伴有类风湿关节炎。给予物理疗法和足弓内侧支持疗法，且外科手术前要进行类固醇皮质药物的注射。

足劳损

足劳损（foot strain）可能是脚痛的常见原因。足劳损可能由不正常的压力或未准备好的正常压力引起。足劳损时，支撑的韧带会拉伸、红肿发炎。常见于相对体格不佳的运动员，或者有扁平足的人，或者极为肥胖的成人。

症状和征兆

- 长时间行走或站立后足部和小腿疼痛
- 足底筋膜内侧缘感觉深度触痛（图 57.7）
- 穿新鞋时更加疼痛，特别是高足跟鞋

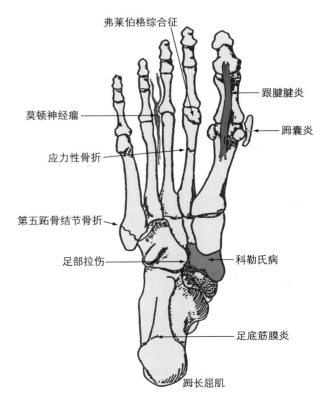

弗莱伯格综合征

跟腱腱炎

踇囊炎

莫顿神经瘤

应力性骨折

第五跖骨结节骨折

足部拉伤

科勒氏病

足底筋膜炎

踇长屈肌

图 57.7　足痛（非关节炎）重要病因发生的典型部位——右脚

57

🦴 急性足劳损

急性韧带受损,如发生于偶尔运动的人或长时间不走路的人,通常是自限性的,通过休息很快能恢复。

🦴 慢性足劳损

反复过度应力或反复机械不正常的正常应力,足劳损将变成慢性足劳损。一般将会转化为足外翻,承重时导致纵弓扁平。确定症状是否在病人开始穿不同鞋子后发生是很重要的。

治疗

治疗本质上和成人扁平足的疗法一样。急性劳损通过休息和将行走降低到最小量进行治疗。最初试者采用冷疗法,然后热疗。慢性劳损的治疗基于锻炼计划和矫形术,包括足弓垫,用于纠正畸形。

足痛

- 避免穿高跟鞋
- 垫鞋垫以支撑足弓
- 进行足部锻炼
- 将双足浸泡在含有盐的温水中(泄盐是最合适的)
- 用婴儿油按摩双足,同时用特殊的有棱纹的木制足部按摩器按摩足部

扁平足

青少年儿童的扁平足(flat feet,pes planus)是正常的。通过踮脚站立足弓能恢复的扁平足是不需要治疗的(见第 85 章)。如果疼痛,通过锻炼和鞋垫进行治疗。如果担心可以转诊。极痛时可行足后跟融合术。

爪状足(高弓足)

爪状足或高弓足(clawfoot,pes cavus)通常是先天性的。多种神经系统疾病以及脊髓灰质炎可能形成后天高弓足。高弓足症状是足部僵硬,足趾可能是锤状或爪状。疗法包括用好的减震器,穿合适的鞋,足部锻炼和跖骨上端下垫鞋垫进行特殊的矫正术。手术疗法包括软组织放松或关节融合术来加强足趾。

踝关节肌腱紊乱

足踝周围的腱鞘炎可能是由于反复的过度使用、创伤,比如踝关节扭伤或者不习惯的压力,包括运动损伤。

腱鞘炎通常累及内侧间室的胫后肌腱或外侧间室的腓骨肌腱,它也可能影响胫骨前肌腱和趾长伸肌腱。踝关节肌腱成角处的摩擦引发炎症。病人表现为疼痛、肿胀以及活动受限。检查时,腱从足踝后面和下面膨出,会有肿

胀和触痛。

如有必要,可通过超声或 MRI 进行诊断。

并发症包括腱鞘炎、虚弱、腱鞘囊肿形成、半脱位或脱位和破裂。

腱鞘炎治疗方法包括部分固定(很少进行管状固定)或矫正器支撑足弓。

将皮质类药物直接注入腱鞘十分有效。

🦴 腓骨腱炎

腓骨腱炎(peroneal tendonitis)发生于足踝外侧后腱到足外侧腱,常见于运动员和芭蕾舞演员。有触痛,通过足部被动内翻或抵抗性足部外翻拉伸腱。

🦴 腓骨腱脱位

由于应力背屈引起的腓骨跟腱脱位(peroneal tendon dislocation)是最常见的。病人能够感觉到一种听得到的、无痛的弹响,外科修复是必要的。

🦴 胫后肌腱病

胫后肌腱病(tibialis posterior tendonopathy)是一个常见的问题,特别是在中年女性、芭蕾舞演员和那些有 O 型腿的人身上。肌腱(图 57.8)是脚的内转肌,与舟状结节相连[14]。

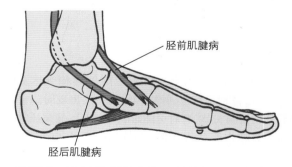

图 57.8　足内侧面肌腱紊乱,胫骨前方和胫骨后方肌腱病变

临床特征[11,14]

- 足踝内侧有疼痛和虚弱感
- 站立和行走加重了疼痛
- 踮脚站立是痛苦和困难的
- 触诊前后踝部疼痛
- 伸展到外翻时疼痛
- 痛苦抗拒主动内翻
- 可能会导致跗骨隧道综合征

诊断

超声检查有助于诊断,磁共振是限定肌腱断裂和炎症的金标准[15]。

治疗

保守地说,在 12~24 个月内会有好的结果。
- 用半刚性矫形器矫正(双侧)畸形足弓
- 在物理治疗师的指导下进行运动
- 治疗性按摩

必要时考虑超声引导下将类固醇皮质激素注射到腱鞘(但最好避免),以及对保守治疗失败的手术意见。

🦴 胫骨后腱脱位

胫骨后腱脱位(tibialis posterior tendon dislocation)发生时伴有有力的踝关节背屈和内翻。病人通常感到疼痛,不能承重。在足踝内侧上面能看到脱位的腱。肌腱立即做外科修复手术。

🦴 胫后肌腱破裂

炎症、退行性病变或外伤[16]导致的胫骨后肌腱破裂(tibialis posterior tendon rupture)是一种相对常见而且常被误诊的疾病,特别常见于中年女性。它能引起足纵弓的塌陷,从而导致扁平足[5]。

病人在破裂瞬间一般不会感到明显不适,随后可能会突然出现反常的扁平足。足部会有明显的外翻。

一个简单的测试叫作"太多足趾"测试,这个测试的阳性结果是,在病人身后大约 3cm 处观察双足时,破裂的一面会看到更多的足趾[5]。

单足跟抬高测试也具有诊断性。最有用的检查是超声检查。轻微的病例可以用矫形器保守治疗,但严重的问题可以通过手术矫正得到很好的效果。

🦴 籽骨炎[1]

位于第一跖骨上端下面的两个籽骨可能发生疼痛的疾病有软骨软化、骨关节炎和应力骨折等。一种特殊的籽骨 X 线能帮助诊断。老年人在籽骨处会出现疼痛的胼胝。正如外科切除术能解决很多问题一样,设计好的鞋垫一般也是有效的。

跖骨痛症[1]

跖骨痛症(metatarsalgia)不是一种疾病,但是能引起跖骨头端(足前段)上面的疼痛和触痛。病因包括足部畸形(特别是伴随横拱的凹陷),导致疼痛、MTP 关节炎、外伤、莫顿神经瘤、弗莱伯格病和压迫性神经病。但是它有可能发生在长时间站立的正常双足上。

横拱凹陷能导致第二、三和四跖骨前段不正常的压力,同时可能伴有胼胝形成。重复的足部拉紧、高弓足和高足跟能引起足前段受重不均匀。

治疗包括针对任何已知的病因,穿合适的鞋,或许一个跖骨嵴。宽大的平底鞋很少会引起跖骨区域的问题。

🦴 应力骨折[17]

临床特征

- 疼痛可能发作迟缓或突然发作
- 常见于跳舞演员,特别是古典芭蕾,以及身体不适于继续运动的人
- 通常检查不出来:不寻常的肿胀[15]
- 常规的 X 线通常检查不出来
- 骨扫描是唯一的确诊手段
- 治疗的基础是穿牢固的支撑性鞋类,休息至少 6 周
- 不推荐使用用于行走的石膏

第五跖骨底部撕脱骨折

第五跖骨底部撕脱骨折(avulsion fracture of base of fifth metatarsal)也可以称为 Jones 骨折,它通常是创伤性骨折,但也可能是应力骨折,同时与严重的踝关节扭伤有关。

跖骨行军骨折

跖骨行军骨折(march fracture of metatarsal)是足前段应力骨折,或疲劳骨折,同时能波及第二跖骨颈处(有时为第三跖骨),肿胀通常发生在骨干,X 线的改变通常会延迟,在坚固的弹性绷带的支持下保守治疗,避免疼痛的运动。解决问题可能需要几个月的时间。

跗骨,尤指舟骨骨折

舟骨应力骨折(stress fracture of the navicular)是跑步运动员的疾病,表现为承受重量时足中段局部剧烈疼痛。检查和清晰的 X 线片结果通常是正常的。它是最近刚发现的严重疾病,是随着核素骨扫描和 CT 扫描的出现而发现的,需要很长的治疗过程。

跟骨骨折

跟骨应力骨折(stress fractures of the os calcis)通常有潜在的发作。骨质疏松症是一个诱发因素,它是一种增加的训练方案[17]。

🦴 莫顿神经瘤[15]

趾间莫顿神经瘤可能比其他足前段疼痛疾病更加容易误诊,它不是真正的神经瘤,而是趾间神经纤维扩大。病因仍然没有确定。和过度使用不合适的鞋子相关。诊断是基于临床依据,超声检查可能会发现神经瘤。

临床特征

- 通常发生在 <50 岁的成人
- 女性发生的概率是男性的 4 倍

- 15% 的病例是双侧的
- 最常见于第三和第四跖骨上端之间（图 57.9），以及第二和第三跖骨之间（其他部位不常见）

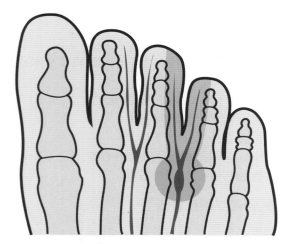

图 57.9   莫顿神经瘤：典型部位以及疼痛和感觉异常分布

- 第三和第四或第二和第三足趾之间会出现严重的烧灼样痛（有时锐痛和射痛）
- 站立于较硬的地面承受重量时更加疼痛（站立和行走）
- 穿紧的鞋子时病情会恶化
- 脱鞋后和挤压足前段时会有所缓解
- 跖骨上端之间局部触痛

治疗

疾病早期通过穿低跟宽松的鞋子和使用海绵橡胶跖垫来保守治疗。被影响的空隙下端使用带有圆顶的矫形器有益于伸展跖骨，因此可以释放神经上的压力。任何足部的生物化学异常应该被纠正。大部分病人最后需要外科手术，最好是背部方法，可以考虑注射类固醇皮质类药品。

"草地"足趾

"草地"足趾（turf toe）是由于第一跖趾关节扭伤，由关节的被迫过度伸展损伤。足球运动员和运动员常见的关节过伸（偶尔过伸）损伤，如挤压或踢到踇趾。有疼痛、肿胀和运动受限。普通的 X 线检查没有帮助，但是同位素扫描和磁共振可能有助于诊断损伤。

保守治疗是 RICE、非甾体抗炎药和相对休息。可能需要手术干预。

趾外翻

伴有足趾囊肿形成和足前段张开的趾外翻（hallux valgus）是常见的，它可能是由穿不合适的鞋类引起的。

踇趾囊肿也由压力引起，可能在第五跖骨上形成。

如果存在疼痛，可能是由于鞋的压力，鞋的压力来自发炎的足趾囊肿、锤状趾、跖痛或第一跖趾关节的继发性关节炎。

伴有足趾囊肿的踇趾外翻在采用外科矫正手术前应当通过穿适当的鞋子进行治疗。系统研究发现预防性使用矫形器及夜间使用夹板不可能有效果，但用可吸收针进行固定可能是有效果的[11]。

锤状趾[1]

锤状趾（hammer toes）主要涉及第二足趾，伴有扩张的跖趾关节，过度弯曲的近端趾间关节和扩张的远端趾间关节。凸起的关节会出现疼痛的鸡眼。如果严重的话，外科手术效果会很好，舒适的鞋也没有帮助。

爪状趾

经常伴随小儿麻痹发生。特点是扩张的跖趾关节，弯曲的近端趾间关节和远端的趾间关节。最好选择外科手术进行治疗。

胼胝、鸡眼和疣

依靠局部、足底触痛肿块进行诊断可能是困难的。胼胝、鸡眼和疣（callus，corn and wart）的区别在于形态学和肿块削下的皮的外表不同（表 57.3）

胼胝

胼胝（图 57.10）只是一种局部区域的角化过度，与一些形式的压力和摩擦力有关。常见于跖骨下面，特别是第二跖骨下面。

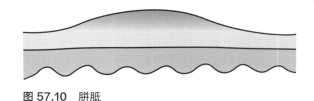

图 57.10   胼胝

治疗

如没有临床症状，不需要进行治疗。祛除病因。穿合适的鞋是基本的治疗方法。鞋子的要求是宽大，鞋垫在跖球上面。适当的祛除死皮能缓解症状，也可以用胼胝锉。如果严重，日常使用 10% 水杨酸放到石蜡里祛除死皮。

鸡眼

鸡眼（图 57.11）是一种小的，局部性的，圆锥形增厚。它是一种表皮坚硬的角蛋白块。鸡眼是由慢性疼痛引起，通常发生与足部骨性凸出上，如第五足趾外侧末梢。它与

表 57.3　足底肿块主要原因比较

	典型部位	性质	削下的皮外表
胼胝	皮肤较厚的部位,跖骨前端下面,足跟,第一足趾内侧下面	硬的、厚的皮肤	正常皮肤
鸡眼	皮肤通常较薄的部位:足底,第五足趾、锤状趾的背面突出部分	白色的,圆锥状角蛋白质,通过压力可变平	暴露为白色,有凹面的无血管的鸡眼
疣	任何部位,主要在跖骨头上面、足趾底面和足跟底面,有出血点	病毒感染,皮肤边缘有凸起样改变	暴露出血点

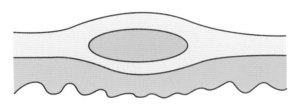

图 57.11　鸡眼

不合适的鞋子、过度活动或者脚部功能障碍有关。它可能类似于跖疣,但在削皮时会有不同的形态。

治疗

除外摩擦的原因,穿足够宽大的鞋子。软鸡眼,用日常使用的 15% 水杨酸放到火棉胶里或商用的鸡眼祛除剂和水杨酸混合,然后祛除表皮。治疗足趾之间(一般在最后两个足趾间)的软鸡眼时,用羊毛线或香烟过滤嘴一直保持足趾分开,用足粉轻拂。

跖疣

跖疣(图 57.12 和图 57.13,第 116 章)范围更加广泛,削下的皮会显出许多小的,点状出血。

祛除方法[18]

对于这种常见的、有时比较棘手的疾病有很多治疗方法。治疗不必手术切除、透热疗法和电烙术,会留下瘢

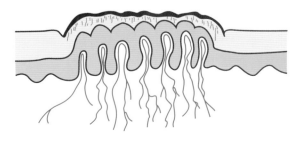

图 57.12　跖疣

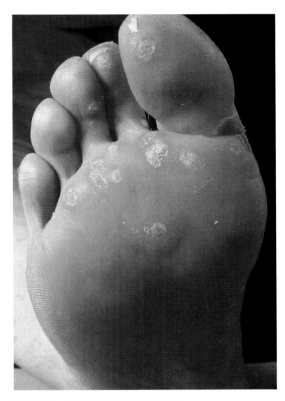

图 57.13　镶嵌样足底和足趾跖疣

痕。祛除跖疣的一个问题是疣的冰山构造,不是所有的疣都能祛除。

- 17% 水杨酸、17% 乳酸与火胶棉混合
  - 每天使用,弄干并盖上
- 液态氮
  - 削掉疣(推荐使用 21 号刀片或者保持在皮肤水平并旋转的活检打孔器)
  - 使用液态氮
  - 每周重复,疗程 3 周
  可能会疼痛,结果通常不能令人满意
- 相关化学疗法

– 温水浸泡,然后削掉疣(特别是儿童)
– 每天晚上用 Upton 或水杨酸(含量 27%)凝胶或乳膏涂抹疣并覆盖
– 如有必要重复使用

(Upton 凝胶含 10% 三氯乙酸、60% 水杨酸和 20% 甘油)。

- 相关化学疗法和液态氮
  – 削掉疣
  – 使用含 70% 水杨酸和天然亚麻仁油混合而成的糊或者羊毛脂
  – 吸收 1 周
  – 重复削掉,然后使用液态氮,并重复使用
- 局部麻醉刮除术
  – 削掉疣露出它的范围
  – 用皮肤刮匙彻底地刮掉全部的疣
  – 握住脚,顶住肾形盘直到血流停止(能自然停止,避免血回流)
  – 在底部使用 50% 三氯乙酸

闭塞方法

用相关的化学方法进行闭塞描述了一种单独使用水杨酸或在特殊封闭敷料下使用糊剂的方法。

设备

- 2.5cm 宽的弹力胶带
- 含 30% 水杨酸的 Lassar 糯糊黏土

方法

1. 剪两段胶带,一段大约 5cm,另一段稍短
2. 将短的一段对折,将黏性的一面露在外面(图 57.14A)
3. 在折叠的一端剪出一个半圆来容纳疣
4. 将胶带贴上,使疣恰好在剪出来的洞里
5. 在手掌里将糯糊搓成一个小球,将它压到疣上
6. 用较长的胶带盖住胶带、糯糊和疣(图 57.14B)

这种糯糊应当每周用 2 次,坚持 2~3 周。再使用时,应当揭开较长的胶带,将疣暴露出来,换一块新的糯糊球到疣上,然后再将上面的胶带盖上。

跖疣逐渐被弄碎,最后消失,如果疣特别难治,可以使用 50% 水杨酸。

🦶 嵌甲

嵌甲[ingrown toenail(onychocryptosis)]是一个非常常见的疾病,特别是在青少年中。尽管在成人中不太常见,但是它可能导致甲床受伤或畸形。疾病的典型症状是位于第一足趾甲的外侧边缘,表现为甲褶软组织和生长的趾甲边缘之间不均衡。基本原因是多余的皮肤褶裂。错

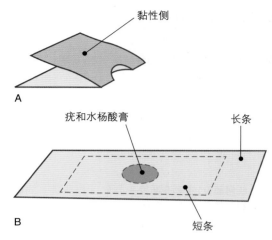

图 57.14 跖疣的疗法
A. 覆盖疣的"窗状开口"是从有弹力的胶带上剪出来的;B. 大的胶带盖住疣和小胶带。

误的趾甲修剪、过紧的鞋、不讲卫生等都会加重病情。皮肤裂口会引起感染,然后水肿和出现甲褶肉芽组织[5]。

就诊时的初步治疗[17]

一线治疗是保守性治疗。轻轻地提起指甲边缘,将浸湿的棉花用 70% 的酒精浸泡在指甲下,除去任何指甲针,包扎直至愈合。如细菌感染,外用杀菌剂治疗,例如 10% 聚维酮碘软膏。感染如蜂窝织炎或化脓,需要口服抗生素。

用刮除术或电灼术(局部麻醉)和/或银硝酸盐烧灼棒治疗任何肉芽组织。

预防

应当指导病人正确的足部和趾甲护理方法。足部卫生包括洗脚,避免穿尼龙袜子,经常更换棉袜或尼龙袜,能放置棉纱布到趾甲边缘下方来帮助分离。

修指甲是很重要的,以保护皮肤边缘角处(图 57.15)。趾甲的末梢(不包括角部)剪时应当成直角,这样可以使趾甲从甲褶中长出来。每天洗澡后用两个拇指垫揉甲褶。

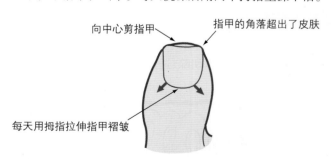

图 57.15 修剪趾甲的方法

治疗——螺旋胶带法[18]

这个简单的技术包括使用弹力胶带,如弹性纤维或

白色丝绸 12.5mm，以收回皮肤的内植钉。首先，尽管不舒服，也要用拇指垫收回皮肤。然后在足底表面缠绕胶带，将胶带固定在足趾近端周围的环中（图 57.16），将香脂涂抹在末端的"锚"上，抓地力更好。这个过程每周重复 2~4 次，直到问题解决。

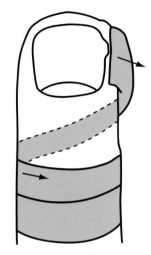

图 57.16　嵌趾甲的螺旋卷尺法

治疗——外科方法[18]

1. 皮肤椭圆切除术。这种方法是将皮肤褶裂从趾甲上移走。皮肤愈合，趾甲正常生长，足趾保持正常的解剖状态。

2. 电烙术。这种方法与前一种方法基本相似，但是更简单、快速、有效，并且术后疼痛最小，特别针对严重的有大量肉芽组织向内生长的病例。在数字信息块的指导下，电烙针切除大块的楔形皮肤和肉芽组织，因此嵌甲和皮肤分开来（图 57.17）。

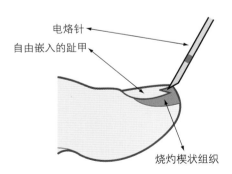

电烙针
自由嵌入的趾甲
烧灼楔状组织

图 57.17　嵌甲治疗：组织楔形电烙术

3. 皮肤楔形切除术。在数字信息块指导下进行的另一种相似的治疗方法。主要是将邻近趾甲的所有皮肤褶裂切除。从趾甲根开始，延续大约 4mm，然后围绕趾甲边到它的头部，距趾甲边 3~4mm。

4. 趾甲楔形切除术和石炭酸灼烧。这种方法是用 80% 的石炭酸（浓液）来治疗甲床。用剪刀将嵌甲大约

1/4 长度（不是标准的楔形切除术的长度）楔形切除。将蘸有石炭酸的棉棒插到甲床深处。

5. 穿孔活检方法。在数字麻醉下，一种足够大小的打孔活检仪器（4,5 或 6~8）微量容纳受影响指甲的骨针，使用收缩组织直接喷射趾甲，然后在基质上通过垂直压力旋转，以便祛除所有组织。涂上无菌双层凡士林纱布，然后加压敷料。

🦴 甲沟炎

初步治疗：

- 抗菌药敷料（如 Betadine 浸泡的敷料）湿敷（译者注：Betadine 是一种抗菌液体品牌，主要成分是聚维酮碘）
- 抬高甲褶使脓液排出
- 应用石油纱网进行包扎
- 如果范围大或发展为蜂窝织炎，进行抗生素治疗
有时趾甲需要掀开，保证甲周脓肿自然排出（见第 119 章）。

临床要点

- 所有严重的踝关节扭伤都必须要进行高质量的 X 线检查
- 如果对脚痛的诊断有疑惑，进行 X 线检查
- 儿童极少扭伤韧带。儿童所有关节受伤引起的疼痛和肿块需要做 X 线检查
- 如果下外侧足踝经历过尖的咔嚓声和刺痛，考虑不太常见的腓骨腱脱位
- 足部部分或整体感觉异常，可能是由周围神经病、跗管综合征、单神经炎（糖尿病）、类风湿关节炎或腰椎神经根损伤
- 不要在跟腱注射类固醇皮质药品
- 治疗跖疣时，不要进行有危害的操作，如外科手术切除术、透热疗法或电烙术，了解液氮的局限
- 高分辨度超声能帮助诊断跟腱疾病
- 记住第一跖骨的籽骨周围可能有疼痛
- 小心足底肢体末端有斑点的黑素瘤，尤其是无黑色素的情况（见 117 章）

参考文献

1　Lam P. Forefoot pain: how to treat. Australian Doctor, 22 February 2008: 21–32.

2　Cailliet R. *Foot and Ankle Pain.* Philadelphia: FA Davis, 1983: 105–15.

3　de Jager JP. Problems with the shoulder, knee, ankle and foot. Med J Aust, 1996; 165: 570–1.

4　Larkins PA. The little athlete. Aust Fam Physician, 1991; 20: 973–8.

5　Quirk R. Flat foot in middle age: diagnosis and treatment. Modern Medicine Australia, 1995; 38(11): 44–7.

6　Moulds R (Chair). Plantar fasciitis. In: *Therapeutic Guidelines: Rheumatology (Version 2)*. Melbourne: Therapeutic Guidelines Group, 2010: 236–41.

7　Barton S, ed. *Clinical Evidence*. BMJ Publishing Group, 2001: 742–3, 823–31.

57

8 Litt JC. The sprained ankle. Diagnosis and management of lateral ligament injuries. Aust Fam Physician, 1992; 447: 452–6.

9 Lam P. Acquired adult flat feet deformity: how to treat. Australian Doctor, 1 May 2009: 25–32.

10 Jahss MH et al. Investigations into the fat-pads of the sole of the foot: anatomy and histology. Foot and Ankle, 1992; 13: 233–42.

11 Limb conditions [published 2017]. In: *Therapeutic Guidelines* [digital]. Melbourne: Therapeutic Guidelines Limited; 2017. www.tg.org.au, accessed November 2019.

12 Brown CH. A review of subcalcaneal heel pain and plantar fasciitis. Aust Fam Physician, 1996; 25: 875–85.

13 David JA et al. Injected corticosteroids for treating plantar heel pain in adults. Cochrane Database of Syst Rev, 2017; Issue 6.

14 Paoloni J. Chronic foot and ankle conditions. Update. Medical Observer, 17 October 2008: 29–32.

15 Masterton E et al. The planovalgus rheumatoid foot—is tibialis tendon rupture a factor? Br J Rheumatol, 1995; 34: 645–6.

16 Quirk R. Stress fractures of the foot. Aust Fam Physician, 1987; 16: 1101–2.

17 Nail disorders [published 2015]. In: *Therapeutic Guidelines* [digital]. Melbourne: Therapeutic Guidelines Limited; 2015. www.tg.org.au, accessed November 2019.

18 Murtagh J, Coleman J. *Practice Tips* (8th edn). Sydney: McGraw-Hill Education, 2019: 67–9, 100–101.

行走困难和腿部肿胀　第58章

难道您不认为他的狡猾能使他的瘸腿恢复健康吗？

······································

威廉·莎士比亚（1564—1616），《亨利六世》（译者注：英国人，全世界卓越的文学家之一）

对行走困难的病人，尤其由神经系统疾病导致的异常步态，临床评估是非常复杂的。所有的步态并非都能按一种方法归类；步态失调可能是由多种因素造成的，老年人尤其如此。

非神经性疾病是行走困难的最主要原因，主要包括各种各样的下肢关节炎，通常表现为跛行。另外还有一些机械性因素，如腿部水肿、血液循环障碍造成的间歇性跛行和全身虚弱（如恶性肿瘤、贫血、内分泌失调引起的甲状旁腺功能亢进症）。

作为全科医生，决不能忽视低钾血症、药物或肌病引起的行走困难。需要特别注意的药物有酒精、类固醇皮质、氯喹、秋水仙碱、降固醇酸、他汀类、吉非贝齐、利尿剂、β受体阻滞剂和全身麻醉药。

异常步态

通常将异常步态分为无痛步态和疼痛步态。疼痛步态的节律是紊乱的，而无痛异常步态则是轮廓受到影响。在骨骼发育异常中，有一种是关节源性的（尤其是髋部疾病），另外一种是骨源性的（一侧肢体较短）。

神经源性步态和肌源性步态被归为一种，统称为"神经失调性步态"。

如果步态很奇怪、不一致或是非常夸张，则应该考虑心源性步态或癔病步态。摔倒很罕见。另外，失去自信（特别是老年人）是造成步态失调的一个重要原因。不过，许多由神经系统疾病引起的异常步态也可能显得怪异，需要提高警惕，对可疑的病例应转诊，听取专家意见。

步态和姿势检查[1]

由于生理过程是相同的，所以步态紊乱和姿势紊乱是同时存在的。

异常步态的原因是可以确定的。

1. 让病人站起来。

注意站起过程的困难程度。如有困难=近端肌无力。

2. 让病人双脚并拢站立，先睁眼，然后闭眼60秒

（Romberg试验）。

如果阳性（摇摆或跌倒）=本体感觉丧失（如周围神经病变）。

3. 让病人正常走几米（确保足够的测试长度）。

起步	犹豫不决=基底神经节或额叶皮质
步幅	极短=基底神经节或额叶皮质 紊乱=小脑
步子的宽窄	窄=上运动神经元病变，肌无力，基底神经节 宽=小脑，本体感觉，前庭
僵硬的或"蹒跚"的	僵硬的=上运动神经元，基底神经节 蹒跚的=下运动神经元，肌无力
足后跟走路	非正常=上运动神经元，下运动神经元，肌病
高踏步	阳性=下运动神经元末梢，本体感觉，肌无力
摆臂	减退=基底神经节，上运动神经元（额叶）
骨盆控制	特伦德伦堡（Trendelenburg）步态=近端肌无力

4. 通过激发试验让病人行走。

走直线——测试本体感觉	
用脚尖站立后足跟着地——测试末梢肌无力	

注：周围神经病变是下运动神经元病变的常见原因。

神经源性疾病的步态

小脑（共济失调）步态

小脑（共济失调）步态[cerebellar（ataxic）gait]表现为病人站立困难、步宽较大、步态不稳定、左右摇摆，还被称为"脏尿布"步态。病人也许是蹒跚步态，可能会撞到墙壁，并可能被认为喝醉了。在要求病人走直线时，病人倾向于转弯并走向病灶一侧。要求病人"足跟到足趾"走直线，并进行跟-膝-胫测试，可以证明是否为小脑性共济失调。小脑步态的主要原因是多发性硬化症、酒精性小脑变性和占位性病变。病人不能走台阶。

基底神经节步态（帕金森型）

在早期阶段识别基底神经节步态（帕金森型）[basal

58

ganglia gait（Parkinson type）]可能是困难的，因为第一体征可能是跛行，表现为一条腿软弱、僵硬或缓慢[2]。然而，典型的步态是一种向前弯曲的小步伐拖着脚走路，就像一个人在足踝上系着一条带子走路一样。这种匆忙（慌乱）的步态，好像有一种即将跌倒的感觉（推进）。另一个特点是冻结。病人有起步犹豫。

痉挛步态

痉挛步态（spastic gait）表现为典型的双侧或截瘫步态，也可表现为偏瘫步态。前者的步态对双腿都有影响——双腿僵硬或无力，导致行动迟缓、走路摇摆、双脚拖沓并摩擦足趾。当鞋的前部在地面上拖动时，可以听到这种摩擦声。每一步都非常费力，就像地面撒了胶水一样。

随着双侧髋关节内收会出现剪刀步。痉挛是由上运动神经元病变引起的，包括多发性硬化症和脊髓压迫。典型的上运动神经元病变姿势是上肢蜷曲和下肢僵直。

偏瘫病人，僵硬地拖着患腿，臀部内收，膝盖伸直，足底屈曲，导致足趾刮擦。走台阶是非常困难的，尤其是阵挛性足背屈时。

垂足步态

垂足步态（foot drop gait）是病人足部不能背屈，髋关节和膝关节过度弯曲，导致高抬脚步态，然后脚落地较重。

前庭神经性步态

前庭神经性步态（vestibular gait）如果单侧病变，病人倾向于转向病灶一侧。

步态失用

步态失用（apraxia）是指病人难以控制腿部，由前额叶病变造成的。病人可以站起来并试图走路，但却困惑地看着腿（犹如"粘在地板上"），并以不恰当的方式移动，从而呈现出步幅小、不稳定的步态。转弯非常困难。常见于老年人，通常继发于脑血管疾病，可描述为下半身帕金森病。步态失用是由双侧皮质受累引起的，如脑积水、多发梗死和胼胝体肿瘤[2]。

神经性跛行

神经性跛行（neurogenic claudication）是指病人由于椎管狭窄而造成马尾病变，引起间歇性跛行，行走一段距离后出现腿部疼痛。然而，虚弱和麻木通常比疼痛更明显。

跌落发作

在跌落发作（drop attacks）时，病人会突然跌倒在地，没有其他症状，并且几乎立即站起来。没有意识丧失。癫痫、帕金森病和椎基底动脉供血不足可引起跌落发作。不过在大多数情况下，特别是中年和老年女性，没有明确的病因（见第43章）。

蹒跚（肌病）步态

蹒跚（肌病）步态[waddling（myopathic）gait]通常是由骨盆带肌肉和躯干肌肉功能障碍引起的。步宽比较大，以身体左右"摇滚"为典型特征，并有骨盆代偿运动，即双侧特伦德伦堡（Trendelenburg）步态。病人不能走台阶。

近端肌肉无力

近端肌肉无力（proximal muscle weakness）的病人从低矮的椅子上站起来，或上下台阶时，他们可能会抱怨。让病人蹲下，1秒后让病人从蹲姿站起来，会出现肌肉虚弱表现[2]。如有蹒跚步态则反映极端情况。病因包括肌病、运动神经元疾病，以及吉兰-巴雷综合征（Guillain-Barré syndrome）。

远端肌肉无力

远端肌肉无力（distal muscle weakness）会造成病人的高抬脚步态，脚步拖沓，并倾于下垂，走路类似于垂足步态。病因包括周围神经病变、肌强直性营养不良和腓肌萎缩。

跛行

跛行（limp）通常是与下肢疼痛障碍有关的一种症状，特别是髋关节和膝关节。跛行意味着不对称的步态，这是由以下因素之一造成的：

1. 腿长不等
2. 疼痛步态（如髋关节疾病）
3. 关节活动受限（如膝关节僵直）
4. 神经性肌肉无力（如脊髓灰质炎）

跛行与髋部和臀部疼痛密不可分，特别是髋部疼痛。造成跛行的髋关节和骨盆疼痛见第54章。

成人跛行

与儿童相比，成人跛行的病因往往更加明显，包括髋关节或膝关节的退行性骨关节炎、脊柱疾病，尤其是由椎间盘突出引起的坐骨神经痛，或膝关节、踝关节或足部的过度使用。其他病因包括背部和腿部创伤、前庭性共济失调、帕金森病和间歇性跛行。

儿童跛行

儿童跛行问题会造成奇怪的诊断困境。跛行被认为是器质性的，尽管转化反应可能是一个因素，最初应该把注意力集中在髋部[3]。诊断策略见**表58.1**。

58

表 58.1 儿童跛行诊断策略模型(修正)

概率诊断

创伤后/剧烈运动引起的紧张综合征

不合脚的鞋子

髋关节疾病,尤其是短暂的滑膜炎

跟部疾病(12~14 岁)

不能遗漏的严重疾病

初学走路的孩子	髋关节发育不良
	虐待儿童
	脓毒性关节炎
	异物(如足针)
4~8 岁	佩尔特斯病
	一过性滑膜炎
青少年期	股骨头骨骺滑脱
	撕脱性损伤(如坐骨结节)
	膝关节剥脱性骨软骨炎
	杜氏肌萎缩症
所有年龄	败血性感染
	• 化脓性关节炎
	• 骨髓炎
	• 肺结核
	肿瘤(如骨肉瘤)
	青少年慢性关节炎
	脊柱疾病
	• 椎间盘炎
	• 骨折

陷阱(经常遗漏的)

异物(如足部)

软骨炎(无菌性坏死)

• 股骨头:佩尔特斯病

• 膝关节:胫骨结节骨软骨炎(Osgood-Schlatter disease)

• 跟骨:赛弗足跟病

• 足舟状骨:舟骨的科勒病

肌痛=生长痛

过度使用综合征(特别是青少年):

• 髌腱病变(跳膝)

应力性骨折(如胫骨、股骨颈、舟骨)

跛行可分为急性、亚急性和慢性。急性跛行可能是由损伤、感染(骨髓炎、脓毒性关节炎)、脊柱损伤、骨折或髋关节激惹(一过性滑膜炎)导致。亚急性跛行病因包括幼年类风湿关节炎和肿瘤或白血病。慢性跛行病因包括脑性麻痹(脑瘫)、髋关节发育不良、佩尔特斯病(Perthes disease)和慢性股骨头骨骺滑脱。

关键事实和要点

• 创伤、败血症和髋关节发育不良可能是婴儿跛行和拒绝行走的最常见原因。然而,无痛的蹒跚步态表明髋关节发育不良或佩尔特斯病,通常始于无痛的跛行。

• 幼儿多处骨折和骨骺分离高度提示有儿童虐待;如果怀疑是这样,应该进行骨骼检查。

• 佩尔特斯病发病年龄在 4~12 岁,但最常见是在 4~8 岁,发病高峰在 5~7 岁。

• 髋关节及其周围感染在婴儿时期最常见。通常,髋部保持 30°屈曲不动,轻微外展和外旋。最常见的微生物是金黄色葡萄球菌,其次是流感嗜血杆菌。

• 肺结核也可能发生在儿童(通常在 10 岁以下),其表现类似于佩尔特斯病。

• 股骨头骨骺滑脱通常出现在肥胖的青少年(10~15 岁),伴有膝盖疼痛和轻微跛行。

• 生长痛是一个有争议的问题,但确实是一种肌痛,通常表现在腿部肌肉(大腿前、小腿、膝盖后)。这种疼痛是双侧的,非关节的,通常与活动无关。

跛行的诊断方法

病史

病人年龄是一个重要的诊断信息。详细的病史,尤其是创伤史对于诊断非常重要。外伤史是常见的,但并不是总能采集到。运动和鞋具与跛行的关系非常重要。任何相近部位的疼痛都是相关的:下背部病患可牵涉臀部疼痛,髋部异常可引起膝盖疼痛。

身体检查

如果跛行病因不明,应仔细检查髋关节和膝关节。让孩子用足趾和足跟走路和跑步(如果合适的话)。注意步态,检查是否为止痛(疼痛)步态、偏瘫步态(手臂伸出做平衡动作)或特伦德伦堡步态(髋关节发育不良的经典症状)。寻找肌肉萎缩的证据。不要忘记检查足底和足趾之间。

辅助检查

需要考虑以下因素:

• 全血细胞计数和红细胞沉降率

• 血培养

• 关节穿刺

• 影像学检查:普通 X 线、超声、骨扫描、CT 或 MRI 扫描

管理

根据病因选择治疗方法。治疗化脓性关节炎,手术引流辅以抗生素是必要的。如果儿童本来就是跛行、不能走路,考虑住院。

具体问题

🦴 骨髓炎

急性血源性骨髓炎(acute haematogenous osteomyelitis)主要是一种儿童疾病,发生在长骨近端,特别是股骨和胫

58

骨。对有急性发热疾病、四肢不愿动、干骺端压痛的儿童，应怀疑其是否患有急性血源性骨髓炎。主要病原菌有金黄色葡萄球菌、肺炎链球菌、金氏菌、痤疮丙酸杆菌。感染的来源有疖子、脓肿、足趾化脓，需要外科手术。考虑免疫力下降和糖尿病。

采集血液进行全血细胞计数、红细胞沉降率和血培养（60%为阳性）。X线检查和磁共振扫描很有价值，但可能不能立即确诊（前10天可能是正常的）。儿童应住院，经验性静脉注射抗生素，覆盖可能的病原体：

氟氯西林[4]：50~2 000mg/kg静脉注射，每6小时一次；根据感染部位、病人年龄，特别是培养和敏感性结果进行调整[4]。

化脓性关节炎

对于具有发热和急性关节炎症状的儿童应考虑是否患有化脓性关节炎（septic arthritis）。与骨髓炎处理相似。

骨肿瘤

慢性跛行是恶性骨肿瘤的常见表现。必须进行放射检查。

急性髋关节综合征（短暂滑膜炎）

急性髋关节综合征（短暂滑膜炎）[irritable hip syndrome (transient synovitis)]发病的典型年龄是3~8岁，儿童表现为急性跛行和髋关节活动受限。X线片正常。建议进行整形外科评估。

佩尔特斯病、股骨头骨骺滑脱和髋关节发育不良

请参阅第54章。

佩吉特病

佩吉特病（Paget disease）（畸形骨炎）是成人骨骼慢性局灶性疾病，新的软骨组织代替了正常骨组织。其原因尚不清楚，但怀疑是病毒引起的。随着破骨细胞吸收的增加，成骨细胞的活性也不断加快。这种疾病在白色人种中比较常见：

- 40岁的人口中发病率是1/200。
- 90岁的人口中发病率是1/10。

佩吉特病通常无症状，但有些病人可能表现为后背部和下肢疼痛。他们也可能由于腿长不等而出现混乱步态、相关关节的骨关节炎，如膝关节或髋关节，或下肢机械力分布的改变（图58.1）。

临床特征[5]

- 男：女=2：1。
- 95%无症状[通过X线检查或血清碱性磷酸酶（ALP）

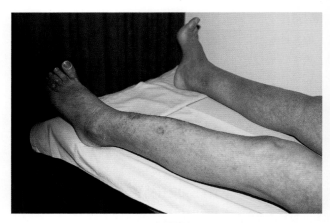

图58.1　左腿佩吉特病，由于长度和体积的增大，显示"军刀"胫骨畸形

水平升高发现]。

- 症状可能包括关节疼痛和僵硬（如髋关节、膝关节）、骨痛（通常是脊椎）、畸形、头痛和耳聋。
- 骨痛是典型的深度疼痛；发生在休息时，尤其是晚上。
- 体征可能包括畸形、颅骨增大（"帽子不再适合"）、胫骨弯曲、蹒跚步态、高动力循环（图58.2）。
- 最常受影响的骨骼依次为骨盆、股骨、颅骨、胫骨、椎骨、锁骨和肱骨。
- 感觉障碍——味觉、嗅觉、视觉、听觉，如果涉及脑神经，则面部区域的感觉丧失或减少。

诊断

- 血清ALP水平升高（通常>1 000U/L），结果>125U/L提示活动性疾病[6]。
  注：钙、磷酸盐正常。
- X线片：致密扩张的骨骼——颅骨和骨盆最明显。
  注：可以模仿前列腺继发性病变，所以每个男性病人都应该做直肠指检和前列腺特异性抗原（PSA）检查。
- 骨同位素扫描：用于定位特定区域。
- 观察罕见的骨原性肉瘤并发症。
  注：病人兄弟姐妹和孩子40岁以后每5年筛查一次[6]。

治疗[5-6]

主要目标是减轻疼痛、骨生化指标正常和预防长期并发症（如耳聋、畸形）。需要治疗的症状特征有骨痛和神经系统并发症，以及选定的无症状病人等，如那些活动性疾病和小于50岁的病人。

局部患病和大多数无症状病人不需要治疗，因此不建议人群筛查。

双膦酸盐，特别是静脉滴注唑来膦酸盐，是一线疗法[6]：

唑来膦酸5mg，静脉滴注至少15分钟，每年一次[必

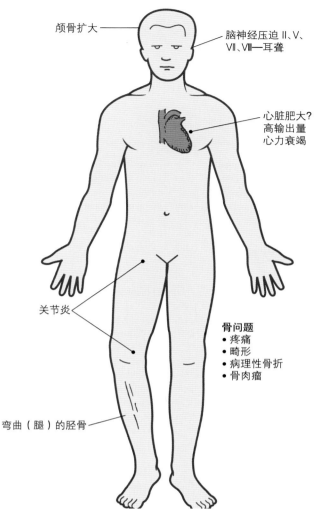

图 58.2　佩吉特病：可能的临床特征

图中标注（从上至下、左右）：

- 颅骨扩大
- 脑神经压迫 Ⅱ、Ⅴ、Ⅶ、Ⅷ—耳聋
- 心脏肥大？高输出量心力衰竭
- 关节炎
- 骨问题
  - 疼痛
  - 畸形
  - 病理性骨折
  - 骨肉瘤
- 弯曲（腿）的胫骨

须满足某些生物医学参数，如 eGFR>35ml/(min·1.73m²)]

　　如果唑来膦酸不适，使用：

　　帕米膦酸二钠 30~60mg/d，静脉滴注 2~4 小时

　　或

　　利塞膦酸钠 30mg/d，连续口服 2 个月（空腹）

　　严重病例很少被重复用药，根据症状和疾病活动判断严重程度（例如，通常在治疗 6 个月后监测血清碱性磷酸酶，然后每两年一次；X 线检查也有助于监测）。

腿部肿胀

诊断要点

- 并非所有腿部肿胀都需要检查和治疗。
- 腿部肿胀的意义因年龄组而异，无论是双侧还是单侧，以及发病是突然还是逐渐（**表 58.2**）。
- 如果水肿是急性发作（通常 <72 小时），则怀疑深静脉血栓形成（DVT）[7]。

表 58.2　腿和踝关节肿胀诊断策略模型

概率诊断

生理方面

- 依赖/重力
- 长时间坐、站、走
- 炎热的天气
- 妊娠
- 机械（如紧缩的衣服）

慢性静脉功能不全（静脉曲张）

充血性心力衰竭

药物（如钙通道阻滞剂、非甾体抗炎药、类固醇、格列酮、受体阻滞剂）

局部创伤

肥胖

不能遗漏的严重疾病

血管类

- 深静脉血栓形成
- 下腔静脉血栓形成
- 血栓性静脉炎

感染

- 蜂窝织炎
- 热带感染（如丝虫病、钩虫）

癌症

- 盆腔癌梗阻
- 局部恶性肿瘤

其他

- 肾病（如肾病综合征）
- 肝病（如肝硬化）
- 皮肤过敏（如血管神经性水肿）

诊断陷阱（经常遗漏的）

特发性（周期性）水肿

蛋白质流失肠病（如克罗恩病）

腿部脂肪和液体水肿

腿部脂肪水肿

人为的水肿

罕见性

- 营养不良
- 淋巴水肿：原发性或继发性

七个戴面具问题的清单

糖尿病

药物（多个）

甲状腺/内分泌（甲状腺功能减退，库欣综合征）

贫血

- 所有单侧病例都必须考虑 DVT，并酌情进行超声检查。
- 如果存在 DVT，考虑隐性恶性肿瘤（如胰腺癌）。
- 对于大于 40 岁、伴有单侧腿无痛水肿的女性应考虑骨盆癌引起的淋巴梗阻。
- 用药史很重要，因为有的药物可引起水肿。
- 凹陷性水肿是静脉血栓形成或功能不全的特征，而不是淋巴梗阻。

58

辅助检查

从一线检测中选择：

- 尿液分析（？蛋白）
- 全血细胞计数和红细胞沉降率
- 血清 UEC、肝功能、葡萄糖
- 促甲状腺激素（TSH）水平
- 超声（DVT 筛查）
- 其他 X 线检查（如 CT 扫描、静脉造影）

小腿突然肿胀

考虑的原因：

- 急性动脉闭塞
- 破裂的贝克囊肿（Baker 囊肿）
- 腓肠肌内侧头破裂
- 深静脉血栓形成（通常是渐进的）
- 蜂窝织炎/丹毒
- 筋膜室综合征

大多数情况下伴有疼痛，但没有疼痛并不排除深静脉血栓形成或血栓性静脉炎（见第 55 章）。

🦴 脂肪水肿

脂肪水肿（lipedema，也拼写为 lipoedema）是一种不涉及足部的双侧腿部疼痛肿胀（而淋巴水肿则是从足部最远端开始的）。脂肪水肿是脂肪组织异常。

临床特征

- 只发生在肥胖女性；遗传
- 通常影响大腿、臀部和小腿（有时是手臂）
- 足部不发病
- 双侧脂肪对称分布

- 腿部经常疼痛，容易擦伤
- 斯坦默体征（能在第一足趾底部拾起皮肤褶皱）通常是异常的[8]

这种病很难治疗。重点是改变饮食、锻炼、按摩和绷带压迫。

资源

A physician's guide to the management of Paget disease of bone. Brooklyn NY：The Paget Foundation. Available from: https://www.paget.org/index-php/healthcare-professionals/pagetsdisease-of-bone/126-a-physicians-guide-to-the-managementof-pagets-disease-of-bone.html.

参考文献

1　Horne M. Gait and postural disorders. Monash University Neurology Notes, 1996: 1–4.
2　Talley NJ, O'Connor S. *Clinical Examination: A Systematic Guide to Physical Diagnosis* (7th edn). Sydney: Churchill Livingstone/Elsevier, 2014: 459–61.
3　Gwee A, Rimer R, Marks M, eds. *Paediatric Handbook* (9th edn). Melbourne: Blackwell Science, 2015: 227–8.
4　Bone and joint infections [published 2019]. In: *Therapeutic Guidelines* [digital]. Melbourne: Therapeutic Guidelines Limited; 2019. www.tg.org.au, accessed October 2019.
5　Ralson D, Langston AL, Reid IR. Pathogenesis and management of Paget disease of bone. Lancet, 2008; 372(9633): 155–63.
6　Paget disease of bone [published 2019]. In: *Therapeutic Guidelines*. [digital]. Melbourne: Therapeutic Guidelines Limited; 2019. www.tg.org.au, accessed October 2019.
7　Diu P, Juergens C. Clinical approach to the patient with peripheral oedema. Medicine Today, October 2009; 10 (10): 37–42.
8　Piller N, Birrell S. Lymphoedema: how to treat. Australian Doctor, 6 June 2003: I–VIII.

治疗艺术最重要的要求,是不要发生错误或疏忽。对于肤色和脉搏含义的应用,不能有任何疑问或混淆。这些是治疗艺术的准则。

《黄帝内经·素问》(译者注:这段话取自《黄帝内经·素问》的移精变气论:治之要极,无失色脉,用之不惑,治之大则)

心悸是心脏跳动的一种不适感觉。根据定义,心悸不仅仅意味着心脏"跳得快",还可以是胸部其他多种感觉,例如心脏"砰砰""扑通""停搏""跳跃""打击"或"震颤"等。由于"心跳"常被认为是生命的同义词,所以对有心悸症状的病人,应给予细心关注,并适当地释除其担忧。在医生看来,心悸不仅仅是一种焦虑不安的症状,也可能是心搏骤停的前奏,所以在多数情况下,及时转诊到心脏专科是很有必要的。

关键事实和要点

- 心悸症状提示心律失常,但也可能是非心源性原因。
- 与情绪、发热或运动无关的心悸,提示心律失常。
- 有症状的室性期前收缩(早搏)或复杂心室异位心律是普遍存在的,尽管有的心脏病专科医生认为最常见的持续性心律失常是有症状的心室异位心律,但心房颤动(AF)才是最常见的持续性心律失常(占人群总数的 1%~2%)[1]。
- 心电图中出现明显停顿的最常见的原因,是未下传的房性期前收缩或复杂心房异位心律。
- 明确诊断必须依据十二导联心电图。若常规心电图不能确诊病因,可使用动态心电图(如 Holter)检查。
- 考虑心肌缺血是心律失常的原因之一。
- 考虑药物是心律失常的原因之一,包括处方药物和非处方药物,以及酒精、咖啡因和吸烟等。
- 焦虑和吸烟是阵发性室上性心动过速(PSVT)常见的触发因素。
- 心律失常最常见的发病机制是折返。
- 要求病人在桌子上敲出心律失常发作时的节律和速率,有助于诊断。

诊断方法

安全的诊断策略模型见**表 59.1**,其中包括了心悸的重要原因。

概率诊断

如果心悸不是由焦虑或发热引起,那么可能由窦性

表 59.1　心悸:诊断策略模型

概率诊断
焦虑
期前收缩(异常)
窦性心动过速
药物(如兴奋剂)
室上性心动过速

不能遗漏的严重疾病
心肌梗死/心绞痛
心律失常
• 心房颤动/心房扑动
• 室性心动过速
• 心动过缓
• 病态窦房结综合征
• 尖端扭转型室性心动过速
长 QT 间期综合征
沃尔夫-帕金森-怀特综合征(WPW 综合征)
电解质紊乱
• 低钾血症
• 低镁血症
• 低血糖(1 型糖尿病)

陷阱(经常遗漏的)
发热/感染
妊娠
围绝经期(突发血管扩张)
药物(如咖啡因、可卡因)
二尖瓣疾病
主动脉瓣关闭不全
缺氧/高碳酸血症
罕见病
• 蜱虫叮咬(T₁~T₅ 皮区)
• 嗜铬细胞瘤

七个戴面具问题的清单
抑郁
糖尿病(间接)
药物
贫血
甲状腺功能亢进症
脊柱功能紊乱
尿路感染(可能)

病人是否试图告诉我什么?
很有可能。考虑心脏神经症、焦虑

心动过速、房性或室性期前收缩导致。窦性心动过速的定义是心率100~160次/min,可能因情绪激动、应激、发热或运动所致。阵发性室上性心动过速(PSVT)和心房颤动也是很常见的心律失常。

窦性心动过速在临床上与PSVT的鉴别,是窦性心动过速发作时表现为心率逐渐增快和逐渐减慢,而PSVT是突然开始和停止。窦性心动过速的心率(100~150次/min)比PSVT(160~220次/min)要低一些。

造成心动过速的重要原因:
- 缺血性心脏病,尤其是急性冠脉综合征
- 高血压
- 心力衰竭
- 二尖瓣疾病
- 甲状腺毒症
- 房间隔缺损

不能遗漏的严重疾病

不要忽视急性冠脉综合征引起的以心悸为表现的心律失常,这一点至关重要。约25%心肌梗死的病人呈静默症状或未被识别。

危及生命的心律失常:
- 室性心动过速
- 非典型室性心动过速(尖端扭转型室性心动过速)
- 病态窦房结综合征(SSS)
- 完全性心脏传导阻滞
  同样不能忽视的临床表现:
- 低钾血症
- 低镁血症

陷阱

对心律失常的诊断和管理有许多陷阱,特别是老年人,他们在被感染后症状可能会被掩盖。与绝经期有关的心悸可能会被忽略。风湿性心脏病引起的心脏瓣膜损害,如二尖瓣狭窄和主动脉瓣关闭不全,可引起心悸。嗜铬细胞瘤少见,一般伴随心悸和特征性的体位性心动过速(改变超过20次/min),蜂蜇伤T_1~T_5皮区产生的毒素也可引起心悸。

常见陷阱

- 将PSVT误诊为焦虑状态
- 忽略了心律失常是导致晕厥或头晕的因素之一
- 忽略了心房颤动(AF)是心动过缓的原因之一
- 漏诊某些人的二尖瓣脱垂,尤其是出现异常胸痛和心悸症状时(站立位听诊时明显的咔嗒音±杂音)的中年女性。

心悸的红旗征

- 头晕
- 胸痛
- 新发的心律不齐
- 在休息时心率 >120次/min 或 <45次/min
- 严重的基础心脏疾病
- 猝死家族史

七个戴面具问题的清单

毋庸置疑,所有戴面具的疾病均应考虑为引发心悸的直接或者间接原因,包括抑郁,尤其是伴有焦虑的抑郁和产后抑郁;糖尿病,伴有静默性心肌梗死或低血糖时常诱发心律失常;药物,是一种非常常见的原因(表59.2);引起血流动力学异常的贫血;甲状腺功能亢进症;胸椎T_1~T_5节段脊柱功能紊乱;尿路感染,尤其是老年人。

表59.2 引起心悸的某些药物

酒精
阿仑膦酸钠
氨茶碱/茶碱
苯丙胺
抗精神病药(如氯丙嗪、氟哌啶醇、奥氮平)
抗心律失常药物(特别是Ia类和Ic类)
抗抑郁药
● 三环类抗抑郁药
● 单胺氧化酶抑制药
抑制食欲药物
阿托品、东莨菪碱、莨菪碱
咖啡因(包括能量饮料)
可卡因
洋地黄
利尿剂→钾↓,镁↓
硝酸甘油
香烟中的尼古丁
拟交感神经药
● 减充血药(如盐酸伪麻黄碱、麻黄碱)
● β受体激动药(如沙丁胺醇、特布他林)
甲状腺素

上胸椎(尤其是T_4和T_5)和颈椎损伤或功能紊乱时可表现出PSVT症状,而病人并无器质性心脏病[2]。临床诊疗中会遇到这样的特殊病例,其心动过速随脊柱功能的恢复而缓解。

心因考虑

情感因素可以诱发心动过速,心动过速反过来又可加重焦虑病人的病情。

一些患有心脏神经症的病人出现这种情况,通常与病人亲朋好友的认同有关。有心脏病家族史的病人易显现特别的焦虑。因此,那些有心悸等心脏病样症状,而检查未发现心血管疾病临床证据的病人,则应考虑去收集焦虑或者抑郁的证据。

临床方法

详细了解基础病史和进行细致的身体检查,有助于指出临床诊断的方向。

病史

让病人详述心悸发作和消失的情况,如每次持续时间及任何相关的情况。然后让他们在桌子上敲打出"发作时"心脏跳动的节律和速度。如果他们无法做到这一点,医生可以敲打出各种节奏的心律失常,让病人在其中找出与自己的情况相匹配的节律和速度。

如果敲击出没有规律的"到处乱打"节奏,则提示心房颤动;如果是孤立的扑通声或跳跃,然后在规律心跳基础上发生明确的停歇,则提示期前收缩(异位/期外收缩),通常是源于心室的;这种扑通声并不代表异常的心跳,而是代偿间歇后,心室大量充盈造成的。

关键的提问

- 心悸是突然开始的吗?每次持续多久?
- 你觉得心悸是什么引起的?
- 心悸跟压力、焦虑或兴奋有关吗?
- 发作时你会注意到什么样的症状?
- 发作时有胸痛或呼吸困难吗?
- 发作时有头晕或晕厥吗?
- 你服用哪些药物?

- 你喝多少咖啡、茶或是可乐?
- 你是否一直在用鼻喷剂?
- 发作前吃过外卖的中式餐吗?
- 抽烟吗?每日抽多少支?
- 吸食毒品吗?如可卡因和大麻。
- 患过风湿热吗?
- 最近是否有体重下降或过度出汗?

胸痛可能提示心肌缺血或主动脉瓣狭窄;呼吸困难提示伴发换气过度、二尖瓣狭窄或心脏衰竭;头晕或晕厥提示严重心律失常,如病态窦房结综合征(SSS)和完全性心脏传导阻滞、主动脉瓣狭窄和相关的脑血管疾病。

身体检查

检查病人理想的时间是心悸发作时,但这通常是不可能的,身体检查结果是正常的,此时测量心率或许能够提供些许线索。

工作指南是,心率约 150 次/min 提示阵发性室上性心动、心房扑动/颤动,或室性心动过速(图 59.1)。心率小于 150 次/min,则更可能是窦性心动过速,可能与运动、发热、药物或甲状腺功能亢进症有关[3]。

评估脉率是否规律。如果不规律,可能的原因是异位搏动、心房颤动和伴有不同程度传导阻滞的心房扑动。

脉搏的性质,尤其是脉冲压力和节律,应该仔细评估(图 59.2)。寻找发热、感染的证据,以及焦虑状态或抑郁病态的特征。

嘱病人过度换气 2~3 分钟,以确定其是否诱发心律失常。同时应寻找是否存在基础疾病的证据,如贫血、甲状腺疾病、酗酒,以及包含颈静脉搏动(JVP)、肺淤血的心脏疾病。

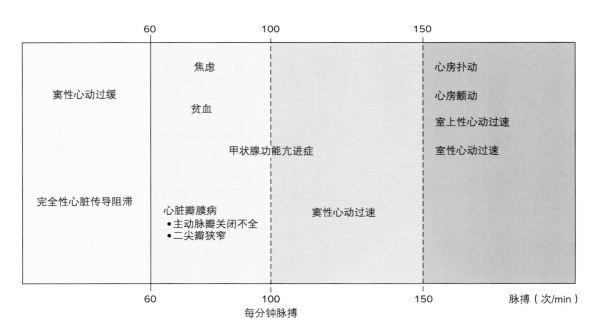

图 59.1　各种心律失常的心律特点

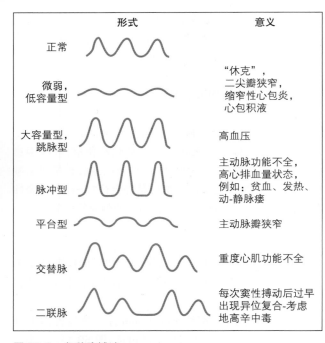

形式	意义
正常	
微弱，低容量型	"休克"，二尖瓣狭窄，缩窄性心包炎，心包积液
大容量型，跳脉型	高血压
脉冲型	主动脉功能不全，高心排血量状态，例如：贫血、发热、动-静脉瘘
平台型	主动脉瓣狭窄
交替脉	重度心肌功能不全
二联脉	每次窦性搏动后过早出现异位复合-考虑地高辛中毒

图 59.2   各种脉搏波

此外,要考虑是否存在二尖瓣脱垂(收缩中期咯喇音；收缩晚期心脏杂音)。心悸的病人可能出现的征象如**图 59.3** 所示[4]。

辅助检查

辅助检查的种类和难易程度应该根据问题和检测的可行性来选择,检查项目包括:

- 血液检查(针对潜在疾病)
  - 血红蛋白和血液涂片
  - 甲状腺功能检查
  - 血清电解质和镁离子
  - 血清地高辛浓度(? 洋地黄毒性)
  - 病毒抗体(? 心肌炎)
- 胸部 X 线检查
- 心脏(缺血和功能):
  - 心电图(十二导联)
  - 24 小时动态心电图监测
  - 超声心动图(查看心脏瓣膜病和评估左心室功能)

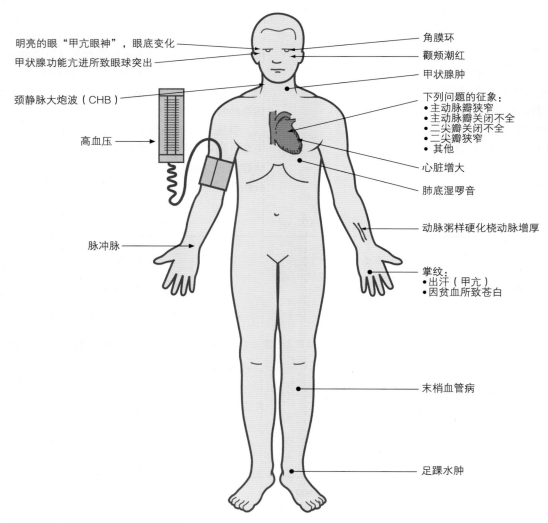

图 59.3   心悸病人需要考虑的征象

- 电生理学检查
- 运动负荷试验（隐匿性冠心病？）
- 心脏监视器（可以记录到 2 周）
- 植入式心电监控（可能会持续 1 年）

儿童心悸

儿童心悸（palpitations in children）可能与运动、发热或焦虑有关。对儿童需要特别考虑 3 种心律失常：PSVT、心脏传导阻滞和室性心律失常[5]。

PSVT 的特点是心率 200~300 次/min，婴儿心率最快。原因不明，但有些儿童心电图的异常表现与沃尔夫-帕金森-怀特综合征（WPW 综合征）的一致。对于 PSVT，推荐的一线治疗方法是将冰袋敷在婴儿的面部上半部分（额头、眼和鼻）以刺激迷走神经。静脉注射腺苷通常会终止发作。

需要注意的问题是，有长 QT 间期综合征家族史的儿童，他们易发展为室性快速性心律失常，可能会导致猝死。在劳力性晕厥的儿童中应考虑此病。

老年人心悸

人的年龄越大，心悸越有可能因心肌梗死/缺血、高血压、心律失常等心血管疾病和药物等因素引起，特别是地高辛。40% 的老年人[6]会发生偶发性房性和室性心律失常，尤其是异位搏动，但很少需要治疗。65 岁以上的老年人心房颤动的发生率为 5%~10%，其中约 30% 无心血管疾病的临床依据，而在 80 岁以上的人群中，这一比例约为 80%[7]。伴有症状的心室率过快可能是老年病人地高辛中毒的唯一表现。但需谨防 SSS，特别是心房颤动伴有头晕或晕厥时。

在老年人中，甲状腺功能亢进症可能只表现为窦性心动过速或心房颤动，即所谓的"隐藏的甲亢"，临床上很容易漏诊。临床上唯一的表现可能是病人炯炯有神的眼（俗称"甲状腺眼神"），其因结膜水肿引起（见第 14 章）。

心律失常

事实和数据

- 重要心律失常（arrhythmias）的心电图特点（**图 59.4**）。
- 25% 的心脏病治疗决策与心律失常的处理相关（**表 59.3**）。
- 最常见的心律失常是室性期前收缩和心房颤动。
- PSVT 是第二个最常见的，患病率接近 0.6%。

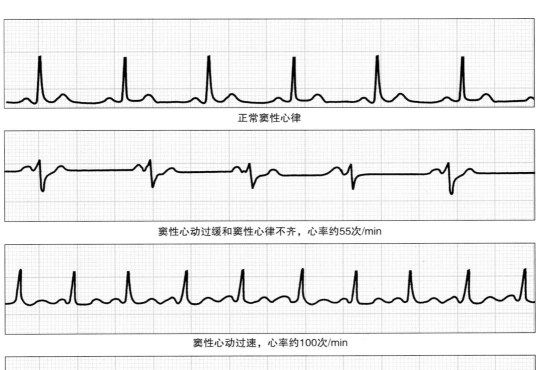

正常窦性心律

窦性心动过缓和窦性心律不齐，心率约 55 次/min

窦性心动过速，心率约 100 次/min

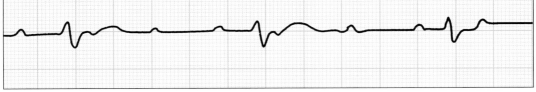

完全性房室传导阻滞

59

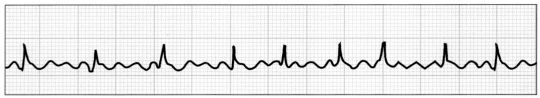

心房扑动

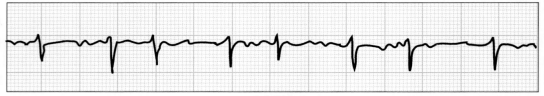

心房颤动

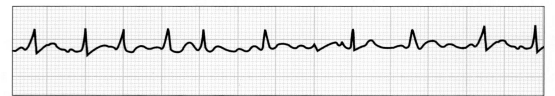

房性期前收缩

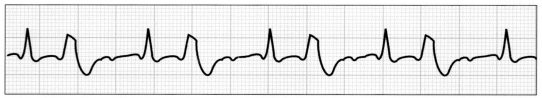

室性期前收缩

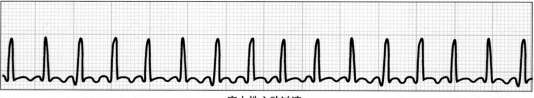

室上性心动过速

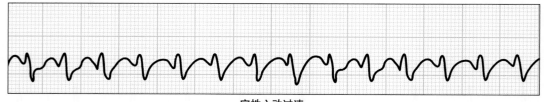

室性心动过速

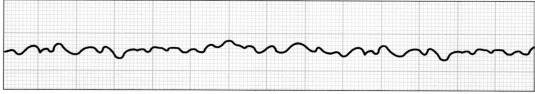

心室颤动

图 59.4　重要心律失常的心电图表现

表 59.3　心律失常的分类

非病理性窦性心律失常

窦性心律不齐

窦性心动过缓

窦性心动过速

病理性缓慢型心律失常

窦房结疾病（病态窦房结综合征）

房室（AV）传导阻滞：

- Ⅰ度 AV 传导阻滞
- Ⅱ度 AV 传导阻滞
- Ⅲ度（完全性）AV 传导阻滞

病理性快速型心律失常

1. 心房
   - 房性期前收缩（异位）
   - 阵发性室上性心动过速（PSVT）
   - 心房扑动
   - 心房颤动（AF）
2. 心室
   - 室性期前收缩（异位）
   - 室性心动过速：非持续性/持续性
   - 加速性室性自主心律
   - 心室颤动
   - 尖端扭转（扭转点）[1]

- 折返是阵发性心动过速最常见的发病机制（**图 59.5**）。
- 心脏电生理检查是诊断心动过速的金标准，但临床上一般很少单纯用于心律失常的诊断。

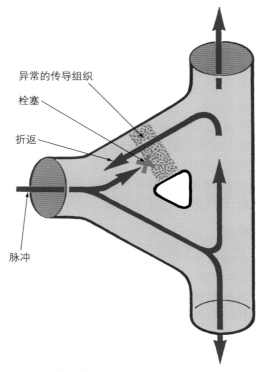

图 59.5　折返性心动过速机制

- 几乎所有抗心律失常药物都有致心律失常的风险（即某些病人服用抗心律失常药物可能加重已经存在的心律失常症状或诱发新的心律失常）（**表 59.4**）。所以要先考虑非治疗选择。

表 59.4　常用抗心律失常药物的电生理学分类（以 Vaughan Williams 命名）

分类	药物	常规剂量	常见不良反应
Ⅰ	膜稳定剂（钠通道阻滞剂）		
Ⅰa	丙吡胺	100~200mg，每日 4 次	视物模糊、口干、男性泌尿问题（男性 >50 岁应避免使用）
	普鲁卡因胺	1g，每日 4 次，静脉注射	食欲缺乏、恶心、荨麻疹
	奎尼丁	2~3 片缓释片（0.25g），每日 2 次	腹泻、头痛、耳鸣
Ⅰb	利多卡因	静脉注射	恶心、头晕、震颤
	美西律	200mg，每日 3 次	恶心、呕吐、震颤、眩晕
Ⅰc	氟卡尼	100mg，每日 2 次	恶心、头晕、皮疹
Ⅱ	β 受体阻滞剂（减慢房室传导）	因人而异	疲劳、失眠、噩梦、低血压、支气管痉挛，哮喘者避免使用
Ⅲ	钾通道阻滞剂（延长动作电位）		
	胺碘酮	室上性心动过速：200mg，每日 1 次室性心动过速：400mg，每日 1 次	皮疹、肺纤维化、甲状腺、肝和中枢神经系统影响
	索他洛尔	80~160mg，每日 1 次	与 β 受体阻滞剂相同
Ⅳ	钙通道阻滞剂		
	维拉帕米	（缓释剂）160~480mg，每日 1 次	便秘、头晕、低血压
	地尔硫䓬	（控释剂）180~360mg，每日 1 次	低血压、头痛

注：索他洛尔是 β 受体阻滞剂，因而是 Ⅱ 类和 Ⅲ 类的代表药物。除了注明是"静脉注射"表示的，表中所有的药物均口服。腺苷和地高辛不在此分类表中。

59

- 窦性心动过速通常是生理性的。如果病人感到明显不适症状,但又没有明确的病因,可予 β 受体阻滞剂或维拉帕米治疗[8]。
- 对有旁路存在的病人尽量避免使用地高辛。
- 如果发生"奎尼丁晕厥",考虑是尖端扭转型室性心动过速所致。
- 在任何抗心律失常治疗后 1~2 周应对病人进行十二导联心电图检查,以测量 QT 间期,如果间期延长,通常应停止治疗。
- 植入永久性起搏器的两个主要指征是 SSS(仅限有症状的)和完全性心脏传导阻滞。

管理策略

- 治疗病因。
- 给予病人适当释除担忧。
- 提供清晰的病人教育。
- 解释疲劳、压力和情绪的问题。
- 建议病人适度饮用茶、咖啡、含咖啡因的饮料和酒精。
- 建议病人戒烟和戒毒。

🔅 窦性心动过缓

窦性心动过缓(sinus bradycardia)可能是一个正常现象,但要寻找病因(如甲状腺功能减退、心肌缺血和药物所致),祛除病因。心率 <40~45 次/min 的病人会出现症状,此时应进行治疗。如需紧急治疗,可静脉注射阿托品或异丙肾上腺素。轻微或短暂的窦性心动过缓一般无症状甚至是生理性的,如健康的运动员会出现此种情况。心悸不是典型症状,但可以引起头晕、疲劳甚至晕厥[斯托克斯-亚当斯发作(Stokes-Adams attack)——由完全心脏传导阻滞引起的短暂性显著心动过缓]。

斯托克斯-亚当斯发作(Stokes-Adams attack)

- 突然发作,没有先兆
- 病人猝倒在地
- 神志不清、意识丧失
- 脸色苍白,看上去如同死去,脉搏减慢或消失
- 几秒后恢复正常
- 随着脉搏加快,病人面色逐渐恢复
- 如果症状可能反复发作,应转诊专科管理

期前(异位)收缩

🔅 房性期前(异位)收缩

- 房性期前(异位)收缩[premature(ectopic)atrial complexes]通常是无症状的。
- 管理措施是以释除担忧为主。

- 检查生活方式的影响,如过量饮酒、咖啡因、压力和吸烟,避免相关诱发因素。
- 房性期前收缩很少需要药物治疗,并尽可能避免药物治疗。
- 目前无理想的抗异位药物。
- 房性期前收缩可能是其他心律失常的前奏(如 PSVT、心房颤动)。
- 对于无法耐受症状的病人应给予[6]:
  阿替洛尔或美托洛尔 25~100mg,每日 1 次,口服
  或
  维拉帕米缓释剂 160~480mg,每日一次,口服

🔅 室性期前(异位)收缩

- 室性期前收缩[premature(ectopic)ventricular complexes]也通常无症状(90%)。
- 20% 心脏"正常"的人可发生室性期前收缩。
- 通常在夜间卧床休息时感到症状。
- 检查与房性期前收缩相同生活方式的因素。
- 可造成房性和室性期前收缩的药物包括地高辛和拟交感神经药。
- 寻找病因,包括缺血性心脏疾病、二尖瓣脱垂(尤其是女性)、甲状腺毒症和左心衰竭。
- 室性期前收缩可能是其他心律失常(如室性心动过速)的先兆。
- 如果有症状但其他正常,包括胸部 X 线和心电图检查正常,则为病人释除担忧。
- 药物治疗:不建议对未行超声心动图检查的病人行药物治疗。超声心动图检查有助于选择药物。因此如果病人心室功能下降,I 类抗心律失常药物可使心律失常恶化甚至危及生命。如果考虑这种治疗,需转诊至心脏病专科医生。
- 当有明显症状时,可用 β 受体阻滞剂阿替洛尔或美托洛尔治疗。例如,阿替洛尔 25~100mg,每日 1 次,口服。

室上性心动过速[9-10]

- 室上性心动过速(supraventricular tachycardia,SVT)可以是阵发性或持续性的。
- 心率一般为 160~220 次/min。
- 至少有 8 种不同类型的 SVT 对治疗具有不同的风险和反应。
- PSVT 一般在健康的年轻人身上呈现突然发作。
- 发作后尿量增多是 PSVT 的特点。
- 寻找诱发因素,如旁路途径和甲状腺毒症。
- 约 60% 的 SVT 是由于房室(AV)结折返所致,35% 是由于旁路折返所致心动过速(如 WPW 综合征)[10]。

- 发作终止后寻找旁路线索,因为旁路逆转可能导致猝死(WPW 综合征病人应避免服用地高辛)。
- 对 SVT 伴有眩晕病人应考虑病 SSS。

沃尔夫-帕金森-怀特综合征(WPW 综合征)

沃尔夫-帕金森-怀特综合征(Wolff-Parkinson-White syndrome)所致 SVT 的病理基础是房室之间存在绕过房室(AV)结的旁路。心电图典型特点是短 PR 间期和 QRS 波群起始部顿挫(δ 波)。此类病人易于突发 SVT。多达 30% 的病人会发展为心房颤动或心房扑动。即使只有 1 次发作的 PSVT 仍需要考虑射频消融治疗[11]。

PSVT 的管理

1. 可以尝试迷走神经刺激法。首选颈动脉窦按摩治疗,但这种方法逐渐不被使用,因为存在发生卒中的风险。现在常用的做法是让病人用力把气吹入空的 20ml 塑料注射器的末端,用气推动注射器的柱塞。其他迷走神经刺激的方法包括:

- 咽鼓管充气检查法(最简单的)
- 自我诱发呕吐反射
- 按压眼球(尽量避免)
- 将冷(冰)水洒在面部,或吞下冰块
- 把面部浸泡在凉水中

2. 如果迷走神经刺激失败,则静脉注射腺苷(首先尝试 6mg,持续 5~10 秒;如果无效,在 2 分钟内注射 12mg;如有必要且能耐受,在 2 分钟内再次静脉注射 18mg)。二线治疗是维拉帕米或美托洛尔。静脉注射维拉帕米 5~10mg 超过 2 分钟。假如无效但病人能很好耐受,30 分钟后重复剂量给药。静脉注射美托洛尔 2.5~5mg 超过 2 分钟。假如无效但病人能很好耐受,10 分钟后重复剂量给药[10]。

注意事项:

- 腺苷较维拉帕米更少引起低血压,但可能会像美托洛尔一样,引起起支气管痉挛,诱发哮喘
- 仅在窄的 QRS 心动过速、收缩压 >80mmHg 时使用腺苷药物
- 药物使用过程中注意监测血压。
- 如果病人正在服用 β 受体阻滞剂,而且
  QRS 波群时限 >0.14 秒的持续性心动过速(提示室性心动过速)及情况下则避免使用维拉帕米

3. 少数情况下药物治疗失败时,考虑直流电(DC)复律或心脏超速起搏终止 SVT。

预防与维持

防止复发(频繁发作)可使用一线药物阿替洛尔、美托洛尔、索他洛尔或者维拉帕米。二线药物增加氟卡尼(只在超声心电图显示没有结构性心脏损害下使用)。如果这些药物预防失败,考虑胺碘酮。经导管射频消融术是根治性手术,对于频繁发作、药物治疗无效者需要射频消融。

颈动脉窦按摩[1]

颈动脉窦按摩刺激迷走神经兴奋从而减慢心率,并通过阻断房室传导中断 SVT。它对 SVT 效果是全或无的。

一般来说,右颈动脉窦受压可减慢心率,左颈动脉窦受压往往减慢房室(AV)结传导。绝不可同时按摩两侧。通常,避免使用按摩颈动脉窦这种方法,建议采用其他更简单的替代方法。

注意事项

避免应用于老年人(有栓塞或心动过缓的风险)。

室性心动过速

对室性心动过速(ventricular tachycardia)类病人的管理需要特殊的指导[8,11]。室性心动过速发作可能为非持续性的。有症状的或发作呈持续性的病例可导致心搏骤停,可考虑使用诸如 β 受体阻滞剂和胺碘酮之类的药物进行治疗。可以使用植入式心脏复律除颤器,或经导管射频消融术。

尖端扭转型室性心动过速

尖端扭转型室性心动过速(torsades de pointes)是不常见的疾病,偶尔会持续很久或是突然转为心室颤动导致猝死。这类疾病与 QT 间期延长相关。治疗方法包括:停止使用可能延长 QT 间期的药物,纠正电解质紊乱(特别是钾离子),心脏起搏和静脉注射硫酸镁或者异丙肾上腺素[8]。

心房颤动

事实和数据

- 心房颤动(atrial fibrillation,AF)是常见的问题(在 65 岁以上年龄组中发病率高达 9%)[7]。
- 房室结功能正常而未经治疗的病人,心房颤动通常表现为 160~180 次/min 的不规则的心室率。
- 除急性 AF 外(新发病人发作时间 <48 小时),心房颤动往往出现"三 P"模式中的一种:
  - 阵发性 AF:突然发作,可自行转复至正常心律(通常持续时间 <48 小时)
  - 持续性 AF:突然发作,持续时间 >7 日
  - 永久性(长期)AF:不能转复至正常心律

59

所有类型都有相似的血栓栓塞的风险。

- 记住要查找病因：心肌缺血（占 15%）、二尖瓣疾病、甲状腺毒症、高血压（60%~80% 相关）、心包炎、糖尿病、心肌病，包括慢性酒精依赖、过量饮酒。
- 12% 心房颤动找不到病因，称为孤立性或"孤独的"[8,11]心房颤动。
- 所有病人应该进行甲状腺功能检查和超声心动图检查，以查明病因。
- 持续性心房颤动者的每年栓塞发病率是 5%，发病风险是全部脑血管意外的 5 倍。
- 对于曾患脑血管意外（CVA）、瓣膜性心脏病、人工二尖瓣和心力衰竭的病人，其脑血管意外（CVA）的风险更大。
- 治疗心房颤动前需应用华法林抗凝 4 周，后需再应用华法林维持 4 周。
- 地高辛主要作用为控制心室率，但不会终止或防止心房颤动发作。
- 索他洛尔、氟卡尼和胺碘酮可用于心房颤动的转复与维持窦性心律。氟卡尼可减弱左心室功能，不应常规给药。
- 依据：随机对照试验（RCT）表明，地高辛在短期内有利于降低心室率，但在恢复节律方面，地高辛并不优于安慰剂。β 受体阻滞剂和钙通道阻滞剂有利于控制心率，维拉帕米在有效转复心律方面明显比胺碘酮差[12]。

💲 心房扑动

心房扑动（atrial flutter）的心电图表现为有规则的锯齿基线、心室率 150 次/min 伴窄 QRS 波群。房室传导为 2:1 阻滞。常被误诊为室上性心动过速（SVT）。很少发生 1:1 传导，心室率至 300 次/min。如果显示心房扑动，可通过直流电复律或者心脏超速起搏进行治疗（寻求专科医生的建议）。除此以外，心房扑动的药物治疗和心房颤动的药物治疗是相同的。

心房颤动/心房扑动的治疗[10-11]

一旦诊断为心房颤动，立即开始抗凝治疗，除非有禁忌证（高出血风险）或非常低的脑血管意外风险（低 CHA_2DS_2-VASc 评分）。抗凝治疗可以在专科医生检查前就开始，它对病人死亡率的影响超过了对心率/心律的控制。无论是阵发性或持续性的心房颤动，都会带来类似于永久性心房颤动产生的血栓栓塞的风险。

对病人心率和心律控制的决定最好是在与专科医生协商时作出。心律管理的心房颤动随访研究（AFFIRM）证实[13]，在控制心率和心律方面的组间比较，总体结局几乎没有差异。然而，对于左心室功能良好的无症状病人，一般控制心率治疗；对于有明显症状和左心室功能差的

病人，一般控制心律治疗。

抗凝药[10]

（请参阅第 122 章）

患有"瓣膜性"心房颤动（中度二尖瓣狭窄或机械性心脏瓣膜）的病人需要华法林治疗，而不是直接口服抗凝药（DOAC）。

对于其他心房颤动病人，是否需要抗凝治疗通常遵循 CHA_2DS_2-VASc 评分。0 分的男性和 0 分或 1 分的女性不需要抗凝治疗。1~2 分的病人评分高于阈值，通常需进行心脏病学检查来明确是否抗凝治疗；而较高评分的病人（男性 ≥2 分，女性 ≥3 分）除非有禁忌证（高出血风险），否则应开始抗凝治疗。

用药：

选择下列一个 DOAC（如果肌酐清除率 >30ml/min）

- 达比加群、阿哌沙班或利伐沙班

或

- 华法林——从小剂量开始（如 2~4mg），并定期进行检查，使凝血酶原时间国际标准化比值（INR）维持在 2~3 之间（它适合治疗瓣膜性心房颤动）
- 不要因为抗凝的目的而使用阿司匹林、氯吡格雷或替格瑞洛

心率控制

目标是在休息状态下 50 次/min< 心室率 <110 次/min（理想的心室率 <90 次/min）[10]。

对心率的快速、紧急控制：

静脉注射美托洛尔 5mg（每分钟 1mg），最大剂量 20mg（在无心力衰竭的证据，并能很好的监测血压时给药）

或

静脉注射维拉帕米每分钟 2.5~10mg，持续超过 2~3 分钟，最大剂量 15mg 后改口服

或

艾司洛尔

常规控制和维持[10]

阿替洛尔 25mg，每日 1 次，口服，必要时可增加到 100mg，每日 1 次

或

美托洛尔 25mg，每日 2 次，口服，最大增至 100mg，每日 2 次

或（如果阻滞剂禁忌使用）

维拉帕米缓释片 160~480mg，每日 1 次，口服

或

地尔硫草控释片 180~360mg，每日 1 次，口服

地高辛依然可以适用于老年病人,特别是合并有心力衰竭的:

根据年龄、血浆肌酐和地高辛水平,地高辛 0.062 5~0.25mg,每日 1 次,口服

胺碘酮依然可以用于对病人的管理中

节律控制

对于症状出现时间不到 6 个月的心律失常,应考虑节律控制。确保优先抗凝治疗(按照上述的方法,如需紧急心脏电复律,或可使用肝素抗凝)。

药物复律

一般常用胺碘酮或氟卡尼。

如果心率控制不好,且已给予最大限度的药物治疗,可考虑房室结消融和安装永久性起搏器。心房颤动并长期快速心室率的病人会逐渐导致左心功能不全。

同步直流电复律

可以作为一线治疗方法,或在药物复律失败时应用。

心律失常的其他治疗方法

许多非药物的治疗方法对特定的心律失常是有效的。

频率反应式起搏器

这种起搏器的反应信号不同于单纯的心房起搏器,前者会考虑到心动过缓病人的实时生理需求(如运动)。

导管射频消融术

通过电极导管施行直流电手术或射频"烧灼"的方式,消融传导通路中的特定异常病灶。射频消融术或冷冻疗法导管消融术适用于反复发作的室上性心动过速、房室旁路、结节折返性心动过速,成功率高达 95%。

植入式自动心脏复律除颤器(AICD)

这种植入器是迄今为止用于预防持续性室性心动过速或心室颤动病人的心源性猝死最有效的疗法。手术死亡率低于 10%,1 年存活率超过 90%。这种新的除颤器集成了一个抗心动过速起搏器,即可以通过起搏治疗心律失常,同时又能在病人发生心室颤动时,自发使用更高的能量来除颤。

外科手术

随着导管消融术的方式不断改进,手术治疗已不常见。治疗心律失常的手术通常与其他心脏手术同时进行。在心内电生理监测下,异常房室环中的某一部分被医生精确找出,并切断房室折返环,从而成功治疗心动过速。

心律失常治疗方法的归纳见**表 59.5**。

表 59.5 心律失常治疗方法的归纳[7-8]

心律失常	一线	二线	三线
窦性心动过速	治疗病因 减少咖啡因的摄入	美托洛尔或阿替洛尔 或 维拉帕米(很少使用)	
心动过缓			
病态窦房结综合征	永久起搏器 如果有症状或持续性的		
房室传导阻滞 一度	不需治疗		
二度			
• 莫氏 I 型	不需治疗		
• 莫氏 II 型	考虑起搏	如有问题,起搏治疗	
三度			
• 急性(如心肌梗死)	临时起搏	腺苷静脉注射	阿托品
• 慢性	永久起搏		异丙肾上腺素
房性快速性心律失常			
阵发性室上性心动过速(PSVT)	Valsalva 手法	腺苷静脉注射 或维拉帕米静脉注射	直流电复律 III 类抗心律失常药物? 射频消融
心房颤动 } 控制心率 心房扑动 } 控制心率	β 受体阻滞剂或维拉帕米控制心率(慎用)	加用地高辛(必要时)	房室结消融+永久性心脏起搏器
	通过药物或者直流电复律控制节律	复律→或 维护窦性心律→索他洛尔、氟卡尼、胺碘酮+抗凝药物	电消融或化学消融

续表

心律失常	一线	二线	三线
房性期前收缩	治疗病因 注意生活方式	美托洛尔或阿替洛尔或维拉帕米	
室性快速性心律失常			
室性期前收缩	治疗病因 注意生活方式	β 受体阻滞剂（尤其是二尖瓣很脱垂）	Ⅰ类或Ⅲ类抗心律失常药物（很少需要）
室性心动过速 • 非持续 • 持续	如果稳定，应用 β 受体阻滞剂或胺碘酮或索他洛尔；如果不稳定，直流电电击	利多卡因静脉注射	直流电复律
心室颤动	直流电复律	如果是细的室颤波，则给予腺苷静脉注射，然后用直流电复律	胺碘酮（维持） Ⅲ类药物（如果复发）
尖端扭转型室性心动过速	纠正病因，比如钾离子 如果 QT 间期延长，停止导致 QT 间期延长的药物	植入心脏起搏器 静脉注射硫酸镁	静脉注射异丙肾上腺素

转诊时机[14]

病人在下列情况下需转诊至心血管病专科医生[13]处：

- 怀疑持续性室上性心动过速
- 怀疑持续性室性心动过速
- 心电图显示预激综合征的持续 δ 波，即使无症状
- 晕厥或者头晕提示心血管原因
- 阵发性心律失常可能是不明原因心血管症状的病因
- 需要使用抗凝药物，心率或心律的控制尚不明确

临床要领[15]

- 心房颤动和头晕（甚至晕厥）均提示病态窦房结综合征（SSS）（慢快综合征），而地高辛可使这种情况恶化。
- 即使临床表现并不明显，也应考虑甲状腺毒症为心房颤动和窦性心动过速的常见原因。
- 对于有头晕或晕厥的任何病人，应详细询问心悸病史（反之亦然），通常需考虑心律失常，特别是在老年人中。
- 年轻病人 PSVT 很少由器质性心脏疾病引起。
- 突然发作的心律失常，提示 PSVT、心房扑动/颤动，或室性心动过速。
- 心电图窦性心律并不能排除房室旁路折返。
- 在 PSVT 病人中常需考虑传导异常，如 WPW 综合征。对 WPW 综合征病人避免使用地高辛。
- 期前收缩和 PSVT 常见的触发因素有吸烟、焦虑和咖啡因（特别是每日咖啡饮用量≥8 杯）。

参考文献

1　Boxall J. Annual update course for general practitioners. Course abstracts. Melbourne: Monash University, 2002: 16.

2　Lin SY et al. Association of arrhythmia in patients with cervical spondylosis: a nationwide population-based cohort study. J Clin Med, 2018 (23 Aug); 7(9): 236.

3　Davis A, Bolin T, Ham J. *Symptom Analysis and Physical Diagnosis* (2nd edn). Sydney: Pergamon, 1985.

4　Sandler G, Fry J. *Early Clinical Diagnosis.* Lancaster: MTP Press, 1986: 327–59.

5　Robinson MJ, Roberton DM. *Practical Paediatrics* (5th edn). Melbourne: Churchill Livingstone, 2003: 501–2.

6　Merriman A. *Handbook of International Geriatric Medicine.* Singapore: PG Publishing, 1989: 99–100.

7　Abumuaileq R. Atrial fibrillation in the old/very old: prevalence and burden, predisposing factors and complication E-Journal of Cardiology Practice, 13 Mar 2019; 17(1).

8　Buckley N (Chair). *Australian Medicines Handbook.* Adelaide Australian Medicines Handbook Pty Ltd, 2018: 286–9.

9　O'Connor S, Baker T. *Practical Cardiology.* Sydney: MacLennan & Petty, 1999.

10　Cardiovascular [published 2018]. In: *Therapeutic Guidelines* [digital]. Melbourne: Therapeutic Guidelines Limited; 2018. www.tg.org.au, accessed October 2019.

11　Pedersen CT et al. EHRA/HRS/APHRS expert consensus on ventricular arrhythmias. Europace, 2014; 16(9): 1257–83.

12　Corcoran S, Lightfoot D. Palpitations: how to treat. Australian Doctor, 13 March 2009: 33–40.

13　Barton S, ed. *Clinical Evidence.* London: BMJ Publishing Group, 2001: 1–6.

14　Wyse DG et al. The Atrial Fibrillation Follow-up Investigation of Rhythm Management (AFFIRM) investigators. NEJM, 2002; 347(23): 1825–33.

15　Ross DL. Cardiac arrhythmias. In: *MIMS Disease Index* (2nd edn). Sydney: IMS Publishing, 1996: 93–6.

睡眠障碍　第60章

睡觉,这是被现代人最先耗竭殆尽的自然资源。对神经的侵蚀,无论是公共还是私人恢复工程,都是无法阻止的。

　　　　　　欧文·肖,《失眠的气候》,纽约客,1949 年(译者注:美国人,剧作家、小说家。
他把睡眠比作能被耗尽并难以恢复和再生的自然资源,提示人们要保护和维护好睡眠健康。)

睡眠是人类的基本需求。这个基本功能的障碍是全科医生最经常面对的健康问题之一。睡眠障碍可以提示一些重要疾病的线索,如抑郁、焦虑、药物不良反应、药物滥用和最常见的睡眠呼吸障碍,阻塞型睡眠呼吸暂停(OSA)。每年大约有一半澳大利亚人口存在睡眠相关的问题,25% 的人在被问及睡眠问题时表示难以获得足够睡眠[1]。正常的睡眠需求差异很大。

根据脑电图,睡眠可分为快速眼动睡眠(REM,也称梦境睡眠)和非快速眼动睡眠(NREM),非快速眼动睡眠可再划分为 1 期、2 期、3 期、4 期。大多数 4 期睡眠(最深的睡眠)发生在入睡后最初几小时内。快速眼动睡眠伴随着做梦和生理觉醒;一些梦也会发生在非眼动睡眠。

睡眠-觉醒周期紊乱,是体内源生物钟破坏导致的,会产生失眠、嗜睡病(睡眠过多)或这两者混合。这对倒班工作的工人和倒时差的人们来说是很熟悉的。

关键事实和要点

- 正常睡眠:健康年轻人的理想睡眠时间是 7.5~8 小时,入眠期 <30 分钟,睡眠期间的觉醒时间通常小于总睡眠时间的 5%。
- 人类可以连续 16~18 小时保持清醒状态而无不适感。困倦是清醒状态不稳定的情况。
- 通过病人记录睡眠图,可以增强与睡眠-觉醒周期有关的睡眠障碍的评价。
- 对那些主诉失眠或嗜睡的人,采集药物服用史很重要。
- 干扰睡眠的药物包括酒精、尼古丁、抗组胺药、选择性 5-羟色胺再摄取抑制剂(SSRI)、咖啡因、催眠药、文拉法辛、选择性 β 受体阻滞剂(如普萘洛尔)、$β_2$ 激动剂、茶碱、类固醇皮质激素、拟交感神经药物。
- 儿童睡眠障碍(包括打鼾)应该非常重视,并安排辅助检查。儿童睡眠障碍会造成很多潜在的后果,如学习和行为困难、多动、发育迟滞和身材矮小。
- 声称或实际表现为失眠并有用药请求的人,尤其是年轻人,可反映苯二氮䓬依赖。
- 患有阻塞型睡眠呼吸暂停(OSA)的人通常会出现 TATT 综合征——"总是感到疲倦"——或过多的白天睡眠。这些病人常常意识不到自己在夜间醒来或觉醒。

- 打鼾的人,被别人发现睡觉时呼吸暂停的人,以及白天困倦的人,可能患有阻塞型睡眠呼吸暂停。
- 大多数过度嗜睡是由阻塞型睡眠呼吸暂停和发作性嗜睡病引起的[2]。
- 在管理过程中,尽量采用非药物疗法,包括基本的健康教育、健康的睡眠习惯,以及行为治疗。
- 对复杂的睡眠障碍,可转诊到睡眠障碍专家中心,接受更客观评估、诊断和治疗。
- 持有商业驾驶执照的司机,在患阻塞型睡眠呼吸暂停期间继续驾驶是违法的。

睡眠相关障碍

睡眠障碍是常见的,对社区的生病和死亡具有重要的影响。那些重度 OSA 的人的死亡风险是非 OSA 病人的两倍以上(HR=2.1),主要由心血管和车辆机动车事故相关的死亡所致。CPAP 治疗在很大程度上逆转了这种过高的死亡率[3]。睡眠障碍分类见**表 60.1**[4]。

表 60.1　睡眠和觉醒障碍分类(DSM-5)[4]

失眠障碍
嗜睡障碍
发作性睡病
与呼吸相关的睡眠障碍
• 阻塞型睡眠呼吸暂停/低通气
• 中枢睡眠呼吸暂停
• 中央肺泡低通气综合征
昼夜节律睡眠障碍
非 REM 唤醒障碍
梦魇障碍
REM* 睡眠行为障碍
不宁腿综合征
物质或药物所致的睡眠障碍

注:REM,快速眼动睡眠。

许多情况可能会干扰夜间呼吸(**图 60.1**)。夜间呼吸困难可能由心脏疾病引起(二尖瓣狭窄、缺血性心肌病、心律失常、液体超负荷或潴留),通常表现为端坐呼吸、肺

60

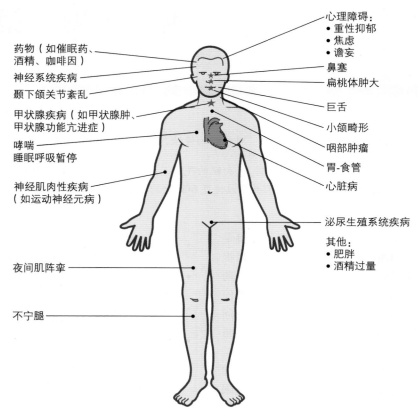

药物（如催眠药、酒精、咖啡因）

神经系统疾病

颞下颌关节紊乱

甲状腺疾病（如甲状腺肿、甲状腺功能亢进症）

哮喘
睡眠呼吸暂停

神经肌肉性疾病（如运动神经元病）

夜间肌阵挛

不宁腿

心理障碍：
• 重性抑郁
• 焦虑
• 谵妄

鼻塞

扁桃体肿大

巨舌

小颌畸形

咽部肿瘤

胃-食管

心脏病

泌尿生殖系统疾病

其他：
• 肥胖
• 酒精过量

图 60.1 睡眠紊乱的重要原因

部啰音和外周水肿。哮喘是夜间呼吸困难的另一常见原因，咳嗽（伴或不伴喘息）通常发生在凌晨 2~5 点之间。伴或不伴吸入的胃食管反流可在夜间干扰呼吸，但胃食管反流经常表现为日间反流或体位性反流。以上这些情况通常可以通过临床表现或进一步检查与睡眠呼吸暂停相鉴别。

睡眠呼吸暂停综合征是一组常见的症候群，导致睡眠期间出现周期性低通气。在所有年龄人群中，大约有 2% 的人患睡眠呼吸暂停综合征，在中年男性人群中约 10% 的人有此综合征。

失眠

失眠（insomnia）是指无法启动或维持睡眠。失眠的人可能主诉入睡困难，或维持睡眠困难，频繁间歇性夜间觉醒、过早醒来，或以上主诉的组合。

详细的病史采集是必要的，因为一些人对所需的睡眠时间有不切实际的期望，或者对自己的睡眠时间长度有错误的感知。

在收集病史时，应仔细询问生活方式因素，尤其是心理因素、疼痛情况、药物使用和滥用、食欲、精力、性生活情况和身体因素。询问睡眠卫生，睡觉前的习惯和身体状况。应检查甲状腺功能，特别关注甲状腺功能亢进。

治疗失眠的基本原则[4-5]

• 处理与睡眠有关的焦虑问题。
• 纠正与睡眠有关的不恰当行为。
• 处理对进一步的睡眠中断的恐惧问题。
• 考虑诱发因素。
• 考虑共病。
• 评估药物治疗的选项，但考虑催眠药只能作为短期措施。
• 如果在考虑上述做法后失眠症状持续存在，转诊给专家。

管理[5]

1. 讨论并对治疗目标达成共识（如通过非药物方法恢复睡眠）。如果使用催眠药，考虑将这项协议正式化为"合同"。

2. 采集睡眠-觉醒史（最好附有睡眠日记）并评估日间功能。

3. 排除并治疗任何潜在问题（**表 60.2**）。

4. 解释和缓解担忧，包括病人教育书面资料。

5. 睡眠卫生建议：
   • 识别出哪种方法最能帮助病人安静下来（如热水澡、音乐）。

- 建立起上床前的常规。
- 白天有规律地锻炼。
- 规律的起床时间。
- 避免白天小睡。
- 避免睡前进行剧烈运动。
- 避免在晚上饮用酒精和含咖啡因的饮料,尤其是临近睡觉时。
- 午后避免摄入咖啡因。
- 在睡觉前 3 小时内避免吃过饱的晚餐。
- 避免吸烟,特别是在晚上。
- 将宠物从卧室中移出。
- 选择合适的床垫和枕头以保持睡眠舒适和支持。
- 确保睡觉房间的黑暗和安静。
- 避免光线,包括卧室里遮挡较差的窗户和房间里的高亮度时钟。

表 60.2　失眠的常见原因

药物(处方药、非法药物、兴奋剂、成瘾剂、酒精)
焦虑、压力(尤指创伤后应激障碍)
抑郁
不恰当的睡眠卫生或生活方式
谵妄和痴呆
生物节律紊乱,如倒班工作、旅行
不宁腿综合征
疼痛,如腕管综合征
睡眠呼吸暂停
异态睡眠-噩梦,睡眠行走
躯体疾病(如颈动脉海绵窦瘘、关节炎、哮喘)
尿床
反流性疾病
甲状腺疾病(如甲状腺毒症)
更年期症状
打鼾的伴侣
下尿路症状伴夜尿

促进睡眠的辅助方法:

- 在睡觉前喝一杯热牛奶。
- 营造一个舒适、安静的睡眠环境,卧室温度适中。
- 睡前洗个热水澡。

6. 非药物治疗　心理和行为干预是有效的。根据病人的人格特点和偏好、临床医生和可用资源,可以选择各种非药物治疗方法,其中包括放松疗法、冥想和压力管理等,这些都是强烈推荐的。其他措施还有睡眠限制项目、认知行为疗法(首选方法)、结构化问题解决方法,以及肌电反馈等,催眠也是值得考虑的方法。

7. 药物治疗[6]　建议不要把催眠药作为首选的治疗方法。如果需要连续药物治疗,时间最好限制在 2 周内。

供选择的药物:

替马西泮 10mg 片剂,睡前口服

或

考虑其他非苯二氮䓬类药物,如 GABA 类药物,如佐匹克隆、镇静剂 TIAs、褪黑素 PR、抗组胺药(如异丙嗪、多西拉敏)。

注意:

- 环吡咯酮衍生物佐匹克隆和咪唑吡啶衍生物唑吡坦,是非苯二氮䓬类催眠药,其作用与以替马西泮为代表的苯二氮䓬类药物相似。然而,关于其神经和精神的不良反应已发出警告[6]。
- 具有镇静作用的三环类抗抑郁药(如阿米替林)常被用作催眠药,但在不存在抑郁障碍的病人中,特别是老年人,应避免使用。

睡眠相位后移综合征

这种昼夜节律紊乱是常见失眠的一种鉴别诊断。病人很难入睡,可能会比社会接受的或常规的就寝时间推迟 2 小时或更多。可基于病史和睡眠研究得出诊断。人们应该遵循生理暗示,并将额外的睡眠时间考虑在内。催眠药的效果令人沮丧。

睡眠呼吸暂停[7]

睡眠呼吸暂停(sleep apnoea)是指睡眠中出现周期性短暂的呼吸通气中断,每个周期持续 15~90 秒,以从睡眠中觉醒终止(通常人们自己无法识别)。睡眠呼吸暂停可导致低氧血症、高碳酸血症和呼吸性酸中毒。睡眠中断后,病人恢复正常通气,再次回到睡眠状态,然后再次出现通气中断。

睡眠呼吸暂停大致分为阻塞型和中枢型两种类型。

阻塞型睡眠呼吸暂停(OSA)是指睡眠期间出现的呼吸暂停(不呼吸)和低通气(呼吸异常地浅慢),并伴有日间功能障碍,主要表现为白天过度困倦。阻塞型睡眠呼吸暂停的影响包括打鼾等(**图 60.2**)。

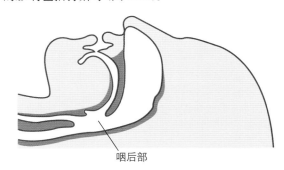

咽后部

图 60.2　睡眠时正常气道

诱发原因包括:

- 气道空间狭小(如舌体肥胖、扁桃体-腺样体肥大)
- 上呼吸道肌肉张力降低(如饮酒、催眠药、神经功能障碍)(**图 60.3**)

60

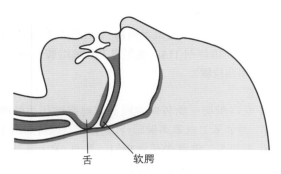

舌　　软腭

图 60.3　睡眠呼吸暂停：睡眠时阻塞的气道

- 鼻腔阻塞

中枢型睡眠呼吸暂停（CSA）是指睡眠中出现的短暂或持续的呼吸消失。CSA 不常见，仅占睡眠障碍性呼吸困难的 10%。它的主要病因是神经系统病变（如脑干病变导致通气驱动减弱）和神经肌肉功能障碍（如运动神经元病）。心肺疾病也是一个危险因素，并需要转诊至专科。CSA 的治疗是基于对这些基础疾病的最佳治疗，并注意生活方式的改变，如下所述。

睡眠呼吸暂停综合征的临床影响[4,7]

重要的临床表现包括：

- 白天过度困倦和劳累
- 夜间问题（如大声打鼾、大汗、打滚、"抽搐"、窒息、疼痛反应）
- 晨起头痛
- 轻微神经精神紊乱：学习困难、注意力不集中、易怒、人格改变、抑郁
- 性功能障碍，如勃起功能障碍
- 职业和驾驶问题

日间过度困倦的原因见**表 60.3**。在阻塞型睡眠呼吸暂停中，困倦是由于在睡眠中反复觉醒，以及低氧血症和高碳酸血症对大脑的影响。身体检查很少会发现阳性体征。

表 60.3　过度嗜睡的原因

睡眠时间不足
睡眠呼吸暂停综合征
发作性睡病
内分泌（如甲状腺功能减退、甲状旁腺功能亢进、高钙血症）
药物导致
人为的睡眠剥夺
夜间肌阵挛
丧亲之痛
特发性

睡眠呼吸暂停的管理[7]

如果诊断或怀疑睡眠呼吸暂停，建议转诊到综合睡眠障碍中心，在实验室进行整夜多导睡眠图分析（金标准的诊断测试）。诊断需要反复出现呼吸暂停（即气流消失 >10 秒）或低通气（气流减少 >10 秒），足以导致 PaO_2 下降或觉醒失败（arousal failure），至少每小时发生 5 次，与打鼾和白天嗜睡症状有关。呼吸暂停/低通气指数 ≥5 有意义。也要考虑做经过验证的柏林问卷[8]或埃普沃斯睡眠量表[9]测试。

一般治疗原则如下：

1. 改变生活方式
   - 减轻体重（如减少 10%~15% 或 7~10kg，可显著降低该疾病严重程度）。
   - 通过规律锻炼达到身体健康。
   - 良好的睡眠卫生和充足的睡眠时间（增加睡眠时间）。
   - 减少或停止使用镇静剂/催眠药。
   - 避免就寝前 3 小时内饮酒，或一直远离毒品。
   - 戒烟（吸烟增加鼻腔阻力）。
   - 鼻塞的药物处理（如短期应用鼻解充血剂）或鼻内局部试验使用类固醇皮质 6 周。
   - 体位治疗，避免仰卧位，侧卧是最好的，考虑采用颈部支撑。
2. 持续气道正压通气（CPAP）
   - CPAP 是目前对阻塞型睡眠呼吸暂停最有效的治疗方法（CPAP 对 CSA 的效果在考虑中）——金标准治疗。
   - 通过面罩（或鼻罩）面传送。
   - 为上气道提供空气夹板防止咽部塌陷。
   - 白天困倦和神经认知功能得到改善。
   - 并非每个人都耐受。
3. 手术

儿童 OSA 通常由扁桃体和/或腺样体肥大导致，通过手术可以缓解（**图 60.4**）。成人 OSA 的治疗则要依据病因，选项如下：

- 矫正上呼吸道特定的解剖结构，占比多达 2%。
- 纠正鼻腔阻塞（改善打鼾和 OSA）。
- 腭部手术：为严格筛选的病人行悬雍垂腭咽成形术，常规或激光辅助手术。
- 鼻息肉切除术。
- 扁桃体切除术。

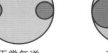

正常气道　　　　　正常气道　　　　小气道
扁桃体和腺样体正常　扁桃体和腺样体增大　扁桃体和腺样体正常

图 60.4　扁桃体和腺样体对气道的影响

- 舌根部手术。
- 软腭和舌根部的射频治疗("射频消融术")。
- 如有需要可进行减肥手术。
  4. 口腔矫正器
   - 下颌前移器：一个定制的口腔装置，在睡眠期间支撑下颌骨和舌，以增加咽部空间，是一种有效CPAP替代治疗。
  5. 药物
   目前尚无可靠地治疗OSA的药物。以下用于参考：
- 阿米替林25~100mg，睡前口服，用于快速眼动睡眠期发生的严重病例和CPAP不耐受病人。
- 类固醇皮质喷雾剂适用于轻度阻塞型睡眠呼吸暂停的儿童。

⚕ 肥胖低通气综合征（OHS）

肥胖低通气综合征（obesity hypoventilation syndrome, OHS），也叫匹克威克综合征（Pickwickian综合征），可以单独发生，也可以继发于OSA。OHS病人的主要特点是：

- 显著/病态肥胖
- 发绀或红细胞增多症
- 白天极度困倦
- 右心衰竭

呼吸受损导致高碳酸血症（$\uparrow PaCO_2$）和低氧，依据睡眠分析得出诊断。治疗方法是减重加CPAP。OHS是一个复杂的疾病，有过早死亡的风险。

⚕ 发作性睡病

发作性睡病（narcolepsy）是一种特定的、永久性的神经系统障碍，其特征是日间在不适合的前提下，出现短暂的不可抗拒的睡眠，甚至是在活动期间，通常是一般人只是感到困倦的时候。它是一种罕见病，发病率仅为(2~5)/10 000。

临床特征

发作性睡病好发于青春期到30岁之间的人群，即10多岁和20多岁的人群（但也有报道该病发生在2岁儿童）。

症状四联征

- 白天过度嗜睡：突然的短暂睡眠发作（15~20分钟）
- 猝倒：下肢肌张力突然下降或丧失，导致病人跌倒在地上不能活动。发作通常由突然的惊讶或情绪不安而触发。
- 睡眠麻痹：一种在快入睡或快醒时肢体不能运动的可怕感觉
- 入睡时的恐怖性睡前幻觉，醒来时的醒前幻觉。每天可能有多种发作。

诊断

临床诊断主要依据采集到的病史。如果怀疑，可做：

- 脑电监测
- 睡眠实验室监测（睡眠潜伏期测试：快速眼动是一个标志）

治疗[5]

治疗主要是对症治疗，并且由顾问医生制订治疗方案。中枢神经系统的精神兴奋剂（右旋安非他明，哌甲酯）在提高警觉性方面被证明是有效的。这些药物在使用期间需要有药物假期。

- 三环类抗抑郁药（如氯丙米嗪）用于治疗猝倒、睡眠麻痹和睡前幻觉。
- 莫达非尼在一些国家得到了成功应用。
- 需仔细考虑服药期间驾驶执照上的事宜。

⚕ 特发性嗜睡[10]

特发性嗜睡（idiopathic hypersomnia）这种日间过度困倦（EDS）与没有猝倒的阵发性睡病的表现相似。特发性嗜睡在睡眠诊所的EDS病人中占5%~10%。尽管是睡眠充足，并排除了其他原因，特发性嗜睡仍可被诊断出来。病人通常没有能令人恢复精神的夜间深度睡眠，但与发作性睡病不同的是，小睡并不能帮助病人恢复精神。这个问题通常在30岁以前隐匿发病，并持续一生。治疗通常是用精神兴奋剂改善EDS。

⚕ 打鼾

定义

打鼾（snoring）是在睡眠中呼吸时发出的一种洪亮的声音，是由从鼻到咽后部之间的上呼吸道软组织的振动引起的。打鼾是由睡眠时呼吸部分受阻引起（图60.5）。

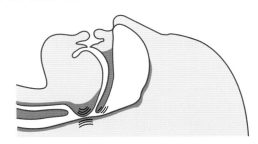

图60.5 打鼾：舌和软腭的震动

特征

- 打鼾有时提示OSA的存在，尤其是在围绝经期女性[7]
- 肥胖者打鼾是正常人的三倍

60

- 打鼾一般对身体无伤害,但如果非常严重、有异常或伴有周期性无呼吸(>10 秒),则需要评估

加重因素[9,11]

- 肥胖
- 年龄大
- 仰面睡觉
- 睡眠剥夺
- 过量的酒精
- 颈部问题,特别是"粗脖子"、颈部僵硬。
- 各种药物,特别是镇静剂和催眠药
- 花粉热和其他引起鼻充血的原因
- 上呼吸道问题,如鼻息肉、扁桃体肿大或异物(如塑料或金属)
- 内分泌异常(如肢端肥大症、甲状腺功能减退)

管理

如果身体检查排除了导致鼻后阻塞和阻塞型睡眠呼吸暂停的躯体问题,则可以提出以下简单的建议:

- 达到并保持理想的体重。
- 避免使用药物(包括镇静剂和睡眠药)、过量饮酒和吸烟。
- 治疗鼻充血(包括花粉热),但是避免过度使用鼻减充血剂(反弹效应)。
- 对于颈部问题,用晚上穿软领衣服的方法,保持颈部延展。
- 考虑使用鼻内装置,如 Breathing Wonder,这是在鼻腔内插入的中空塑料物,它可能对一部分打鼾者有效,或者 Clippie 软硅胶环装置。药剂师可以建议这类器械的各种样式。
- 尝试侧卧位睡。为了避免晚上翻到仰卧位的倾向,一个独特的方法就是把乒乓球或网球缝在睡衣的背面,或者在睡觉时尝试前后面反穿(放入网球)的胸罩或有口袋的衬衫。

🦵 周期性肢体运动(夜间肌阵挛)

周期性肢体运动(periodic limb movement,PLM)和不宁腿综合征(restless legs syndrome),是导致失眠和白天过度困倦的重要原因。这些问题可以共存于同一人。周期性肢体运动,也称作夜间肌阵挛或"腿抽筋",多发生在腿的胫骨前肌,但也可能发生在上肢。流行率随着年龄的增长而增加。大多数 PLM 病人完全没有症状。诊断通常是依据睡眠分析得出[12]。如果棘手,转诊给睡眠诊所或神经科医生[12]。

用药

可能有帮助的药物包括:

左旋多巴加卡比多巴(如卡左双多巴缓释片 100mg/25mg,睡觉前口服)

或

氯硝西泮 1mg 睡前口服,可增至 3mg 睡前口服

或

丙戊酸钠 100mg 睡前口服

🦵 睡眠麻痹症

睡眠麻痹症(sleep paralysis)是指在刚入睡或醒来时出现的暂时不能运动或说话,不过意识完整。这是快速眼动弛缓症,它可以发生在一般人群(8%),其中约 30% 的人患有发作性睡病。它会产生恐怖的感觉,但没有危险性。

治疗主要是通过教育和预防方式,养成良好的睡眠卫生习惯。

🦵 不宁腿综合征

不宁腿综合征(RLS)是一种相当常见的神经系统运动障碍性疾病,表现为当身体要休息时腿却想锻炼或运动。病人可能会体验到的感觉包括"抽搐""刺痛"和"爬行"等[13]。病人的重要主诉是在睡眠时和放松活动(如看电视或看书)时都受到干扰。病人难以承受长时间的汽车或飞机旅行。

RLS 通常是得不到诊断的疾病,因为人们很少把它当成主诉向医生讲。一项对美国和欧洲国家全科门诊成年病人的调查显示,RLS 的患病率为 12%,其中 2.5% 的病人表示 RLS 对其生活质量有影响[14]。

诊断是根据病史得出的,没有特殊的诊断性检查。

它的流行率随着年龄的增长而增加,因此它主要影响老年人。女性更容易患 RLS,妊娠会使其加重。原发性 RLS 的确切原因尚不清楚,它与运动无关,也不出现在剧烈运动之后。

症状

在休息时,特别是在上床睡觉时,有一种活动双腿的冲动。这种冲动来自腿部不适的感觉,尤其是小腿。这种感觉通常被描述为爬行、蠕动、刺痛、麻木、瘙痒、收缩、灼烧、拉扯、电击般的感受。不过有些人无法描述这种感觉,或仅仅将其简单地描述为一种双腿运动的冲动。

一些病人上肢也受到类似的影响。温暖或受热会使症状加重。许多 RLS 病人会出现夜间肌阵挛。

继发(躯体)原因包括:

- 贫血(常见)
- 铁缺乏(常见)
- 尿毒症
- 甲状腺功能减退
- 妊娠(通常在分娩后数周内终止)

- 药物(如抗组胺药、止吐药、选择性抗抑郁药、锂剂、选择性镇静剂和降压药)

管理

应该进行铁含量测定,如果铁低,需要补充铁剂(很好的证据)[15]和维生素 C(对血液透析病人证据有限)。告知尽管 RLS 可以持续数年,但通常治疗效果很好。

对自助的建议

- 做一些可以减轻症状的活动,睡前适度散步、按摩或医生建议的运动(图 60.6)。

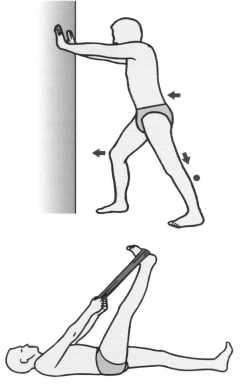

图 60.6　缓解不宁腿的伸展运动

注:起床散步或跑步对 RLS 似乎没有帮助。

- 良好的睡眠卫生,即有规律的睡眠时间、睡前逐渐放松、避免在床上进行与睡眠无关的活动(如阅读、进食)。
- 饮食:健康饮食。避免咖啡因饮料、吸烟和酒精。
- 睡觉时尽量保持腿比身体凉快。
- 锻炼:一种流行的治疗方法是在入睡前至少 5 分钟,轻柔地伸展双腿,特别是腿后腱和小腿肌肉。在做这项锻炼时,可以用一个宽的绉布绷带、围巾或其他材质的长带,套住脚做伸展运动,然后放松腿部。

药物治疗[5]

如果简单的措施无效或提示不需要补充铁(即铁蛋白 >50μg/L),以下措施可能有效(在睡前采取):

左旋多巴(+苄丝肼或卡比多巴)100~200mg,口服[尤其用于睡眠开始时有轻微不频繁肢体运动的情况(注意增加剂量的风险,特别是在高剂量时)]

对于更严重的症状,考虑使用低剂量多巴胺激动剂(一线):

普拉克索 0.125mg,口服,耐受时增加至 0.75mg

或

罗匹尼洛 0.25mg 口服,在耐受情况下增加至 0.5mg,然后每周增加 0.5mg,直至 2mg(通常剂量)或 4mg(最大剂量),或使用加巴喷丁 100~300mg,每 3~7 日加量一次,直至 1 200mg 或以上。

或

普瑞巴林 75mg,每 3~7 日增加一次,至最大剂量 450mg。

不要仅仅因为曾经使用过这些药就无限期地持续使用。考虑减少处方(以停药为目的逐渐减少处方剂量)。

苯二氮䓬类药物,特别是氯硝西泮,经常被建议使用,但无有质量的证据支持。卡麦角林、可待因、巴氯芬和普萘洛尔可能有帮助。避免使用卡马西平、奎宁、抗精神病药、抗组胺药和抗抑郁药。

⚶ 磨牙症(磨牙)

磨牙症(bruxism)是指磨牙、咬紧牙关或敲打牙齿的习惯,这种习惯可能发生在清醒时(尤其是儿童),但更常发生于睡觉中。磨牙症的常见症状是在睡觉时发出烦人的磨牙声,干扰家人。还可能会导致白天头痛和颞下颌关节(TMJ)功能紊乱。磨牙症产生的原因可能是一种习惯,或者是一种下意识矫正错误咬合的反应,当下颌闭合时,通过使上下牙齿接触来纠正咬合。在有压力的情况下会加重这种症状,在酗酒者和五羟色胺再摄取抑制剂(SSRI)的使用者中更常见。

管理

- 教育人们认识和理解磨牙症,并尝试克服这种习惯。
- 练习保持下颌(和上下牙齿)分开。
- 睡前缓慢地咀嚼一个苹果。
- 练习使用睡前放松技术,如冥想。
- 也可以采用其他压力管理技巧(如咨询、放松练习、瑜伽和太极)。
- 睡前将热毛巾敷在脸部两侧,以达到放松的作用。
- 如果上述方法都不起作用,磨牙症又不能得到旁边人的接受,可以请牙医制作一个夜间佩戴的塑料护牙套。

异态睡眠

异态睡眠(parasomnias)是指与睡眠、睡眠阶段或部分觉醒相关的功能障碍发作或异常行为,在儿童中更常见。在临床上得到诊断。

噩梦(梦焦虑)

与梦相关的焦虑发作(dream anxiety)通常发生在快速眼动睡眠阶段的后期,并伴随着无意识的身体运动,通常会导致人醒来。

噩梦(nightmares)的相关因素包括创伤性应激障碍、发热、药物戒断(如酒精、巴比妥类药物、唑吡坦、SSRIs、β受体阻滞剂、苯二氮䓬类药物、米氮平)。由于是快速眼动行为障碍,因此这些梦境中可能会发生暴力行为,这需要睡眠分析和专家评估。

给病人做心理评估,并提供认知行为疗法(CBT)是适宜的。可能有帮助的药物包括苯妥英或氯硝西泮。

快速眼动睡眠行为障碍

快速眼动睡眠行为障碍(REM sleep behaviour disorder)的特征,是与梦境相关的、复杂的、有语言的行为。行为可能是有暴力的,并伴有言语粗俗。其多发生在老年男性,以及患有中枢神经系统退化疾病(如痴呆、帕金森病)的人群。诊断需要依据睡眠分析,治疗可给予小剂量氯硝西泮。

睡行症(梦游)[2]

睡行症(梦游)(somnambulism,sleepwalking)是一种复杂的运动行为,病人在睡眠状态下在床上做一些重复的活动或自由走动,醒后却不记得发生的事情。睡行症常不需要治疗,但如果是反复发生或/和有潜在的危险,则需要保证睡眠环境是安全的。反复发作的情况需要心理援助。苯二氮䓬类药物如氯硝西泮 0.5~2mg 夜间口服可能会暂时有帮助,但停药会导致反弹。

睡眠相关腿痉挛

睡眠相关腿痉挛经常发生于小腿或足部的肌肉。睡眠相关腿痉挛(sleep-related leg cramps)的预防方法,是睡前拉伸受影响的肌肉几分钟。镁经常被认为是一种预防药物,但临床试验表明,它的作用很小或根本不存在[16]。请参阅第 55 章。

睡惊症

睡惊症(sleep terrors)和睡行症一样,均属于非快速眼动睡眠周期紊乱。睡惊症的特点是尖锐的尖叫、暴力性打斗,以及自主神经系统过度兴奋,包括出汗和心动过速。病人多为青春期前儿童,可能会醒来,也可能不会,不过通常醒后无法回忆起发生惊恐的过程。病人需要心理评估和治疗。可以采用与治疗噩梦相似的药物(如苯妥英或氯硝西泮的 6 周试验治疗)。

儿童睡眠障碍

儿童睡眠障碍在婴儿期晚期、学步期和学龄前早期非常常见。到 3 月龄时,70% 的孩子开始睡整宿觉,超过 50% 的学步期和学龄前儿童拒绝上床睡觉[12]。至少 30%的婴幼儿和学步期儿童每晚至少醒一次。学步期的孩子在 2 岁时开始有与语言发展相一致的梦[17]。

夜间醒来的孩子需要安慰、保护和父母在场,但最好是谨慎地给予,不要太过"大惊小怪"。尽管心理社会压力会触发睡眠问题,但患有睡眠障碍的儿童出现严重心理问题并不常见[18]。

管理[17]

如果父母双方都是照顾者,管理目标是同时见到他们,让他们对管理方法取得一致意见,包括分担工作量。确认他们双方都同意这样做的目的是让孩子在没有或极少父母关注的情况下睡一整夜。如果是这样的话(如果他们去找全科医生,通常会这样),建议如下:

- 除非你很高兴你的孩子每天和你一起睡觉,否则不要在晚上带他们上床。
- 注意不要在半夜给孩子太多的关注,这会鼓励孩子在以后的晚上反复地想要被关注。
- 避免夜间加餐或使用安抚奶嘴。
- 尽快把孩子送回床上,并且只花很短的时间安慰孩子。
- 睡前一系列规律的固定流程有助于孩子养成习惯。轻柔的音乐、柔软的玩具和柔和的夜灯可有助于入睡。
- 在孩子还醒着的时候把他带进卧室。
- 睡眠日记是有用的工具。

镇静药物在睡眠紊乱的治疗中占最小的位置[5],并且不推荐在 2 岁以下儿童中使用,尽管如此,短期审慎地使用镇静/催眠药物可能会打破失眠周期。这些药物包括异丙嗪 0.5mg/kg(最大剂量 10mg)和阿利马嗪(酒石酸阿利马嗪)每剂量 1~2mg/kg(不用于 6 个月以下婴儿)[17]。

异态睡眠(睡惊症、睡行症、睡语症)[2]

睡惊症(sleep terrors)、睡行症(sleep walking)、睡语症(sleep talking)都不是真正的睡眠障碍或夜间觉醒。它们发生于深度非快速眼动期睡眠。睡惊症通常发生在睡眠 2 小时内,持续 1~2 分钟,孩子通常无法安慰,对所发生的事情没有记忆。这些事件集中的年龄范围:

- 睡惊症 4~8 岁
- 睡行症 8~12 岁
- 睡语症 6~10 岁
- 噩梦 3~6 岁

这些睡眠问题是自限性的,在几个月内消失,通常不需要主动治疗,但对于持续性的严重的情况,有必要考虑用苯妥英、地西泮或丙米嗪做 6 周的药物试验治疗。

老年人的睡眠问题

老年人是长期服用催眠药和苯二氮䓬类药物的主要人群。需要考虑的两个关键问题,是老年人的睡眠获益和思维混乱的风险。长期使用苯二氮䓬类药物的相关问题包括药物依赖、思维混乱、记忆损伤和跌倒。

一项关于失眠的老年病人的研究表明[19]:

- 25% 的失眠与其他睡眠障碍共存或相关,如睡眠呼吸暂停,或周期性肢体运动障碍。
- 10% 的失眠与躯体或精神病学的问题相关。
- 13% 的失眠与无法停止服用镇静催眠药物有关。

老年人的管理原则

- 排除导致睡眠紊乱的潜在问题。
- 教育老年人和他们的照顾者,让他们理解各种需要会随着年龄增长而改变,以及怎样合理使用药物。
- 尽可能避免使用催眠药。
- 避免催眠药与酒精合用。
- 注意长期使用和药物蓄积的风险。
- 如果可能,考虑非药物治疗方法[如认知行为疗法(CBT)]。
- 当照顾者和病人认为催眠药很方便时,避免"没必要改变"的想法。
- 在养老院,要开启"打扰"做法,利用团队的作用减少使用处方药。

药物[5]

如果需要药物治疗,则在尽可能短的时间内使用短效的苯二氮䓬类药。老年人睡前服用非苯二氮䓬类催眠药(如佐匹克隆或唑吡坦),可能是有帮助的(注意副作用)。可考虑褪黑素缓释药物。三环类抗抑郁药因具有镇静作用,是经常使用的药物,特别在同时存在抑郁的情况;但其副作用限制了它们的使用。不过,要用常识来处方药物,对那些有慢性疾病的,或长期依赖较低有效剂量的病人来说,最好的选择是继续长期服用处方催眠药。

参考文献

1 Wilson CW, Lack L. Sleeping habits of people living in the Adelaide metropolitan area—a telephone survey. Australian Psychologist, 1983; 18: 368–76.

2 Tiller JWG, Rees VW. Sleep disorders. In: *MIMS Disease Index* (2nd edn). Sydney: IMS Publishing, 1996: 475–8.

3 Fu Y et al. Meta-analysis of all-cause and cardiovascular mortality in obstructive sleep apnea with or without continuous positive airway pressure treatment. Sleep Breath, 2017; 21: 181–9.

4 Cunnington D, Junge M. Chronic insomnia: diagnosis and non-pharmacological management. BMJ, 2016; 355: 5819.

5 Insomnia, circadian rhythm disorders and parasomnias [published 2021]. In: *Therapeutic Guidelines* [digital]. Melbourne: Therapeutic Guidelines Limited; 2021. www.tg.org.au, accessed October 2019.

6 Prescribing benzodiazepines—ongoing dilemma for the GP. NPS News, 2002; 24: 1–2.

7 Sleep disordered breathing [published 2020]. In: *Therapeutic Guidelines* [digital]. Melbourne: Therapeutic Guidelines Limited; 2020. www.tg.org.au, accessed October 2019.

8 Netzer NC et al. Using the Berlin questionnaire to identify patients at risk for the sleep apnea syndrome. Ann Intern Med, 1999; 131(7): 485–91.

9 Johns MW. A new method for measuring daytime sleepiness: the Epworth sleepiness scale. Sleep, 1991; 14(6): 540–5.

10 Desai A, Kwan B. Excessive sleepiness of non-sleep-apnoea origin: how to treat. Australian Doctor, 15 May 2009: 25–32.

11 Killick R, Grunstein R. Obstructive sleep apnoea. Medical Observer, 21 November 2008: 27–9.

12 Laks L. Sleep disorders. Check Program 346. Melbourne: RACGP, 2000: 3–10.

13 Thyagarajan D. Restless legs syndrome. Australian Prescriber, 2008; 31: 90–3.

14 Sommer DB, Stacy M. Epidemiology and pathophysiology of restless legs syndrome. touch Neurology, 4 June 2011. Available from: https://touchneurology.com/movement-disorders/journal-articles/epidemiology-and-pathophysiology-of-restless-legs-syndrome-2/, accessed March 2021.

15 Trotti LM, Becker LA. Iron for the treatment of restless legs syndrome. Cochrane Database of Syst Rev, 2019; Issue 1.

16 Garrison SR et al. Magnesium for skeletal muscle cramps. Cochrane Database of Syst Rev, 2020; Issue 9.

17 Gwee K, Rimer R, Marks M. *Paediatric Handbook* (9th edn). Oxford: Wiley-Blackwell, 2015: 370–5.

18 Ramchandani P et al. A systemic review of treatments for settling problems and night waking in young children. BMJ, 2000; 320: 209–13.

19 Morin CM et al. Behavioral and pharmacological therapies for late-life insomnia: a randomised controlled trial. JAMA, 1999; 281(11): 991–9.

60

第61章 口舌痛

处理口腔黏膜疾病的关键,是仔细地评估生活方式因素,包括免疫抑制的原因。

乔纳森·特沃斯基博士,2002年(译者注:澳大利亚人,口腔健康专家)

对口舌痛的评价,基本上是对口腔黏膜疾病的理解。口腔黏膜疾病是全科服务中的常见问题,其中复发性阿弗他溃疡是人类最常见的口腔黏膜疾病。

口腔黏膜有3种复层鳞状上皮[1]:

1. 咀嚼上皮——表层,角化(正角化),附着于骨膜(如硬腭和牙龈)。

2. 被覆上皮——如口唇和颊黏膜、牙槽黏膜、口底、软腭、舌缘和舌腹。

3. 特殊上皮——具有味蕾和舌乳头,如舌背。

口腔疾病的红旗征

- 疱疹性龈口炎患儿出现脱水
- 软腭出现瘀点伴龈口炎或咽扁桃体炎
- 口腔溃疡合并皮肤病
- 口腔溃疡(尤其是孤立的)或软组织病变持续3周以上
- 口腔溃疡合并肠道功能障碍
- 口腔念珠菌病(可能提示糖尿病或其他免疫抑制性疾病)
- 舌痛提示可能存在心理障碍(如抑郁)

关键事实和要点

- 口腔创伤或对疾病的忽视是许多口腔黏膜疾病的重要原因,如溃疡、牙龈出血和增生。
- 不愈合的口腔溃疡应行活体组织检查,以排除鳞状细胞癌(squamous cell carcinoma,SCC)。
- 如果怀疑是口腔黏膜癌,应触诊病变部位,检查硬度、边缘是否硬化、界限是否清楚,检查局部淋巴结。
- 任何口腔溃疡或软组织病变在祛除明显原因后症状仍持续3周,应进行活体组织检查。最初的"原因"(如用牙咬口唇)可能只是注意到病变的触发因素。
- 对异常的咽部溃疡及软腭点状出血需考虑EB病毒(EBV)感染。
- 阿弗他溃疡通常直径为3~5mm,较小者有红晕带。
- 除颌部和下颌隆突部外,口内骨性外生骨疣往往是正常范围内的变化情况,或某综合征的少见形式,如Gardner综合征。通常不需要治疗[2]。
- 与口腔或牙科医生共同照护口腔和舌的复杂病变是最好的做法。

口腔溃疡

口腔溃疡(oral ulceration)的组织学表现通常是非特异的纤维蛋白脱落覆盖肉芽组织,原因也是多种多样的。溃疡是一种上皮质的缺损,伴有黏膜下层炎性细胞浸润。最常见的类型是复发性阿弗他溃疡。常伴有皮肤病史、用药史、肠道功能障碍史或心理压力史。

诊断策略模型列出了口腔溃疡的原因(**表61.1**)。根据临床表现,辅助检查可能包括全血细胞计数、拭子、自身抗体筛查、梅毒血清学检测、血糖检测、维生素 B_{12} 和叶酸水平检测,以及活体组织检查。

表61.1　口腔溃疡:诊断策略模型

概率诊断	柯萨奇病毒
复发性阿弗他溃疡	• 疱疹性咽峡炎
创伤,如锋利的牙齿破损	• 手足口病
急性单纯疱疹感染	免疫抑制疗法
念珠菌病	红斑狼疮
不能遗漏的严重疾病	乳糜泻
癌症:SCC、白血病	罕见病
粒细胞缺乏症	• 白塞综合征
严重疱疹性龈口炎	• 类天疱疮和寻常型天疱疮
HIV感染	• 多形性红斑
梅毒性硬下疳或树胶肿	• 放射性黏膜炎
结核病	**七个戴面具问题的清单**
陷阱(经常遗漏的)	糖尿病(念珠菌病)
阿司匹林"药疮"	药物
炎症性肠病(如克罗恩病)	贫血(缺铁性)
带状疱疹病毒	**病人是否试图告诉我什么?**
腺热(EBV)	不太可能
扁平苔藓	

复发性阿弗他溃疡

阿弗他溃疡(aphthous ulceration)是圆形/椭圆形溃疡,直径通常为3~5mm,溃疡周围有红晕带,底部凹陷。

阿弗他溃疡见于各个年龄段,发病部位是非角化黏膜,如颊、唇和口底黏膜(不在角化黏膜)(**图61.1**)。阿弗

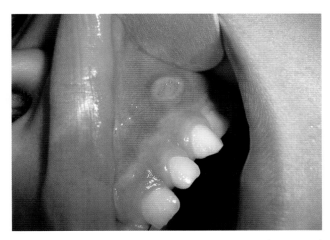

图 61.1　阿弗他溃疡位于一位 5 岁女孩的未角化(可移动的)黏膜

他溃疡的人群终身发病率约为 20%。尽管人类疱疹病毒 6、营养和自身免疫因素可能与阿弗他溃疡有关[3],但本病原因尚不明确。阿弗他溃疡病人具有遗传易感性。

诱因

- 创伤(如颊和舌咬伤,牙刷、牙齿的压迫)
- 药物反应(如新药)
- 压力
- 过敏
- 全身因素(如铁、叶酸、维生素 B_{12} 缺乏,激素)

　　注:应排除血液病、克罗恩病、白塞综合征、乳糜泻、药物治疗(如苯妥英、细胞毒素、类固醇皮质激素、免疫抑制剂)。

规律

- 微小溃疡,直径 <5mm:持续 5~10 日,愈合后无瘢痕。
- 巨大溃疡,直径 >8mm:可持续 6 周[3]。
- 巨大溃疡通常发生在口唇、软腭和咽部,有时也见于舌部。
- 微小溃疡常见于唇颊黏膜和口底黏膜。
- 不愈合的溃疡:考虑 SCC(需活体组织检查)。
- 复发性溃疡:应考虑白塞综合征。检查血清铁和叶酸。

 诊断三联征:复发性口腔及生殖器溃疡+葡萄膜炎+关节炎=白塞综合征

治疗

治疗方法很多,但都没有特异性。

缓解症状

用棉签涂抹外用利多卡因(2% 的凝胶或 5% 软膏):2 分钟后用利多卡因凝胶或软膏,每 3 小时用 1 次(如 SM-33 成人软膏配方或 SM-33 儿童凝胶)

或

5% 恩纳(EMLA)乳膏(译者注:局部麻醉乳膏,含利多卡因和丙胺卡因),用棉签或纱布涂抹 5 分钟。

治疗:可选方案[4]

- 0.1% 曲安奈德糊剂(曲安奈德口腔软膏),每日 3 次,餐后及夜间使用(首选方法,但要注意单纯疱疹性溃疡)。
- 其他局部应用的类固醇药物(如 0.5% 倍他米松软膏、1% 氢化可的松软膏)。用于病变局部,每日 2 次,餐后使用。
- 氢化可的松含片(如果有的话)于溃疡处含化,每日 4 次。
- 丙酸倍氯米松粉雾剂 50μg 喷于溃疡处,每日 3 次。

　　以上所有的治疗方法在对照试验中都显示出是有效的。

大型溃疡

应考虑:

向溃疡底部注射类固醇

和/或

口服泼尼松龙 25mg/d,连续 5~7 日[4]

转诊:3 周内溃疡未愈合的病人。

补充措施

　　1. 茶包法　考虑定期用湿的、挤出多余水分的红茶茶包直接敷在溃疡上(鞣酸可促进愈合)。必须在溃疡加重时使用。

　　2. 白千层(茶树)油　用 1% 的茶树油漱口 1 分钟已被证实可防止继发感染[5]。

💊 创伤性溃疡

- 创伤性溃疡(traumatic ulceration)通常是由运动损伤、颊部和唇部咬伤以及食物烫伤引起的。
- 人为因素包括因口唇瘙痒的搔抓动作或刷牙过度。
- 其他相关因素包括义齿、尖锐的牙齿表面、正畸带和尖锐的物品,如铅笔和坚硬的食物。
- 阿司匹林"药疮"是由于人们把水杨酸盐类药片留在口腔使其溶解于口腔黏膜而引起的。
- 医源性因素包括外科手术,如插管和内镜检查;以及牙科治疗,如牵开器和取出干棉球。

管理[1]

- 解释,包括祛除原因。
- 温盐水漱口水,和/或局部麻醉性漱口水:

复方苯佐卡因(西帕卡因),每次 10~15ml,含漱 10~15秒后吐出,必要时每 3 小时 1 次

或

盐酸苄达明 15ml,含漱 30 秒后吐出。

此种溃疡可在 10 日内愈合。

苔藓样药物反应

有几种药物可引起口腔黏膜的苔藓样药物反应(lichenoid drug reaction),即引起浅层黏膜扁平苔藓样糜烂。这些药物包括金剂、非甾体抗炎药、卡比马唑,选择性降压药和细胞毒素。

🜨 疱疹感染

* 单纯疱疹病毒是口腔病变的一个相当常见的原因。
* 原发性疱疹性龈口炎通常是明显的,但疱疹感染的特殊性在于它可以通过多种方式呈现。它可以从手扩散到口。
* 局部应用类固醇皮质药物,比如曲安奈德口腔软膏,会加重并扩散疱疹病变。
* 治疗:如果发现早,如起病 48 小时内,可应用阿昔洛韦或类似的抗病毒药物;液体++;可给予止痛性漱口液,如苄达明;考虑静脉注射阿昔洛韦和补水。
* 例如,带状疱疹病毒病变可损害三叉神经上颌支,累及单侧颊黏膜。

红斑

表面上皮细胞层的减少引起红斑(red patches),原因包括创伤(如面颊咬伤)、感染(如白念珠菌)、地图舌、血液系统疾病、皮肤病和肿瘤。

可以引起红斑的肿瘤包括鳞状细胞癌、卡波西肉瘤和黏膜红斑。除了表现呈红斑特征外,黏膜红斑的意义与口腔白斑相似。这是一个需要识别的重要情况,因为大约 90% 的病例不是不典型增生就是癌症[6]。

白斑

白斑(white patches)出现在上皮层增厚的地方。原因包括外伤或感染引起的炎症,尤其是念珠菌感染、皮肤病和肿瘤。

重要的是,口底的角化过度灼伤,亦呈白色。其原因包括茶树油漱口水和阿司匹林吸剂。

口腔白斑是指任何不能通过摩擦黏膜表面而擦除的白色病变(不同于口腔念珠菌病)。大约 5% 的病例表现为不典型增生或早期 SCC[6]。任何顽固的白斑都应行活体组织检查(图 61.2)。

导致红斑和/或白斑的特殊情况如下:

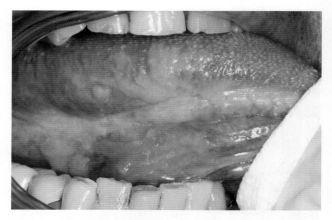

图 61.2　口腔白斑表现为舌下白斑

🜨 口腔念珠菌病(鹅口疮)

口腔念珠菌病(鹅口疮)(oral candidiasis,thrush)通常是痛性的、看起来像白色或黄色凝乳状的斑块覆于红斑性黏膜上。与扁平苔藓或白斑病不同,这些白色斑块通常很容易被擦掉,之后只能看到下面的红斑。

病人也可能主诉有难闻的金属味或口臭,以及吞咽困难。一般来说,他们经常主诉对牙膏或酸性物质敏感。

易感因素:

* 免疫缺陷和细胞毒治疗。
* 药物治疗,特别是广谱抗生素和类固醇皮质激素,包括吸入剂。
* 体弱和贫血(铁、叶酸、维生素 B_6 缺乏)。
* 糖尿病和 HIV 感染。

白念珠菌在口腔内的携带率为 60%~75%。诊断依据临床表现,但使用氢氧化钾湿法制剂会显示出孢子,也许还会显示出菌丝体。

治疗

处理潜在的原因。考虑口腔卫生、多种维生素制剂。在确定有真菌感染前,不应使用抗真菌药物[5]。

局部治疗

100 000U/ml 制霉菌素混悬液,餐后漱口并吞服,每日 4 次:置于舌下 1ml,然后吞服

或

2% 咪康唑口服凝胶(按照制药厂的指导服用)

或

两性霉素 10mg 或制霉菌素含片 100 000U,缓慢溶解于口腔,每 6 小时 1 次,7~14 日。避免严重口干

口服药物治疗

如果对局部治疗没有反应并且存在免疫功能低下,可以使用[5]:

氟康唑 50mg,每日 1 次,口服,服用 7~14 日。

对义齿的处理[1]

义齿需要清洁去污,特别是丙烯酸树脂材料的。应用:

- 氯己定义齿擦洗剂(漂白护理),或
- 稀释的米尔顿义齿研磨膏(如 1 杯水中加入 1/4 茶匙 White King 漂白剂)

晚上不戴义齿时,把义齿放在干燥的地方。

如果患有口腔鹅口疮,每天晚上用薄薄的一层制霉菌素霜或咪康唑的口服制剂洗刷义齿。

🜋 口角炎

口角炎(angular cheilitis)的特征是嘴角发红、疼痛和浸渍。通常与口腔念珠菌病有关。考虑与不合适的义齿,饮食中维生素 B 缺乏、铁缺乏,以及特应性或脂溢性皮炎相关。局部应用制霉菌素或咪康唑治疗。"金黄色"痂皮提示金黄色葡萄球菌感染。

牙龈出血或牙龈痛

牙龈红肿出血是一种常见的全球性问题,是与口腔卫生不良相关的局部炎症[7]。需要注意(牙龈红肿出血)往往是出血体质全身表现的一部分。

诊断策略模型中总结了本病原因(表 61.2)。

表 61.2 牙龈出血/牙龈痛:诊断策略模型(修正版)

概率诊断
牙龈炎/牙周病
外伤:不合适的义齿或局部义齿
人为因素:过度刷牙
药物:华法林
不能遗漏的严重疾病
口腔癌/良性肿瘤(如牙龈瘤)
血液异常[如急性髓系白血病(acute myeloid leukaemia,AML)]
急性疱疹性龈口炎
陷阱(经常遗漏的,且不常见的)
急性溃疡性牙龈炎(文森特感染、战壕口炎)
自体免疫性疾病(如扁平苔藓、全身性红斑狼疮)
遗传性出血性毛细血管扩张症
营养吸收不良
维生素 C 缺乏症

由厌氧菌引起的急性溃疡性牙龈炎(文森特感染或战壕口炎)很少见,但在营养不良或压力状态下的病态的年轻成年病人中更为常见。

🜋 牙龈炎

牙龈炎(gingivitis)是由带有牙石(继发于口腔卫生不良的牙垢)的牙菌斑(细菌生物膜)引起的。

特征

- 邻近牙齿的牙龈部位红肿(图 61.3)

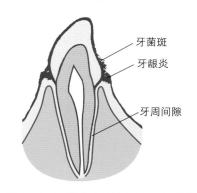

图 61.3 牙龈炎,展示牙菌斑与牙龈炎

- 轻探出血
- 口臭
- 通常无疼痛

治疗[4,7]

- 牙齿护理:清除牙菌斑和清洁牙齿
- 戒烟
- 漱口水:氯己定 0.2 或 0.12%,氯己定水溶液 10ml 含漱 1 分钟,每 8~12 小时 1 次,连续 10 天或直至疼痛缓解(注意长期使用会使牙齿表面变色)

🜋 急性溃疡性牙龈炎

急性溃疡性牙龈炎(acute ulcerative gingivitis)是一种非常痛苦的牙龈炎。治疗方法和治疗牙龈炎相同,但要加用抗生素,如甲硝唑 400mg,每 12 小时 1 次口服或替硝唑 2g 单剂量口服和任何相关脓肿的排脓[4]。

🜋 牙周炎

牙周炎(periodontitis)为牙周间隙的炎症。它继发于牙龈炎,表现为牙周膜破坏、牙龈退缩或牙周袋形成和牙槽骨吸收,可出现牙齿松动、牙周脓肿形成(图 61.4),必

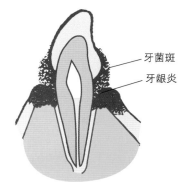

图 61.4 牙周炎伴泛发的牙龈炎症并侵袭支持性的牙槽骨

须警惕是否存在潜在的疾病。

危险因素包括吸烟和糖尿病。

治疗包括细致的牙科治疗和漱口。很少需要抗生素[4]。

牙龈疾病的预防

- 使用含氟的研磨型牙膏。
- 用中-软毛、尼龙绒的小头牙刷刷牙。
- 直接在龈缘处沿水平方向轻轻刷牙。
- 垂直方向用牙线或者剔牙器,保持牙间隙清洁。
- 定期牙科检查,清除牙菌斑。

🅢 口腔皮肤病

口腔皮肤病(oral dermatoses)包括扁平苔藓、寻常型天疱疮(不常见)、黏膜类天疱疮(不常见)和红斑狼疮。这些口腔疾病的临床表现,明显地不同于皮肤表现,这是由于其环境不同,特别是口腔中有唾液的存在。

诊断

建议使用免疫荧光进行组织病理学检查(经过适当的活体组织检查),特别是由于红斑狼疮和扁平苔藓病变的相似性,二者都被认为是口腔的潜在癌前病变[8]。

临床特征

扁平苔藓:
- 影响 2% 的人口,通常是 45 岁以上的人
- 从无症状到严重的疼痛,症状变化很大
- 通常表现为黏膜、面颊和舌上的白色蕾丝边状的图案
- 可能形成浅表糜烂

红斑狼疮:
- 口腔病变可能是全身性红斑狼疮的首发症状
- 通常在硬腭的侧面
- 可类似于扁平苔藓

治疗

考虑转诊至专科医生治疗。

口腔卫生和疼痛控制:

氯己定漱口水

或

四环素/制霉菌素漱口水

或

局部止痛药(如利多卡因制剂)

类固醇皮质:
- 局部用药(如曲安奈德口腔软膏;0.05% 倍他米松二丙酸酯)
- 病灶内给药(如曲安奈德 10mg/ml,特别是扁平苔藓)

- 全身性用药:严重病例可能需要

🅢 舌痛[9]

舌痛(the painful tongue)是全科服务中一种相当常见的症状。通过身体检查,有些原因是很明显的,但也有一些隐匿的原因。就像许多其他口腔黏膜问题一样,与牙科或口腔医学专家共同护理是重要的。舌痛的原因与咽痛或口腔疼痛的原因相似。口干症在老年人中很常见。

辅助检查包括全血细胞计数、血清维生素 B_{12}、叶酸和铁蛋白水平、可疑病变的拭子检测或活体组织检查。

诊断策略及原因列于表 61.3。

表 61.3　舌痛:诊断策略模型

概率诊断
地图舌
萎缩性舌炎
外伤(咬伤、牙齿、热的食物/饮料)
阿弗他溃疡
单纯疱疹病毒(儿童)
裂纹舌
不能遗漏的严重疾病
癌症
粒细胞缺乏症(药物引起?)
HIV
陷阱(经常遗漏的)
贫血:铁、维生素 B_6 和维生素 B_{12}、叶酸缺乏症
含柠檬酸食品
舌咽神经痛
扁平苔藓
裂纹舌(很少引起疼痛)
正中菱形舌炎
白塞综合征
克罗恩病
乳糜泻
七个戴面具问题的清单
抑郁
糖尿病(念珠菌)
药物(漱口水、阿司匹林)
贫血(各种原因的)
病人是否试图告诉我什么?
可能会主诉舌痛

舌痛要领

- 寻找外伤的证据,尤其可能来源于锋利的牙齿。
- 一个经受口舌痛的孩子,可能患有急性原发性疱疹性龈口炎或手足口病。
- 采集病史时,应记录自行用药史,特别是阿司匹林含服史、皮肤损伤(如扁平苔藓)史,并留意潜在的糖尿病或免疫抑制(状态)。
- 与食用辛辣或其他食物相关的长期疼痛史,提示为良性游走性舌炎(地图舌)或正中菱形舌炎(图 61.5)。

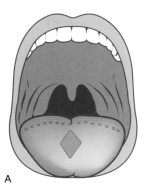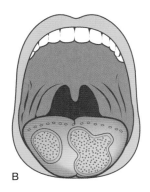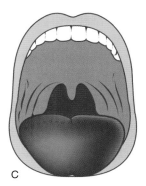

图 61.5　舌病
A. 正中菱形舌炎；B. 地图舌 C. 黑舌。

- 任何不愈合的或慢性溃疡都需要紧急转诊。
- 巨舌症（大舌头）：考虑肢端肥大症、黏液性水肿、淀粉样变性、淋巴管瘤。
- 草莓舌：考虑猩红热、川崎病。
- 舌痛（舌头疼痛）：特征性表现为舌尖部烧灼痛[9]。它可以是一种真正的"心灰意冷"的表现。考虑抑郁性疾病是潜在的原因。

🟐 游走性红斑（地图舌）

游走性红斑（地图舌）（erythema migrans，geographic tongue）也被称为良性游走性舌炎（benign migratory glossitis）。这种良性病变表现为舌背和舌侧缘的剥脱区和红斑（译者注：病变的形态和位置）的不断变化。平滑的红色斑块，灰白色隆起的边缘，（病损）看上去像是一幅有山脊的地形图。（病损）边缘在数周内就会改变形态。（病损）形态不规则而且颜色微红（图 61.6）。

本病被认为是一种超敏反应，但致病的过敏原尚未确定。压力、烟草、酒精和辛辣食物会加重某些人的病情。

管理

- 本病呈自限性，没有特殊的治疗方法。
- 解释和释除担忧是很重要的。
- 如果没有症状，不建议治疗。
- 如果伴有疼痛，用苯佐卡因复合物（西帕卡因）漱口水 10ml，每日 3 次。
- 如果病变持续且难以控制，可吸入小剂量糖皮质激素（如倍氯米松 50μg，每日 3 次，用后不要冲洗）。

🟐 黑舌或毛舌

黑舌或毛舌（black or hairy tongue）是由舌乳头过度生长或磨损减少所致，如衰弱和缺乏纤维食物。

- 外观：深色，拉长的丝状乳头使舌背（后部）呈褐色。
- 症状：味觉障碍，口臭。

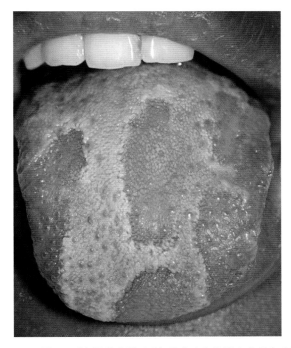

图 61.6　地图舌（良性游走性舌炎），注意白色海洋中的粉色大陆
资料来源：GONSALVES WC，CHI AC，NEVILLE BW. Common oral lesions：part I. superficial mucosal lesions. Am Fam Physician，2007，75（4）：501-507.

原因

- 不明确
- 口腔卫生差/虚弱
- 医源性（如抗生素、强镇静剂、类固醇皮质）

治疗

刷舌或刮舌以祛除着色的舌乳头。用局部角质溶解剂，如水杨酸盐，菠萝是最实用的（95% 的病例有效）。

方法

- 把一薄片菠萝切成八块。取一块放在舌背慢慢地吮吸 40 秒,然后慢慢咀嚼。重复上述操作直到用完所有小块。每日 2 次,持续用 7~10 日[1]。如果复发可重复该方法。

注:菠萝中的水杨酸盐可以使肠易激综合征恶化。考虑使用碳酸氢钠漱口水。

口腔感觉不良(灼口综合征)[5]

口腔感觉不良(灼口综合征)(oral dysaesthesia,burning mouth syndrome)是典型的慢性口腔烧灼感,可能有神经病理学和/或心理学基础[1]。症状包括:

- 敏感性改变:烧灼痛或刺痛,主要是舌和口唇黏膜部位的
- 味觉改变:甜、咸、苦或金属味
- 唾液改变(主观感受):质量和数量
- 牙齿知觉改变(如幻牙痛)
- 口干(口腔干燥症)

潜在的原因考虑如下:

- 药物
- 血红素缺乏:铁、叶酸、维生素 B_{12}
- 自身免疫性疾病[如舍格伦综合征(译者注:又名干燥综合征)]
- 内分泌疾病(如糖尿病)
- 心理障碍

管理

- 详细的病史,排除器质性原因
- 给予教育和同情
- 促进生活方式的改变,包括压力管理
- 考虑转诊给专科医生

可以考虑氯硝西泮 0.5~1mg,每日 2 次

味觉障碍

这种情况是一种味觉的失真。原因包括各种药物(特别是含有穿心莲的非处方药)、抗生素、抗胆碱药和抗抑郁药、普通感冒、新型冠状病毒病(COVID-19)(译者注:又称新型冠状病毒肺炎)、吸烟、鼻后滴漏综合征和舍格伦综合征。

口腔癌

在澳大利亚,唇癌(cancer of the lip)和口腔癌(cancer of oral cavity)占所有新诊断癌症的 2%~3%[10]。

SCC 是口腔最常见的恶性肿瘤,占 90%。无淋巴结转移者 5 年生存率为 65%,局部淋巴结转移者为 50%[11]。唇癌通常可以通过切除式活体组织检查成功治愈,但口腔内部癌症的发病率和死亡率都很高[10]。

其他恶性肿瘤包括黏液表皮样癌、淋巴瘤、卡波西肉瘤和恶性黑色素瘤,常见于腭部。

SCC 的诱发或相关因素包括烟草的滥用,酗酒,过度的光照和免疫抑制性疾病,如 HIV、淋巴瘤和各种药物使用。

SCC 通常表现为慢性硬化性溃疡,常见于舌腹和舌侧缘的表面,其次是口底和颊黏膜。本病亦可表现为白斑,或者更常见的是,呈现为白、红相间的结节状斑块或红色软斑块。

黏膜红斑的红斑(尤为重要)和口腔白斑的白斑可能是癌前病变或早期侵袭性癌症,需要进一步检查,特别是切口式活体组织检查。

口腔癌的治疗方法为手术 ± 放疗和化疗。

良性口腔内肿胀和肿瘤

牙龈瘤

牙龈瘤(epulis)是一种良性的局限性牙龈肿胀。这是一个非常古老的术语,没有病理学意义,意思是"位于牙龈上的肿瘤"。本病有两种不同的类型,纤维性牙龈瘤和巨细胞性牙龈瘤。牙龈瘤来源于两颗牙齿之间的牙周膜,这种地方通常有龋齿或局部刺激,如局部义齿。在妊娠期间这种情况更常见,因为此时牙龈瘤的血管更丰富易见。

治疗通常是手术切除,并行组织学检查,搔刮起源牙周和拔除累及的牙齿。"妊娠性"牙龈瘤应该维持到分娩数周后再进行治疗。

口腔内肿瘤的典型部位列于图 61.7。

化脓性肉芽肿

化脓性肉芽肿(pyogenic granuloma)可发生于牙龈或唇黏膜上,外观与皮肤化脓性肉芽肿类似,也与轻微外伤有关。手术切除是最好的治疗方法。

滞留性囊肿(黏液囊肿)

口腔黏膜内含有大量黏液囊肿(mucous cysts)、副黏液腺和严重的浆液性唾液腺。

小的滞留性囊肿(retention cysts)可能是由腺体导管的轻微外伤引起的。这些囊肿可能会自发破裂,好发于下唇的黏膜上。治疗方法是在局部麻醉下行切开摘除术。较大者需要行袋形缝合术。另一些发生在扁桃体上的囊肿通常表现为无蒂的黄色肿胀。有一种特殊类型的滞留性囊肿是舌下囊肿。

舌下囊肿

舌下囊肿(ranula)是一种发生在口底的大的透明黏液囊肿。囊肿表面蜿蜒扭曲的蓝色小静脉是其特征性表现。

舌下囊肿通常是单侧的、简单型,但也可能延伸到口

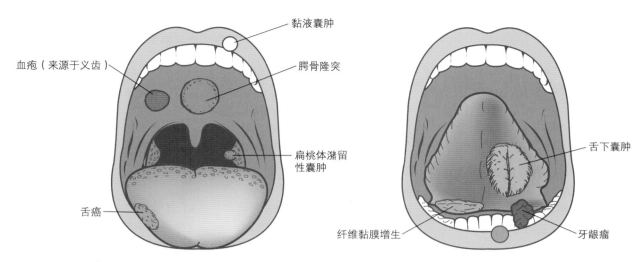

图 61.7 口腔肿胀的典型部位

底和颈部(潜突型舌下囊肿)。病人可能有囊肿破裂又复发的病史。

通常采取袋形缝合术进行治疗。

❊ 纤维(纤维上皮)增生

口腔黏膜纤维增生[fibrous (fibroepithelial) hyperplasia]是一种非常常见的情况,通常见于口底,由不合适的义齿的慢性刺激所致,清除刺激物是必要的。增生可能会消退,但如果没有消退,手术切除残余肿块是必要的。

❊ 血管瘤

血管瘤(haemangioma)病变表现为深蓝色/紫色无蒂或块状肿胀,位于口腔内和口周任何部位,尤其是唇红缘、口底和舌,压之变白。除了紧急的整容性原因外,本病不需要治疗。尝试切除可能会出现大出血。

其他软组织肿胀

其他可能遇到的肿胀包括鳞状上皮乳头状瘤(如病毒疣)、纤维上皮息肉(颊黏膜侧)、唾液腺混合瘤、血肿和巨细胞肉芽肿。

口内最常见的良性唾液腺赘生物是多形性腺瘤,通常表现为硬腭或面颊部的无症状性肿胀[2]。建议切除。

外生骨疣

上颌骨和下颌骨的骨质突起相当常见,口内硬性肿块可能引起关注。最常见的是腭骨隆突(图 61.8),位于硬腭中心。类似的外生骨疣是下颌隆突,发生在下颌骨内侧面,与前臼齿相对,通常是双侧的。这些病变是错构瘤,除非可能造成口腔受阻,否则不需祛除。

❊ 口腔干燥症(口干)

口腔干燥症(xerostomia,dry mouth)是一种症状,而不

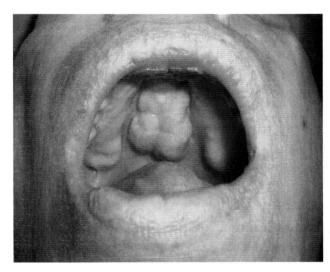

图 61.8 一名 66 岁女性的腭骨隆突。偶然发现,无症状

是一种疾病。它发生于约 10% 的人群,而这其中近 70% 的人有全身性原因[12]。

最常见的原因是药物治疗的副作用,但这是相对的,而不是绝对的。有些病人在临床身体检查时发现口干症,但没有口干主诉,而另一些主诉口干的病人可能会被查出其唾液流率是正常的(可以是抑郁性疾病的一种特征)。

其他明显的原因还有脱水、张口呼吸和心理因素。

原发性口腔干燥症

原因

- 老化性唾液腺萎缩
- 唾液腺感染
- 自身免疫性唾液腺疾病(如舍格伦综合征)(译者注:又名干燥综合征)

诊断三联征:眼干＋口干＋关节炎＝舍格伦综合征(译者注:又名干燥综合征)

继发性口腔干燥症

原因

- 张口呼吸
- 药物:抗抑郁药(特别是三环类药物)、利尿剂、抗胆碱能药物、镇静剂、抗组胺剂、抗呕吐药、降压药(某些)、抗偏头痛药(某些)、抗帕金森药、锂盐和阿片样药物
- 抑郁和焦虑(例如公开演讲)
- 口渴/饥饿
- 脱水(如糖尿病、腹泻、肾衰竭)
- 贫血:铁、叶酸、维生素 B_{12} 缺乏

后果[12]

　　口干影响讲话、咀嚼和吞咽,导致口腔清洁困难,特别是义齿。

　　症状包括烧灼感,味觉减退或味觉障碍,以及口臭。

　　龋齿现象增加,也许还有白念珠菌感染的倾向。

治疗

　　包括教育,特别是需要细致的口腔清洁,包括外用氟化物制剂护齿和定期牙科检查。

　　如果可能的话,必须明确原因诊断和治疗,特别是回顾药物治疗方案(以及替代药物,如果必要的话)。

　　避免服用抗充血药和抗组胺药。

治疗策略

- 吮吸冰块或含片,经常喝无糖水,嚼无糖口香糖(避免含糖和酒精的漱口水)。
- 使用唾液替代品[如 Aquae,Saliva Orthana(译者注:人工唾液品牌)]或频繁使用漱口水(如柠檬汁和甘油 5~10ml,按要求溶于 100ml 水中,可放在挤压式塑料瓶中使用)。
- 每天使用 0.5% 的氟化钠漱口水 5 分钟。
- 口唇局部应用甘油或石蜡油。

🔊 口臭[4]

原因

　　慢性口臭(chronic halitosis)(口臭,bad breath)的诊断策略模型见第 9 章。最常见的原因是继发于口腔卫生不良和饮食不当的口齿疾病。牙齿和食物残渣的细菌性腐败物,加上牙龈炎症,是口臭的主要原因。吸烟、饮酒和口干会加重这个问题(1999 年的一项调查显示,87% 的口

臭病人存在口腔原因,8% 的病人存在耳、鼻和喉原因,5% 的病人存在其他原因或原因不明)。

口臭的红旗征

- 发热
- 脓性鼻腔分泌物
- 脓痰
- 查看发现病理性口腔病变

管理

- 首先排除牙齿疾病、恶性肿瘤(尤其是鼻咽癌)、肺结核、毛舌、鼻和鼻窦感染。治疗潜在疾病。
- 转诊行牙科检查,治疗牙龈炎。
- 考虑药物,如硝酸异山梨酯和各种抗抑郁药可能是原因。
- 吸烟者需戒烟。
- 避免或限制食用洋葱、大蒜、辣椒、咖喱、辣味腊肠和类似的肉类。
- 避免或限制食用味浓的奶酪。
- 避免过量饮酒。
- 每天规律刷牙,饭后立即刷牙。
- 用特殊的、合适的软刷轻刷舌背。
- 饭后用水漱口。
- 避免白天长时间禁食。
- 白天喝大量的水
- 咀嚼无糖口香糖以助于湿润口腔。
- 定期用漱口水漱口(如李施德林漱口液、思必乐薄荷漱口液、0.2% 氯己定溶液)。
- 定期用牙线清洁牙齿。

　　要领:使用油/水清洗(如等体积的西比氯胺和橄榄油),摇匀后漱口,然后吐出,每日 4 次。

> **临床要领**
> - 复发性单纯疱疹性溃疡在口腔黏膜中并不常见,如果怀疑本病,应通过实验室检查确诊。其治疗方法不同于阿弗他溃疡,因此临床鉴别非常重要。局部应用类固醇会加重单纯疱疹病毒感染。
> - 对于不同寻常的口腔溃疡,考虑急性白血病、癌症、血液异常、克罗恩病以及某些药物所致,如抗癫痫和降压药。

参考文献

1　Tversky J. Oral mucosal disease. In: *Skin and Cancer Foundation Dermatology Conference Proceedings*. Melbourne, 2002.

2　Angel CM et al. Non-neoplastic oral swellings. Aust Fam Physician, 1992; 21: 188–9.

3　Vickers R. Oral ulcers. Medical Observer, 12 May 2000: 78–9.

4　Papadakis MA, McPhee SJ. *Current Medical Diagnoses and*

Treatment (56th edn). New York: McGraw-Hill Education, 2017; 226–7.

5　Oral mucosal disease [published 2019]. In: *Therapeutic Guidelines* [digital]. Melbourne: Therapeutic Guidelines Limited; 2019. www.tg.org.au, accessed November 2019.

6　Rogers AH, Gully NJ. *Melaleuca* (tea tree oil) for mouth ulcers. J Dent Res, 1998; 78: 949.

7　Bastiaan RJ. Periodontal disease. In: *MIMS Disease Index* (2nd edn). Sydney: IMS Publishing, 1996: 403–4.

8　Reade PC, Rich AM. Oral dermatoses. In: *MIMS Disease Index* (2nd edn). Sydney: IMS Publishing, 1996: 362–4.

9　Hopcroft K, Forte V. *Symptom Sorter* (4th edn). Oxford: Ratcliffe Publishing, 2011; 356–8.

10　Rich AM, Reade PC. Oral cancer. In: *MIMS Disease Index* (2nd edn). Sydney: IMS Publishing, 1996: 360–1.

11　Kaplan JL, Porter R. *The Merck Manual of Diagnosis and Therapy* (19th edn). Whitehouse Station: Merck Research Laboratories, 2011; 492.

12　Abetz LM, Savage NW. Burning mouth syndrome and psychological disorders. Aust Dent J, 2009; 54(2): 84–93.

61

第62章 咽喉痛

我相信有无数年轻人因未诊断出腺热所导致的扁桃体炎,而被错误地实行了扁桃体切除术。

持怀疑观点的全科医生(匿名)

上呼吸道感染(upper respiratory tract infection,URTI)是全科服务中最常见的症状表现(占遇到病人的6%),所以咽喉痛是一名全科医生会遇到的最常见症状之一[1]。最常见的原因是病毒性咽炎,具有自限性,通常只需要对症治疗。

术语表

咽炎(pharyngitis):咽和/或扁桃体的炎症
扁桃体周脓肿(quinsy):扁桃体周围的脓肿
扁桃体炎(tonsillitis):仅累及扁桃体的炎症

关键事实和要点

- 英国的国家患病率调查发现[2],每年平均每100名病人诊断出9例急性咽炎或急性扁桃体炎发作。
- 咽喉痛病例约占全科服务每年看诊数的5%[3]。
- 虽然从婴儿期起,咽喉感染就很常见,但4岁以下的孩子很少主诉咽喉痛。
- 咽喉痛的主诉在4~8岁的儿童和青少年中很普遍。
- 咽喉痛在45岁以下人群中一直很常见,45岁以后会显著下降。
- 常见的原因是病毒性咽炎(约70%以上)和化脓性链球菌所致的扁桃体炎(约20%)。
- 咽喉痛可能是严重和隐匿的全身性疾病的表现,如血液异常、HIV感染和糖尿病(念珠菌病所致)。
- 咽喉痛的一个重要的原因,是由EBV所致单核细胞增多症(EBM)引起的扁桃体炎。这种情况下用青霉素治疗会产生不良反应。
- 按照一般原则,抗生素不应用于治疗咽喉痛,除非有A组乙型溶血性链球菌(group A beta-haemolytic streptococcus,GABHS)感染的证据[4]。

临床表现

咽喉痛可能是常见的上呼吸道感染(如普通感冒和流行性感冒)的一系列复杂症状中的一种。然而,咽喉痛通常是作为单一症状出现的。其疼痛通常呈持续性,吞咽时加重。4岁以下患儿中,急性咽炎或扁桃体炎的临床表现可能造成混淆,他们的主诉可能是呕吐、腹痛和发热,而不是咽喉痛和吞咽困难。

咽喉痛可分为急性咽喉痛或慢性咽喉痛。大多数临床表现都是急性咽喉痛,其原因见**表62.1**。

表62.1 急性咽喉痛的原因

细菌
A组乙型溶血性链球菌(GABHS)
白喉(罕见)
淋球菌性咽炎
流感嗜血杆菌
卡他莫拉菌
扁桃体周脓肿
金黄色葡萄球菌(罕见)
梅毒(罕见)
急性溃疡性牙龈炎(文森特咽峡炎感染)

病毒
中-重度疼痛
由EBV导致的单核细胞增多症
疱疹性咽峡炎(柯萨奇病毒A组或B组)
单纯疱疹性咽炎
轻-中度疼痛
腺病毒
巨细胞病毒
冠状病毒
肠道病毒
流感病毒和副流感病毒
呼吸道合胞病毒(RSV)
小核糖核酸病毒
鼻病毒
人类免疫缺陷病毒
水痘

其他感染
白念珠菌,特别是在婴儿
肺炎支原体
肺炎衣原体

血液异常
粒细胞缺乏症
白血病

刺激物
烟草烟雾
抗菌含片(口服)

诊断方法

咽喉痛的诊断策略模型的小结见**表 62.2**。

概率诊断

大多数的咽喉痛，主要是咽炎，是由病毒感染引起的。鼻炎前驱症状、声音嘶哑、咳嗽，结膜炎和鼻塞等症状，均提示病毒感染。常见的病毒包括冠状病毒、鼻病毒、呼吸道合胞病毒（respiratory syncytial virus，RSV）、副流感病毒、柯萨奇病毒、腺病毒和肠病毒。

不能遗漏的严重疾病

关注流感嗜血杆菌感染是至关重要的，它会导致儿童会厌炎的突然发生，特别是在 2~4 岁的儿童。这些病人表现为短暂的发热、呼吸困难（咳嗽不是本病特征）和吞咽困难。

切勿忽视口咽癌、舌癌或血液异常，包括急性白血病（见第 17 章）。不可漏诊的严重感染包括链球菌性咽炎及其并发症（扁桃体周脓肿、链球菌感染后肾小球肾炎）和 HIV 感染（包括 AIDS）。

异物可能会粘在声门上区，口腔检查时可能难以发现。

陷阱

临床工作中存在很多陷阱，最经典的例子是将 EBM 渗出性扁桃体炎误判为链球菌扁桃体炎，并用某种青霉素治疗，这可能会导致严重的皮疹。原发性 HIV 感染可以表现为咽喉痛并伴随其他症状。腺病毒性咽炎也可以与链球菌性咽炎表现相类似，尤其是在年轻人中。

创伤性事件很重要，但通常不会被考虑，特别是在儿童中。包括：

- 异物：可能引起突发的咽喉痛，然后出现流涎和吞咽困难。
- 声带滥用：过度的唱歌或喊叫，会引起咽喉痛和声音嘶哑。
- 烧伤：热的食物和饮料，酸或碱。

咽喉痛的红旗征

- 持续高热
- 抗生素治疗失败
- 药物性粒细胞缺乏症
- 流涎：考虑会厌炎（不检查咽喉）
- 喘鸣或其他呼吸窘迫的征象
- 吞咽时剧痛（异物？）
- 扁桃体周围明显肿胀
- 念珠菌病：考虑糖尿病或免疫抑制

表 62.2　咽喉痛：诊断策略模型

概率诊断

病毒性咽炎
链球菌（GABHS）性扁桃体炎
慢性鼻窦炎伴鼻后滴漏（通常不"痛"）
口咽念珠菌病
由 EBV 导致的单核细胞增多症

不能遗漏的严重疾病

心血管
- 心绞痛
- 心肌梗死

肿瘤
- 口咽癌、舌癌

血液异常（如粒细胞缺乏症、急性白血病）

严重感染
- 急性会厌炎（儿童和成人）
- 扁桃体周脓肿
- 咽脓肿
- 白喉（非常罕见）
- 人类免疫缺陷病毒/获得性免疫缺陷综合征（HIV/AIDS）
- 文森特咽峡炎

陷阱（经常遗漏的）

创伤：异物（如鱼骨）
由 EBV 导致的单核细胞增多症

念珠菌
- 常见于儿童
- 类固醇吸入者

性传播感染（sexually transmitted infections，STIs）
- 淋球菌性咽炎
- 单纯疱疹（Ⅱ型）
- 梅毒

刺激物（如烟草烟雾、化学品）
反流性食管炎→咽喉炎
扁桃体结石
环咽肌痉挛
川崎病
血管性水肿[昆克（Quinckie）水肿]
长期张口呼吸
阿弗他溃疡
甲状腺炎
舌咽神经痛

罕见病
- 硬化症
- 白塞综合征
- 结节病
- 恶性肉芽肿
- 结核病

七个戴面具问题的清单

抑郁
糖尿病（念珠菌）
药物
贫血（可能）
甲状腺失调（甲状腺炎）
脊柱功能障碍（颈椎）

病人是否试图告诉我什么？

不太可能，但是与抑郁的关系是显著的。

各种刺激物,尤其是室内的烟草烟雾和燃烧时的烟雾吸入,可导致咽部受刺激,出现咽喉痛,尤其是对儿童。

口呼吸可使口腔和咽部变得干燥和疼痛,这通常与鼻腔阻塞有关(如腺样体肥大、过敏性鼻炎)。

扁桃体结石是嵌在扁桃体隐窝深处的结石碎片。它们是口臭、咽喉隐痛以及扁桃体炎反复发作的常见原因。

七个戴面具问题的清单

抑郁可能与咽喉痛有关。糖尿病、再生障碍性贫血和药物分别通过念珠菌病、中性粒细胞减少症和粒细胞缺乏症与咽喉痛间接相关。非甾体抗炎药也可以引起咽喉痛。需谨记甲状腺炎也可表现为咽喉痛。

作出诊断

可靠的诊断和处方抗生素,是相当有争议的话题,而且经常是困难话题。临床上很难区分细菌性感染和病毒性感染。主要议题是能否通过对临床和流行病学数据的解释,来确定咽喉痛的可治性。

咽和扁桃体的病变并不总是单独出现的。链球菌感染或病毒感染可引起咽部充血,也可以导致扁桃体肿大伴滤泡性渗出。根据概率,大多数咽喉痛是由病毒引起的,通常不会出现明显的炎症改变或脓性渗出物(图62.1)。

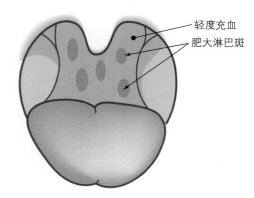

图62.1　病毒性咽炎:体征可能很轻微,但病人的典型表现为咽部轻度充血,口咽部有明显的淋巴斑

鼻漏、结膜炎或病毒性皮疹的存在增加了病毒性感染诊断的权重。病毒比细菌性原因更容易引起干咳和声音嘶哑,所以这些症状的存在也有助于区分病毒和细菌感染。全科服务中的绝大多数咽喉痛会表现出某些上述特征,并且应给予对症治疗。

这种方法是令人欣慰的,只有大约10%的成人咽喉痛和20%的儿童咽喉痛是由最常见的细菌性病原体(如化脓性链球菌)引起的,尽管抗生素对此有益,但这种情况通常是自限性的。如果不用抗生素,症状会比使用抗生素多持续大约1日[5]。

临床方法

病史

确定病人是否有咽喉痛、咽喉深部疼痛或颈部疼痛是必要的。引导病人指出疼痛的确切位置,询问相关的症状,如口腔金属味、发热、上呼吸道感染,其他疼痛如耳痛、鼻塞、流涕以及咳嗽。

注意病人是否患有哮喘并使用类固醇皮质激素吸入剂、是否是吸烟者或是否暴露于环境刺激物。查阅免疫接种史,特别是白喉。

病史可以为一种少见的可能性提供线索,提示咽喉痛是心绞痛的一种表现。

身体检查

进行视诊检查时应注意病人的一般状态,寻找"中毒"表现,白血病的贫血苍白、传染性单核细胞增多症的鼻塞、链球菌性咽炎的特征性口臭。

触诊颈部是否有疼痛和淋巴结肿大,视诊耳部并检查鼻窦区。

然后视诊口腔和咽部。寻找是否有溃疡、异常肿块和渗出物。注意悬雍垂和软腭、扁桃体、喉或咽是否有肿胀、充血或覆有渗出物。导致咽喉痛的各种情况的典型表现见图62.1~图62.7,需要排除的重要原因见图62.8。

指南

- 腭或其他结构上渗出物的小斑块提示白念珠菌感染(口腔鹅口疮)(图62.2)。
- 双侧扁桃体上覆大块、乳黄色膜提示EBM(图62.3)。
- 弥漫性红肿伴渗出提示GABHS感染(图62.4和图62.5)。

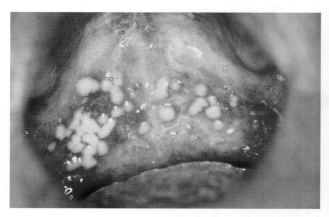

图62.2　一名糖尿病病人因念珠菌感染导致鹅口疮,在上腭、舌背、咽和口腔黏膜上可见黄白色渗出物小斑块
照片由Hugh Newton-John提供

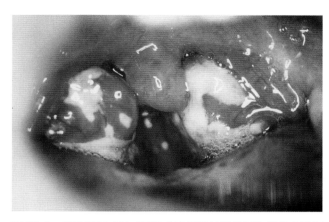

图 62.3　爱泼斯坦-巴尔（EB）病毒所致的单核细胞增多症引起扁桃体炎，表现为扁桃体红肿，伴有乳黄色膜状渗出物，悬雍垂肿胀和软腭瘀斑
照片由 Hugh Newton-John 提供

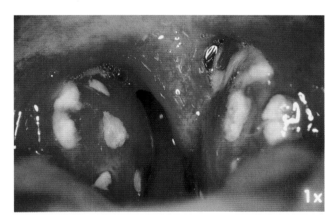

图 62.4　化脓性链球菌引起的急性滤泡性扁桃体炎：扁桃体红肿伴脓疱
照片由 Hugh Newton-John 提供

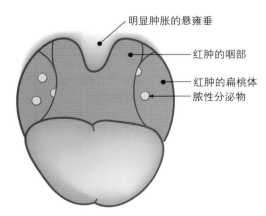

图 62.5　链球菌性扁桃体咽炎：同时累及扁桃体和咽部的重度炎症，伴有明显充血、肿胀和渗出。注意与单纯疱疹和单核细胞增多症相鉴别

辅助检查

辅助检查通常是不要求的，但是可从如下方面选择：

- 咽拭子
- 血红蛋白、血涂片和白细胞计数
- 单核细胞增多试验
- 随机血糖（糖尿病？）
- 可疑病变的活体组织检查

是否做咽拭子检查

咽拭子从受感染的咽喉部分离 GABHS 的有效性达 90%。专业权威们在管理上存在分歧。一部分人建议对所有咽喉痛病人进行咽拭子培养，只有发现 GABHS 时才应用抗生素。另一些人则认为咽拭子培养是不必要的，而是建议根据临床判断进行治疗。咽拭子对临床的帮助不大，因为分离出来的 GABHS 往往代表无症状携带状态[5]。还有一些人建议只对特定的病人进行咽拭子培养[6]。

一般而言，咽拭子培养是不必要的，除非是为了证实化脓性链球菌的存在，特别是在封闭性的机构中，如寄宿学校，或者是怀疑未接种疫苗的人患有白喉。一项研究发现，牙刷中隐藏有 GABHS，所以不应共用牙刷[7]。培养阳性及抗链球菌溶血素 O 滴度升高 4 倍以上是确诊的必要条件。

EBV 所致单核细胞增多症（EBM）筛查

如果扁桃体有渗出，首先考虑 EBM 的可能性是很重要的。如果怀疑 EBM，应行 IgM 抗体检测，而不是一些旧的试验，如传染性单核细胞增多症筛查（Paul-Bunnell test）。

咽喉痛和普通感冒的对症支持治疗

支持措施的轻度改善作用对咽喉痛和普通感冒的治疗是有用的，同时也可以作为一种抵制过度处方抗生素的诱惑的替代治疗。

- 充足的舒缓性液体，包括冰棒。
- 镇痛：成人，可溶性阿司匹林 2 片；儿童，对乙酰氨基酚酏剂或布洛芬。
- 通常推荐使用舒缓性的漱口液（如用于镇痛的可溶性阿司匹林）和休息。
- 非处方药（over the counter，OTC）类的咽喉含片（Strepsils[8]和 lignocaine[9]）和局部苄达明喷雾剂（Difflam[10]）对轻度、暂时性疼痛的减轻作用的证据不足。
- 对于鼻塞，限量使用（3 日）解充血剂偶尔是有帮助的。
- 口服锌剂和维生素 C 对普通感冒症状有一些小益处的证据不足。
- 口服类固醇皮质激素已被证实可降低那些严重疼痛、吞咽困难和流涎病人的疼痛强度和持续时间。应用泼尼松龙（成人 50mg，每日 1 次；儿童 1mg/kg，每日 1 次），1~2 日，或单剂地塞米松（成人 10mg，儿童

0.6mg/kg)[5]。

儿童咽喉痛

儿童急性咽喉痛通常指扁桃体(咽部)的病毒感染,或少数的是细菌感染。细菌感染在 3~13 岁的儿童中比在 3 岁以下的儿童中更常见。

其他原因考虑:

- 龈口炎,特别是原发性单纯疱疹
- 会厌炎
- 喉气管支气管炎(哮吼)
- 喉炎
- 口腔念珠菌病(口腔异味比疼痛更常见)
- 阿弗他溃疡
- 异物
- 鼻后滴漏(如过敏性鼻炎)
- 刺激:环境湿度低、烟雾(如室内烟雾)

老年人咽喉痛

老年人的咽喉痛可能是由病毒感染引起的,但如果不是,处理上就需要给予足够的重视。排除咽癌是很重要的,它可以表现为典型的三联征。

 诊断三联征:吞咽疼痛+牵涉性耳痛+声音嘶哑➜咽癌

带状疱疹可引起口咽病变,但面部通常可见水疱。

口腔金属味伴或不伴咽喉痛均提示白念珠菌感染,因此必须排除糖尿病。

细菌性咽喉痛

🔗 链球菌扁桃体咽炎

链球菌扁桃体咽炎(streptococcal tonsillopharyngitis)可仅累及咽部,症状轻重不一,也可同时累及扁桃体和咽部。3 岁以下或 40 岁以上者少见[11]。

链球菌性咽喉炎指南

四项诊断特征如下;然而,由于病毒感染非常常见,全部四项特征的存在对链球菌的预测值在 50% 左右[5]。

- 全身症状
  - 发热,体温≥38.0℃
  - 中毒症状
- 颈前淋巴结肿大
- 扁桃体肿大渗出
- 无咳嗽

其他症状包括:

- 吞咽困难
- 明显的疼痛,包括说话时的疼痛
- 呼吸时有恶臭

身体检查

- 咽部重度充血、水肿
- 扁桃体肿大,表面有黄色渗出物形成的脓疱(**图 62.4 和图 62.5**)
- 扁桃体淋巴结肿大伴剧烈疼痛

治疗

抗生素治疗适应证[5]:

- 重度扁桃体炎伴有上述 GABHS 特征
- 任何年龄段存在风湿性心脏病
- 猩红热
- 扁桃体周围蜂窝织炎或脓肿(扁桃体周脓肿)
- 来自易感社区(如偏远地区的原住民)、年龄在 2~25 岁的可疑 GABHS 病人,这些病人急性风湿热的背景发病率高

治疗上应该选用青霉素或其他抗生素(**表 62.3**)[5]。

表 62.3 链球菌性咽喉炎的治疗(确诊或可疑)[5]

儿童
青霉素 V 钾 50mg/(kg·d⁻¹),分 2 次口服,连用 10 日(最大剂量 1g/d)
或
如果依从性差,可根据体重使用苄星青霉素,单剂量,肌内注射
或(青霉素过敏者)
阿奇霉素 12mg/kg,最大剂量 500mg/d,每日 1 次,口服,连用 5 日
或
头孢氨苄 25mg/kg,最大剂量 1g,每日 2 次,口服,连用 10 日
成人
青霉素 V 钾 500mg,每 12 小时 1 次,口服,连用 10 日(起始治疗可采用普鲁卡因青霉素单剂量注射)
或(青霉素过敏者)
阿奇霉素 500mg,每日 1 次,口服,连用 5 日
或
头孢氨苄 1g,每日 2 次,连用 10 日
依从性差或口服治疗不耐受的病人:
苄星青霉素,成人单剂量 900mg,肌内注射
严重病人:
普鲁卡因青霉素 1~1.5g,每日 1 次,肌内注射,连用 3~5 日;加青霉素 V 钾(如上),连用 10 日

注:虽然症状和大多数体征会在治疗后 1~2 日内消失,但仍应给予 10 日的足疗程治疗,以提供从鼻咽部根除化脓性链球菌的最佳时机,从而减少复发或风湿热等并发症的发病风险[5]。有些研究提示抗生素治疗 7 日可能就足够了。如果出现非常严重的症状,如吞咽困难,成人可以加用类固醇皮质激素。

抗生素治疗对症状的消退有不同的效果。抗生素治疗不能预防肾小球肾炎,但能预防风湿热[11]。扁桃体炎应避免使用阿莫西林,因为单核细胞增多症会与本病混淆。建议频繁饮水,并服用对乙酰氨基酚止痛。如果症状非常严重,如吞咽受限、流涎,可加用类固醇皮质。

复发性扁桃体炎[5,11]

复发性扁桃体炎在儿童时期很常见,通常是由病毒引起的。复发性扁桃体炎(recurrent tonsillitis)有被过度诊断的倾向。在急性发作期进行咽拭子取样对诊断会有所帮助[12]。只有一年内发作 5 次以上的可疑或确诊的细菌性扁桃体炎病人,才应该使用预防性青霉素治疗。抗生素治疗决策应基于发作的严重程度、误工或误学的时间长短、传染性和对抗生素的反应性。儿童扁桃体切除术只能略微减少随后咽喉痛的次数[13]。

扁桃体周脓肿

扁桃体周脓肿(quinsy)是一种扁桃体周围的脓肿,以扁桃体周围明显肿胀伴扁桃体组织内移为特征(**图 62.6**)。本病通常由 GABHS 或厌氧菌引起,偶可见于金黄色葡萄球菌。典型特征是扁桃体炎伴严重的单侧咽喉痛和高热,继而出现进行性吞咽困难和张口困难。

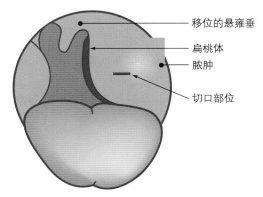

图 62.6　扁桃体周脓肿:可见一个绷紧的红色隆起的肿块,悬雍垂偏移中线;箭头所指为切开引流的部位

治疗

如果有指征,可在医院使用抗生素(如普鲁卡因青霉素肌内注射或克林霉素)并在局部麻醉下行抽吸或引流术。口服青霉素治疗很可能失败。随后可能需要行扁桃体切除术,但并不总是必须的。加用甲硝唑可使抗菌谱覆盖面更宽[5]。

急性会厌炎

在儿童中,急性会厌炎(acute epiglottitis)是一种危及生命的感染。与儿童不同,本病在成人可能会被忽略,成年病人气道通常不会阻塞,临床上表现为严重的咽喉痛、吞咽困难、流涎和颈部疼痛。咽喉部检查可能看起来很正常。然而,本病是一种严重的感染性疾病,需要住院和肠外抗生素(如头孢噻肟)治疗。

白喉

白喉(diphtheria)是由白喉棒状杆菌所致,这种疾病的潜在致命类型总是发生在没有免疫接种的人身上。免疫接种或抗生素的应用可使本病的临床表现不尽相同。

临床特征

- 起病隐袭
- 轻-中度发热
- 轻度的咽喉痛和吞咽困难
- 病人看起来苍白虚弱
- 扁桃体肿大
- 咽部充血水肿
- 假膜(任何颜色但通常为灰绿色)可蔓延到扁桃体以外的咽门、软腭、咽侧壁,向下可达喉(**图 62.7**)

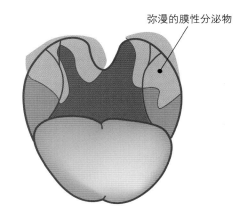

图 62.7　白喉:扁桃体和咽部红肿;一层厚厚的黄绿色渗出物在扁桃体表面形成一层弥漫性的膜

- 颈部淋巴结肿大
- 颈部软组织肿胀:"公牛颈"外观

管理

- 咽拭子
- 抗毒素
- 青霉素或红霉素 500mg,每日 4 次,连用 10 日
- 隔离病人

病毒性咽喉痛

EBV 所致单核细胞增多症(EBM)

咽型 EBM 是一个真正的陷阱,那些年龄在 15~25 岁(发病高峰期)的咽喉痛病人,如果症状约 7 日达到高峰,

则需要考虑本病。请参阅第 18 章。

临床特征

- 咽喉痛
- 前驱期发热、乏力、昏睡
- 厌食症、肌痛
- 鼻音加重
- 皮疹

身体检查

- 腭部瘀斑(非特征性的)
- 扁桃体肥大伴或不伴白色渗出物(看起来像脓性的分泌物,但实际上不是)
- 眶周水肿
- 淋巴结肿大,尤指颈后淋巴结
- 脾大(50%)
- 黄疸 ± 肝大(5%~10%)

皮疹

- 原发性皮疹(5%)
- 继发性皮疹
  氨苄西林、阿莫西林所致(90%~100%)
  青霉素所致(50%)
  注:这些皮疹与青霉素过敏的含义是不同的。

诊断

- 血涂片:异型淋巴细胞
- 白细胞计数:淋巴细胞绝对值升高
- 嗜异性抗体阳性
  或
  单斑试验(Paul-Bunnell 筛查)阳性
  或
- EB 病毒 IgM 抗体阳性(特异性更强)

治疗[5]

对症治疗,如应用对乙酰氨基酚镇痛。注射用类固醇皮质激素仅限于重症病例。

🅑 疱疹性咽峡炎

疱疹性咽峡炎(herpangina)是由柯萨奇病毒引起的少见感染。表现为软腭、悬雍垂和咽喉前部的小疱疹。这些疱疹可破溃形成小溃疡。本病预后良好且可快速自愈。

单纯疱疹性咽炎

在成人中,原发性单纯疱疹感染造成的单纯疱疹性咽炎(herpes simplex pharyngitis)类似于重度的链球菌性咽炎,但溃疡可扩展到扁桃体以外的部位。

其他病毒性咽炎

相较于其他原因所致的咽炎,本病的典型征象较少。典型病例可表现为轻度充血、无渗出,咽后壁有突出的(有时苍白的)淋巴斑(图 62.1)。扁桃体淋巴结通常无肿大或疼痛。这张图片是全科服务中最常遇见的。

念珠菌性咽炎

口腔念珠菌病(candida pharyngitis)的典型表现为腭部、颊部和牙龈黏膜、咽部和舌背乳白色的生长物(图 62.2)。如果刮掉生长物,可见出血性溃疡面。口腔异味(金属味)是其特征,但病人的主诉可能为咽喉痛、舌痛和吞咽困难。

念珠菌性咽炎的原因或诱因考虑如下:

- HIV 感染
- 糖尿病
- 广谱抗生素
- 类固醇皮质激素,包括吸入剂
- 义齿
- 虚弱

管理

- 确定潜在原因
  制霉菌素悬混液(100 000U/ml),漱口并吞咽,每日 4 次
  或
  两性霉素含片 10mg 在口腔中缓慢溶解,每 6 小时 1 次,连用 7~14 日
  或
  咪康唑口服凝胶,每日 4 次

转诊时机

- 儿童急性会厌炎(急诊)
- 难以触及的异物
- 脓肿:扁桃体周围或咽后
- 扁桃体炎的反复发作和腺样体肥大可选择行扁桃体切除术和/或腺样体切除术
- 可疑或确诊的 HIV 感染或白喉
- 治疗无应答的病人
- 有潜在的全身性疾病的病人[12]

扁桃体切除术指南[13]

- 急性扁桃体炎反复发作
- 肥大的扁桃体和/或腺样体导致气道阻塞,包括阻塞

第 62 章 咽喉痛 665

型睡眠呼吸暂停（obstructive sleep apnoea, OSA）

- 慢性扁桃体炎
- 1 次以上的扁桃体周脓肿发作
- 对可疑新生物行活体组织切除术

抗生素治疗主要针对链球菌性咽炎，这通常是基于临床判断的。

临床要领

- 严重的扁桃体炎伴表面覆膜应考虑 EBM。
- 如果成人出现剧烈咽喉痛伴大量渗出，并有中毒症状，应考虑原发性单纯疱疹和链球菌性咽喉炎。
- 留取咽拭子，以便必要时用于鉴定链球菌性咽喉炎、可疑白喉和其他可疑的严重感染，如肺结核。
- 注意可能出现的并发症，如儿童热性惊厥和脓肿形成。
- 不要漏诊咽喉痛一些不常见原因，如癌症（图 62.8）。
- 成人三联征：声音嘶哑、吞咽痛和牵涉性耳痛＝咽癌可能。
- 在急性咽喉痛的管理中，要考虑抗生素的使用是否利大于弊。

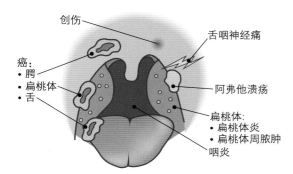

图 62.8 咽喉痛的一般原因：注意排除癌症的重要性

参考文献

1　Cooke G, Valenti L, Glasziou P, Britt H. Common general practice presentations and publication frequency. Aust Fam Physician, 2013 (Jan/Feb); 42(1): 65–8.

2　Office of Population Censuses and Surveys. *Morbidity Statistics from General Practice Studies on Medical and Population Subjects*. No 26. London: HMSO, 1974: 33–40.

3　Cormack J, Marinker M, Morrell D. *A Handbook of Primary Medical Care*. London: Kluwer-Harrap, 1980: 3(25): 1–7.

4　Del Mar CB, Glasziou PO, Spinks AB. *Antibiotics for Sore Throat* (Cochrane review). In: The Cochrane Library, Issue 1. Oxford: Update Software, 2002.

5　Antibiotic [updated 2019]. In: *Therapeutic Guidelines* [digital]. Melbourne: Therapeutic Guidelines Limited; 2019. www.tg.org.au, accessed February 2021.

6　Yung AP et al. *Infectious Diseases: A Clinical Approach*. Melbourne: A Yung, 2001: 66–74.

7　Brook I, Gober AE. Persistence of group A β-hemolytic streptococci in toothbrushes and removable orthodontic appliances following treatment of pharyngotonsillitis. Arch Otolaryngol Head Neck Surg, 1998; 124: 993–5.

8　Weckmann G et al. Efficacy of AMC/DBCA lozenges for sore throat: a systemic review and meta-analysis [4 Sept 2017]. Int J Clin Prac, October 2017; 71(10): e13002.

9　Wonnemann M et al. Lidocaine 8 mg sore throat lozenges in the treatment of acute pharyngitis. A new therapeutic option investigated in comparison to placebo treatment. Arzneimittelforschung, 2007; 57(11): 689–97.

10　Cingi C et al. Effects of chlorhexidine/benzydamine mouth spray on pain and quality of life in acute viral pharyngitis: a prospective, randomized, double-blind, placebo-controlled, multicenter study. Ear Nose Throat J, 2010, Nov; 89(11): 546–9.

11　Cooper RJ et al. Principles of appropriate antibiotic use for acute pharyngitis in adults. Ann Intern Med, 2001; 134: 509–17.

12　Buckley N (Chair). *Australian Medicines Handbook*. Adelaide: Australian Medicines Handbook Pty Ltd. 2018: 427–8.

13　Burton MJ, Glasziou PP. Tonsillectomy or adeno-tonsillectomy versus non-surgical treatment for chronic/recurrent acute tonsillitis. Cochrane Database Syst Rev, 2009; Issue 1: Art No. CD001802.

62

第63章 劳累/疲劳

慢性疲劳综合征不是劳累：感到劳累与"疲劳"是不一样的。疲劳是四肢沉重，不能去想或不能去动的感觉，肌肉和关节疼痛、恶心等。请理解两者之间的区别。

慢性疲劳综合征的病人告诉作者,1995 年 1 月

劳累（本意是"想休息"）或疲劳，来源于拉丁语"fatigare"——疲倦，不是一种疾病诊断，而是一种生病的症状：它可能作为一种主诉症状，或是伴随症状。劳累（tiredness）也可称为疲惫不堪、昏昏欲睡、精力不足、无精打采和精疲力竭等。这是一种常见且难以描述的症状，通常用缩略词 TATT（tired all the time，总是累）来形容。劳累的症状很可能"隐藏"在人们要求滋补或健康检查的背后[1]。

劳累是很多严重和不常见疾病（包括恶性疾病）的症状。全科医生面临的挑战，是在不使用过度铺张的辅助检查的情况下，对这些疾病快速地作出诊断。

关键事实和要点

- 劳累最常见的原因是心理困扰，包括焦虑状态、抑郁，以及心理问题躯体化表现的障碍。其在 20~40 岁时达到顶峰。
- 澳大利亚的一项研究表明，疲劳主诉占全科就诊人次的 1.4%[2]。
- 希基（Hickie）等人的一项在 4 个澳大利亚新南威尔士州（NSW）全科诊所进行的调查研究表明[3]，全科诊所的成人病人中 25% 有长期疲劳，其中 70% 有心理困扰。
- 在杰瑞特（Jerrett）的研究中[4]，约 62.3% 昏昏欲睡的病人没有发现器质性原因；而所有人都有的因素是睡眠紊乱和生活存在压力。他们中的许多人被发现有心理问题或精神疾病，包括抑郁、焦虑状态或丧亲之痛。
- 白天劳累的一个重要原因是睡眠障碍，如阻塞型睡眠呼吸暂停，这是睡眠期间周期性换气不足导致的。在所有年龄组的普通人群中，2% 的人患有此病，而在中年男性中，患病率约 10%[4]，肥胖和打鼾是其标志性特征（见第 60 章）。
- 需要考虑可能造成长期疲劳的潜在疾病，包括内分泌和代谢疾病、恶性肿瘤、慢性感染、自身免疫性疾病、原发性精神障碍、神经肌肉疾病、贫血、药物和心血管疾病。
- 长期或慢性劳累的临床特征是能力下降性疲劳，通常持续 2 周以上，伴随非恢复性睡眠、头痛和一系列其他肌肉骨骼和神经精神症状[3]。
- 社会人口相关因素包括并存的心理压力、女性、较低的社会经济地位，以及较少的累计受教育年数[3]。
- 慢性疲劳综合征（chronic fatigue syndrome, CFS）定义为虚弱性疲劳，其持续或反复发作超过 6 个月，活动水平显著降低至少 50%，并且找不到其他原因。

劳累的原因

分析症状并作出诊断需要较高的技巧，因为劳累可能是严重身体疾病最先出现的微妙表现；或者更经常的情况是，代表了病人处理日常生活问题的困难性。慢性劳累或疲劳，是许多人"高压"生活方式中的一个特征。

必须仔细考虑鉴别，是因过度体力活动导致的生理性劳累，还是心理性劳累。此外，在诊断心理性劳累之前，必须先排除病理性或器质性原因。

慢性劳累的原因总结见**表 63.1**。

诊断方法

诊断策略模型归纳在**表 63.2**。

概率诊断

应该考虑的最可能诊断如下：

- 紧张、压力和焦虑
- 抑郁
- 不适当的生活方式和心理社会因素
- 病毒感染或病毒感染后
- 睡眠相关障碍

研究表明，超过 50%（在某些情况下高达 80%）的疲劳病例均具有心理性原因[3]。过度工作是疲劳的常见原因，这对绝大多数人来说通常是如此，但对病人来说却总是并非如此。对睡眠相关疾病的现代研究已揭示了导致过度疲劳的一些重要原因。

不能遗漏的严重疾病

如贫血、恶性疾病和亚急性或慢性感染（如肝炎、细菌性心内膜炎和结核病）等许多严重疾病，在疾病初始阶段可为"隐匿"或遮掩的，或没有表现出来。神经肌肉疾病（如重症肌无力和多发性硬化症）、结缔组织疾病，以及 HIV 感染等，也需要考虑。

表 63.1　慢性劳累/疲劳的原因

心因性/非器质性

精神病学障碍

- 焦虑状态
- 抑郁/心境恶劣
- 其他原发障碍
- 丧亲之痛
- 心理问题躯体化表现障碍

生活方式因素

- 工作狂倾向和"倦怠"
- 缺乏锻炼/久坐不动的生活方式
- 精神压力和情感诉求
- 暴露于刺激物(如一氧化碳、"铅"、烟雾)
- 不当节食
- 肥胖
- 睡眠剥夺

器质性

充血性心力衰竭

贫血

恶性肿瘤

HIV 感染/艾滋病

亚急性和慢性感染(如肝炎、疟疾)

各种内分泌疾病:尤其是甲状腺疾病(功能亢进或减退症)、艾迪生病、糖尿病

营养不良

肾衰竭

肝脏疾病:慢性肝衰竭、慢性活动性肝炎

呼吸系统疾病[如哮喘、慢性阻塞性肺疾病(COPD)]

神经肌肉病[如多发性硬化病(MS)、重症肌无力、帕金森病]

代谢障碍(如低钾血症、低镁血症)

药物毒性、成瘾或副作用(表 63.3)

自身免疫性疾病

睡眠相关性障碍

感染后疲劳综合征(如流行性感冒、单核细胞增多症、新型冠状病毒肺炎)

原因不明

纤维肌痛

慢性疲劳综合征

心理问题躯体化表现障碍

肠易激综合征

陷阱

　　劳累症状充满了陷阱。常见的陷阱包括抑郁和其他精神神经障碍,以及早期充血性心力衰竭。药物摄入也是一个非常常见的陷阱,无论是通过自我给药(包括酒精),还是医源性用药。

　　值得记住的一点是,劳累是许多妊娠女性的常见特征,尤其是在妊娠早期阶段没有采集到月经史的改变时,或年轻单身女性试图隐瞒妊娠的时候。劳累也是绝经期综合征的一种临床表现,不应被误诊。劳累的两个典型原

表 63.2　劳累/慢性疲劳:诊断策略模型

概率诊断

压力和焦虑

抑郁

不适当的生活方式和心理社会因素

病毒感染/病毒感染后

睡眠相关障碍(如呼吸睡眠暂停)

不能遗漏的严重疾病

血管性

- 心律失常
- 心肌病
- 早期充血性心力衰竭(CCF)

感染

- 隐性脓肿
- HIV 感染/艾滋病(AIDS)
- 乙型和丙型肝炎
- 其他

肿瘤,任何恶性肿瘤

其他

- 贫血
- 血色素沉着病

陷阱(经常遗漏的)

"遮掩的"抑郁

腹腔疾病

慢性感染(如莱姆病)

早期充血性心力衰竭(CCF)

纤维肌痛

体质欠佳

药物因素:酒精、处方药、戒断反应

绝经期综合征

妊娠

神经系统疾病

- 颅脑损伤后
- 脑血管意外(CVA)
- 帕金森病

肾衰竭

代谢障碍(如低钾血症、低镁血症)

化学暴露(如职业性)

罕见病

- 甲状旁腺功能亢进症
- 艾迪生病(见第 14 章)
- 库欣综合征
- 嗜睡
- 多发性硬化
- 自身免疫性疾病

七个戴面具问题的清单

抑郁

糖尿病

药物

贫血

甲状腺疾病(其他内分泌疾病)

脊柱功能障碍

尿路感染(UTI)

病人是否试图告诉我什么?

极有可能。

63

因分别是血色病和乳糜泻。

尽管有着令人印象深刻的可能性列表,全科医生也应该避免因为错误地相信只有通过已知检测或转诊才能排除诊断而落入"检查一切"的陷阱。

七个戴面具问题的清单

清单中所有重要的健康问题均能引起劳累,尤其是抑郁、糖尿病、药物、贫血和尿路感染。甲状腺疾病肯定会导致劳累。造成疲劳的药物见**表 63.3**。

表 63.3　可导致劳累的药物

酒精
镇痛药
抗生素
抗惊厥药
抗精神病药
抗抑郁药
止吐药
抗组胺药
降压药,如 β 受体阻滞剂
抗焦虑药
皮质激素类药
地高辛
麦角生物碱类药
激素(如口服避孕药)
催眠药
尼古丁
非甾体抗炎药
维生素 A、维生素 D(早期中毒症状)

注:大多数药物都有可能引起劳累。

应该考虑到撤药反应,尤其是违禁药,如苯丙胺、可卡因和海洛因。

心因考虑

劳累可以是代表"门票"的症状:压力大的、焦虑的或者抑郁的病人,会以劳累为理由就诊求助。任何主要的精神疾病均可表现为劳累。

劳累的红旗征(附示例)

- 不明原因的体重降低(恶性肿瘤、HIV、糖尿病、甲状腺功能亢进)
- 老年人近期发病(恶性肿瘤、贫血、心律失常、糖尿病、肾衰竭)
- 持续发热或淋巴结病(HIV、隐匿性脓肿、既往感染)
- 呼吸困难(心力衰竭、心律失常、贫血、COPD)
- 近期发病或进展(自身免疫性疾病、恶性肿瘤、腹腔疾病、MS、血色病、帕金森病)
- 抑郁症状
- 药物和酒精滥用

临床方法——关键病史

诊断和管理疲劳的关键是仔细记录病史,通常在第二次就诊时跟进。敷衍的采集病史既有错失重要病因的风险,又有使用散乱的方式进行过度检查导致"死胡同"的风险。

以下为病人没有主动提供但必须要询问的信息:

- 睡眠模式(病人会经常说他们睡得还不错,不过经询问会发现,他们实际上有入睡困难,或睡眠中途醒来再入睡困难,或两者兼而有之,伴或不伴早醒)。最有意义的是与病人的共眠者谈话,能了解病人的睡眠紊乱情况
- 体重波动
- 精力-工作-应对能力
- 性活动/性问题
- 自杀想法
- 用药史:非处方药物(如溴化物、兴奋剂、止痛药、酒精、香烟或其他药物);尤其是医生、药剂师、护士、制酒工人、卡车司机等药物成瘾倾向人群组
- 恐惧(包括惊恐症状、疑病症)
- 诱发因素(超过 50% 的抑郁病人存在)
  - 产后
  - 术后
  - 慢性躯体疾病
  - 丧亲之痛
  - 疼痛(慢性疼痛)
  - 退休
  - 用药
  - 创伤后(如机动车事故)
  - 病毒感染后,特别是肝炎、单核细胞增多症、流行性感冒、新型冠状病毒肺炎
- 工作经历,判断病人是否是工作狂;询问工作中有无受到欺凌等
- 饮食史,确定病人的饮食模式,包括盲目跟从的节食,或不按时吃饭等
- 心理障碍史,压力、焦虑、恐惧、抑郁等
- 月经史和绝经期综合征相关的症状
- 最后结束语:"你还有什么想告诉我的吗?""你对疲劳还有什么要解释的吗?"
- 自我思考:"这个病人是否存在抑郁?"

身体检查——主要特征

- 一般检查关注病人的面部特征、皮肤外观和颜色、色素沉着、结膜
- 生命体征
- 人体测量

- 心肺情况
- 腹部查体,重点关注肝脏有无肿大、腹股沟和淋巴结有无异常
- 尿液分析

关键性辅助检查(筛查)指南[5]

在向全科医生报告不明原因劳累的群体中,只有 4% 有明显的异常病理结果[5]。对每一个出现不明原因劳累的人进行"全面"调查会导致大量阳性检测结果,其中大部分是假阳性。这可能会导致浪费时间、精力、费用和可能有弊的侵入性检查,并会分散合理管理计划的注意力。

大多数非紧急的表现得益于一些简单的初步检查和一次或多次长期进一步咨询。如果任何类型的诊断变得更有可能,可以要求进一步的检查。

初步检查可包括:
- 诊室内测试:手指针刺葡萄糖试验、尿液测验片
- 全血细胞计数
- 血电解质、肌酐
- 肝功能检测
- 铁蛋白
- 促甲状腺激素(TSH)
  进一步检查,如有说明(非全面列表):
- 钙离子、镁离子
- ESR/CRP(证据强度因其实用性的不同而有所不同)
- 谷蛋白敏感性筛查血液测试
- 便潜血
- 胸部 X 线检查

还需要根据临床特征考虑其他需要排除的因素,如慢性感染和 HIV 筛查、自身免疫性疾病、肿瘤标志物和睡眠监测。

只有最基本的辅助检查均为正常时,或仅仅有肝功能异常或血细胞分型(异型淋巴细胞)轻微异常时才可诊断为慢性疲劳综合征。

儿童疲劳

儿童疲劳是由一系列可预知的情况引起,如生理因素(运动过度、睡眠不足、饮食不当)、感染、过敏(包括哮喘)、药物、抑郁和其他各种疾病。

超重的儿童常比正常体重的儿童更容易疲劳[6]。任何细菌、病毒或其他感染都可能与劳累相关。慢性 EB 病毒感染导致的反复发热、咽炎、不适和腺病,是青少年疲劳的重要原因,表现为慢性疲劳,常被误认为恶性肿瘤[6]。当扁桃体-腺样体肥大到一定程度会影响气体交换,尤其是在睡眠期间。打鼾可以是一个特征,加上清醒后仍感到劳累和无精打采。

劳累是青少年抑郁的一个特征表现,是一个容易被忽视的严重问题。

老年人疲劳

老年人往往比年轻人更易感到劳累,恢复也更慢、更不彻底。老年人的睡眠较浅且时间更短,所以他们醒来时很少会感到神清气爽,甚至有时感到烦躁。

情感受挫也会导致疲劳。当一个人很难得到满足时,往往更容易感到劳累,直到有新的刺激事物出现。随着年龄增长,老年人获得满意体验的可能性越来越小,更容易出现疲倦或疲劳。

然而,在一个之前身体状况良好的老年人身上出现明显的劳累,增加了一些潜在疾病的可能性。

参见红旗征要点。

🦴 丧亲之痛

出现丧亲之痛(bereavement)的反应,对于所有年龄段的人来说都是很常见的,但在老年人群中更为多见,如丧偶或丧子(幼子或中年)。悲痛初期会出现明显的疲劳,它可能在面对强烈情感应激时的一种保护机制。随着时间推移,通常在 6~12 个月,到达一个补偿阶段后,随着悲痛的冲突得到解决,疲劳逐渐消退,病人恢复日常活动。弗洛伊德指出了哀丧之痛的复杂性,即丧亲的人们逐渐适应失去爱人。也有一种情况是各种症状持续存在,包括持续性疲劳,被视为异常悲痛反应。造成此反应的原因有:

- 意外死亡
- 高度依赖死者
- 负罪感,尤其是在爱/恨关系中
  全科医学研究表明,在丧夫后的前 6 个月,丧夫者因精神症状去看家庭医生的次数是一般人群的 3 倍,因非精神症状就医的次数也增加近 50%。

全科医生的角色

观察丧亲者是否有抑郁、药物依赖(尤其是酒精)和自杀倾向非常重要。如能预期死亡,家庭医生则应尽可能地在丧亲前进行管理。提供支持性治疗和长期心理辅导是非常重要的。

一般相关疾病

🦴 倦怠

定义

倦怠(burnout)是最近在世界卫生组织 ICD-11 中正式确认的一种临床症候群[7],包含三个部分:

- 情感耗竭
- 消极的情绪,对工作的愤世嫉俗
- 职业效能降低

与压力所致的抑郁类似,但倦怠者情绪低落只是暂时的,并常与工作相关。倦怠是对慢性职业压力的一种长期反应。

当一个人自称感觉"倦怠",可能意味很多含义并包括一系列心因性症状,如精疲力竭、无所事事和愤世嫉俗、偏执、超然、易怒、急躁、抑郁和心身症状(头痛和疲倦不适)。重要的是要仔细明确问题的本质。

在工作中,他们是否过度扩张、脱离和无效?或者他们是否有潜在的精神神经障碍,如轻躁、焦虑状态或抑郁,或人格障碍?

倾向于发生倦怠的职业是医生和其他卫生专业人员、音乐家、作家、教师、运动员、工程师、紧急服务人员、军人、记者和高科技人才等。

管理包括适当的咨询,如正念和整体方法,目的在于帮助人们找出工作和生活压力源,并设定实际可行的个人目标和建立良好的支持机制。可能有一个地方可以帮助倡导工作场所的变化,或者支持他们意识到当前的工作不适合他们。

63 ❂ 慢性疲劳综合征

慢性疲劳综合征(chronic fatigue syndrome,CFS)是引起深度、持续性劳累的复杂综合征,又称为肌痛性脑脊髓炎、慢性神经肌肉病毒综合征[8]、病毒感染后疲劳综合征、慢性EB病毒综合征、病毒性疲劳状态、流行性神经肌无力、神经衰弱、冰岛病、Royal free病和Tapanui病。CFS不能与传染性单核细胞增多症、肝炎或流感等病毒感染疾病引起的劳累和抑郁相混淆。这些病毒感染后的疲劳很常见,但在6个月左右就会消失。

CFS的典型特征(图63.1)[8]:

- 极度耗竭(用最少的体力)
- 头痛或头晕
- 肌肉和腿部疼痛
- 注意力和记忆力下降
- 嗜睡或其他睡眠紊乱
- 清醒时感觉疲劳
- 情绪不稳定/焦虑
- 抑郁型疾病,情绪波动
- 关节痛(无关节肿胀)
- 咽喉痛
- 自觉发热(体温正常)
- 呼吸急促
- 淋巴结肿痛
- 通常出现在20~40岁之间

流行病学调查提示,CFS与柯萨奇B组病毒感染有

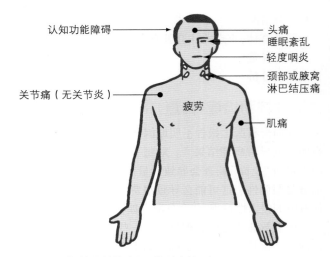

图 63.1　慢性疲劳综合征:典型症状

关。一些权威学者认为是一种慢性病毒感染[9]。

大约2/3的病人都有病毒性疾病史。然而,没有任何一种病毒始终与该综合征的发生有关,该综合征是在一系列病毒性和非病毒性传染病之后发生的。伴细胞因子(如干扰素)慢性过度分泌的免疫系统功能紊乱可能是一种发病机制。

每个全科医生可能都会遇到这类病人,并且这种综合征时不时在孤立的疾病中被观察到。希基(Hickie)等人[3]发现,只有0.3%的长期疲劳病人被全科医生诊断为CFS。与非部署军事人员相比,海湾战争退伍军人CFS发病率是未部署军事人员的10倍[10]。

毫无疑问,这些病人确实患有CFS。临床医生面临的一个主要问题是,缺少对这种疾病的诊断性检查,所以仍然是一种基于正常常规检查后的临床诊断。

CFS诊断标准已颁布[11](表63.4),该标准强调临床症状和症状的长期性(>6个月),另外还需通过病史、身体检查和实验室检查排除其他诊断。

身体检查和辅助检查

除轻度咽部感染、颈部淋巴结肿大或局部肌肉压痛外,身体检查正常。

辅助检查应针对排除该病人可能的诊断,如慢性感染、自身免疫性疾病、内分泌和代谢疾病、原发性神经肌肉疾病、恶性肿瘤和原发性精神障碍。

最后,最为困难但也需要考虑的是鉴别诊断,还有是否需要精神科转诊。

管理

CFS病人经常是痛苦的和不愉快的,类似于同纤维肌痛病人(见第27章)。他们需要较多的理解和支持,建立多学科干预。症状持续大约2.5年。

管理策略包括[8]:

表 63.4　慢性疲劳综合征的诊断标准[11]

疲劳

临床评定的,不能解释的,持续或反复发作的超过 6 个月及以上的疲劳

- 是新发的或明确的发病
- 不是持续劳累所致
- 休息后不能缓解
- 导致工作、教育、社会或个人活动水平较前有明显下降

和

其他症状

下列伴随症状不少于 4 个,于疲劳后出现,持续时间 6 个月及以上

- 短期记忆力或注意力受损
- 咽痛
- 颈部或腋下淋巴结疼痛
- 肌肉痛
- 非炎症性多关节疼痛
- 新类型、发作形式或严重程度的头痛
- 睡眠后体力不能恢复
- 运动后不适持续时间超过 24 小时

- 识别 CFS:对病人解释这一疾病的真实性,但原因不明,而且检查结果可能正常
- 向病人解释,这种疾病通常有自限性,无远期并发症,疾病进展缓慢;且大多数病人可恢复健康,缓解其担忧
- 提供持续的心理支持
- 定期复查,重新评估诊断(至少每 4 个月一次)
- 避免告诉病人他们很沮丧
- 对症治疗:缓解疼痛;如果有明显抑郁可考虑使用抗抑郁药
- 提供咨询以及帮助小组
- 提供一个可实现的、有规律的、分级的锻炼计划,以显示功能性工作能力的提高[12]
- 促进睡眠保健和最佳健康饮食
- 减少相关压力因素(规划现实生活方式)
- 如有需要,精神科转诊
- 请病人记录运动/压力和症状严重程度
- 避免长途旅行,病人不耐受

认知行为疗法可能对部分人有帮助,例如做放松治疗、冥想、压力管理和心理治疗。

治疗重点应放在照顾上,而不是治疗,直到一个具体的循证干预措施出现。

一项系统回顾研究发现,通过有经验的治疗师进行认知行为疗法和锻炼是有益的。虽然通过 CBT 治愈的病人数量不多,但治疗效果是显著的[13]。没有足够的数据或证据支持可使用抗抑郁药物、类固醇皮质激素、补充疗法和膳食补充维生素 B_{12}、维生素 C 以及辅酶 Q[5]。长时间休息和免疫疗法并非有益[14]。

纤维肌痛

纤维肌痛(fibromyalgia)综合征(见第 27 章)在临床上与 CFS 相似。尽管都有劳累和睡眠障碍的特征,但前者的骨骼肌肉疼痛更为突出。根据施文克(Schwenk)的研究[15],5% 的美国人口患有纤维肌痛(基于诸多疾病流行率研究,谨慎对待此数据),高峰年龄在 35 岁(范围在 20~60 岁之间),男女比例为 10∶1。其管理与 CFS 相似,但预后较差。

临床要领

- 始终考虑潜在的心理困扰,尤其是抑郁障碍
- 不要忽视睡眠障碍
- 相信病人的症状
- 询问病人认为什么是可能导致劳累的原因
- 作出 CFS 的诊断时要谨慎
- 将调查限制在那些可能更有意义、治疗和缓解担忧方面。
- 对劳累病人的一个实用方法是采取全面病史采集和检查,考虑在没有红旗征的情况下进行一段时间的观察等待,并在作出决定后明智地使用检查。

63

参考文献

1 Marinker M, Watter CAH. The patient complaining of tiredness. In: Cormack J, Marinker M, Morrell D, eds. *Practice*. London: Kluwer Medical, 1982: Section 3.1.

2 Britt H et al. General practice activity in Australia 2011–12. General Practice Series no. 31. Sydney: Sydney University Press, 2012.

3 Hickie IB et al. Sociodemographic and psychiatric correlates of fatigue in selected primary care settings. Med J Aust, 1996; 164: 585–8.

4 Jerrett WA. Lethargy in general practice. Practitioner, 1981; 225: 731–7.

5 Fatigue: diagnostic process. In: *Therapeutic Guidelines* [digital]. Melbourne: Therapeutic Guidelines Limited. www.tg.org.au, accessed March 2021.

6 Tennessen WW. *Signs and Symptoms in Paediatrics*. Philadelphia: Lippincott, 1988: 37–40.

7 Kirsh D. Burnout is now an official medical condition. 28 May 2019. Daily life blog. The American Institute of Stress. Availlable from: https://www.stress.org/burnout-is-now-an-official-medical-condition, accessed March 2021.

8 Loblay R, Stewart G (Convenors). Chronic fatigue syndrome: clinical practice guidelines 2002. RACGP/Med J Aust, 2002; 176 (Suppl.).

9 Gaebel W et al. Mental and behavioural disorders in the ICD-11: concepts, methodologies and current status. Psychiatr Pol, 2017; 51(2): 169–95.

10 West CP et al. Intervention to prevent and reduce physician burnout: a systematic review and meta-analysis. Lancet, 2016; 388(10057): 2272–81.

11 Fukuda K et al. The chronic fatigue syndrome: a comprehensive approach to its definition and study. International Chronic Fatigue Syndrome Study Group. Ann

Intern Med, 1994; 121: 953–9.

12 Larun L et al. Exercise therapy for chronic fatigue syndrome. Cochrane Database Syst Rev, 2015 (10 Feb); 2: CD003200.

13 Papadakis MA, McPhee SJ. *Current Medical Diagnoses and Treatment* (56th edn). New York: McGraw-Hill Education, 2017: 37–9.

14 Barton S. Chronic fatigue syndrome. In: *Clinical Evidence.* London: BMJ Publishing Group, 2001: 729–33.

15 Schwenk TL. Fibromyalgia and chronic fatigue syndrome: solving diagnostic and therapeutic dilemmas. Modern Medicine (US), 1992; 60: 50–60.

63

无论哪种疾病，如果睡眠很困难，那就是致命的症状。不过如果睡眠不错，那就不是致命的问题。

希波克拉底（译者注：公元前 460—公元前 370 年，古希腊人，医生，被誉为"医学之父"）

觉醒的状态是由中央网状结构的功能决定的，它从脑干延伸到丘脑。当这个中枢结构发生代谢异常或侵袭性病变而被压迫时，就会发生昏迷。昏迷也可由大脑皮质损伤引起[1]。

"昏迷"这个词来源于希腊语"koma"，意思是深度睡眠，不过深度意识丧失的病人并非等于深度睡眠状态。因此昏迷，通常被定义为无法唤醒的或无反应的，最好的定义是"自我意识缺乏"[2]。

各种意识程度总结于表 64.1。意识有各种程度，包括清醒状态下能意识到自己和环境的状态[3]，到无应答的昏迷状态。在临床实践中，比较恰当的是用一句话来描述病人的实际状态，而不是用这些宽泛的术语词汇。

关键事实和要点

- 任何昏迷的病人，尤其是病史不明的病人，都应考虑低血糖症或阿片类药物过量。
- 如果一个人神志不清且发绀，应考虑上呼吸道阻塞，除非有证据证明是其他问题。
- 在全科医学中遇到意识丧失的最常见原因，是反射性晕厥，特别是直立性低血压、脑震荡和脑血管意外（CVA）。主要原因见表 64.2，脑部病变可考虑为幕上或者幕下病变。
- 在取得所有有关详细资料前，不要让昏迷病人的陪同人离开。
- 记录昏迷的程度作为基线水平，以确定病情是改善或恶化。

紧急关注

对无意识病人的最初接触，无疑是突然的和戏剧性的，需要在几秒到几分内就立即采取行动。最主要的目标是保持病人的生存状态，直到确定原因和采取可能的补救措施[3]。

病史

病史可以从亲属、朋友、目击人、救护人员或其他人那里获得。发现失去意识的人的当时场景是重要的。应该寻找能证明糖尿病或癫痫等疾病的标示牌或卡片。是

表 64.1　意识的五个程度

意识程度	临床特征	简化分类
1. 清醒	有意识且清醒	清醒
2. 意识模糊	意识和清醒度降低 "酒精效应" 混淆 嗜睡	混淆
3. 昏睡	无意识 深睡眠样状态 强烈刺激可唤醒	对晃动和呼喊有反应
4. 轻度昏迷	无意识（更深度） 仅对疼痛刺激有反应（胸骨关节摩擦）但不能唤醒	对疼痛有反应
5. 昏迷	深度无意识 无法唤醒和无反应	无反应的昏迷

否有已知的高血压、心脏病、呼吸系统疾病、精神疾病或者药物过量？

需要考虑的疑问[4]

- 病人有糖尿病吗？
  - 他们用胰岛素吗？
  - 他们近期有感染吗？
  - 他们最近是否减少了食物摄入量（低血糖）？
- 有可能是药物过量吗？ 他们是否
  - 近期遭受压力或个人的"灾祸"？
  - 近期患有抑郁或自残？
  - 服用过中枢作用处方药物？
- 可能使用阿片类药物吗？
  - 目前的情况是否异常？
- 有癫痫的可能吗？
  - 病人发作时有排尿或大便吗？
  - 观察到四肢抽搐了吗？
  - 是否有舌咬伤？
- 头部可能受伤吗？ 他们是否
  - 主诉过头痛？
  - 最近发生过意外事故吗？

表 64.2　意识丧失的主要原因

阵发性原因——黑矇

癫痫

直立不耐受和晕厥

跌落发作

心律失常(阿-斯综合征)

椎基底动脉供血不足

心因性障碍(包括过度换气)

屏气(儿童)

静默的心肌梗死

缺氧

昏迷(COMA 可以是一个助记词,提示导致无意识的四类主要原因[1])

C=CO_2 麻醉:呼吸衰竭,缺氧

O=药物过量

- 酒精
- 阿片类药物
- 镇静药和抗抑郁药
- 一氧化碳
- 镇痛药
- 其他

M=代谢

- 糖尿病
  - 低血糖症
  - 酮症酸中毒
- 甲状腺功能减退
- 垂体功能减退
- 肝衰竭
- 艾迪生病
- 肾衰竭(尿毒症)
- 其他

A=卒中

- 脑出血
- 血肿:硬膜下或硬膜外
- 颅脑损伤
- 脑肿瘤
- 脑脓肿

幕下(颅后窝):

- 上述问题造成的高压
- 小脑肿瘤
- 脑干梗死/出血
- 韦尼克脑病

脑膜刺激征(颈部僵硬):

- 蛛网膜下腔出血
- 脑膜炎

其他

- 脑炎
- 暴发性感染,如败血症

创伤

- 有卒中或蛛网膜下腔出血吗? 病人是否
  - 有高血压病史吗?
  - 最近有过严重头痛吗?
  - 主诉过四肢无力吗?

身体检查

需要评估的一般特征:

- 呼吸模式
  - 潮式呼吸:周期性呼吸=脑功能障碍
  - 共济失调呼吸:浅层不规则呼吸=脑干病变
  - 库斯摩尔(Kussmaul)呼吸:深且快速过度通气=代谢性酸中毒
- 呼吸气味:可能是酒精、糖尿病、尿毒症和肝性脑病的典型特征
- 意识水平:昏迷程度(表 64.1);格拉斯哥昏迷评分量表(表 64.3)和 AVPU 量表(表 64.4)经常被用作意识状态的指南(译者注:AVPU 中,Alert——清醒,Verbal——对语言刺激的反应,Pain——对疼痛刺激的反应,Unresponsive——对刺激无反应)

表 64.3　格拉斯哥昏迷评分量表

项目	评分/分
眼开合情况(E)	
自主睁开	4
言语命令睁开	3
疼痛刺激睁开	2
没有反应	1
语言反应(V)	
可定向和可交谈	5
定向障碍和可交谈	4
词不达意	3
无法理解的声音	2
没有反应	1
运动反应(M)	
遵循口头指令	6
对疼痛刺激有反应	5
局部的疼痛	4
从疼痛刺激中退缩	3
异常的屈曲状态	2
伸肌的反应	1
没有反应	
昏迷得分=E+V+M	
最低 3 分	
最高 15 分	
如果累计分为 8~10 分:注意一监测气道	

表 64.4　AVPU 量表

清醒	这个人是清醒的
言语	这个人对言语刺激有反应
疼痛	这个人对疼痛刺激有反应
无意识	这个人对任何刺激都没有反应

- 皮肤特征：寻找注射部位（静脉注射毒品的使用、糖尿病）和蛇咬痕的证据，颜色（发绀、紫癜、黄疸、皮疹、色素沉着）和纹理
- 循环
- 脉搏血氧测量
- 体温：如果体温升高，考虑感染，如脑膜炎和高热；如果体温低，考虑体温过低（如甲状腺功能减退）
- 脱水：脱水可能是某些疾病的表现，如感染引起的高烧、尿毒症、高血糖昏迷

头部和颈部的身体检查[3-4]

考虑以下方面：
- 面部不对称
- 颅骨和颈部：触诊有无外伤和颈部僵硬
- 眼，瞳孔和眼底：对服用阿片类药物过量的病人应观察瞳孔有无缩小
- 舌头
- 鼻孔和耳
- 颅骨杂音听诊

四肢的身体检查

考虑：
- 注射的痕迹（静脉注射毒品的使用、糖尿病）
- 通过提升和下拉来检查肢体的张力（如发生早期偏瘫则行为迟缓）
- 肢体对疼痛刺激的反应
- 反射：肌腱反射和跖反射

一般身体检查

应该包括对脉搏和血压的评估。

尿液检查

为了获得尿液，可能需要导尿。检查尿液中的蛋白质、糖和酮体。

身体检查及措施，见**表 64.5**。

表 64.5　身体检查及措施

身体检查	措施
这个人有呼吸吗？	如果没有，清理气道和辅助通气。
注意胸壁运动。	必要时进行心肺复苏。
检查脉搏和瞳孔。	考虑纳洛酮。
有外伤的证据吗？	考虑硬膜外血肿。
这个人是低血糖症吗？有糖尿病的证据	获取血糖仪估计血糖。
立刻消除可逆性原因后，生命功能是否恢复？	放置于昏迷位置。

诊断歇斯底里的"无意识"病人

急诊医学中最令人困惑的问题之一，是如何诊断由转换反应（歇斯底里）造成的无意识病人。这些病人确实有症状（这与假装病人不同），并抵抗大多数正常的刺激，包括疼痛的刺激。

方法

- 撑住病人的眼，或用手指撑开病人眼，注意病人对光线的反应。
- 在病人眼前放一面镜子，仔细观察瞳孔的反应。当病人注视自己的影像时，瞳孔应该收缩。

辅助检查

根据临床评估选择适宜的辅助检查，可考虑以下检查项目。

- 血液检查
  - 所有的病人：血糖
      尿素和电解质
  - 选定的病人：全血细胞计数
      血气
      肝功能检测
      血液酒精含量
      血清皮质醇
      甲状腺功能检测
      血清地高辛
- 脉搏血氧测量
- 尿液检测
  - 通过导尿获得尿液标本
  - 检查葡萄糖和白蛋白
  - 保存标本用于药物/毒素筛查
- 胃内容物：吸取胃内容物用作分析
- 放射学：可以选择头部 CT 或 MRI 扫描（如果有的话）。如果无法做 CT 或 MRI，颅脑 X 线检查可能会有帮助。
- 脑脊液：对颈部僵硬有必要腰椎穿刺，但对昏迷病人是有风险的。需要进行初步的 CT 扫描寻找小脑的圆锥。如果界限清楚，行腰椎穿刺应该是安全的，并将有助于诊断蛛网膜下腔出血和脑膜炎。
- 脑电图
- 心电图：发现 QT 间期延长等。

暂时意识和记忆丧失（黑矇）——发作性意识丧失

发作性或短暂的意识丧失（episodic loss of consciousness）是一个常见的问题。黑矇（blackouts）的重要原因见

表64.6。病史的重要性在于确定病人描述的是真的黑矇，还是发作性头晕、虚弱或其他感觉。

表64.6总结了各种类型黑矇的临床特征。

癫痫

癫痫（epilepsy）是最常见的黑矇原因。癫痫有多种类型，最具戏剧性的是强直-阵挛性发作，病人在没有预兆的情况下突然失去意识。见第43章。

闭锁综合征

闭锁综合征（locked-in syndrome）是一种具有四肢瘫痪和低位脑神经麻痹的有意识和觉醒状态。病人不能说话、移动或展现面部表情。交流通过被编码的眼球运动进行。它通常是由脑血管意外（CVA）所导致（见第121章）。

直立不耐受和晕厥

晕厥（syncope）时有短暂的意识丧失，但有预兆症状，并在短暂的失去意识（数秒至3分钟）后迅速恢复警觉性。在第43章中概述的三个主要综合征是反射性晕厥、直立性心动过速综合征（POTS）和自主神经功能衰竭。

反射性晕厥

反射性晕厥（reflex syncope）、血管迷走神经性晕厥或普通晕厥的相关特征（表64.6）：

- 发生于站立位，坐位较少见
- 头晕、昏厥或真正眩晕的预兆感觉
- 恶心，皮肤的冷热感觉
- 听力减退或视力模糊
- 滑到地面（而不是身体全部沉重地倒向地面）
- 意识迅速恢复
- 脸色苍白、出汗和心动过缓
- 往往存在触发因素（如情绪不安、疼痛）

反射性晕厥的人总是记得晕厥发作的过程。大多数晕厥属于良性血管舒缩型，多发生于年轻人，尤其是站立不动时（如唱诗班男孩）。这是导致反复昏厥发作的主要原因。

治疗方法是避免诱发因素（如长时间站立，特别是在阳光下），如果预兆征象出现，则尽可能躺下，或者头朝下向前弯腰。在这种情况下可以携带和使用"嗅盐"（碳酸铵）。

表64.6 黑矇的临床特征

原因	诱发因素	主观感受	体征	恢复
反射性晕厥	体位 压力 出血 排尿 脱水	感觉的预兆 "虚弱的""遥远的""湿冷的、出汗的"	非常苍白 出汗	逐渐的 感觉"糟糕的" 疲惫 恶心
心因性晕厥 **包括直立性心动过速综合征**	多方面的	可能会心悸	苍白	快速 可能有面部潮红
自主性晕厥	体位改变 立位，食物 酒精	警示（感觉眩晕）	苍白	快速
呼吸性晕厥	咳嗽 举重 "小号演奏"	警示（感觉眩晕）	苍白	快速
颈动脉窦性晕厥	颈动脉压力（如过紧的衣领+转动颈部） 动脉内膜切除术后	警示（感觉眩晕）	苍白	快速
偏头痛性晕厥	食物 压力 睡眠不足	暗点	苍白	恶心和呕吐 搏动性头痛
癫痫	压力 睡眠不足 戒酒 感染 月经 药物依从性差	先兆具有复杂的部分性发作（CPS）	CPS的不自主动作（如坐立不安、嚓嘴）	• 缓慢 • 混乱

其他形式的晕厥

排尿性晕厥

排尿性晕厥(micturition syncope)这种罕见的事件可以发生在老年男性排尿后,特别是在晚上当他们离开温暖的床站立位排尿时。原因可能是与外周血管舒张有关的静脉回流减少导致。

咳嗽性晕厥

咳嗽性晕厥(cough syncope)是严重的咳嗽导致静脉回流受阻,随后出现黑矇。这也是黑矇伴呼吸暂停的机制。

颈动脉窦性晕厥

颈动脉窦性晕厥(carotid sinus syncope)是由压力作用于高度敏感的颈动脉窦引起的(如一些老年人由于颈部被触摸而失去意识)。

奋力性晕厥

奋力性晕厥(effort syncope)是由于梗阻性心脏疾病引起的,如主动脉瓣狭窄和梗阻性肥厚型心肌病。

窒息

窒息(choking)后可出现突然地晕倒,例如所谓的"烧烤冠状动脉"。当病人吃肉时,突然发绀、失语、扼住喉咙。这是由于进入大量的肉块阻塞喉头。为了避免死亡,必须立即解除阻塞。一种紧急治疗方法是海姆利克手法(腹部冲击法),抢救者站在窒息病人背后,用两手臂环绕其腰部,用力挤压,试图将食物喷射出来。如果失败了,异物可能必须手动从喉咙中取出,或者开始 CPR。

🦴 跌落发作

跌落发作(drop attacks)指的是"黑矇"时的表现,即病人突然跌倒在地,然后马上又站起来。他们突然陷入腿部无力感。虽然对是否发生了意识丧失存在一些疑问,但大多数人都不记得跌倒的过程。跌落发作通常发生在中年女性,被认为是脑干失调引起下肢张力的突然变化。其他导致跌落发作的原因包括椎基底动脉供血不足、帕金森病和癫痫[5]。

心律失常

斯托克斯-亚当斯发作(Stokes-Adams attacks,见第59 章)和心源性晕厥,是意识丧失反复发作的临床表现,尤其是老年人,是由心律失常引起。这些心律失常包括完全性心脏传导阻滞、病态窦房结综合征和室性心动过速。

晕厥是突然发生的,病人没有预兆,没有抽搐的动作,直接倒在地上。他们起初脸色苍白,后来变红。

24 小时动态心脏监测对确定诊断可能是必要的。

主动脉瓣狭窄的病人容易出现运动诱导的晕厥。当人们出现头晕或黑矇时,所有年龄组都要考虑长 QT 间期综合征。

椎基底动脉供血不足

椎基底动脉供血不足(vertebrobasilar insufficiency, VBI)短暂性脑缺血发作很少发生意识丧失。典型的 VBI 前期症状包括语言障碍、构音障碍、眩晕、呕吐、偏身感觉丧失、共济失调和暂时性完全失忆症。

🦴 低血糖症

低血糖症(hypoglycaemia)可能很难识别,但必须考虑,因为它表现多样,从不适和头晕的感觉到失去意识,有时伴有抽搐。通常有饥饿、出汗、颤抖或行为改变的初步症状。低血糖症发作通常与糖尿病有关,发生于磺胺类药物和胰岛素后。低血糖症的原因见**表64.7**。请参阅第 120 章。

表 64.7　低血糖症的原因(成人)

糖尿病相关的包括胰岛素和口服降血糖药
药物(如奎宁、水杨酸、磺胺类和 β 受体阻滞剂)
酒精
禁食
肿瘤(如胰岛素瘤)
艾迪生病
垂体功能减退
肝脏疾病
低血糖假象(译者注:人为造成的低血糖)
妊娠
减肥手术后
胃"倾倒"综合征
糖原贮积病
自身免疫性:胰岛素或胰岛素受体的抗体

头部受伤和失去意识

一些没有生命危险的头部损伤可能严重到足以导致严重的意识丧失和逆行性遗忘。曾用于描述脑损伤的临床术语,如脑震荡、挫伤和撕裂伤等,可简单地表示损伤的轻重程度。上述严重的个别案例肯定会导致致命的结果。

🦴 脑震荡[6]

脑震荡(concussion)是一种由头部损伤引起的短暂的神经功能障碍(偶尔伴有意识丧失),不会导致持续性的神经异常征象。然而,根据定义,1%~10% 可能产生震荡后遗症,如头痛、平衡问题、疲劳、噪声/光敏感[7]。不同等级脑震荡的特征见**表 64.8**。

表 64.8　脑震荡分类

分级	临床特点
轻度(1 级)	受惊的或头晕的 ＜60s 内知觉清楚 无创伤后失忆 ±意识丧失
中度(2 级)	受惊的或头晕的 知觉模糊 ＞60s 头痛 记忆缺失 ＜60min ±意识丧失
重度(3 级)	知觉模糊 ＞60s 烦躁的 持续性头痛 不稳定的步态 ±意识丧失

对头部受伤比较敏感的儿童要额外小心,需要在家里大约待 3 日。

脑震荡后综合征

偶尔,一过性脑震荡病人有数周的持续性头痛和头晕。记忆力差、注意力差以及迟缓的决策都表明大脑功能受损。有脑震荡后综合征(post-concussion syndrome)的病人应进行神经心理测试和颅脑 CT 或 MRI 扫描。

慢性创伤性脑病

慢性创伤性脑病(chronic traumatic encephalopathy)是一种与反复创伤性脑损害有关的进展性脑部疾病,包括脑震荡和其他对头部的打击。进行性的症状包括认知障碍、淡漠、抑郁、短期记忆丧失和类似的脑功能障碍。它和痴呆有关。诊断依据临床表现和脑成像技术,尤其是 MRI。

相关运动脑震荡测试[8]

- 袖珍脑震荡识别工具(CRT5)
- 运动脑震荡评估工具第五版(SCAT5),包括 5~12 岁儿童 SCAT5

硬膜外(硬脑膜上)血肿

硬膜外血肿(extradural haematoma)这种危及生命的头部损伤,是由颅骨和硬脑膜之间的动脉出血引起的(图 64.1)。受伤后可能有一段短暂的中间清醒期,随后出现意识丧失。病人是焦躁不安的、困惑的、易怒的(图 64.2),有严重头痛,并出现神经系统征象,如癫痫、同侧瞳孔扩张和面部无力。颅脑 X 线和 CT 扫描能显示血肿。腰椎穿刺术是禁忌。对血肿进行紧急减压是必需的。

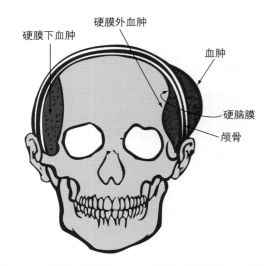

图 64.1　硬膜下和硬膜外血肿与相应的硬脑膜、颅骨和大脑的位置图解

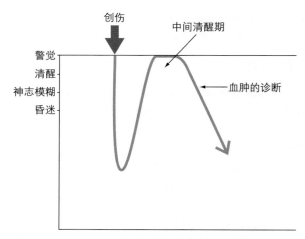

图 64.2　损伤后硬膜外血肿导致的典型意识状态

硬膜下血肿

硬膜下血肿(subdural haematoma)是由硬脑膜和蛛网膜之间的静脉出血引起。在可能看似轻微的损伤后出现,尤其是对老年人来说。可以是急性、亚急性和慢性的,具有性格变化、运动迟缓和失衡、头痛、易怒和情绪波动的病人考虑此病。CT 扫描或 MRI 可显示血肿和/或中线移位。紧急转诊神经科。

心因性因素

心因性因素导致黑矇是诊断的难点,尤其是对强直阵挛性癫痫的人们。如果疾病发作正好被医生目击,那么可以确定功能起源的可能性。

歇斯底里的黑矇或发作并不罕见,必须与过度换气相鉴别。过度换气引起意识丧失是不常见的,但有可能造成意识模糊,尤其是给病人吸氧时。

其他提示心因性因素而非器质性因素的特征：

- 不稳定的情感
- 快速变化的意识程度
- 清晰地演讲
- 奇异的思维控制

被发现失去意识的病人[8]

最可能考虑的原因

- 药物过量，包括酒精
- 头部损伤
- 术后状态[癫痫或脑血管意外（CVA）]
- 低血糖或酮症酸中毒
- 蛛网膜下腔出血
- 呼吸衰竭
- 低血压，包括心律失常或心肌梗死
- 感染，如脑膜炎
- 心因性原因

基本的辅助检查

- 血氧饱和度
- 血糖
- 尿液或血液药物浓度
- 脑 CT 扫描
- 腰椎穿刺（CT 扫描允许的话）
- 常规的血生化
- 心电图（ECG）

对失去意识的病人的初步管理

失去意识的病人的管理首要原则是通过维持气道和循环来维持生命。表 64.9 总结了基本的管理要点。

表 64.9 基本管理要点

确保病人活着（维持气道和循环）
向目击者询问病史
身体检查
给予"昏迷鸡尾酒"（TONG）
抽血（用作辅助检查）
CT 扫描（如诊断有疑问）

在进行二次调查之前，可以考虑使用"昏迷鸡尾酒"帮助记忆[助记词 TONG[2] 或者 DONT（右旋葡萄糖、氧气、纳洛酮、硫胺素）]，它指的是以下几种组合：

T=硫胺素　　100mg，肌内注射或静脉注射

O=氧气

N=纳洛酮　　0.1~0.2mg，静脉注射

G=葡萄糖　　即 50ml，50% 葡萄糖

对于任何意识水平改变的病人均应考虑快速给药[3,9]，以减轻或逆转对大脑的代谢损伤。一些急诊医生建议在鸡尾酒中加入氟马西尼，但这点没有得到其他人的支持，因为可能出现的不良反应，包括气道问题[10]。

存在通气不足、瞳孔收缩[11]或使用阿片类药物的间接证据时，应静脉给予纳洛酮（特定的阿片类拮抗剂）。如果没有反应，病人应插管后再给予纳洛酮。使用鼻胃管防止急性胃扩张。

置导尿管以缓解尿胀，送尿样进行微生物培养，妊娠检测和药物筛选。

氟马西尼的使用

氟马西尼（flumazenil）是特异性苯二氮䓬拮抗剂，在失去意识的病人评估中有重要的作用。对苯二氮䓬类过量有显著作用。在给予初始剂量 0.2mg 静脉注射后，应每 1~2 分钟谨慎给药 0.3~0.5mg，直到观察到反应[12]。

阿片类（海洛因）过量

已知阿片类过量病人，起始治疗同时使用静脉和肌内注射纳洛酮：

- 纳洛酮 0.4mg 静脉注射（如有必要，3 分钟内重复 1 次）
- 纳洛酮 0.4mg 肌内注射（维持治疗）

临床要领[2]

- 失去意识的低血压病人应考虑正在出血，除非有其他证明。
- 头部受伤不应妨碍对低血压病人进行紧急复苏。
- 当有时间紧迫的创伤病人，一定要怀疑颈椎损伤。
- 呼吸急促是缺氧的征象，而不是中枢神经损伤的征象。
- 在意识状态改变的"未知"者中，总是怀疑阿片类药物过量。
- 考虑 TONG 的实施。

参考文献

1 Talley N, O'Connor S. *Clinical Examination* (3rd edn). Sydney: MacLennan & Petty, 1996: 414.

2 Wassertheil J. Management of neurological emergencies. Melbourne: Monash University, Update for GPs: course notes, 1996: 1–10.

3 Kumar PJ, Clark ML. *Clinical Medicine* (5th edn). London: Bailliere Tindall, 2003: 1161–2.

4 Davis A, Bolin T, Ham J. *Symptom Analysis and Physical Diagnosis* (2nd edn). Sydney: Pergamon Press, 1990: 276–9.

5 Kincaid-Smith P, Larkins R, Whelan G. *Problems in Clinical Medicine*. Sydney: MacLennan & Petty, 1990: 340–7.

6 Brukner P et al. *Brukner & Khan's Clinical Sports Medicine* (5th edn). Sydney: McGraw-Hill, 2017: 298–307.

7 Pearce A. For an unlucky 10% of people with concussion, the symptoms may be long-lasting. The Conversation, 21 May

2019. Available from: https://theconversation.com/for-an-unlucky-10-of-people-with-concussion-the-symptoms-may-be-long-lasting-116825, accessed March 2021.

8 Elkington LJ, Hughes DC. Australian Institute of Sport and Australian Medical Association position statement on concussion in sport. Med J Aust, 2017; 206(1): 46–50.

9 Brown FT. *Emergency Medicine: Diagnosis and Management.*

Oxford: Butterworth Heinemann, 2004: 43–6.

10 Sivilotti N. Flumazenil, naloxone and the 'coma cocktail'. B J Clinical Pharmacology, 2015; 81(3): 428–33.

11 Webster V. Trauma. Melbourne: RACGP Check Program 293, 1996: 3–14.

12 McGirr J, McDonagh T. Management of acute poisoning. Current Therapeutics, 1995; 36(5): 51–9.

64

再伟大的男神，

也会把尿洒在池子外边，

有比膀胱的奴隶更悲催的吗？

匿名，《窥镜》，1938 年

排尿障碍在全科诊所病人中非常常见，每年 1 000 位全科病人中，有约 20 人有新发排尿障碍的风险[1]。排尿障碍包括排尿困难、尿频、困难或不能启动排尿、压力性尿失禁和血尿。这些症状在女性中是男性的 3 倍[1]。排尿困难和尿频是最常见的症状，其发病率为 14‰，女性与男性的比率为 5∶1[1]。

至少 3% 的 40 岁以上成人存在排尿困难[2]。除了遗尿外（第 84 章），儿童的排尿功能紊乱是不常见的。

排尿困难与尿频

排尿困难[伴有或不伴有尿痛（神经痛）]，主要特征是尿道和耻骨联合上方不适，提示下生殖泌尿道黏膜（如尿道、膀胱或前列腺）的炎症。尿流经发炎的黏膜引起疼痛。尿频的表现，轻微的可以忽略不计，严重的则极端频繁。也可能是"习惯性尿频"，或焦虑相关尿频，通常是处于长期的和加重的压力下，或者因为寒冷的天气。在这种情况下，尿液分析结果是正常的。有时血尿和全身症状也会伴随排尿困难和尿频的症状。

排尿困难的诊断策略总结见**表 65.1**。

关键事实和要点[1,3]

- 痛性尿淋漓＝尿道痉挛引起的排尿困难和排尿疼痛。
- 炎症通常会引起尿频、尿少和尿急。
- 尿道炎通常会引起排尿初期疼痛。
- 膀胱炎通常会引起排尿结束时疼痛。
- 耻骨联合上方不适感是膀胱感染（膀胱炎）的特点。
- 膀胱结肠瘘（如前列腺癌）会引起严重的排尿困难、气尿和臭味尿。
- 排尿困难和尿频在 15~44 岁的女性中最常见。
- 性活跃的女性上述情况发生率是其他人的 4 倍。
- 阴道炎是引起排尿困难和尿频的重要原因，应给予考虑。
- 由萎缩性尿道炎引起的排尿困难和排尿不适是绝经后综合征的特征性表现。这可能与尿道和膀胱底部的雌激素依赖相关。
- 对衣原体性阴道炎的检测阈值低。
- 尿路感染或其他泌尿系统疾病也可能表现为无症状。

表 65.1　排尿困难：诊断策略模型

概率诊断
尿路感染，特别是膀胱炎（女性）
尿道炎
尿道综合征（女性）
阴道炎

不能遗漏的严重疾病
肿瘤
● 膀胱
● 前列腺
● 尿道
严重的感染
● 淋病
● 衣原体
● 生殖器疱疹
反应性关节炎
结石（如膀胱结石）

陷阱（经常遗漏的）
更年期综合征
腺病毒性尿道炎
前列腺炎
下尿道异物（LUT）
急性盆腔或后位阑尾炎
酸性尿
急性发热
间质性膀胱炎
尿道肉阜/憩室（通常是绝经后）
阴道脱垂
梗阻
● 良性前列腺增生
● 尿道狭窄
● 包茎
● 尿道口狭窄

七个戴面具问题的清单
抑郁
糖尿病
药物
尿路感染

病人是否试图告诉我什么？
应考虑到性心理问题、焦虑、疑病症等

真的是尿路感染吗?

虽然尿路感染(UTI)是引起女性排尿困难的主要原因,但必须记住阴道炎和绝经后萎缩性阴道炎也可以引起排尿困难(图 65.1)。阴道炎是引起儿童和青少年时期女性排尿困难最常见的原因,也是全科诊疗中常见的排尿困难病因,约占 15%。绝经后雌激素缺乏可导致复发性排尿困难,因此可以酌情考虑局部使用雌激素。急性细菌性膀胱炎引起的排尿困难约占 40%。

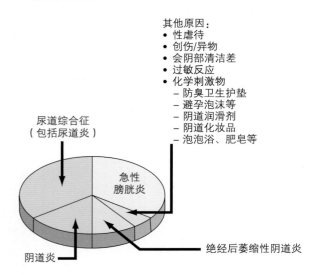

图 65.1   女性排尿困难的相关原因

阴道炎病人的排尿困难,被病人描述为"尿道口外"的烧灼感,通常是在开始排尿或结束排尿的时候感到不适。可能会有阴道刺激或阴道分泌物。如果怀疑阴道炎,应进行盆腔检查,检查生殖器并留取拭子标本[2]。

尿道综合征

尿道综合征(urethral syndrome),又称慢性无菌性炎性疾病、非细菌性膀胱炎、间质性膀胱炎或"疼痛性膀胱综合征"。表现为下尿路症状(LUTS)或尿道炎症状,特别是膀胱充盈时的耻骨上疼痛,或尿道炎的症状(通常表现为尿频、尿急,尿痛少有)。对女性的影响大于男性。尿道综合征的管理是比较困难的,是支持性的。

临床方法

病史

重要的是要明确排尿困难是否真的起源于泌尿生殖系统,而不是归因于功能障碍,如性心理问题。排尿困难在年轻男性中很少见,如果有则提示患有性病。

关键的提问

- 你能不能描述一下怎么不舒服?

- 你的尿是什么颜色的?
- 尿有特殊的气味吗?
- 是否注意到分泌物?
- 如果有,是否可能是通过性交感染的?
- 你是不是性交痛或不适感?
- 你是否有发热、出汗或寒战?

身体检查

一般的察看和身体检查应包括脉搏、体温和血压等基本参数。应注意潜在肾脏疾病的可能性,特别是出现梗阻性体征时。

腹部触诊重点是腰部和耻骨上区域。还应考虑性传播感染的可能性;应进行生殖器和直肠检查。在绝经期女性中,干燥萎缩的尿道口、尿道肉阜或尿道脱垂可能是引起排尿困难的重要原因。

辅助检查

基本的辅助检查包括:

- 尿液检测试纸测试
- 尿液镜检和培养(留取中段尿标本,或者儿童耻骨联合上穿刺留取标本),对于性传播病还应进行初段尿道拭子检测
- 必要时首选尿液核酸扩增试验(NAAT)(PCR 检测)衣原体和淋病

根据初步的辅助检查结果,决定进一步的辅助检查。如果无法确定病人主要病因,则有必要转诊进行详细的辅助检查。

尿道感染的管理见第 16 章。

血尿

血尿(hematuria)指尿液中有血,从明显出血(肉眼可见的)到显微镜下检测到红细胞,表现不一。许多疾病都可以引起血尿,通过详细的病史询问和身体检查通常可以指向出血的来源,有助于选择辅助检查。肉眼血尿常常提示病人可能患有严重疾病。

> **关键事实和要点**
> - 肉眼血尿指尿中带血可以通过肉眼直接观察。除月经期女性外,出现肉眼血尿均属异常。
> - 尿中少量血液(1ml/1 000ml 尿液)即可产生肉眼血尿。
> - 镜下血尿是指,尿液中红细胞只有通过显微镜或化学方法才能检测得到。
> - 镜下血尿指在每毫升尿液中,红细胞 >8 000 个(相差显微镜)或红细胞 >2 000 个(光学显微镜),相当于在显微镜下偶见红细胞。
> - 慢跑者和运动员在剧烈运动后可能会出现一过性镜下血尿或是肉眼血尿。

65

- 镜下(无症状血尿)可以分为:
  - 肾小球性(来源于肾实质):常见的病因有 IgA 肾病和薄基底膜肾病[4]

  或

  - 非肾小球性(来源于泌尿道):常见病因有膀胱癌、良性前列腺增生或泌尿系统结石。
- 肉眼血尿的常见来源有膀胱、尿道、前列腺和肾脏[5]。
- 70% 的膀胱癌病人和 40% 的肾癌病人会出现肉眼血尿[5]。
- 引起血尿的泌尿系统肿瘤常见部位包括膀胱(70%)、肾脏(17%)、肾盂或输尿管(7%)、前列腺(5%)[6]。
- 排除肾脏损害很重要,所以应该检测病人的血压、尿白蛋白/肌酐比值(ACR)水平作为基线。
- 所有肉眼血尿或反复镜下血尿的病人需要进行合理的辅助检查,包括上泌尿系统的放射性检查和下泌尿系统的可视化检查,以发现或排除病变。

临床方法

病史

真的是血尿吗? 很多病人通过详细询问相关泌尿系统症状,可发现潜在的疾病。尿液镜检能快速证实尿液中有血的存在,可排除溶血、甜菜根或红色食用色素导致尿液变为红色的情况。

血尿出现的时段非常有用,通常情况下,初段血尿提示尿道或前列腺病变,而终末段血尿提示出血部位在膀胱。全程血尿则无法提供定位信息。

血尿很少引起贫血,除非大量出血。大量血尿是放射性膀胱炎的特征表现。

痛性血尿提示感染(包括性获得性尿道炎)、尿道肉阜、结石或肾脏梗死,无痛性血尿常与感染、外伤、肿瘤或多囊肾有关。腰痛可以作为肾炎的一种表现,也可能是肾癌或多囊肾出血的特征。

用药史很重要,特别是抗凝药和环磷酰胺。病人的饮食史也应注意询问。

值得注意的是,由于膀胱颈处前列腺增生导致的前列腺静脉增粗,可因为用力排尿而破裂,引起血尿。

血尿的诊断策略模型总结见**表 65.2**。

关键的提问

- 你是否有外伤史,如腰部、骨盆或生殖器部位的重击?
- 血尿是发生在排尿的初始阶段,还是终末阶段或是全程?
- 你是否还有其他部位的出血,如瘀斑或鼻出血?
- 你是否有腰痛或腹部疼痛?
- 你是否有排尿时灼热感或尿频?
- 你排尿时尿流是否有问题?
- 你吃的东西里是否有大量甜菜根、红色糖果或者浆果?

表 65.2　血尿:诊断策略模型

概率诊断

感染
- 膀胱炎
- 尿道炎
- 肾盂肾炎
- 前列腺炎

结石——肾脏、输尿管、膀胱

不能遗漏的严重疾病

心血管
- 肾梗死
- 深静脉血栓形成
- 前列腺静脉曲张

肿瘤
- 肾脏肿瘤
- 尿道上皮肿瘤:膀胱、肾脏、盆腔、输尿管
- 前列腺癌

严重感染
- 感染性心内膜炎
- 肾结核
- 黑尿热

肾小球肾炎(如链球菌感染后肾炎、IgA 肾病)

肾乳头坏死

其他肾脏疾病,如多囊肾、髓质海绵肾

陷阱(经常遗漏的)

尿道脱垂/肉阜

假性血尿(如甜菜根、卟啉病)

出血性膀胱炎

良性前列腺增生

创伤:钝器伤或锐器伤

异物

出血性疾病

剧烈运动

放射性膀胱炎

月经污染

罕见病
- 肾盂积水
- 海诺琴-舍恩莱茵紫癜(译者注:又称 IgA 血管炎)
- 血吸虫病(bilharzia,schistosomiasis)
- 多囊肾
- 良性肾肿块
- 子宫内膜异位症(膀胱)
- 系统性血管炎

七个戴面具问题的清单

药物(细胞毒性药、抗凝药)

尿路感染(UTI)

病人是否试图告诉我什么?

考虑人为血尿

- 你的问题有可能是性行为引起的吗?
- 你近期是否有出国经历?
- 你在工作中是否曾暴露于化学物质(如染料、橡胶)?
- 你是否还有其他症状?

- 你是否参加了像跑步这样强度较高的运动？
- 你以前是否有肾脏问题？
- 你是否正在服用稀释血液的药物？

身体检查

　　一般性身体检查应包括寻找出血倾向和贫血的体征，记录体温、血压和脉搏等基本参数（**图 65.2**）。应进行心脏检查以排除心房颤动或感染性心内膜炎引的肾脏栓塞，检查胸部，明确是否存在与肾周或肾脏感染有关的胸腔积液。

　　进行腹部查体以观察肾脏或脾脏是否有明显肿大。左肾肿大和脾大的不同临床表现见**表 65.3**。肾脏肿大可能是由肾脏肿瘤、肾积水或多囊肾所致。脾大常提示有出血性疾病的可能。

表 65.3　腹部检查中脾脏和左肾的鉴别

检查	脾脏	左肾
触诊上边界	不可触及	可触及
吸气时运动	内下方	下方
切迹	有	无
冲击触诊	不能触及	能触及
叩诊	浊音	鼓音（经常）
摩擦音	可能有	不可能有

　　检查耻骨联合上区域寻找膀胱压痛或肿大的证据。男性应进行经直肠前列腺检查以明确是良性还是恶性增大，或是否存在前列腺炎引起的压痛。

　　对于女性应考虑进行骨盆检查以便发现可能的盆腔肿物，还应进行尿道口检查以排除尿道肉赘（"树莓瘤"）或尿道脱垂。

辅助检查

　　明确病因很重要，特别是可能引起肾功能损伤的原因。

- 通过检测试纸进行尿液分析（注：高维生素 C 的摄入可能会产生干扰）。
- 尿液镜检
  - 真性血尿中成形的红细胞
  - 红细胞形态可辅助判断血尿是肾小球来源还是尿道来源
  - 红细胞管型和异形红细胞提示肾小球来源
- 尿培养：尽早做尿培养很重要，因为阳性通常意味着感染，并因此可考虑尽早使用抗生素治疗。如怀疑泌尿系统结核，应采集 3 次晨尿进行培养以明确有无结核分枝杆菌。
- 尿细胞学检查：此项检查对尿样进行检测，可能有助于发现膀胱和下尿路的恶性肿瘤，但通常对肾癌是阴性的。检测晨起或随机三个不同点的尿细胞学可提高灵敏度。
- 血液化验：筛查项目包括全血细胞计数、红细胞沉降率（ESR）和基础肾功能检测（尿素和肌酐）。如怀疑肾小球肾炎，应进行链球菌溶血素 O 滴度和血清补体水平的检测。如果怀疑前列腺癌还应查 PSA。
- 放射技术，可用的检查包括[7]：

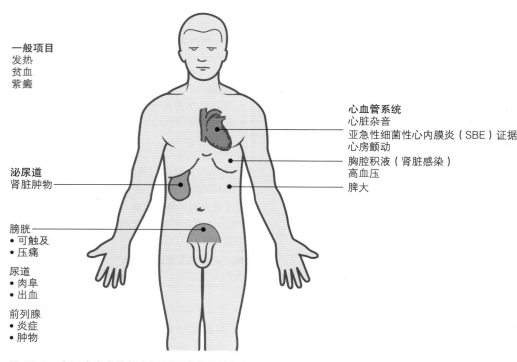

一般项目
发热
贫血
紫癜

泌尿道
肾脏肿物

膀胱
- 可触及
- 压痛

尿道
- 肉阜
- 出血

前列腺
- 炎症
- 肿物

心血管系统
心脏杂音
亚急性细菌性心内膜炎（SBE）证据
心房颤动
胸腔积液（肾脏感染）
高血压
脾大

图 65.2　血尿病人身体检查时需要注意的特征表现

– 静脉尿路造影(IVU),静脉肾盂造影(IVP)——以往关键的检查项目,很大程度上被 CT 取代
– 超声(检测下尿道异常的敏感度较低)
– CT(用造影剂或不用造影),如 KUB(肾脏、输尿管、膀胱)
– MRI
– 肾血管造影术
– 逆行性肾盂造影术

• 直接成像技术:包括尿道镜检查、膀胱镜和输尿管镜检查。除非是肾脏原因,否则均应转诊至泌尿科医生考虑行膀胱镜检查。
• 肾脏活体组织检查:怀疑肾小球疾病是肾脏活体组织检查的指征。

> **需要紧急外科干预的红旗征**
> • 无尿症
> • 单独肾
> • 双侧输尿管梗阻
> • 同时发生尿路感染和尿路结石

假性血尿

假性血尿(pseudohematuria)指由色素而不是红细胞引起的红色尿,是这些色素把尿染成红色。

原因包括:
• 食物中的花青素(如甜菜根、浆果)
• 红色糖果
• 卟啉类化合物
• 游离血红蛋白(如血红蛋白尿)
• 肌红蛋白(红-黑色)
• 药物(如吡啶、酚酞——碱性尿)

运动性血尿

运动性血尿(exercise hematuria)是指在运动期间或紧接在运动之后,特别是长时间的缺水状态下,尿液出现大量红细胞。运动性血尿在许多运动员身上都有记录,包括游泳运动员和划船运动员。这些运动员的尿检测试纸结果常呈阳性。尽管理论上认为运动性血尿是由于运动过程中膀胱后壁反复撞击膀胱基底部导致的,对于规律性血尿的运动员,尤其尿液镜检发现异形红细胞,则需要排除肾小球疾病和其他可能因素。

人为血尿

肉眼血尿可以是孟乔森综合征(Mumchausen syndrome)和那些通过伪装肾绞痛寻求阿片类药物的病人表现出的一种症状。如果怀疑人为血尿(artefactual hematuria),明智的做法是让这些人在适当的证人面前排尿,然后进行尿液检查。

尿道肉阜

尿道肉阜(urethral caruncle)是一种位于尿道末端的约豌豆粒大小的良性肉芽肿。尿道肉阜几乎只见于绝经后女性,柔软且易出血。最主要的症状是血尿。诊断可能需要膀胱镜检查和活体组织检查。治疗包括温盐水浴和雌激素乳膏。另外,还可以选择激光汽化、冷冻、烧灼或外科手术切除的方法治疗。

膀胱癌[8]

膀胱癌(bladder cancer)是第七位最常见的恶性肿瘤,约 90% 的膀胱癌为移行细胞癌。其他类型包括鳞状细胞癌和腺癌。吸烟是常见的危险因素。几乎没有证据表明饮用含氯水会导致易感[9]。

临床特征

• 血尿/镜下血尿
• 刺激性症状:尿频、尿急、夜尿增多
• 尿困难

诊断

• 尿液细胞学检查:三杯试验
• 膀胱镜及活体组织检查
• 上尿道成像:超声、CT,静脉尿道造影是诊断的金标准
• 鉴别诊断为出血性膀胱炎

管理

治疗取决于分期和分级。
• 常见的原位癌采用膀胱内卡介苗(BCG)免疫治疗。6 周疗程后进行必要的随访复查,可使 60%~75% 的病人得到缓解。
• 其他膀胱内用药物包括各种细胞毒性药物(如丝裂霉素 C)。
• 其他治疗方法包括手术治疗,如肿瘤切除加膀胱内用药、膀胱切除(部分或全部)和放疗、化疗。
定期随访是必要的,可能是终生随访。

肾小球肾炎[10]

肾小球肾炎(glomerulonephritis)是指累及肾小球的肾脏炎症。可以分为:
• 急性肾炎综合征:血尿+异形红细胞/管型+高血压
• 肾病综合征:水肿+低蛋白血症+蛋白尿
• 无症状肾病

诊断三联征:血尿+异形红细胞/管型+高血压➔急性肾炎综合征

肾小球肾炎-肾炎综合征的主要病因:

- IgA 肾病(伯杰病——最常见)
- 抗肾小球基底膜疾病(与 *AD* 基因相关),也就是肺出血-肾炎综合征(Goodpasture 病)
- 链球菌感染后肾小球肾炎
- 全身性血管炎:中性粒细胞胞质抗体(ANCA)相关
- 其他,如全身性红斑狼疮(SLE)

肾炎综合征

特征是血尿+异形红细胞和管型(镜下)+下列一项:

- 蛋白尿(轻中度)
- 高血压
- 水肿
- ↑血清肌酐
- 少尿

IgA 肾病

IgA 肾病(IgA nephropathy)的典型表现是血尿(烟尿),多见于年轻成年男性,在发生黏膜感染[通常为咽炎、流行性感冒或上呼吸道感染(URTI)]时或 1~2 日内出现,可持续数日。还可能表现为偶然发现的镜下血尿或没有预兆的慢性肾衰竭。

本病主要的病理改变是 IgA 抗体复合物在肾小球基底膜上沉积,病程长短不一,但预后通常较好。目前尚无特定的治疗方法,但可使用免疫抑制剂。疑似病例应立即转诊,通过肾活体组织检查诊断。

急性链球菌性肾小球肾炎

好发于儿童(>5 岁),尤其是在原住民和托雷斯海峡岛民的社区,咽部 A 组乙型溶血性链球菌(GABHS)感染或脓疱病后易发生此病,潜伏期为 1~2 周。

临床特征

- 应激的、嗜睡、虚弱的孩子
- 血尿:尿色改变("可乐"尿)
- 眼眶周围水肿(也可能是下肢、阴囊)
- 体重迅速增加(水肿引起)
- 尿量减少(少尿)
- 高血压→可能是并发症

一般病程

- 少尿 2 日
- 水肿及高血压 2~4 日
- 可治愈
- 长期预后好

诊断

- GABHS 抗原检测
- 血尿素氮、肌酐、C3 和 C4 补体、抗链球菌溶血素 O 滴度(ASOT),抗脱氧核糖核酸酶 B

治疗

- 住院治疗
- 卧床休息
- 维持水电解质平衡
- 每日监测体重
- 青霉素(如果是 GABHS 感染阳性)
- 限制液体量
- 低蛋白、高碳水化合物、低盐饮食
- 降压药及利尿剂(如果需要)

随访:监测血压和肾功能。规律尿液分析(镜下血尿可能持续几年)。

 诊断三联征:变色尿+眶周水肿+少尿➡链球菌性肾小球肾炎

蛋白尿

蛋白尿(proteinuria)是肾脏疾病重要且常见的征象。尿蛋白可以来源于肾小球、肾小管或下尿道(LUT)。然而,健康人每日会从尿中排出一定量的蛋白,每天和每小时的蛋白量都不一样,因此收集 24 小时尿蛋白或者计算白蛋白与标准肌酐滤过率(如 ACR)的比值是有价值的。虽然蛋白尿可能是良性的,但仍需要进一步检查。引起蛋白尿的重要原因见**表 65.4**。

关键事实和要点[11]

- 尿液中正常的蛋白含量通常少于 100mg/24h。
- 儿童和成人尿蛋白大于 300mg/24h 属于异常。
- 如果伴有异形红细胞血尿或红细胞管型,则倾向于肾小球起源。
- 常规检测试纸只能检测到大于 300mg/24h 的浓度(ACR 30~300mg/g),因此具有局限性[12]。
- 糖尿病病人,微量白蛋白尿是糖尿病肾病早期的预测指标,也是早期进行降压治疗的指征。

尿白蛋白/肌酐比值(ACR)

记住 ACR 水平的粗略"数字 3 原则"(单位 mg/g)[13]:

- <3:正常
- 3~30:轻度升高
- 30~300:中度(试纸上"微量蛋白")
- >300:重度蛋白尿

65

表 65.4　蛋白尿的重要病因

一过性
阴道分泌物污染
尿道感染
先兆子痫
注:以上均需要排除和随访

肾脏疾病
肾小球肾炎
肾病综合征
先天性肾小管疾病,如
- 多囊肾
- 肾脏发育不良
急性肾小管损伤
肾乳头坏死,如
- 镇痛药性肾病
- 糖尿病性肾乳头坏死
溢出性蛋白尿,如
- 多发性骨髓瘤,单克隆丙种球蛋白病
影响肾小球的全身性疾病/情况:
- 糖尿病
- 高血压
- 全身性红斑狼疮(SLE)
- 先兆子痫
- 恶性肿瘤
- 药物(如青霉素、金盐)
- 淀粉样病变
- 血管炎

非肾脏疾病
体位性蛋白尿
运动
情感压力
发热
冷暴露
术后
急性疾病(如心力衰竭)

如果反复试纸测试均证实有蛋白尿,需要更精确地检测尿白蛋白/肌酐比值(ACR),这比 24 小时尿蛋白定量更好,因为它避免了苛刻的 24 小时收集尿液(见第 79 章)。比值高需要转诊完善检查。最基本的检测包括尿微量白蛋白定量及肾功能评估(eGFR)。在 90% 以上的病人中,肾病范围的蛋白尿(>3g/24h)是由一种或其他类型的肾小球肾炎引起的[10]。应排除阴道分泌物或下尿路感染所致的污染。

体位性蛋白尿

体位性蛋白尿(orthostatic proteinuria)是指病人站立后出现明显蛋白尿,但卧位数小时后的标本(如清晨标本)无蛋白尿。

体位性蛋白尿的发病率是 5%~10%[6],特别是青少年时期。大多数体位性蛋白尿无临床意义,不会进展为严重肾脏疾病而最终消失。然而,在少数情况下,体位性蛋白尿可预示严重的肾脏疾病。

糖尿病微量白蛋白尿

尿中出现蛋白是糖尿病肾病的敏感标志,所以对糖尿病病人常规筛查尿微量白蛋白(diabetic microalbuminuria)是糖尿病肾病和其他并发症重要的预示指标。在微量白蛋白尿阶段使用降压药,尤其是血管紧张素转换酶抑制剂(ACEI)和血管紧张素 Ⅱ 受体阻滞剂(ARB),可减缓糖尿病肾病的发展。

蛋白尿的后果

虽然尿蛋白通常只是肾脏疾病的一个常见标志物,但超过 3g/24h 的大量蛋白尿会导致严重的临床后果,包括水肿、血管内容量下降、静脉血栓栓塞、高脂血症和营养不良。

微小病变性肾小球肾炎是儿童肾病综合征最常见的病因,约占成人肾病综合征的 30%[8]。属于激素敏感型。

肾病综合征[10-11]

> ⚠ **诊断三联征**:蛋白尿+广泛水肿+低白蛋白血症 ➡ 肾病综合征

肾病综合征(nephrotic syndrome)可以发生在任何年龄,但儿童更常见,分为原发性和继发性肾病综合征,且需要阐明。

临床特征

- 蛋白尿 >3g/d(检测试纸显示+++~++++[1])
- 眼睑和颜面水肿
- 周身水肿,特别是外周水肿
- 高血压
- 低蛋白血症 <30g/L
- 高胆固醇血症 >4.5mmol/L
- 蜡样苍白
- 正常血压
- 呼吸困难
- 泡沫尿
  易患脓毒症(如腹膜炎、肾盂肾炎、血栓栓塞)。

病因

- 1/3(大约):
  - 全身性疾病引起的肾脏疾病(如糖尿病、全身性红斑狼疮、淀粉样病变、乙型/丙型肝炎)
- 2/3(大约):
  - 微小病变性疾病(最常见)
  - 特发性肾病综合征(根据肾活体组织检查)
  - 局灶性肾小球硬化
  - 膜性肾病

65

- 系膜增生性肾小球肾炎
- 其他：药物、恶性肿瘤、感染，如疟疾

术语表

功能性失禁　尿失禁继发于泌尿道外在因素（如痴呆、内分泌原因）。
夜间遗尿症（或尿床）　睡眠时不自觉的尿失禁。
膀胱过度活跃（逼尿肌不稳定）　急迫性尿失禁最常见的原因；即膀胱过度或不稳定膀胱，以不自主的膀胱收缩为特征，导致突然急迫地想排尿，通常伴尿频和夜尿增多，伴或不伴尿失禁。
满溢性尿失禁　膀胱排空不良导致的尿液漏出。
压力性失禁症　在咳嗽、打喷嚏、拉伸或抬举，或做任何增加腹内压的其他动作时，尿液不自主地排出。
急迫性尿失禁　尿急相关的不自主地尿液漏出。
尿失禁　在白天或夜间不自主排尿。

治疗

- 立即转诊至肾病科医生或专科病房
- 卧床休息
- 治疗病因性疾病
- 饮食调整：低液体摄入，考虑蛋白，低盐
  药物治疗包括：
- 利尿剂
- ACEI 或 ARB
- 泼尼松
- 肺炎球菌疫苗
- 青霉素
- 他汀类药物
- 阿司匹林

尿失禁

尿失禁类型及其病因总结见**表 65.5**。

表 65.5　尿失禁的类型及其潜在病因

尿失禁类型	可能的原因
压力性尿失禁	盆底或括约肌无力
急迫性尿失禁	逼尿肌过度活动或顺应性低
混合性尿失禁	同时存在盆底无力和逼尿肌过度活动
滴沥性尿失禁	反复无常的，可能是由于尿溢出（如排空不完全）
持续性尿漏	瘘管、输尿管异位、尿道扩张
反射性尿失禁（无征兆的）	神经源性膀胱

♀ 女性尿失禁

在澳大利亚，至少有 37% 的女性存在尿漏[14]。尽管

本病很流行，许多女性依旧不会寻求治疗。最常见的类型是压力性尿失禁、急迫性尿失禁和混合性尿失禁（压力和急迫性）。

评估

对尿失禁病人的基本评估需要详细的病史采集和身体检查，排除感染并记录排尿或膀胱图表。使用严重指数调查问卷进行评估非常有用。对排尿功能有不利影响的药物见**表 65.6**。如果怀疑有中枢神经系统疾病，要转诊至神经专科医生。

表 65.6　能导致或加重尿失禁的药物

- 血管紧张素转换酶抑制剂（ACEI）
- 苯氧苯扎明（酚苄明）
- 哌唑嗪
- 拉贝洛尔

膀胱松弛剂→满溢性尿失禁

- 抗胆碱能药物
- 三环类抗抑郁药

膀胱兴奋剂→急迫性尿失禁

- 胆碱能药物
- 咖啡因

镇静药→急迫性尿失禁

- 抗抑郁药
- 抗组胺药
- 抗精神病药
- 催眠药
- 镇静

其他→急迫性尿失禁

- 酒精
- 祥利尿剂（如呋塞米），其他利尿剂
- 锂盐

尿失禁原因

助记词：DIAP$_2$E$_2$RS$_2$[15-16]：
D=谵妄/痴呆
I=尿路感染
A=萎缩性尿道炎
P=药物性（如利尿剂）
P=心理因素（如急性应激）
E=内分泌（如高钙血症、尿崩症）
E=环境因素（如不熟悉的周围环境）
R=运动受限
S=便秘
S=括约肌损伤或功能减弱

辅助检查

尿显微镜检查和培养对于排除感染、血尿和糖尿很重要。泌尿系统超声检查主要用于对残余尿量的检查（>100ml 为异常）。尿动力学检查通常用于排尿困难诊断、

神经病变、治疗失败或需要外科手术时。

> **严重指数调查问卷**
>
> - 你多久经历一次尿漏？
>   - 0=从不
>   - 1=小于 1 个月 1 次
>   - 2=每月 1 次或几次
>   - 3=每周 1 次或几次
>   - 4=每天和/或每晚
> - 每次漏出多少尿？
>   - 1=几滴或很少
>   - 2=很多
>
> 总得分为第一个问题的得分乘以第二个问题的得分。
> 0=无，1~2=轻度，3~4=中度，6~8=重度

管理

压力性尿失禁[17]

- 盆底肌肉训练(见下)
- 如果肥胖，则需要减重
- 阴道雌激素疗法可帮助一些绝经后女性
- 如症状严重或保守治疗无效，则可考虑手术治疗

盆底肌肉训练[18-19]

- 证据确凿。与安慰剂或不治疗相比，接受盆底肌肉训练的压力性尿失禁女性治愈率提高 8 倍(56% 比 6%)。
- 适合患有压力性尿失禁的年轻女性。
- 至少进行 3 个月的训练和管理(理疗师或管理护士)。基本方法：
- 建议病人提拉盆底肌肉，想象自己停止排尿(或控制腹泻)，同时保持"挤压"的动作数到 10。每天重复多次。

急迫性尿失禁

- 生活方式干预
  - 改变液体摄入量：降低排尿频率，增加尿浓度
  - 减少膀胱刺激物的摄入：咖啡因、酒精、碳酸饮料
  - 避免便秘
- 膀胱训练
  - 包括盆底肌肉治疗，制订一个通过分散注意力和放松的方法逐步增加排尿间隙的训练计划
  - 第一步是尽可能推迟排尿或等待排尿冲动过去
  - 最好在物理治疗师和护士的监督指导下进行
- 抗胆碱能/抗惊厥药
- 阴道内雌激素治疗对一些绝经后女性有帮助
- 肉毒毒素膀胱内治疗(二线)

- 神经节：骶神经电刺激(三线)

抗胆碱能/止痉挛药物[18]

这些药物对于膀胱过度活动或急迫性尿失禁来说可能值得一试，但它们对压力性尿失禁效果较差：

- 奥西布宁 2.5~5mg，每日 2~3 次，口服
- 奥西布宁头皮贴 3.9mg，每周 2 次
- 索利钠新 5~10mg，每日 1 次，口服
- 托特罗定 2mg，每日 2 次，口服
- 达非那新 7.5~15mg，每日 1 次，口服

膀胱功能障碍(女性夜间发作)

患有尿道综合征的女性经常在晚上醒来，有排尿紧迫感，但只产生少量尿。

- 指导病人进行骨盆倾斜训练，上背部保持平衡，膝盖弯曲抬起骨盆并保持姿势 30 秒
- 向内挤压盆底(如同憋住排尿或排便一样)
- 多次重复上述动作

子宫阴道脱垂[20]

子宫阴道脱垂(uterovaginal prolapse)非常常见，最终影响到 50% 经产妇。主要症状是阴道"沉重"和"有东西掉下来"的感觉。使病人感到相当痛苦的相关症状(根据脱垂的类型)包括排尿困难、压力性尿失禁、大便失禁、直肠排空不全和复发性膀胱炎。腰痛是常见的相关症状，通常可以通过卧床休息缓解。

脱垂的分类(图 65.3)

- 膀胱膨出：膀胱降入阴道
- 尿道膨出：尿道膨入阴道
- 直肠膨出：直肠膨出至阴道内
- 肠疝：小肠肠襻膨入至阴道(常为后壁)
- 子宫：子宫和宫颈向下至阴道开口
  - Ⅰ度：子宫下移，宫颈尚在阴道口内

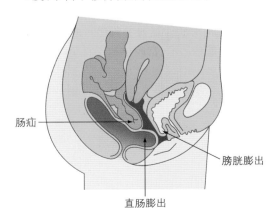

图 65.3　子宫阴道脱垂

- Ⅱ度:宫颈在咳嗽/应力时突出
- Ⅲ度(脱垂):子宫位于阴道外

身体检查

检查时女性最好取左侧卧位,用窥器或后刀定位格雷夫斯镜检查。嘱病人咳嗽或用力(多次),观察阴道前壁、后壁、侧壁及宫颈下降的情况。

管理

一般来说,无症状的脱垂不需要侵入性治疗,仅对病人进行基本的释除担忧和教育即可,包括骨盆锻炼(详见本章前面的内容),并推荐求助于物理治疗师。生活方式调整包括充足的营养、如果肥胖则需要减体重、戒烟和锻炼等。严重的并存疾病如便秘、萎缩性阴道炎和COPD等需要优化治疗。对绝经后女性可考虑局部应用雌激素。

预防

提倡优化产科管理,特别是产后锻炼、终身盆底锻炼、维持理想的体重、保持膀胱和肠道功能正常等。

环形子宫托

子宫托适用于麻醉风险较大、过于虚弱不能手术、不愿意手术、年轻且尚未成家或等待手术的病人。每位病人需要单独安装合适大小的子宫托。局部应用雌激素可以改善舒适度。子宫托需要每4~6个月清洗或更换一次。

手术

如果适合手术的病人有症状性脱垂,特别是伴有排尿问题和排便不畅,应转诊给妇科医生。骨盆重建手术的原则:

- 使骨盆结构恢复至正常的解剖结构
- 恢复和保持排尿和/或排便控制能力
- 维持性功能
- 纠正共存的盆腔病变

可供选择的方法包括修补程序(经阴道,有时经腹,经腹腔镜)、阴道悬吊术、宫腔镜和子宫全切术(经阴道或经腹)。

参考文献

1 Cormack J, Marinker M, Morrell D. *Practice. A Handbook of Primary Medical Care*. London: Kluwer-Harrap Handbooks, 1980: 3.51: 1–10.
2 Michels TC, Sands JE. Dysuria: evaluation and differential diagnosis in adults. Am Fam Physician, 2015 (1 Nov); 92(9): 778–86.
3 Kincaid-Smith P, Larkins R, Whelan G. *Problems in Clinical Medicine*. Sydney: MacLennan & Petty, 1990: 105–8.
4 Mathew T. Microscopic haematuria: how to treat. Australian Doctor, 27 April 2007: 27–34.
5 Walsh D. *Symptom Control*. Boston: Blackwell Scientific Publications, 1989: 229–33.
6 George C. Haematuria and proteinuria: how to treat. Australian Doctor, 15 March 1991: I–VIII.
7 Choyke PL. Radiologic evaluation of hematuria: guidelines from the American College of Radiology's appropriateness criteria. Am Fam Physician, 2008 (1 Aug); 78(3): 347–52.
8 Gray S, Frydenberg M. Bladder cancer: how to treat. Australian Doctor, 21 November 2008: 29–36.
9 Chlorine and cancer. Updated 9 September 2019. Cancer Council Western Australian. Available from: https://www.cancerwa.asn.au/resources/cancermyths/chlorine-cancer-myth/, accessed March 2021.
10 Faull R. Glomerulonephritis: how to treat. Australian Doctor, 8 February 2002: I–VIII.
11 Thomson N. Managing the patient with proteinuria. Current Therapeutics, 1996; 9: 7–28.
12 Wen CP et al. Urine dipstick to detect trace proteinuria: an underused tool for an underappreciated risk marker. Am J Kidney Dis, 2011 Jul; 58(1): 1–3.
13 Albuminuria categories in CKD. ACR. National Kidney Foundation. Available from: https://www.kidney.org/kidneydisease/siemens_hcp_acr, accessed March 2021.
14 Key statistics on incontinence. Continence Foundation of Australia. Available from: https://www.continence.org.au/about-us/our-work/key-statistics, accessed March 2021.
15 Jayasuriya P. Urinary incontinence: how to treat. Australian Doctor, 11 May 2001: I–VIII.
16 Whishaw DMK. Urinary incontinence in the frail female: how to treat. Australian Doctor, 25 July 2008: 29–36.
17 Qaseem A et al. Nonsurgical management of urinary incontinence in women: a clinical practice guideline from the American College of Physicians. Ann Intern Med, 2014; 161(6): 429–40.
18 Haylen B. Advances in incontinence treatment. Australian Doctor, 10 September 1999: 66–70.
19 Mazza D. *Women's Health in General Practice* (2nd edn). Sydney: Elsevier Australia, 2011: 288–94.
20 Haylen B. Pelvic organ prolapse. Australian Doctor, 21 February 2014: 23–30.

65

> 所有患白内障的病人，或多或少地都会看到光；因此，我们要把白内障与黑矇和青光眼区分开来，因为患黑矇和青光眼的人根本看不到光。

埃伊纳的保罗（615—690 年）（译者注：古希腊著名的医学家，做过各种各样的手术）

导致视觉功能障碍最常见的原因是单纯性屈光不正。然而，还有很多导致视力受损的因素，包括突发性失明的急症，这是一个需要完善的管理策略的问题。事实上，除了偏头痛以外，几乎所有突然失明的病人都需要紧急治疗。

"白眼"或非炎症性眼所呈现的，是不同于红眼或炎症性眼病的临床问题[1]。"白眼"是无痛的，通常表现为视觉症状，绝大多数失明的疾病都会出现"白眼"。

失明评判标准和驾驶视力标准

标准因国家而异。世界卫生组织将失明定义为"最佳视力低于 3/60"，而在澳大利亚，领取盲人补助金的资格是"双侧矫正视力低于 6/60，或视野小于 10°。"最低驾驶视力标准是单眼最佳视力或双眼达 6/12（斯内伦系统）。商业许可证标准更为严格（见 Austroads 指南）。

关键事实和要点

- 世界范围内最常见的失明原因是沙眼。其他导致逐渐失明的主要原因是白内障、盘尾丝虫病和维生素 A 缺乏[2]。
- 在西方国家，最常见的病因是老龄相关性白内障、青光眼、年龄相关的黄斑退化、外伤和糖尿病视网膜病变[2]。
- 突发性视力丧失最常见的原因是偏头痛和短暂性视网膜动脉阻塞（一过性黑矇）[3]。
- "闪光"是由视网膜牵引引起的，可能提示着严重的情况：最常见的原因是玻璃体视网膜牵引，这是视网膜脱离的典型原因。
- 视野中出现漂浮物或"斑点"表明玻璃体中有色素：原因包括玻璃体积血和玻璃体脱离。
- 随着年龄的增长玻璃体后脱离是漂浮物急性发病的最常见原因。
- 视网膜脱离倾向于发生在近视的人。
- 当看到的物体变小，或者看直线变得弯曲或扭曲时，怀疑黄斑异常。

临床方法

病史

病史采集需仔细明确视力丧失的发病、发展、持续时间、偏移和损失的程度。准确的病史很重要，因为视觉障碍即使长期存在着（尤其是发生单侧时），也很可能只有病人自己才能注意到。需要病人回答两个问题：

- 视力丧失是单侧的还是双侧的？
- 失明起病是急性的？渐进性的？还是进行性的？

区分中央性和周围性视力丧失是很有用的。中央性视力丧失表现为视觉敏锐度损伤，并意味着视网膜图像形成缺陷（穿透性屈光不正或屈光介质混浊）或黄斑或视神经功能障碍。外周视野丧失更加难以发现，尤其是渐进发病时，暗示黄斑外视网膜疾病或视觉通路缺陷。

重要的是鉴别黄斑变性导致的中央视野丧失与脑血管意外（CVA）导致的偏盲。

药物史非常重要（表 66.1）。用乙胺丁醇或奎宁/氯喹治疗结核病是具有眼毒性的。相关的家族史有糖尿病、偏头痛、Leber 遗传性视神经萎缩、泰西-萨克斯（Tay-Sachs）病和视网膜色素变性。

表 66.1　可能引起眼部副作用的系统性药物

酒精/乙醇/甲醇	吲哚美辛
胺碘酮	呋喃妥因
降压药，如 β 受体阻滞剂	吩噻嗪类
双膦酸盐	苯妥英钠
氯喹/羟氯喹/奎宁	他克莫司
环孢菌素	坦索罗辛
细胞毒性药物，如长春新碱	他莫昔芬
类固醇皮质激素	四环素类，如氨基霉素
二硫仑	噻嗪类利尿剂
勃起功能障碍药物	三环类抗抑郁药
乙胺丁醇	托吡酯

针对具体症状的提问

- 存在漂浮物→正常老化（尤其是 ≥55 岁）伴有玻璃体后脱离，或可能提示出血或脉络膜炎
- 闪光→正常老化伴玻璃体后脱离，或提示视网膜牵拉（？视网膜脱离）
- 光周围有色晕→青光眼，白内障
- 锯齿线→偏头痛

- 夜间或光线昏暗时视力变差→视网膜色素病变,癔症,梅毒性视网膜炎
- 头痛→颞动脉炎,偏头痛,良性颅内高压
- 中央盲点→黄斑疾病,视神经炎
- 动眼疼痛→球后神经炎
- 变形,视物显小征(变小),视物显大征(变大)→黄斑变性
- 视野丧失
  - 中央丧失:黄斑变性
  - 完全丧失:动脉闭塞
  - 外周丧失

值得注意的是,如果病人反复撞到特定一侧的人和物体(包括交通事故),应怀疑双侧或同侧偏盲。

排除或考虑的疾病/失调

- 糖尿病
- 巨细胞(颞)动脉炎
- 垂体功能减退症(垂体腺瘤)
- 脑血管缺血/颈动脉狭窄(栓塞)
- 多发性硬化
- 心脏病(如心律失常和 SBE——栓塞)
- 贫血(如果严重,则可导致视网膜出血和渗出)
- 马方综合征(半脱位晶状体)
- 恶性肿瘤(眼部恶性肿瘤最常见的原因是脉络膜黑色素瘤)

身体检查

检查的原则同样适用于红眼。检查应包括下述几项:

- 视敏度(斯内伦图表):采用针孔试验
- 瞳孔反应,测试光的传入(感觉)反应
- 视野对诊法(使用红色大头针)
- 散大瞳孔检查眼底(检眼镜),注意:
  - 红光反射
  - 视网膜、黄斑和视神经的外观
- 色觉(石原测试)
- 阿姆斯勒量表(或方格纸)
- 测量眼压

一般检查

一般检查应注意病人一般特征,以及神经系统、内分泌系统和心血管系统。

裂隙灯检查

通常使用荧光素染色,它提供眼睑、结膜、角膜、虹膜、巩膜、前房(测量深度)、晶状体、前玻璃体和视网膜的精确立体视图。它对于识别角膜病变、葡萄膜炎和巩膜炎非常有用。

视野检查

图 66.1 描述了视野的各种缺陷。

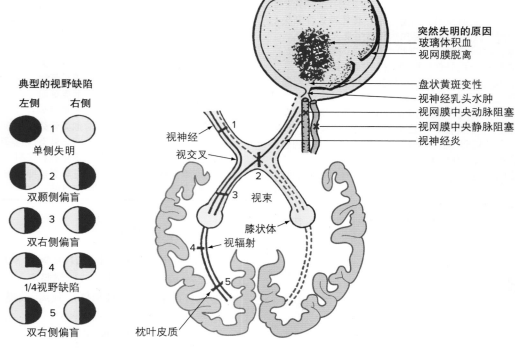

图 66.1　突然无痛性视力丧失(右侧)和视野典型缺陷(左侧)的重要原因示意图

辅助检查

根据临床身体检查,可以选择以下辅助检查来明确诊断:

- 血液检查
  - 全血(贫血、铅中毒、白血病?)
  - ESR(颞动脉炎?)
  - 血糖(糖尿病?)
- 颞动脉活体组织检查(颞动脉炎?)
- CT/MRI[脑血管意外(CVA)? 视神经病变,占位性病变?]
- 标准视野检查和 Bjerrum 筛查
- 荧光素血管造影(视网膜血管阻塞,糖尿病视网膜病变?)
- 视觉诱发反应(脱髓鞘疾病?)
- 颈动脉多普勒超声
- 眼部 B 超

儿童视力受损

儿童视力受损或失明的原因有很多。儿童致盲原因发生频率的大致顺序是皮质失明、视神经萎缩、脉络膜视网膜变性、白内障和早产儿视网膜病变。在西方国家几乎一半的致盲原因是由遗传基因决定的,发展中国家的致盲原因主要是营养和感染[4]。大约 3% 的儿童至少有一只眼的视力不能发育正常。

所有婴儿应在出生时和 6 周时检查眼。

弱视

弱视(amblyopia),被称为"懒惰的眼",是指在儿童早期由于不正常的视觉体验而导致视力下降。它是导致中年前单侧视力低下的主要原因,通常是由于在生命的最初几个月和几年中对视觉发育的干扰造成的。

常见原因:

- 斜视
- 较大的屈光性缺陷,尤指远视
- 先天性白内障

管理原则[5]

- 大多数病例是可以治疗的。
- 早期诊断和干预达到可用视力的基础。
- 孩子再小都能接受视觉系统评估。
- 需遮盖正常的眼,以利于使用受影响的眼。
- 消除可治疗的病因,如斜视。
- 通常通过佩戴眼镜来矫正任何屈光不正。

对于儿童的一些重要指南

转诊

如果婴儿出现以下情况,请转诊:

- 眼震
- 眼神游荡
- 缺乏固定或缺乏跟随动作
- 畏光
- 混浊(距离婴儿眼 30cm,用置于 +3 位置的检眼镜观察)
- 发育迟缓

斜视

- 持续斜视(constant squint)和交替斜视(alternative squint)是两种严重的斜视(strabismus),需要尽早转诊。短暂斜视和潜在斜视(在压力下发生,如疲劳)通常不是问题。
- 当第一次看到儿童斜视时,应转诊以排除视网膜母细胞瘤、先天性白内障和青光眼等需要紧急手术的眼部病变。
- 斜视的儿童(即使眼部检查正常)需要专家管理,因为若在 7 岁前无法具有正常功能,斜视的眼会变成弱视(视力下降的弱视,即"失明")。儿童年龄越小,弱视越容易治疗;如果在学龄后首次发现,则可能不可逆。在 1~2 岁时,真正斜视首选手术矫正(另见第 85 章)。

白内障

疑似白内障(ataracts)的儿童必须立即转诊;这个问题非常严重,因为视力的发展可能会受到永久性的损害(弱视)[2]。通过观察红色反射来诊断白内障,这应该是儿童身体检查的一部分。导致白内障的常见疾病是遗传性疾病和风疹,但大多数原因尚不清楚。更罕见的则需考虑如半乳糖血症等情况。

屈光不正

屈光不正(refractive errors),单眼的屈光不正程度严重,可能导致弱视。检测屈光不正是筛查的一个重要目标。

视网膜母细胞瘤

视网膜母细胞瘤(retinoblastoma)虽然罕见,但却是儿童时期最常见的眼内肿瘤。出现白瞳征的任何儿童都必须排除这种疾病。这样的孩子也有所谓的"猫眼反射"。30% 的病人这种情况是双侧性的,归因于常染色体显性基因。

66

老年人的视力受损

大部分有视觉相关主诉的病人是老年人；视力下降会影响感知环境和有效沟通的能力。典型的原因是白内障、血管疾病、黄斑变性、慢性单纯性青光眼和视网膜脱离。视网膜脱离和糖尿病视网膜病变可以发生在任何年龄，尽管随着年龄的增长更可能发生。各种形式的黄斑变性是老年人视力退化的最常见原因。对于患有白内障的老年人而言，是否手术治疗取决于他们的视力和承受能力。大多数双眼视力为 6/18 或更差的病人通常受益于白内障摘除术，但有些病人依靠位置良好的（上方和后方）阅读灯可以应付这一视力水平[6]。

老年人突然视力丧失提示颞动脉炎或者血管栓塞，所以这个问题需要立即处理。

飞蚊症和闪光（视光）

正常老化过程中玻璃体凝胶收缩会牵拉视网膜（视杆和视锥细胞），引起闪光（flashes）。当凝胶从视网膜上分离时，可以看到飞蚊（可能出现点、斑点或蜘蛛网）。飞蚊症（floaters）随着年龄的增长更常见，但近视或做过眼科手术如白内障摘除的人也更常见。重要的是要考虑视网膜脱离，如果飞蚊症一直存在，则无须担心。而新出现的闪光或飞蚊症是值得关注的，其中两个重要病因是视网膜脱离和玻璃体后脱离。

光晕

灯线周围的光晕可能由白内障、急性闭角型青光眼、慢性青光眼、干眼和角膜模糊（包括过度流泪和/或黏液或药物，如氯喹、地高辛）引起。

⚕ 屈光不正

视物不清或模糊通常由屈光不正引起，最常见的是近视。

在正常眼（屈光正常）中，来自无限远的光线通过角膜（约占眼屈光力的 2/3）和晶状体（1/3）聚焦在视网膜上。因此，角膜在屈光中非常重要；圆锥角膜等异常可能导致严重的屈光问题[6]。

重要的临床特征是，在仅有屈光不正的情况下，在卡片上使用一个简单的"针孔"通常会改善视力模糊或降低视力[1]。

小孔试验

小孔可缩小视网膜上的散光圈，如同一个万能校正透镜。如果通过带有 1mm 针孔的卡片，视力没有恢复正常，那么视觉障碍不仅仅是由于屈光不正。小孔试验实际

上可能有助于提高某些白内障病人的视力，进一步检查是必须的。

近视

近视（myopia，short/near-sightedness）指近处的物体清晰可见，而远处的物体则模糊不清。图像聚焦在视网膜前面。这在青少年中通常是渐进的。高度近视眼可发生视网膜脱离、黄斑变性或青光眼。

管理

- 凹透镜眼镜
- 隐形眼镜
- 考虑放射状角膜切开术或准分子激光手术

远视

远视（hypermetropia，long/far-sightedness）指图像聚焦在视网膜后面。这种情况更容易发生闭角型青光眼。在儿童早期，它可能与内斜视（斜视）有关，而单靠眼镜矫正可以使眼变直。这主要是克服了眼的调节能力，虽然它可能会导致阅读困难。通常情况下，远视的人需要佩戴 30 年左右的阅读眼镜。正会聚（凸透镜）用于校正。

老视

调节的过程是聚焦较近物体所必需的。这个过程依赖于睫状肌和晶状体弹性的作用，通常是受年龄的影响，因此 45 岁以后近距离工作变得越来越困难（老花眼）[6]。老视（presbyopia）是指在 40 多岁时出现的眼的调节能力下降，需要近距离矫正（near correction）。

散光

散光（astigmatism）是由晶状体或角膜的非球形（可变的）曲率导致的。由于角膜没有均匀的曲率，因此就需要一个经线不同的矫正镜片。如果不纠正的话，可能会导致眼源性头痛。圆锥角膜是散光的原因之一。

圆锥角膜

圆锥角膜（keratoconus）是一种隆起、缓慢进行的角膜变薄和变形，导致视力丧失，通常是不规则散光。它通常出现在 10 到 25 岁之间，可能由基因决定。频繁更换眼镜是其特点，隐形眼镜可能会有所帮助。如果不能佩戴眼镜，可能需要角膜移植手术。

⚕ 白内障

白内障（cataract）用于描述任何晶状体混浊，症状取决于不透明的程度和部位。白内障导致视力逐渐丧失，瞳孔直接对光反射正常。

白内障患病率随年龄增长而增加，50~59 岁为 65%，

80 岁以上都有白内障[3]。白内障的重要原因见**表 66.2**，进行性双侧视力丧失的原因见**表 66.3**。

表 66.2　白内障的病因

衰老
全身性疾病,如糖尿病、强直性肌营养不良
吸烟
类固醇皮质激素(局部或口服)
辐射:长时间暴露在紫外线或 X 线下
TORCH 病原体→先天性白内障
创伤
葡萄膜炎
大量饮酒
营养不良
强直性肌营养不良
半乳糖血症→先天性白内障

表 66.3　进行性双侧视力丧失的病因

玻璃体	慢性青光眼 老龄相关性白内障
视网膜	黄斑变性 视网膜疾病 • 糖尿病视网膜病变 • 色素性视网膜炎 • 脉络膜视网膜炎
视神经	视神经病变 视神经压迫(如动脉瘤、胶质瘤) 视神经毒性损伤
视交叉	视交叉压迫:垂体腺瘤、颅咽管瘤等
枕叶皮质	肿瘤 退行性病变

注:单侧原因(如白内障、屈光不正、葡萄膜炎、青光眼、进行性视神经萎缩和肿瘤)会影响对侧眼视力。

典型症状:
• 阅读困难
• 面部识别困难
• 驾驶问题,尤其是在晚上
• 看电视困难
• 在强光下看东西的能力降低
• 可能在灯光周围看到光晕
病人所见的视觉失真类型如**图 66.2**所示。

身体检查

• 视力下降(有时用针孔改善)
• 检眼镜检查红光反射减弱
• 晶状体外观改变

红光反射和检眼镜检查

"红光反射"是用零度透镜的检眼镜从距离约 60cm

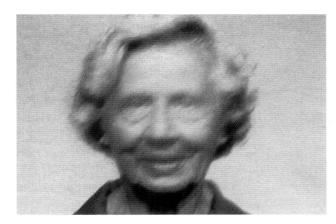

图 66.2　视物模糊:白内障病人眼中的物体特征
图片由 Allergan Pharmaceuticals 提供

的地方对眼进行观察的眼底反射。这种反射更容易看出瞳孔是否扩张。从+15°或+20°的透镜开始,逐渐减少度数,当改为+12°时,可看到晶状体混浊代替了红光反射,可能被一个致密性白内障完全掩盖了。用于检查眼内结构的检眼镜的设置如**图 66.3**所示。

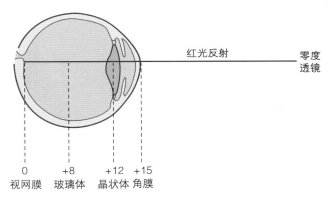

图 66.3　用于检查眼内结构的检眼镜的设置

管理

当病人不能耐受时,建议摘除白内障。白内障摘除术的禁忌证包括眼内炎症和严重的糖尿病视网膜病变。对于已确诊的白内障无有效的治疗方法。白内障晶状体的摘除需要光学矫正来恢复视力,通常是通过人工晶状体植入来完成的。视力完全恢复可能需要 2~3 个月。并发症并不常见,但很多病人可能需要 YAG 激光器行晶状体囊切除术,以清除晶状体植入后可能出现的任何混浊。

对病人的术后建议

• 数周内避免弯腰
• 避免剧烈运动
• 可处方以下滴眼液:
　– 激素(减轻炎症)
　– 抗生素(避免感染)

－ 扩张剂(防止粘连)

预防

太阳镜,特别是那些能反射和过滤紫外线(UV)的太阳镜,可起到保护的作用,防止白内障的形成。

青光眼

青光眼(glaucoma)是由眼压升高引起的,分为开角型青光眼和闭角型青光眼,并进一步分为原发性或继发性青光眼,以及急性或慢性青光眼。开角型青光眼,又称为慢性单纯性青光眼,是中年不可逆性失明最常见的原因[1]。到了晚期,由于视神经萎缩导致外视野丧失,表现为视物困难(图 66.4)。另一方面,急性青光眼在数天内进展相对较快。

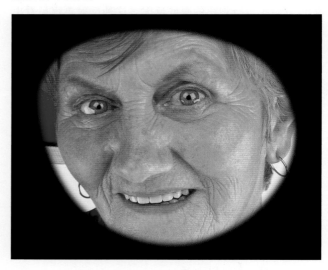

图 66.4　慢性单纯性青光眼引起的典型视野丧失,类似于视网膜色素变性和功能性视力丧失(以前称为"癔症")

临床特征(慢性青光眼)

- 家族倾向
- 无早期征象或症状
- 中心视力通常正常
- 视野进行性受限,导致"隧道视觉"

辅助检查

眼压测量

- 正常上限为 22mmHg

检眼镜检查

- 视神经乳头下凹 > 视神经乳头总面积的 30%

筛查

- 40 岁及以上成人:每年 2~5 次(60 岁以上至少每年

2 次)
- 如果有家族史的话,从 30 岁开始,每年 2 次

管理

- 治疗可以预防视野丧失
- 药物治疗通常从以下药物中选择[7]:
  － 噻吗洛尔或倍他洛尔滴眼液,每日 2 次
  注:这些 β 受体阻滞剂可引起全身并发症,如哮喘
  － 拉坦前列素(或其他前列腺素类似物)滴眼液,每日 1 次
  － 毛果芸香碱滴眼液,每日 4 次
  － 地匹福林滴眼液,每日 2 次
  － 溴莫尼定滴眼液,每日 2 次
  － 乙酰唑胺(口服利尿剂)
- 药物治疗失败者可予以手术或激光治疗

视网膜色素变性

原发性视网膜色素变性(retinitis pigmentosa)是一种遗传性疾病,其特征是视杆细胞和视锥细胞的退化,伴随来自色素上皮组织的含黑色素的细胞取代视网膜更表浅部位细胞。

典型特征

- 儿童时期开始表现为夜盲症
- 视野变得集中狭小(从外周向中心),即隧道视野
- 青春期失明(有时到中年)
- 维生素 A 可延缓不可逆转的病程[8]

身体检查(检眼镜检查)

- 不规则的深色色素斑块,尤其是在外周
- 视神经萎缩→视神经乳头苍白

眼内异物

小金属片穿透眼而产生的疼痛很小,直到受伤的病史被遗忘很久,病人可能也不会出现眼部症状。

如果不继发感染,视力恶化可能会延迟数月或数年直到金属降解才表现出来。虹膜变成锈褐色。如果被锤击的碎片击中或者对受伤的机制有任何疑问,那么对眼进行 X 线检查是十分重要的[1]。

慢性葡萄膜炎

慢性葡萄膜炎(chronic uveitis)通常伴随慢性全身性疾病(如结节病),疼痛和发红可能很轻微。如果不及时治疗,视力丧失往往会发展成继发性青光眼和白内障。瞳孔通过粘连与晶状体相连,并发生畸变。治疗可能需要长期

局部应用类固醇皮质激素。

HIV 感染

艾滋病与严重的眼部并发症有关,包括结膜卡波西肉瘤、视网膜出血和血管炎[3]。另一个问题是眼部巨细胞病毒感染,表现为混浊区出血和渗出。

突然失明

这个问题让病人感到恐惧和痛苦,要对病人给予足够的同情。最初的陈述可能会与看似不恰当的行为相混淆;在诊断为心因性之前要非常小心。

单侧或双侧视力突然丧失的原因比较见**表 66.4**,诊

断策略模型见**表 66.5**。其简化的分类:

单侧:视网膜脱离
视网膜动脉阻塞
视网膜静脉血栓形成
颞动脉炎
视神经炎
偏头痛
双侧:双侧视神经病变
功能性("癔症",转换反应)

无痛性视力丧失的诊断流程图如**图 66.5** 所示。

一过性黑矇

一过性黑矇(amaurosis fugax)是由于视网膜动脉暂时性阻塞导致单侧眼视力急性丧失(部分或完全)。表现为

表 66.4 视力突然丧失的原因[7]

原因	双侧	单侧	
		一过性	永久性
血管性原因	枕叶皮质缺血	一过性黑矇	视网膜中央动脉闭塞
	缺血卒中	短暂性眼部缺血	视网膜中央静脉闭塞
	同侧偏盲——血管性	视网膜栓子	玻璃体积血
		恶性高血压	视神经缺血
其他原因	双侧视神经炎	急性闭角型青光眼	视神经炎
	视神经毒性损害	Uhthoff 现象	视网膜脱离
	• 甲醇	视神经盘水肿	视神经压迫
	• 乙醇	玻璃体后脱离	视神经肿瘤
	• 烟草		眼内肿瘤
	• 铅		
	Leber 视神经萎缩		
	视网膜奎宁中毒		
	脑水肿		
	枕叶创伤		
	颅咽管瘤		
	功能性的(癔症)		

表 66.5 急性或亚急性无痛性视力丧失:诊断策略模型

概率诊断 一过性黑矇 偏头痛 视网膜脱离 "湿性"黄斑变性	玻璃体积血 艾滋病(AIDS) 颞动脉炎 急性青光眼 良性颅内高压
不能遗漏的严重疾病 心血管: • 视网膜中央动脉闭塞 • 视网膜中央静脉闭塞 • 高血压并发症 • 脑血管意外(CVA) 肿瘤: • 颅内肿瘤 • 眼内肿瘤 　- 原发性黑色素瘤 　- 视网膜母细胞瘤 　- 转移瘤	**陷阱(经常遗漏的)** 视神经乳头水肿 视神经炎 眼内异物 后葡萄膜炎
	七个戴面具问题的清单 糖尿病(糖尿病视网膜病变) 药物(奎宁) 甲状腺疾病(甲状腺功能亢进症)
	病人是否试图告诉我什么? 考虑一下"癔症"性失明,尽管这种情况并不常见

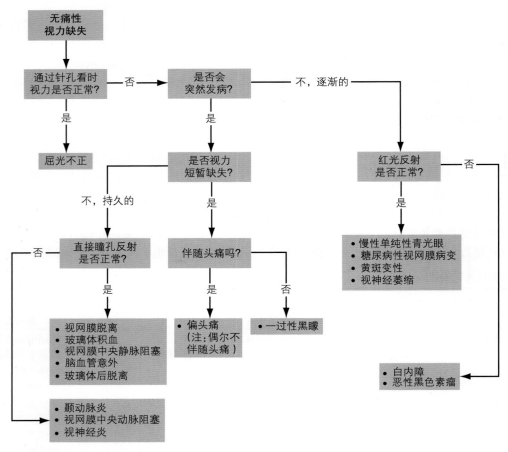

图66.5 无痛性视力丧失的诊断
资料来源：Reproduced with permission of Dr J Reich and Dr J Colvin

无痛,持续时间小于60分钟。通常是由颈动脉粥样硬化的栓子引起,最常见的栓子是胆固醇栓子,通常来源于粥样斑块[7]。其他原因包括来自心脏的栓子、颞动脉炎和良性颅内高压。伴随着这个症状可能还会有其他脑缺血的症状或征象,如短暂性偏瘫。应详细了解问题的根源。一过性黑矇发作后卒中的风险每年大约为2%[7]。

短暂性眼部缺血(transient ocular ischaemia)

由于行走、弯腰或仰视等活动引起的单侧视力丧失提示有眼部缺血[7]。常发生在有严重颅外血管疾病时,可能由直立性低血压和视网膜循环"盗"血所触发。

视网膜脱离[9]

视网膜脱离(retinal detachment)可能由眼外伤、视网膜变薄(近视者)、既往手术(如白内障手术)、脉络膜肿瘤、玻璃体变性或糖尿病视网膜病变引起。

临床特征

• 突然出现飞蚊症、闪光或黑点

• 单眼视物模糊加重

• 外周的黑影,经数天/数周向中央进展

• 部分或全部视野丧失(黄斑分离)

检眼镜检查显示视网膜皱襞脱离,玻璃体腔内有大片灰色阴影。

管理

• 立即转诊行视网膜裂孔封堵术

• 小裂孔使用激光或冷冻探针治疗

• 可选择眼内注射气体治疗视网膜病变

• 真性分离一般需要手术治疗

玻璃体积血

玻璃体积血(vitreous haemorrhage)可能由自发性血管破裂、视网膜牵拉时血管撕裂或新生血管引起[6]。其他还要考虑眼外伤、糖尿病视网膜病变、肿瘤和视网膜脱离。

临床特征

• 眼前突然出现飞蚊症或斑点

• 可能伴视力突然丧失

- 视力取决于出血的程度；如果量小，视力可能正常

检眼镜检查可能显示光反射减弱：可能有血凝块随玻璃体移动（黑色旋转云）。

管理

- 紧急转诊排除视网膜脱离
- 排除潜在病因，如糖尿病
- 超声有助于诊断
- 可自行缓解
- 卧床休息能促进血块溶解
- 若有持续性出血行玻璃体切割手术

🦴 中央动脉阻塞

中央动脉阻塞（central retinal artery occlusion）的常见病因是动脉粥样硬化、血栓或栓塞引起的动脉阻塞。可能有 TIA 的病史，需除外颞动脉炎（立即测量 ESR）。

临床特征

- 视力突然丧失，单眼有"幕落感"（与黑矇症相同，但无法解决）
- 1mm 小孔试验不能改善视力
- 通常无光感

检眼镜检查

- 最初正常
- 可能看到视网膜栓子或苍白肿胀
- 黄斑处的典型"红樱桃斑"

管理

紧急转诊至眼科医生，但如果早期发现或眼科医生延迟，在 30 分钟内按以下流程处理：

- 闭眼，用手指按摩眼球（用手指有节律地直接施以一定的压力，至少 5 分钟）：可能可以使栓子向远端脱落。
- 反复吸入二氧化碳（纸袋）或吸入特殊的二氧化碳混合物（混合氧）。
- 静脉注射乙酰唑胺 500mg。
- 紧急转诊（小于 6 小时）：以排除颞动脉炎。

预后差。除非立即治疗（30 分钟内），否则不可能有明显的恢复。

🦴 视网膜中央静脉血栓形成

视网膜中央静脉血栓形成（central retinal vein thrombosis）可能与多种因素有关，如高血压、糖尿病、血小板减少、青光眼和高脂血症。常发生在老年人。

临床特征

- 单眼中心视力突然丧失（如果累及黄斑），可持续数天。

- 1mm 小孔试验不能改善视力。

检眼镜检查发现视神经乳头水肿及多发性视网膜出血，出现"急骤日落"征。

管理

转诊至眼科医生。没有什么治疗是立即有效的。首先要找到病因，并进行相应的治疗。有些病例对纤溶治疗有反应。在后期如果新生血管形成预防血栓性青光眼，光凝术可能不可避免。玻璃体内注射单克隆抗体也是一种选择。

🦴 黄斑变性

有两种黄斑变性（macular degeneration）与年龄有关：渗出性或"湿性"（急性），色素性或"干性"（起病缓慢）。

- "湿性"黄斑变性（MD），由黄斑区视网膜下血管新生和液体渗出或出血引起，是一种严重的眼部疾病。
- "干性"黄斑变性（MD）[10 例黄斑变性（MD）中有 9 例]发展更缓慢，常是无痛性的。
- 与年龄增长有关（病人通常超过 60 岁），被称为"年龄相关的黄斑变性（MD）"，更常见于近视眼病人（相对常见）。
- 可能有家族性。

临床特征

- 中央视觉突然丧失（图 66.6）

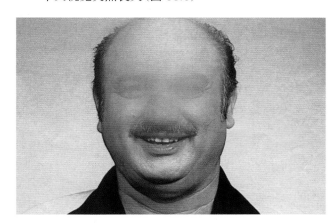

图 66.6 黄斑变性病人看到的人的形象
图片由 Allergan Pharmaceuticals 提供

- 视觉失真
- 直线看起来呈波浪形，视物变形
- 使用网格模式（阿姆斯勒图表）：显示扭曲线条
- 中央视觉最终完全丧失
- 外周视野正常

检眼镜检查

- 白色分泌物，视网膜出血

- 黄斑正常或突起

管理

没有可以逆转黄斑变性的治疗方法。然而，"湿性"黄斑变性，应紧急转诊治疗，以延缓其进展：定期向玻璃体内注射抗血管内皮细胞生长因子药物（如雷珠单抗、贝伐单抗）[10]。年龄相关性眼病研究表明，慢性色素沉着型黄斑变性用抗氧化剂维生素 A、维生素 C、维生素 E 和锌干预人自由基的方法有效，因此，可给予 β-胡萝卜素 15mg、维生素 C 500mg、维生素 E 400U 和氧化锌 80mg[11]。如果适用，建议病人戒烟[12]。低视力辅助器可能是有用的。

玻璃体疣

玻璃体疣是视网膜下的黄色小沉积物，由脂质（一种脂肪蛋白质）组成。它们是衰老的一部分，本身无害，但是玻璃体疣增加了患干性黄斑变性的风险。

🕯 颞动脉炎

颞动脉炎（temporal arteritis），也称巨细胞动脉炎（giant cell arteritis），有导致供应视神经的短睫状动脉突然且经常双侧闭塞的风险，伴或不伴双侧视网膜中央动脉受累[13]。

临床特征[14]

- 常发生于 65 岁以上的老年人
- 单眼的中心视力突然丧失（中心暗点）
- 能迅速进展为双侧
- 与颞部头痛或颌跛行有关（约 60%）
- 颞动脉压痛、增厚、无搏动（约 30%）
- 视力：视力模糊，复视；严重受损（约 20%）
- 患侧瞳孔光线传入异常
- 红细胞沉降率增快（>40mm）

检眼镜检查可见视神经乳头水肿、萎缩。视神经乳头也可能很正常。

管理

- 必须检测另一侧眼
- 立即使用糖皮质激素（泼尼松龙，60~100mg/d，至少 1 周）
- 活体组织检查颞动脉（如果有局部压痛区）

视网膜偏头痛

视网膜偏头痛（retinal migraine）可能会出现视力丧失的症状（"先兆"），可不伴有头痛、恶心。

临床特征

- 锯齿线或灯光

- 多色闪光灯
- 单侧或双侧视野缺损
- 数小时内自愈

🕯 玻璃体后脱离

玻璃体塌陷脱离视网膜，可能导致视网膜脱离（posterior vitreous detachment）。

临床特征

- 突然出现飞蚊症
- 视力通常正常
- 闪光灯症状提示牵拉视网膜

管理

- 紧急转诊至眼科医生
- 排除相关的视网膜裂孔或脱落

🕯 视（球后）神经炎

视（球后）神经炎[optic (retrobulbar) neuritis]病因包括多发性硬化症、神经梅毒和毒素。大多数情况下，最终发展为多发性硬化症。

临床特征

- 病人多为 20~40 岁女性（多发性硬化症）
- 几天后单眼视力丧失
- 眼球运动时伴眼后部不适
- 视敏度不稳定
- 通常中央视野缺损（中心盲）
- 患侧瞳孔光线传入异常

检眼镜检查

- 前神经"发炎"时视神经乳头肿胀
- 视神经萎缩出现较晚
- 最终导致不可逆视神经乳头苍白

管理

- 检测另一侧眼的视力
- MRI 检查
- 多数病人可自行恢复，但视敏度在下降
- 静脉注射糖皮质激素可以促进恢复，并对进一步脱髓鞘的发展有保护作用

角膜疾病

患角膜疾病（corneal disorders）的人通常会出现眼部疼痛或不适，以及视力下降等症状。眼干燥症常见的情况如隐形眼镜疾病、擦伤/溃疡，以及感染等可累及角膜，并严重影响视力。角膜炎症——角膜炎可由多种因素引起，

如紫外线（如电焊工的"电弧眼"）、单纯疱疹、带状疱疹眼病和高危的"微生物学角膜炎"。细菌性角膜炎是一种眼科急症，隐形眼镜佩戴者出现眼痛和视力下降应考虑此病。对于未明确诊断的红眼病人，应避免使用局部糖皮质激素。

可参阅第 40 章角膜损害的相关内容。

陷阱

- 将青光眼的彩晕误诊为偏头痛
- 对轻度视力障碍未鉴别出视网膜脱离
- 忽略考虑颞动脉炎作为老年人突发视力受损的一种原因
- 对青光眼病人使用眼药水扩张瞳孔（为了进行眼底检查）

转诊时机

- 大多数问题需要紧急转诊至眼科医生，尤其视网膜脱离。
- 不明原因的急性视力下降需要紧急转诊。
- 任何视物模糊——急性或慢性，疼痛或无痛——特别是如果 1mm 小孔试验视力不能改变者。
- 所有疑似视神经乳头疾病病人。
- 视力受损严重影响日常活动时会导致白内障。

临床要领

- 建议 40 岁以上的所有人定期检查眼压；60 岁以上应该每 2 年检查 1 次。
- 有青光眼家族史的任何人都需要在 40 岁以后进行眼压测定。
- 老年人突然失明提示颞动脉炎（检查 ESR 和颞动脉）。需立即使用大剂量激素以防止另一侧眼失明。视力丧失的时间量表指南见表 66.6。
- 颞动脉炎是视网膜动脉阻塞的重要原因。
- 如果驾驶时出现判断错误，需怀疑视交叉受压引起视野缺损。
- 皮质盲病人的瞳孔反应是正常的。
- 视网膜中央动脉闭塞可以通过早期快速降低眼压来治愈。
- 视网膜脱离及玻璃体积血可能需要尽早手术修复。
- 请记住，可用抗氧化剂治疗（维生素和矿物质）慢性黄斑变性。
- 若有一过性视力障碍病史，尤其伴有眼痛者，需优先考虑多发性硬化症。
- 如果病人使用锤子后出现眼部症状，在身体检查中没有看到金属碎片，那么一定要行 X 线检查。

表 66.6　视力丧失速度的时间量表指南[3,7]

突然发生：不到 1 小时
一过性黑矇
视网膜中央动脉闭塞
局部缺血导致偏盲（栓子）
偏头痛
玻璃体积血
急性闭角型青光眼
视神经乳头水肿

发病 24 小时以内
视网膜中央静脉闭塞
功能性（癔症）

7 天以内
视网膜脱离
视神经炎
急性黄斑病变

数周（不定）
脉络膜炎
恶性高血压

逐渐发生
视觉通路压迫
慢性青光眼
白内障
糖尿病性黄斑病变
色素性视网膜炎
黄斑变性
屈光不正

参考文献

1　Colvin J, Reich J. Check Program 219–220. Melbourne: RACGP, 1990: 1–32.
2　Hopcroft K, Forte V. *Symptom Sorter* (4th edn). Oxford: Ratcliffe Publishing, 2010: 138.
3　Thomson J et al. Cataracts. Prim Care, 2015 Sept; 42(3): 409–23.
4　Robinson MJ, Roberton, DM. *Practical Paediatrics* (5th edn). Melbourne: Churchill Livingstone, 2003: 756–70.
5　Cole GA. Amblyopia and strabismus. In: *MIMS Disease Index* (2nd edn). Sydney: IMS Publishing, 1996: 20–4.
6　Elkington AR, Khaw PT. *ABC of Eyes*. London: British Medical Association, 1990: 20–38.
7　Li T et al. Comparative effectiveness of first-line medications for primary open-angle glaucoma: a systematic review and network meta-analysis. Ophthalmology, 2016; 123(1): 129–40.
8　Berson EL et al. Association of vitamin A supplementation with disease course in children with retinitis pigmentosa. JAMA Ophthalmol, 1 May 2018; 136(5): 490–5.
9　Jalali S. Retinal detachment. Community Eye Health, 2003; 16(46): 25–6.
10　Hodge C, Ng D. Eye emergencies. Check Program 400. Melbourne: RACGP, 2005: 1–34.
11　Bunting R, Guymer R. Treatment of age-related macular degeneration. Aust Prescr, 2012; 35: 90–3.
12　Age-Related Eye Disease Study Research Group. A

66

randomized, placebo-controlled, clinical trial of high-dose supplementation with vitamins C and E, beta-carotene, and zinc for age-related macular degeneration and vision loss. Arch Ophthalmol, 2001; 119: 1417–36.

13　Singh A et al. Visual manifestations in giant cell arteritis: trend over 5 decades in a population-based cohort. J Rheumatol, 2015; 42(2): 309–15.

14　Gonzalez-Gay MA et al. Giant cell arteritis and polymyalgia rheumatica: an update. Curr Rheumatol Rep, 2015 Sept; 17(2): 6.

走极端,便是反自然。

希波克拉底(译者注:公元前 460—公元前 370 年,古希腊人,医生,被誉为"医学之父")

在澳大利亚,正如其他大部分发达国家,人群中体重过重的健康问题远远多于过体重偏低的健康问题。令人担忧的肥胖问题在慢性疾病部分有所阐述(参阅第 80 章)。但是,在相对短时间内出现的体重增加或减低,给全科医疗带来明显的诊断挑战,尤其是非常多的潜在情况均可能导致体重变化。

体重增加

关键事实和要点

- 2/3 的澳大利亚人口为超重或肥胖,仅 2%~4% 的人口体重偏低[1]。
- 不到 1% 的肥胖病人具有明确的继发性因素[2]。
- 库欣综合征和甲状腺功能减退是两种可引发原因不明的体重增加的疾病,通过身体检查即可诊断。
- 妊娠后的肥胖可能由未能返回到产前的能量需求所引起。
- 即使少量的减重也可有效预防糖尿病和改善心血管疾病危险程度[3]。

诊断方法

诊断策略模型归纳于表 67.1。

概率诊断

外源性肥胖导致体重增加的主要原因是热量摄入过多和缺乏运动,并且深受社会环境因素影响(参见第 80 章)。

不能遗漏的严重疾病

重要的是不要误诊下丘脑疾病,其可能导致食欲亢进和肥胖。下丘脑损伤可继发于创伤或脑炎,也可伴发于各种肿瘤,包括颅咽管瘤、视神经胶质瘤及垂体肿瘤。其中一些肿瘤还可引发头痛和视觉障碍。

同样重要的,重要器官衰竭和肾脏疾病也是引起体重增加的原因,尤其是心力衰竭、肝衰竭及肾病综合征。与上述疾病相关的体液增加需要与体脂增加相鉴

表 67.1　体重增加:诊断策略模型

| **概率诊断** |
| 外源性肥胖 |
| 饮酒过量 |
| 药物 |

| **不能遗漏的严重疾病** |
| 心血管疾病 |
| ● 心力衰竭 |
| 下丘脑疾病(食欲亢进) |
| ● 颅咽管瘤 |
| ● 视神经胶质瘤 |
| 肝功能衰竭 |
| 肾病综合征 |

| **陷阱(经常遗漏的)** |
| 妊娠(早期) |
| 内分泌疾病 |
| ● 甲状腺功能减退 |
| ● 库欣综合征 |
| ● 胰岛素瘤 |
| ● 肢端肥大症 |
| ● 性腺功能减退 |
| ● 高泌乳素血症 |
| ● 多囊卵巢综合征 |
| 特发性水肿综合征 |
| 克兰菲尔综合征(译者注:先天性生精小管发育不全综合征) |
| 先天性疾病 |
| ● 普拉德-威利综合征(译者注:肌张力低下-智能障碍-性腺发育滞后-肥胖综合征) |
| ● 劳伦斯-墨恩-比德尔综合征(译者注:色素性视网膜炎-多指/趾畸形-性发育不全综合征) |

| **七个戴面具问题的清单** |
| 抑郁 |
| 药物 |
| 甲状腺疾病(甲状腺功能减退) |

| **病人是否试图告诉我什么?** |
| 是的,需要探究肥胖的原因 |

别。BMI>40kg/m² 的病人应考虑肥胖-肺通气不足综合征(Pickwickian 综合征)。

陷阱

内分泌疾病

引起肥胖的内分泌疾病包括库欣综合征、甲状腺功能减退、胰岛素分泌性肿瘤及性腺功能减退。以上疾病均不难诊断。

一种胰岛素分泌性肿瘤(胰岛素瘤)是一类非常罕见的胰岛 B 细胞腺瘤,主要特征为低血糖症和肥胖。

先天性疾病

罕见的引起肥胖的先天性疾病,例如,普拉德-威利综合征(译者注:肌张力低下-智能障碍-性腺发育滞后-肥胖综合征)和劳伦斯-墨恩-比德尔综合征(译者注:色素性视网膜炎-多指/趾畸形-性发育不全综合征),在儿童中容易识别(见第 23 章及本章节的后续部分)。

染色体异常

一种需牢记的重要异常是克兰菲尔综合征(译者注:先天性生精小管发育不全综合征,XXY 核型),每400~500 名男性中就有一人患病。男性患儿表现为长骨过度生长,呈现高瘦体型。如果未接受睾酮治疗,他们发育至成年时会变得肥胖。

一些患有特纳综合征(XO 核型)的女孩可表现为矮胖体型。

某些性别倾向

肥胖女性应考虑多囊卵巢综合征,肥胖男性应考虑阻塞型睡眠呼吸暂停综合征。

七个戴面具问题的清单

重要的戴面具疾病包括甲状腺功能减退和服用药物。甲状腺功能减退通常不会出现显著肥胖。药物可成为肥胖发生的重要促进因素,包括三环类(和其他)抗抑郁药物、类固醇皮质激素、苯噻啶、抗精神病药物、黄体酮和胰岛素。肥胖(吃得过多)还可能是抑郁的特征之一,尤其是在早期阶段。

心因上的考虑

潜在的情绪危机可能是超重病人就医的原因。委婉地探寻潜藏的病因,并帮助他们解决冲突非常重要。

临床方法

详细的病史对确定食物及饮料摄入量非常有价值,还可能帮助病人意识到自己的热量摄入情况,因为一些病人会否认饮食过量,或低估他们的食物摄入量[3]。还需询问妇科病史和家族史,如糖尿病、心脏疾病。

相关的提问

- 你是否觉得自己胃口太好了?
- 详细地说一下你昨天都吃了什么。
- 大概说说你通常一天的饮食情况。
- 你可以说一说你吃零食、喝软饮料及喝酒的情况。
- 你有什么锻炼活动?
- 你遇到什么具体问题吗,比如感到无聊、紧张和沮丧,或者抑郁?
- 你正在服用什么药物?

身体检查

在身体检查中测量体重、身高[计算 BMI(体重指数)]及腰围,并评估体脂程度、分布及整体营养状况是非常重要的。关于人体测量及结果解读的讨论见第 80 章。记录血压并用试纸检测尿液。需要谨记的是使用标准血压袖带测量大臂围病人,可能会得到假性升高的血压值。应想到库欣综合征、肢端肥大症及甲状腺功能减退等罕见病的可能。需要寻找动脉粥样硬化和糖尿病的证据,及酒精滥用的征象。

肥胖病人如果没有可疑症状出现,如视力障碍,就没有必要延伸进行中枢神经系统检查。

重要的辅助检查

- 血脂检查
- 如果有显著的体重增加,查血葡萄糖(空腹)和/或糖化血红蛋白
- 电解质、尿毒和肌酐测试(EUC),肝功能检测

可考虑的辅助检查

- 甲状腺功能检测
- 皮质醇(如果有高血压)
- 睾酮(怀疑有睡眠呼吸暂停的病人)
- 心电图和胸部 X 线检查(40 岁以上)

儿童的体重增加

各种各样的研究发现,大约 10% 的青春期前和 15% 的青春期年龄组人群为肥胖[4]。

儿童肥胖(obesity in children)的定义为 BMI 大于同年龄组的第 95 百分位数,超重为大于第 85 百分位数。肥胖儿童有罹患肥胖相关疾病的风险,该风险可持续至成年,使发生肥胖、早死和残疾的风险更高。

需要敏锐又谨慎地向父母和孩子提起该问题。父母们往往将肥胖归咎于孩子的"腺体",但内分泌或代谢原因引起肥胖是很少见的,而且通过简单的身体检查和线

性增长评估就能将其与外源性肥胖鉴别开来。外源性肥胖的儿童往往具有加速的线性增长,而继发性肥胖的儿童通常身材矮短。

先天性或遗传性疾病

普拉德-威利综合征

普拉德-威利综合征(Prader-Willi syndrome)的特征性表现为怪异的饮食习惯(如暴饮暴食)、肥胖、肌张力低下、性腺功能减退、智力障碍、小手小脚及特征性面容(双额径窄、"杏仁"眼和"帐篷"样上唇)。除热量需求降低外,进行性肥胖还可由摄入量过多所致(见第 23 章)。

劳伦斯-墨恩-比德尔综合征

劳伦斯-墨恩-比德尔综合征(Laurence-Moon-Biedl syndrome)的特征性表现为肥胖、智力障碍、多指/趾及并指/趾、色素性视网膜炎和性腺功能减退。

贝克威思-威德曼综合征

贝克威思-威德曼综合征(Beckwith-Wiedemann syndrome)的特点包括过度生长、巨大胎儿、巨舌、脐疝和新生儿低血糖。在 18 月龄时,患儿体重高于同年龄组第 95 百分位数,表现为肥胖。智力通常在正常范围内。

内分泌疾病

较少引起肥胖的儿童内分泌疾病包括甲状腺功能减退(常被归咎为肥胖的病因,但实际上这种情况很少)、库欣综合征、胰岛素瘤、下丘脑病变、Fröhlich 综合征(肥胖性生殖无能综合征)和女童的 Stein-Leventhal 综合征(译者注:多囊卵巢综合征,PCOS)。

对儿童肥胖的管理

儿童肥胖通常反映了家庭的某种潜在问题。其可能是青少年某种难以解决的情绪问题,他们往往展现出了糟糕的身体形象。一个重要的处理策略是与家庭成员见面,确定他们是否把孩子的肥胖视为问题,以及他们是否准备好了解决这一问题。必须评估家庭动力学,并总结应对策略。这可能涉及转诊进行专家咨询。值得指出的是,因儿童的 1/3~2/3 的饮食在学校,所以应和校方协商对有减重需求的儿童推广特别的方案。

推荐膳食调节、增加活动以增大能量消耗、减少久坐行为、行为干预以及家庭参与等常规疗法(见第 80 章)。专业团队与家庭共同合作可获得最佳效果[5]。一些权威机构强调保持体重而非减少体重才是恰当的,因为许多孩子会"形成他们自己的体重"[6]。

成人的体重增加

🦴 库欣综合征

库欣综合征(Cushing syndrome)是用于描述以游离糖皮质激素增加为化学特征的一组症候群。最常见的原因是医源性的,如处方开具合成性类固醇皮质激素。自发性库欣综合征的主要形式如库欣病(垂体依赖性肾上腺功能亢进症)很少见。随着疾病的进展,身体轮廓往往呈现出人们常说的"插着火柴棍的柠檬"征(见第 14 章)。

临床特征

- 外表改变
- 中心体重增加(向心性肥胖)
- 女性毛发增多和痤疮
- 肌肉萎缩
- 闭经/月经稀少(女性)
- 皮肤菲薄/自发性瘀斑
- 多肌痛/多饮(糖尿病)
- 失眠
- 抑郁

征象

- 满月脸
- "水牛背"
- 紫纹
- 躯干肥大,四肢纤细:"插着火柴棍的柠檬"征

转诊进行诊断性评估,包括血浆皮质醇浓度检测和隔夜地塞米松抑制试验。

未经治疗的库欣综合征病人预后很差,常因心肌梗死、心力衰竭和感染而过早死亡;因此尽早诊断和及时转诊是必要的。

水肿

水肿(oedema)是组织间隙内过多液体潴留。它可表现为全身水肿或局部水肿:眶周、外周或一侧手臂(淋巴水肿见第 58 章)。

全身性水肿

全身性水肿(general oedema)的部位很大程度上取决于重力作用。这是由于体内钠离子异常增多,导致水分潴留。全身性水肿的原因一般可划分为两类:血浆容量减少相关水肿和血浆容量增加相关水肿(表 67.2)。

表 67.2　全身性水肿的病因

血浆容量减少
低白蛋白血症(如肾病综合征、慢性肝脏疾病、营养不良)

血浆容量增加
充血性心力衰竭
慢性肾衰竭
药物(如类固醇皮质激素、非甾体抗炎药、某些降压药、雌激素、锂剂以及其他)
特发性水肿

诊断

包括尿液分析在内的临床检查,通常足以确定水肿的原因。在其他情况下,肾功能或肝功能检查可能是必要的。

治疗

- 治疗已知的原因
- 限制盐(钠)的摄入
- 利尿剂:
  - 祥利尿剂(如呋塞米)
  - 保钾利尿剂(如螺内酯)

特发性水肿

特发性水肿(idiopathic oedema),也称为循环性或周期性水肿,是一种常见的临床问题,其诊断的确立基于特征性的病史:

- 女性特有
- 可能呈现周期性或持续性
- 通常与月经周期无关
- 过度的日间体重增加(长时间站立时加重)
- 腹胀
- 可能影响手、面部和足部
- 使用利尿剂可加重水肿
- 可能与头痛、抑郁和紧张相关

这一问题的治疗比较困难,大部分利尿剂会使其加重。弹性袜联合营养膳食(限制钠的摄入)被推荐为一线治疗,螺内酯试验经常被推荐使用。

面部和眼睑水肿

面部和眼睑水肿(Swelling of the face and eyelids)原因类似于全身性水肿的原因。应该考虑的重要特殊原因如下:

- 肾脏疾病(如肾病综合征、急性肾炎)
- 甲状腺功能减退
- 库欣综合征和类固醇皮质激素治疗
- 纵隔梗阻/上腔静脉阻塞综合征
- 血管性水肿
- 皮肤敏感(如药物、化妆品、吹风机)
- 颈动脉海绵窦瘘

腿部肿胀

参阅第 58 章。

"桔皮征"

"桔皮征"(cellulite)是指见于女性髋部、臀部和大腿皮下组织的一种特征性凹痕。凹痕的形态与包含脂肪的纤维间隔附着皮肤的方式有关。很多病人因"桔皮征",尤其是臀部和大腿的"桔皮征"前来寻求建议。可对病人解释,克服它的最好办法是维持理想体重。如果超重,缓慢地减重并通过锻炼改善臀部和大腿的肌肉张力。

体重降低

在全科医学服务中,体重降低的主诉要比太瘦的主诉更多见。新近的体重降低具有显著的临床意义。在仔细分析的病史采集中,要确定病人对体重降低的感知(译者注:病人所理解的体重降低是什么意思)。儿童中同样的问题表现为体重不增或发育迟滞。

体重降低可以是一个重要的症状,因为其往往提示存在某种器质性或功能性的严重的潜在疾病。体重降低还可能与神经性厌食及食量减少相关或不相关。

> **关键事实和要点**
>
> - 任何体重降低程度超过正常体重 5% 的情况,均是有意义的。
> - 成人新近体重降低的最常见原因是压力和焦虑[7]。
> - 需要考虑的严重器质性疾病
>   - 恶性疾病
>   - 糖尿病
>   - 慢性感染(如结核病)
>   - 甲状腺功能亢进症
> - 评估体重降低时需要考虑的最重要的指标是食欲。饮食和体重密切相关。
> - 贫血和发热是两种常见的与体重降低相关的问题,必须被排除。
> - 早期发现饮食障碍可改善预后。

诊断方法

诊断策略模型见**表 67.3**。

概率诊断

除了有计划的饮食限制,心理因素是最常见的原因,尤其是近期出现的压力和焦虑[7]。有不良心理因素、被忽视,以及可能受药物影响的老年人,均可出现消瘦。

表 67.3　体重降低:诊断策略模型(不包括刻意节食或者营养不良)

概率诊断
压力和焦虑(如裁员、关系破裂)
抑郁的病态
不能自理的老年人/痴呆
饮食障碍:神经性厌食/神经性贪食

慢性充血性心力衰竭
恶性疾病
- 胃癌
- 胰腺癌
- 肺癌
- 骨髓瘤
- 盲肠癌
- 淋巴瘤
慢性感染
- HIV 感染[获得性免疫缺陷综合征(AIDS)]
- 结核病
- 隐匿性脓肿
- 感染性心内膜炎
- 布鲁氏菌病
- 其他,如海外获得性感染

陷阱(经常遗漏的)
药物依赖,尤其是酒精依赖
吸收不良状态
- 肠道寄生虫/侵袭
- 乳糜泻
其他胃肠道(GIT)疾病
慢性肾衰竭
结缔组织疾病[如全身性红斑狼疮(SLE)、类风湿关节炎(RA)]
痴呆
罕见疾病
- 营养不良
- 艾迪生病
- 垂体功能低下

七个戴面具问题的清单
抑郁
糖尿病
药物
贫血
甲状腺失调(甲状腺功能亢进)
尿路感染(UTI)

病人是否试图诉我什么?
有可能,应该考虑压力、焦虑和抑郁
特别要注意神经性厌食和神经性贪食

不能遗漏的严重疾病

很多引发体重降低的疾病是非常严重的,尤其是恶性疾病。

恶性疾病

体重降低可能是任何恶性肿瘤的临床表现之一。体重降低可能是胃癌、胰腺癌、盲肠癌、淋巴瘤及骨髓瘤等

恶性肿瘤唯一的症状。在缺乏主要症状和征象的情况下,隐匿性恶性肿瘤必须被认为是不明原因的体重降低最常见的原因。发病可能存在多种机制,其中神经性厌食和代谢增加是重要的因素。

慢性感染

虽然目前慢性感染性疾病较少见,但必须考虑到结核病,尤其是在欠发达国家的人们。一些感染性心内膜炎的病例进展非常缓慢,以全身虚弱、体重降低和发热为主要特征[8]。

其他需要考虑的感染是布鲁氏菌病、原虫感染和全身性真菌感染。HIV 病毒感染是必须要考虑的,尤其是在高危人群中。

陷阱

包括酒精和麻醉药在内的药物依赖是必须要考虑的,尤其当这类问题可能导致营养不良的时候。除恶性疾病外,各种各样的胃肠道疾病也需要考虑。这些疾病包括吸收不良状态、胃溃疡和肠道感染,对于在热带国家和不发达国家居留很长时间后返回的人尤其要考虑。

艾迪生病(见第 14 章)可能很难诊断。症状包括过度疲劳、厌食、恶心和体位性眩晕,色素沉着是晚期病情的征象。

七个戴面具问题的清单

抑郁和内分泌失调——糖尿病和甲状腺功能亢进症——是重要的原因。

糖尿病

非刻意的体重降低尤其与 1 型糖尿病相关;时刻警惕作为首发症状的酮症酸中毒。糖尿病症状"三联征"为口渴+多尿+体重减轻。

甲状腺功能亢进

甲状腺功能亢进通常与体重降低相关,尽管在某些病例中,比如老年男性病人,体重降低可能并不明显。食欲旺盛但体重降低通常是一条重要的线索,它有助于鉴别本病与精神神经性疾病。

抑郁

体重降低是抑郁的一种常见症状,并往往与抑郁的严重程度成正比。在抑郁早期阶段可能出现体重增加,但是当典型的四个基本欲望(食欲、精力、睡眠和性欲)明显下降时,体重降低就成了其临床特征之一。

药物

任何引发神经性厌食的处方药物均可造成体重降

67

低。重要的药物包括地高辛、麻醉药、细胞毒性药物、非甾体抗炎药、某些降压药和茶碱。不恰当使用甲状腺素和泻药亦会引起体重下降。

> **体重降低的红旗征**
>
> 体重降低本身就是一个重大的红旗征
> - 快速体重降低伴不适
> - 上颌牙齿面酸性侵蚀：考虑神经性贪食
> - 年轻女性的虚弱和不适：考虑饮食障碍和低钾血症
> - 儿童身上有被虐待的证据

心因上的考虑

体重降低是焦虑和抑郁的特征。某些精神障碍的病人，包括精神分裂症和躁狂，可能表现为体重降低。

神经性厌食相当普遍，尤其在 12~20 岁的女性中。主要的鉴别诊断是垂体功能低下，尽管神经性厌食能通过下丘脑-垂体轴引起内分泌紊乱。

临床方法

病史

仔细记录体重降低情况，并评估病人的记录是重要的。应该使用同一套体重秤。确定食物摄入量同样重要。但是，在没有如配偶或父母等独立见证人的情况下，可能

很难明确食物摄入量。心因性障碍和癌症可能会减少食物摄入，但是糖尿病及甲状腺功能亢进等内分泌紊乱和脂肪痢可能会使食物摄入增加或保持稳定。图 67.1 显示体重降低的可能原因。

一般性的提问

- 准确地讲，你的体重在多长时间内下降了多少？
- 你的饮食有任何改变吗？
- 你的食欲有变化吗？你想吃东西吗？
- 你的衣服变宽松了吗？
- 你的一般健康状况怎么样？
- 你是否感到紧张、担心或焦虑？
- 你是否变得易激惹或出现震颤？
- 你是否感到沮丧？
- 你是否曾强迫自己呕吐？
- 你是否感到口渴？
- 你排尿多吗？
- 你出汗多吗？
- 你有过大量夜间出汗吗？
- 你的大便是什么样子的？
- 是否很难将大便从马桶里冲下去？
- 你有咳嗽或者咳痰吗？
- 你气短吗？
- 你有腹痛吗？
- 你的月经是否正常？（女性）

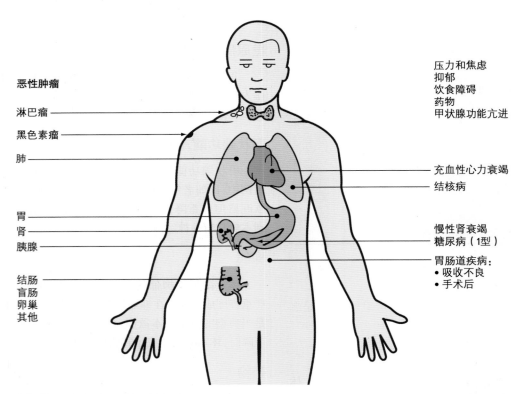

图 67.1　体重减轻：需要考虑的原因

- 你目前在服用什么药物?
- 你每天抽多少支烟?

身体检查

仔细的全身身体检查是必不可少的,并且要特别注意:

- 关键参数,如体重指数(BMI)、体温、血压(BP)
- 甲状腺查体和甲状腺功能亢进的征象
- 腹部(检查肝脏、包块和疼痛)
- 直肠指检(检测大便潜血)
- 神经反射检查
- 检查上颌牙齿面是否有酸性侵蚀(神经性贪食)

辅助检查

基本的辅助检查包括:

- 血红蛋白、红细胞指数和涂片
- 白细胞计数
- 红细胞沉降率(ESR)/C 反应蛋白(CRP)
- 甲状腺功能检测
- 随机血糖
- 电解质、尿毒、肌酐测试(EUC)和肝功能检测
- 胸部 X 线检查
- 尿液分析
- 大便潜血试验

其他需要考虑的辅助检查:

- 上消化道(内镜检查或钡餐检查)
- HIV 血清学检测
- 腹部超声检查(如果未查到疑似病变,可做 CT 检查)
- 结肠镜检查
- 肿瘤标志物,如 CA12-5、CEA

儿童的体重降低

儿童的体重降低可考虑:

1. 发育迟滞(FTT)　2 岁以下的儿童体重低于同年龄同性别组的第 3 百分位数(见第 84 章)。

2. 儿童正常发育后出现的体重降低。

大龄儿童体重降低

急性或慢性感染是儿童体重降低最常见的原因[9]。在急性感染中,体重降低是暂时的,一旦感染消除,儿童即可逐渐恢复损失的体重。在慢性感染中,征象可能更难以察觉(如尿路感染、肺部感染、骨髓炎、慢性肝炎)。与发育迟滞的幼龄儿童一样,大龄儿童可能患有吸收不良综合征、慢性尿路感染或某种罕见的染色体疾病或代谢疾病[10]。结核病、糖尿病和恶性疾病可能会表现为体重减轻,在考虑更常见的情绪障碍之前,有必要先排除器质性疾病。

青少年饮食障碍

担忧身体形象和节食非常普遍地存在于现代社会年轻女性中,在年轻男性中也日益多见。这些节食者中 5%~10% 的人过分关注节食和苗条,进展为神经性厌食及神经性贪食等饮食障碍。他们往往自尊心极低并感到自己无用。他们倾向成为伴有强迫性特质的完美主义者。儿童期被性虐待的遭遇可能与此有关。仅仅媒体图像不会导致饮食障碍,但有一定作用,如遗传易感性、气质、心理和环境因素等均介导了这些疾病:"基因给枪上膛,环境扣动扳机"。

这些疾病有严重的生理和心理后果,《精神障碍诊断与统计手册》(第 5 版)(DSM-5)对它们的诊断标准见表 67.4。神经性厌食的鉴别诊断包括表 67.4 中列举的大部分问题。

表 67.4　神经性厌食和贪食的 DSM-5 诊断标准

神经性厌食	
A	综合考虑年龄、性别及身体健康等因素,病人的能量摄入相对于其能量需求明显受限,导致显著低体重。其体重低于正常体重或预期体重的最低值
B	尽管目前处于低体重状态,仍强烈恐惧增重或变胖
C	身体意象障碍(身体大小或形状)或持续性缺乏对低体重严重性的认知
类型	限制型:非暴食型或催吐-暴食/催吐型

神经性贪食	
A	反复发作的暴饮暴食,即指: 1. 在一个独立的时间段,与一般人相比食量异常增大 2. 在暴饮暴食时缺乏控制感
B	反复发生不恰当的代偿性行为以防止体重增加(如自我催吐,滥用泻药、利尿药及灌肠剂等);禁食或过度运动
C	A 和 B 平均每周至少发生 2 次,持续 3 个月
D	自我评价过度受到体型和体重的影响
E	不会仅仅发生于神经性厌食期间
类型	催吐型、非催吐型(如禁食、过度运动)

病史[11]

这些病人往往讳莫如深,倾向于弱化他们症状的严重性,并且可能否认他们的问题。鼓励全科医生动员这些病人并和他们保持密切联系,必要时将他们转诊。推荐使用经过验证的筛查工具 SCOFF。

SCOFF 筛查工具

S　你是否因为吃得太饱而使自己产生恶心感?

C　你是否担心控制不了自己的食量?

O　你最近是否在 3 个月内体重降低超过 6kg?

F　当其他人说你太瘦的时候,你是否仍然认为自己胖呢?

F　你是否认为食物主宰了你的生活?

如果病人在 2 个或以上问题中回答了"是",则高度怀疑其存在饮食障碍,需更详细的评估。

67

🩺 神经性厌食

　　神经性厌食（anorexia nervosa）是以通过节食过分追求苗条、极度的体重降低和身体意象失调为特征的综合征[12]（图 67.2）。

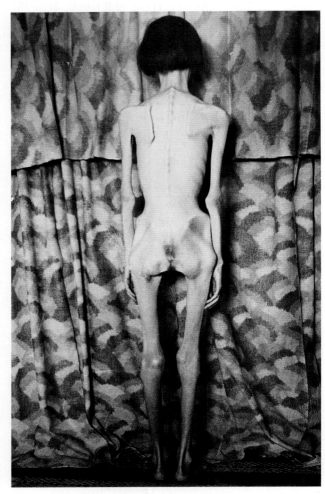

图 67.2　一名患有严重神经性厌食的 18 岁青少年（BMI 7.7kg/m²），经全科医生照顾，这个病人活了下来
照片及病史由 MM O'Brien 医生提供

　　主要症状是厌食和体重降低，死亡率可高达 18%。神经性厌食是所有精神疾病中死亡率和自杀率最高的[11]。

典型特征

- 16 岁在校女学生中的发病率高达 1%[13]
- 发病年龄呈双峰：13~14 岁和 17~18 岁[11]
- 原因不明
- 洞察力差
- 重度消瘦
- 闭经
- 体脂耗损
- 皮肤发黄、干燥、脱屑；脱发

- 体毛增加
- BMI<17.5kg/m²
- 持续的减重行为

🩺 神经性贪食

　　神经性贪食（bulimia nervosa）是指发作性的暴饮暴食，以及随后出现的自我催吐、禁食或使用泻药或利尿剂。这种暴食-催吐综合征也被称为贪食-厌食比神经性厌食更难发现，但有更高的发病率。本病有两种类型：催吐型和非催吐型，禁食或过度运动是非催吐型的代偿性行为。因为有发生低钾血症的风险，所以催吐型是最危及生命的行为。

典型特征[11]

- 年轻女性（男：女发病率为 1：10）
- 发病年龄较大，通常是 17~25 岁
- 相关的精神神经疾病
- 家族史
- 体重波动，但不伴有极端的下降或增加
- 月经史往往正常，但月经周期可能不规律：闭经罕见
- 频繁呕吐的躯体并发症（如龋齿、低钾血症）
- 反复滥用泻药、兴奋剂或灌肠剂
- 过分关注食物
- 对体重/体型的过度关注
- 冲动控制障碍（如赌博、药物滥用）
- 暴饮暴食后的抑郁心境和内疚

　　实验室评估应包括电解质、全血细胞计数、铁检测、甲状腺功能检查、肾功能检查、乳糜泻筛查、肝功能检查和红细胞沉降率。

🩺 回避性/限制性摄食障碍

　　这是一种导致人们仅吃极少量食物的饮食障碍，之前被称为"选择性饮食障碍"。这些病也许看起来健康，但也可能表现为体重降低、生长迟滞或营养缺乏[14]。

　　注：另一种主要的饮食障碍是"暴饮暴食障碍"，它被定义为反复发作的暴饮暴食，不伴有神经性贪食的特征，如定期出现不当的代偿行为。但是，大多数病人是肥胖的。

对饮食障碍的管理

　　早期发现和干预至关重要，可降低疾病迁延成慢性的风险。治疗可在门诊进行，但如果病人出现加重的趋势，如严重的体重降低、家庭危机、重性抑郁及自杀风险等，则需要住院治疗。饮食障碍病人的照顾者负担很重。病人家庭的内部关系往往问题重重，需要医生探究。

　　重要的目标：

- 与病人建立良好的关爱关系
- 解决潜在的心理难题
- 体重恢复至理想体重和病人所认为的最佳体重之间的水平
- 提供一份至少每天 3 000cal（1cal=4.186 8J）的平衡膳食方案（神经性厌食）

可以尝试使用结构性行为疗法、强化心理治疗和家庭治疗等，但医生及与其协作的健康工作者的支持性照顾似乎才是治疗中最重要的特征[15]。可将病人转诊到心理医生或精神科医生处安排心理治疗。病人或许需要住院治疗，尤其是担心发生脱水、低钾血症（催吐型）及自杀时。快速体重下降、呕吐，尤其是伴有理解力差，也是入院治疗的"红旗征"。抗抑郁药物，尤其是选择性 5-羟色胺再摄取抑制剂（SSRI）可能对合并抑郁的病人有效。氟西汀是治疗神经性贪食的首选药物。为病人及其家庭提供持续的支持很重要。

老年人的体重降低

一般性体重降低是很多老年人相对常见的生理特征。然而，异常体重降低通常发生在处于社会弱势地位的老年人中，尤其是那些独居以及对准备足够的食物缺乏动力和兴趣的老年人。其他因素包括相对贫困和牙齿不好，后者又包括义齿不合适及疼痛。一个应该想到的重要病因是恶性疾病。要考虑抑郁、痴呆和药物相互作用也是体重降低的潜在原因。抑郁是老年人体重降低最常见的可逆性原因，在所有营养不良的门诊病人中发生率高达 30%[15]。6 个月内体重下降程度超过原体重的 5% 具有重要临床意义，提示营养不良[15]。

充血性心力衰竭，尤其是继发于缺血性心脏病的充血性心力衰竭，是体重降低的一个常见原因。这是由于内脏充血所致。

体重降低的胃肠道原因

以下疾病可能导致体重降低：

- 乳糜泻
- 口腔卫生不良
- 慢性呕吐或慢性腹泻（如幽门狭窄）
- 胃溃疡
- 胃癌、食管癌、大肠癌
- 酗酒
- 部分或全胃切除术
- 其他胃肠道（GIT）手术
- 炎症性肠病（如克罗恩病、溃疡性结肠炎）
- 脂肪痢
- 肠道淋巴瘤

- 寄生虫侵袭
- 肝硬化

体重降低的发病机制包括厌食、吸收不良、伴发呕吐的梗阻和炎症。

转诊时机

- BMI>35kg/m² 且对简单的体重控制措施抵抗的病人[5]。
- 肥胖且伴有如心绞痛或严重骨关节炎等相关医学问题并要求相对快速减重的病人。
- 体重增加或降低的原因可能是内分泌或先天性的。
- 任何无法解释的体重降低，特别是怀疑内分泌原因或恶性肿瘤时，病因又无法明确。
- 与严重心理疾病或饮食障碍相关的体重降低。

临床要领

- 询问病人他们认为体重增加或降低的真正原因是什么。
- 导致体重降低的焦虑状态和甲状腺功能亢进很难鉴别，应进行甲状腺功能检查。
- 饮食障碍极少需要实验室检查来确定诊断，激素水平在体重增加后可恢复正常。
- 诊断饮食障碍必须具有引起全科医生高度怀疑的指征，如 15 岁左右的女性、通过节食导致体重降低、体重大幅度波动、闭经和过于兴奋。

资源

NHMRC Obesity guidelines.

RACGP Red book：the 5 As approach.

WHO MONICA project. MONICA Monograph and Multimedia Sourcebook. Geneva：WHO，2003.

参考文献

1　Funder J. Weighing it up. RACGP: Good Practice, 2014; 4: 13.

2　Papdakis MA, McPhee SJ. *Current Medical Diagnosis and Treatment* (52nd edn). New York: McGraw-Hill Lange, 2013: 1259.

3　Caterson ID. Weight management. Australian Prescriber, 2006; 29: 43–7.

4　Tunnessen WW Jr. *Signs and Symptoms in Paediatrics* (2nd edn). Philadelphia: JB Lippincott, 1988: 33–41.

5　Cardiovascular [published 2018]. In: *Therapeutic Guidelines* [digital]. Melbourne: Therapeutic Guidelines Limited. Available from: www.tg.org.au, accessed October 2019.

6　Buckley N (Chair). *Australian Medicines Handbook*. Adelaide: Australian Medicines Handbook Pty Ltd, 2018: 547.

7　Hopcroft K, Forte V. *Symptom Sorter* (4th edn). Oxford: Radcliffe Publishing, 2010: 226–7.

8　Beck ER, Francis JL, Souhami RL. *Tutorials in Differential Diagnosis* (2nd edn). Edinburgh: Churchill Livingstone, 1988: 117–20.

67

9 Tunnessen WW. *Symptoms and Signs in Paediatrics* (2nd edn). Philadelphia: Lippincott, 1988: 25–8.

10 Robinson MJ, Roberton DM. *Practical Paediatrics* (5th edn). Melbourne: Churchill Livingstone, 2003: 140–4.

11 Redston S et al. 'Help us, she's fading away'. How to manage the patient with anorexia nervosa. Aust Fam Phys, 2014; 43 (8): 531–6.

12 Young D. Eating disorders. In: Jones R et al, *Oxford Textbook of Primary Medical Care*. Oxford: Oxford University Press, 2004: 972–5.

13 Smink FR et al. Epidemiology, course and outcome of eating disorders. Curr Opin Psychiatry, 2013; 26(6): 543–8.

14 Fisher MM et al. Characteristics of avoidant/restrictive food intake disorder in children and adolescents: a 'new disorder' in DSM-5. J Adolesc Health, 2014; 55(1): 49–52.

15 Papadakis MA, McPhee SJ. *Current Medical Diagnosis and Treatment*. New York: McGraw-Hill Lange, 2013: 1262.

67

第四部分

心理健康

第68章 抑郁和其他心境障碍

尽管我常陷入凄苦的深渊,内心却依然保留着那一份平静与和谐,永远流淌着美妙的音乐。即使是在最简陋的屋舍内、最肮脏的角落里,我也能发现美的油画或素描。我的思想总是带着一股无法抗拒的动力,冲向美的事物。

——文森特·梵高,躁郁症经历者(1853—1890)

心境障碍又称情感障碍,是一种严重影响一个人心境和相关功能的情绪状态。相关症状的组合导致了以心境质量异常为主、以心境持续时间异常为主或二者均有异常的一种心境状态。

分类

心境障碍类型的分类见表68.1。心境障碍有2个基本分组,从极度低落的抑郁心境,到高涨的躁狂心境。
- 《精神障碍诊断与统计手册》第5版(DSM-5)[1]将抑郁障碍分为重性抑郁障碍(major depressive disorder,MDD)、破坏性心境失调障碍、持续性抑郁障碍(persistent depressive disorder,PDD)和经前焦虑症障碍。其他"特定"和"未特定"的障碍分类可对未达到各种诊断标准的病人进行诊断[2]。见第10章相关内容[3]。
- 重性抑郁障碍(MDD)可以根据疾病编码和严重程度细分为亚类。分类依据包括疾病的轻度、中度或重度(表68.2),包括伴精神病性特征、部分缓解和完全缓解的情况。
- 也可以用非编码的说明符,包括合并"焦虑痛苦""混合特性""忧郁体质""非典型特征""心境协调的精神病特征""紧张症""围产期发作"和"季节性"。

表68.1 《精神障碍诊断与统计手册》第5版(DSM-5)心境障碍分类

心境障碍:
- 重性抑郁病态
- 轻躁狂发作
- 躁狂发作

抑郁障碍:
- 重性抑郁障碍(MDD)
- 持续性抑郁发作
- 破坏性心境失调障碍,如发脾气
- 经前焦虑障碍
- 由另一种疾病引起的抑郁障碍
- 药物诱发型心境障碍
- 其他特定或非特定的障碍

双相及其相关障碍:
- 双相I型障碍
- 双相II型障碍
- 循环性情感障碍

表68.2 基于临床特征的抑郁性疾病严重程度的分类

症候群	轻度	中度	重度
心境	• 心境低落 • 快乐减少 • 哭泣 • 焦虑 • 易激惹	• 对事物的兴趣减退 • 对事物的乐趣减退 • 反应迟钝	• 对事物不感兴趣 • 对事物没有乐趣 • 无反应
抑郁思维	• 缺乏自信	• 对未来感到悲观 • 感觉没有价值或失败 • 偏执观念	• 绝望、看不到未来、自责、内疚、羞愧 • 把生病视为一种惩罚 • 偏执或虚无妄想
认知	• 轻微的健忘或注意力不集中	• 犹豫不决 • 健忘	• 无法做决定 • 心理活动减慢,看起来像认知损伤(假性痴呆)
躯体症状	• 低欲望 • 对食物失去兴趣 • 性欲下降 • 轻度入睡困难;夜间醒来1~2次	• 精力、欲望不足 • 鼓励下才能进食;轻度体重减低 • 性欲缺乏 • 入睡困难;夜间醒来数次	• 精力、欲望缺乏 • 无法进食;严重体重降低 • 无性欲 • 精神运动迟滞或激越 • 只能睡几小时
社交	• 轻度社交退缩	• 情感淡漠和社交回避 • 工作能力受损	• 情感淡漠和社交回避 • 工作能力明显受损 • 自理能力差
自杀倾向	• 生活不快乐,不值得活下去	• 死亡或自杀的想法	• 有意图自杀的证据(计划、企图等)

在全科服务场所中,运用一张与病人一起完成的检查表,有助于对抑郁病人的评估。然而,DSM诊断标准对于全科服务来说可能过于严格,因为许多全科医生认为有心理问题的病人未达到DSM-5的诊断标准[4]。正如伊恩·希基所说:"初级保健中的精神病学,不是全科医学中的精神病学专科"[5]。

心境障碍的类型

抑郁障碍

重性抑郁发作

重性抑郁发作(major depressive episode,MDE)或单相抑郁,表现出至少 5 项 DSM-5 诊断标准所描述的特征(第 10 章涵盖抑郁临床特征和管理的更多细节)。

重性抑郁障碍

重性抑郁障碍(major depressive disorder,MDD)或单相障碍又称重性抑郁或临床抑郁。表现为单纯的严重抑郁发作,在任何一个时间点都没有躁狂或精神病的表现。DSM-5 中重性抑郁障碍的 2 个关键诊断标准是广泛的抑郁心境和明显的兴趣或快感丧失(或称快感缺乏症)持续至少 2 周,并满足其他诊断标准(见第 10 章)。

伴精神病性特征的重性抑郁

伴精神病性特征的重性抑郁(major depression with psychotic features),指在某个时间点同时具有精神病性和抑郁性特征。

适应障碍伴抑郁心境

适应障碍伴抑郁心境(adjustment disorder with depressed mood)发生于重大生活压力事件(反应性抑郁,如失业)后的一段痛苦和情绪紊乱的时期。这是一种不太严重的抑郁形式,达不到诊断重性抑郁的标准,很常见。本病症状可能会自发地缓解,或通过短期咨询即可改善。适应障碍伴抑郁心境的持续时间通常不超过 6 个月。没有证据表明抗抑郁药有效。

忧郁型抑郁(忧郁症)

本病基本上是一般的重性抑郁障碍,但它是一种更严重的形式,其症状,如快感缺乏、精神运动迟滞等,都很突出。这一术语目前已不常被精神病学医生和其他治疗师使用。

复发性短暂抑郁

复发性短暂抑郁(recurrent brief depression)是全科服务中出现率较高的一种疾病,病人反复发作的时间短,3~7 日,通常每月发作 1 次。经前期焦虑可能是一个影响因素。抗抑郁药通常无效。锂盐可作为长期使用的替代药物。治疗主要是心理治疗,尤其是认知行为疗法(CBT)。

丧亲之痛

丧亲之痛(bereavement)是一种对亲人死亡的反应性

抑郁。其表达方式和持续时间在不同的文化群体中差异很大。重性抑郁障碍的诊断通常是在亲人离世后症状出现 2 个月后才能作出(见第 4 章)。

围产期抑郁

围产期抑郁(perinatal depression)是指整个孕期和产后阶段的抑郁症状,从正常的"婴儿忧郁"到产后适应障碍,最后到严重的产后(或生产后)抑郁。有 10%~20% 的母亲会受到影响。

产后忧郁

产后忧郁(postnatal blues)是一个非常普遍的问题,多达 80% 的女性会在产后的前 2 周出现(通常是分娩后 3~10 日),但只持续 4~14 日。临床特征包括感觉平淡或抑郁、情绪波动、易怒、感觉情绪化(如易哭泣)和无力,以及缺乏自信。

产后适应障碍

产后适应障碍(postnatal adjustment disorder)发生在产后最初的 6 个月;与忧郁症状相似;存在照顾新生儿的焦虑;有心身主诉;害怕批评。

产后抑郁

有些女性会在生产后患上非常严重的产后抑郁(postnatal depression)。面对频繁就诊的来访者要时刻考虑本病。症状在产后最初的几日开始发作,至少持续 2 周。

10%~30% 的女性在产后最初的 6~12 个月(通常是最初的 6 个月,约在第 12 周达高峰);焦虑和激越常见;明显的情绪波动;记忆力差和注意力不集中;抑郁的典型特征。

注:注意产后精神病,通常在产后 2 周内发作。

产后精神病

产后精神病(postpartum psychosis)中最常见的是情感障碍:躁狂或激越性抑郁。本病需要紧急处理。本病在产后 1 个月内出现症状,包括异常行为、激越、谵妄、幻觉、躁狂和自杀意念。本病罕见,产妇发生的比例约为 1∶500。

恶劣心境障碍或持续性抑郁障碍

恶劣心境障碍或持续性抑郁障碍(PDD)是指严重程度相对较轻的长期慢性抑郁心境至少持续 2 年。抑郁心境伴随 2 个或 2 个以上 DSM-5 诊断标准中所列出的症状,抗抑郁药的预期疗效不如治疗重性抑郁。(注:收录于DSM-5)

双重抑郁

双重抑郁(double depression)被定义为中度抑郁心境

68

(恶劣心境)持续至少 2 年[6]。

破坏性心境失调障碍

　　破坏性心境失调障碍(disruptive mood dysregulation disorder)是一种 18 岁以下儿童的抑郁障碍,表现为持续的易激惹、频繁发作的极端的行为控制和无法控制的社会行为,不伴任何明显刺激。

经前焦虑障碍

　　经前焦虑障碍(premenstrual dysphoric disorder)的诊断基于一系列月经来潮前 1 周出现、又在月经来潮后消失的情感、行为和情绪症状。这一系列症状必须包括至少 5 种抑郁症状(参见第 10 章)。(注:收录于 DSM-5)

恶劣心境

　　恶劣心境(dysphoria)是一种持久的对生活极度不安和普遍不满的状态(与欣快相对)。可伴发抑郁、焦虑、躯体不适、月经不调或对自己的生物学性别或通常的性别角色不满(性别焦虑)。

非典型抑郁

　　非典型抑郁(atypical depression)与典型抑郁的持续悲伤不同,这种情况下个体的心境可随着愉快的事件而改善。

紧张性抑郁

　　紧张性抑郁(catatonic depression)一种少见而严重的重性抑郁发作形式,包括运动行为障碍,病人缄默不语,有严重的精神运动迟滞,伴无目的或怪异的动作。可能会以做鬼脸、模仿语言、模仿动作为特征。紧张性症状也可出现于精神分裂症或躁狂发作中。

季节性情感障碍

　　季节性情感障碍(seasonal affective disorder,SAD),或称"冬季忧郁"或"冬季抑郁",是一种复发性抑郁障碍,见于生活在寒冷气候地区的人们。本病在秋季和冬季出现,通常在春季缓解。诊断依据是,在 2 年或更长的时间里,至少有 2 次发作发生在寒冷月份,而在其他时间没有发作。抑郁特征包括睡眠困难、悲伤、昏睡、易激惹和焦虑,而非典型特征包括嗜睡和食欲增加(嗜糖癖)。治疗主要包括心理治疗、光线疗法和药物治疗,如选择性 5-羟色胺再摄取抑制剂(SSRI)。

双相障碍

　　双相障碍(bipolar disorder)是一个宽泛的术语,用来描述一种反复发作的疾病,发作时表现为异常的高心境(躁狂)或异常的低心境(抑郁),在二者之间可恢复正常功能。

双相障碍(曾称躁郁障碍)的心境波动见图 68.1。本病影响 1%~2% 的人群,而未特殊说明的双相障碍(BP-NOS)可能影响 2%~5% 的人群(有关特征和管理见第 69 章)。

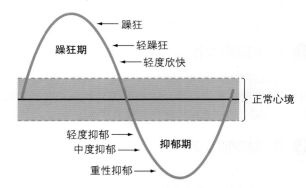

图 68.1　双相障碍(躁郁障碍):可能的心境波动

双相 I 型障碍

　　双相 I 型障碍(bipolar I disorder)有一个完整的躁狂或混合发作过程,通常是抑郁发作。

双相 II 型障碍

　　双相 II 型障碍(bipolar II disorder)被定义为至少一次重性抑郁发作,伴至少一次轻躁狂发作持续 4 日,但没有典型的躁狂发作。

轻躁狂

　　轻躁狂(hypomania)是一个用来描述与躁狂相似但不那么严重(无标准 C)且持续时间短的症状的术语。随后的重性抑郁(循环)期与高自杀风险相关。

循环性情感障碍

　　循环性情感障碍(cyclothymic disorder)是双相障碍的一种形式,由反复的轻躁狂和恶劣心境发作组成,没有完全的躁狂或重性抑郁发作。

焦虑性躁狂

　　焦虑性躁狂(dysphoric mania)或躁狂发作的混合发作期,病人也可出现抑郁症状[3]。

快循环型双相障碍

　　12 个月内发生 4 次或 4 次以上的抑郁、躁狂或混合发作[3]。

未特殊说明的双相障碍

　　未特殊说明的双相障碍(BP-NOS)又称阈下双相障碍,病人具有双相障碍谱系的一些症状,但是不符合 DSM-5 的诊断标准(见第 69 章)。

心境障碍的社区流行率研究

从 1985 年开始,在美国年轻成人中进行了一项为期 9 年的研究,涉及对人口和健康特征的选择[7]。基于对 6 种心境的测量研究评估了 6 种心境障碍的终生流行率,并显示如下分布。

1. 重性抑郁发作(MDE):8.6%
2. 重性抑郁障碍重度(MDS-s):7.7%
3. 恶劣心境:6.2%
4. MDE 伴恶劣心境:3.4%
5. 任何类型的双相障碍:1.6%
6. 任何类型的心境障碍:11.5%

关键要点

- 心境障碍是一种明显的情绪紊乱,包括长期的深度悲伤、过度快乐,或二者兼而有之,或二者之间相互转换,尤其是伴有抑郁。
- 诊断基于对 DSM-5 分类提出的必要数量的心境障碍症状的分析所得。
- 这些障碍往往具有遗传基础,应在病人的病史中注明。
- 对于所有明显的心境障碍、抑郁或躁狂,必须牢记对自杀风险保持警惕。

参考文献

1　American Psychiatric Association. *Diagnostic and Statistical Manual of Mental Disorders* (5th edn). Washington DC: American Psychiatric Association, 2003.

2　World Health Organization. *The ICD-10 Classification of Mental and Behavioural Disorders.* Geneva: WHO, 1992.

3　Psychotropic [updated 2021]. *Therapeutic Guidelines* [digital]. Melbourne: Therapeutic Guidelines Limited; 2021. www.tg.org. au, accessed 2019.

4　Wilhelm K et al. Who can alert the general practitioner to people whose common mental health problems are unrecognised? Med J Aust, 2008; 188(12): 114–18.

5　Hickie I. Primary care psychiatry is not specialist practice in general practice. Med J Aust, 1999; 170: 171–3.

6　Austin M-P, Highett N. Guidelines Expert Advisory Committee. Clinical practice guidelines for depression and related disorders. A guideline for primary care health professionals. Melbourne: Beyond Blue, 2011.

7　Jonas BS, Brody B, Roper M, Warren WE. Prevalence of mood disorders in a national sample of young American adults. Social Psychiatry and Psychiatric Epidemiology, 2013; 38(11): 618–24.

68

第69章 紊乱的病人

没有比躁动病人那样更糟糕的景象了,他们的想象力受到困扰,整个心灵处于无序和困惑状态。

约瑟夫·爱迪生(1672—1719)(译者注:英国人,散文家、诗人、剧作家和政治家)

在全科服务中,紊乱和混淆的病人是一个复杂的管理问题。原因可能是一种或多种异常精神状态(**表 69.1**)[1]。一方面,原因可能是器质性精神障碍,如长期隐匿性问题(如痴呆),或急性障碍(谵妄),起病状况通常令人印象深刻。另一方面,紊乱的原因也可能是精神障碍,如惊恐障碍、躁狂、重性抑郁或精神分裂症。

表 69.1 精神障碍的一般分类[1]

器质性精神障碍:
- 急性器质性脑综合征(谵妄)
- 慢性器质性脑综合征(痴呆)

精神活性物质和其他物质使用障碍:
- 中毒状态
- 药物依赖
- 戒断状态

精神分裂性障碍

心境障碍:
- 重性抑郁
- 双相障碍(躁狂性抑郁)
- 适应障碍伴抑郁心境
- 心境恶劣

焦虑障碍:
- 广泛性焦虑障碍
- 惊恐障碍
- 强迫障碍
- 恐怖障碍
- 创伤后应激障碍

儿童特有的障碍

其他障碍:
- 产后精神病性疾病
- 进食障碍
- 人格障碍
- 身体畸形恐惧障碍

关键事实和要点

- 15% 的 65 岁以上人群受抑郁的困扰,它可能与任何生病情况相仿或加重其他生病情况(包括谵妄和痴呆)[1]。
- 有抑郁的老年病人处于自杀的高风险。
- 总是要积极地寻找谵妄的原因。
- 在病人家中观察病人,是评估其问题和支持系统的最佳方式。此种方式有机会采集密切接触者、服药情况、酒精摄入和其他因素等病史。
- 可能忽视对痴呆的诊断:苏格兰的一项研究表明,80% 的痴呆病人没有被全科医生诊断[2]。
- 患慢性大脑综合征(痴呆)的病人,当出现感染或口服某些处方药时,容易出现急性大脑综合征(谵妄)[1]。
- 要考虑到处方药物和违禁物,包括严重的抗胆碱能谵妄综合征。
- 痴呆的主要特征是记忆力受损。
- 谵妄的两个主要特征是思维混乱和注意力问题。
- 对幻觉的指南:
  - 听觉:精神病,如精神分裂症。
  - 视觉:几乎总是由于器质性疾病。
  - 嗅觉:颞叶癫痫。
  - 触觉:可卡因滥用和酒精戒断。

病人紊乱的表现多样,包括感知的变化、幻觉、失去定向力、心境改变(从异常的高昂到严重抑郁)、易激惹、混乱的思维(包括妄想)。

诊断方法

表 69.2 总结了紊乱和混淆病人的诊断策略模型。

表 69.2　精神紊乱:诊断策略模型

概率诊断

4 个"D":

- 痴呆(dementia)
- 谵妄(delirium)(寻找原因)
- 抑郁(depression)
- 药物(drugs):中毒、戒断反应

不能遗漏的严重疾病

心血管疾病:

- 脑血管意外
- 心力衰竭
- 心律失常
- 急性冠脉综合征

肿瘤:

- 脑瘤
- 癌症(如肺癌)

严重感染:

- 败血症
- HIV 感染
- 感染性心内膜炎

低血糖

双相障碍/躁狂

精神分裂症

焦虑/惊恐

硬膜下血肿

陷阱(经常遗漏的)

非法毒品的戒断反应

体液、电解质紊乱

粪便嵌顿(老年人)

尿潴留(老年人)

缺氧

疼痛综合征(老年人)

罕见:

- 自身免疫性脑炎
- 低钙血症和高钙血症
- 肾衰竭
- 肝衰竭
- 朊病毒病(如克-雅病)

七个戴面具问题的清单(所有都可能)

- 抑郁
- 糖尿病
- 药物
- 贫血
- 甲状腺疾病
- 脊柱功能障碍(老年人剧烈疼痛)
- 泌尿系统感染

病人是否试图告诉我什么?

考虑焦虑、抑郁、情感剥夺或心烦意乱、环境变化、严重的个人损失

术语表

阿尔茨海默病(Alzheimer disease):一个同时用于老年和早老性痴呆的术语,它是在大脑中具有典型的病理退行性变化。

认知(cognition):感知、思考和记忆的心理功能。这是"理解"的过程。

强迫行为(compulsions):重复的、刻板的和表面上有目的的行为,病人能意识到不合理,会抗拒,但又不得不做。大部分与强迫意念有关。

混淆(confusion):对时间、地点和人物的定向障碍。可能伴随着一种紊乱的意识状态(见第 64 章,表 64.1)

转化(conversion):心理无法接受的想法或经历被压抑并转化为躯体症状。

谵妄(delirium):又称"急性精神错乱状态"。一种相对急性的意识障碍,意识受损与知觉或心境异常有关。

妄想(delusions):不正常的、不合逻辑的或错误的信念,在相反的证据面前依然坚持。

痴呆(dementia):一种获得性的、慢性的、逐渐进展的记忆力、智力和人格的衰退。早老性痴呆或早发性痴呆是指 65 岁以下的痴呆。老年性痴呆发生于老年病人(通常是 80 岁以上)。

脱离(dissociation):一种不愉快的记忆或情绪从意识和人格中分离出来,并埋藏在潜意识中的一种心理障碍。

去人格化(depersonalisation):自我意识的改变,感觉到自我不真实。

幻觉(hallucinations):与现实完全脱节的知觉障碍。特点:

- 主要是听觉或视觉
- 错误的感知,而不是扭曲
- 自认为是正常的感知
- 独立于人的意愿

错觉(illusions):对感官刺激作出错误解释,如认错人或熟悉的东西。

强迫意念(obsessions):反复出现的或持续不断的想法、图像或冲动,尽管病人努力排除,但仍会进入脑海。

心理问题躯体化(somatisation):心理经历或状态转化为躯体症状,但实际上并没有躯体疾病。

概率诊断

诊断取决于病人的年龄和临床表现。在青少年中,可能导致急性混淆或不合理行为的原因包括药物毒性或撤药症状、精神分裂症、严重的抑郁或行为障碍。

老年人容易出现混淆。必须提出的问题是:

- 是否由 4 个"D"(痴呆、谵妄、抑郁、药物毒性)或其他因素引起的?
- 如果是谵妄,原因是什么?

抑郁影响 15% 的 65 岁以上老年人,并且可以掩盖造成混淆和行为紊乱的其他原因。

重要的处方药包括催眠药、镇静药、口服降血糖药、降压药、地高辛、抗组胺药、抗胆碱能药和抗精神病药。

不能遗漏的严重疾病

必须充分考虑许多严重的潜在疾病,特别是谵妄(**表 69.3**)。必须排除大脑器质性病变,包括占位性病变(如脑瘤、硬脑膜下血肿)、严重感染(全身或颅内)和任何部位的癌症,特别是肺癌、乳腺癌、肠癌或淋巴瘤。

69

表 69.3 谵妄的重要原因（每类典型举例）

药物毒性和药物敏感性

抗胆碱能药物

抗抑郁药

镇静药

酒精、阿片类药物等

物质滥用和处方药物的撤药症状

酒精

阿片类药物

安非他明

大麻

镇静药和抗焦虑药

感染

特征性的：尿路感染

下呼吸道感染（如肺炎）

中耳炎

蜂窝织炎

颅内的：脑膜炎

脑炎

全身性的：感染性心内膜炎

败血症

HIV 感染

其他病毒感染

疟疾

代谢紊乱

尿毒症、肝衰竭

电解质紊乱

脱水

内分泌紊乱

糖尿病酮症酸中毒、低血糖

甲状腺功能减退症/甲状腺功能亢进症

营养和维生素缺乏

多种维生素 B 缺乏（特别是维生素 B_6、维生素 B_{12}）

韦尼克脑病

缺氧

呼吸衰竭、心力衰竭、贫血

血管性

脑血管意外

急性冠脉综合征

脑损伤和其他颅内问题

癫痫发作

复杂部分性癫痫发作

"不易察觉的"的原因

疼痛（如带状疱疹）

情绪低落

环境变化

围手术期

粪便嵌塞

尿潴留

69

突然发作的谵妄可能提示存在心绞痛、心肌梗死或脑血管意外。20% 有谵妄的病人有潜在的心力衰竭[3]。

陷阱

有许多陷阱，特别是药物毒性，或对所谓违禁药物的撤药反应。尤其是在老年人中，水和电解质紊乱（如脱水、低钾血症、低钠血症和低钙血症）可导致谵妄。粪便嵌塞或便秘等肠道紊乱可引起谵妄，以及大小便失禁。

七个戴面具问题的清单

以下所有疾病都可能表现出紊乱的、混淆的行为，特别是老年人：

- 抑郁：是"假性痴呆"一个非常重要的原因。
- 药物：中毒或撤药症状（**表 69.4**）。
- 糖尿病：特别是低血糖，可发生于 2 型糖尿病病人。
- 贫血：往往由于自我忽视或慢性失血造成。
- 甲状腺功能障碍：甲状腺功能亢进症和甲状腺功能减退症均可造成行为紊乱；阿托品化合物可以引起"黏液水肿性疯狂"。（译者注："黏液水肿性疯狂"指伴随甲状腺功能减退的各种精神病性症状）
- 尿路感染：导致 20% 的幻觉或错觉[2]。
- 脊柱功能障碍：伴有许多严重的疼痛综合征，如坐骨神经痛，这是一个重要的因素。

表 69.4 能引起谵妄的处方药

抗胆碱能药物：	1 型和 2 型抗组胺药
- 抗帕金森病药物（如苯扎托品）	降压药
	类固醇皮质
- 三环类抗抑郁药	心脏药物：
镇静药和催眠药：	- 地高辛
- 强镇静药（如氯丙嗪）	- 利尿剂
- 弱镇静药（如地西泮）	- β 受体阻滞剂
- 催眠药	阿片类药物
- 锂剂	拟交感神经药
抗癫痫药	

心因因素

除了焦虑、抑郁、躁狂和精神分裂症等主要的精神障碍外，相对简单和微妙的社会问题，如孤独、无聊、家庭烦恼、经济问题等，也可能触发混淆状态。

临床方法

病史

与紊乱或混淆的病人建立融洽关系至关重要，可以通过温暖的握手或拍拍肩膀,释除病人的担忧。病史采集是基础,应认真考虑亲属或目击者对病人行为的描述。

与病人交流时,语速要慢,讲话要简单(避免大喊大叫),要面对病人,并保持目光接触。病史采集的重点是既往病史和最近的社会心理病史,包括最近出现的丧亲之痛、家庭烦恼和环境的变化。寻找抑郁的证据,并关注任何器质性症状,如咳嗽、便秘等。

精神状态检查

最实用的心理功能的临床筛查测试是卡恩(Kahn)等编制的心理状态问卷[4],包括 10 个简单的问题。

1. 这个地方叫什么名字?
2. 你现在在哪个城市?
3. 现在是哪年?
4. 现在是几月?
5. 今天是几号?
6. 你是哪年出生的?
7. 你的生日是哪天?
8. 你多大了?
9. 谁是总理/总统?
10. 他之前的总理/总统是谁?

(解读:正常人为 9~10 分;轻度受损 8~9 分;7 分或以下为意识混淆/错乱。)

其他简易精神状态检查(MMSE)介绍见第 8 章。

身体检查

始终注意病人的一般举止、着装和身体特征。评估病人听、看、说、推理、遵从指示、站立和行走的能力,以及任何可能引起意识混淆的具体感官问题。

寻找酗酒、帕金森病和甲状腺功能减退症的证据。

检查神经系统并关注硬膜下血肿的可能性,这种血肿可能发生在跌倒之后,但病人已经忘记。

不要忽略直肠检查以排除粪块梗阻、黑便、癌症和前列腺肥大(男性),并检查膀胱是否有慢性尿潴留。

辅助检查

对原因不明的谵妄和错乱病人,考虑以下辅助检查:

- 尿液分析和显微镜检查
- 血液和尿液培养
- 全血细胞计数和分类计数;红细胞沉降率
- 血糖
- 尿素、肌酐和电解质
- 钙和磷酸盐
- 维生素 D
- 甲状腺功能检查
- 肝功能检查
- 血清维生素 B_{12} 和叶酸水平

- 心电图/肌钙蛋白(? 急性冠脉综合征)
- 胸部 X 线片
- 大脑 CT 扫描,特别是非增强 CT
- 梅毒血清学检查
- HIV
- 动脉血气分析

行为急诊:对急性紊乱病人的管理[1]

谵妄或精神病病人会出现偏执,并对周围的世界作出防御性反应。这种行为可能表现为侵略性暴力攻击,伤害自己、朋友、家人及医护人员。

病人的危险程度应根据以下特征进行评估,包括病人的既往病史(特别是以前的危险行为)、年龄和性别、近期压力、受害者的反应、健壮程度、是否有武器、躁狂程度及他人对病人的应对方式。病人可能处于急性恐慌状态,试图逃离某种情境,或处于焦躁不安的状态,准备面对某种情境。需要强调的是,大多数有暴力倾向的人并不是精神病病人。

大多数病人需要静脉给药治疗(理想的静脉注射可能非常困难和危险),这通常被理解为身体攻击。在静脉给药之前可能无法诊断出问题的原因。

管理方法

- 评估环境,在病人被安全控制之前不要接近病人。
- 冷静应对,平静、简单地沟通。
- 明确而简单地陈述你的任务。
- 尽量温柔地安抚病人。
- 确保所有医护人员的安全,并确保在危险情况下不尝试冒险行为。
- 安排足够多的工作人员陪同医生是必要的:6 人是理想的(每个肢体固定 1 人,头部固定 1 人,辅助给药 1 人)[1]。
- 应将病人俯卧放置在地板上。

镇静药应用原则[1]

- 尽可能使用最安全的给药途径(即口服优先于胃肠外给药,但通常不切实际)。静脉给药的安全性最低。
- 胃肠外给药应仅限于严重躁狂病人。
- 镇静药给药期间和结束后需要密切监测生命体征。
- 避免肌肉吸收地西泮,因为吸收不良。
- 对于此类病人,应谨慎静脉注射咪达唑仑,因为存在呼吸抑制的危险。
- 对于呼吸功能不全的病人,避免使用苯二氮䓬类药物。可以用氟哌啶醇替代。
- 反复镇静用药(特别是苯二氮䓬类药物)曾造成病人死于心肺骤停,因此必须进行密切监护。

69

监视以下不利影响：

- 呼吸抑制
- 低血压
- 异常反应，包括窒息
- 抗精神病药恶性综合征

治疗选择[1]

急性精神障碍的医疗处置取决于适当的给药途径。苯二氮䓬类药物通常是抗精神病药的首选镇静剂[5]。但静脉途径可以准确达到所需的镇静程度，效果更加直接。

静脉注射药物

地西泮或咪达唑仑 5mg 静脉注射

然后

静脉注射 2.5~5mg，每 3~4 分钟重复 1 次，直到镇静水平满意为止（有睡意，可唤醒），最大剂量为 20~30mg。在得到专家会诊建议时，可以进一步加大剂量和/或给予氟哌利多 5~10mg 静脉注射

肌内注射药物

如果认为该途径合适：

咪达唑仑 5~10mg 肌内注射

或（如果有苯二氮䓬类药物耐受史）

氟哌利多 5~10mg 肌内注射

或

奥氮平 5~10mg，每 2~4 小时重复 1 次

或

咪达唑仑/氯哌利多联合治疗

（如果需要，前两次注射可以在 20 分钟内重复进行。氟哌利多与氟哌啶醇相似，但镇静作用更大。需谨记：剂量过大可导致喉肌张力障碍，虽罕见但潜在致命，应联用苯扎托品 2mg 肌内注射。）

口服药物（如果认为合适）

地西泮 5~20mg 口服，每 2~6 小时重复 1 次（最大剂量：120mg/24h）

或

劳拉西泮 1~2mg 口服，每 2~6 小时重复 1 次（最大剂量：10mg/24h）

如果无法达到镇静作用，可联合应用抗精神病药物，如奥氮平（初始剂量 5~10mg）或利培酮（初始剂量 0.5~1mg）。

发病后评估

确定可能的原因，包括：

- 急性器质性脑综合征：中毒、感染

- 酒精或毒品（违禁或处方药）：中毒、戒断反应
- 躁狂
- 严重抑郁
- 精神分裂症
- 严重惊恐

术后认知功能障碍和痴呆

高达 12% 的既往认知正常病人会发生术后认知功能障碍和痴呆，这些病人表现出认知功能下降，特别是在记忆和执行功能方面。研究表明[6]，术后认知功能障碍和痴呆可能发生在心脏手术以外的手术中，即使是在局部麻醉的情况下，也可能发生。在 65 岁以上的人群中更为常见。它通常是自限性的，持续 1~12 个月。

🦴 急性器质性脑综合征（谵妄）

急性器质性脑综合征（acute organic brain syndrome）有很多"标签"，包括：

- 谵妄
- 急性精神障碍
- 中毒性精神障碍
- 错乱状态
- 急性脑病综合征

主要临床表现

- 意识障碍
- 定向障碍
- 注意障碍
- 记忆障碍
- 整体认知障碍，发作达数小时、甚至数日以上

谵妄的标准（DSM-5）[5]

谵妄的诊断需要以下证据：

A. 意识障碍、注意障碍、认知障碍
B. 短期内出现的临床症状
C. 认知的改变：
- 知觉障碍
- 语无伦次
- 定向障碍
- 记忆障碍
D. A 和 C 不能用另一种疾病更好地解释
E. 有引起谵妄原因的证据

其他临床表现[1]

- 病人多为老年人。
- 焦虑和躁动可能很严重，但有时因为代谢障碍可能出现嗜睡甚至昏迷。
- 可能出现伴随情绪波动的怪异行为。

- 可能出现精神病症状。
- 妄想通常是短暂的。
- 症状通常在夜间加重,镇静剂也可以加重症状。
- 幻视是酒精戒断的特征表现。
- 可能攻击旁观者(不常见)。

要尝试找到病因[1]。病因清单见**表 69.3**。最重要的病因是:

- 感染(通常在泌尿道、肺部或耳部,或年轻人或老年人的全身感染)
- 处方药

抗胆碱能药物性谵妄

需要考虑此原因(来自具有抗胆碱能特性的药物或非法物质)。临床特征包括多动、明显的思维障碍、生动的幻觉和非常不安的行为。

谵妄的鉴别诊断

谵妄早期的症状与多种精神障碍的表现类似,如焦虑、抑郁、各种幻觉状态,以及躁狂型精神分裂症(罕见)、极端躁狂状态、复杂的部分癫痫发作、痴呆。需要考虑耳聋的可能性。谵妄在医院很常见,特别是 65 岁及以上的病人。

辅助检查

辅助检查已经在本章前面的"临床方法"中列出。

治疗

原则:
- 急性谵妄是一种临床急症。
- 纠正水、电解质平衡,保证营养。
- 当谵妄的原因不明时,可以考虑酒精戒断症状,可用硫胺素试验性治疗。
- 改善病人所处环境(如平静的气氛、夜灯、方向指示、朋友和亲戚的存在)。
- 如果存在缺氧(如呼吸困难),应给予吸氧。

药物治疗

药物治疗不是必需的[1],但如果出现焦虑、攻击性或精神病症状,就需要药物治疗(适合成人的剂量)。

对于焦虑和抑郁:
给予咪达唑仑 1.25~5mg,肌内注射

对于精神行为:
给予氟哌啶醇 0.5mg(口服),单次剂量
或
奥氮平 2.5~10mg(口服),每日 1~2 次

如果不能口服或需要肠外给药(包括苯扎托品 2mg,口服或肌内注射):

给予氟哌啶醇 0.5mg,肌内注射,单次剂量
或
奥氮平 2.5mg,肌内注射,单次剂量

对于抗胆碱能药物性谵妄:
给予盐酸他克林 15~30mg,小心缓慢静脉推注(解毒剂)

注:
- 对于缺氧病人,应给予吸氧。
- 避免使用苯二氮䓬类药物,特别是儿童和合并呼吸功能不全的病人。
- 必要时给予镇痛剂。
- 年老体弱病人使用静脉药物时,要减小剂量。

痴呆(慢性器质性大脑综合征)

痴呆(dementia)或神经认知障碍(neurocognitive disorder)是一个重要的老年病人的诊断。介绍了痴呆的 DSM 诊断标准见第 125 章。

痴呆的主要特征是记忆受损,特别是近期记忆。病人不记得几小时(甚至几分钟)之前发生了什么,但可能清楚地记得过去发生的事情。

痴呆病人严重的行为变化往往发生在疾病中后期。然而,这些症状可能由其他原因引起,如感染、情绪激动和药物。这些严重的干扰包括:

- 怪异行为
- 幻觉(少见)
- 偏执妄想

如果稳定的病人突然起病,就应怀疑是谵妄。

早老性痴呆-阿尔茨海默型

早老性痴呆-阿尔茨海默型(presenile dementia-Alzheimer type)的主要特点是:

- 在 60 岁左右起病
- 起病隐匿
- 早期丧失短期记忆
- 智力逐渐下降
- 病人于 5~10 年内死亡
- 多见于唐氏综合征

痴呆的鉴别诊断

鉴别诊断有两种方法,考虑以下典型疾病(**表 69.5**)[7]。

然而,最重要的鉴别诊断应该是由严重抑郁引起的"假性痴呆"。

精神分裂症和痴呆的比较见**表 69.6**。

由于有很多可逆转的病因,因此应积极寻找痴呆的病因。特别重要的是要排除症状与痴呆相似的精神病。

69

表 69.5　痴呆的鉴别诊断

D：delirium，谵妄

　　drug，药物（见本表下文"T：中毒"）

E：emotional disorder，情感障碍（抑郁）

　　endocrine，内分泌（甲状腺）

M：memory，记忆（良性健忘）

E：elective，选择性（焦虑障碍/神经症）

N：neurological，神经系统：

- 脑血管病
- 头部创伤

T：toxic，中毒：

- 药物/给药途径
- 代谢疾病

I：intellect，智力（下降或弱智）

A：amnesic disorders，遗忘障碍（Korsakov 综合征）

S：schizophrenia (chronic)，精神分裂症（慢性）

　　资料来源：McLean S. Is it dementia? Aust Fam Physician，1992，21：1762-1766.

表 69.6　精神分裂症与痴呆的鉴别诊断

临床表现	痴呆	精神分裂症
发病年龄	中老年	青年
记忆力	通常受损	通常不受影响
妄想	罕见	频繁
幻觉	不常见	频繁
被洞悉感	从不	频繁

治疗[1]

- 控制精神病症状或异常行为：
  利培酮 0.5~2mg，口服，每日 1 次
  或
  奥氮平 2.5~10mg，口服，每日 1~2 次
- 控制焦虑和躁狂：奥沙西泮 7.5mg，口服，每日 1~4 次。避免使用苯二氮䓬类药物超过 2 周
- 对于抑郁，应用抗抑郁药
- 治疗任何叶酸和维生素 D 缺乏症

急性精神病病人

69

　　急性精神病状态下，病人对现实的认识受到了损害，表现出典型的精神病症状，如妄想、幻觉、情绪障碍和怪异行为[8]。幻觉诊断策略参见**表 69.7**。

　　精神病病人的鉴别诊断见**表 69.8**。

表 69.7　幻觉诊断策略模型

概率诊断

药物（非法获得药物或处方药）

酒精（急性或慢性）

精神分裂症

发热造成的谵妄

情感障碍（情绪）

戒断药物（包括酒精、催眠药）

痴呆（尤指路易体痴呆）

严重的疾病不容忽视

血管性：

- 脑血管疾病
- 偏头痛

感染：

- 脑炎/脑膜炎
- 败血症
- 各种严重的发热

肿瘤：

- 脑肿瘤
- 癌症治疗

其他：

- 缺氧
- 肝衰竭
- 代谢/电解质失衡
- 脱水

陷阱（经常遗漏的）

重性抑郁

极度疲劳

维生素缺乏（尤其 B 族维生素）

癫痫（尤其是复杂部分性发作）

罕见：

- 嗜睡症
- 脑震荡后
- 丧失亲人
- 多发性硬化症

七个戴面具问题的清单

抑郁

糖尿病

药物（医源性/社会、非法）

甲状腺/其他内分泌（甲状腺功能减退）

尿路感染（特别是老年人）

病人是否试图告诉我什么？

考虑转换障碍（歇斯底里）；作假

表 69.8　精神病的病因[8]

功能性精神病：

- 精神分裂症
- 精神分裂症样障碍（症状持续时间较短）
- 分裂情感障碍（精神分裂症的核心症状 + 情感症状）
- 双相情感疾病（抑郁或躁狂期）

药物性精神病

器质性精神病

其他：

- 妄想（偏执性精神障碍）
- 短暂性精神障碍（快速缓解）

二联性精神病（两个亲密的人同时发生精神病）

早期诊断

精神障碍的早期识别，特别是精神分裂症，是非常重要的。因为早期干预可以改善预后。早期或前驱症状包括：

- 社交退缩
- 注意力下降
- 兴趣减退，缺乏动力
- 抑郁心境
- 焦虑
- 烦躁、激动
- 多疑
- 睡眠障碍
- 角色功能下降

提出特定的问题有利于诱发病人的精神障碍表现，这些问题见**表 69.9**。

DSM-5 核心诊断标准[5]：精神分裂症

A. 出现以下两个或以上症状，每个症状都在 1 个月内出现了很长时间

　1. 妄想
　2. 幻觉　　（1~3 项至少包括其中一项）
　3. 言语混乱
　4. 严重杂乱无章或紧张的行为
　5. 负性症状，例如情感平淡（缺乏意志力）

B. 社会、学习或职业功能障碍

C. 连续出现异常迹象至少 6 个月

D. 没有其他精神病的证据，如双向障碍

E. 不能归因于滥用毒品或其他疾病

精神分裂症及相关疾病

"精神分裂症（schizophrenia）"这个词是 Bleuler 在 1911 年提出的，是指一组严重的精神病，其特征是情感、语言、认知、思维、意志和运动受到严重干扰。精神分裂症的病因尚不清楚，但与遗传因素和药物滥用有关。

精神分裂症的体征和症状

- 正性
  - 妄想
  - 幻觉
  - 思维障碍
  - 言语和行为混乱
- 负性
  - 感情平淡
  - 思维贫乏

表 69.9　诱发精神障碍表现的问题

焦虑	你是否感到特别紧张或恐惧？你是否感到紧张和颤抖，或心悸？
恶劣心境	你最近是否感到伤心或沮丧，而不像以前那样享受各种活动？
心境高涨	你是否一直感觉自己特别好，在生活的各个方面比平时更快乐？
幻听	你是否在即使周围没人的时候，也听到有人在跟您说话？
思维插入	你是否觉得有想法插入你的思维？你体验过心灵感应吗？
思维剥夺	你是否觉得你的想法被拿走了？
被洞悉感	你是否觉得自己的想法被别人知道了？
思维鸣响	你是否经历过自己的想法被自己或他人说出来？
被控制妄想	你是否觉得被外力控制或影响？
关系妄想	你是否觉得电视或广播的节目对您有特殊意义？
被害妄想	你是否觉得遭到了针对你的特殊对待？是否有针对你的阴谋？
夸大妄想	你是否觉得自己很特别，拥有不寻常的能力和力量？
自罪妄想	你是否相信自己犯了罪或做了一些应受惩罚的事情？

资料来源：Keks N，Blashki G. The acutely psychotic patient：assessment and initial management. Aust Fam Physician，2006，35 (3)：90-94.

69

– 缺乏动力
– 社交退缩
– 少言寡语
- 认知
  – 分心
  – 工作记忆受损
  – 执行功能受损(例如计划)
  – 洞察力受损
- 心境
  – 躁狂(严重的)
  – 抑郁

其他功能包括:
- 行为怪异
- 容易紧张、焦虑或沮丧
- 工作和学习成绩下降
- 发病高峰 15~25 岁[9],40 岁时又出现一个较小的峰值
- 终身患病率为 1/100
- 男女发病率相同
- 高自杀风险

鉴别诊断

需要排除器质性因素,尤其是药物:
- 安非他命
- 致幻剂(如麦角酸酰二乙胺)
- 大麻

还应考虑癫痫的复杂部分性发作和人格障碍。**表 69.8** 列出了其他心理因素。

谵妄、痴呆和急性功能性精神病比较见**表 69.10**。

表 69.10　谵妄、痴呆和急性功能性精神病的比较[9]

特征	谵妄	痴呆	急性功能性精神病
起病	急骤	缓慢、隐匿	急骤
持续时间	数小时至数周	数月至数年	取决于对治疗的反应
24 小时变化	晨轻暮重	变化很小	变化很小
意识	迟缓	警觉	警觉
感知	常有误差,特别是视觉	很少有误差	可有误差
幻觉	常有,视觉(为主)或听觉	不常见	常有,听觉为主
注意力	丧失	正常或受损	变化很大:可以受损
言语	变化大:可以含糊不清	很难找到正确的词语	变化大:可以正常、缓慢或快速
器质性疾病或药物毒性	存在一种或都存在	经常不存在	通常不存在

管理

药物治疗只是全面管理的一部分。向家属解释和适当的释疑担忧,病人和家属的支持照护显然是必要的。支持性心理治疗在疾病的各个阶段都很重要。治疗这种常会对家庭产生毁灭性影响的疾病需要团队合作。将病人转诊到专科治疗是适当的。

急性期

- 通常需要住院
- 精神病药物治疗[1]

药物治疗包括可以有效控制"阳性"症状的第一代(典型或常规)抗精神病药物,如氟哌啶醇和氯丙嗪,或第二代(非典型)抗精神病药物,如利培酮、奥氮平、喹硫平、氯氮平、氨磺必利和阿立哌唑,后者在治疗精神分裂症的"阴性"和其他症状方面更有效[10]。

通常的做法是从低剂量的第二代抗精神病药开始,然后逐渐增加药量至病人的最佳剂量。首次精神病发作的病人可能对低于通常剂量的药物就会有反应[5]。

1. 如果可以口服药物,则一线治疗(首次发作)是选择以下药物之一(以起始剂量)[1,11-12]:

氨磺必利 100mg,夜间服用

阿塞那平 5mg,舌下含服,每日 2 次

阿立哌唑 10mg,每日 1 次

卢拉西酮 40mg,每日 1 次

奥氮平 5mg,夜间服用

帕潘立酮 3mg,夜间服用

喹硫平,50mg,每日 2 次→200mg,每日 2 次(到第 5 日)

利培酮 0.5~1mg,夜间服用,增加至 2mg,夜间服用

齐拉西酮 40mg,每日 2 次,增加至 80mg,每日 2 次(可能引起 QT 间期延长风险)

珠氯噻醇 20mg,夜间服用

如果 3 周后症状未完全缓解,根据指南增加剂量。

如果 4~6 周后无效,考虑更换药物[13]:

- 选择一种第二代抗精神病药物(如上所述)
  或
- 第一代抗精神病药物,如氯丙嗪 200mg,每日 1 次,增加至 500mg;氟哌啶醇 1.5mg,每日 1 次,增加至 7.5mg;三氟拉嗪 2mg,每日 2 次。

临床要领

经典的早期口服药物治疗:
奥氮平 5mg
或
利培酮 0.5mg

---

2. 急性发作期应尽量避免静脉用药,如果必须使用,

69

可参考以下[1,12]：

氟哌啶醇初始剂量 2.5~10mg, 肌内注射, 根据反应 24 小时内最多 20mg

或

奥氮平初始剂量 5~10mg, 肌内注射(不可与苯二氮䓬类药物同时使用)

加

苯扎托品 1~2mg(口服), 每日 2 次(注意避免排斥反应)

或

珠氯噻醇醋酸酯单次 50~150mg, 肌内注射

如果出现排斥反应：

使用苯扎托品 1~2mg, 静脉注射或肌内注射

如果出现躁动反应：

使用地西泮 5~10mg(口服), 每日最多 40mg 或给予 5~10mg 静脉注射。

慢性期

建议长期服用抗精神病药物以防止复发[1]。

- 口服药物方案示例[12-13]：

奥氮平 5~10mg(口服), 每晚 1 次

或

利培酮 0.5~1mg(口服), 每日 2 次最多使用 2~4mg

或

喹硫平 150mg(口服), 每日 2 次

- 以尽可能低的剂量为目标用以维持和控制症状
- 由于光敏反应, 氯丙嗪不建议长期使用
- 如果由于依从性需要使用长效制剂, 可以参考以下(通常先使用试验剂量)[1,11]：

癸酸氟非乃静初始剂量 12.5mg, 肌内注射, 之后每 2~4 周给予 12.5~50mg

或

癸氟哌啶醇初始剂量 50mg, 肌内注射, 之后每 4 周给予 50~200mg

或

氟哌噻吨癸酸酯初始剂量 10mg, 肌内注射, 之后每 2~4 周给予 20~40mg

或

利培酮初始剂量 25mg, 肌内注射, 之后每 2 周, 静脉滴注到出现临床反应

或

珠氯噻醇初始剂量 100mg, 肌内注射, 之后每 2~4 周静脉滴注 200~400mg

配药要领：

- 从肌内注射试验剂量开始, 然后静脉滴注到推荐的控制水平(半量或全量)。
- 可能需要 2~4 个月才能产生稳定效果, 因此必要时口服补充剂。

- 不与口服药治疗效果等同。
- 在臀部深层肌内注射时使用 21 号针。
- 使用尽可能低的剂量, 避免引起迟发性运动障碍。
- 至少每 3 个月重新评估 1 次。
- 密切监测病人的运动障碍。

耐药性精神分裂症[14-15]

考虑其他原因(如药物滥用), 电休克疗法(ECT)可以帮助躁动的病人, 尤其是紧张性精神症病人。考虑试用氯氮平(初始剂量 12.5mg, 口服, 每日 2 次, 增加到每日 200~600mg), 或奥氮平(每日 5~20mg), 并严格监测血液代谢情况和心脏毒性。对于氯氮平无效的病人应考虑使用辅助 ECT 治疗。

抗精神病药物所致的运动障碍[1]

急性肌张力障碍

- 通常异常的肌肉痉挛会影响面部、颈部、舌及躯干。
- 眼动危象、角弓反张和喉部痉挛。

治疗：

苯扎托品 1~2mg, 静脉注射或肌内注射

静坐不能

- 主观或客观都无法控制腿、脚停止运动
- 一般在治疗后期发作

治疗：

- 减少用量, 直至症状减轻或用甲硫哒嗪替代
- 可以口服普萘洛尔、地西泮或苯扎托品作为短期措施

帕金森病

- 在治疗早期出现
- 运动障碍常与药物引起的抑郁相混淆

治疗：

- 降低用药剂量或使用低剂量吩噻嗪替换
- 另外, 也可使用苯扎托品或苯海索

迟发性运动障碍[1]

迟发性运动障碍是一种面部、口腔、舌、躯干和四肢异常的不自主运动综合征。本病是长期使用抗精神病药物的一个不良反应, 可能在开始治疗或停药后几个月或几年(通常)发生。应避免长期使用甲氧氯普胺。

鉴别诊断：

- 自发性口面运动障碍
- 老年运动障碍
- 不合适的义齿
- 神经障碍引起震颤和舞蹈病

69

如果停药无效,每日使用四苯肼 12.5mg(口服),必要时增加剂量[13]。必须权衡继续治疗的风险和收益。

注:由于迟发性运动障碍难以治疗,应通过尽量使用低剂量的抗精神病药物预防其发生,包括定期复查和及时调整治疗剂量。

抗精神病药恶性综合征

这是一种潜在的致命不良反应,随时可能发生。通常在用药后数小时到数日内发病。

症状:高热、肌肉强直、意识障碍。可能出现轻微的差异(见第 42 章)。

治疗:

- 停止药物治疗。
- 确保充分的静脉补液。
- 如果危及生命:溴隐亭 2.5mg(口服),每日 2 次,逐渐增加至 5mg(口服),每日 3 次。以及丹曲林 50mg 静脉滴注,每 12 小时 1 次,最多 7 倍剂量。
- 转至专科医生诊疗。

心功能不全

各种精神类疾病的药物,特别是吩噻嗪类药物,容易引起 QT 间期延长的不良反应,并可能导致严重的后果。

🦴 双相障碍

心境障碍分为抑郁和双相障碍。双相障碍(bipolar disorder)是一个广义的术语,是一种躁狂或抑郁反复发作并在两者之间恢复正常功能的疾病。双相障碍(躁郁症)的情绪波动见图 68.1。人群发病率为 1%。

DSM-5 中躁狂发作的标准[5]

A. 明显的周期性,至少持续 1 周的异常表现。持续情绪高涨、健谈或易怒

B. 存在 3 个或更多不寻常的特征:
1. 过度自负或狂妄
2. 睡眠需求减少
3. 健谈/语速加快
4. 联想迅速或思维奔逸
5. 检查或观察到的注意力不集中
6. 活动的目的性或内心焦躁感增加
7. 过度活动会带来"痛苦"的后果

C. 明显的社会或职业功能受损,需要住院治疗,或精神病症状

D. 非药物滥用或其他疾病引起的发作

A~D 为躁狂发作,一生中至少要出现一次才作出诊断

双相Ⅰ型障碍有一个完整的躁狂或混合发作过程,通常是抑郁发作。

双相Ⅱ型障碍被定义为一次重性抑郁发作与至少 1 次轻躁狂发作持续至少 4 日,但没有典型的躁狂发作。

躁狂的症状可能突然出现,通常发生在青少年或青年。

除上述特点外,典型的特征包括:

- 行为鲁莽,花费增多
- 草率决定(如辞职、草率结婚)
- 判断力受损
- 性冲动、能力和行为增加
- 对问题的洞察力不足
- 多变的精神病症状,如偏执、妄想、幻听

注:发病高峰期是在成年早期。确切的病因尚不清楚,但有很强的遗传性,压力可诱发症状出现。

"轻躁狂"是用来描述与躁狂相似但严重性略轻(无标准 C)并且持续时间较短的症状。

随后的重性抑郁期与高自杀风险相关。

判断病人"双相障碍",比较好的提问方式是:

- 你自我感觉如何?
- 你是否对自己感觉特别好?
- 你觉得自己是特别的或有特殊能力吗?
- 你是否比平时花费更多?
- 你的睡眠需求是否比平时少?

急性躁狂的处理[1,16]

这是一种为了保护家属和病人需要住院治疗的紧急情况,通常为病人非自愿入院。这可能是首次发作或由于治疗依从性差或药物滥用引起的复发。最近的一项荟萃分析表明,抗精神病药物是最有效的治疗药物。

治疗

一线药物[1]:

奥氮平 5mg(口服),每晚 1 次,逐步增加到 10mg

或

利培酮 1mg(口服),每晚 1 次,逐步增加到 2mg

二线药物:

氟哌啶醇或第二代抗精神病药,如阿立哌唑[17]

或

碳酸锂 750~1 000mg(口服),每日分 2 或 3 次,增加到血药浓度达标

或(作为情绪稳定剂)

丙戊酸钠初始剂量 200~400mg(口服),每日 2 次

或

卡马西平初始剂量 100~200mg(口服),每日 2 次

如果需要肠外用抗精神病药物:

氟哌啶醇 5~10mg,肌内注射或静脉滴注

如有必要,在 15~30 分钟内重复(存在迟发性运动障碍的风险),尽快改用口服药物

对于无效治疗[18-20]:

- 确保第一种药物的最大浓度
- 改用不同的药物,如奥氮平改用锂
- 联合用药,如二级抗精神病药 + 锂

69

- 电休克疗法（ECT）已证明对顽固性问题有疗效

注：应同时提供支持性心理治疗和适当的社会心理干预。

双相障碍复发的预防用药

超过 90% 的病人会在某个时候复发；如果在过去 4 年出现过 2 次或 2 次以上的躁狂或抑郁发作，可考虑用药。

预防性用药推荐[5]

碳酸锂 125~500mg（口服），每日 2 次，之后调整剂量

或

第二代抗精神病药物

或（如果抑郁表现明显）

拉莫三嗪或卡马嗪或丙戊酸钠

长期使用锂剂（如 3~5 年）。目标是维持血浆水平一般为 0.6~0.8mmol/L。美国的一项研究建议锂剂作为情绪稳定剂使用[17]。

- 如果效应较差，使用其他药物。
- 锂剂的不良反应包括：
  - 轻微的震颤
  - 肌肉无力
  - 体重增加
  - 胃肠道症状
  - 甲状腺功能减退
  - 肾毒性
- 服用抗癫痫药时，应根据临床反应和毒性调整剂量。

双相障碍的管理[11,18]

双相障碍是一种很难治疗的疾病，抗抑郁药物不应该单独使用[12]。许多情绪稳定剂似乎具有双峰效应（抗抑郁和抗躁狂），可以在没有经典抗抑郁药的情况下使用[16]。

推荐方案：

一种抗抑郁药（如 SSRI、SNRI 或 MAOI）

加

锂剂、丙戊酸盐、卡马西平、喹硫平、拉莫三嗪或奥氮平（选择其中一种用于预防）

抗抑郁药通常在 1~2 个月内停用，因为可能会诱发躁狂症状。

电休克疗法（ECT）与认知行为疗法（CBT）、心理教育等心理治疗一样，已被证实为有效方法。

双相 I 型障碍病人通常会康复，但会出现抑郁或躁狂症的发作[12]。

与家人和照顾者保持联络

为病人和家属提供关怀支持和心理教育，告知病人躁狂或抑郁发作的"复发特征"。

躯体变形障碍[5]

躯体变形障碍（body dysmorphic disorder）的特点是病人总认为身体外貌的某些方面是不正常的、没有吸引力的或病态的。病人的担心和痛苦与任何想象的或实际的缺陷不成比例，通常无法得到肯定的安慰，这种关注会导致明显的功能障碍。这种情况很少直接表现，可能在皮肤科或整形外科领域略多见。常开始于童年晚期或青春期早期，病人的注意力多集中在面部、头部或第二性征。

病人可以通过咨询和心理治疗得到帮助，包括 CBT。有临床证据表明，如果症状表现为强迫症，SSRI 类药物有效。抗精神病药物可能有助于存在妄想或精神障碍背景的病人。

抑郁

抑郁（depression）是一种很常见的疾病，其严重程度各不相同。在"精神障碍病人"中，抑郁可能与痴呆或精神病混淆，特别是存在以下情况的时候：

- 躁动
- 精神运动发育迟缓
- 妄想
- 幻觉

评估[1]

需要解决以下问题：

- 抑郁是否原发（即不是继发于其他精神病，如精神分裂症或焦虑）？
- 是否是双相障碍的一部分？之前有过躁狂或轻度躁狂发作吗？如果发作过，就需要另一种不同的治疗方法。
- 抑郁是否由其他疾病或生理因素（如甲状腺功能减退症、脑血管疾病或药物）引起？
- 病人是否患有精神病？
- 病人是否有自杀风险？

抑郁的治疗见第 10 章。

精神活性物质导致的障碍

对于全科医生来说，了解病人自服精神活性药物后的影响很重要，特别是这些药物的毒性或戒断作用，应作为精神障碍病人行为异常的重要鉴别诊断。以下物质可以引起这些影响。

酒精

毒性和戒断效应，包括震颤性谵妄（见第 12 章）。突然戒断可引起一系列症状，从震颤、激动和烦躁不安（感觉非常痛苦）到发展为震颤性谵妄，也可能引起癫痫发作。

69

巴比妥酸盐依赖

耐受性和撤药症状是主要特征。巴比妥类药物戒断是一个非常严重的、危及生命的问题,可能出现在长期使用催眠药物老年人的戒断反应中。症状包括焦虑、震颤、极度易怒、抽搐、癫痫发作和谵妄。

管理[1]

住院病人在医疗监督下进行撤药。

病人可换用苯巴比妥或地西泮。

苯巴比妥 120mg(口服),每小时服用直到出现镇静效果

或

每 10mg 短效巴比妥加 30mg 苯巴比妥,10~14 日后逐渐减少剂量

或

地西泮 20~40mg,每日口服,10~14 日后逐步减少剂量。

苯二氮䓬类药物的依赖

病人存在药物依赖的撤药症状包括焦虑、不安、易怒、心悸和肌肉疼痛,但谵妄和癫痫发作罕见,除非使用非常高的剂量。半衰期越短,依赖性越大。

戒断的最好方法是在放松治疗和行为治疗的帮助下逐步减少用药剂量,以帮助病人应对失眠和焦虑。

关于阿片类药物依赖、兴奋剂滥用、迷幻剂滥用及大麻使用和依赖的影响,见第 70 章。

儿童期和青春期的精神障碍[1]

下列症状发生时,必须认真对待,特别是在 20 岁左右,有潜在自杀风险时。多数疾病更详细的介绍见第 87 章。

注意缺陷障碍

注意缺陷障碍(ADHD)的临床特点:

- 注意力时间缩短
- 注意力分散
- 过度活跃
- 冲动
- 反社会行为

抑郁

重性抑郁遵循与成人相同的诊断标准。如果存在自杀意念,必须认真考虑和严肃对待。丙米嗪可能是首选药物。

双相障碍

躁狂很少在青春期前被诊断。青少年可能表现出(不常见的)躁狂或轻躁狂的症状。

精神分裂及相关疾病

青春期前的精神分裂症很少见。诊断标准与成人相似:

- 妄想
- 思维障碍
- 幻觉
- 功能退化持续 6 个月或以上

孤独症(自闭症)谱系障碍

攻击性和易怒可能是孤独症一个明显特征,尤其是在青春期。

图雷特综合征

行为异常是图雷特综合征(Tourette syndrome)(抽动秽语综合征)的一部分表现,需要有经验的专家给予鉴别。

强迫性精神障碍

约 1/3 的病人在 5~15 岁发病。

转诊时机[21]

转诊给精神病学医生的适应证:

- 严重抑郁
- 高自杀风险
- 最近或过去有过自杀行为
- 疑似精神障碍的老年人:
  抑郁或精神分裂症?
  抑郁或痴呆?
- 治疗后未改善
- 缺乏家庭和社会支持

资源

Psychotropic guidelines〔updated 2021〕. In:Therapeutic Guidelines〔digital〕. Melbourne:Therapeutic Guidelines Limited;2021. www.tg.org.au,accessed January 2021.

参考文献

1 Psychotropic [updated 2021]. In: *Therapeutic Guidelines* [digital]. Melbourne: Therapeutic Guidelines Limited; 2021. www.tg.org.au, accessed April 2020.

2 Biro G. Dementia. Australian Doctor Weekly, 1990; 16 February: I–VIII.

3 Biro G. Delirium in the elderly. Australian Doctor Weekly, 1989; 1 December: I–VIII.

4 Kahn RL et al. Brief objective measures of the determination of mental status in the aged. Am J Psychiatry, 1960; 117: 326–9.

69

5 Kupfer DJ (Chair). *Diagnostic and Statistical Manual of Mental Disorders* (5th edn). Washington DC: American Psychiatric Publishing, 2013.

6 Needham NJ, Webb CE, Bryden DC. Postoperative cognitive dysfunction and dementia: what we need to know and do. British J Anaesthesia, December 2019; 119(Suppl. 1): i115–i125.

7 McLean S. Is it dementia? Aust Fam Physician, 1992; 21: 1762–6.

8 Keks N, Blashki G. The acutely psychotic patient: assessment and initial management. Aust Fam Physician, 2006; 35(3): 90–4.

9 Norman T, Judd F. Schizophrenia. In: *MIMS Disease Index* (2nd edn). Sydney: IMS Publishing, 1996: 455–7.

10 Lovric K. Schizophrenia: update. Medical Observer, 17 September; 2004: 31–2.

11 Blashki G, Judd F, Piterman L. *General Practice Psychiatry.* Sydney: McGraw-Hill, 2007: 189–90.

12 Buckley N (Chair). *Australian Medicines Handbook.* Adelaide. Australian Medicines Handbook Pty Ltd, 2018: 839–44.

13 Hartling L et al. Antipsychotics in adults with schizophrenia: comparative effectiveness of first-generation versus second-generation medications: a systematic review and meta-analysis. Ann Intern Med, 2012; 157(7): 498–511.

14 McEvoy JP et al. Effectiveness of clozapine versus olanzapine, quetiapine, and risperidone in patients with chronic schizophrenia who did not respond to prior atypical antipsychotic treatment. Am J Psychiatry, 2006; 163(4): 600–10.

15 Leucht S et al. Antipsychotic drugs versus placebo for relapse prevention in schizophrenia: a systematic review and meta-analysis. Lancet, 2012; 379(9831): 2063–71.

16 Smith LA et al. Pharmacological intervention for acute bipolar mania: a systematic review of randomised placebo-controlled trials. Bipolar Disorders, 2007; 9(6): 551–60.

17 Sachs GS. A 25-year-old woman with bipolar disorder. JAMA, 2001; 285: 454–62.

18 Lovic K. Bipolar affective disorder: update. Medical Observer, 25 November 2005: 25–8.

19 Cipriani A et al. Comparative efficacy and acceptability of antimanic drugs in acute mania: a multiple-treatments meta-analysis. Lancet, 2011; 378(9799): 1306–15.

20 Geddes JP et al. Lithium plus valproate combination therapy versus monotherapy for relapse prevention in bipolar I disorder (BALANCE): a randomised open-label trial. Lancet, 2010; 375(9712): 385–95

21 Biro G. Suicide. Australian Doctor Weekly, 1991; 26 April: I–VIII.

69

第70章　焦虑障碍

焦虑是一小股恐惧的涓流,在脑海中流淌。如果得到鼓励,它会劈开小径,浸沁在所有其他的思想中。

阿瑟·索默斯·罗什(1883—1935)(译者注:美国人,小说家,剧作家)

焦虑是一种对实际或感知到压力源时产生的紧张或不安状态。它有三个基本组成部分,分别为心理的(感觉,如害怕)[1]、躯体的(生理的,如心悸)和认知的(想法,如失控)。焦虑是人类正常的生理反应,可以帮助人们应对潜在的威胁或危险。如果没有焦虑,人们将无法正常生活。随着焦虑程度的增加,我们的表现也应该相应提升(如准备考试)。然而,正如耶克斯-多德森曲线的描述,在已经积攒了很多焦虑的情况下,如果进一步增加焦虑,反而可导致表现下滑(图70.1)。理想的位置是在曲线峰值的左侧,即在压力增加的情况下,能对表现产生积极的反应。而如果处于峰值处或峰值右侧,则会使我们易于受到压力的伤害。

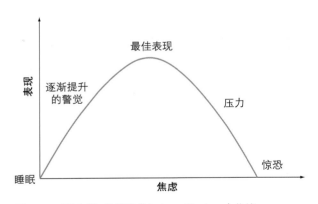

图70.1　耶克斯-多德森(Yerkes-Dodson)曲线

当压力源大到难以承受时,或如果焦虑反应造成了意想不到的不良后果时,焦虑就会成为一个问题,使表现变得很差。压力源激活脑的边缘系统,导致自主神经和神经内分泌活动下调,从而引发包括下丘脑-垂体轴激活等各种生理反应。血液从肠道流向骨骼肌,胃肠道平滑肌收缩,恶心感增多,肌张力增加,瞳孔扩张,心率加快,血压升高。这些变化解释了焦虑中各种常见的躯体症状(如紧张性头痛、心悸、眼疲劳和类似肠易激症状)。在高压力的情况下,可出现"战斗—逃跑—僵住反应",即所谓3F反应。

全科医生是进行心理教育非常适合的人,全科医生可以向焦虑障碍病人解释产生焦虑的生理原理,以及过度焦虑导致躯体症状的过程。有躯体化症状的病人往往没有意识到这些症状是焦虑造成的生理后果。通过解释澄清后,病人通常会感到舒心安慰。心理教育还有助于激励病人探寻减少躯体症状的策略。

焦虑的流行率与分类

焦虑障碍影响14%的人群[2],其中许多人符合多种焦虑障碍的诊断标准,和/或常见的抑郁合并诊断[3]。正如许多心理健康障碍,确定焦虑的标准也随着时间的推移而拓宽,因此很难比较以往的焦虑流行率历史数据。特定的恐怖是最常报道的焦虑相关诊断(1/5女性和1/10男性被诊断为特定的恐怖),创伤后应激障碍(PTSD)是最常见的障碍(超过6%)[2]。DSM-5中列出的焦虑障碍包括[4]:

- 分离焦虑障碍
- 选择性缄默症
- 特定的恐怖
- 社交焦虑障碍(社交恐惧症)
- 惊恐障碍
- 惊恐发作(的标注)
- 广场恐怖症
- 广泛性焦虑障碍
- 物质/药物所致的焦虑障碍
- 生病焦虑障碍
- 由于其他躯体疾病引起的焦虑障碍
- 其他特定的焦虑障碍
- 非特定的焦虑障碍
  本章讨论的其他问题包括:
- 强迫障碍
- 身体畸形障碍(见第69章)
- 创伤后应激障碍
- 急性应激障碍
- 适应障碍伴焦虑心境

- 躯体化症状障碍

🔒 广泛性焦虑障碍

广泛性焦虑障碍(generalised anxiety disorder)包括过度焦虑或担忧各种生活环境,这种焦虑和担忧与具体的活动、时间或事件(如创伤、强迫思维或恐怖)无关。它影响了高达 5% 的人口。广泛性焦虑与其他类型焦虑障碍有重叠。

一般特征:

- 持续的、不切实际的和过度的焦虑。
- 在 6 个月或更长的时间中,担心多个生活环境。

广泛性焦虑障碍的诊断标准

存在 3 个或 3 个以上的以下情况:

- 焦躁、"紧张"或"紧绷"
- 易疲劳
- 难以集中注意力,或"大脑一片空白"
- 易怒
- 肌紧张
- 睡眠紊乱

临床特征

心理方面

- 预料会忧虑/可怕(甚至是死亡)
- 易怒
- 夸张的惊吓反应
- 睡眠紊乱或噩梦
- 没有耐心
- 惊恐
- 对噪音敏感
- 难以集中注意力,或"大脑一片空白"

身体方面

- 运动紧张
  - 肌紧张/疼痛
  - 紧张性头痛
  - 颤动/晃动/抽搐
  - 坐立不安
  - 劳累/疲劳
- 自主神经活动过度
  - 口干
  - 心悸/心动过速
  - 出汗/发冷,双手湿冷
  - 面红耳赤/寒战
  - 吞咽困难或"如鲠在喉"
  - 腹泻/腹部不适

  - 尿频
  - 呼吸困难/感到窒息
  - 头晕或头重脚轻感

各系统的症状和征象

- 神经系统:头晕、头痛、颤动、抽搐、颤抖、感觉异常
- 心血管系统:心悸、心动过速、潮红、胸部不适
- 胃肠道:恶心、消化不良、腹泻、腹部不适
- 呼吸系统:过度通气,呼吸困难,缺氧
- 认知:害怕死亡,难以集中注意力,"大脑一片空白",高度警觉

广泛性焦虑障碍的诊断

诊断依据:

- 病史:重要的是,在病人讲话的时候要认真倾听
- 通过病史、身体检查和适当的辅助检查[如甲状腺功能检测(TFTs)、心电图(ECG)、胸部 X 线检查(CXR)、药物筛选],来排除器质性疾病导致的焦虑
- 排除其他精神病性障碍,特别是抑郁、适应障碍伴焦虑心境(合并其他精神疾病是焦虑的一个特征)(**表 70.1**)

表 70.1 焦虑的重要鉴别诊断

精神疾病	心血管疾病:
抑郁	• 心绞痛
药物和酒精依赖/戒断	• 心律失常
苯二氮䓬类药物依赖/戒断	• 二尖瓣脱垂
人格障碍,如边缘人格	内分泌系统:
精神分裂症	• 甲状腺功能亢进症
急性或慢性器质性脑障碍	• 嗜铬细胞瘤
早老性痴呆	• 类癌综合征
器质性障碍	• 低血糖
药物相关:	• 胰岛瘤
• 苯丙胺类	神经系统:
• 支气管扩张药	• 癫痫,特别是复杂部分癫痫
• 咖啡因过量	• 急性脑综合征
• 麻黄碱/伪麻黄碱	呼吸系统:
• 左旋多巴	• 支气管哮喘
• 甲状腺素	• 急性呼吸窘迫综合征
	• 肺栓塞

注:焦虑和重性抑郁经常共存。

主要的鉴别诊断(注意这些与七个戴面具问题的清单是吻合的):

- 抑郁
- 物质滥用:酒精或药物(包括苯二氮䓬类)依赖/戒断反应
- 甲状腺功能亢进症
- 心绞痛和心律失常
- 医源性药物

- 咖啡因中毒

需排除上述器质性(医源性)原因。

关注要点

全科医生对焦虑病人进行治疗前,应思考以下问题:

- 这是原发的焦虑还是继发的焦虑?
- 这是甲状腺功能亢进症吗?
- 这是抑郁吗?
- 这是正常的焦虑吗?
- 这是轻度焦虑或单纯的恐怖吗?
- 这是中度或重度焦虑吗?
- 这是一种调整障碍吗?

管理

下面的管理措施主要适用于广泛性焦虑障碍,因为其他类型的焦虑需要特定的心理治疗。大部分管理可以通过家庭医生简短的心理咨询和支持来成功实施。认知行为疗法(CBT)可以辨认、评估、质疑与修正不适宜的思维、感觉、知觉和相关的行为,是相当获益的[5]。低强度或高强度运动均可以减轻焦虑症状。因此,心理治疗和非药物策略是大部分焦虑障碍的一线治疗[6]。

管理原则[6-7]

- 心理干预措施(如"生活指导"和CBT)是一线方案。(译者注:life coaching,生活指导是帮助人确定和达到目标的服务。生活指导师通过动员和鼓励措施,帮助客户在职业和人际交往中取得积极的改变。在澳大利亚,生活指导师要经过专业培训,并获得执业证书)
- 给予细心地解释和释除担忧:
  - 解释症状产生的原因。
  - 要意识到病人经常"对担心感到担心"(比如,认为焦虑是危险的,焦虑会让自己变得疯狂或"失控")[7]。
  - 释除病人担忧,告知其不存在器质性疾病(只能基于全面的身体检查和适当的辅助检查后)。
  - 指导病人使用适当的资源,给予其洞察力和支持。
- 提供实用的解决问题的方法。
- 建议避免使用使病情加重的物质,如咖啡因、尼古丁和其他药物。
- 一般措施包括压力管理技术、放松计划、正念和规律运动,如有可能,为病人组织这些措施(不要把这项工作留给病人)。
- 给予应对技巧上的建议,包括个人策略和人际策略,以管理困难的场景和人(与这个病人有关的)。
- 提供持续的支持性心理治疗。

表70.2和表70.3列出了一些关于焦虑的信息来源[8]。

表70.2 澳大利亚的网站提供关于焦虑的信息

项目提供商和主办机构	网站
超越抑郁,澳大利亚国家级的抑郁防治项目	www.beyondblue.org.au/home www.youthbeyondblue.com (适合12~25岁的年轻人)
黑狗研究所,新南威尔士大学威尔士亲王医院	www.blackdoginstitute.org.au www.biteback.org.au (针对12~18岁的年轻人)
临床干预中心,西澳大利亚州政府卫生部	www.cci.health.wa.gov.au
焦虑和抑郁临床研究室(CRUFAD),悉尼圣文森特医院	www.crufad.org
澳大利亚沟通网站	http://au.reachout.com (针对14~25岁的年轻人)

表70.3 关于焦虑的可公开访问的澳大利亚互动网络项目

组织机构和项目名称	网站
CRUfAD临床项目	www.crufad.org①
澳大利亚电子中心,澳大利亚国立大学,心境健身房(MoodGYM)	www.moodgym.anu.edu.au

注:①提供内部临床支持,但需支付费用。

药物治疗[9-10]

使用药物治疗焦虑障碍的关键原则是:

- 非药物管理作为一线治疗需有原因。不要急于使用药物治疗,需反复重新评估是否继续使用处方药物治疗。
- 在这些药物中,SSRI被认为是一线药物,其他如杜洛西汀和文拉法辛等SNRIs类,以及四环类的米氮平等抗抑郁药在焦虑障碍治疗中也有益处(表70.4、表70.5),但药物带来的益处并不像心理和行为方法那样持久[11-12]。

表70.4 焦虑障碍中5-羟色胺再摄取抑制剂(SSRI)的剂量建议[11]

药物	初始剂量	最大剂量
西酞普兰	10mg	40mg
依司西酞普兰	5mg	20mg
氟西汀	10mg	80mg
氟伏沙明	50mg	300mg(150mg以上需拆分剂量服用,每日2次)
帕罗西汀	10mg	60mg
舍曲林	25mg	200mg

- 至少在(治疗)12周后评估抗抑郁药的疗效(与治疗重性抑郁的6~8周形成对比),如果疗效明显,治疗至少6个月。

表 70.5　治疗焦虑障碍的初始药物选择[11]

条件	药物治疗的选择
广泛性焦虑障碍	SSRI,杜洛西汀(30~120mg),文拉法辛控释剂(75~225mg)
惊恐发作	无,心理干预
惊恐障碍	SSRI,文拉法辛控释剂(75~225mg)
强迫障碍	SSRI
广场恐怖症(无惊恐)	无
社交焦虑障碍(广泛性)	SSRI,文拉法辛控释剂(75~225mg)
社交焦虑障碍(非广泛性)	普萘洛尔 10~40mg,社交活动或表演前 30~60 分钟,口服
特定的恐怖	不推荐
创伤后应激障碍	SSRI,米氮平

注:并不是每种 5-羟色胺再摄取抑制剂(SSRI)都有澳大利亚的 TGA 批准用于每种焦虑障碍;TGA 网站可以提供关于这一不断变化的情况的最新信息。没有足够的证据来区分单个 SSRI 的有效性。

- 停止使用 SSRI 通常会导致戒断症状。一个常见的陷阱(对医生和/或病人来说)是将这些症状解释为潜在焦虑的复发,并作为继续使用该药物的证据。
- 普萘洛尔对社交焦虑障碍有益,特别是伴随预期的压力事件(如公开演讲、在工作活动中展示)。
- 苯二氮䓬类药物在焦虑障碍中的作用有限,不应推荐使用。如果使用,应该留给那些对至少 2 种治疗方案(如心理治疗和抗抑郁治疗)无应答的人,且仅在短期内使用(6 周内停药),如地西泮 2~5mg,单剂量口服。它们也可以用于特定的恐怖(如飞行恐怖、广场恐怖和 MRI 恐怖)。
- 考虑丁螺酮,可忽略其耐药性或依赖性。

🦴 惊恐发作[9]

惊恐发作(panic attack)[4]的定义为一段不连续的强烈恐惧或不适的时期,其间下列 4 种(或更多)症状突然出现,并在 10 分钟内到达高峰:

- 气短或窒息的感觉
- 头晕,情绪不稳,头重脚轻感或晕倒
- 心悸或心率加速
- 寒战或颤抖
- 出汗
- 窒息感
- 恶心或腹部不适
- 人格解体或现实感丧失
- 麻木或刺痛的感觉(感觉异常)
- 面红(潮红)或寒战
- 胸部疼痛或不适
- 害怕死亡
- 害怕发疯或做无法控制的事情

- 3Cs:胸痛、寒战、窒息

引起惊恐发作的器质性疾病有甲状腺功能亢进症、嗜铬细胞瘤和低血糖症。

注:单次惊恐发作并不等同于惊恐障碍,惊恐障碍的特征是反复的惊恐发作。约 40% 的年轻人至少有过 1 次自发的惊恐发作。惊恐障碍影响 2%~3% 的人群,是指反复惊恐发作,并在之后的至少 1 个月担心未来的发作和/或发作的后果。惊恐障碍可伴或不伴广场恐怖症,尽管>90% 的广场恐怖症病人是因反复的惊恐发作而发展所致[11]。

管理

释除担忧、解释和支持(如广泛性焦虑障碍)是最主要的治疗方法。应该向正在经历惊恐发作的病人教授呼吸技巧以帮助控制过度换气(如定时呼吸、经鼻呼吸、缓慢吸气、经测量的中等大小的呼吸)。也可以使用放松技巧,如渐进性肌肉放松,病人可以通过在线资源自学这些技巧(表 70.2、表 70.3)。全科实践中很少用到对着纸袋重复呼吸的方法[10-11],因为过度换气通常在病人就诊时就已经解决了。病人可以在任何地方使用上述呼吸技巧,并且比惊恐发作时对着纸袋重复呼吸更容易被社会接受。

惊恐发作的危险是自己对自己造成的危险[9](如陷入危险、非故意过量用药)。

认知行为疗法

认知行为疗法(CBT)(见第 4 章)旨在通过教授病人如何识别、评估、控制和改善他们消极的、可怕的想法和行为,来减轻焦虑。如果简单的心理治疗和压力管理无效,则病人需要转诊进行 CBT。尽管一些全科医生对为病人提供 CBT 特别感兴趣,但是 CBT 通常由心理咨询师(偶尔由精神病学专家)进行。

病人的恐惧,特别是非理性的,需要治疗师给予清楚地解释、合理地检查,并对病人的负面思维提出挑战,然后用积极平和的思维代替恐惧。

药物治疗

药物治疗对急性发作很少有用,因为急性发作发生得太快,药效来不及发挥作用。对于伴或不伴广场恐怖症的惊恐障碍的持续治疗,几乎没有药物与 CBT 比较的高质量证据[10]。

持续使用苯二氮䓬类药物(如阿普唑仑或氯硝西泮)曾被用于惊恐障碍和其他焦虑障碍,但现在不再被推荐[11]。与使用苯二氮䓬类相关的问题包括:

- 警觉受损,镇静过度
- 依赖
- 发生事故的风险增加

- 对心境和行为的不利影响
- 与酒精和其他药物的相互作用
- 潜在的药物滥用和过量使用
- 妊娠和哺乳期的风险
- 肌无力
- 性功能障碍
- 动力减弱
- 能力感的降低
- 较低的自尊心

焦虑障碍应用苯二氮草类药物的原则是[11]：

- 经常检查是否有酗酒或吸毒史
- 给不熟悉的病人开处方要提高警惕,特别是按名称索要特定的药物时(可能提示其有觅药行为)
- 与病人仔细讨论成瘾的可能性
- 避免使用短效药物,因为它们是最容易上瘾的
- 1次只开少量的药物
- 仅作为短期治疗
- 确保定期检查病人和护理的连续性

如果已经使用苯二氮草类药物,应缓慢地逐渐减量(可能需要 6~12 个月或更长时间)。可能会出现苯二氮草类药物戒断综合征,包括反弹性焦虑、抑郁、精神错乱、失眠和癫痫发作(见第 69 章)。然而,医生害怕为戒断综合征承担责任,这一点也被那些觅药的人用作筹码。如有疑问,可寻求药物和酒精方面的专家提供建议。

🕉 恐怖障碍

恐怖状态下,焦虑与明显刺激不相称的特殊情境或物体有关。恐怖障碍(phobic disorders)包括广场恐怖症、社交焦虑障碍(又称社交恐惧症)和特定恐怖症。病人想避免这些事物或情境,当预期要遇到和/或带着高度的痛苦忍受这种情况时,就会变得焦虑。

常见的恐怖症有蜘蛛、人群和社会环境、飞行、开放空间、局限空间、高空、癌症、雷电、死亡和心脏疾病。这个问题在全科服务中很少遇到,而且通常也不需要药物治疗。

广场恐怖症

广场恐怖症(agoraphobia)的病人会尽量避免或逃离许多情境,如距离自己家远的地方、人多拥挤的地方、密闭的空间或环境。典型的例子是乘坐公共交通车辆、在拥挤的商店、空间狭窄的地方。病人担心他们随时可能会失去控制、晕倒和遭遇尴尬。

社交焦虑障碍

社交焦虑障碍(social anxiety disorder)或社交恐惧症(social phobia)是指在引发焦虑的社交情境(如食堂、餐厅、员工会议、演讲活动)中,病人感觉自己是公众监督的对象。它可以是广泛性的(害怕多种社交情境,包括表现和互动情境),或非广泛性的(害怕一种或几种情境或表现类型)。两种亚型的治疗方法完全不同(表 70.5)。病人可能是害羞、自我意识强的病前人格。社交焦虑障碍包括表现焦虑和症状,通常与交感神经过度兴奋有关。

管理

所有恐怖症的治疗基础是心理治疗,包括行为疗法(如分等级暴露治疗)和认知疗法。

🕉 生病焦虑症

生病焦虑症又称疑病症或健康障碍。这意味着,尽管没有实际的躯体症状,但仍过度担心自己已经或会患重病。治疗方法是压力管理咨询,包括放松技巧。

🕉 强迫障碍

焦虑与强迫思维(obsessive thoughts)和强迫行为(compulsive rituals)有关。

强迫思维是指通常会被病人抗拒的、反复出现的、持续的侵入的观点、想法、冲动或图像。强迫行为是反复的、有目的的、故意的行为。强迫行为是对强迫思维作出的反应,以防止对人产生不好的结果(如生殖器的过度清洗)。

轻度强迫或强制性行为可以被视为应对压力的正常反应。

管理

最佳的管理是联合应用心理治疗(尤其是 CBT)和药物治疗。

- 强迫意识的认知行为疗法
- 强迫行为的暴露疗法和反应预防法
- 如需要药物治疗,SSRI 应作为一线用药

🕉 身体变形障碍

身体变形障碍(body dysmorphic disorder)是病人对想象中的外貌缺陷过度关注(见第 69 章)。

病人可以通过咨询和心理治疗得到帮助。

🕉 创伤后应激障碍

从创伤事件的时间间隔来看创伤后应激障碍(post-traumatic stress disorder,PTSD)的定义有些不同。它是指创伤暴露后出现的相似的症候群持续 1 个月以上：

- 急性 PTSD：症状持续时间 <3 个月
- 慢性 PTSD：症状持续时间 ≥3 个月
- 迟发性 PTSD：应激事件发生后至少 6 个月症状发作

典型的痛苦复发症状：

- 与经历有关的侵入性的特征：回忆、噩梦、痛苦往事重现(闪回)

- 回避那些象征着或类似的创伤事件
- 在认知和心境上持续的负面变化
- 反应过度现象:夸张的惊吓反应、易激惹、易怒、愤怒、睡眠和集中注意力困难、高度警觉,鲁莽或自残行为

治疗

PTSD 的治疗较困难。治疗方法包括咨询,其基础是通过个人或团体治疗促进对经历的宣泄。其目的是让病人能够坦然地面对自己的记忆。持续性症状是转诊进行集中心理干预治疗的适应证。

药物治疗

SSRI 治疗获益的证据有限,起效比治疗抑郁慢(试验治疗 8~12 周),而且如果有效,应至少使用 12 个月[11-12]。

过度通气综合征

过度通气综合征(hyperventilation)可能是焦虑的表现,其主要症状为:

- 头重脚轻感、晕倒或头晕
- 呼吸急促
- 心悸
- 出汗
- 口干伴有吞气症
- 焦虑不安
- 疲劳与不适

其他症状包括四肢感觉异常、口周感觉异常和掌痉挛。

掌痉挛:生化表现

过度通气导致的 CO_2 缺失
方程式:$H^+ + HCO_3^- \gtrless CO_2 + H_2O$
$pCO_2 \downarrow \rightarrow HCO_3^- \downarrow$ 和 $pH \uparrow$(呼吸性碱中毒)
H^+ 的减少或补充,依赖于血浆蛋白质
$H(蛋白质) \gtrless H^+ + Pr^-$
蛋白质中阴离子堆积,吸收钙离子 $Ca^{2+} + 2Pr^- \gtrless Ca(Pr)_2$
因此,钙离子减少导致低钙血症性手足抽搐。

管理

- 释除担忧。
- 鼓励病人寻找原因,然后控制呼吸的频率和深度。

适应障碍伴焦虑心境

适应障碍伴焦虑心境(adjustment disorder with anxious mood)主要针对 3 个月内有可识别的心理应激源引起的焦虑症状的病人。它是焦虑症状的常见表现,应该被视为广泛性焦虑障碍以外的独立的疾病。它会损害其社会或职业功能。

病人症状超过了机体应对应激源的正常预期反应,但应激源去除后,症状持续不超过 6 个月。

基本治疗是非药物治疗,包括咨询、放松和压力管理。药物短期治疗,如地西泮连用 2 周,可用于严重的或持续性的病例。

躯体化症状障碍[4]

躯体化症状障碍(somatic symptom disorder,SSD)被定义为一种倾向,是病人将精神的状态及应激体验界定和传递成躯体症状或改变了的机体功能。SSD 与过多的不适、担心和异常的病态行为有关。SSD 病人在 30 岁前不断出现含大量未经证实的持续数年的身体不适病史。SSD 在之前的《精神障碍诊断与统计手册》(2000 年的第 4 版)(DSM-Ⅳ-TR)中被称为躯体化障碍(somatisation disorder),或曾称为歇斯底里。它有两种亚型:以躯体不适为主和以疼痛问题为主(以前称为疼痛障碍)。

症状包括:

- 胃肠道:恶心、呕吐、腹痛
- 生殖器/性:痛经、性交困难、生殖器疼痛、性感缺失
- 心血管:心悸、气短、胸痛
- 伪神经性:遗忘症、失声、头晕、行走/说话/吞咽困难
- 疼痛:弥漫的,颈/背疼痛,关节/四肢疼痛,头痛
- 其他:疲劳、癔球症、晕厥

这些症状都没有充分的身体解释。SSD 在女性中更为常见。对那些不解释症状的说辞,病人总是拒绝接受。病人存在相关的社会、职业和家庭功能受损。

管理包括熟练咨询、症状解释、寻找并治疗合并的情况(如抑郁、焦虑)和认知行为疗法(CBT)。最好由单独的医生来管理病人。SSD 不是诈病(malingering)。

急性应激障碍

急性应激障碍(acute stress disorder)是指个体在创伤性事件发生后 4 周内出现的持续至少 3 日的异常的与焦虑相关的症候群。这些症状可能包括麻木感、现实感改变、事件遗忘症、事件的侵入性记忆或梦境、解离反应、对触发因素的生理反应、回避提醒物、睡眠紊乱、高度警觉、愤怒和攻击性、过度的惊吓反应和激动。为急性应激反应者提供汇报和咨询(在病人同意的情况下)是适宜的;本病很少进行药物干预。

儿童的焦虑

焦虑障碍可发生在儿童时期,如果不治疗,可能会持续到青春期和成年期。惊恐发作并不少见。其他障碍包括 GAD、社交焦虑障碍、强迫障碍、PTSD、选择性缄默症和分离性焦虑障碍。非药物治疗作为治疗儿童焦虑的首选方法,可能需要教育和发展心理学家的介入。分离焦虑

70

障碍中真实、威胁性或想象的分离是最常见的焦虑障碍；如果症状严重而持久，需考虑选用一种SSRI进行治疗（专家指导下）。

转诊时机

- 如果诊断有疑问
- 如果对药物和酒精的依赖或戒断使管理复杂化
- 如果可能有精神病
- 对基础治疗无应答
- 需要住院
    注：转诊的门槛因全科医生处理焦虑的信心和经验及可获取的转诊途径而异。

临床要领

- 注意不要混淆抑郁和焦虑。
- 抑郁障碍可能是焦虑症状的原因。
- 对于焦虑，尤其伴心血管症状（心悸和/或面色潮红），要考虑甲状腺功能亢进的可能性，并进行甲状腺功能检查。
- 只要有可能，尝试用非药物方法来管理焦虑。
- 谨慎使用苯二氮䓬类药物：仅针对短期治疗。

战胜压力的要领

- 足够的睡眠和休息
- 听音乐
- 做喜欢的事情
- 看看积极的一面
- 学会笑的策略
- 每周去看电影或演出
- 考虑养宠物
- 记住你的工作是"你做了什么"（不是"你是谁"）
- 定期与亲密的朋友聊天

- 每周运动4~5次，每次30分钟。有证据表明运动很有帮助
- 学会冥想
- 避免人际冲突
- 学会接受无法改变的事情

参考文献

1　Selzer R, Ellen S. *Psych-Lite: Psychiatry That's Easy to Read*. Sydney: McGraw-Hill Education, 2010: 41.

2　Australian Bureau of Statistics. Survey of Mental Health and Wellbeing: Summary of Results, 2007. Available from: www.abs. gov.au/ausstats/abs@.nsf/mf/4326.0, accessed February 2018.

3　Tiller J. Depression and anxiety. MJA Open, 2012; 1(Suppl. 4): 28–32.

4　American Psychiatric Association. *Diagnostic and Statistical Manual for Mental Disorders: DSM-5*. Available from: www. dsm5.org/Pages/Default.aspx, accessed February 2018.

5　Covin R et al. A meta-analysis of CBT for pathological worry among clients with GAD. J Anxiety Disord, 2008; 22(1): 108–16.

6　Deacon B, Abramowitz J. Cognitive and behavioural treatments for anxiety disorders: a review of meta-analysis findings. J Clin Psychol, 2004; 60: 429–41.

7　Kyrios M. Anxiety disorders: assessment and management in general practice. Aust Fam Physician, 2011; 40(6): 370–4.

8　Reynolds J, Griffiths K, Christensen H. Anxiety and depression: online resources and management tools. Aust Fam Physician, 2011; 40(6): 382–6.

9　Royal Australian and New Zealand College of Psychiatrists. Australian and New Zealand clinical practice guidelines for the treatment of panic disorder and agoraphobia. Aust N Z J Psychiatry, 2003; 37: 641–56.

10　Imai H et al. Psychological therapies versus pharmacological interventions for panic disorder with or without agoraphobia in adults. Cochrane Database of Systematic Reviews 2016, Issue 10.

11　Anxiety disorders [updated 2021]. In: *Therapeutic Guidelines* [digital]. Melbourne: Therapeutic Guidelines Limited; 2021. www.tg.org.au, accessed January 2021.

12　Buckley N (Chair). *Australian Medicines Handbook*. Adelaide: Australian Medicines Handbook Pty Ltd, 2018: 823–6.

每个诊所都有这样的病人，每次给他们看诊时，医生和工作人员都有一种"心沉"的感觉。

托马斯·奥多(1988)[1](译者注：英国人，全科医生，诺丁汉大学医学院讲师。
他用5年的时间观察全科医学诊所里激怒医生、令医生感到挫败的病人，
把他们称为令人心沉的病人，认为这类病人是全科诊所的独特存在现象。
他的临床观察研究发表在《英国医学杂志》专刊）

难应对的、苛刻的和气愤的病人

韦斯顿医生把"难应对的病人（difficult patient）"表述为医生很难与之建立有效工作关系的病人[2]。然而更恰当的说法不是"难应对的病人"，而是"难应对的问题"，是医生难以解决病人带来的问题。

遇到难应对的病人（也有人称为"让人心沉的或令人苦恼或讨厌的病人"）的看诊占15%[2]。虽然这是看诊的少数，但由于难应对的病人的性质，通常不成比例地占用了医生很多时间、精力及情感储备。一个难应对的病人可能会打乱整个看诊过程。难应对的病人这一概念，最初是由格鲁夫斯在1978年发表的一篇具有里程碑意义的论文中提出[3]，此后，人们描述了各种类型的难应对的病人。四种较常见及较知名的难应对的病人类型[4]如下：

1. 依赖的黏附者　黏附型病人（dependent clinger）要求持续不断的安慰，不能控制地需要解释、情感支持和关注。他们可能会打破社交或职业障碍来满足这种需要，例如：他们会给全科医生家打电话，或经常到诊所来看一些意想不到的病。全科医生可能会感到此类病人的威胁，如果推开他们，黏附型病人会感到被拒绝，反而会加剧他们的黏附行为。同理心的方法对这类病人效果比较好，但要先清楚地划定和实施医患边界，才能使用。

2. 有权的指使者　指使型病人（entitled demander）试图通过恐吓或诱使医生产生内疚或恐惧的方式来控制医生。他们表现出一种优越感和特权感。他们可能会指使全科医生给他安排做辅助检查，或要求优先给他看诊、拒绝支付诊费，而且常会对医生提起诉讼。显然，全科医生会对这种情形感到害怕甚至绝望。但是，这类难应对的病人通常是由潜在的不安全感驱使的，他们试图通过恐吓来获得控制。全科医生对这类病人显然是要适当地使用影响力，但重要的是（通常也是困难的）要保持克制，并以尊重和非对抗性的方式进行交流，包括当病人越界时，全科医生要平静但清楚地指出来。

3. 操控的拒助者　操控的拒助者（manipulative help rejecter）特点为自暴自弃，他们拒绝接受重要的医学建议。他们渴求与医生建立关系，但解决或改善健康问题却可能会威胁到这种关系。药物滥用者常有这种表现，这种操控的拒绝帮助者表现为操纵关系，他们依从性差，并存在慢性疼痛问题。全科医生可能会感到很沮丧，甚至情绪低落。重要的是要反思医生自己的感受，以及对这类病人的期望。

4. 自毁的否定者　比起想要黏附于医生的病人（如操控的拒助者），自毁否定型病人（self-destructive denier）的表现是要伤害自己，他们的动机受自我厌恶的驱使。由于他们具有毁灭性行为，并且明显地拒绝改变他们的行为方式，可能会引起全科医生产生冷漠或憎恨的感觉。对这类病人，同理心的方法是最有用的方法，但可能会让全科医生心力交瘁。

如果全科医生让敌对情绪影响到与难应对的病人的交流（特别是那些苛刻的、愤怒的或"混合型"的病人），则接下来的看诊过程一定很差。

重要的是，不要把这种情况误诊为器质性疾病，并且还要考虑到各种心理障碍的可能，这些心理障碍常是"戴着面具的"。哈恩和克伦克指出了以下六种诊断[3,5]：

- 广泛性焦虑障碍
- 多种躯体形式障碍
- 心境恶劣
- 惊恐障碍
- 重性抑郁
- 药物依赖/酒精滥用

因此，要通过不断更新知识库、综合考虑社会心理学因素、仔细评估新发症状、进行恰当的身体检查、认真辨析辅助检查等措施，来维护全科医学的传统标准。

对有暴力和危险病人的管理见第69章。

71

管理策略

全科医生的职责高于人际冲突,可通过与这些病人建立关怀的和负责任的关系,促进有效的医患交流。对没有器质性疾病或精神病性障碍的"难应对的病人",Aldrich 提出的建议是比较恰当的策略,可以采用[6]:

1. 放弃治愈他们的想法。病人是利用症状来维持他们与医生之间的关系;接受他们的做法就可以了。

2. 把他们的症状看作是神经症的表现。给出一个初步的阳性诊断,只有在迫不得已的情况下才做辅助检查。

3. 给病人制订一个结构式的计划,例如:"琼斯女士,我决定我们应该每隔 1 周见面 15 分钟,时间定在周三上午 10 点"。

4. 在看诊过程中,全科医生要对病人个人生活、他们的花园、他们的工作等表示出真诚的兴趣;而对病人一连串的抱怨,则应表现出没什么兴趣,甚至表现出无聊。

其他管理指南包括:

- 谨慎地使用释除担忧的策略:单独使用这个策略是不够的,而且应该恰到好处地使用。
- 要诚实,并要维护信任。
- 允许病人合理地占用医生的时间:这是医患契约中医生要做的一部分,同时要告诉病人,医生的时间是有限的(设定规则)。
- 要有礼貌,同时也要果断。
- 避免给病人贴便利标签,或采用安慰剂疗法。
- 要诚实地表明医生了解(或不了解)病人的问题。
- 要牢记,看诊通常是一种不开处方的治疗。
- 不要诋毁其他医生,也不要"合谋"。
- 设定有限的目标:热心地尝试治愈病人可能是不恰当的。
- 无论医患关系有多么紧张,都不要抛弃病人。接受处于这种关系是一种合理的角色。
- 如果病人找了另外的治疗途径,仍提醒病人可以回来找你。
- 特别留意那些"熟悉的"病人,以及有时候送礼物的病人。要注意维护自己的职业角色。
- 如果对做咨询感觉不适应,考虑及早将病人转诊给专业咨询师,但是仍保持以后联系。
- 可能不得不接受的是,有些病人是无法帮助的。

投诉

所有类型病人的投诉都很常见,而且令人不安。投诉的主要问题通常是沟通失败,或病人有未满足的期望。当某些事情出错的时候,可能会发生投诉。

应对投诉的要领包括[7]:

- 不要忽视投诉,要尽快处理。

- 直接与投诉的病人对话,尽可能面对面交谈。
- 如果是针对医疗疏忽的法律诉求,应将投诉转医学执业注册委员会,或医疗责任保险公司,寻求他们的建议。(译者注:医学执业注册委员会是负责对所有医学和健康相关服务人员执业注册的部门,只有注册者才有合法的执业资格。医疗责任保险公司,是给医疗服务机构和个人提供保险服务的公司,负责对出险的医疗机构和个人提供保险服务)
- 应对其他投诉的恰当策略是以书面形式承认,然后打电话处理。
- 建议召开一次会议讨论所关心的问题。
- 核查与该问题有关的所有事实,包括各种报告的详细的副本和电话记录。

应对投诉的 ABCDE 方法,见**表 71.1**。

表 71.1　应对投诉的 ABCDE 方法

A	承认投诉(**a**cknowledge the complaint)
B	为病人设定界限(set **b**oundaries for the patient)
C	表现出同情和关心(show **c**ompassion and **c**aring)
D	确定这种行为的原因(**d**etermine the reason for the behaviour)
E	如果陷入僵局,离开或退出(**e**scape or **e**xit,if there is an impasse)

"心沉救生包"

马瑟斯和加斯科[8]在管理"让人心沉"病人试验中提出了医生的"心沉救生包(heartsink survival kit)"模型,用于管理因情感困扰而导致躯体化症状病人。

这个模型包括三个部分。第一部分是"理解感受",包括采集完整的症状病史、探索病人的社会心理线索和健康信念,以及简要和有重点的身体检查。第二部分是"扩展议题",主要目的是在看诊过程中讨论情感和身体两方面的因素,包括重新梳理病人的症状和主诉,使病人能洞察到躯体、心理和生活事件之间的联系。第三部分是"确定关联",采用简单的病人教育方法,向病人解释躯体化症状的原因,如压力、焦虑和抑郁等心理问题能加重症状。另外,还可以用投射和识别技术,如用其他病人的情况作为例子。

气愤的病人

作为生病和康复过程的一部分,病人和亲属的气愤是一种常见的反应。不管是压抑的还是公开的气愤,都可能有病人的恐惧或不安。要记住的是,很多病人表面看起来很平静,但其内心潜藏着被压抑的气愤。全科医生在诊疗实践中可能带有一定的感情色彩,有可能激发出病人及其朋友、亲属的沮丧和气愤的感觉。

气愤是一种正常的和强烈的情感,是每个人常有的,但表现形式各不相同。医学服务的很多场合都有可能激发出病人的气愤[9]：

- 因为期望没有得到满足而失望
- 危机状况，包括悲伤
- 任何疾病，特别是没有预料到的疾病
- 致命性疾病的恶化
- 医源性疾病
- 慢性疾病，如哮喘
- 经济问题，如服务费用高
- 将病人转诊给其他医生，病人常把转诊视为治疗失败
- 服务不好，如预约等待时间太长
- 病假证明的问题
- 治疗措施对病人效果不好
- 医生的行为不当（如粗鲁、讽刺、说教式的言论、冷漠、高傲）

病人的气愤可能表现为与医生或接诊人员的直接冲突，以及法律诉讼或公众谴责。

当病人对医学专业或医生的同事表达气愤时，他可能实际上是直接针对个人的；但是，当病人的怒火直接指向医生时，也会殃及其他人，如配偶、雇主或其他权威人物。

什么是气愤？

气愤（anger）是当一个人被激惹，或平静状态被打破时，所作出的一种情感反应。如果处理不当，深度恐惧和不安全感会表现为气愤。一方面，气愤和攻击性行为往往是病人在掩饰自己的沮丧、恐惧、自我否定，甚至是负罪感。

另一方面，气愤的表现可能是对威胁的防御行为，病人害怕与医生的关系太过亲密而因此受到伤害。有些医生给病人的感觉是过于熟悉、特别庇护或过度友好的态度。有些病人无法把握这种威胁性的感觉。

从根本上讲，气愤可能是针对恐惧和不安全的交流。病人可能会说："我害怕自己是不是遇到了什么严重的问题，医生你是在尽一切努力帮助我吗？"

看诊策略[10]

当一个人感受到不公平的攻击时表现出的气愤是很自然的人类反应，但一定要避免这种反应，因为它会破坏医患关系，并可能会使问题恶化。

- 对气愤的最初反应应该是保持冷静，保持静止，建立目光接触。
- 从情绪激动的场景中"退后一步"，并尝试分析到底发生了什么。
- 请病人坐下，并试着模仿病人的姿势（镜面策略），不要有任何挑衅的姿势。

- 用恰当的名字来称呼病人（或其亲属），例如：称呼琼斯先生或琼斯夫人，或直接称呼名字。
- 要表现得平静、自在、能把控。
- 要对病人和他的问题表现出兴趣和关心。
- 用清晰的、直白的、非情绪化的语言。
- 集中精力去倾听。
- 允许病人表达他们的情感，并帮助他们减轻负担。
- 允许病人表现出真实的自己。
- 适当地释除担忧（不要为了取悦病人而过分使用此法）。
- 避免主观臆断。
- 要给予适当的时间（至少20分钟）。
- 对于具有威胁的攻击性病人，医生应坐在离门最近的位置，以便病人发生暴力行为时逃出。

分析病人的反应

- 寻找病人是否有"潜在的目的"。［译者注：潜在目的（hidden agenda）是病人没有明说，但实际上是他真正地来看病的目的］
- 识别出气愤与恐惧之间的关系。

识别忧郁迹象

全科医生要学会识别逐渐加重的情感忧郁迹象[11]：

- 肢体语言（表现为不安地躁动或自我封闭）
- 语言（变得沉默，或语速增快、声音增大）
- 颜色（变得满脸通红或苍白）
- 面部表情（面色变得满脸通红或苍白，表情紧张，眼部及嘴部肌肉收缩，躲闪目光接触）
- 态度（不友好、攻击性）

全科医生应熟练地使用一些看诊策略。最好制订一个应对意外事件的计划，如记住保安的电话号码，必要时请求帮助。

通过提问揭示病人气愤的真实原因

全科医生在与病人面谈时，可以使用下面这些提问或反应：

建立融洽的关系

- "我能理解你的感受。"
- "你对这件事的反应是如此强烈，这让我很担心。"
- "告诉我，我怎样做才能让你好受些。"

质对

- "你看上去很生气。"
- "这可不像平常的你。"
- "我有一种感觉，你是因为……而烦恼。"
- "令你苦恼的事情是什么？"

- "是什么事情让你有这种感受？"

协调沟通，澄清问题

- "我很困惑，你怎么会生我的气。"
- "所以你感到……"
- "你好像要告诉我……"
- "如果我理解正确的话……"
- "再给我进一步讲讲这件事……"
- "我想让你把这件事展开说，它好像很重要。"

探究

- "具体来说，你对自己的健康有哪些担心？"
- "告诉我一些家里的情况。"
- "你的工作怎么样？"
- "你的睡眠怎么样？"
- "你有没有做一些特别的梦？"
- "你的生活中是不是也有和你具有同样问题的人？"
- "如果能改变你生活中的一件事，你想改变什么？"

表 71.2 归纳了应对气愤病人的一些重要指南。

表 71.2 应对气愤病人的指南

做什么	不做什么
倾听	抚触病人
保持冷静	用愤怒应对愤怒
要放松	拒绝病人
表现出兴趣和关心	做一个"懦夫"
要善于调解	逃避现状
要真诚	过于亲密
减轻罪恶感	滔滔不绝
要坦率	妄自判断
留出时间	居高临下
安排随访	被卷入事件
发挥促进和引导的作用	

"逛医生者"的药物依赖[12]

[译者注："逛医生者(doctor shopper)"是指去多个诊所找医生开成瘾药处方的药物依赖者]

尼古拉斯·卡尔提出了应对药物依赖者的五步法：

1. 尽早引出病人对药品的请求：

"你觉得我能帮上什么忙？"

"你想要什么东西？"

2. 礼貌地拒绝，并做尽可能简短的解释：

"我不能给你开安定（地西泮）（或病人要求的药物）。"

"是的，我可以开，但我不能给你开。"

3. 避免被卷入病人的意图：

"我知道这不适合你，但我不开这些药。"

4. 去人性化：

"这与你个人无关，这是我的工作方式。"

5. 提供替代性的帮助：

"我乐意和你谈论一些其他可以帮助你的方式，但不包括开药。"

管理

当面对气愤的病人时，全科医生应该保持冷静，表示对病人的兴趣和关心。重要的是要集中精力去倾听病人，留出时间来让病人表达他的感受。

一个有技巧的看诊过程，应该让全科医生和病人都能领会到气愤的原因，从而在医患之间达成共识，在治疗关系中进行合作。全科医生的目标是建立友好的医患关系，当然这个目标不一定总会实现，因为这也取决于病人不满的性质。

如果在可用的时间内不能解决问题，应该与病人再预约时间，继续与病人谈。

在有些情况下，最好是建议病人去寻求他人的意见。如果病人的确在人际关系上出现问题，需要别人的帮助，则最好给病人安排心理咨询服务。这样，病人可以更加清晰地认识自己，提高自信心，从而有效地处理人际关系。另外，应该提高病人承受挫折及应对生活变迁的能力，这是让一次从争执开始的看诊，能得到的最重要的结果。

暴力和危险性

危险性（dangerousness）被定义为"对他人造成严重身体伤害或持久心理伤害的倾向"，对于患有心理疾病的人来说，危险性是指"他们暴力犯罪的相对可能性"[13]。

危险性不仅与心理疾病有关，大多数罪犯都没有精神病的诊断。它不是个体遗传的、不可改变的特征，往往是在一系列情境因素的特定环境中出现的一时冲动。预测暴力风险并不简单。

以下各种群体已被认定为暴力行为的促成风险因素[13]：

- 精神分裂症，包括老年男性偏执型精神分裂症；有暴力和冲动行为倾向的年轻男性（可能是由于幻觉命令导致）。
- 病态嫉妒：与不忠妄想有关。
- 反社会型人格障碍。
- 情绪障碍：暴力，通常与抑郁有关（很少有躁狂症）；患有严重抑郁的父母；有过自杀企图的抑郁病人。
- 发作性失控综合征（类似于间歇性暴发性障碍）。
- 智力障碍合并人格障碍和行为障碍。
- 酒精滥用或依赖。

71

- 苯丙胺或苯二氮䓬类药物滥用或依赖。

从管理的角度来看,必须非常认真地对待杀人威胁。成人反社会行为的诊断策略模型见**表 71.3**。

表 71.3　成人反社会行为:诊断策略模型

可能的诊断
功能性(无医学或精神问题)
药物性(酒精、非法或处方药物)
酒精性(急性或慢性)
反社会型人格障碍(特别是 B 类人格障碍)
药物戒断(包括酒精、催眠药物)
精神障碍

不能遗漏的严重疾病
血管性疾病:
• 脑血管疾病(包括蛛网膜下腔出血)
• 急性冠脉综合征
感染性疾病:
• 脑炎/脑膜炎
• HIV/AIDS
• 败血症
肿瘤:
• 脑肿瘤
其他疾病:
• 发作后状态(癫痫)
• 谵妄
• 硬膜下血肿
• 精神病(精神分裂症、双相情感障碍、妄想症)
• 分裂型人格障碍

陷阱(经常遗漏的)
颅脑损伤
水、电解质紊乱
痴呆(特别是早期)
罕见疾病:
• 神经梅毒
• 朊病毒病(如克-雅病)
• 经前烦躁综合征

七种戴面具问题的清单
抑郁(主要疾病)
糖尿病(低血糖症)
药物(医源性/社会性,非法药物)
甲状腺/其他内分泌疾病(甲状腺功能亢进症/甲状腺功能减退症)

病人是否试图告诉我什么?
考虑转换障碍(癔症性神游)
诈病/虚构的信息
严重的焦虑/恐慌

自杀和准自杀

第 10 章介绍了自杀(suicide)和准自杀(parasuicide)这一令人困扰的问题。精神错乱的病人总是有自杀风险

而不是凶杀风险。第 69 章重点强调了识别老年病人抑郁与自杀风险的重要性。

确凿的事实[14]

- 超过 90% 的病人发生自杀时没有潜在的慢性病,但大多数人当时都处于严重抑郁状态。
- 在澳大利亚,自杀是 11~25 岁人群的第二大常见死因。已有年仅 5 岁的儿童自杀。
- 谈论自杀的人可能会在以后尝试自杀。
- 约 50% 的自杀者在生命的最后 1 个月内看过医生。
- 80%~90% 的自杀者曾向家人、朋友或医生发出过明确或微妙的警告。
- 没有证据表明向病人询问自杀意念会引发自杀行为。
- 澳大利亚及其他西方国家医生自杀率高。

自杀风险

布卢门撒尔[15]的重叠模型列出了五组风险因素(**图 71.1**):

1. 精神疾病
   - 成人的情感障碍和酒精滥用
   - 精神分裂症
   - 年轻人的抑郁和行为障碍
   - 神经性厌食症
2. 人格特征
   - 冲动型人格和侵略型人格
3. 环境和社会心理因素
   - 社会支持差
   - 慢性疾病(如 AIDS)
   - 重大损失
4. 家族史和遗传史(先天和后天)
   - 亲属患相同的疾病
   - 受保护的特定种族群体所患疾病
5. 生物因素
   - 血清素缺乏的可能

准自杀

准自杀(parasuicide)是一种尝试自杀的行为;在许多情况下,病人将别人的注意力吸引到自己身上,作为一种"求助"。表现为自杀威胁或自残的病人,无论是制造创伤性伤口还是摄入过量的药物或有毒物质,都是一个"令人心沉"的挑战。全科医生要考虑到边缘型人格障碍,尤其是青少年或年轻成人。在病人出院后,全科医生对病人及其家人给予积极支持很重要,但最好要与精神科或提供咨询服务的医生分担服务。首先应安排多次看诊,并确保提供充分的随访,尤其是对爽约的病人。

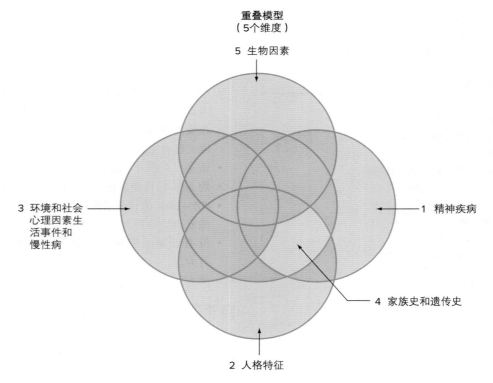

图 71.1   理解自杀行为的重叠模型[16]

人格障碍

患有人格障碍（personality disorders）的人在压力或挑衅下可能会变得非常痛苦和极度不安，这可能涉及戏剧性的场景，包括公开的自杀威胁。重要的是要识别人格障碍，因为其通常会给病人、家庭、社会及全科医生造成相当大的痛苦。据估计，人格障碍的患病率为 11%~12%。

在医学实践中，最受关注的是表现出敌意的人格障碍，无论是口头上的还是身体上的，尤其在涉及自杀或凶杀威胁的情况下。认为表现出暴力或精神病行为的病人有人格障碍，或相反，认为温顺和温和的人没有人格障碍，都是错误的。

人格障碍的诊断比较困难。作为全科医生，往往对诊断有一种"直觉"，但经常发现很难对病人的人格进行分类继而对其进行适当的管理。

人格障碍的主要特征是[17]：

- 缺乏自信及低自尊
- 病史长（从童年开始）
- 在人际关系和社会交往中存在困难
- 反复出现不恰当的行为
- 对压力的反应相对固定、不灵活和程式化
- 最低限度的洞察力
- 将困难视为外在的

医学/精神病学方面的意义：

- 与全科医生和社会的关系适应不良
- 存在性功能障碍的问题
- 有药物滥用和自我毁灭的风险
- 容易抑郁和焦虑（评分通常较低）
- 在压力下容易崩溃

人格是基因模板、个人与外部影响（同辈压力、家庭互动、有影响的事件）持续相互作用，以及寻求身份认同的个人动力共同作用的结果。上述因素的结果是形成一种独特的行为模式，表现为反映个人自我形象的个性特征或性格，是个人身份感的基础[18]。

尽管人格是独特的，但可以假设一个人是正常的还是异常的。如果是异常的，可以根据主要症状或行为对其进行分型。

使用国际疾病分类（ICD）-10 和 DSM-5 分类标准，很容易识别各种亚型人格（**表 71.4**）[19]，主要可以分为三组。各组的亚型之间有很多重叠[20]，了解一个人的人格具体特征比对其进行分类更为重要[21]。

> **临床要点**
>
> 反社会人格障碍的主要特征是缺乏同理心。

反社会型人格障碍（ASPD）组（占人群的 1%~2%）往往更常引起全科医生的注意，一些人因苛刻、愤怒或攻击

表 71.4　主要人格障碍汇总（基于 DSM-5 分类）

主要类别人格障碍分组	亚型	人格障碍的主要特征
A 类 **孤僻型** 同义词： • 怪异 • 古怪	偏执型人格障碍 分裂样人格障碍 分裂型人格障碍	多疑、过度敏感、好争辩、防御性、无情、高度警觉、冷漠和无幽默感 害羞、情绪冷漠、内向、疏离、回避亲密关系、对表扬和批评漠不关心 怪异而古怪、敏感、多疑和迷信、与世隔绝、古怪的言语、思想和行为。未达到精神分裂症的标准
B 类 **反社会型** 同义词： • 戏剧性 • 情绪化 • 反社会 • 炫耀的 • 难以预测	反社会型人格障碍 （反社会、精神病） 表演型人格障碍 （歇斯底里） 自恋型人格障碍 （"女主角"） 边缘型人格障碍 （冲动）	冲动、麻木、自私、冷酷、流于表面的魅力、缺乏内疚感、挫折感低、不从经验中学习、欺骗、人际关系问题（如滥交）、鲁莽、无视自己和他人的安全、缺乏自制力 自我戏剧化、以自我为中心、不成熟、自负、依赖、戏剧化、操纵、容易无聊、情绪化的场景、轻率、诱惑性、渴望关注和兴奋 病态的自负、浮夸、暴露狂、麻木、渴望并要求关注、利用他人、专注于权力、成功、美丽、对他人缺乏兴趣和同情心、恃强凌弱、傲慢、缺乏洞察力、"迷人、令人解除戒备心、令人震惊"、易感破坏性的愤怒和报复，权利感 自我形象/身份紊乱、冲动、鲁莽、空虚、"全或无"的关系，情绪不稳定和紧张、破坏性的鲁莽行为、充满不适当的愤怒和内疚、害怕被遗弃、缺乏自制力、不受控制的赌博、消费等 注意：自杀和准自杀发生率高；药物滥用
C 类 **依赖型** 同义词： • 焦虑 • 恐惧 • 羞怯	回避型人格障碍 （焦虑） 依赖型人格障碍 强迫型人格障碍 （强迫症、强迫）	焦虑、自我意识、害怕被拒绝、胆小和谨慎、自卑、对拒绝和失败反应过度 被动、意志薄弱、缺乏活力、缺乏自立和自信、过度接受、逃避责任、寻求支持、过度需要照顾 刻板、完美主义、迂腐、优柔寡断、以自我为中心、专注于秩序和控制、谨慎

注意："黑暗反社会三联征"：自恋、精神病（寻求控制）和马基雅维利主义（目的为手段）[22]。

性行为会成为"令人心沉"的病人的代表。在监狱中此类病人更常见。孤僻型人格障碍通常是疏远、多疑和社会孤立的，但他们不属于真正的精神病综合征。由于病人经常多疑，全科医生在与他们沟通时会遇到问题，这会使适当的身体检查和管理变得困难。

依赖型和羞怯型组，可能与焦虑状态重叠，主要特征是紧张、胆怯、情绪依赖和害怕批评和拒绝。他们是经常找医生看病的人["厚文件"综合征（"fat file" syndrome）]（译者注：病人会随身携带自己厚厚的病历资料），并且由于缺乏安全感而经常由朋友和亲戚陪同。对于表现为自杀企图、进食障碍或行为不受控制的人，必须从侧面思考其边缘型人格障碍，尤其是年轻人。

管理

最好的治疗是有一个支持性的"治疗性"社区和 1 名全科医生。心理治疗是长期治疗的关键。重要的是，要理解人格障碍病人是从一个完全不同的视角看待世界的。有问题的病人，如果同意接受治疗，可能会对心理干预和行为技巧作出很好的反应，尤其是在操作性条件反射（加强可接受的行为）和厌恶调节（纠正不恰当的行为）中[16-17]。认知行为疗法（CBT）的作用最大。这些疗法最好由受过专业培训和具有专业知识的临床医生提供[16]。

边缘型和自恋型人格障碍尤其对特定类型的心理治疗干预反应良好。当面对不适应的行为模式时，需要对病人的自尊给予细心的支持。除有自杀风险的人（如反社会型病人）外，很少需要住院治疗。

药物治疗具有局限性，但是可用于治疗暂时失代偿为精神病、焦虑状态或抑郁病人。一项研究表明，低剂量的抗精神病药物（如每日 5mg 氟哌啶醇）可有效治疗偏执狂和一些反社会型人格障碍的问题行为[23]。

对于治疗师来说，治疗人格障碍病人是有危险的，重要的是不要"接受"对特定的精神病病人的治疗，尤其是对诱惑、操纵或偏执的病人[15]。

参考文献

1　O'Dowd TC. Five years of 'heartsink' patients in general practice. BMJ, 1988; 297: 528–30.

2　McWhinney I. *A Textbook of Family Medicine*. New York: Oxford, 1989: 96–8.

3　Groves JE. Taking care of the hateful patient. N Engl J Med, 1978; 298: 883–7.

4　Strous R, Ulman A, Kotler M. The hateful patient revisited: relevance for 21st century medicine. Eur J Int Med, 2006; 17: 387–93.

5　Hahn SR et al. The difficult patient. J Gen Intern Med, 1996; Jan 1, 11(1): 1–8.

6　Elliott CE. 'How am I doing?' Med J Aust, 1979; 2: 644–5.

7　Avant handbook. Handling professional complaints against doctors. Sydney, Avant Advocacy 2015.

8　Mathers NJ, Gask L. Surviving the 'heartsink' experience.

Fam Pract, 1995; 12: 176–83.

9 Murtagh JE. The angry patient. Aust Fam Physician, 1991; 20: 388–9.

10 Montgomery B, Morris L. *Surviving: Coping with a Life Crisis.* Melbourne: Lothian, 1989: 179–86.

11 Lloyd M, Bor R. *Communication Skills for Medicine.* London: Churchill Livingstone, 1996: 135–7.

12 Carr N. I just want some Valium, doc. Monash University update course. November 2013.

13 Beaumont PJV, Hampshire RB. *Textbook of Psychiatry.* Melbourne: Blackwell Scientific Publications, 1989: 283–4.

14 Biro G. Suicide. Australian Doctor Weekly, 1991; 26 April: I–VIII.

15 Blumenthal S. Suicide—a guide to risk factors, assessment and treatment of suicidal patients. Med Clin North Am, 1988; 72: 937–63.

16 Blumenthal SJ, Kupfer DJ. Generalised treatment strategies for suicidal behaviour. Annals New York Academy of Sciences, 1986; 487: 327–40.

17 Psychotropic [updated 2021]. In: *Therapeutic Guidelines* [digital]. Melbourne: Therapeutic Guidelines Limited; 2021. www.tg.org.au, accessed April 2020.

18 Papadakis MA et al. *Current Medical Diagnosis and Treatment* (52nd edn). New York: The McGraw-Hill Companies, 2013: 1051–2.

19 Kupfer DJ (Chair). *Diagnostic and Statistical Manual of Mental Disorder* (5th edn). Washington DC: American Psychiatric Publishing, 2013.

20 Pullen I et al. *Psychiatry and General Practice Today.* London: RC Psych & RCGP, 1994: 180–3.

21 Kaplan R. Personality disorders: diagnoses and treatment. Medical Observer, 24 August 2001: 32–3.

22 Jonason PK, Webster GD. The dirty dozen: a concise measure of the dark triad. Psychol Assess, 2010; 22(2): 420–32.

23 Soloff PH et al. Progress in pharmacotherapy of borderline disorders: a double-blind study of amitriptyline, haloperidol and placebo. Arch Gen Psychiatry, 1986; 43: 691–7.

第五部分

慢性疾病管理

第72章 过敏性疾病(包括花粉症)

我的鼻黏膜过于敏感,轻微灰尘、冷热温差、奇怪的刺激等,几乎任何东西都会让我打喷嚏。如果是顺风,甚至远在10公里外的汤顿(Taunton)都可能听到我的喷嚏声。转念想想,如果医生们能够特别关注这些细节的话,那么至少他们就不会被像花粉症这样的突发疾病弄得不知所措。

悉尼·史密斯(Sydney Smith),《写给霍兰德医生的信》,1835年(译者注:英格兰人,作家,牧师)

约20%的人患有过敏性疾病。临床上过敏性疾病包括哮喘、鼻炎、过敏性皮肤炎、药物过敏反应、食物过敏反应、昆虫蜇伤过敏反应和过敏症[1]。最常见的是IgE介导型(速发型或I型变态反应)超敏反应,如变应性鼻炎结膜炎(花粉症)、过敏性皮炎(湿疹)和过敏性哮喘[2]。

虽然在社区中略少见,但临床意义越来越大的是IgE介导的食物过敏反应,比如花生和/或其他坚果、海鲜(甲壳类动物或软体动物)等食物可能引起荨麻疹、血管性水肿、过敏性休克,甚至死亡。花生是成人过敏性反应最常见的变应原(又称过敏原)之一,临床上花生与其他豆类食物间发生显著交叉反应的情况并不多见,但对花生过敏的人中有近50%的人对树生类坚果(杏仁或核桃)也过敏[1]。另一种特殊情况是口腔过敏综合征,对野草花粉或桦树花粉有一定程度季节性过敏的人来说,当接触到某些水果时,会发生口腔黏膜瘙痒和肿胀,这种情况可以通过花粉脱敏疗法来缓解[1]。

天然乳胶过敏是诱发I型超敏反应的一个日益重要的原因,对于医务人员和医务辅助人员,以及接受过多次手术或医疗操作的病人影响尤甚。诊断需要询问病史,同时根据特异性皮肤试验或血清特异性IgE检测来确诊。接触乳胶制品后出现荨麻疹则高度提示潜在的I型超敏反应。有趣的是,乳胶过敏和水果过敏,最常见的如香蕉、猕猴桃或牛油果,也常有一定的关联性[1]。

特应性

45%有遗传倾向的人群会出现特应性(atopy),该遗传倾向使相应人群在常见环境抗原刺激下产生过度IgE抗体反应[2]。特应性本身不是一种疾病。病人在一种或多种过敏原皮肤点刺试验中会表现为阳性反应,通常有过敏性疾病家族史。在特应性过敏的病人中,有1/3~1/2患有典型的过敏性疾病,最常见的是过敏性鼻炎、支气管哮喘、过敏性皮炎或过敏性胃肠病。

诱发速发型超敏反应的常见过敏原

表72.1列出了常见过敏原,在病史采集时可以重点考虑是否接触这些物质。

表72.1 常见过敏原[1-2]

吸入
花粉、家畜、室内尘螨、霉菌孢子、蟑螂

食物类
花生、鱼、贝类、牛奶、鸡蛋、小麦

其他
药物、乳胶、昆虫毒液、职业因素

吸入性过敏

吸入性过敏(inhalant allergies)主要表现为过敏性鼻结膜炎和哮喘,病史中有明确的过敏原。季节性症状首先考虑花粉过敏;常年性症状需考虑对尘螨、家庭宠物或霉菌过敏。另外,发病时所进行的活动也可能提供线索,如修剪草坪、打扫和吸尘。

食物过敏和食物不耐受[3]

食物过敏(food allergy)多见于婴儿和儿童,症状从严重的荨麻疹型反应到胃肠道症状,如厌食、恶心、呕吐、食物反流、腹痛、腹泻及生长发育停滞。

导致过敏的常见食物包括牛奶及其他奶制品、鸡蛋和花生。其他食物包括橙子、大豆、坚果、巧克力、鱼、贝类和小麦。

应该注意的是不要将过敏反应与非免疫性食物不耐受(如乳糖不耐症)相混淆。

食物不耐受(food intolerance)是指对特定食物或食物成分产生不良反应的情况。如果这种反应的原理基于免疫,则称为食物过敏。食物过敏可以简单地划分为:

- 速发反应:进食2小时内发生。

- 迟发反应：进食后 24 小时以上才发生。

IgE 介导的食物反应[3]

IgE 介导的食物反应（IgE-mediated food reactions）多为对外源糖蛋白的速发免疫介导反应，相对容易诊断。

临床特征

- 多见于婴幼儿
- 通常发生在 30~60 分钟内
- 由肥大细胞释放介质引起
- 产生皮肤潮红或斑点/皮肤苍白（如果病情严重）
- 口咽部发痒
- 瘙痒、流泪、流涕
- 喘息
- 头晕、意识障碍
- 面部或全身的荨麻疹（图 72.1）
- 强烈的恐惧感（濒死感）
- 面部和呼吸道血管性水肿
- 呕吐、腹泻和腹部绞痛（速发或迟发）
- ± 过敏性喘息等
- 致死（尤其有哮喘病史者）

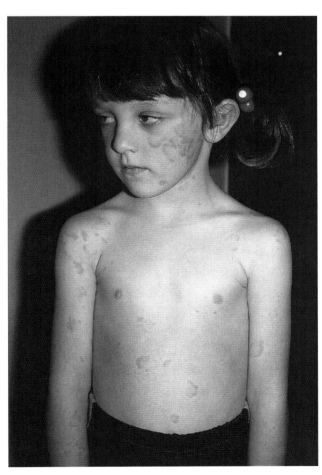

图 72.1　阿司匹林过敏引起的小儿急性荨麻疹

- 与三大类食物有关：牛奶、鸡蛋、花生
- 其他有关食物：大豆；鱼类，尤其是贝类；小麦；坚果；不同的水果和蔬菜
- 牛奶可与羊奶和大豆蛋白发生交叉反应
- 通常 3~5 年症状能有所缓解
- 成人的致敏食物主要是花生、坚果、鱼和贝类

管理

- 记录饮食、症状、既往史、家族史等方面的资料
- 参考专科医生的抗过敏建议
- 给病人提供食物过敏相关的宣传单
- 建议避免食用可疑食物
- 进行皮肤测试，检测 IgE 抗体
- 根据病情应用肾上腺素注射剂

非 IgE 介导的食物反应[3]

非 IgE 介导的食物反应（non-IgE-mediated food reactions）是少见的，通常为迟发型反应，进食 24~48 小时后发作，但有些反应也表现为即时发作。作用机制尚不明确。包括对母乳和配方奶喂养均表现出牛乳蛋白不耐受的婴儿。有 2% 的 2 岁以下的婴幼儿受此影响，大多数患儿在 2~3 岁后病情缓解。

临床特征

- 胃肠道症状（如呕吐、腹泻、腹部绞痛）
- 可有吸收不良、体重减轻、生长迟滞（罕见）
- 过敏性皮炎症状加重
- 可能发生严重反应
- 引起反应的主要食品为牛奶和大豆蛋白
- 3 岁以上儿童少见

管理

- 先排除引发过敏的可疑食物，再进行正常形态食物激发试验。
- 对于乳蛋白不耐受的婴幼儿，一线治疗是替换成含牛乳蛋白水解物的配方食品。6 个月内的婴儿不能使用大豆食品配方，因为许多新生儿对大豆蛋白也同样不耐受。
- 皮肤测试帮助不大，且有一定风险。

食物蛋白诱导的小肠结肠炎综合征

食物蛋白诱导的小肠结肠炎综合征（food protein-induced enterocolitis syndrome，FPIES）常见于 6 个月以内的婴儿，常见过敏原为牛奶、大豆或谷物。也可发生于母乳喂养的婴儿和较大的儿童。典型表现是迟发的喷射性呕吐和慢性腹泻。粪便潜血试验阳性，可见嗜酸性粒细胞。主要治疗方法是避免接触致敏食物。

食物不耐受[4]

全科诊疗中常见各种各样的食物不耐受(food intolerances),多与免疫(过敏)或心理因素无关。其中,食物成分是重要的一类。这些不耐受可分为以下几类:

- 过量摄入果汁和软饮料引起果糖不耐受
- 牛奶引起的乳糖不耐受
- 草莓或西红柿引起的组胺相关反应
- 化学物质触发因素:
  - 阿司匹林,柠檬黄,焦亚硫酸钠——触发鼻炎和哮喘
  - 阿司匹林,柠檬黄,苯甲酸——触发慢性荨麻疹
- 其他,如水杨酸盐(工业制品或天然)、胺类、防腐剂和色素
  注:
- 富含天然水杨酸的食物包括干果、菠萝、杏、橙子、黄瓜、葡萄、蜂蜜、橄榄、番茄酱、葡萄酒、茶、各种香草
- 可能含有柠檬黄(食用色素)的食品包括瓶装酱油、糕点(商店售卖)、有色碳酸饮料、果露酒、蛋挞、彩色糖果、冰淇淋和棒棒糖、果酱

症状

- 易怒、行为问题
- 胃肠道(如婴儿肠绞痛、腹泻、肠易激综合征)
- 呼吸系统疾病:鼻炎、哮喘
- 头痛/偏头痛

管理

- 记录饮食、症状、既往史/家族史等方面的资料
- 禁食或控制刺激性食物的摄入
- 参考专科医生的抗过敏建议
- 不适合进行皮肤测试者,可进行放射变应原吸附试验(radioallergosorbent test, RAST)

花生过敏

花生是引起食物过敏最常见的原因之一,包括成人的过敏反应。可通过花生提取物皮肤针刺试验或 RAST 检测花生特异性 IgE,对花生过敏(peanut allergy)进行确诊。通常在进食花生后几分钟内出现症状,首发症状是口咽瘙痒或烧灼感。继而出现面部潮红、荨麻疹、喘息、喘鸣、血管性水肿和休克[5]。花生过敏合并哮喘是很危险的,因为曾发生过少儿致命或危重反应[6]。管理的关键是避免摄入含花生的食物。目前不推荐使用脱敏疗法。高危人群应携带过敏急救包(**表 72.2**)。

与常识相悖的是,最近的研究完全推翻了之前关于婴儿期接触花生的建议。澳大利亚临床免疫学和过敏反应学会(ASCIA)建议在婴儿 12 个月前,尽早食用花生

表 72.2 成人过敏反应急救包[2]

自动注射器(300μg 肾上腺素 1:1 000,肌内注射)
首发症状为咽喉或舌肿胀,或其他反应(如呼吸困难)时,注入大腿外侧肌肉
肾上腺素气溶胶定量吸入器(MDI)
若只出现轻微反应(如局部唇刺痛或肿胀)情况下,喷 10~20 次
口服抗组胺药
如氯雷他定片 10mg(×2),注射肾上腺素后服用 1 片
泼尼松龙 25mg 片剂(×2)
注射肾上腺素后立即服用

注:15~30kg 儿童 150μg;30kg 儿童 300μg。

酱/花生糊。最大的受益实际上是针对高风险的婴儿;患有严重湿疹和/或鸡蛋过敏的婴儿可以将花生过敏的风险降低 80% 左右[7]。

食物过敏风险最小化策略[1]

- 最大程度控制哮喘发作(不稳定哮喘是主要危险因素)
- 告知其他人:学校、家庭和餐馆
- 进行治疗:行为疗法和应用肾上腺素
- 食用前先在外唇上进行食物"接触测试"
- 避免使用含有天然食品的护肤制剂

鸡蛋过敏

之前的建议是避免给婴儿摄入可能引起过敏的食物,但现在有证据表明,婴儿在出生后的第一年进食花生、鸡蛋和海鲜等食物,会比那些严格避免吃这些食物的婴儿患过敏的概率要低。澳大利亚临床免疫学和过敏反应学会(ASCIA)在其网站上介绍了相关食物的详细信息[8]。

目前没有针对鸡蛋过敏(egg allergy)的疫苗,仅有少量的麻腮风三联疫苗(MMR 疫苗)。

乳胶过敏

乳胶蛋白引起的 I 型变态反应在临床上极其广泛,从荨麻疹到危及生命的过敏性休克,甚至死亡,均可发生。普遍认为,一些术中过敏反应的意外发生是由病人对乳胶敏感,其黏膜接触了术者所戴的乳胶手套所致。为了解决这一严重问题,许多机构开始提供不含乳胶的手术操作套装[9]。

因此,对于高危人群而言,包括医护人员、脊柱裂或其他脊柱异常病人,以及曾进行多次手术的病人,乳胶过敏(latex allergy)反应是一个严峻的问题。最大的风险是接触经过"浸渍"的橡胶制品(如手套、避孕套、气球)。一些硬橡胶制品则可能无风险。

症状

- 接触性皮炎(Ⅳ型变态反应)、荨麻疹、进行性的特应

性皮炎、过敏性鼻结膜炎、哮喘、对多种水果过敏以及可能出现的其他过敏反应。

诊断

目前皮肤点刺试验(有一定风险,需在医生指导下进行)比血液试验更敏感,但有诱发过敏的风险。检测血清特异性 IgE 较安全,但敏感性较低。接触性过敏(Ⅳ 型)可通过斑贴试验明确病因。

管理

过敏的医护人员禁戴乳胶手套[10]。

特异性 IgE 检测

皮肤点刺试验

皮肤点刺试验(skin-prick tests)是首选方法,方便快捷,使用高质量的过敏原制剂。如果病人对接触特定过敏原无症状,仅皮肤点刺试验结果阳性,则诊断意义不大。而试验结果阴性者则可排除 IgE 介导的过敏反应。

血清特异性 IgE 检测

有很多试验,包括放射性过敏原吸附试验(RAST 试验)[1]和酶联免疫吸附试验(ELISA 试验),可以测定血清中过敏原特异性 IgE。但都不如皮肤点刺试验精准,价格昂贵并且不能立即出结果。

适应证包括病史和皮肤点刺试验结果不符、广泛湿疹、皮肤划纹症、婴幼儿、建立免疫疗法、过去 48 小时内使用抗组胺药者。

管理原则[1]

避免接触过敏原

如果有皮肤点刺试验相关的阳性病史,则需特别注意减少接触室内尘螨和霉菌,合理选择宠物并且避免食用某些特定的食物。对某些人来说,可能需要改变职业和生活环境。

药物治疗

当避免接触过敏原的方法失败或不实用时,可应用药品来减轻症状。例如抗组胺药(H_1 受体和 H_2 受体拮抗剂)、肾上腺素(紧急情况下使用)、色甘酸钠、糖皮质激素、一些抗胆碱能药和拟交感神经药。

免疫治疗(脱敏)

皮下注射,小剂量重复给药,逐渐增加过敏原剂量。

这是治疗严重的黄蜂或蜂毒过敏和由单一过敏原所致耐药过敏性鼻结膜炎的首选治疗方法。每次治疗后应至少观察病人 45 分钟,现场务必配置急救设施。

特定过敏性疾病的管理

- 哮喘,见第 73 章
- 特应性皮炎,见第 113 章
- 荨麻疹,见第 112 章
- 过敏反应和血管性水肿,见第 120 章

鼻炎

请参阅第 48 章。

鼻炎(rhinitis)可概括为以下几类:

- 季节过敏性鼻结膜炎,即花粉症
- 常年性鼻炎:
  - 变态反应性(通常由室内尘螨引起)
  - 非过敏性,血管舒缩性:嗜酸性粒细胞型、非嗜酸性粒细胞型

过敏性鼻炎[10,11]

> **定义**
>
> 过敏性鼻炎(allergic rhinitis)可能是季节性或常年性的。可分为间歇性(1 周连续发作<4 日或发作时间<4 周)或常年性(1 周持续发作>4 日或连续发作>4 周)。

症状的严重程度分为轻度(功能正常,包括睡眠和只有轻微不适症状)或中度/重度(伴有不适症状导致活动受干扰)[10]。在世界范围内,其终身流行率持续升高,影响了 20% 的成人和高达 40% 的儿童;其中 60% 的人有家族病史。患病率从 5%~20% 不等,在儿童和年轻人中患病率最高可达 20%[12]。这些症状是由致敏的肥大细胞释放出过多的化学介质(如组胺、5-羟色胺、前列腺素和白三烯)所致[12]。

季节过敏性鼻结膜炎(花粉症)

季节过敏性鼻结膜炎(花粉症)(seasonal allergic rhinoconjunctivitis)(hay fever)是过敏性鼻炎最常见的类型,原因是鼻黏膜发生特异性变态反应,过敏原主要是花粉。常年性过敏性鼻炎的过敏原包括吸入灰尘、尘螨、动物皮屑和真菌孢子。

大多数花粉症病例开始于儿童时期,有一半病例在 15 岁之前起病,90% 病例在 30 岁之前发病[13]。大约 20% 的病例合并有哮喘。

花粉症病人往往有大面积的瘙痒(鼻、喉和眼),常年

性鼻炎病人很少有眼或咽喉症状,主要表现为打喷嚏和流水样鼻涕。鼻息肉与此病有关(见第 48 章)。

管理

管理主要包括 4 个方面:

1. 恰当的解释和释除担忧
2. 避免接触过敏原
3. 药物治疗
4. 免疫疗法

鼻内局部应用糖皮质激素,可减少炎症和鼻腔分泌物,是中度/重度病例的一线治疗[14]。

对病人的建议

- 保持健康,饮食均衡,避免"垃圾食品",合理生活,适度运动、休息和娱乐。如有眼部症状,应尽量避免揉眼,避免佩戴隐形眼镜,要戴太阳镜。
- 避免使用含解充血剂的滴鼻剂和喷雾剂:虽然这些药物见效快,但具有引起病情反弹的副作用。
- 回避疗法:避免接触已知过敏原(如宠物、羽毛枕头和鸭绒被)。
- 室内尘螨来自床上用品、装饰家具、毛绒玩具和地毯。尽可能地保持卧室或家里清洁无尘,常年性鼻炎病人尤其注意。
- 应与宠物,尤其是猫保持距离。
- 避免接触化学刺激物,如阿司匹林、烟雾、化妆品、油漆和喷雾剂。

避免过敏原

这在春天花粉季节是很难的,特别是生活在花粉含量较高地区(如乡村农场)的病人,或长时间进行户外工作或体育娱乐活动者。

治疗(药物治疗)[10]

可按以下方案治疗:

1. 抗组胺药
    - 口服(血管舒缩性鼻炎效果较差)
    - 鼻内喷雾剂(起效快)
    - 滴眼剂
2. 解充血剂(口服或外用)
3. 色甘酸钠
    - 鼻内用药:粉末鼻吹入或喷入
    - 滴眼液治疗结膜炎
4. 糖皮质激素
    - 鼻内(对非嗜酸性粒细胞型血管舒缩性鼻炎无效)
    - 口服(高效,在其他方法无效时使用)
    - 过敏性结膜炎时用眼药水

免疫疗法

当已知特异性过敏原(至关重要)且常规治疗无效时,考虑脱敏疗法/免疫治疗。免疫疗法对花粉过敏通常是非常有效的,中度/重度的春季花粉症可考虑用此疗法。注射或口服给药的免疫疗法可强化免疫,通常需要数年时间。

抗组胺药

口服抗组胺药是治疗季节性花粉症的一线药物,当症状间歇性时通常有效,或当高花粉期来临前用于预防用药。新一代的"无镇静作用"抗组胺药不会通过血脑屏障,较第一代药物优先使用,尽管使用这些药物也可能产生一定程度的镇静作用。表 72.3 为无镇静作用的抗组胺药,包括一些较新的局部外用制剂(如左卡巴斯汀和氮䓬斯汀鼻喷雾剂),对急性发作症状有效。若不介意镇静的不良反应(如晚间使用),则可以使用有镇静作用的抗组胺药。

表 72.3　无镇静作用的抗组胺药(口服治疗方案)

药物名称	起效速度	成人剂量
西替利嗪	快速	10mg,每日 1 次
地氯雷他定	超速	5mg,每日 1 次
非索非那定	快速	60mg,每日 2 次
氯雷他定	超速	10mg,每日 1 次

口服解充血剂

口服拟交感神经药物,无论单独使用或与抗组胺药物联合使用(可能有助于减少嗜睡),均对流涕和鼻塞等主要症状有效。副作用包括紧张和失眠,高血压、心脏病、甲状腺功能亢进、青光眼、前列腺肥大病人慎用。

例如:

盐酸伪麻黄碱 60mg,每日 3 次,口服,最大剂量 240mg/d,或控释剂 120mg,每日 2 次,口服。

鼻内治疗[10,11]

鼻内解充血剂:只限于短时间(即一周内)或间歇性使用(每周 3~4 次),因为可能出现充血反弹和药物性鼻炎。在首周鼻内皮质激素吸入治疗中同时使用鼻内解充血剂具有重要价值(症状可延缓数日发作),可改善鼻腔通畅程度,并使皮质激素吸入得更充分。不良反应与口服解充血剂类似。

鼻内色甘酸钠:通过阻止肥大细胞脱颗粒发挥作用,无严重不良反应。必须使用胶囊剂型(喷雾形式需要每小时 1~2 次给药才能起效),它对常年性过敏性鼻炎有效,但不如鼻内皮质激素对春季花粉症的疗效明显。

鼻内皮质激素喷雾剂是治疗季节性过敏性鼻炎最有效的药物,不良反应极小,常规剂量时不会引起肾上腺素抑制反应,应告知病人此类药物不会立即缓解症状(通常使用10~14日才能达到药效高峰),必须在整个花粉季节连续使用至少6~8周。局部不良反应包括鼻腔干燥和轻微出血。

鼻内应用抗组胺药,包括氮䓬斯汀和左旋卡巴汀,对止痒和打喷嚏有效。

表72.4列举了治疗鼻炎的鼻内制剂。

眼用制剂

色甘酸钠滴眼液对春季发作的结膜炎通常非常有效。可以根据需要使用(没有剂量限制),在接触花粉之前预防性使用效果最佳。解充血眼药水也有一定疗效(谨防闭角型青光眼),而糖皮质激素滴眼液则用于治疗过敏性结膜炎,使用时应排除感染和青光眼。抗组胺滴眼液安他唑啉和左卡巴斯汀也是一种选择。

其他治疗

糖皮质激素(口服)

此类药物在其他治疗或方法失败时仍可以非常有效。可进行6~10日的短期疗程。例如一个为期6日的用药疗程,即从第1~6日,逐日口服泼尼松龙25mg、

25mg、20mg、15mg、10mg、5mg。

异丙托溴铵[15]

当主要症状为流涕时,外用抗胆碱能鼻腔制剂往往非常有效。

白三烯受体拮抗剂

与口服抗组胺药类似,在管理同时患有哮喘和花粉症的儿童中占有一席之地(如孟鲁司特)。

手术治疗

下鼻甲减容术的目的是缩小鼻甲的大小,从而减轻鼻塞症状。

专家团队指导意见[16]

1. 初始治疗12岁或以上人群的季节性过敏性鼻炎,常规推荐使用单独的鼻内皮质激素,不推荐联合应用口服抗组胺药。

2. 初始治疗15岁或以上人群的季节性过敏性鼻炎,同样推荐使用鼻内皮质激素,而不是白三烯受体拮抗剂。

3. 对于中度/重度的12岁或以上患季节性过敏性鼻炎的人群,推荐首选联合应用鼻内皮质激素和鼻内抗组胺剂治疗。

表72.5概述了鼻炎管理步骤。

表72.4　治疗鼻炎的鼻内制剂

通用名称	品牌名称	剂量	注释
色甘酸钠	色甘酸钠粉剂(胶囊) 色甘酸钠鼻喷雾剂 雷纳科姆	吸入1粒胶囊量,4次/d(2%) 喷雾4~6喷/d(4%) 喷雾2~4喷/d	依从性问题
丙酸倍氯米松50µg/喷	鼻可灵花粉症(Beconase Hay fever)	每侧鼻腔各喷100µg 每日2次或每日3次	
布地奈德64µg/喷	鼻用布地奈德 鼻用雷诺考特	每侧鼻腔,1~2喷/d	
环索奈德50µg/喷	Alvesco,Omnaris	每侧鼻腔2喷/d	
糠酸氟替卡松27.5µg/喷	Avamys	每侧鼻腔2喷/d 逐渐减少至1喷/d	
丙酸氟替卡松50µg/喷	Beconase Allergy 24 hour aqueous	每侧鼻腔2喷/d 逐渐减少至1喷/d	
糠酸莫米松50µg/喷	内舒拿(Nasonex)	每侧鼻腔2喷/d	
曲安奈德55µg/喷	Telnase	每侧鼻腔2喷/d 逐渐减少至1喷/d	
异丙托溴铵	爱全乐(Atrovent)	每侧鼻腔1~2喷/d 必要时3喷/d	用于血管舒缩性鼻炎、大量流涕、老年病人
氮䓬斯汀	爱赛平(Azep)	每侧鼻腔1喷/d	抗组胺药
0.05%左卡巴汀	立复汀(Livostin)	每侧鼻腔2喷/d	抗组胺药,最长使用8周
各种拟交感神经药(如去氧肾上腺素)		每侧鼻腔,每日2、3或4喷(最多可连续用药7日)	仅短期使用 照护老年、前列腺肥大病人

72

表 72.5　过敏性鼻炎的推荐治疗步骤概述[10]

病人教育

避免接触过敏原（如有可能）

轻度

- 少量有镇静作用的抗组胺药，包括左卡巴斯汀鼻喷剂 ±
- 解充血剂（如伪麻黄碱）

中度/重度（持续性）

- 鼻内糖皮质激素（作为预防药物最有效）
- 色甘酸钠滴眼液
- 口服皮质激素类药物（如果局部使用无效）
- 必要时可进行免疫治疗

转诊时机

- 需外科干预时应转诊，如鼻息肉、鼻甲肥大和鼻中隔偏曲引起的鼻塞者
- 需要免疫治疗者

临床要领

- 避免长期局部使用解充血滴鼻剂。
- 避免局部使用抗组胺药。
- 色甘酸钠滴眼液用于眼发痒的花粉症病人。
- 警惕一些皮肤试验和免疫治疗可能引起的严重全身反应，应提前准备急救设施。

资源

澳大利亚临床免疫学和过敏学会：www.allergy.org.au

参考文献

1　O'Hehir R. Update in allergic diseases. In: *Update Course for GPs Handbook*. Melbourne: Monash University, 2017 (available on request).

2　Loblay RH. Allergies (type 1). In: *MIMS Disease Index* (2nd edn). Sydney: IMS Publishing, 1996: 12–15.

3　Thomson K, Tey D, Marks M. *Paediatric Handbook* (8th edn). Oxford: Wiley-Blackwell, 2009: 229–32.

4　Joshi P. Does my child have a food allergy? MedicineToday, Jan 2011; 12(1): 20–5.

5　Douglas R, O'Hehir R. Peanut allergy. Med J Aust, 1997; 166: 63–4.

6　Sampson HA, Mendelson L, Rosen JP. Fatal and near fatal anaphylactic reactions to food in children and adolescents. N Engl J Med, 1992; 327: 380–4.

7　ASCIA. Guide for introduction of peanut to infants with severe eczema and/or food allergy. Information for Health Professionals. Australasian Society of Clinical Immunology and Allergy. Available from: https://www.allergy.org.au/images/stories/pospapers/ASCIA_HP_guide_introduction_peanut_infants_2017.pdf, accessed April 2021.

8　ASCIA. How to introduce solid foods to babies for allergy prevention—frequently asked questions. Australasian Society of Clinical Immunology and Allergy. Available from: www.allergy.org.au/patients/allergy-prevention/ascia-how-to-introduce-solid-foods-to-babies, accessed March 2021.

9　Katelaris CH et al. Prevalence of latex allergy in a dental school. Med J Aust, 1996; 164: 711–14.

10　Walls RS. Latex allergy: a real problem. Med J Aust, 1996; 164: 707.

11　Respiratory [published 2020]. In: *Therapeutic Guidelines* [digital]. Melbourne: Therapeutic Guidelines Limited; 2020. www.tg.org.au, accessed March 2021.

12　Baumgart K. Allergic rhinitis: update. Medical Observer, 28 September 2012: 28–30.

13　Scoppa J. Rhinitis (allergic and vasomotor). In: *MIMS Disease Index* (2nd edn). Sydney: IMS Publishing, 1996: 450–1.

14　Buckley N (Chair). *Australian Medicines Handbook*. Adelaide: Australian Medicines Handbook Pty Ltd, 2016: 391–2.

15　Fry J. *Common Diseases* (4th edn). Lancaster: MTP Press, 1985: 134–8.

16　Wallace DV et al. Pharmacological treatment of seasonal allergic rhinitis: synopsis of guidance from the 2017 joint task force on practice parameters. Ann Internal Med, 19 December 2017; 167(12): 876–81.

昨晚给您写信后,我哮喘发作了,一直在流鼻涕,这迫使我在外面晃荡,走进每个路过的烟草零售店去吸烟。但更糟糕的事情还在后面:我大约在午夜时上床睡觉,在抽了很长时间的烟后,感觉还行,可是 3~4 小时后,哮喘彻底发作了。

马塞尔·普鲁斯特,《致母亲的信》,1901 年(译者注:法国人,小说家,著名长篇小说《追忆似水年华》的作者,一生被哮喘引起的呼吸系统疾病困扰)

哮喘,是一种炎症性疾病,其被定义为存在以下两方面的临床表现[1]:

- 肺功能的过度改变("气流受限的可变性",即呼出气流的变化范围比健康人群的更大)。
- 呼吸系统症状(如喘息、呼吸短促、咳嗽、胸闷),因时而异,可在任何时间点出现或消失。

对包括大多数学龄前儿童在内的幼儿而言,肺功能检查可行性差,哮喘主要通过存在的可变呼吸道症状来诊断。

关键事实和要点

- 哮喘仍未能充分诊断和治疗[2],发病趋势在世界范围内是上升的。
- 哮喘的死亡率让人难以接受,2019 年澳大利亚有 421 例死亡病例[3]。
- 9 名儿童(0~14 岁)中即有 1 人报告患有哮喘(通常表现轻微)[4]。
- 哮喘往往在 2~7 岁之间发病,但任何年龄均可发病。
- 大多数患儿会出现咳嗽。
- 大多数患儿到青春期后,症状就消失了。
- 大约 8 名成人中就有 1 人现患或曾患哮喘。
- 管理的重点是预防;哮喘急性发作即代表治疗失败。
- 功能测定至关重要,因为"客观测定优于主观感觉判定"。
- 肺活量测定法是一项关键的辅助检查方法。
- 吸入性类固醇皮质激素是治疗哮喘的基石。
- 药物处方应该以最低的有效剂量开出。在没有定期复诊的情况下,不应该让病人联合用药或使用高剂量吸入药物。
- 避免联合使用可能会加重哮喘的药物(如 β 受体阻滞剂、阿司匹林、非甾体抗炎药)。

病理生理学[1]

慢性哮喘是一种炎症性疾病,具有以下病理特征:

- 炎症细胞和细胞分子浸润黏膜(尤其是嗜酸性粒细胞)。
- 气道高反应性[5]。
- 间歇性气道狭窄(由于支气管收缩、支气管黏膜充血或水肿,或上述病理改变联合发生)(图 73.1)。

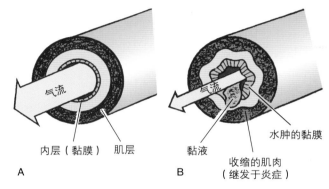

图 73.1　哮喘气道变化
A. 正常气道;B. 哮喘气道。

哮喘的原因

引起哮喘的原因不是单一的,各种因素均可触发哮喘。特异性因素,如病毒、过敏原;非特异性因素,如温度或天气变化,以及运动。触发因素清单包括(译者注:英文首写字母 A~J 助记法,助记关键词见每行括号内):

A　过敏原(allergens)——花粉、动物皮屑、尘螨、霉菌

B　支气管感染(bronchial infection)

C　冷空气(cold air)、运动

D　药物(drugs):阿司匹林、非甾体抗炎药、β 受体阻滞剂

E　情绪(emotions)、心理社会问题:压力、大笑

F　食物(food):偏硫酸氢钠、海鲜、坚果、味精

G　胃食管反流(gastroesophageal reflux)

H　激素(hormones):妊娠、月经

I　刺激物(irritants):烟雾、香水、气味

J　职业因素(job):木材灰尘、面粉灰尘、异氰酸盐、动物

其他要点

- 哮喘病人绝不能吸烟。
- 特应性病人应避免接触有羽毛的家禽或有皮毛的

73

家畜。

- 约 90% 有特应性症状伴哮喘的儿童都表现有尘螨提取物的皮肤针刺反应阳性,但完全清除家庭房屋中的尘螨是很困难的。

临床特征

典型的症状:

- 喘息
- 咳嗽(慢性,尤其是夜间)
- 胸闷
- 呼吸困难

如果存在 1 项以上症状,则有可能是哮喘。其他支持性特征:

- 症状反复发作或呈季节性发作
- 夜间或清晨加重
- 过敏史
- 家族哮喘病史或过敏史
- 胸部听诊可闻及广泛哮鸣音
- 使用短效 β_2 受体激动剂(SABA)后症状迅速缓解

注:反复夜间咳嗽的儿童及间歇性呼吸困难或胸闷的病人,特别是运动后发作,都应怀疑有哮喘。

严重症状和征象参看本章下文"危重症哮喘"部分。

身体检查[6]

如果病人在检查时出现症状,可能会有相应的身体征象。

没有身体征象并不能排除哮喘的诊断,因为在哮喘发作的间歇期,胸部检查可能是正常的。哮喘发作时胸部听诊通常可闻及贯穿吸气相及大部分呼气相的弥漫性高调的哮鸣音,并伴呼气延长。哮鸣音如果在正常的呼吸中没有出现,则在用力呼气时或要求孩子锻炼 1~2 分钟后可能会变得明显。有哮鸣音并不一定是哮喘。

呼吸困难的病人却没有听到哮鸣音是病情严重的信号。

辅助检查

- 肺功能测定:第一秒用力呼气容积/肺活量(FEV_1/VC)的比值 <75% 表示有阻塞(一种相对准确的检查,推荐进行此项检查,即大部分成人和年龄大于 6 岁的儿童;见第 38 章)。
- 使用短效 β_2 受体激动剂(SABA)前后测量呼气峰值流速(peak expiratory flow rate,PEFR)或肺功能:其特征是 FEV_1 和 PEFR 提高>15%。
- 支气管激发试验:在呼吸实验室吸入组胺、醋甲胆碱或高渗盐水进行气道反应性测试(很少需要,但有时可帮助确诊)。
- 呼出气一氧化氮测定。

- 运动激发试验可能有助于诊断。
- 过敏性试验也可能是适合的。
- 胸部 X 线检查:并非常规检查,但若怀疑有并发症或症状不能用哮喘解释时是有用的。

> **哮喘管理的历史性进展**
>
> 1. 认识到哮喘是一种炎症性疾病,适合中到重度哮喘的一线或二线治疗药物是吸入色甘酸钠(sodium cromoglycate,SCG)(尤其在儿童中)或吸入性类固醇皮质激素(ICS)
> 2. 常规肺功能检测
> 3. 采用连接吸入器/雾化剂的储雾罐
> 4. 改良且更高效吸入器的应用
> 5. 联合使用长效缓解药物和预防药物,其中包括长效 β_2 受体激动剂(long-acting β_2-agonists,LABA)和吸入性类固醇皮质激素(ICS),固定剂量的吸入器

哮喘控制不理想的原因见**表 73.1**。

表 73.1 哮喘控制不理想的原因[2,4]

依从性差

无效使用吸入器设备——病人不能掌握使用技术要点

未及时启用最佳治疗

未使用预防性药物,特别是治疗慢性哮喘的吸入性类固醇皮质激素(ICS)

单独使用支气管扩张剂以及重复使用这些药物而缺乏恰当的评估

依赖不适当的替代疗法

病人存在的顾虑

- 对类固醇皮质激素不良反应的担忧
- 药物过量
- 发展为药物耐药
- 困惑
- 来自同伴的指责

医生不愿意

- 使用类固醇皮质激素
- 推荐使用小型呼气流量峰值测量仪
- 推荐使用含储雾罐的吸入装置

医疗因素

- 肥胖
- 鼻窦炎
- 胃食管反流病
- 睡眠呼吸暂停综合征
- 声带功能障碍
- 吸烟/慢性阻塞性肺疾病(COPD)

呼气峰值流速的测量

中至重度慢性哮喘病人需要定期测量呼气峰值流速(peak expiratory flow rate,PEFR),其在哮喘控制评估方面比主观症状更有用。此项测量建立了一个"最佳效果"的基线标准,监测 PEFR 变化,并评估哮喘的严重程度和治疗反应。

包括第一秒用力呼气容积（FEV₁）等指标的肺功能测定是金标准（见第 38 章）。峰值流量计不能替代肺功能测量，因为在不同的用户和仪器之间存在显著的差异。然而，PEFR 通过比较当前的结果和最佳峰值流量，在帮助病人自我管理哮喘方面有一定的地位。

储雾装置的使用[7]

大容量储雾器

定量吸入器（metered dose inhaler，MDI）很方便，但吸入肺的药物通常比吸入器接上储雾器后要少。每次喷药喷进储雾器内，病人从储雾器嘴部吸入药物，进行 1~2 次深呼吸，或 4~6 次正常呼吸（尤其是儿童）。储雾器（spacers）对使用 MDI 困难的成人和年龄较小的儿童（3 岁以上）尤其有用。储雾器非常有效，克服了吸入器使用技巧上的不足，并减少对口腔和喉咙的刺激（图 73.2）。

储雾器增加吸入剂在气道的沉积，同时减少口咽的沉积。

注：建议将塑料储雾器浸入混合了普通家用洗涤剂的水中清洗，在阳光下晾晒（不冲洗，不擦拭），每 10 日或至少每月 1 次。

小容量储雾器

5~6 岁以下和/或体重 20kg 以下的儿童可以使用一个 MDI，和戴面罩及活动阀门的小容量储雾器。

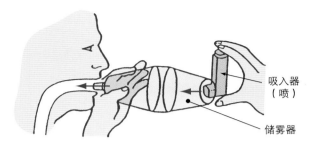

吸入器
（喷）

储雾器

图 73.2　使用储雾器装置
规则：儿童——1 喷，4~5 次呼吸；成人——1 喷，1~4 次呼吸。

管理原则

开始治疗[1]

- 确定诊断
- 评估近期哮喘控制情况和危险因素（表 73.2）。
- 如果中度严重的气道炎症疾病没有接受治疗（吸入糖皮质激素），就存在黏膜下纤维化导致固定不可逆气道阻塞的风险。
- 选择符合上述严重程度分类的初始治疗。
- 避免单独使用 LABA（即不使用 ICS），因为这与增加哮喘死亡风险相关。
- 用笔记记录文书证据。
- 确定协作的管理目标。
- 以书面的形式提供清晰的病人信息。

表 73.2　初诊未治成人哮喘严重程度分类[8]

严重程度/等级	治疗前的状态	肺功能 FEV₁ 或 PEFR（% 预计值）	推荐的 β₂ 受体激动剂	实现良好控制所需的 ICS 日起始剂量范围
间歇发作	偶有发作 发作症状 <1 次/周，夜间症状发作 <2 次/月，运动时偶尔出现轻微症状	≥80%	必要时使用 SABA	不需要常规使用 ICS，但如果≥3 次使用 SABA/周，则需要预防性使用
轻度持续	发作症状 >1 次/周，但非每日，夜间症状发作 >2 次/月，锻炼后经常有症状发作	≥80%	必要时使用 SABA	<250µg 倍氯米松 <400µg 布地奈德 <250µg 氟替卡松 <160µg 环索奈德 如果使用两种以上 SABA，每日 2~3 次则需要增加剂量
中度持续	每日均有症状发作，夜间症状发作 >1 次/周，除运动外还存在数个已知的触发因素	60%~80%	LABA+SABA 必要时	250~400µg 倍氯米松 400~800µg 布地奈德 250~500µg 氟替卡松 160~320µg 环索奈德
重度持续	每日均有症状发作频繁夜间醒来且伴咳嗽/喘息，醒来时胸闷身体活动受限	<60%	LABA+SABA 必要时	>400µg 倍氯米松 >800µg 布地奈德 >500µg 氟替卡松 >320µg 环索奈德

注：FEV₁，第 1 秒用力呼气容积；PEFR，呼气峰值流速；SABA，短效 β₂ 受体激动剂；ICS，吸入性类固醇皮质激素；LABA，长效 β₂ 受体激动剂。

- 定期提供教育和复查。
  管理目标：
- 无日间症状或日间症状最小化，无夜间症状发作；恢复正常气道功能（>80% 预计值）
- 保持最佳肺功能，保持哮喘可控
- 降低发病率
- 使用常规抗炎药及必要时使用缓解剂量的 β_2 受体激动剂来控制哮喘
  长期目标：
- 实现最少药物使用，最小剂量和产生最少副作用
- 降低致命发作的风险
- 降低发展成不可逆性异常肺功能的风险

良好的哮喘控制

- 白天及夜间症状发作最小化
- 无因哮喘夜间醒来
- 正常活动或运动不受限制
- 缓解药物需求最小化
- 无哮喘恶化
- 正常或接近正常的肺功能（FEV_1 和/或 PEFR>80% 预计值或最好）
- 无药物副作用

评估哮喘控制时的提问[1]

询问病人：

- 日常活动受限
- 气短
- 睡眠紊乱
- 缓解药物的使用
- 可感知的哮喘控制水平

哮喘治疗药物

简单的分类

- 缓解性药物：支气管扩张剂
- 预防性药物：抗炎药物
- 症状控制药物：长效 β_2 受体激动剂（LABA）

　　向病人传授哮喘治疗中"预防药物"和"缓解药物"的概念非常有用。哮喘治疗药物归纳于**表 73.3**。

"预防剂"药物：抗炎药[8]

　　这些药物是针对潜在的异常，支气管高反应性和相关的气道炎症。推荐"预防性"药物治疗用于哮喘发作 >3 次/周或使用 SABA>3 次/周的病人。

类固醇皮质激素

吸入性类固醇皮质激素（ICS）

类型：

- 倍氯米松
- 布地奈德
- 环索奈德（单日剂量）
- 氟替卡松
  剂量范围：
- 以微克为单位的剂量范围因不同药物而异；以最低有效剂量为目标
  可用性：
- MDI
- 都保吸入器（turbuhaler）
- 自动吸入器（autohaler）
- 准纳器（accuhaler）
  使用频率：
- 每日 1 次或 2 次（每日 1 次的依从性可能会更好）
  副作用：
- 口咽念珠菌病、发音困难（声音嘶哑）：每日使用 1 次环索奈德则风险较低
- 支气管刺激：咳嗽
- 肾上腺抑制（剂量为 2 000μg/d；有时低至 800μg/d）
  注：使用 ICS 后用水清洗口腔后吐出。

　　ICS 的剂量-反应曲线分布平坦，因此使用高剂量倍氯米松或布地奈德 1 000μg/d 或氟替卡松 500μg/d 是要逐渐减量的。对于新诊断的轻度至中度哮喘病人，应该"低剂量起始且必要时使用"（比如，250~400μg/d）[6]。当情况允许时再降低剂量。

　　注：大多数有哮喘的成人及大龄青少年应长期使用 ICS 治疗[1]。

口服

　　泼尼松主要用于急性发作时。它通常是与 ICS 及支气管扩张剂联合使用。

使用剂量：

- 最多为 1mg/(kg·d)（通常每日最大剂量 50mg），连续口服 3 日~2 周。
  副作用：
- 如果短期使用药物，副作用小。
- 长期使用有显著的副作用：骨质疏松症，糖耐量异常，肾上腺皮质功能抑制，皮肤变薄且容易瘀青。

　　注：短期口服类固醇皮质激素可突然停用而不是逐渐减少。临床试验正倾向于选择较短的疗程。

表 73.3　哮喘的药物治疗[8]

药品类型	代表药物	管理的给药方式				
		喷雾溶液	口服	气雾剂（MDI）	干粉（吸入）	注射
支气管扩张剂						
1. β₂ 受体激动剂	沙丁胺醇	√	√	√	√	√
	沙美特罗			√	√	
	特布他林	√	√		√	√
	福莫特罗				√	
	茚达特罗				√	
	肾上腺素					√
2. 抗胆碱能药物	异丙托溴铵	√		√		
3. 甲基黄嘌呤	茶碱		√			
	氨茶碱					√
肥大细胞稳定剂						
	色甘酸二钠	√		√	√	
	色甘酸钠			√		
	奈多罗米钠			√		
类固醇皮质激素吸入剂						
	丙酸倍氯米松			√	√	
	布地奈德	√		√	√	
	环索奈德			√		
	氟替卡松	√		√	√	
联合缓解类药物 LABA+ 预防类药物 ICS（固定联合的 MDI）						
	沙美特罗 + 氟替卡松			√		
	福莫特罗 + 氟替卡松			√		
	福莫特罗 + 布地奈德			√		
	维兰特罗 + 氟替卡松			√		
白三烯受体拮抗剂		√				

注：MDI. 定量吸入器；LABA. 长效 β₂ 受体激动剂；ICS. 吸入性类固醇皮质激素。（译者注：原表列出了各种药物的商品举例，本译文略去）

色甘酸

色甘酸钠（SCG）和奈多罗米钠是代表性药物。SCG 现有干粉胶囊，可用于吸入、定量气溶胶和喷雾溶液。儿童通常通过储雾罐吸入以上药物。不良反应并不常见；干粉吸入可能会引起局部刺激，但不发生系统效应。

奈多罗米钠用于治疗 2 岁以上儿童频繁发作性哮喘、预防运动性哮喘以及治疗部分成人中度/重度哮喘。初始剂量为 2 吸/次，每日 4 次，不良反应少见。

白三烯受体拮抗剂

白三烯受体拮抗剂（在澳大利亚主要是孟鲁司特）对季节性哮喘和阿司匹林敏感性哮喘都非常有效，并减少病人对类固醇的需要，或为那些不能耐受 ICS 或使用吸入器有困难的病人提供一种替代治疗。目前白三烯受体拮抗剂有效的证据仅基于少量的试验，主要是针对儿童，但部分成

人也受益[9]。孟鲁司特有 5mg 或 10mg 的咀嚼片，每日 1 次。

预防性治疗的适应证[10]

指南推荐有以下任何一种情况的成人和儿童可采用预防性哮喘治疗：

- 需要 β₂ 受体激动剂治疗>2d/周或>1 盒/3 个月（除外运动前）
- 在发作之间出现症状（非运动时）>2 次/周
- 夜间或醒来时的任何症状
- 在无症状阶段肺功能测量显示有可逆性气流受限
- 尽管已经有适当的预治疗，哮喘仍明显干扰身体活动
- 哮喘发作≥2 次/月
- 偶发严重或危及生命的哮喘急性发作

"缓解" 药物或支气管扩张剂

三组支气管扩张剂分别是：

- $β_2$ 受体激动剂:SABA 和 LABA
- 甲基黄嘌呤:茶碱衍生物
- 抗胆碱剂

$β_2$ 受体激动剂

这些药物刺激 $β_2$ 受体,从而舒张支气管平滑肌。吸入是首选的给药途径;给药方式包括定量吸入、干粉和雾化。雾化通过源源不断穿过溶液的氧气或空气将溶液转化为微小液滴构成的薄雾。

$β_2$ 受体激动剂通常不需要口服。吸入的药物在 1~2 分钟内即可产生可测量的支气管舒张效应,并在 10~20 分钟内达到峰值效果。如沙丁胺醇和特布他林等传统药物均为短效制剂。新的 LABA 包括沙美特罗、福莫特罗和维兰特罗。

LABA 应始终与 ICS 联合使用,而不作为单药治疗[11]。

茶碱衍生物

这些口服药物可能与吸入药物具有互补价值,但往往因副作用过大和疗效不确切而使用受限。

抗 IgE 单克隆抗体

这些新药物(如奥马利珠单抗)结合 IgE 而不激活肥大细胞。可用于>12 岁的有中度至重度过敏性嗜酸性哮喘,已经接受 ICS 治疗且血清 IgE 水平升高的病人。它们通常是皮下注射给药,且药品受益计划(Pharmaceutical Benefits Scheme,PBS)规定由专科医生启动该药物治疗(译者注:PBS 是澳大利亚全民医疗保险中对药物使用和费用补偿的政策)。

慢性哮喘的抗生素使用[12]

除具有上呼吸道感染的临床证据外,抗生素不推荐使用。每日口服阿奇霉素的试验提供了微弱的证据,这可能有利于减少哮喘和慢性阻塞性肺疾病的急性加重,但在临床实践中尚未被推荐[13]。

启动治疗

目前的治疗方法支持以 SABA 联合低至中等剂量 ICS 作为初始治疗(归纳于**表 73.2**),ICS 可采用表中所示的等效剂量。

初始治疗充分可以快速达到最佳肺功能。

类固醇皮质激素降至能维持哮喘控制良好的最低剂量。

预防类药物

指在暴露于已知的哮喘触发因素之前服用的药物,尤其适用于运动诱发的哮喘。

运动诱发的哮喘(可选择)

- $β_2$ 受体激动剂吸入器(喷):运动即将开始前 5 分钟,两喷,能维持 1~2 小时。如沙美特罗、福莫特罗等,LABA 如果与 ICS 联用更有效。
- 色甘酸钠(SCG)或奈多罗米钠,两喷
- 联合 $β_2$ 受体激动剂 +SCG(运动前 5~10 分钟)
- 孟鲁司特 10mg(儿童≥2 岁减量)每日 1 次,或运动前 1~2 小时口服
- 儿科医生经常推荐非药物的热身项目作为药物预防的替代。

持续管理

哮喘控制的三步计划[14,15]

澳大利亚国家哮喘委员会制订了哮喘控制的三步计划(the three-step asthma control plan),总结于**图 73.3**。

步骤 1
对效果不佳者评估**哮喘症状控制**和危险因素

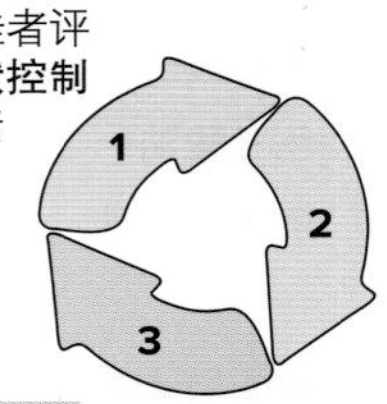

步骤 2
治疗和调整以获得良好控制

步骤 3 **检查治疗反应**和监测以维持控制

图 73.3 哮喘:持续管理的步骤
资料来源:经 NPS Medicine Wise 许可。

步骤 1:评估哮喘症状控制,确定病人的危险因素。

- 评估前 4 周的哮喘症状控制情况。
- 评估病人的危险因素。
- 在加强预防治疗前排除导致控制不良的因素:
  - 检查依从性。
  - 检查使用吸入器技术。
  - 检查吸入器装置是否适当。
  - 考虑症状可能是由其他或合并诊断引起的。

步骤 2:治疗和调整以获得良好控制。

- 所有病人都应配备一个含缓解药的吸入器,需要时使用。
- 大多数病人使用低剂量的 ICS 就能获得哮喘的良好控制。
- ICS/LABA 联合治疗前先试用低剂量 ICS[16]。
- 保留 ICS/LABA 作为一个后续选择。这种组合在澳大利亚使用得太普遍了。
- 必要时降级治疗。
- 安排随访。

见**表 73.3**。

步骤 3:检查治疗反应和监测,以维持控制。

- 定期检查诊断和治疗情况。
- 为保持病情控制而实施监测。

慢性哮喘的一般管理计划总结见**图 73.4**。

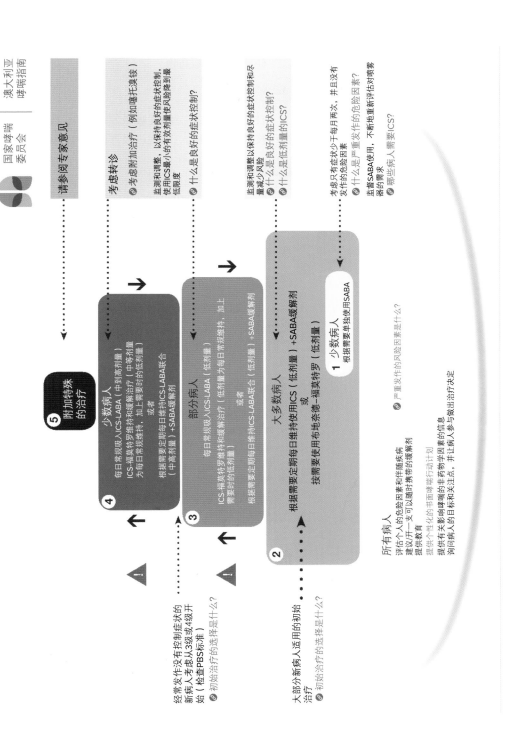

73

国家哮喘委员会 | 澳大利亚哮喘指南

请参阅专家意见

考虑转诊

? 考虑附加治疗（例如噻托溴铵）

监测和调整，以保持良好的症状控制，使用ICS裹的最小的有效剂量使风险降到最低限度

? 什么是良好的症状控制？

监测和调整以保持良好的症状控制和尽量减少风险

? 什么是良好的症状控制？

? 什么是低剂量的ICS？

监测和调整以保持良好的症状控制和尽量减少风险

? 什么是良好的症状控制？

? 什么是低剂量的ICS？

考虑只有症状少于每月两次，并且没有发作的危险因素？

? 什么是严重发作的危险因素？

监督SABA使用，不断地重新评估对喷雾器的需求

? 哪些病人需要ICS？

5 附加特殊的治疗

少数病人

每日常规吸入ICS-LABA（中到高剂量）

ICS-福莫特罗维持和缓解治疗（中到高剂量）
为每日常规维持，加上需要时的低剂量

或者

根据需要定期每日维持和缓解剂（中高剂量）+SABA缓解剂

4

部分病人

每日常规吸入ICS-LABA（低剂量）

或者

ICS-福莫特罗维持和缓解治疗（低剂量）为每日常规维持，加上需要时的低剂量

根据需要定期每日维持和缓解剂ICS-LABA联合（低剂量）+SABA缓解剂

3

大多数病人

根据需要定期每日维持使用布地奈德-福莫特罗（低剂量）+SABA缓解剂

或

按需要使用布地奈德-福莫特罗（低剂量）

2

1 少数病人
根据需要单独使用SABA

? 严重发作的风险因素是什么？

所有病人

评估个人的危险因素和伴随疾病

建议开一支可以随时携带的缓解剂

提供教育

提供个性化的书面哮喘行动计划

询问有关药物学因素的信息

了解病人的目标和关注点，并让病人参与做出治疗决定

经常发作没有控制症状的新病人考虑从3级或4级开始（检查PBS标准）

? 初始治疗的选择是什么？

大部分新病人适用的初始治疗

? 初始治疗的选择是什么？

! 在考虑加强治疗之前，请检查：
· 症状是由哮喘引起的
· 吸入器技术是否正确
· 是否足够坚持

↑ 如果有良好的依从技术、但仍没有达到良好控制，请考虑加强治疗

↑ 当哮喘稳定并控制2-3个月时，考虑降级治疗

? 对成人的治疗降级

asthmahandbook.org.au

ICS 吸入性类固醇皮质激素
LABA 长效β₂受体激动剂
SABA 短效β₂受体激动剂

图 73.4 调整成人哮喘药物的步骤方法

资料来源：澳大利亚国家哮喘基金会。基于澳大利亚治疗标准和澳大利亚现有的药物，而不是为国际使用而设计或参考虑的。PBS. 药品受益计划。

73

正确使用哮喘定量吸入器（喷药器）

- 至少 1/3 使用者不正确使用定量吸入器（MDI）。
- 在错误使用中，高达 90% 的药物粘在嘴里，不能到达肺部。
- 使药物达到肺部是吸入作用而不是气溶胶的压力。
- 正确指导病人并定期检查他们的技术是很重要的。

两种主要的技术

开口式技术和闭口式技术是两种主要方法，此两种方法均有效，但优先采用闭口技术。这两种技术均适合大多数成人。大多数 7 岁的儿童可以很好地学会使用吸入器。

闭口式技术

见**图 73.5**。

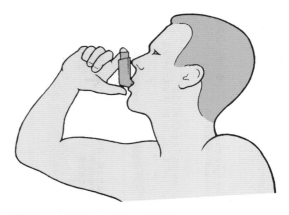

图 73.5 使用 MDI：闭口式技术

病人说明：

1. 取下盖子。用力摇动吸入器 1~2 秒。保持其直立（小罐在上）。

2. 将吸嘴置于牙齿之间（不要咬），然后闭嘴包住吸嘴。

3. 缓慢而轻柔地吐气到一个舒适的水平。

4. 下颌向上，稍微把头向后仰。

5. 当你通过嘴开始（慢慢）吸气时，用力按压 1 次，尽可能地吸入 3~5 秒（不要通过鼻吸入）。

6. 把吸入器从嘴里取出，屏住呼吸大约 10 秒；然后慢慢地吐气。

7. 恢复正常呼吸，如果需要请重复以上吸入。

额外要点

- 标准 MDI 的常规剂量是哮喘发作时，1 喷或 2 喷/3~4 小时（成人）（儿童 4 喷）。
- 如果使用常规剂量没有得到缓解，请联系医生。
- 增加剂量是相当安全的，比如 4~6 喷。
- 如果非常频繁地吸入药物，这往往意味着没有正确使用其他哮喘药物。

自动吸入器

自动吸入器是一种呼吸激发的 MDI，其对于吸入器操作技术较差的病人，可促进吸入药物的肺沉积。

都保吸入器

都保吸入器（turbuhaler）是一种干粉给药系统，其作为 MDI 的替代品被广泛使用。它是呼吸激发的装置。

其他的干粉装置还有准纳器（accuhaler）和碟式吸入器（diskhaler）。

储雾罐与雾化吸入器的比较

两种通过储雾罐或干粉吸入器定量吸入的 MDI 与雾化吸入器在治疗成人和儿童的急性发作时效果相当[17]。它们比电动设备便宜得多，也更容易获得。

设备汇总表
- 呼吸激发的 MDI：自动吸入器
- 呼吸激发的干粉吸入器：准纳器、旋转吸入器（aerolizer）、碟式吸入器、单剂量干粉吸入器（rotahaler）、Spinhaler、都保吸入器。
- 大容量储雾罐：Nebuhaler、Volumatic
- 小容量储雾罐：吸药辅助舱（aerochamber）、Breath-A-Tech

危重症哮喘

未能认识到哮喘严重发作的发展使许多哮喘病人失去生命。严重发作可能会突然发生（即使是轻度哮喘的病人）并让人感到惊讶。

高危病人

经历过以下 1 种或以上情况的人更有可能发生哮喘严重发作：

- 既往有严重哮喘发作
- 曾经住院治疗，尤其是入住过重症监护病房
- 过去 12 个月去医院就诊过
- 长期口服类固醇治疗
- 随意服用药物

- 夜间发作,尤其是伴发严重胸闷
- 最近出现的情绪问题
- 频繁使用 SABA
  严重哮喘发作的早期预警信号:
- 尽管使用足量药物,症状仍然持续或恶化
- 咳嗽和胸闷加重
- 对两种吸入性药物反应差
- 受益于吸入药物但维持少于 2 小时
- 药物需求增加
- 因咳嗽、喘息或呼吸困难扰乱睡眠
- 清晨醒来时出现胸闷
- 低 PEFR 读数

雷暴哮喘[18]

雷暴哮喘(thunderstorm asthma)可能的机制是,当暴雨前的狂风卷起大量黑麦花粉时,花粉会吸收水分并破裂,释放大量过敏原。最易引起雷暴哮喘发作的是有过敏史,尤其伴有哮喘控制不良的人。当暴风雨迫在眉睫时,高危病人应该待在室内,关好门窗,服用预防类药物,遵循行动计划,确保缓解类药物可随时获得。治疗是先用沙丁胺醇喷雾,再用类固醇皮质激素。

非持续使用鼻内类固醇皮质激素(INCS)的季节性过敏性鼻炎病人应在花粉季节前开始使用,并持续到花粉水平下降。症状严重或 INCS 单用不能控制症状的哮喘病人应联合使用 INCS 和鼻内抗组胺药[1]。

危险征象

- 显著性呼吸困难,尤其在休息时
- 睡眠被哮喘严重干扰
- 尽管使用药物,哮喘病情迅速恶化而不是缓慢
- 感觉害怕
- 说话困难,只能说几个字
- 奇脉(译者注:吸气时收缩压和脉搏明显下降)
- 筋疲力尽和睡眠剥夺
- 嗜睡或精神错乱
- 沉默肺无哮鸣音,但呼吸很费力
- 发绀
- 胸部紧缩感
- 呼吸频率>25 次/min(成人)或>50 次/min(儿童)
- 脉率>120 次/min
- 峰值流量<100L/min 或<40% 预测 FEV_1
- 血氧饱和度(SaO_2)<90%

哮喘行动计划

哮喘行动计划(asthma action plans)举例如下。让病人有书面的哮喘行动计划,可作为自我管理的一部分,降低与哮喘相关的死亡率和发病率[19]。

行动计划

如果你患有严重哮喘:

- 呼叫救护车,说"严重哮喘发作"(最佳选择)
  或
- 给你的全科医生打电话
  或
- 如果找不到医疗帮助,找人开车送你到最近的医院
  遵循"4×4×4"计划使用你的缓解性药物,如果你感觉到紧张,请持续用药。

将哮喘行动计划做成小卡片方便随身携带。要让病人记住,无论住在哪里,房间里都要准备泼尼松和沙丁胺醇。

哮喘急救行动计划

姓名_____

联系人:

医生_____ 电话_____

救护车电话(000)(译者注:000 是澳大利亚的急救、报警、火灾的紧急拨打电话号码)

1. 坐直并保持冷静。
2. 通过储雾罐吸入 4 次喷缓解性的哮喘药物(即分别喷 4 次)。如果没有储雾罐就直接使用喷雾器。每喷 1 次后从储雾罐呼吸 4 次。
3. 等待 4 分钟。如果没有改善,再吸入 4 喷(4×4×4 规则)。
4. 如果改善不多或无改善,立即呼叫救护服务,并声明你正在哮喘发作。保持每 4 分钟吸入 4 喷,直到救护车到达。

1 次严重的哮喘发作后请立即咨询全科医生。

急性严重性哮喘发作

总结(成人剂量)[6,8]:

- 如果有雾化吸入器则连续吸入沙丁胺醇(或特布他林),使用的氧流量为 6~8L/min,(或 12 吸 β_2 受体激动剂喷入储雾罐,每加载 1 次药物后进行 4~5 次正常呼吸)异丙托溴铵可与 β_2 受体激动剂混合雾化
- β_2 受体激动剂胃肠外用药(如沙丁胺醇 500μg,肌内注射,皮下注射)
- 类固醇皮质激素,如泼尼松 50mg,立即口服,然后每日 1 次,直至缓解
  或
- 氢化可的松 250mg,静脉推注或肌内注射,每 6 小时 1 次
- 面罩给氧 8L/min,维持 SpO_2>92%~95%,儿童至少维持 95%
- 监测 PEFR
  进一步恶化:
- 硫酸镁 25~100mg/kg(最大 2g),静脉注射,超过 20 分钟

- 肾上腺素 0.5mg 1：1 000，皮下注射、肌内注射或 1：10 000，静脉注射

储雾器在严重哮喘中的使用指南[8]

- 频率：每 20 分钟（第 1 小时）
- 每次 1 喷
- 每次 4~5 个正常呼吸
- 25kg 或 <6 岁
  - 6 喷：沙丁胺醇
  - 2 喷：异丙托溴铵
- 25~35kg
  - 8 喷沙丁胺醇
  - 3 喷异丙托溴铵
- >35kg
  - 12 喷：沙丁胺醇
  - 4 喷：异丙托溴铵
- 中度哮喘仅使用沙丁胺醇

重度哮喘的管理见第 89 章和第 120 章。

儿童哮喘

儿童时期哮喘的患病率正在增加，其管理（尤其是婴儿）一直是全科医生关心的问题。治疗目的是使儿童能够享受与非哮喘儿童相当的正常生活，药物量最少且不良事件的风险最小。药物的维持量应取决于症状控制和肺功能，尤其是采用临床标准，因为 PEFR 测量并不可靠。如果咳嗽是唯一或主要症状，且没有气流限制的征象，则不应被诊断为哮喘。

关键要点

- 6 个月以下的婴幼儿需寻求专科医生的意见。
- 吸入或口服支气管扩张剂对于 12 个月以下的婴幼儿均无效。
- 在儿童治疗中给药方式是一个棘手问题，表 73.4 列出了不同病情可选择的给药途径。
- 对于婴幼儿（如 1~2 岁），如带有面罩的储雾器可用于喷雾药物。
- 所有 6 岁以上哮喘儿童均应测量 PEFR。6 岁以下儿童通常无法操作测量器，而轻度哮喘患儿通常不需要测量 PEFR。
- 干粉吸入器通常不适用 7~8 岁以下儿童。

儿童哮喘的预防措施

非类固醇药物，孟鲁司特（口服）、SCG 和/或吸入性奈多罗米钠，是轻中度儿童慢性哮喘的首选预防药物。

如果 4 周内对这些药物反应不佳，可考虑使用类固醇皮质激素，但必须始终权衡其风险和益处。任何 ≥400μg 的剂量可使儿童产生包括生长抑制及肾上腺皮质功能抑

制等副作用。目标是维持用量在 100~400μg 而患儿无症状。一旦达到这一阶段，应考虑停止治疗或改为非类固醇选择。

口服白三烯受体拮抗剂是 6 岁及以上儿童预防的另一选择。

儿童给药方式详见表 73.4，儿童哮喘管理指南总结在表 73.5。

表 73.4　儿童哮喘的给药途径

给药器具	年龄			
	小于 2 岁	2~4 岁	5~7 岁	8 岁及以上
定量吸入器（MDI）（喷）单用			①	√
MDI+ 小容量储雾器②+ 面罩	√	√		
MDI+ 大容量储雾器②		√	√	√
雾化吸入器/空气压缩驱动雾化/面罩	√	√	√	√
干粉吸入器			①	√
呼吸激发装置			①	√

注：① 可能适用个别儿童。
　　② 小容量储雾器：2 次潮式呼吸；大容量储雾器：3 次潮式呼吸。

表 73.5　儿童哮喘的分级管理方案[8,17]

哮喘分级	治疗药物
轻度：偶尔发作	SABA 必要时
• 发作不严重	
• 间隔>6~8 周	
中度：频繁发作	SABA 必要时和试验
• 发作间隔 <6 周	尤其是孟鲁司特
• 平均每 4~6 周发作	• 2~5 岁：4mg，睡前口服 6~14 岁：5mg，睡前口服
• 发作时更严重	或
	• 色甘酸钠用作常规预防类药物
	• ICS：最小有效剂量，如倍氯米松 100~200μg/d，布地奈德 200~400μg/d
重度：持续性哮喘	转诊
• 大多数时候均有症状	SABA 必要时
• 哮喘夜间发作>1 次/周	和
• 多次急诊就诊	• ICS（如上所述）
	• 考虑联合 LABA+ICS（>6 岁）
	增加：
	• 异丙托溴铵（雾化）
	• 口服泼尼松（必要时）

注：SABA. 短效 β₂ 受体激动剂；ICS. 吸入性类固醇皮质激素；LABA. 长效 β₂ 受体激动剂。

73

临床要领

- 释除病人担忧,说明 6~10 吸 β_2 受体激动剂是安全的且适用于严重哮喘发作。
- 在治疗不足和过度治疗之间取得平衡是很重要的。
- 谨慎对待病人,尤其是儿童,熟练监测他们的峰值流量结果。
- 让病人在 ICS 后用水漱口并吐出来。
- 提醒对阿司匹林/水杨酸盐过敏的病人,水杨酸盐还见于普通感冒药固定配方和药物[2]。
- 阿司匹林过敏性哮喘通常多发于老人,并伴有相关鼻炎。它与其他非甾体抗炎药存在交叉性过敏。
- 坚持使用带储雾器的吸入器、每日用药 4 次而不是 2 次、使用后冲洗口腔、含漱及吐出,以及使用不含类固醇皮质激素的药物等可减轻吸入性用药的副作用。

转诊时机

- 对诊断有所怀疑
- 哮喘控制失败或难以控制时寻求管理建议

参考文献

1 National Asthma Council of Australia. *Australian Asthma Handbook* (Version 10). Melbourne, 2014: updated 2017. Available from: www.asthmahandbook.org.au.

2 Seale JP. Asthma. In: *MIMS Disease Index.* Sydney: IMS Publishing, 1991–92: 59–65.

3 Australian Bureau of Statistics. Causes of death data: Asthma deaths (customised report), 2019. Available from: https://www. nationalasthma.org.au/living-with-asthma/resources/health-professionals/reports-and-statistics/asthma-mortality-statistics, accessed April 2021.

4 Australian Bureau of Statistics. Prevalence of asthma, by age and sex, 2014–15. Available from: www.aihw.gov.au/reports/ asthma-other-chronic-respiratory-conditions/asthma/data, accessed March 2018.

5 Global strategy for asthma management and preventing: global initiative for asthma (GINA). Updated 2009. Available from: www.ginasthma.com.

6 Rees J, Price J. *ABC of Asthma* (2nd edn). London: BMJ Publishing Group, 1989: 1–34.

7 National Asthma Council Australia. Australian Asthma Handbook. Use and care of spacers. Available from: www .asthmahandbook.org.au/management/devices/spacers, accessed February 2021.

8 Asthma [published 2020]. In: *Therapeutic Guidelines* [digital]. Melbourne: Therapeutic Guidelines Limited; 2020. www. tg.org.au, accessed February 2021.

9 Ducharme F, Hicks GC. Anti-leukotriene agents compared to inhaled corticosteroids in the management of recurrent and/ or chronic asthma. In: The Cochrane Library, Issue 1, 2002. Oxford: Update Software.

10 Improve asthma control with six-step management plan. NPS News, 2002; 23: 1–6.

11 Worsnop C. Combination inhalers for asthma. Australian Prescriber, 2005; 28: 26–8.

12 Gibson PG et al. Efficacy of azithromycin on asthma exacerbations and quality of life in adults with persistent uncontrolled asthma (AMAZES): a randomised, double-blind, placebo-controlled trial. Lancet, 12 Aug 2017; 390(10095): 659–68.

13 McMullan BJ, Mostaghim M. Prescribing azithromycin. Australian Prescriber, 2015; 38: 87–9.

14 Global strategy for asthma management and prevention. Bethesda MD: Global Initiative for Asthma, 2012.

15 Asthma: steps to control. NPS Medicine Wise, April 2014: 1–6.

16 Ni Chroinin M et al. Addition of inhaled long-acting beta2-agonists to inhaled steroids as first line therapy for persistent asthma in steroid-naive adults and children. Cochrane Database Syst Rev, 2009; October: CD005307.

17 Cates CJ et al. Holding chambers versus nebulisers for beta-agonist treatment of acute asthma. In: The Cochrane Library, Issue 2, 2002. Oxford: Update Software.

18 Lindstrom SJ et al. Thunderstorm outbreak of November 2016: a natural disaster requiring planning. MJA, 18 September 2017; 207(6): 235–7.

19 Gibson PE et al. Barriers to improved asthma outcomes. Cochrane Database Syst Rev, 2003; July: CD001117.

第74章 慢性阻塞性肺疾病

> 烟草让大脑枯干,让视线暗淡,让气味变臭,让胃部受伤,它破坏调味品,扰乱幽默和精神,破坏呼吸,引致四肢发抖,气管、肺和肝干燥,肠胃不适,烧焦心脏,造成出血。
>
> 托比亚斯·文纳(Tobias Venner)(1577—1660),《引领长寿》(译者注:作者为英国人,医生、医学作家)

《慢性阻塞性肺疾病全球防治倡议》(Global Initiative for Chronic Obstructive Lung Disease,GOLD)将慢性阻塞性肺疾病(COPD)表述为:

> 一种常见的、可预防和可治疗的疾病,其特点是不完全可逆的持续气流受限,通常是进行性的,与气道慢性炎症反应的增加和吸入有害的微粒或气体有关。COPD 主要是一种结构性疾病,急性加重和并发症是导致病人整体情况恶化的原因[1]。

COPD 主要影响中老年人,其通常的发病年龄是在 50~60+ 岁。它是澳大利亚的第四大死亡原因,并且是第三大疾病负担,影响了 12.4% 的年龄在 45~70 岁之间的澳大利亚人。早诊断和早治疗对预后至关重要。初步诊断应基于吸烟者或既往吸烟者的呼吸困难和咳嗽的临床特点。

吸烟无疑是慢性支气管炎和肺气肿的主要原因,尽管只有 10%~15% 的吸烟者发展成这些疾病[2]。慢性支气管炎是指连续 2 年每年发作 3 次以上,而肺气肿则是肺泡的破坏。哮喘与支气管炎的临床差异在第 38 章进行了总结。应识别出同时患有哮喘和 COPD 的病人,并与患有这两种疾病之一的病人区别治疗。

终身被动吸烟会使 COPD 的患病风险增加 2.2~4.0 倍。图 74.1 说明了吸烟对肺功能的影响。

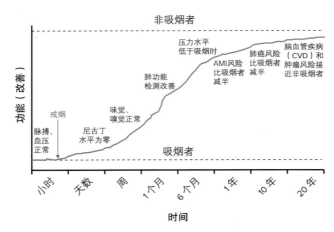

图 74.1 一位戒烟者的临床轨迹

归因时考虑的因素

- 吸烟(通常每日 20 支,20 年及以上)[4]
- 天然燃料:木头、树枝、农作物残渣
- 空气污染(室外和室内)
- 呼吸道感染/慢性支气管炎
- 职业:与镉、二氧化硅、粉尘有关
- 家族因素:遗传倾向
- α_1 抗胰蛋白酶缺乏症(肺气肿)
- 气道高反应性

慢性阻塞性肺疾病的诊断与管理

COPDX 计划指南[5]是由澳大利亚肺脏基金会及澳大利亚和新西兰胸科学会提出的。该指南提供了 COPD 的诊断和管理框架。主要建议包括确认诊断、优化功能、防止恶化、制订自我管理计划和急性加重的管理。(译者注:COPDX 是由上述关键词的头写字母组合成的助记词)

C——确认诊断和评估病情严重程度

症状

- 呼吸困难 ┐
- 咳嗽   ├ 主要症状
- 咳痰   ┘
- 胸闷
- 喘息
- 气道刺激
- 疲劳 ┐
- 厌食 ├ 疾病晚期
- 体重下降 ┘

对所有吸烟者和已戒烟、年龄超过 35 岁的病人,应考虑 COPD 诊断的可能,COPD 的诊断取决于是否有气流受限。

通过身体检查发现轻度到中度 COPD 的敏感度,是很低的。

征象

征象各不相同,与疾病的性质以及是否存在感染有关。COPD 早期阶段可能完全没有身体征象的表现,也可仅表现为慢性支气管炎的喘息,或晚期气流受限所致的呼吸困难。

征象包括:

- 呼吸急促
- 胸部扩张减少
- 肺过度膨胀
- 肺部叩诊过清音
- 呼吸音减弱 ± 喘息
- "粉扑样":总是气短
- "蓝肿样":水肿和中心性发绀
- 呼吸衰竭的体征
- 肺心病体征

对一直吸烟,且没有(或极少的)哮喘特征的病人,通常是根据进行性加重的呼吸困难和咳痰增多的病史,做出临床诊断。对于不吸烟人群,依据病史做出慢性支气管炎和肺气肿的诊断是不明智的,除非有家族史提示 α_1 抗胰蛋白酶缺乏症。

在确诊时,将近 50% 病人的肺功能已经丧失。

辅助检查

肺功能测试

肺量计法(spirometry)测定仍是诊断、评估和监测 COPD 的金标准。吸入支气管扩张药后,用力呼气比(FER)<0.7 是确诊的必要条件。

> **定义**
> ....
> **COPD**:吸入支气管扩张药后,$FEV_1/FVC<0.70$(<70%),FEV_1 占预计值百分比 <80%。

澳大利亚对 COPD 严重程度的评估是基于 FEV_1 占预计值百分比:轻度(60%~80%)、中度(40%~50%)和重度(<40%)。而 GOLD[1] 分期有所不同,具体为:①轻度(≥80%);②中度(50%~80%);③重度(30%~50%);④极重度(<30%)。

胸部 X 线检查

X 线检查可能是正常的(即使病重阶段),不过疾病晚期可以出现特征性的改变。胸部 X 线片可排除直径 1cm 以上的肺癌。

血气分析

- 可能正常
- $PaCO_2\uparrow$;$PaO_2\downarrow$(病情加重时)

气体交换指数

- 肺的一氧化碳弥散量(DLCO)下降是 COPD 的一个特征性变化。哮喘病人的 DLCO 并不降低。

心电图

- 心电图可提供肺心病的证据。

痰培养

- 检验生物体是否耐药。

全血细胞计数

- 识别贫血和红细胞增多症。
- COPD 病人的血红蛋白和平均红细胞体积(PVC)可能会增加。

O——优化功能

治疗的主要目标是戒烟,通过药物治疗和肺康复来缓解症状,从而优化功能,同时预防或治疗加重病情的因素和并发症。

表 74.1 是有用的看诊清单助记符[7]。

表 74.1 SMOKES,慢性阻塞性肺疾病(COPD)的看诊清单[7]

S= 戒烟
M= 用药:吸入性支气管扩张药、疫苗(流感、肺炎球菌)、糖皮质激素(必要时)
O= 氧气:是否需要?
K= 并发症:心功能不全、睡眠呼吸暂停、骨质疏松症、抑郁、哮喘、胃食管反流病
E= 锻炼和康复
S= 手术:肺大疱切除术、肺减容术、单侧肺移植

长期治疗

给病人的建议

- 如果你吸烟,必须戒烟(说服病人戒烟是管理疾病的关键)。戒烟已被证实是唯一可以缓解 COPD 病情进展的方法[3]。可以考虑用药物戒烟。
- 避免处于空气污染和其他刺激性气体的环境,如烟雾、油漆和细粉尘。
- 在空气清新的地方散步。
- 温暖和干燥的气候比寒冷和潮湿的环境更加合适(如容易感染的话)。

- 充足的休息。
- 避免与感冒或患流感的人群接触。
- 优化饮食:如有必要应减轻体重。

物理治疗

转诊给物理理疗师,做胸部治疗、呼吸训练和有氧运动计划。

药物治疗[6]

在 COPD 的长期治疗中,建议使用支气管扩张药缓解喘息和气促。支气管扩张对肺排空和减少气体潴留很重要,包括:短效 β_2 受体激动剂(如沙丁胺醇、特布他林)和短效抗胆碱药(异丙托溴铵);长效 β_2 受体激动剂(如伊福特罗、沙美特罗、茚达特罗、维兰特罗);具有抗毒蕈碱作用的长效抗胆碱药(如噻托溴铵、格隆溴铵、芜地溴铵),可阻断副交感神经引起的支气管收缩;以及糖皮质激素。

支气管扩张药的首选给药途径是吸入,这需要正确的设备操作技术。

吸入性药物可通过定量吸入器(MDI)、干粉吸入器(DPI)或喷雾器给药。有研究表明,使用带储雾罐的 MDI 与喷雾器的效果是一样的,而且它们更简单、更便宜。不过,合适的方法取决于病人的需求和偏好。

支气管扩张药对个体病人的有用性,只能通过治疗试验的结果来评估,可以将肺功能的客观改善,或症状控制的改善作为治疗评估终点。随着时间的推移,个人的依从性和偏好在治疗决策中发挥着重要作用。

短效支气管扩张药治疗

大多数研究表明,短效 β_2 受体激动药和异丙托溴铵对 COPD 病人同样有效。如果病人对其中一种支气管扩张药反应不佳,可考虑将这两类药联合使用,并进行客观反映指标的监测。

可使用以下的吸入治疗方案[6]:

沙丁胺醇 100~200μg,每日最多 4 次

或

特布他林 500μg,每日最多 4 次

或(有或无)

异丙托溴铵 40~80μg,每日最多 4 次

对于不能使用带储雾罐的 MDI 或其他任何手持吸入装置的病人,建议使用喷雾器,剂量如下:

沙丁胺醇或特布他林 2.5~5mg

和/或

异丙托溴铵 250~500μg,雾化吸入,每日最多 4 次

长效支气管扩张药治疗

长效 β_2 受体激动剂(LABA)可用于联合短效支气管扩张药治疗后仍有症状且频繁急性加重的病人。定期使用长效 β_2 受体激动剂是有效的,而且可能比使用短效支气管扩张药更方便[8]。与短效抗胆碱药(LAMA)相比,长效抗胆碱联合噻托溴铵(吸入药)[2]已证实可更有效降低 COPD 急性加重的频率。药物的选择取决于病人对药物试验的反应、药物的不良反应,以及费用和是否列入澳大利亚药品受益计划(PBS)。

长效支气管扩张药的吸入治疗详见**表 74.2**。

表 74.2 长效支气管扩张药[7]

LABA	
伊福特罗	12μg,每日 2 次
沙美特罗	50μg,每日 2 次
茚达卡特罗	150~300μg,每日 1 次
维兰特罗	5μg,每日 1 次
LAMA	
阿地溴铵	322μg,每日 2 次
噻托溴铵	18μg,每日 1 次
格隆溴铵	50μg,每日 1 次
芜地溴铵	62.5μg,每日 1 次

注:LABA. 长效 β_2 受体激动剂;LAMA. 长效抗胆碱药。

类固醇皮质激素[6]

只有 10% 的稳定期 COPD 病人在短期内受益于吸入性类固醇皮质激素(ICS)。没有明显的临床特征可以提前预测哪些病人可能有效果。治疗的目的是降低病情恶化率和延缓病程。ICS 对死亡率的影响尚不确定,有证据表明 ICS 的使用可能增加肺炎的发病率。注意哮喘可能与 COPD 共存。未戒烟的病人使用 ICS 无明显益处。

如果要使用 ICS,通常的用法是 ICS/LABA 联合吸入(氟替卡松/沙美特罗、氟替卡松/维兰特罗或布地奈德/埃福特罗),这些药已列入 PBS,用于有症状的中重度 COPD 病人(预测 $FEV_1 < 50\%$)[9]。

在这组中,噻托溴铵联合 ICS/LABA 联合吸入(三联疗法)比单独治疗更有效[9]。LAMA 和 LABA 联合治疗具有累加效应[10]。

ICS

ICS 的处方指南包括:

- 有相关记录,但有限的证据表明病人对 ICS 有效,包括功能状态
- $FEV_1\%$ 占预计值百分比 $\leq 50\%$ 的病人
- 12 个月内出现两次或两次以上的病情加重,需要口服 ICS 的病人

ICS 单一疗法在 COPD 的治疗中无效。口服 ICS 不建议用于 COPD 的维持治疗,但重症的 COPD 病人在急性加重后不能停用糖皮质激素时,可能仍然需要口服糖皮质激素。图 74.2 概述了阶梯治疗的方法。

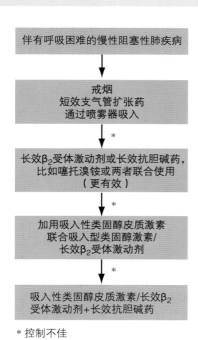

* 控制不佳

图 74.2　慢性阻塞性肺疾病（COPD）的阶梯管理方案

P——预防恶化[5]

首要的是减少 COPD 的危险因素，如果病人一直在吸烟，那么吸烟是最重要的因素，应该是预防疾病恶化的首要目标。戒烟是延缓 COPD 病程的唯一措施。加强病人教育，并尽量避免被动吸烟。

年度流感疫苗接种

接种流感疫苗可降低病情加重、住院和死亡的风险。所有 COPD 病人应在初秋接种流感疫苗。

肺炎球菌疫苗接种

建议接种 23 价肺炎球菌疫苗（23vPPV）以预防侵袭性肺炎球菌肺炎，每隔 5 年 1 次加强接种[11]。

长期氧疗

长期氧疗（LTOT）可降低 COPD 的死亡率。每日持续氧疗 15 小时以上（尽可能接近 24 小时）可延长低氧血症病人［其氧分压 PaO_2 长期低于 55mmHg（7.3kPa，SpO_2 88%）］的生命。在长期氧疗开始前需进行评估，确保其病情稳定，并且病人必须至少在 1 个月前已经戒烟。氧流量设置为维持 PaO_2 为 60mmHg 所需的最低流速。氧流速通常为 0.5~2.0L/min，每日氧疗 18 小时以上[6]。没有明确的证据表明间断性居家氧疗的有效性，但睡眠中出现低氧血症的病人可能需要夜间氧疗。

检查当前吸烟状态

戒烟明显延缓了肺功能下降的速度。全科医生和药剂师可以帮助吸烟者戒烟。简短的咨询是有效的，每个吸烟者在每次看病的时候都应该至少接受这种咨询干预。

参见第 12 章，包括尼古丁依赖治疗的效果。

抗生素

现有证据不支持长期使用抗生素预防病情加重。不过在咳嗽加重、呼吸困难、痰量增多或出现脓痰等病情加重的情况下，应该使用抗生素。

类固醇皮质激素

目前尚无研究显示有哪种药物能长期阻止肺功能下降。ICS 适用于对此治疗有效果，或频繁急性加重的中重度 COPD 病人。据观察，ICS 的使用与肺炎的发病率增加有关。

注：LABA 和 ICS 的固定剂量组合的剂型（见第 73 章）可方便病人使用[6]。

黏液溶解药

黏液溶解药可减少急性加重的频率和持续时间（证据级别 I）。对长期咳痰的病人，应考虑使用黏液溶解药治疗。口服黏液溶解药包括碘化钾、溴己新、N-乙酰半胱氨酸、氨溴索和愈创木酸甘油醚。应避免含有可待因成分的药物。

镇咳药

不建议稳定期 COPD 病人有规律地使用镇咳药。

定期复查

定期复查肺功能的客观指标，有利于减少并发症、发作频率和恶化的严重程度，并减少入院次数。最好制订定期随访的时间安排表。药物评估中，在考虑处方的同时，也要考虑减方。

肺外科手术[12]

外科手术包括肺大疱切除术、肺减容术和肺移植。如果病人的 CT 扫描发现有一个肺大疱，并伴有呼吸困难、FEV_1% 预测值 <50%，则应考虑进行肺大疱切除术。严重的 COPD 病人尽管接受了最大限度地治疗，但仍呼吸困难，日常生活活动明显受限，应考虑进行其他肺部手术。肺气肿主要累及肺上叶，伴有 $PaCO_2$<55mmhg，FEV_1% 预测值>20% 是肺减容术的必要条件。

D——开发支持网络和自我管理计划[5]

COPD 给病人和照顾者带来了相当大的困难，产生严重的社会心理问题，包括对疾病结果的担心。

呼吸病专家转诊

尽早转诊至呼吸病专家是合理的，目的是明确诊断，考虑其他疗法，考虑长期家庭氧疗和促进肺康复。

肺康复

一个非常有效的策略是肺康复，其目的是增加病人和护理人员的知识并理解、减少护理人员的压力，培养自我管理和锻炼的积极态度。综合项目包括教育、运动、行为矫正和支持，这比任何单一项目都更有效。

支持团队和多学科服务计划

作为病人的初级卫生保健提供者，全科医生在识别吸烟者、帮助吸烟者戒烟、早期诊断和协调支持团队方面，具有独特的地位。支持团队可以提高 COPD 病人的生活质量，减少患病。支持团队内可以由护士/呼吸教育者、物理治疗师、作业治疗师、社会工作者、临床心理师、言语病理师、药剂师和营养师组成。

政府和社区的支持服务，如居家服务、居家维护、锻炼项目、送餐服务等支持组织，都可以提供帮助。

自我管理计划

应鼓励病人对自己的疾病管理承担起适当的责任。初级保健团队在"扩大的初级保健项目"的支持下，开发识别出比较严重 COPD 病人的系统，对这些病人提供有针对性的自我管理的教育和技能培训。

心理问题

COPD 病人面临的心理问题包括恐惧、压力、睡眠障碍、焦虑、惊恐和抑郁。积极主动的管理，在这些问题出现时给予最佳的服务，会帮助病人应对这些问题。管理还可以针对症状控制，最大限度地提高生活质量。在疾病的最后阶段，这些病人还要面对宁养疗护，必须敏感地处理伦理问题。

转诊到住院服务

管理计划应包括识别需要送医院接受重症治疗的临床指标。

住院治疗的指征包括[5]：

- 快速地发作、急性加重，伴有呼吸困难加重、咳嗽或痰液增多
- 无法在家应对
- 不能如以前在房间里自由走动
- 严重的呼吸困难导致无法进食或睡眠
- 对门诊治疗反应不佳
- 心理状态改变提示高碳酸血症
- 明显的合并症（如心脏病）
- 出现新的心律失常
- 发绀

X——急性加重期的管理[5]

急性加重的诊断为超过数分钟到数小时的急性发作症状，包括：

- 呼吸困难加重，包括在静息状态仍需使用呼吸机辅助呼吸
- 痰液增多
- 脓痰增多

可能出现发热，但发热和胸痛是不常见的症状。1/3没有明确的病因，但感染和重度污染物会导致病情加重。可考虑检测指脉氧饱和度、胸部 X 线检查和痰培养检查。

病人应使用支气管扩张药治疗，最好使用大容量储雾装置。如果使用雾化器，则应该由压缩空气驱动（以避免潜在的不良氧化问题）。全身糖皮质激素可降低严重性和缩短恢复时间。

如果出现高碳酸血症，或者使用了最佳药物治疗仍恶化时，可采取呼吸机支持。无创的呼吸机支持可以避免插管。

治疗的归纳[6,13]

支气管扩张药

SABA 的初始治疗：

沙丁胺醇 100μg，定量吸入器（MDI），最多吸入 8~10吸，按需重复使用

或

特布他林 500μg，干粉吸入器（DPI），吸入 1~2 次，按需重复使用

或

异丙托溴铵 20μg，MDI，最多吸入 4~6 吸，按需重复使用

如果控制不佳，可使用沙丁胺醇、特布他林或异丙托溴铵等其他药物联合治疗。

如果使用雾化器（通常是住院病人），可用沙丁胺醇2.5~5mg，特布他林 2.5~5mg 或异丙托溴铵 250~500μg，按需使用。

氧疗[6]

控制性氧疗：如果病人低氧血症（指脉氧饱和度>92%），则应以 28% 浓度的文丘里面罩给氧或以 2L/min的鼻导管给氧。将动脉血氧饱和度维持在 90%。直接检测动脉血气是很重要的，可以确定低氧血症的程度，以及是否存在高碳酸血症或酸中毒。

注意，严重 COPD 病人如果吸入高浓度的氧气，很容易出现高碳酸血症。应采用最低流量的氧疗。如果出现高碳酸血症，可能需要辅助呼吸机通气。

类固醇皮质激素

对于严重的急性加重的病人,应常规使用 ICS。用法:

泼尼松龙或泼尼松 30~50mg/d(口服)

如果口服药物不能耐受,可使用:

氢化可的松 100mg,静脉注射,6 小时 1 次(或同等剂量的替代的 ICS)

应尽早进行从静脉注射到口服 ICS 的转换

近期的随机对照试验表明,较短疗程的口服 ICS 治疗 COPD 急性加重的疗效与传统的 7~14 日疗程治疗同样有效[14,15]。更短疗程可减少口服 ICS 的已知风险,尤其是这些每年有数次加重的病人。因此,最初的处方应该是 5 日疗程,并可选择复查。

抗生素[6]

急性加重通常是由病毒感染引起的,因此抗生素不是常规治疗。然而有些病人的反复发作是由于细菌感染(通常是流感嗜血杆菌、肺炎链球菌或卡他莫拉菌),在这种情况下,抗生素已被证实是有益的,使死亡率降低 77%[16]。

抗生素治疗的指征:

- 咳嗽增加和呼吸困难加重,以及
- 痰量增加和/或咳脓痰

在有使用指征时,应用方法为:

阿莫西林 500mg(口服),每 8 小时 1 次,连续 5 日

或

多西霉素,第 1 日 1 次 200mg(口服),然后每日 100mg(口服),连续 5 日

或

阿奇霉素 500mg(口服),每日 1 次,连续 5 日

阶梯疗法方案如**图 74.3** 所示。

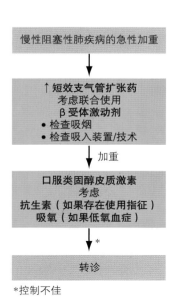

图 74.3 慢性阻塞性肺疾病(COPD)急性加重的治疗方案

证据更新[17,18]

有证据表明,虽然规律使用长效 β_2 受体激动剂治疗需要花费更高的成本,也不能显著改善肺功能,但规律使用长效 β_2 受体激动剂治疗比短效激动药治疗更有效(证据级别 I),并与改善生活质量(证据级别 II)有关。目前的推荐指南是基于疾病严重程度,具体归纳见**表 74.3**。

表 74.3 慢性阻塞性肺疾病(COPD)治疗方案[9,17]

COPD 分级		治疗
0	高风险	避免危险因素,特别是吸烟 接种流感和肺炎球菌疫苗。? 流感嗜血杆菌疫苗
1	轻度	加用短效支气管扩张药
2	中度	加用长效支气管扩张药,如 LAMA+LABA 考虑 LABA/ICS 和转诊 加上肺康复
3	重度	加用 LABA/ICS+LAMA
4	极重度	加用长期氧疗(如出现慢性呼吸衰竭) 考虑茶碱(口服)或罗氟司特 考虑外科转诊

注:LAMA. 长效抗胆碱药;LABA. 长效 β_2 受体激动剂;ICS. 吸入性类固醇皮质激素。

临床要领

- 治疗的关键是吸入支气管扩张药,戒烟和锻炼。
- 两个优先是改善肺功能和减少急性加重。LAMA 是 COPD 治疗的基石。
- COPD 病人应尽早转诊接受肺康复治疗。联络呼吸专家或医院寻求帮助。
- 肺康复计划使大多数肺部疾病病人受益。
- 康复团队是学科间合作的,通常由康复医生、物理治疗师、作业治疗师、社会工作者和营养师组成。
- COPD 病人通常在 50 岁左右起病,伴有咳嗽咳痰或急性胸部疾病[4]。
- 只有通过肺功能仪客观地测量 FEV_1 后才能确诊。
- 无创正压通气可降低病死率和因急性衰竭而住院治疗的次数;对于需要插管的病人来说,这也是一种有效的脱机策略[16]。
- 戒烟是唯一能延缓 COPD 病程的治疗方法。
- 通常很难区分老年人的 COPD 和慢性哮喘造成的持续气流受限(**表 38.3**)以及者两种情况的重叠。
- 据报道,COPD 被"大量地"漏诊:用高质量的肺功能检查进行筛查很重要。

参考文献

1 Global Initiative for Chronic Obstructive Lung Disease (GOLD). Global strategy for the diagnosis, management and

74

prevention of Chronic Obstructive Lung Disease (updated 2018). Global Initiative for Chronic Obstructive Lung Disease Inc, 2014. Available from: www.goldcopd.org, accessed January 2021.

2 McPhee SJ, Papadakis MA. *Current Medical Diagnosis and Treatment* (56th edn). New York: McGraw-Hill Lange, 2017: 257.

3 Fletcher C, Peto R. The natural history of chronic airflow obstruction. BMJ, 1977; 1(6077): 1645–48.

4 National Prescribing Service. COPD. NPS News, 2008; 58: 1–4.

5 McKenzie DK et al. *The COPDX Plan: Australian and New Zealand Guidelines for the Management of Chronic Obstructive Pulmonary Disease 2003*. Med J Aust (Suppl 17 March), 2003: 178.

6 Chronic obstructive pulmonary disease [published 2020]. In: *Therapeutic Guidelines* [digital]. Melbourne: Therapeutic Guidelines Limited; 2020. www.tg.org.au, accessed March 2021.

7 Gibson PG. Management of chronic obstructive pulmonary disease. Australian Prescriber, 2001; 24(6): 152.

8 Dahl R et al. Inhaled formoterol dry powder versus ipratropium bromide in COPD. Am J Respir Crit Care Med, 2001; 164: 778–84.

9 Yang I, Jenkins C. COPD management: an integrated approach. Medicine Today, Sept 2013: 3–7.

10 MacDonald M. Handbook notes. Annual Update Comms for GPs. Melbourne: Monash University, 2015 (available on request).

11 Australian Technical Advisory Group on Immunisation (ATAGI). *The Australian Immunisation Handbook* (10th edn). Canberra: Australian Government Department of Health, 2017: 4.13 Pneumococcal disease.

12 Snell GI, Solin P, Chin W. Lung volume reduction surgery for emphysema. Med J Aust, 1997; 167: 529–32.

13 Buckley N (Chair). *Australian Medicines Handbook*. Adelaide: Australian Medicines Handbook Pty Ltd, 2016: 848–50.

14 Leuppi JD et al. Short-term vs conventional glucocorticoid therapy in acute exacerbations of chronic obstructive pulmonary disease: the REDUCE randomized clinical trial. JAMA, 2013; 309: 2223–31.

15 Walters JA, Tan DJ, White CJ, Wood-Baker R. Different durations of corticosteroid therapy for exacerbations of chronic obstructive pulmonary disease. Cochrane Database Syst Rev, 2018 Mar 19; 3(3): CD006897.

16 Ram FSF et al. Antibiotics for exacerbations of chronic obstructive pulmonary disease. Cochrane Database of Systematic Reviews, 2006; Issue 2: Art. No.: CD004403.

17 Abramson MJ et al. COPDX Plan (version 2.37): Australian and New Zealand guidelines for the management of chronic obstructive pulmonary disease. Milton: Lung Foundation Australia, April 2014.

18 NHLBI/WHO Workshop Report. *Global Initiative for Chronic Obstructive Lung Disease (GOLD): Global Strategy for the Diagnosis, Management and Prevention of Chronic Obstructive Pulmonary Disease*. Bethesda, MD: National Institute of Health—National Heart, Lung and Blood Institute, 2005. Available from: www.goldcopd.org.

心血管疾病　第75章

在所有可能吹灭生命小蜡烛的疾病中,心脏病是祸首。

威廉·博伊德(1885—1969)(译者注:苏格兰人,医生,外科病理学家)

心血管疾病主要包括:
- 冠心病:心肌缺血(见第 30 章)
- 脑血管疾病(CVD):卒中和短暂缺血发作(见第121章)
- 外周血管疾病(见第 55 章)

世界上的头号死因是冠心病(coronary heart disease, CHD)[1],无论是由于突然致命的急性冠状动脉事件,特别是心肌梗死(见第 30 章),还是由于动脉血流不通导致心绞痛,最终导致心力衰竭(见第 76 章)。

2017 年,澳大利亚所有死亡中心血管疾病占 18%。该比例在过去的 50 年中稳定下降;而在 1968 年时,死亡者中的心血管疾病占了 45%,心肌梗死所致死亡率是现今的 10 倍。这种降低归因于公共宣传力度(尤其是吸烟比例降低)、预防措施的加强(如降压药、他汀类药)及突发事件的急救医疗措施的提升。持续地把重点放在与危险因素及生活方式有关的行为改变上,对继续保持冠心病和卒中的下降趋势,是至关重要的。

心血管疾病的危险因素

可改变的因素:
- 高血压(见第 77 章)
- 血脂异常(见第 78 章)
- 吸烟(见第 12 章)
- 糖尿病(见第 11 章)伴微量白蛋白尿
- 肥胖(见第 80 章)
- 久坐的生活方式
- 酒精过量摄入(见第 12 章)
- 营养不善(见第 5 章)
- 心理压力[3](见第 70 章)

不可改变的因素

- 家族史
- 增长的年龄
- 男性性别

- 社会背景,文化/种族识别特征

相关疾病:
- 慢性肾脏病(见第 79 章)伴有微量白蛋白尿

心血管绝对风险的评估

对未来 5 年(或 10 年)发生心血管事件的风险评估是非常重要的,应该在做出预防性用药的决定之前做此评估,因为这项评估会极大地影响筛查和治疗的结果好坏。对以下目标人群,应每两年重新评估:
- 所有的≥45 岁无已知 CVD 史的成人
- ≥35 岁的原住民和托雷斯海峡岛民

已经有 CVD 高风险人群(如确诊 CVD、>60 岁的糖尿病、高血压),不再需要采用弗雷明汉风险评估模型(Framingham risk equation)做心血管绝对风险的评估,因为他们已经被自动归入高风险类[4]。

具体的筛查建议[4]

- 所有人群从 18 岁起监测血压,至少每 2 年一次。
- 成人应该从 45 岁开始,每 5 年对其空腹血脂进行评估(原住民和托雷斯海峡岛民从 35 岁开始)。现实难以达到要求时,非空腹血脂是一个可接受的替代方案。
- 成人应从 40 岁起每 3 年进行一次糖尿病筛查[空腹血糖或糖化血红蛋白(HbA1c)](原住民和托雷斯海峡岛民从 18 岁始)。
- 处于高危的成人应每 1~2 年进行肾病筛查(ACR 比率和 eGFR)。

对心血管风险评估的指南,依据的一些关键参数有高血压、糖尿病、吸烟、总胆固醇与高密度脂蛋白的比、年龄和性别,如图 75.1 和图 75.2。请注意,体重指数(BMI)、种族和久坐生活方式没有纳入本评估方法(或许在其他心血管风险工具中有纳入),尽管在实际中它们也可能是独立的影响因素。

澳大利亚心血管风险图

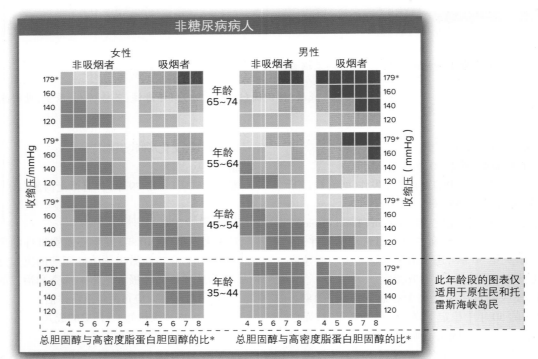

* 根据澳大利亚指南，收缩压≥180mmHg 或总胆固醇>7.5mmol/L，应考虑临床确定脑血管疾病（CVD）绝对高风险

5年心血管（脑血管疾病）风险

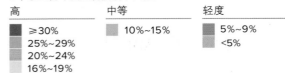

高	中等	轻度
≥30%	10%~15%	5%~9%
25%~29%		<5%
20%~24%		
16%~19%		

如何使用风险图：

1. 根据病人的性别、糖尿病状况、吸烟史和年龄，选定具体的图表。图表应适用于所有无确诊 CVD 病史并且尚未确定临床高风险的45岁及以上的成人（以及所有原住民和35~74岁托雷斯海峡岛民）。

2. 在选定的图表中，选择最接近病人年龄、收缩压（SBP）和TC：HDL的格子。例如，最靠左最靠下的那个格子，是指所有非吸烟者、非糖尿病人、年龄34~44岁，TC：HDL低于4.5，并且收缩压低于130mmHg的心血管绝对危险度。

3. 落入的单元格的颜色提示他们5年的绝对心血管风险级别（有关风险类别，请参见上面的图例）。当恰好落在单元格之间的交界上时，以较高者为准。

图 75.1　非糖尿病病人心血管风险评估

资料来源：经国家血管疾病预防联盟许可使用. Absolute Cardiovascular Disease Management. Quick Reference Guide for health professionals. 2021.

澳大利亚心血管风险图

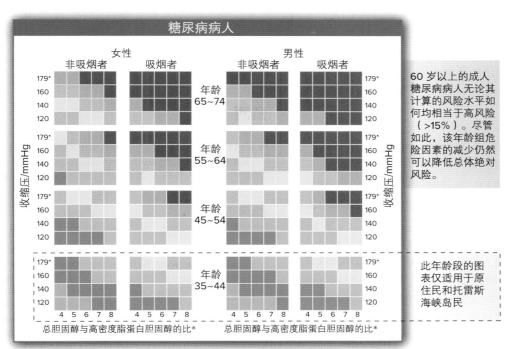

* 根据澳大利亚指南，收缩压≥180mmHg 或总胆固醇>7.5mmol/L，应考虑临床确定 CVD 绝对高风险

5年心血管（脑血管疾病）风险

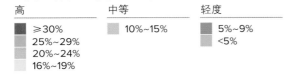

高	中等	轻度
≥30%	10%~15%	5%~9%
25%~29%		<5%
20%~24%		
16%~19%		

注：风险图表仅包括收缩压的值，因为这是常规测量中信息最丰富的心血管风险的血压参数。

对于特定群体，额外的指导包括：弗雷明汉风险方程尚未对于所有人群得到验证，对以下人群，其评估分数应谨慎解释。

• 弗雷明汉风险方程可能低估原住民和托雷斯海峡岛民的心血管疾病风险（EBR D级）；45~60岁成年糖尿病病人（EBR C级）；74岁以上成人（CBR）；然而，现有的证据表明这种方法将提供一个最小的心血管风险预估值。

• 对于在成人中社会经济剥夺（一个心血管疾病的独立风险因素）（PP）或抑郁（PP）人群，弗雷明汉风险方程可能低估心血管疾病风险。

• 弗雷明汉风险方程对于超重或肥胖（EBR D级）的成人群预测价值并未明确。

• 对于心房颤动的成年病人（尤其大于65岁者），除了血栓性疾病如卒中外，心血管事件的风险增加和全因死亡率应该得到重视（PP）。

图 75.2　糖尿病病人心血管风险评估
资料来源：经国家血管疾病预防联盟许可使用 . Absolute Cardiovascular Disease Management. Quick Reference Guide for health professionals. 2021.

针对冠心病已知风险的二级预防[5-6]

1. 有目标地管理生活方式/行为风险因素

所有具有危险因素的病人都应该得到生活方式的建议。

采用 5A 框架（见第 12 章）的干预，是适用于全科医生在临床实践中使用的适宜方法，它可以辅助和鼓励有行为危险因素的病人改变自己的行为[7]。这个框架可以用在如下方面：

- 吸烟：完全戒烟，避免吸二手烟。吸烟者的冠心病死亡率大约是非吸烟者的两倍，如果可以，在所有风险因素中首选戒烟。
- 饮酒：饮用低风险的酒精量（每日最多喝 2 个标准酒精量，高血压女性最多 1 个标准酒精量）。请参阅第 12 章中的指南。
- 营养：维持健康饮食，包括限制饱和脂肪酸和反式脂肪，以及盐的摄入量限制到≤4g/d[7]。地中海饮食含有低碳水化合物和健康脂肪。安排病人访问心脏基金会健康服务中心的信息服务和/或咨询营养师。
- 身体活动：如果可能，每日至少有 30 分钟中等强度身体活动（至少每周 150 分钟）。如果可行，预约经过认证的运动生理学家，并参加当地的运动项目。
- 健康体重：腰部测量［男性 <94cm（译者注：亚洲男性为 90cm），女性 <80cm；BMI 范围为 18.5~25kg/m² （译者注：国内为 18.5~24kg/m²）］。减轻体重的好处包括改善胰岛素抵抗，降低 LDL-C 和甘油三酯，以及增加 HDL-C。请参阅第 80 章相关内容。
- 压力管理：鼓励促进娱乐活动、掌握放松技巧、练习静修，获得社会支持。如果合适的话，通过心理咨询治疗焦虑障碍和抑郁。

此外，高危病人（5 年心血管风险>15%，或既往有心血管事件者）应对具体影响因素进行针对治疗。

2. 生物医学风险因素的目标管理

- 血压：<130/80mmHg（或根据高血压指南）
- 血脂：TC<4mmol/L；LDL-C<2mmol/L；HDL-C≥1.0mmol/L；非 HDL-C<2.5mmol/L；TG<2.0mmol/L[5]。
- 降低 LDL-C 对于降低心血管风险至关重要；每降低 1mmol/L 就可使全因死亡率降低 10%[8]。

- 糖尿病：维持最佳血糖水平 4.0~6.0mmol/L（理想）；比较澳大利亚国家卫生和医学研究理事会（NHMRC）的标准为 6.1~8.0mmol/L；HbA1c≤7%（或根据糖尿病指南）。
- 抗血小板药物：除非禁忌，有过心血管事件的病人应服用阿司匹林 75~150mg/d。然而，阿司匹林的获益有限，并不常规推荐给那些无心血管事件人群，即使是高危人群（5 年风险>15% 或糖尿病病人）[9]。

资源

国家血管疾病预防联盟，心血管疾病绝对风险管理指南 <www.heartfoundation.org.au/images/uploads/publications/Absolute-CVD-Risk-Full-Guidelines.pdf>，accessed April2018.

参考文献

1　World Health Organization: fact sheet 310, July 2013. Available from: www.WHO.int/mediacentre/factsheets/fs310.

2　Australian Bureau of Statistics. Fifty years of reductions in cardiovascular deaths. Changing Patterns of Mortality in Australia, 1968–2017. 15 May 2020. Canberra: Commonwealth of Australia, 2020. Available from: https://www.abs.gov.au/articles/fifty-years-reductions-cardiovascular-deaths, accessed April 2021.

3　Weissman M et al. Panic disorder and cardiovascular/cerebrovascular problems: results from a community survey. Am J Psych, 1990; 147(11): 1504–5.

4　RACGP. *Guidelines for Preventive Activities in General Practice* (9th edition). East Melbourne: RACGP, 2016.

5　National Heart Foundation of Australia and Cardiac Society of Australia and New Zealand. Reducing risk in heart disease, 2012. Available from: www.heartfoundation.org.au.

6　Franklin BA, Cushman M. Recent advances in preventive cardiology and lifestyle medicine: a themed series. Circulation, 2011; 123(20): 893–905.

7　Cardiovascular disease risk modification [published 2020]. In: *Therapeutic Guidelines* [digital]. Melbourne: Therapeutic Guidelines Limited; 2020. www.tg.org.au, accessed April 2021.

8　Baigent C et al. Cholesterol Treatment Trialists (CTT) Collaboration. Lancet, 2010; 376(9753): 1670–81.

9　National Vascular Disease Prevention Alliance. Guidelines for the management of absolute cardiovascular disease risk, 2012. Available from: https://www.heartfoundation.org.au/getmedia/4342a70f-4487-496e-bbb0-dae33a47fcb2/Absolute-CVD-Risk-Full-Guidelines_2.pdf, accessed April 2021.

75

1775年,有人问我有关治疗水肿的家传配方的意见。有人告诉我,什罗普郡的一位老妇人长期以来一直保守这个配方的秘密。很多正规的医生都无计可施,她有时候却能治好这个病。她的药是由二十多种或更多的草药组成的,而其中的活性草药一定少不了洋地黄。

威廉·维瑟林(1741—1799),《关于用洋地黄治疗心脏病》

当心脏不能维持足够的心输出量,以满足身体在静息和活动期间对血液供应的需求时,就会发生心力衰竭。

慢性心力衰竭(chronic heart failure,CHF)仍然是一个预后不良的严重问题。第1次因CHF住院的病人中,3年内的死亡率为50%[1]。澳大利亚和海外的数据显示,1.5%的成人患有心力衰竭。CHF的流行率从50~59岁人群的约1%,增加到65岁及以上人群的5%以上,到85岁及以上人群的50%以上[2]。澳大利亚的研究表明,所有重要的血管紧张素转换酶抑制剂(ACEI)治疗不足,仍然是一个问题。ACEI(或ARB),以及β受体阻滞剂,是治疗收缩期心力衰竭的金标准:如果症状持续,醛固酮受体拮抗剂可提供额外的获益[3]。临床诊断基于详细的病史和身体检查。对CHF的主要管理目标,是尽可能识别和逆转潜在病因和/或诱发加重的因素。CHF以液体潴留和心输出量减少两个病理生理基础为特点。

诊断

临床诊断是基于详细的病史和身体检查。CHF的典型症状是劳动时出现呼吸困难,不过如果病人处于久坐不动的生活方式,则报告出现症状的时间可能相对较晚。呼吸困难的进展可如以下过程:劳力性呼吸困难→休息时呼吸困难→端坐呼吸→夜间阵发性呼吸困难。

主要症状

积液:
- 呼吸困难和端坐呼吸(如上)
- 刺激性干咳(夜间加重)
- 嗜睡/疲劳
- 体重改变:增加(主要)或减少
- 踝部水肿
- 腹部不适:肝淤血

低心输出量:
- 头晕或晕厥
- 衰弱
- 疲劳

注:由左心室衰竭引起的刺激性咳嗽可被误认为哮喘、支气管炎或ACEI引起的咳嗽。低心输出量可引起疲劳和衰弱。

身体检查

身体检查对早期诊断和病情进展评估具有非常重要的意义。检查项目如下。

征象

初期可能没有异常征象。身体检查有助于临床区分左、右心衰竭。

左心衰竭

- 心动过速
- 脉搏微弱(脉压 <25mmHg)
- 呼吸急促
- 心尖冲动向外侧移位
- 两肺底湿啰音
- 奔马律(第三心音)
- 胸腔积液
- 外周灌注不足,四肢冰冷,苍白

右心衰竭

- 颈静脉压升高
- 右心室肥厚
- 外周/踝关节水肿
- 肝大
- 腹水

听诊对于鉴别额外心音、第三心音,以及潜在的瓣膜病变,具有重要意义。

收缩期心力衰竭与舒张期心力衰竭

典型的心力衰竭是由于心脏泵血功能不足引起的收缩期心力衰竭(systolic heart failure)。心室扩张和收缩不良(左心室射血分数 <40%)[4]。

舒张期心力衰竭(diastolic heart failure)是由于左心室充盈受损而保留收缩功能。大部分心力衰竭表现是舒张期心力衰竭(心室舒张功能受损)[2]。对于患有高血压、胸部 X 线片上心脏大小正常、但出现呼吸困难或肺水肿的老年人,应考虑此病[3]。这在老年女性中尤其常见。

注:病人可能同时发生收缩期和舒张期心力衰竭。

心源性水肿

外周水肿最初出现在小腿,称为"凹陷性水肿"。通常采用四点分级,用拇指在脚背、每个内踝后方和胫骨上方轻轻按压 5~10 秒来评估凹陷性水肿。随着心力衰竭的加重,水肿会向近端延伸至腹部。在平卧位时在骶骨上方明显[5]。

心力衰竭严重程度的判定

心力衰竭的严重程度可以从症状的严重程度、心功能损害的程度和充血性状态的严重程度三个不同的角度来考虑。症状的严重程度或功能不全程度通常根据纽约心脏协会标准进行描述(表 76.1)[6]。左心室射血分数是反映心功能的一项指标。

表 76.1 纽约心脏协会(NYHA)基于慢性心力衰竭症状的心功能分级[2,6]

分级	能力受限	大约 1 年的死亡率/%
I 级(无症状)	不受限制:有心脏疾病,但一般的体力活动不会引起疲劳、呼吸困难、心悸或气喘等症状	5
II 级(轻度)	轻度限制:一般体力活动(中度劳累)可引起症状,休息时无症状	10
III 级(中度)	明显限制:尽管休息时无症状,但小于一般体力活动(轻度劳累)即可出现症状	20
IV 级(重度)	不能进行任何体力活动;休息时可出现症状	50

心力衰竭的原因

CHF 的原因可分为收缩期心力衰竭(心室收缩受损)和舒张期心力衰竭(尽管收缩正常,心室舒张和充盈受

损)。基于超声心动图可辅助诊断。

射血分数降低或不变

随着超声心动图检测的增加,越来越多有心力衰竭症状和体征的成人(尤其是患有糖尿病或心房颤动的老年人)的心室射血分数正常或接近正常(>50%)。这被称为射血分数保留型心力衰竭(HFpEF),可由多种病因所致,包括高血压控制不良、心肌缺血和浸润性心肌病[7]。超声心动图可显示左心室僵硬、肥厚和/或舒张功能不全。血清 B 型脑钠肽(BNP)常升高。

HFpEF 的死亡率与射血分数降低的心力衰竭(HFrEF)相似。2018 年 Cochrane 的一项综述[8]发现,包括 ACEI、ARB 和 β 受体阻滞剂在内的药物对死亡率或其他临床结果没有显著影响。管理的重点是优化合并症的治疗,尤其是高血压、糖尿病、心房颤动和症状性液体超负荷。

收缩期心力衰竭

缺血性心脏病,包括既往心肌梗死,是最常见的原因,约占 2/3。通常至少有 1 次心肌梗死的病史[2]。原发性高血压是另一个常见原因。

其他病因:

- 瓣膜性心脏病,主要是主动脉瓣和二尖瓣关闭不全
- 高心排出量(如贫血、甲状腺功能亢进、佩吉特病)
- 非缺血性特发性扩张型心肌病
- 病毒性心肌病
- 酒精性心肌病
- 其他心肌病:糖尿病性、家族性
- 持续性心律失常,尤其是心房颤动
- 其他全身性疾病(如结节病、全身性红斑狼疮、系统性硬化、液性水肿)
- 化疗
- 围产期

舒张期心力衰竭

- 肥胖、高血压和糖尿病是重要的危险因素
- 家族性:多见于女性和老年人
- 常见原因包括缺血性心脏病、全身性高血压、主动脉狭窄、心房颤动(充盈不足)、肥厚型心肌病、心包疾病
- 发病率高,难以诊断

辅助检查

应考虑的检查:

- 超声心动图[2]:经胸超声心动图是测量心室功能的首选方法。可区分收缩期功能障碍与收缩期功能正常但舒张期充盈异常者。可提供了左右心室收缩和

舒张功能、左右心室大小、容积、厚度、结构和功能等信息。还提供有关心脏瓣膜、先天性心脏缺陷和心包疾病的信息。

- 心电图:寻找缺血、传导异常、心律失常、左心室肥厚证据的关键。
- 胸部 X 线检查:
  - 心脏肥大和间质性水肿
  - 上肺叶血液转移
  - 胸腔积液
  - 肺门周围水肿,血管扩张明显
  - 少量胸腔积液
  - Kerley B 线 = 肺静脉压升高
  - 肺水肿
  注:胸部 X 线片正常不能排除 CHF。
- 肺活量测定/呼吸功能检测-检测相关气道功能障碍。
- B 型脑钠肽是一种由心室心肌分泌的激素,是判断 CHF 严重程度和预后的指标。

外周标记物

- 全血细胞计数(FBE)和红细胞沉降率(ESR):CHF 可发生贫血,严重贫血可引起 CHF。
- 血清电解质:CHF 通常是正常的,监测电解质对病人管理至关重要。
- 肾功能检测:用于指导药物治疗。
- 肝功能检测:充血性肝大可导致肝功能异常。
- 尿常规检测。
- 甲状腺功能检测,特别是心房颤动的病人。
- 病毒学检测:用于疑似病毒性心肌炎时。

专科的心脏辅助检查(专家建议)

- 冠状动脉造影针对可疑和已知的缺血。CT 血管造影和心血管 MRI 检查优先。
- 血流动力学检测。
- 心内膜活检。
- 心脏核医学检查。

心力衰竭的治疗

心力衰竭的治疗包括病因的确定、祛除诱因、适当进行病人教育、一般的非药物治疗和药物治疗。研究已经表明了多学科联合综合性治疗的好处。

心力衰竭的预防

心力衰竭预后不良,所以强调预防非常重要。大约 50% 的心力衰竭病人在确诊后 5 年内死亡[9]。

预防措施包括以下内容[10]:

- 饮食建议(如实现理想体重、最佳营养)。

- 强调吸烟和酗酒的危害。
- 控制高血压。
- 控制其他危险因素(如高胆固醇血症)。
- 糖尿病的早期发现和控制。
- 心肌梗死时早期干预以保护心肌功能(如溶栓治疗)。
- 心肌梗死发生后的二级预防(如 β 受体阻滞剂、ACEI 和阿司匹林)。
- 对缺血性心脏病或瓣膜性心脏病在适当时机进行手术或血管成形术。

治疗病因和诱发因素

尽可能识别和治疗任何潜在的病因。应处理的诱发因素包括:

- 心律失常(如心房颤动)。
- 电解质紊乱,特别是低钾血症。
- 贫血。
- 心肌缺血,特别是心肌梗死。
- 饮食因素(如营养不良、盐或酒精摄入过多)。
- 药物不良反应(如非甾体抗炎药和 COX-2 抑制剂引起的水肿)(表 76.2)[11]。

表 76.2　可加重 CHF 的药物

非甾体抗炎药,包括 COX-2 抑制剂
类固醇皮质激素
三环类抗抑郁药
钙通道阻滞剂(维拉帕米和地尔硫䓬)
选择抗心律失常药(奎尼丁)
大环内酯类抗生素
聚乙二醇
I 型抗组胺药
氯氮平
H$_2$ 受体拮抗剂
噻唑烷二酮类(格列酮类)
TNF-α 抑制剂(依那西普、英夫利西单抗)
乙醇或违禁药品(可卡因)的使用

- 感染(如支气管肺炎、心内膜炎)。
- 甲状腺功能亢进症和甲状腺功能减退症。
- 缺乏对治疗的依从性。
- 液体潴留。
  注:请留意补充医学的用药。

常见的非药物管理

- 教育和支持。
- 吸烟:不鼓励。
- 转诊给跨学科服务的康复计划。
- 鼓励身体活动,特别是当症状消失或轻微的情况下。

- 症状严重时休息。
- 如果病人肥胖,降低体重。
- 关于食物补充,听从营养师的建议。
- 限盐:建议不加盐饮食(每日 <2g 或 60~100mmol/d)
- 限水:晚期心力衰竭病人的饮水量应控制在每日 1.5~2L 以内,尤其当其血钠水平低于 130mmol/L 时[9]。
- 每日限制咖啡因,1~2 杯咖啡/茶。
- 限制酒精,每日只喝一杯标准量的酒。
- 如果存在胸膜或心包积液则进行穿刺抽液。
- 每日称重,检查是否明显增加或减少。
- 全面的信息可以在心脏在线(Heart Online,https://www.heartonline.org.au/)找到。(译者注:心脏在线是澳大利亚有关心脏健康教育、心脏评估、心脏疾病康复的网站)

其他一般措施[1]

- 优化心血管危险因素(如血压、血脂、糖化血红蛋白)。
- 监测包括抑郁在内的情感因素。
- 定期随访。
- 接种疫苗:每年接种 1 次流感疫苗,每 5 年接种 1 次肺炎链球菌疫苗。
- 每年 2 次(或以上)超声心动图检查。
- 如有必要,行胸膜穿刺术或心包穿刺术。
- 治疗并存的阻塞型睡眠呼吸暂停。

左心室收缩期心力衰竭的药物治疗

应处理已确定的潜在因素。

来自随机对照试验(RCT)的证据显示,ACEI(或 ARB)、地高辛(改善已经接受利尿剂和 ACEI 的病人的预后)、β 受体阻滞剂和螺内酯(用于严重心力衰竭病人)治疗心力衰竭有益[2,11]。

心房颤动应采用地高辛治疗。血管扩张剂广泛应用于心力衰竭,血管紧张素转换酶抑制剂(ACEI)是目前最受欢迎的血管扩张剂。

注:注意监测病人的钾离子,并维持其在正常水平。

ACEI 可改善各级心力衰竭病人的预后,除有禁忌证(如肾动脉狭窄、血管性水肿)外,故应作为所有病人的初始治疗。

利尿剂在液体负荷过重的病人中占有重要的地位。通常来说,应联合应用 ACEI 来获得体内液体平衡。利尿剂应适度使用,避免使用过量的单一药物。对于伴有收缩期左心室功能不全的病人,不应将其作为单一治疗[10]。必须密切监测体重、肾功能和电解质。袢利尿剂常用于治疗中度心力衰竭,常用药物包括呋塞米、布美他尼或依他尼酸[10]。噻嗪类及相关利尿剂可逐渐产生利尿作用,常被用于治疗轻度心力衰竭。常用药物有氢氯噻嗪、苄氟噻嗪、氯噻酮或吲达帕胺。

心力衰竭的初始治疗[9,12]

1. ACEI(从小剂量起始,逐渐增大剂量)

ACEI 的剂量:以最低推荐治疗剂量的 1/4~1/2 开始,根据病人个体情况,逐渐增加至维持剂量或最大剂量(表 76.3)。推荐每日服用 1 次。如果咳嗽不能缓解,可以应用血管紧张素Ⅱ受体拮抗剂。

表 76.3　部分 ACEI 的常见用法[6]

ACEI	每日初始口服剂量	常用维持剂量
卡托普利	6.25mg	20mg,每日 3 次
依那普利	2.5mg	10mg,每日 2 次
福辛普利	5mg	20mg,每日 1 次
赖诺普利	2.5mg	5~20mg,每日 1 次
培哚普利	2mg①	4mg①,每日 1 次
喹那普利	2.5mg	20mg,每日 1 次
雷米普利	1.25mg	5mg,每日 1 次
群多普利	0.5mg	2~4mg,每日 1 次

注:①2mg 培哚普利叔丁胺盐 =2.5mg 培辛普利精氨酸。

ACEI

- ACEI 被认为是治疗心力衰竭的首选药物,因为其可以纠正神经内分泌异常并通过其扩张血管作用降低心脏负荷。
- 应将最大耐受剂量定为治疗量。
- 如果存在直立性低血压的风险,首次给药应在睡前给予。
- 如果不能耐受 ACEI(如咳嗽),考虑给予血管紧张素Ⅱ受体拮抗剂(ARB),因为它们已被证明对 CHF 有益[13]。
- 在临床实践中,心力衰竭通常的初始治疗是 ACEI 联合利尿剂。这种组合可优化病人对药物的反应并提高利尿剂安全性。
- 在开始用 ACEI 治疗之前,应考虑停用任何一种利尿剂 24 小时。
- 由于存在高钾血症的危险,使用保钾利尿剂时不应给予(或至少应谨慎使用)ACEI。
- 应监测所有病人的肾功能和血钾水平。

2. 联合应用利尿剂(如有液体潴留)

袢利尿剂(首选)。

呋塞米 20~40mg(口服),每日 1 到 2 次

或

依他尼酸 50mg(口服),每日 1 次

或

(噻嗪类利尿剂)氢氯噻嗪 25~50mg(口服),每日 1 次(或其他噻嗪类)

或

吲达帕胺 1.5~2.5mg（口服），每日 1 次

3. 联合应用醛固酮拮抗利尿剂（如果液体超负荷难以控制）

螺内酯 12.5~50mg（口服），每日 1 次

或

依普利酮 25~50mg（口服），每日 1 次

一些学者担心过度依赖利尿剂及其依从性和副作用，所以一旦已经达到利尿效果，可以停用利尿剂并限制液体摄入。然后单独使用 ACEI 或与 β 受体阻滞剂一起联用。

β 受体阻滞剂

选择性 β 受体阻滞剂已被证明可以延长服用 ACEI 的轻中度 CHF 病人的生存期。从极低剂量开始应用（**表 76.4**）。在病人病情平稳，血压循环正常时开始使用。

表 76.4　批准用于治疗心力衰竭的 β 受体阻滞剂

β 受体阻滞剂	每日初始剂量	目标剂量
比索洛尔	1.25mg（口服） 每日 1 次	10mg（口服） 每日 1 次
卡维地洛	3.125mg（口服） 每日 2 次	25mg（口服） 每日 1 次
美托洛尔缓释片	23.75mg（口服） 每日 1 次	190mg（口服） 每日 1 次
奈必洛尔	1.25mg（口服）	10mg（口服） 每日 1 次

地高辛

在应用 ACEI 之前的几十年里地高辛是治疗心力衰竭的主要手段。它疗效好，但作用有限。目前应用该药的两个适应证是心房颤动病人控制快速心室率，以及其他药物不能有效控制窦性心律的病人（图 76.1）。大多数病人从低剂量开始服用地高辛 62.5~250μg（口服），每日 1 次。

新药物[9]

伊伐布雷定（ivabradine）是一种直接的窦房结抑制剂，可与 β 受体阻滞剂联合应用于持续存在中度至重度心力衰竭症状的病人，或有 β 受体阻滞剂使用禁忌证或不耐受的病人。其他可考虑使用的最佳治疗新药物包括沙库巴曲/缬沙坦（诺欣妥），这是一种血管紧张素/脑啡肽酶抑制剂。

心力衰竭（一线治疗无效时）——逐步治疗策略[2,9]

ACEI

加

呋塞米 40~80mg（口服），每日 2 次

加

如果仍有液体潴留，螺内酯 12.5（起始）~25mg（口服），每日 1 次（监测钾及肾功能）

加

选择性 β 受体阻滞剂（如病人血容量正常）

加

地高辛（如果尚未服用）[9]；负荷剂量：

– 0.5~0.75mg（口服），立即（取决于肾功能）

– 4 小时后 0.5mg（口服）

– 第 2 日 0.5mg（口服）

– 个体化用药

重度心力衰竭[9,12]

寻求专家意见。

住院卧床治疗。

ACEI 到最大耐受剂量

加

呋塞米到最大剂量，500mg/d。

加

螺内酯（低剂量）25mg/d。

如果效果不佳，可考虑增加：

* 噻嗪类利尿剂
* 螺内酯：最大剂量 100~200mg/d
* β 受体阻滞剂
* 地高辛
* 肝素（如果卧床）

血管扩张剂

如果仍然不受控制，考虑 ACEI 或 ARB 以外的血管扩张剂：

硝酸异山梨酯 20~40mg（口服），每 6 小时 1 次

加

肼屈嗪 50~100mg（口服），每 6 小时 1 次

硝酸甘油酯贴剂可用于缓解症状，特别是夜间呼吸困难。

终末期心力衰竭病人（如病人在 50 岁以下且没有其他重大疾病的）可考虑心脏移植。其他手术方案包括心脏瓣膜手术、冠状动脉搭桥术和外科心室修复术（手术修复扩大的左心室）。

图 76.1 是心力衰竭基本管理的流程图。

舒张期心力衰竭[2,10]

基础是治疗高血压、贫血和糖尿病等原发病。基本的治疗方法是使用正性肌力药物，如钙通道阻滞剂（维拉帕米或地尔硫䓬）和 β 受体阻滞剂。如果可能的话避免使用利尿剂（充血除外）、地高辛、硝酸盐/血管扩张剂和硝苯地平。过度利尿治疗会导致心输出量严重下降。ACEI 需谨慎使用。

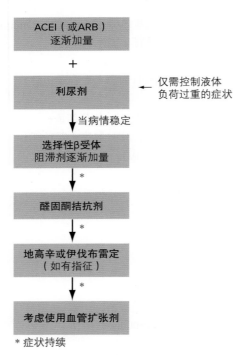

图 76.1　收缩期心力衰竭的分级管理方法[12,14]

慢性心力衰竭管理的误区

- 最常见的误区是过度使用利尿剂[3]。
- 过量使用 ACEI。
- 未能纠正病因及诱因。
- 未检测左心室功能。
- 未监测电解质和肾功能

> ACEI、β 受体阻滞剂和螺内酯已被证明可以提高 CHF 病人的生存率[11]。

急性重度心力衰竭

急性肺水肿的治疗,请参考第 120 章。

心力衰竭的仪器治疗[1]

利用机械装置来治疗重症心力衰竭病人很有前景。包括:

- 植入式自动心脏除颤器
- 双心室起搏器
- 左心室辅助装置(起搏器)

有证据显示这些设备的疗效良好,但使用成本和感染限制了其使用。双心室起搏或心脏再同步化治疗使收缩期 CHF 和左束支传导阻滞病人的心脏收缩再同步化。起搏器是通过手术将其植入到靠近右心室顶端的腹壁以维持持续运转的血流。

转诊时机

- 年龄 <65 岁
- 诊断不确定,特别是舒张期心力衰竭
- 复杂的管理问题(尤其是 β 受体阻滞剂、地高辛)
- 家族成员筛查(如适用)
- 急性失代偿
- 难治性症状
- 设备植入或心脏移植

临床要点

- 超声心动图是诊断 CHF 的金标准。
- 早期诊断和最佳治疗是预防或减缓进展的关键。
- 对 CHF 病人采用多学科团队诊疗方法,尽早转诊并随时征求专家意见。
- 如果能耐受 ACEI,推荐用于所有心力衰竭病人,无论症状是轻度、中度还是重度[1]。
- ACEI 可降低死亡或住院的风险。
- 利尿剂在液体负荷过重时非常有效,但应与 ACEI 联合使用,而不是作为单药治疗。
- 药物治疗应尽可能包括 ACEI 和选择性 β 受体阻滞剂[1]。
- 注意使用 ACEI 或 ARB 与醛固酮拮抗剂联合使用的高钾血症。
- 基于仪器治疗心力衰竭是一个不断扩大的领域。目前包括三大类装置:双心室起搏器(心脏再同步治疗)、植入式自动心脏除颤器和左心室辅助装置[1]。

资源

心脏健康在线资源(Heart Online):https://www.heartonline.org.au/.

参考文献

1　Piterman L et al. Chronic heart failure: optimising care in general practice. Aust Fam Physician, 2005; 34(7): 547–53.
2　National Heart Foundation of Australia and the Cardiac Society of Australia and New Zealand. Diagnosis and management of chronic heart failure, 2011. Available from: www.heartfoundation.org.au.
3　Krum H et al. Chronic heart failure in Australian general practice: the Cardiac Awareness Survey and Evaluation (CASE) Study. Med J Aust, 2001; 174: 439–44.
4　Lemanna A, Atherton JJ. Prevention and management of heart failure. MedicineToday, June 2010; 11(6): 56–68.
5　Davis A, Bolin T, Ham J. *Symptom Analysis and Physical Diagnosis* (2nd edn). Sydney: Pergamon Press, 1990: 173.
6　Piterman L, Zimet H, Krum H. Chronic heart failure. Check Program 410. Melbourne: RACGP, 2006: 5.
7　Naing P et al. Heart failure with preserved ejection fraction: a growing global epidemic. AJGP, July 2019; 48(7): 465–71.
8　Martin N et al. Beta-blockers and inhibitors of the renin-

angiotensin aldosterone system for chronic heart failure with preserved ejection fraction. Cochrane Database Syst Rev, 2018; No 6: CD012721.

9 Heart failure [published 2018]. In: *Therapeutic Guidelines* [digital]. Melbourne: Therapeutic Guideline Limited; 2018. www.tg.org.au, accessed March 2021.

10 Kumar P, Clark M. *Clinical Medicines* (9th edn). London: Elsevier Saunders, 2009: 129.

11 Sindone A. Investigation and management of chronic heart failure. Medicine Today, 2008; 9(1): 27–37.

12 Buckley N (Chair). *Australian Medicines Handbook.* Adelaide: Australian Medicines Handbook Pty Ltd, 2016: 228–9.

13 Granger CB et al. Effects of candesartan in patients with chronic heart failure and reduced left-ventricular systolic function intolerant to angiotensin-converting-enzyme inhibitors: the CHARM-alternative trial. Lancet, 2003; 362: 772–6.

14 The National Collaborating Centre for Chronic Conditions. NICE Guideline No. 5. *Chronic Heart Failure. National Clinical Guideline for Diagnosis and Management in Primary and Secondary Care,* 2011. Available from: www. heartfoundation.com.au/downloads.

76

第77章 高血压

人的最大危险,是有些人发现了高血压,同时还有一些傻瓜们要努力地降低高血压。

约翰·海伊(John Hay),1931 年(译者注:英国人,医生,心脏病专家,利物浦大学教授,他最早描述了 II 型房室传导阻滞)

在澳大利亚,高血压是一种严重的社区疾病,是最常见的一种需要长期药物治疗的健康问题。高血压是一个静默杀手,由于大部分病人是无症状的,病人往往并没有意识到自己有高血压问题。多个流行病学研究已经表明,高血压与卒中、冠状动脉粥样硬化性心脏病、肾脏疾病、心力衰竭和心房颤动之间具有密切关系。病人可能需要终身治疗,因此需要进行仔细诊断评估。

- 靶器官:高血压可能导致损伤的器官包括心脏(心力衰竭、左心室肥大、局部缺血性疾病)、肾脏(肾功能不全)、视网膜(视网膜病)、血管(周围血管疾病、主动脉夹层)和脑(脑血管疾病)。
- 几乎 6% 的澳大利亚人群的心血管疾病负担是由高血压引起的[1]。
- 增加高血压病人死亡的风险因素还有男性、发病年龄轻、家族病史、舒张压升高者[2]。

定义和分级

- 不同水平的血压是根据舒张压和收缩压的血压测定值而定义的(表 77.1)[3-4]。
- 单纯收缩期高血压是指收缩压≥140mmHg 且舒张压<90mmHg。

表 77.1 18 岁及以上的成人坐位血压的定义和分级[4-5]

类型	收缩压/mmHg	舒张压/mmHg
理想血压	<120	<80
正常血压	120~129	80~84
稍高血压	130~139	85~89
1 级高血压(轻度)	140~159	90~99
2 级高血压(中度)	160~179	100~109
3 级高血压(重度)	≥180	≥110
单纯收缩期高血压	≥140	<90

注:当病人的收缩压和舒张压分别属于不同的分级时,以较高水平的为准。

- 高血压可为原发性,也可能是继发性(表 77.2)。

表 77.2 高血压的病因

原发性(90%~95%)
继发性(5%~10%)
肾病(<3%)
- 肾小球肾炎
- 反流性肾病
- 肾动脉狭窄(见本章"继发性高血压"内容)
- 其他肾血管性疾病
内分泌系统(0.3%~1%)
- 原发性醛固酮增多症(Conn 综合征,见第 14 章)
- 库欣综合征(见第 14 章)
- 嗜铬细胞瘤(见第 14 章)
- 口服避孕药
- 其他内分泌因素
主动脉缩窄
免疫性疾病(如结节性多动脉炎)
药物(如非甾体抗炎药、类固醇皮质激素)
妊娠

- 原发性高血压是指无潜在的,可纠正肾脏、肾上腺或其他因素的持续性高血压。
- 恶性高血压是指舒张压>120mmHg 伴视网膜和肾脏循环中渗出性血管病变。
- 难治性高血压是指联合使用 2 种降压药物,且达最大剂量,治疗 3~4 个月,血压仍>140/90mmHg。

18 岁以上成人的高血压是指:

- 舒张压>90mmHg,和/或
- 收缩压>140mmHg

危险分层和心血管危险程度的计算[3-4]

对高血压的治疗常是无定式的(或者说,直到病人年老体弱导致治疗风险大于受益之前,治疗方法是不确定的)。在开始治疗之前,特别是当高血压是单一因素时,对病人风险状况和预后的评估是很重要的。世界卫生组织国际高血压协会（WHO-ISH）的建议是，对高血压病人管理的决定不应该仅仅基于血压（BP）指标，还要考虑是否存在或缺乏其他危险因素，如年龄、是否合并糖尿病，以及是否吸烟。这是因为在心血管风险低的病人中，治疗高血压的获益较少。应根据血压水平和是否存在下列情况，对心血管风险进行分层：

- 心血管绝对危险因素
- 相关临床疾病
- 靶器官损害（表 77.3）

对心血管风险分层操作方法的建议见**表 77.4**。表中"低度的""中度的（中等的）""高度的"和"很高度的"增加风险，分别表示的是心血管疾病的 5 年绝对风险为 <10%、10%~15%、15%~20% 和 >20%（基于弗雷明汉风险评估）[5]。例如，"低度风险"表示需要考虑治疗和监测；

"高风险"表示需要立即治疗。

可以通过参考网站上（见第 75 章）的各种心血管风险表来确定风险。在大洋洲常用的工具是新西兰心血管风险图的修订版，可见第 11 章和第 75 章。

在做决定的过程中，与病人合作非常重要。当讨论治疗的风险和获益时，需要从心血管风险评估和血压水平开始谈起。

继发性高血压

40 岁以下病人的继发性高血压（**表 77.5**），可根据病史、身体检查、高血压的严重程度，或实验室初步的检查结果做出诊断。尤其是药物治疗效果不佳的高血压病人，或者呈急进性或恶性高血压者，更应考虑可能是继发性高血压[4]。

表 77.3 影响高血压病人预后的因素[3]

用作分层的心血管疾病风险因素	关联疾病（ACC）	靶器官损害（TOD）
收缩压和舒张压的水平 55 岁以上的男性 65 岁以上的女性 吸烟 糖尿病 血脂异常（总胆固醇 >6.5mmol，>250mg/dl 或低密度脂蛋白 4.0mmol/L，>155mg/dl，或高密度脂蛋白男性 <1.0mmol/L，女性 <1.2mmol/L 家族有早发心脏病史（男 <55 岁，女 <65 岁） 腹部肥胖（腹围男性 ≥102cm，女性 ≥88cm） C 反应蛋白 ≥1mg/dl	脑血管疾病 • 缺血性卒中 • 脑出血 • 短暂性脑缺血发作 心脏病 • 心肌梗死 • 心绞痛 • 冠状动脉血运重建 • 充血性心力衰竭 肾脏疾病 • 糖尿病肾病 • 肾损伤 尿蛋白（> 300mg/24h） 周围血管疾病 进展性视网膜病变 • 出血或渗出 • 水肿	左心室肥厚 微量白蛋白尿和/ 或蛋白尿和/ 或 eGFR <60ml/min 超声或动脉粥样硬化血管造影证据 高血压性视网膜病变（Ⅱ级或以上）

其他影响预后的因素
过度饮酒
服用补充药品，如含有酪胺
久坐不动的生活方式
高风险的社会群体
高风险族群

（译者注：本章所述高血压定义、标准及危险分级，在临床应用中应结合我国最新高血压临床诊疗指南或专家共识。）

表 77.4 不同高血压分级的心血管危险预后评估[4]

其他风险因素和疾病史	正常血压	血压正常高值	轻度高血压	中度高血压	重度高血压
无其他危险因素	低危	低危	平均风险	中危	高危
不包括糖尿病的 1 个或 2 个危险因素	低危	低危	中危	中危	很高危
3 个或更多的风险因素或靶器官损害或糖尿病	中危	高危	高危	高危	很高危
相关临床事件	高危	很高危	很高危	很高危	很高危

表 77.5 提示继发性高血压的临床特征[3]

临床特征	可能的原因
腹部收缩期杂音	肾动脉狭窄
蛋白尿、血尿、管型尿	肾小球肾炎
双侧肾脏囊肿伴或不伴血尿	多囊肾
跛行病史和股动脉搏动延迟	主动脉狭窄
进行性夜尿增多、乏力	原发性醛固酮增多症(检查血清钾)
肥胖、打鼾、白天嗜睡	睡眠呼吸暂停
娱乐性药物,补充或者规定疗法	兴奋剂、减肥药、口服避孕药、能量饮料
阵发性高血压伴头痛、面色苍白、出汗和心悸	嗜铬细胞瘤

表 77.6 影响血压测量的因素

恐惧、忧虑	测量前,病人应该休息至少 5 分钟,尽量放松
咖啡因	测量前 4~6 小时内,病人不应服用咖啡因
吸烟	测量前 2 小时内,病人应避免吸烟
进食	测量前 30 分钟内,病人不应该进食

继发性高血压最常见的原因是各种肾脏疾病,如肾血管性疾病、慢性肾小球肾炎、慢性肾盂肾炎(常伴有反流性肾脏病)[7]。肾脏疾病开始往往没有明显的临床症状,而是通过 1 次或多次尿液检查结果的异常而提示的。临床表现包括蛋白尿、尿沉渣异常、动脉粥样硬化、腹部血管杂音和吸烟等。还需考虑睡眠呼吸暂停,综合药物治疗史,包括违禁药物和替代疗法。

身体检查发现也可能提示继发性高血压,包括上腹部杂音(表明可能为肾动脉狭窄)和腹主动脉瘤。较不常见的表现包括腹部肿块(多囊肾)、股动脉搏动纤弱或消失(主动脉缩窄)、躯干肥胖伴色素皮纹(库欣综合征)、心动过速、出汗、面色苍白(嗜铬细胞瘤)。内分泌原因在第 14 章中阐述。

需要进一步检查以确认或发现继发性高血压。

肾动脉狭窄

动脉粥样硬化致肾动脉狭窄占多数情况,然而肌纤维发育不良仍然是一个重要原因。多普勒超声具有较高的诊断灵敏度和特异度。

高血压的测量[7]

高血压只有通过血压测量才能发现。所以需要经常测量血压进行评估:高危病人需要每 6~12 周测量 1 次,中危病人需要每 6~12 个月测量 1 次[8]。

不应在 1 次就诊的基础上作出高血压的诊断。初次的血压读数升高应在 3 个月内至少两次不同时间测血压进行确认;平均舒张压>90mmHg,或收缩压>140mmHg 才能诊断高血压。这将减少高血压误诊的可能性,避免无症状且血压正常的人无正当理由地终身服用降压药物。

测量血压的指南[3-4]

血压是连续变化的,并且受许多外部因素的影响(表77.6)。因此,测量时应注意保证读数准确。

血压测量的建议[5]

- 所有病人年龄大于 18 岁
- 每两年测量 1 次

诊室内测量血压指南[4]

- 让病人安静地坐几分钟。
- 使用准确的(校准过的)血压计。
- 两次测量之间至少间隔 60 秒。
- 使用标准袖带气囊(宽 12~13cm,长 35cm)。如果手臂粗,则使用更大的袖带。
- 袖带与心脏同高(图 77.1)。
- 缓慢释放袖带气体(2mmHg/s)。
- 老年病人和糖尿病病人应加测站立位血压。

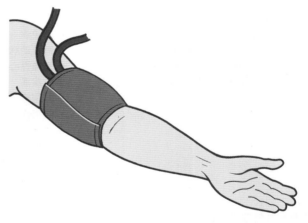

图 77.1 袖带的正确位置

记录

每次测量血压时,则应取两次或两次以上读数的平均值。重复此程序之前应等待至少 30 秒。如果前两个读数不同,收缩压相差超过 6mmHg 或舒张压相差超过 4mmHg,则需要采取更多次的读数。

应记录收缩期和舒张期的血压数值。舒张压的读数为声音消失时(阶段 5)的值,应取最后听到声音的压力读数(消音值),在那之后所有声音消失[9]。这比消声更加准确(阶段 4)(图 77.2),这只适用于声音持续不消失直至为零时。

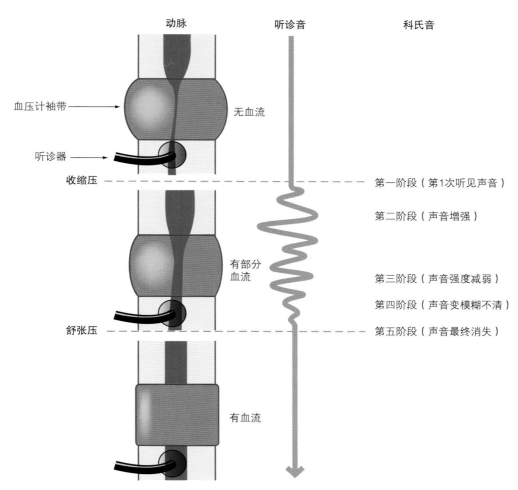

图 77.2 血压测量与动脉血流、袖带压和听诊的关系示意

心率和脉搏

在测量血压的同时,也应注意听诊和记录心率和心律。心率较快可能会导致血压读数升高,不规则的心律也很容易导致血压读数不准。

初次测量读数偏高的应对策略

如果初始读数偏高(舒张压>90mmHg,收缩压>140mmHg),安静休息 10 分钟后重复测量。"白大褂效应"可能会导致读数偏高,所以应设法尽可能在其他场所测量,如家庭或工作场所。

确认和随访[7]

重复测量血压,是确认初次测量出来的高血压,或考虑是否需要观察,或者重复测量时血压恢复正常,需要定期检查。尤其是对年轻病人,应确保定期随访。

初诊舒张压读数为 115mmHg 或更高,尤其是伴有靶器官损害者,需要立即进行药物治疗。

一旦发现血压升高,随后应以初诊血压水平为基准读数,确定随访间隔时间,如**表 77.7** 所示。

表 77.7   18 岁及 18 岁以上成人初诊血压值对应的随访时间标准[10]

收缩压/ mmHg	舒张压/ mmHg	行动/建议的随访①
<120	<80	2 年内复诊
120~139	80~89	1 年内复诊,给予生活方式上的建议
140~159	90~99	①2 个月内确认,给予生活方式上的建议
160~179	100~109	①1 个月内再做进一步评估(或转诊),给予生活方式上的建议
≥180	≥110	①进一步评估,或在 1 周内(或根据临床情况立刻转诊) 确认收缩压≥180mmHg 和/或舒张压≥110mmHg(经多次重复测量,并排除"白大褂效应"),开始药物治疗

注:若收缩压和舒张压水平的所属类别不同,则按照随访间隔较短的建议(如测得血压是 160/86mmHg,则遵从评估或参考在 1 个月内)。①提示病人应早期启动药物治疗。

如果发现血压是轻度升高,在开始治疗前,应重复测量观察 3~6 个月,有部分人常可以恢复正常。

77

24 小时动态监测

对于某些血压明显波动、处于临界高血压或难治性高血压（"白大褂效应"可能特别显著）的病人，动态监测就具有重要意义。有研究表明，这种方法可以更精确地评估血压的变异性。

一个有证据支持的方法是居家血压监测，病人可购买或租赁一台自动仪器并可以几日内测量数次。

动态血压测量的指南：

- 诊室血压异常变化。
- 诊室和家庭之间血压存在差异。
- 治疗出现耐药。
- 疑似有睡眠呼吸暂停。
- 两次血压测值>140/90mmHg

"白大褂"高血压

这类病人可能占高血压的 25% 以上。"白大褂"高血压（white coat hypertension）表现为病人在诊所或诊室环境中所测得的血压读数条件反应性升高，而在家庭所测血压和动态血压曲线则是正常的。这些病人患心血管疾病的风险较低，但依然可发展为原发性高血压。24 小时动态监测适用于这些病人。

隐匿性高血压

隐匿性高血压（masked hypertension）指在诊室测血压正常，而动态监测发现血压升高的情况。相对诊断难度更大，对于已有靶器官损害但诊室血压正常的病人需要考虑此诊断。

单纯收缩期高血压

单纯收缩期高血压（isolated systolic hypertension）最常见于老年病人，且不是良性的。

定义

收缩压≥140mmHg，且舒张压 <90mmHg。

如果非药物治疗试验失败，则使用药物谨慎地将收缩压降低到 140~160mmHg 之间。

评估

对于可疑高血压的病人，除了确定血压高低问题，还应对其以下临床情况进行评估：

- 病人是否有潜在的可逆继发性高血压。
- 是否存在靶器官损害。
- 是否存在其他潜在的可逆的心血管危险因素。
- 存在的合并症。

在决定是否开始（或增加）降压药物治疗时，这些因素显著地影响收益风险比。这一决定需要考虑的不仅仅是血压的数据。

病史

病史记录中应包括以下内容。

高血压史

- 诊断方法和初步诊断日期。
- 已知血压升高的时间和水平。
- 表明高血压对靶器官损害的症状，如头痛、呼吸困难、胸痛、跛行、踝部水肿和血尿。
- 提示继发性高血压的症状（**表 77.5**）。
- 以前所有抗高血压治疗药物的效果和不良反应。

其他疾病和危险因素存在与否

- 心血管、脑血管或周围血管疾病、肾脏疾病、糖尿病或近期体重增加史。
- 其他心血管危险因素，包括肥胖、高脂血症、糖耐量异常、吸烟、食盐的摄入量、饮酒、运动量和镇痛剂的摄入量。
- 其他相关情况，如哮喘或精神疾病（特别是抑郁）。

家族史

特别要注意高血压、心脑血管疾病、高脂血症、肥胖症、糖尿病、肾脏疾病、酗酒和过早猝死家族史。

用药史

所有的药物史，包括过度的非处方药物史都应该问到，因为有的药物可能升高血压或干扰降压治疗。影响高血压的常用药物包括：

- 酒精
- 口服和注射避孕药
- 激素替代疗法
- 类固醇/类固醇皮质激素
- 非甾体抗炎药/COX-2 抑制剂
- 拟交感神经药物、鼻黏膜减充血剂和其他感冒药，伪麻黄碱
- 食欲抑制药
- 兴奋剂，如安非他明
- 不可逆转的单胺氧化酶抑制剂
- 镇痛药
- 麦角胺
- 环孢素
- 他克莫司
- 天然甘草

- 安非他酮/氯氮
- 5-羟色胺和去甲肾上腺素再摄取抑制剂,如文拉法辛(剂量依赖性)

摄入酒精[7]

　　酒精具有与剂量相关的直接升压作用。日均饮酒量的评估是很重要的,每日超过 2 个标准杯(20g 酒精),视为超量饮酒。

身体检查

　　包括检查靶器官损害及继发性高血压的体征。体检时要考虑的主要内容标示于**图 77.3**。
　　高血压性视网膜病变 4 个等级的说明见**图 77.4**。

下肢脉搏和压力

　　为了判断高血压病人是否有罕见的主动脉夹层的可能,至少进行 1 次观察比较:

1. 胫动脉和股骨脉搏的频率和强度。

2. 同时测量上肢和下肢的血压。

3. 比较两侧上肢的血压。

测量腿部血压:

- 病人俯卧。
- 使用宽而长的袖带置于大腿中部。
- 将气囊充气并牢牢固定。
- 在腘动脉处听诊。

辅助检查[4,6,8]

推荐的检测项目

- 胸部 X 线片
- 测定血浆葡萄糖(最好是空腹)
- 测定血清总胆固醇、高密度脂蛋白(HDL)和空腹血清甘油三酯
- 血肌酐/评估的肾小球滤过率/尿微量白蛋白尿肌酐比值

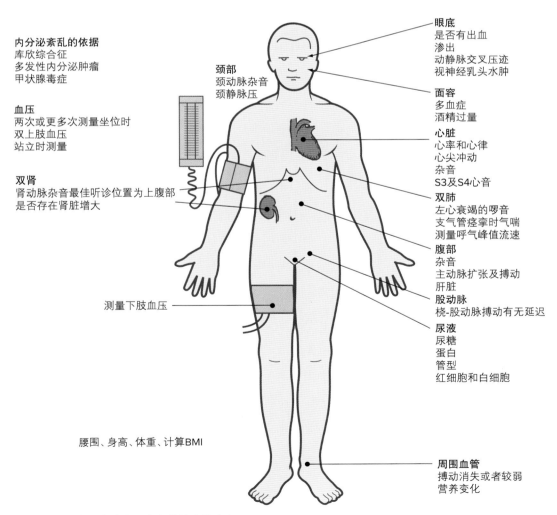

内分泌紊乱的依据
库欣综合征
多发性内分泌肿瘤
甲状腺毒症

血压
两次或更多次测量坐位时
双上肢血压
站立时测量

双肾
肾动脉杂音最佳听诊位置为上腹部
是否存在肾脏增大

测量下肢血压

腰围、身高、体重、计算BMI

颈部
颈动脉杂音
颈静脉压

眼底
是否有出血
渗出
动静脉交叉压迹
视神经乳头水肿

面容
多血症
酒精过量

心脏
心率和心律
心尖冲动
杂音
S3及S4心音

双肺
左心衰竭的啰音
支气管痉挛时气喘
测量呼气峰值流速

腹部
杂音
主动脉扩张及搏动
肝脏

股动脉
桡-股动脉搏动有无延迟

尿液
尿糖
蛋白
管型
红细胞和白细胞

周围血管
搏动消失或者较弱
营养变化

图 77.3　高血压病人应重点身体检查的内容

77

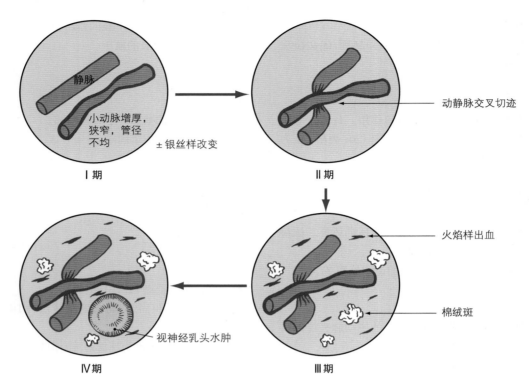

图 77.4　高血压性视网膜病变的 4 个等级

- 血尿酸
- 血清钾和钠
- 血红蛋白和血细胞比容
- 尿液分析(试纸和沉渣分析)

其他建议检测项目

- 心电图
- 颈动脉(和股动脉)超声检查
- 糖化血红蛋白(如空腹时血糖值>6.1mmol/L 或 110mg/L)
- 眼底检查(重度高血压)

　　其他检查包括超声心动图、肾脏影像学检查(尤其是肾脏超声)、24 小时尿儿茶酚胺、醛固酮、血浆肾素等,并不是常规检查,仅在有特殊指征提示时进行(如考虑原发性醛固酮增多症)。胸部 X 线检查,常为将来对比观察作为基线资料。但是如果胸部 X 线片显示心脏增大,可能表示心室扩张而不是室壁增厚[1]。关于具体的肾脏检查多倾向于选择核素扫描、肾动脉多普勒超声和肾动脉造影。

治疗

　　正确诊断是治疗的基础。若诊断为继发性高血压,应针对病因给予治疗。此处重点强调原发性高血压的治疗。

治疗的获益

　　研究表明,降低血压可以降低下列情况的发生率:

- 心血管死亡和总死亡率
- 卒中
- 冠状动脉事件
  已在以下病人中证明治疗获益:
- 舒张期或收缩期高血压
- 老年单纯收缩期的高血压

管理原则[6]

- 总的目标是提高长期生存率和生活质量。
- 促进有效的医患合作关系。
- 目标值是降到 140/90mmHg 以下。
- 仔细评估所有心血管疾病危险因素。
- 指导所有病人使用非药物治疗策略及阐明潜在益处。锻炼和健康饮食的长期获益远超仅观察到的对血压影响的获益。
- 无靶器官损害的轻、中度高血压病人,在药物治疗前可考虑动态血压或家庭血压监测。
- 下列病人应给予药物治疗
  - 一开始就表现为持续性高血压(如舒张压 100mmHg)
  - 靶器官损害
  - 非药物措施失败
  - 血压高于指南提示阈值的心血管疾病高危险状态
- 基于对接受药物治疗的不良反应和益处的评估,选择合适的降压药物。
- 避免与药物有关的不良反应,如直立性低血压。

- 避免血压过度或快速降低,目标是平稳和缓慢控制血压。
- 使病人克服无依从性的问题。

病人教育

包括适当的释除担忧、提供清晰的信息和易于遵循的指导意见。在病人方面,重要的是对于高血压概念及预后的理解上,通过提问咨询,了解其对有关知识的认识和理解。

纠正病人的错误认识[7]

病人对高血压概念的错误认识,可能会影响其治疗效果。

例如,他们可能会认为:

- 高血压是可以治愈的。
- 一旦血压被控制,他们不需要继续治疗。
- 因为他们没有症状,所以没有问题。
- 他们可以凭感觉停止治疗或需要采取服用非降压药物,或认为其症状都是由于血压的高或低引起的。
- 建立正确的生活方式,如适当锻炼和合理饮食,就不需要再服用处方药。
- 可以通过感觉衡量血压的高低。

提高病人依从性的技巧

- 为病人提供连续血压测定记录卡。
- 提供关于药物服用时间的建议。一项 2019 年的研究表明,睡前用药可以减少心血管事件[11],但前提是病人确实记得住。
- 设定治疗目标。
- 建立随访制度。
- 提供病人教育材料。

在随访的时候:

- 询问是否偶尔有忘服药物的情况。
- 检查所有心血管疾病风险。
- 查询有关药物的任何不良反应。

非药物(生活方式)管理措施

3 个月非药物疗法的适应证是平均舒张压在初次测量为 90~100mmHg,而且没有任何证据表明有靶器官损害。记得停用、更换或替代可能导致血压升高的药物(如非甾体抗炎药、皮质激素类、口服避孕药、替代疗法用激素)。

行为干预措施

- 减重

有相当多的证据表明,减肥和增肥可相应地引起血压的下降和升高。霍维尔等人认为每减少 1kg 的体重,收缩压下降 2.5mmHg,舒张压下降 1.5mmHg[12]。为所有病人计算出正常的 BMI 值,并制订、组织进行减肥计划,使男性腹围 <94cm,女性腹围小于 80cm,BMI 值达到 25kg/cm² 左右。

- 减少过量酒精摄入[7]

酒精的直接升压作用是可逆的。每日饮用大于 20g 酒精会导致血压升高,使高血压的治疗更加困难。应该限制高血压病人每日酒精摄入量为一个或两个标准杯(10~20g)。减量或戒断日常酒精摄入量会使血压降低 5~10mmHg。

- 减少钠的摄入 ≤4g/d

有些人对盐的限制更敏感。建议病人管理好盐瓶,只在他们的食物中加少许适量的盐。减少钠的摄入量,建议每日少于 100mmol。特别应注意加工后的食品和外卖食品。

- 增加锻炼,有规律的体力活动

规律的有氧或等张运动有助于降低血压[10]。高血压病人实施锻炼计划应该循序渐进。散步是一种合适的运动,最理想能每周散步 150~300 分钟。

- 减轻具体的压力

如果病人不能避免紧张或过度劳累,建议放松和/或冥想疗法。

- 其他饮食因素做好健康饮食计划

有证据表明,乳制品、素食以及摄入更多的蔬菜、水果、全谷物能降低血压[6]。含高钙饮食、低脂肪和咖啡因也可能是有益的。避免食用甘草和含有甘草的食物。

- 戒烟

吸烟会导致血压急性升高,而似乎不会引起持续性血压升高。然而,戒烟是很重要的,因为吸烟是心血管疾病的重要危险因素,长期吸烟可能抵消抗高血压治疗的心血管获益[7]。

- 睡眠呼吸暂停的管理

一项纳入 2 014 例的系统回顾发现,持续气道正压通气(CPAP)可用于降低睡眠呼吸暂停合并高血压病人的血压,虽然只有很少的程度(2~3mmHg)[13]。

药物治疗

对于持续舒张压 >95mmHg 的病人,药物治疗的获益似乎超过任何已知风险。尽管人们还在不断研发更为理想的降压药物,但目前已有许多有效的降压药物可供临床选用[14]。在药物选择上,应根据病人的健康状况、药物的降压效果和病人的耐受性,兼顾病人经济条件及个人意愿,选择合适病人的降压药物。具体用药详见**图 77.5**。

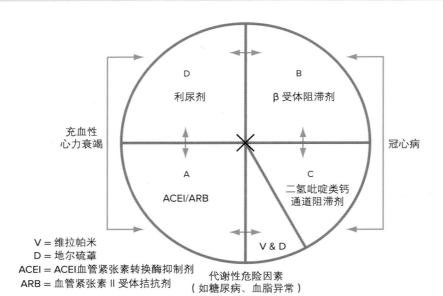

V = 维拉帕米
D = 地尔硫䓬
ACEI = ACEI血管紧张素转换酶抑制剂
ARB = 血管紧张素Ⅱ受体拮抗剂

图 77.5　高血压的一线治疗药物中,治疗药物类别的常见组合

- 相邻的两类药物联合应用作用相加,且不良反应不比单独使用任何药物增加。
- 维拉帕米(V)和地尔硫䓬(D)一般不应与 β₂ 受体阻滞剂联用。
- 位于图中圆的斜对角的两类降压药可以联合使用,但其作用可能达不到完全相加的效应。
- 图中左侧的药物联合应用可用于高血压合并心力衰竭的病人,而右侧的药物联合应用可用于高血压合并冠心病的病人中。
- 在图中横线下面的药物组对代谢无影响,是合并糖尿病或血脂异常高血压病人的首选组合。
- ACEI 和 ARB 不能联合应用(副作用叠加且基本没有获益)。
- β₂ 受体阻滞剂不常规作为一线治疗用药,除非对于合并症有益处。
- 哌唑嗪和其他 α 受体阻滞剂常常作为单一用药,但也可联合上述任何药物。
- 小剂量中枢作用的抗肾上腺素能药物(如甲基多巴、可乐定)也可以被联用于任何其他各类药物,不过,有关他们联合使用较新型的降压药的资料还不多。

资料来源:WHITWORTH J.A.,CLARKSON D.,DWYER T.,et al. Management of hypertension:a consensus statement.Med J Aust,1994,161(9):575-576. 已得到引用许可。

多种疾病,如糖尿病、哮喘、慢性阻塞性肺疾病、雷诺现象、心力衰竭、血清尿酸水平升高或同时伴有脂质水平升高,都可能限制某类药物的使用。

何时进行用药治疗[6]

- 非药物治疗措施无效。
- 高的心血管风险问题(5 年心血管风险 >15%,已患心血管疾病,年龄 >60 岁的糖尿病或持续蛋白尿)的病人。
- 5 年心血管风险高于 10%,收缩压 >140mmHg 或舒张压 >90mmHg 的所有病人。
- 5 年心血管风险低于 10%,收缩压 >160mmHg 或舒张压 >100mHg 的所有病人(**表 77.8**)。

用药指南[15]

- 治疗开始时通常应采用单药和小剂量。
- 多需 4~6 周达最高疗效。
- 低剂量单药治疗效果不满意时,考虑增加剂量到最大推荐剂量,或联合用药,或替换为另外一类药物。

表 77.8　成人目标血压水平[6,15]

蛋白尿 >1g/d(有或无糖尿病)	<125/75mmHg
有合并症或终末器官损伤	<130/80mmHg
● 冠心病	
● 糖尿病	
● 慢性肾脏疾病	
● 蛋白尿 >300mg/d	
● 卒中/短暂性脑缺血发作	
无以上情况	<140/90mmHg 或能耐受的更低

- 治疗期间,在同类药中只能选用一种。
- 一线治疗方案的选择和使用各种药物的药理学作用如**表 77.9** 所示。
- 每日同一时间测量血压。
- 最好的策略是让病人自我进行血压测量。
- 病人通常需要 2 种或 2 种以上的降压药治疗使血压达标。

表 77.9 高血压一线治疗药物[6,15,16]（标准剂量）

药物分类				
利尿剂	β 受体阻滞剂	钙通道阻滞剂	ACEI	ARB（沙坦类）
代表药物和初始剂量（口服治疗）				
氯噻酮,每日 12.5~25mg 氢氯噻嗪,每日 12.5mg 吲达帕胺(SR),每日 1.5mg 吲达帕胺,每日 1.25~2.5mg	阿替洛尔,每日 25~50mg 美托洛尔,每日 50mg 吲哚洛尔,每日 5mg 普萘洛尔,每日 40mg	**二氢吡啶类,钙通道阻滞剂** 氨氯地平,每日 2.5mg 非洛地平(SR),每日 2.5mg 乐卡地平,每日 10mg 硝苯地平(CR),每日 20mg **非二氢吡啶** 地尔硫䓬(CD),每日 180mg 维拉帕米(SR),每日 120~180mg	卡托普利 6.25mg,每日 2 次 依那普利,每日 5mg 赖诺普利,每日 5mg 培哚普利,每日 2.5mg 雷米普利,每日 2.5mg 福辛普利,每日 10mg 喹那普利,每日 5mg 群多普利,每日 1mg	坎地沙坦,每日 8mg 依普罗沙坦,每日 600mg 厄贝沙坦,每日 150mg 氯沙坦,每日 50mg 奥美沙坦,每日 10mg 替米沙坦,每日 40mg 缬沙坦,每日 80mg
推荐用于				
心力衰竭（轻度） 老年病人	妊娠 青光眼 稳定型心绞痛 后壁心肌梗死 偏头痛	哮喘 稳定型心绞痛 周围性血管疾病 雷诺现象	左心室心力衰竭 周围血管疾病 糖尿病 雷诺病 后壁心肌梗死	左心室心力衰竭 糖尿病 周围血管疾病 ACEI 所致咳嗽 后壁心肌梗死
禁忌证				
2 型糖尿病 高尿酸血症/痛风 肾衰竭	哮喘/慢性阻塞性肺疾病 喘息病史 心力衰竭 心脏传导阻滞（二、三度） 周围血管病 脆性 1 型糖尿病	心脏传导阻滞（二、三度） 心力衰竭（维拉帕米、地尔硫䓬） 快速型心律失常	双边肾动脉狭窄 妊娠 高钾血症 血管性水肿	妊娠 严重肾衰竭 高钾血症
注意事项				
低钾血症 噻嗪类 +ACEI 肾衰竭	心绞痛病人避免突然停药 谨慎使用维拉帕米、非甾体抗炎药,以及吸烟者用药	谨慎使用 β 受体阻滞剂和地高辛,以及慢性心力衰竭者	慢性肾脏疾病谨慎使用保钾利尿剂和非甾体抗炎药	电解质失衡 肾损伤 肝损伤
重要的副反应				
皮疹 性功能障碍 虚弱 血恶病质 肌肉痉挛 低钾血症 低钠血症 高尿酸血症 高血糖症 对脂质代谢的影响	疲劳 失眠 清醒梦 支气管痉挛 肢端冰冷 性功能障碍 对脂代谢的影响	头痛 闪回 脚踝水肿 心悸 头晕 恶心 便秘（维拉帕米） 夜尿,尿频 牙龈增生	咳嗽 虚弱 皮疹 味觉障碍（品尝） 高钾血症 第一剂的低血压 血管性水肿	头痛 头晕 直立性低血压 疲劳 虚弱 高钾血症 过敏 闭角型青光眼

注:ACEI. 血管紧张素转换酶抑制剂;ARB. 血管紧张素 II 受体拮抗剂;SR. 缓释;CR. 控释;CD. 抑制给药。

初始用药方案

对没有并发症的高血压病人,除非有禁忌证,ACEI 或 ARB、钙通道阻滞剂和噻嗪类都是合适的一线降压药物。

传统方法是采用分步治疗,直到达到理想的血压控制。

初始用药方案：

1. ACEI/ARB 特别是≥55 岁，
   或
   钙通道阻滞剂（CCB）
   或
   小剂量噻嗪类利尿剂（如果年龄≥65 岁）
2. 如果 3 个月后血压没有达标：
   ACEI/ARB+CCB（最佳证据）[17]
   或
   ACEI/ARB+ 噻嗪类
   或
   ACEI/ARB+β_2 受体阻滞剂
3. 如果仍未达标：
   ACEI/ARB+CCB+ 噻嗪类
4. 如果仍未达标：服用螺内酯或寻求专家建议

以下是有效的组合（**表 77.10**）：[10,18]

表 77.10 治疗高血压的有效组合药物

起始药物	添加用药
利尿剂	ACEI/ARB
	或
	CCB
	或
	β 受体阻滞剂
β 受体阻滞剂	利尿剂
	或
	二氢吡啶类 CCB
ACEI 或 ARB	利尿剂
	或
	β 受体阻滞剂
	或
	CCB

注：ACEI. 血管紧张素转换酶抑制剂；ARB. 血管紧张素 II 受体拮抗剂；CCB. 钙通道阻滞剂。

相对效果欠佳的组合[10]

- 利尿剂和 CCB
- β 受体阻滞剂和 ACEI

不良组合[10,15]

- 在同一类药物中使用超过一种药物
  - β 受体阻滞剂和维拉帕米（心脏传导阻滞、心力衰竭）
  - 保钾利尿剂和 ACEI 或 ARB（高钾血症）
  - ACEI 和 ARB

利尿剂[10,16]

- 噻嗪类是治疗高血压的常用一线利尿剂。
- 低钾血症可以使用保钾利尿剂或更换另一种一线药物。
- 袢利尿剂降压作用并不强，但可用于有心力衰竭或肾功能不全的高血压病人。
- 噻嗪类药物对伴有肾功能损伤的降压效果不佳。
- 噻嗪类药物可能诱发急性痛风。
- 非甾体抗炎药可能影响利尿剂抗高血压和排钠的有效性。
- 采用利尿剂治疗时应该给予高钾和高镁饮食（如扁豆、坚果、高纤维）。
- 如果血脂显著异常，应避免使用。
- 吲达帕胺的作用不同于噻嗪类利尿剂和袢利尿剂，其对血脂影响较小。

β 受体阻滞剂

- 非甾体抗炎药可能会干扰 β 受体阻滞剂降血压的效果。

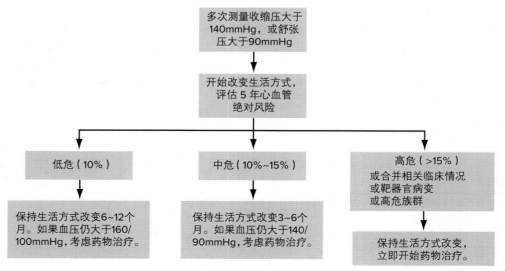

图 77.6 高血压管理的决策图[2]
国家心脏基金会建议（更新至 2010 年 12 月）。

- 如果使用一种 β 受体阻滞剂不能使血压降低,再换另一种血压也不会降低。
- 维拉帕米和 β 受体阻滞剂联合使用可能诱发心脏传导阻滞而导致心搏骤停。
- 在缺血性心脏病或敏感性良好的病人,治疗不能突然停止,否则会促发心绞痛。

钙通道阻滞剂

- 钙通道阻滞剂(calcium channel blockers)通过松弛血管平滑肌进而降低血压。
- 个别药物的性质有所不同,尤其是对心功能的影响。
- 二氢吡啶类化合物(如硝苯地平和非洛地平)往往血管舒张作用更强,因此可能产生相关的不良反应。
- 与维拉帕米和地尔硫䓬(降低心率)不同,二氢吡啶类药物可以与 β 受体阻滞剂安全联合使用。
- 维拉帕米在二度或三度房室传导阻滞时禁止使用。
- 维拉帕米和地尔硫䓬不适用于心力衰竭的病人。
- 这些药物可以与 ACEI、β 受体阻滞剂、哌唑嗪和甲基多巴联合使用。

ACEI

　　血管紧张素转换酶(angiotensin converting enzyme,ACE)将血管紧张素 I 转化为血管紧张素 II(一种强有力的血管收缩剂并可刺激醛固酮的分泌)同时分解缓激肽(血管舒张药)。ACEI 对老年病人有效;可提高心力衰竭病人的生存率和生活状态;对糖尿病病人的肾功能有保护作用;在心肌梗死后有心肌保护作用。

　　味觉障碍通常是暂时的,可以通过持续的治疗得到缓解,干咳病人大约占 15%,可能在停药后消失,对于顽固性干咳的病人则需要停药或换药。血管性水肿是 ACEI 的一个潜在的严重不良反应,0.1%~0.2% 的服用者可出现血管性水肿。与干咳一样,这是一类效应,并会减少所有有这类副反应的病人使用 ACEI。心脏结果预防评估(HOPE)[19]的研究表明,雷米普利减少心血管死亡、非致死心肌梗死、非致死性卒中和高风险人群中新发心力衰竭的例数。也有数据表明,伴糖尿病、微量蛋白尿或预先存在的有血管病变的病人使用 ACEI 可获益,即使血压正常的病人也同样获益[18-19]。

血管紧张素 II 受体拮抗剂(沙坦类)

　　血管紧张素 II 受体拮抗剂(angiotensin II receptor antagonists)选择性地阻断血管紧张素 II 与血管紧张素 I 受体的结合,并且阻滞血管紧张素的作用比 ACEI 更具选择性。减少了血管紧张素引起的血管收缩、钠重吸收和醛固酮释放。血管紧张素抑制药在肾素 - 血管紧张素 - 醛固酮系统的作用机制如图 77.7 所示。ARB 也有同 ACEI 类似的肾功能损伤和其他副作用,但是干咳不是一个明显的副作用。这一类药物可单独或与其他降压药联合用于

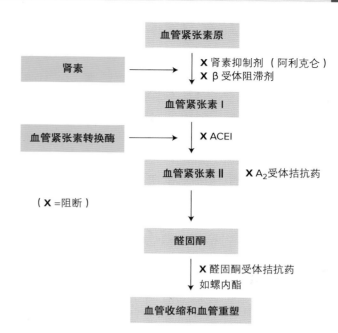

图 77.7　肾素 - 血管紧张素 - 醛固酮系统的靶向药物

轻中度高血压病人。这类药常用于因顽固性干咳而不能使用 ACEI 类的病人,并且可以和噻嗪类利尿剂联合使用。它们可以作为因产生刺激性干咳而不耐受 ACEI 病人的一类候选替代药物。也可与噻嗪类利尿剂合并使用。

α 受体阻滞剂(哌唑嗪和特拉唑嗪)

　　不推荐 α 受体阻滞剂作为一线用药。

　　一个特殊的问题是,α 受体阻滞剂常有"首剂效应",表现为首次服用后大约 90 分钟发生急性晕厥,因此最好在睡前服用。哌唑嗪能增强 β 受体阻滞剂的药效,是 β 受体阻滞剂的最佳组合。对于不适合用利尿剂或 β 受体阻滞剂治疗的病人是有效的二线用药(如患有糖尿病、哮喘或高脂血症)。

血管平滑肌松弛药

　　除了钙通道阻滞剂,包括肼屈嗪、米诺地尔和二氮嗪,一般不用于一线治疗,可用于顽固性高血压和高血压急症的治疗。

交感神经系统抑制药

　　新型降压药,通过抑制交感神经系统,减少外周交感神经活性来降压。甲基多巴和可乐定可以在妊娠期间使用。

高血压急症[15]

　　高血压急症(hypertensive emergencies)时,血压突然明显升高,可导致心血管疾病。典型高血压急症(罕见)的表现包括高血压脑病、急性卒中、心力衰竭、主动脉夹

层、动脉瘤、子痫等危象。有症状的病人可表现为头痛和意识模糊。

出现上述情况时,转至急诊治疗是必须的,应将病人立即送往医院监测和治疗。治疗须因人而异,注意潜在的疾病和伴发疾病。

血压必须逐步降低,过快降压可能会诱发卒中。以前2小时内降低血压不超过25%为目标,而后2~6小时内将血压降至160/100mmHg[15]。

治疗予以钙通道阻滞剂和/或ACEI。另外,在重症监护病房静脉使用硝普钠是最佳选择。

硫酸镁能降低子痫的风险和孕产妇先兆子痫的死亡率(见第100章)

顽固性高血压

顽固性高血压(refractory hypertension)指通过3~4个月的规范降压治疗,仍未能将血压控制在理想范围内,为顽固性高血压。此种情况,应认真评估可能存在的继发性因素。通常要考虑病人的依从性问题、睡眠呼吸暂停综合征、其他药物的影响、酒精及违禁药品的影响,其他因素(例如:仪器因素——血压测量仪袖带过紧、"白大褂"高血压)。

当血压控制不理想且原因不明时,应将病人转诊到专科就诊。诊所外血压测量,如24小时动态血压监测,可有助于这类型病人评估。

儿童和青少年的高血压

血压的记录应该作为儿童体检的一部分,并进行长期观察。所有感到身体不舒服的儿童都应进行血压测量。

儿童较少测量血压的原因有多种,包括发现异常的机会更少,或者血压测量仪的袖口不适合婴儿或幼儿。

对父母患有高血压的儿童更应密切关注其血压。继发性高血压高风险病人(如肾脏或心血管疾病、泌尿系统异常和糖尿病)应该常规测量血压。若儿童出现视力变化、头痛或复发性腹痛或癫痫发作,以及使用糖皮质激素或口服避孕药等药物者,应该定期检测其血压。

虽然继发性因素导致高血压在儿童中相对成人更常见,年轻人仍然更容易发展为原发性而不是继发性高血压。肾实质疾病和肾动脉狭窄是其主要的继发性高血压病因。

儿童在不同年龄段的正常血压上限见**表77.11**[7]:

表77.11　儿童在不同年龄段的正常血压

年龄/岁	血压/mmHg
5岁或更小	110/75
6~9	120/80
10~13	125/85
14~18	135/90

适当的袖口尺寸对于避免读数不准确非常重要,建议使用较大而不是较小的袖口。气囊的宽度应覆盖上臂的75%。在婴儿和幼儿中,可能需要使用电子装置。虽然声音停止(第5阶段)能更好地反映真实舒张压力,但儿童的血压往往没有消失声音,所以改为记录声模糊不清(第4阶段)。

儿童诊断评价和药物治疗与成人相似,强烈考虑专家转诊。肥胖儿童减轻体重可能适当降低血压,ACEI或钙通道阻滞剂在儿童中最为推荐,利尿剂其次。女性应避免使用ACEI。

老年人的高血压

随着年龄的增长,血压与年龄呈线性关系增长。

治疗指南

- 单纯收缩期高血压也需要治疗[20]。
- 非药物治疗对老年病人可能有效。
- 老年病人减少饮食钠的摄入比年轻病人更能获益。
- 需进行药物治疗时,首次剂量采用常规成人推荐量的半量开始,即应低剂量开始给药,依病人反应情况缓慢增加剂量。
- 70岁以上老年病人如其他健康状况良好,治疗原则同年轻病人一样。研究提示获益依然很显著。然而,权衡这一点与伤害的事实(如跌倒风险),获益可能更大。
- 缓慢降压。
- 药物反应是一个限制性因素。
- 药物间的相互作用也需注意:包括非甾体抗炎药、抗帕金森药物和吩噻嗪。

具体药物

- 一线选择:吲达帕胺(首选)或噻嗪类利尿剂(低剂量)[7];2~4周后应检查电解质,如果有低钾血症,可加用保钾利尿剂,而不是单纯补钾。利尿剂可能加重膀胱负担(如尿失禁)。
- 二线选择:ACEI或ARB,对心力衰竭病人更为适用。其他有效药物(特别是对单纯收缩期高血压者):
- β受体阻滞剂(低剂量),尤其适用于利尿剂不耐受或者有心绞痛的病人
- 钙通道阻滞剂

这两种药物通常耐受性良好,但维拉帕米可能出现便秘等不良反应。

另外,在使用ACEI时应进行肾功能和电解质的监测。

特殊情况下高血压的用药

总结见表77.12。

表 **77.12**　高血压合并其他疾病的药物选择[7]

高血压合并其他疾病	利尿剂	ACEI 或 ARB	钙通道阻滞剂	β 受体阻滞剂
哮喘/COPD	√	√	√	× 注意
肠道疾病/便秘	×	√	×	×
心动过缓/心脏传导阻滞	√	√	慎用	×
心力衰竭	√ *	√ *	慎用	×
抑郁	√	√	√慎用	×
糖尿病	×	√ *	√	× 慎用
血脂异常	√	√	√	×
高尿酸血症/痛风	×	√ *	√ *	×
勃起功能障碍	×	√	√	×
缺血性心脏病	√	√	√ *	√ *
周围血管疾病	√	√	√ *	×
妊娠	×	×	√	√非孕后期
雷诺现象	√	√	√ *	×
肾动脉狭窄	√	×	√ * 慎用	√ * 慎用
肾衰竭	√	慎用	√	√
心动过速	×	×	慎用	√ *

注:ACEI. 血管紧张素转换酶抑制剂;ARB. 血管紧张素 II 受体拮抗剂;COPD. 慢性阻塞性肺疾病。* 可选择的药物。钙通道阻滞剂需认真选择,一些情况适合而另外一些情况可能不适合。

77

轻度高血压逐渐减药的治疗[10]

　　这是一个重要的概念,承认药物治疗不一定是终身的。如果血压被很好地控制了几个月到几年,往往可以减少剂量或药物的数量。

　　一般的"减方"(deprescribing)经验法则是,药物(或其特定剂量)预期的获益证明其继续使用是正确的才可继续用药。

　　"药物假期"(drug holiday,即停止治疗)是危险的,因为令人满意的控制可能是暂时的,高血压将再次出现。在这种情况下仔细监测是必须的。

转诊时机

- 顽固性高血压:未能充分控制血压或原因不明确。
- 怀疑"白大褂高血压":行动态血压监测。
- 严重高血压:舒张压 >115mmHg。
- 高血压急症。
- 有进行性靶器官损伤依据,且血压未充分控制。
- 严重肾功能损伤,eGFR<30ml/min。
- 发现可治疗的继发性高血压病因。

临床要领

- 不应仅凭单一感觉症状诊断高血压。
- 至少连续两次测量收缩压平均值大于 140mmHg 或舒张压大于 90mmHg 才能诊断高血压。
- 有喘息病史的病人应小心使用 β 受体阻滞剂。
- 1 次增加一种药物,等待大约 4 周之后再做剂量调整。
- 过度摄入酒精会导致高血压和高血压治疗耐受。
- 如果高血压对治疗无效,可能原因是忽略了潜在的肾脏或肾上腺病变。
- 肾动脉狭窄的低沉杂音的最佳听诊部位是在上腹部相应区域。
- 肾动脉狭窄的低沉杂音最好通过牢固放置听诊器膜件在上腹部上听诊。
- 老年高血压病人可能对使用利尿剂、钙通道阻滞剂和 ACEI 的疗效较好。
- β 受体阻滞剂或 ACEI 则对年轻病人疗效较好。

参考文献

1　Australian Institute of Health and Welfare 2019. High blood pressure. Cat. no. PHE 250. Canberra: AIHW. Available from: https://www.aihw.gov.au/reports/risk-factors/high-blood-pressure, accessed April 2021.

2　Nichols M et al. Australian heart disease statistics 2015. Melbourne: National Heart Foundation, 2016.

3   Practice guidelines for primary care physicians: 2003 ESH/ESC Hypertension Guidelines. J Hypertens, 2003; 21(10): 1779–86.

4   Guidelines Subcommittee 1999. WHO–ISH guidelines for the management of hypertension. J Hypertens, 1999; 17: 151–83.

5   National Vascular Disease Prevention Alliance. Guidelines for the management of absolute cardiovascular disease risk 2012. National Stroke Foundation, 2012: 6–7. Available from: https://www.heartfoundation.org.au/getmedia/4342a70f-4487-496e-bbb0-dae33a47fcb2/Absolute-CVD-Risk-Full-Guidelines_2.pdf, accessed April 2021.

6   National Heart Foundation of Australia. Guideline for the diagnosis and management of hypertension in adults 2016. Melbourne: National Heart Foundation of Australia, 2016. Available from: www.heartfoundation.org.au/for-professionals/clinical-information/hypertension, accessed April 2021.

7   Sandler G. High blood pressure. In: *Common Medical Problems*. London: Adis Press, 1984: 61–106.

8   Royal Australian College of General Practitioners. *Guidelines for Preventive Activities in General Practice* (9th edn). Melbourne: RACGP, 2016: 87–9.

9   Bates B. *A Guide to Physical Examination and History Taking* (5th edn). Philadelphia: Lippincott, 1991: 284.

10 National Heart Foundation of Australia. *Guide to Management of Hypertension*. Canberra: National Heart Foundation of Australia, 2008 (updated 2014).

11 Hermida RC et al. Bedtime hypertension treatment improves cardiovascular risk reduction: the Hygia Chronotherapy Trial. Eur Heart J, 2020; 41(48): 4565–76.

12 Hovell MF. The experimental evidence for weight loss treatment of essential hypertension: a critical review. Am J Public Health, 1982; April 72(4): 359–68.

13 Fava C et al. Effect of CPAP on blood pressure in patients with OSA/hypopnea. Chest, 2014; 145(4): 762.

14 Jennings G, Sudhir K. Initial therapy of primary hypertension. Med J Aust, 1990; 152: 198–202.

15 Hypertension [updated 2018]. In: *Therapeutic Guidelines* [digital]. Melbourne: Therapeutic Guidelines Limited, 2018. www.tg.org.au, accessed September 2017.

16 Buckley N (Chair). *Australian Medicines Handbook*. Adelaide: Australian Medicines Handbook Pty Ltd, 2017: 241–3.

17 Law MR, Morris JK, Wald NJ. Use of blood pressure lowering drugs in prevention of cardiovascular disease: meta analysis of 147 randomised trials in the context of expectations from prospective epidemiological studies. BMJ, 2009 May 19; 338: b1665.

18 Kjeldsen SE et al. Avoiding Cardiovascular events through COMbination therapy in Patients LIving with Systolic Hypertension investigators. Predictors of blood pressure response to intensified and fixed combination treatment of hypertension: the ACCOMPLISH study. Blood Press, 2008; 17: 7–17.

19 Yusef S et al. Effects of an angiotensin-converting inhibitor, ramipril, on cardiovascular events in high risk patients. N Engl J Med, 2000; 342: 145.

20 SHEP Cooperative Research Group. Prevention of stroke by antihypertensive drug treatment in older persons with isolated systolic hypertension. JAMA, 1991; 265: 3255–64.

77

1994年发表的一项具有里程碑意义的斯堪的纳维亚辛伐他汀生存研究(4S研究)，令人印象深刻，这项研究消除了许多关于调脂治疗的担忧和误解。

达菲和梅雷迪思(Duffy and Meredith)1996年[1]（译者注：澳大利亚蒙纳士医学中心心脏专家）

血脂异常是指血清中血脂或脂蛋白含量异常。可分为：

- 以高甘油三酯血症为主。
- 以高胆固醇血症为主。
- 混合型，胆固醇及甘油三酯均升高。

现代流行病学研究已经证实，血清胆固醇升高会引起动脉壁病理改变，从而导致冠心病的发生，而调脂治疗可减少冠状动脉和脑血管事件，并提高生存率。

一项包含18个大型随机对照试验的Cochrane（循证医学）系统回顾[2]，发现了他汀类药物可降低全因死亡率和主要血管事件的高质量证据。预防1例心血管意外所需要他汀类药物治疗的人数(NNT)，会根据病人的危险分层而显著不同（表78.1）。

表78.1 1年内为预防1例死亡所需要用他汀类药物治疗的人数(NNT)[2]

危险分层	为预防1例死亡所需的治疗人数
5年心血管死亡风险小于5%	835
5年心血管死亡风险介于5%~10%之间	335
既往有心血管事件——高危者[3]	165

与其他心血管风险因素一样，关注任何一项指标（在本章节中指血脂水平）仅仅是降低风险的整体方法的一部分。

原发性血脂异常是治疗的关注重点，但继发性血脂异常（表78.2）也需要加以处理。低密度脂蛋白与冠心病相关性最高，其水平仍然是调脂治疗的首要目标。他汀类药物是治疗高脂血症的一线药物，与测量总胆固醇一样，不应单独测量低密度脂蛋白。

已确定的事实[4-6]

- 冠心病的主要危险因素：

表78.2 继发性血脂异常的常见原因

甲状腺功能减退症	肾功能损害
肾病综合征	吸烟
2型糖尿病	酒精过量
胆汁淤积	雌激素治疗
神经性厌食	阻塞性肝病
肥胖	

　　- 低密度脂蛋白胆固醇(LDL-C)升高，及高密度脂蛋白胆固醇(HDL-C)降低
　　- LDL-C与HDL-C的比>4
- 胆固醇水平越高，患病风险越高
- 甘油三酯水平>10mmol/L，胰腺炎风险增加
- 管理应与风险因素相关
- 调脂治疗3年后总胆固醇每下降10%，冠心病的发生率减少20%
- 通过他汀类药物降低LDL-C，可降低心脏病、卒中、血运重建及死亡的发生率
- 建议从45岁开始（原住民及托雷斯海峡岛民从35岁开始）每年进行筛查

辅助检查[5]

推荐病人从45岁开始每5年进行以下空腹检测：

- 血清胆固醇、HDL-C、LDL-C和甘油三酯水平。

如初次检测水平较高，则在6~8周进行第二次确认测试。中度风险（5年CV风险>10%）的病人应每两年进行1次筛查试验。如果是原住民或托雷斯海峡岛民，则在35岁时开始测试。

所有病人都应得到有关生活方式风险管理的建议和支持。需要药物治疗的病人归纳在表78.3中。

表78.3　需要治疗的病人[澳大利亚医疗保险的药物受益计划(PBS)指南][4]

风险类别	根据血脂水平/(mmol·L^{-1})的初始药物治疗
有症状的冠心病、周围血管病及脑血管病病人	任何水平
合并微量白蛋白尿的糖尿病病人;年龄在60岁以上;原住民或托雷斯海峡岛民 冠心病家族史(一级亲属<45岁,或二级亲属<55岁)	
原住民和托雷斯海峡岛民高血压病人 冠心病家族史(一级亲属<60岁或一个二级亲属小于50岁)	胆固醇>6.5mmol/L 或 胆固醇>5.5mmol/L 且 高密度脂蛋白<1mmo/L
高密度脂蛋白<1mmo/L病人	胆固醇>6.5mmol/L
不符合上述条件的病人: • 35~75岁男性 • 75岁以下的绝经后女性	胆固醇>7.5mmol/L 或 甘油三酯>4mmo/L
以上未包括的病人	胆固醇>9mmol/L 或 甘油三酯>8mmo/L

推荐的治疗目标[7]

• 总胆固醇<4mmol/L
• LDL-C<2.0mmol/L
• HDL-C≥1.0mmol/L
• non-LDL-C<2.5mmol/L
• TG<2mmol/L

澳大利亚国家血管疾病预防联盟(NVDPA)指南[7]指出,在较长时间的研究中剂量滴定方案和使用固定剂量似乎没有较大差异。他汀类药物的大部分获益是在较低剂量时产生的,而随着剂量向最大剂量递增,其附加益处反而越少。因此,治疗应以达到这些治疗目标为主,而不是追求某一个绝对的剂量。

非药物措施[6]

• 饮食措施
  – 保持理想的体重(如针对心血管疾病的做法,见第75章)
  – 减少饱和脂肪和反式脂肪的摄入,特别是奶制品和肉类
  – 避免快餐和油炸食品
  – 用单一或多不饱和脂肪代替饱和脂肪
  – 使用被证实的好的烹饪方法(如蒸、烤)
  – 去掉肉中的油脂,去掉鸡皮

  – 避免在两餐之间吃饼干和蛋糕
  – 高纤维饮食,尤其是水果和蔬菜(以增加可溶性纤维)
  – 食用富含植物甾醇的牛奶、人造黄油或奶酪
  – 酒精摄入量:每日0~2标准酒精量
  – 多喝水
• 鼓励身体活动:定期锻炼
• 停止吸烟
• 家庭合作是必不可少的
• 排除继发原因(如肾脏疾病、2型糖尿病、甲状腺功能减退症、肥胖、酒精过量——尤其是甘油三酯升高),服用特定利尿剂

核查点

• 6~8周内饮食措施产生效果(甘油三酯下降,LDL-C下降)
• 如果饮食改变成功,除最高风险的人群外,在考虑药物治疗前,应进行至少持续6个月的非药物治疗

药物治疗

调脂药的选择取决于血脂紊乱的类型[5-6](表78.4)。在使用饮食措施的基础上,可使用以下药物。

治疗应该从他汀类药物开始。如果LDL-C水平没有降低到目标水平或需使用他汀类药物的最大耐受剂量,可添加依折麦布[5,8],胆汁酸结合树脂或烟酸。

如果不能耐受他汀类药物,这些药物可作为单药治疗。

高胆固醇血症,尤其是LDL-C升高

选择下列一种药物[6,9]。

一线药物

1. HMG-CoA还原酶抑制剂(他汀类,表78.4):有证据支持,但肌肉或肝胆疾病病人要谨慎。典型的减量是30%~50%[9]。
   • 不良反应:胃肠道副作用、肌痛、肝功能异常(罕见)。
   • 监测:测量肝功能(ALT和CPK)和CK为基线。
   • 4~8周复查肝功能。除非病人出现症状,否则不再建议继续监测肝功能[5]。

其他药物治疗(选择):

2. 依折麦布每日10mg(特别是他汀不耐受者),能降低约18%的LDL[9]。

3. 联合用药:依折麦布 + 他汀类药物(考虑胆固醇是否高于目标)[8]。

4. 胆汁酸结合树脂(通常可降低15%~24%的LDL)

表 78.4 调脂药物

药物	剂量(平均值)	适应证	不良反应	监测
他汀类药物	**起始剂量范围**			
阿托伐他汀	10~80mg	胆固醇升高	肌肉疼痛	肝酶:肌酸激酶
普伐他汀	20~80mg	(总胆固醇或低密度	肝酶升高	和谷丙转氨酶
辛伐他汀	10~80mg	脂蛋白胆固醇升高)		
氟伐他汀	20~80mg			
瑞舒伐他汀	5~40mg			
胆汁酸结合树脂				
考来烯胺	4~8g,2 次/d	胆固醇升高	胃肠道功能紊乱	
考来替泊	5~10g,2 次/d		药物相互作用	
贝特类				
吉非贝齐	600mg,2 次/d	甘油三酯升高	胃肠道功能紊乱	肝酶
非诺贝特	145mg,1 次/d	混合型高脂血症	肌炎	凝血
			吉非贝齐与他汀类药物相对禁忌	
其他类别				
依折麦布	10mg,1 次/d	胆固醇升高	关节痛、肌痛 肌炎 肝功能不全	肝酶
烟酸	250mg,2 次/d,到 1 000mg,2~3 次/d	胆固醇升高 甘油三酯升高	潮红(常见) 血糖升高 尿酸升高 肝酶升高	血糖、尿酸、肝酶 缓慢升高
鱼油 ω-3 脂肪酸	2g,1 次/d	甘油三酯升高	最小	出血时间

- 如每日在果汁中添加 4g 考来烯胺,逐渐增加到最大耐受剂量(通常耐受不良)。
- 不良反应:胃肠道副作用(如便秘、排气)。

5. 贝特类药物:如果不能耐受上述药物,可考虑使用(如每日口服非诺贝特 145mg——有肾功能损害的特殊护理)。

6. 烟酸
- 烟酸 250mg(口服),每日 2 次,与食物同服,如果有必要的话可逐渐加量至最大 1 000mg,每日 3 次(有效降低血脂)。
- 不良反应:潮红(常见),胃刺激,痛风。
- 通过逐渐加量、与食物同服可减少不良反应。

7. 依洛尤单抗:一种全新的单克隆抗体药物,用于家族性高胆固醇血症和肌肉相关的他汀类药物不耐受[10]。

防止低密度脂蛋白胆固醇升高

1. 联合应用他汀类药物和依折麦布
2. 联合应用他汀类药物和树脂类药物
   考来烯胺 4~8g。口服
   加
   1 种他汀类药物

中重度(单独)甘油三酯升高[6]

贝特类:
吉非贝齐 600mg,口服,2 次/d
或
非诺贝特 145mg,口服,1 次/d
注:该药起效慢,需监测肝功能,易患胆结石和肌病
和/或
每日分次口服 ω-3 鱼油 6g,逐渐增加至最大剂量 15g/d
加
烟酸(如果效果不佳)
注:他汀类药物在降低甘油三酯方面效果一般,但可以降低心血管疾病的总体风险。减少酒精摄入非常重要

重度高甘油三酯血症(TG 10mmol/L)

- 贝特类加鱼油,如有必要可加用烟酸

混合型高脂血症(TG 升高 +LDL-C 升高)

- 如果 TG<4mmol/L,他汀类药物
- 如果 TG>4mmol/L,贝特类药物
  可考虑联合治疗,比如:

- 鱼油 + 他汀类药物
- 贝特类药物 + 树脂类药物

注:他汀类药物 + 吉非贝齐联用会增加肌病风险,应避免联用。

家族性高胆固醇血症[11]

家族性高胆固醇血症(familial hypercholesterolaemia)是一种遗传病,主要导致 20~40 岁的人较快地患上心血管疾病。诊断需要排除继发原因,如肾病综合征。诊断参照荷兰血脂诊断标准[11]。

特殊注意事项

决定药物治疗的开始应基于至少两个独立实验室检查的依据。

应小心 β 受体阻滞剂和利尿剂对血脂水平的影响。

治疗时间的长度

很可能需要终身服药,但随着年龄超过 75 岁、虚弱程度增加或预期寿命减少,考虑取消处方可能会成为首要任务。

随访要做的辅助检查

- 血脂(对于那些正在接受治疗的病人,频繁的检测是一种普遍的做法,但如果没有充分的理由,每月监测次数就不要超过 6~12 次)
- 肝功能检测(ALT 和 CPK)
- 可能要检测 CK
- 生化监测

特殊群体

儿童

一般来说,目前尚无明确依据建议儿童使用调脂药物,虽然成人服用部分药物 2~5 年后可降低心脏病发病[6]。建议以饮食治疗及戒烟为主。使用胆汁酸结合树脂是安全的。

老年人

2019 年一项基于初级保健的队列研究,研究了他汀类药物在 74 岁高龄人群中的一级预防作用[12]。该研究表明他汀类药物与降低死亡率或心血管疾病无关,这在 2019 年的一项荟萃分析中得到了证实[13]。在 85 岁之前,糖尿病病人的心血管疾病发病率略有下降。无论年龄大小,他汀类药物在二级预防中仍然有用。

妊娠[6]

一般来说,与妊娠相关的胆固醇水平的升高会在分娩后下降。妊娠期系统性应用调脂药可能不安全,应避免使用。

补充疗法

有些人声称,多廿烷醇(从甘蔗中提取)、鱼油、植物甾醇、维生素 E、大蒜和卵磷脂具有降低胆固醇的特性。

2018 年 Cochrane 的一项系统综述[14]发现,有充分证据表明,服用鱼油补充剂并不能降低心血管疾病或全因死亡率,因此不应再为此目的推荐服用鱼油补充剂。研究发现,低质量的证据表明,饮食中多吃含有 omega-3 脂肪的食物(鱼、坚果、种子)可能有轻微的保护作用。

截至目前,随机对照试验的证据表明,多廿烷醇[15]和植物甾醇[16]有适度的益处,但没有足够的证据推荐维生素 E、大蒜和卵磷脂[17]。

参考文献

1 Duffy SJ, Meredith IJ. Treating mildly elevated lipids. Current Therapeutics, 1996; 37(4): 49–58.
2 Taylor F et al. Statins for the primary prevention of cardiovascular disease. Cochrane Database of Syst Rev, 2013; (1): CD004816.
3 Cheung B et al. Meta-analysis of large randomized controlled trials to evaluate the impact of statins on cardiovascular outcomes. Br J Clin Pharmacol, May 2004; 57 (5): 641–51.
4 The Pharmaceutical Benefits Scheme. General statement for lipid-lowering drugs prescribed as pharmaceutical benefits. Available from: The Pharmaceutical Benefits Scheme. General statement for lipid-lowering drugs prescribed as pharmaceutical benefits. Available from: www.pbs.gov.au/info/healthpro/explanatory-notes/gs-lipid-lowering-drugs, accessed March 2018.
5 The Royal Australian College of General Practitioners. *Guidelines for Preventive Activities in General Practice.* (9th edn). East Melbourne: RACGP, 2016.
6 Cardiovascular [published 2018]. In: *Therapeutic Guidelines* [digital]. Melbourne: Therapeutic Guidelines Limited; 2018. www.tg.org.au, accessed January 2018.
7 National Vascular Disease Prevention Alliance. Guidelines for the management of absolute cardiovascular disease risk, 2012. Available from: https://www.heartfoundation.org.au/Conditions/FP-Absolute-CVD-Risk-Clinical-Guidelines, accessed April 2021.
8 Baigent C et al. The effects of lowering LDL cholesterol with simvastatin plus ezetimibe in patients with chronic kidney disease: a random placebo-controlled trial. Lancet 2001; 377(9784): 2182–92.
9 Buckley N (Chair). *Australian Medicines Handbook.* Adelaide: Australian Medicines Handbook Pty Ltd, 2016: 302–4.
10 Sabatine MS, Giugliano RP. Evolocumab and clinical outcome in patients with cardiovascular disease. N Eng J Med, 2017; 376: 1713–22.
11 Watts GF et al. Familial hypercholesterolaemia: a model of care for Australasia. Atherosclerosis Supplement, October 2011; 12(2): 221–63.
12 Ramos R et al. Statins for primary prevention of cardiovascular events and mortality in old and very old adults with and

78

without type 2 diabetes: retrospective cohort study. BMJ, 2018; 362: k3359.

13 Cholesterol Treatment Trialists' Collaboration. Efficacy and safety of statin therapy in older people: a meta-analysis of individual participant data from 28 randomised controlled trials. Lancet, 2 February 2019; 393(10170): 407–15.

14 Abdelhamid AS et al. Omega-3 fatty acids for the primary and secondary prevention of cardiovascular disease. Cochrane Database Syst Rev, 2020; Issue 3. Art. No.: CD003177.

15 Nikitin IP et al. Results of the multicenter controlled study of the hypolipidemic drug polycosanol in Russia [translated]. Ter Arkh, 2000; 72(12): 7–10.

16 Malhotra A et al. Dietary interventions (plant sterols, stanols, omega-3 fatty acids, soy protein and dietary fibers) for familial hypercholesterolaemia. Cochrane Database Syst Rev, 2014; 6: CD001918.

17 Managing dyslipidaemia. NPS News, 2002; 20: 5–6.

78

第79章　慢性肾脏病

> 我还从来没有检查过这个死于水肿的病人身体,他来的时候有白蛋白尿,但未发现肾功能明显的紊乱。
>
> 理查德·布莱特,1827 年(译者注:英国人,内科医生,肾病研究的早期探索者,被誉为"肾病之父"。在当时,肾炎被称为布莱特病)

在诊断模型中,慢性肾脏病(chronic kidney disease,CKD)作为一种戴面具的疾病,引起了医生们的重视。由于慢性肾衰竭的病人可能没有症状,或者只有轻微症状,因此,医生往往很难诊断出与进展性慢性肾脏病相关的功能障碍。同时,还存在一些潜在问题,如在某些情况下,病人可能常表现出一种疲劳、虚弱等微妙的症状。这些问题不容忽视,所有的全科医生都要意识到问题的严重性,并在病人就诊时牢记这些明显的小问题。有时,肾脏会在几日之内就发展为急性衰竭(急性肾损伤),继而恢复或发展为慢性病。

如果能够早期发现慢性肾脏病并加以适当处理,那么就可以避免 50% 的肾功能恶化,甚至恶化可能是可逆的[1]。

关键事实和要点

- 近年来,随着估算肾小球滤过率(eGFR)这一概念的引入,慢性肾衰竭的定义不断拓宽,导致被定义为患有慢性肾脏病的人口百分比增加。
- 10% 就诊全科门诊的病人患有慢性肾脏病[1],但大多数人不知道自己患病。
- 每年每百万人口中至少有 95 人接受终末期肾病/肾衰竭(end-stage kidney disease/kidney failure,ESKF)治疗。
- 其中 2/3 的人年龄在 60 岁以下。
- 重要病因是肾小球肾炎(25%)、糖尿病(35%)、多囊肾病(8%)、反流性肾病(8%)和高血压(13%)(表 79.1)[2]。
- 在澳大利亚,终末期肾病/肾衰竭最常见的病因是糖尿病。
- 在澳大利亚,肾炎导致肾衰竭最常见的病因是 IgA 肾病。
- 在儿童中,慢性肾衰竭的发病率相当低(每百万人中有 1~2 人)[2]。
- 较温暖的气候、较差的生活条件和某些遗传易感性与肾衰竭的高发病率有关。
- 在诊断不明原因贫血、不明原因健康状况不佳和镇痛药异常高摄入的病人时,应考虑肾衰竭[2]。
- 慢性肾脏病是心血管疾病的重要危险因素。
- 尿毒症的症状是非特异性的,通常在肌酐清除率低于正常的 20% 时才能被识别。
- 慢性肾衰竭的特征是尿毒症毒素的积累和肾脏激素的缺乏,导致的肾脏以外的器官功能障碍。

- 这种相互作用可能导致磷酸盐潴留、继发性甲状旁腺功能亢进和骨软化症等骨骼疾病。
- 年龄也是个病因,每增长 1 岁,就会失去 1% 的肾功能。
- 慢性肾脏病分为不同阶段(表 79.2)。

表 79.1　慢性肾衰竭的主要病因(按流行率的大致顺序)

糖尿病
肾小球肾炎
- IgA 肾病(最常见)
高血压
血管性疾病
- 动脉粥样硬化,包括肾动脉狭窄
多囊肾
阻塞性肾病/反流
- 双侧输尿管梗阻
- 膀胱出口梗阻:前列腺肿大,尿道狭窄
药物,包括导致镇痛剂肾病的药物
狼疮和其他结缔组织疾病
血管炎,如结节性多动脉炎(polyarteritis nodosa,PAN)
痛风
淀粉样变性
多发性骨髓瘤
高钙血症

🔔 急性肾损伤

急性肾损伤(acute kidney injury,AKI),也称急性肾衰竭,是指肾小球滤过率突然或持续下降,引起氮质废物体内潴留,水、电解质和酸碱平衡紊乱,导致各系统并发症的临床综合征。主要表现为少尿或无尿、氮质血症、尿素和肌酐水平突然增加。急性肾损伤可发展为慢性肾脏病。

急性肾损伤通常分为:
- 肾前性(如急性循环衰竭→肾脏低灌注)
- 肾后性(如梗阻性)
- 肾性(内在性)(如急性肾小球肾炎)

应早期诊断并入院,必须了解有风险的病人,及早发现低血容量、高血压或低血压、少尿或尿液异常的病人。

表 79.2 慢性肾脏疾病分期[1,3]

慢性肾脏病 （CKD）阶段	肾小球滤过率（GFR）/ [ml·(min·1.73m²)⁻¹]	类型	临床治疗方案
1	>90	肾脏损伤的证据（如超声瘢痕、蛋白尿/血尿）	
2	60~89	肾脏损伤的证据 轻度肾衰竭	对高危人群进一步调查： • 评估蛋白尿 • 尿液分析 • 血压 减少心血管疾病的风险： • 血压、胆固醇、血糖、吸烟、肥胖
3	30~59	中度肾衰竭	如上所述 • 避免使用肾毒性药物。 • 每月监测 eGFR 3 次。 • 在适当的情况下使用抗蛋白尿药物，如血管紧张素转换酶抑制剂（ACEI）或血管紧张素Ⅱ受体拮抗剂（ARB） • 处理贫血、酸中毒、甲状旁腺功能亢进 • 确保药物剂量适合肾功能耐受量 考虑转诊肾脏科医生
3a	45~59		
3b	30~44		
4	15~29	重度肾衰竭	如上所述 • 转诊到肾病专家 • 准备透析或移植（如果适用）
5	<15	终末期肾衰竭	如上所述 • 进行透析或移植（如果适用）

注：若 3 个月后，复查仍提示低肾小球滤过率（GFR）和高尿白蛋白/肌酐（ACR），则可确诊为"慢性"肾脏疾病。

治疗方案包括肾透析、血液滤过、维持水电解质平衡等。

 诊断三联征：乏力（极度）＋厌食/恶心/呕吐＋意识模糊（± 少尿）→急性肾衰竭

慢性肾脏病

以下情况应诊断为慢性肾脏病：[1]

• 不论有或没有肾损伤的证据，估计或测量的肾小球滤过率（GFR）[1]<60ml/(min·1.73m²)，且存在≥3 个月。
或

• 不论潜在原因，且不论肾小球滤过率是否下降≥3 个月，均存在以下肾脏损害证据：
　– 蛋白尿
　– 排除泌尿系统原因后的血尿
　– 结构异常（如肾脏影像学检查）
　– 病理异常（如肾脏活检）

慢性肾脏病是指各种原因造成慢性进行性肾实质损害，致使肾脏明显萎缩，不能维持基本功能，临床出现以代谢产物潴留，水、电解质、酸碱平衡失调，全身各系统受累为主要表现的临床综合征。慢性肾衰竭病人起病隐匿，临床表现不典型，早期由于肾脏具有强大的代偿功能，仍

然能够保持毒素的清除、酸碱平衡以及内环境的稳定。因此，病人常常无明显的临床症状，往往在常规健康筛查中发现无症状慢性肾衰竭，也可能在住院或高血压病人中偶然发现，又或者在随访已知肾病病人时发现[4]，慢性肾脏病的症状只有在达到第 4 阶段时才会出现。慢性肾脏病的危险因素见**表 79.3**。

表 79.3 慢性肾脏病的危险因素[5]

不可变因素	可变因素
年龄 >60 岁	糖尿病
家族病史	高血压
原住民或托雷斯海峡岛民血统 >30 年	吸烟
急性损伤史	肥胖：体重指数（BMI）≥30kg/m²

重要的临床相关问题[5]

以下病人慢性肾脏病可能性较大，需要监测：

• 糖尿病
• 高血压
• 确诊的心血管疾病
• 严重痛风
• 有尿路异常史（如膀胱输尿管反流、膀胱流出梗阻）或肾衰竭史

存在以下症状的病人，需要考虑慢性肾脏病的可能，并安排辅助检查：

- 无法解释的健康状况不佳
- 高血压
- 贫血
- 瘙痒
- 甲状旁腺功能亢进
- 心包炎
- 尿路症状或体征：蛋白尿、血尿、水肿、夜尿、腰痛、前列腺梗阻
- 神经障碍：意识混乱、昏迷、周围神经病变、癫痫

慢性肾衰竭病人可表现为急性肾衰竭的特征，并常有复杂因素，比如：

- 药物毒性
- 感染
- 体液失衡

对于下列可能导致急性肾衰竭的情况，应进行紧急治疗：

- 进行性肾炎
- 全身性红斑狼疮

血管炎（见第 21 章），例如结节性多动脉炎、韦氏肉芽肿病（Wegener 肉芽肿病）

临床方法

病史

通过非特异性病史和检查，可以早期发现慢性肾衰竭，但是，在缺乏已知的肾病病史的情况下，诊断非常困难。全科医生仔细询问病人药物史、尿路感染史、下尿路症状、全身性疾病及家族史，最终，通过肾功能检查确诊慢性肾衰竭。慢性肾衰竭的症状非常罕见，当肌酐清除率低于正常水平的 20%，才会出现症状，当肌酐清除率低于正常水平的 10% 时，症状才会常见。

在慢性肾脏病病人中，有症状的尿毒症可由肾前性因素引起，如呕吐或腹泻导致的体液流失、感染、抗生素治疗（尤其是四环素）或血压升高。

症状和征象

慢性肾脏病的症状和体征总结见**图 79.1**。

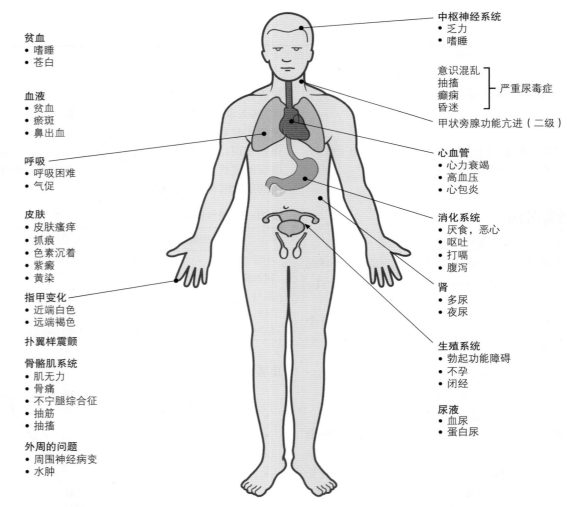

图 79.1　慢性肾衰竭的临床特点

常见的早期症状通常是非特异性的,一般与胃肠道(gastrointestinal tract,GIT)有关,如恶心、呕吐,这可能是因为上消化道中形成了氨。事实上,贫血是引起这些症状的主要原因。

提示有尿毒症的症状包括:

- 乏力
- 厌食、恶心、呕吐
- 疲倦/嗜睡
- 夜尿症
- 不宁腿综合征[特别是 eGFR<15ml/(min·1.73m^2) 时]
- 瘙痒
- 呼吸困难

如果病人表现出这些症状,并且由于贫血、棕色色素沉着而呈现灰黄"柠檬"色面容,那么应高度怀疑慢性肾衰竭。

 诊断三联征:疲劳 +厌食/恶心/呕吐 +暗黄皮肤 ➡ 慢性肾衰竭

身体检查[6]

查看慢性肾脏病的病人,通常能发现其皮肤灰黄,存在黄褐色色素沉着,往往也会出现皮肤干燥、瘙痒。同时,还应注意病人的精神状态。由于贫血和代谢性酸中毒,病人的呼吸和脉搏频率通常很快。其他临床表现还包括瘀伤、尿毒症、心包炎和周围神经病变。对慢性肾衰竭病人进行身体检查时,应仔细触诊腹部,特别是肾部。直肠检查可发现前列腺肿大或其他直肠或盆腔病变。眼科检查可显示高血压或糖尿病性视网膜病变。尿检包括检测尿糖、尿红细胞和尿蛋白,即对晨尿进行试纸测试,通过尿白蛋白/肌酐(albumin-creatinine ratio,ACR)来确定是否存在蛋白尿,而对于住院病人,通常采用 24 小时尿蛋白测定。

美国风湿病学会(The American College of Rheumatology,ACR)的指南

正常蛋白尿

 男性: <2.5mg/mmol

 女性: <3.5mg/mmol

微量白蛋白尿

 男性: 2.5~25mg/mmol

 女性: 3.5~35mg/mmol

大量蛋白尿(如果持续出现,表明中度至重度慢性肾衰竭)

 男性: >25mg/mmol

 女性: >35mg/mmol

辅助检查

- 尿试纸(灵敏度和特异度较差)[1]
- 白蛋白/肌酐(偶尔需要 24 小时尿蛋白)
- 尿微量细胞培养
- 红细胞沉降率和全血细胞计数(？贫血)
- 肾功能检查(最适合全科医生):
  - 血清尿素
  - 血清肌酐
  - 肌酐清除率(更精确)
  - eGFR(新标准)
- 血浆电解质:
  - 血钠、钾、氯、碳酸氢盐
  - 血钙和磷酸盐
- 关注以下指标:
  - 血镁、尿酸、葡萄糖
  - 血脂
  - 服用处方药物量
  - 心脏检查
  - 蛋白质电泳(？ 骨髓瘤)
  - 抗核抗体(狼疮)
  - 抗中性粒细胞胞质抗体(血管炎)
- 病因确定:
  - 尿路造影:超声
  - 免疫学试验
  - 肾活检(肾病科医生将评估是否需要行肾活体组织检查)
- 生化变化——以下指标升高:
  - 血钾
  - 血磷酸盐
  - 血清肌酐和尿素
  - 尿蛋白
  - 氢离子➡酸中毒;阴离子组

监测慢性肾脏病

诊断和监测慢性肾脏病的传统方法是监测血清肌酐水平[7],正常范围为 40~120μmol/L(0.04~0.12mmol/L),但实验室会给出相应的参考浓度。然而,血清肌酐对诊断慢性肾脏病来说,并不可靠,也不敏感,所以实验室使用 CKP-EPI(估算肾小球滤过率的新公式)来计算估算肾小球滤过率(eGFR)[8]。

尽管这在老年人中很常见,但 eGFR<60ml/(min·1.73m^2) 与不良临床结局的风险增加相关,特别是肾脏和心血管。

指导原则

eGFR=140−年龄

慢性肾脏病的药物处方[3,8]

可能损害肾脏的药物包括：

- 经典肾毒性药物，如庆大霉素、万古霉素
- 非甾体抗炎药、COX-2 抑制剂
- 氨基糖苷类抗生素
- 头孢菌素类
- 四环素类
- 锂
- 秋水仙碱

谨防"三重打击"

- 非甾体抗炎药/COX-2 抑制剂
- 血管紧张素转换酶抑制剂
- 利尿剂

这三种药物单独或联合使用与 50% 以上的医源性急性肾损伤有关[9]。

因此，要小心使用利尿剂。

引起高钾血症的药物

- 非甾体抗炎药/COX-2 抑制剂
- 血管紧张素转换酶抑制剂
- 血管紧张素 II 受体拮抗剂
- 螺内酯
- 氢氯噻嗪
- 甲氧苄啶
- 地高辛

慢性肾脏病不良反应增加的风险因素

- 别嘌呤醇：
  - 血管炎
  - 肝功能异常
- 他汀类药物：
  - 肝功能异常
  - 肌肉疾病
  - 横纹肌溶解
- 吉非贝齐：横纹肌溶解
  不要同时使用他汀类药物和吉非贝齐。
- β-内酰胺类抗生素：间质性肾炎
- 低分子量肝素：出血
- 阿司匹林/非甾体抗炎药：胃肠道出血
- 奥美拉唑及相关药物：间质性肾炎
  表 79.4 列出了危险药物蓄积情况。

管理

基本目标是减缓疾病的发展。应及早管理心血管危

表 79.4　肾脏损害病人危险药物蓄积后果[7]

药物	问题
阿昔洛韦	意识模糊，脑病
复方磺胺甲噁唑	史-约综合征（多型红斑的重症型）
甲硝唑（长期）	周围神经病变
青霉素（高剂量静脉注射）	癫痫
喹酮： • 环丙沙星 • 诺氟沙星	癫痫
二甲双胍	乳酸性酸中毒
磺脲类药物	持续性低血糖
胰岛素	低血糖
阿替洛尔	心动过缓/心传导阻滞
地高辛	恶心，心动过缓
索他洛尔	室性心动过速
可待因	意识模糊，急性脑综合征
甲氨蝶呤	肝功能异常，骨髓抑制
锂	震颤——意识模糊 甲状腺功能异常

险因素，这既是为了减缓疾病的进展，也是因为慢性肾脏病的存在能使心血管发病率和死亡风险增加。特别值得一提的是，积极控制高血压可以实现这两个目标。

必须尽可能纠正潜在疾病和任何导致进行性肾脏损害的异常情况。管理慢性肾脏病病人应该以团队为基础，包括医学专家和协疗人员，并包括营养师。最基本的是要关注病人生活方式，特别是营养和液体控制。病人通常面临多年的持续治疗，因此以全科医生为核心的、富有同理心的支持团队是非常重要的，病人需要大量的社会心理支持。有必要对常见的抑郁问题进行监测。

优化的治疗方式包括：

- 定期复查
- 良好的血压控制（减缓病情发展最有效的方法）
- 保持体液和电解质的有效平衡
- 及时治疗病人并发的不适症状
- 合理地使用药物
- 避免治疗失误，特别是药物治疗
  - 避免使用保钾利尿剂
  - 避免使用肾毒性药物
  - 其他可能导致问题的药物包括地高辛、四环素、庆大霉素、非甾体抗炎药、呋喃妥因和 ACEI
- 立即治疗并发症，特别是水盐丢失和急性尿路感染
- 饮食：低蛋白质、低钠、低钾
- 避免摄入毒素：尼古丁，酒精，咖啡因
- 治疗贫血，必要时使用人重组促红细胞生成素
- 关注病人的生前预嘱（advanced care plan）

目标:管理的目标[1,5]

以下是慢性肾脏病病人优化管理目标:

- 血压　　　　　如出现蛋白尿,则 <140/90mmHg
  　　　　　　　如出现蛋白尿和糖尿病,则 ≤130/80mmHg
- 胆固醇　　　　总胆固醇 <4.0mmol/L
  　　　　　　　低密度脂蛋白 <2.5mmol/L
- 血糖　　　　　餐前 4.4~6.8mmol/L
- 糖化血红蛋白　≤7%
- 血红蛋白　　　100~115g/L
- 血清钾　　　　≤6mmol/L
- BMI　　　　　 25kg/m^2
- 血清白蛋白　　>35g/L
- 蛋白尿降低　　≥50% 基线值
- 酸中毒　　　　HCO_3^- >22mmol/L
- 磷酸盐　　　　PO_4^{3-} ≤1.75mmol/L
- 戒烟
- 酒精　　　　　≤2 标准酒精量/d

　　主要目标是控制血压,减少蛋白尿和降低心血管疾病风险。建议病人签署生前医嘱。

控制血压

- 饮食不添加盐(小心实施此策略)
- 药物控制:所有的降压药物都不是特别禁忌证,但应以较小剂量给予那些主要由肾脏排除的药物(如 ACEI、阿替洛尔、索他洛尔)。ACEI 不应用于肾动脉狭窄的病人;袢利尿剂(如呋塞米)在大剂量应用时有效[2]。一线药物是 ACEI 或 ARB,这两种药物不应同时使用。关于是否应在慢性肾脏病晚期停止药物治疗,证据尚不明确[10]。如果血清钾超过 6mmol/L(尽管剂量减少),则应停止用药[4]。非二氢吡啶类钙通道阻滞剂是备选药物,也可以使用 β 受体阻滞剂。利尿剂对治疗舒张性心力衰竭病人特别有效(见第 88 章)[9]。因为较低水平血压可以使 GFR 下降较慢,所以应该将血压稳定在可控制的最低水平。

贫血

- 排除慢性感染和缺铁
- 在缺铁时给予铁,当血红蛋白 <100g/L 时,再给予促红细胞生成素
- 尽量避免输血

高磷酸盐血症的控制

- 均衡营养以减少摄入饮食中的磷酸盐
- 限制摄入蛋白质
- 碳酸钙片(用于结合磷酸盐)

高钾血症的治疗

　　(如果血钾浓度 >6.5mmol/L,则会出现问题)

- 低钾饮食
- 停用 ACEI/ARB/螺内酯
- 雾化吸入沙丁胺醇
- 静脉注射胰岛素和葡萄糖
- 静脉注射葡萄糖酸钙
- 口服阳离子交换树脂(聚磺苯乙烯)
- 进行透析

透析

　　当所有其他治疗方法都无效时,才会考虑透析治疗。这既耗时又昂贵,约 2/3 的病人接受血液透析,约 22% 的病人接受持续可移动腹膜透析和自动夜间腹膜透析(夜间透析)。

　　进行透析的首选途径是通过动静脉瘘,通常位于桡动脉和头静脉之间。切勿从有动静脉瘘的手臂上采血或使用血压计。

移植

　　如果慢性肾衰竭病人是活动性恶性肿瘤或疑似肺结核的老年人,只要没有禁忌证,一般会选择移植治疗。然而,现在器官捐助者仍然严重短缺。此外,在治疗开始后的 6 个月内,很有可能出现排斥反应和感染。一般来说,不能停止使用免疫抑制剂。随着时间的延长,恶性肿瘤的发生率较高,特别是皮肤、淋巴瘤(5~10 倍)和实体器官(2~3 倍)(乳腺和前列腺除外)。

儿童的慢性肾衰竭

　　儿童慢性肾衰竭的发病率约为每年总人口的百万分之二,最常见的原因包括慢性肾小球肾炎、梗阻性肾病和反流性肾病。通过产科超声识别结构性肾脏异常和早期检查尿路感染,可以降低慢性肾衰竭的发生率。对于 2 岁以上的终末期慢性肾衰竭儿童,通常考虑透析和移植。对于 2 岁以下的儿童,常常存在着复杂的伦理、心理和技术问题[7],通常治疗的预后很差。

老年人的慢性肾衰竭

　　虽然在老年人中,eGFR<60ml/(min·1.73m^2) 很常见,但这仍然预示着不良临床结局风险会显著增加。应该根据不同的循证风险对特定的老年人进行个性化管理,同时也应考虑到病人的生活质量以及病人的意愿。

转诊时机[4]

- (肾小球)血尿
- eGFR<30ml/(min·1.73m^2)(CKD 4 期或 5 期)
- 肾功能迅速下降

- 显著蛋白尿 >1g/24 小时或白蛋白/肌酐 >30
- 肾小球血尿伴大量白蛋白尿
- 肾脏损害 + 高血压（控制不良）
- 伴有肾脏损害的糖尿病：eGFR<60ml/（min·1.73m^2）或蛋白尿

　　如果没有复杂的检查（如肾活体组织检查），有经验的全科医生可能会处理其中的一些情况。

　　一旦任何病人出现 eGFR 快速下降和/或有急性肾炎迹象（少尿、血尿、水肿和急性高血压）的情况，都应立即送至急诊就医。

资源

澳大利亚肾脏健康协会，<www.kidney.org.au>
肾脏药物参考指南，<www.renaldrugreference.com.au>
国家原住民社区卫生组织，<www.naccho.org.au>
澳大利亚绝对心血管疾病风险计算器，<www.cvdcheck.org.au>
NICE 指南，慢性肾脏疾病，www.nice.org.uk

参考文献

1　Kidney Health Australia. *Chronic Kidney Disease: Management in General Practice* (3rd edn). Melbourne: 2015 e–version. Available from: www.kidney.org.au, accessed January 2018.

2　Fox CH et al. A quick guide to evidence-based chronic kidney disease care for the primary care physician. Postgrad Med, 2008; 120(2): E01–6.

3　Johnson DW, Usherwood T. Chronic kidney disease. Aust Fam Physician, 2005; 34(11): 915–21.

4　Kumar PJ, Clark M. *Clinical Medicine* (7th edn). London: Elsevier Saunders, 2009: 625–42.

5　RACGP. *Royal Australian College of General Practitioners Guidelines for Preventive Activities in General Practice* (9th edn). East Melbourne: RACGP, 2016: 96–7.

6　Tally N, O'Connor S. *Clinical Examinations* (5th edn). Sydney: Maclennan & Petty, 2006: 186–7.

7　Robinson MJ, Roberton DM. *Practical Paediatrics* (5th edn). Melbourne: Churchill Livingstone, 2003: 610–1.

8　Cunninghan M. Drug therapy in the renally challenged. Monash University Update for GPs. Seminar proceedings November, 2005: 1–8.

9　Thomas MC. Diuretics, ACE inhibitors and NSAIDs—'the triple whammy'. Med J Aust, 21 Feb 2000: 172.

10　Ahmed A, Jorna T, Bhandari S. Should we STOP angiotensin converting enzyme inhibitors/angiotensin receptor blockers in advanced kidney disease? Nephron, 2016; 133: 147–58.

天生很胖的人比苗条的人寿命短。

希波克拉底（译者注：公元前 460—公元前 370，古希腊医生，被誉为"医学之父"）

一个世纪前，传染病是人类（特别是儿童期）健康问题的灾难，因此，公共卫生和医学领域的工作集中在做好个人卫生、疫苗接种和抗生素等措施上。从此以后，许多发达国家的预期生存寿命平均每 4 年提高 1 岁。至 20 世纪 80 年代，慢性病所致的死亡率超越了传染病。在 21 世纪，其他许多国家也是如此，尤其是中国和印度，这两个国家的人口加起来占世界人口的 1/3 以上。

肥胖（obesity）是新出现的慢性状况中的首要问题。肥胖本身既可以看成一种疾病，也可以看成是其他疾病的危险因素，尤其是心血管疾病、糖尿病和癌症。几乎有 1/3 的澳大利亚成人（580 万人）肥胖，另有 670 万人超重[1]。

肥胖是一种复杂的、慢性的、反复发作的健康问题。换句话说，这是一个非常适合在全科服务中管理的问题。与国际研究结果一致的是，澳大利亚病人愿意他们的全科医生更多地参与肥胖管理[2]。减肥很重要，甚至可以挽救生命，但这并不容易做到。

全科医生的技能可能会经历长期考验：鼓励病人开始减重，保持住降低的体重，帮助病人克服挫折。有用的"工具"包括简易的动机干预、提建议、鼓励、推荐支持小组，协调协疗服务（营养师、运动生理学家、心理咨询师），以及偶尔开药或外科转诊。同时，必须注意管理相关的风险因素和共病。

肥胖与疾病之间的因果关系可能是双向的。例如，骨关节炎、睡眠呼吸暂停等器质性病变均可由肥胖导致，同时可以加重肥胖。第三个因素（尤其是"生活方式的选择"——营养和体力活动）可以独立地导致肥胖和疾病，尤其是心血管疾病。理解致病途径对治疗是有意义的，因为逆转肥胖并不总能改善健康，而且健康也可能在体重不降低的情况下得到改善（表 80.1）。

也就是说，肥胖人群通常的医学目标是通过改善生活方式来维持减轻的体重，从而提高生活质量并降低发病率和死亡风险。

在欧洲成人中，80% 的 2 型糖尿病、35% 的缺血性心脏病和 55% 的高血压是由肥胖引起的。

表 80.1　肥胖引起的健康问题

心血管相关
- 增加死亡率（卒中、缺血性心脏病等）
- 高血压①
- 静脉曲张

代谢相关
- 血脂异常①
- 2 型糖尿病①
- 高尿酸血症/痛风
- 不育症
- 多囊卵巢综合征

机械性
- 骨关节炎
- 阻塞型睡眠呼吸暂停①
- 限制性肺疾病
- 脊柱功能障碍
- 背痛
- 尿失禁

其他
- 裂孔疝/胃食管反流病
- 胆囊疾病①
- 脂肪肝
- 癌症（各种）
- 肾病（检查微量白蛋白尿）
- 白天过度嗜睡
- 勃起功能障碍/生育能力低下
- 心理问题/抑郁/焦虑

注：①相对风险 >3。

对肥胖的测量

BMI= 体重（kg）/身高（m²）

- 成人每两年筛查 BMI 和腰围[3]。
- "健康"成人的 BMI 为 18.5~25kg/m²（表 80.2）
- BMI 是简便但粗略的心血管风险和理想体重目标的指标。请记住，"J 形"风险曲线（图 80.1）因种族和年龄、基础疾病和肌肉脂肪比而异。
- 许多职业运动员的 BMI 超过 25kg/m²，但这并不意味着他们"不健康"。在 70 岁以上的人群中曲线右移，

表 80.2 成人肥胖分类（基于世界卫生组织指南）[5]

体重指数/（kg·m⁻²）	分级	治疗建议
<18.5	低体重	改善饮食和咨询
18.5~25	健康体重	
25~30	超重	多运动 饮食：少喝酒
30~35	Ⅰ级：轻度肥胖	综合计划： • 改变行为 • 控制饮食 • 锻炼
35~40	Ⅱ级：中等肥胖	如果 >35kg/m²，考虑药物治疗
≥40	Ⅲ级：严重肥胖	综合计划加药物治疗 考虑胃外科手术

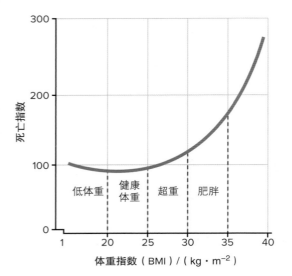

图 80.1 死亡率与体重指数（BMI）参考量表，注意"J"形曲线

死亡率曲线的最低点位于"超重"范围内[4]。
- BMI>40kg/m²，则死亡风险增加三倍。
- 儿童的 BMI 必须用特定的年龄范围来解释。
- 腰围测量，将一个无弹性的皮尺紧贴皮肤、置于肋骨边缘和髂嵴中间的位置，正常呼气末时进行测量。
  - 死亡风险（以及高死亡风险）增加的阈值为女性 >80cm，男性 >94cm。高死亡风险增加的阈值为女性 >88cm，男性 >102cm。

其他人体测量学的指标

- 腰臀围比（W/H）：是略好于 BMI 的心血管风险预测指标。在 BMI 相同的情况下，腰臀比高（男性 >1.0和女性 >0.9）的肥胖病人，糖尿病、卒中、冠状动脉疾病和早期死亡风险显著增高。因此，腹部蓄积脂肪（"苹果"体型、中心型肥胖）要比大腿和臀部蓄积脂肪（"梨"形）对健康的危害更大（图 80.2）。

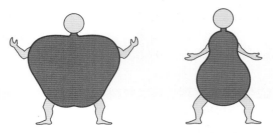

图 80.2 根据身体脂肪的分布，比较两种肥胖类型

- 单项皮褶厚度（>25mm 预示身体脂肪增加）
- 四项皮褶厚度（髂上肌、肩胛下肌、三头肌和二头肌皮褶厚度之和）：评估体脂百分比，不过对大多数全科医生来说，这个指标不好操作。

请注意，大多数过高的死亡率与肥胖相关健康状况有关，而不是肥胖本身。如果没有其他疾病和风险因素，肥胖本身仅增加死亡率 20% 左右[6]。

肥胖的原因

肥胖的主要原因

澳大利亚国家健康和医学研究理事会（NHMRC）的肥胖指南指出：

> 饮食和锻炼活动，是能量平衡的核心；与此同时，它们广泛的直接或间接受到社会、环境、行为、基因和生理因素的影响[7]。

一系列复杂的激素，包括生长激素释放激素、瘦素（leptins）、胰岛素和甲状腺激素，长期负责调节食欲、能量摄入和能量消耗；他们会"保护"机体，免得过高或过低地偏离理想体重。

然而，当能量摄入在很长一段时间内高于能量消耗时，身体会"重新设置"，以保持更高的体重。这种重置的倾向性受个体遗传学、表观遗传学（尤其是在子宫内）和早期童年经历影响。后两个因素可通过产前服务和童年期的支持，包括母乳喂养的支持，得到改变。

发达国家的许多社会文化、政治、法律和经济框架有助于形成"致胖"环境。成千上万个例子不胜枚举。例如，一项美国研究表明快餐店的密度增加一个标准差，超重/肥胖就增加 7%[8]。

澳大利亚肥胖专家加里·艾格教授（Gary Egger）说道：

> 肥胖更像是"矿井里的金丝雀"，向更大的环境中发出问题信号，这表明如果要更好地管理慢性疾病，就应该更超前地关注对人口肥胖的管理[9]。（译者注：矿井里的金丝雀，矿工带着金丝雀下到矿井深处，如果矿井内有一氧化碳等危险气体，就会先毒死金丝雀，从而提示矿工尽快退出隧道）

相对于诊所而言，社区是一个更大的活动环境。全

80

科医生在社区大环境可以表现出各种不同的工作热情;他们倡导改善环境食品营销和供应,促进运动和锻炼,以及推进健康的城市建设环境。

肥胖的继发原因

有很多疾病及其治疗措施都可能导致肥胖(表 67.1)。

- 可改变的原因。尤其考虑如药物等医源性原因。类固醇激素、抗精神药或降血糖药的剂量需要减少、停用或替换。
- 无法改变的(如先天性)原因。如果是这类原因,则专注管理肥胖的终极目标应该是改善健康和功能。
- 需要诊断的继发原因。如果有体重增加,尤指最近发生的增重现象,可能需要通过病史、检查和调查来寻找继发性病因。甲状腺功能减退可导致典型的肥胖,而心力衰竭和肾病综合征会导致体液潴留,这可能被误认为是肥胖。

见第 67 章。

对肥胖的管理

在看诊过程中向病人提出肥胖问题

在如下情况时,全科医生应该寻找适当的机会,与病人讨论体重管理问题,并将此作为预防性质的健康措施(表 80.3)。

- 病人提出了体重话题
- 病人主诉的话题与体重有某些关联(例如,讨论肝功

表 80.3　肥胖管理的"5As"模型[11-12]

提问	谨慎小心地询问个人关于减重的想法,顾虑和期望 肥胖对本人有何影响? 他们认为什么可能是切实可行?
评估	记录体重指数(BMI)、腰围、血压、血糖 考虑到重要的并发症 评估血脂、肝功能,询问睡眠呼吸暂停和抑郁情况
建议	依据个人知识层次和动机制订建议 与其发表一通例行公事的"高谈阔论",不如将对话转向一个现实的、SMART 目标(译者注:SMART目标,缩写词,S= 具体的,M= 可衡量的,A= 可达到的,R= 相关的,T= 有起止时间的)
协助	建立一个基于生活方式的减重计划 这个人需要什么支持? 提供多种饮食和锻炼方式供个人选择 如采用极低热量饮食和药物选择,则需要更多的定期评估
安排	持续地评估和监测 支持这个人的减重过程 请协疗专业人员参与提供服务 考虑向专家团队转诊,包括减重手术

能异常时,或再次开具心血管药物处方时)

- 病人专门来做健康体检
- 出现了机会性的可以谈体重的时机

医生应谨慎向病人提出体重问题,应该使用不带偏见的语言,并认真倾听对方的回答。请注意,对许多人来说,肥胖是一个敏感的话题,其背后可能有全科医生全然不知的、有情感性的"背景故事"(有时是创伤性的)。

体重污名现象(weight stigma)在社会上很常见(媒体就是一个例子),不幸的是,在卫生服务和医疗专业人员中也存在体重歧视问题。对体重的偏见可能是潜意识的:以轻蔑和不合理的方式将肥胖和继发疾病归因于个人责任。研究表明,认为健康服务人员对自己有体重污名化的人,不太可能参与各项预防性活动,如宫颈癌和乳腺癌筛查,而是很有可能会延迟癌症诊断。

敏感的提问也可能会揭示出病人的饮食失调问题,如贪食症(可导致恶病质或肥胖)和暴饮暴食。除非全科医生有控制饮食失调的特别兴趣,否则强烈建议把病人转诊到专科。

鼓励行为改变

成功的减重需要病人做出一些行为改变。即便是进行了"医疗化"干预,比如实施减重手术或服用减重药,病人在饮食和身体活动方面的行为,仍然是取得成功的关键。

全科看诊是一个使用动机谈话技术(motivational interviewing techniques)来鼓励病人行为改变的理想场景。当行为改变的动机从外源("X 医生告诉我要减肥来控制血压")转移到内源("在与 Y 医生交谈后,我意识到那些油腻食物对我没有好处")的时候,就更可能发生可持续的行为改变。

看上去不容易改变的饮食习惯和锻炼行为,是习得的(译者注:即通过生活经历而获得的),因此可以更好地改进[10]。咨询技巧包括:刺激控制(在家里和工作时能有什么食物? 进食的诱因是什么?);怎样处理内心负面思维(negative thoughts)和自我破坏(self-sabotage);识别行为改变的障碍;然后是解决问题的方法[11]。把病人转介给心理咨询师是理想的做法。

行为模式:"行为改变的阶段"

全科看诊方法对处于不同行为改变阶段的病人,可以是完全不同的。有些人处于意识前期(precontemplation stage),只是前来看肥胖相关疾病,但不想改变自己的行为;有些人则处于准备期(preparation stage),来找医生制订减重计划)。对于成功减重的人来说,维持期(maintenance stage)对保持长期的健康受益至关重要,因此良好医患关系同样至关重要。可持续地保持减重结果,就像双手拉开橡皮筋不松手,这需要持续的努力和注意力[11]。

80

饮食

健康饮食是关键,应该是任何肥胖管理计划的首要关注点。典型的西方饮食摄入了太少的未加工全食(尤其是蔬菜和谷物/豆类)以及大量的糖、饱和脂肪、盐和酒精。第 5 章概述了澳大利亚健康和医学研究理事会(NHMRC)关于儿童和成人的饮食指南,并描述了最佳营养和营养评估的一般原则。

许多病人会尝试一种特定的、名牌的节食产品。如果是这样,要考虑两个关键方面,一个是营养的合理性,另一个是长期可持续性。许多时髦节食(fad diets)营养不合理且不可持续(译者注:时髦节食,也称盲从节食,是没有科学依据的方法,但通过名人代言推动,让很多想减重的人盲目跟从)。所有节食方法,在最初的热衷阶段,都可以轻易地让体重迅速减轻 5kg,但如果体重很快就回到了基线水平,那么就表明这些时髦的减重方法实际上作用很有限。

在营养价值和可持续性方面都具有良好证据的饮食,包括地中海饮食(Mediterranean diet)和 DASH 饮食(专为高血压病人设计)(译者注:DASH,dietary approaches to stop hypertension)。其他可以成功减重的饮食方法,取决于个人维持使用这些减重方法的能力;这些方法包括间断性禁食、使用一些低碳水化合物饮食(要警惕时髦节食法)、商家推出的减肥餐,以及是否有减重小组支持计划。

"5As"模型也可能有用(表 80.3)。

大致改编自 Grima & Dixon[12] 和 Sturgiss[11]。

全科医生与一名或多名值得信赖的认证执业营养师(APD)建立工作关系非常重要,可在需要的时候把病人转介给他们。澳大利亚营养师网站上有一份 APD 联系人名单。

对减重的复查看诊可以有助于减重成功,不过要警惕"为体重秤欢呼",因为病人可能在复查之前对自己的饮食控制,要比一般情况下的控制更加严格,以便能在诊所的体重秤上显示出好的减重成绩。这样做体重可能会在一周内降下来,不过在复查后一周还会升上去。因此除了在诊所里给病人称量体重外,还应该鼓励病人记录自己的营养日记(nutrition diary)和/或锻炼日记。日记还可能揭示一些无益的饮食模式,比如贪食症的症状[11]。

热量的计算见表 80.4。

表 80.4　热量的计算

1 千卡(通常称为 1 大卡,大写 C)	=4.2kJ
体重维持饮食(随体重、年龄而变化)	≈ 2 000kcal/d(8 700kJ)
低热量饮食	<1 200kcal/d(<5 000kJ)
极低热量饮食(VLCD)	<800kcal/d(<3 400kJ)

DiRECT 试验

全科医疗中饮食支持的成功程度体现在英国的 DiRECT 试验(2017 年—至今)中,该研究的参加者是找常规全科医生看病的肥胖和 2 型糖尿病病人[13]。干预组接受强化的饮食调整(总热量替代治疗 3 个月),然后进行结构化的支持以维持减重。对照组接受了标准的全科医学服务。在 12 个月时,干预组中 24% 的参与者减重≥15kg(对照组相应为 0%),平均减重 10.0kg(对照组为 1.0kg),且 46% 的病人在服用所有降糖药后糖尿病缓解(对照组为 4%)。在 2 年随访中大部分的受益仍得到维持,但一些病人停止总热量替代疗法 21 个月后,仍继续接受结构化的全科医学服务的支持。这是可以做到的。

锻炼

定期锻炼对健康的好处(与久坐的生活方式对比),要比全科医生为预防或管理慢性疾病而安排的其他大多干预措施更有意义。增加身体活动可以缓解多种症状,降低患心血管疾病、呼吸系统疾病、精神心理和其他疾病的风险。在围绕药物干预的持续信息提供与竞争性营销中,锻炼的益处有时似乎被淹没掉了。一些项目如非药物干预手册(HANDI 相关指南)旨在解决这种不平衡,目前列出 20 多个关于锻炼的循证指标[14]。

然而,单靠锻炼不太可能有效减重,除非每周锻炼达到 3.0~3.5 小时(相当于每周走约 9 万步),这在实际中超出了大多数人的承受能力[10]。另外,全科医生可以缓解病人的担忧,告诉他们在"减掉 1kg"体重之前,他们的健康状况已经随着身体活动的增加而得到改善。

当目标是减重时,在增加锻炼的同时应减少热量摄入。给病人开的"锻炼处方"是每周至少锻炼 150 分钟(2.5 小时),选择个人能坚持下来的活动。这相当于大约每周 7 万步,即一个体重 80kg 的人消耗大约 2 500kcal。有证据表明,对减重后病人的维持运动是 60~80min/d 的中等程度活动(>100 000 步/周),并低热量饮食[10](图 80.3)。

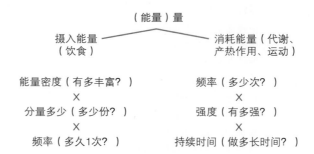

图 80.3　达到能量平衡的能量"容积"
资料来源:EGGER,G. Helping patients lose weight:what works? AustFam Physician,2008,37:20-23.

可能坚持的身体活动可以是[11]:

- 个人喜欢的
- 能负担得起
- 在他们每周的时间表内可持续进行
- 基于日常活动的,如上班路上的走路锻炼

- （如果愿意）与朋友或团体的活动。全科医生应当熟悉当地的自由锻炼活动（如公园跑步、公园活动、心脏康复行走等由本州和地方政府支持的一些项目）

药物

尽管开发一种安全、耐受性良好的药物有巨大的商机，但临床上显著减轻体重并改善发病率和死亡率的药物仍未发现。因此人们反复强调，全科医生首先要做的，而且也是最重要的，是鼓励人们改变生活方式、改善饮食及身体活动，并使每一项达标。

全科医生应该顶住压力，不要推荐声称有助于减肥但没有证据支持的药物、补充剂、非处方药或者治疗设备。这种言而无据的产品在市场上占绝大多数。

只有很少的药物有一些有限的减重证据。

奥利司他

NHMRC 指南指出，奥利司他（orlistat）是目前唯一一种经过长期安全性评估的用于治疗肥胖的注册药物[7]，其通过抑制脂肪酶来减少肠道脂肪吸收。令人不快的胃肠道副作用很常见，尤其是在吃了高脂肪食物后（避免高脂饮食可能是其有效的部分原因）。

奥利司他 120mg，每日 3 次，随含脂餐服用。

持续 12 周以上可以体重减轻≥5kg；可以无限期地继续下去。

芬特明[7,11]

芬特明（phentermine）现在只在澳大利亚和美国有售；其他国家已经停止销售。其注册条件是只能使用 3 个月。副作用包括高血压、心动过速和失眠。它的长期应用安全状况尚未检测。

主要用于其他适应证的药物

研究发现，某些治疗糖尿病、抑郁或癫痫的药物也能适度减轻体重。这些药物包括二甲双胍、氟西汀和托吡酯。

在新型降糖药物中，SGLT2 抑制剂（格列吡嗪）导致平均每年减重 2.5kg，注射用利拉鲁肽（GLP-1）激动剂具有同样的作用，但如果要求减重更多，则需要更高剂量的利拉鲁肽[15]。

这些药物并非澳大利亚全民医疗保险中药品受益计划（PBS）发布的用于减重的药品。然而，在适用于糖尿病的情况下，它们具有可以适度减重以及减少心血管疾病及肾脏疾病风险的额外益处。

减重手术

减重手术（bariatric surgery）旨在通过限制胃容量和/或减少小肠吸收区域的暴露，来减少热量吸收。有三种手术可供选择：

- 可调节胃束带
- 袖状胃切除术
- roux-en-Y 胃分流术（有 5% 的风险出现并发症需要住院治疗，死亡率为 1/500）
  注：要监测铁和维生素 B_{12} 的吸收不良[16]。

手术能显著减轻体重：BMI>35kg/m² 的人群中最初有效率为 20%~30%，远期有效率为 20%[7,16]。研究的健康结果：

- 改善生活质量（如活动能力）
- 改善代谢危险因素，减少心血管事件和死亡事件
- 心理健康并未改善，反映了肥胖的复杂原始心理因素[16]

减重手术需要一定的前期费用（无论是由病人还是第三方承担）和术后随访。然而，与每年的许多减重或糖尿病药物（尤其是胰岛素和新的降糖药物）的年度费用相比还是有利的。

考虑向成人推荐指征：

- BMI>40kg/m²
- BMI>35kg/m² 且有并发症，需要通过减重手术来改善[7]

参考文献

1　Australian Bureau of Statistics. Overweight and obesity: 2017–18 financial year. Released 12 December 2018. Available from: https://www.abs.gov.au/statistics/health/health-conditions-and-risks/overweight-and-obesity/latest-release, accessed May 2021.

2　Sturgiss EA et al. Obesity management in Australian primary care: where has the general practitioner gone? Aust J Prim Health, 2016; 22(6): 473–76.

3　Royal Australian College of General Practitioners (RACGP). Prevention of chronic disease: Overweight. In: *Guidelines for Preventive Activities in General Practice* (9th edn). Available from: https://www.racgp.org.au/clinical-resources/clinical-guidelines/key-racgp-guidelines/view-all-racgp-guidelines/guidelines-for-preventive-activities-in-general-pr/prevention-of-chronic-disease/overweight, accessed May 2021.

4　Dixon J, Egger G. A narrow view of optimal weight for health generates the obesity paradox. American J Clin Nutrition, 2014; 99(5): 969–70.

5　WHO Technical Report Series Number 894. Geneva: WHO, 2000.

6　Sturgiss EA, Agostino J. Preventive health care should focus on modifiable cardiovascular risk factors, not obesity alone. J American College Cardiology, 2018; 71(7): 815–6.

7　National Health and Medical Research Council (NHMRC). Clinical practice guidelines for the management of overweight and obesity in adults, adolescents and children in Australia. October 2013. Available from: https://www.nhmrc.gov.au/about-us/publications/clinical-practice-guidelines-management-overweight-and-obesity, accessed May 2021.

8　Li F et al. Built environment, adiposity, and physical activity in adults aged 50–75. Am J Prev Med, 2008; 35(1): 38–46.

9　Egger G, Dixon J. Beyond obesity and lifestyle: a review of

21st century chronic disease determinants. BioMed Res Int, 2014; 2014: 731685.

10　Egger G. Helping patients lose weight: what works? Australian Family Physician, 2008; 37: 20–3.

11　Sturgiss E. A GP approach to managing obesity. Diabetes Management Journal, February 2019: 10–13.

12　Grima M, Dixon J. Obesity: recommendations for management in general practice and beyond. Aust Fam Prac, August 2013; 42(8): 532–41.

13　Lean, MEJ et al. Durability of a primary care-led weight-management intervention for remission of type 2 diabetes: 2-year results of the DiRECT open-label, cluster-randomised trial. Lancet Diabetes and Endocrinology, 2019; 7(5): 344–55.

14　Royal Australian College of General Practitioners (RACGP). *Handbook of Non-Drug Interventions (HANDI)*. Available from: https://www.racgp.org.au/clinical-resources/clinical-guidelines/handi, accessed May 2021.

15　Lin CH et al. An evaluation of liraglutide including its efficacy and safety for the treatment of obesity. Expert Opin Pharmacother, 2020; 21(3): 275–85.

16　Wentworth J. Bariatric surgery: when to refer. Diabetes Management Journal, May 2018: 10–12.

> 就像骨头一样,已经断裂,很稳定,编织得更牢固……但旧骨头很脆。
>
> 约翰·韦伯斯特(John Webster)(1580—1625)(译者注:英国人,剧作家,是威廉·莎士比亚同时代的人。他擅长写悲剧,以《白魔》和《马尔菲公爵夫人》闻名于世)

骨质疏松(osteoporosis),字面意义上理解是"多孔的骨头",指单位体积的骨量减少(图 81.1),从而使得患有这种病的人发生骨折的风险增加。它也指伴随着老化过程和许多疾病,骨脆性随之增加。更年期后,女性从骨中丢失钙的速度以比男性更快,这可能与雌激素水平低下有关。到 65 岁时,女性的骨折率已增至男子的 3~5 倍[1]。不过,在社区发生的髋部骨折病例中,有 1/3 发生在男性。

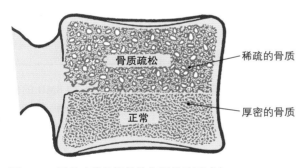

图 81.1　骨质疏松是指单位体积的骨量减少

近几十年来,激素替代疗法(hormone replacement therapy,HRT)通过纠正雌激素缺乏,在很大程度上预防了骨质疏松,但自从有报道 HRT 与乳腺癌有关的争议,这种平衡发生了变化。

关键事实和要点

- 骨质疏松是静默的、常见的、可测量的、可治疗的,并潜在致死的问题[2]。
- 骨质疏松在绝经后女性中最常见。
- 据估计,2/5 的女性和 1/4 的男性一生中脆性骨折会逐渐发展,并且 90 岁及以上的女性中 30% 受到髋部骨折的折磨[1,3]。
- 骨质疏松导致骨强度降低,病人易发生骨折,甚至微小的创伤也可导致骨折。
- 骨质疏松在并发骨折时常引起疼痛。
- 骨质疏松最初表现通常是骨折(柯莱斯骨折、股骨颈骨折和椎体骨折)或身高缩减。

- 椎体塌陷是骨质疏松的特征。
- 对于椎体骨质疏松,包括病理性骨折,需要排除多发性骨髓瘤。
- 预防骨质疏松的第一步是有规律运动、充足的膳食钙摄入量(每日 1 500mg),以及维持充足的血清维生素 D 水平。

分类[4]

原发性

第一型:绝经后骨质疏松(51~75 岁之间的椎体或前臂远端骨折)。由于破骨细胞活性增加,女性的发病率通常是男性的 6 倍。

第二型:更年期或老年性骨质疏松(股骨近端骨折和其他骨折)。它影响 60 岁以上的病人,女性的发病率是男性的 2 倍。

特发性骨质疏松:发生于性腺功能正常的两性儿童和青壮年中。

继发性

继发于各种内分泌紊乱、吸收不良和恶性肿瘤。表 81.1 中介绍了各种原因和危险因素。

辅助检查

- X 线检查的价值有限,当骨量丢失 40%~50% 才可检出骨质疏松。
- 25-羟基维生素 D 测定(最有用的检查):正常范围 75~250nmol/L。
- 血清钙、血磷和碱性磷酸酶、甲状旁腺激素(通常正常)。
- 促甲状腺激素。
- 甲状旁腺激素。
- 骨质疏松多发地区应考虑多发性骨髓瘤的检测。

表 81.1 骨质疏松：危险因素和/或病因[3]

体质方面和不可改变的因素

女性

年龄：男性 >60 岁，女性 >50 岁（包括肌少症）

消瘦：低 BMI（<20kg/cm²）；身材矮小

种族：亚洲人，白色人种

家族史（如母亲 <75 岁发生髋部骨折）

绝经前雌激素缺乏（如闭经）

初潮迟发

绝经早，<45 岁（自然或手术）

可改变的生活方式因素

吸烟

高酒精摄入量：每日 >2 个标准酒精量

低钙摄入

维生素 D 缺乏

体力活动不足

疾病因素

进食障碍（如神经性厌食）

吸收不良综合征（如腹腔疾病）

内分泌障碍：

- 库欣综合征
- 糖尿病
- 甲状旁腺功能亢进症
- 甲状腺功能亢进症
- 优秀运动员闭经
- 性腺功能低下/性激素缺乏
- 肢端肥大症

结缔组织病（如类风湿关节炎）

引起骨丢失的慢性器官衰竭（肾、肝、心、肺衰竭）

药物：

- 类固醇皮质激素使用 >3 个月，≥7.5mg/d
- 抗癫痫药物，尤其是肝酶诱导剂
- 噻唑烷二酮类抗糖尿病药物
- 长期使用肝素
- 过量的甲状腺激素替代治疗
- 前列腺癌激素治疗
- 乳腺癌激素治疗

长期缺乏活动

- 骨密度测量可以预测骨质疏松和骨折增加的风险，目前最好的方式是在质量控制较高的设施中进行双能 X 线吸收法（DEXA）测量[3]。脊柱和股骨颈是检查靶点，股骨颈是最有用的检查指标。

双能 X 线吸收法，T 分和 Z 分[5]（图 81.2）

双能 X 线吸收法（DEXA）是目前诊断骨质疏松的金标准。它能同时评估全身和各区域的骨量（腰椎和股骨近端）。骨量用骨密度（bone mineral density，BMD）来测定，单位是 g/cm²。BMD 越低，骨折风险越高。实际上，不同型号或针对不同部位进行测量的 DEXA 测量仪 BMD 正常范围不同。

BMD"T 分"是指 30 岁成人与 BMD 均值的标准差（SD）数（表 81.2）。骨量减少（骨密度降低）是比青壮年标准均值低 1~2.5 标准差。骨质疏松指这个均值低降低 >2.5 标准差。这是评估骨脆性的有力指标。若 T 分 <-2.5，则应考虑进行治疗。

表 81.2 T 分的解释说明（WHO 标准）

T 分	解释
≥-1.0	正常
-1~-2.5	骨质减少
≤-2.5	骨质疏松
<-2.5 伴有骨折	严重骨质疏松

BMD "Z 分"是与匹配年龄和性别后平均 BMD 的标准差数。Z 分用于 50 岁以下的病人、绝经前女性、年轻男性和儿童。如果 Z 分低（<-2），则表示应对骨缺失的潜在原因进行快速调查。

澳大利亚全民医疗保险的 MBS 中包括了 BMD 检测[6]:(译者注：MBS，Medicare Benefits Schedule，澳大利亚全民医疗保险的一个重要政策，详细规定了澳大利亚政府为国民和居民提供的全科和专科的所有医疗服务项

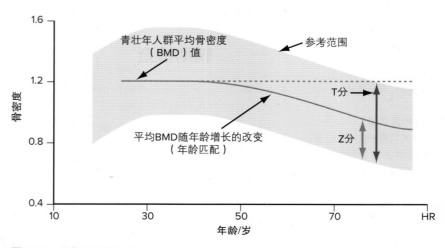

图 81.2 图解 T 分和 Z 分

目,包括每种医疗服务的提供者、服务条件和内容,建议的收费标准,以及政府购买服务的价格)

- 70 岁以上的人(根据第 1 次 T 分,每 2 年或 5 年进行 1 次筛查)
- 诊断低冲击骨折后的骨质疏松
- 对有特殊医疗情况或治疗可能导致骨质疏松的人进行筛查(每年 1 次)
- 对低 BMI 的后续监测(最少间隔 1~2 年 1 次)

在没有医保补贴支持的情况下,是不是要测量 BMD,是不是要治疗低度 BMD 的情况,这要取决于对绝对骨折危险的评估结果。骨折风险评估工具(FRAX)是常用的评估工具,尽管有些争议认为这个工具是由骨质疏松症药物制造商推动的[7]。

治疗

对骨质疏松的管理,是从恢复活动和制订预防跌倒措施开始的。对可能导致骨脆性增加的基础疾病,应尽可能加以鉴别和治疗。仔细考虑开具的处方药物是否增加骨质疏松和跌倒风险。

药物治疗的目标是预防骨质疏松或减少进一步的骨量损失。尽可能消除危险因素,重点在于把最佳生活方式干预作为管理的基线。目前尚无治疗能有效替代丢失的骨量。促进骨形成的药物,如癸酸诺龙等可能可以减少进一步的骨丢失,但其副作用是问题。美国医师协会最近的建议清单值得特别注意。

美国医师协会的建议[5]

- 用阿仑膦酸钠、利司膦酸钠、唑来膦酸或地诺单抗治疗已知患有骨质疏松的女性,可以降低髋部和椎体骨折的风险。
- 治疗持续 5 年(口服)或 3 年(每年静脉注射),然后通常停止治疗,除非近期发生骨折。
- 绝经后激素治疗不作为绝经后女性骨质疏松的治疗。
- 不建议把 5 年治疗期间内的 BMD 监测作为评估女性是否能从骨折复位中获益的证据而无视 BMD 数值变化。
- 临床诊断为骨质疏松症的男性病人可予双膦酸盐治疗。
- 对于≥65 岁,骨折高风险的骨量减少的女性病人,治疗决策应考虑病人个人意见、骨折风险情况、用药的获益和危害,以及药品价格等因素。
- 地诺单抗可引起低钙血症,也可导致心力衰竭。

在进一步减少骨损失方面有价值的药物[3]

下列药物可能对防止进一步的骨丢失,可能逆转骨质疏松过程,以及预防进一步的骨折有价值。

- HRT(不建议长期使用,应权衡对于女性病人的潜在获益与危害)[8]。

或

- 双膦酸盐(减少骨吸收)[3],可以单独使用或与其他药物联合使用(注意有潜在的发生食管炎和颌骨坏死的不良事件)。
  - 阿仑膦酸钠 70mg(口服)每周 1 次,空腹服用(注意潜在的食管炎副作用)。
  - 利塞膦酸钠 150mg(口服)每月 1 次,或 35mg(口服)每周 1 次,或与碳酸钙 ± 维生素 D 联合治疗。
  - 唑来膦酸,每年静脉注射 1 次。
- 雷洛昔芬(选择性雌激素受体调节剂)(SERM)每日 60mg(口服)。
- 特立帕肽(一种合成的人甲状旁腺激素)增加骨形成,20μg 皮下注射 每日 1 次。
- 地诺单抗(一种单克隆抗体)60mg 皮下注射,每 6 个月 1 次,立即摄入钙和维生素 D 最佳——有颌骨坏死的潜在风险,特别是骨癌病人。

其选择取决于临床状况,如病人的年龄和疾病程度、病人对药物的耐受性以及这些药物将来进一步的临床试验等。

预防建议[3,7,8,9]

- 生活方式干预:戒烟,限制咖啡因和酒精摄入(2 个酒精标准量/d)。
- 充足的营养支持:目标是理想体重、达到推荐的腰围(较好)或 BMI 维持在 18~25kg/cm²。
- 充足的膳食钙摄入:
  - <50 岁的女性和 <70 岁的男性至少 1 000mg/d;>50 岁的女性和 >70 岁的男性每日 1 300mg。
  - 乳制品是膳食钙的主要来源,人们应该以良好的饮食来满足其钙摄入需求,在非住院人群中补充不需要额外补充钙。
  - 如果一个人的饮食不满足其日常钙的要求,可能必须口服补钙剂,尤其是绝经后女性。
- 枸橼酸钙的吸收优于碳酸钙[3]——推荐:枸橼酸钙每日 2.38g(=500mg 单质钙)

或

碳酸钙每日 1.5g(=600mg 单质钙)与食物同服
- 富含钙的食物包括低脂富钙牛奶(每 500ml 含钙 1 000mg)、其他低脂乳制品(如酸奶或奶酪)、鱼类(包括带骨的鲑鱼等鱼罐头)、柑橘、芝麻和葵花籽、杏仁、巴西坚果和榛子。
- 维生素 D 缺乏和日晒[9-10]:有证据表明,我们需要在阳光下大量暴露脸部、裸露的手臂和手部才能产生天然的维生素 D(如在夏季的上午或下午于太阳下尽可能多的暴露皮肤 6~7 分钟,在冬季的中午可暴露

81

7~40 分钟)。具体应参考区域建议[11]。还应测定血清 25-羟基维生素 D,理想情况下维持血清 25-羟基维生素 D>50nmol/L。维生素 D 水平在 30~49nmol/L 为轻度缺乏,12.5~29nmol/L 为中度缺乏,<12.5nmol/L 为重度缺乏。如需补充维生素 D,可每日使用胆钙化醇 25~50μg(1 000~2 000U)(口服)[3]。

- 运动:适度进行对抗重力的运动——行走(每周 4 次,每次快速行走 30 分钟)或慢跑对延缓骨量丢失可能作用不大,但也有助于减少跌倒。高成骨性运动包括篮球、网球、舞蹈和体操。
- 重视跌倒预防,包括避免跌倒(见第 125 章)[12]。
- 一些较弱的证据表明“髋部保护器”可用于跌倒风险增加的骨质疏松病人,但这种使用这种器械的依从性较差。

自然疗法

澳大利亚一篇针对自然疗法对 BMD 影响的综述研究认为,一些有力证据表明运动能增加绝经后骨质疏松症女性的 BMD,而使用天然孕激素乳膏几乎没有高质量的经验证据支持,使用硼、鳕鱼肝油或螯合钙补充剂(与碳酸钙相反)[13]也没有足够的证据支持。

没有证据表明复合矿物制剂能增加获益,而复合制剂中的元素钙含量往往也比单一制剂少。

对骨质疏松治疗的监测[3]

建议测量腰椎和髋部 BMD:

- 治疗开始后 2 年
- 治疗后 1~2 年发生明显变化或骨丢失具有高风险(长期糖皮质激素或移植后)

儿童的骨质疏松

儿童的主要问题是继发性骨质疏松,这通常与需要使用类固醇皮质激素治疗慢性炎症性疾病有关,和/或导致活动能力下降。其他的疾病因素包括恶性肿瘤、吸收不良综合征、营养不良、神经性厌食、性腺功能低下。使用 DEXA 评估并监测 BMDZ 分。可能参考基于双膦酸盐的治疗方法。

男性的骨质疏松

见第 102 章。

转诊时机

- 患有骨质疏松的儿童和年轻人。
- 根据个人需要,将绝经后女性和老年男性病人转诊给专科医生。
- 综合常规检查考虑骨质疏松继发于潜在疾病。
- 病人发生病理性骨质疏松性骨折或身高减少,需要进一步治疗建议。

资源

NICE Fragility fracture risk (2012). Available from: https://www.nice.org.uk/guidance/CG146, accessed April 2021.

参考文献

1　Australian Institute of Health and Welfare. Estimating the prevalence of osteoporosis. Cat. no. PHE 178. Canberra: AIHW.

2　Phillips P. Osteoporosis. Check Program 366. Melbourne: RACGP, 2002: 5–31.

3　Osteoporosis [published 2016]. In: *Therapeutic Guidelines* [digital]. Melbourne: Therapeutic Guidelines Limited; 2016. www.tg.org.au, accessed September 2017.

4　Porter RS, Kaplan JL. *The Merck Manual* (19th edn). Whitehorse Station: Merck Research Laboratories, 2011: 356.

5　Gupta A, March L. Treating osteoporosis. Aust Prescr, 2016; 39: 40–6.

6　Department of Health. Bone densitometry. Available from: http://www.health.gov.au/internet/main/publishing.nsf/content/diagnosticimaging-bd.htm, accessed March 2021.

7　Cassels A. WHO exposes deceptive promotion of industry-supported FRAX osteoporosis screening tool. Health News Review, 2016. Available from: https://www.healthnewsreview.org/2016/12/frax-osteoporosis-screening-tool/.

8　Ensrud KE, Grandall CJ. Osteoporosis. Ann Intern Med, 1 Aug 2017; 167(3): 17–32.

9　Newson CA et al. Vitamin D and health in adults in Australia and New Zealand: a position statement. Med J Aust, 2012; 196(11): 656–7.

10　Diamond TH et al. Working Group of the Australian and New Zealand Bone and Mineral Society, Endocrine Society of Australia and Osteoporosis Australia. Vitamin D and adult bone health in Australia and New Zealand: a position statement. Med J Aust, 2005; 182: 281–4.

11　Ebeling PR et al. An evidence-informed strategy to prevent osteoporosis in Australia. Med J Aust, 2013; 198(2): 90–1.

12　Gillespie LD et al. Interventions for preventing falls in older people living in the community. Cochrane Database Syst Rev, 2012; (9): CD007146.

13　Del Mar CB et al. Natural remedies for osteoporosis in postmenopausal women. Med J Aust, 2002; 176: 182–3.

81

我们每个人具有的内在自然愈合能力,是康复的最大力量。

希波克拉底,公元前460—公元前370年(译者注:古希腊著名的医生,被誉为"医学之父")

在现代医学中,成功地管理慢性疼痛面临着巨大挑战。全科医生不仅需要解决病人的疼痛问题,还需要向病人解释疼痛意义和随后的功能损害。

对疼痛管理的得当或不当,是评价医患关系的一个重要准绳。全科医生自然希望减轻病人的痛苦,并且一直在使用最终造成伤害的镇痛剂(尤其是阿片类药物)。越来越多的证据表明,药物在慢性疼痛管理中发挥的作用已经减弱,而更多人赞同的是非药物疗法和积极的自我管理。

关键事实和要点[1-2]

- 20%的澳大利亚全科看诊与慢性疼痛有关
- 慢性疼痛影响1/5的45岁及以上澳大利亚人
- 2020年,在慢性疼痛上的财务花费估计为1 440亿澳元(约占澳大利亚GDP的10%)
- 大多数(68%)患有慢性疼痛的澳大利亚人是"工作年龄段"人群
- 56%的慢性疼痛病人因疼痛导致功能受限
- 45%的慢性疼痛病人同时有抑郁和焦虑
- 据报道,慢性疼痛病人的自杀率高出正常人群2~3倍
- 最佳实践不支持长期使用药物治疗慢性疼痛
- 澳大利亚2018年的数据显示,阿片类药物导致每日有3人死亡,其中大部分是无意的且是由于处方阿片类药物造成的

定义

疼痛(pain)是指与实际或潜在的组织损伤相关或类似相关,或用此类损伤描述的不愉快的感觉和情绪体验。

值得注意的是,疼痛和伤害感受(nociception)是不同的现象。国际疼痛研究协会提出,个人是通过学习而得到了对疼痛的概念,这是一个受到生物、心理和社会因素影响的个人体验。如果一个人谈论体验到的疼痛,应该给予接受和尊重。

下面列出了不同种类的疼痛。

术语表

异常疼痛(allodynia):由通常不能引起疼痛的刺激引发的疼痛。
机械性异常疼痛:轻触引起疼痛。
温度性异常疼痛:热/冷刺激引起疼痛(通常不会引起疼痛)。
麻醉疼痛(anaesthesia dolorosa):在麻木部位或区域的痛觉。
镇痛(analgesia):对于通常引起疼痛的刺激感觉不到。
突破痛(breakthrough pain):在常规剂量的镇痛药内发生的疼痛,反映的是疼痛水平高于设定的基线。
灼痛(causalgia):创伤性神经病变后持续性的烧灼样疼痛综合征,常伴有血管舒缩功能障碍及出汗功能障碍,随后常出现营养障碍(现在称为复杂的局部疼痛综合征Ⅱ)。
中枢性疼痛(central pain):疼痛由中枢神经系统的病变引起。
中枢敏感化(central sensitisation):中枢神经系统的伤害感受器的反应性增加,导致对刺激的高敏感性。
感觉异常(dysaesthesia):令人不快的感觉,可以是自发的或刺激引起的[蚁走感(感觉像蚂蚁在皮肤上爬行)、烧灼感、刺痛]。
感觉过敏(hyperaesthesia):对刺激有过高的敏感性。除外特殊感觉。
痛觉过敏(hyperalgesia):对通常引起疼痛的刺激反应性增高(通常的疼痛刺激令人感到更痛,例如用力指压引起的疼痛)。
刺激过度反应(hyperpathia):一种疼痛综合征,其特征为对刺激反应性增高,尤其是重复性刺激,且疼痛感觉阈值提高。
感觉减退(hypoaesthesia):对刺激的敏感性下降,除外特殊感觉。
痛觉减退(hypoalgesia):对通常引起疼痛的刺激,疼痛感减轻。
偶发疼痛(incident pain):伴随某一动作发生或加剧的疼痛(例如咳嗽、包扎伤口、运动、负重)。
神经痛(neuralgia):延神经或神经丛分布区域的疼痛。
神经炎(neuritis):单个或多个神经炎症。
神经性疼痛(neuropathic pain):躯体感觉神经系统的损伤或疾病引发的疼痛(周围性或中枢性)。
神经病变(neuropathy):神经的功能紊乱或有病理改变。
伤害性疼痛(nociceptive pain):由组织损伤或炎症刺激正常浅表或深部组织疼痛感受器(伤害感受器)引起的疼痛。源自拉丁语"nocere",伤害。
中枢敏感性疼痛(nociplastic pain):在没有伤害性刺激或神经病变的情况下,因伤害性通路或大脑皮质功能改变而引起的疼痛[3]。
感觉针扎异常(paraesthesia):自发的或由外界刺激出现的反常感觉,特别是针扎感(实际上没有针扎),主要是周围神经受压或损伤引起。

幻痛(phantom pain)：感觉如同身体某部分不再存在的一种疼痛。

躯体形式疼痛(somatoform pain)：疼痛具有躯体(躯体化)原因引起的特性，但却没有任何客观可证明有器质性病变原因(即把心理困扰表现为身体症状)。

内脏痛(visceral pain)：一种由内脏(器官)的伤害性感受器激活引起的伤害性疼痛。

疼痛的来源[3]

通常来讲，疼痛的原因可分为三大类：伤害性疼痛、神经性疼痛、中枢敏感性疼痛。

1. **伤害性疼痛**(nociceptive pain)是由体表或较深的组织疼痛感受器受到伤害性刺激(炎症或组织损伤)引起的。它要求神经系统环路完整，伤害感受是对周围神经感受器的刺激反应(如神经末梢对于有害刺激的反应)。

2. **神经性疼痛**(neuropathic pain)是由外周或中枢神经系统的原发病变或功能障碍(即神经损伤)引起的。它可分为中枢神经痛(原发损伤在中枢神经系统)和外周神经痛。神经性疼痛是一种由于炎症、创伤或退行性疾病导致的神经细胞或轴突损伤引起的神经源性疼痛。它通常是持续性灼痛、偶发性射击或电击痛。

3. **中枢敏感性疼痛**(nociplastic pain)是由伤害感受改变引起的疼痛，尽管没有伤害性刺激或躯体感觉系统损伤的证据。它是一种排除性诊断(既不是伤害性疼痛，也不是神经性疼痛)，中枢敏感化是关键因素。中枢敏感性疼痛的体验取决于受影响的途径，它可以是可变的、非特异性的、局部的或广泛的。

需要指出的是，上述三种疼痛类型可以交叉存在，病人可能有几种类型疼痛并存。

从概念上疼痛可以表述为如**图 82.1**。

对疼痛的理解，取决于对痛觉(nociception)、疼痛(pain)、痛苦(suffering)和疼痛行为(pain behaviour)之间关系的理解。在个体层面，前三种是不能测量的，或不能完整地理解的，只有疼痛行为是可以由病人之外的人观察到的或能测量的。

疼痛分类

疼痛可分为以下几类：

- 急性疼痛
- 癌痛/姑息性疼痛
- 慢性非癌性疼痛(CNCP)

急性疼痛

急性疼痛(acute pain)是指迅速发生且持续时间较短的疼痛，通常有明显的病因且伴随着原发病因的消失疼痛消退。

急性疼痛向慢性疼痛的转变[4]

从急性疼痛到慢性疼痛的转变是一个复杂的、多因素的过程。

目前尚不明确为什么一些患有急性损伤、疾病或创伤的病人会出现慢性疼痛，而其他病人不会出现这种情况。**表 82.1** 概述了风险因素。

由全科医生进行早期和适当的急性疼痛管理，加上病人教育和支持，可能会减少从急性疼痛到慢性疼痛的转变。

表 82.1　从急性疼痛转变为慢性疼痛相关的危险因素[4]

女性	多病共存
吸烟	遗传易感性
肥胖	既往有慢性疼痛
久坐行为	曾经使用阿片类药物
低受教育程度	处于灾难情形
低社会经济地位	抑郁/焦虑
获得过因工伤或疾病的赔偿	压力
失能	应对力差

慢性非癌性疼痛

慢性疼痛(chronic pain)指疼痛时间持续超 3 个月，或疼痛持续超过预计恢复时间 4 周以上。

慢性非癌性疼痛(chronic non-cancer pain，CNCP)本身可以归类为一种疾病状态。随着时间的推移，疼痛体验会从外围感觉体验转变为中枢神经系统反应[5]。这个过程被称为中枢敏感化(central sensitisation)，它是由于持续刺激神经元受体上调而发生的。即使在原始触发源愈合后，该过程仍可继续[3]。中枢敏感化导致长期中枢神经系统变化，表现为痛觉过敏和异常疼痛。

中枢敏感化通常是慢性疼痛的一个特征，临床表现为痛觉过敏或异常性疼痛[3]。

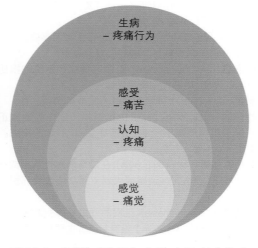

图 82.1　疼痛构成的概念：生物-心理-社会模式

生病
－疼痛行为

感受
－痛苦

认知
－疼痛

感觉
－痛觉

慢性疼痛是一种复杂的疾病,最好使用社会心理生物医学框架来理解。慢性疼痛影响多个方面,病人各方面的生活也会影响到疼痛,包括:

- 社会环境
- 想法和情感
- 身体健康状态和功能失调
- 睡眠
- 营养状况

潜在的病理原因

当病人的疼痛明显变成慢性疼痛时,重要的是确保对潜在病理因素进行适当的评估,并对这些病理原因进行优化管理。对新出现的病理改变,要持续地评估疼痛的性质。

引发 CNCP 的常见原因包括:

- 肌肉骨骼损伤
- 关节炎
- 偏头痛
- 子宫内膜异位症

导致慢性疼痛发生率较高的疾病包括:

- 神经损伤
- 带状疱疹
- 慢性炎症(如脊柱关节病)

癌痛/姑息性疼痛

大多数晚期癌症病人都会出现疼痛。疼痛通常是患有危及生命疾病的病人的重要症状。在癌痛和姑息痛治疗中需要一个独特的方法(见第 126 章)。

对疼痛的评估和测量

慢性疼痛管理的一个关键内容是全面评估。疼痛是一种主观症状,会引起相当大的情绪及沮丧,因而很难评估。

病史

经典的病史评估法仍是最重要的评估方法。病人可用 PQRST 评估法描述疼痛,即,P——减轻或加重的因素,Q——性质,R——疼痛放射情况,S——严重程度,T——时间。多数全科医生使用 SOCRATES 法评估疼痛:

S:site,部位

O:onset and offset,发作或缓解的因素

C:character,特征

R:radiation,放射

A:associated symptoms,相关症状

T:timing,持续时间

E:exacerbating and relieving factors,加重或减轻因素

S:severity,严重程度

使用人体图

为了帮助诊断和管理疼痛,使用人体图,包括整体图或局部图(例如头部图)来表示疼痛的位置和放射情况是很有用的。这种方式对于有牵涉痛及肌纤维痛的脊柱疼痛尤其有帮助。

疼痛程度测评

尽管疼痛是一种主观症状,但记录可重复测评的疼痛类型,尤其对于观察慢性疼痛的治疗效果是很有帮助的。测量疼痛对病人也有帮助。

单维的量表

视觉模拟评分法(VAS)是一个效度很高的研究工具,适用于记录急性和慢性疼痛的程度。**图 82.2** 是一个简单的 VAS 线性量表的例子,记录了病人当前疼痛的严重程度。**图 82.3** 人脸比例尺适用于儿童。

多维的量表

这类量表适用于对慢性疼痛的测评,除了疼痛引发的功能障碍及伤残水平,量表纳入了疼痛各个方面的因素。这些量表包括:

- McGill 疼痛问卷
- 疼痛伤残指数
- SF-36 量表
- 奥斯维斯特腰痛问卷

全面的慢性疼痛管理方法

慢性疼痛的管理通常需要多个维度的方案,其中需对疼痛行为的生物(病理)方面、心理方面及社会层面对疼痛的影响,进行评估和管理。

病人教育

最有效的疗法是充分的解释,重点解释的是导致疼痛体验的生物学、心理和社会因素之间的复杂相互作用(表 82.2)[6]。

表 82.2　影响疼痛体验的因素[8]

增加因素	减弱因素
疲劳	易快乐或满足的性格
愤怒	回归工作的驱动力
抑郁	接受同理心
孤独	友谊关系
具有挑战性的家庭或工作环境	充足的睡眠
	愉快的消遣
	良好的家庭支持

82

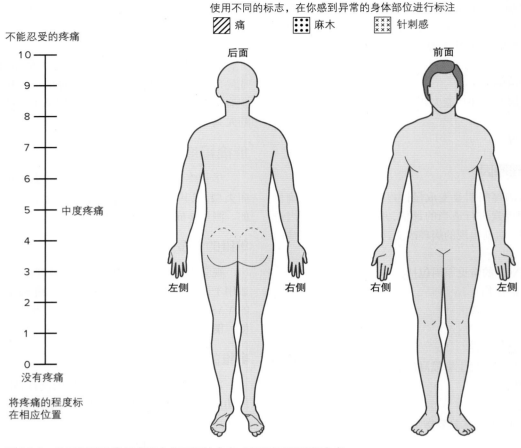

图 82.2　使用目测分类量表和人体图评估疼痛：最适用于腰骶部疼痛

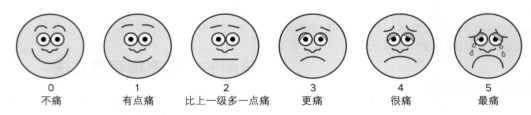

图 82.3　目测分类量表：儿童疼痛级别面部表情

如果发生中枢敏感化疼痛，可以向病人解释。疼痛是由大脑产生的，中枢敏感化会让人感到严重和真实的症状，但这种感觉并不是身体器质的问题。这样的解释是很有帮助的[7]。

在治疗过程早期，建立切合实际的期望：

- 慢性疼痛虽难以治愈，但可以成功地管理
- 药物治疗的作用很小
- 最成功的疗法是非药物疗法

积极的自我管理

研究表明，慢性疼痛的最佳疗法是病人在多学科团队的支持下进行自我管理[9]。自我管理应当是一种多个维度的方法，不仅是管理疼痛，更在于改善功能。反过来，通过管理可以降低疼痛强度[10]。

动机谈话技术（motivational interviewing technique）适用于帮助病人确定自己的治疗目标，然后努力实现这些目标。

多维度的方法

评估疼痛如何影响病人的生活，有助于加强他们的理解，即疼痛管理的目标应该不仅仅是缓解疼痛。

当制订治疗计划时，需考虑以下方面[10]：

- 思维模式/情绪健康
- 身体活动
- 社交连接
- 失眠
- 营养状态
- 工作/学习

非药物疗法

表 82.3 列出了 CNCP 的适当非药物疗法。

表 82.3　慢性非癌性疼痛的非药物疗法[9]

物理疗法	• 一般强化和有氧运动(慢慢升级) • 水疗 • 物理治疗 • 作业治疗 • 太极 • 瑜伽
心理疗法	• 接受承诺疗法(ACT) • 注意力技术(从疼痛中转移注意力) • 生物反馈法 • 认知行为疗法(CBT) • 心理咨询 • 基于正念的减压 • 放松训练
其他治疗选择	• 将活动节奏调节到规律活动水平 • 针灸 • 参与疼痛管理的小组活动

资料来源：If not opioids，then what? Medicinewise News. (2019-10-02) [2021-04-15].

多学科的管理

一旦与病人建立起疼痛管理目标的共识，就可以制订疼痛管理计划，在可能的情况下，这个管理计划要由全科医生、健康协疗专业工作者、专家等合作参与。

健康的协疗服务

［译者注：健康的协疗服务(allied health) 是指除了医学专业和护理专业之外的，与个体健康有关的卫生专业服务，提供者为协疗人员 (allied health professionals)，有些分类把护理人员也作为协疗人员。在培训上，他们都具有大学本科学历，并接受职业化培训。在人数上，是庞大的职业群体，澳大利亚的协疗工作者人数多于医生的人数。在工作分工上，包括 20 多种具体协疗专业，在澳大利亚健康专业登记局设置 25 个协疗专业，包括艺术治疗师、声学治疗师、脊柱治疗师、糖尿病教育者、营养师、锻炼生理师、遗传咨询师、医学影像师、音乐治疗师、作业治疗师、验光师、视力矫正师、假肢师、正骨师、院前急救师、足踝器具师、灌注师、药剂师、物理治疗师、足病师、心理咨询师、康复辅导师、社会工作者、超声检查师、语言病理师等。］

• 心理咨询师：针对病人负面的思维、心境及行为
• 物理治疗师：管理造成疼痛的各种物理原因
• 锻炼生理师：支持病人增加身体活动
• 作业治疗师：针对病人遇到的功能限制问题
• 护士：提供教育和支持

• 药剂师：如果病人使用药物，提供用药咨询
• 营养师：鼓励病人采用健康饮食

多学科疼痛门诊[10]

当病人病情复杂，或全科医生的治疗方法缺乏进展时，可能需要把病人转诊到专家的疼痛管理服务。如果病人有高度心理困扰，或存在严重的功能障碍，也可以转诊。

多学科疼痛门诊各不相同，可能包括疼痛专家、精神病学专家，以及各种协疗团队。

用于慢性疼痛的药物[11]

药物治疗是慢性非癌性疼痛(CNCP)治疗的二线策略，且只能与社会、心理和生理管理技术结合使用。

药物选择包括镇痛剂和佐剂。佐剂是具有镇痛特性的药物，不过它的首要使用指征不是疼痛。

注：请注意，处方镇痛药物可能反而鼓励病人消极管理疼痛。

用于治疗 CNCP 的药物包括：

• 镇痛剂
  – 对乙酰氨基酚
  – 非甾体抗炎药，包括阿司匹林和环氧合酶-2 (COX-2)特异性抑制剂
  – 阿片类药物
• 佐剂
  – 抗抑郁药、三环类抗抑郁药(如阿米替林)，5-羟色胺和去甲肾上腺素再摄取抑制剂(SNRI)
  – 加巴喷丁类(加巴喷丁、普瑞巴林)
  – NMDA 受体抑制剂(克他命)
  – α_2 受体激动剂(可乐定)
  – 大麻素

药物选择

CNCP 通常包含不止一种疼痛类型，除了潜在的伤害性或神经性病理改变，中枢敏感性疼痛通常是慢性疼痛的主要原因。药物在中枢敏感性的慢性疼痛上效果较差。

• 对乙酰氨基酚和非甾体抗炎药适用于伤害性疼痛
• 佐剂适用于神经性疼痛
• 无论疼痛类型如何，阿片类药物在慢性疼痛中的作用有限

没有明确的证据表明在 CNCP 中使用联合药物治疗(即多种镇痛药共用)。

用于慢性疼痛的镇痛药

如果使用镇痛剂，通常需要在中短期内使用，直到病人实现自我管理。一旦实现了自我管理策略，目标就是镇痛药减方(deprescribing)。

82

对乙酰氨基酚

对乙酰氨基酚(paracetamol)主要通过肝脏代谢,半衰期约 4 小时。副作用不常见,但偶尔会出现胃肠道不适症状,如消化不良和恶心等。肾或肝功能障碍病人应慎用。

常用剂量:

1g(口服)每 4 小时 1 次(日最大剂量 4g/d)

或

1.33g 改良释放制剂(口服)每 8 小时 1 次(最大 4g/d)

非甾体抗炎药

非甾体抗炎药通过抑制 COX-1 和 COX-2 中存在的环氧合酶(COX)来抑制前列腺素的合成。非甾体抗炎药可代替对乙酰氨基酚或与对乙酰氨基酚一起使用。

然而,使用非甾体抗炎药的副作用发生率很高,从微不足道到致命,许多人因溃疡出血而死亡,尤其是老年人。其他不良反应包括腹痛、肾功能损害、支气管痉挛、体液潴留、高血压和心血管事件。应该注意的是,萘普生似乎不会增加心血管事件的风险。

非甾体抗炎药的分类见**表 82.4**。

表 82.4 非甾体抗炎药的分类[12]

作用	例子
非选择性 COX-1 和 COX-2 抑制剂,主要作用于中枢神经	对乙酰氨基酚
非选择性 COX 抑制剂,同时作用于中枢神经和周围神经	阿司匹林 布洛芬 萘普生 双氯芬酸
选择性非甾体抗炎药	
选择性 COX-2 抑制剂	塞来昔布 依托考昔 帕瑞昔布
COX-2 偏好性抑制剂	美洛昔康

注:COX,环氧化酶。

考昔布类(Coxibs)是一组合成的非甾体抗炎药,特异性抑制 COX-2。它们与 COX-1 抑制剂具有同等的镇痛作用。它们的胃肠道不良反应较少,但具有 COX-1 抑制剂其他所有的不良反应及药物相互作用。例如心血管问题,包括血压升高、血栓形成(致命的心肌梗死和卒中),以及罗非昔布(因安全原因与 2004 年停止使用)的肾功能损害,表明这些药物存在潜在问题。

处方建议

一线选择包括:

塞来昔布 100~200mg(口服),每日 2 次

或

布洛芬 200~400mg(口服),每日 3 次

或

萘普生 250~500mg(口服),每日 2 次

如果一周后疼痛没有缓解,则停止用药治疗并考虑其他管理策略。如果非甾体抗炎药实现了足够的缓解,请尝试在有规律的间隔中进行减方,以降低不良反应的风险。

阿司匹林

阿司匹林(aspirin)同时具有镇痛作用和抗炎活性,且半衰期极短,代谢产物是水杨酸。使用阿司匹林的最主要问题是易引起胃肠不适、溃疡和出血。

常用剂量:

600mg(口服),每 4 小时 1 次(日最大剂量 4g/d)

阿片类镇痛药

阿片类药物对慢性非癌性疼痛有微小(如果有的话)的益处,且都具有相似的功效。如果停用阿片类药物,疼痛强度实际上可能会降低。

阿片类药物包括可待因、他喷他多、羟考酮、丁丙诺啡、曲马多,以及更强的吗啡、芬太尼、氢吗啡酮和美沙酮。他喷他多是一种新的中枢作用阿片类药物,对神经性疼痛有一些好处。

常见的(约 80%)不良反应包括恶心和呕吐、便秘、烦躁不安和痛觉过敏。有害影响包括药物依赖、跌倒、认知影响、机动车事故、呼吸抑制、意外过量和死亡。

在处方阿片类药物之前,请评估病人阿片类药物滥用的风险。强烈建议签订书面协议。

如果适合短期治疗,请先使用:

丁丙诺啡 5μg/h 贴剂,每 7 日一次(最大剂量 20μg/h)

或

吗啡(改良释放剂型)5~10mg(口服)每日一次或每日两次(最大剂量 40mg/d)

或

羟考酮(改良释放剂型)5mg(口服)每日一次或每日两次(最大剂量 30mg/d)

或

他喷他多(改良释放剂型)50mg(口服)每日一次或每日两次(最大剂量 300mg/d)

或

曲马多(改良释放剂型)50mg(口服)每日一次或每日两次(最大剂量 400mg/d)

定期复查,如果无效则停止治疗。除非在专家建议下,否则阿片类药物的处方不应超过 12 周。

佐剂

有证据表明佐剂可用于治疗神经性疼痛,但它们用于感受性疼痛的证据有限。神经性疼痛和感受性疼痛的目标剂量相似;然而,对于感受性疼痛病人,需要较慢的

剂量滴定,因为他们通常会增加药物敏感性。

包括三环类抗抑郁药(TCA)和去甲肾上腺素再摄取抑制剂(SNRI)在内的抗抑郁药,似乎可以独立通过改变情绪的作用来缓解疼痛。

尽管联合治疗的证据有限,但可能需要同时使用两种佐剂。每 3~6 个月试验 1 次。

三环类抗抑郁药

阿米替林或去甲替林 5~12.5mg(口服)夜间(最大剂量 150mg/d)

去甲肾上腺素再摄取抑制剂

度洛西汀 30mg(口服),每日 1 次(最大剂量 120mg/d)
或
文拉法辛(缓释剂型)37.5~75mg(口服),每日 1 次(最大剂量 225mg/d)

加巴喷丁类

加巴喷丁初始给药 100~300mg,(口服)夜间(最大剂量 3 600mg/d,分次服用)
或
普瑞巴林初始给药 25~75mg(口服),最初每日 1 次(最大剂量 300mg,每日两次)[16]

注:关于普瑞巴林和加巴喷丁

- 通过肾脏排泄,因此老年人和肾功能不全者慎用
- 在老年人中尝试晚上小剂量测试
- 副作用包括嗜睡、头晕和全身疲劳
- 获益有限,而副作用很常见
- 有可能被滥用和产生依赖,如果突然停药,可能会导致戒断症状

其他抗癫痫药物如拉莫三嗪、托吡酯和丙戊酸盐治疗慢性疼痛的证据非常有限。卡马西平已用于治疗三叉神经痛[6]。

氯胺酮

疼痛专家已将氯胺酮(ketamine)(口服、肌内注射、静脉注射)用于 CNCP,但获益的证据有限。神经精神方面的副作用可能会非常令人不安。已经有关于对生命体征或意识水平影响的报道出现[13]。

可乐定

可乐定(clonidine)可调节去甲肾上腺素能抑制疼痛传递,并已被专家用作 CNCP 治疗的佐剂。如果长期使用,突然停药会导致反跳性高血压。

大麻素

公众对大麻素(cannabinoids)在 CNCP 治疗中的作用表现出越来越大的兴趣。目前,没有足够的证据证明对其临床应用的认可。这也存在令人担心的不良事件,包括呼吸功能受损、精神病症状和认知障碍[14]。

阿片类药物的减方

阿片类药物会造成明显的伤害,因此即便是长期使用阿片类药物的病人,也要尝试进行阿片类药物的减方。

阿片类药物的减方(describing),需要把病人强烈的减少用药动机,与全科医生的支持,以及密切观察相结合。

减方产生的副作用,取决于剂量减少的速度、短期的疼痛增加,以及阿片类药物的戒断效应(躁动、睡眠紊乱、恶心/呕吐、腹泻、出汗、流泪)。

减方的过程可能需要几个月的时间。一般的规则是按每周逐步地减少剂量。病人通常可以很好地适应每周减少原剂量 10% 药量的减方速度。当减方的剂量达到原剂量的 1/3 时,将减方速度降到先前降率的一半。

佐剂可能有助于缓解戒断症状(如躁动和睡眠障碍)。

慢性疼痛的手术干预

只有当病人有切实的手术干预目标,而且当前一线管理措施没有明显改善效果的情况下,才考虑采用手术干预。应遵循专家的建议。

慢性疼痛的手术干预包括:

- 经皮射频神经切开术
- 神经调节(脊髓刺激)
- 硬膜外阻滞

儿童的疼痛

对于儿童疼痛的管理要有相当的敏感性和智慧。儿童慢性非癌性疼痛治疗原则与成人相同,并同时要有积极的自我管理,包括孩子和家庭的贡献。

对儿童疼痛管理进展的最重要衡量标准,是儿童的学校出勤情况,以及与同龄人一起参加身体活动。

疼痛的评估

对于所有年龄的儿童来说,疼痛评估都是很重要的,评估应该包括详细的病史和身体检查。4 岁以上儿童对疼痛的自我报告是可信的。

可有采用疼痛程度的测评方法。面部表情的量表(图 82.3)适用于年龄小的儿童,而大龄儿童和少年可以使用目测分类量表。

慢性非癌性疼痛儿童药物的使用

如同给成人的用药原则,儿童慢性非癌性疼痛管理中的用药也是二线治疗措施。

如果儿童有困难做到主动的自我管理,可以考虑短期试用对乙酰氨基酚或非甾体抗炎药。如果考虑其他药物(如阿片类药物或佐剂),请寻求专家意见。

没有足够的证据表明加巴喷丁类、TCA 或 SNRI 对儿童疼痛管理有效。如果试用佐剂,通常首选加巴喷丁。

老年人慢性非癌性疼痛的管理

老年人慢性疼痛管理是尤其具有挑战性的。老年病人慢性疼痛发生率更高,而且药物副作用也更多。疼痛管理的原则与成人相同,同时要额外考虑到老年病人对药物伤害风险的认识。

一般规则及提示

- 从通常剂量的 25%~50% 开始给药,并通过药物反应调整滴度。
- 常规监测病人镇痛药的需要量,并及时对任何无效药物进行减方处理。
- 尽可能避免使用联合药物治疗。

复杂的局部疼痛综合征[14]

复杂的局部疼痛综合征(CRPS)是一种慢性疼痛综合征,其中疼痛的严重程度与损伤不成比例。

CRPS 影响四肢。成人上肢更频繁,儿童下肢更频繁。最常见的触发因素是骨折,而其他触发因素可能微不足道或难以识别。

临床特征包括血管舒缩变化(皮肤颜色或温度)、水肿、出汗不对称、运动功能障碍和营养变化(头发、指甲、皮肤)。

一线治疗是旨在恢复患肢功能的康复治疗。如果无法实现自我管理,请考虑转诊给协疗服务提供者或多学科疼痛服务。

对于那些风险增加的病人,可以考虑在受伤后每日口服 500~1 000mg 抗坏血酸(维生素 C),持续 50 日[14]。

临床要领

- 与病人建立治疗联盟,并承认症状引起病人痛苦,这是至关重要的。
- 教育病人,告诉他们慢性疼痛本身是一种疾病状态,其中中枢敏感性是一个共同特征。
- 考虑安排定期预约看诊,从而支持病人实现自我管理。
- 建议把非药物治疗作为一线治疗手段。
- 设定治疗目标,是解决影响病人疼痛的社会、心理、生物医学因素。
- 不要开具阿片类处方药物,因为其药物依赖和过量服用的风险几乎无法避免。
- 当心使用处方的"设置和忘记"方法,即在重复开具处方的时候没有考虑药物无效的可能性,也没有考虑减方。

资源

Hunter 综合疼痛服务(HIPS):www.hnehealth.nsw.gov.au/Pain/Pages/Pain.aspx。
疼痛健康:www.painhealth.csse.uwa.edu.au。

参考文献

1 Painaustralia. Painful Facts (2020). Available from: www.painaustralia.org.au/about-pain/painful-facts, accessed April 2021.
2 Australian Institute of Health and Welfare. Chronic Pain in Australia. Cat. no. PHE 267. Canberra: AIHW, 2020.
3 Understanding pain [published 2020]. In: *Therapeutic Guidelines* [digital]. Melbourne: Therapeutic Guidelines Limited; 2020. www.tg.org.au, accessed April 2021.
4 The transition from acute to chronic pain [published 2020]. In: *Therapeutic Guidelines* [digital]. Melbourne: Therapeutic Guidelines Limited; 2020. www.tg.org.au, accessed April 2021.
5 Medicinewise News: Chronic pain. NPS Medicinewise, 1 June 2015. Available from: www.nps.org.au/news/chronic-pain, accessed April 2021.
6 Cohen ML. Principles of prescribing for persistent non-cancer pain. Aust Prescr, 2013; 36: 113–15.
7 Bruggink L, Hayes C, Lawrence G, Brain K, Holliday S. Chronic pain: overlap and specificity in multimorbidity management. Aust J General Practice, 2019; 48(10): 689–92.
8 Crammond T. Pain relief. In: *MIMS Disease Index* (2nd edn). Sydney: MIMS Publishing, 1996: 380–5.
9 Medicinewise News: If not opioids, then what? NPS Medicinewise, 2 October 2019. Available from: https://www.nps.org.au/news/if-not-opioids-then-what, accessed April 2021.
10 General principles of chronic pain management [published 2020]. In: *Therapeutic Guidelines* [digital]. Melbourne: Therapeutic Guidelines Limited; 2020. www.tg.org.au, accessed April 2021.
11 The role of analgesics in chronic non-cancer pain [published 2020]. In: *Therapeutic Guidelines* [digital]. Melbourne: Therapeutic Guidelines Limited; 2020. www.tg.org.au, accessed April 2021.
12 Pain and Analgesia [updated 2020]. In: *Therapeutic Guidelines* [digital]. Melbourne: Therapeutic Guidelines Limited; 2020. www.tg.org.au, accessed January 2018.
13 Porter KM et al. The role of inhaled methoxyflurane in acute pain management. Open Access Emerg Med, October 2018; 10: 149–64.
14 Faculty of Pain Medicine. Statement on 'Medicinal Cannabis' with particular reference to its use in the management of patients with chronic non-cancer pain. Australian and New Zealand College of Anaesthetists, 2019. Available from: www.anzca.edu.au/getattachment/d1eb1074-ef9c-41e6-a1af-31d82b70bcfa/PM10-Statement-on-Medicinal-Cannabis-with-particular-reference-to-its-use-in-the-management-of-patients-with-chronic-non-cancer-pain, accessed April 2021.
15 Managing specific pain syndromes [published 2020]. In: *Therapeutic Guidelines* [digital]. Melbourne: Therapeutic Guidelines Limited; 2020. www.tg.org.au, accessed April 2021.
16 Bashford GM. The use of anticonvulsants for neuropathic pain. Australian Prescriber, 1999; 22(6): 140–1.

第六部分

儿童和青少年健康

第 83 章　给儿童看病的方法

> 无论何种情况,无论何种父母,每个孩子的出生,都是人类潜能的重生。在他身上,也在我们每个人身上,都肩负着人类生命的重大责任——向善的最高境界迈进。

——詹姆斯·艾吉(1909—1955)(译者注:美国人,小说家,记者、诗人、编剧和评论家)

给孩子看病,意味着你在诊室里还要面对一个额外的人。医生要与生病的孩子,以及带孩子来看病的人(通常是父母)沟通,并建立起融洽的关系。通过与孩子互动,赢得父母支持。父母带孩子看病往往是心怀忐忑的,担心孩子可能会行为举止不当,做出或说出难堪的事情。如果医生能与孩子轻松自然地相处,容忍他们的行为(或不当行为),做一位让孩子喜欢的医生,那么这次问诊就很可能是成功的。

与孩子的互动,可以从候诊室叫他们名字的时候开始。所有用于与成人建立融洽关系的技巧(见第 3 章),都可以用于孩子。由于孩子的沟通技巧还没有发育得很好,因此尊重他们、对他们产生真正的兴趣、积极地倾听和使用肢体语言,对他们来说都很重要,甚至可能比成人更重要。

此外,孩子还需要不同的沟通方式,这取决于就诊孩子的年龄。例如,婴儿易出现被新出现物体吸引注意力(比如玩躲猫猫)、依恋(不愿离开父母)、分离焦虑和陌生人焦虑。与幼儿和学龄前儿童交流以游戏为主,特别是“假扮”或“想象力”的游戏。在给孩子做身体检查时,假装自己是一只可怕的熊,查找孩子耳里有什么动物;或者说孩子看起来与现在实际年龄不一样,这都会激发他们的想象力和好奇心。与学龄儿童的交流可以谈论宠物、喜欢的玩具、电视节目或电影(他们穿的服装或手中的饰品可以提供线索)、朋友、老师或学校。

其他建立融洽关系的策略包括:

* 既要问候父母,也要问候孩子。
* 询问名字(即使你已经知道了)和/或他们喜欢被称呼什么。
* 询问年龄(即使你已经知道)。
* 询问他们的宠物。
* 如果孩子的兄弟姐妹也在场,也与他们互动(比如询问孩子是否会帮助妈妈照顾新生儿)。
* 与孩子同一高度说话,不要居高临下(例如,让孩子坐在父母的膝盖上,或医生蹲着或者坐在地板上)。
* 对当前的儿童电影、电视节目及其中人物(例如迪士

尼电影、托马斯小火车)有一个大致概念。
* 诊室放置玩具让他们玩,也可以用玩具给孩子带来惊喜。
* 有特殊的贴纸或者印章(例如,手背印章)。
* 吹泡泡(尤其是在接种疫苗后用于分散孩子的注意力)[1]。
* 在使用检查设备之前,展示给他们看这些设备,让他们拿着设备。
* 把孩子当作独立的个体来互动,不要把孩子当成待解决的临床问题(这对有特殊需要的孩子尤其重要,他们在沟通方面有更大的挑战)。

所有这些努力都有助于安排好更轻松地采集病史和检查身体的场景。

亲子互动

随时都仔细观察亲子互动,包括在候诊室(有时在你看到亲子互动之前先听到它!)。父母与孩子的交谈方式,可能对存在的问题提供一些有用的线索,比如父母是否有能力抚养孩子,他们的应对能力,尤其是在产后期[2]。

与家属的沟通

近年来,育儿问题愈加复杂。争议不断出现,而且愈演愈烈,例如在接种疫苗和可能存在的不良反应、为人父母的方式(例如“依附式为人父母”)等方面都存在争议。这些争议在很大程度上受到互联网信息的驱使,母亲们花费越来越多的时间在“妈咪博客”和育儿网站上。

文化背景也常强烈影响着育儿的态度,比如怎样与孩子沟通、安排饮食、纪律和惩罚,以及母亲或父亲充当的角色。

为人父母是一个充满强烈情感的过程,这种强烈的情感会导致人们对各种育儿问题存在根深蒂固的信念(例如接种麻风腮疫苗会导致孤独症,教育孩子往往免不了打骂)。意识到这种问题,不要对患儿父母的育儿态度作

出假设,有助于避免与患儿父母的沟通障碍,因此也不要"涉足"改变家长的育儿态度。

病史

按下列顺序取收集信息:

- 表现或主诉(首先关注)
  - 允许父母在没有干扰的情况下详细说明
  - 仔细倾听
  - 永远不要把父母的担心看作是鸡毛蒜皮的小事(特别是对新父母)
- 既往史
  - 内、外科病史
  - 妊娠、分娩和新生儿史
  - 疫苗接种史、用药史和过敏史
- 家族史(例如遗传性疾病)
- 生长情况(百分位数)和喂养/饮食情况
- 发育
  - 大运动
  - 精细运动
  - 言语沟通
  - 社交发展
- 家庭和社会功能(关系、行为、睡眠)

身体检查

正如上文所述,在候诊室与孩子及家长接触,有助于降低诊疗的困难程度。有格言这么说:"要赢得孩子,先赢得母亲(父母)"。

观察

观察是至关重要的。诊疗过程不仅要观察亲子互动,而且要仔细观察孩子的外表和行为,以帮助寻找孩子身体不适的线索。孩子的一般外貌怎么样? 他活跃或警觉吗? 与你、家长的互动怎么样? 他呼吸顺畅吗? 孩子看起来痛苦吗? 这些信息应记录在病历体检的第一行(即在"观察"的上方)。

始终关注并评估孩子的生长发育情况。生长参数是一般可测量观察指标的一部分。记录体温,但是否发热、发热程度和对退热药的反应不能很好地预测严重疾病[3]。另外,耳温计和腋下温度计可能漏掉了很多在肛温测量中发现的体温升高[4]。体温升高可能提醒一些疾病的发生,但信息并不多。应该特别注意出生后 3 个月内的新生儿,或者有特殊情况的孩子(例如免疫功能低下),或者有发热合并嗜睡、脸色苍白等表现的孩子(见第 89 章)。

在临床实践中,氧饱和度被越来越多地纳入孩子的一般观察里,尤其是针对明显呼吸道感染的孩子。

观察孩子、父母及其互动对于了解其心理社会问题非常重要,例如家庭功能障碍(如婚姻问题、父母滥用药物和酒精、父母的精神健康问题)、依恋问题、忽视或虐待儿童等(见第 88 章)。

获得幼儿的合作

幼儿可能是最不合作的病人,特别是在他们生病和易怒的时候,或者他们以前有过痛苦的看病经历。不过,幼儿也是很容易被分散注意力的,医生可以有效利用这一特点,以取得幼儿一定程度上的配合。

一般来说,检查时幼儿最好坐在父母腿上。对大一点的孩子,要给他们一种"自己已经长大了"的感觉,可以让他们坐在诊床上接受检查(如果不确定他们的想法,最好先问问他们喜欢怎么做)。

分散注意力和幽默感

使用各种技巧来分散孩子的注意力,或者假装做一个体检游戏。有的医生通常会自己编造一套笑话,假装游戏和杂耍来完成工作。孩子不哭闹不抵抗时,医生更容易看清耳膜或听到心脏杂音。

技巧包括:

- 挠痒痒
- 躲猫猫
- 模仿动物叫声
- 在孩子的耳、口、胸部或腹部寻找/听动物、仙女、怪物、火车(或孩子当时最感兴趣的任何东西)
- 让大一点的孩子用手指挡住未经检查的耳,假装阻止光线穿过他或她的头部
- 家长、护士或实习生拿玩具(包括发出声音的玩具)逗弄孩子
- 泡泡(和玩吹泡泡的游戏)
- 用画着动物形象的听诊器[5]
- 在检查床上放一个能放音乐或能移动的玩具
- 在检查腹部的时候和孩子谈话,以分散他们的注意力
- 电脑屏幕上设置可以分散孩子注意力的图像(例如他们最喜欢的电视或电影角色)

对于生病的孩子,这些努力并不一定见效。这时应及时和孩子父母沟通(他们经常会感到慌乱),让他们帮忙适当约束孩子以配合诊疗。

沟通时放慢语速、简明扼要。必要时(例如孩子在哭)也可以大声说话。此时无须征求孩子的同意,他们不会同意的! 医生的语调和肢体语言应表现得冷静、负责,不会被孩子的哭泣、尖叫或者猛烈的攻击所困扰。对孩子发脾气只会让情况变得更糟。

生长和发育

关注和评估儿童的生长发育（growth and development）是全科医生的核心职责。新生儿期是指出生到出生后28日，婴儿期是出生后1~12个月。免疫接种访视、婴儿常规检查和儿童个人健康记录（personal health record，PHR）、病毒性上呼吸道感染访视及其他报告，都可作为全科医生评估儿童生长发育情况的依据。

这种纵向监测比筛选更可靠，所以每次访视时都应该进行生长参数（体重、身高/身长和头围，）和快速发育检查。

成长存在的问题可能是跨越成长百分位数，或者更糟糕的是成长参数降低，那么显然需要进一步探究其可能的原因（见第84章）。

通常认为发育涉及4个方面：大运动、精细运动、言语沟通和社交发展。即使没有进行正式的筛查，每个方面询问几个筛选问题也将有助于了解发展问题（表83.1）。大运动和精细运动被归类在一起，为了简单起见，言语沟通和社交发展也被归类在一起，每次进行澳大利亚免疫计划访视时都建议询问生长发育筛选问题。在全科医生实践中，如果对发育问题有疑虑，可以使用标准化筛查工具，即丹佛-Ⅱ发育筛选测试[6]，并且任何与发育有关的重大顾虑都经过专家审查。

表 83.1　接种疫苗时检查发育节点

年龄	大运动/精细运动	语言、沟通/社交
6周	• 双眼几乎一起移动 • 部分控制头部，不会四处晃动 • 四肢对称运动	• 发出咕咕声（元音） • 开始微笑（可能） • 简短的眼神交流
4个月	• 手放到中线，然后放到嘴里 • 注视手 • 抬起膝盖 • 在180°范围内追踪物体 • 俯卧时头部抬高90° • 抓住递给他或她的东西	• 咕咕声响亮 • 社交性微笑（以微笑回应微笑）和大笑 • 有时眼神交流持久 • 牙牙学语（辅音）出现（可能）
6个月	• 支撑坐姿（独立坐姿7~8个月） • 双手放在他或她面前，把手放到脚上 • 当被拉到坐姿时保持头部与身体水平 • 俯卧时伸臂向上卷起，俯卧时爬行 • 可能会撞击物体表面	• 大声地牙牙学语 • 与人交谈（倾听）时保持安静 • "声乐表演"——尝试新的声音（例如发出噗噜噗噜声） • 喜欢互动游戏 • 看见父母时微笑 • 欢笑/高兴地尖叫
12个月	• 站立姿势（降落伞姿势）或站在地上抓住家具时，脚能承受重量 • 通过移入和移出位置进行转移 • 巡游（可能）和爬行 • 指向一点并跟随一个点（可能） • 用示指和拇指抓 • 鼓掌 • 挥手告别	• 大量口齿不清的交流 • 可能说出几个字（妈妈，爸爸，其他） • 可能产生分离和/或陌生人焦虑 • 寻找视线以外的物体（掉落的玩具） • 一起看书或物体上的图片（共同关注） • 可能指向或跟随一个点（"看这个……"） • 挥手告别
18个月	• 走得很好，可能可以牵着手上楼 • 在一切东西上爬上爬下 • 尝试跳跃 • 单独"指尖对指尖"的掐住 • 双边游戏，即双手做不同的事情 • 目光指向，聚焦和跟踪移动的物体 • 把东西放到容器里	• 遵循一步命令（当他或她想要时） • 会玩一些模仿成人的游戏——茶具、娃娃、厨房玩具 • 对什么都感兴趣，尤其是人 • 能很好地指向并遵循一个确定的点 • 很好地理解所说的话，可能会发展很多的话（或很快） • 指向身体部位 • 16.5个月前至少会使用2个单词
3.5~4岁	• 开始学习骑自行车 • 把球接到胸口 • 用手接住一个更大的球 • 把球投过头 • 蹦跳 • 洗手和擦干双手 • 独立拼图	• 清晰易懂地讲话 • 能够与父母和兄弟姐妹/同龄人进行长时间的相互（来回）对话 • 与兄弟姐妹/同龄人玩耍 • 不受欢迎的行为在同龄人中并不突出（如托儿所、学前班）

83

大运动发育

婴儿身体的神经控制是从上到下(脊髓—马尾)、从里到外的(图83.1)。这就像一面逐渐展开的旗帜。如果在美术课上画一个成人,你要把臀部画在中点,乳头在下面1/4处,膝盖在下面3/4处。如果把孩子出生后的前12个月划分为4个阶段,你会很容易地发现,大运动能力的发育(gross motor development)大致也是在这几个点上向下推进(图83.1)。也就是说,3个月的婴儿应该能够控制自己的胸部,6个月的婴儿应该能够控制臀部(坐姿通常发生在7~8个月的时候,图83.2),9个月的婴儿应该能够控制膝盖(如爬行、臀部移动或匍匐前进),1岁的婴儿应该能够控制双脚(坚持站立,而不是必须行走)。

12个月以后,孩子会将这种神经连接扩展到越来越复杂的活动中(表83.2)。

表83.2　大运动能力出现节点(12个月至6岁)

- **2岁**,扶着成人的一只手走上楼梯,并可能尝试交替双脚登上每一个台阶
- **2岁半**,跳跃
- **3岁**,尝试使用三轮车
- **5~6岁**,去掉自行车的辅轮
- **6岁**,跳绳

　　注:任何大运动(或任何其他发育)能力的丧失都是红旗征。

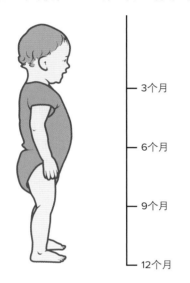

图83.1　大运动能力逐渐发育,3个月可以控制胸部,6个月控制臀部,9个月控制膝盖,12个月控制足部

精细运动发育

精细运动发育(fine motor development)与大运动相似,在出生后的第一年,随着身体稳定发育,孩子开始运动控制的"展开"模式,关节(特别是手和手指)向外伸展和张开,随后动作日益复杂。精细运动发育的顺序,简单来讲即前9个月主要是整只手的活动,第二个9个月(9~18个月)是单个手指的精细活动[7-8](表83.3)。

表83.3　出生后18个月精细运动能力的发育

全手活动(0~9个月)
- **3~6个月**:包括抓住递来的物品,盯着别人手中的物品("物体关注"),以及在物品表面敲打
- **6~9个月**:把物体撞在一起。到9个月时,婴儿应该进行手对手转移,并有目的地放开物品

独立的手指运动(9~18个月)
- **捏**(面对面),**掐**(尖对尖并且弯曲手指)和**指**,逐步出现
- **指**是一个重要的里程碑,通常在12个月前出现,最晚应该在18个月前出现。在儿童形成指的能力之前,他们会向物体伸出手,伸直手指。出现这个动作之后,示指会单独伸直,而其他手指则会卷曲。在人生的第一年,我们从"跟随一个点"开始,也就是说,当有人说"看这个……"并同时指向一个物体时,我们会扭头看向这个点。12个月时婴儿经常会指向自己。婴儿指向一件物品,有时候是为了与人分享有趣的事情,有时候是为了得到想要的东西,有时候是为了知道某些东西的名字

言语沟通发育

出生第二年,词汇量经常在年中前后迅速增长,女童的词汇量增长往往早于男童。语言理解能力通常先于语言表达能力,因此在18个月的检查中,即使一个孩子说话不多,其对语言的理解能力也会明显增强。

从18个月到3岁,孩子语言里的单词和小句子的组合越来越多,对话也显著增加。在这段时间内,发音清晰度也有所改善。18个月时可以听懂他大约25%的语言,2岁时可以听懂50%~75%,3岁时可以听懂75%~100%。

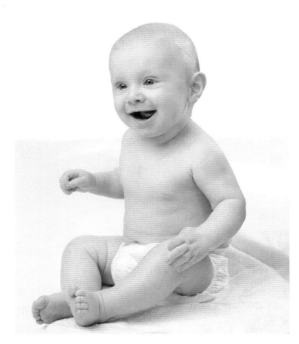

图83.2　通常7~8个月就能独自坐

83

其他发音问题,比如口齿不清和口吃要引起重视。

社交发展

作为一个物种,人类在出生时的社会性非常不成熟。我们完全依赖于我们的照顾者,并且这种状况会持续很长时间。不过,婴儿很快会学习父母的社交技巧,建立共同的理解系统,这就是孩子和(通常)母亲的想法常常一致的原因。

在 6 个月左右时,孩子通常会出现分离焦虑[9]。分离焦虑是一种正常的发育现象,因为婴儿变得更加能意识到物体恒存性(当物体在视线之外时依然存在)。父母,尤其是母亲,生怕自己没照顾好孩子,从而产生分离焦虑(例如,把婴儿独自留在婴儿床上),尽管这是我们希望孩子学会处理的事情。阶梯式分离方法(随着孩子处理问题能力的提高,逐渐增加与孩子分离的机会)会帮助缓解焦虑。分离焦虑通常在 14~18 个月达到高峰,然后在学龄前逐渐减轻。

陌生人焦虑通常出现在 7~9 个月[10],14 个月后减少,在许多方面与分离焦虑相似。通过逐渐增加孩子与陌生人的接触来控制陌生人焦虑,特别是当孩子感觉舒适的时候。

发脾气在 18 个月到 3 岁(或更大)的孩子身上很常见[11],这是因为孩子缺乏处理情绪挑战性事件的技巧和能力。如果一个孩子在这段时间里没有发展出应对情绪和挑战性实践的技能,那就要对他的社交发展情况进行评估。

在人生的第二年,两种新兴技能主导着社交发展:语言和游戏,尤其是模仿成人的游戏[2,7-8]。游戏远比简单地实现孩子的愿望更重要。它是生活的训练场,是孩子学会如何与他人及世界互动的方式。在语言和模仿游戏中表现出来的社交缺陷可以提醒全科医生应该考虑孩子是否存在孤独症[12](见孤独症的红旗征和第 94 章)。

婴儿喂养指南

母乳喂养的好处

对婴儿的好处包括降低以下潜在风险:

- 胃肠道和呼吸道感染
- 哮喘
- 中耳炎
- 尿路感染
- 坏死性小肠结肠炎
- 胰岛素依赖型糖尿病
- 炎性肠病
- 淋巴瘤
- 特异反应性
  对母亲的好处包括:
- 产后出血的潜在风险较低
- 延迟恢复排卵

- 改善产后骨矿化
- 降低卵巢癌和绝经后乳腺癌的潜在风险

母乳喂养也能改善亲密关系,降低生活成本。大部分(96%)澳大利亚女性选择母乳喂养,但是将近 1/3 的母亲会在 3 个月左右会加入配方奶粉或停止母乳喂养,很少有人能实现纯母乳喂养 6 个月的理想目标(EBF6)。WHO 和 NHMRC 的指南中都有提到 EBF6 目标,这也得到了 RACGP 的认可[13],但有些指南建议在 4~6 个月(EBF4~6)内进行纯母乳喂养,并在这个年龄段引入固体食物。同时也建议,只要母亲和婴儿愿意,母亲在给孩子摄入适当固体食物的同时可以继续母乳喂养,直到 1 岁甚至更大。完全母乳喂养的婴儿在 6 个月以内不需要额外的液体摄入。

配方奶

如果使用配方奶(formula),应使用至孩子满 12 个月(译者注:澳大利亚提供的所有婴儿配方奶都是铁强化的)。特殊配方奶只适用于一些已经确诊疾病的情况下。如果一位母亲不选择母乳喂养,一定不能指责她,因为产后女性心理上更脆弱,容易导致产后抑郁。牛奶本身不应作为 12 个月以下婴儿的主要饮料,尽管少量牛奶可用于固体食品的制备。除母乳和配方奶粉外,唯一适合婴儿饮用的是煮沸并冷却的自来水(也就是说,不适合用瓶装水、果汁、热饮或其他饮料)。

开始固体食物喂养[14]

综合考虑过敏因素和最佳研究证据,默多克儿童研究所这样建议:

- 6 个月左右开始引入固体食物。
- 固体食物应该包括煮熟的鸡蛋、花生酱、奶制品和小麦制品。
- 这一建议适用于所有婴儿,包括有过敏风险的婴儿,研究表明早期接触这些食物可能会降低湿疹和食物过敏的风险[15]。
- 建议女性不要使用低过敏性水解配方奶粉来预防过敏。
- 固体食物应每次引入一种,并在喂奶后或在喂奶之间添加。
  举例:
- 婴儿米粉混合普通牛奶或凉开水
- 香蕉、成熟的苹果或梨等水果
- 肉泥

首先要把食物碎成泥状(没有团块)。只在一种食物适应 3~4 日后,在清晨引入一种新的食物。以 1~2 茶匙固体食物开始,然后根据宝宝的节奏逐渐增加一日三餐。块状食物可以在 6~9 个月的时候引入,此时婴儿已经学会咀嚼。

9~10 个月进餐时应该摄入更多的固体食物,逐渐减少奶量。应避免食用营养价值低、饱和脂肪含量高、添加糖(增加龋齿发生风险)和添加盐的食物。避免给孩子食用蜂蜜,有肉毒毒素中毒的风险。不建议给孩子吃硬的、小的、圆的(如全坚果)和/或黏稠的食物,以避免窒息和误吸。出生后的前两年内不应该给孩子食用低脂牛奶,大豆及其他乳品(例如山羊奶、绵羊奶、椰奶、杏仁奶)则不适宜取代母乳、配方奶或经巴氏消毒的全牛奶。

从孩子 12 个月起,可以引入牛奶和更多的固体食物,特别是肉类、蔬菜和水果。牛奶和其他饮料应装在杯子里,而不装在奶瓶里(即不需要倾斜杯或过渡性奶瓶),健康孩子不需要婴儿奶和补充剂。

如厕锻炼[16]

一般来说,孩子会在自己准备好的时候学会如厕。大多数孩子接受全面如厕训练的年龄:

- 白天,在 2 岁半到 4 岁之间
- 夜间,8 岁时

一旦开始如厕训练,则可能需要几周到几个月的时间才能保持不如厕时干燥清洁或者提高孩子在马桶上大便的能力。

父母守则

- 对如厕训练持放松态度。
- 避免匆忙进行如厕训练。
- 不要强迫孩子如厕。
- 唠叨不起作用,积极强化要好得多。可以用奖励机制,比如奖励图表和贴纸。
- 惩罚不奏效。

孩子准备好如厕训练的迹象

- 对别人上厕所感兴趣。
- 尿布保持清洁 1~2 小时或更长时间。
- 告诉你他们什么时候尿布湿了、弄脏了或者要换了。
- 不喜欢穿尿布,尤其是湿或脏尿布。
- 具有上下拉动训练裤、上下厕所(可能需要一个台阶)或便盆的运动技能。

让孩子坐在马桶上的最佳时机[17]

- 早起第一件事情
- 餐后
- 当你觉得他们需要去厕所的时候
- 外出之前
- 回家之后

家长注意事项

- 考虑使用便盆,或带有座圈和台阶的马桶。
- 用简单的语言解释如厕过程(有很好的可用资源,比如适合这个年龄段孩子的书)。
- 男童和女童都坐在马桶上排尿。
- 如果他们拒绝使用马桶,不要强迫他们。
- 帮助孩子在如厕时放松(例如分散注意力或玩最喜欢的玩具)。
- 停止使用尿布(睡觉时除外)。
- 如果有什么意外,不要大惊小怪。
- 如果如厕训练让他们不高兴,等一个月再试试。

儿童安全

家长们经常会被儿童安全信息轰炸,其中许多信息是有用的,但也有许多是无效的。查阅一些权威的儿童安全网站(www.kidsafe.com.au)是比较可靠的。

个人健康记录

很多孩子都有个人健康记录(PHR),父母或看护人可以参考相关内容,例如加强孩子的预防保健。PHR 是一本带有结实的塑料封面活页的小册子,便于随身携带。不同的州(封面的颜色)和不同的版本,内容可能有所不同,但通常包含:

- 出生记录资料和新生儿检查记录
- 体重增加百分比表
- 视力检查
- 听力检查
- 发育检查
- 免疫计划和记录
- 病程记录
- 事故预防建议(表 83.4)
- 其他健康教育材料

表 83.4　避免意外事故的要点

- 要有存放药品和家用化学品的橱柜,防止儿童误用。杀虫剂和易燃的石油产品应锁在棚内,不要存放在普通的食品和饮料容器中
- 看管好火源和散热器
- 缩短食品和饮料加热器上的电线,或者挂在儿童够不着的地方。不要使用桌布。热食物和饮料放在桌子中央
- 不使用的电源插座上放置假插头
- 根据儿童保护装置指南的要求,在车内安置好儿童
- 把婴儿放置在后座并面朝后方的位置上,是最安全的
- 在水中或靠近水的地方时刻监督你的儿童。游泳池要安置适当的围栏(四周都要安装,而且要有可靠的门)。永远不要把儿童单独留在浴缸里
- 把火柴和打火机锁起来,并放在儿童够不着的地方。剪刀、刀子、别针等也放在儿童够不着的地方
- 儿童游戏场所要有安全围栏,并且要远离街道
- 倒车之前围着车辆走一遍认真查看一圈,或者先把儿童放在车里

　　PHR 提供了一种非常实用的方法,促进了参与儿童保健工作的各种卫生专业人员之间,以及家庭与医生之间的沟通。它通过鼓励家长对儿童健康的责任感来促进自我保健的概念,也是加强预防性保健的媒介,特别是在孩子免疫接种、生长和发展方面。

免疫接种计划

　　参见第 6 章和权威网站的最新更新。

儿童诊断三联征

　　以下是一些儿童疾病的精选。箭头代表指向可能的诊断,当然也不是决定性的。

急性-亚急性起病

诊断三联征:关节痛(下肢)+ 皮疹(臀部,腿)± 腹痛➡过敏性紫癜

诊断三联征:苍白 + 嗜睡 + 发热➡脑膜炎

诊断三联征:苍白 + 腹痛(严重的、间歇的)+ 不活动➡肠套叠

诊断三联征:(<12 个月):嗜睡 + 咳嗽 + 喘息➡细支气管炎

诊断三联征:(<3 个月,通常为男性):虚弱 + 体重下降 + 呕吐(严重的、间歇的)➡幽门狭窄

诊断三联征(新生儿):呕吐(首次喂食后)+ 流涎 + 腹胀➡食管或十二指肠闭锁

诊断三联征:不适 + 苍白 + 骨痛➡急性淋巴白血病

诊断三联征:不适 + 苍白 + 口腔问题(牙龈肥大、出血、溃疡)➡急性髓细胞白血病

诊断三联征:腹痛 + 苍白 + 厌食/恶心/呕吐➡急性阑尾炎

诊断三联征:腹痛 + 颧颊潮红 + 发热 ± 上呼吸道感染➡肠系膜淋巴腺炎

诊断三联征:嗜睡 + 呼吸急促 + 胸壁凹陷➡肺炎

诊断三联征:嗜睡 + 发热 + 紫癜➡脑膜炎球菌感染

诊断三联征:上呼吸道感染 + 金属样咳嗽 + 吸气性喘鸣➡哮吼

诊断三联征:咳嗽 + 喘息 + 胸壁凹陷➡哮喘或吸入异物

诊断三联征:发热 + 结膜炎 + 皮肤变化(唇红开裂、斑丘疹、手掌/脚底红斑、指尖脱皮)➡川崎病

先天性综合征

诊断三联征:大耳 + 长窄脸 + 大生殖器➡脆弱 X 综合征

诊断三联征:四肢短小(手、脚、生殖器)+ 额头窄 + 进食障碍➡普拉德-威利综合征

诊断三联征(女性):矮小 + 蹼颈 + 色素痣 ± 心脏病➡特纳综合征

诊断三联征:矮小 + 蹼颈 + 面部比例失调(前额过宽、上睑下垂、耳下垂等)± 心脏病➡努南综合征

慢性病

诊断三联征:不适 + 腹痛(模糊)+ 异常行为➡铅中毒

诊断三联征(<2 岁):嗜睡 + 易怒 + 苍白➡缺铁性贫血

诊断三联征:发热 + 不适(极端)+ 厌食/恶心/呕吐 ± 贫血➡神经母细胞瘤

诊断三联征:头痛 + 厌食/恶心/呕吐 + 共济失调➡髓母细胞瘤

诊断三联征:言语交际能力 + 社交能力差 + 重复/强迫行为/利益限制➡孤独症(自闭症)谱系障碍

年龄较大的儿童

诊断三联征(男性):打鼾、眨眼等 + 口腔噪音(如咕噜声、嘶嘶声)± 大声咒骂➡图雷特综合征(抽动秽语综合征)

诊断三联征:中下腰部疼痛/不适 + 无法触摸足趾 + 脊柱后凸➡舒尔曼病

诊断三联征:膝盖疼痛(活动后)+ 膝盖"肿块"+ 跪痛➡胫骨结节骨软骨炎

诊断三联征(青春期):跛行 + 膝盖疼痛 + 臀部疼痛➡股骨头骨骺滑脱

资源

澳大利亚临床免疫和过敏学(ASCIA)Guidelines:
https://allergy.org.au/
0~5 岁儿童的"红旗"早期干预转诊指南,RACGP 全科预防实践指南(第 9 版),附录 3A:
https://www.racgp.org.au/download/Documents/Guidelines/Redbook9/Appendix-3A- %E2%80%98Red-flag%E2%80%99-early-intervention-referral-guide.pdf

参考文献

1　Harrison D et al. Pain management strategies used during early childhood immunisation in Victoria. J Paediatr Child Health, 2013; 41(4): 313–18.

2　Berk LE. *Awakening Children's Minds*. New York: Oxford University Press, 2001.

3　Royal Children's Hospital. Clinical Practice Guidelines: Fever, October 2011. Available from: www.rch.org.au/clinicalguide/guideline_index/Febrile_Child/, accessed 15 June 2014.

4　Canadian Paediatric Society. Temperature measurement in paediatrics. Paediatr Child Health, 2000; 5(5): 273–6.

5　Malcher G. Spatula sketches for children. Aust Fam Physician, 1990; 19: 1441.

6　Glascoe F et al. Accuracy of the Denver-II in developmental screening. Pediatrics, 1992; 89(6): 1221–5.

7　The Developmental Medicine Center, Children's Hospital Boston. Development screening tool kit for primary care providers. Available from: www.developmentalscreening.org/, accessed 23 June 2014.

8　Raising Children Network. Your guide to child development,

27 June 2014. Available from: www.raisingchildren.net.au/
articles/grow_and_learn_together_child_development_guide.
html, accessed 3 July 2014.

9　Women and Children's Health Network. Parenting and
child health: separation anxiety, 3 October 2013. Available
from: www.cyh.com/HealthTopics/HealthTopicDetails.
aspx?p=114&np=141&id=1848, accessed 23 June 2014.

10　Raising Children Network. Stranger anxiety, 24 August 2011.
Available from: www.raisingchildren.net.au/articles/fear_of_
strangers.html, accessed 23 June 2014.

11　Women and Children's Health Network. Parenting and
child health: tantrums, 30 January 2014. Available
from: www.cyh.com/HealthTopics/HealthTopicDetails.
aspx?p=114&np=141&id=1775, accessed 23 June 2014.

12　Wray J, Knott H, Silove N. Language disorders and autism.
Med J Aust, 2005; 182(7): 354–60.

13　Royal Australian College of General Practitioners. Position
statement on breastfeeding, 2007. Available from: www.racgp
.org.au/download/documents/Policies/Clinical/breastfeeding_
position_statement.pdf, accessed 29 June 2014.

14　National Health and Medical Research Council. Eat for health:
infant feeding guidelines: information for health workers,
summary, 2013. Available from: www.nhmrc.gov.au/_files_
nhmrc/publications/attachments/n56b_infant_feeding_
guideline_summary.pdf, accessed 29 June 2014.

15　Australian Society of Clinical Immunology and Allergy. Infant
feeding advice, 2010. Available from: www.allergy.org.au/
images/stories/aer/infobulletins/2010pdf/ASCIA_Infant_
Feeding_Advice_2010.pdf, accessed 29 June 2014.

16　Raising Children Network. Toilet training, 25 October 2010.
Available from: www.raisingchildren.net.au/articles/toilet_
training.html, accessed 29 June 2014.

17　NHS choices. Potty problems and toilet training tips,
4 February 2013. Available from: www.nhs.uk/Conditions/
pregnancy-and-baby/pages/potty-training-tips.aspx#close,
accessed 29 June 2014.

第 84 章　儿童的特定问题

儿童不能简单的看成是小号成人,他们有自己的特定问题。

贝拉·希克(1877—1967)(译者注:出生于匈牙利的美国人,儿科医生,哥伦比亚大学儿科临床教授)

全科医生经常需要治疗儿童的一些常见小问题,如不严重的病毒性呼吸道感染和轻微的皮肤问题,并为父母解除担忧。本章将讨论这些日常问题。儿童的免疫接种(见第 6 章)和更复杂的问题,如贫血、腹泻和慢性咳嗽在前文已讨论(见第三部分)。

婴儿哭闹

在婴儿刚出生的几个月里,哭闹和烦躁是非常常见的问题。"婴儿肠绞痛(colic)"这个词(仍被广泛使用)需要谨慎使用,因为这字面上是指婴儿的肠道出了问题,但大多数情况下并非如此(见第 24 章)[1]。

正常的哭闹模式在出生后两周开始增加,在 2 个月左右达到顶峰,在 3~4 个月,甚至 5 个月左右,稳定下来。婴儿每日平均月有 3 小时哭闹烦躁。婴儿哭闹的程度因人而异;不过,所有的婴儿都会哭闹的,不仅仅是人类的婴儿,其他哺乳动物的幼崽在最初的几个月里也会哭闹。这是一种生存本能,是为了获得照顾者的充分关注,建立依附关系。婴儿哭闹会给母亲或其他照顾者带来很大的苦恼,所以医生要积极倾听、仔细评估,以排除其他原因,给予建议和解除担忧,这是很重要的。

管理

- 病史:哭闹模式及持续时间、评估儿童的气质及家长应对能力。
- 进行仔细的身体检查,包括生长参数、喂养和安稳模式以及发育情况。
- 向父母解释,过多的关注并不能安慰孩子,反而应该避免对孩子的过度刺激。
- 通过解释来解除父母的担忧,并对父母提供教育(包括抚慰技巧,以及应对孩子哭闹的建议策略)。

临床要领——紫哭期[1]

专家发明了一个有用的术语"紫哭期(PURPLE)"。它是由几个词的首字母合并而成,代表这一时期哭泣的特点,即:

P= 高峰(peak),宝宝可能一周比一周哭得厉害,在 2 个月时达到高峰,在 3~5 个月时逐渐减少。
U= 意想不到的(unexpected),哭闹可以来来去去,找不到原因。
R= 抗拒抚慰(resists soothing),无论你怎么抚慰,你的宝宝都可能会不停地哭闹。
P= 痛苦面容(pain like face),婴儿可能看起来很痛苦,实际他们没有一点疼痛。
L= 长时间(long-lasting)的哭闹,每天哭闹可达 5 小时,甚至更长时间。
E= 聚集晚间(evening cluster),宝宝的哭闹更多发生于下午晚些时候或晚上。

原因(需要排除的原因)

- 牛奶不耐受
- 乳糖不耐受
- 胃食管反流
- 尿路感染和其他感染、肠梗阻/疝、其他原因引起的疼痛

抚慰的方法

- 温柔地抚摸和拥抱
- 提供亲密接触或肌肤接触
- 和他们说话,唱歌,对他们微笑,轻轻摇晃他们
- 重复地轻轻摇晃有助于安抚过度刺激的婴儿的大脑

应对策略[1]

- 更多地拥抱孩子、安慰孩子、走路和说话回应;孩子可能还会继续哭,但父母只要有合适的时机就可以抚慰他。
- 不理睬也没关系,对于父母来说,在安抚孩子之前先让自己冷静下来是很重要的。
- 不要用力摇晃或伤害婴儿,这是非常危险的事情。
同样也非常建议父母尝试理解宝宝的各种信号和肢体语言,因为这些对每个婴儿来说都是独一无二的。一些典型的肢体语言包括:

- 疲倦：僵硬、动作急促、安静或静止、面无表情、揉眼、情绪低落、眼睑下垂或缓慢地眨眼和哭泣。
- 饥饿：张嘴，渴望的表情和哭泣。
- 准备行动：睁大眼，警觉的表情和踢腿。
- 不高兴：扭动着身子，转身哭泣。

🦴 出牙

婴儿牙齿（乳牙）

- 婴儿通常从 6 个月到两三岁开始长牙。
- 首先出现的牙齿（很少引起不适）通常是下门牙（在第一年）。
- 第一和第二磨牙（1~3 岁）往往会引起问题。
- 通常乳牙（20 颗牙齿）在 2 岁后不久出齐（图 84.1），6~12 岁换牙。

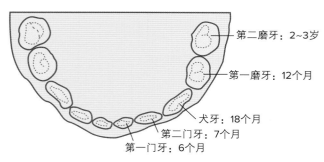

图 84.1　下排乳牙平均萌出时间

症状

- 牙龈轻微红肿。
- 很少引起不适，会很轻微，或没有不适。
- 孩子可能会更黏人、更烦躁，流鼻涕比平时更多。
- 咀嚼和张嘴（吸吮手指、手部和其他物体是婴儿的正常行为，特别是 4 个月以后）。
- 易怒和哭泣（断断续续持续几日）。

治疗

孩子父母经常被误导出牙痛的严重性和后果，应该通过解释来解除父母的担忧，长牙只会引起轻微的不适，不会引起发热、皮疹或腹泻，而且通常很快就会过去。

舒缓方法

- 父母用一块软布或纱布垫包裹示指，轻柔地按摩宝宝牙龈，能够起到安慰作用。
- 让婴儿咀嚼一个干净、冰凉、略带湿润的洗脸巾（可以在洗脸巾内放置一块苹果）。
  或
- 给宝宝一个磨牙圈（冰箱冷藏）或者一个磨牙饼干。

药物治疗

出牙通常不需要口服药物。对乙酰氨基酚只应用于严重不适。出牙胶含有水杨酸盐基础成分，不推荐使用。

有凹陷的黑牙和受损伤的牙齿

一些长期母乳喂养的儿童（例如母乳喂养 3 年）可能会在牙齿的外层面形成不好看的凹陷。父母不用担心，成牙长齐后就凹陷慢慢就消失了。

轻微的创伤会导致牙齿青肿，呈灰褐色。父母也不用担心面部美观问题，成年后牙齿会慢慢地健康长出和发育。

🦴 吮吸拇指

吮吸拇指（thumb sucking）是指将拇指或其他手指放在牙齿（硬腭）后面，闭着嘴吮吸。对婴儿来说，吸吮是一种正常的安抚行为，但这可能会成为一种根深蒂固的习惯。12 岁以下的儿童会吮吸手指，但 4 岁以下最常见。这种习惯在小学前期就会稳定下来，如果孩子开始有自我意识，因引起其他孩子的注意而不自在，就会自己停止。吮吸手指会导致孩子咬伤，特别是当成牙在 7 岁左右出现时更易发生。其中一个影响是，施加在门牙上的压力会使门牙（即凸牙）突出；另一种是通过上下门牙之间的间隙缩小咬合，称为前牙合。使用安抚奶嘴也可能发生这种情况。最好的方法是父母多关注孩子在哪种情况下吮吸减少并多加鼓励，不要责骂。

给父母的建议

- 不需要特殊的饮食或药物，在奶嘴或拇指上局部涂抹令人不快的东西会适得其反。
- 对于 6 岁以上的儿童，要仔细观察触发因素并找到避免的方法，给予干扰。
- 帮助儿童寻找其他安抚自己的方法。
- 对停止吮吸拇指的努力给予表扬和奖励。

🦴 婴儿鼻塞

正常婴儿在出生后几周内经常会鼻塞（snuffling），除非影响喂养，否则不是问题。婴幼儿的鼻特别小，容易堵塞。

大一点的婴儿通常是由于病毒性感染引起的鼻炎。如果有黄色或绿色黏液，不用过分担心，也不是抗生素的使用指征。给予安抚，用生理盐水清洗鼻腔。

🦴 鼻泪管阻塞

大约 20% 婴儿会因鼻泪管阻塞而出现流泪，但大多数在 12 个月时就会消失。婴儿过度流泪是鼻泪管遗传变窄的重要标志（图 84.2），通常在婴儿 3~12 周时明显，影

84

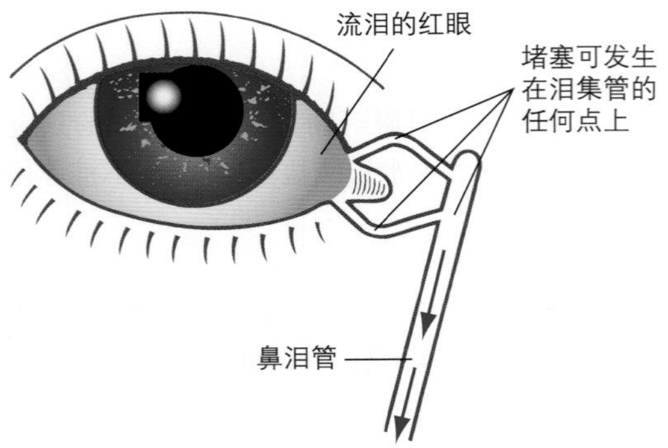

图 84.2   鼻泪管阻塞

响一侧或双眼。泪液中可能出现黏液,醒来时流泪更明显。有的婴儿出生后不久就有水和分泌物,表明泪管没有开通。有时会出现感染(见第 40 章),如果患有结膜炎则需要治疗。

结果

许多患儿的鼻泪管阻塞状况会自发地改善,通常在 6 个月或更早的时候。按摩是否有助于缓解鼻泪管阻塞,仍存在争议。

轻微感染可以用棉棒浸泡,轻柔擦拭。对于严重的堵塞、复发性结膜炎或 12 个月后仍未消除流泪的情况,应转诊眼科,考虑进行详细检查。

生长迟缓[2-3]

监测儿童的成长情况,特别是婴儿(第 83 章)。在个人健康记录(PHR)和/或儿童医疗档案中,将体重、身长和头围(人体测量标准)按顺序绘制在生长图(见附录 I～IV)上,监测生长情况。如果不考虑婴儿成长的背景(例如早产儿、父母年轻),生长图表就没有什么意义。对早产儿(37 周以下)的干预应该在 24 个月之前进行。

此外,生长图本身以白色人种的儿童为基础,不能完全代表其他一些群体(例如亚洲儿童往往较小)。纯母乳喂养的婴儿和配方奶喂养的婴儿(这些婴儿往往长得更快),其生长图也有所不同。

传统上,儿童生长迟缓(failure to thrive,FTT)的定义是至少 2 次测量体重低于第 3 百分位数,或生长中体重跨过 2 个百分位线的儿童。然而,5% 的婴儿在某些阶段符合了这些标准,但他们中的许多人并没有被记录在册,也不能代表所有可能发育不良的孩子。因此,必须考虑上述测量的背景,并考虑随时间增长的总体临床情况(例如,百分比变化发生的速度有多快)和儿童的总体健康发展。虽然 FTT 是一个有用的概念,有助于识别和描述可能有生长问题的婴儿和儿童,但它本身不是一种诊断(表 84.1)。

每周平均增加的体重:

0～3 个月   180g/周

表 84.1   生长迟缓需要考虑的原因[2]

热量摄取/保留不足(最常见)
- 食物供应不足
- 母乳喂养问题
- 身体原因导致不能很好地喂养婴儿(如唇裂、口感)
- 持续呕吐
- 导致厌食症的慢性疾病

吸收不良
- 腹腔疾病
- 慢性肝病
- 胰腺功能不全(如囊性纤维化)
- 慢性腹泻(如蛋白质流失肠病)

热量消耗过多
- 尿路感染
- 慢性呼吸系统疾病(如严重哮喘、支气管扩张)
- 先天性心脏病
- 糖尿病
- 甲状腺功能亢进

其他医学原因
- 遗传疾病
- 先天性代谢紊乱(如半乳糖血症)

社会心理因素
- 父母抑郁
- 强制喂食(喂食变成一场"战斗")
- 吃饭不专心
- 贫困(发达国家和发展中国家最大的风险因素)
- 行为障碍
- 社会支持少
- 忽视和虐待(患有 FTT 的儿童遭受虐待的风险要高 4 倍)

3～6 个月	120g/周
6～9 个月	80g/周
9～12 个月	70g/周

体重增加在 12 个月后进一步减缓。

原因

传统上,FTT 分为器质性生长迟缓和非器质性生长迟缓。人们也逐渐认识到,在许多情况下,原因是多种方面的,包括生物、社会心理和环境因素。观察热量的摄入、吸收和消耗是寻找潜在原因的一种方法,但大多情况下(大于 80%)是不明原因的。

病史

- 产前/出生/产后病史——包括生长参数
- 喂养方法(最重要的因素)
  - 婴儿:母乳喂养/依附性,配方奶喂养,时间,体积(例如婴儿喂养前后称重,母亲挤出并测量母乳的量),呕吐?固体食物的添加(见第 83 章)。
  - 幼儿:幼儿的食物/液体饮食类型和数量(见第 83 章),特别是含铁的食物,食物摄入量、吃饭时间、专注度、拒食、牛奶量、父母的哺乳态度。
- 既往病史
- 发育史(例如发育倒退,具体已知的综合征)(译者注:发育倒退是指已经达到某个发育阶段的儿童又低于之前已达到的发育节点。发育迟滞/不良是指儿童没有达到相应月龄或年龄应该达到的发育节点。以上两者概念是不同的。另外一个有关的现象是追赶生长,指影响生长迟缓的因素去除后出现的生长加速现象,如营养不良。)
- 家族史(如父母的身高中值,或者父母、兄弟姐妹童年时的体重增加情况)
- 社会史(例如经济状况、各种支持等)

身体检查

- 生长图(图 84.3)
- 总体外观(孩子看起来生病吗/易怒/嗜睡吗? 脱水吗? 皮下脂肪减少吗? 苍白吗? 是否有不明原因的擦伤或损伤)
- 观察婴儿喂养和儿童与父母的互动(家访,或由哺乳顾问/幼儿护士评估)
- 变形特性
- 发育评估
- 黄疸/擦伤/划痕
- 皮肤、头发和指甲
- 耳鼻喉
- 心脏和呼吸功能
- 腹部(如膨胀、脏器肿大)
- 内分泌(如甲状腺肿、尿液检查、微量血糖测定)
- 淋巴结病

辅助检查

如果婴儿健康,病史和检查均无问题,则不需要进行辅助检查,释除家属的担忧,并进一步随访监测。如果发现了问题,就应该进行有针对性的辅助检查。简单的一线辅助检查可能包括:
- 全血细胞计数,C 反应蛋白
- 铁分析
- 尿素、电解质、肌酐/肝功能检查
- 尿液培养和分析
- 乳糜泻检查
- 粪便脂肪球/脂肪酸晶体

其他需要考虑的问题

频繁地给孩子称体重可能会加剧父母的焦虑。对 3 个月以下的婴儿,称量体重每周不要超过一次,对 3 岁以后的孩子,称量体重每两周不要超过一次。对明显生长迟缓的孩子,需要进行儿科评估,有些情况需要住院,对

喂养情况、心理社会问题和其他疾病原因进行评估。对情况复杂的病例,要请儿科医生、哺乳顾问、营养师、幼儿护士、语言病理专家、心理咨询师及全科医生共同参与诊疗。

身材矮小[4-6]

低于第 3 百分位数的身高被称为身材矮小(short stature)。一般来说,区分正常生理变异的身材矮小和病理原因性身材矮小很重要。

原因

1. 家族性身材矮小:遗传身材矮小的家庭趋势。
2. 生理上的成熟期延迟:这是一种常见而正常的变异,生长突增晚于平均水平,骨龄延迟。
3. 病理原因:有多种,有些是罕见但严重的疾病,如腹腔疾病、克罗恩病和慢性肾衰竭。生长缓慢可能是唯一的异常体征。

根据父母身高估计孩子成人后身高的大致规则
- 男童:父母身高均值 +5cm
- 女童:父母身高均值 -5cm

用重组人生长激素治疗特发性矮小儿童(特发性矮小症,诊断排除)可增加部分儿童的身高,范围通常在 3~7cm。药物价格昂贵,尽管短期安全的,但长期安全性缺乏相关研究资料。建议征求专家建议。

身材过高

身材过高(tall stature)是指身高超过第 97 百分位数。在全科诊所中,这类儿童中比较少见。
估计成熟高度为:
- 女性:182.9cm
- 男性:193.1cm

原因

- 家族性(预测的最终身高应该大致匹配父母的双亲中值身高)
- 性早熟
- 生长激素分泌过量(垂体巨人症)
- 甲状腺功能亢进
- 马方综合征、克氏综合征、高胱氨酸尿症

管理

身材过高普遍为社会所接受,安慰、心理辅导和健康教育可以减少家庭的担心。如果治疗得当,高剂量的雌激素可用于非常高的女童(加速骨骺成熟并降低最终身高),同样高剂量的睾酮也可用于男童。相关管理应由内分泌

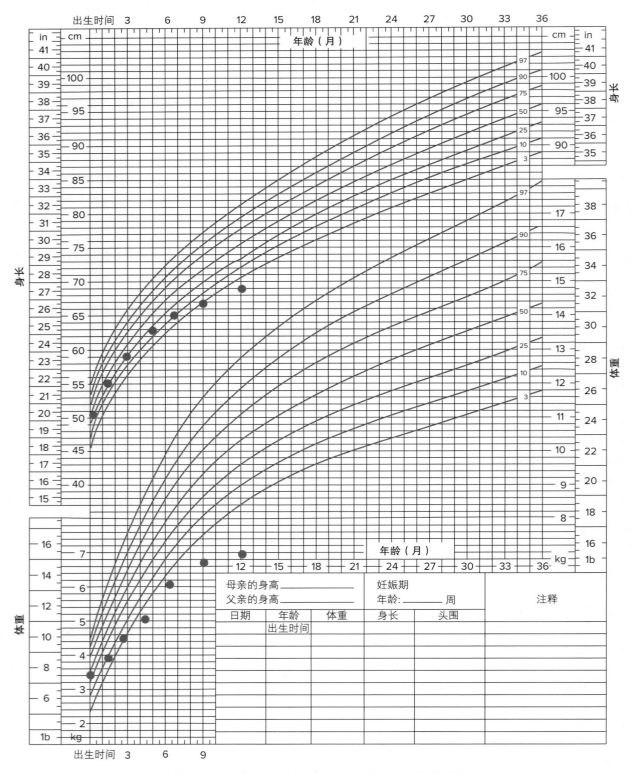

图84.3 热量摄入不足时 FTT 的生长图示例(红点表示 FTT),体重下降比身长下降更明显

84

科医生承担。开始激素治疗的理想时间是第一个青春期变化之后。

🦉 不对称的乳房发育[7]

不对称的乳房发育(asymmetrical breast development)可能出现,男性是青春期的一种变异,而女性则是正常发育过程的一部分,只要乳房大小会及时恢复正常即可。如果这种差异持续存在,可能会导致心理问题,专家建议采取进一步的策略,如假体或重建手术。

🦉 婴儿乳房增生

乳房"芽"在大多数婴儿中都很常见,并可能随着母乳喂养而增大(**图 84.4**)。有些人可能会分泌出白色乳汁("女巫的牛奶"),只需要释除疑虑即可(见第 93 章)。

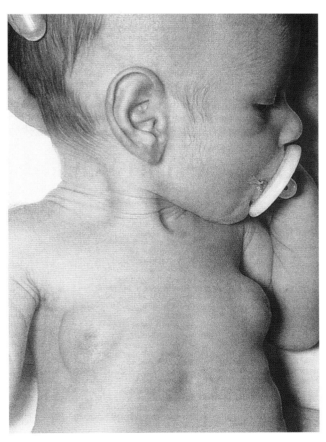

图 84.4　15 周婴儿乳房增生

🦉 生长疼痛[8-9]

生长疼痛(growing pains)(良性夜间肢体疼痛)是真实且常见的(发生于约 1/5 的儿童)。

特点

- 好发年龄为 3~12 岁
- 阳性家族史
- 通常疼痛是双侧的,非关节痛
- 腿部疼痛部位不固定,包括小腿前部、小腿后部、大腿、腘窝(**图 84.5**)

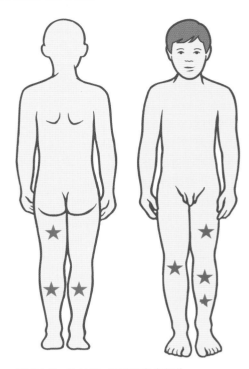

图 84.5　生长痛:典型的疼痛部位

- 偶发性,以周至月为间隔的无疼痛期
- 疼痛持续几分钟到几小时,不管如何治疗,通常到早晨就消失了
- 通常出现在下午或夜里
- 身体检查正常
- 没有其他相关症状
- 第 2 日早上没有疼痛或功能障碍(可以跑步)
- 发作频繁或情绪较差时可导致整夜不适

管理

- 疼痛症状会自行缓解
- 释除担忧
- 可以考虑使用止痛剂和热敷(通常效果不佳)
- 按摩对缓解疼痛有一定的帮助
- 如果怀疑其他疾病,需要检查 ESR

儿童心脏杂音

许多儿童和婴儿在常规检查中会发现心脏收缩期杂音,特别是在发热、焦虑或恐惧的情况下。大多数是无害的或正常生理性的,见于无症状的儿童,通常是由心脏和大血管内正常的血液湍流所致。

84

无害性杂音[10]

如果满足以下 4 个标准,12 个月以上的儿童可诊断为无害性杂音:

- 无其他异常体征
- 儿童无症状(例如,无呼吸困难、心悸、疲劳、恶心/呕吐、持续咳嗽)
- 无结构性心脏病危险因素史(如家族史、母体妊娠糖尿病/酗酒、既往川崎病/风湿热、遗传疾病、早产)
- 无害性杂音的典型听诊特征

在 12 个月以下婴儿听到的杂音中,无症状结构性心脏病的风险较高,需要进一步评估。

无害性心脏杂音的 7S(译者注:7S 助记法)

1. 敏感(儿童体位或呼吸变化后出现)(sensitive)
2. 持续时间短(非全收缩期)(short)
3. 单个(没有连续的杂音或奔马律)(single)
4. 小(小范围杂音,无放射性)(small)
5. 软(低振幅)(soft)
6. 甜美(声音悦耳,不刺耳)(sweet)
7. 收缩期(发生于收缩期并仅限于收缩期)(systolic)

辅助检查

胸部 X 线检查和心电图对诊断意义不大,而且可能提供假阳性报告。当杂音不能被明确诊断为无害时,孩子应该转去做超声心动图检查、儿科心脏病专家检查,或两者都检查。

夜尿症[11-12]

夜尿症(nocturnal enuresis,NE),或尿床,是发生在 5 岁或更大年龄儿童睡眠中的尿失禁。没有其他尿路症状(如尿频、尿急、紧张或日间尿湿)称为单症状性夜尿症,但如果存在其他尿路症状,则是非单症状性夜尿症。原发性遗尿(80%)发生在持续 6 个月仍不能自主控制排尿的儿童,继发性遗尿(20%)发生在能够自主控制排尿 6 个月或以上的儿童,常常与器质性疾病或心理因素有关。

什么是正常的?

夜尿症的流行病学:

- 5 岁儿童发病率为 15%~20%
- 10 岁儿童发病率为 5%
- 15 岁儿童发病率为 1%~2%

每年有 15% 夜尿症可以自行好转。男童尿床是女童的 3 倍,并且有很强的家族遗传倾向(75% 有一级亲属遗尿,母亲遗尿比父亲遗尿的遗传风险更大)。20% 患有夜尿症的儿童白天也会出现症状。

病因学

夜尿症的原因尚未完全了解,但被认为是多因素的,包括:

- 觉醒干扰:夜尿症儿童往往不能对充满的膀胱作出充分的觉醒反应。
- 膀胱过度活动导致膀胱容量减少,这种情况的儿童通常会表现为白天症状或其他尿路症状(例如,尿急、尿频)。
- 夜间多尿:由于夜间抗利尿激素减少(通常减少会导致夜间尿量增多)导致。

其他常见的影响因素包括便秘(超过 1/3 的病人)和阻塞型睡眠呼吸暂停综合征。这两种情况都应该在病史采集时仔细询问。尿路感染、糖尿病和精神病理(例如,行为问题、注意力缺陷、多动障碍、压力或创伤、抑郁、焦虑)都可能导致夜尿症。

评估

在评估上述因素外,还应详细记录泌尿系统上午症状和排尿模式,可以让父母记录 48 小时液体和尿液的出入量和性状(年龄足够大的孩子可以自己完成)。

身体检查应包括耳鼻喉科检查(是否存在扁桃体肿大或鼻腔阻塞导致的阻塞型睡眠呼吸暂停综合征)、腹部检查(是否存在膀胱过大、粪便负荷)和神经学专科检查。

尿液分析和培养可以帮助检测感染。单纯的原发性夜尿症通常不需要血液检查、影像学检查和尿动力学检查。如果日间有症状、其他重要泌尿系统症状、尿路感染病史,或诊断为泌尿系统或生殖器结构异常、继发性遗尿或疑难问题,则需要进一步检查和/或专家复查。

给父母/孩子的建议:"他们/你长大后很可能就好了"

对父母和孩子都应该释除担忧,原发性夜尿症是常见的,不太可能是身体疾病问题,更不是孩子的过错,大部分会随着时间推移而自行消失。如果这个问题没有困扰到孩子,那么就不需要治疗。如果进行治疗,应该推迟到孩子能够和愿意遵从的时候才开始,通常是在 7 岁左右。

帮助家庭处理这种情况的要领

- 不要责骂或惩罚孩子。
- 如果孩子没有尿床,就多表扬他。
- 使用吸收性的"睡裤"或床垫保护层(吸收性衬垫)可以帮助减轻父母和孩子的痛苦,而且不会导致尿湿床。
- 去幼儿园或学校之前淋浴或洗澡(避免遭到其他人嘲笑)。
- 不要半夜把孩子叫醒去厕所。

- 使用夜灯帮助醒来的孩子。
- 考虑使用小星星日记,给没尿床的那晚贴小星星。
- 鼓励孩子白天和上床前有规律地饮水和上厕所
- 建议不需限制晚上的液体摄入,要避免咖啡因饮料。

治疗

初级单一症状的夜尿症治疗,需要有积极的孩子和父母。要避免内疚、羞耻和惩罚。孩子应该参与到治疗中(即使问题不是孩子造成的,他或她也应该在治疗中发挥作用)。

泌尿治疗

泌尿治疗(urotherapy),或改善排尿习惯,包括增加白天的液体摄入量(以增加膀胱容量和对膀胱充盈的感知)。在一日中(不只是放学后)喝 6~8 足够大杯的水(每日 50ml/kg),每 2~3 小时定时排尿,让孩子对膀胱充盈的感觉有更多认知。

及时和积极地治疗便秘将有助于膀胱容量增加和控制性排尿意识。

闹钟疗法

可以在遗尿诊所、药房和社区保健诊所买到闹钟。它可以戴在身上,也可以放在床上,是一种操作性条件反射。当尿液排出后,警报蜂鸣器就会响并叫醒孩子。

闹钟疗法需要孩子的努力和配合。孩子需要大约 3 周的时间来感知膀胱的充盈,大约 12 周的时间来感知膀胱的排空感(成功的衡量标准是连续 14 个夜晚没有遗尿)。如果孩子尿裤是干的,那要么是因为孩子醒着去小便(1/3),要么就是因为睡着后尿干了(2/3)。

治疗成功率约为 2/3,其中一半保持夜间尿裤干燥。"过度学习"(在睡前给不尿床的孩子补充额外水分)可以提高孩子对膀胱充满信号的感知,并降低复发风险,尤其是对不尿床的孩子。如果在停止治疗后再次发生尿床,可以重新进行闹钟疗法。

药物治疗

醋酸去氨加压素:虽然这种加压素类似物非常有效,但复发率很高。它有片剂、液体剂和鼻腔喷雾剂,片剂和液体剂更受欢迎,低钠血症风险较低。从服用前 1 小时到服药后 8 小时,要限制液体摄入。这种药物对露营或在外过夜的孩子非常有用。

其他治疗方案包括使用抗胆碱能药、三环类抗抑郁药、闹钟和药物组合或不同药物组合。这些治疗方案的选用应由专家或遗尿诊所来决定。

🦴 儿童的便秘[13-15]

便秘在儿童中很常见,有 90%~95% 的病例找不到病因。便秘通常出现在 2~4 岁,多达 1/3 的小学学龄儿童便

秘时间超过 12 个月。在幼儿中,男女比例是相同,但到 5 岁时,男童比女童更容易便秘,大便失禁频率男童是女童的 3 倍,最常见的因素是饮食。器质性原因引起的慢性便秘较为罕见(见第 31 章)。

常见的皮肤问题[16-18]

许多常见的问题(如痤疮、牛皮癣、特应性皮炎、脂溢性皮炎)在第 113 章有详细介绍。以下是新生儿期和婴儿早期的特殊(或常见的)皮肤问题。

🦴 新生儿中毒性红斑

新生儿中毒性红斑(toxic erythema of newborn)是一种良性问题,发生在大约一半的婴儿身上,通常在出生后 1~2 日(但也可能出现在 2 周后)出现,2~3mm 的红斑和丘疹发展成脓疱,周围有红斑,外观像"被跳蚤咬伤"一样。皮疹从面部开始,扩散到躯干和近端肢体,不波及手掌和脚底。皮疹通常在一周后消退,但可能会持续几周。不需要任何治疗。

🦴 新生儿毛细血管畸形

新生儿毛细血管畸形(naevus flammeus nuchae),是扁平的粉红色或红色皮肤斑块(salmon patch),边界不清晰。发生于 40% 的新生儿中,出现在颈后(俗称"鹳咬")或眉毛之间/眼睑上(俗称"天使之吻")(图 84.6)。当孩子啼哭时更明显。它们在 6~12 个月后会褪色,但颈部瘢痕可能会持续到成年。不需要任何治疗。

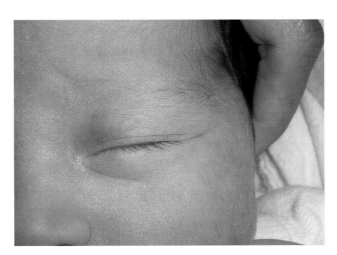

图 84.6 上眼睑上的粉色斑块:"天使之吻"

🦴 婴儿血管瘤

婴儿血管瘤(infantile haemangloma)可以是表浅的("草莓血管瘤",扁平或块状,类似于溅在皮肤上的草莓果酱,图 84.7),也可以是深部的("海绵状血管瘤",蓝色的

84

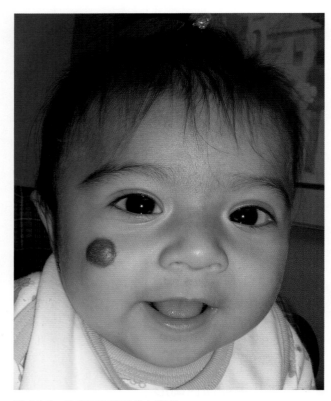

图 84.7　儿童面部草莓状血管瘤

肿胀包块）。通常在出生后出现,发生于约 10% 的婴儿中。

约 80% 的血管瘤发生在头颈部,80% 发生在出生后的前 3 个月(大多数在 5 个月停止生长,但也有一些持续到 18 个月)。血管瘤通常会逐渐长开最后消失(5 年 50% 消失,7 年 70% 消失,10 年 90% 消失),体积大的往往不完全消失,可能会留下一个萎缩的"凹陷"瘢痕。大的、深的或多发的血管瘤可能与器官畸形有关,建议将这些引起美容问题(如在面部突出)的、损害视力/听力/呼吸或进食的、在其他重要部位(如会阴或骶骨)的血管瘤病人进行转诊治疗。常规做法是非药物治疗,但 β 受体阻滞剂已被证明有效。普萘洛尔是有用的,特别是在早期生长阶段使用,优于口服类固醇药物。制剂包括口服普萘洛尔和外用噻吗洛尔滴剂或凝胶[19]。

微血管型血管畸形

微血管型血管畸形(capillary vascular malformation)也称为"葡萄酒色斑"(port wine stain),这种暗红色到紫色的病变(一种火焰痣)从出生就存在,1 000 个新生儿中有 3 个会出现这个问题。出生时通常是扁平的,后来可能会变得凹凸不平。这与血管综合征有关,包括 Sturge-Weber 综合征,三叉神经眼分支供血的皮肤上出现葡萄酒斑,可伴有青光眼和癫痫发作,发育迟缓和偏瘫的风险增加。葡萄酒色斑通常对脉冲染料激光(治疗选择)反应良好。可以行化妆遮盖。

淋巴管畸形

淋巴管畸形(lymphatic malformation),又称淋巴管瘤(lymphangioma),出生时就存在,随后可以长大。它们可以是大的充满液体的空腔(囊性瘤),也可以是成群的小而坚硬的水疱,类似蛙卵。可以是皮肤色、红色或紫色(涉及血管)、棕色或黑色。可能需要手术切除。

皮肤黑素细胞增多症

皮肤黑素细胞增多症(dermal melanocytosis),旧称"蒙古斑(Mongolian spot)",其表现是在东亚和其他深肤色婴儿的下背部和骶骨的蓝灰色皮肤变色。没有临床意义,但可能被误认为瘀伤或非意外伤害。通常在 4 岁时消失。

皮脂增生

皮脂增生(sebaceous hyperplasia)为增生性皮脂腺,是出现在鼻或额头上的小黄白色丘疹。出生后几个周消失。

皮脂腺痣

皮脂腺痣(nevus sebaceous)是皮脂腺增生的一种变化情况。这是一种先天性黄橙色无毛斑块,通常发生在面部和头皮。通常不需要治疗,但要监测并发症,尤其是可疑肿块。

粟粒疹

50% 的新生儿存在皮脂腺阻塞,导致皮肤下,尤其是面部出现珍珠白色的肿块,称为粟粒疹(milia)。表现为坚硬的白色丘疹,直径 1~2mm,与皮脂腺增生的黄色丘疹不同。这些症状在几周后也会消失,通常不需要治疗(图 84.8)。

痱子

痱子(miliaria)又称汗疹(sweat rash),与过热有关,发生在颈部和腋窝周围的皮肤褶皱中,也会发生在脸上。表现为两种类型:
- "晶状体":附着在表皮下的汗珠和周围的红斑
- "茜草":发痒的红色丘疹

痱子是一种良性疾病,几周后就会消失。

如果有问题:
- 保持皮肤干燥和凉爽(如风扇、空调)
- 穿宽松的棉衣
- 避免频繁洗澡和过度使用肥皂
- 如果出现炎症,温和的局部类固醇(如氢化可的松)可起作用

84

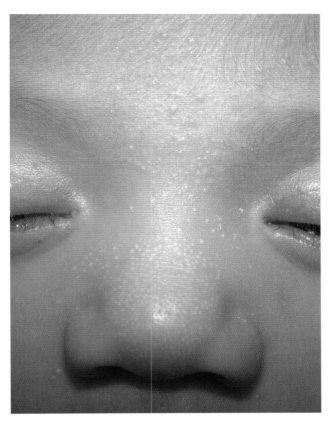

图84.8 2周婴儿面部粟粒疹

治疗

2%水杨酸,1%薄荷醇,0.5%氯己定加入酒精外用(还可以外用氧化锌粉以防止耀斑)

预防

痱子粉

吸奶水疱

婴儿的"吸奶水疱"(sucking blisters)是吸奶过程产生的一种增生反应,常见于上唇,会逐渐消失。要给父母释除担忧。

脐分泌物

脐分泌物(umbilical discharge)是指当脐部第一次分离时,会出现一些肉芽和轻度渗出,直到愈合。如果脐带正在流脓,而且新生儿周围有红斑,则应考虑感染,进行细菌拭子检查并给予适当的抗生素。注意尿液或粪便排出物。

脐带出血

脐带分离时可能会出现少量出血,不需要治疗,除非出血增多(需要排除感染或凝血障碍)。

脐肉芽肿

在脐带残端分离后,这些常见的粉红色肉质增生可引起持续的血清化脓性分泌物。脐肉芽肿(umbilical granuloma)通常只有在仔细检查肚脐底部时才能看到。可以通过父母定期晾晒来促进肉芽肿组织的干燥和愈合,每日在家里涂两次食盐,持续一到两周(随后冲洗),或者医生每隔几日使用硝酸银棒或硫酸铜晶体涂抹,直到愈合。用凡士林保护周围的皮肤。对长有蒂和持续存在的肉芽肿,可以在肉芽肿颈部进行双结扎。

弗雷综合征

弗雷综合征(Frey syndrome)是一种良性的耳前皮肤潮红和出汗,进食时容易发生,通常容易被误认为是食物过敏。通常是由于分娩时一些器械(比如镊子)损伤了耳颞神经或腮腺引而起的。

白糠疹

- 白糠疹(pityriasis alba)是圆形或椭圆形的苍白皮肤斑块,通常出现在儿童和青少年脸上,在皮肤黝黑的病人中更明显。
- 它们可发生在颈部和上肢,偶尔发生在躯干。
- 几年后就会完全恢复肤色。
- 一开始是淡粉色,然后褪为白色,并可能留下轻微的脱色。

治疗

- 释除担忧
- 涂抹简单的润肤剂
- 限制使用肥皂和洗涤
- 如果有鳞屑和瘙痒,可以使用温和的类固醇涂抹(几乎没有必要)

特应性皮炎(湿疹)

特应性皮炎(湿疹)[atopic dermatitis (eczema)](图84.9)通常出现在婴儿脸颊、颈部和头皮褶皱,以及四肢伸肌表面。有关其在儿童中的表现和管理的更多信息,请参阅第113章。

脂溢性皮炎

婴儿的脂溢性皮炎(seborrhoeic dermatitis)(图84.10)表现为鳞状皮疹,通常在婴儿出生后几个月内表现为乳痂或餐巾性皮炎,并往往在12个月左右消退。通常是黄色到红色和油腻的鳞片。瘙痒往往不存在或很少。这与成人脂溢性皮炎有很大的不同,出现在最初的2~3个月(见第113章)。

84

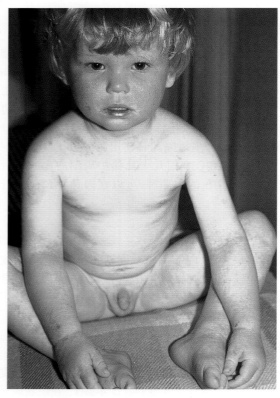

图 84.9　3岁儿童的特应性皮炎(湿疹),分布广泛,瘙痒严重

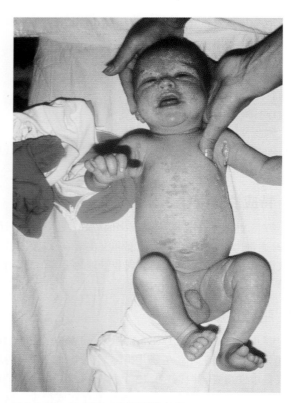

图 84.10　10周龄儿童脂溢性皮炎
表现为红色鳞状皮疹,分布于头皮、前额、面部、腋窝和尿布区,摇篮帽和尿布疹都存在。

🔖 尿布疹

　　尿布疹(nappy rash)是发生在尿片下的潮湿反应。最常见的原因是尿和粪便未及时清理,在皮肤上停留足够长的时间,不可避免地导致接触性皮炎。暗红色皮疹在尿布接触皮肤的地方最为突出,而不会出现褶皱。有时尿液会形成氨,导致皮肤化学烧伤(因此也有氨性皮炎一词)。

　　皱襞处的尿布疹多见于婴儿帽和脂溢性皮炎。鹅口疮也可同时存在,皮疹颜色更鲜红,主疹周围常有卫星灶或脓疱。可发生细菌二重感染(脓疱病),表现为结痂、脓疱和不规则水疱。如果怀疑这种情况,应用棉签取样化验。其他情况如牛皮癣和特应性皮炎也需要考虑,特别是耐药或复发性尿布疹。

给父母的建议

- 保持尿布使用区域的干燥,尽可能风干(例如,躺在干净的毛巾上,而不用尿布)。
- 不要使用粉末涂擦,粉末会刺激皮肤。
- 及时更换湿的或弄脏的尿布,一次性的具有吸水性的纤维素凝胶尿布非常有效。
- 如果使用布质尿布,尿布衬垫可以帮助保持皮肤干燥。不要使用塑料裤子。
- 晚上尽早补充水分以减少夜间尿床,父母睡觉前更换尿布。
- 用温水轻轻清洗并按压擦干(不要摩擦)。
- 避免过度洗澡和使用肥皂。
- 使用润肤霜保持皮肤润滑(例如氧化锌和蓖麻油霜),硅胶屏障霜效果也好。

治疗

- 出现皮疹时使用氢化可的松和/或抗真菌乳膏。
- 如怀疑有鹅口疮,可持续抗真菌治疗几日。
- 不要在婴儿的臀部使用强效类固醇乳膏。

🔖 摇篮帽

　　摇篮帽(cradle cap)是指局限于头皮的婴儿脂溢性皮炎。脂溢性皮炎也可累及其他部位(见第113章)。摇篮帽很常见,通常出现在婴儿出生后的前6周,在接下来的几周到几个月里稳定下来,但有时需要更长的时间。

　　油腻的黄色鳞片是皮脂和衰老皮肤细胞结合后形成的,它们逐渐干燥和脱落。可能与糠秕马拉色菌有关。孩子通常不会感到发痒或痛苦。

治疗

- 安抚和观察(如果不是太严重,自然病程会随着时间的推移而改善)

- 夜里使用植物油涂擦,软化鳞片,然后轻轻刷去(不能用橄榄油,因为会促进马拉色菌生长)
- 用婴儿洗发香波清洗,然后轻轻拂去鳞屑
- 2% 酮康唑洗发香波清洗,每周两次
- 在红色和发炎部位涂抹氢化可的松乳膏

👣 儿童传染性软疣[20]

儿童传染性软疣(molluscum contagiosum in children)是皮肤上具有明显的粉红色珍珠外观和中央的点状突起来诊断(见第 116 章)。该病在儿童中非常常见(高达 10% 的儿科人群在任何特定时间都会感染),通常通过直接接触、共用毛巾和浴盆玩具或通过水传播(例如共用浴盆或游泳)。

皮疹会持续几周到几个月,偶尔会持续几年。少数软疣留下微小的坑状瘢痕。皮损周围可能会有反应性皮炎(尤其是易患特应性皮炎的儿童),氢化可的松乳膏治疗有效。

给父母的建议

- 给孩子淋浴而不是盆浴(盆浴会将病毒传播到身体的其他部位)
- 不要和其他人共用浴缸
- 玩具使用后要清洗和烘干
- 淋浴/泡澡/游泳后,擦干有软疣的区域,不要共用/重复使用毛巾
- 接触软疣后要洗手
- 不要排斥孩子上学或一起玩耍
- 如果游泳,合理的预防措施包括用防水胶带覆盖患处,并使用专用划水板

治疗

对孩子来说,最常见的方法是不要治疗皮疹,可等待自然消退。刺激病变的治疗虽然可以使皮疹更迅速地清除(见第 116 章),但会给孩子带来痛苦。

👣 儿童疣[21]

大约 10% 的儿童患有疣。即使没有治疗,他们中的 50% 也会在 6 个月内消失,90% 会在 2 年内消失。因此最好避免有疼痛的治疗,除非父母和孩子有足够的原因(例如,因为美容原因,或不舒服的足底疣)。一个很好的方法是一日 24 小时覆盖闭塞胶带(如管道胶带),可以使疣更快消失。

参考第 57 章(足底疣)或第 116 章(一般疣)以获得更积极的治疗方案。

👣 儿童的头发问题

请参阅第 118 章。

👣 铅中毒[22]

- 幼儿容易铅中毒(lead poisoning)。他们比成人更容易接触到铅,因为他们有时使用嘴对外界进行探索,造成他们吸收了更多的摄入量。在全科诊所见到最多的铅中毒病例来源是家庭装修,特别是拆除 20 世纪 80 年代以前建造的房屋使用的油漆。
- 所有澳大利亚人的血铅水平应低于 10μg/dl(目前没有已知铅含量的安全水平值)。
- 一些社区更容易因工业或采矿活动而接触铅,一些职业和爱好也会增加家庭成员铅中毒的风险,包括家庭房屋和家具的修复、焊接、塑料和油漆的燃烧以及吸烟。其他潜在的来源包括含铅的进口玩具或涂有含铅涂料的玩具、一些“传统”药物和不正确烧制的陶瓷炊具(如进口锅)。
- 在过去 300 年里,特别是在 20 世纪下半叶期间,生物圈内的铅含量增加了 1 000 倍,汽油中铅的消除有助于减少接触风险。
- 铅含量超过 10μg/dl 的水平与不良的神经认知影响有关,包括智商水平下降和行为问题,目前尚不清楚低于 10μg/dl 的水平是否也会导致问题。
- 中毒症状出现时,通常是非特异性的,可包括嗜睡、间歇性腹痛、易怒、头痛、行为异常以及急性高剂量暴露(罕见)时的脑病。
- 高血铅水平应考虑存在不明原因的缺铁性贫血。
- 建议父母或即将成为父母的人通过在房屋中测试油漆(特别是旧的或剥落的油漆)(测试包在油漆店很容易买到),在旧油漆上涂安全油漆,小心使用旧家具和进口玩具,避免暴露于吸烟或其他铅来源,以减少对铅的接触。

治疗

与毒物信息中心核实并消除来源。

- 如果有症状或高水平:二巯丙醇肌内注射,然后依地酸钙钠静脉注射。
- 如果无症状:依地酸钙钠输液。

参考文献

1　The National Center on Shaken Baby Syndrome. The period of purple crying. Available from: www.purplecrying.org, accessed 5 July 2014.
2　The Royal Children's Hospital, Melbourne. Failure to thrive—initial management, May 2014. Available from: www.rch.org.au/clinicalguide/guideline_index/Failure_to_thrive_initial_management/, accessed 5 July 2014.
3　Cole S, Lanham J. Failure to thrive: an update. Am Fam Physician, 2011; 83(7): 829–34.
4　Cohen L. Idiopathic short stature: a review. JAMA 2014; 311

(17): 1787–96.

5 Allen D. Short stature in childhood—challenges and choices. N Engl J Med, 2013; 368(13): 1220–8.

6 Nwoso B, Lee M. Evaluation of short and tall stature in children. Am Fam Physician, 2008; 78(5): 597–604.

7 Australian Paediatric Endocrine Group. Hormones and me: puberty and its problems, 2011. Available from: https://apeg.org.au/patient-resources/hormones-me-booklet-series/, accessed March 2021.

8 Uziel Y, Hashkes P. Growing pains in children. Pediatr Rheumatol, 2007; 5: 5.

9 Raising Children Network. Growing pains, June 2011. Available from: www.raisingchildren.net.au/articles/growing_pains.html, accessed 12 July 2014.

10 Frank J, Jacobe K. The evaluation and management of heart murmurs in children. Am Fam Physician, 2011; 84(7): 793–800.

11 Hahn D, Caldwell P. Nocturnal enuresis. Medical Observer, August 2013. Available from: www.medicalobserver.com.au/news/nocturnal-enuresis, accessed 12 July 2014.

12 Ramakrishnan K. Evaluation and treatment of enuresis. Am Fam Physician, 2008; 78(4): 489–96.

13 The Royal Children's Hospital Melbourne. Clinical practice guidelines: constipation, December 2013. Available from: www.rch.org.au/clinicalguide/guideline_index/Constipation_Guideline/#fu, accessed 12 July 2014.

14 Biggs W, Dery W. Evaluation and treatment of constipation in infants and children. Am Fam Physician, 2006; 73(3): 469–77.

15 The Royal Children's Hospital Melbourne. Constipation management. Available from: www.rch.org.au/uploadedFiles/Main/Content/clinicalguide/guideline_index/CONSTIPATION%20HOME%20MANAGEMENT%20-%20poomeds%20revised.pdf, accessed 12 July 2014.

16 DermNet NZ: the dermatology resource. Available from: www.dermnetnz.org/, accessed 12 July 2014.

17 O'Conner N, O'Gloughlin M, Ham P. Newborn skin, part 1: common rashes. Am Fam Physician, 2008; 77(1): 47–52.

18 O'Conner N, O'Gloughlin M. Newborn skin, part 2: birthmarks. Am Fam Physician, 2008; 77(1): 56–60.

19 Parker SL, Hildebrand GD. Review of topical beta blockers as treatment for infantile hemangiomas. Surv Ophthalmol, 2016; 61(1): 51–8.

20 Center for Disease Control. Recommendations: patients with molluscum contagiosum and swimming pool safety, March 2013. Available from: www.cdc.gov/ncidod/dvrd/molluscum/swimming/swimming_recommendations.htm, accessed 12 July 2014.

21 The Royal Children's Hospital Melbourne. Fact sheet: warts, November 2010. Available from: www.rch.org.au/kidsinfo/fact_sheets/Warts/, accessed 12 July 2014.

22 National Health and Medical Research Council. Information paper—blood lead level for Australians, July 2014. Available from: www.nhmrc.gov.au/guidelines/publications/eh55, accessed 12 July 2014.

儿童的外科问题　第85章

外科医生应具有三种不同的属性。也就是说，他要有一颗狮子的勇敢心、有一双鹰的锐利眼、还有一副女性的纤巧手。

约翰·哈勒（John Halle）（1529—1568）（译者注：英国人，外科医生，作家和诗人）

对于全科医生来说，当务之急不仅是要尽早诊断婴儿和儿童的外科情况，而且要识别病情的紧急程度和最佳的干预时间。在许多情况下，重点应该放在非手术方案上，用时间作为自然的化解方法，以及用简单的"绝活"。

头部畸形

新生儿的头部可能会因为在子宫内的体位，或通过产道时的挤压而变形，即头部畸形（head deformity）。头型可在出生后约 8 周内恢复至正常。如果头部畸形仍持续存在，再考虑斜头畸形或颅骨狭窄。

斜头畸形（扁头综合征）

斜头畸形（plagiocephaly）又称扁头综合征（flat head syndrome），头颅头围是正常，但头骨不对称。头颅形状像一个倾斜的平行四边形（图 85.1）；斜头畸形是最常见的头部畸形。在额部平坦的一侧，耳和顶骨隆起的位置更靠后。每 5 个婴儿中就有 1 个出现这种斜头畸形，可以是先天的，也可能是获得性的，后者通常是由于婴儿长期用一个姿势睡觉，特别是仰卧位。通常不会对大脑发育或智力造成损害。如果婴儿颅缝呈脊状或睡姿原因被排除，则应进行颅骨线检查。治疗方法包括改变孩子原来的睡觉姿势、定期改变侧卧的方位、鼓励孩子在醒时保持俯卧姿势。如无明显改善，最好在 4~8 个月时试戴颅骨重塑头盔[1]。

颅骨狭窄

颅骨狭窄（craniostenosis）是由于颅顶和颅底的一条或多条生长中的颅缝过早融合所致。颅缝过早融合导致头部形状异常。该病可通过 X 线片诊断，一旦诊断需及时转诊至儿童颅面外科，可能需要设计复杂的手术方案。手术最好在 5~10 个月内尽快完成。

脑积水

脑积水（hydrocephalus）是循环障碍引起脑脊液的产生和吸收之间的不平衡所致，需要早期转诊进行脑脊液分流。如能进行早期干预和定期监测，该病的预后良好。

大头畸形和小头畸形

大头畸形（macrocephaly）和小头畸形（microcephaly）的定义分别为头围大于第 97 百分位数或小于第 3 百分位数。头围测量值超过这些百分位线的婴儿需要专家进一步评估和调查。因此，应在儿童早期进行正规的头围测量。

耳，鼻，面部和口腔

明显的蝙蝠耳/贝壳状耳

在孩子 5~6 岁的年龄，耳的大小和硬度和成人相近，而 3 岁以下儿童由于耳软骨不够坚硬不能进行手术。因此，最好在孩子能够接受手术的最佳时机纠正明显的蝙蝠耳/贝壳状耳（prominent bat/shell ears）问题，手术矫正的最佳时间是在 5 岁之后。在婴儿出生后的 6 个月内，用胶布或夹板固定耳有可能矫正耳畸形[1]。

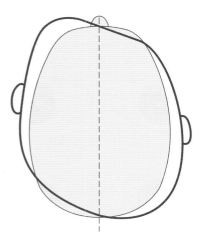

图 85.1　斜头畸形，先天性或获得性，长轴偏离矢状面，图中右耳更靠后

851

85

面部畸形

一旦发现面部畸形(facial deformities),最好尽快转诊。

外角皮样囊肿

外角皮样囊肿(external angular dermoid)有一个容易识别的固定发病位置,即位于眉毛的外侧。在婴儿期逐渐扩大被注意到,最优的治疗是手术切除,同时因有颅内进展的可能性,需超声检查明确病变范围。

唇裂和腭裂

先天性的唇裂(cleft lip)和腭裂(cleft palate)发生率约为1:600。及时识别最简单和最不典型的类型,进行适当的修复是非常重要的[2]。黏液下裂由于上腭看起来是完整的,通常在婴儿时期无法识别。近距离观察到悬雍垂分裂,上颚中线有一深沟仅被黏膜覆盖,可诊断为黏液下裂。修复唇裂的理想年龄是在3个月以内,可依据病情在不同的年龄进行二次手术。腭裂的修复最好在孩子开始说话之前进行初步的超声诊断,最佳时间修复是6~12个月。

鼻疾病

鼻整形手术最好推迟到青春期后期。如果太早进行手术,二次手术的发生率较高。

后鼻孔闭锁如单侧发生,由于另一侧能够进行通气,故可导致延误诊断;如双侧发生,可由于没有口腔呼吸的本能反应而导致窒息。梗阻通常是由非常薄的膜引起的,急诊手术可用尿道探头在一侧进行造孔。

如果症状严重,可以考虑进行鼻中隔成形术。

舌系带过短

舌系带过短(ankyloglossia)的早期症状:
- 舌头可能呈心形
- 婴儿伸舌不能超过下唇
- 母乳喂养困难

调整舌系带的理想时间是4个月以内婴儿期[3],该时期的系带较薄且无血管。建议用无菌剪刀进行简单的系带切开术(图85.2),否则手术应留到两岁以后。而有些病人至晚年可能都没有发现这些症状。有严重的语言障碍家族史的病人推荐通过舌系带手术进行纠正。

耳前瘘管

耳前瘘管(pre-auricular sinus)常出现反复感染,脓液从上耳轮脚前耳道水平的一个小开口流出,也会影响美观。但它不是鳃窦。可能与肾脏异常有关。当诊断需手术切除时请进行转诊,如果没有症状,可继续观察。

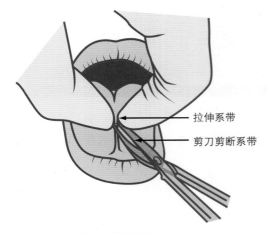

拉伸系带
剪刀剪断系带

图85.2　婴儿舌系带松解术

鳃窦/鳃囊肿/鳃瘘

鳃窦/鳃囊肿/鳃瘘(branchial sinus/ branchial cyst/ branchial fistula)较为罕见,病变位于外耳道下方或胸锁乳突肌前,开口可能会排出黏液。也可能存在皮肤赘生物或软骨残体。考虑手术切除时请转诊。

斜视

斜视(strabismus,squints)在婴儿出生的最初几周并不明显,往往在2周到3个月学会使用眼时出现。也可能很晚出现,甚至到成年。视力在出生时就存在并持续发育至7~8岁。

斜视的主要类型(图85.3)
- 持续性斜视或真性斜视是指持续永久存在的斜视。
- 隐性斜视是指一种只在压力情况下出现的斜视,如疲劳。
- 短暂性斜视是指在很短的时间内出现斜视后可恢复

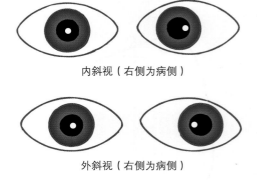

内斜视(右侧为病侧)

外斜视(右侧为病侧)

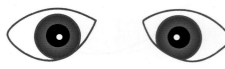

假性斜视(受眼睑影响)

图85.3　斜视的类型

正常的斜视。

- 交替性斜视是指双眼交替出现斜视,患儿可以使用任何一只眼来固定视力。
- 假性斜视并不是真正的斜视,是因为受眼睑形状影响看起来类似斜视,如大范围的内眦赘皮折叠。

区分真性斜视和假性斜视的方法:用手电筒从大约 40cm 的距离照射到眼,观察光线在眼中的位置(角膜反射)。这种光反射在假性斜视的双眼中会出现在完全相同的位置,但在真性斜视的眼中会出现在不同位置。

- 如果一只眼是"惰性眼"(不常使用的眼),标准的做法是长期在健康眼或眼镜上佩戴眼罩,使用这只不活跃的眼,使两只眼最终都能恢复视力。
- 持续性斜视和交替性斜视是两种严重的斜视,需要早期转诊。短暂性斜视和隐性斜视通常不严重。
- 首次发现斜视的儿童,需转诊以排除眼部病变,如视网膜母细胞瘤、先天性白内障和青光眼,这些疾病需要紧急手术。
- 即使眼部检查是正常的,斜视儿童也需要专科治疗,因为斜视会变成弱视。如果 7 岁前懒惰眼不能正常使用,眼视力会逐渐下降至失明。儿童年龄越小,治疗弱视越容易,如果第一次发现斜视是在上学年龄之后,病情有可能不可逆转。手术矫正真性斜视的最佳时间在 1~2 岁。

鼻泪管阻塞

鼻泪管阻塞(blocked nasolacrimal duct)见第 84 章。

颈部肿块

🅢 胸骨乳突的肿瘤/纤维化

胸骨乳突肿瘤(sternomastoid tumour)/胸骨乳突纤维化(sternomastoid fibrosis)婴儿的特征:

- 胸骨乳突肌内硬质、无痛肿块(长度 2~3cm)
- 紧而短的胸骨乳突肌
- 出生时通常不可见
- 在 20~30 日龄出现
- 相关倾斜:头部偏离肿瘤,但向肿瘤倾斜
- 头部向肿瘤一侧转动受限

大多数肿瘤在一年内可自行消退,应安抚母亲或婴儿的其他照顾者,并尽早将孩子转诊至物理治疗师。母亲或护理人员应经常轻轻按摩肿块,将头部旋转到病变的一侧,然后从病变侧向对侧伸展,每日重复几次,鼓励婴儿朝患侧看。如果需要对持续纤维化缩短的肌肉进行手术,最好在 12 个月以内进行。

年龄较大的儿童可出现斜颈,紧而短的纤维性胸骨乳突肌。它与患儿头部向患侧旋转、面部半发育不全和同侧斜方肌萎缩有关,需要进行手术修复。

🅢 甲状舌管囊肿

甲状舌管囊肿(thyroglossal cyst)是儿童时期最常见的引起颈部中线肿胀的疾病。可随吞咽和伸舌移动。甲状舌管囊肿容易感染形成脓肿,最好在感染前切除囊肿及其窦道。

🅢 淋巴管瘤/淋巴节瘤/囊性湿疹

淋巴管瘤(lymphatic malformation)/淋巴节瘤(lymphangioma)/囊性湿疹(cystic hygroma)通常表现为颈部、面部或口腔的柔软囊性肿瘤。它们类似小泡状,成簇分布,通常定位不佳。有些因包涵血管瘤表面可见红点。如果位于口底或咽周区危及气道,需要进行紧急手术。建议在疾病早期进行手术切除治疗。

颈淋巴结肿大

颈淋巴结肿大(cervical lymphadenopathy)见第 50 章。

胎记和皮肤肿瘤

🅢 婴儿血管瘤/草莓痣

婴儿血管瘤(infantile haemangioma)/草莓痣(strawberry naevus)(见第 84 章)在出生后不久就以红色针尖状的形式出现,并在最初的 6 个月迅速生长,然后消失变得苍白。完全缓解可能需要几年的时间。应安抚家长并示范如何通过按压止血。目前的治疗方案包括口服或病灶内给予类固醇、血管激光、干扰素和手术。手术干预通常不是必要的,但眶周、鼻、唇和面部等重要部位除外。由于眼睑部位的病变造成的视力障碍可导致弱视,因此存在眼睑病变的患儿应早期转诊。颈部血管瘤伴发喘鸣提示喉部出血,因此需要紧急转诊。

🅢 微血管型血管畸形(鲜红斑痣)

微血管型血管畸形(capillary vascular malformation)出生时就存在,不易进行手术干预,可以用脉冲染料激光治疗。治疗效果在两岁前最好,治疗应尽早开始[4](见第 84 章)。

🅢 静脉畸形

静脉畸形(venous malformations)是皮下静脉的异常聚集,可能浸润至更深的组织。过去这些病变是通过手术治疗的,但现在的治疗重点是在透视指导下注射特殊的硬化剂和进行特殊的激光技术。建议转诊到较大的血管畸形诊所进行咨询。

淋巴管畸形

淋巴管畸形（lymphatic malformation）有时表现为皮肤病变,这是因为肿瘤表面的红色变色,管理如上所述。

先天性痣

先天性痣（congenital naevi）需要依据个人情况进行个体化治疗,巨大的先天性痣最好在 6 周内切除。

良性青少年黑色素瘤/斯皮茨痣

良性青少年黑色素瘤（benign juvenile melanoma）/斯皮茨痣（Spitz naevus）的色素沉着病变通常出现在面部,由于生长迅速和家人的过度关注,通常采用手术切除。

胸部和乳房疾病

乳房不对称

如果需要对乳房不对称（breast asymmetry）进行手术治疗,则应在青春期后期乳房发育后进行手术。可以采取单侧乳房植入手术、不同大小植入物的双侧乳房手术或单侧乳房缩小术。

巨乳症

如要采用缩乳手术来治疗巨乳症（macromastia）,也应该推迟到乳房发育完全即青春期后期进行。

男性乳房发育

针对男性乳房发育（gynaecomastia）,应鉴别青春期前肥胖导致的假性男性乳房发育症。然而,体型消瘦的男童确实会出现类似女性的乳房发育,如果未曾服用诸如雌激素类药物,则需要转诊进行评估。如果该症状发生在青春期,可能在 1~2 年内自行消退。如果找不到原因,必要时可以进行简单的乳房切除术。

男童乳晕下增生

发生在男童中的乳晕下增生（subareolar hyperplasia）是一种类似于女童乳房过早增生的致密盘状乳晕下病变。通常好发于 12~14 岁。无手术治疗指征。应与病人及家属做好沟通解释,通常情况下该症状会自行消退。

胸壁骨骼畸形

针对胸壁骨骼畸形（chest wall skeletal deformity）手术最好在青春期进行。

波伦综合征

波伦综合征（Poland syndrome）是指胸大肌胸骨端缺失伴胸壁畸形,乳房和乳头乳晕复合体发育不全或缺失。手术矫正可以在 10~20 岁进行。

先天性心脏病

全科医生在先天性心脏病（congenital heart disorders）的诊断中起着重要作用,因为许多患儿会出现发绀、心脏杂音或充血性心力衰竭。早期诊断和干预有助于预防细菌性心内膜炎和交叉性栓塞等严重问题。

室间隔缺损

室间隔缺损（ventricular septal defect,VSD）是最常见的先天性心脏病变（新生儿中的发病比例为 1：500）。

这个缺损将两个心室连接起来形成了左向右的分流（图 85.4）。

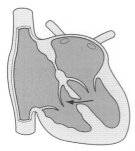

图 85.4　室间隔缺损:肌部缺损

症状和体征取决于缺损的大小。左胸骨边缘均有明显震颤,右胸骨边缘下方有全收缩性杂音。

小室间隔缺损（罗杰病）:伴有粗糙的杂音,通常无症状,可自行闭合。

大室间隔缺损:症状在婴儿期出现。

- 进食时呼吸困难和哭泣（即早期慢性心力衰竭）
- 反复肺部感染
- 生长发育不达标
- 3 个月后出现心力衰竭并有较大缺损

尽早转诊,尤其是在失败的情况下。早期手术可在 6 个月内的新生儿期的任何时间进行。可以通过心内直视手术用补片来修补缺损,还有些可通过经皮心导管用闭塞装置封闭,具体由心脏科专家决定。一般来说,50% 的室间隔缺损会自行关闭。而室间隔膜部缺损与肌部缺损不同,不太容易自发闭合。

房间隔缺损

房间隔缺损（atrial septal defect,ASD）是指缺损部位将两个不同类型的心房连接起来,其中最常见的是房间隔上方的继发孔和病情更重的房间隔下方的原发孔（图 85.5）。特征是肺动脉区收缩中期杂音,第二心音分裂和 P_2 亢进,通过心脏超声可进行诊断。

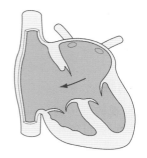

图 85.5　房间隔缺损：原发缺损

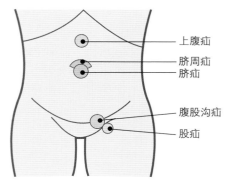

图 85.6　常见疝的位置

继发孔型房间隔缺损的婴儿和儿童症状少见，但原发孔型房间隔缺损早期即出现伴有肺动脉高压的心力衰竭。

尽早转诊这些病人。原发孔型房间隔缺损病人需要预防性使用抗生素。对其他病例进行定期心脏超声检查和生长/发育监测，如果有不良分流的迹象建议关闭缺损孔。可选择通过直接手术缝合或插入补片或通过心导管将自动扩张的"双面伞装置"送到缺损处进行封堵修复。

所有病人在手术前都需要预防性使用抗生素。

🔖 动脉导管未闭

出生后动脉导管不能闭合（patent ductus arteriosus），可闻及响亮的、连续的机械样心脏杂音。症状与动脉导管分流量有关。患儿表现为心脏杂音，可能伴有呼吸道感染、发育不全和心脏衰竭。转诊患儿可行结扎手术闭合，另外还有替代方法包括使用封闭装置或栓塞线圈来关闭动脉导管。

🔖 主动脉缩窄

主动脉缩窄（coarctation of aorta）在婴儿中通常表现为心脏衰竭。建议尽早转诊，手术切除主动脉狭窄部分。

疝和生殖器官疾病

🔖 腹股沟疝

腹股沟疝（inguinal hernias）通常在出生后 3~4 个月出现，男性发病率为 1/50，女性发病率为 1/500（图 85.6）。

腹股沟疝和股疝应进行转诊，尽早手术，避免出现高风险的肠嵌顿或绞窄，在女性中出现卵巢卡顿和缺血。

手术干预原则

- 一般原则是尽快干预，特别是对于婴儿和不能还纳的孩子。
- 可还纳的疝遵循"6-2"原则。
  - 从出生至 6 周：2 日内手术。
  - 6 周至 6 个月：2 周内手术。

- 超过 6 个月：2 个月内手术。

🔖 鞘膜积液

阴囊鞘膜积液（hydroceles）是睾丸周围无痛的囊性肿胀。鞘状突开口狭窄，常可自动闭合。有两种类型：一种是松弛的常双侧出现，在 12 个月内消失；一种是紧张的常单侧出现，通常持续至一岁后。90% 的孩子在 18 个月大时就能痊愈，对于那些长时间不能缓解的病人，如果持续时间超过 2 年建议转诊并进行手术治疗。

🔖 未降睾丸

在出生后 3 个月内睾丸仍然会下降。如至 6 个月仍未下降则属于未降睾丸（undescended testes），需要转诊，以期在 9~12 个月之间进行矫正，必须要在 2 岁之前治疗（第104 章）。

🔖 尿道下裂

针对尿道下裂（hypospadias），请参阅第 105 章。监测是否出现其他异常情况。如果孩子尿流异常应尽快转诊。非紧急病例应在 6 个月时进行评估，以期在 12 个月左右进行手术。这些病人不应进行包皮环切术。

包皮及包皮环切术

针对包皮和包皮环切术（circumcision），细节请参阅第105 章。如果在新生儿期未割包皮，最好与父母双方进行协商沟通取得同意，在 6 个月后全身麻醉下进行手术。

🔖 包茎

真正的包茎（phimosis）是不常见的，几乎所有的情况下包皮口狭窄的包茎均可自然消退。可考虑使用类固醇皮质激素乳膏治疗（见第 105 章）。包皮环切术的唯一适应证是持续的排尿困难。

🔖 包茎嵌顿

包茎嵌顿（paraphimosis）造成疼痛的情况，处理方法在第 105 章中概述。

85

脐疝[5]

脐疝（umbilical hernia）通常是不需要手术的，因为大多数情况下在 4 岁时可自然闭合（95% 在 2~3 岁时自然消退）。如果在 4 岁时仍然存在，请转诊进行可能的修复。处理标准是，如果疝口在 12 个月时大于 1cm，那么可能需要进行手术干预，通常是 4~5 岁时进行。

🦴 脐肉芽肿

针对脐肉芽肿（umbilical granuloma），请参见第 84 章。

🦴 脐旁疝

脐旁疝（para-umbilical hernia）是由于邻近肚脐的腹白线缺陷所致。大多数脐旁疝发生在肚脐上方。这个缺陷类似一个边缘坚固的椭圆形狭缝，很少会自发闭合，且更容易发生嵌顿。可在任何年龄进行转诊手术，最好是 6~12 个月后。

🦴 上腹疝

上腹疝（epigastric hernia）位于脐和胸骨剑突之间，注意鉴别腹直肌变形。它不太可能自然闭合，很可能嵌顿，并通过绞窄的疝凸的脂肪引起疼痛。修补的适应证是反复触诊疼痛和美容需求。

🦴 肛裂

婴幼儿肛裂（anal fissure）常出现排便不适和轻微出血。肛门黏膜在中线后较前或较后处出现裂口，这是由于大便过硬引起的。裂口通常在几日内就会愈合。

🦴 阴唇融合/阴唇粘连

阴唇融合（fused labia）是指会阴炎症产生阴唇粘连（labial agglutination）（见第 99 章）。它不会在出生时就出现。如果孩子可以正常排泄，大多数专家建议可不进行干预，自然恢复。

🦴 阴茎问题

关于阴茎问题（penile problems），请参见第 105 章。

儿童腿部和脚部畸形

🦴 髋关节发育不良

- 经临床检查（Ortolani 和 Barlow 试验）和超声检查可发现髋关节发育不良（developmental dysplasia of hip）（见第 54 章）。

- 婴儿通常可以通过外展夹板（如 Pavlik 吊带）成功治疗。
- 对于较大的婴儿和初学走路的孩子可能需要切开复位。

🦴 弓形腿/膝内翻

- 大多数对称出现的弓形腿（bow legs）/膝内翻（genu varum），是生理性的，可随着年龄的增长而改善。
- 考虑儿童有患佝偻病的风险。
- 初学走路的孩子在 3 岁之前通常都是弓形腿。
- 除严重病例外，3 年后可自行痊愈。
- 监测髁间距（ICS）：双膝股骨内侧髁之间的距离。
- 4 岁时 ICS>6cm，无改善或不对称（图 85.7）。

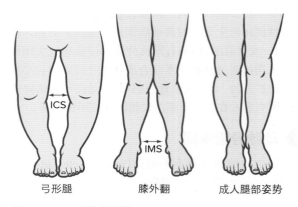

弓形腿　　　膝外翻　　　成人腿部姿势

图 85.7　下肢姿势异常

🦴 膝外翻

- 大多膝外翻（knock knees/genu valgum）是生理性的，儿童通常在 2~8 岁（最多见于 3~4 岁）时发生膝外翻。
- 跑步姿势很笨拙，但随着时间的推移会改善。
- 安抚父母，告知症状可自行恢复。
- 监测内踝间距（IMS）：双脚内踝之间的距离。
- IMS>8cm（图 85.7），单侧，9 岁后加重，跛行或疼痛。

🦴 胫骨扭转

胫骨扭转（tibial torsion）可以是外部、横向的扭转或内部、中间的扭转，其中外部扭转较为罕见。

🦴 趾内翻/鸽子趾

趾内翻（in-toeing）/鸽子趾（pigeon toes）不会引起疼痛和影响活动。

趾内翻的原因包括距骨内翻、胫骨内侧向内扭转和股骨向内扭转（图 85.8）。股骨扭转患儿易出现典型的“W”坐姿（图 85.9）。表 85.1 对这些特性进行了比较[6]。

85

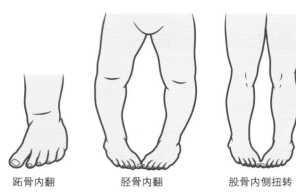

图 85.8　趾内翻的原因

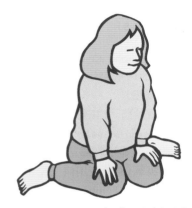

图 85.9　股骨扭转典型"W"坐姿（髋关节内陷）

表 85.1　儿童期趾内翻

项目	跖骨内翻	胫骨内翻	股骨内侧扭转
别名	跖骨内收		髋关节内陷
出现年龄	出生时	学步时期	儿童期
病变部位	足	胫骨	股骨
检查	豆形足底	大腿—脚的角度向内侧	髋关节弧形内旋
管理	观察或计算	观察并测量	观察，很少手术
通常干预时机	3 年	3~4 年	8~9 年
转诊时机	症状出现后 3 个月	症状出现后 6 个月	症状出现后 8 年

资料来源：转载自 D Efron. *Paediatric Handbook*. 墨尔本：布莱克威尔科学，1996 年。

趾外翻（out-toeing）

婴儿

- 由于髋关节外旋挛缩而导致内旋受限。
- 从 3~12 个月到 2 岁期间出现查理·卓别林的姿势
- 儿童体重适中，走路正常
- 自行恢复时无须治疗

- 年龄较大的儿童可能需要手术。

内翻足（先天性马蹄内翻足）

大多数外观异常的婴儿足并不是真正的马蹄内翻畸形足（club foot, congenital talipes equinovarus）。大多数婴儿是因为有姿势问题，被称为体位性畸形足，如仰趾外翻足、跖骨内翻足和马蹄内翻足。这种情况通常是可活动和轻微的，且都自行恢复，无须治疗。真正的马蹄内翻足通常是僵硬和严重的，需要手术矫正[6]。

髋关节内陷/股骨内侧扭转

髋关节内陷（inset hips）儿童，尤其是在 5~6 岁时易出现股骨出现向内旋转（medial femoral torsion），正常可发展至 12 岁。儿童可出现"W"坐姿（图 85.9）。幸运的是，大多数儿童在 12 岁之前症状会得到缓解。

平足

大多数平足（flat feet/pes plano valgus）是生理性的，通常具有遗传性。所有新生儿都有扁平足，但 80% 的新生儿在他们 6 岁时形成内侧足弓，大多数在 11 岁时形成内侧足弓[6]。父母可以通过踮脚测试证明足弓的存在。当孩子踮起脚尖时足弓更明显（图 85.10）。大约 10% 的青少年有扁平足，除非出现疼痛和僵硬，否则不需要治疗。选择一双舒适的鞋子很重要。加州的研究表明，穿矫形器或其他形式的足弓支撑没有任何获益。足弓是自然生长的。

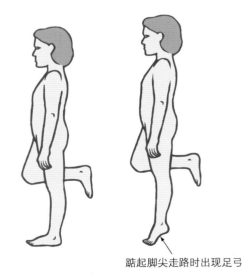

踮起脚尖走路时出现足弓

图 85.10　平足踮脚测试

足趾内卷

足趾内卷（curly toes）通常指第三个足趾在第二足趾下面向内卷曲，使第二足趾位于第一和第三足趾之上。通常该足趾是可以伸直的，所以在 2 岁前可不作处理。如需

85

行屈肌腱切断术来矫正严重畸形则进行转诊。

表 85.2 总结了儿童外科疾病手术进行干预的最佳体征。

表 85.2　儿童外科疾病手术/干预的最佳时间

疾病	手术/干预
斜视（固定性或交替性）	12~24 个月，必须在 7 岁前
舌系带	3~4 个月或 2~6 岁
耳畸形	6 岁以后
唇裂	3 个月内
腭裂	6~12 个月
腹股沟肿块：	6 个月前评估最佳
• 隐睾	最好在 6~12 个月内手术，不要超过 12 个月
• 腹股沟疝	尽快，特别是婴儿和无法复位的疝 可复性疝："6-2"原则 出生~6 周：2 日内手术 6 周~6 个月：2 周内手术 6 个月以上：2 个月内完成手术
• 股疝	尽快
• 睾丸扭转	4 小时内手术（绝对不要超过 6 小时）
• 鞘膜积液	观察 12 个月，然后复查（常可自愈，如果没有好转，2 年内修复）
• 精索静脉曲张	观察，复查
其他疝：	
• 脐疝	观察到 4 岁 4 年后如果持续存在（有嵌顿倾向）进行手术 千万不要随意结扎
• 脐旁疝	任何年龄，最好在 6 个月前
• 上腹疝	任何年龄，最好在 6 个月前
腿和脚发育问题：	
• 髋关节发育不良	大多数用外展夹板固定可成功治疗（如 Pavlik 吊带）
• 弓形腿（膝内翻）	通常可至 3 岁 大多随年龄可改善：如果 ICS>6cm 进行转诊
• 膝外翻	正常 3~8 岁，如 IMS>8cm 进行转诊
• 扁平足	除非僵硬和疼痛不进行干预
• 胫骨内旋	出现 6 个月仍未缓解，进行转诊
• 股骨内侧扭转	观察至 8 岁，如未缓解进行转诊
• 跖骨内翻	出现 3 个月仍未缓解，进行转诊

儿童的阑尾炎

关于儿童阑尾炎（appendicitis），参阅第 24 章。

儿童呕吐的外科原因

参阅第 49 章。

新生儿外科急症

关于新生儿外科急症（neonatal surgical emergencies），要了解哪些是需要立即治疗的非创伤性疾病，这是非常必要的。危险的特征包括流涎呈泡沫样增多，呕吐物含胆汁和胎粪延迟排出。

新生儿肠梗阻包括胎粪性肠梗阻、肠扭转、小肠闭锁。

🕊 新生儿急症[7-8]

- 食管闭锁（oesophageal atresia）：呼吸窘迫可闻及响亮呼吸音 + 过多的口水和分泌物 + 进食阻塞（10F 导管进至约 10cm 受阻）
  处理：不能口服给药。口咽吸引、静脉输液
- 膈疝（diaphragmatic hernia）：严重呼吸窘迫 + 桶状胸 + 舟状腹（胸腹 X 线显示胸部见肠袢）
  处理：鼻导管吸氧（避免使用储气袋和面罩）
- 呕吐胆汁（绿色呕吐）（bilious，green vomiting）：肠梗阻或旋转不良（腹部 X 线片）
  处理：胃引流并转诊（禁食）
- 新生儿肠梗阻（neonatal intestinal obstruction）包括肠扭转、先天性巨结肠、闭锁和胎粪性肠梗阻：胆汁性呕吐（绿色胆汁）+ 胃胀 + 排便延迟
  处理：留置胃管，静脉输液，转诊
- 肛门和直肠闭锁（imperforate anus and rectum）
  处理：出生当日转诊进行手术，低位病变行肛管成形术，高位病变需进行复杂手术
- 胆管闭锁（bile duct atresia）：新生儿黄疸（结合胆红素）（通常 4~6 周）白色大便
  处理：转诊，尽早明确诊断并手术矫正
- 先天性大叶性肺气肿（congenital lobar emphysema）：呼吸窘迫 + 发绀 + 肺气肿体征
  处理：转诊，尽早进行紧急评估和手术切除病变的肺
- 先天性肺部囊性病（congenital cystic disease of the lungs）：出生后不久出现呼吸困难
  处理：同上
- 先天性心脏病（重型）（congenital heart disease，severe forms）
  处理：尽早诊治和评估
- 脐疝（exomphalos）（疝囊内肠内容物）
  处理：留置胃管，静脉滴注葡萄糖，控制体温，转诊
- 腹裂畸形（gastroschisis）（腹壁缺损暴露肠内容物）
  处理：同上脐疝，用塑料膜覆盖缺损处

85

- 皮埃尔-罗宾综合征（Pierre-Robin syndrome）：小颌畸形＋腭裂＋舌头阻塞呼吸
  处理：尽早转诊
- 张力性气胸（Tension pneumothorax）
  处理：在肋间用针头或导管穿刺后抽气
- 脊髓脊膜突出（myelomeningocele）和脑脊膜突出（meningocele）
  处理：早期转诊神经外科
  注意 X 线片作为紧急一线检查和早期手术转诊的重要性。

其他重要的儿童紧急情况

- 幽门狭窄（pyloric stenosis）：第 2~6 周喷射性呕吐，上腹部"肿瘤"（见第 49 章）
- 睾丸扭转：严重腹股沟/下腹痛＋呕吐
- 肠套叠（intussusception）：面色苍白＋腹痛（疼痛严重，间歇性出现）＋不活动
- 急性阑尾炎（acute appendicitis）：腹痛＋动脉/神经/静脉＋防护
- 腹膜炎（peritonitis）
- 肠梗阻（intestinal obstruction）：绞痛＋呕吐＋腹胀

- 难复性腹股沟疝
- 包皮嵌顿（paraphimosis）
- 脑脓肿（cerebral abscess）
- 梅克尔憩室（Meckel diverticulum）：憩室炎或出血
- 各种肿瘤

参考文献

1 MacGill KA. Paediatric plastic surgery. Australian Doctor, 9 September 2005: 32.

2 Hutson JM, Woodward A, Beasley SW. *Jones' Clinical Paediatric Surgery*. Oxford: Blackwell Publishing, 2003: 18–72.

3 Lalakea ML, Messner AH. Ankyloglossia: does it matter? Pediatr Clin North Am, 2003; 50: 381–97.

4 Dermatology [published 2015]. In: *Therapeutic Guidelines* [digital]. Melbourne: Therapeutic Guidelines Limited; 2015. www.tg.org.au, accessed March 2021.

5 Zendejas B et al. Fifty-three-year experience with pediatric umbilical hernia repairs. J Pediatr Sur, 2011; 46(11): 2151–6.

6 Kerr G, Barnett P. Orthopaedic conditions. In: Smart J, ed, *Paediatric Handbook* (6th edn). Melbourne: Blackwell Science, 2000: 454–9.

7 Jones PG. *Clinical Paediatric Surgery*. Sydney: Ure Smith, 1970: 16–19.

8 Gwee A, Rimer R, Marks M. *Paediatric Handbook* (9th edn). Oxford: Wiley-Blackwell, 2015: 220–5.

第86章　常见的儿童期感染性疾病

　　麻疹的体征与天花几乎相同，但恶心和炎症更为严重。麻疹的疹子通常只出现一次，但是天花的斑疹会反复出现。

阿维森纳(980—1037)(译者注：波斯著名的医生、伊斯兰黄金时代的早期现代医学之父，哲学家)

💧 水痘

流行病学

　　自澳大利亚 2000 年引入水痘疫苗，并在 2005 年将其纳入国家计划免疫以来，水痘(chickenpox，varicella)已经变成非常少见的疾病了，这是因为建立了个人免疫和群体免疫[1]。在此之前，几乎所有儿童都感染过这种病毒(<80% 的澳大利亚人口在其青少年时期血清呈阳性)。水痘的并发症只有 1%，而且通常不认为它是一种严重的疾病。实际上并非如此，因为在疫苗引入之前水痘很常见，每年导致 1 500 人住院，7~8 人死亡[1]。

　　水痘是一种由水痘带状疱疹病毒引起的高度传染性疾病，该病毒是疱疹病毒家族中的一种 DNA 病毒。它通过空气中的飞沫或接触囊泡液体传播。原发性感染引起水痘，病毒潜伏在神经节背根。再次活化引起带状疱疹，这在儿童中相对不常见的且病变部位常较少，因此诊断起来会更加困难。

　　带状疱疹可能发生在儿童时期(第 114 章)。

临床特征

　　水痘的临床特点见**表 86.1**，并发症见**表 86.2**。儿童通常症状不会很严重，往往表现为嗜睡和低热。成人表现出类似流感的症状。水痘典型分布如**图 86.1** 和**图 86.2** 所示。

　　先天性水痘综合征可由妊娠期水痘引起，并可能导致皮肤瘢痕形成，肢体缺损，眼部畸形和神经系统畸形，在妊娠中期风险最高。宫内暴露也会增加婴儿带状疱疹的风险。母亲的围产期水痘可能导致新生儿严重的水痘感染(特别是在产前 5 日到出生后 2 日之间感染)。

表 86.1　水痘的临床特征

起病
儿童：无前驱症状
成人：前驱症状持续 2~3 日(肌肉酸痛、发热、头痛)
皮疹
向心分布，包括口腔黏膜(图 86.1)
病变可能会被感染
"收割庄稼"现象：水疱、丘疹、结痂病变并存
瘙痒
严重程度
水疱的数量可以从少于 10 个到上千个不等(通常为 200~500 个)[1]
轻症可能会被漏诊
在成人和免疫功能低下病人中更为严重
病毒性肺炎在儿童中罕见，在成人中不常见
除免疫功能低下和新生儿先天性水痘外，死亡罕见

表 86.2　水痘的并发症

常见的
皮肤病变的细菌感染(通常为葡萄球菌或链球菌)，可以形成蜂窝织炎或大疱性脓疱病
会留下瘢痕
不常见的
病毒性肺炎
湿疹疱疹
血小板减少
新生儿感染的出生缺陷
急性小脑炎(共济失调，精神状态正常)
罕见的
脑膜脑炎
出血性紫癜

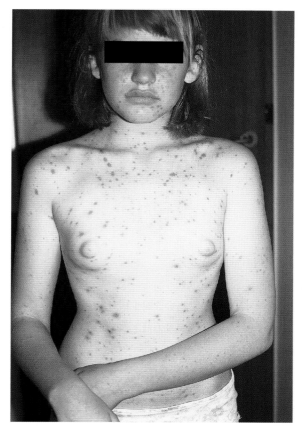

图 86.1　一个 12 岁女童的水痘,表现为向心分布的斑疹丘疹

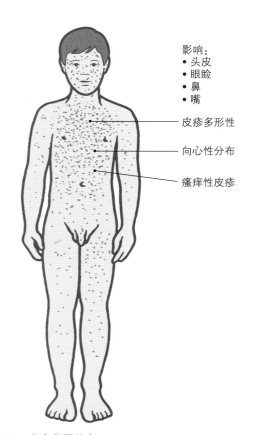

影响:
• 头皮
• 眼睑
• 鼻
• 嘴

皮疹多形性

向心性分布

瘙痒性皮疹

图 86.2　水痘典型分布

治疗

对症治疗,通常不需要特殊治疗。抗病毒治疗仅用于出疹前 3 日伴有并发症或高危的病人(如免疫功能低下的病人)。许多人,特别是父母,担心会留下瘢痕,但是除非被感染,病变可愈合恢复至正常的皮肤。

给父母的建议

- 卧床休息直到感觉好转。
- 发热时服用对乙酰氨基酚(儿童避免服用阿司匹林,防止出现瑞氏综合征)。
- 多饮水,饮食结构简单。
- 可涂抹炉甘石或类似的舒缓洗剂来缓解瘙痒,尽管瘙痒通常不严重。
- 避免搔抓,保持指甲短且清洁。必要时提供棉手套。
- 建议每日用微温的水洗澡,如果瘙痒严重,可以添加温和的消毒剂或碳酸氢钠(在洗澡水中加入半杯)。用干净柔软的毛巾轻轻拍干;不要摩擦皮肤。

用药

抗组胺药可以用来止痒,阿昔洛韦或类似药物可以挽救免疫缺陷病人的生命,抗生素(如氟氯西林/双氯西林)用于细菌性皮肤感染,水凝胶治疗伤口疼痛。

休学隔离[2]

建议 7 日内或是在水疱变干之前不要去学校,未接种疫苗的儿童通常离开学校至少 5 日,已接种疫苗的儿童休学时间可以短一些。除免疫功能低下的儿童,不应将其他接触者休学隔离。

水痘(和其他主要的儿童期传染病)的排除和潜伏期见**表 86.3**。

预防

免疫缺陷或高危接触者(如新生儿)以及水痘接触者可使用带状疱疹免疫球蛋白(zoster immune globulin,ZIG)进行预防。目前有一种减毒活疫苗适用于 12 个月~13 岁(包括 13 岁)的健康儿童。在 18 个月时按照免疫接种计划进行常规注射。对家庭接触者进行疫苗接种以及在暴露后接种疫苗将降低水痘发病风险,并且如果确实发病还可以减少疾病的严重程度。

🔥 瑞氏综合征和阿司匹林

发热性疾病患儿,尤其是患有水痘、流感和其他病毒性疾病的儿童,摄入阿司匹林常引起关注,是由于担心阿司匹林与雷氏综合征的之间存在因果关系,瑞氏综合征(Reye syndrome)包括恶心和呕吐,并可迅速发展为脑病、肝衰竭、癫痫和昏迷。

86

表 86.3　儿童期基本的传染病潜伏期,从学校、学前班和幼儿中心最少的隔离期(时间以日为单位)[1-2]

疾病	潜伏期/d	病人排除时间 (皮疹或症状出现的最少时间)	接触排除时间
麻疹	10~14	4 日	非免疫者 14 日
腺热	?30~50	无	无
流行性腮腺炎	12~25	9 日	无
百日咳	7~20	5 日(开始使用抗生素后)或咳嗽出现后 21 日	未经免疫接种的家庭接触者直到接受抗生素 5 日或暴露结束后 21 日
细小病毒 B19(感染性红斑)	4~20	无	无
婴儿玫瑰疹	7~17	无	无
风疹	14~21	4 日	无
猩红热	1~7	1 日(开始使用抗生素后感觉良好)	无
脓疱疮	链球菌 1~3,葡萄球菌 4~10	直到开始治疗(掩盖疮)	无
脑膜炎球菌	1~10(通常为 3~4)	直到抗生素治疗完成	与会诊医生核对
水痘和带状疱疹	10~21	直到水疱变干	免疫力低下的人
肝炎			
甲型肝炎	15~50	7 日或痊愈	无
乙型肝炎	45~180	无	无
丙型肝炎	14~180	无	无
感染性腹泻	不固定	腹泻停止后 1 日	无

🦠 麻疹

麻疹(measles,rubeola)是一种由 RNA 副黏病毒引起的高度传染性疾病。它表现为一种急性发热性发疹性疾病,在口腔黏膜上有特征性病变,称为 Koplik 斑(类似盐粒的小白斑,正对磨牙)。

这种疾病在全世界流行,并发症通常是呼吸性的。如果急性发疹性疾病未伴有干咳和红眼,就不太可能是麻疹。通常需要经过临床诊断。实验室诊断主要通过血清学检查,皮疹发作后 3~5 日 IgM 升高,或最好通过鼻咽分泌物或尿液的 PCR 进行诊断。

流行病学

麻疹通过病人之间的接触传播,通过咳嗽和打喷嚏时排出的口咽和鼻咽飞沫传播。潜伏期为 10~14 日,病人在出现皮疹后 4 日左右具有传染性,尤其是在出现皮疹之前。在生活条件较差和营养不良的国家,发病率和死亡率很高。感染后获得的免疫力似乎是终身的。麻疹和天花一样,可以通过公共卫生措施根除。尽管疫苗接种项目在世界范围内非常成功,但由于某些地区的疫苗接种率下降,麻疹最近在发达国家又卷土重来。

临床特征

临床特征可以分为 3 个阶段。

1. 前驱期。通常持续 3~4 日。其症状为发热、不适、厌食、腹泻和"3C":咳嗽(cough)、鼻炎(coryza)和结膜炎(conjunctivitis)(图 86.3)。有时在 Koplik 斑的前 1 日会出现非特应性皮疹。

2. 皮疹期。典型的斑点状鲜红色斑丘疹,这个阶段持续 4~5 日。皮疹始于耳后,第 1 日扩散到面部(图 86.4),第 2 日扩散到躯干,然后扩散到四肢。它在压力下可能汇合变白。病人通常在出疹 5 日内退烧。

3. 康复期。皮疹消退,留下暂时的褐色"色沉"。病人的咳嗽可能持续数日,但通常情况良好,食欲很快恢复,7~10 日即可恢复。

并发症

麻疹通常是一种严重的疾病,并发症很常见[1]。包括细菌交叉感染、中耳炎(9%)、肺炎(6%)和腹泻(8%)。5 岁以下儿童、成人和慢性病病人更容易出现并发症。每 1 000 名麻疹儿童中有 1~2 人死亡[3],其中大多数死亡是由肺炎引起的。妊娠期感染可导致流产或早产,但与先天性畸形无关。

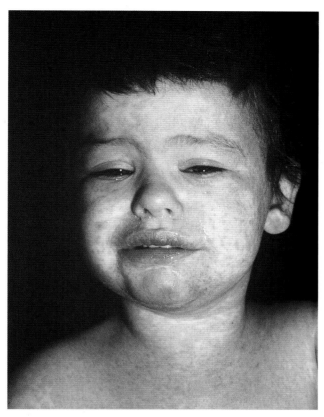

图 86.3　"3C"表现(咳嗽,鼻炎和结膜炎)的麻疹儿童典型的斑点状鲜红色斑丘疹

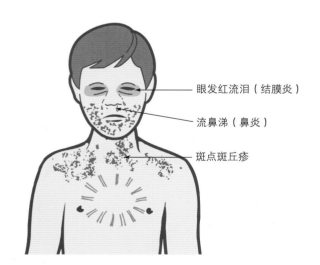

眼发红流泪(结膜炎)

流鼻涕(鼻炎)

斑点斑丘疹

图 86.4　麻疹的典型症状,注意 3Cs:咳嗽,鼻炎,结膜炎

中枢神经系统

脑炎的发病率为 1/1 000,死亡率为 10%~15%,永久性脑损伤发生率也很高。亚急性硬化性全脑炎(subacute sclerosis panencephalitis,SSPE)是一种晚期并发症,发生率 (0.5~1)/100 000,平均在感染后 7 年发生,表现为普遍致命的进行性脑损伤。

治疗

虽然有些症状可以缓解,但没有特定的治疗方法(如用止咳药,用对乙酰氨基酚治疗发热)。病人应安静休息,避免强光照射,卧床休息,直到退烧。据报道口服维生素 A 可以减少并发症。病人应被隔离 5 日,无免疫的接触者应隔离 14 日。

预防

任何超过 12 个月的儿童,或任何自 1966 年后出生的未含 2 种 MMR 疫苗记录的青少年或成人(或对麻疹、腮腺炎和风疹具有预防作用的血清学证据),都应接种疫苗[1]。建议在 12 月龄时接种减毒麻疹病毒疫苗,同时接种腮腺炎和风疹(MMR),然后在 18 月龄时接种 MMRV(合并水痘)疫苗。对于 MMR 禁忌的 12 个月以下的婴儿以及免疫缺陷病人,暴露后应尽快考虑使用正常的免疫球蛋白。

风疹

风疹(rubella,German measles)是一种由风疹病毒引起的病毒性皮疹。这在儿童和成人中是一种较轻的疾病,但一旦在子宫内传播,后果将不堪设想。先天性风疹综合征(congenital rubella syndrome,CRS)中,有高达 90% 的婴儿是由于母亲在妊娠前 3 个月感染风疹。CRS 的多种特征通常很明显,包括智力障碍、白内障、耳聋、心脏异常、宫内发育迟缓(intrauterine growth retardation,IUGR)以及脑、肝、肺和骨髓的炎性病变。这是完全可以预防的。妊娠前 3 个月后风险迅速下降。

所有育龄女性都应有接种 2 剂风疹疫苗的记录,否则,应通过血清学评估其免疫状况。如果没有免疫,他们应该接种疫苗,并在 6~8 周后重新测试,如果结果为阴性或低水平,则应重新接种。接种 2 剂风疹疫苗仍无抗体反应,则可能是假阴性结果。孕妇禁忌接种风疹疫苗,接种后 28 日应避免妊娠[1]。婴儿一旦出生,应立即对那些未完全免疫的母亲进行产后疫苗接种(母乳喂养并非禁忌证)。

流行病学

由于接种疫苗范围逐步扩大,CRS 在澳大利亚已经很少见了。育龄女性中只有 2.5% 血清呈阴性,但在海外出生的女性风险更高。子宫内感染通过胎盘发生。大约 1/3 的感染是无症状的(亚临床)。感染通常使人终身免疫。潜伏期为 14~21 日。

临床特征

风疹的临床特征见**表 86.4**、**图 86.5**,并发症见**表 86.5**。

86

表86.4　风疹的临床特征

无前驱症状
全身的黄斑丘疹,有时瘙痒,可能是感染的唯一证据
其他症状通常轻微和短暂
咽部常变红,但咽喉痛是不常见的。可能会发现有渗出液以腭疹
通常不发热,或有低热
其他症状,如头痛、肌痛、结膜炎和多发性关节炎(小关节)
可能有淋巴结肿大,通常位于耳后、枕下和颈后
病人出现皮疹前一周和之后至少4日内具有传染性

皮疹

散在的淡粉红色斑丘疹(不像麻疹那样融合)
从面部和颈部开始,延伸至躯干和四肢
严重程度不一,亚临床感染可能不存在
皮肤暴露在阳光下会使皮疹扩大
持续时间短暂,通常在第3日消退
无染色、脱屑

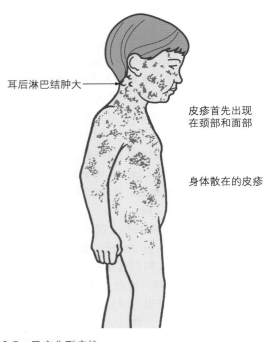

耳后淋巴结肿大

皮疹首先出现在颈部和面部

身体散在的皮疹

图86.5　风疹典型症状

表86.5　风疹并发症

脑炎(罕见)
多发性关节炎,尤其是成年女性(这种并发症自发减轻)
血小板减少症(罕见)
先天性风疹综合征

治疗

风疹是一种较轻的疾病,应给予对症治疗,病人应安静休息,直到感觉良好,并服用对乙酰氨基酚治疗发热和关节痛。预防方法是接种疫苗,建议在12个月和18个月时接种。

休学隔离

通常限制儿童去学校上学,直到完全恢复或皮疹发作后至少4日。

💲 病毒性皮疹(第四综合征)

病毒性皮疹(第四综合征)(viral exanthema, fourth syndrome)是一种轻微的儿童感染,可能由多种病毒引起,特别是肠道病毒,合并产生风疹样皮疹,可能被误诊为风疹。皮疹通常不瘙痒,主要局限于躯干,不脱皮,通常在48小时内消退(图86.6)。儿童可能表现得相当健康,或可能有轻微的不适,包括腹泻。治疗主要针对临床症状。

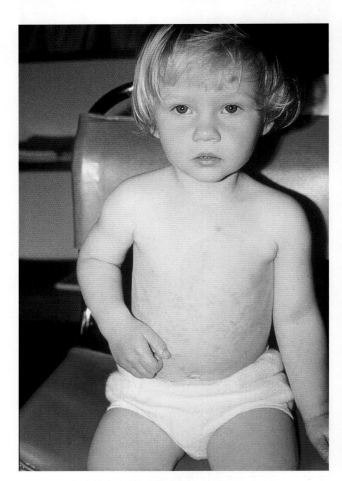

图86.6　病毒性皮疹(第四综合征)
这种轻微的风疹样斑丘疹,可能由多种病毒引起,通常不痒。

💲 细小病毒B19(感染性红斑,第五种疾病)

细小病毒(parvovirus B19, erythema infectiosum, fifth disease),也被称为"掌掴脸颊"综合征(slapped cheek syndrome),是由细小病毒株B19引起的儿童皮疹。它通常发生在学龄儿童中。潜伏期为4~20日。非特异性前

驱症状(发热、流鼻涕、头痛、恶心)在皮疹 2~5 日后出现。明亮的黄斑皮疹先在面部暴发(图 86.7),大约 1 日后在四肢出现[1]。黄斑皮疹只持续几日,但可能会复发几周。当皮疹出现时,病人通常已不再具有传染性。

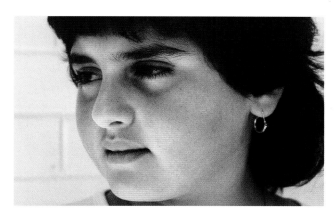

图 86.7 细小病毒,显示了典型的掌掴脸颊外观

临床特征

- 轻度发热(30%)和不适
- 流鼻涕,头痛,恶心
- 可能有淋巴结病变(尤其是颈部)
- 皮疹(图 86.8):脸颊红润,周围皮肤苍白,持续 2~3 日
- 四肢(尤其是)和躯干(稀疏)的斑丘疹

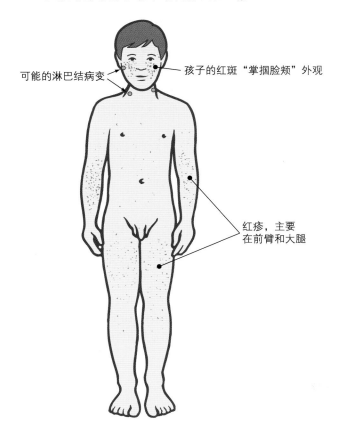

可能的淋巴结病变

孩子的红斑"掌掴脸颊"外观

红疹,主要在前臂和大腿

图 86.8 细小病毒皮疹的典型分布

- 褪色时的网状外观
- 可能有瘙痒

通常情况下,在接下来的几周内,暴露在阳光下、吹风或洗热水澡后,脸颊会再次变红。成人可能会被感染,其副作用尤其是关节炎可能非常严重。

孕期的细小病毒感染[4]

感染性红斑是一种轻微的疾病,但如果细小病毒感染发生在妊娠期间(parvovirus in pregnancy),可能会发生包括流产在内的胎儿并发症。建议病人避免与孕妇密切接触(见第 100 章)。大约 50% 的年轻成年女性易感染细小病毒。大约 50% 的易感家庭接触者将被感染,大约 20% 的教室接触者将被感染。

孕妇如果有以下情况,应进行细小病毒 IgM 和 IgG 检测:

- 与被感染者在同一房间待了超过 15 分钟
- 面对面的接触
- 家庭接触
  结果解释为:
- 单独检测 IgG:评估免疫力
- IgM 检测:判断假阳性或早期感染
  2 周后复查,查看 IgG 水平是否升高
- 未见 IgM 和 IgG:易感。如果易感并感到不适,重复检测

如果感染发生在妊娠的前半段,胎儿可能贫血(病毒在红系祖细胞中复制),并可能导致胎儿水肿和流产。建议使用超声监测,以保证处于这种情况的女性流产率低于 5%。妊娠细小病毒与胎儿畸形无关。如果怀疑暴露或感染发生在妊娠的后半段,仍然有必要进行调查,因为在孕龄方面可能存在误差,并且需要控制卫生机构中其他孕妇的发生风险。

治疗

对症治疗。

- 充足的液体摄入量
- 发热时给予对乙酰氨基酚
- 如果发痒,涂抹舒缓的止痒剂,如松木舒敏凝胶或炉甘石洗剂
- 外出时戴一顶宽边帽
- 成人可能需要更强的镇痛药或非甾体抗炎药来治疗关节痛(多见于成年女性)。

🔴 玫瑰疹

玫瑰疹(roseola)是一种婴幼儿病毒性感染(人类疱疹病毒 6),又称婴儿玫瑰疹、幼儿急疹或第六种病(roseola infantum,exanthema subitum or sixth disease),它影响 6 个月和 2 岁的儿童(通常是 6~12 个月);95% 的儿童都曾在

86

该年龄段患病,而在这之后就很罕见了。全身症状一般较轻。

临床特征

- 突发高热(高达 40℃)
- 流涕
- 温度在 3 日左右后下降
- 出现红色黄斑或斑丘疹皮疹
- 主要局限于躯干和四肢(图 86.9)

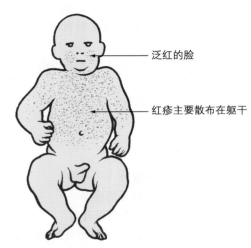

泛红的脸

红疹主要散布在躯干

图 86.9　玫瑰疹:皮疹的典型分布

- 通常不好发面部
- 随着发热消退而出现
- 受压发白
- 2 日内消失
- 不脱皮
- 轻微的颈部淋巴结病

虽然也可能发生高热惊厥,但感染是良性的。当症状出现时,孩子就不再具有传染性。对症治疗,鼓励摄入大量液体。

手足口病

手足口病[hand,foot and mouth(HFM)disease]是一种由肠道病毒引起的轻度水疱疹,柯萨奇病毒 A-16 感染最常见,EV-71 感染不常见。手足口病会影响儿童和成人,但通常是 10 岁以下的儿童。有时被称为“托儿所病”,它经常发生在托儿中心的儿童群体中。通过呼吸道分泌物、接触疱疹区域或粪便-口腔传播(更换尿布后洗手对减少传播很重要)。

临床特征

- 潜伏期 3~5 日
- 初期发热,头痛和不适

- 口腔和喉咙痛
- 1~2 日后出现皮疹
- 一开始是红色斑疹,然后发展成小泡
- 水疱会导致颊黏膜、牙龈和舌头出现浅溃疡
- 灰色囊泡伴周围红斑
- 手、手掌和脚底(通常是侧缘)
- 可能出现在四肢,尤其是臀部和生殖器上
- 病变在 3~5 日内消退
- 愈合而不留瘢痕
- 病毒可随粪便和唾液中排出
- 在水疱消失之前,儿童是有传染性的
- 临床诊断,通常不需要检查

管理

- 释除担忧
- 对症治疗
- 注意卫生
- 直到水疱干瘪才能排除

猩红热

猩红热(scarlet fever)是由 A 组溶血性链球菌产生的红疹毒素引起的。急性发作前的前驱症状包括全身不适、喉咙痛、发热(可能出现寒战)和呕吐。应该咽拭子取样。

通过飞沫或直接接触传播。

皮疹特征

- 在发热开始后 12~24 小时出现
- 第一次出现在脖子上
- 迅速蔓延
- 有斑点,红色,“煮熟龙虾”或晒伤的外观
- 加压后变白
- 主要分布于颈部、腋窝、肘窝(巴氏线)、腹股沟、皮褶处(图 86.10)。
- 面部、手掌和脚掌上缺乏或稀少
- 口周苍白圈
- 感觉像细砂纸
- 持续约 5 日
- 大量脱屑

治疗

青霉素 V(剂量根据年龄)治疗 10 日,症状可迅速消失,但耐药性越来越普遍。儿童在服用抗生素并感觉良好后 24 小时即可返回学校。

川崎病[5-6]

川崎病(Kawasaki disease)是一种不常见但重要的系统性血管炎,通常影响冠状动脉,通常发生在 5 岁以下的

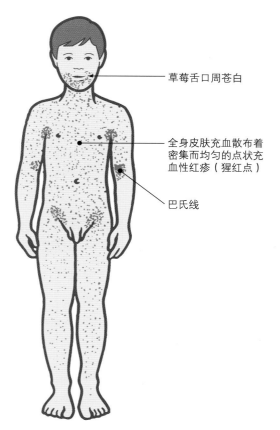

草莓舌口周苍白

全身皮肤充血散布着密集而均匀的点状充血性红疹（猩红点）

巴氏线

图 86.10　猩红热：皮疹的典型表现

儿童。该病可能是由感染引起的，但病因尚不明确。其特征是急性发热 >39℃，持续 5 日或以上，并伴有以下 6 个特征中的 4 个：

- 斑疹样多形皮疹，主要发生在躯干和生殖器
- 双侧（非化脓性）结膜感染
- 黏膜改变，如口唇发红或干裂、草莓舌、口腔或咽部黏膜弥漫性发红
- 周围病变，如手掌或脚掌红斑、手足水肿（恢复期脱屑）
- "不寻常的"尿布疹
- 颈部淋巴结肿大（直径 >15mm，通常为单侧，单发，非化脓性和疼痛）

以上特征中的 4 种加上冠状动脉瘤可以诊断。

通常需要临床诊断。应排除具有类似症状的其他疾病（如葡萄球菌或链球菌感染、麻疹、病毒疹、药物反应或少年类风湿关节炎）。

川崎病可能是难以捉摸的，因为存在不典型或不完全的变异表现。如果孩子高热超过 5 日，十分可疑，应安排儿科检查。血液结果也有助于诊断和管理决策（例如通常 ESR 和 CRP 升高，血小板常在第 2 周升高，嗜中性粒细胞增多，正常红细胞正常色素性贫血，低白蛋白血症，肝功能异常）。特异性抗体检测，如抗内皮细胞检测，可能会有帮助。

该疾病通常是良性的且具有自限性，但早期诊断很重要，因为早期治疗可以防止并发症（也发生在非典型病例）。主要并发症是血管炎，在未治疗的病例中有 15%~25% 会引起冠状动脉瘤和扩张，并可能导致当时或数年后的缺血性心脏病和猝死。动脉瘤通常在第二周到第二个月发病。早期使用免疫球蛋白、口服阿司匹林和甲基泼尼松龙治疗已被证明可有效降低冠状动脉异常的发生率。超声心动图用于检测动脉瘤并判断预后。

腮腺炎[1]

腮腺炎（mumps）是一种由副黏病毒引起的急性传染病，对唾液腺和脑膜有亲和力。它通常通过呼吸道分泌物或唾液传播。1/3 的感染是无症状的，其他大多数则具有非特异性症状，如发热、头痛、全身不适、肌肉疼痛和厌食症。典型的腮腺炎只发生在 2/3 的临床病例中，通常是双侧的。下颌下腺和舌下腺较少被累及。约 6% 的病人会出现类似颈部蜂窝织炎的胸骨前水肿。如果在妊娠的前三个月感染腮腺炎，可能会导致自然流产。产妇感染与先天性畸形风险增加无关。

在接种疫苗之前，发病高峰出现在 5~9 岁；然而，自 2000 年以来，病例常见于青少年和年轻人。最近多暴发在发达国家疫苗接种率下降的地区。

临床诊断

颈部淋巴腺肿大可能被误认为腮腺炎，通过这个区域的解剖结构可以得出正确的诊断。淋巴结位于耳垂的后下方；腮腺在耳垂前部，当它增大时，掩盖了下颌骨的角度。细菌性（化脓性）腮腺炎与毒血症有关，并导致白细胞计数升高。腮腺局部皮肤紧张发亮，导管口可能会有脓液流出。像干燥综合征这样的罕见疾病可能被误诊为腮腺炎。

并发症

并发症汇总见**表 86.6**。

表 86.6　腮腺炎并发症

常见	罕见
睾丸炎	卵巢炎
脑膜症状（10%）	脑炎
腹痛（短暂性）	关节炎（单个或多个关节）
	耳聋（通常为短暂性）
	胰腺炎

睾丸炎发生在 15%~30% 的青春期后男性病人中，通常是单侧的发病，发生在腮腺炎后的 3~4 日。即使双侧睾丸都受到影响，继发性不育还是很罕见的。无菌性脑膜炎很常见，但为良性。许多病人会有短暂的腹痛和呕吐。

86

治疗

对症治疗。对乙酰氨基酚可用于治疗发热、脑膜炎和睾丸炎。睾丸炎病人应穿着宽松内裤。儿童应被隔离至腮腺炎发病后 9 日。在 12 个月和 18 个月时接种疫苗预防。

EBV 所致单核细胞增多症

虽然传染性单核细胞增多症的发热在青少年和年轻人中更常见，但它也可以发生在儿童身上，往往无症状或不典型。鉴别诊断包括巨细胞病毒感染和急性淋巴白血病。该病通过特异性抗体检测可以确诊（见第 18 章）。

百日咳[1,7]

百日咳（pertussis）是一种由百日咳杆菌引起的呼吸道感染（支气管炎），广泛发生于世界各地。其他微生物（副百日咳博德特氏菌、肺炎支原体、肺炎衣原体）可引起百日咳样综合征。尽管接种了疫苗，百日咳在澳大利亚仍然很流行，并且是疫苗可预防疾病中控制最差的。2000年至 2010 年期间，百日咳多次流行导致超过 13.9 万例确诊病例。

接种两剂疫苗之前的婴幼儿由于气道娇弱易受损，发生严重感染和并发症的风险最高。接种疫苗和既往感染的免疫力低下的青少年和成人往往是感染源，尤其是患儿的父母亲（占已确定的原发病例 50% 以上）。

临床特征

百日咳具有高度传染性，90% 以上的家庭接触者会被感染。潜伏期为 7~20 日。在较大的儿童和成人，或已接种疫苗有部分免疫力的儿童中，典型的阵发性、痉挛性咳嗽不常见。长时间的咳嗽可能是唯一的表现特征，在当地流行时，每一次咳嗽都需要怀疑是否为百日咳。

百日咳占成人咳嗽疾病的 7%，考虑到每年有 25% 的成人咳嗽时间超过 5 日，许多病例都未被诊断。预防并发症和减少死亡率的主要任务集中在保护儿童，特别是婴幼儿（见下文"预防措施"）。6 个月以下未接种疫苗婴幼儿的死亡率为 8‰。最常见的死亡原因是百日咳肺炎，有时并发癫痫和缺氧性脑病。咳嗽痉挛引起的呼吸暂停和发绀也很常见。

即使是成人，咳嗽也会非常痛苦且持久。百日咳也被称为"100 日咳嗽"。这可能会导致睡眠障碍，尤其影响处理机械或驾驶等相关工作，百日咳很少发生肋骨骨折。

典型的百日咳首先出现持续 1 周的卡他期，以咳嗽和鼻炎为特征，随后进入咳嗽加剧的发作期。发热不常见，通常没有其他临床体征，儿童在发作前一般无明显预兆。痉挛性咳嗽之后可能会出现呕吐。

诊断

咳嗽病人无论是已进行免疫接种还是未进行免疫接种都应高度怀疑百日咳，尤其是在疾病暴发时，任何可疑病人都应采集鼻咽分泌物/拭子进行 PCR 检测。

并发症

- 神经系统疾病：窒息，缺氧，癫痫发作，脑出血。
- 呼吸系统疾病：肺不张，肺炎，气胸，支气管扩张。

治疗[7-8]

在卡他期或阵发性咳嗽早期进行治疗可改善症状。早期治疗将有助于减少传染性；但是，一旦咳嗽超过 3 周，传染的风险就很小了。治疗包括：

- 阿奇霉素
  - <6 个月：每日 10mg/kg，连续 5 日。
  - >6 个月：第 1 日为 10mg/kg（最多 500mg），然后 5mg/kg（最多 250mg），持续 4 日。
- 克拉霉素
  - >1 个月：每日 7.5mg/kg（最多 500mg），持续 7 日。
- 红霉素
  - >1 个月：10mg/kg（最多 250mg，如果是琥珀酸乙酯最多 400mg），一日 4 次，持续 7 日。

止咳合剂是无效的。良好的通风很重要，在发作期避免接触灰尘和烟雾，也避免情绪激动和过度进食。所有 6个月以下婴儿和有呼吸暂停、发绀、肺炎、脑病等并发症的儿童都需要住院治疗。

接触者管理[8]

百日咳的高危接触者（密切接触者/家庭接触者容易发病，或传染给其他抵抗力差的人）应依据上述药物、剂量和疗程治疗。几乎没有证据表明预防性使用抗生素可减少家庭环境以外的二次传染，如托儿中心、幼儿园、学校或工作场所。应联系国家公共卫生专员，以确定哪些接触者需要预防。

预防[8]

根据国家免疫接种计划（NIP），分别在第 2、4、6 个月和 4 岁使用百日咳疫苗进行主动免疫。其他减少百日咳发病及其并发症策略，尤其针对婴幼儿，可采取的预防措施包括：

- "蚕茧式"接种策略，为任何正在或将要与婴幼儿密切接触的成人接种疫苗。父亲和其他成人接触者可以在孩子出生前接种疫苗。［译者注：蚕茧式接种策略（cocoon immunization strategy）是通过对密切接触者的接种，达到对脆弱者（如婴儿、老人、免疫缺陷者等）的保护。这些脆弱者可能不适合接种疫苗，但通过对密切接触者的接种,就相当于在脆弱者/易感者周围形成了一个保护"蚕茧",让他们免受传染病的侵害。]

- 百日咳疫苗应该注射给妊娠 20~32 周的孕妇(这会增加母体抗体,这些抗体会在子宫内传递给即将出生的胎儿)。
- 建议医护工作者和其他经常与幼儿接触的成人使用单次加强针的百日咳疫苗(每 10 年需要进行加强)。

休学隔离

病人隔离至开始使用抗生素 5 日后,免疫力低的接触者隔离 14 日。家庭接触者应预防性服用 7 日抗生素。

单纯疱疹[9]

单纯疱疹病毒(herpes simplex virus,HSV)感染很普遍。原发性单纯疱疹病毒感染通常是一种易通过直接接触传播的儿童疾病,大多数人在儿童早期就被感染。许多病例无症状或非特异性。特定的龈口炎发生在 25%~30% 的病例中,是比较严重和紧急的。

临床特征

原发感染的典型临床特征:

- 1~3 岁儿童
- 发热和拒食
- 牙龈、舌部和上颚溃疡
- 容易糜烂渗出
- 可以是面部疱疹和结膜病变
- 7~14 日愈合

收敛、干燥是很重要的。局部利多卡因制剂会有帮助。对乙酰氨基酚通常没有用,但如果孩子非常痛苦,可以考虑将布洛芬和对乙酰氨基酚混合使用。局部抗病毒药物通常不起作用,也不推荐使用。

严重并发症(寻求专家意见):

- 健康儿童可能会患脑炎(见第 20 章)。
- 疱疹性湿疹患儿会出现广泛的严重疱疹性病变。
- 新生儿播散性单纯疱疹病毒感染(痊愈前应避免接触)
- 单纯疱疹病毒感染对于免疫功能低下的病人可能是一个严重的问题。

唇疱疹[10]

唇疱疹(impetigo),又称"学校疮"(school scores),是一种由化脓性链球菌或金黄色葡萄球菌或这两种有毒微生物的组合引起的传染性浅表细菌性皮肤感染。有两种常见的形式:

1. 囊性脓疱,有蜂蜜色结痂(链球菌或葡萄球菌感染)。

2. 大疱型,通常为金黄色葡萄球菌感染。

治疗

如果病情轻微,病变小,感染面积有限:

- 将一块干净的布浸入半杯白醋和 1L 温水的混合物中。将湿布敷在潮湿的地方,每日几次,每次 10 分钟,然后擦拭皮肤表层(或者只用肥皂和水)。
- 抗菌剂(聚维酮碘、氯己定)或莫匹罗星(,少量,持续 10 日。不推荐使用除 2% 莫匹罗星外的局部抗生素。
- 仍渗出或结痂时的一般措施:
  - 覆盖溃疡处
  - 避免与他人近距离接触(特别是触摸和洗澡)
  - 经常洗手
  - 分开使用毛巾
  - 每日更换、清洗衣服和亚麻布

如果病变广泛并引起全身症状:

氟氯西林/双氯西林 12.5mg/kg 至 500mg,每 6 小时 1 次,持续 10 日。

或

头孢氨苄 12.5mg/kg 至 500mg,每 12 小时 1 次,持续 10 日。

偏远地区可能是化脓性链球菌感染,增加使用青霉素。

疖病和痈疮可以用与脓疱疮相同的治疗方法。

在抗生素治疗开始之前,不应该让儿童去托儿所。任何外露皮肤上的溃疡都应该用防水敷料覆盖[2]。

头虱[11]

头虱(head lice)是一种由人类头虱(pediculus human capitis)引起的侵染(图 86.11)。头虱长 1~3mm,白色至灰色,无翅,身体扁平而细长。它们通过近距离接触传播,不会跳跃或飞行。雌性虱子产卵(或"虱子"),这些卵粘在离头皮几毫米的毛发上。随着头发的生长,虱子从头皮移开。它们在 8 日左右孵化,10 日左右长成成虫,存活大约 1 个月。头虱通过直接接触在人与人之间传播,比如彼此坐得很近和工作离得很近。它们也可以通过共用梳子、刷子和头饰传播,尤其是在家庭内部。儿童通常是受影响的人,但是各个年龄段和各行各业的人都可能受到感染。在拥挤的居住环境中更常见,但这并不意味着卫生条件差。常用药物的耐药性是值得探讨的问题。

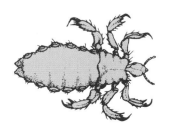

图 86.11　虱子(放大)

86

临床特征

寄生的虱子和虫卵从几十个到数百个不等。

- 无症状或头皮发痒
- 虱子的白色斑点可能会被误认为是头皮屑
- 与头皮屑不同,虱子不能被擦掉
- 通过发现虱子(或虫卵)进行诊断
- 睫毛有时会受到影响
- "湿梳法"提高了检出率

治疗

可以采用物理方法、化学方法,或两者结合(最有效)。

物理方法

湿梳法:

- 检查:在耳后,耳上方和头皮后方寻找虱子。
- 同时对所有家庭成员一起检查。
- 准备好一把金属梳子(在药房可以买到),光线充足,纸或毛巾,许多便宜的护发素。让孩子坐在电视机前使他们保持安静(大约需要 30 分钟)。
- 用一些护发素把头发弄湿。
- 理顺头发,分片梳理头发,顺着头发向下梳理,去除顽固的虱子。
- 将梳下的护发素擦在纸巾或纸巾上,在那里可以很明显看到虱子。

重复梳头至少连续 2 个晚上。每周重复一次,直到连续 3 个晚上都没有发现虱子为止(虫卵可能持续存在,但不一定意味着活跃,可能是空卵或死卵)。其他物理措施包括:

- 用热水清洗床单、衣服、毛巾。
- 不能洗涤的物品(例如毛绒玩具/头盔)应放在密封的塑料袋中放置两周。
- 用真空吸尘器清扫枕头。
- 用除蝇喷雾喷洒发刷和梳子。

化学处理

治疗头虱的杀虫剂包括:

- 根据指导使用马拉硫磷 0.5% 或 1%。
- 苄氯菊酯 1%,静置 10 分钟,7 日后重复使用。
- 苯醚菊酯 0.165%+ 胡椒基丁醇 1.65%,静置 10 分钟,7 日内重复使用。

这些处理方法可能会刺激头皮,易患特应性皮炎的儿童慎用。仔细遵循使用说明书,可能需要在第一次使用 7 日后进行第二次使用。

还有许多方法被应用和推荐于去除头虱,商业用或家庭用,疗效不一。包括窒息剂(如蛋黄酱、橄榄油、凡士林)、天然油和剪短发(尤其是男童首选短发)。

治疗失败和/或复发是常见的。前者可能是由于治疗不当引起的,对化学治疗耐药或将旧虱子误诊为活跃性感染。复方新诺明可用于治疗耐药的头虱。社区或学校范围内的教育宣传也有助于降低感染率。发现后通知学校。初始治疗后无须隔离。

体虱

通过发现虱子和有虱子的衣物来诊断,特别是缝隙和床上的衣服。治疗方法和头虱一样,将制剂涂抹全身。污染物应丢弃或用热循环清洗或用塑料袋密封 30 日[10]。

疥疮

参考瘙痒(见第 112 章)。

参考文献

1　National Health and Medical Research Council. *The Australian Immunisation Handbook* (10th edn, updated January 2014).

2　National Health and Medical Research Council. *Staying Healthy in Child Care—Preventing Infectious Diseases in Child Care* (4th edn), December 2005.

3　The Center for Disease Control. Measles (home page), July 2014. Available from: www.cdc.gov/measles/, accessed 27 July 2014.

4　The Center for Disease Control. Pregnancy and fifth disease, February 2012 . Available from: www.cdc.gov/parvovirusB19/pregnancy.html, accessed 27 July 2014.

5　The Royal Children's Hospital Melbourne. *Clinical Practice Guidelines: Kawasaki Disease,* December 2012. Available from: www.rch.org.au/clinicalguide/guideline_index/Kawasaki_Disease_Guideline/, accessed 28 July 2014.

6　American Academy of Pediatrics. Diagnosis, treatment, and long-term management of Kawasaki disease: a statement for health professionals. Pediatrics, 2004; 114(6): 1708–33.

7　The Royal Children's Hospital Melbourne. *Clinical Practice Guidelines: Whooping Cough (Pertussis),* May 2014. Available from: www.rch.org.au/clinicalguide/guideline_index/Whooping_Cough_Pertussis/, accessed 28 July 2014.

8　Pertussis [published 2019]. In: *Therapeutic Guidelines* [digital]. Melbourne: Therapeutic Guidelines Limited; 2019. www.tg.org.au, accessed August 2020.

9　The Royal Children's Hospital Melbourne. *Clinical Practice Guidelines: HSV Gingivostomatitis,* November 2013. Available from: www.rch.org.au/clinicalguide/guideline_index/HSV_Gingivostomatitis/, accessed 29 July 2014.

10　Impetigo [published 2019]. In: *Therapeutic Guidelines* [digital]. Melbourne: Therapeutic Guidelines Limited; 2019. www.tg.org.au, accessed August 2020.

11　DermNet NZ: the dermatology resource. Available from: www.dermnetnz.org/, accessed 30 July 2014.

尽管这世间充满了苦难,但苦难总是能被战胜的。

海伦·凯勒(Helen Keller),1903 年(译者注:美国人,作家,社会运动家,教育家。幼年同时失明失聪,凭借沙利文老师的耐心教导和自己的勤奋努力,成为哈佛大学第一位获得文学学士的听障和视障人士,之后成为作家、教育家)

有关儿童行为的很多话题,是基于一些诸如儿童的气质、为人父母的架构,以及亲子依恋关系等因素。从一开始,这些因素就决定了亲子关系将如何发展,也强烈地影响着孩子心理的发展。

气质

气质(temperament)是指与生俱来的人格特征,是天生的,而不是习得的。意识到孩子气质是天生的,是父母无法控制的这一事实,这对父母来说是一种解脱,特别是对于孩子性格顽劣的家长。

最有名的关于气质的描述是 1970 年代[1](表 87.1)托马斯(Thomas)和奇斯(Chess)的研究成果。他们发现大约 2/3 的儿童可被归为易养型、难养型以及慢热型三类中的一种。其中大约 15% 是易养型、70% 是慢热型和15% 难养型。难养型气质的儿童会表现为情绪不稳定以及难以应对新的经历。慢热型儿童在应对一些新的经历时会遇到一些困难,但在反复接触后这些困难后最终会克服。易养型的儿童能够轻松应对新的经历,并天生淡定。

易养型并不意味着好,难养型并不意味着坏。这些孩子可能只是需要更多耐心的,以及体贴且有节奏的养育方式。此外,可能会使孩子成为"难养型"的特征可能也是帮助他们取得成功的特征(如果得到适当的养育和指导)。固执的孩子可能具有坚定的毅力,分心的孩子可能具有艺术性和表现力。

当然,大多数孩子都会有某些"难养型"特征,只不过有些孩子会比其他孩子更多一些。提高父母对此的认识,思考孩子的先天特征(与兄弟姐妹或亲生父母相似或不相似),并据此调整养育方式,将有助于父母有效地应对在抚养孩子过程中遇到的挑战。

为人父母的图式

图式(schema)是指根据自己的经验得到的你对世界看法,这就是"你脑袋里的煲汤"。为人父母的图式(parental schema)是父母认为自己应该成为什么样的父母,这通常基于父母自己的成长经历。父亲和母亲之间的为人父母图式可能是不匹配的,因此也可能会造成父母之间的矛盾。父母对沟通、情感分享、纪律等问题的态度,可能从根本上影响孩子的行为和心理健康。为人父母的图式通常也会受到文化因素的影响。

亲子依附关系

婴儿首先学习的,是如何与别人进行思想上的连接。孩子通过人生中的第一个关系来学习,通常是和母亲。这就是亲子依附关系(child-parent attachment)。

需要特别注意的是,依附关系是一种持续存在的现象,甚至到成年期也是如此。孩子不仅依附于母亲,也依附于可以"凝聚力量"的其他人。孩子对双亲的依附可能会有所不同,并且会随着时间而改变。

表 87.1　易养型和难养型的气质特点

易养型的气质特点	难养型的气质特点
通常开心	通常严肃
顺其自然	执着
悠闲	咄咄逼人
耐心	浮躁
变通	固执
友好	害羞
平静	躁动
坚持	容易放弃
天生镇定	脾气火爆
善于表达	内敛
情绪稳定	情绪起伏
感觉迟钝	过度敏感
精力集中	注意力分散
正常生物钟	生物钟混乱
感觉耐受	感觉防御(光、声、味觉、质地)

如果父母能迅速地、一致地并恰当地回应孩子的哭声，就可以实现完全的依附关系。亲子依附关系出现问题的三种主要原因：

- 照顾者没有回应：可能导致孩子缺乏情感深度。
- 照顾者的反应不一致：可能导致孩子的不确定性和焦虑感。
- 照顾者的反应不当，例如有攻击性或愤怒。这显然是有害的，情绪虐待常常发生在有精神健康、吸毒和酗酒问题的家庭。他们为孩子创造了一个可怕而又无法解决的矛盾，孩子完全依赖的那个教他与世界相处的父母本身就是一种威胁。

全科医生应仔细观察照顾者，特别是母亲与子女之间的互动，可以让医生更深入地了解这种关系。对孩子的需求作出适当反应、合适的建议和鼓励是有益的，特别是对于育儿能力差和条件差的母亲（例如，非常年轻的母亲，社交孤立，产后抑郁，吸毒或酗酒的父母，家庭暴力）。在高风险情况下，可能需要进一步转诊，以寻求支援服务，甚至保护机构的帮助（见第 88 章）。

儿童的行为和纪律[2-3]

有关儿童行为以及如何处理不良行为的问题通常会出现，这些问题通常是冲突和焦虑的根源。儿童，特别是幼儿，具有抵抗和反抗的行为是正常的。"纪律"一词来自拉丁语 *disciplina*，意为"调教"。对孩子进行调教的目的是指导和教导，以便他们知道什么是可以做的，什么是不可以做的，在世界上什么是"可行的"，什么是不可行的。

父母可以通过多种方法来达到调教目的。其中最有效的方法就是对孩子好的行为进行鼓励和称赞。不过，当孩子做一些他们不应该做的事情（不想要的行为）时，他们需要明白这是不应该做的。父母面临的挑战是如何清楚并有效地将这一信息传达给孩子。

下面一个简单的方程式总结了传递此关系的最佳方法：

$$不想要的行为 = 孩子不想要的结果$$

要使父母认识到，孩子在世界上最渴望的事情是获得关注（这是一种生存本能），父母的认可将帮助孩子理解如何增加期望行为，减少不良行为。也就是说，父母要关注孩子的行为，称赞他们想要的行为，忽略不想要的行为。

行为结果[3]

行为结果（consequences）策略仅适用于 3 岁以上的儿童，无论其气质如何，行为结果策略都应仅适用于应对儿童行为的一小部分。如果过度使用结果策略，可能会适得其反，家庭关系可能会受到损害。

有如下三种行为结果（以有用性的降序排列）：

- 自然结果策略：是从轻微错误到产生后果的自然过程。例如，如果孩子拒绝吃晚餐，他或她就会饿着肚子上床睡觉。自然结果具有自我动力，如果自然结果不会造成伤害，就可以用来提供许多宝贵的经验教训。
- 相关结果策略：即不想要的行为与结果之间存在某种联系。有时也称为"逻辑后果"。例如，如果孩子弄得一团糟，他或她必须将其清理干净。或者，如果两个孩子争抢一个玩具，那么家长就把玩具收走。

相关结果策略和自然结果策略能让孩子把不想要的行为与行为的结果联系起来。

- 失去特权策略：这可能是一种非常有效的方法，因为它可以吸引孩子的注意力，但比自然结果和相关结果更具惩罚性。而且在这个策略中，行为与后果之间也没有逻辑联系。因此父母应谨慎使用撤回特权的策略也，因为这会引起怨恨。可以事先警告孩子，他或她可能会因为某个不想要的行为而去特权。

暂停策略[4]（time-outs）是对不想要行为的另一种响应。暂停策略从 2~3 岁开始是有用的，并且对于父母和孩子都可以缓解情绪。暂停策略应该是前后一致的，立刻执行的，冷静的，同理心的，并且是短暂的。一个好用的经验法则，是几岁就暂停几分钟（译者注：比如对 3 岁孩子，每次暂停策略的时间是 3 分钟）。

在教育孩子时不起作用的行为包括：尖叫、反复解释、反复警告、威胁、恳求，争论、贿赂、屈服及掌掴[5]。如果给孩子的父母提供一些教育孩子备选方法，那么对大多数在孩子行为和纪律问题上苦苦挣扎的父母来说，会有很大帮助，在与孩子父母讨论这些话题的时候，要小心谨慎，因为这些父母很可能是情绪化的，因而容易引起争执。

粗暴对待

如果孩子行为改变与孩子的年龄或发育规律不一致，而且孩子的行为也不能通过孤独症或父母分居等压力大的情况来解释，那么全科医生应该考虑到孩子可能受到粗暴对待（maltreatment）。（译者注：这里的粗暴对待不等于是暴力，而是指超出正常的严格管教或纪律约束）

发脾气[6]

当我们失去对情绪和行为的控制时，就会发脾气（tantrums）。每个人，包括成人，都可以发脾气。当我们别无选择时，发脾气是我们用来面对情感的方法，这是万不得已的选择。在幼儿中（尤其是在 18 个月至 3 岁之间），发脾气是更常见的，因为幼儿还没有学会应对挑战性情况或许多其他情感的方法，例如无视、谈判、重新考虑，或重新定义一种情况。关于发脾气的错误信息很多，常常是过分强调控制而不是指导。发脾气也可能是孤独症的提示。

如果要把孩子从可预测的发脾气情绪中转移出来，那么提供"脚手架"（给予必要的支持）来应对事件（例如5 分钟警示），分散注意力，或积极地倾听发脾气的原因，可能是有用的策略。（译者注：关于 5 分钟警示，孩子发脾气往往是对环境发生某些变化的反应。如果发现某些改变总是触发孩子发脾气，那么父母可以在环境改变或活动转换之前，先给孩子一个 5 分钟警示，帮助孩子转换，可有效地预防发脾气）

一旦孩子发脾气，任何的尝试谈判都将无效。而后，父母的非情绪化和平静的反应，会告诉孩子发脾气是不起作用的（尽管做好这一点对于压力重重的父母来说很难）。培养幼儿学会处理情绪上的挑战（即将内容延伸到发脾气以外），最好在孩子发脾气之前或之后去做（即讨论"除了发脾气还能做什么"）。在孩子发脾气的时候教训和激怒孩子，反而会适得其反，因为他们仍在学习控制自己的情绪，教训只会增加他们的挫败感。

给父母的适当建议

忽略可以忽略的东西，避免可以避免的事，分散注意力，适当的表扬行为。药物治疗在管理中无效。

🦴 屏气发作[7]

屏气发作（breath-holding attacks）是很常见的，常发生于 6 个月至 6 岁之间的儿童，最多见于 2~3 岁。尽管看起来让人害怕，不过屏气发作是无害的，无须任何治疗或措施。屏气发作可以被分为两种类型：

- 青紫发作（更常见）：在孩子对失望或生气作出反应时，会发生青紫屏气发作（blue spells），即面色青紫。孩子先是大声哭喊，然后呼气末屏住呼吸。
- 苍白发作：在孩子疼痛或恐惧时可能发生苍白屏气发作，即面色苍白。

屏气发作可以持续 10~60 秒，并且可能导致孩子晕倒，甚至昏厥。这不会造成任何伤害，医生应该给父母释除担忧。平时要求的纪律和规则，不应因孩子屏气发作而改变。不需要在孩子的脸上吹气或泼水，应该将孩子当作没有发生屏气来对待（即不讨论，不惩罚）。

🦴 撞头和摇摆[8]

撞头和摇摆（hand banging and rocking）通常发生在孩子入睡之前。高达 30% 的正常婴儿和幼儿会发生撞头，而且摇摆现象更为普遍。这在发育障碍和孤独症儿童中更常见，且在白天可能更常见。

特征

- 通常在 8~9 个月后开始，2 岁以后少见。
- 通常在睡觉之前。
- 通常不会感到痛苦，很少会自残。

管理

无须尝试制止该行为，并且通常不会成功。

- 向父母释除担忧，解释这是一种自限性行为，通常可以在 2~3 年内消失。
- 避免过度注意或惩罚，这样反而强化了行为。
- 忽略这种行为。
- 将床或婴儿床放在房间中间，远离墙壁（减少噪音干扰）。
- 留心婴儿床的状况，以确保没有松动螺钉和搭钩。

🦴 兄弟姐妹之争

兄弟姐妹之争（sibling rivalry）（译者注：也译为手足间竞争），是非常普遍的，可能对家庭产生很多干扰。幼儿可能会用手指、戳，甚至企图闷死新生婴儿。因此，全科医生要让母亲注意到幼儿（不仅指关注刚出生的婴儿），并且要引导幼儿认为"刚出生的婴儿也是他的宝宝"（不仅是妈妈的宝宝），这样可以减轻兄弟姐妹之间的嫉妒。对学龄儿童，以下方法很有用[9]：

- 保持公平。
- 避免在孩子之间进行比较。
- 鼓励孩子自己化解他们之间的矛盾。
- 避免在兄弟姐妹之间的冲突中偏袒，指导孩子面对不同意见，化解冲突。
- 不鼓励孩子之间互相讲坏话。
- 如果需要惩罚或训斥，找一个安静和私密的地方。
- 定期举行家庭会议，建立家庭规则和解决冲突。

🦴 口吃

口吃（stuttering），俗称结巴（stammering）[10]，通常从 2~5 岁开始，因为这个时期孩子开始使用更多的单词和更长的句子。它可以是突然开始，也可能是缓慢发展的。到 4 岁时，高达 12% 的儿童会出现口吃。

口吃可以是重复（声音，单词或短语的重复），声音的延长（例如"还……有"），障碍（没有声音发出），或这些情况的组合。尽管口吃有一定的家庭聚集性，但并没有明确的原因。尽管口吃可能会给孩子造成心理困扰，但与其他残疾无关。口吃不是由焦虑或压力引起的，但当孩子兴奋时会表现的更加突出。

有口吃的儿童应尽快去看诊语言治疗专家，治疗越早，成功的可能性更大。在澳大利亚，用于治疗口吃的最常见做法是 Lidcombe 治疗方案。这个方案通常很有效，甚至有时可以治愈口吃。然而，支持这一观点和其他干预措施的证据并不充分。

🦴 习惯性咳嗽

习惯性咳嗽（habit cough）这个普遍的问题通常会在

没有潜在疾病的情况下影响学龄儿童。它仅在孩子醒着时才发生，不在睡眠时发生。

习惯性咳嗽有两种常见的类型：

1. 十几岁女童的哮鸣样咳嗽（可以在候诊室听到），不伴呼吸困难或痰液产生。

2. 7~10岁男童常见的清嗓咳嗽，与暂时性抽动障碍有关。

习惯性咳嗽的诊断依靠排除，应仔细评估排除其他疾病。例如，呼吸系统疾病或百日咳。习惯性咳嗽的潜在诱因包括家庭内部矛盾、欺凌、其他压力或焦虑。解决方法包括解释、保证和认知行为疗法。

难治病例可以转诊。

其他呼吸功能问题：

- 通气过度
- 呼吸困难
- 发声功能障碍（见第46章）

🕭 儿童睡眠障碍

见第60章。

🕭 欺凌[11-12]

关于欺凌（bullying）的发生率，各地的数据不一，不过大多数人认为，超过1/4的儿童在某个阶段明显地遭遇欺凌。欺凌可以在任何年龄发生，但在低学龄儿童中更常见。欺凌与冲突不同，欺凌的施暴者与受害人之间的力量不悬殊。欺凌是反复进行的有意行为，目的在于伤害受害者。欺凌是一种权力游戏，建立在蔑视而非愤怒的基础上，所以更具有破坏性。

欺凌的方式包括人身攻击、语言攻击、隐匿欺凌（例如排挤或散播谣言）和网络欺凌（目前最常见的欺凌方式）。网络欺凌特别隐蔽，很难被发觉，甚至可以借助网络和电话跟随受害者回家，甚至进入他们的卧室。欺凌会对身心健康和社交带来不良后果，在极端情况下还会导致抑郁，甚至自杀。尽管如此，由于害怕遭到报复或不被相信，只有不到一半的欺凌行为被报告（男童报告少于女童）。

欺凌者本身往往自信，冲动，具有攻击性，他们对受害者几乎没有同情心，对自身行为也很少后悔。他们的生活背景复杂，欺凌倾向可能是从父母或同伴中学到的。

如果出现欺凌行为，应该选择相信孩子，并仔细、温柔且非判断性地提取病史。应使父母保持冷静并让其他成人（例如学校的老师）参与进来，并在向他们提供解决方法后正式处理问题。目前有很多资源可以利用，例如国家反欺凌中心（译者注：澳大利亚国家反欺凌中心）。全科医生和父母应对这个普遍而严重的问题提高警惕，尤其是关注那些容易受到欺凌的孩子，例如害羞、缺乏自信的儿童，残疾儿童或在身体或社交方面有明显缺陷的孩子（例如患有言语障碍的儿童）。需要留意的提示迹象包括：

- 学校恐惧症：装病和其他借口
- 放学后紧张、流泪和痛苦
- 不愿谈论在学校发生的事情
- 食欲不振
- 功能症状（例如习惯咳嗽）
- 反复腹痛、头痛
- 无法解释的淤青，受伤，衣服破烂，损坏的书
- 缺少好朋友、不带同学回家
- 睡觉时哭泣
- 睡觉不安稳，梦魇
- 感到不高兴或沮丧
- 意外的烦躁、发脾气

在严重、无法解决的情况下，或者在存在其他心理或家庭问题时，应考虑转诊至心理学家。如果怀疑虐待儿童，应采取相应的措施（见第88章）。

行为和发育紊乱

发育障碍及发育迟缓

在识别和初步评估儿童发育障碍上，无论是身体残疾和发育迟缓，还是智力障碍或学习障碍，全科医生都是理想的人选。所有疑似发育迟缓的儿童均应由儿科医生或多学科发展评估小组迅速评估，全科医生应在儿童和家庭的长期指导中发挥关键作用。

许多明显的发育问题容易被发现，而轻微的发育问题容易被忽略。一些发育问题可能被误诊。短暂的发育延迟可能与早产、家庭压力、疾病和学习机会等因素有关，而长期的延迟可能是由智力障碍、脑瘫、孤独症及听力和视力障碍引起。

随着遗传学的快速发展，许多罕见的变形综合征（dysmorphic syndromes）被人们所定义和认识，而转诊至遗传疾病研究所将可获得准确评估。

评估

详细的病史包括仔细观察生长发育节点、社会和行为方面，以及家族史（见第6章）。关于发育迟缓的任何诊断，都会对家庭成员尤其是父母产生巨大影响，全科医生应关注观察儿童的家人，特别是父母在疾病诊断过程的应对和反应。

身体检查包括生长参数、所有发育评估、畸形的检查、听力和视力测试、皮肤斑点（例如咖啡色斑点、神经纤维瘤、白斑）的检查，以及详细的系统检查，包括心脏和神经系统检查。还应包括眼、耳、口（包括牙齿）、手脚和生殖器官的检查。

辅助检查可以支持诊断，包括血液（例如核型分析、基因检测）、尿液代谢检查及脑MRI（可能需要全麻）。

智力障碍

智力障碍(intellectual disability,ID)是一种神经发育障碍,其特征是在 18 岁之前出现智力和适应功能障碍[13]。该术语取代并改善了较早的"智力低下"。"整体发育迟缓"(GDD)一词通常用于描述 5 岁以下的儿童在部分发育领域中未能达到预期的发育。随着年龄的增长,并非所有的 GDD 儿童都符合 ID 标准。

发育迟缓通常表现为学习困难、语言发育迟缓和行为问题。

最常见的两种病因是 21-三体综合征(见第 23 章)以及脆性 X 染色体综合征。

脆性 X 综合征,普拉德-威利综合征和威廉姆斯综合征见第 23 章。

🦴 脑瘫[14]

脑瘫(cerebral palsy,CP)是一种会影响运动系统的残疾,是儿童最常见的残疾(每 1 000 例活产中有 2 例)。病因不详,但 CP 与许多产前和围产期因素有关,包括产前感染(例如风疹、巨细胞病毒感染)、先天缺陷、早产、宫内发育迟缓、多胎妊娠、围产期低氧和产后头部外伤或脑部感染。低出生体重或经济条件差的家庭中更常见,其严重程度在轻微残疾和严重残疾之间。

定义

包括 5 个关键要素:

1. 脑瘫是一组疾病的总称。
2. 永久性的,但并非不可变。
3. 存在运动和/或姿势障碍,以及运动功能紊乱。
4. 由非进行性干扰,病变或异常引起的。
5. 干扰,病变或异常起源于未发育成熟的大脑。

相关缺陷

- 3/4 的人有疼痛
- 1/2 的人存在智力残障
- 1/3 的人不能走路
- 1/3 的人需要髋关节置换
- 1/4 的人无法说话
- 1/4 的人有癫痫病
- 1/4 的人有行为障碍
- 1/4 的人有膀胱控制问题
- 1/5 的人有睡眠障碍
- 2/5 的人流涎
- 1/10 的人失明
- 1/15 的人需要管饲
- 1/25 的人耳聋

分类

脑瘫有许多分类系统,其依据是:

- 严重程度:轻度(活动和行动无限制,不需要辅助装置)、中度(需要一些帮助/辅助装置)、重度(需要轮椅,以及明显活动限制)。
- 脑解剖部位
  - 不完全或局部脑瘫(轻微瘫痪)与完全脑瘫(麻痹瘫痪)
  - 术语包括:mono——单个肢体;di——双肢,通常是两条腿;hemi——单个手臂和腿;para——下半身;quadri——四肢;penta——四肢,以及头部和颈部/呼吸问题
- 运动功能:痉挛性瘫痪(锥体系)与非痉挛性瘫痪(锥体外系)
- 肌张力:增高或降低

其他术语包括"共济失调""运动障碍"和"手足徐动症"。

诊断

病情严重的病例通常会在出生不久死亡,但病情轻微的病例可能不能立刻诊断出来。对疑有运动或姿势障碍的孩子应转诊至儿科医生、儿科理疗师或多学科小组进行专科评估。

根据临床表现,可以进行多种辅助检查,包括视力和听力检查,病理检查(例如核型分析,基因检查,尿液代谢检查)或影像学检查(例如脑 MRI)。

管理

运动和姿势障碍的治疗大多时候是治疗师和专科诊所的工作,例如大型医院的脑瘫诊所。治疗过程可能需要多个团队共同参与,并且可能需要全科医生承担团队管理和协调的角色。

全科医生可能会承担的其他责任包括:

- 帮助获得资金和服务
- 饮食和生长监控
- 监测和治疗膀胱疾病,包括尿路感染
- 处理便秘问题
- 处理压疮
- 解决睡眠问题
- 帮助解决行为问题
- 关注疼痛管理
- 解决家庭问题,例如父母反应或同胞活动
- 处理常规的儿科疾病(例如,免疫接种、治疗普通感染和伤害)。全科医生可能会面临特殊的挑战。

87

孤独症（自闭症）谱系障碍

2013 年 5 月，DSM-5[13]根据最新研究，对自闭症术语和分类作了重大改变。用孤独症（自闭症）谱系障碍（autism spectrum disorder，ASD）取代了之前诊断标准中的自闭症、其他未明确说明的广泛性发育障碍（PDD-NOS）和阿斯伯格综合征，尽管后者仍然被临床医生和大众广泛使用。这就导致孤独症的诊断发生了变化，从三个方面（社交障碍，沟通障碍和重复刻板行为）减少到两个领域（社交-沟通障碍和重复刻板行为）。另一个变化是"严重性"标准，目的在于更好地捕获疾病的"谱系"性质：3 级（非常实质性支持），2 级（实质性支持）和 1 级（某种程度的支持）。

ASD 是常见的，来自澳大利亚的最新数据显示，每160 名儿童中就有 1 名发生 ASD[15]。虽然 ASD 的诊断在最近几十年更普遍（从 1944 年开始才被描述为一种疾病），但是否存在真正的发病率上升，仍是未知的，因为对疾病认知的提高和诊断标准的扩大，使得现在的患病率与以前的患病率数据没有可比性。

识别

当怀疑 ASD 时，全科医生可能会面临以下三种不同情况：

A. 家庭成员提出自己对孩子生长发育的担忧。

B. 家庭成员报告第三方（例如托幼工作者或学校老师）已经表达了对孩子生长发育的担忧。

C. 全科医生通过常规的生长发育筛查或一般观察，识别出孩子的社交和语言发展有关的问题。

当出现 A 种情况时，应该认真对待，因为父母的顾虑通常是更合理的。许多父母会把自己的孩子与同龄的其他孩子相比，并在孩子 2 岁或 3 岁的时候跟全科医生诉说他们的担心，因为这个年龄孩子的生长发育问题才明显表现出来。尽管 ASD 的社交障碍（例如，迟到或缺乏共同关注）通常较早就会出现，但父母常常无法识别，通常是因为孩子的语言障碍问题才促使其就诊。

一些父母可能会要求对孩子进行听力评估，他们怀疑孩子听力有问题，因为在叫孩子名字的时候，孩子没有回应。在 25%~30% 的病例中，通常在 15~24 个月之间，孩子可能会出现语言的退步，开始还可以说一些单词，但后来就不说了。父母也可能会描述和孩子失去眼神交流和手势交流（如挥手或指向）。

什么时候怀疑 ASD

发育正常的孩子，通常在 2~4 个月时会用笑，或用"宝宝语言"来回应熟悉的照顾者的微笑。8 个月的婴儿会跟随父母的目光，朝父母注视的方向看。10~12 个月的时候能跟随父母所指的方向。12~14 个月的时候可以开始自己指物。16 个月的时候会指向并分享（"看看这个"）。

在他们指物的时候，孩子的目光会在所指对象和父母之间来回移动，这是孩子在分享社会经验，而不是孩子寻求的那个有形的物体。在 ASD 患儿中，通常不存在或很少有这种合作注意的行为（joint attention behaviours）。

社交缺陷

较年幼的患有 ASD 的孩子通常很少希望与他人建立联系。他们可能在模仿动作（例如拍手）时遇到困难。随着年龄的增长，患儿可能难以理解他人的观点，这通常被称为"心智理论"（theory-of-mind），反过来又导致同理和分享上的困难。患儿通常很少或没有朋友。情况较好的孩子可能会渴望友谊，但是会以不适当的方式与同龄人交往。在学校不适当的社交行为（例如大声评论某人的外表）可能会导致一些问题。通常，患儿会对社交或感官刺激（例如响亮的声音）不知所措。

沟通缺陷

ASD 的沟通缺陷包括非口语和口语沟通，以及表达和接受语言的缺陷。甚至有些人一生都保持沉默。语言功能虽然可能存在，但却无法发挥作用，儿童可能会死记硬背学习形状和数字，但不能遵循一步一步的命令。刻板印象和重复性的语言是很常见的，包括仿说（echolalia）现象（"机械模仿"学到的短语或脚本）。其他标志包括语调或语速等很奇怪，以及代词反转（例如，本来应该说成"我"，但说成"你"）。

ASD 的儿童经常对语言有非常具体和只限于字面上的理解，例如不理解成语、说谎或笑话，不能捕捉社交的线索，比如肢体语言和语调。即便是受 ASD 影响较轻的儿童（和成人），也可能难以开始和持续双向的对话。

ASD 的儿童往往难以发挥想象力（例如，将汽车往前推并说"嘭"），他们反而会很专注地做一些不寻常的重复性游戏，例如排列玩具或旋转汽车的车轮。ASD 的儿童经常对社交游戏没兴趣（例如，捉迷藏游戏或拍手游戏），并且他们通常喜欢以物体为中心（例如，计算机游戏）而不是以人为中心的游戏。

下列红旗征[16]是进行 ASD 评估转诊的绝对指征：

ASD 红旗征

- 到 12 个月时不会咿呀说话、打手势或指东西
- 不与他人分享对事物或者活动的兴趣
- 到 16 个月不能发单个单词，或者到 24 个月不能发两个单词的（不是指叠音词）短语
- 任何年龄段的语言或社交技能丧失

适合全科医生使用的 ASD 筛查工具，是幼儿孤独症检查表（checklist for autism in toddlers，CHAT）简略版（表87.2）[17]。可用于大约 18 个月的幼儿，这个评估只需几分钟。

表 87.2 幼儿孤独症检查表(CHAT)简略版

A 询问父母	B 全科医生观察
1. 您的孩子是否曾经假装,例如使用玩具杯和茶壶冲泡一杯茶,或假装做其他事情?	引起孩子的注意,然后给孩子一个微型玩具杯和茶壶,然后说:"您可以泡一杯茶吗?"孩子会假装倒茶、喝茶等吗?(如果您可以举一个在其他游戏中假装的例子,请为该项目打"是")
2. 您的孩子曾经用他的示指来指点着什么东西,或要些什么东西吗?	引起孩子的注意,然后指向一个有趣的物体,然后说"哦,看! 有一个(玩具名称)!"注意孩子是否会四处张望,看看你指的是什么?(要对此项目记录"是",请确保孩子不仅简单地看着你的手,而且实际上已经看了你指向的对象) 对孩子说"光在哪里?"或"给我看光"。孩子的示指会指向灯光吗?(如果孩子不懂"光",请用"泰迪熊在哪里?"或其他无法触及的物体,重复此操作)(要对此项目记录"是",孩子必须在指向时抬头看到你的脸)

如果孩子所有这 3 个测评项目都不及格,则 ASD 的可能性很大,需要转诊做专业评估。如果一个孩子仅 1 或 2 个项目不及格,则认为发育迟缓的可能性较大。

进一步评估

如果怀疑孩子可能患有 ASD,必须立即将其转诊至儿科医生或发育评估部门,以进行 ASD 明确诊断评估。诸如"等等看"或"6 个月后在回来重新评估"等做法是不可取的。在后续的检查诊断中也会得到言语治疗师、职业治疗师(OTs)或心理学家的检查或评估。

管理

ASD 强调早期干预,这也是指南推荐的金标准[18],并且确实改善了预后,包括集中且昂贵的行为/发育疗法,早期开始效果更好。但是,这种治疗可能超出了家庭经济能力,因此应谨慎选择建议的治疗方法。应该告知父母关于这些选择的可靠依据[17-18],尽管可能会使他们气馁。

关于孤独症,也存在很多错误信息,特别是关于补充疗法和替代疗法方面的错误信息,因为没有证据表明其有效性[18]。各州的孤独症协会也可以提供建议。如果诊断评估的等待时间很长(通常是这样),则应在等待期间将其转诊至早期干预部门。

> **临床要领**
> ......
> 诊断及早期教育和支持越早,预后越好。

全科医生在管理中的角色

确诊孩子 ASD 会对家庭产生重大影响。全科医生应注意家庭成员反应,并提供"医疗之家"以获取有关管理选择的可靠建议。ASD 儿童在某些医疗问题上也特别脆弱,全科医生需要参与这些问题的管理。这些问题包括:

- 轻微的创伤和伤害
- 饮食限制(由于味觉问题或某些家庭使用特殊饮食)
- 行为问题
- 便秘(由于感觉问题导致自愿排便困难,或用于共同

诊断的药物)
- 牙齿问题(刷牙困难或磨牙)

给 ASD 儿童看病时,可以采用特殊的策略让看病过程能比较顺利地进行。提醒前台工作人员,让他们注意到潜在的行为问题,给处于压力的患儿和家长提供比较放松的看病方式(比如,如果发现候诊室里的儿童有行为问题,医生可以去停车场在汽车里给病人打电话沟通)。要向父母释除担忧,告诉他们孩子的挑衅行为不是问题,这样做会对父母有所帮助。ASD 的孩子很少有眼神交流和互动,这意味着全科医生要更加努力地与孩子进行互动,但仍然是可以做到的,孩子的父母会非常感激全科医生的努力。调整感官问题,例如在做检查之前,让孩子握住并察看设备,也会有所帮助。

⚡ 运用障碍和失用

运用障碍(dyspraixa,源自希腊语,意为"操作障碍")是一种在计划、组织和执行运动任务上的障碍。尽管它与智力下降无关,但它可以影响发音、言语、知觉和思想。困难程度从简单的运动(例如挥手告别或鼓掌)到更复杂的问题(例如手写或骑自行车)可能会有所不同。运用障碍在男性中更常见。另一个术语是发育性的协调障碍(developmental coordination disorder,DCD)。失用(apraxia)是指无法执行上述任务,通常被归类成搭建、穿脱衣、步态失用或运用障碍。

如果存在运动技能延迟的问题(没有超出运动技能相关的社交和沟通延迟),则建议根据所涉及运动问题的类型,转介至物理治疗师、职业治疗师和言语治疗师。精细和粗大的运动技能延迟,可能成为社交(例如不能参加团队运动或不能参加团队运动)或学业成就(例如写作)的障碍,并且可能对自尊和情绪产生持续影响。

特定学习障碍

特定学习障碍(specific learning disorder,SLD)的特点是在上学期间阅读、写作、算术和数学推理方面持续存在困难[13]。这些困难必然导致其能力远低于文化和语言学上测试所期望的能力。学习问题不能用其他发育、神经、

感觉(如视力或听力问题)或运动障碍来解释,而且必然严重干扰学习成绩、职业表现或日常生活。阅读障碍和计算困难是特定学习障碍(SLD)的典型例子。

读写障碍

读写障碍(dyslexia,来自希腊语,意思是"用词障碍")是阅读和拼写的特定学习障碍,同时仍具有其他方面正常学习的能力。这种情况最初被称为"词盲"(word blindness),也被称为发育性阅读障碍(developmental reading disorder),这不是理解问题,而是解码(将字母和单词转换为声音)和拼写(将声音转换为正确的书面符号)的速度和准确性问题。具有家族遗传性。有读写障碍的人可以有不同的代偿性学习方式,但也可以获得职业治疗师或语言治疗师及读写障碍门诊的帮助。

注意缺陷障碍

注意缺陷障碍(attention deficit hyperactivity disorder, ADHD)是一种影响注意力[19]、多动和冲动控制的疾病。它还可能影响孩子的学习,社交技能和家庭功能。ADHD非常普遍,澳大利亚儿童的患病率为3%~5%。ADHD在男童中更常见,包括3种类型:注意力不足为主型,过动为主型,以及混合型,后者是最常见的。根据DSM-5对ADHD的标准,相关症状12岁之前出现,并且通常会持续到成年。

诊断标准[13]

多动和冲动,出现以下9个中的6个情况:
- 经常手和脚不停地动,或在座位上扭动。
- 在学校里或其他情况等需安静坐在座位上的时候,经常离开座位。
- 经常在不适当的场合跑来跑去,或爬上爬下(在青少年或成人中,可能仅限于主观的躁动感)。
- 经常无法安静地玩耍或从事休闲活动。
- 经常"忙个不停"。
- 经常讲话过多。
- 经常在提问还没有讲完之前就把答案脱口而出。
- 经常难以等待轮到他。
- 经常打断或侵扰他人。
  注意障碍,出现以下9个中的6个情况:
- 经常不注重细节,或在功课、工作或其他活动中犯粗心大意的错误。
- 经常难以在执行任务或娱乐活动中保持注意力。
- 对他/她说话时,似乎常常没有听。
- 通常不遵守指示,不能完成学校功课,不能完成家务,或工作场所的任务(不是由于违抗行为,也不是因为不理解指示)。
- 经常难以组织好任务和活动。

- 经常回避、厌恶或不情愿从事那些需要保持精神上努力的任务。
- 经常丢失任务或活动所需的东西(例如学业或家庭作业)。
- 经常容易被外来刺激分神。
- 经常在日常活动中健忘。
  混合型,满足多动和冲动型注意障碍的标准。

诊断

虽然大多数年幼儿的注意力时间较短,且有冲动,但符合上述条件的儿童会有很突出的注意缺损和多动/冲动。并且,在多个环境中(例如家庭和学校)中显示出症状。儿童的问题通常是由父母向全科医生提出的,而在此之前,早教工作者或老师可能已经发现了端倪。当孩子开始上学时或7~8岁时,随着学业期望开始增高,症状通常会变得明显。诊断应仅由经验丰富的心理咨询师、儿科医生或儿童精神病学专家作出,并且需要从父母、老师或家庭中的重要成员那里收集信息,以辅助诊断[19]。需要在治疗开始前作出一个准确的诊断。

治疗

患有ADHD的儿童通常会感到忧郁和情绪低落,他们需要家人和老师的支持和理解。应当向所有儿童提供应对策略(表87.3),即使不是严格符合诊断标准,但具有此类行为的儿童,也应提供这种策略。另外还应考虑提供个人或家庭的心理咨询。

药物治疗[20-21]

兴奋剂(stimulants)是治疗ADHD的最有效方法,并在1980年代成为标准治疗方法。对此存在争议,公众也保持谨慎,父母常常对其成瘾问题和其他安全问题表示担忧,不过这些担心是没有根据的。尽管存在潜在的副作用,但这些副作用通常并不严重。兴奋剂通常是有效的,在某些阶段,有1%~2%的澳大利亚儿童使用。父母(和孩子)经常会报告积极的经历,这表明他们以前的担忧是没有根据的。超过8/10的儿童会发现他们的注意力,冲动控制和活动过度问题有明显改善。

药物(4岁及以上,应避免4岁以下儿童使用的兴奋剂):
- 哌甲酯(利他林,速效,作用时间3~4小时);应该从这种速效制剂开始治疗。
- 缓慢释放的哌甲酯(利他林6~8小时,哌甲酯制剂10小时)
- 右苯丙胺
- 阿托西汀(托莫西汀)

与用药有关的问题[22]

- 通常只能由儿科医生、儿童精神病学专家或神经病

表 87.3　ADHD 的行为策略

口头指导	保持简短明了 在给出说明之前说出姓名或轻拍肩膀 保持眼神交流
书面上的做法	使用荧光划线笔 使用星号(*)、大写或字体加粗
其他学习策略	如果可能,使用一对一教学 同班级的"伙伴"提供帮助 "动手"参与活动 最重要的学习放在集中精力最好的时候(通常是早上) 使用核查清单 坐在教室的最前面和中央,不要靠近朋友 在无杂物的环境下完成作业(没有干扰,附近没有多余的屏幕) 整齐的书包、日记、办公桌、储物柜 按时写作业
减少过度运动或疲劳	定期休息 身体活动的中间休息(例如,发笔记、接受午餐订单)
保持结构化	固定例行的事情安排 做可预测的活动(家庭和学校) 显示时间表和规则(在多个地方的家庭和学校)提前告知活动、如果有时间和规则的更改,要提前告知 使用倒数计时(例如 5 分钟警示) 尽量减少选择
自尊心	为成功做好准备(即可以实现的目标) 承认成绩(通过书面和口头方式)并定期回顾成就 肯定努力 确保积极参与课堂并反馈意见 及时解决任何学习困难
社交技能	暴露于小群体而不是大群体 奖励适当的社交行为(例如分享) 教会如何在出现问题的时候去解决问题 鼓励"有监督的社交活动"(例如体育、童子军/女童军) 定期探讨其行为的后果 在行动前使用视觉提示进行思考(例如 STOP、THINK、DO)
家庭与学校之间的沟通	拥有正式的交流渠道(例如日记,在线家长论坛)并定期使用 交流积极和消极的行为

学专家开具处方
- 作用机制:神经突触中的去甲肾上腺素和/或多巴胺分泌增加
- 常见的副作用
  - 食欲下降
  - 体重增加不佳
- 罕见的副作用
  - 头痛、头晕
  - 肚子疼
  - 失眠
  - 烦躁,沉默寡言或情绪激动
- 轻度发育迟缓(临床上很少出现)
- 心率、血压略有升高(除非存在潜在的心脏问题,否则不会出现问题)

鱼油

- 有时建议用于 ADHD,但尚不清楚疗效是否存在和程度如何
- 含有大量的 ω-3 脂肪酸
- 可能有助于改善某些儿童的症状

🅢 对立违抗性障碍(ODD)

　　对立违抗性障碍(oppositional defiant disorder,ODD)是指在较长时期处于愤怒的状态中,因此导致了不服从和违抗,对权威人物的敌意和敌对,以及挑衅和破坏行为,其行为的不合理超出了儿童期的正常行为范围[13]。根据 DSM-5 标准,对立违抗性障碍根据症状分为三种类型:愤怒/易怒心境,争辩/挑衅行为和报复行为,反映出

87

这类障碍具有心境和行为症状。尽管这些症状在儿童早期就已经是常见的,但只有在症状表现持续,并且该行为影响了家庭、孩子的社交和教育功能方面时,才应考虑ODD。

ODD 是常见的(发病率为 5%~10%)[23],并且常常被漏诊,并且与 ADHD 共患率很高,因为这两种疾病之间有许多共同症状。ODD 通常起病缓慢,在 8 岁之前会变得明显。患有 ODD 的儿童遭受儿童虐待、辍学和患有长期精神健康问题的可能性较高。ODD 是由难养型气质特征和环境因素(例如,依附关系差,父母的养育方式或父母的家庭冲突/心理健康问题)共同造成的。

管理[21]

对于父母:
- 改善激进的为人父母方式
- 增强解决问题、化解冲突和沟通的技能

对于孩子:
- 培养沟通、解决问题和愤怒管理的技能

对于家庭:
- 提供与家庭关系和家庭环境的咨询和支持
- 老师或学校辅导员提供社交技能/解决冲突技能的训练

有充分证据表明,心理策略和干预可以减少 ODD 对儿童和家庭的影响,并且越早越好。此外还可以防止进展为更严重的疾病[13],例如:
- 破坏性心境失调障碍(disruptive mood dysregulation disorder,DMDD):其特征是严重且反复发作的脾气暴发,其强度大于每周或持续时间 >12 个月。
- 品行障碍(conduct disorder):表现为侵犯他人权利或社会规范的行为,例如对人、动物或财产的侵略,且通常表现得冷酷无情,缺乏同理心。

🦴 抽动障碍[24]

抽动障碍(tics disorders)是以快速、不自主、突发、重复、非节律性、刻板、单一或多部位肌肉运动抽动和/或发声抽动为特点的一种复杂的、慢性神经精神障碍,其特点是突发、快速、重复的非自愿发声或运动,且抽动的强度、频率和类型有所不同。抽动时的行为包括咕咕叫、眨眼、耸肩膀、嘁嘁作响、大声说单词或词组或清嗓子等行为。抽动障碍可分为[13]:
- 图雷特综合征(抽动秽语综合征):抽动和发声抽动,超过 1 年
- 持续性抽动或发声抽动障碍:抽动或发声抽动,超过1 年
- 短暂性抽动症:抽动或发声抽动,少于 1 年

抽动障碍的特征:
- 平均发病年龄 5~6 岁
- 从发病到诊断平均 5 年
- 与社会心理忧郁和功能低下有关
- 很强的遗传因素(一级亲属发生抽动障碍的风险增加 10~100 倍)
- 与 ADHD 和强迫症(obsessive-compulsive disorder,OCD)有关
- 可以是简单的(一个肌肉群),也可以是复杂的
- 复杂的抽动障碍的例子(与强迫症中的强迫动作不同,复杂的抽动障碍是没有认知的、没有预先计划的,也没有减轻焦虑的作用)包括:
  - 淫秽姿势(做出淫秽手势)
  - 模仿倾向(复制他人)
  - 自残
  - 模仿言语(重复其他人)
  - 语言重复(重复自己)
  - 污言秽语(言语下流)
- 病因不明
- 80% 的人在青春期和成年期减少,不再造成伤害
- 20% 不会减少,可能会增加
- 除了社会心理支持和治疗合并症以外,没有其他治疗方法
- 改变习惯的训练治疗是建立在心理社会支持和治疗共病的基础上的,例如 5 年以上的注意缺陷障碍,可乐定可能会有效果。

资源

资源国家残疾保险计划. 电话:1800 800 110;www.ndis.gov.au/.
自闭症协会(维多利亚). 电话:1300 308 699;www.amaze.org.au.
澳大利亚自闭症谱系. 电话:1800 277 328;www.autismspectrum.org.au.

参考文献

1. Thomas A, Chess S. *Temperament and Development*. New York: Bruner/Mazel, 1977.
2. American Academy of Pediatrics Committee on Psychosocial Aspects of Child and Family Health. Guidance for effective discipline. Pediatrics, 1998; 101: 723–28 (reaffirmed Pediatrics, 2012; 130: e467).
3. Raising Children's Network. Consequences, June 2011. Available from: www.raisingchildren.net.au/articles/consequences.html, accessed 3 August 2014.
4. Raising Children's Network. Time out, June 2010. Available from: www.raisingchildren.net.au/articles/time_out.html, accessed 3 August 2014.
5. The Royal Australian College of Physicians. Paediatric & Child Health Division. Position statement: physical punishment of children, July 2013. Available from: www.racp.edu.au/page/paed-policy, accessed 3 August 2014.
6. Women and Children's Health Network. Parenting and child health: tantrums. Available from: http://www.cyh.com/HealthTopics/HealthTopicDetails.

aspx?p=114&np=141&id=1775, accessed 20 November 2017.

7　The Royal Children's Hospital Melbourne. Kids health info: breath holding. Available from: www.rch.org.au/kidsinfo/fact_sheets/Breath_holding/, accessed 18 November 2017.

8　Women and Children's Health Network. Parenting and child health: head banging and rocking, November 2013. Available from: http://www.cyh.com/HealthTopics/HealthTopicDetails.aspx?p=114&np=141&id=2958, accessed 20 November 2017.

9　American Academy of Pediatrics. Healthy children: dealing with sibling rivalry, November 2013. Available from: www.healthychildren.org/English/family-life/family-dynamics/Pages/Dealing-with-Sibling-Rivalry.aspx, accessed 9 August 2014.

10　Raising Children's Network. Stuttering, November 2013. Available from: www.raisingchildren.net.au/articles/stuttering_an_overview.html, accessed 9 August 2014.

11　The National Centre Against Bullying, Alannah & Madeline Foundation. Available from: www.ncab.org.au/, accessed 2 December 2017.

12　Briggs, F. *Smart Parenting for Safer Kids.* Melbourne: JoJo Publishing, 2011.

13　American Psychiatric Association. *Diagnostic and Statistical Manual of Mental Disorders* (5th edn), 2013.

14　Australian Cerebral Palsy Register Group, report 2013.

15　Wray J, Williams K. The prevalence of autism in Australia. Report commissioned by the Australian Advisory Board on Autism Spectrum Disorders, 2007.

16　Wray J et al. Language disorders and autism. MJA, 2005; 182 (7): 354–60.

17　Raising Children's Network. Children with autism, September 2016. Available from: www.raisingchildren.net.au, accessed 19 November 2017.

18　Prior M et al. The Australian Society For Autism Research. A review of the research to identify the most effective models of practice in early intervention for children with autism spectrum disorders. Report commissioned by the Australian Government Department of Families, Housing, Community Services and Indigenous Affairs (FaHCSIA), 2011.

19　The Royal Children's Hospital Melbourne. Kids health info: ADHD—an overview, September 2012. Available from: www.rch.org.au/kidsinfo/fact_sheets/ADHD_an_overview/, accessed 13 August 2014.

20　The Royal Children's Hospital Melbourne. Kids Health Info: ADHD—ways to help children with ADHD, September 2012. Available from: www.rch.org.au/kidsinfo/fact_sheets/ADHD_ways_to_help_children_with_ADHD/, accessed 17 November 2017.

21　Disorders usually first diagnosed in childhood and adolescence [updated 2021]. In: *Therapeutic Guidelines* [digital]. Melbourne Therapeutic Guidelines Limited; 2021 www.tg.org.au, accessed July 2020.

22　Buckley N (Chairman). *Australian Medicines Handbook.* Adelaide, 2018: 864–5.

23　Fraser A, Wray J. Oppositional defiant disorder. Aust Fam Physician, 2008; 37(4): 402–5.

24　ESSTS guideline group. European clinical guidelines for Tourette syndrome and other tic disorders. Eur Child Adolesc Psychiatry, 2011; 20: 155–71.

第 88 章　儿童虐待

人们往往都说童年是快乐的,不过我认为这种说法并不对。儿童通常是过于焦虑的,而且实际上是很敏感的。人应该能掌握自己的命运,然而孩子却遭受周围人的摆布。

约翰·卢布伯爵士,埃夫伯里男爵(1834—1913)(译者注:英国人,政治家、慈善家,科学家)

近几十年来,公众和医学界对虐待儿童问题的认识显著提高,全科医生必须意识到儿童虐待(child abuse)被忽视的可能性。它可能出现在所有类型的家庭中。在良好的和值得信任的父母或孩子与医生之间关系下,儿童虐待问题可能会浮出水面。

尽管儿童受虐的报告率持续上升(2012 年每 1 000 名澳大利亚儿童中有 34 名[1]),但儿童被虐的真实发生率要比报告高出很多,而且也难以评估。

图88.1 显示了各种类型的虐待[1](及其估计发生率[2])。

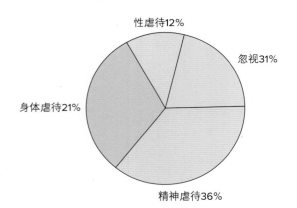

图 88.1　2011—2012 年澳大利亚主要各种类型的伤害构成比[3]
资料来源:澳大利亚健康和福利研究所。

儿童虐待的事实[1,3-4]

- 孩子越小,风险越大。
- 残疾程度越严重,就越容易受到伤害。
- 原住民儿童遭受虐待的可能性是非原住民儿童的 8 倍。
- 近年来,被认为处于危险之中并接受家庭外照顾(OoHC)的儿童数量有所增加,2012 年全国澳大利儿童中该数据约为 7.7‰。其中大约一半为寄养,另一半为托付亲戚/亲属照顾,很小比例(5%)的在儿童寄宿安置所(由政府付工资的工作人员)照顾。(译者注:

OoHC 是 Out-of-home Care 的缩写,是政府对不能在家与父母同住的、不能在家得到保护的儿童和青少年,安排在其家庭之外接受住宿和照顾服务的专门计划。)

定义[5]

虐待和忽视儿童被统称为儿童虐待,是指父母或其他成人或青少年的任何非意外的非正常行为及重大风险,对儿童或年轻人造成身体或情感伤害,此类行为可能是有意的或无意的,也可能是由于疏忽(即忽视)或失职(即虐待)造成的。

决定行为是否构成虐待可以取决于:
- 文化方面(例如体罚)
- 儿童的发育年龄
- 行为的严重程度、频率和持续时间
- 行为本身或行为的结果(定义问题)

身体虐待(非意外伤害)

身体虐待(physical abuse)是指对儿童的非偶然使用暴力,导致对儿童的伤害。它包括打、推、拍、摇、砸、拳击、踢、咬、烧、勒死和投毒等行为。代理型孟乔森综合征被视为身体虐待。

忽视

忽视(neglect)是指父母/照顾者没有给孩子(当他们有能力的时候)提供身体发育、情感发展、心理健康所需要的、文化上可接受的必要条件。

情感不当

情感不当(emotional maltreatment)是指父母或照顾者对儿童进行不适当的口头或象征行为,是一种不能及时或充分地为儿童提供非身体养育和情感支持的行为方式。这可能表现为拒绝、孤立、恐吓、无视或贿赂的形式,并可能损害孩子的自尊心和社交功能。

88

性虐待

性虐待(sexual abuse)是指成人与未满法定年龄的儿童之间的任何性行为;未成年人(例如 14 岁和 10 岁)之间未经同意的性行为;或 18 岁以下少年儿童与有权力或权威的人(例如父母、老师)之间的任何性行为[2]。根据年龄、发展和文化规范等变量不同,有时很难确定某行为是否构成性虐待。

行为可能包括生殖器抚摸、手淫、口交、阴茎、手指或任何其他物体的阴道或肛门插入,抚摸乳房、偷窥狂、暴露狂或接触色情制品。与其他形式的虐待相比,性虐待行为的定义还取决于侵害者与受害者之间的关系(例如年龄差异、有某种关系)。

其他类型的儿童虐待

- 代理型孟乔森综合征(Münchhausen syndrome by proxy)是指父母或监护人制造的儿童疾病,以便监护人能够与医务人员发展或保持关系或转移其监护职责。这种"关心备至的父母"可能会不断带孩子接受治疗,但否认问题根源的也是父母。母亲常常是施虐者。虐待可能是身体上或医学上的忽视。这种伪装可能很简单,也可能很复杂。冗长的或侵入性的辅助检查可能会导致受虐儿童又被间接虐待。当儿童有无法解释的疾病出现,或兄弟姐妹死亡时,要引起警惕。
- 乱伦(incest)为有血缘关系的家庭成员之间的性行为。
- 胎儿虐待行为(fetal abuse behaviour)是在妊娠期间危害胎儿的行为,例如吸烟、饮酒或非法使用毒品。
- 欺凌(bullying)或同伴虐待(peer abuse)(见第 94 章)
- 同胞虐待(sibling abuse)
- 目击社区暴力
- 组织机构内虐待
- 有组织的剥削(例如儿童性交、儿童卖淫)

切割女性生殖器

指无论是出于文化原因还是其他非治疗性原因,部分或全部切除女性外生殖器或对女性生殖器其他损伤的所有行为(WHO 定义)。

它也被称为女性割礼。

虐待:施虐者和施虐原因

虐待发生的原因似乎是几个相互关联的因素组合:个人、家庭、社会/文化和社会压力。尽管引起当局注意的受虐儿童,大多数来自行动不便、缺乏教育、孤独、贫穷、失业、住房拥挤和社会孤立的家庭,但受虐待的儿童也可以存在于社会的各个层面。单独发生的对儿童性虐待,并不遵循这些模式,而在任何社会经济情况下都可能发生。

男性和女性都可能对自己的孩子进行身体虐待。尽管女性在忽视和情感虐待案例中是更负责的乙方(可能是因为女性在育儿方面起着主导作用,在社会上和经济上处于劣势,单亲家庭中女性也是唯一负责照料儿童的一方),男子则更有可能性虐待自己的或他人的孩子。

儿童可在任何年龄段受到虐待(甚至青少年也可能是虐待和忽视的受害者)。这一点需要牢记。

漏诊和漏报

尽管医务人员仍然是儿童虐待报告的主要报告人(他们最有可能遇到受伤的儿童,并且最有资格诊断虐待),但他们报告的案例仍然只占中央登记处报告总数的一小部分[7]。这可能是由于漏诊或漏报。

全科医生为什么不报告更多虐待儿童案件的原因[6]包括:

- 担心耗费时间和金钱
- 违反医患保密原则
- 在大学本科学习阶段,缺乏关于儿童虐待主题的教育
- 被家庭疏远和污名化的风险
- 一些全科医生认为他们可以在没有外部干预的情况下与家人一起解决问题
- 破坏医患关系
- 不确定该做什么
- 个人和法律风险(例如害怕出庭、诽谤诉讼、愤怒的父母),尤其是他们可能"弄错了"
- 不愿意报告,直到完全确定诊断才报告

迈出第一步总是很困难的,但无论第一步有多小都很重要,都可以提供帮助。

与父母或监护人的交谈

熟练、敏锐、委婉地交谈对处理问题至关重要。要点包括:

- 放松、不带偏见的方式
- 关注所有参与交谈的人
- 适当的提问:开放式问题,不加诱导
- 尽可能引述孩子的话,并安静等待回应
- 认真做记录

身体虐待[7-8]

如果孩子或父母中存在某些特定的身体伤痕或行为标志时,则应怀疑儿童被身体虐待,尤其是 2 岁以下的幼儿。炎症、瘀伤、擦伤和撕裂伤是受虐儿童最常见的表现,男童和女童的发病率均等。除了人身伤害的后果外,身

体虐待的受害者更有可能出现各种行为和功能问题,包括行为失常、身体攻击行为(例如变成恶霸)、学习成绩差和认知功能下降。因身体虐待而遭受严重脑外伤(例如头部撞击或震动)的儿童有残疾风险,包括注意缺陷障碍、癫痫发作、痉挛、失明、瘫痪和发育迟缓。

父母和看护人可能会误解正常孩子的行为(例如哭泣和发脾气),并做出不适当的反应。机智的全科医生可以通过向父母提供有关正常儿童行为的"预期指导"来真正帮助父母,教育父母对儿童正常的行为作出适当的反应,并为把自己作为一种资源提供给父母,以便在孩子的行为变得难以控制或不堪重负时为他们提供帮助。

危险因素:
- 孕妇吸烟
- >2 个兄弟姐妹
- 婴儿出生体重低
- 未婚妈妈
- 贫穷
- 父母的生活压力大
- 照顾者的角色冲突
- 与无亲属关系的成人同住(因受伤而死亡的可能性高 50 倍)

身体虐待指征

诸如伤痕或骨折等意外伤害在儿童中很常见,但往往遵循某些受伤模式。全科医生应注意以下情况:受伤情况或伤痕提示可能是非意外原因,病史与孩子的伤情或发育年龄不符,父母和/或孩子的行为提示非意外伤害。

瘀伤

瘀伤(bruiese)多见于骨头突出的身体前部(例如幼儿的额头、大龄儿童的膝盖和胫骨)。可疑的瘀伤包括:
- 手指锐利瘀伤(例如拇指掐痕)
- 多处不同时间的瘀伤/擦伤(瘀伤的颜色不能可靠地表明何时发生)
- 不会行走儿童的受伤
- 非骨头突出处的瘀伤,如脸部、头皮、脖子、臀部(图 88.2)、生殖器、耳垂、耳后
- 腹部瘀伤(应考虑到可能对内部器官的损害,包括器官破裂)
- 多处形状一致的瘀伤
- 簇状擦伤

烫伤和烧伤

对于烫伤(scalds)和烧伤(burns),应注意到:
- 均匀深度的烫伤,保留曲线,均匀的烧伤分界线,双边和无飞溅痕迹(建议强制介入)
- 不寻常的位置(例如手背、生殖器)

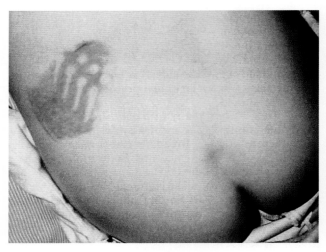

图 88.2　身体虐待:靴子在儿童臀部上的烙印

- 烟头式烧伤

骨折

对于骨折(fractures),应该注意到:
- 肱骨近端和胫骨近端或远端的干骺端骨折极具特征性
- 其他通常不常见的意外骨折:肋骨(尤其是后肋骨)、锁骨、锥体、胸骨、肩胛
- 多处,尤其是双边
- 复杂或多处颅骨骨折

摇晃和脑部受伤

摇晃(shaking)婴儿是一件非常危险的事情,这种危险通常被低估。较大的头部和脆弱的颈部肌肉很容易导致严重伤害。当发生以下情况时,应提高对脑外伤的怀疑:
- 无法解释的脑病
- 无法解释的呕吐、烦躁和呼吸暂停
- 意识状态改变
- 神经系统症状和体征
- 包皮系带撕裂或视网膜损伤

病史

- 无法解释的伤情
- 提供不同的解释
- 模糊的或前后不一致的病史陈述
- 不太可能以所述方式发生伤害
- 受伤与病史陈述之间的不合理延迟
- 与孩子能力不一致的病史陈述
- 被忽视的证据(线索包括不能顺利成长、龋齿、严重的尿布疹、不良的伤口护理)

不要忘记代理型孟乔森综合征。

行为指标

- 与成人接触时保持警惕
- 不适当的衣服(例如在炎热的天气穿长袖)
- 其他孩子哭泣或大喊时,有恐惧表现
- 行为极端
- 害怕自己父母
- 害怕回家
- 孩子报告被父母伤害或对受伤作出不合理的解释
- 过度顺从
- 极度警惕
- 太容易相信陌生人

管理

　　一旦怀疑或发现受虐,应进行彻底评估,并附上详细的文件证明(包括对瘀伤/其他伤害的测量和照片)。需要详细的病史和对身体各个部位的彻底检查。一般而言在这种困难的情况下求得帮助通常会很有用。建议(立即)与同事或儿童保护部门进行讨论,并在所有阶段都要确保儿童(和其他同居儿童)的安全。逐字记录并注释,如果可能,记下其他来源或向证人收集的信息。

　　全科医生应有策略的面对与父母和/或看护人,并始终为维护儿童的最大利益而行事。提供给家庭以帮助。可以以这种方法交谈,"我非常担心孩子的伤情,你们告诉我的原因通常不会引起这些伤害,因为这讲不通。因此我将寻求协助,这是我的法律义务。我的职责是帮助你们,尤其是您的孩子。"

争取基本帮助

- 儿童和家庭的社会心理评估:涉及社会工作者和多学科评估
- 入院:中度和重度伤害
- 与专家一起进行调查
- 案例研讨会议(在适当情况下)
- 强制性报告:通知儿童保护部门

§ 情感虐待

身体指标

- 情感虐待身体指标很少,但会导致身体、情感和心理发育的迟缓。

行为指标

- 自尊心极低
- 顺从、被动、退缩、流泪和/或冷漠的行为
- 攻击或苛求行为

- 焦虑
- 与同龄人和/或成人关系紧张
- 说话延迟或障碍
- 退化行为(例如大便失禁)

§ 忽视

　　5 岁以下的儿童中,至少有 5% 出现父母育儿不佳或忽视[9]。

身体指标

- 持续饥饿
- 不能顺利成长或营养不良
- 个人清洁卫生差
- 不适当的衣服
- 始终缺乏监督
- 无视身体问题或医疗需求
- 遗弃
- 有害的生活或饮食习惯

行为指标

- 偷食
- 延长呆在学校的时间
- 持续疲倦、精神不振或在课堂上入睡
- 酗酒或吸毒
- 儿童说自己没有人照顾
- 攻击性或不当行为
- 不合群、与同龄人隔离

§ 性虐待[5,10]

- 只有 6% 的儿童遭受性虐待是由陌生人造成的。大多数施虐者是父母和孩子所认识的人;即在熟悉的环境里遭到熟悉人的性虐待,尤其是在家庭中。
- 孩子要把被虐事实最多讲到 12 次,才被人相信(聆听提示)。
- 大多数(但不是全部)实施性虐待的成人是男性。
- 男童受到的侵犯比女童少,但如果男童受到侵犯,则不太可能透露。
- 在至少 20% 的案件中,青少年是犯罪者。
- 儿童性虐待通常与权力有关,而非性满足。

性虐待主要以三种方式出现:

- 儿童或成人提出指控
- 生殖器或肛门受伤
- 可疑的表现,尤其是:
  - 生殖器感染(图 88.3)
  - 反复尿路感染
  - 无法解释的行为改变/心理障碍

88

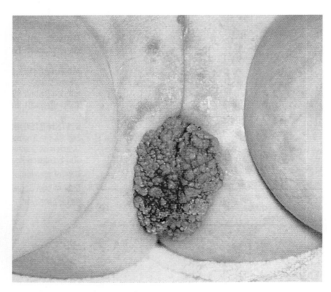

图 88.3 生殖器人乳头瘤病毒感染:儿童性虐待的征兆

表 88.1 列出了可能提示儿童性虐待的临床特征。

临床方法

理想情况下,应该由当地性侵犯服务中心经验丰富的医务人员对孩子进行评估,避免缺乏经验的全科医生快速看诊导致的不当处理。处理者必须全面评估问题,在检查前获得完整的病史和社会史,包括行为史。

孩子的病史必须仔细、诚实、耐心和客观地获得,而不能诱导孩子。与身体检查结果相比,病史更为重要,因为在许多病例中没有找到异常的身体检查结果。

身体检查

对孩子进行身体检查之前必须征询父母或法定监护人的知情同意。建议由在性虐待方面有经验的儿科医生或法医对怀疑遭受性虐待的孩子进行身体检查[11]。

> **注意点:**
> A 组乙型溶血性链球菌(GABHS)感染(**图 88.4**)或线虫和非特异性外阴阴道炎(见第 99 章)引起的肛周红斑可能被误解为性虐待。

危机状态

重要的是要意识到孩子会陷入危机。儿童可能受到其信任的成人利用揭露后果的巨大威胁,而陷入了被秘密性虐待的困境。儿童感到负有重大责任,要么保守秘密并与家人团聚,要么透露秘密并破坏家庭。当这种威胁变为现实时,危机就会变成事实。

表 88.1 可能提示儿童性虐待的临床特征

儿童揭露性虐待行为(捏造很罕见,大多数情况存在施暴者)
父母或成人指控性虐待
阴道分泌物
性传播感染(在 5% 的性虐待儿童中发生)
尿路感染
无法解释的生殖器创伤
无法解释的肛周创伤
公开的性游戏
青少年妊娠
学业退步
家庭破裂
不加选择的依恋
异常性行为(许多受虐儿童没有出现)
自卑
心理障碍:
- 行为障碍
- 行为退化
- 睡眠障碍
- 对特定地方或个人的异常恐惧/反应强烈
- 心理问题躯体化症状
- 焦虑
- 缺乏信任
- 过度顺从
- 攻击行为
抑郁:
- 自毁行为
- 药物滥用
- 自杀倾向
非特异性的躯体问题:
- 腹痛
- 遗尿症(尤其是继发性的)
- 固执

身体检查(发现罕见异常)
生殖器创伤
处女膜穿孔/阴道松弛(也可能是正常变异)
肛周创伤
阴道分泌物
寻找到精液和性传播感染

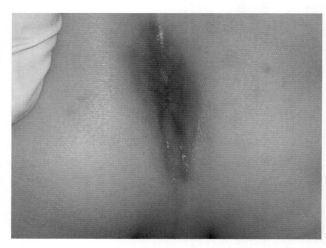

图 88.4 由 A 组乙型溶血性链球菌感染引起的肛周皮炎伴红斑

管理

为争取儿童的最大利益而负责地行事很重要。当我们遇到真正的或可疑的虐待儿童行为时，必须立即采取行动。孩子需要代理人代为行事，而干预行动可能严重影响我们与这个家庭的关系。

黄金法则如下：
- 切勿尝试独立解决问题。
- 请勿孤立地进行对抗和咨询(除非在特殊情况下)。
- 寻求专家建议(仅需打电话即可)。
- 不要告诉被指控的犯罪者孩子说过的话。
- 转诊给负责此问题的儿童性侵犯中心，或儿童保护部门，他们有经验丰富的团队。

支持孩子

- 理解孩子的恐惧和负罪感。
- 告诉孩子不是他的错。
- 告诉孩子我们帮助他。
- 获得孩子的信任。
- 告诉孩子，您已经帮助过其他遭遇过类似事情的孩子。

预防虐待儿童

预防虐待，尤其是持续的虐待，可以通过媒体关注，在学校和整个社区中开展的计划，以及与儿童有关的所有专业人员增加知识和监督来提高认识，从而有助于预防虐待。拥有明确的指导原则和受虐儿童可得到诊治十分重要。教孩子如何保护自己具有最佳预防效果[4]。

向次要受害者提供心理咨询

受虐儿童的非犯罪父母，是儿童虐待的次要受害者，需要全科医生提供帮助和指导，处理家庭中的危机[10]。建议父母保证孩子的抚养和安全，并保持正常的生活习惯。应该允许孩子自己调整节奏，而父母不应过度关注和施加压力。应该告知其兄弟姐妹事情发生了，但是孩子是安全的。确保儿童将及时报告肇事者是否尝试进一步施虐。父母需要强大的支持，包括减轻其内疚感。

危机造成的不利后果是关系破裂，这可能涉及孩子和家庭分离。如果父母对虐待负有责任，那么不知情的父母将遭受严重打击。受性虐待的孩子应与提供保护的父母或看护者住在一起，与施虐的父母要分开住。

对医生的支持

接诊的医生也需要支持，建议与同事、导师和家人共同分析问题。一些有用的准则如下。

- 仔细记录所有身体检查结果(记录大量笔记)。
- 始终坚持依据事实，并保持客观。
- 不要感情用事。
- 与相关部门合作(而不是替其做事)。
- 避免对相关部门报告使用不适当的判断(例如，不要写"发生乱伦"，而要说"有证据(或没有证据)支持……方面的虐待")。
- 如果传召上法庭，请做好充分的准备；排练演讲；保持权威，保持冷静，不要因自己受到冒犯而感到沮丧。

诊断虐待儿童的主要困难，是否认虐待可能存在。

遭受儿童虐待的成年幸存者[9]

各种形式的儿童虐待都可能导致创伤后应激障碍(一次事件)或复杂创伤(累积性)。由于儿童虐待的高发生率，很多案例多年以来一直未报告和被隐瞒，因此，成年后的儿童虐待幸存者很可能经常不知不觉地频繁找全科医生看病。

这种影响在成年期更容易被注意到，在 30 岁初的女性和 60 岁后期的男性中这个问题的后遗症可能[12]第一次显现。

儿童期的创伤，尤其是在大脑发育形成的最初几年中，可能会导致终身的压力应对问题。未解决的创伤限制了灵活应对生活挑战的能力。病人可能会出现多种令人费解的症状，包括医学上无法解释的症状，从而可能导致吸毒、情感障碍和其他心理障碍。

全科医生应意识这种可能性，并在出现问题的病人中筛查是否有因儿童虐待而造成的创伤。要特别注意身体检查，尤其是在敏感区域或进行内部检查，并意识到，我们正在进行巴氏检查或直肠指检的许多病人可能是儿童虐待的幸存者。手术也可能引起疼痛，并可能使这类病人再受伤。我们应以"创伤知情"的态度进行医疗操作，需要关注我们执行医疗服务或程序的方式及其组成部分，并对之前可能发生过的儿童虐待保持敏感。适当针对性的咨询和心理治疗，通常可以帮助解决以前因儿童虐待而引起的创伤。

基本规则

- 警惕虐待儿童
- 识别虐待儿童
- 向儿童保护部门咨询

强制报告

在澳大利亚的大多数州和世界许多地区，必须将有关可疑的虐待儿童的情况报告给相关的法定机构。所有全科医生都应熟悉当地法律。

临床要领和指南

- 除非有其他证明,否则儿童指控虐待的陈述应被视为是真实的。
- 儿童很少因性虐待而说谎。
- 即使是虚假指控也是家庭不和谐的标志,也表明孩子可能需要帮助。
- 即使您认为所谓的犯罪者行为可信度不高,也不要坚持认为孩子"错了"。
- 不要拖延,快速行动以解决问题。
- 大多数遭受性虐待的儿童生殖器是正常的。
- 通过倾听、信任、友善和关怀来支持孩子。

88

转诊时机

除非有特殊情况,建议转诊至适当的有专家团队的儿童虐待中心。如果有疑问,相对情况紧急的可以转诊至儿科医生。此外,还有下列支持服务:

- 澳大利亚国家儿童虐待热线:电话 1800991099,电子邮件 helpline@childwise.org.au
- 澳大利亚白丝带:网址 www.whiteribbon .org.au
- 澳大利亚国家家庭与性暴力咨询服务 1800RESPECT:电话 1800737732

资源

墨尔本皇家儿童医院,临床实践指南:儿童虐待,https://www.rch.org .au/clinicalguide/guideline_index/Child_abuse/,accessed March 2021.

参考文献

1 Australian Institute of Family Studies. Child abuse and neglect statistics, May 2013. Available from: www.aifs.gov.au/cfca/pubs/factsheets/a142086/, accessed 18 August 2014.

2 Australian Institute of Family Studies. The prevalence of child abuse, April 2017. Available from: www.aifs.gov.au/cfca/pubs/factsheets/a144254/index.html, accessed March 2021.

3 Australian Institute of Health and Welfare. Child Protection Australia 2011–2012, March 2013. Available from: https://www.aihw.gov.au/reports/child-protection/child-protection-australia-2011-12/contents/table-of-contents, accessed March 2021.

4 Briggs F. *Smart Parenting for Safer Kids.* Melbourne: JoJo Publishing, 2011.

5 Australian Institute of Family Studies. What is child abuse and neglect? September 2018. Available from: www.aifs.gov.au/cfca/pubs/factsheets/a142091/, accessed March 2021.

6 Bird S. Child abuse: mandatory reporting requirements. Aust Fam Physician, 2011; 40(11): 921–6.

7 Kellogg N. Evaluation of suspected child physical abuse. Pediatrics, 2007; 119: 1232–41.

8 Smith A. Nonaccidental injury in childhood. Aust Fam Physician, 2011; 40(11): 858–61.

9 Blue Knot Foundation [formerly Adults surviving child abuse (ASCA)]. ASCA factsheet for general practitioners: understanding complex trauma, 2014. Available from: https://www.blueknot.org.au/Resources/Videos/Primary-Care-Practitioners, accessed March 2021.

10 Kellogg N. The evaluation of sexual abuse in children. Pediatrics, 2005; 116: 506–12.

11 Gwee A, Rimer R, Marks M. *Paediatric Handbook* (9th edn). Oxford: Wiley-Blackwell, 2015: 417–25.

12 Paulton R, Moffitt TE, Silva PA. The Dunedin Multidisciplinary Health and Development Study: overview of the first 40 years, with an eye to the future. Soc Psychiatry Psychiatr Epidemiol, 2015; 50(5): 679–93.

我们可以肯定地说,尽管儿童可能是命运的受害者,但他们不会成为我们忽视的受害者。

约翰·肯尼迪(John F Kennedy)(1917—1963)(译者注:美国人,曾任美国总统)

儿童重大急诊包括:

- 创伤,特别是头部创伤和腹腔内创伤
- 疼痛的疾病
- 吞食异物
- 呼吸系统疾病:
  - 支气管哮喘
  - 会厌炎
  - 哮吼
  - 吸入异物
  - 急性细支气管炎
- 严重胃肠炎
- 败血症(如脑膜炎球菌败血症)
- 心肌炎
- 溺水
- 中毒
- 叮咬伤
- 癫痫发作
- 高热惊厥
- 婴儿猝死综合征(SIDS)和明显危及生命事件(ALTE)
- 儿童虐待:
  - 情感虐待
  - 身体虐待
  - 性虐待
  - 被忽视
  - 潜在虐待
- 心因紊乱
- 焦虑/换气过度
- 自杀/自杀企图

按年龄分组的调查结果

本书作者按照年龄将儿童急诊分为三组[1]:学龄前儿童组(0~5岁)、学龄期儿童组(6~12岁)、青春期组(13~17岁)。

0~5岁儿童最常见的急诊:中毒、意外事故和暴力、呼吸困难、发热/寒战、抽搐、腹痛、耳痛、呕吐。

6~12岁儿童最常见的急诊:意外事故和暴力、呼吸困难、腹痛、呕吐、急性过敏、叮咬伤、耳痛。

13~17岁儿童最常见的急诊:意外事故和暴力、腹痛、心理障碍、急性过敏、叮咬伤和鼻出血。

严重疾病的征象和症状

婴儿出现发热、昏睡、面色苍白是非常危险的表现,需要住院治疗。

忙碌的全科医生常常需要接诊很多患儿,尤其是在上呼吸道感染流行的冬季。能够及时识别出病情非常严重、需要特别关注的患儿,包括需要收入院的患儿,是非常重要的。身体有力、哭声响亮、发热和面色红润的患儿病情往往不是太严重,相反,面色苍白、安静、呜咽的患儿病情可能非常凶险。这些原则对于评估6个月以下婴儿的病情尤其有帮助[2-3]。发热本身并不一定提示病情严重,更多情况是因为患儿存在感染[2]。

病情危重婴儿的临床特征

- 不活动,安静,没精神
- 呼吸频率加快
- 呼吸用力
- 呼吸音异常:
  - 胸壁或胸骨内陷
  - 哮鸣音、呼噜声、喘鸣声
- 心动过速
- 落日征
- 皮肤湿冷、苍白
- 四肢冰冷
- 昏昏欲睡
- 低灌注(末梢循环不良)

在墨尔本市进行的一项关于临床体征对检测婴儿严重急症敏感性的研究[4],确定了5个关键的体征或标志(表89.1):

表 89.1   婴儿严重急症敏感性的 5 个关键体征或标志

标志	对婴儿的危险性
昏昏欲睡	58%
面色苍白	49%
胸壁内陷	41%
体温 >38.9℃或 <36.4℃	42%
肿块 >2cm	42%

如果怀疑败血症,可以检查以下项目:

- 血培养
- 全血细胞计数/红细胞沉降率/C 反应蛋白
- 腰椎穿刺
- 尿培养
- 胸部 X 线片
  严重疾病包括:
- 乙型流感嗜血杆菌(Hib)感染
  - 急性会厌炎
  - 脑膜炎(因为 Hib 疫苗接种,目前已不常见)
- 急性细菌性脑膜炎
- 败血症
  - 脑膜炎球菌血症
  - 中毒性休克综合征
  - 其他细菌性败血症
- 急性病毒性脑膜炎
- 急性心肌炎
- 哮喘/支气管炎/细支气管炎
- 肺炎
- 肠套叠/肠梗阻/阑尾炎
- 严重胃肠炎

诊治策略[5]

通过系统的助记符号来评估患儿病情的严重程度是非常有用的。以下是一种用于初步评估的主要模式(ABCDEFG):

- 气道(Airway)
- 呼吸(Breathing)
- 循环(Circulation)
- 残疾(神经系统评估)(Disability)
- 暴露(Exposure)
- 液体输入和输出(Fluids)
- 血糖(Glucose)
  另外一种是 ABCD 模式。不能忽视血糖情况:
- 正常的随机血糖范围
  - 儿童 3.5~5.5mmol/L
  - 新生儿 2.9~7mmol/L
- 高血糖 >12mmol/L

- 低血糖 <2.5mmol/L
  以下是可以很好地反映严重疾病的两组主要症状[2]。

第一组:有一定危险性和提示毒性的主要症状

此处有意义的助记符是 ABCD:

A= 兴奋性、警觉性和活动性都差(**A**rousal,**A**lertness,**A**ctivity)

B= 呼吸困难(**B**reathing)

C= 血液循环不良(持续的面色苍白、膝以下肢体冰冷)(**C**irculation)

D= 液体入量和/或尿量减少(**D**ecreased)

注:症状越多,病情越重。

存在以上任何一项症状的儿童必须尽早查看,优先进行检查和治疗。

第二组:不常见但是危险性高,需要紧急转诊

- 呼吸:呼吸暂停,中央型发绀,呼吸繁重
- 胃肠道:持续含胆汁的呕吐,肿块 >2cm,并且排除阴囊积水或脐疝,显著血便
- 中枢神经系统:惊厥
- 皮肤:瘀点

气道和呼吸[5]

气道和呼吸的评估是致命性疾病的重要晴雨表,因缺氧可诱发心跳骤停。必须评估患病婴儿和儿童的呼吸力度和效率。

观察的重要症状和指标

- 气道阻塞所致吸气相杂音
  - 气泡音:液体部分阻塞
  - 鼾音:意识水平下降
  - 喘鸣音:喉部或气管的部分阻塞
- 呼吸暂停:超过 20 秒没有呼吸
- 呼吸徐缓:呼吸频率低于同年龄的正常范围
- 呼吸急促:呼吸频率高于同年龄的正常范围(表示需要↑O_2 和↓CO_2)
- 吸气时胸部凹陷
- 气管牵引,吸气时向下拉
- 使用辅助呼吸肌
- 鼻翼扇动
- 气喘:重度缺氧,即将呼吸停止
- 呼噜声:呼吸时需抵抗声门阻塞
- 氧饱和度和呼吸效能,血氧测定仅作为临床评估的辅助手段
- 发绀

气道阻塞加重的继发体征

- 呼吸频率或呼吸力度增加
- 氧饱和度下降
- 心动过速加重
- 皮肤颜色变化
- 烦躁不安或意识水平下降

脉搏血氧饱和度仪和氧饱和度

脉搏血氧饱和度仪测量的是动脉血的血氧饱和度（SpO_2）。在健康的年轻人中，SpO_2 的正常范围是 97%~99%，理想范围是 97%~100%。新生儿的中位水平是97%，幼儿是98%，成人是98%。若血氧饱和度低于95%，尤其是低于92%时，需要高度关注。治疗的目的是将血氧饱和度维持在94%以上，包括哮喘。

需要进行相关检查的指征见**表89.2**

表 89.2　患儿需要进行相关检查的指征[2]

尿液镜检、尿培养及药物敏感性	所有发热患儿
全血细胞计数	<4 周患儿 存在危险因素 医生不能确诊
血液镜检、血液培养及药物敏感性	<3 个月患儿 存在危险因素 医生不能确诊
粪便镜检，粪便培养及药物敏感性	所有腹泻患儿
胸部 X 线	有明显呼吸道症状和体征的患儿
C 反应蛋白	使用抗生素的患儿 医生不能确诊
脑脊液检查（腰椎穿刺，禁用于反应迟钝的发热患儿）	疑似脑膜炎（婴儿昏昏欲睡、面色苍白、发热） 儿童高热惊厥 • 致热源不明 • 嗜睡和面色苍白 • 婴儿 <6 个月，儿童 >5 岁 • 持续性惊厥（>10 分钟） • 后发作期延长（>30 分钟）

🌀 儿童晕厥

儿童晕厥（collapse in children）是非常严重的急症，往往危及生命。接诊医生需谨记氧气和葡萄糖是儿童大脑需要的两大要素。

一旦脑血流停止，脑部贮存的氧气和葡萄糖仅够使用2分钟。细菌性脑膜炎可能是病因之一。

可导致儿童晕厥的重要原因见**表89.3**。儿童虐待也是导致儿童晕厥的一个原因。

表 89.3　儿童晕厥的可能原因

过敏反应	青霉素注射 蜇伤
窒息	近乎淹溺 近乎勒死
呼吸道梗阻	哮喘 会厌炎 哮吼 异物吸入
中枢神经系统疾病	惊厥 脑膜炎 脑炎 颅脑损伤
严重感染	胃肠炎→脱水 败血症 心肌炎
低血容量症	脱水（如高热） 失血（如脾破裂）
心力衰竭	心律失常 心肌病
代谢性疾病	酸中毒（如糖尿病性昏迷） 低血糖症 低钠血症
中毒	药物摄入 毒液螫入
婴儿猝死综合征	迹近风险
功能性疾病	屏气发作 转换反应 血管迷走神经性晕厥

注：要考虑儿童虐待。（译者注：迹近风险是指问题发生的所有条件都存在，但只在最后时刻被停止的情况。迹近风险为质量和安全管理的专门概念，指"事故或事件差一点就发生，但实际没有发生的情况"。在医疗质量管理中，迹近风险也被视为质量问题，纳入质量改进的过程，因为减少迹近风险也非常有助于病人安全和质量改进。）

最初基本管理[6]

1. 让孩子侧卧
2. 吸除口、鼻咽部分泌物
3. 心肺复苏
4. 插管或人工通气（必要时）
5. 面罩给氧：8~10L/min
6. 插鼻胃管：
   0~3 岁：12 号
   4~10 岁：14 号
7. 注意循环：必要时建立静脉通路
   ?输全血、血细胞或生理盐水
8. 抽血行合适的检查
9. 可考虑先静脉注射葡萄糖溶液
10. 最好使用脉搏血氧仪，监测 SpO_2

心肺复苏[6]

儿童突然出现原发性心跳骤停是非常罕见的,主要是缺氧所致。心跳骤停的常见心律为心脏停搏或显著的心动过缓。

基本生命支持按照以下步骤进行:

- 检查呼吸和脉搏。
- 检查口咽,必要时使用吸力清除异物。
- 新生儿和儿童的基础生命支持是 2 次通气和 15 次按压(两名救援人员)。院外基础生命支持采用 30 : 2 按压通气比例,包括初始两次救援性通气。不论现场需要救援人员的年龄和数量有多少,一名救援人员最合适的按压通气比例是 30 : 2(详见 www.resus.org.au/policy/guidelines/index.asp)。
- 仰头抬颏法和推举下颌法(呈吸气位)。
- 使用复苏气囊或口对面罩或口对口吹气,使肺部通气频率为 20 次/min。如果可以,使用 8~10L/min 的氧气最理想。
- 必要时行经口气管插管并固定(必须预充氧)。
- 如果不能插管,可使用一根粗针进行环甲膜穿刺作为紧急处理方案。
- 当无脉或脉搏 <60 次/min 时,立即采用胸外心脏按压。小于 1 岁的孩子使用两根手指或拇指按压,1~8 岁的孩子使用一只手的手掌根部按压。
- 大于 8 岁的儿童使用双手按压的方法。避免按压肋骨和腹部脏器。儿童的按压频率是 100 次/min(每 0.6 秒一次)。

指南

儿童气管插管与成人的差异:

- 会厌较长、较硬、较水平
- 喉的位置更靠前→盲插会更困难
- 环状软骨是最窄的部位→不需要放套管
- 气管较短→插入到右主支气管的危险增加
- 气道狭窄→气道阻力增加

气管导管(ETT)尺寸标准(管内径单位为 mm)

- ETT(mm)=(年龄/4)+4
  或
  相当于患儿小指或鼻孔的大小
- ETT 经口插入深度(cm)= 年龄/2+12
  经鼻插入应加 3cm

气管导管的尺寸见**表 89.4**,心肺复苏的基本流程见**表 120.2**。

进行气管插管时可能需要的药物可通过助记符 NASALS 表示:

N= 纳洛酮(Naloxone)

表 89.4　儿童插管:气管内导管的尺寸和插入深度[6]

年龄	管内直径/mm	距离唇的长度/cm
新生儿	3.0	8.5
1~6 个月	3.5	10
6~12 个月	4.0	11
2 岁	4.5	12
4 岁	5.0	14
6 岁	5.5	15
8 岁	6.0	16
10 岁	6.5	17
12 岁	7.0	18
14 岁	7.5	19
成人	8.0	20

A= 阿托品(**A**tropine)
S= 沙丁胺醇(**S**albutamol)
A= 肾上腺素(**A**drenaline)
L= 利多卡因(**L**ignocaine)
S= 表面活性剂(**S**urfactant)

儿童高级生命支持

- 在有高级生命支持的情况下(如在医院),婴儿和儿童的按压通气比为 15 : 1。
- 室颤/无脉室速时给予单击除颤而非连续性电击除颤(单击方法)。
- 当医务人员看到心脏骤停患儿,且刚好有人工复律器可用时,第一次除颤最多使用 3 次电击。
- 单相或双相除颤:第一次除颤设置 2J/kg,第二次及以后除颤设置 4J/kg。

🕳 中毒

儿童中毒(poisoning)在幼儿期(意外中毒)和青少年期(人为中毒)是一个特殊的问题。1~6 岁的儿童最易发生意外中毒,其中 2 岁的发生率最高。昏迷病人最常见的死因是呼吸衰竭。

过去儿童常见的危险中毒是煤气中毒和阿司匹林中毒。除外家庭日化用品,樟脑丸、农药、杀虫剂、有机磷和阿片类药物,即使小剂量也非常危险的药物或物质包括:

- 抗抑郁药,特别是三环类抗抑郁药
- 抗组胺药
- 降压药
- 抗精神病药
- 抗焦虑药(如苯二氮䓬类或苯巴比妥类)
- β 受体阻滞剂
- 钙通道阻滞剂

- 水合氯醛
- 可乐定
- 圆片(纽扣)电池
- 地高辛
- 洗碗粉
- 铁剂
- 复方地芬诺酯片
- 阿片剂/"设计师"药物
- 对乙酰氨基酚(在澳大利亚最常见)
- 百草枯
- 钾片
- 奎宁/奎尼丁/氯喹
- 水杨酸类(如阿司匹林)
- 选择性血清素再摄取抑制剂

注意血清素综合征(见第 10 章)。

英国的一项针对儿童中毒死亡主要原因的研究结果表明[7],造成儿童死亡的危险物质按照其危险性排列如下:三环类抗郁药,水杨酸类药物,阿片类药物包括复方地芬诺酯片,巴比妥类药物,地高辛,邻甲苯海明,奎宁,钾和铁剂。除此之外,另一项研究也提出了一氧化碳和腐蚀性物质。

治疗原则[8-9]

绝大部分的儿童暴露是良性的,不需要转院进行观察和评估。儿童中毒的管理经历了一次转变,以保守的对症支持治疗为基础[8]。

尽早与毒物信息中心进行讨论是合适的,常常有助于直接诊治。关键的起始步骤是识别毒物,对患儿进行快速分类。在紧急情况下,呼叫救护车,咨询当地急诊室或毒物信息中心。具体步骤如下:

- 识别毒物
- 快速分类
- 生命支持(ABCD)

  A 开放气道:缓解气道阻塞(Airway)

  B 呼吸支持:吸氧(Breathing)

  C 循环支持:治疗低血压/心律失常(Circulation)

  D 发现和治疗癫痫和/或低血糖(考虑使用葡萄糖以避免低血糖发生)(Detect and treat)

- 如有必要,尽早使用解毒剂(表 89.5)

  注:催吐、洗胃和活性炭并非常规推荐,应根据毒物信息中心的建议来决定(毒物信息中心:电话 131126)[7]。

- 治疗并发症:
  - 呼吸衰竭:通气不足、窒息
  - 吸入性肺炎
  - 心律失常
  - 低血压
  - 惊厥

表 89.5　重要的解毒剂[10]

毒物	解毒剂
安非他明(引起高血压)	硝酸甘油(静脉用药)
	艾司洛尔或拉贝洛尔
苯二氮䓬类	氟马西尼
β 受体阻滞剂	胰高血糖素异丙肾上腺素
钙通道阻滞剂	氯化钙(静脉用药)或
	葡萄糖酸钙(静脉用药)
一氧化碳	纯氧
	高压氧
氰化物	羟钴胺素
	亚硝酸钠(静脉用药)
	硫代硫酸钠(静脉用药)
地高辛	地高辛特异抗体
	硫酸镁
重金属(如铅、砷、汞、铁)	螯合剂,如二巯丙醇
肝素	鱼精蛋白(静脉用药)
铁	去铁敏
异烟肼	维生素 B_6
铅	二巯丙醇→依地酸二钠钙
甲醇、乙二醇	乙醇
	甲吡唑
麻醉药/阿片类药	纳洛酮
有机磷酸酯类	阿托品
	解磷定
对乙酰氨基酚	N-乙酰半胱氨酸(静脉用药)(12 小时内起效)中毒 36 小时内考虑使用
吩噻嗪类	苯扎托品
钾剂	葡萄糖酸钙
	聚苯乙烯磺酸钙
	碳酸氢钠(如果酸中毒)
	沙丁胺醇气雾剂
三环类抗抑郁药	碳酸氢钠(静脉用药)
华法林	新鲜冰冻血浆
	维生素 K

  - 迟发效应(如:对乙酰氨基酚可导致肝脏毒性,三环类抗抑郁药可导致心律不齐)

辅助检查

- 药物浓度(如对乙酰氨基酚、阿司匹林、铁剂)
- 血气分析
- X 线检查
  - 胸部检查
  - 腹部检查(如射线不能穿透的铁片)
  - 头颅
- ECG

心理服务

中毒原因需要仔细评估,给予适当的支持和建议。

动物毒素中毒

叮咬伤,见第 120 章。

🔵 吞入异物

高危异物

- 电池
- 大物件,长 >6cm,宽 >2.5cm
- 磁铁金属物品
- >1 个磁铁
- 含铅的物品(导致铅中毒)
- 消化道异常,例如以前做过手术,法洛四联症(TOF)

黄金法则

大多数物质经自然通道是可以到达胃的。一旦通过了幽门,异物一般就可以继续下行。

这些吞入的异物(swallowed foreign objects)包括:

- 硬币
- 纽扣
- 利器
- 打开的安全别针
- 玻璃(如体温计的末端)
- 图钉

少数特殊病例:

- 非常大的硬币,需仔细观察
- 发夹(7 岁以下的儿童一般不能通过十二指肠)

管理

- 保守疗法。
- 所有吞食异物的儿童都要进行 X 线检查,从口到肛门的全消化道都需要检查,尤其注意胸部和腹部的表现,同时也要考虑食管。
- 如患儿出现异常的恶心、咳嗽和干呕情况,采用 X 线检查其头部、颈部、胸部和腹部(注意检查鼻咽部和呼吸道)。
- 观察粪便中有无异物排出(通常为 3 日)。将异物上的粪便清理干净,放到一个容器中。
- 如果吞入异物后一直不见排出,在一周内进行 X 线检查。
- 如果一个钝性异物在身体内静止 1 个月且没有引起任何不适症状,则可开腹取出异物。

吃进纽扣电池和碟状电池

如果未进入胃中,这些电池(尤其是锂电池)会在食管中造成紧急情况,因为电池产生的电流会在 6 小时内破坏食管黏膜和食管穿孔(必须尽快在内镜下取出)。这样

的处理方法同样适用于电池在耳道和鼻孔内时。

🔵 发热[11]

发热是指体温 >38℃,是儿童尤其是新生儿的常见症状(见第 42 章)。当小于 3 个月的婴儿出现发热而没有感染病灶,考虑为菌血症。所有发热的新生儿均应进行完整的脓毒症检查,并住院接受肠外抗生素治疗。

需要注意以下疾病

- 脑膜炎/脑炎
- 脓毒症
- 肺炎
- 骨髓炎/化脓性关节炎
- 百日咳
- 尿路感染(尤其是没有发现感染病灶的时候)

🔵 高热惊厥

高热惊厥(febrile convulsions)的诊断依据为患儿有发热/惊厥持续时间短的表现,且没有临床证据表明患儿有中枢神经系统病变。

临床特征

- 最常见的病因是上呼吸道感染(如普通感冒或类似的病毒感染综合征)。
- 儿童的发病率约为 4%。
- 小于 6 个月和大于 5 岁的儿童罕见。
- 常见的发病年龄为 9~20 月龄。
- 超过 50% 的儿童会复发。
- 如果第一次惊厥发生时间小于 2 岁或发热原因不明则考虑是否为脑膜炎,需进行腰椎穿刺检查。
- 2%~3% 的高热惊厥儿童会发生癫痫。

惊厥持续时间大于 10~15 分钟或癫痫持续状态的管理

- 脱掉患儿的衣服,可只剩下背心和内裤,或者轻便服装,但要注意避免受凉。
- 保持呼吸道通畅,避免受伤。
- 让患儿俯卧,头偏向一侧。
- 以氧流量 8L/min 的速度面罩给氧。
- 给予咪达唑仑或地西泮。
- 咪达唑仑可通过以下四种途径中的任一种给药:
  静脉给药,0.15mg/kg;肌内给药,0.2mg/kg;口腔黏膜给药 2~5mg/次或(优先)0.3mg/kg 未稀释的鼻内给药(从药瓶中取 1ml 滴入)。口腔内和鼻内给药起效慢,肌内给药最常用。
- 地西泮可通过以下两种途径中的任一种给药
  静脉给药 0.2mg/kg,不稀释或用生理盐水稀释(10ml

地西泮溶解到 20ml 生理盐水中）

或

直肠给药，0.5mg/kg，总量不超过 10mg（用盐水稀释或放在事先准备好的注射器中）。也可使用栓剂或直肠凝胶。

注：虽然静脉给药是首选途径，但在家或办公场所直肠给药是最理想的给药方法。

例如一个体重 12kg 的 2 岁患儿在家里或办公场所出现持续高热惊厥状态。地西泮的经直肠给药用量 0.5mg/kg，所以该患儿经直肠给药用量为 6mg，即 1.2ml，将地西泮用等渗盐水稀释至 10ml，将注射器乳头轻轻插入肛门并固定好，将稀释后的地西泮缓慢推注到直肠。注射过程中和注射后留意患儿有无呼吸抑制。

立即经直肠注射对乙酰氨基酚 15mg/kg。

如果癫痫持续发作，5 分钟后可重复使用抗癫痫药物。

监测血糖：如果血糖低于 3.5mmol/L，可单次经静脉注射葡萄糖。

如仍有癫痫持续发作，入住医院相关科室，用硫喷妥或异丙酚（首选）快速诱导"昏迷"，然后插管。

向患儿和家属解释，高热惊厥后遗症癫痫的发病率很低，小于 3%。

🔹 脑膜炎或脑炎

诊断脑膜炎（meningitis）和脑炎（encephalitis）需要具有高度临床意识和警觉性，因为这比一般的感染要严重得多。遵循适当的指导方针：ABCDEFG（见本章前面部分）。

细菌性脑膜炎[12]

细菌性脑膜炎（bacterial meningitis）也主要是一种儿童感染性疾病。新生儿和 6~12 月龄的儿童发病率最高。临床特征见第 20 章。脑膜炎球菌感染可表现为脑膜炎或败血症（脑膜炎球菌血症）或两者兼有。多数患儿开始表现为败血症，通常是通过鼻咽部感染脑膜炎球菌引起的。

疑似脑膜炎的治疗（总结）[9]

首先，吸氧和建立静脉通道（如果困难可考虑骨间静脉）

- 对患儿评估后，30 分钟内抽血做血培养
- 给患儿静脉滴注 10~20ml/kg 生理盐水
- 当病人复苏且病情稳定，且无颅内压升高迹象时，入院做腰椎穿刺检查
- 静脉注射地塞米松 0.15mg/kg，总量不超过 10mg
- 立即静脉注射头孢曲松钠 50mg/kg，总量不超过 4g，然后每日一次，持续 3~5 日

或

立即静脉注射头孢噻肟 50mg/kg，总量不超过 2g，然后每 6 小时注射一次，持续 3~5 日

新生儿至 3 月龄：

- 氨苄西林/阿莫西林（或苄青霉素）+ 头孢噻肟

🔹 脑膜炎球菌感染[12-13]

一旦怀疑是败血症应立即治疗（如四肢和躯干出现瘀斑或紫癜性皮疹）。对于疑似败血症的患儿，在入院以前按照以下步骤处理（见第 20 章）。

- 使用抗生素：
  立即静脉或肌内注射头孢曲松钠 50mg/kg（最大剂量 2g）每 12 小时一次，或立刻予头孢噻肟 50mg/kg，然后每 6 小时一次，持续 5 日

  或

  静脉注射青霉素 60mg/kg，最多使用 1.8g，每 4 小时 1 次，持续 3~5 日。如果不能经静脉给药，则采用肌内给药。
- 收入院治疗
- 继续使用抗生素 7~10 日
- 危重病例使用类固醇皮质激素
  治疗以下几类与患儿有接触的人：
- 与患儿住在一起且患儿年龄小于 24 月龄
- 在过去 10 日中亲吻过患儿
- 与患儿上同一家托儿所
  预防感染可使用利福平，剂量如下：
  成人 600mg，每日 2 次，持续 3 日
  <1 月龄儿童，5mg/kg，每日 2 次，持续 2 日
  >1 月龄儿童，10mg/kg，每日 2 次，持续 2 日
  或（若不适用）
  头孢曲松钠 1g（儿童 25mg/kg，最多 1g），肌内注射，每日 1 次，持续 2 日
  环丙沙星 500mg（口服），顿服（儿童 125mg）
  接种 C 型脑膜炎球菌疫苗

儿童简单治疗（入院前）：苄青霉素[13]

- 小于 1 岁婴儿：300mg 静脉注射或肌内注射
- 1~9 岁患儿：600mg
- ≥10 岁：1 200mg

其他败血症性休克

- 抽血进行血培养检查
- 如果病原学不明确，静脉注射氟氯西林 + 头孢噻肟

临床要点

对于病情危重的发热患儿，在等待血培养结果的同时应静脉注射抗生素。

急性会厌炎

急性会厌炎(acute epiglottitis)是由流感嗜血杆菌感染引起的一种危及生命的儿童急症。如果患儿存在中毒性发热性疾病并伴有突然发作的呼气性喘鸣音,应该警惕是否为急性会厌炎这一潜在的致命性疾病。如果出现以上表现,则应高度怀疑急性会厌炎。自接种 Hib 疫苗以来,急性会厌炎已经不常见了。

鉴别诊断

急性会厌炎主要需与病毒性喉气管支气管炎(哮吼)鉴别。然而,两者是有显著临床差异的。

急性会厌炎主要特征有发热、语音含糊和无剧烈咳嗽,患儿更喜欢安静地坐着(相比起躺下),特别是伴有轻微的呼气性喘鸣音。

哮吼与急性会厌炎区别在于前者有尖锐的吸气喘鸣音,声音嘶哑并伴有金属音调样咳嗽。

急性会厌炎的其他鉴别诊断包括扁桃体炎、传染性单核细胞增多症和细菌性气管炎。

诊断要领

患有急性会厌炎的患儿经常安静地坐着,张口流涎,视线会跟着你移动,患儿通过减少头部活动有助于受损的气道保持通畅。

> **临床要领**
>
> 咽喉镜检不能确诊。

急性会厌炎通过鼻咽部检查发现肿胀的樱桃红色会厌即可确诊,初始诊断应该依据患儿的临床病史和表现。

管理

患儿住院后进行以下治疗:

- 插管:将患儿呼吸道的大量分泌物吸出,然后行经鼻气管插管
- 抗生素[13]:
  静脉注射头孢噻肟 50mg/kg,不超过 1g,每 8 小时一次,持续 5 日
  或
  静脉注射头孢曲松钠 50mg/kg,每日一次,每日最大剂量 1g,持续 5 日。
- 考虑单剂量静脉注射地塞米松(专家建议)

哮吼[14]

哮吼(croup)是一种伴有剧烈咳嗽的综合征,常合并吸气性喘鸣,伴或不伴呼吸困难。

病毒性喉气管炎的临床特点:

- 由副流感病毒和其他病毒引起,如呼吸道合胞病毒
- 是儿童哮吼最常见类型
- 好发于 6 个月~6 岁的儿童,发病高峰在 1~2 岁
- 发病前 2 日出现上呼吸道感染或鼻炎的前驱症状
- 体温变化不定,很少超过 39℃
- 大声犬吠样咳嗽,情绪不安时咳嗽明显增加
- 通常是自限性的

治疗[14-16]

哮吼的分级见**表 89.6**。

表 89.6　哮吼分级

分级	表现
1 级:轻度	休息时有喘鸣音,没有胸壁内陷,无呼吸窘迫
2 级:中度	休息时有喘鸣音,同时伴有胸壁和胸骨的内陷
3 级:重度	显著呼吸窘迫,表现为易怒、面色苍白、发绀、心动过速和疲倦(如在将要发生气道阻塞时)

管理

如果仅仅是犬吠样咳嗽,无梗阻的临床症状,则不需特殊治疗。

轻到中度

前往医院就诊,尤其是中度分级人群。

如果出现喘鸣和胸壁凹陷,可考虑口服类固醇类药物(如地塞米松 0.15~0.3mg/kg,每日一次或泼尼松龙 1mg/kg,每日一次,或通过雾化装置吸入布地奈德 2mg)。

一项随机对照实验结果表明,当雾化疗法(过饱和空气)和口服皮质激素联合应用时,雾化疗法并不会增加疗效(Ⅱ级证据)[16-17]。

如果持续需要呼吸副肌做功,休息时喘鸣或者呼吸窘迫,则按照重度分级来治疗。

重度

重度哮吼,休息时出现吸气性喘鸣,呼吸副肌做功,患儿烦躁不安。肾上腺素是治疗重症哮吼的一线药物:

- 收入重症监护病房
- 吸氧
- 雾化吸入 1∶1 000 肾上腺素溶液,每次 0.5ml/kg(最大剂量 5ml)(需注意用药后 2~3 小时可能出现反跳作用,因此必须至少观察 4 小时)

注:可以将 4 安瓿 1∶1 000 肾上腺素溶液放在雾化器中,使用 8L/min 的氧气将药液带入呼吸道。如果 30 分钟后没有缓解,则重复一次,雾化时不要稀释药液。增加一种糖皮质激素:

- 地塞米松,单次 0.2mg/kg(最大剂量 12mg),口服[肌

内注射或静脉注射(如果呕吐)]

或

布地奈德 2mg,雾化装置吸入

或

泼尼松龙单次 1mg/kg,口服

- 准备开放人工气道的器械和材料
- 可能需要气管插管 48 小时(如果出现呼吸衰竭)。使用比同年龄患儿小 0.5~1mm 的导管进行气管插管。止咳药或抗生素的意义不大,也不建议蒸汽吸入。

12 个月以下的婴儿的喘息

可能诊断是细支气管炎。

以下诊断需要鉴别

- 异物
- 过敏反应
- 心力衰竭
- 肺炎
- 窒息
- 家中抽烟者(考虑)
- 免疫缺陷

需要引起关注的临床特征

- 低沉的呼噜声
- 呼吸暂停(早产儿)
- 低血氧饱和度
- 喂养减少,湿纸巾使用减少

细支气管炎[18]

- 细支气管炎(bronchiolitis)通常是由呼吸道合胞病毒引起的一种急性病毒性疾病
- 是婴儿最常见的急性下呼吸道感染
- 好发年龄为 2 周~9 个月(最大的 12 个月)
- 前驱期症状持续 48 小时(如鼻炎、刺激性咳嗽,然后 3~5 日症状加重)
- 喘息性呼吸,经常伴有呼吸窘迫
- 缺氧体征(不安、焦虑、困倦)
- 呼吸急促
- 胸腔扩大呈桶状,肋间凹陷

注:所有的喘息并不一定都是哮喘。

听诊

- 肺部广泛的细湿啰音(没有哮喘的情况下)
- 频繁的呼吸喘息音

X 线检查示肺过度充气伴膈肌下降。不能将胸部 X 线检查作为诊断依据,也不能作为常规检查手段[19]。

鼻咽吸出物通过 PCR 检查进行病毒鉴定(不是常规

进行),可进行 RSV 病毒快速检测。所有病人都应进行血糖检测。

管理

通常将患儿收入院治疗,特别是伴有呼吸困难进行性加重的患儿,这类患儿通常可表现为喂养困难(尤其是进食量少于正常时的一半且持续时间超过 24 小时)和呼吸频率 >50 次/min。对于细支气管炎的患儿,特别是伴有疲乏的患儿,脱水是一个很严重的问题。

- 细心的护理和照顾。
- 密切观察:患儿的皮肤颜色、脉搏、呼吸、氧饱和度(脉搏血氧测定)。
- 吸氧缓解缺氧症状(氧气最好加温加湿):通过鼻导管或面罩给氧维持 SpO_2 大于 90%(最好大于 95%),如果在室内环境下 $SpO_2>95\%$ 则不需要吸氧。
- 如不能经口进食,最好静脉补液或使用鼻胃管喂食。
- 不需要使用抗生素,除非继发细菌感染。没有证据支持常规使用雾化吸入肾上腺素,支气管扩张药或皮质激素类药物对于细支气管炎的治疗有效。

注:细支气管炎患儿成年后发生哮喘的概率增加。

重症哮喘[20]

关于重症哮喘(very severe asthma)参见第 73 章。

根据 ABCD 的原则对患儿进行密切观察。重症哮喘的患儿需要转入重症监护病房,对患儿的处理方案包括:

- 吸入沙丁胺醇喷雾(4~8 喷),或
- 面罩持续雾化吸入 0.5% 沙丁胺醇[4]
- 雾化时采用 6L/min 的氧流量(最佳)
- 静脉滴注沙丁胺醇 $5\mu g/(kg \cdot min)$
- 立即静脉注射氢化可的松 4mg/kg,然后每 6 小时 1 次。

常见错误

- 不恰当地使用辅助机械通气(其主要适应证是体力衰竭和心肺骤停,用于哮喘患儿是很危险的)
- 没有给予高流量氧疗
- 补液过多
- 给予大剂量支气管扩张药治疗

急性心力衰竭

临床特征(婴儿)

- 疲乏,呼吸困难,端坐呼吸,喂食不佳
- 生长迟缓,活动耐受性差
- 心动过速、心脏肥大、奔马律
- 肺底部布满细湿啰音
- 肝大
- 通常无外周水肿或喘息

89

病因包括：

- 先天性心脏病（如室间隔缺损）
- 心肌病
- 心动过速
- 手术后心肌功能障碍
- 风湿性心脏病

管理

- 收入院治疗
- 进行脉搏血氧监测、心电图、胸部 X 线、超声心动图检查
- 利尿剂（呋塞米和螺内酯）
- 血管紧张素转换酶抑制剂，可考虑地高辛
- 吸氧维持 P_aO_2 在 85%~95%
- 持续气道正压通气（CPAP）
- 治疗并发症

屏气发作

屏气发作（breath-holding attacks）是一种严重的急症，该病有两种类型：一种是与患儿发脾气相关的（描述如下），另一种是单纯性屏气性行为。

临床特征

- 发病年龄通常在 6 个月~6 岁之间（2~3 岁发病率最高）
- 诱因事件的累积（情绪上或身体上的问题）
- 患儿发出长而响亮的哭声，然后屏住呼吸
- 患儿开始面色苍白，而后青紫
- 严重情况下可能出现意识丧失，甚至短暂的强直阵挛发作
- 持续 10~60 秒

管理

- 向患儿家长交待病情，告知屏气发作属于自限性疾病，不会对身体产生伤害，并且该病与癫痫和智力障碍无关。
- 建议家长给患儿立规矩，不要过分溺爱。
- 尽量避免已知的可能让患儿沮丧或发脾气的事件。

注：儿童急救的重要药物的用法用量见**表 89.7**。

表 89.7　重要儿童急救药物[21]

药物	给药途径	剂量	注意事项
1：10 000 肾上腺素	静脉注射	每次 0.1ml/kg	发生过敏反应、心搏停止的患儿，每隔 5 分钟重复使用 1 次，直至起效
1：1 000 肾上腺素	肌内注射	每次 0.01ml/kg	
1：1 000 肾上腺素	雾化吸入	每次 0.5ml/kg（最大剂量 5ml）	LTB*（患儿必须住院）
氨茶碱	缓慢静脉注射	5ml/kg	中重度哮喘患儿
阿托品	静脉注射	0.02mg/kg	心动过缓导致休克的患儿
苯扎托品	静脉注射或肌内注射	2mg/2ml	肌张力异常反应
10% 葡萄糖酸钙	静脉注射	0.5ml/kg（最大剂量 20ml）	高钾血症，低钙血症
50% 葡萄糖	静脉注射	1ml/kg	低血糖患儿
地西泮	静脉注射灌肠	0.2mg/kg	惊厥的患儿
枸橼芬太尼	静脉注射	1.2μg/kg（鼻内有效）	缓解疼痛
胰高血糖素	静脉注射或肌内注射	0.1mg/kg，最大用量 1mg	低血糖患儿
氢化可的松	静脉注射	4mg/kg	发生过敏反应、哮喘的患儿
咪达唑仑	静脉注射或肌内注射，鼻内	每次 0.15~0.2mg/kg	惊厥
吗啡	静脉注射或肌内注射	0.1~0.2mg/kg	用于镇静，缓解疼痛
纳洛酮	静脉注射或肌内注射	0.01mg/kg（最大剂量 2mg）	阿片类药物过量
对乙酰氨基酚	口服	15~20mg/kg	发热的患儿
副醛	灌肠	0.3ml/kg（将其用花生油稀释成 1：2 的比例）	惊厥的患儿
沙丁胺醇	雾化吸入静脉注射	0.3ml/kg，6 岁以内 6 喷，6 岁以上 12 喷 5μg/kg	用于哮喘的患儿
8.4% 碳酸氢钠	静脉注射	2ml/kg	血气滴定
可溶性胰岛素	静脉滴注	0.1U/(kg·h)	只有当患儿血糖 >14mmol/L 时

注：LTB*，喉气管的支气管炎（哮吼）。容量复苏，立即静脉注射 20ml/kg 晶体液（如生理盐水）。

异物吸入

家长或监护人可能不能提供异物吸入(aspirated foreign body)史,因为 1/8 的患儿是在没有人知道的情况下吸入异物的。

症状

- 吃坚果、类似食物或吸吮小物件(如塑料玩具)时突然呛咳或咳嗽
- 持续咳嗽和喘息(非哮喘的喘息)
- 没有过敏史的幼儿突然暴发喘息发作,尤其是在呛咳后

体征

- 全肺或者部分肺呼吸音减弱或消失
- 喘息

辅助检查

胸部 X 线检查拍摄患儿深吸气和深呼气时肺部情况,以排除肺部塌陷或肺部阻塞引起的肺部过度换气。

注:普通 X 线检查不能完全排除异物吸入的可能。

管理

急救:

- 大多数患儿会咳出异物,因此应鼓励患儿咳嗽。
- 用手指试一下也会有作用,可采用拍背法、指压侧胸部法和海姆立克急救法(适用于大于 8 岁的患儿,在操作过程中要注意保护好内脏)。5s 原则是一种较好的原则:5 次呼吸,5 次背部冲击,5 次胸部冲击,5 次腹部冲击(针对年长儿)。如果没有反应,开始 CPR,并且寻求帮助。

发生完全性梗阻时,尝试使用医用钳取出,如果不成功,可以进行气管切开或环甲膜切开术。

注:一旦异物已经通过了咽喉,则很少会出现生命危险,因此在这种情况下转诊通常是相对安全的。

注:如果患儿能够自主呼吸,不要急于用器械打开气道。

支气管镜检查

对于有充分证据提示吸入了异物的患儿,多数都有必要进行支气管镜检查。支气管镜检查有一定的难度,需要恰当的设备和有操作经验的专家。

> **预防**
> ....
> - 15 个月以下的儿童避免吃爆米花、硬棒棒糖、生胡萝卜和苹果
> - 4 岁以下儿童不能吃花生
> - 3 岁以下儿童不要玩有小部件的玩具

过敏反应[5]

对于过敏反应(anaphylaxis)中的气道阻塞和低血压的处理方法总结如下:

- 面罩吸氧,6~8L/min。
- 肌内注射 1:1 000 肾上腺素 10μg/kg,如患儿小于 1 岁,则 0.05~0.1ml(必要时每 5 分钟可重复使用),如果仍然没有改善,采用连续静脉滴注肾上腺素(1mg 肾上腺素溶于 1 000ml 生理盐水中)。避免使用皮下注射。
- 使用自动注射器,如肾上腺素笔。
  体重 <10kg:不推荐使用
  体重 10~20kg:150μg
  体重 >20kg:300μg
- 雾化吸入沙丁胺醇缓解支气管痉挛。
- 收住入院(观察至少 4~12 小时)。
- 静脉补充胶体或晶体溶液:10~20ml/kg,可重复使用。
- 必要时,静脉注射皮质醇 4mg/kg。

如果患儿发生持续性上呼吸道梗阻,可雾化吸入 1% 肾上腺素,最大用量 4ml,也可能需要气管插管。将患儿收治入院,至少观察 12 小时。

注:过敏反应具有双向性,请参阅 ASCIA 预防行动计划,www.allergy.org.au/.

癫痫持续状态/长程癫痫[22]

保证充足的氧气:保持呼吸道通畅(如插入气管导管)、给氧。监测血糖水平。

抗癫痫的治疗方案包括[5]:

咪达唑仑:静脉注射 0.1~0.2mg/kg,或肌内注射 0.2mg/kg,或鼻内给药 0.3mg/kg。

地西泮:静脉注射 0.2mg/kg,或经直肠给药 0.5mg/kg。

氯硝西泮:小于 1 岁患儿 0.25mg,1~5 岁患儿 0.5mg,大于 5 岁患儿 1mg。

苯妥英钠:15mg/kg,注射时间大于 20~30 分钟。

硫喷妥钠:使用滴定剂量(通常 2~5mg/kg)。

如果是难治性癫痫(超过 60 分钟),可考虑插管时使用全麻醉。

低钠血症可引起脑膜炎患儿的惊厥。完善心电图检查(寻找长 QT 间期)。如果诊断怀疑脑膜炎,可静脉注射头孢曲松。

迹近溺水

海水溺水和淡水溺水患儿的临床特征一般来说并没有明显差异。如果患儿出现缺血缺氧性脑病和吸入性肺炎,治疗方法如下:

- 保证患儿有充足的氧气吸入,病房内通风良好
- CPR,尽快开始呼吸救援

- 经鼻胃管胃肠减压
- 静脉滴注胶体或静脉注射生理盐水联合多巴胺（多巴酚丁胺）5~20μg/(kg·min)，以维持循环
- 注意体温下降
- 如果患儿出现脑水肿，静脉注射甘露醇 0.25~0.5g/kg
- 纠正电解质紊乱（如低钾血症）
- 考虑气管插管，尤其是 SpO₂<95%

🦴 骨髓内输液[3]

　　急救过程中，建立有效的静脉通道具有至关重要的作用。但是给外周静脉塌陷病人（特别是儿童）建立静脉通道是很困难的。骨髓腔中有丰富的血管网，此时可考虑将液体输入到骨髓腔中。骨髓内输液最适用于 5 岁以下静脉塌陷的患儿。在鸡骨头上可以有效地训练这项技术。

输液部位

- 成人和 5 岁以上儿童：胫骨远端
- 5 岁以下儿童：胫骨近端
- 股骨远端：股骨中线外髁上 2~3cm 进针也是一种选择

避开生长板、骨中段和胸骨。

胫骨近端的穿刺方法

　　注：严格遵循无菌（注意皮肤准备和戴无菌手套）
- 必要时使用局部麻醉
- 选择 16 号骨穿针（根据迪克曼修改，如库克临界针 15.5 号）或 16~18 号腰椎穿刺针（费用更低）
- 与胫骨近端前内侧表面的皮肤呈直角，取胫骨粗隆下约 2cm 处为穿刺点（图 89.1）。针头微微向下，远离关节间隙（与长轴的角度 <90°）。

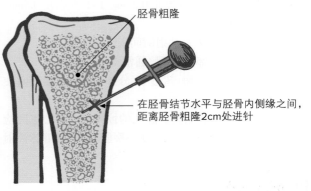

胫骨粗隆

在胫骨结节水平与胫骨内侧缘之间，距离胫骨粗隆2cm处进针

图 89.1 骨髓内输液

- 带着向下的压力，小心捻转穿刺针，使针头穿透骨皮质，有落空感则表明针已经进入骨髓腔了。
- 拔出套管针，抽少许骨髓液以确认穿刺针在骨髓腔内。使用生理盐水冲洗以确定位置。

- 用一个小的石膏夹板固定穿刺针。
- 液体，包括血液，可以通过这个通路快速或慢速输入。注意避免液体外漏。
- 输液速度可通过使用压力为 300mmHg 的压力袋显著加快。

　　注：任何可以通过静脉给药的液体或者药物，也杜可以通过前臂骨间途径给药。

严重胃肠道疾病

　　胃肠道疾病会导致呕吐，对此类患儿需要认真评估病情，此病有潜在致命性危险。

呕吐

红旗征

- 面色苍白，看起来病得很重的孩子
- 呕吐，没有腹泻
- 便血
- 严重的腹痛或腹部症状
- 持续腹泻
- 呕吐胆汁（绿色）

治疗

　　昂丹司琼（口服片剂）：
　　不推荐用于 <6 个月或体重 <8kg 的患儿。
　　8~15kg：2mg/次，8~12 小时后可再次给药。
　　>30kg：8mg/次，8~12 小时后可再次给药。

🦴 胃肠炎[23]

　　对胃肠炎（gastroenteritis）患儿的诊治必须足够重视。评估患儿的一般症状，如觉醒状态、面色苍白、体重下降的程度，以及液体出入量，是非常重要的（见第 34 章）。如果对患儿的病情不确定，安排住院治疗。患儿的社会心理状况也需要评估。

🦴 肠套叠

　　50% 的婴儿刚开始出现肠套叠（intussusception）症状时未能被正确诊断，因此认识肠套叠很重要。肠套叠的特征性表现包括突然发作的持续性面色苍白，阵发性呕吐和哭泣。仅有 40% 的患儿会出现便血和腹部包块（见第 49 章）。

🦴 幽门狭窄

　　2 周~3 岁的儿童如出现喷射性呕吐、体重急剧下降和碱中毒，应怀疑是否患有幽门狭窄（pyloric stenosis）。必须要区分喷射性呕吐和喂食过多所致呕吐。如果诊断存在疑问，专业的幽门超声检查可协助诊断（见第 49 章）。

> **胃肠道疾病病情严重的红旗征**
> - 胆汁呕吐物：考虑可能是肠旋转不良和中肠扭转，需要紧急转诊。
> - 超过 24 小时未能排出胎粪：考虑先天性肠道闭锁和狭窄、胎粪性肠梗阻、先天性巨结肠。

婴儿猝死综合征

- 婴儿猝死综合征（sudden infant death syndrome，SIDS）是 1~12 个月婴儿死亡的主要原因，发生高峰为 4 个月的婴儿。
- 在活产婴儿中的发生率为 1/500，并且发病率越来越高。
- 虽然婴儿猝死综合征的病因尚不清楚，但目前已明确其危险因素，暴发性感染可能是导致婴儿猝死综合征的一个病因。
- 尚不能通过检查识别疑似患儿。
- 虽然婴儿猝死综合征可能会在同一个家庭再次发生，但可能性很小。
- 婴儿猝死综合征与较低的社会经济地位有关。

危险因素

- 俯卧睡眠体位
- 呼吸道阻塞（存在争议）
- 人工喂养（可能是危险因素）
- 被动吸烟（胎儿期或出生后）
- 高热或过度保暖
- 胎龄 <32 周的早产儿
- 患儿母亲在孕期滥用麻醉药或吸毒
- 并发病毒感染

预防措施

婴儿出生后：

- 最好仰卧，不用枕头（除非有特殊原因需要将其上半身垫高，如胃食管反流）。
- 确保婴儿头部不被遮盖
- 鼓励母乳喂养
- 保证婴儿在胎儿期和出生后不暴露于二手烟环境
- 保证婴儿不会过热（头颈部出汗表示婴儿太热）
- 被子保暖不要超过成人的需求
- 床上不放别的东西（如毛绒玩具）

父母对于丧亲之痛的反应

- 失去孩子的父母可能对全科医生存在敌意，特别是近期全科医生要给其做身体检查时
- 可能会感觉"听到"婴儿的哭声
- 梦境痛苦
- 感到愧疚或自责，尤其是母亲
- 精神性疾病
- 丧亲之痛的其他阶段：否认、愤怒、挣扎、沮丧、接受

婴儿猝死综合征的管理

- 允许家长看望或拥抱孩子。
- 向父母解释，包括需要尸检人员参与的原因。
- 对丧亲之痛的父母提供心理咨询。
- 尽早与心理咨询师取得联系，并提供连续支持。
- 联系婴儿猝死综合征的支持组织。
- 回访猝死孩子的家庭。
- 提供催眠药（限量）。
- 给予建议帮助母亲回乳（见第 101 章）。
- 谨记死亡婴儿的兄弟姐妹也可能会有同样悲伤的反应。
- 必须通知警察和尸检人员，依法律要求对猝死婴儿进行尸检。

明显危及生命事件

　　明显危及生命事件（apparent life-threatening episode，ALTE），或迹近婴儿猝死综合征（near-miss SIDS），指遭遇一次可怕的呼吸暂停、皮肤颜色改变或窒息。至少有 10% 的患儿会突发其他问题。处理方法包括收住入院接受检查和监护病情。

在家庭中对呼吸暂停进行监测指南

- 明显危及生命事件
- 猝死婴儿之后再出生兄弟姐妹
- 双生子中猝死婴儿的另外一个兄弟姐妹
- 极度早产儿

阻塞型睡眠呼吸暂停综合征

　　儿童睡眠呼吸障碍主要特征是呼吸嘈杂、紊乱和间歇性呼吸暂停，可导致患儿白天嗜睡，行为异常和认知障碍。需要入院治疗。

资源

维多利亚州儿童的观察和响应工具（Victorian Children's Tool for Observation and Response）。https://www.victor.org.au/, including Back to Basics videos, available from: https://www.victor.org.au/implementing-victor/victor-back-to-basics/, accessed 14 May 2018.

参考文献

1　Murtagh J. The anatomy of a rural practice. Aust Fam Physician, 1981; 10: 564–7.
2　Hewson P, Oberklaid F. Recognition of serious illness in

infants. Modern Medicine Australia, 1994; 37(7): 89–96.

3 Tibballs J. Endotracheal and intraosseous drug administration for paediatric CPR. Aust Fam Physician, 1992; 21: 1477–80.

4 Hewson P et al. Recognition of serious illness in babies. J Paediatr Child Health, 2000; 36: 221–5.

5 NSW Ministry of Health: NSW health policy statements for children and infants. Recognition of a sick baby or child in the emergency department, June 2011. Available from: www.health.NSW.gov.au/policies/, accessed September 2014.

6 Gwee A, Rimer R, Marks M. *Paediatric Handbook* (9th edn). Oxford: Wiley-Blackwell, 2015: 1–8.

7 Fraser NC. Accidental poisoning deaths in British children 1958–77. BMJ, 1980; 280: 1595.

8 Poisoning in children [published 2020]. In: *Therapeutic Guidelines* [digital]. Melbourne: Therapeutic Guidelines Limited; 2020. www.tg.org.au, accessed March 2021.

9 Yuen A. Accidental poisoning in children. Patient Management, 1991; November: 39–45.

10 Fulde G. *Emergency Medicine.* Sydney: Elsevier, 2007: 601–5.

11 NSW Ministry of Health: NSW health policy statements for children and infants. Fever—acute management, October 2010. Available from: www.health.NSW.gov.au/policies/, accessed 25 November 2017.

12 NSW Ministry of Health: NSW health policy statements for children and infants. Bacterial meningitis—acute management, July 2014. Available from www.health.NSW.gov.au/policies, accessed 25 November 2017.

13 Antibiotic [published 2019]. In: *Therapeutic Guidelines* [digital]. Melbourne: Therapeutic Guidelines Limited; 2019. www.tg.org.au, accessed September 2020.

14 NSW Ministry of Health: NSW health policy statements for children and infants. Croup—acute management, August 2010. Available from: www.health.NSW.gov.au/policies/, accessed 25 November 2017.

15 Fitzgerald DA, Kilhan HK. Croup: assessment and evidence-based management. Med J Aust, 2003; 179: 372–7.

16 Mazza D et al. Evidence based guideline for the management of croup. Aust Fam Physician, Special issue, 2008; 37(6): 14–19.

17 Neto GM et al. A randomised controlled trial of mist in the acute treatment of moderate croup. Acad Emerg Med, 2002; 9: 873–9.

18 NSW Ministry of Health: NSW health policy statements for children and infants. Bronchiolitis—acute management, October 2012. Available from: www.health.NSW.gov.au/policies/, accessed 25 November 2017; reviewed 19 January 2017.

19 Turner T et al. Evidence based guideline for the management of bronchiolitis. Aust Fam Physician, Special issue, 2008; 37(6): 6–13.

20 NSW Ministry of Health: NSW health policy statements for children and infants. Asthma—acute management, October 2012. Available from: www.health.NSW.gov.au/policies/, accessed 25 November 2017.

21 Pitt R. Common paediatric emergencies. Aust Fam Physician, 1989; 18: 1228–34.

22 NSW Ministry of Health: NSW health policy statements for children and infants. Seizures—acute management, October 2009. Available from: www.health.NSW.gov.au/policies/, accessed December 2014.

23 NSW Ministry of Health: NSW health policy statements for children and infants. Gastroenteritis—acute management, February 2010. Available from: www.health.NSW.gov.au/policies/, accessed September 2014.

89

> 与他人的分离感在青春期最为普遍,但是这种感觉并不总是发展到使自己与同伴之间的差异引人注意的程度。

威廉·萨默塞特·毛姆(1874—1965),《人性的枷锁》(译者注:英国人,现代小说家和剧作家)

青春期是从相对依赖的童年期,向相对独立的成人期发展的过渡时期。青春期的起始时间和持续时间因人而异,但一般认为是在 10~19 岁[1] 青春期在人的生命历程中是一个重要的转变期,其特点是快速成长,以及生理和心理变化,其变化之大仅次于婴儿期。

虽然是生物学的变化推动了这一转变,但青春期的持续时间和特征可能因文化和社会经济环境而有很大差异。在过去的一个世纪,青春期开始得更早,并受到社会变化的影响,如晚婚、城市化进程加快、全球通信、信息技术、社交网络,以及性态度和性行为的变化[1-2]。

青少年病人需要全科医生的特别理解和照顾。他们会带来非常具有挑战性的问题,甚至是对抗性的问题。青少年心理健康问题(特别是心境障碍)[3] 的急剧增加,使得全科医学服务中具有挑战性的青少年看诊的频率显著增加。另一个普遍的困难是与青少年建立融洽的关系和信任,他们可能正在试图摆脱成人世界,建立自我意识,因此医生在看诊开始时主动提出并说明保密事项,可在很大程度上改善与青少年病人的互动。

最近的卫生政策中提到了“年轻人”的概念。年轻人(young people)是指 12~24 岁的人,青年人(youths)则是指 15~24 岁[2]。大约 18% 的人口是年轻人,他们之中来全科诊所看病的比例往往较低;如果他们来看病,通常是因为身体原因,但事实上青少年最大的健康负担是心理健康问题。

青春期的发展阶段[4]

青春期早期(10~14 岁):“我正常吗?”

这一阶段主要是适应生理上和性心理的变化,以及开始寻求不依赖父母的心理独立。女童通常比男童更快地进入这一阶段。

青春期中期(14~17 岁):“我是谁?”

青春期中期是男童在生理上和心理上赶上女童的时期,因此两性的吸引力和两性关系是这个阶段普遍关注的问题。这是一个同伴联合、讲究服装、喜欢音乐、玩弄辞藻、聚餐饮酒的时期。男女初次性交的平均年龄均为 16 岁。这是一个智力知识和认知过程都变得相当复杂的阶段。尝试和冒险行为是这一阶段的特点,而且保密问题往往很重要。

青春期晚期(17~19 岁):“我要去哪里?”

这是一个发育成熟的阶段,青年人在处理人际关系时更加自信,与父母的关系也更加融洽。他们的思想更加抽象,也更加现实。人际关系可能变得更亲密,道德价值体系更稳固,职业和教育目标变得更加重要。

性发育

青春期随下丘脑-垂体激素轴的成熟而到来。根据外部第一和第二性征定义身体发育指标的 Tanner 分期系统[5]是非常有用的指南。

青春期始于 9~14 岁:男童的平均年龄为 11~12 岁(平均 11 岁);女童为 8~13 岁(平均 11 岁),平均初潮年龄为 12.5 岁;月经失调在第 94 章介绍。

青春期延迟[6]

青春期延迟(delayed puberty)指在以下年龄段青春期发育(男童睾丸增大或女童乳房发育)缺失:

- 女童 >13 岁
- 男童 >14 岁

重要的原因包括:

- 体质性生长和青春期延迟(CDGP)通常是家族性的,也是最常见的原因。它与生长和骨龄延迟有关
- 慢性疾病(如严重哮喘、囊性纤维化、肾衰竭)
- 营养不良和运动不足
- 神经性厌食症

其他不太常见的原因包括染色体异常(如特纳综合征)和性腺激素缺乏(如卡尔曼综合征、化疗后)。考虑转诊给儿科内分泌专家进行检查和治疗,包括男童应用睾酮和女童应用雌激素。

🦴 性早熟[7]

性早熟（precocious puberty）是青春期趋于比前几代人更早，又被称为"长期趋势"，推测是由于营养改善和无慢性疾病所致。真正的性早熟被认为是：

- 女童 <8 岁
- 男童 <9 岁

生长突增将更早出现，骨生长也将提前，但由于长骨过早融合（身高问题可能决定是否需要治疗），最终成年身高可能低于预期。真正的性早熟在女童中更为常见，发生率是男童的 20 倍。性早熟通常为特发性，但垂体腺瘤是一种罕见的原因，其在男童中更为常见。性早熟通常不需治疗，但也可能需要促性腺激素释放激素（GnRH）类似物和环丙孕酮。

经证实患有中枢性性早熟的儿童应接受头颅 MRI 成像检查。

🦴 乳房早熟[7]

乳房早熟（premature thelarche）指 8 岁以下女童的乳房发育，而无其他青春期征象。通常发生于 3 岁以下女童，且可预期自发消退。可于出生时出现。对这种良性情况放心观察是合理的。

🦴 肾上腺早熟[7]

肾上腺早熟（premature adrenarche）指 6~9 岁男童或女童阴毛的孤立出现。没有男性化或雌激素化的其他特征，且阴毛持续存在至正常时间出现其他青春期征象。通常是一种正常变异（无须特殊治疗），偶可提示非典型先天性肾上腺增生。如有任何疑虑，建议转诊。

🦴 青春期男子女性型乳房[7]

青春期男子女性型乳房（pubertal gynaecomastia）是男性青春期的正常变异，患病率为 40%~50%，通常为一过性现象，2~3 年后自行消退。有可触及和/或可见的圆盘状乳房组织，男童可能会感觉很硬，需与超重男童的脂肪组织进行区分。

无激素或药物治疗，很少需要手术切除。关于衣服的建议（如用于社交活动或游泳时穿宽松 T 恤）或给学校的解释信可能会有所帮助。

健康问题的主要领域

- 在青春期首次出现率较高的心理健康问题包括抑郁、自残、焦虑障碍、行为障碍（如注意缺陷障碍、品行障碍）和饮食障碍。超过 80% 的心理问题开始于 25 岁以前。

- 其他需关注的领域是药物滥用、精神分裂症和药物相关的精神病
- 饮食障碍，包括肥胖、吃快餐、神经性贪食和神经性厌食（见第 67 章）
- 损伤，包括运动损伤、车辆交通事故和人际暴力
- 冒险行为，包括毒品滥用
- 性适应，包括不安全的性行为和青少年妊娠
- 长期生病和失能，包括遗传性疾病的幸存者
- 哮喘，这是 10~14 岁年龄组男女住院的首要原因
- 过度日光暴露
- 痤疮，这对青春期少年来说可能非常痛苦，严重的痤疮会增加自杀风险[8]

超重和肥胖儿童

大约 1/4 的澳大利亚儿童超重或肥胖[9]。一项全国性营养调查显示，儿童摄入过多的饱和脂肪和糖分，同时经常观看电子屏幕超过建议的时间[10]。儿童期肥胖会增加成人肥胖的风险。营养性肥胖与生长加速和骨龄提前有关，而内分泌性肥胖具有相反的效应（见第 67 章）。

对青少年病人的误解

以下是一些临床医生对青少年病人的误解：

- 与成人不一样的需要
- "肤浅"的思想家
- 意味着一种"快速"看病
- 回避个人问题
- 讨厌入侵个人空间

把青少年当作正常成人对待，这是很重要的。

青少年的特征

青少年的主要特征是[2]：

- 自我意识
- 自我认知
- 自我为中心
- 缺乏信心

这些基本特征导致对身体的焦虑，许多青少年关注他们的皮肤、体型、体重和头发。对痤疮、卷发、圆肩和肥胖的担忧非常普遍。

青少年通常对男童和女童之间的关系，以及同性之间关系有特殊的担忧，并可能对性问题感到羞耻。因此，许多青少年感到自我价值缺乏或身体形象不佳。青少年是具有强烈隐私感的人，这一点必须得到尊重。青少年忧虑他们的自我身份认同、担心父母之间的冲突、担心学校、担心同龄人和周围的世界；而且，他们也存在与生俱来的分离焦虑。

年龄和知情同意

作为一项规则,父母和医生不应在缺乏说服力的理由的情况下,将儿童和青少年排除在决策之外。在澳大利亚,普通法规定18岁有同意权,18岁以下酌情给予同意权,但考虑是基于医学干预,以及这个年轻人完整地理解能力。适用于这一规定的概念是吉利克测试(Gillick test),该测试规定,一旦16岁以下的人能够完整地理解所提议的医学治疗,那么父母决定子女治疗的权利即告终止。

全科医生可能面临的两个问题:

- 18岁以下的青少年在什么时候能有知情和同意接受治医学治疗的权利?
- 父母或监护人在什么时候能有知情和同意18岁以下的青少年接受医学治疗的权利?

在考虑这些问题时,应对青少年进行能力评估,包括考虑:

- 年龄
- 独立程度
- 在校年级
- 成熟度
- 表达自己愿望的能力

在新南威尔士州(NSW)和南澳大利亚州,附加法律允许14岁(NSW)和16岁(南澳州)及以上的人知情和同意对他们自己的治疗。这些州的全科医生在遇到知情同意权问题时,应熟悉这些法律。

年龄指南

≥18岁,成年
≥16岁,知情同意年龄
14~16岁,理想情况下让父母参与,但根据"吉利克(Gillick)能力"作出决定
<14岁,同上(14~16岁)。

青少年看重什么?他们担心什么?

"澳大利亚在行动"项目(Mission Australia)正在开展的一项大型研究[11],对15~19岁青少年进行调查,该研究显示青少年最看重的是:

- 友谊
- 家庭关系
- 学校和学业满意度
- 身心健康

他们个人最担心的问题包括:

- 应对压力(从2009年的19%升至2013的38%)
- 学校或学业问题(37%)

- 身体形象(31%)

大约20%的青少年也极为担心或非常担心家庭冲突。

互联网是年轻人的第一信息来源,其中20%的年轻人每周在社交网站上花费超过20小时。

获得全科医疗服务

青少年可能有许多获得全科医疗服务的障碍。特别是那些因各种原因被边缘化的青少年,包括无家可归或有无家可归风险,涉及过青少年司法制度,残疾,同性恋,或原住民、非英语或难民背景等。障碍包括:[12]

- 对各种服务缺乏认知
- 对保密性的担忧
- 服务的可得性,特别是在小城镇、农村和偏远地区
- 费用
- 缺乏既往经验
- 服务地点
- 复杂的系统和转诊流程

鉴于这些显著的障碍,从总体上改善青少年对医疗服务的可及性是至关重要的,其中全科医疗服务的可及性尤其重要。近年来,虽然针对青少年的服务发展势头强劲,如"国家头脑空间项目",但全科医学服务仍然是年轻人初级保健的基石[11]。青年人友好的全科服务被认为具有以下特点[12]:

- 对青少年的可及性(如服务设施的可视外观、在线服务、列入澳大利亚全民医疗保险服务项目)
- 青少年参与全科诊所(如让青少年参与政策制定,雇用青少年为工作人员)
- 合作和伙伴关系(如与住房或心理健康服务机构合作)
- 为青年人提供服务方面的职业发展
- 诊所对向青年人提供的服务进行评价
- 青少年健康的循证方法
- 这些方法的可持续性

根据塔斯马尼亚州的研究,即使青少年因为其他原因来找全科医生看病,他们也希望医生询问性健康、心理健康和药物使用方面的问题。他们还希望医生不带偏见,避免使用医学术语,能倾听,能做到保密,尊重他们的观点和选择[13]。

临床方法

保密

在给青少年病人看病时,保密(confidentiality)是很重要的问题,尤其是那些新来诊所的病人,或以前对权威机构有过负面经历的病人(如被要求接受社区服务惩戒,或涉及过青少年司法制度),或其家庭其他成员(尤其是父母)

也是你的病人。青少年的全部概念,是要努力地建立一个与照顾者相独立的自我身份识别,这个概念与全科医生的新建关系联系在一起的。大多数成人都知道的医疗保密规则,不过这对年轻人往往并不了解。

医生要在保密方面给青少年释除担忧,下面是一些技巧[12,14]:

- 让全科诊所的保密政策对所有病人都明晰可视(如放在诊所网站上、候诊室里、诊所信息传单/介绍里)
- 第一次给病人看病之前,尤其是病人可能对保密原则有担心的情况下,先和病人沟通或确定医疗保密的含义(以及医疗服务中的各种界限,或不能保密的例外情况,表90.1)

表90.1　保密原则的三个例外[4]

1. 如果年轻人透露有自杀意向,或有可能有严重自残行为的趋势
2. 如果其他人正在威胁或伤害他们(如身体虐待、性虐待或情感虐待)
3. 如果年轻人有武力伤害他人的危险(如攻击、虐待)

注:存在其他例外情况(如法定报告传染病),如有必要,可适时予以解释。以上是推荐预先进行解释的例外情况。

- 随着全科医生与病人的关系不断发展,当涉及敏感的事情(如避孕或其他性健康的话题、心理健康方面)时,强调这些保密原则

费用

青少年获得基本医疗服务的主要障碍之一是费用。他们通常不知道全民医疗保险(Medicare)是如何运作的,也不知道如何使用医疗保险卡(译者注:澳大利亚全民医保卡)。青少年从15岁起可以获得自己的医疗保险卡。全科诊所中提供医疗保险的申请表(需要照片身份证明)是对青少年有帮助的。青少年应知道他们不需要带着医疗保险卡也能见医生。只要病人年龄超过14岁,医疗保险不会向任何人(包括其父母)透露使用过该卡的人的信息。

谁在诊室里？谁说话？

青少年可能独自来就诊,或由其他人(通常是母亲或父亲)陪同,有可能是父母,代表青少年说话。把这两个角色(青少年和父母)看作为两个独立的实体,这可能是一个挑战,需要非常谨慎地处理好两者的关系。全科医生的目标应是与青少年自身建立起融洽的医患关系,同时又不威胁到父母与孩子的关系。

大多数父母都会有意识这,甚至会鼓励青少年自己说话,或提议自己离开诊室。医生应该接受父母的这种提议,并在与青少年进行私人谈话后,再将父母请回诊室房间。在与青少年进行私人谈话时,应该非常明确青少年允

许和不允许向父母透露什么信息(在父母回到诊室后)。

要求父母离开(如果父母没有主动提议)可能会让焦虑或专横的父母感到吃惊,因此应该谨慎地协商。像通常的做法一样,在看诊的早期就将这一点正常化,可能会有所帮助[4]。可以向父母这样说,"通常,当给如同你儿子/女儿这样的年轻人看病时,我会单独地和他们聊聊,过一会儿你回来。这样可以吗?"

如果父母不想离开房间,或一直为青春期的孩子代言,医生可以采取更直截了当的方法,尽管这是不常用的。在这种情况下,全科医生很难与青少年培育出好的医患关系。

与青少年的沟通和融洽

无论青少年的主诉是什么,全科医生给青少年提供服务最关键的一个任务,是要培养和发展信任关系[15]。

培养青少年参与度的技巧[3]包括:

- 将年轻人视为有责任心和有能力为制定决策作出贡献的人。
- 采取一种好奇的、非进攻性的和尊重的态度。
- 尽可能地开放和诚实。
- 明确年轻人想从你这里得到什么。
- 建立共识的目标,或清楚地解释为什么你不能帮助。
- 对年轻人要说的话表示出真诚的兴趣。
- 做真实的你自己,不要假装。
- 使用隐喻和幽默(在适当之处)来建立融洽的关系。
- 使用清晰和易懂的语言,避免使用术语;但是,过度使用俗语可能比完全不用更糟糕。
- 如果你要问一些可能很难回答的问题(例如性方面的),在提问前先提醒年轻人。
- 避免站在控制和权威的位置上。
- 青少年的参与可能会有好的时候也可能出现不好的时候。

HEEADSSS[4]

HEEADSSS是用首字母组合成的助记词,它是一个指南(而非台词脚本或勾选列表),在全科医生对青少年进行心理社会评估时是一个很有用的工具。它是一个框架,其设计是从(通常)不太敏感的方面延伸到青少年可能比较担心的敏感方面。不必在一次看病时涵盖所有内容,评估所涵盖的方面可以根据病人个人及其情况进行调整。临床应用软件上的快捷方式可能会提示全科医生使用HEEADSSS。它最近扩展用于反映青少年患病和死亡的主要原因。

H= 家庭(**h**ome)

E= 教育和就业(**e**ducation and **e**mployment)

E= 饮食和锻炼(**e**ating and **e**xercise)

A= 活动和同伴关系(**a**ctivities and peer relationships)

D= 使用毒品、吸烟和饮酒(**d**rug use,cigarettes and alcohol)

S= 性(**s**exuality)

S= 自杀和抑郁(**s**uicide and depression)(包括心境和可能的精神症状)

S= 安全(**s**afety)

身体检查

青少年通常对自己的身体和外表非常敏感,尤其在青春发动期时。对青少年进行身体检查时应注意:

- 在做身体检查之前,仔细解释一下你要做什么
- 得到病人的的同意
- 检查乳房或生殖器时,尤其是男性医生检查女性青少年病人时,考虑安排一个陪伴人(译者注:通常是同一家诊所里的女同事)
- 身体检查前应考虑性别和文化差异及社会规范
注:25 岁之前不需要进行新的宫颈筛查。

危险行为

危险行为(risk behaviours)在青少年中很常见,应积极但谨慎地进行筛查。HEEADSS 模型可用于此筛查。如果存在危险行为:

- 评估危险程度有多高(例如,是否有多个危险行为?是否在逐步升级?是否意识到危险和潜在后果?）。
- 可能的保护因素(例如,来自家庭、学校、积极的同伴关系或文化方面的支持)。
- 关注青少年可能拥有的优势和能力。
- 建立动机,增强改变的能力。
- 通过采用有指导的决策方法,积极促进行为改变。
- 提供适当的有关危险行为和潜在后果的信息和教育。
- 如果发现危险程度高的行为,需转诊至适当的服务(例如,戒毒和戒酒服务、心理咨询师),全科医生则继续行使病例管理的角色。

制订管理计划[4]

医生告知青少年评估结果,积极地请他或她参与制订管理计划,有助于提高青少年对医生的信任和对建议的依从性。还有助于:

- 识别风险行为,并提供相关信息和教育。
- 为青少年病人设定切合实际的治疗目标。
- 在适当的情况下,讨论他希望父母得到多少信息,以及希望父母怎样参与。
- 指导父母如何最好地支持青少年,并对冒险行为作出最佳反应。

青少年的心理健康[4]

- 多达 25% 的青少年有心理健康和/或药物滥用问题。

- 青少年的心理健康正在变差。
- 许多慢性心理健康问题是在青春期出现的。
- 焦虑和抑郁是青少年的主要心理健康问题(占男性疾病的 17%,女性疾病的 32%)。
- 行为障碍(8% 的 12~17 岁儿童中有注意缺损多动障碍,3% 患有品行障碍)和饮食障碍也很常见。
- 青少年心理健康的危险因素和冒险行为明显增加(例如,药物滥用、同伴冲突)。
- 青少年心理健康问题的表现与成人不同,以心境波动、学习成绩下降或出勤率低、易激惹、愤怒、药物滥用、躯体症状、冒险行为,或与同龄人或家庭成员冲突更为常见。
- 青少年通常对心理健康知之甚少(<25% 的人会寻求帮助)。

青少年抑郁[3-4]

(关于抑郁的讨论见第 10 章。)

- 在 18 岁之前,多达 24% 的青少年会有重性抑郁的发作表现。
- 病人会掩饰自己的抑郁问题,在青少年中比较难发现,因此需要更积极的筛查。
- 青少年时期的抑郁问题,可能会影响他们的心理社会发展。
- 有效地参与和建立一个信任的治疗联盟,是管理抑郁青少年的关键。
- 使用 HEEADSS 工具有助于评估。
- 与其他心理健康问题(焦虑障碍、行为障碍、饮食障碍、药物滥用)的共病很常见。
- 鼓励保护性因素是有益的,如积极的伙伴关系、学校或家庭的支持、规律的睡眠模式和令人愉快的活动安排。
- 心理咨询和心理治疗是青少年抑郁的一线治疗。这些针对所有等级的干预措施包括一般支持和教育、家庭治疗、人际心理治疗和认知行为疗法。
- 使用全民医疗保险中的心理健康服务项目,可能有助于改善获得心理健康服务的可及性。

青少年的抗抑郁药使用

对于青少年重性抑郁,可以考虑用氟西汀治疗。似乎有一种与年龄相关的机制,将选择性 5-羟色胺再摄取抑制剂(SSRI)治疗与自杀想法的风险增加相关联,青少年的风险最大。所以,如果药物治疗是必要的,应该由非常熟悉药物的不良反应范围,并能够适当监测年轻人的医生开具处方。在治疗的最初 4 周密切监测自杀行为尤其重要。如果担心严重症状或自杀风险,建议转诊给治疗青少年的精神病学专家。

90

青少年自杀[4]

- 女性因自杀企图(自杀未遂)导致的住院率是男性的3倍,但男性自杀死亡人数是女性的3倍(男性使用更致命的方法)。
- 超过一半的试图自杀的青少年,在之前一个月内看过全科医生(也就是说,全科医生可以起到非常重要的预防作用)(表90.2)。

表90.2　青少年可能自杀的警示征象[16]

行为改变(如冒险、自我隔绝、赠送财物、对活动失去兴趣)
心境改变(如绝望)
思想改变(如内疚感、奇怪的想法)
专注于死亡
谈论自杀
感觉到无法忍受的损失或压力
明显的决心(如在出现其他警示征象后突然的平静/快乐)

危险因素

- 既往自杀企图/自残
- 家人/朋友有自杀企图的历史
- 具体的自杀计划
- 潜在的心理障碍,如抑郁、焦虑、药物滥用
- 共病状态,如饮食障碍、品行障碍
- 最近有压力的生活事件(如关系崩溃、遭受羞辱、学业问题、同伴冲突)
- 持续的家庭问题
- 欺凌的受害者
- 女同性恋、男同性恋、双性恋、跨性别倾向
- 文化冲突或担心

管理

- 充分探索青少年的思想、计划和行动,评估风险水平。
- 不要同意为其自杀计划保密。
- 如果有严重的或迫在眉睫的自杀风险,保密原则就无效了。要平静地向青少年解释这一点,同时努力维持和保护好医患治疗联盟。
- 联系并动员家庭和社会支持。
- 尽可能从同龄人或其他健康提供者那里取得帮助,心理健康服务(如危机小组)需要提供。
- 如果可能,移除或限制使用自残手段(如药物)。
- 在结合其他治疗方法的同时,考虑使用"无自杀约定"的策略。通常是口头约定,例如青少年答应在下次见面之前,他不会把任何自杀想法付诸行动。医

生应该在一个很短的时间内(<1周)再见到这个青少年。

青少年焦虑障碍[17]

与抑郁的情况相似,青少年的焦虑障碍很普遍,是否能被发现很大程度取决于全科医生与青少年建立的信任关系;针对焦虑障碍也有用作一线治疗的各种心理治疗方法。关于焦虑障碍的进一步讨论见第81章。

饮食障碍

神经性厌食(anorexia nervosa)、神经性贪食(bulimia nervosa)和暴饮暴食(binge eating)通常发生在十几岁的早期至中期(见第79章)。有许多亚综合征变异(sub-syndromal variations)可能发展成严重的状态,但这些变异可以解决,特别是通过早期的识别和咨询。

应对青少年问题的临床要领

- 为他们保守秘密对青少年非常重要。
- 应尽可能消除妨碍青少年获得全科医疗服务的障碍。
- 在看病的某个阶段,最好能与青少年本人单独沟通。
- 在全科医学服务中处理青少年问题时,建立信任关系至关重要。
- HEEADSS是进行心理社会评估的有用工具。
- 青少年的心理健康问题很普遍,但通常很难发现,在很大程度上依赖于全科医生与青少年之间的信任关系。
- 青少年需要支持和理解。

破坏性行为障碍[17]

指一组精神健康障碍,包括行为障碍和对立违抗障碍。其可能与其他疾病(如ADHD)共病,需要仔细评估和治疗。

以非药物治疗为基础,如果考虑药物治疗,建议转诊至专科医生。

家庭中的青少年暴力

青少年对父母的暴力行为是指被"儿童造成的任何使父母恐惧并意图伤害父母的行为"。通常指12~18岁青少年的行为。

2012年,维多利亚州警方报告,家庭暴力事件报告中施暴者为18岁以下的案例,在过去的6年中增加了40%(维多利亚州警方,2012年)。在其他州也是一样[18]。

青少年暴力的类型包括身体的、心理的/情感的、经济上的,以及性行为。

资料

参考指南可有：

- 澳大利亚生命热线：13 11 14
- 父母热线，每个州有不同的电话号码
- 儿童帮助热线：1800 551 800
- 澳大利亚关系热线：1300 364 277

参考文献

1　World Health Organization. Adolescent health, 2014. Available from: www.who.int/maternal_child_adolescent/topics/adolescence/dev/en/, accessed March 2021.

2　Australian Institute of Health and Welfare. Young Australians: their health and wellbeing, 2011. Available from: www.aihw.gov.au/publication-detail/?id=10737419261, accessed March 2021.

3　McDermott B et al. Clinical practice guidelines: depression in adolescents and young adults. Melbourne: beyondblue: the national depression initiative, 2011: 143.

4　NSW Centre for the Advancement of Adolescent Health, the Children's Hospital at Westmead. Adolescent Health, GP resource kit (2nd edn), 2008. Available from: www.schn.health.nsw.gov.au/files/attachments/complete_gp_resource_kit_0.pdf, accessed March 2021.

5　Tanner JM. *Growth and Development at Adolescence* (2nd edn). Oxford: Blackwell Science, 1962.

6　Australian Paediatric Endocrine Group. Hormones and me: delayed puberty, 2011. Available from: www.apeg.org.au/Portals/0/Resources/Hormones_and_Me_6_Delayed_Puberty.pdf, accessed 6 July 2014.

7　Australian Paediatric Endocrine Group. Hormones and me: puberty and its problems, 2011. Available from: https://apeg.org.au/patient-resources/hormones-me-booklet-series/, accessed March 2021.

8　Sundström A et al. Association of suicide attempts with acne and treatment with isotretinoin: retrospective Swedish cohort study. BMJ, 2010; 341: c5812.

9　Australian Institute of Health and Welfare. Overweight and obesity, 2013. Available from: https://www.aihw.gov.au/reports-data/behaviours-risk-factors/overweight-obesity/overview, accessed March 2021.

10　Department of Health, Canberra. 2007 Australian National Children's Nutrition and Physical Activity Survey—Key Findings. Available from: www.health.gov.au/internet/main/publishing.nsf/Content/phd-nutrition-childrens-survey-keyfindings, accessed March 2021.

11　Mission Australia. Annual Youth Survey 2013. Available from: www.missionaustralia.com.au/what-we-do-to-help-new/young-people/understanding-young-people/annual-youth-survey, accessed 3 September 2014.

12　Cummings M, Kang M. Youth health services: improving access to primary care. Aust Fam Physician, 2012; 41(5): 339–41.

13　Turner L et al. Young people have their say: what makes a youth-friendly general practice? Aust Fam Physician, 2017; 46(1): 70–4.

14　New South Wales Kids + Families. Youth health and wellbeing. Available from: www.kidsfamilies.health.nsw.gov.au/publications/nsw-youth-health-policy-2011-2016/, accessed 3 September 2014.

15　Bennett DL, Kang M. Communicating with adolescents in general practice. In: *The Missing Link—Adolescent Mental Health in General Practice.* Sydney: Alpha Biomedical Communications, 2001.

16　Martin G. Management of depression and suicide in general practice. In: *The Missing Link—Adolescent Mental Health in General Practice.* Sydney: Alpha Biomedical Communications, 2001.

17　Psychotropic [updated 2021]. In: *Therapeutic Guidelines* [digital]. Melbourne: Therapeutic Guidelines Limited; 2021. www.tg.org.au, accessed November 2019.

18　*Violence toward parents,* Parent Easy Guide 17, Department for Health and Ageing, South Australia.

90

第七部分

女性健康

第91章 宫颈癌筛查

> 我们预测,在接下来的30~40年中,澳大利亚的宫颈癌发病率将从目前的每年约1 000例下降到每年仅几例……我们已经做好准备成为全球第一个有效消灭这种致命癌症的国家。

苏珊·加兰教授(2018年)(译者注:澳大利亚人,默多克儿童研究中心教授)

宫颈癌

宫颈癌(cervical cancer)是全世界女性癌症死亡的第四大原因,尤其是在发展中国家[1]。它是东非和中非女性中最常见的癌症,在澳大利亚女性所患癌症中排第14位[1-2]。澳大利亚是世界上宫颈癌发病率第二低的国家,这归结于从1991年就开始成功地实施了国家宫颈筛查计划,该计划使该病的发病率降低了一半[3]。

最常见的宫颈癌是鳞状细胞癌(squamous cell carcinoma),占宫颈癌的80%。腺癌少见,常见于宫颈较高位置,因此也较难诊断。宫颈癌几乎只发生在已经有性行为的女性,主要是因为暴露于人乳头瘤病毒(human papilloma virus,HPV)。其他危险因素包括吸烟、使用复方口服避孕药超过5年、免疫抑制,以及宫内暴露己烯雌酚[4]。

澳大利亚从2007年开始HPV疫苗接种,在接种人群中低级别及高级别异常的发生率显著减少。研究表明,低级别异常发生率降幅高达45%,高级别异常发生率降幅可高达85%[5]。最近的模型分析表明,以目前的手段,不久的将来可以在澳大利亚当地人群实现宫颈癌消除[6]。

宫颈癌与人乳头瘤病毒[7]

现在已经确定宫颈癌的主因是HPV。在约200种不同类型的HPV中,有40~50种特异性感染肛门生殖区。这些类型主要通过性活动期间的皮肤接触传播。

在生殖器HPV类型中,有15种被归类为"高危型",因为它们与肛门生殖器癌(包括宫颈鳞状细胞癌和腺癌)有关。HPV-16和HPV-18是约70%的浸润性宫颈癌和50%的高级别病变的病因。

在免疫接种之前,HPV感染很常见,但大多是一过性的,80%的女性一生中至少感染过一种生殖器类型的HPV,而自己却不知道。宫颈癌是HPV感染的罕见结果。大多数宫颈HPV感染在暴露后1~2年内通过细胞免疫被清除或抑制。宫颈持续感染高危型HPV可引起高级别宫颈病变,如果不治疗,可发展为宫颈癌。超过99.7%的宫颈癌HPV-DNA检测呈阳性[8]。

基础病理学

临床须高度注意宫颈转化区(图91.1),在转化区中,排列在宫颈管内的柱状细胞在鳞柱交界区转化为鳞状细胞。重要的是,要认识到这种转化区可以随着柱状上皮的进行性化生而扩展,因此鳞柱交界处可能会退到宫颈管内。这是绝经后女性的一个特征(图91.2)。由于鳞状细胞癌几乎总是发生在转化区,因此对该区域的细胞进行取样至关重要。

人乳头瘤病毒与宫颈肿瘤的自然史[9]

低级别鳞状上皮内病变(low-grade squamous intraepithelial lesion,LSIL)代表转化区的急性HPV感染。LSIL可见于低危型及高危型HPV感染。大多数女性会在约10个月内清除病毒,且无长远影响。持续感染致癌性

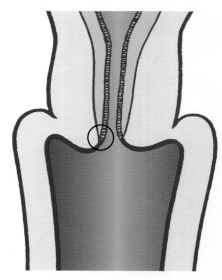

图91.1 宫颈转化区:在宫颈筛查中,从该区提取细胞是至关重要的

HPV 可引起癌前病变,即高级别鳞状上皮内病变(high-grade squamous-intraepithelial lesion,HSIL)。

HSIL 可恢复正常、持续存在,或最终发展为浸润性宫颈癌。HSIL 进展至癌症平均时间为 10~15 年。但是,经组织学证实为中度至重度异型增生的女性,需要进行阴道镜检查。图 91.3 和表 91.1 显示了宫颈肿瘤的疾病谱。

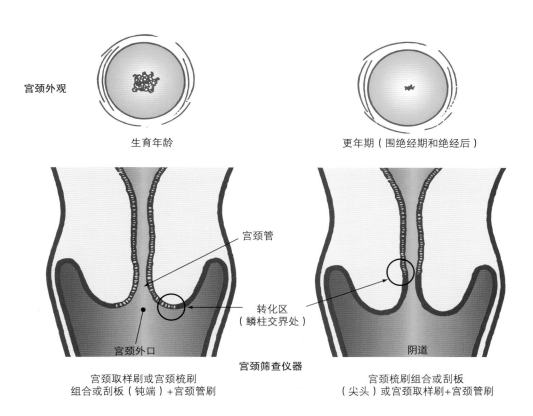

图 91.2　转化区位置随年龄变化,并根据其位置选择采样仪器

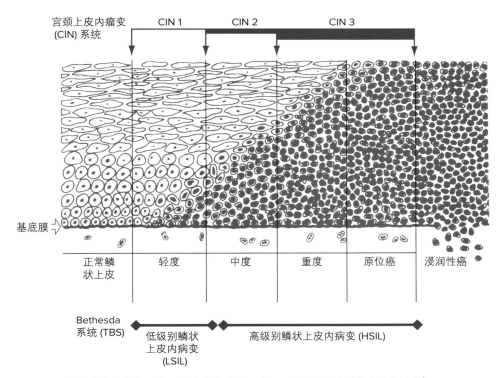

图 91.3　鳞状上皮内病变和宫颈上皮内瘤变(CIN)不同级别的图解(命名法的比较)

表91.1 鳞状细胞异常与不同命名方法[8]

序号	描述	CIN 分级	澳大利亚修订版 TBS
1	正常	正常	在正常范围内
2	异型性：反应性 或肿瘤性	异型性	ASCUS
3	HPV	HPV	LSIL
4	轻度异型增生	CIN 1	LSIL
5	中度异型增生	CIN 2	HSIL
6	重度异型增生	CIN 3	HSIL
7	原位癌	CIS	HSIL
8	浸润性癌	浸润性癌	浸润性癌

注：ASCUS，意义不明的非典型鳞状细胞；CIN，宫颈上皮内瘤变；CIS，原位癌；LSIL，低级别鳞状上皮内病变；HSIL，高级别鳞状上皮内病变。

临床表现

许多宫颈癌病人无症状。当出现早期症状时，常因认为无关紧要而被忽视。

如果有症状，可能是：

- 阴道不规则出血，尤指性交后或月经间期出血
- 绝经后出血
- 阴道分泌物
- 晚期疾病的症状（如背痛、疲劳、阴道瘘）

筛查建议

宫颈筛查测试[10]

2017 年 12 月，澳大利亚国家宫颈筛查计划将 2 年 1 次的巴氏涂片检查（Papanicolaou smear，Pap test），改为 5 年 1 次的宫颈筛查测试（cervical screening test）。宫颈筛查测试是针对部分基因分型的 HPV 进行的初步测试。这项测试能分别识别出致癌的 HPV-16 和 HPV-18，以及其他 12 种致癌的 HPV 类型（非 16/18）。对所有测试到致癌 HPV 类型的女性，将对宫颈样本进行"反射性"液基细胞学检查（liquid-based cytology，LBC），以指导进一步管理。

谁应该接受筛查？[4]

- 建议女性在 25 岁时（或首次性交后 2 年，以较晚者为准）开始进行宫颈筛查。
- 接种 HPV 疫苗和未接种 HPV 疫苗的女性都应进行筛查。
- 退出测试可以在 70~74 岁之间进行。
- 75 岁或以上的女性可要求进行筛查。
- 筛查只适用于无症状的女性。性交后出血或持续月经间期出血的女性，需要联合检测（HPV 检测和诊断

性 LBC），应考虑转诊进行适当的辅助检查以排除恶性肿瘤[10]。

- 对于较早（<14 岁）经历第 1 次性行为，以及在初次性行为之前未接种过 HPV 疫苗的女性，可以根据个人情况考虑在 20~24 岁单独进行 1 次 HPV 检测[10]。

特定人群筛查[10]

子宫切除术：如果宫颈未完全切除，则仍需进行宫颈筛查。如有妇科异型增生或恶性肿瘤病史推荐行阴道穹窿联合检测（HPV 和 LBC）。

妊娠：只要使用正确的取样设备，在妊娠期间任何时候都可以安全地进行宫颈筛查。不应将宫颈管刷或宫颈梳刷组合插入宫颈管，因为可能会导致出血，而使病人不适。

绝经后女性：在进行宫颈筛查试验前，可短期使用阴道雌激素，以提高测试的质量和检查的舒适度。应在试验前约 3 日停止治疗，以确保不会干扰试验结果。

免疫缺陷女性：感染人类免疫缺陷病毒（HIV）或接受实体器官移植的女性，应每 3 年进行 1 次 HPV 检测。

子宫内暴露己烯雌酚（DES）：应无限期提供年度检查，包括联合检测（HPV 和 LBC）和阴道镜检查宫颈和阴道。

阴道异常出血的女性：应进行联合检测，不应因出血而延迟。无论结果如何，有性交后出血或持续性和/或原因不明的月经间期出血的女性都需要转诊进行阴道镜检查。然而，绝经前女性如只有 1 次性交后出血，临床检查宫颈正常，联合检测阴性，则无须行阴道镜检查。绝经后有阴道出血的女性应转诊至妇科专家，以进一步排除生殖道恶性肿瘤。

筛查不足的人群[8]

应特别注意对以下女性的筛查：

- 澳大利亚原住民和托雷斯海峡岛民女性（宫颈癌死亡率是澳大利亚其他女性的 5 倍）。
- 来自文化和语言多样性背景的女性。
- 农村和边远地区的女性。
- 残疾女性。
- 遭受性创伤和/或家庭暴力的女性。
- 认为自己是女同性恋、男同性恋、双性恋、跨性别、性身份疑惑或存疑，以及男女同体者（LGBTQI）。（译者注：LGBTQI 是上述性多样化群体的英文词首写字母。）

宫颈筛查测试的看诊

因宫颈筛查测试来看诊，是给普通女性进行健康检查的好机会。对于育龄女性来说，重点关注月经史是很重

要的,特别是询问月经间期或性交后出血。可考虑讨论避孕方法的使用和性传播感染筛查的必要性,尤其对于 30 岁以下的女性。亦可针对计划生育、乳房意识(译者注:指对乳房健康和疾病有一定的知识和正确的态度)和乳房筛查进行机会性讨论。

询问既往的宫颈筛查结果,以及该女性是否觉得宫颈检查遇到困难。一些女性可能高度焦虑,及早发现这一点可以让临床医生敏锐地解决恐惧问题,并讨论可能帮助她们感到更舒适的策略。患有萎缩性阴道炎的女性,在宫颈筛查测试前几周局部应用雌激素通常效果较好。

由临床医生采集样本

最佳宫颈筛查测试包括:
- 足量的成熟和化生鳞状细胞表明整个转化区有足够的样本。
- 足量的宫颈上皮细胞表明转化区的上限已被取样,可为腺癌及其前体的筛查提供标本。

采样的最佳时间

- 避免在月经期间进行宫颈筛查测试。
- 避免在存在明显的阴道感染时进行采样。
- 避免在使用阴道乳霜、子宫托或冲洗后 48 小时内采样。

与病理学家沟通

与病理学家的良好沟通至关重要。在送给病理实验室的信息表上,提供基本细节和临床病史很重要,尤其要包括病人是否有症状,因为这会改变检测程序。此外,还应提供病人的年龄,目前的激素状态,如妊娠、产后或绝经后,是否有宫内节育器,以往的异常结果,临床表现。

方法

1. 解释和病史

向来诊者解释宫颈筛查的原因,尤其对于第 1 次看诊者。解剖模型在描述操作过程中很有用。向来诊者解释做该检查一般不会花很长时间,可能会不舒服,但不会是痛苦的。缓慢地深呼吸通常有助于放松盆底肌肉,从而更容易插入窥器。如前所述,问一个简短的病史,如询问以前的宫颈筛查测试结果(如果有的话),以及直接提问是否有经间期或性交后出血。应获得口头同意[5]。

如果受检女性愿意,鼓励其排空膀胱,并确保隐私,然后再要求其脱腰部以下的衣服。应提供手术袍或床单。

询问该女性是否希望在检查期间有陪伴者在场。

2. 设备[6]

洗手并准备以下设备:

- 充足的光源
- 大小合适的窥器(对于初次检查的女性用小的,对于阴道张力差的女性则用宽的)
- 如果使用塑料窥器,应采用水性润滑剂
- 双手佩戴非无菌手套
- 液体介质瓶
- 如需要,可准备性病筛查用拭子
- 宫颈筛查取样器,可选择(推荐选择见图 91.2):
  - 宫颈取样刷
  - 宫颈管刷
  - 宫颈梳刷组合
  - 刮板

特别说明:
- 妊娠:避免使用宫颈管刷和宫颈梳刷组合
- 宫颈外翻:注意取样鳞柱交界区

3. 体位

通常,最好的体位为仰卧位(图 91.4)。如果难以获得涂片(如阴道前壁松弛或髋关节活动性差的老年女性),可以使用左侧卧位。Sims 称左侧卧位(图 91.5)可更好地暴露外阴,但需要病人更好地配合。如果病人用拳头、小枕头或毛巾抬高臀部,可以更好地观察宫颈。

4. 外生殖器检查

观察任何皮肤问题或病变、任何阴道内出血或阴道分泌物。

5. 插入窥器

金属窥器应用温水加热。塑料窥器应使用少量水

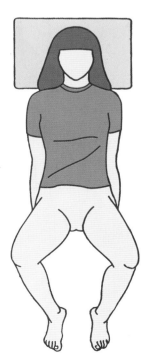

图 91.4 仰卧或背卧位是镜检和随后双手触诊的最佳位置(病人应适当穿衣和/或披衣)

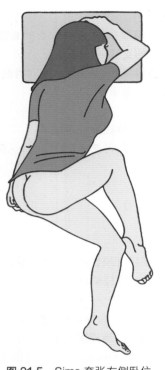

图 91.5　Sims 夸张左侧卧位

91

性润滑剂。用戴手套的手轻轻地展开阴唇，并在叶片保持水平和关闭的情况下插入窥器。沿阴道后壁，将窥器缓慢推进。轻轻打开窥器的叶片，引导宫颈的可视位置。注意：宫颈位于阴道前壁的上 1/6 处（而不是阴道的顶端）。

6. 宫颈视诊

当看到宫颈时，锁定叶片以保持窥器的位置。良好的照明和暴露宫颈必不可少。留意宫颈的任何显著特征或异常。宫颈外翻在大多数绝经前期女性中是正常的。

7. 取样

有各种各样的取样仪器可供选择。

宫颈取样刷：如果可见转化区，可以单独使用。将刷子的中央部分插入宫颈外口，并旋转 3~5 圈（**图 91.6A**）。

刮板：注意与宫颈管保持接触，旋转 1~2 次。与宫颈管刷配合使用可最大限度地进行宫颈管取样。

宫颈管刷：应向前推进，直到只有较低的刷毛仍然可见，然后旋转 1/4 圈（**图 91.6B**）。孕妇应避免使用宫颈管刷，因为它容易导致出血。

宫颈梳刷组合：结合了宫颈取样刷和宫颈管刷的特点。将刷子的中央部分插入宫颈口并旋转 2 圈。妊娠时

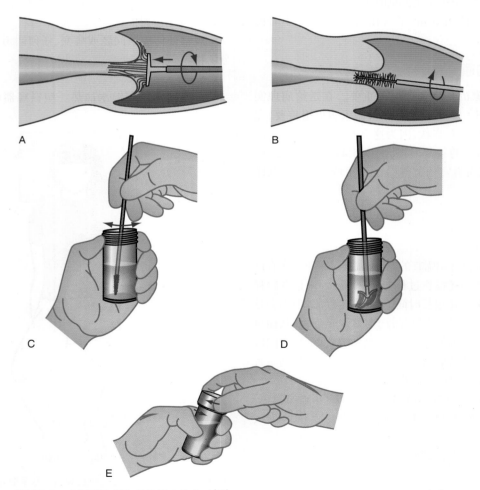

图 91.6　宫颈管取样和转移样本的方法[11]

不建议使用。

通常的做法是先用宫颈取样刷或刮板,然后用宫颈管刷。单独使用宫颈梳刷组合是一种备选做法。

取出窥器后,如果合适,进行双合诊检查。如果在最初的窥器检查中找不到宫颈,双合诊检查可能有助定位[5]。

8. 转移样本

尽可能快地将样本转移到液体介质中,用力旋转取样器 10 次(**图 91.6C**)。宫颈取样刷和宫颈梳刷组合应触到瓶底,迫使刷毛分开(**图 91.6D**)。从瓶内取出取样器,确保瓶盖牢固固定(**图 91.6E**)。

9. 随访

医生与女性讨论双方适当的安排,无论测试结果是阳性还是阴性,确保获得病人测试结果。告知病人下次宫颈筛查测试的时间(使用特别的提醒卡片),并且运用信息系统发送提醒通知。

向病人解释测试结果并进行随访是必须的,特别是当结果存在异常时。常见的针对全科医生的医学法律申诉,包括对宫颈筛查测试的沟通不畅,以及未能为结果异常或临床可疑宫颈病变的女性安排足够的专家转诊。

宫颈筛查测试结果的管理

按照**表 91.2** 中的指南对结果进行管理。

表 91.2　宫颈筛查测试阳性的指南[10]

宫颈筛查结果	辅助检查及管理
未检测到 HPV	5 年后重复
HPV 检测不满意	6~12 周后重复
检测到 HPV 非 16/18	
细胞学阴性	12 个月后重复 HPV 测试
可能的低级别鳞状上皮内病变(pLSIL)和明确的低级别鳞状上皮内病变(LSIL)	12 个月后重复 HPV 测试
高级别鳞状上皮内病变(HSIL)	参考阴道镜检查
细胞学结果不满意	6~12 周后重复测试
检测到 HPV-16/18	
所有细胞学结果	参考阴道镜检查

高级别鳞状上皮内病变(HSIL)治疗后评估[10]

接受 HSIL 治疗的女性应完成治愈监测试验,以确认其治疗成功。治愈监测试验是治疗后 12 个月进行的联合检测(HPV 和 LBC),此后每年进行 1 次,直到病人连续 2 次联合检测为阴性。然后可以恢复为每 5 年 1 次的筛查。

自行采集的样本[10,12]

有数据显示,80% 以上被诊断为浸润性宫颈癌的女性从未接受过筛查,或在确诊时筛查逾期超过 6 个月。研究证明,向从未接受过筛查和筛查不足的女性提供 HPV 自采样试剂盒,可提高筛查参与率。使用自采样样本进行的 HPV 检测被认为对检测宫颈上皮内瘤变(CIN)2+ 级具有中高灵敏度和相对较高的特异度。

根据更新的澳大利亚国家宫颈筛查计划,年龄在 30 岁或以上的女性,满足以下一项条件者将可以对自己采集的样本进行 HPV 检测:

- 从未参加过宫颈筛查
- 宫颈筛查逾期超过 2 年或更长时间

应建议女性首选由医生采集样本,因为它更有效,且可在同一个样本上进行返回式 LBC。如果女性拒绝由医生采集样本,她可提交一份自己采集的样本。尽管如此,与不参加宫颈筛查相比,能做到自我采集样本也是可取的。

妊娠、有症状、有 HSIL 病史的子宫切除术后病人及宫内暴露于己烯雌酚(DES)的病人,将不能自行收集。

如果在自行采集的样本中检测到 HPV(非 16/18),建议由医生采集样本做 LBC。如果检测到 HPV-16/18,病人应直接转诊进行阴道镜检查,并在就诊当时采集宫颈 LBC 样本。随访时也应该由医生采集样本。

人乳头瘤病毒疫苗接种[10]

2007 年,在采用公共财政资助 HPV 疫苗接种(HPV vaccination)计划方面,澳大利亚走在世界前列。该计划使用四价 HPV 疫苗,预防 HPV-16 和 HPV-18(宫颈癌高风险),以及 HPV-6 和 HPV-11(引起生殖器疣)。接种疫苗理想时机是第 1 次性行为之前。目前,在澳大利亚国家免疫接种计划中对 12~13 岁的男性和女性接种 9 价 HPV 疫苗(Gardasil 9)。这种 9 价 HPV 疫苗能够预防额外 5 种 HPV 致癌类型(31、33、45、52 及 58),预防高达 90% 的宫颈癌。

自 2007 年以来,在年轻女性,包括未接种疫苗的年轻女性中,登记在案的 HPV-16 和 HPV-18 患病率、生殖器疣患病率及组织学证实的 HSIL 患病率比以往降低。据报道,HPV-6/11/16/18 感染最大降幅约为 90%,生殖器疣减少 90%,低级别宫颈细胞学异常减少 45%,高级别宫颈异常减少 85%[5]。已接种疫苗的女性仍需进行宫颈筛查,因为疫苗不能预防所有导致宫颈癌的 HPV 类型。

参考文献

1　Ferlay J et al. GLOBOCAN 2012 v1.0, Cancer incidence and mortality worldwide: IARC CancerBase No. 11 (online). Lyon, France: International Agency for Research on Cancer, 2013. Available from: http://globocan.iarc.fr, accessed May 2021.

2　Cancer Australia. Cervical cancer in Australia statistics. Cervical cancer [updated 20 October 2020]. Australian Government. Available from: https://cervical-cancer.

canceraustralia.gov.au/statistics, accessed April 2021.

3 Australian Institute of Health and Welfare. Cervical screening in Australia 2010–2011. Cancer series 76. Cat. no. CAN 72. Canberra: AIHW, 2013.

4 Royal Australian College of General Practitioners. *Guidelines for Preventative Activities in General Practice* (the Red Book; 9th edn). Melbourne: RACGP, 2016.

5 Garland S et al. Impact and effectiveness of the quadrivalent human papillomavirus vaccine: a systematic review of 10 years of real-world experience. Clinical Infectious Diseases, 2016; 63(4): 519–27.

6 Garland SM. IPVS statement moving towards elimination of cervical cancer as a public health problem. Papillomavirus Research, June 2017; 5: 87–8.

7 Heley S. HPV testing in the National Cervical Screening Program: when is it recommended? Aust Fam Physician, 2013; 42(7): 463–6.

8 National Health and Medical Research Council. Screening to prevent cervical cancer. Guidelines for the management of asymptomatic women with screen-detected abnormalities. Canberra: NHMRC, 2005.

9 Bateson D, Bower H, Stewart M. Cervical screening in the HPV era: don't ditch the Pap test! Medicine Today, 2011; 12(10): 42–52.

10 Cancer Council Australia Cervical Cancer Screening Guidelines Working Party. National Cervical Screening Program: guidelines for the management of screen-detected abnormalities, screening in specific populations and investigation of abnormal vaginal bleeding. Sydney: Cancer Council Australia. [Version URL: https://wiki.cancer.org.au/australiawiki/index.php?oldid=214429, accessed 13 April 2021]. Available from: https://wiki.cancer.org.au/australia/Guidelines:Cervical_cancer/Screening.

11 VCS Pathology. Cervix sampling card. Available from: https://www.vcs.org.au/wp-content/uploads/2018/12/17275_VCS_Cervix_sampling_card_ART.pdf, accessed April 2021.

12 National Cervical Screening Program. A guide for healthcare providers. Available from: https://www.health.gov.au/initiatives-and-programs/national-cervical-screening-program, accessed 13 April 2021.

91

> 这种膜状的套子(避孕套)是由莱茵河中捕获的鱼的膀胱制成。它是极薄的,至少不会干扰性生活中的乐趣……用套子是有最大实用性的,因为它确实可以防止怀孕,而且还能预防任何一方被传染疾病。

爱德华·布莱斯·富特,《医学常识》(1864年)(译者注:美国人,医生,作家,节育的倡导者)

典型的家庭计划(family planning)看诊是年轻女性前来寻求避孕(contraception)的建议。她们因为避孕来看医生,这种看诊非常重要,为医生提供了一个极好的机会与病人发展更融洽的关系,对她们担心的健康问题提供教育,如性健康、生育、避孕、性传播感染(STI)的预防、免疫接以及宫颈癌筛查。

在给病人提供咨询和治疗时,尤其对青少年,保密至关重要。记住16岁以下女性的吉利克测试(Gillick test)(见第90章)。各种避孕方法可能会令她们困惑,因此建议使用图表和其他辅助工具细心地进行教育,这样有助于增进治疗关系,并确保病人知道最适于她们的避孕方法。

生育控制

人们对避孕方法的选择不仅取决于个体需要、个人偏好和获得途径,还取决于避孕方法的有效性、安全性和不良反应发生率。

在西方发达国家,按偏好排序,使用最广泛的避孕方法依次是男用避孕套、复方口服避孕药、宫内节育器(IUD)、女性绝育和体外射精[1]。

过去10年,长效可逆避孕(long-acting reversible contraception,LARC)普及十分广泛。LARC是一系列使用频率低于每月1次的非永久性避孕方法。LARC包括皮下埋植、IUD和避孕针。LARC是最有效的可逆避孕方法。因此,LARC在减少意外妊娠方面发挥着重要的公共卫生作用[2]。在美国,约半数女性的妊娠是非计划的,因未采用避孕措施、方法失效或未坚持避孕导致[3]。虽然许多女性对口服避孕药或外用避孕方法满意,但主动评估她们对LARC的认识仍十分重要[4]。

表92.1 中比较了各种避孕方法的有效性。

需要指出,避孕套是唯一可防止STI的避孕方法。对于有STI风险的女性,应建议双重保护。双重保护(dual protection)是指避孕套再加上另外一个有效的避孕措施,既可预防STI,又可避孕[6]。

表92.1 各种避孕方法的有效性[5] 单位:%

避孕方法	有效性	
	通常地使用	完美地使用(一致和正确)
皮下埋植剂(依托孕烯)	99.95	99.5
宫内节育器(IUD)		
• 含铜	99.5	99.5
• 含左炔诺孕酮	99.7~99.9	99.7~99.9
绝育术(男性和女性)	99.5	99.5
长效甲羟孕酮	96	99.8
复方口服避孕药	93	99.5
阴道环	93	99.5
单孕激素避孕药	93	99.5
屏障法		
• 女性		
– 阴道隔膜	82	86
– 女用避孕套	79	95
• 男性		
– 男用避孕套	88	98
体外射精	80	96
基于生育意识的避孕法	76~93	95~99.6

资料来源:Effectiveness of contraceptive method [published 2020]. In: *Therapeutic Guidelines* [digital]. Melbourne: Therapeutic Guidelines Limited; 2020.

临床要领

长效可逆避孕(LARC)方法包括皮下埋植、IUD和避孕针。LARC是一系列最有效的可逆避孕方法,可能会降低意外妊娠率。

安全处方[4]

大部分育龄女性可以安全使用所有避孕方法。然而,一些特定的条件、危险因素或同服某些药物会影响相应避孕方法的效果。《避孕方法选用的医学标准》(MEC)是一个国际公认标准,用来指导临床医生安全选择避孕措施。该标准将避孕方法按照影响因素分为四个级别。MEC 1:该因素下不限制使用;MEC 2:该因素下使用获益大于风险;MEC 3:该因素下使用风险大于获益;MEC 4:该因素下不推荐使用。

激素避孕法

激素避孕法(hormonal contraception)包括[5,7]:

- 单孕激素避孕药:
  - 依托孕烯皮下埋植(implanon NXT)
  - 左炔诺孕酮 IUD(曼月乐)
  - 醋酸甲羟孕酮(DMPA)
  - 单孕激素避孕药(POP,又称"迷你避孕丸")
- 复方激素避孕药:
  - 复方口服避孕药(COC,又称"避孕药")
  - 阴道环(Nuva 环)
- 紧急避孕:
  - 左炔诺孕酮紧急避孕药(ECP)
  - 醋酸乌利司他

单孕激素避孕法[5,7]

单孕激素避孕法(progestogen-only contraception)包括口服片剂、皮下埋植剂、IUD 和注射针剂。该方法主要适用于有雌激素使用禁忌证的女性和哺乳期女性。近 5 年罹患乳腺癌的女性是绝对禁忌证(MEC 4),而其他禁忌证相对较少。以下情形风险大于收益(MEC 3):抗磷脂抗体合并系统性红斑狼疮、不明原因阴道出血、缺血性心脏病或卒中、严重肝硬化或肝细胞癌。

单孕激素避孕法不会增加静脉血栓栓塞(VTE)的风险。因肝酶诱导剂会降低单孕激素避孕药(POP)和子宫内膜植入剂效果,故不建议一起使用。DMPA 和左炔诺孕酮 IUD 适于与肝酶诱导剂一起使用。如果需要紧急避孕,建议服用双倍剂量左炔诺孕酮紧急避孕药(ECP)。

依托孕烯埋植剂[7]

依托孕烯埋植剂[etonogestrel implant(implanon NXT)]是一种皮下植入避孕药,由单根含有依托孕烯的软棒组成,避孕时限达 3 年,具有抑制排卵、减少宫颈黏液分泌的作用。不规则阴道出血为最常见副作用,约 20% 女性发生频繁出血或长时间出血。22% 的女性在 12 个月内出现闭经。有几种方法在短期内使用可减少出血反应(如循环使用复方口服避孕药;甲芬那酸;传明酸)。20%~25% 的女性要求在 12 个月内取出埋植剂,因此在植入前提供

有关预期出血模式的信息很重要。可通过小型外科手术来植入和移除埋植剂。在所有使用时间超过 3 年的避孕药中,依托孕烯埋植剂妊娠率最低,<1:1 000。

注射避孕法

注射醋酸甲羟孕酮

醋酸甲羟孕酮(depot medroxyprogesterone acetate,DMPA)是澳大利亚唯一可肌内注射的避孕药。其有效时间可长达 14 周。

- 剂量:首次于月经周期第 5 日肌内注射 150mg,后每隔(12±2)周给予相同剂量维持避孕。
- 避孕有效率:正确并长期使用,避孕有效率可达99.8%;一般使用,96%。

副作用包括月经失调(12 个月闭经率 50%~70%)、体重增加(平均 2%~6%)、乳房胀痛、情绪变化和生育延迟(平均时间 8 个月)[7]。长期使用与加速骨质流失有关,但不具有显著临床意义,也不会有骨折风险;但是,由于该原因,不建议将其作为 18 岁以下和 45 岁以上女性的一线避孕药。

单孕激素避孕药

单孕激素避孕药(progestogen-only contraceptive pill,POP)又称迷你避孕丸(mini-pill),主要适用于哺乳期女性,因雌激素避孕可能会抑制产奶。产后 6 周使用安全。

常见的两种成分是:

- 左炔诺孕酮 30μg/d
- 诺雷西酮 350μg/d

主要的作用机制是使宫颈黏液增厚,不利于精子穿透。此外,POP 在多达 60% 的月经周期中抑制排卵[8]。

完全规范使用的避孕效力为 99.5%,而一般使用的避孕效力为 93%[7]。40 岁以上女性的避孕失败率低于年轻女性。POP 被认为效力较弱,重要的是必须严格地遵从在每日固定的 3 小时内服药。POP 在口服 3 片后起效[4]。

由于月经周期不规则,依从性可能是一个问题。20% 的女性在使用 POP 期间发生闭经,40% 有定期出血,40% 有不规则出血[7]。

宫内节育器[5,7]

宫内节育器(intra-uterine contraceptive device,IUD)是极为有效的 LARC,越来越多地被世界各地育龄女性使用,包括年轻女性和未育女性。IUD 由惰性材料制成,其内含有生物活性物质,如铜[如母体乐(Ml Cu375)]或孕激素(如曼月乐)。所有 IUD 是通过抑制精子迁移、卵子转运及防止受精卵着床来避孕。左炔诺孕酮 IUD 还可

92

抑制子宫内膜增生,使宫颈黏液增厚,并可能阻止或延迟排卵。

避孕效力:

- 含铜 IUD:完全规范和一般使用时效力 99.5%
- 52mg 左炔诺孕酮 IUD:完全规范和一般使用时效力 99.9%
- 19.5mg 左炔诺孕酮 IUD:完全规范和一般使用时效力 99.7%

绝对禁忌证包括急性盆腔炎、未诊断的异常生殖道出血、现患或既往有乳腺癌病史(MEC 4)。

推荐使用时间:不同品牌含铜 IUD 可用 5~10 年,52mg 左炔诺孕酮 IUD 和 19.5mg 左炔诺孕酮 IUD 可用 5 年。

IUD 的副作用和并发症

含铜 IUD 和激素 IUD 最大的区别是影响月经周期和疼痛。使用含铜 IUD 的女性月经周期不会改变,主要表现为经量增多和痛经。放置 IUD 后的 3~6 个月,常出现点状出血、经量增多和经期延长,但通常会逐渐恢复。

左炔诺孕酮 IUD 可减少失血。较高剂量(52mg)左炔诺孕酮 IUD,比较低剂量(19.5mg)左炔诺孕酮 IUD 更容易引起闭经或不频繁出血。因此对于月经量大的女性使用高剂量左炔诺孕酮 IUD。

在最初使用的 3~5 个月内,常见持续轻微的阴道出血和/或点状出血。

较低剂量(19.5mg)左炔诺孕酮 IUD 体积更小,可能更容易放入和取出,而且病人痛苦更少,特别是对于未生育的女性。较低剂量左炔诺孕酮 IUD 导致出血/点状出血的天数可能高于较高剂量(52mg)左炔诺孕酮 IUD。

月经出血和疼痛是 IUD 停用的最常见原因。含铜 IUD 和左炔诺孕酮 IUD 的终止率相似。

妊娠/异位妊娠

如发生妊娠,妊娠中期流产和子宫内脓毒症的风险会增加。早期取出 IUD 是关键。由于 IUD 可防止宫内妊娠而非输卵管妊娠,在 IUD 失效的情况下,异位妊娠的比例较高,但与未避孕女性相比,绝对风险较低。

盆腔炎

在植入后的前 20 日,盆腔炎的风险略有增加。随后盆腔炎的风险恢复到基线,并与 STI 的风险有关。

脱落、子宫穿孔和异位

节育器自动脱落在第 1 年最常见,发生率 3.7%~5%。子宫穿孔发生率最高达 2.3/1 000[7]。增加穿孔风险的因素包括母乳喂养、产后前 6 个月和曾行剖宫产术。如果 X 线和盆腔超声明确 IUD 异位宫腔外,则必须取出。植入 IUD 后 3~6 周应进行随访,以排除感染、穿孔或脱落。

复方激素避孕药[7]

复方激素避孕药(combined hormonal contraception,CHC)包含雌激素和孕激素,主要作用机制是抑制下丘脑和垂体功能,导致无排卵。它们可制成复方口服避孕药和阴道避孕环。在禁忌证、并发症、副作用和药物相互作用方面,复方口服避孕药和阴道避孕环相同,避孕效果也相似。

复方口服避孕药(COC)[5]

澳大利亚的复方口服避孕药(combined oral contraception,COC)含有炔雌醇(EE)、戊酸雌二醇(EV)、雌二醇(E_2)或美雌醇和一种孕激素。有效使用者疗效为 99.5%,一般使用者疗效为 93%。

使用哪种雌激素[7]

类型

炔雌醇(EE)是最常用的雌激素。新型 E_2 和 EV 药物中的活性雌激素在结构上与卵巢产生的 E_2 相同。理论上,EE 有一项在静脉血栓栓塞(VTE)发生风险方面的获益,但尚待研究证实,还需数年时间收集服用该避孕药女性的 VTE 发生率为证据。E_2 和 EV 都与停药间期较高的闭经率有关。

剂量

建议使用 $35\mu g$ EE 或更少的剂量。EE 剂量增加与 VTE 风险增加有关。$50\mu g$ EE 的配方不再被推荐,因加大剂量无额外获益证据,却与 VTE 风险增加有关。服用起始量为 $20\mu g$ EE 的女性可有少见的激素相关副作用,如头痛或情绪波动,但由于突破性出血而停止服用的可能性较高。

使用哪种孕激素[7]

早期孕激素包括左炔诺孕酮(levonorgestrel)和炔诺酮(norethisterone)。近几十年,已研制出新型孕激素,减少雄激素副作用,并尽量减少 EE 对脂质的影响。醋酸诺美孕酮、孕二烯酮、地索高孕酮和依托孕酮的雄激素活性更低,而醋酸环丙孕酮、屈螺酮和地诺孕酮具有抗雄激素作用。屈螺酮是螺内酯的类似物,具有轻度的利尿作用。没有足够证据表明初始用药应优先选择新型孕激素。

表 92.2 列出了澳大利亚现有的各种复方口服避孕药剂型。

起始用药:使用哪种复方口服避孕药[7]

应记录月经史和病史,并排除禁忌证。

表92.2　澳大利亚的复方口服避孕药剂型[7]

雌激素	剂量/μg	孕激素	剂量/μg	商品名
单相片				
炔雌醇	20	屈螺酮	3 000	优思悦,YAZ Flex
炔雌醇	20	左炔诺孕酮	100	Femme-Tab ED 20/100,Lenest 20,Loette,Microgynon 20,Microlevlen,Micronelle 20
炔雌醇	30	左炔诺孕酮	150	Eleanor 150/30,Evelyn 150/30,Femme-Tab 30/150,Lenest 30,Levlen,Microgynon 30,Micronelle 30,Monofeme,Nordette
炔雌醇	10,30	左炔诺孕酮	150	Seasonique①
炔雌醇	30	地诺孕酮	2 000	Valette
炔雌醇	30	孕二烯酮	75	Minulet
炔雌醇	30	地索高孕酮	150	妈富隆
炔雌醇	35	醋酸环丙孕酮	2 000	Brenda-35,Carolyn-35,Chelsea-35,达英-35,Estelle-35,Juliet-35,Laila-35,Jene-35
炔雌醇	35	炔诺酮	500	Brevinor,Norimin
炔雌醇	35	炔诺酮	1 000	Brevinor-1,Norimin-1
炔雌醇	30	屈螺酮	3 000	Yasmin,Petibelle
炔雌醇	50	左炔诺孕酮	125	Microgynon 50
炔雌醇甲酯	50	炔诺酮	1 000	Norinyl-1
雌二醇	1 500	醋酸诺美孕酮	2 500	Zoely
三相片				
炔雌醇	30,40	左炔诺孕酮	50,75,125	Logynon,Trifeme,Triphasil,特居乐
四相片				
雌二醇戊酸酯	1 000~3 000	地诺孕酮	2 000,3 000	Qlaira

注:①Seasonique 有一个延长的方案,每包 91 片,其中 84 片含 30μg 炔雌醇和 150μg 左炔诺孕酮,另有 7 片含 10μg 炔雌醇。

首先恰当的选择是含有 30μg 或 35μg EE 避孕药:可以是左炔诺孕酮或炔诺酮。

开始服用避孕药时,医生的教育和咨询非常重要。应给予适当的指导。制药公司设计的药物包装板有利于记住服药过程。如果在月经周期的第 1~5 日开始服用激素(活性)避孕药,则立即开始覆盖整个服药周期(除四相片)。

注:Westhoff 的"快速启动"技术在就诊当日就开始服用 COC。如果服药时间未处于月经周期第 1~5 日,则在开始服药的前 7 日需要禁止性生活或使用避孕套[8]。

具体的病人亚群[4,7]

青少年:只要已有月经,医生即可开具避孕药处方,没有最低年龄限制。

痤疮和多毛症:任何 CHC 中的雌激素都可以通过增加性激素结合球蛋白(SHBG)水平和减少游离睾酮来改善痤疮和多毛症。理论上,含有抗雄激素孕激素的 COC 对治疗雄激素症状女性具有优势,但任何有益影响都可能需要 6 个月之后才可见效。

35 岁以上的女性:使用 CHC 对 35~50 岁的健康非吸烟女性来说是安全的(MEC 2:40 岁以上的女性)。如果超过 35 岁,且有多种心血管危险因素(包括肥胖、吸烟、糖尿病和高血压),则不推荐使用 CHC(MEC 3/4)。

服用肝酶诱导药物:强烈建议此类女性采取其他避孕措施。唯一不受肝酶诱导药影响的激素避孕药是 DMPA 和 IUD。目前的证据表明,大多数抗生素与激素联合避孕药没有相互作用,唯一除外的是肝酶诱导的利福布汀和利福平。其他的肝酶诱导药物还包括抗癫痫药物(如苯妥英、卡马西平)、圣约翰草和蛋白酶抑制剂。对于仍然需要使用 COC 者,大剂量药物(如含有至少 50μg EE)的延长使用或采用三包连服方案可能有效。由英国性健康与生殖保健学院提供的关于药物相互影响作用的进一步指导可参考相关网站(https://www.fsrh.org/standards-and-guidance/fsrh-guidelines-and-statements/drug-interactions/)。

COC 使用的禁忌证见**表 92.3**。

复方避孕法的非避孕好处[7]

已经发现使用复方口服避孕药可以产生一些重要的积极影响:

- 减少大多数月经周期紊乱,包括痛经、子宫内膜异位

表 92.3 使用复方口服避孕药(COC)[7]的禁忌

绝对禁忌(MEC 4)

如果有静脉血栓栓塞风险,则产后前 3 周;如果母乳喂养,
或产后前 6 周

年龄 ≥35 岁,每日吸烟 ≥15 支

有血栓症病史,包括已知的易栓症

脑血管疾病

缺血性心脏病

未控制的高血压病

复杂的瓣膜病

心肌病

先兆偏头痛

乳腺或生殖道恶性肿瘤

肝功能严重受损,肝细胞腺瘤/肿瘤

经历大手术并长期不能运动

抗磷脂抗体阳性

相对禁忌(MEC3)

BMI>35kg/m²

年龄 ≥35 岁,并每日吸烟 <15 支

有多种心血管疾病的风险因素

一级亲属中有 <45 岁静脉血栓栓塞病人

未诊断的异常阴道出血

有先兆偏头痛病史,5 年未发病

已知基因突变相关的乳腺癌

胆囊疾病

控制的高血压病

长期不能运动

资料来源:UK Medical Eligibility Criteria (UKMEC) 2016 for CHCs.

症和严重的经量增多

- 降低功能性卵巢囊肿和卵巢良性肿瘤的发病率
- 降低卵巢和子宫内膜癌发病率
- 减少粉刺
- 可用于治疗多囊卵巢综合征的症状
- 可缓解围绝经期症状
- 对于一些女性来说可用于治疗经前综合征及经前焦虑障碍(PMDD)。
- 可以降低患肠癌的风险。

复方避孕法的严重副作用

最严重的副作用是 COC 对血液循环系统和癌症的发病率的影响。

下列血液循环紊乱与避孕药的使用有关:

- 静脉深静脉血栓形成,肺栓塞,少有肠系膜、肝和肾血栓形成。
- 动脉心肌梗死,血栓卒中,出血卒中,少有视网膜和肠系膜血栓形成。

血液循环疾病的风险与使用时间无关,而且永久使用者的患病风险不会增加。

口服避孕药的雌激素含量被认为是致病因素。虽然此现象在服用高雌激素含量 COC 的女性中显示增加,但

目前每片避孕药的雌激素含量已降低到 35μg 甚至更低,因此这些发病率和死亡率的风险已经降低。

在血液循环疾病的病因中,孕激素对脂质代谢的影响并不显著。血液循环系统疾病被认为主要发生在某些高危人群,即"高危女性",尤其是 35 岁以上的吸烟者。

其他高危人群包括有易栓症、高脂血症、糖尿病、高血压和有心血管疾病家族史或不能活动的人。

静脉血栓栓塞[5]

与不使用 CHC 的女性对比,使用者患静脉血栓栓塞(venous thromboembolism, VTE)的风险相对增加 2~3 倍,每年每 1 万名女性增加 1~3 例。使用时前 4 个月风险最高,并且随着使用时间的延长逐渐降低。研究表明,含环丙孕酮、去孕激素、降孕酮或孕激素的 COC 比含有左炔诺孕酮或其他孕激素的 COC 具有更高的风险。然而,VTE 的绝对风险在任何 CHC 使用者中的都非常低,且远低于妊娠和产后出现 VTE 的风险。有资格使用含有雌激素的避孕方法的女性可以放心地使用市面上 35μg 或更低含量的EE 避孕药。

复方激素避孕法与癌症[7]

与未使用 CHC 的女性相比,使用 CHC 的女性患癌症的风险总体较低。

- 存在极小的风险可能性:
  - 宫颈(使用 CHC 的好处大于出现低/高级别鳞状上皮内病变的风险)
  - 乳房
- 保护作用:
  - 子宫内膜
  - 卵巢上皮
  - 肠

常见副作用

在缺乏恰当的解释和保证的情况下,**表 92.4** 中列出的相对较小的副作用可能会导致女性不能坚持口服避孕。对于这些副作用的处理方式见**表 92.4**。如有必要,可将此表作为调整 COC 的有效参考。其中,突破性出血是在服药后前 2 个月的常见副作用。

给病人的重要建议

- 腹泻和呕吐可能会降低避孕药的疗效。如果女性在服用有效性药片后 2 小时内出现呕吐,则应额外服用 1 粒有效性药片。
- 为了方便起见,当本周期的最后有效性药片服用完之后,可以直接服用下一周期的有效性药片来避免退缩性出血。由于激素剂量的波动,多期药丸一起服用会导致不可预知的出血[9]。一项循证医学综述

表 92.4　复方口服避孕药(COC)[4,8]常见副作用及处理

症状	调整
痤疮	改为使用含有抗雄激素的药丸(屈螺酮、地诺孕素或醋酸环丙孕酮)或雄激素含量较少的(孕酮、脱氧孕酮或依托孕烯)孕激素
突破性出血	排除潜在原因(如衣原体、妊娠、未按时服药、吸收不良、腹泻或呕吐、混合用药) 如果服用含有 20μg EE 的药片,则服用最多达到 35μg EE 的药片来增加雌激素水平 如果已经服用了 30μg 或 35μg EE 的避孕药,则替换孕激素 考虑使用避孕环
乳房胀痛	降低雌激素和/或孕激素剂量 考虑更改配方 考虑服用含有屈螺酮的药片
黄褐斑	改为使用非雌激素避孕 避免阳光直射(使用遮光)
闭经	排除妊娠 没有退缩性出血是正常的,此现象常发生在 6% 的周期(使用 EE)或 20%~30% 的周期(使用 EV 或 E_2 药物) 转为使用预计不易影响月经周期的药物
性欲下降,情绪变化	没有证据表明不同 COC 之间有区别 尝试改变配方
头痛	任何新的头痛或明显的头痛变化应进行评估 降低雌激素剂量 如果出现在无药周,可以考虑服用安慰剂药物、延长疗程、连续服用药物,或在无药周使用雌激素补充物(如100μg 雌激素贴片或 20μg 或 40μg E_2)。
恶心/呕吐	减少雌激素的摄入 在晚上服用药物
体重增加	没有证据显示 COC 会导致体重增加 服用屈螺酮的第 1 年可能出现非持续性的体重减少(0.5kg),这可能对部分女性有帮助

显示,持续服用 CHC 长达 12 个月没有发生任何安全性问题[10]。带有 84 粒有效性药片及 7 粒无效性药片的延长方案型药片现已在市面上可购买(译者注:国内有 24+4 剂型)。

漏服药片

漏服药片是指超过 24 小时后服用的药片(距上次服药后超过 48 小时)。建议即使可能导致 1 日吃 2 粒药片的情况,也应该尽快服用漏服的药片。但是在之前漏服的药片应该忽略不计,并恢复正常的药片用法及用量。漏服后持续 7 日使用避孕套或禁止性行为("七日原则")。该建议不适用于四相片(Qlaira)药片,而且服用药片时应参考产品信息(图 92.1)。

如果在下次空白药片服用期前并且所剩药片不到 7 粒时出现漏服,则应跳过空白药片的服用,直接服用有效性药片。(译者注:空白药片是指避孕药包装中不含激素的药片,为了让女性养成每日吃 1 片的习惯而设置)

如果在距上次用安慰剂以来服用的药片少于 7 片时出现漏服,并且在过去 5 日内发生了无保护措施的性行为,则应考虑使用紧急避孕法。如果使用醋酸乌利司他紧急避孕,则需要等待 5 日后才能重新开始服用药片。

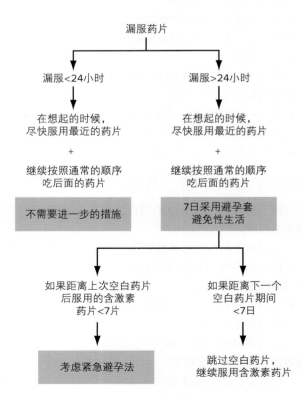

图 92.1　漏服用复合口服避孕药[7]

避孕药片失效[7]

口服避孕药失效的原因包括用药失误、吸收不足、漏服药片、肝酶诱导药物的使用等。如果更倾向于使用 CHC，则应考虑使用连续三包 COC 或阴道环，并缩短空白药片服用期。

阴道环[7]

第一种可用的避孕阴道环（vaginal ring）是 NuvaRing®，一种能每 24 小时释放 15μg EE 和 120μg 依托孕烯的柔性聚合物环，其代谢效应和副作用与 COC 几乎相同。在月经周期的第 1~5 日内放入体内能起到立即保护作用。21 日取出后间隔 7 日或直接继续使用。周期性避孕控制可减少不规则出血的发生率。该方法适用于倾向使用 COC 并容易忘记服药的女性，以及患有炎症性肠病和其他吸收不良综合征的女性。建议性交时不要取出阴道环。

临床要领

……………………………………………………

延后经期：
- 在预料经期前 3 日，开具 5mg 诺塞甾酮的处方（每日 2 次或 3 次）
- 停药后 2~3 日恢复经期

紧急避孕[7]

- 5 日内口服 1 次剂量为 30mg 的醋酸乌利司他
- 服用 1 次剂量为 1.5mg 的左炔诺孕酮
- 25 左炔诺孕酮（25 × 30μg）作为初始剂量，12 小时后重复同样剂量
- Yuzpe 方法：服用较大初始剂量的 COC，12 小时后重复服用，每个剂量至少含有 100μg 的 EE 和 500μg 的左旋诺孕酮（如 4 片微雌酮 30 或 5 片微雌酮 20）
- 5 日内放入含铜 IUD

醋酸锂是一种选择性孕酮受体调节剂，通过阻止或延缓排卵产生作用。它比左炔诺孕酮紧急避孕药更有效，该避孕药仅在性生活后 72 小时内建议使用。越早使用，两者的效果都会越好。

含铜 IUD 的避孕效果为 99%，并能提供可靠的持续避孕。建议性交后采取避孕的女性根据情况，在 3~4 周之后再次验孕。建议考虑 STI 筛查和持续避孕方法。

屏障法[7]

屏障法（barrier methods）包括男用和女用避孕套及阴道隔膜。如果使用正确，男用避孕套是非常有效的避孕用具，完全规范使用时的避孕有效率为 98%，一般使用的避孕有效率为 88%。

避孕套在预防包括 HIV 感染在内的性病传播方面也非常有效。其主要不足是需要依赖于使用者的合作。

隔膜的使用：在性交前的任何时间放入，并在距上次性交后的 6 小时后取出。其避孕功效为 82%，需要指导女性正确地放置阴道隔膜，即将其覆盖在宫颈口。

生育意识法

采用生育意识法（fertility awareness methods）（译者注：又称自然避孕法）避孕需要很高的主动性，有些则需要有规律的月经周期。

基础体温法

基础体温法（basal body temperature method）是在性交前 6 日内，所测量的基础体温连续 3 日（72 小时）上升 0.2℃ 时才进行性交，直到下次月经开始。

日历或节奏法

日历或节奏法（calendar or rhythm method）是指女性查看并记录 6 个月经周期，然后找到最短和最长的周期，并从最短的周期中减去 21，从最长的周期中减去 10，计算出可受孕和不易受孕的日数（如 26~30 的周期，可受孕的为第 5~20 日；如 28 日的周期，可受孕的为第 7~18 日）。

比林斯排卵法[7,11]

比林斯排卵法（Billings ovulation method）的依据是每日记录外阴的感觉和黏液的出现，以此识别排卵。在显示固定模式时发生性生活，因为这种固定模式表明激素没有改变，所以不会致孕。当感觉或黏液发生变化时，表明雌激素升高，此时就进入了可受孕阶段。外阴会逐渐变得更润滑，随后再变得不再润滑（由黄体酮上升引起）。不管有没有可视黏液的存在，可受孕期的高峰日是润滑感存在的最后 1 日。排卵后不易受孕期开始于高峰日后的第 4 日。成功使用比林斯排卵法不需要规则的排卵周期。

体外射精法或性交中断法

体外射精法（withdrawal method）是指男性射精前将生殖器抽出，这是一种广泛使用的避孕方法，并将继续在避孕方法中占有一定的地位。

哺乳闭经法[5]

如果婴儿小于 6 月龄，哺乳闭经法（lactational amenorrhoea method，LAM）也是可靠的方法。此方法是进行纯母乳喂养，每次哺乳间隔不长（白天不超过 4 小时，夜间不超过 6 小时），并且母亲在产后仍处于闭经状态，即产后不育期。一旦以上标准中的任何一项未达到，LAM 就不

92

再是可靠的避孕方法；如果母亲仍在母乳喂养，则建议只使用孕激素的方法进行避孕。由于有些女性可能在月经开始前就排卵，建议采用额外的避孕方法来减少再次妊娠的风险。

停止避孕和绝经[12]

若女性在 50 岁后的 12 个月或在 50 岁之前的 2 年内处于闭经状态，则建议使用非激素性避孕法（如屏障法、含铜 IUD、节律法），不再采用避孕。

50 岁后的女性不推荐使用含雌激素的避孕和 DMPA（长效醋酸甲羟孕酮）注射避孕法，应该改用孕激素或非激素的替代方法进行避孕。

45 岁开始使用 52mg 左炔诺孕酮 IUD（Mirena）者，可以继续使用到 55 岁。

正在使用孕激素避孕的 50 岁以上的女性闭经时，建议继续使用该方法 12 个月。如果使用者在间隔 6 周做测试，两次卵泡刺激素水平都能达到 30IU/L 或以上，则可停止避孕。55 岁以上女性不需要进行避孕。

永久性避孕方法

输精管结扎术[13]

输精管结扎术（vasectomy）包括切断或堵塞输精管，防止精子从睾丸进入阴茎。这种手术通常是在门诊并在局部麻醉下进行。术后 2~3 个月内，在射精时确认没有精子出现才能停止使用其他避孕方法。精液中剩余精子的清除大约需要 20 次射精。

一般来说，接受输精管切除术逆转后受孕率为 50%~70%。输精管切除术和逆转之间间隔时间越长，受孕率越低。

输卵管结扎术

输卵管结扎术（tubal ligation）是女性绝育手术，通常是通过小型剖腹或腹腔镜进行。在做结扎手术时，每根输卵管都要被夹扎。这是一种可逆的避孕方法，50% 的女性在逆转后仍能妊娠。该避孕效果大于 99.5%[7]。

意外妊娠

1/3 的澳大利亚女性在一生中经历过意外妊娠（unintended pregnancy），30.4% 的意外妊娠以流产为结局（1/5 的澳大利亚女性）[14]。重要的是不要对妊娠的"意愿"乱做假设。

在澳大利亚的大多数州，终止妊娠是不违法的，但每个州或领地的法律不同。主要终止妊娠方法是传统的手术方法，如吸引刮宫术及药物流产术。手术流产可在妊娠 6~7 周内进行。如果在妊娠 6 周内进行手术，持续妊娠的风险会增加。

药物流产是通常在妊娠 9 周内使用米非司酮，对抗孕酮，然后在 36~48 小时后使用前列腺素类似物如米索前列醇进行。用药后 3~6 小时内通常会发生宫腔出血和子宫痉挛，在 10~16 日内消失。药物流产并发症罕见。有研究报道，4.8% 的女性需要外科手术干预，大多数是因为血凝块残留，还有 0.76% 是因为持续妊娠。

预防意外妊娠是一个重要的公共卫生话题。农村居民及社会经济地位较低的人群，意外妊娠的发生率较高。根据指南建议，全科服务在增加 LARC 方法使用上发挥重要的作用。

参考文献

1　United Nations Publications: World Contraceptive Patterns, 2013. Available from: www.un.org/en/development/desa/population/publications/pdf/family/worldContraceptivePatterns WallChart2013.pdf, accessed May 2021.

2　Black KI, Bateson D, Harvey C. Australian women need increased access to long-acting reversible contraception. Med J Aust, 2013; 199(5): 317–8.

3　Gold RB et al. *Next Steps for America's Family Planning Program: Leveraging the Potential of Medicaid and Title X in an Evolving Health Care System.* New York: Guttmacher Institute, 2009.

4　Bateson D et al. Contraception: a practice-based update: how to treat. Australian Doctor, 4 May 2012: 25–32.

5　Contraception [published 2020]. In: *Therapeutic Guidelines* [digital]. Melbourne: Therapeutic Guidelines Limited; 2020. www.tg.org.au, accessed April 2021.

6　Mazza D. *Women's Health in General Practice* (2nd edn). Sydney: Elsevier, 2011: 37–85.

7　Family Planning New South Wales, Family Planning Victoria and True Relationships and Reproductive Health. *Contraception: An Australian Clinical Practice Handbook* (4th edn). Ashfield NSW, 2016.

8　Westhoff C et al. Quick start: a novel oral contraceptive initiation method. Contraception, 2002; 66: 141–8.

9　Moore P. Recent developments in contraception: how to treat. Australian Doctor, 3 April 2009: 25–32.

10　Edelman AB et al. Continuous or extended cycle vs. cyclic use of combined oral contraceptives for contraception. Cochrane Database Syst Rev, 2005; Issue 3: Article No. CD004695.

11　Billings E, Westmore A. *The Billings Method.* Melbourne: Anne O'Donovan, 1992: 11–49.

12　Bateson D et al. Contraception for women aged over 40. Medicine Today, 2012; 13(8): 27–36.

13　Woolcott R. Vasectomy reversal: how to treat. Australian Doctor, 4 July 2014: 19–26.

14　Mazza D et al. Medical Abortion. AJGP, June 2020; 49(6): 324-30.

92

乳腺癌是最令人恐惧和引起情感反应的疾病之一,它的病因及预防方法都不是已知的。

患乳腺癌的匿名讲师

乳房相关症状很常见,且发现后易引起病人相当大的焦虑和情绪波动,因为对大多数女性来说,乳房的变化意味着癌症。

实际上,许多乳房肿块是正常乳房组织增厚,其他的肿块可能是纤维囊性病合并纤维化或囊肿,或两者组合形成的明显(分散的)肿块。

乳房痛(乳腺痛)可以是感染或乳腺囊肿引起的局限性疼痛,或双侧弥漫性疼痛。对于这两种乳房表现,都需要考虑到乳腺癌的可能性。

乳房痛(乳腺痛)

乳腺痛(mastalgia)通常表现为乳房的沉重或不适感,或是刺痛、刀割样疼痛。当病人在搬运重物或持续使用手臂(如擦洗地板)时,疼痛可能辐射到手臂内侧。

关键事实和要点

- 乳腺痛的典型发病年龄是 30~50 岁。
- 发病高峰期是 35~45 岁。
- 有四种常见的临床表现:
  1. 弥漫性、双侧周期性乳腺痛
  2. 弥漫性、双侧非周期性乳腺痛
  3. 单侧弥漫性非周期性乳腺痛
  4. 局限性乳腺痛
- 乳腺痛的特殊类型应注意鉴别。
- 最常见的类型是周期性乳腺痛。
- 经期前的乳腺痛(1 型的一部分)很常见。
- 应排除潜在的恶性肿瘤。
- 不到 10% 的乳腺癌伴有局部疼痛。
- 约每 200 名患有乳腺痛的女性中只有 1 人患有乳腺癌。
- 本病尤其是 2 型和 3 型乳腺痛很难缓解。

诊断方法

表 93.1 总结了乳腺痛的诊断策略模型。

概率诊断

在非妊娠病人中,广泛性疼痛最常见,通常可分为周

表 93.1　乳腺痛:诊断策略模型

概率诊断
妊娠
乳头破裂或发炎
周期性乳腺痛:
• 良性乳腺发育不良

不能遗漏的严重疾病
血管性原因:
• 急性冠状动脉功能不全
• 血栓性静脉炎(Mondor 病)
感染:
• 乳腺炎
• 乳房脓肿
癌症:
• 乳房(不常见表现)
• 癌性乳腺炎

陷阱(经常遗漏的)
妊娠
胸壁疼痛(如肋软骨炎)
胸肌痉挛
牵涉性疼痛,特别是胸椎
博恩霍尔姆病(流行性胸痛)
带状疱疹
机械性原因:
• 胸罩的问题
• 乳房下垂牵拉库珀韧带
• 体重变化
• 创伤
罕见:
• 高催乳素血症
• 神经卡压
• 乳腺导管扩张
• 硬化性腺病
• 强直性脊柱炎

七个戴面具问题的清单
抑郁
药物,如复方口服避孕药(OCP)、激素替代疗法(HRT)、大麻
脊髓功能障碍

病人是否试图告诉我什么?
是的,对恶性肿瘤的恐惧。要考虑到心因性原因

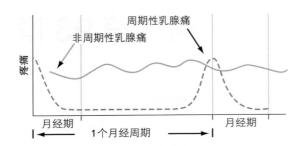

图 93.1　周期性和非周期性乳腺痛的疼痛模式

期性或非周期性两种。典型模式见**图 93.1**。

周期性乳腺痛(cyclical mastalgia)是最常见的弥漫性乳房疼痛。它发生在月经周期的后半段,特别是在经期前几日,并随着月经开始而消退。这显然是受到激素的影响,可能是催乳素分泌异常。主要的基础疾病是良性乳腺发育不良,包括纤维腺病、慢性乳腺炎、囊性增生或纤维囊性乳腺疾病。

非周期性乳腺痛(non-cyclical mastalgia)是疼痛不随月经周期变化,也很常见,其原因尚不清楚。它可能与乳腺导管扩张有关。

不能遗漏的严重疾病

对于任何胸部疼痛,有三种重要的严重疾病不能遗漏,即肿瘤、感染和心肌缺血,对于乳腺痛同样适用。

肿瘤

必须避免错误地认为乳房疼痛都与恶性肿瘤无关。乳腺痛可以是乳腺癌的一种临床症状(尽管不常见)。"癌性乳腺炎"是一种在年轻女性中发现的罕见的表现多样的乳腺癌,通常发生在哺乳期,呈红色,发热,但并不总是疼痛或触痛[1]。乳腺痛也可能是青少年纤维腺瘤(一种生长快速的软组织肿瘤)和成年女性纤维腺瘤的症状。

感染

乳腺炎(mastitis)在哺乳期母亲中很常见,特发性或肉芽肿性乳腺炎也见于非哺乳期女性。乳腺炎应该被视为一个严重和紧急的问题,因为其可以快速进展为乳腺脓肿。除细菌感染外,应用抗生素后还有可能感染白念珠菌。念珠菌感染通常会导致严重的乳房或乳头疼痛,产生一种像"热绳"的感觉,尤其在哺乳期间和之后。在非哺乳期女性中,除外炎性乳癌很重要。

心肌缺血

左乳房下收缩性疼痛应视为心肌缺血,除非有其他证据可排除。

陷阱

包括导致明显乳腺痛的各种原因,如严重的胸壁肌肉骨骼疾病,以及来自心脏、食管、肺和胆囊等器官的牵涉性疼痛,特别是来自胸椎上段的疼痛。

肌肉骨骼状况包括肋软骨炎、胸肌拉伤或痉挛、第三肋间神经外侧皮支卡压。强直性脊柱炎会影响乳房下的胸壁进而引起乳腺痛。乳腺痛还可能是妊娠的首发症状,在使用药物治疗前应排除妊娠。

七个戴面具问题的清单

抑郁、药物和脊柱功能障碍是可能的原因。导致乳房不适的药物包括口服避孕药、激素替代疗法和甲基黄嘌呤衍生物(如茶碱)。引起乳房胀痛的药物(更适用于男性)包括地高辛、西咪替丁、螺内酯和大麻。

上段胸椎甚至下颈椎功能障碍可导致乳房下的疼痛。如果怀疑,应检查脊柱的这些区域。

心因的考虑

由于潜在的心理障碍,这些症状可能会被夸大,但有了像乳房疼痛这样的症状,大多数女性会害怕恶性肿瘤,需要予以释除担忧。

临床方法

病史

重要的是将疼痛与月经周期联系起来,并确定病人是否妊娠。

关键的提问

- 你怀孕了吗?
- 你的末次月经是什么时候?
- 是双乳房疼痛还是只有一侧乳房疼痛?
- 你在月经前(周期性乳腺痛)疼痛吗,或在月经周期期间一直疼痛吗?
- 你的背部或肋骨与胸骨连接处疼痛吗?

身体检查

应系统地察看,包括皮肤和乳头变化、畸形、凹陷或不对称。触诊检查确定是否有疼痛或肿块。胸壁和胸椎也应该检查,并检查双侧腋窝淋巴结是否肿大。

辅助检查

可以考虑下列专科检查。

乳房 X 线检查:对于老年女性应该考虑乳房 X 线检查,但出少数情况外,该检查在年轻女性中不可靠。对 35

岁以下女性应谨慎使用。

超声：可以作为乳房 X 线检查的补充，有助于评估局部肿块或压痛区域。不适用于评估弥漫性病变区域。超声对绝经后的乳房并没有太大的帮助，因为绝经后的乳房脂肪过多，超声检查与癌症相似。

细针抽吸（FNA）检查或粗针穿刺活体组织检查：有助于诊断局限性疼痛的部位，尤其是可能存在肿块的情况下。对于较大且有症状的囊肿或肿块，FNA 也可用于治疗。

胸部 X 线片和心电图是有必要的。

儿童乳腺痛

乳房疼痛在儿童中并不常见，包括青春期，但可能在青少年晚期出现。青春期男性可能会主诉乳头下有乳房肿块（青春期男性乳房发育），且这些肿块可能疼痛（不常见），但常具有自限性，不需要特殊治疗。

乳腺痛的分类

成人乳腺痛

绝经后的乳房疼痛罕见，但可能与应用激素替代疗法有关，往往表现为双侧弥漫性疼痛。如果与激素替代疗法有关，应减少雌激素剂量或使用替代制剂。在绝经期女性乳腺痛的原因中，需除外恶性可能。

🦴 周期性乳腺痛

周期性乳腺痛的特点是：
- 典型年龄为 30~40 岁（平均 35 岁）
- 出现不适，有时出现疼痛
- 通常双侧，但一侧为主（通常是外上象限）
- 与月经周期有关，主要是经前
- 通常月经开始后症状逐渐消失
- 乳房可呈弥漫性结节状或块状
- 与避孕药的关系不固定

绝经后周期性乳腺痛很少见。

🦴 非周期性乳腺痛

非周期性乳腺痛的特点是：
- 典型年龄为 40 岁以上（中位年龄为 41 岁）
- 双侧且弥散
- 连续或间歇性
- 疼痛贯穿整个月经周期
- 无明显的生理或病理基础

对周期性和非周期性乳腺痛的管理

在排除癌症诊断并抽吸可触及囊肿后，可以根据病情的严重程度给予各种治疗[2]。

认可病人诉说的疼痛及其所导致的不适。

治疗方法[3]

- 释除担忧：解释缓解率很高
- 定期复查及乳房自我检查
- 适当的胸罩支撑：由专业装配
- 停止吸烟（如病人吸烟）
- 以理想体重为目标
- 调整口服避孕药或激素替代疗法（如适用）
- 镇痛（如对乙酰氨基酚 0.5~1g 口服或 4~6 小时 1 次，必要时）
- 减轻压力策略

许多药物已经被推广和尝试，但没有令人信服的证据支持使用如下药物的有效性，如维生素 B_1、维生素 B_6、维生素 B_{12}、维生素 E、利尿剂、非甾体抗炎药、麻醉剂、减少咖啡因，甚至月见草油。月见草油是一种受欢迎的产品，对许多女性都有帮助[4-6]。

月见草油含有一种日常饮食中所缺乏的必需脂肪酸，该脂肪酸可以促进前列腺素 E 的产生，而前列腺素 E 可以对抗雌激素和催乳素对乳房的影响。然而，根据欧洲多中心的随机对照研究发现，它并不比安慰剂更有效[7]，这些试验中的安慰剂效应很强[5-6]。

如果计划进行试验性治疗，建议每日 3 次，每次剂量为 1 000mg，持续 3~4 个月[5]。有一些证据支持局部使用非甾体抗炎药（如双氯芬酸凝胶）[4]。

最近来自 RCT 的系统性综述评估了达那唑[8]、溴隐亭和他莫昔芬的有效性，显示它们都能显著缓解乳腺痛，但都有可能产生严重的不良反应。

对于非常严重的乳腺痛，建议咨询乳腺专科医生，考虑使用他莫昔芬或达那唑[5]。

非周期性乳腺痛很难治疗，比周期性乳腺痛更难治愈。

局灶病变

局灶病变可能需要手术切除。如果没有弥散病变，只有压痛的触发点（包括肋软骨炎）。局部麻醉和类固醇皮质激素注射可能会有缓解作用。

🦴 肋软骨炎（Tietze 综合征）

肋软骨炎是转诊到乳房疼痛诊所的常见原因。其病因通常不清楚，但在持续咳嗽的病人中，肋软骨连结处可能变得紧张。疼痛可能出现在乳房，胸壁周围有间歇性放射，并由深呼吸和咳嗽引起或加重。

特点：
- 疼痛为急性、间歇性或慢性

- 乳房触诊正常
- 由于肋软骨增大,距胸骨边缘约 4cm 处明显肿胀
- X 线表现正常
- 它是自限性的,但可能需要几个月才能好转。

治疗:可用局部麻醉剂和类固醇皮质激素来渗透给药,或使用非甾体抗炎药或对乙酰氨基酚。

🦴 乳腺炎

乳腺炎(mastitis)主要是乳腺小叶间结缔组织的蜂窝织炎。主要限于哺乳期女性,与乳头破裂或泌乳不畅有关,包括婴儿体位不佳。感染的病原体通常是金黄色葡萄球菌。乳腺炎是一种严重的疾病并且需要早期治疗。由于感染仅限于乳腺间质,通常不会影响母乳供应,因此患侧的母乳喂养可以继续进行。

临床特点

- 先是肿块,然后是疼痛(一开始)
- 局部发红、疼痛
  可能有
- 发热、疲倦、肌肉酸痛

注:念珠菌感染通常会引起严重的乳房或乳头疼痛,感觉像热刀或热刺痛,特别是在喂养期间和之后。它可能发生在抗生素应用 1 个疗程后。

预防(哺乳期)

- 保持乳房通畅引流:持续喂养
- 通过人工或吸奶器促进感染乳房的乳汁排出
- 注意乳房肿胀和乳头破裂

治疗

如出现全身性症状:

- 抗生素:为避免乳腺炎发展到脓肿,通常可用抗生素预防[6]

  双氯西林/氟氯西林 500mg(口服),每 6 小时 1 次,持续至少 5 日,多至 10 日

  或(如对青霉素过敏)[9],头孢氨苄 500mg(口服),每 6 小时,1 次,至少 5 日

  如果出现严重的蜂窝织炎,双氯西林/氟氯西林 2g(静脉滴注),每 6 小时,1 次,症状缓解后改用口服治疗

- 超声治疗,(2W/cm²,6 分钟)/d,持续 2~3 日。
- 布洛芬或对乙酰氨基酚止痛

🦴 肉芽肿性乳腺炎[10]

在哺乳期女性中,肉芽肿性乳腺炎(granulomatous mastitis)是很少见的乳腺炎病因。在围绝经期也罕见。其病因未明,但可能由于创伤、自身免疫性疾病诱发,也

可能与棒状杆菌感染相关。临床通常表现为单侧实性包块,也可能合并脓肿。治疗包括免疫抑制治疗(类固醇皮质激素或甲氨蝶呤)、抗生素、脓肿切开引流,有时需要外科切除。可能需要 12 个月来解决这个问题。

🦴 乳房脓肿

如果疼痛和发红持续超过 48 小时,出现紧张性硬结,则形成乳房脓肿(breast abscess)(图 93.2)。

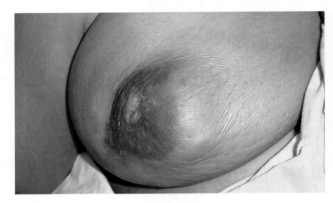

图 93.2　哺乳母亲的局部蜂窝织炎和乳房脓肿

首选的治疗方法是在超声引导下用大口径针头连续抽吸引流,以达到最好的美容效果。通常需要 3~4 次抽吸。辅助治疗是使用抗生素,休息和完全排空乳房。母乳喂养可以继续。可能需要手术引流,但应尽量避免,因为容易形成瘘管。

乳房肿块和疼痛

乳房疼痛和明显不适的主要原因是乳房脓肿和炎性乳腺癌。疼痛不是乳腺癌的常见主诉,而主要的疼痛原因是局灶性的炎症。约 1/4 乳腺癌病人有乳房疼痛的经历,因此会使人误以为癌症的肿块不痛。造成明显疼痛的良性肿块是乳腺纤维囊肿、纤维腺瘤和叶状肿瘤。这些肿块可能非常大而且快速增大,其中 25% 为恶性。

🦴 炎性乳腺癌

炎性乳腺癌(inflammatory breast cancer)又称"癌性乳腺炎(mastitis carcinomatosa)",这种罕见的疾病发展迅速,表现为发红、肿胀、凹陷和乳房沉重感。该病疼痛程度较轻,可与乳腺炎相混淆,但对抗生素没有反应。

应立即转诊。

乳房肿块

乳房肿块的病因见**表 93.2**。

表 93.2　女性乳房肿块的原因:诊断策略模型

概率诊断	癌症:
囊性纤维化疾病(32%)	• 侵袭性乳腺癌
纤维腺瘤(23%)	• 导管原位癌(DCIS)
癌症(22%)	• 乳头佩吉特病
囊肿(10%)	• 肉瘤
乳腺脓肿/乳晕周围炎症	• 淋巴瘤
乳腺囊肿(积乳囊肿)	• 癌性乳腺炎
不能遗漏的严重疾病	其他:
血管性:	• 叶状肿瘤
• 血栓性静脉炎(蒙多尔病)	**陷阱(经常遗漏的)**
感染:	导管乳头状瘤
• 乳腺炎/乳腺脓肿	脂肪瘤
• 结核	乳腺导管扩张症
	脂肪坏死/纤维化

注:概率诊断统计数据由 MA Henderson,PBR Kitchen,PR Hayes,墨尔本大学圣文森特医院外科乳腺门诊提供。

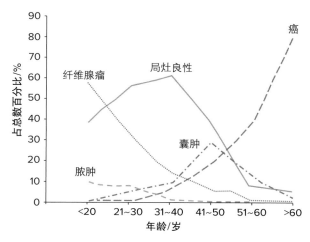

图 93.3　不同乳房肿块随年龄变化的发生率

资料来源:Dixon JM,Mansel RE. Congenital problems and aberrations of normal breast development. In:Dixon JM,ed.,ABC of Breast Diseases. London:British Medical Journal Publishing Group,1995. 由 Anthea Carter 提供并经许可后转载。

关键事实和要点

- 最常见的肿块常与乳腺发育不良相关(32%)[11],见**表 93.2**。
- 囊性纤维化也是囊肿的常见原因,特别是在绝经期。
- 超过 75% 的乳房肿块被证明是良性的,但与恶性肿瘤的临床鉴别只能在针抽吸活检或组织学检查后才能确定[11]。
- 新发乳房肿块的检查应包括详细的病史采集及三重测试。
- 乳腺癌是女性最常见的癌症。85 岁以下的澳大利亚女性患乳腺癌的风险是 1/8[12]。
- 30 岁以下的乳腺癌并不常见,但随后发病率稳步上升,在 60 岁时达到最高水平;乳腺癌是 50 岁以上女性最常见的癌症。平均诊断年龄为 60.7 岁[13]。不同年龄段乳腺癌发病率不同(**图 93.3**)[14]。
- 老年女性的"显性"乳房肿块应被视为恶性。

三重测试

1. 病史和临床乳房检查
2. 影像学检查:乳房 X 线检查和/或超声 ±MRI
3. 细针穿刺细胞学和空心针活检

临床方法

主要基于详细的病史采集与查体。

病史

病史应包括乳房疾病的家族史及病人的既往史,包括创伤、既往乳房疼痛及妊娠期的细节(哺乳并发症,如乳腺炎、乳头问题和乳汁潴留)。

关键的提问[11]

- 以前你的乳房出现过什么问题吗?
- 你是否注意到乳房有疼痛或不适?
- 你在月经周期开始前是否有乳房肿胀或触痛加重等问题?
- 肿块是持续不变的还是在变化的?
- 你以前注意到你的乳房里有肿块吗?
- 肿块的区域是否有发红或发热?
- 你是否注意到你的单侧或双侧乳头有分泌物?
- 你的乳头有什么变化吗?
- 你的母亲、姐妹或其他近亲有乳房相关问题吗?

乳房的症状[4]

- 肿块(76%)
- 触痛或疼痛(10%)
- 乳头改变(8%)
- 乳头分泌物(2%)
- 乳房或乳头不对称或皮肤凹陷(4%)
- 乳晕周围炎症
- 皮肤增厚或隆起

重要"提示性"症状见**图 93.4**。

乳头分泌物[15]

诊断策略概述见**表 93.3**。

乳头分泌物(nipple discharge)可能是间断性的,可以是单侧或双侧乳头分泌。通过象限压迫可诱导出现。一个常见的原因是生理性的,通常是正常激素分泌过程的部分表现。

93

分泌物类型

- 血性
  - 导管内乳头状瘤(最常见)
  - 导管内癌
  - 乳腺囊性纤维化
- 灰绿色
  - 乳腺囊性纤维化乳腺导管扩张症
- 黄色
  - 乳腺囊性纤维化导管内癌(浆液状)
  - 乳腺脓肿(脓液)
- 乳白色(乳溢)
  - 积乳囊肿
  - 哺乳期
  - 高催乳素血症
  - 药物(如抗精神病药物、可卡因)

乳晕周围炎症

乳晕周围炎(prereolar inflammation)常表现为乳晕周围疼痛,伴有皮肤发红、压痛及肿胀。原因可能为乳头内陷或乳腺导管扩张。

乳头佩吉特病

乳头佩吉特病罕见,常见于中老年女性(图 93.6)。最初表现为乳头上湿疹样或干燥的结痂红疹,常被误诊,然后乳头和乳晕出现溃疡(表 93.4)。它常由于某种潜在的恶性肿瘤所致。可通过乳头穿刺活检作出诊断。

表 93.3　乳头分泌物:诊断策略模型

概率诊断
生理性
妊娠
导管内乳头状瘤
哺乳期/积乳囊肿
乳腺发育不良

不能遗漏的严重疾病
感染:
• 急性乳腺炎/分泌性乳腺脓肿
• 乳晕脓肿(蒙哥马利腺体感染)
• 结核脓肿
癌症:
• 导管内癌
• 浸润性癌
• 乳头佩吉特病
其他:
• 高催乳素血症
• 甲状腺功能减退

陷阱(经常遗漏的)
乳腺导管扩张症
药物(如氯丙嗪、甲氧氯普胺、口服避孕药、西咪替丁、阿片类药物、安非他明、钙通道阻滞剂、选择性 5-羟色胺再摄取抑制剂、三环类抗抑郁药、吩噻嗪)
罕见情况:
• 乳腺导管瘘
• 机械刺激

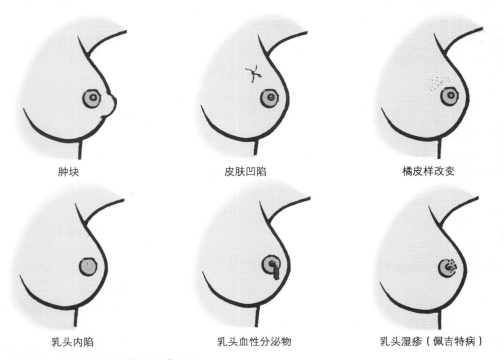

肿块　　　　　　皮肤凹陷　　　　　　橘皮样改变

乳头内陷　　　　乳头血性分泌物　　　乳头湿疹(佩吉特病)

图 93.4　乳腺癌的重要"提示性"症状

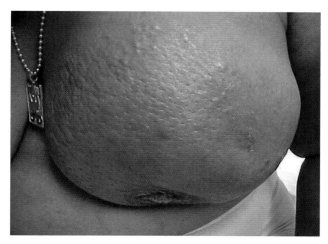

图 93.5　晚期乳腺癌女性出现桔皮样改变、严重水肿和乳房回缩

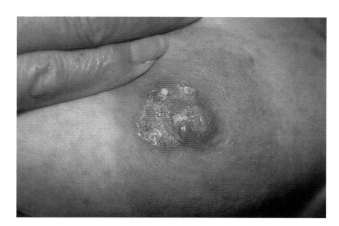

图 93.6　乳房佩吉特病:可见乳头红斑、湿疹、鳞状外观

表 93.4　乳头佩吉特病与乳头湿疹的区别[15]

佩吉特病乳头	湿疹
单侧	双侧
老年人	年轻人:生育年龄
溃疡	罕见溃疡
可能有乳头分泌物	无乳头分泌物
不伴瘙痒	瘙痒
无脓疱、小囊泡	脓疱、小囊泡
乳头畸形	乳头正常
可能可触及肿块	无肿块
乳腺 X 线改变	乳腺 X 线正常

乳房检查

目的

- 确定显性肿块(不同于其他乳房组织的肿块)
- 识别可能是恶性的肿块

- 筛查乳房的早期肿瘤
  检查时间:理想时间为月经周期结束后的第 4 日。

> **乳房肿块红旗征**
> ·······························
> - 硬且不规则肿块
> - 皮肤凹陷、褶皱
> - 皮肤水肿(桔皮征)(**图 93.5**)
> - 乳头分泌物
> - 乳头变形
> - 乳头湿疹
> - 绝经后女性

方法[11]

1. 察看:坐位。病人端坐在沙发一侧,光线良好,双臂并拢,面对医生,脱衣至腰部。

A. 寻找:

- 乳房不对称或明显可见的肿块
- 皮肤局部变色
- 乳头:
  - 收缩或溃疡
  - 乳头水平变化(如单侧升高)
  - 或分泌物(如血性、清亮、黄色)
- 皮肤附着或牵拉→皮肤凹陷(通过要求病人将手臂举过头顶来突出这个症状)
- 外观呈生长的小结节样
- 可见静脉(如果是单侧静脉,则提示为癌症)[16]
- 真皮水肿所致的桔皮样改变

B. 将手臂举至头顶以上(使乳头水平及皮肤牵拉的变化更加明显)。双手置于臀部使胸大肌收缩,主要用于检查是否有肿块的深层附着。

2. 坐位检查淋巴结。病人双手置于髋部,从后面和前面检查腋窝和锁骨上淋巴结。

注:引流淋巴结位于腋窝、锁骨上窝及内乳链中。

3. 触诊

A. 坐位:用手掌平坦处触诊乳房,随后用双手触诊大部分乳房

B. 仰卧位:

- 病人仰卧于沙发上,手臂举过头顶
- 将身体(轻微旋转)朝向中线,使乳房尽可能平放于胸壁
  方法:
- 将手平放于乳房,使用手指的指腹,而不是指尖触诊
- 手部以缓慢旋转的方式移动
  - 从腋尾开始,垂直上下检查乳房(**图 93.7**)
  - 系统地检查乳房六个区域(**图 93.8**)

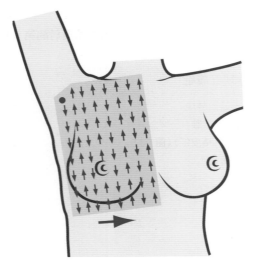

图 93.7　乳房的系统检查

右侧乳房

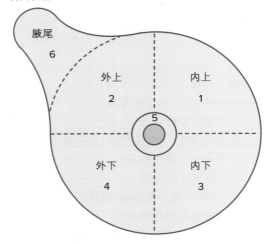

图 93.8　乳房的六个区域

- 四个象限
- 腋尾部
- 乳头及乳晕深处的区域

4. 如存在可疑肿块,应检查肝脏、肺及脊柱

注:
- 大多数癌症发生在外上象限(图 93.9)[15]
- 记录身体检查所见的图表,图 93.10。

- 以下特征提示肿块常是良性的,不需要立即采取措施:皮下组织中的微小(<4mm)结节(通常在乳晕周围),细长的嵴,通常为双侧、位于乳房的下部;乳晕周围圆形的软结节(通常为 <6mm)[17]。

- 硬的肿块应怀疑恶性肿瘤可能;但由于脂肪包裹,恶性结节也可能是软的。

- 乳房下嵴通常位于较重的乳房中,通常呈结节状,质地为硬到坚硬。

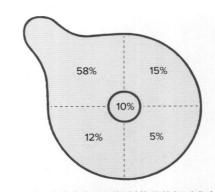

图 93.9　乳腺癌在不同解剖节段的相对发生率

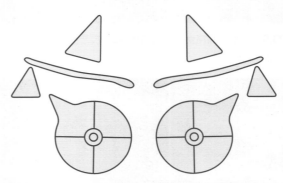

图 93.10　记录乳房肿块和淋巴结受累(腋窝和锁骨上三角形)特征的图解

- 肿块(如果存在)通常是位于外上象限时最容易被发现。

> 如果存在一个孤立的肿块,应对其进行评估:
> - 位置(乳房象限及与乳头的距离)
> - 大小与形状
> - 质地(硬、坚硬、囊性、软)
> - 触痛
> - 移动性和固定性
> - 附着于皮肤或下层肌肉

辅助检查

乳房 X 线检查

乳房 X 线检查(X-ray mammography)既可用于筛查也可用于诊断。它是目前最有效的乳腺癌筛查工具[2]。恶性肿瘤的阳性征象为伴有局灶性斑点微钙化的不规则浸润肿块。

筛查:
- 50 岁以上的女性可明确获益
- 40~50 岁女性可能有获益
- 对乳腺癌病人进行随访,因为 6% 会在对侧乳房复发
- 细针穿刺术中病变部位的定位

乳腺超声检查

乳腺超声检查主要用于揭示某个区域的乳腺密度，是确定良性乳房疾病的最佳方法，特别是囊性病变。它通常对 35 岁以下的女性最有用（与乳房 X 线检查相比）。

用于：

- 妊娠及哺乳期乳腺
- 鉴别充满液体的囊肿与实性肿块
- 乳房组织周围可触及的肿块（未经乳房 X 线检查筛查）
- 以便在细针穿刺过程中更准确地定位肿块

表 93.5 为与年龄相关的可能诊断与适合的检查纲要。

乳腺 MRI

乳腺 MRI 并不常规进行，但在下述情况时可能有一定作用：

- 临床怀疑存在肿块，但常规影像学检查为阴性
- 三重测试不一致
- 高危人群（*BRCA* 突变，家族史风险分类第 3 级），尤其是绝经前女性有致密的乳房组织
- 恶性肿瘤确诊后确定疾病范围

（译者注：家族史风险分类第 3 级，是风险程度最高的。它是指病人的一个或多个一级或二级亲属有如下情况之一：①女性在 45 岁及以下被诊断出患乳腺癌；②女性在 60 岁或以下诊断出三阴性乳腺癌；③双乳原发癌；④同一亲属患乳腺癌和卵巢癌；⑤男性乳腺癌；⑥患卵巢癌；⑦50 岁之前诊断出乳腺癌的亲属，其来自同一家庭的两名或多名一级或二级亲属患乳腺癌；⑧来自家庭同一侧的三个或更多一级或二级亲属患任何年龄的乳腺癌或高级别的前列腺癌。）

针对可触及的肿块的乳腺影像学检查总结

- <35 岁：双侧超声；如超声可疑可进一步行双侧乳房 X 线检查
- 35~50 岁：双侧乳房 X 线检查 + 双侧超声
- >50 岁：双侧乳房 X 线检查 ± 双侧超声

针抽吸和活体组织检查技术

- 囊肿抽吸。
- 细针抽吸活体组织检查：是一种非常有用的实体肿块诊断方法，准确率为 90%~95%（优于乳房 X 线检查）[15]。
- 大针（空心针）的活体组织检查，用于对疑似恶性肿瘤的诊断和组织学特征。
- 手术活体组织检查（切除）。

表 93.5 与年龄相关的可能诊断与适合的检查纲要[17]

1. 非常年轻的女性：12~25 岁

炎性囊肿或导管，通常靠近乳晕

纤维腺瘤，通常是巨大的

激素性增厚，并不少见

恶性肿瘤罕见

辅助检查：

- 禁止使用乳房 X 线检查
- 超声检查可有帮助

2. 年轻女性：26~35 岁

典型的纤维腺瘤

伴或不伴分泌物的纤维囊性疾病

囊肿少见

恶性肿瘤并不常见

辅助检查：

- 乳房 X 线检查：乳腺通常非常致密，使用 3D 乳房 X 线检查
- 超声检查通常可诊断

3. 女性：36~50 岁（绝经前）

囊肿

纤维囊性疾病、分泌物、导管乳头状瘤

恶性肿瘤常见

纤维腺瘤可发生，但不能假设

炎症过程并不少见

辅助检查：

- 乳房 X 线检查可有帮助
- 靶向超声检查可有帮助

4. 女性：超过 50 岁（绝经后）

任何新发孤立肿块：恶性，直到被证明为其他疾病

任何新的增厚：引起怀疑

炎症性病变：可能是导管扩张（遵循解决方案）

囊肿不太可能发生

辅助检查：

- 乳房 X 线检查通常可诊断（首选）
- 超声检查可能有帮助

5. 女性：超过 50 岁（未绝经）

任何新发肿块：引起怀疑

可能会发生囊肿：通常为无症状性的

激素性的变化并不少见

辅助检查：

- 乳房 X 线检查通常可诊断，但乳腺可能会变得更密集
- 超声检查可能有帮助，如果肿块可疑但乳房 X 线检查正常或无帮助

资料来源：Hirst C. Managing the breast lump. Solving the dilemma—reassurance versus investigation. Aust Fam Physician,1989;18:121-6.

肿瘤标志物

尽管 CA1-53 可用于监测转移性乳腺癌，但目前并没有用于筛查乳腺癌的特异性肿瘤标志物。

尽管雌激素受体的表达随着年龄的不同而不同,但在正常乳腺组织中雌激素受体并不常见,而 2/3 的乳腺癌中可发现雌激素受体。雌激素受体是很好的预后指标。孕激素受体也可用于评估预后。可使用空心针穿刺标本或切除标本检测雌激素和孕激素受体协助诊断乳腺癌,但不能再测定 FNA 样本。

一些乳腺癌细胞可在其表面过度表达一种蛋白质,即人表皮生长因子受体 2(human epidermal growth factor receptor 2,HER2),其可促进乳腺癌细胞分裂并快速增长(HER2 阳性)。

乳房肿块细针抽吸活体组织检查

该技术非常有用,尤其是当肿块为囊性时;如果肿块不是恶性的,该检查没有任何副作用。如果肿块是恶性的,该检查将有助于术前细胞学诊断。

随访:穿刺的流程见**图 93.11**。

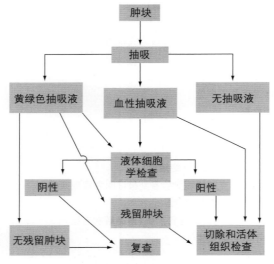

图 93.11　乳房肿块细针抽吸处理流程

小结:乳房肿块的检查

如果病人在 35 岁前出现乳房肿块,可行超声检查[18];如果超过 35 岁,则行乳房 X 线检查和超声检查。如果肿块为囊性,则行抽吸活检;如果为实性,则进行细针穿刺活检,然后根据结果进行处理;如果可疑,首选切除活检。

如果进行适当的三重测试,其中任一项阳性,超过 99% 的乳腺癌将被检测到[19]。

肿块活检或切除的指征

- 囊液为血性
- 抽吸后肿块并未完全消失
- 1 个月内肿胀再次出现

乳腺癌

乳腺癌(breast cancer)在 30 岁以下并不常见,但随着年龄增加发病率逐步上升,在 60 岁时达到高峰[15]。约 1/3 的乳腺癌发生在绝经前,另 2/3 发生在绝经后。90% 的乳腺癌为侵袭性导管癌,其余为小叶癌、乳头状癌、髓质癌和胶质癌或黏液癌[11]。

危险因素包括:

- 年龄增长(>40 岁)
- 西方人群
- 既往存在良性乳房肿块
- 每日酒精摄入 >2 个标准酒精量
- 使用绝经期激素治疗(MHT)(雌激素和孕激素联合)>5 年
- 个人乳腺癌史
- 一级亲属家族史(风险升高 3 倍)
- 已知 BRCA1 或 BRCA2 基因突变
- 未生育
- 晚绝经(53 岁后)
- 肥胖
- 30 岁以后生育
- 早发月经初潮[2]
- 电离辐射暴露
- 德裔犹太人血统

家族性乳腺癌

高达 5% 的病例是家族性的,其中大多数是常染色体显性遗传。BRCA1 和 BRCA2 基因突变有很强的预测价值(见第 23 章)。

临床特征

- 大多数乳腺癌病人存在肿块(76%)[15]
- 肿块通常是无痛性的(10% 伴有疼痛)
- 通常肿块是质硬且不规则的
- 乳头改变、分泌物、收缩或变形
- 少部分癌症会表现为乳房佩吉特病(乳头湿疹)或炎症性乳腺癌
- 少部分癌症表现为其他器官远处转移的症状(如背痛、呼吸困难、体重下降、头痛)
注意这种疾病常有三种基本表现:
- 绝大多数有局部乳房肿块[11]
- 导管原位癌:通常无症状并在常规乳房筛查中发现
- 部分存在转移性疾病

在表现为局部疾病的病人中,约 50% 会发展为转移性疾病。

管理

一旦怀疑或证实为乳腺癌后,立即转诊给外科专家是至关重要的(图 93.12)。

转诊指南包括[19]:

- 三重测试其中任一项阳性
- 囊肿抽吸不完全
- 一侧乳腺单独乳腺导管的自发性血性或浆液性分泌物(尤其是在 60 岁及以上女性)
- 乳头持续的湿疹样变化,局部治疗无效
- 未解决的炎性乳腺炎

必须根据肿块性质、病人年龄和肿瘤分期进行个性化治疗。准确地分期需要了解肿瘤是否侵犯引流淋巴结,因为这是肿瘤转移和死亡唯一最有力的预测因素。系统性疾病的分期还需要全血细胞计数和肝功能测试(包括碱性磷酸酶)。骨扫描可作为一项有价值的基线检查。肿瘤的大小和组织学分级及淋巴结状态和受体状态是最重要的预后因素。

局部进展期乳腺癌的最佳治疗是联合化疗、放疗、手术和/或内分泌治疗(如可能)的综合治疗(四级证据)

外科术式包括:

- 肿块切除至边缘阴性
- 乳房切除术
- 乳房切除并重建
- 对腋窝前哨淋巴结活检协助分期(如果无淋巴结受累的证据)
- 如果有淋巴结受累的证据,则进行腋窝清扫
多数术后在前 3 年复发。

对于高级别、侵袭性、大肿瘤或激素抵抗或 HER2 阳性病人,可在手术前进行新辅助化疗。

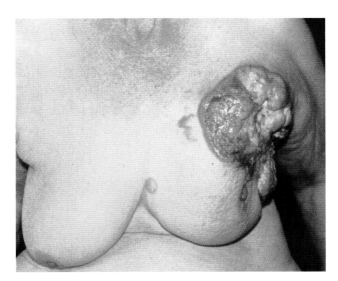

图 93.12　病人忽视症状 2 年后发展为晚期乳腺癌
图片由 Victor Vanco 博士提供。

❂ 导管原位癌

导管原位癌(ductal carcinoma in situ,DCIS)是导管-小叶系统内乳腺导管上皮细胞的一种非侵袭性异常增殖,是侵袭性乳腺癌的前驱病变。自从应用乳房 X 线检查进行筛查可发行一簇多形性微钙化后,它很容易被检测到。目前,DCIS 约占乳腺癌的 20%。临床表现为可触及的肿块或乳头分泌物或乳头佩吉特病伴或不伴肿块。

管理

治疗是手术切除,可选择包括有或没有重建的全乳切除术,或乳房保留手术后接受或不接受放疗。病人通常有良好的预后,局部复发率较低,生存率至少为 98%[20]。

乳腺癌的辅助治疗

根据不同的病人选择最合适的外科手术和辅助治疗方法(旨在治疗和破坏微转移性疾病)。

澳大利亚国家乳腺癌共识报告强调:"全科医生应协调病人的持续照护,因为治疗对机体的影响可能长于治疗的时间,因此应进行持续的支持治疗。"该报告提出了以下建议[21]:

- 对于大多数 I 期或 II 期癌症的女性病人,在肿瘤切除后进行全乳房放疗是首选的局部治疗方法。
- 全乳房切除术和保乳手术对生存率的影响相当。
- 全乳房切除术是较大肿瘤、多灶性疾病、既往放疗史和乳房 X 线检查提示广泛肿瘤的首选。
- 以下情况推荐在乳房切除术后进行放疗[22]:
  - 肿瘤直径 >4cm
  - >3 个腋窝淋巴结受累
  - 肿瘤切缘阳性或切缘靠近肿瘤
- 细胞毒性化疗在乳腺癌的治疗中占有重要地位,尤其对于雌激素受体阴性并存在脏器转移的年轻健康女性[23]。
- 如果雌激素受体阳性,可每日应用抗雌激素药物他莫昔芬 20mg(口服)进行辅助激素治疗。他莫昔芬是一种特异性调节剂,广泛应用于乳腺癌病人,最适用于绝经后女性,通常的疗程是 5 年。
可供治疗的辅助药物包括[24]:
- 抗雌激素药物(雌激素受体拮抗剂或选择性雌激素受体调节剂):他莫昔芬、托瑞米芬。
- 芳香化酶抑制剂(用于激素受体阳性的绝经后女性乳腺癌病人):阿纳曲唑、来曲唑、依西美坦。
- 单克隆抗体:HER2 阳性乳腺癌可使用曲妥珠单抗(赫赛汀)或培妥珠单抗(帕捷特)。
- 双膦酸盐:推荐用于存在骨转移的女性,已有证据表明双膦酸盐可逆转骨密度下降和癌症复发[23]。
- 孕酮类(如醋酸甲羟孕酮)。

- 应停止服用 OCP 或绝经期激素治疗(如果服用),且不建议妊娠。

乳腺纤维囊肿

乳腺纤维囊肿(fibrocystic breasts)的同义词为纤维腺病、慢性乳腺炎、乳腺发育不良、囊性增生、纤维囊性病。

临床特征

- 最常见于 30~50 岁的女性
- 激素相关(在初潮到绝经期之间)
- 疼痛、触痛和肿胀
- 经前不适或疼痛和肿胀加重
- 肿块大小可有波动
- 通常在经期后稳定
- 单侧或双侧
- 结节 ± 一个不相关联的肿块
- 疼痛可向上臂内侧放射
- 可出现乳头分泌物(各种颜色,主要为灰绿色)
- 大多数囊肿都是在绝经前出现(绝经前的最后 5 年)

身体检查:在单侧或双侧乳房上寻找肿块,通常位于外上象限。

管理

- 如果 40 岁以上病人存在弥漫性肿块应考虑行乳房 X 线检查。
- 如果存在孤立的肿块可行针抽吸活检,并抽吸可触及的囊肿。
- 告知病人无癌症,消除病人疑虑。
- 提供缓解乳腺痛的建议(见"周期性乳腺痛"的治疗)
- 必要时使用镇痛剂。
- 通过手术切除未诊断的肿块病变。

乳腺囊肿

- 乳腺囊肿(breast syst)常见于 40~50 岁女性(围绝经期)
- 30 岁以下少见
- 与乳腺发育不良相关
- 绝经后可能会消退
- 疼痛和触痛会发生变化,大多无症状
- 有 1/1 000 的概率发展为癌症
- 通常内衬导管上皮

身体检查:寻找一个孤立的、光滑且边界清楚的、质硬的、相对移动、很少波动的肿块。

诊断

- 乳房 X 线检查
- 超声(可选择进行的检查)

- 针抽吸细胞学检查

管理

- 通过细针抽吸进行引流
- 很少需要外科手术

局灶性结节

局灶性结节(localised nodularity)通常:

- 位于乳腺的外上象限
- 是乳腺的生理性变化
- 处理上只需要临床监测
- 老年女性如出现不对称或可感知的变化,应行影像学检查

哺乳期囊肿

- 哺乳期囊肿(lactation cysts,galactoceles)是含乳囊肿,始发于妊娠期间,在产后出现,与围绝经期囊肿体征相似
- 直径 1~5cm
- 通过抽吸进行治疗:液体多清亮或呈乳白色

纤维腺瘤

临床特征

- 一个独立的、无症状的肿块
- 常出现在 20 岁左右(20~60 岁,通常 15~35 岁)
- 硬、光滑、可移动("乳腺老鼠")
- 常为圆形
- 多位于外上象限
- 每 12 个月可增大 1 倍[16]

管理

建议对老年女性进行超声、细针抽吸或空心针细胞学活检,并联合乳房 X 线检查。如果细针抽吸或空心针细胞学活检呈阴性,可以安抚病人,并安排定期随访,直到确认纤维腺瘤是稳定的。推荐 6~12 个月内复查超声及身体检查。大的腺瘤(>3~4cm)、腺瘤进行性增大、活检可疑或 40 岁以上女性可进行切除活检。

叶状肿瘤[25]

叶状肿瘤(phyllodes tumour)是纤维上皮病变的罕见亚群,通常为良性,但 25% 可为恶性并转移。此类肿瘤应被完全切除,保证边缘为正常的乳腺组织。

脂肪坏死

脂肪坏死(fat necrosis)通常是较大挫伤或细微创伤的最终结果,如长期母乳喂养。由此产生的肿块通常伴随

着皮肤或乳头内陷,与癌症极为相似。它通常可自行消失,无须治疗,但只能通过切除活检进行诊断。

需要进行全面的三重测试。

导管乳头状瘤

导管乳头状瘤(duct papillomas)是大乳腺导管内的良性增生性病变,不是癌前病变(通常也不可触及)。常表现为乳头出血或血性分泌物,必须与浸润性癌相鉴别。乳房 X 线检查和导管造影通常价值有限。超声可以显示 3mm 及以下的导管内病变及血管成分。由于导管内乳头状瘤与乳头状 DCIS 或乳头状癌存在一定的关联(<10%),因此应切除受累的导管和乳房节段[25]。

乳腺导管扩张症

乳腺导管扩张症(mammary duct ectasia)又称浆细胞性乳腺炎、导管周围乳腺炎。

该病为良性,整个乳房象限可能变得坚硬并有触痛。大的乳腺导管扩张。肿块通常位于乳晕边缘附近,常为硬或坚硬、触痛、界限不清的肿块。可能有牙膏样乳头分泌物。该病容易反复发作乳晕周围炎,并可伴有复发性脓肿和瘘管形成。大部分病例可确诊,但有时也需要进行手术干预来明确诊断。该病在绝经期前后的 10 年最为常见。

手臂淋巴水肿

手臂淋巴水肿(lymphoedema of arm)是乳腺癌手术联合放疗后的长期并发症,是由于淋巴系统无法充分引流细胞外液所致。病人上肢紧绷、沉重、活动性下降。可应用多普勒超声除外深静脉系统阻塞。

长期未经治疗的淋巴水肿可出现皮肤变化,此外擦伤或伤口引起的蜂窝织炎也需要关注。

管理

- 鼓励运动,夜间手臂放在枕头上,避免悬吊。
- 早期干预可改善长期预后;可转诊至淋巴水肿治疗师。
- 物理治疗:在复原阶段使用非弹性绷带,随后使用分级压力支撑袖套进行维持。
- 在日间全天使用弹性袖套,夜间不用。
- 在家做淋巴水肿按摩。
- 皮肤卫生:规律使用无香型润肤剂,预防感染和损伤。避免晒伤和昆虫叮咬。
- 避免在患肢测量血压、静脉切开和静脉注射治疗。
- 可考虑使用利尿剂来缓解肿胀。

乳腺假体的问题[17]

对乳腺假体,临床检查仍然是必要的,幸运的是,残留的乳腺组织通常在假体上扩散成一个容易触及的薄层。临床检查困难的区域位于假体的边缘,特别在大部分乳房组织被移位的外上象限时。应注意在有乳腺假体(mammary prostheses)存在的情况下,乳房 X 线检查可能价值有限,特别是当假体周围存在纤维包膜时。超声检查可能有助于检测假体周围的液体。

乳腺植入物可能会破裂和渗漏,也可能发生包膜挛缩,根据症状的严重程度可能需要进行手术干预。乳房 MRI、CT 或超声可以诊断包膜内或包膜外破裂。乳腺植入物发生植入物相关间变性大细胞淋巴瘤(BIA-ALCL)的风险较小,目前发生率 1/10 000~1/1 000。该风险可能与植入时间(中位时间为 8 年)和植入物类型有关。

儿童的乳房肿块

有几种良性疾病会导致儿童乳房肿块,最常见的表现是弥漫性乳房增大。

新生儿乳房肿大[26]

新生儿无论男女,都可出现乳腺增生和乳汁分泌(第 84 章)。这是由于催乳素通过胎盘屏障所致。如不予处理,肿胀通常持续 7~10 日。任何按摩乳房以促进排空的尝试都会导致肿胀时间延长。

乳房过早发育[26]

乳房过早发育(premature hyperplasia)通常表现为 7~9 岁女童单侧乳房发育,也可见于更年幼女童。其特征是一个直径 1~2cm 的硬盘状肿块,位于乳头深处。另一侧乳房在 3~12 个月内也会发生同样的变化。处理方法是向病人进行解释,一定要避免活检。

给病人提供咨询

"关照整体的女性,而不仅仅是她的乳房"[17]。发现乳房肿块会引起女性极度焦虑,重要的是鼓励女性早点去看医生,尤其是让她们能知道肿块有 90% 的概率是良性的。她们可能不愿接受有肿瘤,或可能将检查肿块当作隐藏的看病目的,这是在看诊时要注意到的因素。决定采取肿块切除术或乳房切除术时应考虑病人的感受:一些人会担心保留的乳腺组织可能成为癌症发生的靶点。长期的医患关系是应对困难的基础。

筛查

对于无症状、低风险的女性,建议在 50~74 岁每 2 年进行 1 次乳房 X 线检查(见第 6 章)。在澳大利亚,40~49 岁的女性筛查时可选择乳房 X 线检查。从技术上讲,老年女性乳房组织密度低、腺体较少,因此更适合应用乳房X线检查作为筛查工具,其特异度约为90%。

乳腺癌和卵巢癌(FRA-BOC)在线工具为家族性风险评估,可用于指导较高风险女性的筛查。

FRA-BOC风险评估将女性分为以下三类:

- 类别1:达到(或略高于)平均风险。从40岁开始可选择每2年进行1次乳房X线检查,但通常建议从50岁开始。
- 类别2:风险中度增加。如果有一级亲属在50岁前被诊断为乳腺癌,建议从40岁开始每年进行乳房X线检查。否则,建议每2年进行1次常规乳房X线检查。
- 类别3:潜在高风险。推荐到家庭癌症诊所进行基因测试。根据个人情况决定是否增加监测次数。

乳房自我检查(breast self-examination)是一个有争议的问题,在降低发病率和死亡率方面没有明确获益,假阳性率很高,尤其是在40岁以下人群。相对于未进行常规乳房X线检查筛查的女性,规律的临床乳房检查可能会有帮助,但目前尚无足够证据支持规律的临床乳房检查。应推荐所有女性建立"乳房意识",包括熟悉自己乳房的外观和感觉,如果发现变化尽快就诊。

转诊时机

- 未确诊的局部乳房疼痛或肿块
- 经过囊肿抽吸后:
  - 抽吸液为血性
  - 可触及的残余肿块
  - 囊肿复发
- 接受抗肿瘤药物治疗的病人,无论是辅助治疗还是晚期治疗,都需要专科监测。

需要检查和转诊的肿块类型见**表93.6**。

表93.6　需要检查和转诊的肿块类型

坚硬、硬的肿块或区域,无论大小、病史或位置
绝经后女性的新的可触及的"任何东西"
持续无痛性不对称增厚
增大的肿块:周期性或非周期性
"解决缓慢"或复发性炎症
血性或浆液状乳头分泌物
皮肤凹陷,即使是很轻微的程度,或乳头收缩
在瘢痕附近一个新的增厚或肿块

资料来源:Hirst C. Managing the breast lump. Solving the dilemma—reassurance versus investigation. Aust Fam Physician,1989;18:121-6.

> **临床要领**
>
> - 虽然乳腺癌很少引起乳腺痛,但应该排除。
> - 如果乳腺炎非常严重,伴有热刺痛,尤其在抗生素治疗后,可以考虑白念珠菌感染。

- 乳腺炎应该积极治疗(这是一种严重的情况)。
- 应切除所有可疑的乳房肿块。
- 不要假设一个可触及的肿块是纤维腺瘤或囊肿:任何肿块均需要进行三重测试。
- 乳头或乳晕上出现湿疹样皮疹提示潜在的乳腺癌。
- 即使没有明显的肿块,也不要忽略皮肤凹陷[17]。
- 永远不要忽视一位女性坚持认为她乳房的某个区域与其他区域不同或有改变[17]。
- 乳房X线检查可以检测出体积小而触诊不到的乳腺癌。

参考文献

1. Ryan P. *A Very Short Textbook of Surgery* (2nd edn). Canberra: Dennis & Ryan, 1990: 10.
2. Barraclough B. The fibrocystic breast—clinical assessment, diagnosis and treatment. Modern Medicine Australia, 1990; 33(4): 16–25.
3. Rosolowich V et al. Mastalgia. J Obstet Gynaecol Can, 2006; 28(1): 49–57.
4. Mazza D. *Women's Health in General Practice* (2nd edn). Sydney: Churchill Livingstone, Elsevier, 2011: 189.
5. Cusack L, Brennan M. Breast symptoms. Check Unit 474, Melbourne: RACGP, 2011: 13–14.
6. Blommers J et al. Evening primrose oil and fish oil for severe chronic mastalgia: a randomized, double-blind, controlled trial. Am J Obst Gynecol, 2002; 187: 1389–94.
7. Brennan M. Mastalgia: an approach to management (update). Medical Observer, 2008: 1–3.
8. Srivastava A et al. Evidence-based management of mastalgia: a meta-analysis of randomised trials. Breast, 2007; 16(5): 503–12.
9. Lactational mastitis [published 2019]. In: *Therapeutic Guidelines* [digital]. Melbourne: Therapeutic Guidelines Limited; 2019. www.tg.org.au, accessed April 2021.
10. Brennan ME, Morgan M, Heilat GB, Kanesalingam K. Granulomatous lobular mastitis: clinical update and case study, AJGP, 2020; 49(1): 44–7.
11. Green M. Breast cancer. In: *MIMS Disease Index* (2nd edn). Sydney: IMS Publishing, 1996: 83–5.
12. Australian Cancer Incidence and Mortality (ACIM) books. Breast Cancer for Australia (ICD-IO C50). Available from: www.aihw.gov.au/acim-books/, accessed March 2014.
13. Australian Institute of Health and Welfare & Australasian Association of Cancer Registries 2012. Cancer in Australia: an overview, 2012. Cancer Series No. 74, Cat. No. CAN 70. Canberra: AIHW.
14. Dixon JM, Mansel RE. Congenital problems and aberrations of normal breast development. In: Dixon JM, ed., *ABC of Breast Diseases*. London: British Medical Journal Publishing Group, 1995.
15. Fox J. Breast problems. In: Smith JA et al., eds, *Hunt and Marshall's Clinical Problems in General Surgery* (2nd edn), Sydney: Elsevier, 2010: 67–76.
16. Talley N, O'Connor S. *Clinical Examination* (7th edn). Sydney: Elsevier, 2010: 435–7.
17. Hirst C. Managing the breast lump. Solving the dilemma—reassurance versus investigation. Aust Fam Physician, 1989; 18: 121–6.
18. Crea P. Benign breast diseases: a management guide for GPs.

93

Modern Medicine Australia, 1995; 38(8): 74–88.

19　Cancer Australia, Australian Government. The investigation of a new breast symptom: a guide for general practitioners, 2017. Available from: https://canceraustralia.gov.au/publications-and-resources/cancer-australia-publications/investigation-new-breast-symptom-guide-general-practitioners, accessed April 2021.

20　Stuart K et al. Ductal carcinoma in situ. Aust Fam Physician, 2005; 34(11): 949–53.

21　Coates A. Breast Cancer Consensus report. Med J Aust, 1994; 161: 510–13.

22　Wetzig NR. Breast cancer: how to treat. Australian Doctor, 19 October 2001: I–VIII.

23　Crea P, Segelov E, Yeo B. Breast cancer—part 2: how to treat. Australian Doctor, 20 Nov 2010: 23–9.

24　Boyages J, Prassar G. Adjuvant hormonal treatment of breast cancer. Medical Observer, 3 August 2012: 27–9.

25　Burkitt H, Quick C, Gatt D. *Essential Surgery* (2nd edn). Edinburgh: Churchill Livingstone, 1996: 542.

26　Hutson JM, Beasley SW, Woodward AA. *Jones, Clinical Paediatric Surgery.* Melbourne: Blackwell Scientific Publications, 1992: 266–7.

93

第 94 章　异常子宫出血

异常子宫出血的分类系统有九个基本类别,划分为结构性和非结构性疾病,用首字母可以组合成 PALM-COEIN,分别为子宫息肉、子宫腺肌病、子宫平滑肌瘤、子宫恶性肿瘤、凝血障碍、排卵障碍、子宫内膜病、医源性问题、未指明的特定情况。

妇产科联盟,2011 年[1]

异常子宫出血(abnormal uterine bleeding,AUB)是全科服务中遇到的常见问题,指月经规律性、频率、出血量及时间的变化。月经出血过多是异常子宫出血最常见表现。仔细的病史询问非常重要,因为经常经历大出血的女性可能认为这是正常现象。异常子宫出血的分类见**表 94.1**。

表 94.1　异常子宫出血的分类

经期节律异常
月经周期不规律
月经间期出血
性交后出血
绝经后出血
经期出血量异常
月经大量出血(heavy menstrual bleeding)(旧称月经过多)
混合型(经期节律和出血量均异常)
月经周期不规律且出血量过少(oligomenorrhea)
闭经(amenorrhoea)

关键事实和要点

- 多达 25% 育龄期女性经历异常子宫出血(AUB)[2]。
- 在全科医学看诊中,至少有 4% 是异常子宫出血。
- 50% 异常子宫出血女性无病理学诊断。
- 应该记住有妊娠及其并发症的可能性,如异位妊娠、流产(先兆流产、完全或不完全流产)、葡萄胎或绒毛膜癌[3]。
- 月经记录是识别失血模式的一个有用方法。
- 月经大量出血(HMB)导致的贫血占缺铁性贫血的 25%~30%。
- 月经大量出血的两个常见器质性病因是子宫肌瘤和子宫腺肌病(子宫内膜位于子宫肌层内)[4]。
- 多种药物可能改变月经出血量(如抗凝剂、大麻、类固醇激素)。
- 有月经间期出血、性交后出血和绝经后出血的女性,应考虑生殖道恶性肿瘤的可能性。

确定月经正常还是异常

这取决于对月经史的采集,对月经周期的生理学和

病理生理学的理解,以及对正常月经周期的理解。大多数女童初潮年龄为 13 岁(范围为 10~16 岁)[5]。在月经初潮后的前 2~3 年和围绝经期,由于有较多的无排卵周期,月经周期紊乱、痛经和月经时间延长的情况较为常见。

一旦排卵和月经周期建立,月经周期通常循预测的模式出现,而任何偏离预测模式者均可视为异常子宫出血(**表 94.2**)。

表 94.2　育龄期女性正常月经[5]

参数	平均值	范围
周期	26~28 日	21~35 日
行经时间	3~4 日	2~7 日
正常月经量	30~40ml	20~80ml

超声测量的正常子宫内膜厚度(最好在月经周期的第 4~7 日测量)在绝经前女性是 6~12mm,在围绝经期女性 <5mm,在绝经后女性 ≤4mm。

出血与年龄的关系

由无排卵周期(排卵障碍)导致的月经大量出血,常见于育龄初期和育龄末期(**图 94.1**)[3-4]。作为出血原因之一的恶性疾病发病率随年龄增长而增加,在 45 岁以后达到高峰,而子宫内膜癌在 35 岁以下女性中不到 1/100 000[5]。

月经大量出血

月经大量出血(heavy menstrual bleeding,HMB)可单独出现或与其他症状伴随,是指过多的月经血液损失,影响女性的身体、情绪、社会和婚姻生活质量[2]。

🔔 月经大量出血

月经大量出血是西方国家最常见的缺铁性贫血原因。导致月经大量出血的病因很多,可分为结构性和非结构性原因。有些女性的病因不止一种。不再推荐使用

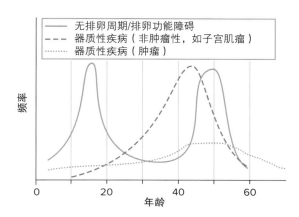

图 94.1 年龄与导致异常子宫出血的各种原因的关系

由无排卵周期引起的月经大量出血更常见于生育期的特殊时期,而新发癌症造成的出血原因在围绝经期和绝经期是最高的。

资料来源:Mackay EV, Beischer NA, Pepperell RJ et al. Illustrated Textbook of Gynaecology (2nd edn). Sydney:WB Saunders, 1992:77-107.

术语"月经过多"(menorrhagia)和"功能失调性子宫出血(dysfunctiona uterine bleeding)"。当未发现病因时,可认为是子宫内膜的原发性疾病,其机制为子宫内膜凝血功能障碍。

最常见的结构性病因包括平滑肌瘤(子宫肌瘤,30%)、子宫内膜息肉(10%)、子宫内膜异位症、子宫腺肌病(肌层"子宫内膜异位症")和盆腔炎性疾病[3]。

即使没有子宫病理改变,50% 的月经大量出血女性也会出现月经相关疼痛(痛经)[2]。出血伴有疼痛还须考虑其他原因,如子宫内膜异位症或盆腔炎性疾病。月经大量出血诊断策略模型总结见**表 94.3**。

急性大出血常发生于青春期女性规律排卵周期建立前。凝血功能障碍导致的急性严重出血在青少年女性中少见。

病史

详细的病史记录应该包括卫生棉条、护垫、月经杯或经期内衣的使用细节、更换频率及饱和度情况。询问血凝块、出血量及疼痛情况。图形化的出血评估表可能具有很好的指导作用。

询问避孕方法和性交困难情况,并记录性生活史。吸烟史和心理社会因素也应询问。

询问的问题是为了排除以下疾病[5]:

- 妊娠或妊娠并发症(如异位妊娠)
- 生殖道损伤
- 内科疾病(如出血性疾病)
- 内分泌失调
- 生殖道肿瘤
- 激素避孕或替代治疗的并发症

身体检查[5]

一般身体检查的目的是除外贫血、出血性疾病及其

表 94.3 月经大量出血:诊断策略模型

概率诊断
排卵功能障碍
子宫肌瘤
激素治疗的并发症
子宫腺肌病

不能遗漏的严重疾病(表 94.4)
异常妊娠:
• 异位妊娠
• 堕胎或流产
肿瘤:
• 宫颈癌
• 子宫内膜癌
• 产雌激素卵巢肿瘤(癌)
• 妊娠滋养细胞疾病
• 白血病
• 良性肿瘤(息肉等)
子宫内膜增生
严重感染:
• 盆腔炎性疾病

陷阱(经常遗漏的)
生殖道创伤
含铜宫内节育器(IUD)
子宫腺肌病/子宫内膜异位症
系统性红斑狼疮
罕见病:
• 内分泌失调(如甲状腺疾病)
• 出血性疾病(如血管性血友病,通常在青少年早期被诊断)
• 肝脏疾病

七个戴面具问题的清单
• 抑郁(相关)
• 糖尿病
• 药物
• 贫血(相关)
• 甲状腺疾病(甲状腺功能减退)

病人是否试图告诉我什么?
考虑与之相关的焦虑和抑郁

表 94.4 不规则出血的重要的"不能遗漏的"原因[6]

15~20 岁	20~30 岁	30~45 岁	45~55 岁	55 岁以上
衣原体/盆腔炎性疾病			子宫内膜癌/卵巢癌	
妊娠及妊娠并发症				
		子宫内膜息肉 子宫内膜增生		
宫颈癌[6]				→

他内科或内分泌相关疾病。

具体的检查包括:

- 窥器检查:是否存在溃疡(宫颈癌)或息肉
- 宫颈筛查测试(按时)
- 腹部检查(可触及增大的子宫肌瘤)

94

- 骨盆双合诊检查:是否存在子宫或附件压痛,子宫大小及形态是否规则

谨慎的做法是避免对某些病人进行经阴道检查,如年轻少女,因为这样做非但没有帮助还会造成不必要的创伤。

辅助检查

盆腔检查结果异常、症状持续、老年病人和其他疑似疾病者需进一步检查,以确认月经过多的症状,排除盆腔或全身性疾病。

首先考虑的辅助检查:

- 全血细胞计数(排除贫血和血小板减少)
- 铁相关检查:血清铁蛋白
- 妊娠检测(β-hCG)

特殊辅助检查(仅在有指征时):

- 前段尿(first pass urine)或阴道拭子,检查性传播疾病(支原体、淋病、衣原体)(译者注:前段尿是指1日中任何时候排尿排出的第1段尿液,不能误解为清晨第1次排出的尿液)
- 血清生化筛查
- 凝血功能筛查
- 甲状腺功能检测,尤其是促甲状腺激素
- 系统性红斑狼疮检测:抗核抗体
- 经阴道超声

经阴道超声:用于怀疑器质性疾病、恶性肿瘤风险增加及应用6个月药物治疗无效的病人。经阴道超声最好在月经周期的前5~10日进行,此时子宫内膜厚度最容易评估[2]。绝经前女性子宫内膜厚度>12mm、围绝经期≥5mm或绝经后≥4mm,需要进行子宫内膜活检。

注:宫腔镜检查和诊断性刮宫仍然是诊断异常子宫出血的金标准[7]。

内科和外科管理[8-10]

内科管理

在首次就诊时提供初始口服治疗药物很重要。**表94.5**列举了药物治疗方法。适当的初始口服药物是纤溶抑制剂或抗前列腺素药物,应在月经期尽快给药并用药至月经停止。首选药物通常是甲芬那酸,它可以减少50%的血液丢失。这些药物使用简单,通常非常安全,可以长期使用。

最有效的药物治疗是52mg左炔诺孕酮IUD,平均可减少94%的失血量。如果临床条件允许,应向病人提供[2]。需要注意的是,低剂量IUD(LNG-IUD)不适用于月经大量出血。

备选的激素药物包括口服孕激素、复方口服避孕药(COC)及阴道环。长期服用激素药物或联合应用阴道环也有一定效果。

表94.5 管理月经大量出血的各种药物[10](包括备选药物)

治疗药物	将每次月经平均失血量降到80ml的月经周期比例/%[9]
52mg 左炔诺孕酮 IUD,曼月乐	94
口服孕激素: • 炔诺酮 5mg,口服,每 8 小时 1 次,自月经期的第 5~26 日应用	83
氨甲环酸,1g,口服,每 6 小时 1 次,自月经期的第 1~4 日应用	47
复合口服避孕药	43
非甾体抗炎药(口服制剂): • 布洛芬 400mg,每日 3~4 次 • 萘普生 500mg 即服,然后 250mg,每 6~8 小时口服 • 甲芬那酸 500mg,口服,每日 3 次	29

从月经周期的第5~26日口服孕激素能显著减少月经失血量。口服孕激素的副作用包括体重增加、腹胀、乳房压痛、头痛、痤疮和情绪抑郁,更适合短期应用。

肌内注射醋酸甲羟孕酮(Depo-Provera)1年约有50%病人出现闭经。然而,该药物在治疗月经过多中的应用研究还很有限。

外科治疗

手术治疗指征:尽管使用药物治疗,但月经量仍过多且影响日常生活。子宫保留应作为最初的治疗选择。手术治疗方案如下:

- 子宫肌瘤切除术
- 息肉切除术
- 子宫动脉栓塞术
- 子宫内膜切除(适用于无手术禁忌者)
- 子宫切除术(适用于子宫内膜癌风险增加的女性,如子宫内膜增生)

临床要领

急性严重子宫出血[10]:

- 氨甲环酸 1~1.5g,口服,每 6~8 小时 1 次,直至出血停止
- 炔诺酮 5~10mg,口服,每 4 小时 1 次,直至出血停止或
- 甲羟孕酮 10mg,口服,每 4~8 小时 1 次,直至出血停止或
- 炔雌二醇 30~35μg,联合口服避孕药,每 6 小时 1 次,直至出血停止,48 小时后重新评估

🦴 子宫肌瘤(平滑肌瘤)

子宫肌瘤(uterine fibroids,leiomyoma)是子宫平滑肌良性肿瘤。根据子宫肌瘤生长位置,分为黏膜下肌瘤、肌

壁间肌瘤、浆膜下肌瘤或宫颈肌瘤。它们是雌激素依赖性肿瘤，并随着更年期开始而萎缩。

临床特征

- 40%~80% 为 50 岁女性
- 恶变概率为 1/800
- 通常无症状

症状

- 如果病灶很小，通常无症状
- 月经过多
- 痛经
- 骨盆不适 ± 疼痛（压痛），包括性交困难
- 膀胱功能障碍
- 带蒂肌瘤扭转疼痛
- 腹痛伴肌瘤"红色变性"：仅发生于妊娠期间（疼痛、发热、局部压痛）

其他特点

- 不孕（如果是黏膜下肌瘤，有类似 IUD 的作用）
- 钙化

身体检查

- 子宫显著增大

辅助检查

- 经阴道超声
- 全血细胞计数?贫血

管理

- 药物治疗同月经大量出血
- 左炔诺孕酮 IUD 已基本上取代其他药物成为首选治疗方法
- 促性腺激素释放激素（GnRH）激动，尤其是如果年龄 >42 岁，可以缩小子宫肌瘤（应用时间最多 6 个月），但仅于术前即刻使用
- 手术选择：
  - 子宫肌瘤切除术（仅切除肌瘤，尤其是育龄期女性）
  - 宫腔镜切除/子宫内膜切除术
  - 子宫切除术
- 其他选择：子宫动脉栓塞术，磁共振引导下聚焦超声术（MRgFUS）

经间出血和性交后出血

需要注意的是，生殖系统恶性肿瘤在任何阶段都是罕见的经间出血（intermenstrual bleeding，IMB）的原因，所

有病人均须考虑。特别是性交后出血（postcoital bleeding，PCB），被认为是宫颈癌的主要症状。

病因[11]

- 排卵期出血（正常变异）
- 黄体功能不全（导致经前少量出血）
- 子宫内膜异位症（引起经前和经后少量出血）
- 激素避孕药和含铜 IUD
- 绝经期激素治疗
- 妊娠：早期流产或异位妊娠
- 宫颈外翻
- 性传播感染导致宫颈炎或盆腔炎症（尤其是性交后出血）
- 息肉：宫颈，子宫内膜
- 子宫肌瘤
- 宫颈癌
- 子宫内膜/子宫肌层增生与恶性肿瘤

身体检查

进行腹部、骨盆双合诊检查和窥器检查。检查是否有宫颈外翻、息肉、阴道分泌物和宫颈压痛。注意宫颈组织是否易碎。

辅助检查

- 宫颈癌联合检测（即 HPV 和 LBC）
- 经阴道超声（特别是经间出血）
- 采集宫颈拭子通过聚合酶链式反应检测衣原体和淋病
- 妊娠检测（如果合适的话）

管理[11]

具有持续性性交后出血的所有女性均需要进行宫颈癌联合检测，并由妇科医生转诊进行阴道镜检查。如果身体检查和宫颈癌联合检测正常，单次出血不需要立即转诊。如再次出血，需转诊[12]。

如果怀疑是宫颈外翻引起的性交后出血，若持续出血仍需转诊。有多种消融治疗方法，但需在病理排除恶性疾病后才适用。

激素治疗期间如果出现阴道不规则出血，应行进一步检查。如果出血频繁、持续时间过长或为新发出血，应考虑转诊。可考虑终止激素治疗评估症状是否消失。

持续性经间出血需要转诊至妇科医生进行宫腔镜检查和子宫内膜活体组织检查。

绝经后出血[13]

绝经后出血（postmenopausal bleeding，PMB）病人中，

高达 25% 可能出现宫颈或子宫内膜/子宫肌层癌[3]。其他导致绝经后出血的原因包括息肉、萎缩性阴道炎、绝经期激素治疗、子宫内膜增生和尿道肉阜。值得注意的是，三苯氧胺可以增加子宫内膜癌的风险，服用三苯氧胺女性出现绝经后出血是早期转诊的指征。

应进行经阴道超声检查。如果超声显示子宫内膜厚度≤4mm 且没有可疑特征，不是立即转诊的指征。但是，如果子宫内膜厚度 >4mm 或有持续出血，需要转诊进行相应诊断流程（宫腔镜检查和诊断性刮宫）。

🦴 宫颈癌

性交后出血应考虑诊断宫颈癌（cervical cancer），除非可证明由其他原因引起。

临床特征

- 发病高峰在 60 岁左右
- 80% 为鳞状细胞癌
- 危险因素（见第 91 章）

症状

- 性交后出血
- 经间出血
- 令人不适的阴道分泌物
  主要通过常规筛查确诊。

身体检查

- 宫颈溃疡或肿块
- 宫颈接触时组织脆、易出血

管理

- 紧急妇科转诊

🦴 子宫内膜癌

任何绝经后出血女性应考虑子宫内膜癌（endometrial cancer）的诊断，除非被证明由其他原因引起。

临床特征

- 发病高峰年龄在 50~70 岁
- 危险因素包括：
  - 年龄
  - 肥胖
  - 未生育
  - 绝经晚
  - 糖尿病
  - 慢性无排卵性出血史
  - 多囊卵巢综合征
  - 药物（如无拮抗性雌激素、他莫昔芬）
  - 家族史：乳腺癌、卵巢癌、子宫内膜癌或结肠癌（林奇综合征）

症状

90% 病人表现为异常出血，尤其是绝经后出血[4]。
注：绝经后女性的经间出血或持续出血应引起怀疑。

身体检查

子宫触诊通常正常，但子宫可能已经增大。

辅助检查

- 宫颈细胞学检查可发现一些病例。该检查正常不能除外子宫内膜癌。
- 经阴道超声/子宫内膜活检。

管理

- 紧急妇科转诊。

闭经和月经稀发[11]

闭经（amenorrhoea）分为原发性闭经和继发性闭经。原发性闭经是指女性年满 16 岁仍无月经来潮[3]。继发性闭经指正常月经建立后月经停止 6 个月以上。

原发性闭经

区分原发性闭经（primary amenorrhoea）和青春期延迟的主要方法是后者在 13 岁前无第二性征发育表现。原因包括：

- 下丘脑性闭经：
  - 过度运动
  - 低体重
  - 严重慢性疾病
  - 精神压力
- 多囊卵巢综合征
- 处女膜闭锁
- 先天性子宫或阴道缺失
- 染色体异常（如卡尔曼综合征、特纳综合征）
- 垂体瘤

诊断性检验包括血清卵泡刺激素、血清黄体生成素、催乳素、雌二醇和染色体分析。应尽早转诊。

继发性闭经

全科服务中，最常见导致继发性闭经（secondary amenorrhoea）的原因为多囊卵巢综合征和下丘脑性闭经。

- 下丘脑性闭经：
  - 过度运动

- 低体重
- 严重慢性疾病
- 精神压力
- 多囊卵巢综合征
- 妊娠
- 高催乳素血症
- 卵巢早衰
- 药物治疗（如激素避孕药、抗精神病药、阿片类药物、化疗药物）
- 口服避孕药后闭经
- 甲状腺功能异常
- 肾上腺疾病（如库欣病、先天性肾上腺增生）
- 阿谢曼综合征（妇科手术后）

妇科干预适用于因子宫内膜癌风险增加而延长闭经的女性。

月经稀发

月经稀发（oligomenorrhoea）指月经周期不频繁且通常不规则，周期在 6 周~6 个月。多囊卵巢综合征是最常见的原因。

⚕ 卵巢早衰

除医源性因素外，卵巢早衰（premature ovarian insufficiency）也可能由特发性卵巢功能早衰和自身免疫性卵巢功能衰竭引起。其他的遗传相关疾病包括特纳综合征和脆性 X 综合征。卵巢早衰被认为是一种激素缺乏症，需要激素联合口服避孕药治疗或更年期激素替代治疗（见第 97 章）

转诊时机

- 持续经间出血和/或性交后出血
- 绝经后持续阴道出血
- 经阴道超声检查子宫内膜厚度持续增加
- 可疑子宫内病变
- 初始治疗反应差
- 有潜在疾病依据（如子宫内膜异位症、系统性红斑狼疮）
- 有手术指征

临床要领

- 非月经期出血常提示癌症，除非另有原因，如性交后出血（宫颈癌）、经间出血（常见于激素避孕）、绝经后出血（子宫内膜癌）。

参考文献

1　Munro MG, Critchley HOD, Broder MS, Fraser IS, FIGO Working Group on Menstrual Disorders. FIGO classification system (PALM-COEIN) for causes of abnormal uterine bleeding in nongravid women of reproductive age. Int J Gynaecol Obstet, 2011; 113(1): 3-13.

2　Australian Commission on Safety and Quality in Health Care. *Heavy Menstrual Bleeding Clinical Care Standard.* Sydney: ACSQHC, 2017.

3　Mackay EV et al. *Illustrated Textbook of Gynaecology* (2nd edn). Sydney: WB Saunders, 1992: 77–107.

4　O'Connor V, Kovacs G. *Obstetrics, Gynaecology and Women's Health.* Cambridge: Cambridge University Press, 2003: 466–8.

5　Fung P. Abnormal uterine bleeding. Modern Medicine Australia, 1992; May: 58–66.

6　Read C, May T, Stellingwerff M. Irregular vaginal bleeding: how to treat. Australian Doctor, 18 May 2007: 27–32.

7　Barton S, ed. *Clinical Evidence.* London: BMJ Publishing Group, 2001: 1311–16.

8　Quinlivan J, Petersen RW. Menorrhagia. Medical Observer, 16 April 2004: 31–4.

9　Baber R. What's new in the management of heavy menstrual bleeding? Medicine Today, 2011; 12(12): 61–4.

10　Menstrual disorders [published 2020]. In: *Therapeutic Guidelines* [digital]. Melbourne: Therapeutic Guidelines Limited; 2020. www.tg.org.au, accessed April 2021.

11　Family Planning NSW. *Reproductive and Sexual Health: An Australian Clinical Practice Handbook* (3rd edn). Sydney: Family Planning NSW, 2016.

12　Cancer Council Australia Cervical Cancer Screening Guidelines Working Party. National Cervical Screening Program: guidelines for the management of screen-detected abnormalities, screening in specific populations and investigation of abnormal vaginal bleeding. Sydney: Cancer Council Australia, 2016. Available from: www.wiki.cancer.org.au/australia/Guidelines:Cervical_cancer/Screening, accessed May 2021.

13　Cancer Australia. Abnormal vaginal bleeding in post-menopausal women. A diagnostic guide for general practitioners and gynaecologists. Available from: www.canceraustralia.gov.au/sites/default/files/publications/ncgc-vaginal-bleeding-flowcharts-march-20111_504af02038614.pdf, accessed May 2021.

94

第95章 女性的下腹和盆腔痛

男人承受痛苦,是一种冤枉的惩罚;女人接受痛苦,则是一种自然的传承。

匿名

下腹和盆腔痛是女性最常见的症状之一。其诊断需要一定的看诊技巧,尤其对于慢性疼痛病人。敏感的血清妊娠试验、超声及腹腔镜检查有效地简化了急性腹痛的身体检查。但是,对各种类型的疼痛通过准确地采集病史及身体检查,通常就能明确病因。盆腔炎作为一种常见妇科疾病,是女性不孕的主要原因,更需要早期诊断及适当的治疗。

关键事实和要点

- 需要明确区分急性、慢性及反复发作的疼痛。
- 异位妊娠仍是一种潜在的致命疾病,育龄女性的腹痛需要高度怀疑该诊断。
- 盆腔的突发剧痛可能是异位妊娠或卵巢囊肿破裂造成的全腹泛化的症状。
- 反复发作的自限性剧痛需要考虑赫拉夫卵泡破裂(排卵痛)。
- 月经相关的周期性疼痛是痛经或子宫内膜异位症的典型表现。
- 子宫内膜异位症影响约 1/9 的女性,平均需要 6.5 年才能明确诊断[1]。
- 盆腔脏器的感觉神经主要来源于第 10~12 胸神经、第 1 腰神经及第 2~4 骶神经。因此,膀胱、直肠、子宫下段、宫颈和阴道上段的疾病可能导致下背部、臀部和大腿后部的疼痛[2]。
- 慢性或持续性骨盆疼痛是一种复杂的神经肌肉-心理社会障碍,影响 15%~25% 的女性[3]。

诊断方法

诊断策略模型总结见表 95.1。

概率诊断

最常见的原因是原发性痛经、赫拉夫卵泡破裂(排卵痛)、子宫内膜异位症和粘连。也有许多疼痛病例找不到病因,不能明确诊断。

不能遗漏的严重疾病

异位妊娠破裂造成的潜在致命风险不能忽视,因此

表 95.1　女性下腹和盆腔痛:诊断策略模型

概率诊断

原发性痛经

赫拉夫卵泡破裂(排卵痛)

盆腔/腹腔粘连

子宫内膜异位症

不能遗漏的严重疾病

异位妊娠

肿瘤:

- 卵巢
- 宫颈和子宫
- 盆腔其他结构

严重感染:

- 盆腔炎
- 盆腔脓肿

急性阑尾炎

髂内(动脉疾病造成的)跛行

陷阱(经常遗漏的)

子宫内膜异位症/子宫腺肌病

卵巢或有蒂肌瘤扭转

便秘/粪便嵌塞

肠易激综合征

宫内节育器错位

阴部神经痛

牵涉痛(到骨盆):

- 阑尾炎
- 胆囊炎
- 憩室炎
- 尿路疾病

经阴道补片(transvaginal mesh)并发症

卵巢静脉功能不全/盆腔充血综合征

七个戴面具问题的清单

抑郁

药物

脊髓功能障碍(牵涉痛)

尿路感染(UTI)

病人是否试图告诉我什么?

经常是相关的

要时刻有"异位意识(be ectopic minded)"。盆腔炎尤其慢性盆腔炎,可能被忽视,但该疾病其实需要早期诊断和积极治疗。肿瘤是必须考虑的疾病,特别是盆腔内的恶性肿瘤,包括"静默的"卵巢癌。

陷阱

有几种疾病很难诊断,包括卵巢或囊肿内的出血、卵巢或肌瘤蒂扭转。子宫内膜异位症可能会漏诊,因此熟悉其症状十分重要。慢性便秘可能是一个陷阱。

七个戴面具问题的清单

需要被重视的两种情况是尿路感染和脊柱功能障碍。正如盆腔器官的功能紊乱,如子宫内膜异位症和盆腔炎,可以引起背部下端和臀部的疼痛一样,腰骶椎的异常也可以引起下腹和腹股沟的疼痛,所以容易掩盖病情。

心因的考虑

应对病人社会、婚姻或性关系中的问题进行评估,尤其对于慢性疼痛的病人。高达 50% 的持续性骨盆疼痛的病人有身体、性和情感虐待或创伤史,约 1/3 的病人创伤后应激障碍的筛查结果呈阳性[4]。

临床方法

病史

疼痛应与月经史、性交和可能的及早孕的可能性相联系。询问性交困难(是插入时困难还是深插时困难)以及避孕措施的使用情况。记录产科及既往手术史。疼痛的严重程度可以评估如下内容[5]:

* 影响日常活动
* 不能工作或学习的天数
* 导致卧床不起

通过这种方式,疼痛可以被客观地分为轻度、中度或重度。

与月经有关的典型疼痛模式见**图 95.1**。

身体检查

使用传统的腹部和盆腔检查可以确定压痛、反跳痛及腹部或盆腔肿块的部位。

临床有需要时,应通过窥器和双合诊检查骨盆。无性活动的年轻女性可能不需要阴道侵入性器械检查。但是,年轻人的性经验并不与其阴道内部或器械检查的必要性或接受度完全对等[6]。

如果病人存在可预见的疼痛,如腹部有瘢痕或肥胖,或存在剧烈的压痛,很难进行正确评估,必须进行详细的解释,允许病人随时终止检查,并在得到同意后再继续进行。允许 1 名监护人或陪同人员在场。

辅助检查

辅助检查可以从以下几项中选择:

* 全血细胞计数
* 红细胞沉降率/C 反应蛋白
* 尿液显微镜检查和培养
* 宫颈和阴道拭子:衣原体和淋球菌 PCR
* 血清 β-hCG 测定
* 尿 hCG 测定(异位妊娠时可能为阴性)
  影像学诊断:
* 经阴道超声适用于:
  - 确定妊娠囊
  - 盆腔痛
  - 可触及的盆腔或下腹肿块

如果病史和检查提示异位妊娠,而超声不能证实宫内妊娠,则应行腹腔镜检查。

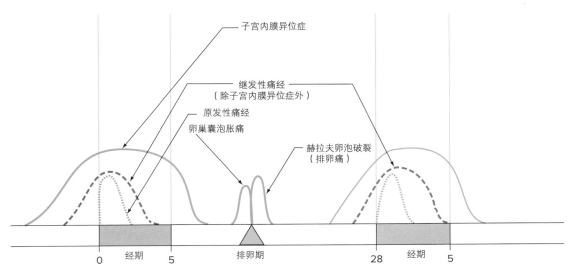

图 95.1 月经周期相关妇科疼痛的典型疼痛模式

急性疼痛

表 95.2 总结了急性疼痛的原因。病人通常年轻(20~30 岁),性活跃,疼痛难忍,这种情况应该首先考虑异位妊娠出血的可能。重要的鉴别诊断包括急性盆腔炎、卵巢囊肿破裂或扭转,以及急性阑尾炎。当出现循环衰竭时,急性破裂的异位妊娠病例更容易被确诊。

表 95.2　女性急性下腹和盆腔痛的原因[2]

生殖系统的
盆腔炎
卵巢扭转
卵巢囊肿:破裂、出血或扭转
先兆流产或不完全流产
异位妊娠
子宫肌瘤:退化,扭转
宫内节育环错位
子宫内膜异位症:子宫内膜瘤破裂或出血
非生殖系统的
急性阑尾炎
肠梗阻
尿路感染(膀胱炎)
输尿管绞痛(结石)
炎性肠病
憩室炎
功能性的
原发性痛经
肠易激综合征

异位妊娠

在每 100 例临床确诊的妊娠中,约发生 1 次异位妊娠(ectopic pregnancy)。如果异位妊娠破裂,将会迅速发展并致命,所以全科医生必须有"异位意识"。它是腹腔内出血最常见的原因。病人通常有经期推迟史,但在某些情况下也有正常的月经史。

异位妊娠破裂的临床特点

* 病人平均年龄在 20 余岁
* 1/3 的病人是首次妊娠
* 以下病人存在风险
  – 既往异位妊娠史
  – 既往盆腔炎病史
  – 以前做过腹部或盆腔手术,尤其绝育手术
  – 使用宫内节育器
  – 体外受精

诊断三联征:闭经(65%~80%)＋下腹痛(95%)＋阴道异常出血(65%~85%)➜异位妊娠

* 破裂前症状(包含许多情况):
  – 不明部位的妊娠
  – 一侧或对侧髂窝痉挛性疼痛
  – 阴道出血
* 破裂:
  – 剧烈疼痛(图 95.2)
  – 循环衰竭
  注:10%~15% 的病人没有异常出血。
* 疼痛可放射至直肠(厕所征)、阴道或腿部
* 通常不存在妊娠迹象(如乳房和子宫增大)

身体检查

* 髂窝深压痛
* 阴道检查:
  – 双合诊时的压痛(宫颈刺激性痛,如宫颈抬举痛)
  – 可触及附件包块
  – 宫颈变软
* 出血("西梅汁"样)
* 早期体温和脉搏通常正常

诊断[7]

异位妊娠有可能在极早期被诊断。

* 尿妊娠试验(大多数异位妊娠检测呈阳性)。
* 血清 β-hCG 检测:可能需要一系列定量检测来区分异位妊娠和正常宫内妊娠(IUP)。如果检测 β-hCG 水平 >2 000IU/L,在进行经阴道超声时会显示正常的宫内妊娠。如果超声提示子宫内无妊娠囊,则异位妊娠的可能性更大。如果 β-hCG 水平 <2 000IU/L,可以每隔 1 日重复 1 次检测,以观察其是否如正常宫内妊娠过程一样正常增加。
* 经阴道超声可在末次月经后 5~6 周进行(空子宫、输卵管囊、子宫后穹窿积液)。
* 腹腔镜检查(最终确诊方法)。

异位妊娠的诊断

* β-hCG 测定
* 经阴道超声检查
* 腹腔镜检查

管理

可能的处理方法是手术、药物或期待治疗(对于少数仔细筛选的病例)。药物管理包括肌内注射甲氨蝶呤,手术包括输卵管切除术或输卵管造口术。手术应尽可能通过腹腔镜进行。破裂出血(通常约占病例的 7%[8])需要紧急手术。

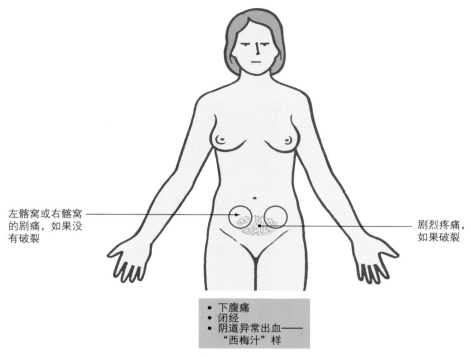

左髂窝或右髂窝
的剧痛，如果没
有破裂

剧烈疼痛，
如果破裂

- 下腹痛
- 闭经
- 阴道异常出血——
  "西梅汁"样

图 95.2　异位妊娠的临床特征

后续管理

- 成功妊娠 60%~65%
- 异位妊娠的后续风险 10%~15%

盆腔炎

盆腔炎（pelvic inflammatory disease，PID）是女性上生殖道炎症性疾病的综合征，包括子宫内膜炎、输卵管炎、输卵管卵巢脓肿和盆腔腹膜炎。盆腔炎是最常见的性获得疾病，尽管非性获得盆腔炎可能由放置宫内节育器等妇科操作引起[9]。

盆腔炎可以是急性的，引起突发的严重症状，也可以是慢性的，症状较轻，发病缓慢。性活跃的年轻女性出现新发盆腔疼痛时，需要高度怀疑该疾病。近期更换性伴侣是一个重要的风险因素[10]。

盆腔炎会产生严重后果，包括输卵管因素不孕（20%）、慢性盆腔疼痛（20%）和异位妊娠（10%）。反复发作会显著增加并发症的风险[11]。

临床特征

急性盆腔炎：

- 发热，体温≥38℃
- 中度至重度下腹痛
- 恶心，呕吐

慢性盆腔炎：

- 下背部疼痛
- 轻度下腹痛

  急性和慢性盆腔炎的共同点：

- 性交困难
- 阴道出血（性交后、经间期或月经大出血）
- 异常的、化脓性阴道分泌物
- 尿痛或尿频

身体检查

- 急性盆腔炎可能有下腹压痛 ± 肌紧张
- 盆腔检查：急性盆腔炎病人有异常的阴道湿热、宫颈抬举痛和附件压痛。镜检通常显示宫颈红肿和脓性分泌物

病因[10]

- 多种病原微生物
- 在多数（70%）病例中不能确定病原体
- 性传播感染：沙眼衣原体（最常见）、淋球菌、生殖器支原体
- 阴道定植菌
- 宫颈阴道环境的变化可能会使阴道细菌逆行至上生殖道

诊断[10-11]

诊断是临床性的，确诊可能很困难，因为症状和体征可能是非特异性的，并且与炎症程度的相关性很差。最常见的症状是阴道分泌物、下腹痛和性交困难。最常见的症

95

状是附件区压痛和宫颈抬举痛。抗生素治疗对症状的快速抑制作用是盆腔炎的强效预测因子。性传播感染有助于诊断。

辅助检查

- 宫颈拭子的核酸扩增检测(如 PCR):淋球菌、沙眼衣原体和生殖器支原体
- 宫颈拭子培养
- 发热时血培养
- 盆腔超声检测疼痛的其他原因

治疗

性传播感染[9]

不用等待检测结果,在临床诊断后立即开始治疗。对于轻度至中度感染(门诊治疗):

头孢曲松 500mg(1% 利多卡因 2ml)肌内注射,或 500mg 静脉注射,作为单次剂量(淋病)

加

甲硝唑 400mg(口服),12 小时 1 次,连续 14 日

加

多西环素 100mg(口服),12 小时 1 次,连续 14 日

注:如果确诊生殖道支原体,莫西沙星服用 2 周,每日 400mg 持续 14 日。如果孕期或哺乳期,可使用阿奇霉素代替多西环素,单次剂量 1mg(口服),1 周后重复用药。

术后盆腔感染[9]

对于轻度感染,使用阿莫西林 + 克拉维酸,875mg+125mg(口服),每日 2 次,持续 14 日。如果对青霉素过敏,使用甲氧苄啶 + 磺胺甲噁唑(160mg+800mg,口服)和甲硝唑(400mg,口服),每日 2 次,持续 14 日。如果 72 小时内无反应,考虑改为静脉治疗。

进一步管理[10]

- 治疗后 1 周内或症状缓解前避免性交。
- 如果在 48~72 小时内治疗无效,应取出宫内节育器。
- 一旦感染控制,可以植入新的宫内节育器。
- 无论检测结果如何,目前的性伴侣都应使用药物有效的沙眼衣原体(如果可能,还应用药控制淋球菌)。
- 如果发现性传播病原体,在开始治疗 1 个月后进行测试确定是否治愈。

🦴 卵巢囊泡破裂

当赫拉夫卵泡(Graafian follicle)破裂时,少量的血液会与卵泡液混合,流至直肠子宫陷凹。这可能导致假性腹膜炎(peritonism)[排卵痛(mittelschmerz)],这种症状与排卵前由于卵巢囊扩张引起的单侧疼痛不同。

临床特征

- 月经间期疼痛发作
- 一侧或对侧髂窝深部疼痛(右侧髂窝 > 左侧髂窝)
- 常被描述为"马踢痛"
- 疼痛向中心移动(**图 95.3**)
- 盆腔沉重感
- 坐位或支撑小腹可以缓解
- 疼痛持续数分钟到数小时(平均 5 小时)
- 病人身体状况良好
  注:有时可能与急性阑尾炎混淆。

管理

- 解释和确认病情
- 简单的止痛药:阿司匹林或对乙酰氨基酚
- 如果疼痛严重,使用"热水瓶"缓解症状

卵巢肿瘤

良性卵巢肿瘤,特别是卵巢囊肿(ovarian cyst),可能是无症状的,但如果病变复杂也会导致疼痛。这种情况在 50 岁以下的女性中很常见。卵巢囊肿最好通过经阴道超声检查确诊,它可以确定出血是发生在囊肿内还是囊肿外。

症状

- 疼痛(通常发生在扭伤或出血时)
- 压力症状(如腹胀、膀胱或肠道排空困难)

🦴 卵巢囊肿破裂

卵巢囊肿破裂(ruptured ovarian cyst)是囊肿在排卵前或性交后破裂。

临床特征

- 病人通常 15~25 岁
- 一侧或对侧髂窝突然的疼痛发作
- 可能出现恶心和呕吐
- 无全身症状
- 疼痛通常在数小时内消失

征象

- 髂窝部位的压痛及肌紧张
- 直肠指检:直肠子宫陷凹压痛

辅助检查

- 经阴道超声

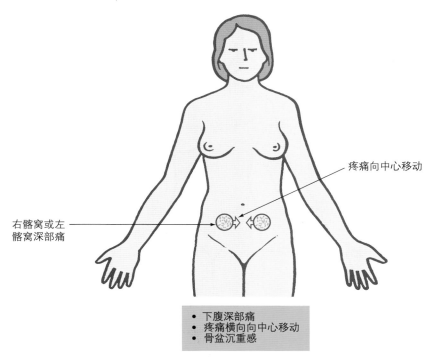

疼痛向中心移动

右髂窝或左
髂窝深部痛

- 下腹深部痛
- 疼痛横向向中心移动
- 骨盆沉重感

图 95.3　赫拉夫卵泡破裂(排卵痛/经期间痛)的典型临床特征

管理

- 适当的病情解释和确认
- 保守治疗:
  - 单纯囊肿 <4cm
  - 囊肿内出血
  - 轻微疼痛
- 超声引导下经阴道穿刺引流治疗较大的单纯性囊肿
- 腹腔镜手术:
  - 复杂囊肿
  - 大囊肿
  - 囊肿破裂出血

🔸 急性卵巢囊肿蒂扭转

急性卵巢囊肿蒂扭转(acute torsion of ovarian cyst)主要来自皮样囊肿,如果扭转出现在右侧,可能很难与急性盆腔阑尾炎区分。

临床特征

- 严重的下腹绞痛(图 95.4)
- 弥漫性疼痛
- 疼痛可能放射到侧面、背部或大腿
- 反复呕吐
- 剧烈的盆腔压痛
- 病人看起来很痛苦

征象

- 腹部可触及光滑、圆形、可移动的包块
- 包块周围可能有压痛和肌紧张,特别是如果渗漏

诊断

- 盆腔超声

治疗

- 腹腔镜囊肿切除

🔸 卵巢的恶性肿瘤

卵巢癌(ovarian cancer)在女性的发病率大约是每年 10/10 000,占所有女性癌症的 5% 和所有妇科癌症的 20%。由于它有临床症状时通常已经发展,所以在妇科癌症中,死亡率较高。该病的早期发现通常通过常规检查或对非特异性盆腔症状的检查。

卵巢癌往往很长一段时间都无症状,可发生于任何年龄,但在 45 岁后更为常见(发病高峰为 60~65 岁)(见第 17 章)。

家族遗传因素和与乳腺癌和结直肠癌的相关性已被证实(见第 23 章)。

危险因素

- 年龄

95

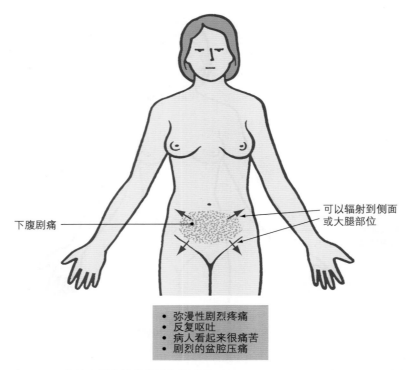

下腹剧痛

可以辐射到侧面
或大腿部位

- 弥漫性剧烈疼痛
- 反复呕吐
- 病人看起来很痛苦
- 剧烈的盆腔压痛

图 95.4   急性卵巢扭转的典型临床表现

- 家族史
- 未生育
- *BRCA1* 和 *BRCA2* 基因突变
- 德裔犹太人血统

保护因素

- 复方口服避孕药的使用
- 妊娠

临床特征

- 全身症状:疲劳、厌食
- 下腹或盆腔疼痛或不适
- 腹部胀满感
- 胃肠功能障碍(如上腹部不适、腹泻、便秘、排气)
- 盆腔沉重感
- 泌尿生殖系统症状(如尿频、尿急、脱垂)
- 有/无子宫异常出血
- 绝经后出血
- 性交困难和/或痛经(10%~20%)
- 有/无体重减轻
- 双合诊有助于诊断:检查包块、腹水、胸腔积液

盆腔包块加腹水通常提示卵巢癌,但偶尔也可能由良性卵巢纤维瘤(Meigs 综合征,表现为良性卵巢肿瘤 + 腹水 + 胸腔积液的三联征)引起。

注:任何容易触及的卵巢通常都不正常(正常卵巢很少 >4cm)。

诊断

- 经阴道和经腹盆腔超声检查
- 肿瘤标志物如 CA12-5、β-hCG(绒毛膜癌)、人附睾蛋白 4(HE4)和甲胎蛋白,只有在超声怀疑为恶性肿瘤时才进行检测[12]。

立即转诊给妇科医生。治疗方案通常是腹腔镜 ± 辅助化疗。

痛经

痛经(dysmenorrhoea,painful periods)在没有器质性疾病的情况下可能是功能性的(称为原发性痛经)。原发性痛经在青春期女性更常见。继发性痛经是由于盆腔疾病所致。

🔥 原发性痛经

原发性痛经(primary dysmenorrhoea),又称功能性痛经(functional dysmenorrhoea),是一种与卵巢周期相关的月经疼痛,不伴有任何病理变化。这种疼痛通常在月经初潮后 1~2 年内开始,随着年龄的增长逐步减轻。它的发生率在经期女性约为 50%,在青少年约 95%。

临床特征

- 下中腹痛
- 疼痛放射到背部或大腿(图 95.5)

95

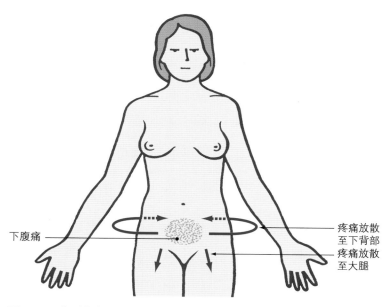

图 95.5　典型的痛经

- 从轻微的牵拉痛到剧烈的抽搐痛
- 月经初期的疼痛最剧烈
- 可能在月经出现前 12 小时开始
- 通常持续 24 小时,但也可能持续 2~3 日
- 可能有恶心、呕吐、头痛、晕厥或潮红
- 身体检查无异常发现

管理

- 充分地解释,适当地安抚
- 提倡健康的生活方式:
  - 定期锻炼
  - 避免吸烟和过量饮酒
- 推荐瑜伽等放松技巧
- 避免暴露在极冷的环境中
- 在疼痛部位放一个热水瓶,将膝盖弯曲到胸部

药物治疗

治疗方案包括(按顺序尝试):
- 简单镇痛药(如阿司匹林或对乙酰氨基酚)
- 非甾体抗炎药
  - 萘普生,首剂 500mg(口服),然后每 6~8 小时 250mg (最大 1 250mg/d)
  或
  - 布洛芬 200~400mg(口服),每日 3 次(最大 1 600mg/d)
  - 在经期前 3 日觉得疼痛时就开始用药
- 复方口服避孕药

如果这些治疗没有效果,还需要进一步排除可能的继发因素。

继发性痛经

继发性痛经(secondary dysmenorrhoea)是一种由器质性原因造成的经期疼痛。疼痛开始于月经前 3~4 日,表现为盆腔隐痛,在月经期间变得更严重。

最常见的原因:
- 子宫内膜异位症、子宫腺肌病(一个主要原因)
- 盆腔炎
- 黏膜下肌瘤
- 子宫内息肉
- 盆腔粘连

辅助检查

辅助检查包括超声检查和腹腔镜检查。管理包括治疗原发病因。考虑管理可能的子宫内膜异位症。

子宫内膜异位症

子宫内膜异位症(endometriosis)是一种慢性妇科炎症性疾病,由于子宫内膜样组织在子宫外(通常位于腹膜和卵巢)呈激素依赖性生长引起[13]。沉积组织可能是浅层的或浸润性的,导致出血、粘连,最终导致致密瘢痕组织改变。浸润子宫肌层的子宫内膜异位症称为子宫腺肌病。

子宫内膜异位症是女性慢性盆腔疼痛最常见的原因[14]。平均诊断时间为 6.5 年。根据子宫内膜异位症的部位和严重程度,病人会出现不同程度的症状。

复方口服避孕药可能延误诊断。妊娠对疾病是有益的,但可能会复发。

95

临床特征[15]

- 发病率 5%~10%
- 青春期至更年期,发病高峰年龄 25~35 岁
- 可能的家族史(有一级亲属的风险增加 3~10 倍)[13]
- 痛经
- 经期的胃肠道症状(如排便疼痛、腹泻)
- 泌尿系统症状;排尿困难、尿频
- 疼痛可能放射到下背部、腿部或直肠
- 低生育率
- 性交困难
- 非特异性盆腔疼痛
- 月经过多
- 黄体期出血
- 子宫内膜瘤破裂时出现急性疼痛

 诊断三联征:痛经 + 月经过多 + 性交困难 = 腹痛/盆腔痛➡子宫内膜异位症

可能的征象

- 固定子宫后倾
- 直肠子宫陷凹/阴道后穹窿压痛和结节
- 子宫增大和压痛

诊断

- 任何对非甾体抗炎药无反应并显著影响日常功能的下腹或盆腔疼痛,都应该考虑子宫内膜异位症。
- 诊断的金标准是在腹腔镜直视下检查,即诊断性腹腔镜检查。
- 诊断性腹腔镜检查并不总是必需的,临床的假设诊断可能更适用[14]。
- 经阴道超声检查可鉴别子宫腺肌病、卵巢子宫内膜瘤或直肠子宫内膜异位症(正常询问不能排除诊断)。

治疗[13]

- 仔细解释。
- 方法取决于病人的年龄、影响、症状的严重程度和生育计划。
- 选择包括镇痛、激素和手术治疗。
- 镇痛(一线):非甾体抗炎药、对乙酰氨基酚或联合用药。
- 激素(旨在抑制疾病进程):
  - 联合激素避孕:口服避孕药或阴道环,考虑延长或持续使用。
  - 孕激素:
    - 52mg 左炔诺孕酮宫内节育器(Mirena),5 年 1 次

  - 地诺孕素 2mg(口服)每日 1 次
  - 炔诺酮,每日 5~10mg(口服),升至 10mg,每日 2 次
  - 醋酸甲羟孕酮 150μg,肌内注射,每 12 周 1 次
  - 促性腺激素释放激素类似物,如戈舍瑞林(goserelin),3.6mg,皮下埋植剂,每 28 日使用 1 次;或纳法瑞林(nafarelin),200μg,滴鼻,每日 2 次,持续 6 个月(需要专家建议)。
  - 术后经常使用激素治疗来防止复发。
- 外科手术:腹腔镜检查适用于疾病的诊断和病变的切除/消融,尤其是在有不孕症的情况下。总的原则是"第一选择是最好的(the first go is the best go)"[14],因为重复的手术有瘢痕形成风险。症状复发常见,复发时可能建议进行子宫切除术。
- 许多病人会出现慢性盆腔痛,这需要多方面的治疗。

盆腔粘连

盆腔粘连(pelvic adhesions)可能是导致盆腔疼痛、不孕不育症、痛经和肠道疼痛的原因。当粘连肉眼可见,且没有肠袢牢固地粘连在一起时,就可以通过腹腔镜诊断并解除粘连。

慢性/持续性盆腔痛

慢性/持续性盆腔痛定义为至少 6 个月的非周期性盆腔痛,其严重程度足以导致功能障碍或需要治疗[16]。

慢性/持续性盆腔痛是一种具有挑战性的表现,被视为一种复杂的神经肌肉-心理社会障碍。该疾病可涉及多个系统,包括女性生殖系统、泌尿系统、消化系统、肌肉骨骼系统和心理状态[16]。病人的精神疾病、既往创伤和创伤后应激障碍的发病率很高。

重要的是要确定并确保对可治疗的原因进行充分管理。慢性盆腔痛的常见原因见表 95.3。慢性疼痛的一个特征是中枢敏感,进而导致痛觉过敏和痛觉过敏(见第 82 章)

特点

- 影响 15%~25% 的女性
- 子宫内膜异位症占 33%,粘连占 24%
- 是 40% 以上的妇科腹腔镜检查,以及 5% 的子宫切除术的原因
- 可能的症状[3]:
  - 痛经/周期性疼痛加重
  - 性交困难
  - 难以插入卫生棉条或月经杯
  - 外阴阴道刺激感或疼痛

95

表 95.3 女性慢性下腹和盆腔痛的原因[2,17]

生殖系统的
子宫内膜异位症/子宫腺肌病
盆腔炎(慢性;粘连)
卵巢病变
脱垂
外阴痛(外阴痛,外阴前庭综合征)
慢性外阴阴道念珠菌病
阴部神经痛
纤维肌瘤(罕见)

非生殖系统的
粘连
炎症性肠病
憩室病
肠易激综合征
盆腔充血综合征
泌尿系统疾病,如膀胱间质炎

- 膀胱症状(频率、排尿困难、急迫)
- 肠易激综合征(腹胀、交替排便习惯)
- 对下腹部或生殖器区域的轻触敏感
  - 肌肉骨骼受累(运动疼痛或体位延长)
  - 心理社会问题(社交退缩、对疼痛的过度敏感、缺乏自信)

管理[3]

与所有慢性疼痛一样,需要采用多种方法(见第 82 章)。减轻疼痛、改善功能和幸福感可能比治愈更容易实现。

一个有用的方法是解决盆腔器官疼痛、盆腔肌肉疼痛、中枢敏感性和心理后遗症:

- 盆腔器官疼痛
  - 如果出现痛经,尽量减少月经次数(激素避孕药、促性腺激素释放激素激动剂)
  - 子宫切除术不被认为是治愈方法
  - 避免反复腹腔镜检查
  - 避免膀胱刺激物(咖啡因、酸性饮料、保持水分)
  - 治疗膀胱过度活动的症状(见第 65 章)
  - 治疗外阴阴道刺激(见第 99 章)
  - 治疗肠易激综合征(见第 34 章)
- 盆腔肌肉疼痛
  - 保持活跃,避免活动加剧
  - 盆腔理疗
  - 重症病人注射肉毒毒素
- 中枢敏感性(第 82 章)
  - 病人教育
  - 锻炼
  - 放松策略
  - 优化睡眠

- 神经性疼痛药物,阿米替林、5-羟色胺和去甲肾上腺素再摄取抑制剂(SNRI)、加巴喷丁类
- 心理后遗症
  - 与家人、朋友和社区重新建立联系
  - 心理治疗

🐍 阴部神经痛[3]

阴部神经痛通常在坐姿时会导致"鞍"区灼痛或剧痛,可以在阴蒂到肛门的任何部位。它可能是单侧或双侧的,并且可能与阴蒂唤醒增加有关。该病通常伴膀胱或肠道刺激。

病因[18]

- 分娩创伤
- 骨盆/会阴损伤
- 妇科或结直肠手术
- 骑车
- 过度体育锻炼
- 肌肉骨骼问题
- 因肠道或膀胱排空而感到紧张
  注:通常有多种原因联合作用。

管理

- 避免进行压迫神经的活动,如骑自行车
- 改变性行为以避免疼痛
- 一个"U"形泡棉坐垫,坐姿时前部和中心区域被切开
- 骨盆理疗,放松和/或拉伸骨盆肌肉,减轻阴部神经压力
- 避免肠道或膀胱紧张
- 经皮神经电刺激(TENS)仪器
- 神经性疼痛药物
- 介入治疗[18]:
  - 注射可的松、透明质酸、肉毒毒素、富含血小板的血浆
  - 脉冲射频治疗
  - 阴部神经松解术
  - 植入式神经调节装置

转诊时机

- 所有"不明原因不孕"病例
- 疑似子宫内膜异位症病人,对镇痛或激素治疗无效
- 妊娠期严重盆腔痛
- 不明部位妊娠
- 体位性性交困难
- 症状性或复杂的卵巢囊肿
- 复杂或慢性骨盆疼痛

95

临床要领

- 任何下腹痛的女性都应考虑到子宫内膜异位症和卵巢囊肿。
- 任何女性若服用非甾体抗炎药不能缓解痛经,并干扰正常活动者,应怀疑子宫内膜异位症。
- 急性盆腔疼痛的年轻女性,排除外科急症后,需要考虑盆腔炎。
- β-hCG 检测阳性,超声提示子宫腔内无妊娠囊,是异位妊娠的典型诊断特征。

参考文献

1　Endometriosis Australia. Endo Facts (2020). Available from: www.endometriosisaustralia.org/research, accessed April 2021.

2　Soo Keat Khoo. Lower abdominal pain in women. Patient Management (Suppl), 1990; August: 13–23.

3　Evans S. Management of persistent pelvic pain in girls and women. Aust Fam Physician, July 2015; 44(7): 454–9.

4　Engeler D et al. European Association of Urology. Guidelines on Chronic Pelvic Pain. Available from: http://uroweb.org/wp-content/uploads/EAU-Guidelines-Chronic-Pelvic-Pain-2015.pdf, accessed May 2021.

5　Forbes KL. Lower abdominal and pelvic pain in the female: a gynaecological approach. Modern Medicine Australia, 1991; September: 24–31.

6　Royal Australasian College of Physicians (RACP). *Genital Examination of Young Girls* (April 2018). Available from: https://www.racp.edu.au/docs/default-source/advocacy-library/genital-examinations-in-girls-and-young-women-a-clinical-practice-guideline.pdf, accessed April 2021.

7　O'Connor V, Kovacs G. *Obstetrics, Gynaecology and Women's Health.* Cambridge: Cambridge University Press, 2003: 325–7.

8　Porter R, Kaplan J. *The Merck Manual of Diagnosis and Treatment* (19th edn). Whitehouse Station, 2011: 2664–5.

9　Genital and sexually transmitted infections [published 2019]. In: *Therapeutic Guidelines* [digital]. Melbourne: Therapeutic Guidelines Limited; 2019. www.tg.org.au, accessed April 2021.

10　Australian Sexual Health Alliance. *Australian STI Management Guidelines For Use in Primary Care.* Available from: www.sti.guidelines.org.au, accessed April 2021.

11　Dynan L. Pelvic inflammatory disease. Aust Fam Physician, Nov 2006; (35)11: 858–62.

12　Yeoh M. Investigation and management of an ovarian mass. Aust Fam Physician, Jan/Feb 2015; 44(1): 48–52.

13　Endometriosis [published 2020]. In: *Therapeutic Guidelines* [digital]. Melbourne: Therapeutic Guidelines Limited; 2020. www.tg.org.au, accessed May 2021.

14　Abbott J. A pragmatic approach to surgical management of endometriosis. O&G Magazine, 2019; 21(2).

15　Johnson NP, Hummelshoj L, The World Endometriosis Society Montpellier Consortium. Consensus on current management of endometriosis. Hum Reprod, 2013; 28(6): 1552–68.

16　Saha S. What else could it be? Causes of pelvic pain. O&G Magazine, 2019; 21(2).

17　Stone K. Scope of medical imaging for pelvic pain. O&G Magazine, 2019; 21(2).

18　Women's Health & Research Institute of Australia. Pudendal neuralgia. Available from: www.whria.com.au/for-patients/pelvic-pain/pudendal-neuralgia/, accessed May 2021.

经前综合征　第 96 章

发抖、疲惫、头沉，这预示着月经来临……月经可以减轻视力模糊。

希波克拉底（公元前 460—公元前 370）（译者注：古希腊人，医生，被誉为医学之父）

经前综合征（premenstrual syndrome，PMS）是指在月经周期黄体后期出现，非特异的、躯体化的、心理的或行为的、症状的障碍[1]。

经前综合征的致病机制尚不清楚，可能的原因包括吡哆醇缺乏、前列腺素过高、低血糖和神经递质（特别是 γ-氨基丁酸）水平异常。经前综合征最可能与 5-羟色胺缺乏、孕激素敏感性增加有关[2]。

关键事实和要点

- 经前综合征在 30 岁以后发病率增加，30~40 岁发病率最高。
- 经前综合征也可以发生在 45~50 岁，可能与更年期症状交替出现，令临床诊断混乱有关[3]。
- 经前综合征的症状在月经开始前和月经期间比较轻微。
- 经前综合征的症状不能用各种心理或精神障碍来解释。
- 重型经前综合征在《精神障碍诊断与统计手册》（第 4 版和第 5 版）中被归类为经前焦虑障碍（premenstrual dysphoric disorder，PMDD）。

发病率

高达 90% 的女性可能会出现经前症状，其中 20%~40% 的女性会出现中度严重症状，2%~9% 的女性会出现失能的症状[4]。可能还有 2%~5% 的女性会因为虚弱而显著地降低生活质量，这种情况被称为经前焦虑障碍[1]。

症状

图 96.1 归纳了 150 份报告中提出的各种症状。

症状通常在经前最后 5 日最严重，并在月经后几日内缓解。尽管每个月经周期的症状可能有所差异，但上述症状往往会在月经周期中反复出现，最常见的心理症状是抑郁和易怒，而头痛、腹胀和乳房压痛是最常见的身体症状。

经前综合征分类

比较方便的是根据症状的严重程度进行分类[3]。

1. 轻度　月经开始前症状。不寻求或不需要医学上的帮助。

2. 中度　症状令人困扰，但不足以影响工作和生活。

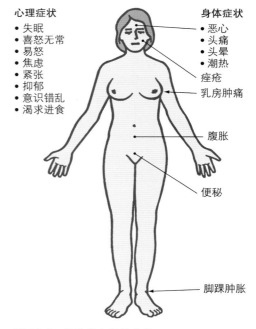

心理症状
- 失眠
- 喜怒无常
- 易怒
- 焦虑
- 紧张
- 抑郁
- 意识错乱
- 渴求进食

身体症状
- 恶心
- 头痛
- 头晕
- 潮热
- 痤疮
- 乳房肿痛
- 腹胀
- 便秘
- 脚踝肿胀

图 96.1 经前综合征的症状

1/2 的人寻求医学上的建议。

3. 重度　因症状不能处理工作或家庭事务。通常会寻求医学帮助。这种破坏性的形式称为经前焦虑障碍（PMDD）（**表 96.1**）。

鉴别诊断[3]

- 子宫内膜异位症
- 更年期
- 乳腺痛
- 其他导致液体潴留的原因，如肾脏或肾上腺
- 甲状腺疾病（功能亢进或功能减退）
- 贫血
- 多囊卵巢综合征
- 精神障碍：抑郁、躁狂

诊断

- 全面的病史采集，包括饮食、运动习惯、心理社会背

表 96.1　经前焦虑障碍(PMDD)诊断标准的归纳[5]

A. 症状必须在月经前 1 周开始出现,并在月经开始后几日内开始改善

B. 必须存在以下 1 个(或多个)症状,并被注意到:
　　1. 情感不稳定性
　　2. 易怒或愤怒
　　3. 情绪低落或烦躁
　　4. 焦虑、紧张或紧张的感觉

C. 存在以下 1 个或多个症状,加上 B 标准中符合的症状,总数达 5 个或以上:
　　1. 对以往活动的兴趣降低
　　2. 集中注意力困难
　　3. 精力明显不足,昏睡
　　4. 食欲、暴饮暴食或食欲增加
　　5. 嗜睡或失眠
　　6. 感到不知所措或失控
　　7. 其他身体症状(如乳房压痛、胀气)

D. 症状必须影响工作、学习、工作效率、日常活动或人际关系

E. 症状不能是另一种疾病(如抑郁)的加重表现

F. A 标准必须每日评估,至少持续 2 个月经周期

G. 症状不是由于某种物质或其他医疗行为引起的生理反应

资料来源:《精神障碍诊断与统计手册》第 5 版文字改编版(DSM-5-TR)。

景、情绪影响和家族史
- 纪录 3 个月经周期,显示 3 个主要症状的出现时间[3]
- 身体检查排除妇科、内分泌或其他系统疾病,其中包括:
　– 乳房检查(如有乳房压痛)
　– 宫颈筛查试验
- 辅助检查(排除其他原因):
　– 甲状腺功能检查
　– 全血细胞计数
　– 电解质和肌酐
　– 卵泡刺激激素和雌二醇(如怀疑绝经期)
　– 血清雄激素(如月经过少)

管理[2,4]

治疗的基本目标是消除担忧,让女性改善生活方式,以应对激素功能失调,而不是依赖药物治疗。重点策略如下:

解释、释除担忧、提高洞察力

一些随机对照试验发现,认知疗法在帮助病人理解其症状的本质、接受适当的支持和融洽的关系上,可以产生积极的效果[4]。病人可能希望告知家人和亲密朋友,以鼓励在出现症状时给予支持。

症状日记[3]

建议病人在 2~3 个月内每日记录其所有症状及出现的时间。这些信息有助她根据自己的症状制订日程,例如:避免在经前综合征症状最严重的时候进行太多的社交活动及商务约会。

饮食建议[1]

建议病人有规律、适当地进食;少食多餐,以达到理想体重为目标。

增加低血糖指数碳水化合物,绿叶蔬菜和豆类的摄入量。

减少或避免高脂肪精制糖、盐、酒精、咖啡因(茶、咖啡、巧克力)、烟草和红肉。经前期避免饮用过多液体。建议总蛋白降至每日 1g/kg[6]。

运动

养成运动习惯,如游泳、有氧运动、慢跑或网球活动。已证明运动可以减少抑郁、焦虑和经前水肿[6]。

放松

建议病人做适时、适量放松和愉快的活动。可考虑的减压疗法包括冥想、瑜伽、放松技巧和适当的辅导。

合适的衣服

建议穿着合适的衣服以减轻乳房的压痛和腹部的肿胀,如穿着腹部宽松的衣服,以及承托良好的胸罩。

药物治疗

药物治疗效果不一。可能有效缓解症状的药物包括利尿剂(如螺内酯)、维生素和矿物质(如吡哆醇和月见草油)、简单的抗炎药(如阿司匹林、甲芬那酸)和激素制剂(如复方口服避孕药)。可考虑使用多种药物的组合。

值得注意的是,单独使用孕激素无效,甚至可能加重症状,但可与雌激素联合使用,以保护子宫内膜[4]。

补充剂

很多女性想知道维生素、矿物质和草药对经前综合征的治疗作用。支持使用补充和替代药物的证据有限。可以考虑以下几点[1,7]:
- 吡哆醇/维生素 B_6,每日 100mg(小心高剂量对手/足神经损伤)
- 元素钙,每日 1 200~1 500mg(两个随机对照试验显示了显著的益处)
- 元素镁,每日最多 400mg(证据最少)
- 月见草油,每日 500mg(与安慰剂相比无益处)
- 圣洁莓(Premular®),是一种从西洋牡荆树的果实纯洁提取的浆果(一些小的随机对照试验表明该药比安慰剂好处多)

96

口服避孕药[4]

可考虑使用含有乙炔雌二醇和屈螺内酯的口服避孕药。屈螺内酯是螺内酯的孕激素衍生物,有荟萃分析指出它能有效减轻经前焦虑障碍的严重症状。延长/持续使用口服避孕药或缩短无激素使用之间隔可能有利于舒缓情绪症状。

口服炔雌醇 20mg+ 屈螺内酯 3mg,在 28 日周期的第 1~24 日,每日 1 次。

中度至重度症状[4,8]

如经前焦虑症的严重症状对其他治疗无反应,可试用 5-羟色胺选择性再摄取抑制剂(SSRI)或 5-羟色胺和去甲肾上腺素再摄取抑制剂(SNRI)。SSRI 是最常用的,但 SNRI 也有效。没有一种药物被认为比另一种更有效。

在预期月经开始前 14 日,每日早晨服用 20mg 氟西汀[4]。

或在预期月经开始前 14 日,每日服用舍曲林 50mg。

临床要领

中度至重度经前焦虑障碍:
- 口服氟西汀 20mg 或舍曲林 50g,每日早晨服用,在预期月经开始前 14 日起,直至月经第 1 日

转诊时机[3]

- 以上建议(支持、教育、安抚、压力管理等)诊治无效。
- 症状严重或治疗无效,请考虑专科转诊。
- 怀疑或证实有潜在疾病(如多囊卵巢综合征、子宫内膜异位症),转诊给妇科医生。
- 怀疑或证实有肾上腺、垂体或甲状腺等内分泌疾病,转诊给内分泌科医生。
- 抑郁恶化或非周期性发作,或出现精神病症状,转诊给精神病学专家。

临床要领

- 每日记录症状对医生和病人都很有帮助。
- 主要通过认识病情、改变生活方式和非药物治疗进行管理。
- 如选择药物治疗,至少连续使用 3 个周期,才能有足够时间观察疗效。
- 切勿过度诊断经前综合征,而忽视抑郁等心理障碍,这些问题可能在经前加重。

资源

National Association of Premenstrual Syndrome：www.pms.org.uk

参考文献

1　Foran T. Management of premenstrual syndrome: how to treat. Australian Doctor, 28 November 2013.
2　Mazza D. *Women's Health in General Practice* (2nd edn). Sydney: Elsevier, 2011: 16–21.
3　Smith M. Premenstrual syndrome. In: *MIMS Disease Index*. Sydney: IMS Publishing, 1991–92: 439–41.
4　Premenstrual syndrome and premenstrual dysphoric disorder [published 2020]. In: *Therapeutic Guidelines* [digital]. Melbourne: Therapeutic Guidelines Limited; 2020. www.tg.org.au, accessed April 2021.
5　Premenstrual dysphoric disorder. In: *Diagnostic and Statistical Manual of Mental Disorders* (5th edn). Arlington: American Psychiatric Association, 2013: 191–4.
6　Papadakis MA, McPhee SJ. *Current Medical Diagnosis and Treatment* (52nd edn). New York: The McGraw-Hill Companies, 2013: 749–50.
7　Wyatt K et al. Premenstrual syndrome. Clinical Evidence, 2000; 4: 1121.
8　Brown J et al. Selective serotonin reuptake inhibitors for premenstrual syndrome. Cochrane Database Syst Rev, 2009 Apr 15; Issue 2: Art No. CD006586 (PMID 193706 44).

第 97 章 绝经

每个女性都应在"时间父亲"收回之前,用好"大自然母亲"给予她的东西。

劳伦斯·彼得(1977)(译者注:出生在加拿大的美国人,教育家,管理理论家,现代层级组织学奠基人。
这句话来自他的著作《我们时代的思想》)

定义

世界卫生组织(WHO)将绝经定义为由于卵巢内卵泡活性丧失而导致的月经永久停止[1]。大多数西方女性在45~55岁绝经,平均年龄为51.5岁[2]。过早绝经(或卵巢早衰)是指40岁前绝经,45岁前定义为提前绝经(译者注:中国女性平均绝经年龄约为50岁)。

广义上讲,绝经期指整个围绝经期。当卵巢功能不稳定,经期变得不规则。这个过程可能持续2~5年或更长,包括绝经前和绝经阶段。

绝经后必须要在自发闭经12个月后才能明确,此期称为绝经后。

外科绝经是指切除双侧卵巢。

归纳

绝经期可分为四个阶段:
第一阶段,绝经前:在最后1次月经期前5年。
第二阶段,围绝经期:出现早期绝经期症状及月经周期改变。
第三阶段,绝经期:最后1次月经期。
第四阶段,绝经后:最后1个月经周期后12个月。

骨质疏松

骨质疏松,字面意思是多孔骨,指每单位体积的骨量减少。绝经后雌激素水平的下降会加速骨量的减少(绝经后前5年可下降10%),所以绝经后往往会出现骨质疏松症。

骨质疏松症的诊断依据是脆性骨折的存在,即从站立高度或更低的位置坠落后发生骨折,这在正常情况下不可能发生。骨质疏松症被定义为骨密度(BMD)的T值≤−2.5(见第81章)。补充雌激素可以防止骨密度的降低。

绝经期生理学

绝经期症状与卵巢卵泡活性和激素水平的关系见图97.1。

女性出生时卵巢已有全部的初级卵泡。胎儿初级卵泡数目在母亲妊娠20周左右达到高峰,平均为600万个。其后配子不断消失,在出生时为100万个,到青春期约40万个。一个女性一生中排卵400~500次,当只剩下几千个卵泡时,就进入了绝经期。

随着绝经期的临近,卵泡数量迅速减少,因数量不足,无法刺激周期性活动。雌激素水平下降,通过对垂体的正反馈作用,使卵泡刺激素水平上升到卵泡期的10~15倍,而黄体生成素水平上升约3倍。此时的卵巢只能分泌少量雌激素,但继续分泌大量的雄激素。雌激素减少会引起潮热等绝经期症状。

临床表现

在绝经期早期,月经周期可能有约7日的变化(如28日的周期变为21日)。在绝经期晚期,月经周期可能会相隔2个或以上[3]。经期行经量、日数及规律性的变化通常是不稳定的,表现为出血时间延长或月经稀少,其间有规律的卵巢活动。有少部分女性可能会继续有规律的经期,直到完全停经。

由于肾上腺仍在产生少量的雌激素,因此除月经停止以外,其他症状可能轻微或不存在。约20%的人完全没有症状,而20%的人会受症状的严重影响,有些女性甚至持续到60岁以上或更晚[4]。高达80%的女性出现血管运动性症状,平均持续时间为5年(1~10年)[5]。

潮热

更年期的典型血管运动性症状是潮热(hot flushes)。潮热会持续1~2分钟,从胸部开始,然后蔓延到面部和全身。有可能出现红肿、大汗淋漓、惊恐发作、心悸和头晕。发热是一种鉴别诊断。在更年期潮热期间,皮肤温度升高,但核心温度保持稳定。

症状

血管运动性症状[1]:

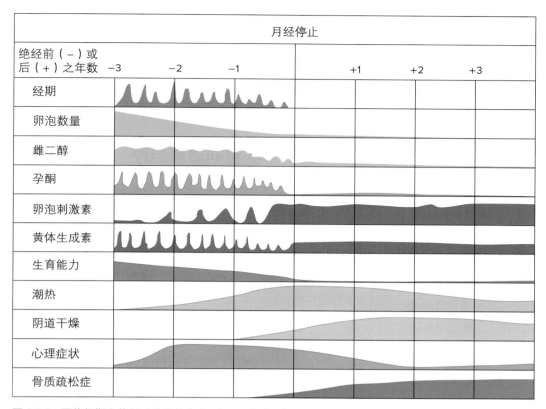

图 97.1 围绝经期和绝经后阶段的临床、生理和内分泌特征示意图

资料来源：Burger H. Talking women：HRT and breast cancer risk. Medical Observer, 1 August 2008：40.

- 潮热(80%)
- 夜间出汗(70%)
- 心悸(30%)
- 头重脚轻/头晕
- 偏头痛
  心理症状：
- 易怒
- 抑郁
- 焦虑
- 哭泣
- 缺乏集中力
- 短期记忆差
- 感受不到被爱
- 睡眠紊乱
- 情绪变化
- 缺乏自信
- 性欲下降
  泌尿生殖症状(60%)：
- 老年性阴道炎
- 阴道干燥(45%),瘙痒,灼热
- 性交困难/性功能障碍
- 膀胱功能障碍(如尿频、排尿困难)
- 压力性尿失禁/脱垂

肌肉骨骼症状：
- 非特异性肌肉疼痛
- 非特异性关节疼痛
  皮肤和其他组织变化：
- 皮肤干燥
- 蚁走感(17%)
- 新生面部毛发
- 乳腺组织萎缩
  其他：
- 异常疲倦
- 头痛

临床方法

详细采集病史为病人作全面评估。

病史

询问与雌激素缺乏有关的症状,重点是月经史和血管舒缩症状。询问常规的医疗和妇科病史,包括性生活、避孕、吸烟、毒品和酒精、睡眠、排尿、家庭情况。询问精神症状,如易怒、抑郁、焦虑和丧失自信。询问症状如何影响生活质量,尤其是睡眠障碍。可建议记录相关症状。

所有绝经期的女性都有较高心血管疾病、癌症(尤其是乳腺癌、卵巢癌和宫颈癌)、糖尿病和骨质疏松症的风险[2]。

97

询问骨质疏松症、癌症和心血管疾病的家族史。

身体检查

一般检查应包括测量血压、体重、身高和腰围。如果需要，可考虑乳房、腹部、阴道检查和宫颈筛查。

辅助检查[2]

除宫颈筛查外，还应考虑以下检查：

- 全血细胞计数和血铁含量（如果月经大量或异常出血）
- 空腹血脂（包括高密度脂蛋白）和空腹血糖
- 肝功能检查
- 促甲状腺激素
- 尿液分析（如果有泌尿系统症状）
- 乳房 X 线筛查（如果到期）
- 经阴道超声（如阴道异常出血）
- 骨密度（如果有危险因素）

诊断

绝经期是一种回顾性诊断，是指 50 岁以上的女性在闭经 12 个月以上，50 岁以下的女性在闭经 2 年以上。诊断围绝经期需要了解全面的月经史。

通常无须检验激素水平，因为激素水平在围绝经期频繁波动，检验结果往往对诊断无帮助。检测可能适用于年轻病人（<45 岁）、使用左炔诺孕酮宫内节育器的闭经女性和子宫切除术女性。通常的做法是检查卵泡刺激激素是否高于正常水平（>30IU/L）。

绝经期综合征的鉴别诊断

- 抑郁
- 贫血
- 甲状腺功能失调
- 甲状旁腺功能亢进症
- 糖尿病
- 药物（如 5-羟色胺选择性再摄取抑制剂）
- 妇科疾病
  - 功能失调性子宫出血

管理

教育和生活方式

应该给予病人充分的理解、支持和解释，强调绝经期是一个自然的生命过渡期。为病人提供长期健康影响的教育也很重要，如心血管疾病风险和骨质疏松症。

将此视为全面审视女性健康并提倡健康生活方式的机会，包括：

- 健康均衡的饮食

- 保持健康的体重
- 适当放松
- 适当运动（特别是负重运动）
- 适当钙摄入量（每日 3 份）
- 戒烟
- 安全饮酒

绝经期激素治疗

绝经期激素治疗（menopausal hormone therapy，MHT），又称"激素替代疗法"，主要适应证是缓解血管舒缩症状。该方案只针对少数病人，并取决于几个因素，包括曾接受子宫切除术、绝经期主要症状和年龄。

女性健康研究[6]

"女性健康研究（The Women's Health Initiative，WHI）"是一项颇有争议的试验研究。该研究针对子宫完整的绝经后女性，观察她们长期联合口服雌激素和孕酮的实际治疗效果。研究指出，在接受超过 5 年的 MHT 后，女性患乳腺癌（1.26 倍）、冠心病（1.29 倍）、卒中（1.41 倍）和肺栓塞（2.13 倍）的风险增加。该研究加重了人们对 MHT 安全性的担忧[7]。该研究还发现，这些女性患肠癌和骨折的风险降低。该试验不包括使用其他形式 MHT 的病人，例如贴片、凝胶或植入。

已发表的"女性健康研究"参与者的长期随访发现，随机接受激素疗法或安慰剂治疗的女性的全因死亡率无差异。此外，对于 50~59 岁随机接受 MHT 的女性，研究期间全因死亡率的危险比为 0.69[8]。

研究表明，受"女性健康研究"的影响，前期结论已导致女性不适当地使用激素疗法[9]。

MHT 的好处和风险

MHT 是缓解痛苦症状的最有效方法，如潮热、泌尿生殖道症状、失眠和关节症状（Ⅰ级和Ⅱ级证据）（澳大利亚国家卫生与医学研究委员会标准）[10]。

风险因女性年龄和用药途径而异。英国国立临床规范研究所关于绝经期管理的指导方针得出以下结论[9]：

- MHT 是治疗绝经期症状最合适的方法。
- MHT 能提高骨密度，减少骨折。
- 在使用 MHT 的女性中，心血管风险没有增加，而且可能会降低（在正常的人群中）。
- 静脉血栓栓塞的风险在使用口服激素治疗的女性中增加，但在使用非口服激素治疗的女性中没有增加。
- 服用雌激素的女性患乳腺癌的风险没有增加，但长期使用雌激素和孕激素联合治疗的女性患乳腺癌的风险增加。停止治疗后效果降低。

关于乳腺癌的风险，研究表明，其他孕激素，特别是

97

微粉化孕酮和去氢孕酮,可能比醋酸甲羟孕酮的风险更低。对于乳腺癌高风险的女性,即使是 *BRCA* 突变的女性,也没有证据表明她们使用 MHT 比在普通人群中使用 MHT 的风险增加[11]。

国际绝经期学会建议,在没有禁忌证的情况下,有症状的 60 岁以下或绝经后 10 年内的女性使用 MHT 的风险很低。

如果 60 岁以上女性需要 MHT,由于卒中风险增加,不推荐口服雌激素和替勃龙。

> **临床要领**
>
> 在无禁忌证的情况下,有症状的 60 岁以下或绝经后 10 年内的女性使用 MHT 的风险很低。

MHT 禁忌证[2]

MHT 的重要禁忌证见**表 97.1**。

表 97.1　绝经期激素治疗(MHT)的绝对和相对禁忌证[11]

绝对禁忌证:
- 乳腺癌、子宫内膜癌和其他雌激素依赖性肿瘤病史(过往或现在)
- 未确诊阴道出血

相对禁忌证(推荐使用经皮制剂):
- 确定的心血管疾病
- 静脉血栓栓塞性疾病
- 活跃性肝病
- 先兆偏头痛

注:高血压不是禁忌证

MHT 的方案

恰当的方案,取决于病人是否有子宫,以及女性是围绝经期还是绝经后。目前的治疗方案包括以下:
- 雌激素
- 孕激素
- 选择性雌激素受体调节剂(SERM)
- 替勃龙
- 睾酮

> **黄金定则**
>
> 如果女性有子宫,孕激素必须与雌激素一起使用。

雌激素

雌激素(oestrogen)有多种制剂,包括口服、经皮(贴片、凝胶)和阴道外用制剂(**表 97.2**)。局部制剂仅适用于有泌尿生殖系统症状的女性(将在本章稍后讨论)。治疗

的目标是使用尽可能低的剂量来缓解症状。雌激素的副作用包括乳房压痛和恶心。

表 97.2　绝经期使用的雌激素[12]

通用名称	日剂量范围
口服制剂	
共轭雌激素	0.3~1.25mg
雌二醇	0.5~2mg
戊酸雌二醇	0.5~2mg
透皮贴片	
雌二醇	25~100mg
透皮凝胶	
雌二醇半水合物	0.5~1.5mg
雌二醇	0.75~3mg

(译者注:原著此表还列出了每种药物的商品名,本译文略。)

孕激素

有子宫的女性可连续或周期性服用孕激素(progestogen)(**表 97.3**)。如果只服雌激素而不使用孕激素,许多女性会发展为子宫内膜增生,且发展为子宫内膜癌的风险增加了 5~10 倍。如果周期性服药,则在日历月的第 1~14 日服用,停药时会有经血。

表 97.3　绝经期使用的孕激素[10,12]

通用名称	日剂量范围
口服制剂	
甲羟孕酮	2.5~20mg
炔诺酮	1.25~5mg
孕酮	100~200mg
宫内节育器	
左炔诺孕酮宫内节育器	20μg

(译者注:原著此表也列出了每种药物的商品名,本译文略。)

含有孕激素左炔诺孕酮的宫内节育器(Mirena,52mg)也可与雌激素结合使用,并可避孕和减少月经大量出血。

微粉化孕酮于 2016 年在澳大利亚市场上市,有口服和阴道(子宫托和凝胶)制剂。该药可能有轻度镇静作用,因此应在夜间服用[13]。

选择性雌激素受体调节剂[14]

选择性雌激素受体调节剂(selective oestrogen receptor modulator,SERM)巴多昔芬(bazedoxifene)被用作孕激素的替代品,功效是保护宫内膜。该药只与雌激素受体结合,并且在不同的组织中有不同的作用。巴泽多西芬通过雌激素的作用可提高骨密度,同时对乳腺和子宫内膜有抗雌激素作用。与其他激素相比,该药提供了更高的闭经

97

率,并且不会增加乳腺密度或乳房疼痛。

组织选择性雌激素复合物(TSEC)是由巴多昔芬与结合雌激素组成,适合绝经后女性使用。虽然早期研究没有揭示口服雌激素和SERM会增加静脉血栓栓塞的风险,据近期报道发现,两种药都会增加风险,但还需进一步研究。有静脉血栓栓塞高风险的女性不应使用。

组织选择性雌激素复合物剂量:每日口服共轭雌激素(CEE)0.45mg+巴多昔芬20mg。

替勃龙

替勃龙(tibolone)是一种选择性的雌激素活性组织调节剂,具有雌激素、孕激素和雄激素的综合特性,可作为传统绝经后激素疗法极好的替代品。该药可改善血管运动性症状、泌尿生殖系统症状和性功能,减低骨密度和骨折的风险。该药适用于已切除子宫的女性替代雌激素治疗,不适用于围绝经期女性,因为其可增加经期间偶发性出血,而且雄性化是一个值得关注的不良反应[10]。

剂量:替勃龙,2.5mg,每日口服。

睾酮

睾酮(testosterone)通常是用于那些单用MHT后性欲未改善的女性。副作用包括痤疮、毛发生长加快、体重增加和体液潴留。其长期安全性尚不清楚,有激素依赖性癌症(如乳腺癌)病史的女性应避免使用。治疗前和治疗期间应检测血睾酮水平,注意内源性睾酮水平不能预测治疗反应。

剂量:睾酮1%乳膏,起始剂量每日0.5ml(5mg)(最大剂量15mg)。

如何开 MHT 处方

目前常用的治疗方案见**表97.4**。

表97.4　绝经期激素治疗(MHT)的选择[2]

有子宫	子宫已切除
透皮 O+P 贴片	口服 O
透皮 O+ 口服 P	透皮 O
口服 O+ 口服 P	替勃龙
口服 O+LNG-IUD	
口服 O+SERM(即 TSEC)	
替勃龙	

注:O,雌激素;P,孕激素;LNG-IUD,左炔诺孕酮宫内节育器;SERM,选择性雌激素受体调节剂;TSEC,组织选择性雌激素复合物。

已接受子宫切除术者

不需要孕激素,应在透皮或口服制剂中使用连续雌激素。雌激素经皮给药具有较低的静脉血栓栓塞风险。

围绝经期女性

停经少于12个月的女性,如有需要可服用周期性孕激素。如停经后马上使用连续雌激素和孕激素可导致无法预知的出血。除非病人正使用左炔诺孕酮宫内节育器,可同时口服雌激素。服用12个月的周期性激素后可过渡到连续激素治疗。

雌激素和孕酮可以单独使用,也可以联合使用。澳大利亚可用的复方周期性制剂见**表97.5**。

表97.5　澳大利亚可用的绝经期复方周期性孕激素[2,12]

通用名称	日剂量①	商品名称
口服制剂		
雌二醇/雌孕酮	1mg/10mg	Femoston
	2mg/10mg	
雌二醇/炔诺酮	1mg/1mg	Trisequens
	2mg/1mg	
透皮贴片		
雌二醇/炔诺酮	50μg/140μg	Estalis Sequi
	50μg/250μg	

注:①孕激素每28日周期只需服14日。

只要病人无禁忌证,就可口服复方避孕药替代周期性绝经激素直到50~51岁(见第92章)。对于50岁以上的女性,建议在停经后12个月内避孕,50岁以下则在停经后2年内避孕。

绝经后女性

停经超过12个月的女性,可以使用连续复方雌激素和孕激素治疗(**表97.6**)。

表97.6　澳大利亚可用的连续绝经期激素[2,12]

通用名称	日剂量
口服制剂	
雌二醇/屈螺内酯	1mg/2mg
	1mg/5mg
雌二醇/炔诺酮	1mg/0.5mg
	2mg/1mg
共轭雌激素/醋酸甲羟孕酮	0.625mg/2.5mg
	0.625mg/5mg
透皮贴片	
雌二醇/炔诺酮	50μg/140μg
	50μg/250μg

治疗的副作用[15]

在治疗最初的2~3个月,女性可能会经历雌激素的副作用,但一般会缓解。从较低的剂量开始可以将这些副作用降到最低。

经前期综合征(15%)

措施:减少孕激素剂量或更换替代孕激素

恶心和乳房症状

原因:最初对雌激素敏感

措施:减少雌激素剂量,如果出现乳房症状,考虑选择性雌激素受体调节剂

出血问题

问题:大量出血

措施:降低雌激素

问题:经期外阴道出血

措施:增加孕激素,考虑使用炔诺孕酮宫内节育器或选择性雌激素受体调节剂

开始治疗3个月后发生的经期外阴道出血需要正式的辅助检查。

治疗的时间长度[16]

国际绝经期协会最近公布的指南建议,不应强制限制MHT时间长度。

女性应至少每年检查MHT的疗效和副作用,并调整相应治疗。MHT的类型和剂量应根据年龄和临床诊断进行调整。

如果未出现禁忌证、能治疗症状和改善生活质量,可以一直继续激素疗法。

阴道干燥[12]

虽然大多数女性的血管运动性症状随着时间而改善,但泌尿生殖系统症状通常不会。对阴道干燥(vaginal dryness)的一线疗法是使用非激素润滑剂。如果这些都无效,可试用局部低剂量阴道雌激素制剂,例如:

雌激素乳膏或阴道丸[放入阴道2.54~3.81cm(1~1.5英寸)]每日睡前使用,连续外用2~3周,然后维持每周1次或2次。

如绝经期症状仅限于阴道干燥和性交困难,外用雌激素治疗是首选。如有MHT禁忌证,使用雌激素不能保证全身吸收的风险及其安全性,或在局部治疗后仍感不足,可选择二氧化碳分次激光治疗。

非激素治疗方案

改变生活方式

与女性讨论可以避免的潮热诱因,包括辛辣食物、酒精、咖啡和情绪压力。建议穿宽松的衣服,穿多层衣服。

药物治疗

治疗潮热的非激素药物包括加巴喷丁、可乐定、奥昔布宁和抗抑郁药。最一线的治疗是5-羟色胺选择性再摄取抑制剂(SSRI)、5-羟色胺和去甲肾上腺素再摄取抑制剂(SNRI),例如[12]:

帕罗西汀每日10mg(口服),1周后增加至每日20mg

或

文拉法辛37.5mg,每日口服,逐步增加至75mg

替代疗法

替代疗法选择包括黑升麻、红三叶草、豆制品和其他植物雌激素(植物含有雌激素类化合物)。在极少数病例中,黑升麻与肝功能异常、肝炎和肝衰竭有关。

美国国家处方服务中心的结论是:

大多数补充药物几乎没有有效的证据,安全性也没有保障。少数报道结果不可靠,如有报道称服用安慰剂后潮热症状改善了60%,症状改善的部分原因应是症状的自然波动[17-18]。

生物同构型激素

生物同构型激素(bioidenticals)是激素混合物化学制剂,以含片、片剂和乳膏的形式供应。无足够的数据表明这些措施是有效或安全的。

卵巢早衰[19]

卵巢早衰(premature ovarian insufficiency,POI)是指在40岁前的女性,无论病因如何,出现卵巢功能紊乱。1%的女性在40岁前自发发生。

病因和相关因素:

- 特发性(最常见)
- 遗传(10%)
  - 单体X(特纳综合征)
  - 脆性X染色体突变
- 医源性,如卵巢手术、化疗、放疗
- 自身免疫相关性(20%),如腹腔疾病、糖尿病、艾迪生病
- 感染,如腮腺炎、结核病、疟疾、志贺菌感染
- 代谢性疾病,如半乳糖血症

可进行血液检查,包括卵泡刺激素及雌二醇水平。

未经治疗的卵巢早衰会增加骨质疏松症、心脏病、认知障碍和过早死亡的发病率。

治疗的基础是MHT,直到绝经的中位年龄。

97

转诊时机

- MHT 对症状控制不佳
- 对 MHT 有禁忌的严重症状病人,尤其有乳腺癌和血栓形成史
- 常规措施无法纠正 MHT 的副作用

临床要领

- 仔细地做好处方前评估,这很重要。
- 如果症状轻微,鼓励保守治疗,强调生活方式。
- 确保病人知情并接受治疗益处和风险。
- 处方激素治疗应个性化。
- 雌激素缺乏症的主要治疗方法是使用雌激素。
- 对没有子宫的女性使用单一雌激素治疗。
- 如果有子宫,给予雌激素-孕激素复方治疗。选择性雌激素受体调节剂是孕激素的新替代方案。
- 在围绝经期女性中使用周期性激素,在绝经后女性中使用连续性激素。
- 从低剂量雌激素开始。
- 用激素约 6 个月后稳定。
- 建议最少每年复诊 1 次。
- 性欲丧失可用替勃龙或睾酮治疗。
- 雌激素缺乏导致阴道干燥,可通过局部雌激素治疗

资源

The British Menopause Society:www.thebms.org.uk
The Australian Menopause Society:www.menopause.org.au
Jean Hailes Foundation:www.jeanhailes.org.au

参考文献

1 Gold EB et al. Factors related to age at natural menopause: longitudinal analyses from SWAN. Am J Epidemiol, 2013; 178: 70–83.
2 Jane FM, Davis S. A practitioner's toolkit for managing the menopause. Climacteric, 2014; 17: 1–16.
3 Burger H. Talking women:HRT and breast cancer risk. Medical Observer, 1 August 2008:40.
4 Mazza D. *Women's Health in General Practice* (2nd edn). Sydney:Elsevier,2011:256–7.
5 Col NF,Guthrie JR,Politi M,Dennerstein L. Duration of vasomotor symptoms in middle-aged women:a longitudinal study. Menopause,2009;16(3):453–7.
6 Writing Group for the Women's Health Initiative Investigators. Risks and benefits of oestrogen plus progestin in healthy postmenopausal women: principal results from the Women's Health Initiative randomised controlled trial. JAMA, 2002; 288(3): 321–33.
7 Royal Australian College of General Practitioners. HRT advice. Aust Fam Physician, 2002; 31(8): 733–4.
8 Manson J et al. Menopausal hormone therapy and long-term all-cause and cause-specific mortality. The Women's Health Initiative randomized trials. JAMA, 2017; 318: 927–38.
9 Baber R. Hormone therapy and menopause: a protracted misunderstanding explained. Medicine Today, 2017; 18(2): 23–6.
10 Vincent A, Burger H. Menopause: how to treat. Australian Doctor, 6 November 2009: 25–32.
11 Magraith K, Stuckey B. Making choices at menopause. AJGP, July 2019; 48(7): 457–62.
12 Menopause [published 2020]. In: *Therapeutic Guidelines* [digital]. Melbourne: Therapeutic Guidelines Limited; 2020. www.tg.org.au, accessed April 2021.
13 Davis S. Micronised progesterone as a component of menopausal hormone therapy. Medicine Today, 2017; 18(1): 53–5.
14 Baber R. What's new in menopausal hormone therapy: combination oestrogen-bazedoxifene. Medicine Today, 2018; 19(4): 47–50.
15 Baber R. The menopause: update. Medical Observer, 28 July 2006: 31–3.
16 Magraith K, Stuckey B. An update on hormone therapy for menopause. Medicine Today, 2018; 19(1): 41–4.
17 National Prescribing Service Ltd. *Managing Menopausal Symptoms,* Review PPR 47, September 2009.
18 MacLennan AH et al. Oral oestrogen and combined oestrogen/progestogen therapy versus placebo for hot flushes. Cochrane Database Syst Rev, 2004; Issue 4: Art No. CD002978.
19 Nguyen HH, Milat F, Vincent A. Premature ovarian insufficiency in general practice: meeting the needs of women. Aust Fam Physician, 2017; 46(6): 360–6.

在所有异常阴道分泌物的情况下，都应考虑性传播感染的可能性。

斯特拉·海利医生，维多利亚州细胞学服务（2001）（译者注：斯特拉·海利医生，澳大利亚人，性健康医生。维多利亚州细胞学服务现为澳大利亚宫颈癌预防中心）

阴道分泌物（vaginal discharge）是全科医生接诊的常见主诉，它易复发或持续存在，诊治起来存在困难。病人主诉包括分泌物量的增加、黏稠度或颜色的改变，以及出现异味。医生需要了解阴道分泌物的显著变化，区分正常（生理性）和病理性分泌物，从而作出正确的诊断。

阴道分泌物在不同年龄间存在差异，青春期前女童和老年人较少出现微生物感染引起的阴道分泌物异常，老年人更常出现与阴道雌激素减少有关的皮肤病和症状。

鉴别诊断方面包括正常分泌物、念珠菌阴道炎、细菌性阴道病（BV）、性传播疾病、异物、外阴皮肤病、萎缩性阴道炎和生殖道恶性肿瘤。

诊断方法

诊断策略模型概括见**表 98.1**。

可能的诊断

阴道分泌物最常见的原因包括生理性分泌物，外阴阴道假丝酵母菌病和细菌性阴道病。

生理性分泌物

正常生理性阴道分泌物通常为奶白色或清亮的黏液，常源于下列综合因素：

- 宫颈黏液（宫颈腺体分泌）
- 阴道分泌（阴道黏膜渗出液）
- 阴道鳞状上皮细胞（脱皮）
- 宫颈柱状上皮细胞
- 共生菌

阴道最主要的菌群为乳酸杆菌，可将上皮细胞来源的葡萄糖转化为乳酸。乳酸使阴道保持酸性环境（pH<4.7）。其他共生菌包括葡萄球菌、类白喉菌和链球菌。

生理性分泌物通常无异味及瘙痒感。

此外，排卵期可出现蛋清样分泌物，傍晚时可发现清亮或白色的分泌物，当接触空气后被氧化为黄色或棕色。妊娠或性交可使分泌物量增加，服用复合避孕药后分泌物量可减少。

生理性分泌物的诊治主要基于消除病人疑虑及耐心解释。

表 98.1　阴道分泌物：诊断策略模型

概率诊断
正常生理性分泌物
阴道炎：
• 念珠菌病
• 细菌性阴道病
不能遗漏的严重疾病
肿瘤：
• 癌症
• 瘘管
性传播疾病/盆腔炎：
• 沙眼衣原体
• 淋球菌
• 生殖支原体
• 单纯疱疹 1 型和 2 型
性虐待，尤其是儿童
卫生棉条中毒性休克综合征（葡萄球菌感染）
异位妊娠（"西梅汁"样分泌物）
陷阱（经常遗漏的）
萎缩性阴道炎
接触性皮炎（如阴道内子宫托和阴道内乳膏）
保留的异物（如棉条）
糜烂型扁平苔藓
脱屑性阴道炎
乳胶过敏
单纯疱疹病毒（如果引起宫颈炎）
线虫
七个戴面具问题的清单
糖尿病
药物
病人是否试图告诉我什么？
需要仔细斟酌；潜在的性功能障碍

重要的致病菌

外阴阴道假丝酵母菌病由酵母菌大量繁殖引起,多为白念珠菌,较少见于光滑假丝酵母菌、热带念珠菌和克鲁斯念珠菌[1]。正常阴道内多种微生物共同维持微生态平衡,若优势菌乳酸杆菌减少,厌氧菌如阴道加德纳菌增多可导致细菌性阴道病[2]。阴道毛滴虫病在边远的澳大利亚原住民和托雷斯海峡岛民中感染率较高。疾病特点见**表98.2**。

不能遗漏的严重疾病

不能遗漏的严重疾病包括阴道癌、宫颈癌、子宫癌和性传播疾病,以及由沙眼衣原体、淋球菌及生殖支原体引起的盆腔炎。性传播感染女性病人多无症状,阴道分泌物为最常见的主诉。生殖道任何部位的良性和恶性肿瘤也可以产生阴道分泌物,常为稀薄的、粉色或血性分泌物。

宫颈筛查联合检测(HPV 和 LBC)应用于不明原因出血或存在血性分泌物的病人。

身体检查需警惕瘘管的形成,这可能与恶变、炎症(如克罗恩病)或放疗有关。

陷阱

外用制剂引起的接触性皮炎易被忽略。除(有意或无意)留置在阴道内的卫生棉条外,还有很多制剂易引起过敏反应,如除臭皂、喷雾、杀精剂。大多数用来治疗阴道炎的外用制剂可能会引起阴道化学反应。常见的阴道过敏原和刺激物见**表98.3**。

七个戴面具问题的清单

需考虑糖尿病易导致反复发作的鹅口疮及药物引起的局部过敏反应(**表98.1**)。用于治疗 2 型糖尿病的钠葡萄糖协同转运蛋白 2 抑制剂与糖尿相关,糖尿可引起反复和持续的念珠菌感染[4]。

心因的考虑

尤其是阴道分泌物正常时需警惕精神心理原因。这一问题可能与性功能缺陷有关,或反映出夫妻关系不和谐,需委婉地询问探究。阴道分泌物是病人较为尴尬的问题,任何关于此方面的讨论需要仔细、谨慎把握。

临床方法

病史

病史采集很重要,主要包括:

- 分泌物性质:颜色、气味、量
- 发病和持续时间,与月经周期关系
- 是否使用避孕药,妊娠概率,是否应用避孕套
- 有无刺激或瘙痒感及部位
- 个人或家族过敏史
- 是否与性交痛相关
- 有无盆腔或腹部疼痛
- 性交史:有无性传播感染疾病风险,既往有无性传播病史
- 是否应用化学用品(如肥皂、除臭剂)、子宫托和阴道冲洗器
- 是否有妊娠可能
- 是否接受药物治疗(如抗生素、口服或局部激素、钠葡萄糖协同转运蛋白 2 抑制剂)
- 有无相关疾病(如糖尿病、克罗恩病)
- 有无泌尿系统相关症状(尿频、排尿困难、尿失禁)

身体检查

进行身体检查时应同时存在一位观察者,并告知病人可根据其意愿在任何时候终止。医生应在光线充足的地方对病人进行身体检查,检查部位包括外阴、阴道口、尿道口、阴道和宫颈。医生需认真查看外阴有无红斑、表皮脱落、苔藓样硬化、线状裂隙和萎缩性改变。

窥器检查对于评估分泌物、查看宫颈和阴道壁至关重要。在窥器检查期间,需检查有无分泌物及其他特殊问题如息肉、疣、脱垂及瘘管。宫颈内脓性分泌物的出现往往提示性传播疾病,如沙眼衣原体或淋球菌感染。

如存在盆腔痛、性交痛,需进行双合诊评估子宫、附件及有无宫颈举痛和异常的盆腔肿块[4]。

需谨记易忽略的内容:

表98.2　主要异常阴道分泌物特点

致病微生物	颜色	质地	气味	pH(正常 4~4.7)	相关症状
白念珠菌	白色	黏稠、块状(凝乳状)	无	<4.5	瘙痒、烧灼感、泛红
阴道毛滴虫	黄绿色	泡沫状,量多(脓性)	恶臭的,鱼腥味	5~6	烧灼感
细菌性阴道病	白色或灰色	水样,稀薄且均匀,泡沫状	恶臭的,鱼腥味	5~6	刺激感(偶尔)
正常分泌物	透明白色	随经期变化	无	<4.5	无

资料来源:Weisberg E. Wet film examination. Aust Fam Physician,1991;20:291-4.

98

表 98.3　常见的阴道过敏原和刺激物[4]

阴道过敏原	阴道刺激物
• 抗真菌药膏	• 肥皂,洗发水,凝胶,沐浴油,泡泡浴,过度清洁皮肤
• 苯佐卡因	
• 氯己定	
• 服装燃料	• 冲洗器
• 避孕套,隔膜	• 紧身衣,丁字裤
• 杀精剂,润滑剂	• 卫生巾和护垫
• 新霉素	• 芳香厕纸,湿巾
• 香水,除臭剂	• 汗液
• 防腐剂:对羟基苯甲酸酯、乙二胺、丙二醇	• 脱毛产品
	• 润滑剂、杀精剂、抗真菌药膏
• 精液	• 失禁
• 茶树油	• 洗衣粉/织物柔软剂
	• 泳池/水疗化学品

资料来源:Boerma C,Wray L. Vaginal discharge:misconceptions, causes and treatments. Medicine Today,2020;21(2):39-44.

- 塞入阴道后穹窿的卫生棉条易被忽略,使用扩阴器检查时应沿阴道后壁直接滑入。
- 假丝酵母菌感染可能没有典型的白色浓稠分泌物。
- 阴道毛滴虫感染引起的"草莓样宫颈"并不常见,查体时不一定能看到草莓斑点。

辅助检查[1]

- 采集阴道高位拭子进行镜检及培养
  - 如念珠菌属,细菌性阴道病
- 采集阴道高位拭子进行性传播疾病检测,如沙眼衣原体、淋球菌及生殖支原体核酸检测法(如 PCR)
  - 病人来自阴道毛滴虫病流行区,需考虑进行核酸检测
- 阴道分泌物 pH 检测
  - 采用 pH 为 4~7 的试纸进行检测
  - 测量结果会受精液、血液、宫颈分泌物及凝胶润滑剂影响
- 胺试验又称胺臭味试验,用于诊断细菌性阴道病
  - 将 1 滴 10% 氢氧化钾滴于玻片上,取阴道分泌物与玻片上的氢氧化钾混合,若出现鱼腥味则试验阳性
  - 氢氧化钾作为一种腐蚀性物质,虽然很少使用,但是一种有效的床旁检测方法
  - 细菌性阴道病病人产生的分泌物多有一种易被临床医生识别出的特征性胺臭或鱼腥味
- 湿片镜检法可用于阴道分泌物检测
- 如其他原因不能解释,可考虑进行单纯疱疹病毒 PCR 检测

制备湿片

　　这是一项非常有用的床旁检测方法,但由于大部分全科医生不能直接接触到显微镜而应用较少,但可通过采集阴道拭子完善检查。

　　取 1 滴生理盐水(最好提前预热)和 1 滴 10% 氢氧化钾分别滴在玻片两端制备湿片[3](图 98.1)。采集阴道后穹窿拭子或阴道窥器后叶上的分泌物,将少量分泌物分别与生理盐水和氢氧化钾混合,然后放置盖玻片。先在低倍镜下整体观察,然后在高倍镜下确定有无乳酸杆菌、多形体、毛滴虫、芽孢、线索细胞和菌丝。

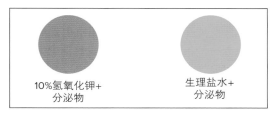

检查:
1. 上皮细胞　　4. 毛滴虫
2. 多形体　　　5. 线索细胞
3. 乳酸杆菌

图 98.1　湿片法

　　湿片镜检观察到的可能结果见**表 98.4**。乳酸杆菌为长而细的革兰氏阳性杆菌;线索细胞为阴道上皮细胞,由于其黏附大量细菌细胞质而呈颗粒状,整个边缘模糊不清,这是细菌性阴道病的特征。毛滴虫和多形体大小相同,两者区别在于毛滴虫可移动,高倍显微镜下可看到鞭毛运动,加热玻片可以促进运动。

　　见**图 98.2**。

儿童的阴道分泌物[5]

　　许多新生女婴出生时阴道流出一些白色黏性分泌物,这是正常的生理现象,通常持续到 3 个月可消失,3 个

表 98.4　湿片检查

项目	乳酸杆菌	多形体	上皮细胞	线索细胞	其他
正常	+	无或偶尔	+	−	
念珠菌病	+	无或偶尔	+	−	菌丝/孢子
毛滴虫病	无或少	大量	+	−	毛滴虫
细菌性阴道病	无或少	大量	+	2%~50%	

资料来源:Weisberg E. Wet film examination. Aust Fam Physician,1991;20:291-4.

98

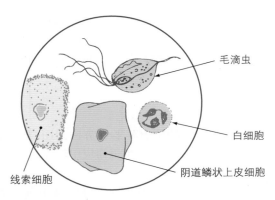

图 98.2　湿片中不同细胞及微生物的相对大小

毛滴虫
白细胞
阴道鳞状上皮细胞
线索细胞

月至青春期这一阶段阴道分泌物量最少。外阴阴道炎是女童常见妇科疾病，与青春期前阴道黏膜变薄、环境潮湿和外界刺激有关。

如果分泌物量多且有异味，取阴道内拭子明确有无 A 群链球菌、流感嗜血杆菌、加德纳菌感染。如需除外阴道内异物，可行直肠指检，必要时可应用抗生素治疗。由于念珠菌定植需要黏膜雌激素化，因此念珠菌感染在 2 岁至青春期儿童中较少见。

性虐待有时可表现为外阴阴道炎。

成人的阴道分泌物

老年人阴道分泌物最常见的原因是萎缩性阴道炎（atrophic vaginitis）。其他原因包括异物、细菌性阴道病和肿瘤，需警惕有无子宫、宫颈和阴道恶性肿瘤可能。

未服用抗生素、雌激素水平正常的健康非糖尿病女性通常不会发生外阴阴道念珠菌病。这一疾病多见于接受更年期激素替代治疗、钠葡萄糖协同转运蛋白 2 抑制剂治疗和局部雌激素治疗的病人。应用雌激素的女性病人应停止用药，并对慢性外阴阴道念珠菌进行治疗直至症状消失。其后可以恢复低剂量雌激素或继续常规治疗量，但需间断给予抗假丝酵母菌治疗[6]。

萎缩性阴道炎

当雌激素水平降低，阴道和外阴组织萎缩、变干变薄，致使阴道内 pH 增高，病菌容易入侵繁殖。萎缩性阴道炎也见于产后哺乳期女性。严重的萎缩性改变引起的阴道大出血和大量分泌物较少见：

- 黄色的无刺激性分泌物
- 触痛和性交痛
- 点状出血或性交出血
- 阴道浅表出血区域充血红肿

治疗

雌激素乳膏或阴道栓（如雌三醇乳膏、雌二醇阴道

片），每日睡前使用，维持 2~3 周，然后每周 1~2 次；或应用含锌及蓖麻油舒缓霜。

注：需认真做窥器检查。

外阴阴道念珠菌病

念珠菌属为消化道和生殖道共生菌。通常不引起症状，大多数念珠菌性外阴阴道炎（vulvovaginal candidiasis）是由于阴道念珠菌的偶发性增殖所致。雌激素水平升高、20~30 岁女性及妊娠女性多见。70%~75% 的女性在一生至少感染 1 次念珠菌。性交可能为起因，但该病不是性传播疾病。1 年内念珠菌性外阴阴道炎急性发作 4 次及以上者称为复发性念珠菌性外阴阴道炎。

10%~20% 女性阴道中有念珠菌寄生但缺乏相关症状或体征，该类人群没有治疗指征。

临床特点

- 强烈的阴道和外阴瘙痒
- 外阴灼痛
- 外阴皲裂
- 外阴阴道红斑（砖红色）
- 阴道表皮脱落、水肿
- 白色、豆腐渣样分泌物（**图 98.3**）

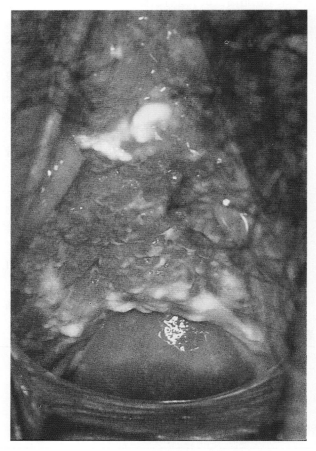

图 98.3　阴道念珠菌病可见典型的奶白色稠厚分泌物

98

- 浅表性交痛（superficial dyspareunia）
- 排尿困难

阴道念珠菌病易感因素[7]

内因

- 糖尿病
- 妊娠
- 免疫缺陷，如 HIV 感染

外因

- 口服避孕药（停用口服避孕药并不能缓解念珠菌病）
- 绝经期激素治疗或局部雌激素应用
- 抗生素
- 糖皮质激素治疗
- 免疫抑制剂
- 口腔/肛门性交
- 宫内节育器
- 紧身牛仔裤
- 尼龙内衣，紧身牛仔裤
- 湿泳衣

复发性外阴阴道念珠菌病

复发性外阴阴道念珠菌病（recurrent vulvovaginal candidiasis）是机体对共生念珠菌引起的超敏反应，阴道拭子检查可呈阴性。低位阴道拭子和外阴拭子念珠菌检出率更高。未经治疗的复发性外阴阴道念珠菌病的病人，其性伴侣中约 20% 可见到性交后阴茎红斑[8]。

治疗[6,9]

治疗之前应完善阴道拭子明确诊断，同时判定念珠菌类型及对抗真菌制剂药物的敏感性。对于首次念珠菌感染，根据感染程度不同，应选择合适的阴道用唑类药物（如克霉唑、咪康唑）治疗 1~7 日。不同唑类药物治疗效果无显著差异。对于反复发作的感染或对唑类药物产生局部反应的病例可应用制霉菌素治疗。氟康唑 150mg 按常规剂量口服与阴道内治疗等效。

如果存在外阴症状可以应用霜类制剂。唑类药物与局部糖皮质激素如 1% 氢化可的松联合治疗也同样有效。

初始治疗药物的推荐[10]

阴道内唑类霜剂（如 10% 克霉唑阴道霜），睡前用施药器阴道内应用 1 次，按常规剂量或连用 3~7 日
或
氟康唑 150mg 顿服
复发感染：
发病期可延长阴道内唑类霜剂治疗疗程

和/或
氟康唑 150mg 口服，每 3 日 1 次，连服 3 次，之后 100mg 维持，每周 1 次连服 6 个月

慢性外阴阴道念珠菌病[11]

1 年内感染念珠菌 4 次以上定义为慢性外阴阴道念珠菌病[8]，发生于约 5% 的念珠菌感染病人。

慢性外阴阴道念珠菌病（chronic vulvovaginal candidiasis）的病人是一个不被熟知、没有得到很好管理的群体，病因尚不明确，可能与机体对念珠菌产生过激的免疫反应有关。从对念珠菌的变态反应而不是感染这一角度来看，有助于加深理解、指导治疗。如果不使用绝经期激素治疗（MHT），慢性外阴阴道念珠菌病可发生于月经初潮至绝经期的任何阶段。

病人最常见的主诉是慢性瘙痒伴性交痛和疼痛。阴道分泌物较为常见，但典型的白色干酪样渗出较少见。症状通常在月经前 1 周加重，在月经期间有所改善。唑类药物的初始治疗一般有效，但随着治疗会逐渐产生耐药性。约 95% 的病例由人白念珠菌感染引起。

取阴道拭子时，低位比高位更容易发现假丝酵母菌，但假阴性结果常见。

治疗[6]

氟康唑 50mg，口服，每日 1 次
或
伊曲康唑 100mg，口服，每日 1 次
达到缓解通常需要 2 周~6 个月。3 个月后评估治疗效果。如外阴刺激为突出症状也可应用少量局部激素治疗。

注：目前没有证据支持对无症状伴侣的常规筛查和治疗[1]。如果男性伴侣有症状（男性通常表现为龟头炎），予 1% 克霉唑 +1% 氢化可的松局部外用，每 12 小时 1 次，直到 2 周后症状缓解。

光滑念珠菌病[6]

相当一部分外阴阴道念珠菌病由非白念珠菌属引起。非白念珠菌属中光滑念珠菌（candida glabrata）最为常见，对唑类敏感性较低。耐药菌感染病人可使用 600mg 硼酸（包于明胶胶囊，置于阴道内）治疗，每日睡前 1 次，维持 14 日。妊娠期禁用。

对阴道念珠菌病人的建议[6,12]

- 淋浴或泡澡时仔细清洗生殖区域并擦干
- 勿用香皂或沐浴液
- 穿宽松棉质内衣
- 避免穿连裤袜、紧身牛仔裤或紧身内衣
- 勿阴道冲洗，使用粉末、除臭剂或泡泡浴

滴虫阴道炎[10]

滴虫阴道炎(trichomonas vaginalis)由阴道毛滴虫引起。阴道毛滴虫是有鞭毛的原虫,起源于肠道,主要感染阴道、Skene管、女性下尿路及男性下泌尿生殖道,易通过性交传播。在澳大利亚阴道毛滴虫多见于老年及偏远地区女性,尤其是原住民和托雷斯海峡岛民。若不治疗,在男性病人中感染更容易被清除。核酸扩增试验(NAAT)可用于检测阴道及晨尿样本。

临床特点

- 大量的、稀薄的分泌物(灰色、黄绿色)(图98.4)
- 20%~30%可见泡沫
- 外阴瘙痒
- 恶臭分泌物
- 性交痛
- 宫颈及阴道壁弥漫性红斑
- 宫颈特征性的点状出血貌:草莓样宫颈

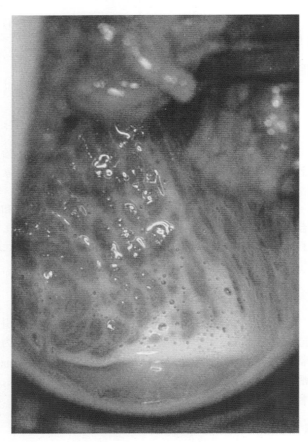

图98.4　滴虫阴道炎可见稀薄、灰白色分泌物,阴道壁可见红斑

治疗

甲硝唑2g单次顿服(推荐方案);或甲硝唑400mg,每

日2次,服用5日(复发治疗)
或
替硝唑2g单次服
- 性伴侣需同时进行治疗
- 治疗后7日内不建议病人及性伴侣有性生活

在澳大利亚存在一些甲硝唑耐药病人,对于此类病人通常用更高的治疗剂量并延长治疗时间。如果治疗后病人及其性伴侣滴虫感染仍持续存在,可向当地性健康服务中心或传染病医生寻求帮助。

细菌性阴道病

细菌性阴道病(bacterial vaginosis)是阴道内正常菌群失调所致的混合感染,阴道内的正常菌群(主要是乳酸杆菌)被多种致病菌,如阴道加德纳菌、其他厌氧菌(如阴道阿托波菌、动弯杆菌属)、人型支原体等所替代(多种微生物引起的临床综合征),导致阴道内pH升高。

临床特点

- 分泌物呈灰白色,质地均匀(图98.5)
- 异味
- 没有明显的外阴炎或阴道炎
- 滴入10%氢氧化钾于标本上可产生鱼腥胺臭味(胺臭味试验)
- 生理盐水涂片发现线索细胞
- ± 性交痛、尿痛
- ± 瘙痒(不常见)

注:约50%病人无症状。

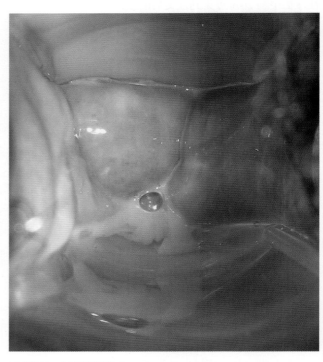

图98.5　细菌性阴道病

治疗[6]

有症状的病人：

甲硝唑 400mg 口服，每日 2 次，共 5 日（或 2g 顿服）
或

0.75% 的阴道凝胶每晚 1 次，连用 5 日

克林霉素 300mg 口服，每日 2 次，持续应用 7 日，或
2% 克林霉素软膏，每晚睡前 1 次，连用 7 日，可用于耐药
性感染或妊娠期感染。不推荐对男性性伴侣进行治疗，对
女性复发性细菌性阴道病的治疗尚在研究中，但鼓励女
性性伴侣筛查和治疗[2]。

⚕ B 族链球菌阴道病

B 族链球菌阴道病（group B streptococcus vaginosis）由
B 族链球菌（无乳链球菌）引起。B 族链球菌为人类共生菌，
可见于 30% 以上的健康人群。经阴道分娩过程中 B 族链
球菌可引起新生儿严重感染，但对妊娠女性检出 B 族链
球菌较困难。其他情况下多为偶然发现，可以忽略[13]。

少数情况下，B 族链球菌会引起有症状的外阴阴道
炎，产生刺激性分泌物，但是需警惕其他原因可能。有症
状的病人可应用 2% 克林霉素软膏阴道内用，每晚睡前
1 次，连用 2 周；或青霉素 V 钾 500mg 口服，每日 2 次，连
用 10 日。

⚕ 滞留的阴道棉条

卫生棉条可能在阴道内压实无法取出而滞留，通常
会产生有刺激性气味的分泌物。取出棉条会令病人和医
生感到尴尬。取出滞留的棉条可以使分泌物减少消失，通
常不需要特殊的治疗。

取出方法

找到好的视野，用海绵加持钳夹紧卫生棉条后迅速
置入水中。将盛满水的容器放在尽量离阴道口近的地方，
这样可以最大程度减轻难闻的气味。在可能的情况下，可
直接将棉条和水冲入马桶。另一可选择的方法是戴手套
抓取卫生棉条，然后快速将手套脱下包裹棉条一起扔掉。

⚕ 棉条中毒休克综合征：葡萄球菌感染

棉条中毒休克综合征（tampon toxic shock syndrome）
是罕见的严重综合征，见于经期使用卫生棉条的女性，由
葡萄球菌产生的毒素引起，多见于经期开始前 5 日。

中毒休克综合征的临床特点包括突然发热、呕吐、腹
泻、肌肉酸痛、皮肤红斑，低血压甚至意识模糊、昏迷，严
重时可引起死亡。

管理

治疗的积极性某种程度上取决于疾病的严重程度，

应从阴道、宫颈、会阴和鼻咽部采样送检。如果病情发展
需将病人转移至监护中心。治疗上应确保阴道内没有遗
留的棉条，确保阴道内无异物，然后外用碘伏每日 3 次，持
续 2 日，同时可应用氟氯西林或万古霉素。

预防

- 放置卫生棉条时注意手清洁卫生
- 每日更换棉条 3~4 次
- 夜间睡觉时可考虑更换卫生垫

转诊时机

- 有依据表明儿童遭性虐待（转诊至有经验的性侵犯
  关怀中心）
- 复发的、顽固的感染
- 新发肿瘤或瘘管
- 葡萄球菌中毒休克综合征

参考文献

1　Family Planning NSW. *Reproductive and Sexual Health: An Australian Clinical Practice Handbook* (3rd edn). Sydney: Family Planning NSW, 2016.

2　Melbourne Sexual Health Centre. MSHCG Treatment Guidelines. Available from: www.mshc.org.au, accessed April 2021.

3　Weisberg E. Wet film examination. Aust Fam Physician, 1991; 20: 291–4.

4　Boerma C, Wray L. Vaginal discharge: misconceptions, causes and treatments. Medicine Today, 2020; 21(2): 39–44.

5　The Royal Children's Hospital Melbourne. *Clinical Practice Guidelines: Prepubescent Gynaecology*. Available from: https://www.rch.org.au/clinicalguide/guideline_index/Prepubescent_gynaecology/, accessed May 2021.

6　Anogenital skin conditions [published 2015]. In: *Therapeutic Guidelines* [digital]. Melbourne: Therapeutic Guidelines Limited; 2015. www.tg.org.au, accessed April 2021.

7　Mackay EV et al. *Illustrated Textbook of Gynaecology* (2nd edn). Sydney: WB Saunders, Bailliere Tindall, 1992: 296–325.

8　Fischer G. Coping with chronic vulvovaginal candidiasis. Medicine Today, 2014; 15(2): 33–40.

9　Chute RS, Templeton DJ. Management of abnormal vaginal discharge. Medicine Today, 2009; 10(4): 59–62.

10　Australian Sexual Health Alliance. Australian STI management guidelines for use in primary care. Available from: www.sti.guidelines.org.au, accessed 14 April 2021.

11　Fischer G, Bradford J. *The Vulva. A Practical Handbook for Clinicians* (2nd edn). Cambridge University Press, 2016.

12　Watson C, Calbretto H. Comprehensive review of conventional and non-conventional methods of management of recurrent vulvovaginal candidiasis. Aust NZ J Obstet Gyn, 2007; 47(4): 262–71.

13　Genital and sexually transmitted infections [published 2019]. In: *Therapeutic Guidelines* [digital]. Melbourne: Therapeutic Guidelines Limited; 2019. www.tg.org.au, accessed April 2021.

第99章 外阴疾病

生殖器皮肤非常敏感。这个敏感的器官需要得到保护,免受化学和物理的侵害。生殖器部位也受到您感觉的影响,在压力大的情况下,症状可能会加重。

摘录自澳大利亚墨尔本市妇女仁爱医院皮肤科和外阴疾病诊所的病人信息资料
《生殖器清洁卫生的正确和错误做法》

外阴问题主要的原因是皮肤病,本章主要关注女性生殖器重要的皮肤病。

外阴是女性外生殖器的一部分,位于阴阜后方,包括大阴唇、小阴唇、阴蒂、阴道前庭、阴道口和前庭球[1]。

阴道前庭是两侧小阴唇连接线之间的一个杏仁状开口。阴蒂标志着前庭上端,阴唇系带标志着前庭下方边界。前庭长4~5cm,宽2cm[1]。有4个主要结构开口于前庭,即尿道、阴道和2个巴氏腺(Bartholin's gland)的分泌管道。表面由易受损的复层鳞状上皮组成。

生殖器部位会受到身体其他部位皮肤疾病的影响。由于此处的皮肤敏感和菲薄,除了经常引起性交困难等心理问题外,还有继发感染的倾向,使其治疗变得更加复杂。

外阴部位由 L_{1-2} 和 S_{2-4} 神经根发出的神经支配,对有害刺激敏感,但对疼痛却不敏感[2]。局部使用乳剂、肥皂、香水和其他化妆品容易刺激外阴,因此外阴是接触性皮炎的易发部位。

外阴疾病的临床表现包括瘙痒、疼痛、刺激、黏膜白斑、苔藓样硬化、糜烂和擦伤[3](表99.1)。

关键事实和要点

- 如果怀疑是皮肤病,需检查全身皮肤。
- 诱发性阴道前庭痛(外阴前庭综合征)是一个令人痛苦且很常见的疾病,它会引起浅表性的性交痛。对轻微触摸,甚至是棉签轻触有异常反应者可确诊。
- 前庭可能出现珍珠样丘疹(与阴茎珍珠样丘疹相同),表现为微小的规则的疣,但这是正常表现。
- 约 20% 的女性生殖器菌群是白念珠菌,但不足 5% 的女性患有反复或难治性的临床念珠菌病。
- 并非所有的外阴阴道瘙痒和灼痛都是念珠菌感染。在经验治疗前应取拭子以便诊断。
- 外阴刺激的原因可能是多因素的(如过敏性皮炎、念珠菌刺激、应用化妆品导致的过敏性接触性皮炎)。
- 警惕恶性黑素瘤,并注意边缘清楚且变蓝的良性色素沉着,可能进展为外阴黑变病。

表 99.1 外阴不适/刺激:诊断策略模型

概率诊断
过敏性皮炎
慢性外阴阴道念珠菌病
刺激性接触性皮炎(如尿失禁或粪便污染的潮气、内裤衬垫、冲洗液、泡泡浴)
过敏性接触性皮炎(如乳胶、局部抗生素)
萎缩性阴道炎
创伤:性交撕裂伤,阴道分娩
不能遗漏的严重疾病
肿瘤:
• 外阴上皮内瘤变
• 鳞状细胞癌
• 佩吉特病(Paget's disease)
• 恶性黑色素瘤
陷阱(经常遗漏的)
诱发性阴道前庭痛
银屑病
扁平苔藓
硬化性苔藓
慢性单纯性苔藓
外阴溃疡
触物感痛性外阴痛
滴虫阴道炎
单纯疱疹病毒
感染:
• 蛲虫
• 阴虱
• 疥疮
七个戴面具问题的清单
抑郁
糖尿病
药物
脊髓功能障碍(感觉迟钝)
尿路感染(UTI)
病人是否试图告诉我什么?
通常是性心理的问题

皮炎

各种常见的皮炎 (dermatitis) 均表现为以痒和刺激性为主要特征的外阴皮肤疾病。典型的表现是痒、灼热和由瘙痒引起的疼痛,最后能导致慢性单纯性苔藓的白斑。临床表现的变化可以从有症状无皮疹到有皮疹而无症状。

外阴皮炎的原因是:

- 过敏性皮炎
- 刺激性接触性皮炎 (常见刺激物见**表 98.3**)
- 过敏性接触性皮炎 (常见过敏原见**表 98.3**)
- 脂溢性皮炎
- 类固醇皮质激素诱导性皮炎
- 银屑病

管理原则[4]

- 采集相应的病史,包括过敏史、皮肤疾病史。
- 检查过敏原和刺激物 (如女裤衬垫、肥皂、泡沫浴、香水卫生纸、灌水器、香水、避孕套、茶树油)。
- 检查热力和摩擦力的因素 (如合成的或紧身内衣裤、紧身牛仔裤、运动装/紧身衣、出汗,以及高强度活动如骑自行车)。
- 核实妇科及泌尿科的病史 (如雌激素水平、大便或尿失禁、阴道分泌物、念珠菌性阴道病)
- 询问性心理病史 (如性困难、伴侣关系问题、抑郁)。
- 仔细观察外阴及其他部位皮肤、头皮和指甲。检查有无苔藓样硬化斑 (**表 99.2**)。
- 适当的检查:必要时可行阴道拭子检查 (?白念珠菌) 和宫颈筛查试验。对于罕见的、癌变前的或疑似的恶性病变,尤其皮肤增厚或结构改变时,需要行皮肤过敏试验和外阴活体组织检查。

治疗[3-4]

- 提供辅助教育和建议。
- 纠正潜在的因素 (如紧身衣、大小便失禁、肛门排泄物、局部过度使用药物和化妆品)。
- 治疗继发感染。
- 使用水性保湿面霜作为清洁剂。
- 从局部强效糖皮质激素开始治疗 (如 0.1% 甲基泼尼松龙醋丙酯软膏局部使用,直至症状消失),继续使用 1% 氢化可的松预防复发。治疗疗程需达 2~4 周。2 周后复查[5]。

银屑病[6]

银屑病 (psoriasis) 可以侵袭生殖器或肛周部位 (尤其是臀沟),出现光滑的、结实的红色斑块,而无其他部位典型的脱屑。身体皮肤上可能出现很小的病灶或没有银屑病病灶。

表 99.2 常见外阴体征的病因

白斑	单纯性苔藓 (苔藓样硬化)
	硬化性苔藓
	白癜风
	外阴上皮内瘤变
糜烂和溃疡	单纯疱疹或带状疱疹
	扁平苔藓
	外阴溃疡
	脱屑性外阴阴道炎
	接触性皮炎
	固定药物反应
	剥脱性疖疮
	外阴克罗恩病
擦烂	过敏性皮炎
	白念珠菌
	脂溢性皮炎
	癣
	红癣
	银屑病

主要症状是痒。通常采集样本以排除感染。

治疗[6]

- 避免刺激物,使用肥皂的替代品。
- 首先,使用一种较强效的局部糖皮质激素 (如 0.1% 甲基泼尼松龙醋丙酯),持续使用直到皮疹消失。通常 2~3 周疗程。
- 其次,(当控制住病情时) 将 2% 煤焦油溶液 (LPC) 融入水质面霜使用,每日 1 次。如不能耐受,改用 1% 鱼石脂融入水质面霜使用,每日 1 次。

注意:继续使用局部糖皮质激素,1% 氢化可的松或发作时重新使用强效药物。

扁平苔藓[7-9]

生殖器扁平苔藓 (lichen planus) 相对少见,但可能会影响到外阴和阴道皮肤,并可能会发生相关的口腔病变。该病也可以发生在皮肤的任何部位,引起瘙痒性皮疹和指甲营养不良。症状包括刺激,累及外阴和阴道的疼痛性糜烂和溃疡,性交困难,以及大量但无刺激性的阴道分泌物。性交困难通常很严重。

身体检查通常不会有特异性发现,表现可从轻微的红斑到明显的溃疡。阴道口黏膜表面糜烂是一个标志性特征,可能会延伸到阴道并累及宫颈。如果不治疗,典型体征为小阴唇缺失,阴蒂可能被瘢痕组织覆盖。

外阴扁平苔藓的鉴别诊断包括引起脱屑和糜烂性损害的其他原因,如硬化性苔藓、寻常型天疱疮、水疱和瘢

99

痕性类天疱疮及多形性红斑。

　　诊断性活检通常很难获得。治疗是很困难的,需要专家介入。局部使用强效糖皮质激素可以减轻症状,但可能需要口服类固醇治疗。有各种各样的治疗测试,其中包括局部使用环孢素和口服甲氨蝶呤。

🔯 硬化性苔藓[4,8-10]

　　硬化性苔藓(lichen sclerosus)又称硬化萎缩性苔藓(图99.1),这种慢性炎性皮肤病的病因不明(可能是自身免疫性疾病),表现为清晰可辨的白色细皱纹样斑块。尽管它可以发生在身体的任何部位,但仅影响肛门与生殖器皮肤,而不影响阴道。

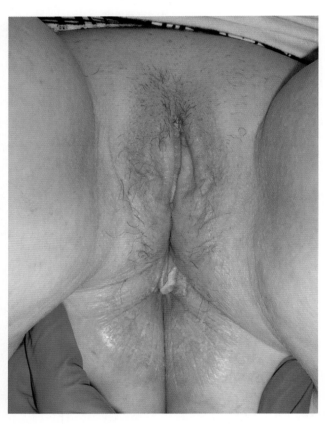

图99.1 患者,55岁,硬化性苔藓。图示白色硬化斑块和表皮萎缩

　　硬化性苔藓可发生于任何年龄,10%见于青春期前儿童。本病好发于女性,女性的发病率是男性的10倍。围绝经期和绝经后女性在接受宫颈筛查时,无症状病人通常可被诊断。其中2%~6%病人可能会历经一个慢性、复杂的病程,发展为鳞状细胞癌。鉴别诊断是萎缩性阴道炎。

 诊断三联征:生殖器瘙痒 + 酸痛 + 白色皱纹样斑块 ➡ 硬化性苔藓

临床特征

- 双高峰期:青春期前女童、围绝经期女性。
- 成年女性的平均发病年龄是50岁。
- 主要症状是瘙痒。
- 酸痛、灼热、性交困难。

身体检查

- 分布不一。
- 白色皱纹样斑块。
- 紫癜和溃疡区(由于抓挠)。
- 可在肛门和阴道周围显示出"8"字形状的苍白皮肤。
- 龟裂。
- 过度角化的斑块可能含有易变色素沉着。

如不治疗出现的并发症

- 外阴萎缩和阴唇(甚至阴蒂包皮)融合,阴道口狭窄。
- 鳞状细胞癌的发生风险为2%~6%。

管理[5]

- 最好由皮肤科医生看诊。
- 通过活检明确诊断(儿童通常避免使用)。
- 基于强效的局部类固醇皮质(如应用0.05%二丙酸倍他米松油膏或霜剂,每日2次,至瘙痒缓解,然后改为每日1次[8],指导病人利用反光镜将药抹在局部)。
- 治疗目标是使皮肤恢复正常的颜色和结构,疗程可能需要长达6个月。如果已经出现瘢痕,则不太可能达到。
- 一旦白色部位消退,则可使用较低剂量的局部类固醇皮质进行维持。
- 85%的绝经后女性需要长期治疗。
- 每6个月检查1次,终生监测。
- 儿童使用类似的局部用药方案。
- 手术仅适用于并发症或鳞状细胞癌。

感染

🔯 慢性外阴阴道念珠菌病

　　慢性外阴阴道念珠菌病(chronic vulvovaginal candidiasis)不同于急性念珠菌病,可能是由于局部皮肤对念珠菌过敏,治疗该病很困难(见第98章)。

临床特点

- 慢性外阴瘙痒与搔抓循环发作
- 灼热、肿胀在经前期加剧
- 性交困难
- 通常无分泌物

- 全身应用抗生素可加重症状

管理[5]

- 于每次疑似发作时取阴道拭子,特别在有分泌物时。
- 为缓解症状,持续抗真菌治疗:
  - 每日口服抗真菌药物(监测肝功能),直到症状消失:每日氟康唑 50mg,或伊曲康唑 100mg(症状可能会在 2 周内缓解,但通常需持续使用 6 个月)
- 使用 1% 氢化可的松止痒治疗(不需要更强效的药物)。
- 妊娠女性使用制霉菌素阴道栓剂。

🐍 癣

癣(tinea)会导致环状蔓延性皮疹,其边缘活跃,可从阴唇蔓延到大腿(见第 112 章)。使用局部糖皮质激素会导致难辨认癣的发展。癣缺乏清晰的病变中心,但可以看到活跃的边缘。皮肤刮片是诊断所必需的。可局部用咪唑类治疗(避免使用制霉菌素);如果耐药或癣分布范围广,可口服药物治疗。

🐍 外阴瘙痒

外阴瘙痒(pruritus vulvae)的原因是[11]:
- 念珠菌病(皮疹、干酪样分泌物)
- 刺激性皮炎:
  - 特别是过度出汗及穿紧身衣服
  - 对肥皂、泡泡浴、化妆品和避孕药敏感
  - 用纸巾过度清洗或擦拭
- 局部皮肤疾病:
  - 银屑病
  - 皮炎/湿疹
- 肛门后疾病(如痔疮)
- 感染:
  - 蛲虫(儿童)
  - 疥疮
  - 阴虱病
- 感染(念珠菌病除外):
  - 滴虫
  - 生殖器疱疹、生殖器疣
- 绝经期:由于雌激素缺乏(萎缩性阴道炎)
- 局部抗组胺药
- 外阴癌
- 心理障碍(如性心理问题、性传播感染恐惧症)

如果累及小阴唇,考虑硬化性苔藓。针对病因进行治疗。

管理

取决于主要病因(如假丝酵母菌感染、大小便失禁),应进行有效地治疗。

一般措施(对病人的建议)[3]:

- 避免过度清洗。
- 淋浴时长不超过 5 分钟。
- 避免水太热(不冷不热最好)。
- 避免使用香皂,使用香皂替代品(如水性乳膏),并且只用水清洗。
- 身体的其他部位使用肥皂替代品。
- 淋浴后拍干皮肤(避免粗糙擦干)。
- 不要穿紧的连裤袜、紧牛仔裤、紧身内衣,或使用卫生棉条。
- 不要使用阴道灌洗、粉末或除臭剂。
- 如厕后,用柔软的、无色无味的卫生纸或婴儿纸巾轻轻擦拭。
- 使用好的保湿剂(如 Hydraderm 或含有 5% 花生油的水性乳膏)。

治疗

- 对于瘙痒,当有搔抓的强烈欲望时,使用清爽的保湿面霜(存放在冰箱中)。
- 如果有湿气刺激,锌基隔离霜或凡士林可能更为适用。
- 应用处方糖皮质激素软膏治疗皮疹。

青春期前女童的外阴阴道炎

外阴阴道炎是儿童期最常见的妇科疾病。它可以感染任何年龄的女性,但在未成年女性中尤为常见,尤其是 2~8 岁(图 99.2)。外阴阴道炎是外阴和阴道皮炎的一种。

🐍 轻度外阴阴道炎

轻度外阴阴道炎(mild vulvovaginitis)是很常见的问题,其症状包括:
- 不适和酸痛
- 外阴瘙痒
- 发红
- 分泌物:通常为淡黄色分泌物
- 排尿困难

当孩子因排尿刺痛明显不舒服时,不要将其与尿路感染混淆,这一点很重要。

原因通常是可能存在潜在皮肤病的部位出现轻度炎症,如过敏性皮炎、银屑病或硬化性苔藓,导致对各种刺激物(如肥皂和尿液)敏感。

被感染的女童通常是"过敏体质"。

原因包括:
- 阴道黏膜比较薄(正常的青春期前状态)。

99

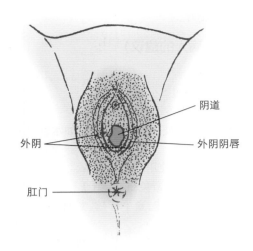

图 99.2　未成年女性外阴阴道炎的典型炎症部位

- 合成纤维内衣、紧身衣服、湿泳衣、肥胖引起的刺激。
- 排尿后擦拭过度或不足。
- 频繁地自我处理,尤其使用具有刺激性的刺激物(肥皂残留物、泡泡浴、防腐剂、氯化水)。
- "沙盘"阴道炎:幼女坐在沙子或泥土中玩耍,可能会因阴道内的颗粒物而引起刺激。

管理

- 向家长解释和释除担忧。
- 避免上述原因,尤其是湿泳衣、合成纤维内衣、泡泡浴、香皂和超重。
- 注意良好的、有家长监督的如厕习惯。
- 注意洗澡和擦干。

将孩子浸浴在混入半杯白醋的温水中是有作用的。也可以使用碳酸氢钠(10g/10L 水)。

作为短期措施,应每日涂抹 3 次舒缓霜(如软石蜡霜)和尿布疹霜(如锌和蓖麻油霜)。如果需要粉末,请使用氧化锌。可以考虑使用雌激素霜。

🕭 中度/持续性外阴阴道炎

随着瘙痒、灼热和分泌物增多,症状可能会加重。

需要考虑的重要原因[12]

- "沙盘"阴道炎。
- 皮肤病,尤其是过敏性皮炎和硬化性苔藓(寻找身体其他部位的皮肤问题)。
- 异物:考虑是否有血腥、恶臭的阴道分泌物。
- 念珠菌病:青春期前女童不常见,但考虑抗生素治疗或糖尿病的可能性。
- 性虐待(不常见但绝不能漏诊)。
- 蛲虫感染(见第 129 章,**图 129.6**)。

- 性传播病原体:通常是青春期后。

身体检查

只有在认为合适的情况下才应进行仔细的检查。对婴儿,最好的检查方法是放在其父母腿上,婴儿双腿外展。将阴唇向两侧拨开,检查处女膜口,检查有无外阴或阴道感染。

幼儿可选择两种体位:

1. 仰卧,双腿分开,呈蛙腿式,双足底相触(通常首选)。

2. 俯卧,膝/胸位。这可以更好地观察处女膜口,但多数儿童不喜欢这个位置。

可通过直肠指检感受阴道内是否有可疑异物。

采集拭子[11]

如果分泌物过多且令人不适,应采集阴道口拭子(不要采集阴道拭子)。女童感染性外阴阴道炎通常由 A 组乙型溶血性链球菌引起。

使用相应抗生素治疗。

皮炎的治疗

大多数外阴皮炎病例,对短期使用 1% 氢化可的松软膏或乳膏有效果,但前提是去除皮炎加重的因素。

🕭 阴唇粘连

阴唇融合是由外阴阴道炎所致的粘连引起,因炎症后小阴唇的内侧边缘出现粘连。这种粘连并非先天性的。阴唇融合被认为是一种正常的变异,通常在儿童后期自然消退。如果幼儿可顺畅排尿,仅采用安慰疗法即可。

对于明显的阴唇粘连,处理如下:

- 雌激素乳膏外用,每日 1 次,直至消退(通常 2~6 周)。一旦融合体分离,继续避免使用肥皂、可使用局部润滑剂(如凡士林)和 1% 氢化可的松治疗。
- 可能会再融合,须根据情况重新处理。

偶尔需进行小型手术(有时需全身麻醉)分离阴唇粘连,但一般不建议采取此类措施。

外阴痛

外阴痛(vulvodynia)是指外阴疼痛(灼烧、裸痛或刺痛)和不适的症状,没有明确的病因。瘙痒不是其特征。病因包括诱发性阴道前庭痛(外阴前庭综合征)感觉障碍性外阴痛和各种感染(如单纯疱疹病毒)。实际上,每种外阴疾病都可能引起疼痛,如果搔抓或皮肤裂开引起伤口或溃疡,甚至皮炎,都可能变得很痛。

诱发性阴道前庭痛[2,13]

定义

诱发性阴道前庭痛(provoked vestibulodynia):外阴疼痛至少持续 3 个月,局限于前庭,触摸或性活动可诱发,具体发病因不明。

前庭过敏(vestibular hypersensitivity):触摸或进入阴道时出现严重的外阴或前庭疼痛。

诱发性阴道前庭痛是一种慢性疼痛,其特征是外周和中枢痛觉通路敏感,在无疼痛刺激的情况下,由于神经活动功能失调而引起疼痛。

诱发性阴道前庭痛又称外阴前庭综合征或前庭炎,这是需要全科医生警惕的一种非常重要的疾病,女性有典型的阴道口性交疼痛病史。治疗是一个难题。它典型的特点是接触前庭引起剧烈疼痛,包括早期性交痛。前庭非常敏感,表现为对轻微触碰有不相称的反应。许多病人的主要病因不明,应通过沟通引导出可能存在的性虐待史或其他心理激惹因素。某些病人可能在多年没有性交疼痛后发展为性交疼痛[7]。诱发性阴道前庭痛是绝经前女性性交痛的最常见原因。

次要原因包括炎症诱发,如刺激性接触性皮炎和感染。这是一种有条件的反应。

据报道,50% 以上的外阴痛病例可自行缓解。预后较好,但在一定程度上取决于病人的病前特征[3]。

> ⚠ **诊断三联征:年轻女性 + 未生育女性 + 性交疼痛 →** 诱发性阴道前庭痛

临床特点

- 延迟诊断(平均 2~3 年)[4]
- 20~30 岁性生活频繁的女性
- 家族史
- 由性交、插入棉条、紧身内衣引起的疼痛
- "入口"表面的性交痛
- 性功能障碍
- 前庭有轻压痛
- 巴氏腺导管开口周围红斑(通常微小的红斑),考虑假丝酵母菌感染

诊断

用棉签轻触前庭内侧引起明显压痛。

管理[13]

- 检查根本病因并治疗
- 病人教育、辅导和支持

- 经常需要使用多学科方法
- 物理治疗:通过增强意识和增加阴道口组织的弹性来康复盆底肌肉。
- 心理咨询通常是有益的,尤其是考虑到对性健康和亲密关系的影响
- 生殖器皮肤护理
- 鼓励使用油性润滑剂进行性交
- 性交前 10~20 分钟使用 2% 利多卡因凝胶或 5% 利多卡因软膏

选择[13]

- 生物反馈技术
- 三环类抗抑郁药(从低剂量开始,如夜间 10~20mg 阿米替林,然后加至 100mg,为最佳选择)
- 加巴喷丁类(如普瑞巴林 75mg 起始,如不耐受,可用加巴喷丁,起始量 300mg)
- 病灶内治疗(不比其他治疗更有效):
  - 曲安奈德
  - 肉毒毒素
- 前庭切除术(作用尚未确定且具有争议)

感觉障碍性外阴痛[2,14]

感觉障碍性外阴痛(dysaesthetic vulvodynia)是一种神经性疼痛,典型病例特点是中老年女性阴唇的持续烧灼痛。这种疼痛常在 1 日中逐渐加重。通常检查无特殊发现。根本的原因可能是阴部神经痛(可能继发于阴部神经阻滞)、脊髓牵涉痛或不明原因[15]。

需排除单纯疱疹病毒感染。

治疗选择包括抗抑郁药(三环类抗抑郁药、5-羟色胺和去甲肾上腺素再摄取抑制剂)、加巴喷丁和盆底物理治疗。

前庭大腺囊肿

前庭大腺囊肿(Bartholin cyst)是指前庭大腺在腺管阻塞后出现肿胀,表现为大阴唇后部靠近阴唇系带处的无痛性外阴肿胀。单纯未感染的囊肿可单独存在并可自行消退。如发生感染,可能会导致脓肿,引起疼痛、触痛、发红的外阴肿块。可用抗生素治愈或自发排出。否则,引流并进行微生物镜检与培养。常见病原菌是大肠埃希菌,但性行为活跃的女性应考虑性传播感染,因为衣原体和淋球菌感染也可导致前庭大腺囊肿。如果囊肿持续存在并增大,则可以行外科造口手术,允许永久引流(图 99.3)。

临床要领

- 始终对外阴的局灶性病变进行活体组织检查[7]。

99

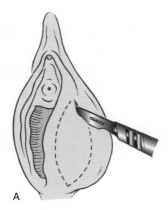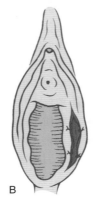

图 99.3   前庭大腺囊肿造口术
A. 前庭大腺囊肿开始造口术；B. 术后外观。

资源

国际外阴阴道疾病研究学会：www.issvd.org
外阴疼痛学会：www.vulvalpainsociety.org

参考文献

1　Thomas CL, ed. *Taber's Cyclopedic Medical Dictionary* (14th edn). Philadelphia: FA Davis, 1997: 2083, 2100.

2　Fischer G. Vulvodynia. Australian Doctor, 31 May 2002: i–viii.

3　Ang C, Sinclair R. Vulvar dermatoses: part I. Australian Doctor, 19 June 1998: i–viii.

4　Welsh BM. Vulvar dermatoses. In: *Proceedings of Dermatology Conference for General Practitioners*. Melbourne: Combined Alfred Hospital/Skin and Cancer Foundation, 2002.

5　Dermatitis [published 2015]. In: *Therapeutic Guidelines* [digital]. Melbourne: Therapeutic Guidelines Limited; 2015. www.tg.org.au, accessed April 2021.

6　Psoriasis [published 2015]. In: *Therapeutic Guidelines* [digital]. Melbourne: Therapeutic Guidelines Limited; 2015. www.tg.org.au, accessed April 2021.

7　Reid R, Campion M. Vulvular disease—parts 1 and 2. Australian Doctor, 2011.

8　Fischer G, Bradford J. *The Vulva. A Clinician's Practical Handbook*. Sydney: Family Planning NSW, 2010.

9　Drummond C. Common vulval dermatoses. Australian Family Physician, 2011; 40(7): 490–6.

10　Anogenital skin conditions [published 2015]. In: *Therapeutic Guidelines* [digital]. Melbourne: *Therapeutic Guidelines* Limited; 2015. www.tg.org.au, accessed April 2021.

11　Farrell E. Investigating vulval itch. Medical Observer, 20 November 2009: 26.

12　Fischer G. Vulval disease in childhood. Australian Prescriber, 2005; 28: 88–90.

13　Henzell H, Berzins K, Langford JP. Provoked vestibulodynia: current perspectives. International Journal of Women's Health 2017; 9: 631–42.

14　Welsh BM. Management of common vulval conditions. Med J Aust, 2003; 178: 391–5.

15　Gunter J. Vulvodynia: new thoughts on a devastating condition. Obstet Gynecol Surv, 2007; 62(12): 812–9.

一个考官,是女生们不喜欢的那种人,
把一根股骨放在一位女生的手上。
他问:"你有几根?"
她答:"5 根。"
他轻蔑地再问:"你怎么得出这个结论?"
她答:"我有 2 根,我手中有 1 根,我肚子里的孩子有 2 根。"

匿名轶事

对女性及其家庭来说,妊娠和分娩是非常重要的并富于情感的事件。产妇孕期和产后服务是全科医生工作中最令人满意的一部分,因为全科医生涉猎的知识广度较深度来说,更加广泛。专业化趋势的改变意味着城市医生角色的改变,目前全科和产科共同提供产科服务已成为一种趋势。全科医生能够提供连续的个性化服务,这是全科医学服务质量优于医院产前服务质量的一部分原因[1]。

产前服务提供了一个极好的有关预防医学的机会,而且是与孕妇及其家庭建立良好治疗关系的理想时机。

本章提供了全科医生与专科医生共同服务策略的基础信息,他们共享产前服务基本信息,并为高风险妊娠制订完备的转诊策略。

评估对母亲和婴儿造成伤害的风险是产前服务的目标,以处理和最终改善母亲和婴儿的风险。

孕前服务

建议考虑妊娠的女性先去了解孕前服务(preconception care),全科医生将会为她们提供常规保健和筛查及遗传咨询服务。

常规建议包括健康合理的营养和饮食、体重控制、定期运动和劝阻吸烟、酗酒和吸毒。

为确保目前管理的效果及质量,应询问是否有慢性疾病,如糖尿病、甲状腺疾病、高血压、癫痫和血栓形成倾向。了解月经史,确定可能有生育问题的女性,如子宫内膜异位症或月经过少。

建议至少在受孕前 1 个月开始使用叶酸(每日0.5mg),并持续到妊娠的前 3 个月。对于风险较高的女性,如服用抗惊厥药物的女性、有神经管缺陷病史或家族史

的女性、BMI>30kg/m^2、妊娠前糖尿病、5-甲基四氢叶酸缺乏或吸收不良的女性,每日的剂量为 5mg[2]。同时还要与补充碘(每日 150mg)相结合,这也适用于妊娠、哺乳或考虑妊娠的女性。检查应包括血压、心脏状况,以及尿检和宫颈检查(如果需要)。

检查备孕女性是否有风疹和水痘抗体,如果需要,应在受孕前 4 周进行免疫接种。因为风疹和水痘疫苗都是活疫苗,不建议在妊娠早期使用。

接种疫苗需考虑:

- MMR(麻疹、腮腺炎、风疹)
- 水痘
- 乙型肝炎
- 白喉、破伤风、百日咳
- 流行性感冒
- 新型冠状病毒病(COVID-19)

遗传咨询:询问过去的产科或家族史、高龄产妇、血亲或高风险种族群体(如地中海贫血或镰状细胞贫血)等情况。目前,还应为所有女性提供囊性纤维化、脊髓性肌萎缩和脆性 X 综合征的筛查。

在平均妊娠时间上提供教育,年龄是最重要的影响因素。25~35 岁的女性每次月经周期受孕的概率为 20%。受孕概率年轻女性更高,年长女性更低。38~42 岁受孕概率显著地下降。如果 35 岁以下的女性尝试 12 个月未成功妊娠,建议她们寻求帮助;对于年龄更大的女性,如果 6个月未成功妊娠,建议寻求帮助。

要点归纳:对病人的建议

- 禁止吸烟、娱乐性药物和过量饮酒。
- 与你的全科医生评估当前使用的药物。
- 遵循健康的饮食。
- 追求健康的体重。

100

- 至少在妊娠前 1 个月开始服用叶酸和碘。
- 保持良好的运动习惯。
- 确保未感染过风疹和水痘。
- 定期检查乳房。
- 确保已接受最新的宫颈筛查。
- 吃新鲜的熟食。
- 定期检查牙齿。
- 考虑遗传和家族史。
- 考虑健康保险的承保范围。
- 考虑和讨论未来的家庭计划(避孕)。

初诊

　　女性通常在家测试结果阳性后,才找医生咨询。如果她知道自己最后一次月经的日期,并且知道月经周期的一般时长,就可以自己计算预产期。在妊娠 7 周时使用超声检查,也可以确认预产期。

病史要点[3]

- 如有必要,可通过月经史、尿或血人绒膜促性腺激素(hCG)来确认是否妊娠。

- 从第 7 周开始提供孕周超声检查。
- 既往产科病史:
  - 妊娠次数与结果。
  - 以往分娩的方式、分娩时长和妊娠期、每个婴儿的出生体重。
  - 并发症;妊娠糖尿病、先兆子痫、宫颈功能不全、胎儿或新生儿畸形或死亡;早产或生长受限儿。
- 病史:
  - 检查过去糖尿病,高血压,心脏、甲状腺或肾脏疾病,缺铁,多囊卵巢综合征,性传播疾病,精神疾病和最新的宫颈筛查相关证明。
- 家族史:
  - 需要考虑家族是否有多胎妊娠,以及高血压和糖尿病病史。
- 社会心理史:
  - 这是非常重要的,包括对妊娠的态度和潜在亲密伴侣暴力的评估。
- 药物史:
  - 包括吸烟、酒精、违禁药物、非处方药及处方药。
- 重点考虑:
  - 确定产妇分娩日期(图 100.1)。

计算是从末次月经的第 1 日算起 1 月到 12 月																															
1月	1	2	3	4	5	6	7	8	9	10	11	12	13	14	15	16	17	18	19	20	21	22	23	24	25	26	27	28	29	30	31	**1月**
10月	8	9	10	11	12	13	14	15	16	17	18	19	20	21	22	23	24	25	26	27	28	29	30	31	1	2	3	4	5	6	7	**11月**
2月	1	2	3	4	5	6	7	8	9	10	11	12	13	14	15	16	17	18	19	20	21	22	23	24	25	26	27	28				**2月**
11月	8	9	10	11	12	13	14	15	16	17	18	19	20	21	22	23	24	25	26	27	28	29	30	1	2	3	4	5				**12月**
3月	1	2	3	4	5	6	7	8	9	10	11	12	13	14	15	16	17	18	19	20	21	22	23	24	25	26	27	28	29	30	31	**3月**
12月	6	7	8	9	10	11	12	13	14	15	16	17	18	19	20	21	22	23	24	25	26	27	28	29	30	31	1	2	3	4	5	**1月**
4月	1	2	3	4	5	6	7	8	9	10	11	12	13	14	15	16	17	18	19	20	21	22	23	24	25	26	27	28	29	30		**4月**
1月	6	7	8	9	10	11	12	13	14	15	16	17	18	19	20	21	22	23	24	25	26	27	28	29	30	31	1	2	3	4		**2月**
5月	1	2	3	4	5	6	7	8	9	10	11	12	13	14	15	16	17	18	19	20	21	22	23	24	25	26	27	28	29	30	31	**5月**
2月	5	6	7	8	9	10	11	12	13	14	15	16	17	18	19	20	21	22	23	24	25	26	27	28	1	2	3	4	5	6	7	**3月**
6月	1	2	3	4	5	6	7	8	9	10	11	12	13	14	15	16	17	18	19	20	21	22	23	24	25	26	27	28	29	30		**6月**
3月	8	9	10	11	12	13	14	15	16	17	18	19	20	21	22	23	24	25	26	27	28	29	30	31	1	2	3	4	5	6		**4月**
7月	1	2	3	4	5	6	7	8	9	10	11	12	13	14	15	16	17	18	19	20	21	22	23	24	25	26	27	28	29	30	31	**7月**
4月	7	8	9	10	11	12	13	14	15	16	17	18	19	20	21	22	23	24	25	26	27	28	29	30	1	2	3	4	5	6	7	**5月**
8月	1	2	3	4	5	6	7	8	9	10	11	12	13	14	15	16	17	18	19	20	21	22	23	24	25	26	27	28	29	30	31	**8月**
5月	8	9	10	11	12	13	14	15	16	17	18	19	20	21	22	23	24	25	26	27	28	29	30	31	1	2	3	4	5	6	7	**6月**
9月	1	2	3	4	5	6	7	8	9	10	11	12	13	14	15	16	17	18	19	20	21	22	23	24	25	26	27	28	29	30		**9月**
6月	8	9	10	11	12	13	14	15	16	17	18	19	20	21	22	23	24	25	26	27	28	29	30	1	2	3	4	5	6	7		**7月**
10月	1	2	3	4	5	6	7	8	9	10	11	12	13	14	15	16	17	18	19	20	21	22	23	24	25	26	27	28	29	30	31	**10月**
7月	8	9	10	11	12	13	14	15	16	17	18	19	20	21	22	23	24	25	26	27	28	29	30	31	1	2	3	4	5	6	7	**8月**
11月	1	2	3	4	5	6	7	8	9	10	11	12	13	14	15	16	17	18	19	20	21	22	23	24	25	26	27	28	29	30		**11月**
8月	8	9	10	11	12	13	14	15	16	17	18	19	20	21	22	23	24	25	26	27	28	29	30	31	1	2	3	4	5	6		**9月**
12月	1	2	3	4	5	6	7	8	9	10	11	12	13	14	15	16	17	18	19	20	21	22	23	24	25	26	27	28	29	30	31	**12月**
9月	7	8	9	10	11	12	13	14	15	16	17	18	19	20	21	22	23	24	25	26	27	28	29	30	1	2	3	4	5	6	7	**10月**

或:(近似地)月份减 3 个月、日期加 7 日,如 1989-08-19

$$-3+7$$

1990-05-26 或:内格勒方式,加 7 日,9 个月

图 100.1　妊娠日历确定预产期

身体检查

初诊时，评估病人的身体和精神状况。检查下列事项：

- 基本参数：身高、体重(计算 BMI)、血压、心率、尿检(蛋白质和葡萄糖)。若收缩压≥140mmHg 和/或舒张压≥90mmHg[3]，则该女性患有高血压
- 胸部：心音、呼吸音和乳房检查(在进行母乳喂养时，特征性的乳头不突出或内陷可能需要额外的帮助)
- 腹部：触诊子宫大小，听胎心(若有的话)
  进行宫颈筛查(如需要)。

产前筛查

表 100.1 为澳大利亚和新西兰妇产科医生学会的建议[4]。

表 100.1　常规产前筛查[3,5,6]

建议	考虑
初诊	
全血细胞检查	血清铁蛋白
血型和抗体	血红蛋白电泳
风疹抗体情况	OGTT(若妊娠糖尿病为高风险)
HBV 和 HCV 血清学	维生素 D
HIV 血清学(提供咨询后)	促甲状腺激素(TSH)
梅毒血清学	巨细胞病毒(CMV)血清学(如果经常接触很多幼儿)
中段尿液样本用于诊断无症状菌尿	衣原体首段尿或阴道试纸检测(如果年龄小于 30 岁)
子宫癌筛查(如果需要)	淋病(如有危险因素)
讨论：	
妊娠前 3 个月：11~13 周联合检查	非侵入性产前检查(NIPT)：从妊娠 10 周开始
胎儿异常扫描：妊娠 18~20 周	
后续的看诊	
OGTT：妊娠 26~29 周	早期 OGTT：妊娠 14~20 周(如果妊娠糖尿病的风险较高)
Rhesus 抗体(Rh 阴性母体)：妊娠 28 周和 34 周	
血红蛋白和红细胞抗体：妊娠 28 周和 36 周	
B 组链球菌生殖器拭子：妊娠 36 周	胎儿超声：妊娠 36 周(有时用于确认主诉，或评估胎儿健康)

妊娠初期联合筛查试验[3]

- 孕妇血清筛查[7](妊娠 11~13 周)：

  - 游离 β-hCG
  - 妊娠相关蛋白
- 结合颈内半透明性的情况(即颈部褶皱厚度)，可确定 13-三体、18-三体和 21-三体综合征的风险，并与年龄相关的风险进行比较。
- 结果等级：极低风险(小于 1/1 000)、低风险[1/(301~1 000)]、风险增加[1/(50~300)]或高风险(>1/50)。
- 敏感度为 85%，特异度为 95%。
- 先兆子痫的风险可以评估，如果风险较高，可以通过使用阿司匹林进行预防。

无创产前筛查

一种新开发的做法是用细胞游离 DNA(cfDNA)检测，称无创产前筛查(non-invasive prenatal testing，NIPT)。检测妊娠 10 周的母亲血液样本，便可以准确地测量 13 号、18 号和 21 号染色体的非整倍性(敏感度和特异度为 99%)，如果需要，还可以测出性别染色体。对于妊娠初期联合筛查风险增加的女性，cfDNA 检测应是羊膜穿刺术前的适当选择。若 cfDNA 检测提示高危结果，一般需要进行羊膜穿刺术或绒毛膜绒毛活检确诊。

妊娠期的看诊

以下为产前检查的标准。

通用的例行看诊时间表(如果一切正常)

- 初孕 3 个月的第一次看诊：怀孕 10 周之前
- 第 28 周以内：每 4~6 周 1 次
- 第 36 周以内：每 2~4 周 1 次
- 第 36 周至分娩：每周 1~2 次

妊娠糖尿病(GDM)筛查指南

- 如果有妊娠糖尿病或高危病史，初次就诊时查空腹血糖或糖化血红蛋白
- 14~20 周时进行口服葡萄糖耐量试验(OGTT)：如同上 + 正常初试
- 26~29 周时进行 OGTT：适用于所有病人

妊娠期间的免疫接种

- 推荐使用季节性流感疫苗
- 建议在妊娠 28 周后接种百日咳加强剂

根据需要和情况，灵活安排产前看诊次数。对第 1 次妊娠且没有并发症的女性，安排 10 次产前看诊是足够的；对不是第 1 次妊娠且没有并发症的女性，安排 7 次产前看诊也应该是足够的。

100

每次看诊,请记录:

- 体重(计算增重)
- 血压
- 子宫大小/宫高
- 胎心(通常在妊娠 25 周听诊器可以听到,在妊娠 28 周可以确切地听到):最好使用多普勒仪器,可以在妊娠 18~20 周检测胎儿心脏[3]
- 胎儿运动(如果有)
- 胎儿姿势,表现及位置(妊娠晚期)
- 有无水肿
- 尿液分析(蛋白质和葡萄糖):大多数诊所仅在初诊时出现蛋白尿或有高血压、肾病或先兆子痫的表现时才会进行尿检(**表 100.2**、**表 100.3**)。

表 100.2　妊娠蛋白尿原因

尿路感染
阴道分泌物污染
子痫前期毒血症
潜在慢性肾脏病

表 100.3　妊娠糖尿病(GDM)的危险因素

高风险(1 个或以上)	既往的 GDM
	BMI>35kg/m²
	孕产妇年龄 >40 岁
	糖尿病家族史(一级糖尿病病人或患有 GDM 的姐妹)
	患有高雄激素血症的多囊卵巢综合征(临床或生化)
	印度次大陆人种
	前一个婴儿体重 >4 000g
	药物,如口服类固醇皮质激素、抗精神病药
中等风险(2 个或以上:高风险)	孕产妇年龄 35~39 岁
	BMI 25~35kg/m²
	亚洲人、澳大利亚原住民、托雷斯海峡岛民、毛利人、太平洋岛民、中东或非白色人种非洲民族
	多囊卵巢综合征(雄激素未升高)

记录胎儿第 1 次运动的日期(即"加速")(请病人写下日期):

- 初孕:17~20 周
- 多胎妊娠:16~18 周

宫高

子宫底部的相对高度见**图 100.2**。直到妊娠第 12 周

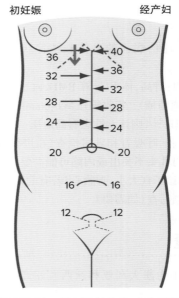

图 100.2　(按照孕周)正常妊娠的宫高;宫高是妊娠期的重要指标。以前未生育过的女性在妊娠第 36 周左右时会感到轻松,此时宫高通常恢复到妊娠第 34 周的水平

子宫才是骨盆器官,可在腹部触诊。在妊娠 20~22 周,它已经达到脐水平,并在 36~40 周之间到达剑突。

妊娠 24 周开始测量耻骨联合处宫高(以厘米为单位),测量值应该与孕周相匹配,如果宫高小于预期值的 3cm 以上,则应该安排超声检查[4]。

具体方面的管理

营养建议

健康的饮食非常重要,每日应至少保证以下摄入量:

1. 尽量多食用:
   - 水果和蔬菜(至少 4 份)
   - 谷物和面包(4~6 份)
2. 适度食用:
   - 乳制品:3 杯(600ml)牛奶或等量的酸奶或奶酪
   - 瘦肉、家禽或鱼:1 份或 2 份(每周至少 2 份红肉)
3. 尽量少食用:
   - 糖和精制碳水化合物(如糖果、蛋糕、饼干、软饮料)
   - 多不饱和人造奶油、黄油、油和奶油

谷物加麦麸有助于防止妊娠期便秘。

尽管大多数病人更喜欢服用非处方维生素和矿物质制剂(如铁、叶酸、复合维生素、碘),但平时饮食健康,便不需要铁、维生素和钙补充剂。孕期不要节食减肥。孕妇在妊娠期间体重通常增加 12kg 左右。建议在妊娠前超重的女性减少增重。

健康的环境[2]

有必要了解对孕妇有害的感染和毒素的避免措施。

李斯特菌属

- 妊娠期感染的胎儿死亡率为 30%~50%
- 保持良好的个人和食品卫生,勤洗手,使用新鲜的原料
- 食用前彻底清洗生蔬菜、水果和药草
- 避免食用未经巴氏杀菌的乳制品、软奶酪、冷肉、馅饼、生海鲜、生鸡蛋和冷冻即食食品
- 肉类彻底煮熟

汞类物质

- 一般认为每周 2~3 份海鲜是安全的
- 避免经常食用含汞量较高的较大鱼类,如橙罗非鱼、鲨鱼(鳞片)、马林鱼或旗鱼

弓形虫病

- 委托他人清洁猫窝;如有必要自己清洁,应在清洁期间戴手套,然后清洗干净手
- 确保每日清空垃圾桶,并定期用沸水消毒

巨细胞病毒与细小病毒 B19(第五疾病)

- 与儿童一起或在卫生保健部门工作的女性,可以通过勤洗手或更换尿布时戴好手套来进一步减小风险

吸烟、酒精和其他毒品

鼓励孕妇戒除所有的娱乐性药物和烟酒。建议减少摄入咖啡因,有学者建议完全避免摄入咖啡因,而有学者则允许每日最多摄入 200mg 咖啡因,如 1 杯浓咖啡,或 4 杯中等强度的茶。

其他家庭成员也应戒烟,因为被动吸入二手烟对母亲和孩子有害。已有证据表明,在妊娠期间推广戒烟很有效,分娩质量因此有所改善,包括早产率和低出生体重率降低[7]。尼古丁替代疗法(NRT)应该推荐给所有尼古丁依赖无法使用非药物疗法的女性。

我们尚不清楚酒精摄入的安全下限,并且胎儿酒精综合征是导致智力障碍的重要原因,所以最好戒酒。

服用违禁药物(特别是阿片类和安非他明)的母亲,需要查明、咨询、治疗和监测,避免新生儿戒断综合征。

母乳喂养

应鼓励准妈妈母乳喂养,但前提为她们愿意,应尊重她们的选择。提供建议和相关文献。如果有必要,她们可以直接向当地的服务母亲小组寻求支持和指导。

产前班

将孕妇推荐给提供此类课程的治疗师,给予产前练习、放松技巧、减轻分娩疼痛、婴儿服务和母乳喂养方面的建议和监督。建议与伴侣一起报名。

社会心理与情感压力

产前检查提供了一个很好的机会去了解孕妇并探讨她们的问题。在必要时提供全人理解及适当的帮助消除疑虑。需要探讨的领域包括家人及自己是否支持、孕妇和伴侣对妊娠的态度、性、对分娩的期望、经济问题、父母和姻亲的态度。

心理健康

妊娠对心理健康的影响不是一成不变的,患有心理疾病的女性应得到全心全意的支持和密切关注。许多心理疾病的治疗方法在妊娠期间可以安全使用,如果症状加重,应及时将孕妇转诊。

妊娠期体重增加

妊娠 40 周,体重增加标准为 12kg,但澳大利亚的一些女性体重会增加 20kg,且无任何副作用[8]。超重的女性建议少增重。孕期不建议节食减肥。鼓励合理的体重控制。

正常情况下,妊娠前 20 周体重增加最少,因此在妊娠的前半段体重仅增加 3kg。从妊娠 20 周起,体重平均每周增加 0.5kg。从妊娠 36 周开始,体重增加通常趋于平稳[8]。

胎动图

若每日胎动超过 10 次,且胎动规律无明显改变,胎儿一般没有风险。但如果胎动每日不足 10 次,则应将孕妇送往医院进行胎儿监护。

🏃 妊娠早期阴道出血[9]

妊娠早期阴道出血(vaginal bleeding in early pregnancy)是在妊娠最初 3 个月中的一个常见问题。至少有 10% 的正常妊娠会有这种症状,约 15% 确认妊娠会流产。如果出血轻微到中度,疼痛轻微或没有,问题的关键在于"妊娠是否可以继续,或是否存在异位妊娠或先兆流产"。

- <6 周:连续定量 hCG 水平每 2 日至少增加 66%(超声检查通常无济于事)。
  - 在 2 日内上升到 66% 以下,说明是无法存活的妊娠(考虑异位妊娠)。
  - 一旦 hCG>1 500IU/L,应安排经阴道超声检查。
  - 在 hCG>1 500~2 000IU/L 时应该妊娠囊可视化,尽管变化很常见。

100

- 6~8 周:超声检查用于确定宫内妊娠并排除异位妊娠。如果对胎儿生存能力有疑问,可能需要在 1 周内进行重复超声检查。
- >8 周:正常的超声很可靠,流产率只有 3%,除非子宫内出血量大。

注:先兆流产无须休息。

注意,不完全流产会引起宫颈休克(骨盆疼痛和晕厥)。必须从宫颈口取出妊娠产物。

只有在完全流产的情况下,才需要抗 D 免疫球蛋白(anti-D)。

若复发性流产,可考虑是否为抗磷脂综合征并安排抗体检测(见第 21 章)。如果连续 3 次流产,请咨询专家进行全面评估。

妊娠期恶心和呕吐[10]

- 50% 以上的孕妇会出现恶心和呕吐。
- 大多数病例在妊娠 3 个月时消失。
- 轻度病例可以通过解释和安抚来处理;如果可能的话最好避免药物治疗。
- 简单措施:
  - 少量频繁进食,包括生姜,每日最多 1g。
  - 可以先吃一些放在床上的干饼干。
  - 汽水,尤其是姜汁汽水,可能会有帮助。
  - 确保充足的水分,包括吮吸冰片和多次少量饮用液体。
  - 避免诸如烹饪气味之类的刺激。
  - 注意清洁牙齿。
  - 尽可能多地休息,特别是在一天的晚些时候,往往会因为疲劳加重症状。
- 药物[11]:
  - 吡哆醇(维生素 B_6)25mg(半片或全片)每日 2~3 次。
  - 多西环素 25mg 每日 3 次(常用于镇静,只在晚上服用半片剂)。
  - 如果仍然无效,添加 10mg 甲氧氯普胺每日 3 次。
  - 如果持续恶心和呕吐,开始服用 4~8mg 昂丹司酮每日 3 次(有限的安全数据)。
  - 考虑治疗相关的胃食管反流。

妊娠剧吐

妊娠剧吐(hyperemesis gravidarum)可能会引起严重的体液和电解质紊乱。每 100 例孕妇中就有 1 例发生。

相关病症

- 正常并发症
- 葡萄胎
- 多胎妊娠
- 尿路感染

管理

- 测试尿液:尿液显微镜检查与培养(MCU);如果酮体阳性,入院治疗。
- 超声检查。
- 检测电解质、尿素、肝功能检查。
- 卧床休息。
- 禁食。
- 液体和电解液的补充。
- 妊娠期恶心、呕吐时使用的吡哆醇和多西胺。
- 甲氧氯普胺 10mg 静脉推注,如有必要 >10mg 口服每日 3 次;如果无效,昂丹司琼 4~8mg,每 8~12 小时静脉推注。

胃灼热

胃食管反流、是妊娠后期女性不适的主要根源。采用非药物治疗,少量多次进食、避免弯腰和抬高床头是主要的治疗手段。在饭前和睡前经常使用抗酸剂是有效的(如海藻酸/抗酸性液体 10~20ml)。H_2 受体拮抗剂或质子泵抑制剂(PPI)可能是必要且安全的。

抽筋

孕妇更容易抽筋(cramps)。如果出现这种情况,建议在床脚放一个枕头,这样在睡眠时可以避免双足的足底屈曲。长时间的足底屈曲是造成抽筋的主要原因。应避免奎宁,包括奎宁水。没有证据表明钙补充剂有助于缓解孕期抽筋[12]。

静脉曲张

应对静脉曲张(varicose veins),除了充足的休息外,穿着特殊的支持性连裤袜是最舒适和实用的方法。

痔疮

妊娠后期患痔疮(haemorrhoids)可能非常麻烦。重视高纤维食物的摄入以确保有规律的排便习惯是最有效的方法。有些女性在妊娠时容易便秘,可能需要定期给予泻药,如乳果糖或聚乙二醇粉末。痔疮疼痛可以通过使用冰块或含有局部麻醉剂的痔疮软膏来缓解。

牙齿清洁

在妊娠期间,牙齿问题会恶化,所以需对牙齿和牙龈进行特别关注,包括看牙医。建议继续使用柔软的牙刷保持清洁。

背痛

背痛(back pain),尤其是腰背痛(low back pain),在妊娠期间很常见。背部护理可以帮助孕妇缓解背痛,但可能会使她们变得虚弱。由熟练的治疗师进行物理治疗对孕妇非常有效。

治疗指南

- 把活动和推拿减少到最小程度。
- 如果偏好推拿,优先使用拉伸活动。
- 在最后的 3 个月里保护骶髂关节。
- 鼓励尽可能积极地锻炼。
- 仅使用对乙酰氨基酚是适宜的。
- 支撑物可能是有益的。
- 必要时在骶髂关节周围进行触发点注射(5~8ml 1% 利多卡因)。

耻骨联合分离

耻骨联合分离的特点是逐渐增加的坐下、移动、行走、上下车和床困难。骨盆 X 线前后位检查和骨盆挤压试验可诊断。治疗方面包括盆腔支架的使用、理疗和时间自愈。睡觉时将枕头放在两膝之间,对避免髋关节外翻可能有帮助。大多数问题但并非所有问题都将在分娩后解决。

锻炼指南

锻炼建议取决于女性在妊娠前的健康状况和日常锻炼习惯。一般意见包括:

- 仅进行轻度到中度运动。
- 避免过热和脱水。
- 在运动前做长时间的热身和放松。
- 选择低冲击或水中运动。
- 如果有不良症状(如疼痛、出血、晕厥、过度不适),请即刻停止。
- 避免潜水和跳伞。

腕管综合征

晚上用夹板固定手和前臂可能有助于孕妇缓解腕管综合征(carpal tunnel syndrome)。如果需要,腕管注射类固醇皮质激素会非常有效(检查药物类别及相关妊娠期以确定风险)。大多数问题在分娩后可以消失,故很少情况会进行腕掌韧带切开手术。

低血压

低血压(hypotension)是由外周循环和静脉池血量增加引起。在最初的 3 个月,这种情况尤其常见。建议避免突然站立和洗热水澡,因为这些可能导致晕厥。孕妇在妊娠后期仰卧时(仰卧为低血压)也可能发生昏厥,所以最好尽量左侧卧位。

瘙痒

妊娠晚期雌激素增加,胆汁淤积,从而引起全身瘙痒,出现妊娠瘙痒症(pruritus gravidarum)。可检查孕妇肝功能,若正常,则可使用舒缓的皮肤制剂(如水霜联合甘油)。每 1~2 周检测 1 次肝功能。如果检查结果明显异常或瘙痒严重,提示胎儿死亡的风险增加,此时需要特殊服务和评估。

肥胖[4]

有充分的证据表明,妊娠期间超重或肥胖的女性有增加以下并发症的风险:

- 大于胎龄儿
- 剖宫产手术
- 死胎
- 神经管缺陷
- 高血压
- 先兆子痫
- 早产
- 妊娠糖尿病
- 重性抑郁障碍

建议营养师参与,为控制超重女性在孕期体重增加提供支持。对于孕前 BMI 超过 $30kg/m^2$ 的女性,推荐孕期增重 5~9kg。

妊娠气喘[13]

妊娠气喘是孕期女性出现无法解释的呼吸困难时需考虑的生理呼吸困难。它开始于妊娠中期,通常症状稳定,但可由于运动和情绪压力而加剧。妊娠气喘不需要特别的治疗或帮助。气喘通常在分娩后 6~8 周停止。

妊娠期补充品

铁

对于健康且遵循最佳饮食并进行正常血液测试的孕妇,不建议常规使用铁。高危产妇(如营养不良、素食主义者)需要补充铁。

叶酸

建议所有备孕女性服用叶酸,从妊娠前 1 个月开始服用,直到妊娠满 3 个月。剂量为每日 0.5mg[9]。高危人群剂量为每日 5mg[4]。

维生素 B_{12}

维生素 B_{12} 对发育中的胎儿必不可少,如果已知或怀疑维生素缺乏(如素食/纯素食),需要测试并补充维生素 B_{12} 的不足。

碘

建议孕妇、哺乳期女性和计划妊娠的女性,在烹饪时

100

使用碘盐和含有碘的复合维生素,尽快服用150mg的补充碘。

维生素 D [4]

可能会常规检测,皮肤黝黑、蒙着面纱及其他高危女性建议检测。建议维生素 D 水平 <50nmol/L 的女性每日补充胆钙化醇 1 000~4 000IU(根据严重程度)。

ω-3

很少吃海鲜的女性应该考虑补充 ω-3,可以通过食用鱼油和一些市售的妊娠补品补充 ω-3。

钙

如果女性在日常饮食中很少食用乳制品及其他高钙食品,则应该每日至少补充 1 000mg 钙。

关于何时寻求医疗帮助的建议

- 足月前发生宫缩,异常疼痛或出血。
- 胎儿比平时少活动:胎儿的运动不应该在临近足月时减少。
- 如果膜破裂(有液体流失)。
- 如果妊娠 >34 周,则会开始常规宫缩,间隔 5~10 分钟,但也可能在 22~34 周发生早产,甚至更早。

资源

NICE:www.nice.org.uk
NHS Fetal Anomaly Screening Programme:www.fetalanomaly.screening.nhs.uk/
The Royal Women's Hospital:www.thewomens.org.au
MotherSafe:www.mothersafe.org.au/

参考文献

1 Barker JH. *General Practice Medicine*. Edinburgh: Churchill Livingstone, 1984: 76–89.
2 Royal Australian College of General Practitioners. *Guidelines for Preventative Activities in General Practice* (the Red Book; 9th edn). Melbourne: RACGP, 2016.
3 The Royal Women's Hospital (Victoria). *Clinical Practice Guidelines (Professional)*. Available from: www.thewomens.org.au, accessed May 2021.
4 Department of Health. Clinical Practice Guidelines: Pregnancy Care. Canberra: Australian Government Department of Health, 2018.
5 The Royal Women's Hospital (Victoria). *Clinical Practice Guidelines*. Antenatal care schedule—routine low risk. Available from: www.thewomens.org.au.
6 The Royal Australian and New Zealand College of Obstetricians and Gynaecologists. Prenatal screening and diagnosis of chromosomal and genetic conditions in the fetus in pregnancy, 2016. Available from: https://ranzcog.edu.au/RANZCOG_SITE/media/RANZCOG-MEDIA/Women%27s%20Health/Statement%20and%20guidelines/Clinical-Obstetrics/Prenatal-screening_1.pdf?ext=.pdf, accessed May 2021.
7 Lumley J, Oliver S, Waters E. Interventions for promoting smoking cessation during pregnancy (Cochrane Review). In: The Cochrane Library. Issue 1, 2001. Oxford: Update Software.
8 Fung P, Morrison J. Obstetric share-care. Aust Fam Physician, 1989; 18: 479–84.
9 Peat B. Antenatal care: common issues facing GPs in shared care. Medicine Today, 2001; June: 81–5.
10 Humphrey M. Common conditions in an otherwise normal pregnancy. In: *MIMS Disease Index* (2nd edn). Sydney: IMS Publishing, 1996: 116–20.
11 Assessment of nausea and vomiting [published 2016]. In: *Therapeutic Guidelines* [digital]. Melbourne: Therapeutic Guidelines Limited; 2016. www.tg.org.au, accessed April 2021.
12 Hammer I et al. Calcium treatment of leg cramps in pregnancy. Acta Obstet Gynaecol Scand, 1981; 60: 345–7.
13 Burdon J. Respiratory medicine. Check Program 395. Melbourne: RACGP, 2005: 17–8.

考虑到给孩子养育、营养和哺乳，最好是母亲让孩子自己吮吸乳汁，因为母乳比其他任何女性的或其他的乳汁更方便婴儿。

托马斯·雷纳尔德，《曼肯德的拜耳》(1540 年) (译者注：英国人，医生，他把德国的助产士手册翻译成英文，这本《曼肯德的拜耳》是第一本关于妇产科的书)

妊娠期间应开始对产妇进行关于产褥期和照顾婴儿的教育，以便新妈妈熟悉成为一个母亲的基本原则，尤其是如何喂养婴儿[1]。产褥期的定义是从第三产程结束到恢复正常生理状态的这段时期，大约为 42 日。

对产后女性进行以下内容的教育非常重要，包括：婴儿服务、母乳喂养、自我保健、生殖道愈合、性生活和避孕、营养，以及她们的身体会有哪些状况发生和如何预防等。子宫在产后 6 周内渐渐恢复至孕前大小，宫颈口应在分娩后 2~3 周闭合。

产后看诊

产后两周的看诊

母亲：
- 记录生产史和围产期并发症史
- 检查血压、体重（BMI）
- 评估她如何适应为人之母的生活
- 寻找产后抑郁的迹象/症状
- 给予鼓励和建议
- 检查母乳喂养情况

婴儿：
- 测量体重、身长和头围
- 通过检查以下内容对婴儿进行常规体检：
  - 前囟
  - 眼（观察、角膜反射、白瞳）
  - 心血管检查
  - 股动脉脉搏
  - 髋关节脱位测试
  - 睾丸
  - 肛周区
  - 皮肤
  - 反射

产后六周的看诊

基本是上一次看诊的重复，检查清单见**表 101.1**。

表 101.1　产后 4~6 周检查清单

母亲

询问阴道分泌物(恶露)的情况及是否停止
如果是经阴道分娩，询问会阴是否愈合
检查是否有任何肠道或泌尿系统问题
检查是否母乳喂养及是否有顾虑
检查腹部(子宫应该是不可触及的)，如果剖宫产，则检查伤口
检查是否恢复性交，是否有问题或疑虑
讨论避孕方法的选择
对于产后锻炼的建议
讨论适当的饮食、休息和个人护理
检查心理健康状况，考虑使用爱丁堡产后抑郁量表
考虑进行盆腔检查，检查会阴部和盆底肌力
宫颈筛查测试(如果需要)
回顾产前筛查以采取后续行动(如风疹强化剂)
必要时进一步随访

婴儿

测量体重、身长和头围
常规身体检查，如红光反射、髋关节、心音、男童睾丸检查
检查生长发育和喂养
完成儿童健康记录
与家长讨论免疫接种时间表

避孕

只有产妇一直哺乳闭经的情况下，哺乳闭经法(lactational amenorrhoea method，LAM) (见第 92 章)才是在产后 6 个月内有效的避孕方法。因为有些产妇在月经来潮前就有排卵，所以，如果母乳喂养的产妇希望避孕，通常建议她们采取其他避孕措施。

101

口服避孕药

大多数单纯孕激素避孕[如依托孕烯植入剂、单孕激素避孕药(POP)和长效醋酸甲羟孕酮]可以在产后立即开始。而宫内节育器,从产后 4 周开始被认为是安全的。母乳喂养女性多选择 POP;然而依从性可能会很差,因为要获得最佳效果,需要每日严格 3 小时服用 1 次。

- 单孕激素片剂(POP 或小片)炔诺酮 350μg/d 或左炔诺孕酮 30μg/d

联合激素避孕(复方口服避孕药或阴道避孕环)可从产后 6 周开始使用,即使是母乳喂养也可使用。

产后疼痛[1]

产后疼痛(after pains)在第 2 次及以后的妊娠产后更常见且更剧烈,其特征是间歇性下腹痛,如经期疼痛,通常在前 2 周哺乳期间和哺乳后加剧。这是由垂体后叶释放的催产素引起的,催产素也会引起哺乳时的乳汁喷射反射。如果腹痛伴有恶性恶露、发热和子宫复旧不良,应怀疑为子宫内膜炎。

检查后的治疗是每 4 小时服用 1 次含有对乙酰氨基酚成分的镇痛、镇静剂,持续 3 日或根据需要服用更长时间。

哺乳相关问题

🌑 乳汁分泌不足

研究表明,许多女性断奶是因为被认为乳汁分泌不足。很少有女性不能产生足够的乳汁(如"腺体组织不足")。

产后早期的因素和事件会影响母乳供应的建立,如与婴儿分离(限制皮肤接触的机会)、产后出血或影响泌乳反射的因素(如疼痛或压力)。母乳供应不足也可能继发于"乳腺导管管理不善",如哺乳频率不足及衔乳和/或位置不佳导致母乳输出障碍[2]。

确定母乳喂养的重要因素:

1. 婴儿衔接乳房的方式和位置,保证乳汁能充分输出至关重要
2. 乳汁喷射反射
3. 供需反馈:乳房排空越多,产生乳汁越多
4. 完整的乳腺导管和感觉神经
5. 足够的乳腺腺体组织
6. 婴儿能够喂养

母乳供应的维持可能受到以下因素影响:

1. 母体因素
   - 水合作用
   - 足够的能量摄入
   - 压力
   - 生理昼夜/激素变化
   - 母体医学情况,如多囊卵巢综合征、贫血、甲状腺疾病
2. 婴儿因素
   - 个体代谢差异
   - 年龄/体型
   - 与生长、发育和水合作用/气候相关的需求增加的生理因素
   - 婴儿需求增加的病理因素,如心脏、呼吸和代谢疾病

供应不足的迹象:

- 婴儿体重增加不良
- 婴儿大便颜色深、坚硬、排便次数少
- 每日更换湿尿布 <6 张

🔺 红旗征

- 注意困倦的婴儿,他们可能因摄入不足而在安静地挨饿。

人们很容易将不安的婴儿对乳房的烦躁表现误解为母乳供应不足。如果婴儿体重增加和排尿量良好,以上行为更可能是衔乳和姿势不佳所致。

管理

给母亲的一般建议

- 尝试练习使自己放松的一些技巧,包括在哺乳期间有意识地放松肩部肌肉。
- 根据婴儿的需求,频繁地、不受限制地哺乳。
- 在婴儿有准备进食的第一个迹象时就进行哺乳。
- 如果可能的话,在哺乳后挤空乳房,目的是上调供需反馈(注意这可能非常困难,并且长期管理通常不可行)。
- 确保母亲得到充分的休息,摄食良好,液体补充充足(渴了就要喝)。

泌乳刺激

通过更频繁的哺乳,即泌乳刺激(lactation stimulation),以及正确的体位和衔乳,可以改善泌乳。但可能需要转诊给母乳喂养专家。

可以考虑将多潘立酮作为增加乳汁分泌的催乳剂。

- 多潘立酮 10mg(1 片)每日 3 次,服用 2~4 周,一旦确定母乳供应充足,即逐渐减量。持续低奶量的母亲可以增加至 20mg,每日 3 次(最大量 60mg/d)。

注意:多潘立酮有较小的延长 QT 间期的风险。检查病人个人或家族成员是否有心脏病史、是否有 QT 间期延长史、是否有心律失常和同时使用 CYP3A4 抑制药物[3]。

全科医生的管理可能还包括以下：

- 如果对婴儿体重增加有明显担忧，建议在母乳喂养基础上额外补充挤出的母乳和/或配方奶。
- 检查以诊断潜在的母婴疾病。
- 评估和管理母亲的心理健康问题。

🔰 乳房肿胀

乳房肿胀（engorged breast）发生于乳房产生乳汁过快时，乳房变得充盈、坚硬并有压痛。乳房中的血供和其他体液随着乳汁供应增加而增加。乳房和乳头可能会肿胀，以致新生儿很难衔住及吮吸，注意衔乳姿势仍是关键因素。如果新生儿衔乳姿势正确，并且频繁吮吸、按需哺乳，就不会发生乳房肿胀。

给母亲的建议

- 从第 1 日开始按需喂养婴儿，直到婴儿吃饱为止。
- 先选择一侧乳房喂空；可以考虑每次哺乳都先喂空一侧而不是每侧乳房都喂（注意避免乳腺炎）。另一侧乳房可能需要用手来排空。
- 在把婴儿放在胸前之前尝试用手挤出一点奶，软化乳晕下方和周围区域，可能有助于婴儿衔乳。
- 哺乳后轻轻地向乳头方向按摩乳房肿块。
- 哺乳后和两次哺乳之间用冰袋冷敷。浸过水的尿布冷冻或保存在冰箱中可以制成有用的冰袋，可用来缓解充血肿胀。
- 如果乳房不舒服或婴儿睡眠时间超过 4 小时，可以考虑叫醒婴儿哺乳。
- 使用一个舒服的、合适的胸罩。
- 按时规律服用布洛芬或对乙酰氨基酚治疗严重肿胀不适。

按时哺乳和按需哺乳是治疗乳房肿胀的最佳方法。

🔰 抑制泌乳[4-5]

女性可能会因为各种原因寻求抑制泌乳（suppression of lactation），如断奶、开始就不想母乳喂养，或死产后。

机械抑制

一旦确定要抑制泌乳，最简单的方法是在 3 周之内逐渐将婴儿过渡到奶瓶或杯子喂养，需求减少会使乳汁分泌减少，不适感也最轻。

如果需要突然断奶，则必须避免刺激乳头，避免挤奶，使用合适的胸罩。必要时使用冷敷和镇痛药。如果担心会出现乳腺炎，则挤出少量奶。乳房肿胀会在 2~3 周内逐渐消退。

激素抑制

激素抑制可用于严重涨奶，但只能作为不得已的手段。如果在分娩时给予，它会更有效，但可能会产生副作用。避免使用雌激素。

- 卡麦角林 1mg（口服）即刻（仅 1 次）。

🔰 影响泌乳的药物

表 101.2 列出了可能影响泌乳或母乳喂养婴儿的药物。大多数药物都可以兼容和耐受，但须按照处方考虑风险与收益。

表 101.2 哺乳期母亲服用后可影响母乳喂养婴儿和泌乳的药物

抗生素：
- 氨基糖苷类
- 氯霉素
- 呋喃妥因
- 甲硝唑
- 四环素
- 磺胺类

抗组胺药

抗肿瘤药/细胞毒药①

苯二氮䓬类

溴隐亭

联合口服避孕药/雌激素

麦角胺①

黄金盐类

H₂ 受体拮抗剂（如西咪替丁、雷尼替丁）

违禁药物（如可卡因、可待因复方制剂、大麻、麦角酸二乙胺）①

锂剂

甲氨蝶呤①

奎尼丁

泻药（如番泻叶）

酒精（除非服用过量，否则不会有害）

尼古丁（暴露的婴儿呼吸窘迫增加），但如为必需，尼古丁替代疗法（NRT）优于吸烟

注：①表示禁用药物。

🔰 母乳喂养中的乳头问题[5]

乳头疼痛

乳头疼痛影响 34%~96% 的母乳喂养女性[6]，是停止母乳喂养的常见原因[7]。通常是由于衔乳和喂养姿势不当所致。其他影响因素包括哺乳后乳头未及时擦干以及佩戴潮湿护胸垫。

引起乳头疼痛的原因包括：

- 衔乳和喂养姿势不佳造成的损伤，如"乳头皲裂"
- 感染：细菌感染、白念珠菌（如鹅口疮）或病毒感染（通常由于潜在的乳头损伤）
- 血管痉挛（可能继发于雷诺病和相关自身免疫性疾病）
- 皮炎（如接触性或特应性皮炎）

101

症状

　　乳头皲裂可能很小,以至于看不见。裂纹可在乳头的皮肤上,也可在与乳晕相连的区域。乳头在吮吸时尖锐疼痛可能提示裂纹加重。乳头皲裂时哺乳通常非常痛苦,有时还会出血。

　　如果出现渗出物,则可能存在继发感染。乳房和乳头念珠菌病是有争议的话题。其典型的临床表现是乳头疼痛始于一个疗程的抗生素治疗后,并在两次哺乳之间持续存在。疼痛可能是剧烈的刺痛,并放射到乳房。

　　乳头血管痉挛可能会引起乳头疼痛,当暴露在寒冷环境中时,无论乳头是否有颜色变化,疼痛都会加重。

评估

　　仔细检查乳头是否有外伤、皮炎或继发感染。

　　如果怀疑继发感染,请考虑在乳头/乳晕进行拭子采样检测。如果可能,要检查婴儿的口腔。如果没有婴儿口腔念珠菌病,乳头念珠菌病的可能性较低。

给母亲的建议

- 哺乳时尽量放松,舒适(背部能得到良好支撑)。
- 密切注意确保良好的衔乳和喂养姿势。
- 先从疼痛较轻的一侧开始哺乳。
- 考虑让受伤的乳头暂停 1~2 次哺乳,并在这段时间内挤奶。
- 如果两个乳头都需要休息,给婴儿喂养挤出的母乳,然后从短时间哺乳开始逐渐重新恢复哺乳。
- 哺乳前,使用母乳软化和润滑乳头。
- 将乳头暴露在空气中或在低风速下使用吹风机,保持乳头干燥。
- 尽量不要让胸罩或布料抵住乳头。
- 考虑在胸罩内使用舒缓水凝胶垫或用屏障霜涂抹乳头(仔细观察是否有刺激性皮炎)。
- 在哺乳前服用对乙酰氨基酚或布洛芬以减轻疼痛。
- 考虑在面对面咨询的专家给出建议后使用乳头护罩(确保正确的尺寸和合适的护罩,以避免进一步创伤)。
- 考虑咨询母乳喂养专家评估衔乳和哺乳姿势是否正确并给出建议。

进一步管理

- 母乳喂养后用局部类固醇软膏治疗皮炎。
- 根据拭子微生物培养和药敏试验结果,治疗继发性感染:
  - 对于细菌感染,使用局部抗生素,如局部用莫匹罗星。
  - 对于念珠菌感染,在乳头和婴儿口腔局部应用抗真菌药物。
- 如果有乳头念珠菌感染的特征[8]:
  - 咪康唑凝胶在喂食后涂抹在乳头上,至少 7 日。
  - 哺乳后用咪康唑口服凝胶治疗婴儿,4 次/d;或制霉菌素滴剂 1ml,每日 3 次,持续 1 周,然后每日 1 次,持续 1~2 周。
  - 考虑用氟康唑 150mg(口服)隔日 1 次,服用 3 次,然后口服制霉菌素(口服)每日 3 次,共 10 日。

乳头血管痉挛的管理:
  - 使用乳头热敷/加热包避免暴露在寒冷环境中。
  - 避免服用可能引发血管收缩的药物,如咖啡因、尼古丁。
  - 在专家建议下考虑应用硝苯地平(29~30mg 缓释片,每日使用)[9]。
  - 考虑筛查相关的免疫系统疾病。

乳头疼痛与舌系带问题

　　母亲乳头疼痛和创伤通常归因于婴儿的口腔结缔组织系带,即舌系带。舌系带切开术治疗已被证明可以减少相关的母亲乳头疼痛;然而,没有确凿的证据表明,系带切开术可以改善任何其他母乳喂养问题[10]。没有证据支持其他类型舌系带(如后舌系带或唇系带)的治疗[11]。

　　超声研究表明,有效喂养取决于婴儿口腔和母亲乳头/乳房之间的口腔内真空,而不是婴儿舌头的运动[12]。因此,治疗的重点是良好的衔乳和正确的喂养姿势,以保证口腔和乳房之间有足够空间,而不是对舌系带进行外科治疗。

乳头内陷

　　乳头内陷(inverted nipples)是指当婴儿试图吮吸时,乳头向内凹陷或向乳房内移动而不是向外凸出。挤压乳晕时,乳头向内收缩。

治疗[5]

　　最好的方法是在乳汁充盈之前,通过延长乳房接触和吮吸时间做好充足准备,并且由经验丰富的帮助者提供建议和鼓励。如果婴儿衔乳持续存在问题,那么使用乳头罩可能会有所帮助。

乳腺炎

　　乳腺炎(mastitis)发病率较高(高达 20%),基本上是乳腺小叶间结缔组织的蜂窝织炎(见第 93 章)。通常仅限于哺乳期女性,主要由乳头皲裂或乳汁排出不畅引起。不是所有的乳腺炎都是感染性的。多与一个或多个乳腺导管堵塞导致的乳汁排泌不畅有关,如果采用适当的母乳喂养技术,这些情况将会改善。因为炎症局限于乳腺间质组织,通常不会影响乳汁分泌,所以可以继续从患侧哺乳。

注:乳腺炎必须积极治疗,这是一种严重的情况(见第 93 章)。

细菌性乳腺炎

临床特征

- 先是肿块,然后疼痛(起始)。
- 红色、楔形、压痛的区域。
- 发热、疲倦、肌肉酸痛、流感样症状。

管理

预防(哺乳期)

原则:热敷,休息,排空乳房

- 不间断哺乳并保持频繁哺乳。
- 保持乳房自由引流。
- 注意乳房肿胀和乳头皲裂。如果症状持续超过 24 小时或病人不适,开始使用抗生素[13]。
- 确保正确衔乳和良好的喂养姿势,以促进乳房引流,并将乳头创伤降至最低。
- 抗生素:对于未进展为脓肿的炎症通常使用抗生素来预防:

  双氯西林 500mg(口服),每日 4 次,至少 5 日

  或

  氟氯西林 500mg(口服),每日 4 次,至少 5 日

  或

  头孢氨苄 500mg(口服),每日 4 次,至少 5 日

  如果是严重蜂窝织炎:

  氟氯西林 2g 静脉滴注,每 6 小时 1 次
- 布洛芬或对乙酰氨基酚镇痛

给病人提供指导

- 保持患侧乳房的良好引流。
- 继续哺乳:如频繁哺乳,从疼痛侧开始,或从正常侧开始,直到乳汁出现,再转到疼痛侧。
- 哺乳前热敷肿痛的乳房(如热水淋浴或热毛巾)。
- 哺乳后冷敷乳房:使用冰箱中冷却过的毛巾。
- 哺乳时轻轻地向乳头方向按摩乳房肿块(避免在哺乳过程中按摩,因为这可能会影响衔乳和喂养姿势)。
- 充分排空乳房:必要时用手挤奶。
- 充分休息。
- 保持有营养的饮食,补充充足的水分。
- 避免穿约束性的胸罩和衣服。

乳房脓肿

如果乳房压痛和发红持续超过 48 小时,并且紧张的

硬结区域扩大,则可能已经形成乳房脓肿(breast abscess)。可以穿刺抽吸治疗,也可能需要在全身麻醉下手术引流。

有关外科手术和其他处理的说明见第 93 章。

继发性产后出血[14]

继发性产后出血(secondary postpartum haemorrhage)是指分娩后 24 小时或更长时间之后的产道明显出血。出血量从非常轻微到骤然增多,可能发生在产后 6 周内的任何时间。一般多见于产后 5~10 日。

原因

- 妊娠物残留(products of conception,PoC)
- 感染,特别是胎盘附着部位
- 产道任何部位撕裂
- 凝血功能障碍
- 极少数是因为妊娠滋养细胞疾病

  在 1/3 的病例中未找到原因(如特发性复旧不全)。

治疗

原则:空而收缩的子宫不会出血。

- 辅助检查:
  - 超声(?PoC)
  - 宫颈拭子培养
  - 全血细胞计数(FBE)
  - β-hCG
- 静脉注射催产素 10IU,然后 40IU 与哈特曼液混合中输注。
- 麦角新碱 250μg 肌内注射或 25~50μg 缓慢静脉注射(如果持续大出血)。
- 可考虑经直肠给予 200μg 米索前列素片剂 4~5 片,或宫腔内注射前列腺素 F2α(注意:在专科医生监督指导下)。
- 如果失血量 >250ml,在全身麻醉下探查。
  - 产后子宫需要温和的钝性刮宫(目的是防止子宫粘连发生阿谢曼综合征)
- 如果血红蛋白 <100g/L,考虑输血。
- 抗生素(如阿莫西林/克拉维酸 + 甲硝唑 + 庆大霉素,培养结果出来前)。
- 可考虑 Bakri 球囊压迫和子宫填塞来治疗严重产后出血(PPH)。

  注:注射催产素/麦角新碱后需要转诊。有时可能需要进行挽救生命的子宫切除术或髂内动脉结扎术。

恶露排出

恶露(lochia discharge)由血液和子宫内膜脱落组织组成,应该监测恶露排出情况。

正常:

1. 血性丢失:红色恶露,2~12 日。
2. 浆液性丢失:浆液性恶露,最多 20 日。
3. 白色丢失:白色恶露。
4. 恶性恶露:子宫内膜炎。

恶露的排出持续 4~8 周。异常的血性恶露通常提示 PoC 或子宫内膜炎。如果有问题,进行内镜检查,并取宫颈/阴道拭子。

⚕ 产后发热

产后发热(puerperal fever)是指产后第 1~10 日,体温≥38℃。如果发热,请考虑三个"B",包括产道(birth canal)、乳房(breast)、膀胱(bladder)。约 75% 的病人病因是生殖器感染。子宫内膜炎表现为恶性恶露/腹痛和子宫压痛。其他原因包括尿路感染、乳腺炎和并发呼吸道感染。检查包括阴道拭子镜检、细菌培养和药敏试验、中段尿镜检和培养、血液培养和全血细胞计数。

治疗

阿莫西林/克拉维酸钾加甲硝唑(等待药敏试验结果时)。

注意严重的产褥期败血症,如革兰氏阴性菌败血症或魏氏梭菌败血症和罕见的脆弱类杆菌。

产后抑郁障碍

激素变化、疲劳、再适应和身体变化都会导致产后的情绪变化。需要区分的三个重要概念:
1. 产后忧郁
2. 产后适应障碍
3. 产后抑郁

⚕ 产后忧郁

产后忧郁(postnatal blues)是一个常见的问题(80% 的产妇有此情况),一般出现在分娩后的前 2 周(通常是第 3~10 日)。

临床症状

- 感觉平淡或沮丧
- 心境起伏波动
- 易怒
- 感觉情绪化(如易哭)
- 感情缺乏
- 疲倦
- 与婴儿睡眠需求无关的睡眠紊乱
- 缺乏自信(如给婴儿洗澡和哺乳)
- 疼痛(如头痛)

幸运的是,产后忧郁是一个只持续 4~14 日的一过性阶段。支持、鼓励和提供基本的咨询,有助于解决这个问题。可以联系亲友提供帮助。

给母亲的建议[4]

- 尽量多休息
- 接受家里其他人的帮助
- 与一个好的倾听者谈论你所关心的问题
- 这种情况很常见,1~2 周应该会好转

如果产后忧郁持续超过 14 日,联系医生是非常重要的。

⚕ 产后适应障碍

- 产后适应障碍(postnatal adjustment disorder)发生在产后 6 个月内
- 与产后忧郁的症状相似
- 在照顾婴儿时焦虑
- 身心不适
- 害怕别人批评

治疗

- 支持和鼓励
- 认知治疗
- 育儿技巧的支持
- 留给时间去解决

⚕ 产后抑郁

有些女性在分娩后会出现非常严重的抑郁(postnatal depression)。如果产妇频繁就医,就要考虑到产后抑郁。一般在产后前几日发病,症状持续至少 2 周。应按重性抑郁(major depression)进行治疗(见第 10 章)。

- 发生在 10%~30% 的女性
- 出现在婴儿出生后的前 6~12 个月(通常前 6 个月,第 12 周左右达到峰值)
- 焦虑和烦乱很常见
- 明显的心境波动
- 记忆力差,注意力不集中
- 典型的抑郁特征

使用爱丁堡产后抑郁量表评分(典型产后抑郁达 12 分或以上)。

治疗

- 支持,鼓励,提供咨询
- 团体心理治疗和支持小组
- 夫妻共同治疗(必须包括伴侣)
- 产后抑郁支持小组
- 育儿技巧的支持
- 必要时住院(尤其有自杀或杀婴的想法)

- 药物治疗:选择性 5-羟色胺再摄取抑制剂(SSRI)(舍曲林、帕罗西汀作为首选)
- 密切监测任何自残风险
- 如果在 2 周内治疗效果欠佳,建议转诊

注:要警惕产后精神病,其通常在产后 2 周内发病。

产后精神病

最常见的产后精神病(postpartum psychosis)是一种情感性精神障碍:躁狂或躁动抑郁。它是可治疗的,需要密切关注。产后第 1 个月出现的症状包括异常行为、焦虑不安、妄想、幻觉、躁狂和自杀意念。

此病较罕见,约 500 例分娩中发生 1 例。

病史可能是一个提示。如果对重性抑郁治疗无效,也应怀疑此病。一个重要的鉴别诊断是产褥热伴谵妄。检查甲状腺功能并住院进行精神治疗。在以后的妊娠中发作风险增加。

产后服务的其他问题

睡眠剥夺

提供有关睡眠剥夺(sleep deprivation)的建议和咨询。使用"婴儿睡觉时睡觉"的原则。避免使用镇静剂。当婴儿最终入睡后,产妇出现失眠,应高度怀疑产后抑郁。

疲乏

在分娩后最初几个月,疲乏较常见。它可能是贫血、抑郁、甲状腺功能减退、焦虑或抑郁(尤其是)的症状。进行全血细胞计数、甲状腺功能检查、铁相关指标、维生素 B_{12}、血糖以及尿液分析。

产后甲状腺功能异常[15]

产后甲状腺炎(postpartum thyroiditis)可能被误诊为产后抑郁,在产后 6 个月内疲倦、明显抑郁的女性,应考虑是否有产后甲状腺炎。既往存在自身免疫性甲状腺功能异常的女性往往在此时期暴发甲状腺炎,这很常见。必须与抗促甲状腺激素受体抗体阳性的新发或复发性格雷夫斯病相鉴别。产后甲状腺功能异常的女性在产后 10 年内患甲状腺功能减退症的风险更大。

此病在产后初始阶段出现甲状腺功能亢进,之后通常伴随暂时性甲状腺功能减退,最终恢复正常。β 受体阻滞剂在甲状腺功能亢进期有用,而在甲状腺功能减退期则需要用甲状腺素短期替代。

脱发

在分娩后 3~4 个月,头发脱落(hair loss)会增多,表现为休止期脱发(telogen effluvium)。梳头或洗发时,带有白色毛囊的大团头发很容易掉落。一般在 3~6 个月内恢复正常。

性生活问题

性欲减退(decreased libido)是一个常见的问题,往往与睡眠剥夺和激素变化有关。性欲减退也可能是由于产后抑郁或适应新关系的紧张情绪。

性交困难(dyspareunia)是常见的,尤其会阴切开或阴道撕裂后,应根据症状进行治疗和教育。可使用单纯润滑剂或阴道雌激素直到会阴愈合。局部应用类固醇皮质激素可能适用于出现炎症的瘢痕组织。

有报道表明,产妇在产后 2 周内过早性交有死于空气栓塞的危险。产后 6 周内不建议性交。

排泄障碍[4]

要经常询问病人如何应对大小便。简单的建议,如软化大便和盆底肌锻炼,会有所帮助。然而,如会阴Ⅲ度撕裂引起的瘘管继发的大便失禁、盆底神经损伤引起的尿潴留等严重问题,都可能进展,需要密切关注。

参考文献

1 Smibert J. Practical postnatal care. Aust Fam Physician, 1989; 18: 508–11.

2 Douglas PS, Keogh R. Gestalt breastfeeding: helping mothers and infants optimise positional stability and intra-oral breast tissue volume for effective, pain-free milk transfer. *Journal of Human Lactation,* 2017; 33(3): 509–18.

3 Medsafe. Domperidone—at the heart of the matter. Prescriber Update, March 2015; 36(1): 10–11.

4 McKenna M. Postnatal problems. In: *MIMS Disease Index* (2nd edn). Sydney: IMS Publishing, 1996: 423–5.

5 Amir L, Clements F, Walsh A. Breastfeeding. Check Program 426. Melbourne: RACGP, 2007: 2–19.

6 Dennis C, Jackson K, Watson J. Interventions for treating painful nipples among breastfeeding women. Cochrane Database Syst Rev, 2014; (12): CD14007366.

7 Odom E, Scanlon K, Perrine C, Grummer-Strawn L. Reasons for earlier than desired cessation of breastfeeding. Pediatics, 2013; 131: e726–32.

8 The Royal Women's Hospital (Victoria). Clinical Practice Guidelines (Professional). Infant feeding—breast and nipple thrush. Available from: www.thewomens.org.au, accessed 27 April 2021.

9 The Royal Women's Hospital (Victoria). Clinical Practice Guidelines (Professional). Infant feeding—nipple and breast pain in lactation. Available from: www.thewomens.org.au, accessed 29 May 2020.

10 Douglas PS. Making sense of studies which claim benefits of frenotomy in the absence of classic tongue-tie. J Human Lactation, 2017; 33(3): 519–23.

11 Douglas PS et al. Australian Collaboration for Infant Oral Research (ACIOR) Position Statement 1: Upper lip-tie, buccal ties, and the role of frenotomy in infants. Australasian Dental Practice, 2018; Jan/Feb: 144–6.

12 Douglas PS, Geddes DB. Practice-based interpretation of

ultrasound studies leads the way to less pharmaceutical and surgical intervention for breastfeeding babies and more effective clinical support. Midwifery, 2018; 58: 145–55.

13 Lactational mastitis [published 2019]. In: *Therapeutic Guidelines* [digital]. Melbourne: Therapeutic Guidelines Limited; 2019. www.tg.org.au, accessed April 2021.

14 The Royal Women's Hospital (Victoria). Clinical Practice Guidelines (Professional). Postpartum haemorrhage. Available from: www.thewomens.org.au, accessed 27 April 2021.

15 Hyperthyroidism in pregnancy [published 2019]. In: *Therapeutic Guidelines* [digital]. Melbourne: Therapeutic Guidelines Limited; 2019. www.tg.org.au, accessed April 2021.

第八部分

男性健康

你可以称男人为"M 因子",或称其为男性,或任何你喜欢的称呼。不过从婴儿期开始,在每个年龄段,男性都比女性死亡的可能性高。

安德鲁·帕蒂森[1](译者注:澳大利亚人,墨尔本的全科医生,1998 年出版关于男性健康的著作《M 因子》)

近年来,人们越来越关注男性的健康,因为很明显,大多男性的生活方式就是某种慢性自杀的生活方式。作为医生,我们开始理解,很大比例的男性健康问题与行为和社会因素有关(图 102.1 表示与女性相比,男性随年龄增长从强势到弱势的演变过程)。

一项重要的统计数据表明,男女两性之间的平均期望寿命(ALE)存在持续的差异。目前在澳大利亚,2016—2018 年出生的男性 ALE 为 80.7 岁,而同期女性 ALE 为 84.9 岁[2]。

在澳大利亚,自留存有可靠数据后,这种差异一直存在。1900 年男性的 ALE 为 55.2 岁,女性 58.8 岁[3]。在过去 1 个世纪的大部分时间里,男女寿命差距增加到 6 岁。但是,男性和女性的 ALE 平均水平都有提高,这还是令人鼓舞的。在过去 1 个世纪中,每 4 年 ALE 增加 1 岁。

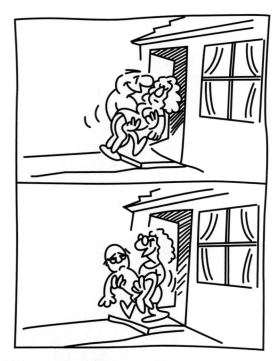

图 102.1 从漫画家视角看男性的年龄增长
资料来源:由 Ron Tandberg 提供。

男性发生心血管疾病、肥胖、酗酒、感染 HIV 和高血压等疾病或问题的概率更高,意外死亡和自杀的概率也高。以下的澳大利亚对比数据突出了这种性别差异。

男性健康速览[1-2,4]

- 14 岁之前,男童死于意外伤害[如机动车事故(MVA)和溺水]至少是女童的 2 倍。
- 在 15~24 岁年龄组中,男性死于 MVA 的可能性是女性的 3 倍,自杀可能性也是 3 倍,总体死亡率也比女性高 3.65 倍。
- 在 25~65 岁年龄组中,男性死于冠状动脉疾病的可能性增加到女性的 4 倍,死于 MVA 的可能性是 3 倍,自杀的可能性是 3 倍,死于其他事故的可能性是 4 倍,死于肿瘤的可能性是 2 倍,总体死亡率是女性的 2 倍。
- 低社会经济地位群体的数据更严重。相比于高收入男性,低收入男性整体健康状况不佳的可能性高出近 3 倍。
- 约 2/3 的成年男性和 1/4 的男童存在超重或肥胖。
- 约 1/4 男性存在失能,近 1/3 男性有慢性健康问题。
- ≥65 岁男性中仅有 1/4 有足够的体力活动。
- 据估计一半男性(54%)在过去 12 个月里经历过性行为方面的困难。
- 至少 4/5 的海洛因过量死亡发生于男性。
- 原住民男性的预期寿命比非原住民男性少 9 岁(71.6 岁)[5]。在 35~45 岁年龄组,原住民死亡率是非原住民的 11 倍。
- 工作场所死亡:93% 发生于男性(占劳动力的 56%)。
- 约 46% 的澳大利亚婚姻以离婚告终,其中大多数由女性发起。
- 在因暴力行为被定罪者中,90% 是男性,80% 受害者也是男性。
- 在澳大利亚学校中,有记录在案行为问题的 90% 是男性。

这些统计数据非常具有启发性,部分反映了人们对生活方式的态度。总体而言,男性中吸烟者更多、饮酒者更多,男性沉溺于更大的冒险行为。只有5%的男性摄入足够的水果和蔬菜[4]。

尤其是年轻男性在冲突或暴力、性行为、饮酒、赌博和事故预防等方面比年轻女性的风险更高[6]。**表102.1**按年龄总结了澳大利亚男性的主要死亡原因[7]。

表102.1 不同年龄组澳大利亚男性的主要死亡原因

年龄/岁	第一位	第二位	第三位
1~14	非交通事故	交通事故	肿瘤
15~24	交通事故	自杀	非交通事故
25~44	自杀	肿瘤	非交通事故
45~54	肿瘤	循环系统疾病	自杀
55~64	肿瘤	循环系统疾病	自杀
65~74	循环系统疾病	肿瘤	呼吸系统疾病
75~	循环系统疾病	肿瘤	呼吸系统疾病

前列腺疾病

当老年男性意识到下尿路症状(LUTS)时,前列腺疾病(prostatic disease)已不可避免。良性前列腺增生的常见原因可通过使用α受体阻滞剂控制良好,如坦索罗辛和5α还原酶抑制剂(如度他雄胺),可以推迟不可避免的前列腺切除术(这种手术可能引起男性明显焦虑)。前列腺癌是引起男性肿瘤死亡的第二大常见原因,两性人群总体死亡的第三大原因。然而其治疗仍存在争议,人群筛查化验已被证实获益有限(见第106章)。

雄激素缺乏[1,3]

雄激素缺乏(androgen deficiency)影响着1/200的60岁以下男性和1/10的老年男性,很可能处于诊断不充分的状态。约1/3的雄激素缺乏病例与Klinefelter综合征相关,Klinefelter综合征比我们意识到的更常见,有50%的病例仍未能确诊。

另外,男性服用处方(和自行购买)睾酮补充剂的数量增加,其中大部分没有医学证据支持。因此,需有一个科学的方法来权衡利弊。

当出现以下体征和症状时,要考虑雄激素缺乏。

- 婴儿期:小阴茎,小睾丸
- 青春期:发育迟缓,小睾丸,喉部或阴茎发育不良,阴囊皮肤增厚和/或色素沉着不良,肌肉发育不良,面部、身体及阴毛稀少,明显和持续的男性乳腺发育
- 成年期:男性化特征退化,情绪变化,注意力不集中,嗜睡,潮热,出汗,性欲减退,精液量减少,男性乳腺发育,骨质疏松性骨折、勃起功能障碍(erectile

dysfunction,ED)

雄激素缺乏并非ED的常见原因,但患有ED的男性应该接受雄激素缺乏的评估(ED将在第108章讨论)。评估应首先通过病史询问和身体检查完成(而非血液检查),包括检查睾丸的大小和硬度。睾丸测量计(由一系列珠子组成,用于临床上匹配双侧睾丸大小)可辅助测量(在澳大利亚男科可获得)[8]。

诊断需要不同早晨至少2次的睾酮水平检测(如果首次睾酮水平低,第二次检测应增加黄体生成素)[9]。其他检测包括精液分析(如果存在生育问题)、骨密度、核型(Klinefelter综合征,见第23章)、FSH和铁代谢(血色病)。

睾酮异常结果(针对健康男性)[9]:

- 21~35岁 <10.4nmol/L
- 70~89岁 <6.4nmol/L

在医生的指导下进行睾酮替代治疗,包括注射、凝胶、植入物、贴剂或片剂[9-10],尚无证据表明睾酮凝胶是最有效的药物[11]。

男性的骨质疏松[12]

虽然骨质疏松(osteoporosis)在女性更常见,但在男性中也很普遍,是老年男性的主要健康问题。在澳大利亚,约1/3的60岁以上男性患有骨质疏松性骨折[12]。可能因为人们认为骨质疏松主要是女性的问题,所以对男性骨质疏松的识别不足,女性的骨密度(BMD)检测率是男性的4倍[13]。

通过尽可能减少危险因素可预防骨质疏松。骨质疏松的危险因素包括饮食中摄入钙不足、缺少负重锻炼、维生素D缺乏、性腺功能减退、吸烟、过量饮酒、药物应用(糖皮质激素>3个月,抗癫痫病用药如苯妥英钠)。骨质疏松和骨折的其他危险因素包括骨质疏松家族史、营养吸收障碍、甲状腺功能亢进、甲状腺功能减退、甲状旁腺功能亢进、低体重和存在跌倒风险等。降低跌倒风险对重点目标避免骨折非常重要。合并危险因素的男性应采用BMD检测进行筛查。筛查的其他指征包括身高下降;驼背或背痛提示可能存在脊椎骨折、低冲击性骨折,甚至是高冲击性骨折[14]。

检查包括骨密度、全血细胞计数、肝功能、睾酮和维生素D。当发现骨质疏松时,应鼓励男性摄入足够的钙元素,接受预防跌倒的教育,并鼓励其进行负重锻炼。药物包括口服双膦酸盐(一线治疗)、补充钙剂(缺乏时);如需要,可补充维生素D和睾酮。

男性乳腺发育

男性乳腺发育(gynaecomastia)是男性乳腺"真的"增大,不能与肥胖男性假性增大相混淆。多达50%的青春期童存在男性乳腺发育。在正常男性中几乎无乳腺组

织可触及,如果在成年男性中出现,要寻找睾酮缺乏的证据。其他原因包括药物(如合成类固醇、雌激素、地高辛、钙通道阻滞剂、大麻、螺内酯、胺碘酮、三环类抗抑郁药、西咪替丁)、肝衰竭、睾丸女性化综合征和分泌雌激素的肿瘤(如肾上腺癌和间质细胞瘤)。

性相关的遗传疾病

男性承担着 X 连锁隐性基因疾病的负担,这类疾病通常表现为在另一条 X 染色体上(如女性)没有可抵消异常基因作用的正常基因。

有时常染色体上携带的某个基因,可以只在一种性别表达。例如,男性脱发,在男性表现为常染色体显性疾病,在女性表现为隐性疾病。

明显影响男性的 X 连锁遗传病举例:

- 血友病 A 和 B
- 葡萄糖-6-磷酸脱氢酶缺乏症
- Duchenne 肌营养不良症
- 色素性视网膜炎
- 亨特综合征
- 脆性 X 综合征

小结

人们越来越重视和关注男性健康。2008 年,为应对人们对男性健康问题的重视,澳大利亚制订了第一个国家男性健康政策[15]。从该政策中产生并得到加强的举措包括聚焦男性心理健康、工作安全、特定危险群体的男性健康、预防慢性病和外伤等方案和活动,如"男人的作坊(Men's Sheds)"项目、男性健康项目、"父亲强家庭强(Strong Father Strong Family)"社区项目。[译者注:"男人的作坊"项目,也译"阿公社",是社区为年纪大的男性开辟的手工作坊,它根据男性喜欢动手操作和制作的特点,让男人们定期地聚在一起制作木工或铁艺作品,同时让他们得以有更多的社交活动和相互支持机会。"父亲强家庭强"社区项目,是鼓励家庭中的男性(父亲、爷爷、叔叔及其他男性照顾者等)担负起家庭责任,对家庭中儿童的发展作出更大的贡献。这些项目都是社区或地方政府发起,并得到中央政府的推介和支持。]

许多项目,尤其是关于心理健康和社会心理方面的项目(如家庭关系和危险行为),关注对于男性的意义,探讨的主题包括男性的优点、男性应该避免的行为及个人责任。

全科医生是识别、评估和管理男性重大健康问题的理想人选。当需要医疗服务时,男性往往不愿意去医疗机构就诊,这使得全科医生的作用更加重要。全科医生应抓住机会与男性病人讨论健康问题,并在合适的情况下培养其预防理念。

参考文献

1　Pattison A. *The M Factor* (2nd edn). Sydney: Simon & Schuster, 2001.

2　Australian Bureau of Statistics. Life tables (released 4 November 2020). Available from: https://www.abs.gov.au/statistics/people/population/life-tables/latest-release, accessed March 2021.

3　AIHW 2016. *Australia's Health 2016*. Cat. No. AUS 199. Canberra: AIHW.

4　AIHW 2016. *The Health of Australia's Males*. Last updated 4 October 2017. Canberra: AIHW.

5　Australian Bureau of Statistics. Life tables for Aboriginal and Torres Strait Islander people for Australia and index of socio-economic disadvantage (released 29 November 2018). Available from: https://www.abs.gov.au/statistics/people/aboriginal-and-torres-strait-islander-peoples/life-tables-aboriginal-and-torres-strait-islander-australians/latest-release, accessed March 2021.

6　Pawlowski B, Atwal R. Sex differences in everyday risk-taking behavior in humans. Evolutionary Psychology, 2008; 6(1): 29–42.

7　Australian Bureau of Statistics. *Causes of Death*. Canberra: ABS, 2016. Cat. No. 3303.0.

8　Healthy Male (Andrology Australia). Orchidometers. Available from: https://www.healthymale.org.au/health-professionals/clinical-resources/orchidometers, accessed April 2021.

9　Male hypogonadism. In: *Therapeutic Guidelines* [digital]. Melbourne: Therapeutic Guidelines Ltd. www.tg.org.au, accessed 20 November 2017.

10　Healthy Male (Andrology Australia). *Clinical Summary Guideline 4: Androgen Deficiency* (reviewed March 2018). Available from: https://www.healthymale.org.au/files/resources/androgen_deficiency_csg_healthy_male_2019.pdf, accessed April 2021.

11　Handelsman DJ. Global trends in testosterone prescribing, 2000–2011: expanding the spectrum of prescription drug misuse. Med J Aust, 2013; 199(8): 548–51.

12　RACGP. *Clinical Guideline for Osteoporosis Prevention, Diagnosis and Management in Postmenopausal Women and Men Over 50 Years of Age,* February 2017 (2nd edn). Available from: www.racgp.org.au/download/Documents/Guidelines/Musculoskeletal/osteoporosis-guidelines.pdf, accessed 22 November 2017.

13　Ewald DP et al. Population rates of bone densitometry use in Australia, 2001–2005, by sex and rural versus urban location. Med J Aust, 2009; 190(3): 126–8.

14　Mackey D et al. High-trauma fractures and low bone mineral density in older women and men. JAMA, 2007; 298(20): 2381–8.

15　The Department of Health. National Male Health Policy. Available from: https://www1.health.gov.au/internet/main/publishing.nsf/Content/male-policy, accessed March 2021.

在对全科医生的投诉中,需要外科手术的睾丸扭转漏诊,是一个相当常见的原因。

萨拉·伯德(译者注:澳大利亚全科医生,医学保护组织医学法律顾问)

男性阴囊痛(scrotal pain)可以发生在所有年龄段,但儿童和青少年的急性阴囊痛经常构成诊断挑战。严重的问题包括睾丸扭转、腹股沟疝绞窄、睾丸肿瘤和血肿,所有这些都需要手术干预。

关键事实和要点

- 睾丸扭转不是儿童和青少年急性阴囊痛的最常见原因,但是最重要的。
- 睾丸扭转最常见于 25 岁以下年轻男性。
- 睾丸疼痛可放射到腹部。
- 当一位男童或年轻男性呕吐且下腹部腹股沟区剧痛时,鉴别诊断应考虑到睾丸扭转。
- 由睾丸扭转造成的睾丸切除是可以避免的问题,但是一个真正的"定时炸弹",也是医疗过失诉讼的一个常见原因。
- 附睾睾丸炎的临床表现与睾丸扭转非常相似,以至于大多数男童或年轻男性只能在手术探查时才能作出诊断[1]。
- 睾丸扭转的诱发因素通常出现在两侧,对侧睾丸也应该固定以预防扭转(睾丸固定术)。
- 扭转必须尽快纠正,以降低坏死和睾丸切除的可能性。
- 在反复发作的严重自发缓解疼痛中,要考虑到自发缓解的睾丸扭转。
- 如果附睾睾丸炎未能通过合理的抗生素治疗得到解决,手术引流是必要的。
- 对于站位检查的病人,精索静脉曲张可引起睾丸的不适。

临床方法

病史

确定是否有任何预先存在的诱发因素或外伤史是非常重要的。

关键的提问

- 你是否注意到小便时有烧灼感或阴茎流出分泌物的情况?
- 你阴囊部位受过伤吗?如被球击中或骑跨伤?
- 你最近去过海外旅行吗?
- 你有没有意识到睾丸或腹股沟处有个肿块?
- 你最近生病了吗?你有没有发现颈部或近耳部腺体肿胀(即腮腺炎的筛查)?
- 你有背痛或背部受伤吗?

身体检查

两侧阴囊应对比检查。腹股沟疝和股疝的疝口、精索、睾丸和附睾都必须双侧检查。应该评估睾丸在阴囊中的大小、位置和高度,以及提睾反射。提睾反射通过触诊和挤压大腿内侧来完成,睾丸移动大于 0.5cm 为阳性。同侧提睾反射消失是发现睾丸扭转最敏感的身体检查,但在小男童(小于 2.5 岁)中该反射通常不存在[2]。

病人应该在站位和仰卧位接受检查。阴囊及其内容物应该从皮肤开始进行系统检查,包括皮脂腺囊肿或其他皮肤疾病。如睾丸疼痛,应该轻柔地将其抬起,以确定疼痛是否改善。

辅助检查

有助于辅助睾丸疼痛诊断的检查包括:

- 全血细胞计数
- 尿液分析:显微镜检和培养
- 衣原体抗体检测
- 超声
- 锝-99m 扫描

儿童和青少年急性阴囊痛——"急性阴囊疾病"

急性阴囊痛(acute scrotal pain)的问题在青春期可能遇到,尤其在青春期(13~16 岁)睾丸增大后[1],阴囊疼痛或肿胀的原因见表 103.1。须注意,婴儿也可能有睾丸或睾丸附件扭转。

临床问题

一位 15 岁青少年,表现为急性右下腹和阴囊部的疼痛,伴呕吐多次。身体检查发现右侧睾丸疼痛、发红、肿胀。

表 103.1　阴囊疼痛或肿胀的原因

睾丸扭转
睾丸附件扭转
附睾睾丸炎
腮腺炎性睾丸炎
急性鞘膜积液
特发性阴囊水肿(罕见)
血肿/阴囊血肿
睾丸肿瘤
过敏性紫癜
绞窄性腹股沟疝
阴囊皮肤疾病
精索静脉曲张
放射痛(如脊柱、输尿管绞痛、腹主动脉)

讨论

青少年急性阴囊疾病的主要鉴别诊断为睾丸扭转、睾丸附件扭转和急性附睾睾丸炎(图 103.1)。少见原因有血肿和类似睾丸扭转的急性鞘膜积液。应注意,在被诊断为其他疾病之前,这位病人必须被视为存在睾丸扭转。尽早进行扭转手术治疗是必要的,因为一旦睾丸失去血供,梗死则不可避免,必须进行切除手术。除了流行性腮腺炎,在手术暴露并排除扭转之前,青春期以前或围青春期的青少年不应被诊断为急性附睾睾丸炎。

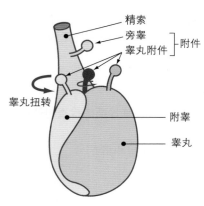

图 103.1　睾丸及附件扭转的图解:"棕色的"睾丸附件最有可能发生扭转

睾丸扭转

睾丸扭转(torsion of the testis)的发生通常是由于后缘的睾丸系膜[1]和睾丸鞘膜(通常只覆盖睾丸和附睾)覆盖了精索底部导致睾丸锚定的异常狭窄。这时睾丸有一更灵活的横向卧位,称为"钟摆畸形",并使睾丸更容易围绕精索扭转。这种畸形总会出现在另一侧睾丸,因此当对扭转的睾丸进行校正手术后,也要对另一侧睾丸行固定术。

当睾丸扭转时,时间是最重要的。一项研究表明,如

果症状出现 6 小时内复位,睾丸的挽救率为 90%,12 小时后降至 50%,24 小时 <10%[3]。

睾丸附件扭转

睾丸附件扭转最常见囊状附件扭转(hydatid of morgagni),占儿童急性阴囊病的 60%(睾丸扭转占 30%,附睾睾丸炎、特发性和其他原因占 10%)[1]。90% 男性为睾丸或附睾的残余结构发生扭转[1]。睾丸附件扭转和睾丸扭转的表现相似,但其严重程度更轻一些(图 103.1)。

睾丸附件扭转可通过睾丸上极出现的深蓝色结节(即"蓝点征")诊断(前提是没有被鞘膜积液所掩盖)[3];可能需要手术探查来区别附件扭转和睾丸扭转。

睾丸扭转和附睾睾丸炎

睾丸扭转时,会突发疼痛,描述为腹股沟部位剧烈的、难受的疼痛,可能伴随恶心和呕吐。附睾睾丸炎(epididymo-orchitis)的起病通常表现为不适和发热,并常伴尿路感染。睾丸很快肿胀和剧痛。抬高阴囊时可缓解疼痛(Prehn 征),扭转时疼痛加重。睾丸扭转和急性附睾睾丸炎临床特点的对比见表 103.2。

表 103.2　睾丸扭转和急性附睾睾丸炎的临床特点

项目	睾丸扭转	附睾睾丸炎
典型发病年龄	青少年 平均年龄 5~15 岁	年轻人 老年人
起病	通常起病急,也可呈渐进性	渐进性
疼痛严重程度	非常剧烈	中等
伴随症状	呕吐 腹股沟疼痛 可能腹痛	发热 ± 排尿困难
阴囊检查	明显压痛,发红 睾丸高位且横向 阴囊水肿 可能有急性的鞘膜积液	肿胀,压痛,发红 直肠检查很敏感 可能有急性鞘膜积液
阴囊轻度抬高的反应	疼痛无变化或加重	疼痛减轻
检查	锝-99m 扫描(当可行、时间允许、诊断可疑时)	白细胞增多 可能有菌尿

放射学作为诊断辅助手段

超声有助于区分阴囊的囊性团块(如鞘膜积液)和实体肿瘤。超声用于区别扭转和附睾睾丸炎有争议,因为它不能可靠地检测到早期扭转的诊断性变化,可能会导致

不必要的治疗延误,因此不常规推荐。锝-99m 扫描可区分扭转和附睾睾丸炎:扭转时睾丸无血运,附睾睾丸炎时睾丸充血。再次强调,风险是延误。

手术时睾丸是非扭曲状态,如果可行,进行睾丸固定术,图 103.2 展示切除坏死的睾丸。

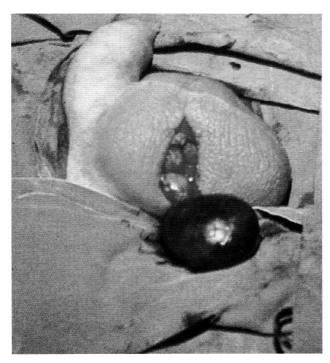

图 103.2　疼痛 12 小时,睾丸扭转导致坏死。坏死睾丸被切除,另一侧正常睾丸被固定

不同年龄的阴囊痛

🦠 急性附睾睾丸炎

得益于疫苗接种,流行性腮腺炎已很少见,急性附睾睾丸炎(acute epididymo-orchitis)通常由性传播病原体引起,尤其是性活跃年轻男性常见的沙眼衣原体、生殖道支原体和淋球菌,以及老年男性常见的尿道病原体。在老年男性,急性附睾睾丸炎常继发于尿路梗阻和感染或下泌尿生殖道器械检查。

辅助检查

全血细胞计数	白细胞增多
尿液镜检和培养	脓尿、细菌,可能有大肠埃希菌 培养无菌,提示衣原体或淋球菌感染可能
NAAT/PCR	衣原体、淋球菌、支原体
分泌物拭子	淋球菌(特异)
超声	可区分肿胀的附睾和睾丸肿瘤

治疗

- 卧床休息
- 阴囊抬高和支撑
- 镇痛药
- 抗生素[4]

对于性活跃的男性,应经验性地采用抗衣原体或淋病感染治疗:

应用头孢曲松 500mg(含 2ml 1% 利多卡因)静脉推注(或 500mg 静脉滴注)作为单一剂量

加

阿奇霉素 1g(口服)作为单一剂量

或加

1 周后再应用 1g 阿奇霉素,或强力霉素 100mg,每日 2 次,14 日

与尿路感染相关:

甲氧苄啶 300mg/d(儿童每日 4mg/kg),口服,14 日

或

头孢氨苄 500mg(儿童 12.5mg/kg),口服,每 12 小时 1 次,14 日

或

阿莫西林/克拉维酸 500/125mg(儿童 12.5/3.1mg/kg),口服,每 12 小时 1 次,14 日

或(如果怀疑或证实对上述药物耐药)

诺氟沙星 400mg(儿童 10mg/kg,最大量 400mg),口服,每 12 小时 1 次,14 日

如果是严重感染,给予注射庆大霉素 + 氨苄西林,序贯诺氟沙星[5]。

🦠 睾丸炎

急性睾丸炎(acute orchitis)常由流行性腮腺炎引起,发生于青春期末。腮腺炎性睾丸炎随着疫苗接种变得相对罕见。发病通常是单侧的(图 103.3),但也有双侧的。

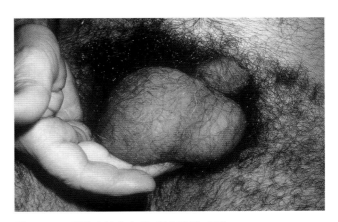

图 103.3　腮腺炎性睾丸炎,睾丸肿胀、质软

103

睾丸肿瘤

睾丸肿瘤(testicular neoplasm)可以发生于任何年龄段,但更常见于 20~30 岁(畸胎瘤)和 25~40 岁(精原细胞瘤)的年轻男性。有时可表现为类似急性炎性肿胀,伴有急性疼痛(见第 104 章)。

绞窄性腹股沟疝

绞窄性腹股沟疝(strangulated inguinoscrotal hernia)可能被误认为睾丸扭转,通常是延伸至阴囊的腹股沟斜疝。绞窄性腹股沟疝可通过仔细触诊阴囊底部(颈部)检查发现,可感到咳嗽冲动,以及很难"克服"的肿胀。

外伤和血肿

在腹股沟区手术后、该区域受击打或骨盆骨折后,阴囊内弥漫性血肿不会引起明显问题,这些情况会导致血液向远端外渗。

鞘膜血肿可以是急性的,也可以是损伤后的"陈旧凝固性血肿",如睾丸受到打击或鞘膜积液引流后;有时可以自发产生。所有类型的血肿都需要手术探查以除外睾丸破裂或肿瘤。

阴囊外伤可导致尿道损伤、尿液渗透至阴囊,这种情况需要紧急手术。

阴囊皮肤疾病

皮脂腺囊肿很常见,可能会被感染/发红,需要引流。特发性阴囊水肿不常见,通常发生于 5~10 岁男童。特发性阴囊水肿表现为阴囊肿胀、轻度发红和压痛逐渐出现、扩散,常越过中线,也可能超过阴囊。触诊时如果发现睾丸正常、无压痛,但存在阴囊肿胀、发红,仍要除外扭转。特发性阴囊水肿被认为起源于过敏,可以是局限性(如昆虫叮咬),或是荨麻疹的一部分,有时也可由接触冷水所致。在外环附近可能有一肿大的腹股沟引流淋巴结[1]。治疗包括阴囊支撑、镇痛药和抗组胺药。

牵涉痛

疼痛可能是由于输尿管绞痛引起的阴囊区疼痛,通常来源于胸腰椎疾病,特别是 T_{12}~L_1 水平的椎间盘破裂累及 L_1 神经根。因此,此类疼痛是牵涉痛或神经根性疼痛。在老年男性中,牵涉痛也可能由腹主动脉瘤破裂或急性主动脉夹层引起(不常见)。

转诊时机

- 有任何睾丸扭转的迹象
- 任何年龄的突发急性阴囊痛
- 年轻男性反复短暂性睾丸疼痛病史
- 发现一个质软的睾丸肿块
- 睾丸周围血肿

注:考虑到时间对于睾丸存活的重要性,转诊应该是紧急的。

临床要领

- 婴儿和青少年的急性阴囊痛应被视为睾丸扭转,直至证明有其他问题。
- 年轻人反复出现短暂性疼痛(伴或不伴有睾丸肿胀)病史,意味着反复扭转,需要转诊。
- 一个容易犯的错误是"睾丸复位"现象,即下降的睾丸被扭转,被提睾反射拉入腹股沟浅囊,然后被水肿固定。检查腹股沟疼痛的男童或年轻男性时,通常两个睾丸都在阴囊中。
- 应考虑到急性鞘膜积液的进展。
- 注意表现为睾丸扭转的绞窄性腹股沟疝。
- 老年男性睾丸疼痛时要考虑到夹层动脉瘤。

参考文献

1 Hutson J et al. *Jones' Clinical Paediatric Surgery* (6th edn). Hoboken NJ: Blackwell Publishing, 2008: 172–8.

2 Ringdahl E, Teague L. Testicular torsion. Am Fam Physician, 2006; 74: 1739–43, 1746.

3 Davenport M. ABC of general surgery in children. Acute problems of the scrotum. BMJ, 1996; 312: 435–7.

4 Genital and sexually transmitted infections [published 2019]. In: *Therapeutic Guidelines* [digital]. Melbourne: Therapeutic Guidelines Limited; 2019. www.tg.org.au, accessed March 2021.

5 Buckley N (Chair). *Australian Medicines Handbook*. Adelaide: Australian Medicines Handbook Pty Ltd, 2016: 101.

他破裂了,突然泄漏。

本·琼森(1573—1637),新闻主编(译者注:英国人,剧作家和诗人,被誉为仅次于威廉·莎士比亚的第二重要的英国戏剧家)

腹股沟肿块在男性、女性中都很常见,但男性腹股沟区的肿块会有更多的类型,这很可能与阴囊肿块有关。

腹股沟肿块

腹股沟肿块(inguinoscrotal lumps)最常见的是肿大的淋巴结和疝。疝的诊断通常很直观,但它必须和其他肿块鉴别,包括马尔盖涅隆起(Malgaigne bulgings),这些都不是真的疝,而是下腹肌肉组织薄弱的人腹股沟两侧的膨出肿物[1]。腹股沟肿块的鉴别诊断见**表 104.1**。

表 104.1　腹股沟肿块的鉴别诊断

疝:股疝、腹股沟疝	肿瘤:脂肪瘤、其他
马尔盖涅隆起	腰大肌脓肿
脂肪瘤	精子囊肿
隐睾(不全性)	血管异常:
精索肿胀:鞘膜积液、脂肪瘤	• 隐静脉曲张
淋巴结:局限性、全身性	• 股动脉瘤
血肿(股动脉穿刺后)	

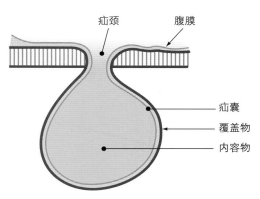

图 104.1　疝的基本组成部分

🐍 疝

腹部沟区的疝(hernias)最常见的是腹股沟疝(inguinal hernia)、股疝(femoral hernia)及两者的结合。比较少见的疝类型包括闭孔疝、半月线疝、Spigelian 疝(下腹部)、腹膜前腹股沟疝和血管前股疝。疝的基本结构、重要解剖标志见**图 104.1**、**图 104.2**。

腹股沟斜疝(indirect inguinal hernia)通过腹股沟深环,起源于腹壁下血管的外侧,顺着精索走行,并穿过腹股沟管的全长(**图 104.3**)。它也可能经过腹股沟浅环进入阴囊而形成腹股沟阴囊疝。

因为腹股沟管管径很窄,导致腹股沟斜疝往往难以复位,而且有可能会导致肠绞窄。

腹股沟直疝(direct inguinal hernia)起源于腹股沟内侧,并沿腹股沟管后壁走行,因此与精索相对分离(**图 104.4**)。腹股沟直疝几乎只发生在男性,但它很少会下降

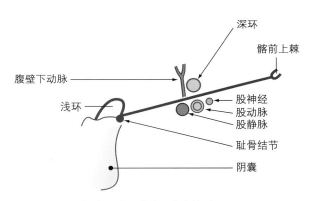

图 104.2　左侧腹股沟区的主要解剖标志
腹股沟中点上方的腹股沟深环(位于髂前上棘与耻骨结节的中间);股动脉在该点之下。

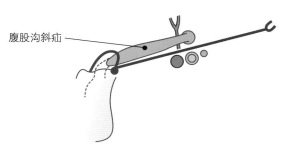

图 104.3　左侧腹股沟斜疝
起源于腹壁下动脉外侧,进入位于耻骨结节内侧的阴囊。

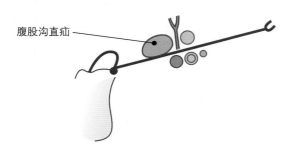

图 104.4　左侧腹股沟直疝
起源于腹壁下动脉内侧,并向前膨出。

至阴囊内。由于疝囊颈更宽,肠绞窄和肠梗阻不常见。必须强调的是,腹股沟直疝和斜疝可能很难鉴别(鉴别二者也无临床获益)[1],有时二者可能同时发生。

股疝是从股环(又称股管)疝出,而股环是股鞘的内侧部分。股疝更倾向于先向前方膨出,随着疝的增大继而向上膨出。疝囊颈位于耻骨结节的外侧(**图 104.5**)。

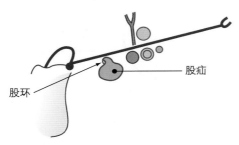

图 104.5　左侧股疝
颈部位于耻骨结节外侧,在腹股沟韧带下方。

股疝常发生在女性,通常较小不易被病人发现。股疝很容易引起肠梗阻和肠扭转。

指南

获得性疝

- 记得要检查两侧的阴囊
- 经常两侧同时发生
- 由肌肉薄弱引起
- 最常见的是腹股沟直疝
- 易患因素:
  - 老龄
  - 肥胖
  - 妊娠
- 诱发因素(与上述因素有关):
  - 腹内压升高
  - 排尿困难
  - 排便用力(便秘)
  - 慢性咳嗽(如支气管炎)
  - 用力拉伸或提升重物

- 肌肉壁神经损伤(如阑尾切除术后)
- 并发症:
  - 肠梗阻(**表 104.2**)
  - 嵌顿疝
  - 肠绞窄
  - 滑动疝

表 104.2　疝引起肠梗阻的症状和体征

腹部绞痛	高调肠鸣音
恶心、呕吐	局部压痛和肿胀
便秘和停止排气	咳嗽冲击试验阴性
腹胀	

临床特征

主要症状和体征:

- 可触及包块
- 不适或疼痛:
  - 牵拉痛
  - 站立或行走后疼痛加重
  - 放射至睾丸(腹股沟斜疝)
- 睾丸疼痛:放射性疼痛或压迫到精索
- 咳嗽时有冲击感
  注:
- 肥胖的病人容易漏诊股疝
- 较大的股疝通常是不可还纳的
- 尽量减少仰卧位(可以减少直疝的发生)

治疗

外科手术

所有有症状的疝都需要行手术修补。无症状疝的病人(1/3 疝的病人没有症状)[1]和身体健康人的疝也应该行手术治疗。这并不是因为其有肠绞窄的危险(很罕见),而是因为很多病人最终都会出现症状,观察等待的方式只是延迟了手术时间,最终还是要手术治疗[2]。梗阻性和绞窄性疝需要急诊手术。绞窄风险最大的是股疝,其次是腹股沟斜疝,腹股沟直疝较少发生绞窄。

虽然疝手术很安全,但是也有并发症,包括瘀伤、麻木、血肿、感染(1%~7%)、复发、慢性疼痛(定义为术后疼痛持续超过 3 个月)等。慢性疼痛是疝修补术最严重的长期并发症,可能持续数年。有高达 3% 的病人疼痛剧烈,并可能需要转诊到疼痛门诊或进一步手术治疗。对于一些术后疼痛不严重的病人,腹腔镜修补是当前流行的外科手术方法[3]。人们已经注意到,腹股沟疝手术有增加不孕和睾丸萎缩的风险,但并不常见。

大多数病人在术后 7 日左右可以重返工作岗位,对于从事体力工作的人,则需要延长到术后 14 日[1]。

保守治疗

对于无症状腹股沟疝病人,如果有伴随疾病并且有严重手术风险(如体弱多病的老年人),可以通过"观察和等待"的方法进行治疗。疝气带(trusses)自古以来就可用来帮助有疝的病人,但对病人来说较难使用,因此不被推荐为权威的治疗方法[4]。

阴囊肿块

阴囊包括睾丸和精索远端,由筋膜层和肉膜层组成。睾丸在下降过程中被起源于腹腔的鞘膜包埋[1]。

阴囊疾病可能是急性或慢性、单侧或双侧。阴囊肿块(scrotal lumps)可能是囊性、实性或其他性质,如精索静脉曲张、水肿或疝。实性肿块包括睾丸肿瘤、附睾炎和睾丸扭转。囊性肿块包括积液、附睾囊肿和精子囊肿。不同阴囊肿块的鉴别诊断见**图 104.6**和**表 104.3**。阴囊肿块通常来源于更深层次的结构,如睾丸及其覆盖物,而非阴囊皮肤。

真性阴囊肿块的关键特征是,可以从上方触及肿块(如可以触摸到包块的上缘)(**图 104.7**)。

病人通常伴有疼痛或肿块。

无痛性睾丸肿块要考虑癌症,除非有证据证明是其他问题;但睾丸肿块并不意味着癌症。

阴囊检查

阴囊检查应分别在病人仰卧位和站立位时进行。左侧睾丸通常比右侧睾丸低。检查时应注意有无阴囊皮脂腺囊肿(常见)、疥疮(如果有剧烈瘙痒的结节)、阴囊水肿(会导致皮肤紧绷而有点状凹陷)。仔细地触诊能够辨别阴囊的相关结构。用拇指、示指和中指轻轻地触诊每侧睾丸和附睾。精索通过浅环进入阴囊后可触及,睾丸和附睾是容易触及的。

触诊结束后,在黑暗的房间里用强光手电筒从阴囊后方照射肿胀的阴囊,这样可以测试阴囊肿块的透光度。肿胀如果透光并带有红光(称为"中国灯笼征"),就要考虑附睾积液和囊肿。如果肿胀内含血液或其他组织,如睾丸肿瘤和大多数疝,则不会透光。

单侧阴囊肿胀

确定肿块是腹股沟阴囊肿块还是阴囊肿块很重要。如果可以触及肿块的上缘,则是阴囊肿块;如果不能触及则是较大的腹股沟疝或疝合并鞘膜积液(**图 104.7**)。触诊需要配合咳嗽的冲击。下一个要确定的特征是睾丸和/或附睾是否可以触诊,或它们是否被肿胀所掩盖[5]。

小睾丸

儿童和青少年睾丸的正常大小为 4~14ml,成人为 15~35ml(可用睾丸测量仪测量)[6-7]。成人的睾丸长度为

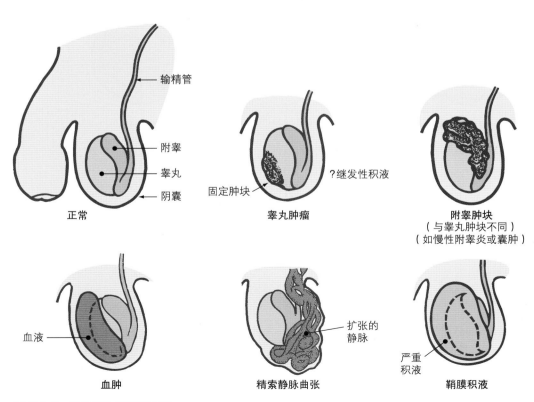

图 104.6　阴囊肿物的鉴别诊断

表 104.3　阴囊肿块的特征

分类	可能的临床特征	位置	触诊	透光试验
鞘膜积液	任何年龄 原发或继发于: • 肿瘤 • 感染 • 扭转	局限于阴囊前方:包绕睾丸(除外后方)	光滑,梨形 松弛或紧张 睾丸不可触及、无触痛	阳性
附睾囊肿(附睾囊肿和精子囊肿临床上相似)	无症状或有牵拉感	位于睾丸的后方和上方	光滑而紧张 多房性肿胀 容易触及的睾丸 与睾丸分开	阳性
慢性附睾炎-睾丸炎	非特异性 肺结核 衣原体(偶伴有少量鞘膜积液)	位于睾丸的后方和上方	固定肿块 坚硬而粗糙 睾丸正常	阴性
精索静脉曲张	牵拉不适	通常位于左侧 与精索伴行 位于睾丸上方	柔软(就像一堆蠕虫或一串葡萄) 当病人仰卧位和睾丸上提时,曲张好转 睾丸通常更小	阴性
肿瘤	20~40 岁的年轻人 无痛性肿块 睾丸感觉丧失	位于睾丸体部 通常感觉前突 可能有积液	增大而固定的睾丸 如果肿瘤巨大有发沉的感觉 附睾正常(可触及)	阴性

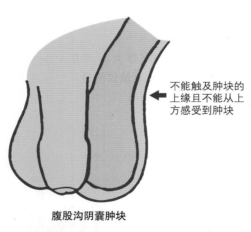

不能触及肿块的上缘且不能从上方感受到肿块

腹股沟阴囊肿块

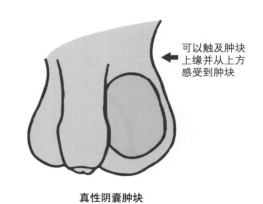

可以触及肿块上缘并从上方感受到肿块

真性阴囊肿块

图 104.7　真性阴囊肿块和腹股沟阴囊肿块的区别

3.5~7.5cm(平均 5cm)。小而结实的睾丸(小于 10ml)是 Klinefelter 综合征的特征。

睾丸小而软,提示萎缩,可能与腮腺炎性睾丸炎、雌激素治疗、雄激素缺乏或抗雄激素治疗、垂体功能减退、肝硬化或其他相关疾病有关。

🔻 鞘膜积液

鞘膜积液(hydrocele)是睾丸鞘膜内有黄褐色的透明液体积聚在一起,可以是原发性,也可以是继发性。如果发生鞘膜积液,需排除阴囊疾病,如肿瘤或感染。阴囊超声检查有助于评估鞘膜积液发生时睾丸的状态。鞘膜积液可能无症状或有阴囊和腹股沟区的牵拉不适。

新生儿鞘膜积液[5,8]

新生儿时期出现的鞘膜积液有贯通性(鞘膜突闭合不全)和非贯通性(不常见)。非贯通性的鞘膜积液中鞘膜里的液体被包裹或呈囊性。透光试验可证实它是否为囊性,如果对诊断有疑问,则需要完善超声检查。鞘膜积液量的多少每日都可能有变化,而且有可能体积巨大。它们不延伸到腹股沟外环的近端,所以可以从上面进行触诊。哭泣或腹壁紧张时,鞘膜积液也没有冲动感。在 5% 的先天性鞘膜积液病人中,大多数鞘膜积液会在 12 个月内自行消失。如果积液量很大或持续 12 个月以上,则应考虑手术治疗。手术是最有效的长期治疗方法。

成人原发性鞘膜积液的治疗

如果排除了潜在病理因素,鞘膜积液可以进行保守治疗或使用阴囊托带[9]。如果积液量很大或有不适,可以考虑简单地抽吸,同时注射硬化剂。积液通常会重新出现,反复抽吸可能导致出血或感染。但是抽吸确实可以防止积液复发,在经过 2~3 次的抽吸后,通常可以治愈鞘膜积液。这种硬化疗法可能并发疼痛、对硬化剂产生炎症反应的副作用。手术通常被认为是在观察和抽吸治疗无效后的二线治疗方案。但是,手术却是最有效的长期治疗方法。

> **临床要领**
> ....
> 如果一位年轻男性出现了鞘膜积液,记得警惕睾丸肿瘤并完善超声相关检查。

包绕性鞘膜积液

包绕性鞘膜积液是精索内鞘状突的局限性积液。在睾丸上方的阴囊上部可以触及囊性肿块,它的特征是随着睾丸牵引而下移。这种积液通常不需要治疗。

✂ 附睾囊肿

附睾囊肿(epididymal cysts)比较常见,通常多发,好发于中老年男性。附睾囊肿通常约为豌豆大小,含有无色透明的液体。如果囊肿与输精管相连通,可能会形成充满精液的精液囊肿。

睾丸外、波动性、可以透光、触诊容易从睾丸体分离出来的囊性肿物,是附睾囊肿,通常不需要进一步检查[10]。

附睾囊肿可能无症状,也可能会导致不适和形象上的难堪。如果这样的话,可以考虑手术切除。如果行双侧囊肿切除术,病人的生育能力可能会受到影响。

抽吸和注射硬化剂也可以用于治疗附睾囊肿。

✂ 精索静脉曲张

精索静脉曲张(varicoceles)是指精索静脉丛的曲张(**图 104.6**)。8%~10% 的正常男性会发生精索静脉曲张,其中 98% 的病人发生在左侧,这是由左肾静脉回流的特殊性所决定的。人们观察到精索静脉曲张增加不孕不育,但是这一结论仍存在争议。同样,修复精索静脉是否提高了生育能力不足男性的生育机会也不甚明确[9]。

大多数精索静脉曲张是无症状或偶然发现的,它们可能会造成阴囊的牵拉不适。通常不需要进一步检查,但是在诊断不明确或怀疑肿瘤时,超声检查却大有裨益。如果有症状或引起不孕症则需要治疗。紧身内裤可以帮助缓解不适;外科治疗则是在腹股沟深环上方进行静脉结扎;如果左侧睾丸体积有缩小也要考虑结扎治疗。

✂ 血肿

血肿(haematoceles)可能是急性的,由外伤引起,如骑跨伤、运动损伤或鞘膜积液穿刺损伤等。血肿也可能是慢性的,病人并没有明确的损伤史。血肿位于睾丸前方,并且不透光。如果急性损伤有睾丸破裂风险时(需要考虑是否合并尿道损伤),手术引流很有必要。慢性血肿也需要与肿瘤相鉴别。如果未及时引流,外伤导致的睾丸压迫性萎缩很常见。

✂ 精子肉芽肿

- 精子肉芽肿(sperm granulomas)是固定质软的肿块。
- 发生于输精管结扎术后,位于输精管断端。

治疗

- 留待自愈。
- 非甾体抗炎药。
- 如果有症状或肉芽肿增大,考虑手术切除。

✂ Fordyce 斑

Fordyce 斑是直径 1~3mm 的无害的异位皮脂腺,表现为阴茎(Tyson 腺)或阴囊上小的各种颜色(主要是红色的)的丘疹或斑片。它们可能会被误认为生殖器疣。这些斑点宜保留,但如果不愿保留可以考虑行电切、激光或微穿孔治疗。

✂ 睾丸肿瘤[11-12]

如果与睾丸一体并且是实性的,睾丸肿块很可能会是癌症。睾丸恶性肿瘤发生率占男性恶性肿瘤的 1%~1.5%。它会主要影响健康的年轻男性,是澳大利亚 15~40 岁男性中最常见的癌症(**表 104.4**)。90%~95% 的睾丸肿瘤来自生殖细胞,从实践目的出发将其分为:

- 精原细胞瘤,占 40%
- 非精原细胞瘤生殖细胞瘤(non-seminoma germ cell tumours,NSGCT),占 60%

表 104.4　睾丸肿瘤

肿瘤	发生率/%	高峰发病年龄/岁
精原细胞瘤	40	25~40
畸胎瘤	32	20~35
混合性精原细胞瘤/畸胎瘤	14	20~40
淋巴瘤	7	60~
其他肿瘤(如间质来源的睾丸间质细胞瘤、性腺母细胞瘤)	不常见	各异

临床特征

- 好发于 15~40 岁(NSGCT 在 30 岁年龄段高发,精原

细胞瘤在 40 岁年龄段高发）
- 最常见的表现是一侧睾丸的无痛性肿块（只有 1%~2% 表现为双侧肿块）
- 在临床中，多达 1/4 的男性会感到疼痛
- 睾丸感觉缺失
- 伴随症状（可能掩盖肿瘤）：
  - 鞘膜积液
  - 精索静脉曲张
  - 附睾睾丸炎
  - 睾丸肿胀伴轻微损伤
  - 男性乳房发育（畸胎瘤）
  - 腰背部疼痛

风险因素

高危人群包括：
- 隐睾/睾丸固定术（睾丸发育不全综合征）
- 睾丸癌病史
- 睾丸癌家族史（兄弟/父亲）
- Klinefelter 综合征
- 不孕症

指导原则

- 所有阴囊实性肿块除非明确诊断为其他疾病，否则都应以恶性肿瘤对待，必须行手术探查。
- 年轻人要小心鞘膜积液。
- 肿瘤可以类似急性附睾睾丸炎表现，即所谓的"炎症"或"闪火"的表现。

如果一个人有睾丸肿块，应该去看全科医生，并行超声筛查及基线肿瘤标志物的测定。

转移癌

睾丸肿瘤通过直接浸润淋巴管扩散，包括腹膜后淋巴结，或血液扩散。典型的转移通常发生在主动脉旁淋巴结，很难通过腹部触诊发现。最好采用腹部和胸部 CT 检查来评估有无转移。颈部、大脑、肝脏、胸部和骨骼也有转移的可能。

辅助检查

帮助明确诊断的辅助检查包括：
- 睾丸超声检查：必须完成，有助于对睾丸肿块的性质进行精确判断，并进一步分析是否侵犯鞘膜。
- 肿瘤标志物：甲胎蛋白和 β-HCG 提示畸胎瘤。
- 乳酸脱氢酶可能升高。

明确睾丸肿瘤分期的辅助检查包括：
- 胸部 X 线检查。
- 腹部、盆腔和胸部 CT 扫描：可明确淋巴结受累情况（肿瘤转移通常会直接从主动脉旁淋巴结开始）。

- 乳酸脱氢酶：是转移的监测指标，并提示肿瘤大小。

注：避免阴囊穿刺活组织检查，因为有阴囊壁肿瘤种植转移的潜在风险。手术时避免阴囊切口。

治疗

最初的治疗是行腹股沟区切口，分离精索并行睾丸切除术，进一步治疗则取决于肿瘤的类型和分期。早期精原细胞瘤需对同侧淋巴结进行放疗或单剂量化疗。早期 NSGCT 需要行积极监测（肿瘤标志物、胸部 X 线检查、CT 扫描），但无须行进一步治疗。进展期肿瘤可能需要行进一步化疗或放疗。虽然两者预后都很好，但相对于精原细胞瘤，NSGCT 的治疗结果并不令人满意。目前局灶性肿瘤病人 5 年相对生存率为 99%（大多数肿瘤为局灶性的），无转移者 5 年相对生存率为 96%，有远处转移者 5 年相对生存率为 74%[13]。自 20 世纪 60 年代以来，化疗的出现彻底改变了大多数睾丸癌的存活率，该肿瘤的预后从几乎可以肯定的死亡转变为几乎可以肯定的存活。常见睾丸肿瘤的特点比较见**表 104.5**。

表 104.5　常见睾丸肿瘤的比较

项目	精原细胞瘤	非精原细胞瘤生殖细胞瘤
好发年龄	30~40 岁	20~30 岁
发生率	40%	60%
生长速度	慢	快
性质	质硬	混合性：囊实性
有临床表现时的分期	90% 1 期	60% 1 期
肿瘤标志物		
甲胎蛋白	不升高	常见升高
绒毛膜促性腺激素	偶尔升高	常见升高
治疗	腹股沟区睾丸切除术 + 放疗	1 期：睾丸切除术 复发：需要行化疗
化疗敏感性	+++	+++
放疗敏感性	+++	±

手术不会影响剩余睾丸的功能，但活动性和功能性的精子数量会有所减少。经历放化疗后，精子的产生可能会暂时或永久性地减少。需要与病人沟通是否在治疗前存贮精子，同时也要监测病人的心理问题。睾丸假体植入是一种选择，全科医生在合理的主动监测方面也可以发挥协调作用。

筛查和睾丸自我检查

对睾丸癌的研究已经证明了早期筛查的益处。但迄今为止的研究表明，没有足够的证据证实应对无症状人群常规筛查睾丸癌，只建议对高危人群进行常规筛查。筛查方法包括彩色多普勒超声和肿瘤标志物。现有证据表

明,睾丸自我检查在发现早期肿瘤和获得更好的预后方面鲜有证据[14]。

💊 睾丸未降(隐睾) [15]

睾丸未降(undescended testes,cryptorchidism)是指3月龄时即使用手法复位睾丸也不能到达阴囊底部。睾丸在下降的过程中突然中断,可能会停留在腹腔、腹股沟管、外环口处、阴囊高位和阴囊中位(图 104.8)。不能正常下降的原因大多是机械性的。

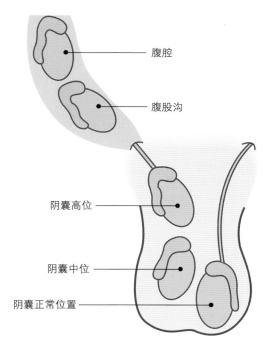

图 104.8　睾丸未降:在下降时被滞留

隐睾是小儿外科中除腹股沟斜疝外最常见的问题。出生时隐睾发病率为 3%~4%,虽然 3 月龄后睾丸很少能继续下降,但随着睾丸下降,3 月龄时隐睾的发病率已降至 1%。超过 2/3 的隐睾位于腹股沟筋膜上袋,这意味着可以在腹股沟区触诊到睾丸。

在出生时睾丸通常是正常的,但如果停留在阴囊外可能会有继发性发育不良。

隐睾是小儿外科中除腹股沟斜疝外最常见的问题。出生时隐睾发病率为 3%~4%,虽然 3 月龄后睾丸很少能继续下降,但随着睾丸下降,3 月龄时隐睾的发病率已降至 1%。超过 2/3 的隐睾位于腹股沟筋膜上袋,这意味着可以在腹股沟区触诊到睾丸。

在出生时睾丸通常是正常的,但如果停留在阴囊外可能会有继发性发育不良。

回缩睾丸

回缩睾丸(retractile testis)是指无论睾丸初始位置在哪里,睾丸都可以从阴囊回缩到原来位置。这种情况很常见,并不需要进一步检查或治疗。在温水浴时,睾丸可以进入阴囊,但遇冷时睾丸会被拉出阴囊。在出生的最初几个月提睾肌没有收缩能力,2~8 岁提睾肌收缩能力最强。

异位睾丸

异位睾丸(ectopic testis)是指睾丸脱离正常下降的路径,不能回纳进入阴囊。异位睾丸可以在会阴、大腿上部(股骨)、阴茎根部(耻骨前)、前腹壁或腹股沟筋膜上袋被触及(图 104.9)。异位睾丸占全部睾丸未降的 2.5%。

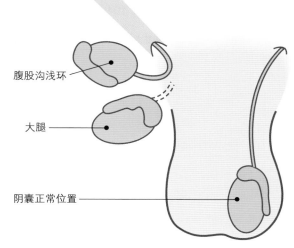

图 104.9　睾丸未降:异常位置

上升睾丸

"上升睾丸(ascending testis)"是指婴儿期时睾丸在阴囊中,但随后上升回腹股沟区。这是因为精索生长的速度不及身体发育的速度。

身体检查[12]

睾丸的检查应该在温暖的房间和宽松的环境中进行。检查的第一步是用一只手的两个手指固定阴囊颈防止睾丸回缩,用另一只手在阴囊仔细触诊睾丸。如果未触及,将一只手的指尖放在髂前上棘内侧并向耻骨结节推动,当睾丸出现时,用另一只手固定睾丸。最终诊断需要依靠仔细确定睾丸的活动度。

> **临床要领**
>
> 如果出生时未触及睾丸,需在 3 个月后复查。如仍无法触诊到,那就转诊专科医生进一步评估。

睾丸未降引起的问题

- 睾丸发育不良。

- 易受直接创伤(如果睾丸在腹股沟区)。
- 恶性改变(精原细胞瘤)的风险比正常人群高 5~10 倍。

最佳手术时间

睾丸固定术的最佳手术时间是 6~12 月龄,只要能让睾丸在阴囊内保持到 2 岁,就认为手术效果是满意的。从 2 岁起,精子的产生将受到隐睾的不利影响。对不常见的无法触及的睾丸进行探查是值得的:有 50% 的挽救率,而另外 50% 的情况包括没有睾丸,或需切除异常和有潜在恶性风险的睾丸。

早期睾丸固定术的优点见**表 104.6**。

表 104.6 早期睾丸固定术的优点(1 岁)

提供最佳生育力
纠正腹股沟斜疝(90% 合并存在)
降低创伤风险
减少扭转风险
减少心理负担
可能降低患恶性肿瘤(精原细胞瘤)的风险

激素注射

一般不建议注射绒毛膜促性腺激素。除一些临界的睾丸回缩案例外,激素注射是无效的。

输精管结扎术

需要谨慎

要采取额外的预防措施,如有下列情况,要沟通,并得到完全的知情同意:

- 不是在长期的关系中。
- 年龄 <35 岁。
- 没有孩子。
- 有情感危机/处于抑郁状态。
- 配偶/伴侣未参与决定。

术后注意事项

- 避免剧烈活动和性生活 4~7 日。
- 使用其他避孕方法,直到精液化验中没有精子。
- 3 个月时进行首次精液化验。
- 告知不能立刻达到绝育效果;需要射精 20 次才能排空残留精子。

并发症[16]

- 术后出血和血肿发生率 4%~22%。
- 伤口感染发生率 <1.5%。

- 持续疼痛发生率约 10%,通常轻微,但也可能很严重。
- 精子抗体的形成,发生率约 50%。如果随后要求输精管再通,这可能成为一个问题。
- 有 2‰~1% 的绝育失败(可能由于输精管未彻底结扎、输精管自行复通或存在第三根输精管)。
- 心理和性心理问题。

其他事实

- 精液外观(精子仅占射精量的 1%)和性欲与结扎前没有差别。
- 与前列腺癌和睾丸癌的关系尚不明确。

> **临床要领**
>
> 腹股沟肿块
> 儿童外科修复最佳时机的一般原则:
> - 腹股沟疝:尽快手术
> - 脐疝:4 岁(大多数可治愈)
> - 股疝:尽快手术
> - 隐睾:6~18 月龄
> - 鞘膜积液:如果还在增大,12 月龄后手术;大多数可自愈
> - 精索静脉曲张:随诊观察

参考文献

1 Jenkins J, O'Dwyer P. Inguinal hernias. BMJ, 2008; 336: 269–72.

2 Fitzgibbons R et al. The development of a clinical trial to determine if watchful waiting is an acceptable alternative to routine herniorrhaphy for patients with minimal or no hernia symptoms. J Am Coll Surg, 2003; 196: 737–42.

3 Memon M et al. Meta-analysis of randomised clinical trials comparing open and laparoscopic inguinal hernia repair. Br J Surg, 2003; 90: 1479–82.

4 Kingsnorth A, LeBlanc K. Hernias: inguinal and incisional. Lancet, 2003; 362: 1561–71.

5 Hutson J et al. *Jones' Clinical Paediatric Surgery* (6th edn). Hoboken NJ: Blackwell Publishing, 2008: 172–8.

6 Healthy Male (Andrology Australia). *Childhood and Adolescence Clinical Summary Guideline 2. Male child and adolescent genital examination* (reviewed March 2018). Available from: https://www.healthymale.org.au/files/resources/male_child_and_adolescent_genital_examination_csg_healthy_male_2019.pdf, accessed April 2021.

7 Healthy Male (Andrology Australia). *Adulthood Clinical Summary Guide 3. Male adulthood genital examination* (reviewed March 2018). Available from: https://www.healthymale.org.au/files/inline-files/Male%20Adulthood%20Genital%20Examination_CSG_Healthy%20Male%202019_1.pdf, accessed April 2021.

8 International Pediatric Endosurgery Group. IPEG Guidelines for Inguinal Hernia and Hydrocele, November 2009. Available from: www.ipeg.org/hernia/, accessed 8 March 2014.

9 Kroese A et al. Surgery or embolization for varicoceles in subfertile men. Cochrane Database. Syst Rev, 2012; Issue 10: Art No. CD000479.

10　Knott L. Epididymal cysts. Patient, 20 October 2014. Available from: https://patient.info/doctor/epididymal-cysts, accessed April 2021.

11　Healthy Male (Andrology Australia). Clinical Summary Guide 6. Testicular Cancer (reviewed March 2018). Available from: https://www.healthymale.org.au/files/resources/testicular_cancer_csg_healthy_male_2019.pdf, accessed April 2021.

12　European Association of Urology. Guidelines on Testicular Cancer, 2012. Available from: www.uroweb.org/guideline/testicular-cancer/, accessed March 2021.

13　National Cancer Institute. Surveillance, Epidemiology, and End Results (SEER) Program, updated June 2013. Available from: www.seer.cancer.gov/statfacts/html/testis.html, accessed April 2021.

14　Royal Australian College of General Practitioners, 2016. *The Guidelines for Preventive Activities in General Practice* (9th edn). Available from: www.racgp.org.au/your-practice/guidelines/redbook/, accessed 22 November 2017.

15　Hutson J et al. *Jones' Clinical Paediatric Surgery* (6th edn). Hoboken NJ: Blackwell Publishing, 2008: 168–71.

16　European Association of Urology. *Guidelines on Vasectomy*, 2012. Available from: www.uroweb.org/gls/pdf/2012%20EAU%20Guidelines%20on%20Vasectomy%2061%20159.pdf, accessed 8 March 2014.

104

第 105 章　阴茎疾病

具有讽刺意味的是,没有哪个器官比阴茎有更多的误传信息。

威廉·马斯特斯和弗吉尼亚·约翰逊,《人类性反应》(1970 年)(译者注:马斯特斯和约翰逊,美国人,对人类性反应的本质及性疾病和功能障碍的诊断和治疗进行了开创性的研究,《人类性反应》和《人类性不当》是他们的著作)

最常见的阴茎疾病是性心理功能异常和性传播感染,不过还有许多其他问题,这些问题最常与包皮有关。

影响包皮和阴茎头的疾病

包茎

包茎(phimosis)是指包皮过紧,阻碍包皮在阴茎头上自由伸缩。包皮通常与阴茎头相连,在大多数新生儿中是不能伸缩的,这种情况可能一直持续到青春发动期[1-2]。不同年龄男童包皮可伸缩的比例为:1 岁时 40%,4 岁时90%,15 岁时 99%[3]。在包皮能自然地与龟头分离之前,应避免用力伸缩阴茎。一旦包皮易于伸缩,男童应该学会把伸缩包皮作为正常清洗的一部分,确保冲洗掉所有的肥皂,在清洗好后把包皮推回到阴茎头上[4]。

"真正的"包茎是由用力伸缩、感染或干燥性闭塞性阴茎头炎引起(见本章下文)[1-2]。"真正的"包茎(而非单纯的不能伸缩包皮)有如下提示[3]:

- 到了青春成熟期时,包皮仍不能伸缩。
- 之前能伸缩的包皮变成不能伸缩。
- 在包皮开口处有明显的瘢痕组织环。
- 当包皮开口从阴茎头上移开后,仍无法看见尿道口。
- 排尿过程中和排尿后肿胀,伴有针孔样包皮开口和喷射状尿流(虽然排尿过程中轻度肿胀是常见和正常的)。

治疗

对炎性包茎,可局部使用类固醇皮质激素乳膏(如0.05% 戊酸倍他米松乳膏,每日 4 次,2~4 周)治疗[3],需在包皮内表皮与外表皮交界的、紧而有光泽的部分大量涂抹。如果包皮顶端发炎,轻轻收缩包皮会使发炎的伤口像"花椰菜"一样裂开,此时即可使用乳膏。如果无效,可尝试更强效的类固醇乳膏。

对类固醇乳膏无效的真正瘢痕可能需要包皮环切术,尽管这并不常见[1-2]。一些真正的包茎病人在开始性

交后可能会出现问题而需要包皮环切。

嵌顿包茎

当过紧的包皮被强行缩回到阴茎头上时,会卡在冠状沟中,不能再向前复原,即发生嵌顿包茎(paraphimosis)。阴茎头和紧缩部位的远端包皮会肿胀和疼痛(**图 105.1**),需要紧急处理[1]。这种情况在 8~12 岁的男童和老年人中常见,特别是已经有轻微包茎的人,通常发生在阴茎勃起或插导尿管后。

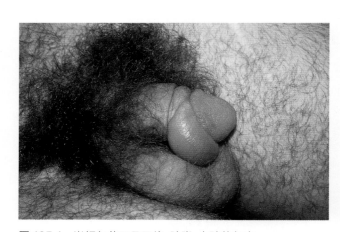

图 105.1　嵌顿包茎可见回缩、肿胀、水肿的包皮

管理

嵌顿包茎一般不需要手术就可以纠正,应首先尝试紧急手法复位[3],这通常是在没有麻醉的情况下进行的。根据地理位置和临床情况,阴茎阻滞(不要使用肾上腺素)、全身麻醉(合并或不合并使用镇静剂),或大量使用2% 利多卡因凝胶或 EMLA 乳膏,可能也是恰当的。手法复位会加重肿胀,操作前应避免局部麻醉浸润。

注:不要使用冰。

方法 1:挤压和手法复位 A

将阴茎头和包皮收缩环远端的肿胀组织轻挤压几分

钟以减轻水肿。使用凝胶润滑剂后进行手动复位,用两个拇指轻轻按压阴茎头,同时用示指将包皮推过阴茎头(**图105.2**)。

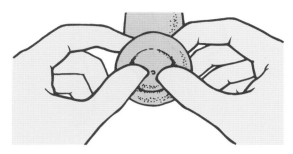

图 105.2　急性嵌顿包茎:手法复位方法

方法 2:挤压和手法复位 B

- 用一只戴手套的手握住阴茎头肿胀部分,牢固挤压。纱布或冷毛巾有助于获得牢固的握力(**图 105.3**)。

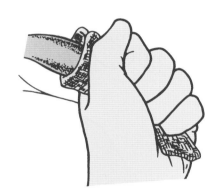

图 105.3　急性嵌顿包茎:纱布挤压方法

- 持续施加压力直到水肿组织通过收缩环至阴茎体。
- 包皮通常可以拉过阴茎头。

注:如果以上简单的方法能够成功,还应教育病人正确的包皮管理,以防止嵌顿包茎再次发作。

方法 3:背侧切开

如果手法复位失败,必须立即转诊。作为紧急情况,在局部或全身麻醉下,可在皮肤收缩环处做背侧切口(**图105.4**)。切口可以使包皮向前推进并减轻肿胀。几日后,当炎症消退并评估为包茎时,可以考虑包皮环切术,但单次发作的嵌顿包茎并不是包皮环切术的绝对指征[3]。

方法 4:Dundee 穿刺法[5]

在环形阻滞局部麻醉或全身麻醉下,用 26 号针(外径 0.45mm)在水肿的包皮上做约 20 个穿刺孔。然后,用稳固而温和的压力,从包皮中挤出液体,直至压力解除。应考虑后续行包皮环切术。

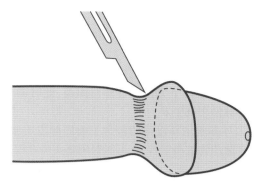

图 105.4　急性嵌顿包茎:皮肤收缩环处做背侧切口

🐍 阴茎头炎

阴茎头炎(balanitis)是阴茎头部的炎症,包皮的炎症称为包皮炎,两者结合就是阴茎头包皮炎(balanoposthitis),其中“阴茎头炎”这一术语更加常用。留在包皮下的尿液会转化成氨化合物,氨性皮炎(类似于尿布疹)会引起炎症。引起炎症的其他原因包括肥皂和其他环境物质的刺激,以及性活动中的创伤。炎症区域会感染共生细菌或真菌[1]。阴茎头炎很常见,6% 未包皮环切男性、3% 已包皮环切的男性受其影响[3]。

阴茎头炎是影响某个特定解剖部位不同问题的合称,它们具有相似的临床表现和不同的病原学基础[6-7],包括:

- 感染:念珠菌(最常见的原因)、脓毒性链球菌(不常见但非常严重)、厌氧菌、葡萄球菌、加德纳菌、单纯疱疹
- 炎症性皮肤病:苔藓硬化症、扁平苔藓、银屑病、Zoon阴茎头炎、湿疹(包括刺激性、过敏性和脂溢性)
- 癌前病变:鲍恩病、鲍恩样丘疹病、凯拉(Queyrat)增生性红斑

患有阴茎头炎的男性应考虑是否存在糖尿病或 HIV等诱发因素。

治疗

治疗取决于病因,而病因又由临床表现、危险因素和潜在的培养结果决定。细菌培养可能有益,但也可能获得与病原学无关的共生物,不能依赖。

- 由炎症性皮肤病引起的轻型病例,可采用温和的盐水浴、护肤乳膏或 1% 氢化可的松乳膏对阴茎顶端进行治疗,并仔细清洗包皮内侧。
- 如有脓性分泌物,取拭子进行培养。
- 念珠菌性阴茎头炎表现为可被侵蚀的小丘疹样斑点状红斑,或是外表光滑的干燥、暗淡、红色区域,疼痛,伴或不伴瘙痒。

如果存在酵母菌:

- 局部氢化可的松 + 咪唑类(如咪康唑或克霉唑)乳膏。

如果存在滴虫:

- 甲硝唑或替硝唑(口服治疗)。

如果怀疑细菌感染：
- 使用窄长的管口在包皮下局部涂抹抗生素软膏（如氯霉素）。
- 由细菌感染引起的严重病例可能会有脓性分泌物，并伴随阴茎体下方播散性蜂窝织炎，此时需要口服或静脉使用抗生素。

专为耳部应用而设计的包含了类固醇皮质激素、抗菌和抗真菌药物的小管软膏，可能对阴茎头炎有用。

🔖 干燥闭塞性阴茎头炎

包皮增厚伴皮色苍白，提示干燥闭塞性阴茎头炎（balanitis xerotica obliterans，BXO）。阴茎头上有白色、增厚的瘢痕，看起来像"糖霜"，会导致进行性包茎，多见于童年后期，通常为10~12岁。如果是轻度，类固醇皮质激素乳膏可能有效，通常需要进行包皮环切术。

🔖 系带成形术

先天性系带过紧可能导致性交时撕裂，反复发生出血。系带成形术（frenuloplasty）分割系带并向相反方向缝合，比包皮环切术更可取。

🔖 "被埋藏"的阴茎

"被埋藏"的阴茎（the buried penis）综合征，又称"隐藏"或"不显眼"的阴茎，阴茎没有充分暴露出来，看起来很小。不能在阴茎根部固定皮肤，可能由于在阴茎根部有过多耻骨前脂肪垫。其常见于低龄儿童，尤其是肥胖男童，通常会引起父母关注，用手将阴茎根部的脂肪垫压向耻骨，可以对阴茎长度进行更可靠的评估（以使父母安心）。该情况通常会随着时间推移而自发改善。在青少年和成人中，"被埋藏"的阴茎通常与肥胖有关，很少会因为美观或功能原因而需要手术干预[8]。

包皮的清洁卫生

儿童期的正常包皮不需要特别护理，只有在包皮发生自然分离后才需要缩回清洗。此后，男性可以采取适当的卫生措施，轻轻缩回包皮，像清洗耳后一样经常清洗包皮。

基本原则

- 包皮应仅由本人（或专业卫生人员）缩回。
- 不应强行缩回包皮。
- 一旦包皮能自然缩回，鼓励每日缩回并在盆浴或淋浴中温和清洗。

给病人的指导

- 在淋浴或盆浴时，将包皮向后滑向身体（图105.5）。

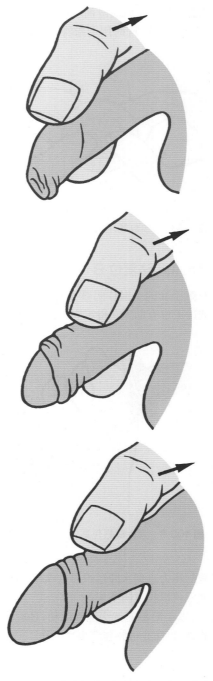

图105.5　清洁包皮：向后滑动包皮以清洗

- 用肥皂和水清洗阴茎末端和包皮，然后冲洗干净。
- 清洗好上述区域后，擦干阴茎末端和包皮，然后复原包皮。
- 如果包皮有发炎和发臭的倾向，应将包皮充分向后滑动以便自由排尿。

包皮垢珍珠

包皮垢由包皮内部脱落的皮肤细胞和皮脂腺分泌物组成。包皮未缩回的男童，透过薄薄的包皮可以看到或触摸到包皮垢囊肿/沉积物(包皮下黄白色的肿块)。包皮垢有时被称为"包皮垢珍珠(smegma pearls)",这是正常现象,不需要治疗。包皮垢可以从包皮下排出白色的渗出物,也可能被误认为皮脂腺囊肿而引起男童或其父母的担忧,医生可以释除其担忧,告诉他们一切都好[1]。

包皮环切术

目前,10%~20% 的澳大利亚男性接受了包皮环切术(circumcision),这一比例在 20 世纪 50 年代达到了 85% 的顶峰[7]。2013 年,有 11% 接受了包皮环切术的婴儿获得了医疗保险给付[9]。包皮环切术的潜在医疗适应证包括不能用类固醇乳膏缓解的真正的包茎、嵌顿包茎、复发性阴茎头炎、BXO 和尿路感染高风险的男童。由于个人清洁卫生状况的改善和对其中一些疾病的更好管理,包皮环切术的医疗需求减少了。除以上情况和出于宗教原因的包皮环切术外,通常不鼓励出于社会原因的包皮环切术。一份来自澳大利亚内科医生学会(RACP)儿科和儿童保健部的政策声明建议反对常规婴儿包皮环切术[10]。

包皮环切术通常是安全的,但也存在发生轻微或罕见但严重的并发症风险。因新生儿血容量小,任何出血都需要重视,失血超过 25ml 就可能危及生命[1]。包皮环切部位的出血可能是凝血功能障碍的表现[3]。此外,由于新生儿的免疫力相对较弱,伤口部位大肠埃希菌感染引起败血症也是一种风险。如果要进行包皮环切术,建议在婴儿 6 月龄以后进行,适宜全身麻醉后在手术室里操作,并采用谨慎的外科手术技术[1]。

关于常规包皮环切术的争论包括是否能减少婴儿期尿路感染(及其并发症)风险、性传播感染(包括 HIV),以及是否可能减少男性阴茎癌及其女性伴侣今后宫颈癌的风险。

包皮环切术能将尿路感染的风险降低约 10 倍[11]。然而,由于基线风险较低,对于不存在异常泌尿道的男童,111 例包皮环切术才可以避免 1 例尿路感染[10]。目前,已证明包皮环切术可减少包括 HIV 在内的性传播感染,对高危人群中的男性是有益的;但在澳大利亚和新西兰等低风险人群的研究中,这种获益并非持续明显。一些研究表明,包皮环切术对预防 HPV 传播和随后的宫颈癌风险具有保护作用,但 HPV 疫苗接种已经显著降低了这些疾病的基线风险。阴茎癌非常罕见,且与近年来男性阴茎清洁卫生和包茎管理的改进相比,包皮环切术所提供的总体益处非常小。总之,RACP 指南认为,在常规情况下获益并不能保证避免风险,让父母权衡风险和益处(在充分知情后),在父母的选择得到尊重的前提下由男童自己作出决定,是合理的。

包皮环切术的并发症:

- 出血
- 感染(局部感染/败血症)
- 阴茎头/尿道口溃疡
- 尿道口狭窄
- 阴茎畸形

绝对禁忌证:

- 尿道下裂和其他先天畸形(包皮可能是后续修复所需皮肤的重要来源)
- 阴茎痛性勃起(勃起时阴茎背外侧弯曲疼痛,妨碍性交)
- "被埋藏"的阴茎(译者注:因过度肥胖造成腹部脂肪"淹没"了阴茎)
- 生病、"不稳定"的婴儿
- 无法排除婴儿有出血家族史
- 手术操作经验不足

影响泌尿道的疾病

🔖 尿道口狭窄

尿道口狭窄或缩窄(meatal stenosis or stricture)可能是先天性或后天性。包皮环切的儿童可能因阴茎头尖端的磨损和溃疡而发生此情况。包皮环切术后,在阴茎头上涂抹 2 周的保湿霜可降低其发病率[1]。其他不常见的原因有包皮环切术时的直接创伤和氨性皮炎刺激;尿道口溃疡易导致尿道口狭窄。尿道口狭窄通常表现为排尿时疼痛或在尿布或内裤上的轻微出血。严重狭窄需要通过尿道口切开术进行手术矫正。

导尿管损伤是成人常见的病因。

🔖 尿道下裂

尿道下裂(hypospadias)是指尿道开口于阴茎的下侧或腹侧,350 例男性中有 1 例尿道下裂。根据尿道口近端移位的位置,尿道下裂分类如下[2]:

- 远端-前部(位于阴茎头或阴茎体远端,最常见的类型)
- 中间-中段(阴茎型)
- 近端-后端(阴茎阴囊型、阴囊型、会阴型)

尿道下裂常伴有阴茎痛性勃起(阴茎腹侧弯曲并勃起),这是由于腹侧表面缺乏组织而产生的"弓弦"效应;隐睾症(10%)和开放性鞘状突或腹股沟疝(9%~15%)的发病率也很高[2]。

尿道下裂可能导致尿流向下偏转或飞溅,或沿着阴茎体向后滴落。只要不是距离过远,通常建议使用可获得的包皮在 6~18 个月进行手术修复[2],也可同时矫正阴茎痛性勃起,最终使性交成功。不建议尿道下裂男童接受常规的包皮环切术。

105

阴茎的其他疾病

🔰 阴茎疣

　　阴茎疣(penile warts)通常是多发的肉质乳头状瘤新生物,常见于冠状沟、邻近的包皮和肛门周围(**图 105.6**)。阴茎疣由人乳头瘤病毒引起,通常通过性行为传播。需用蚊氏钳轻轻扩张尿道远端,寻找尿道内的疣。

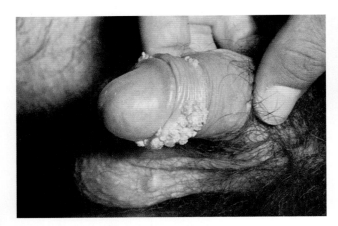

图 105.6　人乳头瘤病毒引起的阴茎(生殖器)疣

　　治疗目的是减少疼痛、出血、瘙痒或尴尬。治疗方案包括[12]:
- 不治疗
- 在家自我实施的治疗
- 在手术室或诊所接受治疗

　　以下治疗方法[13]可与使用或不使用周期性冷冻疗法联合应用:
- 5% 咪喹莫特乳膏局部涂于每个病灶,每周 3 次,于临睡前使用(6~10 小时后冲洗),直到疣体消失(通常8~16 周)。
- 0.15% 鬼臼毒素乳膏或 0.5% 涂剂局部涂于每个病灶,每日 2 次,连续 3 日,然后休息 4 日,重复 4~6 周,直到疣体消失。

🔰 珍珠样阴茎丘疹

　　珍珠样阴茎丘疹(pearly penile papules)是小而规则的圆形肿块(实际上是血管纤维瘤)出现在阴茎头冠上(**图105.7**),很常见。通常是由青春期男性自己首先注意到,医生要为其释除担忧,让其确信这些是正常的变化。珍珠样阴茎丘疹不是癌前病变,不需要治疗[14]。

　　阴茎上的 Fordyce 斑:参见第 104 章。

🔰 阴茎溃疡

　　如果系带先天性过紧,阴茎溃疡(penile ulcers)的一

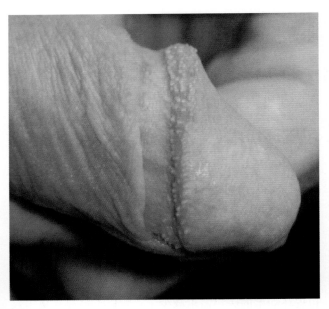

图 105.7　珍珠样阴茎丘疹

个常见原因是与性活动有关的系带创伤。这种创伤性溃疡可能愈合缓慢,系带可能需要手术分离。这种溃疡类似于性病溃疡(如梅毒性下疳或单纯疱疹)。另一个重要(虽然罕见)的原因是阴茎癌。阴茎病变原因见**表 105.1**。

表 105.1　阴茎病变原因

非溃疡
阴茎头炎:
- 白念珠菌
- 糖尿病
- 清洁卫生不良
皮肤病:
- 银屑病
- 扁平苔藓
Fordyce 斑
生殖器疣(译者注:即尖锐湿疣)
溃疡性
创伤(触痛)
癌症(无触痛)
单纯疱疹(触痛)
梅毒(无触痛)
软下疳(触痛)
腹股沟肉芽肿(第五性病)

🔰 阴茎癌

　　阴茎癌(cancer of the penis)很罕见,男性人群中发病率不到 1/10 万[15],在发展中国家更为常见。约 95% 的阴茎癌是鳞状细胞癌。包茎、吸烟、多个性伴侣和清洁卫生不良是阴茎癌的主要危险因素[16],与未行包皮环切术和HPV(特别是 16、18 和 31 型)感染有关[15]。

　　癌症通常开始于阴茎头或冠状沟的结节性疣状生长

（或溃疡）[16]，最初表现可能像生殖器疣。真菌性阴茎头包皮炎可能被误诊为癌症。因为病变可以被包皮所隐藏，所以症状可能仅是血渍或恶臭的分泌物。常见于清洁卫生不良的老年病人。50% 病人伴有淋巴结肿大的表现，继发感染或肿瘤转移均有可能。转移到远端部位不常见。转诊进行进一步管理，如放射治疗，通常有效。

阴茎异常勃起[17]

阴茎异常勃起（priapism）是指阴茎在无性刺激或与性刺激无关的情况下持续勃起数小时，可能发生在勃起功能障碍注射治疗之后。通常情况下，阴茎海绵体充盈，但尿道海绵体和阴茎头仍然松弛。这是一种紧急医疗情况，因为它经常导致海绵体组织纤维化，继而导致勃起功能障碍。

阴茎异常勃起的亚型包括：

- 缺血性（静脉闭塞或低流量）：这是消肿机制（从阴茎流出的血流迟缓）失败的结果，阴茎海绵体硬而有触痛，病人感到不适。此种情况需要紧急治疗，随后可能有阴茎水肿、瘀斑和部分勃起。
- 非缺血性（动脉性或高流量）：来自不受控制的海绵体动脉流入，阴茎既不完全硬也不疼痛。往往由创伤引起，不需要紧急治疗。
- 间歇性：发生于间歇性缺血性阴茎异常勃起，表现为反复疼痛性勃起，伴有水肿消退的间歇期。如果症状持续时间长、严重或频繁，可能需要紧急治疗，建议泌尿科医生会诊。

评估的重点是区分缺血性和非缺血性。除上述临床特征外，海绵体血气分析可证实缺血性阴茎异常勃起。

也可以使用双功能超声，在缺血性阴茎异常勃起中会显示海绵体动脉血流很少或缺失，非缺血性则为正常到高血流量。超声还可以显示解剖异常，如创伤导致的会阴部海绵体动脉瘘。全血细胞计数和血涂片检查也可以作为评估的一部分，以寻找异常情况，如镰状细胞贫血、白血病、急性感染或血小板异常。如果疑似，也可以进行药物筛选。

缺血性阴茎异常勃起的紧急治疗包括：海绵体内注射去氧肾上腺素等拟交感神经药物、19 号或 21 号针头刺入海绵体的抽吸术。如果失败，可以考虑外科（海绵体）分流术。

佩伦涅病[18]

佩伦涅病（Peyronie disease）是一种纤维化过程，有时与 Dupuytren 挛缩（掌腱膜挛缩）有关，会影响阴茎体而导致勃起时不适和畸形，可能是由于阴茎勃起时受到创伤所致。通常影响 45~60 岁的男性。典型病人表现为疼痛的"弯曲"勃起，勃起的阴茎有异常弯曲，阴茎畸形可能无法实现令人满意的阴道插入。检查时，在阴茎体上阴茎弯曲处可触摸到非压痛性硬斑。轻症病例仅需要释除担忧。在 1~2 年内，这种情况可能会增多、保持不变或自发减少。如果病人因持续不适或性功能障碍而苦恼，可采用阴茎折叠（在对侧缝合褶皱以拉直畸形）的外科治疗。对更严重的畸形，可考虑切开和移植瘢痕或植入物。不推荐类固醇注射；口服维生素 E 已被用于治疗，但仅有一项研究证明其有效，其疗效尚不明确[19]。

阴茎下弯畸形

阴茎下弯畸形（chordee）是指阴茎的腹侧或旋转弯曲，阴茎头通常弯曲向上或向下。它是一种先天性异常，通常由腹侧包皮缺陷引起。它通常在出生后不久到 18 月龄左右时被发现，多与尿道下裂有关，畸形在勃起时最为明显。建议尽早转诊至小儿外科。

"骨折"的阴茎

"骨折"的阴茎（fractured penis）是指性交过程中阴茎勃起组织突然破裂导致的一种强烈的疼痛感，通常是在女上位的性交时发生。处理需泌尿科紧急会诊，可能需要手术修复。损伤会影响尿道海绵体（预后较好）或阴茎海绵体，可通过血凝块引流来治疗，可能会并发永久性勃起功能障碍。

包皮受伤

阴茎包皮受伤（foreskin injury）不少见，其中原因之一是包皮被夹在裤子拉链里，当试图解开拉链时问题会加重。在医生诊室里，从裤子上剪下拉链（图 105.8），然后在局部麻醉下（不应用肾上腺素），用钳子挤压拉链，打开拉链齿，游离包皮。另一种方法是用手术刀直接切开金属标签下面的拉链。

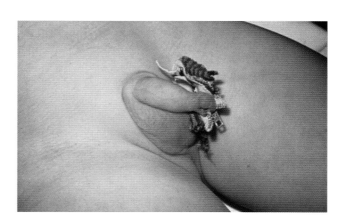

图 105.8 被裤子拉链夹住的包皮
照片来源：Bryan Walpole 提供。

勃起功能障碍

参见第 108 章。

🔖 血精症

血精症（haematospermia），即精液中有血，是一种令人担忧的症状，会在年轻人和中年人中发生。首先是要确定血液确实来自精液，而不是来自尿道内的疣或来自性伴侣。

血精症通常作为一个孤立的事件发生，但也可以继发于尿道疣或前列腺炎，或伴发于前列腺肿大、前列腺肿瘤（特别是在老年病人）。因为血精症有自发停止的规律，如果微量尿显示没有伴随血尿，前列腺特异性抗原和血压也正常，可释除病人的担忧，6 周后复查。

血精症的红旗征

- 症状持续 4 周以上
- 前列腺或附睾可触及病变
- 最近到血吸虫病流行地区旅行

参考文献

1 Hutson J et al. *Jones' Clinical Paediatric Surgery* (6th edn). Hoboken NJ: Blackwell Publishing, 2009: 179–83.

2 Tekgül S et al. European Society for Paediatric Urology. *Guidelines on Paediatric Urology,* 2013. Available from: www.uroweb.org/wp-content/uploads/22-Paediatric-Urology_LR.pdf, accessed April 2021.

3 The Royal Children's Hospital, Melbourne. *Clinical Practice Guidelines: The Penis and Foreskin.* Available from: www.rch.org.au/clinicalguide/guideline_index/The_Penis_and_Foreskin, accessed April 2021.

4 The Royal Children's Hospital, Melbourne. Fact sheet: penis and foreskin care. Available from: www.rch.org.au/kidsinfo/fact_sheets/Penis_and_foreskin_care, accessed April 2021.

5 Hamdy FC, Hastie KH. Treatment for paraphimosis: the 'puncture' technique. Br J Surg, 1990; 77(10): 1186.

6 Edwards S et al. 2012 European guideline for the management of balanoposthitis. First update of the original article. Int J STD AIDS, 2001; 12(3): 68–72.

7 Melbourne Sexual Health Centre. *Guidelines: Clinical Management of Balanitis.* Melbourne: Bayside Health, 2009.

8 King I et al. Buried penis: evaluation of outcomes in children and adults, modification of a unified treatment algorithm, and review of the literature. ISRN Urol, 2013; 2013: 109349 (published online 29 December 2013).

9 Circumcision and non-circumcision in Australia. The Circumcision Reference Library. Available from: http://www.cirp.org/library/statistics/CandNon-C/, accessed April 2021.

10 The Paediatrics & Child Health Division, The Royal Australian College of Physicians. Circumcision of infant males, 2010. Available from: www.racp.edu.au/docs/default-source/advocacy-library/circumcision-of-infant-males.pdf, accessed March 2021.

11 Singh-Grewal D, Macdessi J, Craig J. Circumcision for the prevention of urinary tract infection in boys: a systematic review of randomised trials and observational studies. Arch Dis Child, 2005; 90(8): 853–8.

12 DermNet New Zealand Trust. Anogenital warts, 29 December 2013. Available from: www.dermnetnz.org/viral/genital-warts.html, accessed April 2021.

13 Genital and sexually transmitted infections [published 2019]. In: *Therapeutic Guidelines* [digital]. Melbourne: Therapeutic Guidelines Ltd; 2019. www.tg.org.au, accessed April 2021.

14 DermNet New Zealand Trust. Pearly penile papules, 29 December 2013. Available from: www.dermnetnz.org/site-age-specific/penile-papules.html, accessed April 2021.

15 American Cancer Society. Penile cancer, 6 February 2013. Available from: www.cancer.org/cancer/penile-cancer.html, accessed April 2021.

16 Pizzocaro G et al. European Society for Paediatric Urology. *Guidelines on Penile Cancer,* 2010. Available from: www.uroweb.org/wp-content/uploads/Penile-Cancer-2010.pdf, accessed April 2021.

17 Montague DK et al. American Urological Association guideline on the management of priapism. J Urol 2003; 170: 1318. Reviewed and validity confirmed 2010. Available from: www.auanet.org/education/guidelines/priapism.cfm, accessed April 2021.

18 Healthy Male (Andrology Australia). Fact sheet: Peyronie's disease, August 2012 (reviewed June 2018). Available from: https://www.healthymale.org.au/files/resources/peyronies_disease_fact_sheet_healthy_male_2019.pdf, accessed April 2021.

19 Paulis G et al. Efficacy of vitamin E in the conservative treatment of Peyronie's disease: legend or reality? A controlled study of 70 cases. Andrology, 2013; 1(1): 120–8.

105

应对前列腺癌就像打高尔夫球,它落在哪里,你就跟着打到哪里。由于这种病是多变的,所以每种治疗方案都需要独特的策略。

查尔斯·迈尔斯博士,肿瘤学家和前列腺癌幸存者

前列腺的主要功能是为精子提供营养并使其保持活力。前列腺不产生任何激素,所以在前列腺切除术后通常不会出现性冲动的改变。

前列腺炎

前列腺炎(prostatitis)是指包括排尿不适,以及由前列腺放射到会阴、腰背、尿道和睾丸疼痛的一组疾病,常影响 25~50 岁的男性。前列腺炎通常不会出现可检测出的细菌生长,这种情况称为非细菌性前列腺炎。前列腺也可发生急性或慢性细菌感染,急性细菌性前列腺炎虽然不常见,但如果不治疗,则可能危及生命[1]。

细菌性前列腺炎通常由泌尿道病原体所致,包括大肠埃希菌(最常见)、肠球菌、变形杆菌、克雷伯菌、假单胞菌或葡萄球菌。很罕见的情况是发现慢性感染与沙眼衣原体有关[2]。

前列腺痛(prostatodynia)是指存在典型前列腺炎的症状,但没有炎症或感染的客观证据(**表 106.1**)。

最好使用"前列腺炎综合征(prostatitis syndromes)"来概括**表 106.1** 中涉及的三个疾病术语。

急性细菌性前列腺炎的临床特征

症状

- 发热,出汗,寒战
- 会阴部(主要)、腰部和耻骨上疼痛
- 尿频,尿急,排尿困难
- 不同程度的膀胱出口梗阻(BOO)

- ± 血尿

征象

- 发热
- 直肠指检(DRE):前列腺触痛、肿胀、坚硬、温度升高、硬结

 诊断三联征:排尿困难 + 发热 + 会阴痛➡急性前列腺炎

并发症

- 脓肿
- 复发
- 睾丸附睾炎
- 急性尿潴留
- 菌血症/败血症

慢性细菌性前列腺炎

慢性细菌性前列腺炎的诊断通常需依据轻度尿路刺激,伴会阴、阴囊及耻骨上疼痛的病史,可发生射精痛。在临床检查时,腺体可以正常,或触痛和"沼泽样"柔软。男性反复尿路感染时应怀疑该病(**表 106.2**)。

辅助检查

- 前列腺按摩后留取的尿液标本和前列腺按压分泌液(expressed prostatic secretions,EPS)可见白细胞增多。

表 106.1　前列腺炎综合征的分类

分类	前列腺疼痛	前列腺直肠指检	尿液或前列腺按压分泌液培养阳性	前列腺按压分泌液或尿白细胞阳性
急性细菌性前列腺炎	是	明显触痛,肿大	是	是
慢性细菌性前列腺炎	经常	正常或变硬	偶尔	少量
慢性前列腺炎/慢性骨盆疼痛综合征	经常	正常	否	无或偶有

表 106.2　慢性细菌性前列腺炎的特点

治疗困难
反复感染
会阴痛
前列腺按压分泌液中可见白细胞

- 尿液或精液培养可能呈阴性或可见少量细菌。
- 前列腺结石（经 X 线片或直肠超声证实）可能阻碍治疗的成功。
- 前列腺特异性抗原（prostate-specific antigen，PSA）：有炎症时升高，并可能与癌症混淆。

治疗

急性细菌性前列腺炎[1]

轻度感染可按照膀胱炎的治疗方案，甲氧苄啶（trimethoprim）、头孢氨苄（cephalexin）或阿莫西林/克拉维酸钾（amoxycillin/potassium clavulanate）口服 14 日。对于严重感染（如肾盂肾炎）：

阿莫西林［或氨苄西林（ampicillin）］2g，静脉注射，每 6 小时 1 次

加

庆大霉素（gentamicin）4~6mg/kg，每日 1 次，直到明显改善，然后根据分离所得病原体的药物敏感性，改为适当的口服药物，根据临床反应再持续 10~21 日[2-3]。尿潴留或脓肿形成通常都需要内镜下去顶术引流。

慢性细菌性前列腺炎

因为培养结果可能为正常菌群的少量生长，无法与非细菌性前列腺炎明确鉴别，这种不确定性常使慢性细菌性前列腺炎的治疗变得困难。90%~95% 的慢性前列腺炎不是由感染引起的[2]，因此应避免抗生素的过度治疗，并定期复查。释除病人担忧很重要，也可建议多进行射精和洗热水澡。对于培养阳性且有脓细胞者，应根据培养的药物敏感性结果使用抗生素治疗。可用方案包括[2]：

环丙沙星（ciprofloxacin），500mg（口服），每 12 小时 1 次，共 4 周

或

诺氟沙星（norfloxacin），400mg（口服），每 12 小时 1 次，共 4 周

或

甲氧苄啶，300mg（口服），每日 1 次，共 4 周

慢性前列腺炎/慢性骨盆疼痛综合征[3]

慢性前列腺炎/慢性骨盆疼痛综合征是最普通的，也是了解最少的类型。该类型经常复发，每次发作可持续数月。不应该反复使用抗生素治疗[2]，应该对泌尿生殖道进行彻底的辅助检查。出现症状往往说明尿液逆行进入前列腺组织并形成尿酸盐结晶。治疗的目标是改善症状，可以使用非甾体抗炎药、按摩疗法和 5α 还原酶抑制剂（5-alpha-reductase inhibitors，5-ARIs）（如果存在良性前列腺增生）[4]。根据最近一项大型随机试验发现，以往推荐使用的 α 受体阻滞剂被认为是无效的[5]。强调良好的排尿习惯，排尿结束时避免用力。鼓励正常的性活动，并对心理压力进行管理。对于难治性病例，适宜转诊至心理咨询或疼痛诊所。

前列腺疼痛综合征是一种症状性诊断，国际前列腺症状评分（international prostate symptom score，IPSS）是监测严重程度、进展和治疗反应的有用评估工具[6]。

> **临床要领**
>
> 如果持续排尿困难，需考虑膀胱癌。

下尿路症状

下尿路症状（lower urinary tract symptoms，LUTS）可以分为排尿期症状（梗阻性）和储尿期症状（刺激性）[7]。刺激症状可能仅由膀胱问题引起，梗阻症状则通常由前列腺（也可引起刺激症状）导致。过去也曾使用过"前列腺症候群"这一术语，但其定义很模糊，现已不再使用。

排尿期（梗阻性）症状

- 排尿启动延迟（排尿犹豫）
- 尿流无力
- 尿末滴沥或尿流间断
- 尿不尽/尿潴留
- 排尿费力

储尿期（刺激性）症状

- 尿急
- 急迫性尿失禁
- 尿频
- 夜尿症
- 耻骨上疼痛

膀胱出口梗阻

很多 60 岁以上的男性有膀胱出口梗阻（BOO）的症状，最常见的原因是良性前列腺增生（benign prostatic hyperplasia，BPH）。BPH 是一个组织学诊断，严格地说不应当用于描述症状。只有很少一部分病人需要外科手术以缓解梗阻症状。膀胱颈部梗阻和尿道括约肌痉挛均可引起 BOO（图 106.1）。

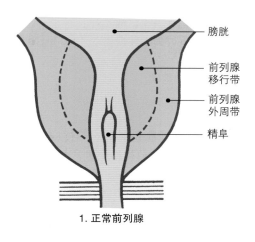

膀胱
前列腺移行带
前列腺外周带
精阜

1. 正常前列腺

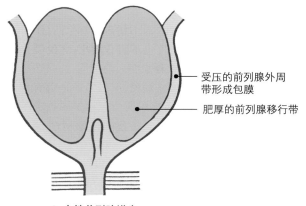

受压的前列腺外周带形成包膜
肥厚的前列腺移行带

2. 良性前列腺增生

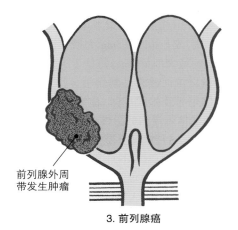

前列腺外周带发生肿瘤

3. 前列腺癌

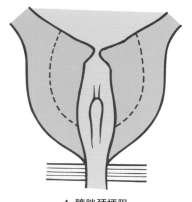

4. 膀胱颈梗阻

图 106.1 膀胱出口梗阻的图解比较

106

诊断三联征:尿流孱弱 + 排尿费力 + 尿频➡BOO

良性前列腺增生的临床特点

- 排尿启动延迟(排尿犹豫)
- 尿频
- 尿急
- 夜尿症
- 尿流缓慢断续
- 尿末滴沥
- 急性尿潴留
- 充盈性尿失禁(不常见)
- 前列腺黏膜下静脉破裂时可出现血尿
- 直肠指检(DRE)常可发现增大的前列腺
  注:小的前列腺也可引起 BOO。
  病史采集最好采用《国际前列腺症状评分表》
(IPSS)[8-9]。身体检查应包括腹部检查、DRE 和生殖器检查。

LUTS 的红旗征[5]

- 血尿
- 尿失禁,尤其在夜间
- 尿潴留
- 反复尿路感染
- 膀胱结石
- 肾功能损害
- 肾盂积水
转诊至泌尿科医生。

辅助检查

包括:

- 中段尿:镜检、培养和药物敏感性
- 肾功能(尿素氮、电解质、肌酐)
- 前列腺特异性抗原(PSA)检测
- 泌尿系超声,包括膀胱残余尿量
- 排尿日记(应在白天尿频或夜尿 2 次及以上的男性中进行,记录 2~3 日的排尿次数及尿量)[7]
- 尿流动力学检查

- 尿道膀胱镜

当初步评估显示病人的 LUTS 尚不妨碍日常生活,伴或不伴可疑的前列腺增大,且病人也不愿意治疗,那就没有必要做进一步的辅助检查[7]。释除病人的担忧,并在必要时复查。如果 LUTS 给病人带来烦恼,应当考虑是由前列腺梗阻、膀胱过度活动或多尿/夜尿所引起。多尿被定义为 24 小时排尿大于 3L,夜尿增多指夜间排尿超过 24 小时尿量的 1/3。

如果初步评估证实有上述担心的问题,或有其他异常,如 DRE/PSA、血尿、反复发作的尿路感染、可触及的膀胱等问题,则应在提出治疗建议之前先将病人转诊给泌尿科医生。泌尿科医生可能安排进一步辅助检查,包括尿流率测定、膀胱镜,并可能进行 MRI 和前列腺活体组织检查。尿流率小于 15ml/s 提示梗阻,小于 10ml/s 提示严重梗阻(图 106.2)。

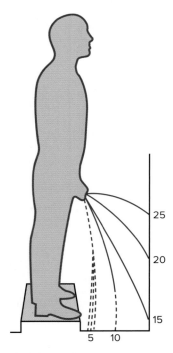

图 106.2　尿流率的直观量表
图中数字表示流速,单位是 ml/s。当评估有排尿功能障碍的病人时,可让他指出哪一根线条与他的情况最接近。

前列腺梗阻的并发症

- 尿潴留
- 尿路感染
- 膀胱结石形成
- 尿毒症

对症状轻微病人的建议[10]

- 避免某些药物,尤其是非处方药(OTC)中的止咳和感冒药物制剂

- 避免或减少咖啡因和酒精
- 避免调味浓重或刺激性食物
- 避免睡前饮水
- 保持运动/增加运动

治疗

治疗除了基本管理和观察式等待(watchful waiting)(每年随访)之外,还包括药物治疗和手术治疗。

药物治疗

有明显症状的 BOO 病人可以使用 α 受体阻滞剂,如阿夫唑嗪(alfuzosin)、坦索罗辛(tamsulosin)、特拉唑嗪(terazosin)和哌唑嗪(prazosin),以抑制前列腺和膀胱颈平滑肌的收缩。常用剂量是坦索罗辛每日 0.4mg;哌唑嗪 0.5mg,每日 2 次,或开始时 0.5mg,每晚 1 次,之后 1mg,每晚 1 次。哌唑嗪最大剂量 2mg,每日 2 次,超过此剂量,症状不会因剂量增加而改善。副作用包括头晕,由于药物对平滑肌的作用导致虹膜扩张(称为术中虹膜松弛综合征),服用了 α 受体阻滞剂的男性在白内障手术时可能出现并发症[11],因此这种情况下需要谨慎使用。

5α 还原酶抑制剂(5-ARIs)[如非那雄胺(finasteride)、度他雄胺(dutasteride)]通过降低睾酮转换减少前列腺体积,可用于前列腺肥大伴 LUTS 的男性。5-ARIs 不像 α 受体阻滞剂那样有效缓解症状,并且存在性欲减退和射精功能障碍等与性有关的副作用。尿流率在 3 个月后改善,6 个月后趋于稳定,但达不到手术治疗的改善程度。近期的 2 个大型研究支持在伴有前列腺增大的 BOO 病人中联合使用 α 受体阻滞剂和 5-ARIs[12-13]。当症状由膀胱过度活动引起时也可使用抗胆碱药。

外科管理

经尿道前列腺切除术(transurethral resection of prostate,TURP)是外科治疗梗阻的金标准(图 106.3)[7]。对于寻求干预,并已经充分知晓手术获益和风险(包括无法缓解症状)的中重度病人,应考虑手术治疗。

许多新的外科技术正在成为 TURP 的潜在替代手

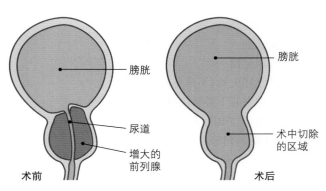

图 106.3　前列腺切除术的过程

段[7],包括可在门诊进行的微创手术,如经尿道针刺消融术(transurethral needle ablation,TUNA)或经尿道前列腺切开术(transurethral incision of prostate,TUIP)。这些手术发生并发症的风险更小,但在缓解症状方面却无法与 TURP 相比,而且疗效的持久性也欠佳。对于有麻醉风险或前列腺较小的男性,可考虑以上手术。一些新的外科技术显示出应用前景,如钬激光消融、腹腔镜和机器人前列腺切除术,但目前缺乏可靠的长期数据,还依赖于术者的经验和当地医疗资源的可获得性。

　　TURP 相关风险包括尿失禁(除 1% 外,其他都能解决)、尿道狭窄(4%)和性功能下降[14-15]。逆行性射精(射入膀胱)常见,但只要不影响生育,就不会造成疼痛或伤害。

　　前列腺切除术的绝对适应证包括肾功能恶化、发生上尿路扩张、尿潴留(引流和评估后)和膀胱结石。80% 的病人会因为令人讨厌的症状而进行手术。

病人的术后指南

- 术后几日可能出现尿急甚至尿失禁。
- 术后 3 周内都可能出现间断性的血尿,因此要多喝水。
- 3 周内避免性生活。
- 性高潮正常,但通常无法射出精液,精液会被射回膀胱。
- 如果梗阻问题短期内复发,则可能出现了狭窄。
  注:
- 15% 的病人会有术后持续尿频。
- 10%~15% 发现意料外的癌症。

药物引起的 LUTS

　　由于对膀胱的作用,某些药物可以引起 LUTS。在评估此类病人时,全科医生应注意询问这些药物,这一点非常重要。此时的症状主要是由抗胆碱药的副作用所致。

抗胆碱药

- 阿托品和东莨菪碱化合物,例如:
  - 异丙胺(isopropamide)
  - 马吲哚(mazindol)
  - 吩噻嗪(phenothiazines)
  - 双环维林(dicyclomine)
  - 溴丙胺太林(propantheline)
  - 其他颠茄生物碱
- 抗抑郁药:
  - 尤其是三环类化合物
- 抗帕金森病药物,例如:
  - 金刚烷胺(amantadine)
  - 苯海索(benzhexol)
  - 苯扎托品(benztropine)
  - 比哌立登(biperiden)
  - 邻甲苯海明(orphenadrine)
  - 普环啶(procyclidine)

β 受体激动剂

- 麻黄碱(ephedrine)
- 沙丁胺醇(salbutamol)
- 特布他林(terbutaline)
- OTC 药物制剂(主要是咳嗽和感冒药,如拟交感神经药中含有麻黄碱)

前列腺癌

　　在澳大利亚,前列腺癌(prostate cancer)是男性最常见的恶性肿瘤,它是恶性疾病致死的第三位原因[16]。该病很大程度上取决于年龄,随着年龄的增长,患病风险增加。前列腺癌在 50 岁之前很罕见,但到 80 岁时,80% 的男性前列腺腺体内存在组织学癌变(大多是潜伏的,即死亡时患有前列腺癌而不是因其死亡)[17]。在 85 岁时被诊断前列腺癌的终身风险是 1/5,但到这个年龄时死于前列腺癌的风险是 1/25[16]。与普通人群相比,新诊断前列腺癌男性的 5 年生存率是 92%[16]。虽然这听起来令人感到安心,但新诊断的年轻男性因前列腺癌而过早死亡的风险却较高,因为这让癌症有更长的时间发展[18]。

　　家族史会增加患病风险,特别是其兄弟或父亲在 65 岁之前就被诊断出前列腺癌[19]。若男性的一级亲属有家族性乳腺癌(BRAC1 或 BRAC2),患病风险也会增加[19]。即使已经扩展到前列腺之外,前列腺癌也可能是无症状的,通常开始于腺体的外周部分。前列腺癌的患病频率存在明显的种族差异;但是随着移民,种族间差异会发生变化,说明前列腺癌受环境因素影响(有可能是膳食脂肪)[20]。

临床特征

　　通常在测量肿瘤标志物 PSA(一种糖蛋白)或 TURP 后的组织学检查,会无意中发现前列腺癌。临床前列腺癌表现为典型的且快速进展的下尿路梗阻症状或转移扩散症状,特别是骨转移(骨盆和椎体)[21]。症状包括 BOO、急性尿潴留、背部或其他骨骼疼痛、血尿和尿毒症、疲乏、体重减轻及会阴部疼痛。

　　直肠指检(DRE)可能证实存在结节。局部进展的癌症通常表现为质硬、结节状和不规则的腺体。肿瘤可能大到足以填平中央沟,边界也可能不明显。另外,癌症病人的前列腺 DRE 也可能正常。

　　异常前列腺(DRE)的征象:

- 硬块
- 非对称

- 硬结
- 中央沟消失

辅助检查

血液分析

- PSA：
  - 没有癌症时也可升高（如 BPH、锻炼、感染、器械检查、近期射精）
  - 应与 DRE 同时检测[22]
  - 是前列腺特异的，而非前列腺癌特异的

PSA 指南

个别实验室参考值可能与下面的数字略有不同：

<4ng/ml：正常（但也存在于 15%~25% 的前列腺癌）

4~10ng/ml：临界

>10ng/ml：高度提示癌症

>20ng/ml：提示转移播散

其他 PSA 参数[23]：

- 年龄别 PSA 参考值范围：
  - 40~49 岁：0.25~2.5ng/ml
  - 50~59 岁：0.25~3.5ng/ml
  - 60~69 岁：0.3~5.5ng/ml
  - 70~79 岁：0.3~7.5ng/ml
- 游离/总 PSA 比值：由于间歇性的腺体物理性紊乱和亚临床前列腺炎，BPH 的 PSA 浓度有很大波动，导致非活性的（非蛋白酶）游离 PSA 的"阵雨现象"（译者注："阵雨现象"指游离 PSA 时高时低，不稳定，就像阵雨）。而前列腺癌，则是结合活性 PSA 的持续增加，使得游离/总 PSA 比值更低（低于 8%）。对于 PSA 水平中度升高（4~10ng/ml）的男性，这一比值是有价值的。
- 高于所在年龄别 PSA 的中位数，提示应该更密切地监测 PSA。
- PSA 变化率，又称 PSA 动力学，包括"PSA 速率"（PSA 水平的变化率）和"PSA 倍增时间"（PSA 翻倍所需要的时间）。速率加快或倍增时间缩短提示应接受泌尿科评估。

所有这些参数仍存在争议，是否应该对低风险男性进行前列腺癌筛查也是存在争议的。

筛查

澳大利亚全科医生学会（RACGP）的《全科医学预防活动指南》[22]指出，除非是下面 2 种情形，不建议进行前列腺癌筛查：

1. 男性强烈要求，且

2. 他完整地得到了有关利弊的咨询

由于不鼓励全民筛查，所以不建议全科医生在做健康检查或常规血液检查时提出 PSA 筛查的问题。

其他机构也提出了类似建议[24]。最新的澳大利亚国家卫生和医学研究理事会（NHMRC）认可的指南如下[25]：

- 在决定是否检测之前，男性应当有机会考虑和讨论 PSA 检测的获益和风险。
- PSA 检测可能弊大于利，特别是 70 岁及以上的男性。
- 处于前列腺癌平均风险的男性若决定进行有规律的检测，应当在 50~69 岁期间每 2 年检测 1 次 PSA，若总 PSA>3.0ng/ml，则应安排进一步辅助检查。
- 有前列腺癌家族史的男性若决定进行检测，应当在 40/45~69 岁期间每 2 年检测 1 次 PSA，检测起始年龄取决于他们家族史的强度。
- 对于无症状男性，不推荐在基层医疗机构把 DRE 作为 PSA 检测的常规附加检查，而是作为专科评估的重要部分。

为男性提供全面的咨询是一项挑战。如果对 60 岁男性（无明显家族史，每年筛查，连续 10 年）进行筛查，将会得到以下有指导价值的结果，每 1 000 名男性[26]：

- 1~2 名会在 85 岁前避免死于前列腺癌。
- 2 名会在 85 岁前避免转移性前列腺癌。
- 85 名未患前列腺癌者将接受活体组织检查。
- 28 名将出现因活体组织检查而导致的副作用，他们认为这些副作用是中度/严重的问题。
- 28 名将被诊断为前列腺癌，其中多数人是无症状的。
- 25 名将接受癌症治疗，其中多数人是无症状的。
- 7~10 名将因治疗导致持续性性无能和/或尿失禁，一些人将因手术导致持续性肠道问题。

核心的活体组织检查

如果 DRE 阳性或 PSA 升高，泌尿科医生将考虑经直肠超声引导或经会阴入路（全身麻醉下）进行活体组织检查，这取决于病人的个人风险状况、临床表现和 PSA 水平。活体组织检查是唯一的确诊方法。

分级和分期

向病人解释分级和分期，比较好的方式是"级是指癌的侵犯程度，期是指癌的扩散范围有多大和多远"。

通过活体组织检查，病理学家使用 Gleason 评分来确定分级（表 106.3、图 106.4）。该评分是基于对样本中最常见的两种细胞进行分级，从 1 级（分化良好）到 5 级（未分化）。最低分为 2 分，最高分为 10 分。预后则决定于两个组织学评分中较高者所占比例（例如，同为 Gleason 7 分，但 80% 为 4 期、20% 为 3 期要比 20% 为 4 期、80% 为 3 期更差）。

表 106.3 Gleason 评分和癌症风险

Gleason 评分/分	癌症威胁
2~4	低
5~6	中下
7	中上
8~10	高

（译者注：我国第 9 版《外科学》中根据评分≤6 分、7 分、≥8 分将病人分为低危、中危、高危组）

分期[27-28]

临床分期基于 5 个信息来源：

- 原发肿瘤范围（T）
- 肿瘤是否扩散到周围淋巴结（N）
- 有无远处转移（M）
- 诊断时的 PSA 水平
- 基于前列腺活体组织检查（或手术）的 Gleason 评分

局部前列腺疾病（T_1~T_2）是基于 DRE 和经直肠超声检查（transrectal ultrasonography，TRUS），T_3~T_4 表明扩散超出包膜。T_1、T_2 期预后良好，部分 T_3 期肿瘤可治愈。全身放射性核素骨扫描、CT、MRI 和手术病理结果也有助于分期。在死于前列腺癌的病人中，有 85% 发生中轴骨转移[29]。

TNM 状态确定后，将此信息与 PSA 和 Gleason 评分结合即可评判从 I 期（最早期）到 IV 期（最晚期）的分级分期，有助于确定治疗方案和预后。医生或病人也可以将这些信息放入列线图中，以明确病人的状态和治疗选择。

治疗[30-32]

在决定前列腺癌的治疗方案时，不仅需要考虑分级和分期，还需要考虑病人的年龄和总体健康/预期寿命、可选的治疗方法，以及更重要的病人的意愿。心理社会支持（在诊断时和后续治疗中）和适当的病人教育有助于病人明确自己的意愿。

局部前列腺癌的治疗包括根治性前列腺切除术、放疗，以及非主动治疗（称为"主动监测"），即监测 PSA 升高或活体组织检查结果恶化等变化。大多数证据表明，长期来看，这三种治疗方案的结局差别不大（癌症风险的降低抵消了干预措施潜在的负面后果）。方案的选择需要考虑病人的情况、临床表现和偏好，积极的干预可能很有必要。

根治性前列腺切除术对预期寿命较长（>10 年）、无明显手术危险因素、前列腺体积小和低 PSA 病人最有可能受益，在了解风险和获益后，其更倾向于手术。方法包括经会阴、腹腔镜和机器人辅助根治性前列腺切除术。主要并发症包括尿失禁和勃起功能障碍，并发症风险取决于手术入路及病人的年龄和健康状况。

放疗对于预期寿命长、前列腺体积小、低 PSA 的病人也有可能有益，他们有中度（或更差）分化的肿瘤，在了解风险和获益后更倾向外放疗或组织间放疗（近距离放疗）。外放疗的主要不良反应为大便急迫、腹泻及尿频。外放疗后，勃起功能障碍通常长达 2 年。

主动监测常用于预期寿命较短者，或倾向于避免手术或放疗并发症的病人。PSA 可用于监测，或以治愈为目的的治疗后随访。

106

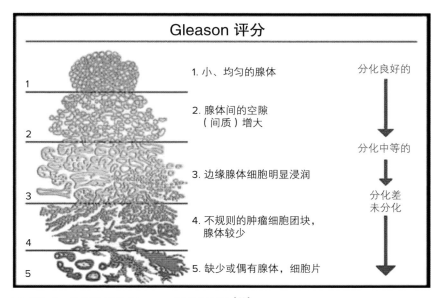

图 106.4 前列腺癌的 Gleason 评分（分级）[28]

资料来源：Gleason DF. Histologic grading and clinical staging of prostatic carcinoma. In Tannenbaum M，Urologic Pathology：The Prostate. Philadelphia，PA；Lea and Febiger，1977：171-97.

对于局部进展或转移的病人，雄激素剥夺是治疗的基础，可选择：

双侧睾丸切除术

或

每日抗雄激素药物，例如：

- 醋酸环丙孕酮(cyproterone acetate)［环丙孕酮(androcur)］
- 氟他胺(flutamide,eulexin)
- 比卡鲁胺(bicalutamide)［康士得(cosudex)］
- 阿比特龙(abiraterone,zytiga)

或

黄体生成素释放激素(luteinising hormone releasing hormone,LHRH)激动剂：LHRH类似物的缓释注射剂，例如：

- 戈舍瑞林(goserelin)［诺雷德(zoladex)］
- 醋酸亮丙瑞林(leuprorelin acetate)(lucrin,eligard)

小体积转移性前列腺癌的联合治疗可能延长病人生命，例如：

- 睾丸切除术 + 氟他胺
- LHRH 激动剂 + 氟他胺或比卡鲁胺：LHRH 激动剂会引起最初的睾酮激增，因此建议开始治疗时合用抗雄激素制剂防止癌症暴发。

除了雄激素剥夺，对于骨转移或局部病灶也可以考虑放疗及其他辅助治疗。

替代治疗

在广泛宣传的可以从自然疗法中获益的疾病中，前列腺疾病最常见，但无足够的证据证明此类推荐的疗法[6]。已被广泛使用的草药包括锯棕榈(serenoa repens)、大荨麻(urtica dioica)、非洲西梅(pygeum africanum,syn. prunus africana),柳草(epilobium)和舍尼通(cernilton)。

锯棕榈已被广泛使用，特别是在德国，初步研究表明对 LUTS 与 BPH 同样有效。然而，Cochrane 最近的一项综述显示，它并不比安慰剂更有效[33]。

异黄酮类植物雌激素被用来治疗 BPH。在男性，弱的雌激素激动剂效应可能会对抗雄激素对前列腺的促生长作用。流行病学数据表明，在日本等流行异黄酮饮食的国家，前列腺肥大随年龄增长的发生率降低。植物雌激素最广泛的应用来源是大豆蛋白，它也存在于小扁豆、鹰嘴豆、其他豆类和苜蓿芽中。

多种营养物质可能在前列腺癌的发生和发展中发挥作用。流行病学研究表明，饮食中的硒、亮氨酸(来自番茄和番茄制品)、维生素 D、维生素 E、钙和绿茶可以预防前列腺癌，但是它们的真正作用在很大程度上尚不清楚[34]。

参考文献

1 Healthy Male (Andrology Australia). Clinical Summary Guide 7: prostate disease 2007 (reviewed March 2018). Available from: https://www.healthymale.org.au/files/resources/prostate_disease_csg_healthy_male_2019_0.pdf, accessed April 2021.

2 Urinary tract infections [published 2019]. In: *Therapeutic Guidelines* [digital]. Melbourne: Therapeutic Guidelines Limited; 2019. www.tg.org.au, accessed April 2021.

3 Buckley N (Chair). *Australian Medicines Handbook.* Adelaide: Australian Medicines Handbook Pty Ltd, 2018: 558.

4 European Association of Urology. *Guidelines on Chronic Pelvic Pain,* 2010. Available from: www.uroweb.org/wp-content/uploads/26-Chronic-Pelvic-Pain_LR.pdf, accessed April 2021.

5 Katz DJ, Love CJ, Chung E. Lower urinary tract symptoms and benign prostatic hyperplasia: old problems, new solutions. Medicine Today, 2016; 7(11): 14–25.

6 Nickel J et al. Alfuzosin and symptoms of chronic prostatitis—chronic pelvic pain syndrome. N Eng J Med, 2008; 359: 2663–73.

7 Litwin M et al. The National Institute of Health chronic prostatitis symptom index: development and validation of a new outcome measure. Chronic Prostatitis Collaborative Research Network. J Urol, 1999; 162: 369–75. Available from: www.prostatitis.org/symptomindex.html, accessed 20 March 2014.

8 American Urological Association. Management of benign prostatic hyperplasia (revised 2010, reviewed 2014). Available from: www.auanet.org/documents/education/clinical-guidance/Benign-Prostatic-Hyperplasia.pdf, accessed April 2021.

9 Barry M et al. The American Urological Association symptom index for benign prostatic hyperplasia. The Measurement Committee of the American Urological Association. J Urol, 1992; 148: 1549.

10 Abrams P et al. Evaluation and treatment of lower urinary tract symptoms in older men. J Urol, 2009; 181: 1779.

11 Abdel-Azis S, Mamalis N. Intraoperative floppy iris syndrome. Curr Opin Opthalmol, 2009; 20: 37.

12 McConnell J et al. The long-term effect of doxazosin, finasteride, and combination therapy on the clinical progression of benign prostatic hyperplasia. N Eng J Med, 2003; 349: 2387.

13 Roehrborn C et al. The effect of dutasteride, tamsulosin and combination therapy on lower urinary tract symptoms in men with benign prostatic hyperplasia and prostatic enlargement: 2-year results from the CombAT study. J Urol, 2008; 179: 616.

14 Wasson J et al. A comparison of transurethral surgery with watchful waiting for moderate symptoms of benign prostatic hyperplasia: the Veterans Affairs Cooperative Study Group on Transurethral Resection of the Prostate. N Eng J Med, 1995; 332: 75.

15 Rassweiler J et al. Complications of transurethral resection of the prostate (TURP)—incidence, management, and prevention. European Urol, 1 February 2005; 50(5): 969–80.

16 Australian Institute of Health and Welfare. Cancer in Australia: key facts. Available from: www.aihw.gov.au/cancer/cancer-in-australia, accessed 23 April 2014.

17 Kumar P, Clark M. *Clinical Medicine* (7th edn). London: Saunders, 2009: 674–6.

18　Baade P et al. Communicating prostate cancer risk: what should we be telling our patients? Med J Aust, 2005; 182(9): 472–5.

19　Johns L, Heuston R. A systematic review and meta-analysis of familial prostate cancer risk. BJU Int, 2003; 91(9): 789–94.

20　Gronberg H. Prostate cancer epidemiology. Lancet, 2003; 361: 859–64.

21　Barton S, ed. *Clinical Evidence.* London: BMJ Publishing Group, 2001: 588–98.

22　Royal Australian College of General Practitioners. *Guidelines for Preventative Activities in General Practice* (the red book). Available from: https://www.racgp.org.au/download/Documents/Guidelines/Redbook9/17048-Red-Book-9th-Edition.pdf, accessed April 2021.

23　Sikaris K. Prostate specific antigen. Aust Prescr, 2011; 34(6): 186–8.

24　US Preventive Services Task Force. Screening for prostate cancer: US Preventive Services Task Force Recommendation Statement. Ann Intern Med, 2008; 149(3): 185–91.

25　National Health and Medical Research Council (NHMRC). PSA testing for prostate cancer in asymptomatic men, information for health practitioners. Available from: https://www.nhmrc.gov.au/about-us/publications/prostate-specific-antigen-testing-asymptomatic-men, accessed April 2021.

26　Prostate Cancer Foundation of Australia and Cancer Council Australia PSA Testing Guidelines Expert Advisory Panel. Draft Clinical Practice Guidelines PSA Testing and Early Management of Test-Detected Prostate Cancer. Sydney: Cancer Council Australia. Available from: http://wiki.cancer.org.au/australia/Guidelines:PSA_Testing/, accessed 12 October 2020.

27　Prostate Cancer Foundation of Australia. How is prostate cancer graded and staged? Available from: www.prostate.org.au/awareness/for-recently-diagnosed-men-and-their-families/partners-and-carers/diagnosis/grading-and-staging-of-prostate-cancer, accessed 13 December 2014.

28　American Cancer Society. Grading and staging of prostate cancer. Available from: www.cancer.org/cancer/prostatecancer/detailedguide/prostate-cancer-staging, accessed 23 April 2014.

29　Whitmore W. Natural history and staging of prostate cancer. Urol Clin North Am, 1984; 11(2): 205–20.

30　Tacklind J et al. *Serenoa repens* for benign prostatic hyperplasia. Cochrane DatabaseSyst Rev, 2012; Issue 12: Art No. CD001423.

31　National Health and Medical Research Council (NHMRC). *Clinical Practice Guidelines: Evidence-based Information and Recommendations for the Management of Localised Prostate Cancer.* Available from: www.nhmrc.gov.au/guidelines/publications/cp88, accessed 23 April 2014.

32　Cancer Council Australia Advanced Prostate Cancer Guidelines Working Party. Management of locally advanced and metastatic prostate cancer. Available from: www.cancer.org.au/health-professionals/clinical-guidelines/prostate-cancer.html, accessed April 2021.

33　Sonn G et al. Impact of diet on prostate cancer: a review. Prostate Cancer P D, 2005; 8: 304–10.

34　European Association of Urology. *Guidelines on Prostate Cancer,* 2013. Available from: www.uroweb.org/wp-content/uploads/09_Prostate_Cancer_LR.pdf, accessed April 2021.

106

第九部分

性健康

第107章 生育力低下的夫妇

你会注意到，患脊髓疾病的病人可以无限期地潴尿，同时他也性无能。事实上，有这两个"出色"的属性，可以让他整天风平浪静。

洛普博士，在查林十字医院教学（1913 年）（译者注：查林十字医院位于英国伦敦，急性综合教学医院，建于 1818 年）

不孕症（infertility）是指在 12 个月的正常无保护性交后没有受孕[1]。无法妊娠对夫妇而言可能是非常痛苦和焦虑的问题，医生需要予以关怀和同理心，并相对快速地查清其问题。在评估一对夫妇生育力低下时，应让双方都参与。

人类的生育力取决于一系列复杂的事件，包括[2]：

- 能够受精的配子（精子和卵母细胞）的产生
- 排卵后将卵母细胞释放进入输卵管
- 恰当数量的精子出现在正确的地点和时间
- 胚胎在激素刺激的子宫内膜中植入和发育
- 子宫内生长的胎儿能维持到足月妊娠

一般来说，限制生育的主要因素约 1/3 在女性，1/3 在男性，还有 1/3 是双方的。有些夫妇虽具备三种最主要的生育因素（卵子、精子、输卵管和输精管），但仍不能妊娠，即不明原因（特发性）生育力低下，占低生育力夫妇的 10%~20%[2]。

关键事实和要点

- 不孕症影响 10%~20%（1/7）的夫妇[2]。
- 女性和男性的生育力随着年龄的增长自然下降。
- 32 岁之后，女性生育力每年下降 1.5%。
- 女性年龄的增长是生育力下降的常见原因。
- 男性不育的主要原因是不能产生精子、输精失败、精子质量受损和精子自身免疫[2]。
- 女性因素包括排卵障碍、输卵管疾病、子宫疾病和腹膜病变[3]。
- 多囊卵巢综合征（polycystic ovarian syndrome，PCOS）是排卵障碍最常见的原因[4]。
- 在多达 20% 的不孕症夫妇中未发现明显的原因（特发性）[2]。
- 辅助生殖技术（assisted reproductive technology，ART）可以帮助大多数缺乏生育力的夫妇妊娠，成功率随着孕妇年龄的增加而降低[5]。

生理因素[6]

男性生育力

男性的生育力要求：

- 下丘脑功能正常以产生促性腺激素释放激素（gonadotrophin-releasing hormone，GnRH）。
- 垂体功能正常以产生促性腺激素：卵泡刺激素（follicle stimulating hormone，FSH）和黄体生成素（luteinising hormone，LH）。
- 正常的生精小管和间质细胞功能。
- 正常的精子运输和传递。

关于精子生存能力：

- 在 48 小时禁欲后射出的精液中发现的存活精子数最多。
- 进入精子接受者的宫颈黏液后，精子能使卵子受精的能力最多可以维持 5~6 日。
- 由于酸性环境，精子在阴道内存活时间不到 30 分钟。

女性生育力

女性的生育力要求：

- 正常的排卵周期功能，这需要：
  - 正常的下丘脑-垂体功能以产生 GnRH、FSH 和 LH 等激素。
  - 卵巢功能正常，且卵泡对 FSH 和 LH 有反应（图 107.1）。
  - 适当的催乳素水平（通常是低的）；催乳素分泌过多（高催乳素血症）会导致无排卵。
- 输卵管运输正常，且进入的精子可遇到卵子。
- 接受精子的宫颈黏液。
- 允许受精卵植入的正常子宫。

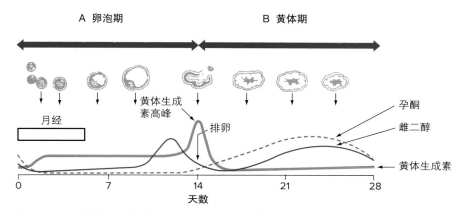

图 107.1　正常排卵周期：排卵发生在第 14 日，黄体生成素高峰期后 36 小时

妊娠的概率

约 50% 的正常夫妇每周至少进行两次没有保护措施的性交，有可能在 6 个月内妊娠，1 年内妊娠概率达到 85%，2 年内达到 95%[6]。

不孕症的原因

不孕症的原因见**表 107.1** 和**图 107.2**。

诊断的方法

病史

询问双方的年龄，采集一般疾病史，包括家族史、药物和毒物使用史；询问在当前或过去关系中的妊娠史和结果。

男性病史

- 性功能（勃起问题、射精问题）

表 107.1　低生育力的病因[3]

女性因素 排卵功能障碍： • 下丘脑/垂体疾病 　- 因为压力、慢性疾病、大负荷的运动、营养不良或饮食失调 　　而抑制下丘脑-垂体轴 　- 高催乳素血症 　- 下丘脑或垂体肿瘤 • 多囊卵巢综合征 • 卵巢衰竭 　- 卵巢早衰 　- 继发于化疗或放疗、卵巢手术或自身免疫性疾病 • 其他内分泌疾病 　- 甲状腺功能障碍 　- 雄激素增多症 输卵管疾病： • 盆腔炎（PID） • 既往异位妊娠史 • 既往输卵管结扎史 • 输卵管阻塞 子宫异常： • 子宫肌瘤 • 子宫内膜息肉 • 先天性的（如纵隔子宫、双角子宫） • 获得性（如阿谢曼综合征，即子宫腔粘连综合征） 腹膜疾病： • 子宫内膜异位 • 粘连 • 既往腹膜炎病史	• 炎性肠病 子宫内膜功能异常： • 凝血功能障碍或免疫性疾病，如全身性红斑狼疮、抗磷脂抗体 　综合征 **男性因素**[7] 睾丸前： • 促性腺功能减退症（如卡尔曼综合征） • 高催乳素血症 睾丸： • 先天性隐睾症（下降不良） • 炎症（如流行性腮腺炎性睾丸炎、感染、创伤、扭转） • 抗精子生成剂： 　- 化疗 　- 药物 　- 辐射 　- 高温 • 克兰费尔特综合征（XXY 综合征，细精管发育障碍症） • 抗精子抗体 睾丸后： • 性功能障碍 • 逆行射精 • 阻塞： 　- 输精管结扎术 　- 先天性输精管缺失，考虑囊性纤维化 　- 射精管阻塞或精囊功能障碍 **夫妇因素** 双方低生育力 性心理功能异常

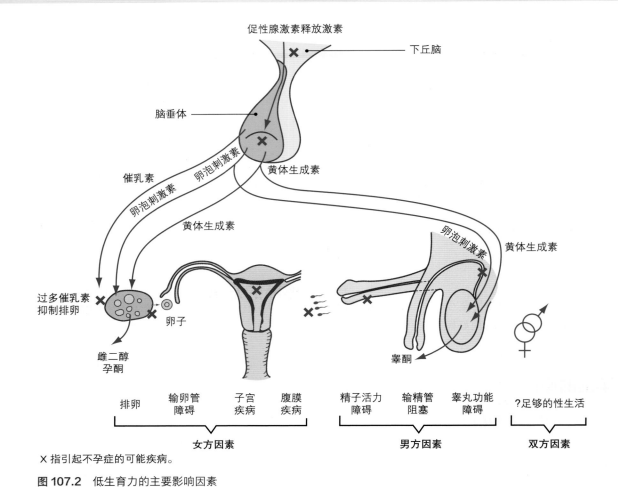

图中文字标注：
促性腺激素释放激素
下丘脑
脑垂体
催乳素
卵泡刺激素
卵泡刺激素
黄体生成素
黄体生成素
卵泡刺激素
黄体生成素
过多催乳素抑制排卵
卵子
雌二醇孕酮
睾酮

排卵	输卵管障碍	子宫疾病	腹膜疾病		精子活力障碍	输精管阻塞	睾丸功能障碍		?足够的性生活
	女方因素					男方因素			双方因素

X 指引起不孕症的可能疾病。

图 107.2 低生育力的主要影响因素
来源：Kumar 和 Clarke [8]。

- 青春期开始的年龄
- 既往的睾丸问题/损伤（如睾丸炎、外伤、隐睾、扭转）
- 性传播疾病既往史
- 流行性腮腺炎的既往史
- 尿道问题的既往史
- 泌尿生殖系统外科手术史（如疝、输精管切除复通术）
- 职业史（接触高温、杀虫剂、除草剂）
- 药物和毒物使用：
  - 酒精
  - 吸烟
  - 大麻
  - 合成类固醇激素
  - 化疗
  - 放疗
  - 氨基糖苷类抗生素
  - 柳氮磺吡啶
  - 西咪替丁/雷尼替丁
  - 秋水仙碱
  - 螺内酯
  - 降压药
  - 麻醉剂
  - 苯妥英钠
  - 呋喃妥英

女性病史

- 月经初潮
- 月经史
- 排卵症状（宫颈黏液变化、经期间痛）
- 子宫内膜异位症症状（痛经、骨盆疼痛、性交困难）
- 性传播疾病与盆腔感染的既往史
- 既往避孕/使用宫内节育器（IUD）
- 腹腔手术既往史（如阑尾炎、卵巢囊肿）
- 泌尿生殖系统手术既往史
- 药物和毒物使用：
  - 酒精
  - 吸烟，尤其是大于 20 支/d
  - 过去的避孕措施，特别是长效甲羟孕酮
  - 合成类固醇激素

双方病史

- 尝试受孕的时间
- 性交的频率和时间
- 对妊娠和低生育力的态度
- 对未来的期望

身体检查

对男方和女方的一般体质、BMI、一般健康状况和第二性征都要进行全面评估。

男方

- 第二性征;注意有无男性乳房发育
- 生殖器
  - 睾丸大小和一致性:可以和睾丸测量计相比来测量睾丸区域体积:正常范围 15~35ml(平均 18ml);在克兰费尔特综合征中睾丸是小的(7~8ml)(译者注:睾丸测量计是用来测量睾丸大小的工具,由大小不一的椭圆珠子组成,通过比对珠子与睾丸来确定睾丸的大小)
  - 触诊附睾和输精管(正常是可触及且没有触痛)
  - 精索静脉曲张的证据
  - 直肠指检:检查前列腺
  - 注意阴茎和尿道的位置(需将包皮缩回后检查)

女方

- 第二性征
- 甲状腺状态
- 注意皮肤痤疮、多毛
- 阴道和盆腔检查:
  - 评估子宫和卵巢(正常:可触及、可移动和无触痛)
  - 附件(任何肿块)

辅助检查

辅助检查通常在转诊后进行,但是全科医生应进行初步检查,以评估转诊的方向(如男科医生、内分泌科医生、妇科医生或生殖专家)。

初步辅助检查

男性:精液分析[7]

精液采集应在没有性活动的 2~3 日后进行,并直接装入无菌瓶。如果在家中采集,精液在运输到实验室的过程中应保持与体温一致,并在采集后 1 小时内检查。如果第一次检测异常,应该在 1~3 个月内复查[7]。

- 正常值(根据 WHO 标准):
  - 容量≥1.5ml(平均 2~6ml)
  - pH≥7.2
  - 密度≥1 500 万个精子/ml
  - 精子总数≥3 900 万个
  - 进行性活力≥32%
  - 存活率≥58%
  - 正常形态率≥4%
  - 白细胞 <1.0×10^6/ml

女性:排卵状态[3]

大多数情况下,规律的月经周期在 26~34 日,宫颈黏液有适当的变化(周期中间较稀薄,黄体期较黏稠)提示正在排卵。如果怀疑排卵功能障碍,应进行以下检查:

- 血清 LH、FSH 和雌二醇(帮助鉴别原发性下丘脑-垂体衰竭或功能障碍与原发性卵巢疾病,见表 107.2)
- 黄体中期孕酮(月经周期 28 日中的第 21 日,或预计下个周期前 7 日);>30nmol/L 可用于确定排卵
- 雄激素(游离睾酮、性激素结合球蛋白、游离雄激素指数,17α-羟孕酮)
- 甲状腺功能检查(妊娠前 TSH<2.5mIU/L 是理想水平)
- 血清催乳素
- 经阴道高分辨率超声检查(月经周期中第 5~9 日):用于"窦卵泡计数",以评估卵巢储备功能、卵巢疾病或子宫结构异常。
- 抗米勒管激素(anti-Müllerian hormone,AMH):一种卵巢功能和储备的预测因子(年龄依赖,可受慢性病和激素避孕影响,可能需要专科医生参与解释)。

表 107.2　排卵功能障碍的 WHO 分类[9]

第一组	下丘脑-垂体衰竭	低 FSH、LH(如神经性厌食症)
第二组	下丘脑-垂体功能障碍	正常的 FSH(如 PCOS)
第三组	卵巢功能衰竭	高 FSH(如卵巢功能衰竭)

进一步的辅助检查[3]

男性

若为无精症或严重的少精症(通常在专科医生指导下):

- 血清 FSH 水平(如果是正常值的 2.5 倍,表示不可逆的睾丸功能衰竭)
- LH
- 睾酮
- 催乳素
- 抗精子抗体(血清、精液或直接与精子关联的)
- 精子功能检测

107

- 基因检测：
  - 核型
  - Y染色体微缺失
  - 囊性纤维化基因突变
- 阴囊 ± 泌尿生殖道超声
- 射精后尿液分析（用于逆行射精的情况）

女性[10]

- 常规孕前筛查
- 甲状腺抗体（TPO抗体阳性的女性生育力降低的发生率更高）
- 衣原体（首次尿NAAT），若有提示
- 考虑脆性X基因突变、囊性纤维化和脊髓性肌肉萎缩需考虑基因载体检测
  专科的辅助检查：
- 子宫输卵管超声造影（HyCoSy）
- 宫腔镜/腹腔镜检查
- 输卵管染色检查

管理原则

- 因为生育是夫妇的共同问题，所以双方都应参与治疗决定。
- 应鼓励所有夫妇通过改变生活方式使一般健康状况达到最优状态，如最佳体重、锻炼、戒烟和最少的酒精摄入。
- 不孕症会引起相当大的情绪压力，包括被伴侣责备，以及随之而来的负罪感。因此需要给予小心翼翼的、具有同理心的支持，这也包括为夫妇提供咨询。

对生育能力的意识

夫妇可能需要以下关于性交时间的教育：
- 理想的做法是，在预计排卵期前1周内每2日性交1次[3]
- 卵子可以存活24小时，精子在女性生殖道内可存活5日
- 排卵一般发生在月经前14日
- 排卵可通过宫颈黏液的变化识别，排卵时宫颈黏液会变得更丝滑或像鸡蛋清
- 在排卵日或宫颈黏液呈丝滑状时，是受精的最佳时机
- 排卵后2日，基础体温轻微上升1/4~1/2℃
- 持续数月每日早上记录体温可以发现排卵是否正常，并预测排卵期
- 许多女性发现应用生育追踪网站或应用程序是一种有用的帮助
- 目前有检测尿液的排卵检测试剂盒，但是很难解释结果

- 对于月经不规律的女性，通过治疗机构的生育实验室进行排卵追踪可能是有价值的。对于追求自然生育而不是辅助生殖技术（ART）的夫妇，"生育意识专家"（译者注：在西方国家专门帮助人们了解生命周期和生育能力，通过提供准确的、高质量的信息和指导来促进生殖健康的协助服务人员，通常由志愿者组成，受过相关领域的专业培训）可提供帮助。

🦴 多囊卵巢综合征[4]

多囊卵巢综合征（PCOS）是一种常见的疾病，存在于12%~18%的育龄女性[11]。应该注意的是，PCOS与多囊卵巢不同，多囊卵巢发生在大约25%的无症状的正常女性[12]。

一般特征

病人可能出现以下症状：
- 卵巢功能障碍：月经周期不规则、生育力低下、月经过少、停止排卵
- 雄激素过多：痤疮、多毛和男性型脱发
- 代谢特征：向心性肥胖、糖耐量受损、血脂异常、糖尿病
- 心理症状：焦虑、抑郁、饮食失调

病因[2]

PCOS通常与胰岛素抵抗相关。胰岛素抵抗和高胰岛素血症会促进卵巢雄激素的生成、抑制性激素结合球蛋白（sex hormone binding globulin，SHBG）合成，导致更高的雄激素生物利用度。该病有很强的遗传基础，在澳大利亚原住民、托雷斯海峡岛民和东南亚女性中更常见。该病的发生，尤其是体重增加，可能是由环境因素引起。

诊断/辅助检查[13]

如果1名女性有以下症状应诊断PCOS：
- 月经周期不规则
  和
- 雄激素过多症：临床或生化
  - 临床：多毛症，痤疮，男性型脱发
  - 生化：增高的游离睾酮或游离雄激素指数
  初潮后的第1年内月经周期不规则是正常的。不规则月经周期的定义为：
- 初潮后 >1年者，月经周期 >90日
- 初潮后 1~3年者，月经周期 <21日或 >45日
- 初潮后 >3年者，月经周期 <21日或 >35日
- 15岁之后或乳房发育后 >3年者，原发性闭经

如果仅表现为月经周期不规则或雄激素过多，但盆腔超声证实其存在多囊卵巢形态（每个卵巢至少10个卵

泡),也可以确诊。

注意:因多囊卵巢形态在青少年中发生率高,所以年龄 <20 岁者不推荐盆腔超声。

鉴别诊断包括:

- 甲状腺功能障碍
- 高催乳素血症
- 过早的卵巢功能不全
- 先天性肾上腺皮质增生症、库欣综合征、肾上腺肿瘤
- 促性腺激素减少的性腺功能减退

所有 PCOS 女性建议筛查的内容

- 吸烟史
- 血压
- 空腹血糖水平
- 口服葡萄糖耐量试验(有额外危险因素的女性每 2 年进行 1 次)
- 血脂水平

管理策略

一线

- 生活方式调整:减重和运动(即使仅减重 5%,也可能恢复正常的卵巢功能)
- 考虑 PCOS 支持小组或心理支持

对生育力低下的女性

- 必要时可筛查和处理:
  - 糖耐量受损和糖尿病

  - 高脂血症
  - 高血压
- 胰岛素抵抗的初步治疗:
  - 二甲双胍
- 诱导排卵:氯米芬/来曲唑/促性腺激素
- 腹腔镜卵巢手术/打孔术(药物治疗后的二线治疗)
- 辅助生殖技术(ART)

为生育力低下的夫妇提供咨询[14]

对生育力低下夫妇提供的咨询,必须与其不孕症的程度相适应。由于他们的情感特质、生活方式、道德、宗教和伦理信仰的不同,每对夫妇的需求可能差别巨大。他们的痛苦可能非常深重,应该得到关注,并有时间和机会得以表达他们的感受和担忧。

由 Colagiuri 和 Craig[14]开发的医疗咨询模式(见第 4 章图 4.1)非常有效,它与指令和咨询式的医疗模式截然相反,能引导病人作出自己的决定。

夫妇在最初就得到了准确和适当的信息,再通过释除担忧和消除误解来缓解焦虑。

调解的过程能使夫妇释放内疚、焦虑、恐惧、愤怒的情感,解决性相关的问题。提问的模式应该聚焦于探讨夫妇存在问题所带来的影响,以及他们如何去克服。以上过程会引导夫妇作出进一步治疗策略的决定。

不孕病人的情绪反应曲线图(**图 107.3**)可以帮助夫妇探索他们对现在和过去的问题的情绪反应。该图除帮助他们意识到自己的问题并不是唯一的外,还提供了释放重要情感的机会,可以作为咨询服务的基础。

107

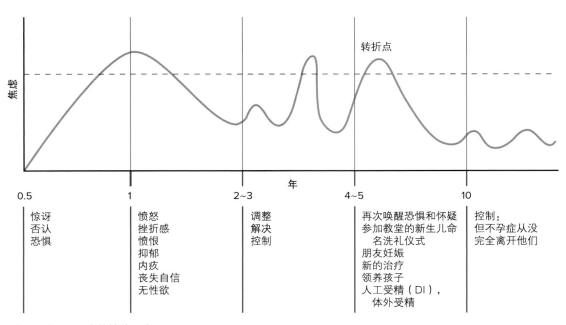

图 107.3 不孕症的情绪反应
来源:Craig[14]。

治疗[2]

女性不孕症的治疗方案：

- 诱导排卵
  - 二甲双胍（PCOS 女性，单独使用或联合来曲唑或克罗米芬）
  - 来曲唑
  - 克罗米芬柠檬酸盐
  - 促性腺激素
    - FSH
    - LH
    - 人绒毛膜促性腺激素（human chorionic gonadotrophin，HCG）
  - 卡麦角林或溴隐亭治疗高催乳素血症
- 子宫内膜异位症
  - 手术消融/切除沉积物和粘连松解
- 输卵管梗阻的手术修复、子宫纵隔切除、子宫肌瘤切除及宫腔镜下子宫内粘连切除是其他外科治疗选项。

男性不育的治疗方案[7]：

- 促性腺激素治疗男性性腺功能减退
- 显微外科输精管吻合术（输精管结扎逆转术）
- 精索静脉曲张合并少精症的手术矫正（作用不明确）
- 拟交感神经药物（如伪麻黄碱）可以纠正逆行射精

辅助生殖技术

辅助生殖技术（ART），如体外受精（in vitro fertilization，IVF），已经彻底改变了不孕症的治疗方法。每 25 名澳大利亚婴儿中就有 1 名是经 IVF 出生，据估计，在过去 30 年中，全世界有超过 600 万名儿童是应用 ART 受孕而出生的[15]。

最近，澳大利亚和新西兰的一项研究估计了接受 ART 的全年龄累积活产率，完成第 1 个周期为 32.7%，到第 8 个周期上升至 54.3%~77.2%。40 岁以上的女性 ART 成功率显著降低，完成第 1 个周期后估计累积活产率为 10.7%，第 8 个周期上升到 21.0%~37.9%。IVF 很少被推荐给年龄超过 44 岁的女性[5]。

方案包括[12]：

- 宫内人工授精（IUI）（用伴侣精子进行宫内授精）
- 体外受精（IVF）
  - 包括提取卵子，卵子和精子混合后孵化 5 日：形成的胚胎经宫颈转移到子宫内
  - 胚胎可以冷冻和低温储存；冷冻胚胎可以解冻后转移到子宫
- 卵胞质内单精子注射（ICSI）
  - 把一个精子注射到一个卵子中进行 IVF，然后移植至子宫
- 植入前遗传学检测（PGT）
  - 检测异倍体或单基因异常

全科医生的作用

低生育力夫妇的不良后果与延误诊断和治疗有关，由全科医生进行的早期检查对促进专科医生参与非常重要。

在计划妊娠后以下时间内仍未妊娠者，建议转诊[3]：

- 如女方≤35 岁，1 年
- 如女方 >35 岁，6 个月

对于闭经或月经稀少的女性、有已知不孕症原因的夫妇，应考虑尽早转诊。

参考文献

1　World Health Organization. WHO-ICMART revised glossary. Definition of infertility. Available from: www.who.int/reproductivehealth/topics/infertility/definitions/en, accessed March 2018.

2　Infertility [published 2020]. In: *Therapeutic Guidelines* [digital]. Melbourne: Therapeutic Guidelines Limited; 2020. www.tg.org.au, accessed April 2021.

3　Burns K, Smith H. The subfertile couple: a guide to investigations. Endocrinology Today, October 2016; 5(4): 6–16.

4　Boyle J, Teede H. Polycystic ovary syndrome: an update. Australian Family Physician. October 2012; 41(10): 752–6.

5　Chambers G et al. Assisted reproductive technology in Australia and New Zealand: cumulative live birth rates as measures of success. Med J Aust, 2017; 207(3): 114–8.

6　O'Connor V, Kovacs G. *Obstetrics, Gynaecology and Women's Health.* Cambridge: Cambridge University Press, 2003: 454–66.

7　Katz D, Teloken P, Shoshany O. Male infertility–the other side of the equation. Aust Fam Physician, September 2017; 46(9): 641–6.

8　Kumar PJ, Clark ML. *Clinical Medicine* (5th edn). London: Elsevier Saunders, 2003: 1028–30.

9　Illingworth P, Lahoud R. Investigation of the infertile couple 1. Medical Observer, 21 April 2006: 27–30.

10　Hunter T. Investigating fertility. O&G Magazine, Spring 2014; 6(3). Available from: www.ogmagazine.org.au/16/3-16/investigating-fertility, accessed April 2021.

11　The Jean Hailes Foundation for Women's Health. PCOS. Available from: https://jeanhailes.org.au/health-a-z/pcos, accessed April 2021.

12　Family Planning NSW. *Reproductive and Sexual Health: An Australian Clinical Practice Handbook* (3rd edn). Sydney: Family Planning NSW, 2016.

13　Monash University. PCOS GP Tool, 2018. Available from: www.monash.edu/__data/assets/pdf_file/0010/1459243/pcos-gp-tool.pdf, accessed April 2021.

14　Craig S. A medical model for infertility counselling. Aust Fam Physician, 1990; 19: 491–500.

15　Dyer S et al. International Committee for Monitoring Assisted Reproductive Technologies world report: assisted reproductive technology 2008, 2009 and 2010. *Hum Reprod,* 2016; 31: 1588–1609.

107

先生,酒虽激起了欲望,但也使行动成为泡影。

威廉·莎士比亚(1564—1616)(译者注:英国人,世界最卓越的文学家之一),《麦克白》,第二幕,场景1

性健康是拥抱和享受整个生命过程中的性(sexuality)的能力。性是人类基本的体验经历,它包括生理意义上的性、社会意义的性别认同和角色、心理意义上的性取向、性爱倾向、情感上的性欢愉和亲密关系及繁衍意义的生育[1]。

全科医生经常被要求为性问题提供咨询和帮助,并不断地面临着以其他形式出现的性问题的挑战。因为要处理多项问题并开具多种药物,全科医生必须意识到医学措施和药物对性健康的各种影响。

性功能障碍[2]

一些研究表明,人们对性方面的顾虑和问题是常见的,发生率在20%~40%。表108.1总结了相关疑难问题。另有证据表明,医疗卫生专业人员很少在看诊中与病人讨论性方面的顾虑,然而病人却希望医生能主动提起性相关问题并进行讨论。

表108.1 性功能障碍:疑难问题[2]

女性问题:
- 缺乏性欲:10名女性中有4名
- 高潮困难:1/3的女性
- 性交痛苦(性交困难,阴道痉挛):1/10的女性

男性问题:
- 缺乏性欲:1/4的男性
- 勃起功能障碍:1/5的男性
- 早泄/延迟射精:1/4的男性
- 性冷淡
- 对阴茎的担心

其他问题:
- 物质/药物引起的性功能障碍
- 性的强迫行为

性功能障碍可能是身体上各种不适的表现,需要考虑生物、心理、社会文化及其相关因素。全科医学及全科医生的独特之处在于,全科医生往往非常了解所涉及个体的家庭动态并掌握第一手资料,他们可以在恰当的时机为病人解决性问题。

担心性问题的表现

虽然有些病人可能会直接抱怨性功能障碍,但许多病人不会那么直接,他们会使用一些其他借口或主诉当作咨询或诊治性问题的"门票"(表108.2)。尽管看似简单,但性问题必须得到相当的重视和处理,这可能意味着需要安排一个恰当的时间专门讨论这些问题。

表108.2 性问题在全科诊所中的表现[3]

轻微的与性无关的主诉:"门票"(译者注:所谓门票,是假借的看病理由)
具体的性问题
婚姻或关系问题
非性问题(如病人感知成为性问题)
作为疾病管理一部分的性询问
作为全面健康检查一部分的性询问
不育问题
更年期症状

疾病对性功能的影响

通常,医生看病过程中很少会询问疾病对病人及其伴侣的性功能影响(表108.3)。与有心肌梗死、前列腺切除术后、服用降压药物或其他药物(表108.4)、乳腺切除术后或子宫切除术后的病人讨论疾病对性功能的影响,是适宜的。糖尿病也需要引起重视,有报道超过60%糖尿病男性有勃起功能障碍[4]。

采集性生活史

为病人创造一个可以安全谈论其性行为和性相关话题的环境,非常重要。医生需要解释为什么要问相关问题,并且需要得到病人的同意才能询问。应避免太正式或太随意,而是要展现出明智的、实事求是的、具有同理心的、具有常识的融洽关系。性生活史中涉及性传播感染(sexually transmitted infections,STI)的内容在第109章中详述。

表 108.3　影响性功能的疾病

心血管： • 陈旧性心肌梗死 • 心绞痛 • 外周血管疾病 • 高血压及其治疗情况 呼吸： • 哮喘 • 慢性阻塞性肺疾病（COPD） 内分泌： • 糖尿病 • 甲状腺功能异常 • 库欣综合征 • 性腺功能减退 神经： • 多发性硬化症 • 神经病变 • 脊髓损害 • 帕金森病 肌肉骨骼： • 关节炎 心因性： • 抑郁 • 焦虑 • 创伤后应激障碍（PTSD）	肾脏： • 肾衰竭 泌尿系统问题： • 前列腺切除术 • 包茎 • 佩伦涅病（阴茎海绵体硬结症） • 阴茎异常勃起 肝胆： • 肝硬化 妇科： • 子宫内膜异位 • 阴道修补/分娩创伤 • 盆腔脱垂 • 子宫切除 • 阴道前庭痛 慢性疼痛 癌症 结直肠： • 肛门痛 • 结肠炎

表 108.4　影响性兴奋和性功能的药物

含酒精的饮品
抗胆碱能类
抗雄激素
抗抑郁药，如选择性 5-羟色胺再摄取抑制药（SSRI）、5-羟色胺-去甲肾上腺素再摄取抑制药（SNRI）
抗癫痫药
降压药
抗精神病药物
芳香化酶抑制剂
苯二氮䓬类
细胞毒性药物
激素避孕，如联合口服
避孕用具
他莫昔芬
大麻
阿片类药物

请注意，许多病人都有未公开的性虐待史。

针对可疑的性问题作出的提问

- 你的性生活怎么样？
- 你在夫妻关系方面有困难吗？
- 你在性交过程中有什么疼痛或不适吗？
- （男性）你勃起有什么困难吗？
- 与你类似情况的人遇到性方面的困难是很常见的，你也这样吗？

性关系史

当病人希望讨论性相关的症状时，请考虑以下几点：

- 性反应的阶段（兴趣、性唤起、勃起功能、性高潮）
- 包括手淫在内的一系列性行为
- 症状发生时的情景
- 与症状相关的痛苦
- 性爱期间的疼痛

进一步的询问可能有帮助：

- 在你小时候，在家里或学校你接受过哪些性教育？
- 你父母对性持什么态度？
- 你是否经历过任何痛苦的或创伤性的性经历？
- 你是否正在承受生活给你带来的压力，如夫妻关系、工作或家庭生活？
- 你能和你的伴侣讨论性吗？
- 你担心你的性取向或性别认同吗？

应询问的既往病史包括：

- 月经史
- 以往的性传播疾病史
- 慢性健康问题
- 心理健康问题
- 药物的使用，包括避孕药
- 手术史
- 娱乐性药物和饮酒
- 吸烟

身体检查

常规身体检查应包括尿检、血压测量、生殖器检查和神经系统检查等内容。

考虑进行男性生殖器检查，以发现佩伦涅病、睾丸小（可能提示性腺功能减退或 Klinefelter 综合征）或可伸缩包皮。

有性交困难或阴道痉挛的女性可考虑进行女性生殖器检查。

辅助检查

不推荐行特定的常规检查，评估男性勃起功能障碍（旧称性无能）的检查在本章后文介绍。有助于明确性欲低下具体原因的是针对糖尿病、肝功能障碍、甲状腺功能障碍和内分泌功能障碍的检查。评估内分泌功能障碍的检查包括催乳素、游离睾酮、FSH、LH 和雌二醇。其他检查包括盆腔超声、阴道镜或腹腔镜。

基本的性咨询

全科医生可以学会成为一名有效的性健康顾问。性咨询在情感上有较高要求，高超的访谈技巧、兴趣、支持和基本建议都很重要,但要成为一名有效的咨询师,还需要额外的技能。

基本性咨询的原则:

- 容许病人坦诚地谈论性问题
- 能轻松地交换信息
- 破除性谣言和纠正误解
- 探讨病人的焦虑及其对他们关系的任何影响
- 不再强调现今对性能力和性高潮的痴迷,而是强调不同性表达方式的价值(如抚摸、亲吻、手部和口腔刺激)
- 让病人放心,他是正常的(在适当的情况下)

表 108.5 罗列了不恰当的医生行为。

表 108.5　性咨询:不恰当的医生行为

过分熟悉
过于正式
过于健谈
生硬的质疑
以审判的姿态
假设对方的性行为
将自己的信仰和标准施加在别人身上
教条主义
处理超过自己经验的问题

性问题通常被严重低估。人类通常对亲密、接触、抚摸和做爱的性形式有一种基本的渴望,和谐的两性关系中也可能缺乏这种亲密,从而可能导致出现各种身心疾病。

理想的情况是,全科医生应开设性咨询课程,在咨询过程中增强自信心。病人可以学会基本的方法(在适当的情况下),如集中注意力、早泄者采用挤压或停止-开始技术、使用凯格尔盆底练习进行自我探索、用书籍或视频进行幻想调理、使用性玩具和行为改变。复杂或严重的问题,特别是涉及强迫性行为的问题,需要转诊给专科治疗。

PLISSIT 咨询模式

由 Annon 提出的 PLISSIT 咨询模式[5]可以用来训练处理性问题所需的技能,特别是因心理因素导致的性问题。

便于记忆的 PLISSIT:

P:允许给予(**P**ermission giving)

LI:有限的信息(**L**imited **I**nformation)

SS:具体建议(**S**pecific **S**uggestion)

IT:强化治疗(**I**ntensive **T**herapy)

"允许给予"的意思是允许病人谈论性、提出问题、感到内疚等。他们的问题与能够倾听、引起共情的知己进行分享。

大多数受过医学训练的人可能只会提供有限的关于性生理和行为模式所需的信息。"具体建议"可为病人提供自我帮助的思路,并可包括关键参考书和相关视频。病人只要获得医生的一点支持和许可,就可以采取简单的行动进行矫正或改善问题。

"强化治疗",无论是精神治疗还是情感治疗,都需要更深入地参与。对缺乏经验的医生来说,这可能是一个危险的领域,明智的做法是转介至适当的医生。

阴茎和阴蒂的类似作用

告知病人阴茎和阴蒂具有类似作用(由 Cohen 和 Cohen 提出),帮助他们理解性交、阴茎及阴蒂刺激与高潮的关系,这是一种非常有用的策略。可以用简单的模型(图 108.1)向病人解释问题,如为什么一些女性不能通过性交达到高潮,特别是在使用传统的传教士姿势时[3],这个问题可以很容易地用女性的阴蒂刺激类似于男性的阴茎刺激来解释。

女性的性高潮困难[6]

女性性高潮困难很常见,如果一位女性从未达到过性高潮,并为此感到痛苦,应考虑诸如缺乏性教育、与伴侣的沟通障碍或缺乏自我刺激的经验等因素。

生物学原因在获得性性高潮障碍中更为常见,特别是在药物治疗及伴有内分泌或神经系统疾病者中。随着年龄增长,性高潮可能会不那么强烈或延迟。

如果性高潮发生在自我刺激过程中,而不是在与伴侣的性行为过程中,则由潜在的生物学原因引起的可能性小,夫妻关系或性需求沟通中的困难是可能的因素。

女性普遍担心的是无法通过阴道性交定期达到性高潮,这一问题被认为可能与身体原因有关。重要的是,要为其释除担忧,告诉她们这是正常现象,大多数女性是通过阴蒂刺激达到性高潮,而不是通过性交。

使用 Cohen 模型(图 108.1)对强调阴蒂刺激的重要性非常有效。

性高潮困难的治疗方案包括[6]:

- 正念干预
- 夫妻关系咨询
- 认知行为疗法
- 辅助工具,如书籍、视频或振动器
- 性治疗师/专科治疗:
  - 经指导的自我刺激
  - 知觉集中练习
- 绝经后女性的睾酮治疗(可改善性高潮)

108

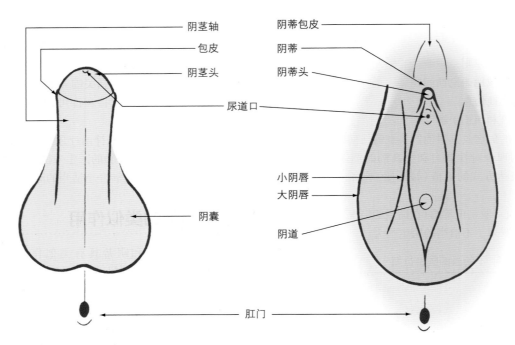

图 108.1 男性和女性生殖器的类似结构示意图
资料来源：G Cohen and M Cohen，Canadian Family Physician，852；31：767-713 [3]。

性交疼痛

性交疼痛（dyspareunia）对病人及其伴侣来说在身体和心理上都非常痛苦。它可以表现为病人含糊的抱怨，以一种"隐秘的理由"的方式表达，如"我下面感到不舒服"。在治疗过程中，对该问题的机智和敏感非常重要。

引起性交疼痛的主要原因见**表 108.6**。尤其要注意外阴前庭综合征，它常表现为不易察觉的体征（见第 99 章）；一个常见的原因是在会阴切开术后形成的引起疼痛的瘢痕组织，特别是第一次经阴道分娩后。有深部性交痛的女性需要转诊至妇科评估盆腔疾病。

性交困难的管理包括原发病治疗，以及针对润滑剂

表 108.6 引起性交疼痛的主要原因

插入时疼痛加重
生理上-润滑不充分
阴道痉挛
诱发性前庭痛综合征
慢性念珠菌性阴道炎
外阴皮肤病（如皮炎、银屑病、扁平苔藓）
外阴阴道萎缩（如绝经后）
产后会阴瘢痕
处女膜不完全破裂
深部性交疼痛加重
子宫内膜异位症
盆腔炎（PID）
盆腔粘连
卵巢和子宫肿瘤

的使用给予适当建议（包括局部使用雌激素）。在相对简单的案例中，上述处理即可，但并未解决与性交疼痛相伴随的恐惧[2,7]，即使解决了性交疼痛的原因，对性交的恐惧仍会一直存在。

应当解释清楚，继续进行痛苦的性交会使问题恶化，适宜停止引起疼痛的性行为并继续其他的亲密方式（在舒适的前提下），直到疼痛得到充分的治疗或解决[6]。

阴道痉挛[2]

阴道痉挛（vaginismus）是指阴道口（阴道外 1/3）周围肌肉的不自主收缩，以应对和阻止可能的插入，可分为原发性或继发性。在原发性阴道痉挛中，卫生棉可能永远无法被插入阴道，通常与诱发性阴道前庭痛有关（前庭过敏，见第 99 章）。

对性交的恐惧，可能是阴道痉挛的潜在原因，与担心生殖道内部损伤、妊娠、习得的对性的消极态度，以及既往的性创伤有关。这一问题可能是对恐惧的敏感探索及解剖学、生理学教育的反应。鼓励使用润滑剂和采用女性可以控制的、舒适的性姿势，通常是有效的。

应考虑将病人转诊给受过专门训练的物理治疗师进行盆底松弛和阴道扩张治疗。选择的阴道训练器尺寸可以逐渐增大以起到脱敏作用，让阴道渐进性扩张。如果恐惧仍然阻碍康复，则有必要进行专家咨询。

女性性欲缺乏[2]

《精神障碍诊断与统计手册》第 5 版（DSM-5）将女性性欲缺乏（lack of libido）定义为女性性兴趣/唤起障碍

(female sexual interest/arousal disorder，FSAD)[8]。当与病人的年龄不符时，低性唤起或性欲望是个问题，并会造成痛苦。

性欲缺乏通常由于一系列因素造成，包括关系问题、疾病、药物、使用毒品和酒精、激素变化、压力和疲乏。

个人或夫妇可以从全科医生那里获得基本的性咨询，而其他更严重者则可能需要性治疗师介入。如果性欲缺乏继发于更年期，可尝试应用绝经期激素治疗（MHT），替勃龙已被证明有益于某些女性性欲丧失[6]，使用经皮睾酮对绝经后女性有效（见第 97 章）。

对阴唇的担忧

在澳大利亚，阴唇缩小手术（即手术切除小阴唇）的需求显著增加。媒体对无毛、青春期前外生殖器的描述助长了人们对阴唇的担忧，尽管这并不代表社会大众的看法[9]。提供关于阴唇正常外观的性健康教育是适当的。关于阴唇的健康教育网站是一个有用的资源。

男性性欲缺乏[6]

男性性欲缺乏被定义为男性性欲减退障碍（male hypoactive sexual desire disorder，MSHDD）[8]。该病未得到充分的报道和认识。勃起功能障碍和早泄常伴随性欲缺乏，并可能是影响因素，其他的影响因素可能包括雄激素缺乏（见第 102 章）、失眠、肥胖、疾病、疲劳、抑郁、夫妻关系及对性别认同或性取向的担忧。

解决潜在的问题，并考虑转诊进行心理治疗或转诊给性治疗师。除患有雄激素缺乏症外，睾酮不适用于男性性欲缺乏的治疗。

勃起功能障碍

勃起功能障碍（erectile dysfunction）（曾称性无能，impotence）是指不能达到或保持足够质量的勃起，以实现令人满意的性交。

勃起功能障碍是一个常见的问题。在澳大利亚的一项研究中，勃起功能障碍的总体患病率为 61%（"有时"占 25%，"通常"占 19%，"完全勃起功能障碍"占 17%）。在没有危险因素的 60~65 岁健康男性中超过 20% 有中度或完全勃起功能障碍[4]。

传统上，勃起功能障碍的病因分为器质性、精神性或混合性。然而，在现实中，不管最初的病因如何，焦虑和抑郁通常伴随着勃起功能障碍。因此，几乎所有的器质性勃起功能障碍最终都会变为"混合性"[10]。

突然发病者应考虑心理原因，而器质性原因者更有可能渐进起病。

原因

- 心理因素：与压力、人际或心理因素有关（如抑郁、婚

姻不和谐、行为焦虑）
- 神经源性：影响副交感神经骶髓的疾病（如多发性硬化症），通常逐渐发展
- 血管
- 糖尿病
- 高血压
- 慢性肾脏病
- 泌尿系统问题（如佩伦涅病、盆腔创伤和手术）
- 激素紊乱：
  - 雄激素缺乏（如睾丸疾病）
  - 甲状腺功能减退症
  - 高催乳素血症（罕见）→因继发性睾酮缺乏导致的勃起功能障碍和性欲丧失
- 药物诱导：
  - 酒精
  - 可卡因、大麻
  - 尼古丁（50 岁时风险增加 4 倍）
  - 降压药
  - 非那雄胺
- 年长
- 未知因素

> **临床要领**
> ....
> 勃起功能障碍可能是动脉粥样硬化疾病（如冠心病）的首发症状。

病史

勃起功能障碍的发病原因非常重要，包括夫妻关系的情况。用药史同样很重要，包括酒精、尼古丁、毒品，以及药物，特别是降压药物（β 受体阻滞剂和噻嗪类利尿剂）、调脂药、抗雄激素药（前列腺癌治疗）、抗抑郁药、抗精神病药和 H_2 受体拮抗剂。应询问关于夜间和清晨勃起情况。

身体检查

尽管不一定能明确诊断，但泌尿生殖系统、心血管和神经系统检查很重要。重点检查应包括直肠指检、下肢血管和神经功能状况、生殖器检查（特别是睾丸和阴茎，检查提睾反射和球海绵体反射）。

辅助检查

首选血液检查：
- 清晨睾酮
- TSH
- 催乳素
- 黄体生成素

108

- 空腹血糖
  需考虑的其他血液检测：
- 肝功能，特别是 γ 谷氨酰转移酶（GGT）（受酒精影响）
- 肾功能检查
- 血脂

当病因尚不明确时，特殊检查应包括阴茎彩色多普勒超声联合海绵体血管活性物质注射试验。

管理

解决可改变的危险因素，包括药物（如果可行的话）、社会心理问题和生活方式（NEAT，见第 5 章表 5.3）。管理应包括适当的病人教育，邀请伴侣一起参加讨论，重点强化夫妇两人的自我形象（自我形象可能曾因拒绝或回避而受到影响）。

针对心因的问题

措施包括心理治疗和性行为改变（见本章前文"基本的性咨询"部分）。本病适宜转介给会诊医生。

口服药物

5 型磷酸二酯酶（PDE-5）抑制剂：PDE-5 抑制剂是一线口服药物（表 108.7[10]）。PDE-5 抑制剂对 70% 的勃起功能障碍有效，但对神经源性勃起功能障碍效果较差。PDE-5 抑制剂不会触发勃起，但可增强男性勃起的能力；性刺激是必要的；如果病人有不稳定型心绞痛、近期卒中或心肌梗死病史，禁忌使用 PDE-5 抑制剂；应避免与硝酸盐一起使用，在使用后 24 小时内不得服用硝酸盐，与硝酸盐联用可能导致严重和潜在的致命性降压反应。PDE-5 抑制剂有潜在的副作用，特别是头痛。足量使用已经试验了 7~8 次后仍无效，方能认为治疗失败[11]。

治疗勃起功能障碍时，他达拉非可以每日服用（较低剂量，2.5~5mg），不可间歇使用；肾功能损害的病人应慎用。

阴茎内注射[6]

阴茎内注射（intrapenile injection）是在海绵体注射血管活性物质，是二线治疗方案，应在经验丰富的医生指导下进行。

前列地尔海绵体内注射：
- 病人在医生指导教学后自我给药（可能的话，使用阴茎模型）
- 从较低剂量开始，2.5~5µg
- 自发勃起 5~20 分钟
- 若延长勃起 >2 小时，则口服 120mg 伪麻黄碱，并进行热水淋浴，必要时 4 小时后重复（用于非高血压病人）

真空负压吸引

在药物治疗失败或不适宜药物治疗的情况下，采用真空负压吸引装置（vacuum constriction devices，VEDs）可能在勃起功能障碍管理中有一定作用。但是，由于其疼痛、无法射精、瘀伤、"铰链感"和麻醉等副作用，病人往往无法忍受长期使用 VEDs[10]。

手术

- 可塑的阴茎假体（penile prosthesis）
- 充气阴茎假体（图 108.2）

🚻 早泄

早泄（premature ejaculation），即早发射精，指"比预期更早发生的射精"，更准确地说，是"阴茎插入阴道之前、之时或不久的持续或反复射精，并导致严重的个人痛苦"。在大多数情况下，早泄发生在阴茎插入阴道后 1 分钟内。病人可能不会清晰表述，为明确这个问题，有必要仔细询问病史，确保病人未罹患勃起功能障碍。病人及其伴侣都可能抱怨这个问题。

有许多方法治疗早泄，但其目的不是专注于射精，而是延长射精时间或使性行为令人满意。

非药物治疗包括性心理治疗和/或行为治疗（包括"停止-开始"技术）。

药物治疗

据报道，SSRI 也是有效的治疗药物，可在性交前 3

表 108.7 5 型磷酸二酯酶抑制剂[10]

项目	西地那非（万艾可）	阿伐那非（Spedra）	他达拉非（希爱力）	伐地那非（艾力达）
剂量/mg	25,50,100	50,100,200	5,10,20	5,10,20
通常起始剂量/mg（性交前 1 小时）	50	100	10	10
峰值效应/h	1	0.5~0.75	2	1
半衰期（约）/h	4	6~17	18	4
同类副作用	头痛，鼻塞，面部潮红，消化不良			
特定的副作用	蓝色视力、腹泻	背痛	肌痛、背痛	视觉障碍

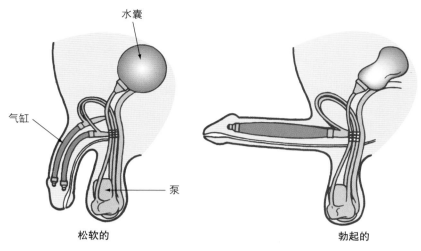

水囊

气缸

泵

松软的　　　　　　　　　　勃起的

图 108.2　充气假体,展示组件位置

小时左右使用达泊西汀 30mg、舍曲林 50mg 或帕罗西汀 20mg[6],部分男性可能更喜欢每日服用 SSRI 来管理早泄。已证实,局部麻醉可降低阴茎感觉,但因为局部麻醉减少性快感[2],用于治疗早泄的效果往往并不令人满意[2]。

🖊 对阴茎的担忧

在全科实践中,为因阴茎大小或外观感到焦虑的男性和青少年提供咨询并不少见。珍珠样阴茎丘疹的出现(见第 105 章)也经常需要安慰。应对男性进行健康教育,告知阴茎的大小与伴侣对性交的满意度没有关系。

成人阴茎的平均长度为 7.5~10.5cm,勃起时为 12~18cm。

性别和性取向[12]

对一些人来说,性别认同(gender identity)和性取向(sexual orientation)是固定和明确的,而对另一些人来说则可能是不固定的。值得注意的是,性别认同、吸引力和行为未必是一致的。

生物性别是由性染色体、生殖器官和激素决定的,然而,并不是每个人都认同自己出生时的性别。性别认同是对性别的内在体验,而性别和性表达是指一个人在外表和行为举止方面选择如何表达自己的性别。

最近的一个澳大利亚研究发现,14.7% 的女性被同性吸引,13.5% 的女性有同性性行为,1.2% 的女性是女同性恋,2.2% 的女性是双性恋;6.8% 的男性被同性吸引,6.0% 的男性有同性性行为,1.6% 的男性是同性恋,0.9% 的男性是双性恋[13]。

据估计,多达 8% 的澳大利亚人具有性别多样性,而双性人占澳大利亚出生人口的 1.7%。

术语表

女同性恋(lesbian):受其他女性吸引的女性。

男同性恋(gay):受其他男人吸引的男人。MSM 并不总被认为是男同性恋,这个词也可以作为一个概括性术语来描述女同性恋和男同性恋,也可能是两性的双性恋。

双性恋(bisexual):受与自己同性和异性吸引的人。

跨性别人(transgender):性别认同和/或性别表达与出生性别不同的人。性取向各不相同,且不依赖于性别认同。

跨性别男性或 FTM(女性到男性):出生时被指定为女性,但认为自己属于男性的人。

跨性别女性或 MTF(男性到女性):出生时被指定为男性,但认为自己属于女性的人。

双性人:出生时具有的基因、激素或身体性别特征不是典型的"男性"或"女性"的人。其原因包括先天性肾上腺皮质增生和雄激素不敏感综合征。双性人可以有广泛的性别认同和性取向。

酷儿:一种政治声明和性取向,主张非两性思维,并认为性取向和性别认同均可改变。

非二元性别者:性别认同既不完全属于女性也不是男性,介于两者之间或超越两种性别。

性别流动者:不认为自己有固定性别的人。

顺性别者:性别认同与他们出生时的性别相符的人。

性别不一致[14]

当一个人的生理性别和性别认同不一致时,性别不一致不再被认为是一种精神健康障碍。目前已有从强制性精神病学评估向以病人为中心、知情同意的护理模式转变的趋势。

跨性别、性别多样化和非二元性别(TGDNB)人群可能会向全科医生提出要求进行性别确认的照护,包括心理支持、使用性别确认激素或跨性别手术的要求。更早地提供性别确认照护,可以改善跨性别、性别多样化和非二元性别(TGDNB)人群的健康结果和福祉。全科医生在处

108

方性别确认激素方面发挥着越来越大的作用。

处方性别确认激素[14]

- 评估并记录具备知情同意的能力。
- 关于治疗预期、潜在并发症和副作用的建议。
- 排除激素治疗的禁忌证。
- 目标是使外貌与性别认同保持一致。
- 激素治疗应当个体化。
- 从低剂量开始,然后逐渐滴定。
- 尽管部分病人可能会选择停止治疗,但激素治疗通常是终身的。
- 不应当依赖激素治疗来避孕。
- 需要定期监测激素水平、全血细胞计数、肝功能和肾功能。
- 定期临床复查是必要的。

女性化激素

- 戊酸雌二醇片、经皮雌二醇或雌二醇植入物。
- 早期变化包括情绪更加平静、皮肤更加柔软、性欲减退、勃起功能障碍。
- 随时间推移出现的进一步变化包括体脂再分配、肌肉质量减少、睾丸体积减小、乳房发育。
- 副作用包括恶心、深静脉血栓、胆结石、肝脏受损和不孕症。
- 开始治疗前应讨论精子超低温保存事项。
- 由于缺乏疗效证据,孕酮较少使用。

抗雄激素

- 螺内酯或醋酸环丙孕酮片。
- 通常与雌二醇一起使用,以降低睾酮水平。
- 变化包括体毛生长缓慢、痤疮改善、性欲降低、勃起功能障碍,面部毛发通常会持续存在。
- 最常见的副作用是疲劳。

男性化激素

- 睾酮注射液、凝胶或乳膏。
- 早期变化包括痤疮、性欲增加、阴蒂增大。
- 随时间推移出现的进一步变化包括闭经、体脂再分配、肌肉生长、身体和面部毛发增加和声音变粗。
- 副作用包括雄激素性脱发、萎缩性阴道炎、睡眠呼吸暂停和红细胞增多症。
- 声音变粗是不可逆转的。
- 停止治疗后月经和生育力可以恢复。

儿童和青少年

性别认同是在人生的前 4 年发展起来的,因此儿童也需要进行性别确认的照护。对于小于 16 岁的病人,青春期阻滞剂和性别确认激素的使用应在三级医院进行。

对于与月经有关的焦虑症病人,给予炔诺酮 5mg,每日 2 次,口服,可导致暂时性闭经。

资源

Jean Hailes 基金会:www.jeanhailes.org.au
维多利亚彩虹健康:www.rainbowhealthvic.org.au
澳大利亚跨性别专业协会:www.auspath.org

参考文献

1 World Health Organization. Defining sexual health: report of a technical consultation on sexual health, 28–31 January 2002. Geneva: WHO, 2006. Available from: www.who.int/reproductivehealth/topics/gender_rights/defining_sexual_health.pdf, accessed April 2021.

2 Goodwach R. Let's talk about sex. Aust Fam Physician, January/February 2017; 46(9): 14–18.

3 Cohen M, Cohen G. The general practitioner as an effective sex counsellor. Aust Fam Physician, 1989; 18: 207–12.

4 Weber MF et al. Risk factors for erectile dysfunction in a cohort of Australian men. Med J Aust, 2013; 199(2): 107–11.

5 Campo M. Domestic and family violence in pregnancy and early parenthood. CFCA, December 2015: ix–xii.

6 Sexual difficulties [published 2020]. In: *Therapeutic Guidelines* [digital]. Melbourne: Therapeutic Guidelines Limited; 2020. www.tg.org.au, accessed April 2021.

7 Reissing ED, Armstrong HL, Allen C. Pelvic floor physical therapy for lifelong vaginismus: a retrospective chart review and interview study. J Sex Marital Ther, 2013; 39(4): 306–20.

8 *Diagnostic and Statistical Manual of Mental Health Disorders: DSM-V* (5th edn). Washington, DC: American Psychiatric Association, 2013.

9 Harding T, Hayes J, Simonis M, Temple-Smith M. Female genital cosmetic surgery: investigating the role of the general practitioner. Aust Fam Physician, November 2015; 44(11): 822–5.

10 Shoshany O, Katz D, Love C. Much more than prescribing a pill: assessment and treatment of erectile dysfunction by the general practitioners. Aust Fam Physician, September 2017; 46(9): 634–39.

11 Allan C et al. Male reproductive health. Check Program 442/443. Melbourne: RACGP, 2009: 18–30.

12 The Royal Australian College of General Practitioners. Curriculum for Australian General Practice 2016: CS16 Core skills unit. East Melbourne: RACGP, 2016.

13 Richters JD et al. Sexual identity, sexual attraction and sexual experience: the second Australian study of health and relationships. Sex Health, 2014; 11(5): 451–60.

14 Cundill P. Hormone therapy for trans and gender diverse patients in the general practice setting. AJGP, July 2020; 49(7): 385–90.

108

沉溺于性交中的人,会遭到过早老化的袭击。他的力量会减弱,视力会变弱,口腔和腋窝会散发出难闻的气味,牙齿会掉下来,许多其他疾病也会困扰他。

摩西·本·迈蒙(1135—1204),又称迈蒙尼德,《密西拿妥拉》

性传播感染(sexually transmitted infections,STI)是一组通过性接触传播的传染性疾病。已引起高度关注的STI包括衣原体感染、HIV感染、梅毒和多重耐药淋病,其中衣原体感染是澳大利亚最常见的法定报告传染病,也是盆腔炎(pelvic inflammatory disease,PID)的主要原因。大多数STI无症状,其常见表现形式和致病微生物见**表109.1**。

关键事实和指南

- 在西方社会,大多数STI病人在15~30岁年龄组。
- 在全科医疗中,大约每20名进行筛查的澳大利亚年轻人就有1名被检测出有衣原体感染[2]。
- 并非所有的STI都出现在生殖器上。
- 并非所有生殖器病变都是STI。
- 沙眼衣原体是尿道炎最常见的原因。
- 多达50%男性和75%女性的衣原体感染可能无症状[1]。
- 淋病可能没有症状,尤其是女性。
- 有些STI如多诺瓦病、性病淋巴肉芽肿和软下疳,主要发生在热带国家。
- HIV感染主要是性传播,任何有STI和血源性病毒感染(blood-borne viruses,BBVs)风险的人均应考虑。它可以表现为急性发热性疾病(类似于EB病毒引起的传染性单核细胞增多症)。
- 所有15~29岁性活跃的年轻人应该每年通过初尿或生殖器拭子检查衣原体[2]。

谁处于STI的风险中[3]?

- 15~29岁的年轻人
- 男男性行为者(MSM),特别是:
  - 无保护的肛交
  - 过去6个月的性伴侣数>10个
  - 参加群体性行为
  - 在性行为中使用娱乐性药物

表109.1 性传播感染(STI)的表现形式和致病微生物[1]

表现形式	致病微生物
尿道炎(男) 非淋菌性尿道炎(NGU)	淋球菌 沙眼衣原体 尿道支原体 单纯疱疹病毒 阴道毛滴虫 解脲支原体 腺病毒
附睾睾丸炎	沙眼衣原体 淋球菌
肛门直肠综合征(直肠炎)	沙眼衣原体[包括性病淋巴肉芽肿生物亚型(LGV)] 淋球菌 生殖支原体 单纯疱疹病毒
阴道排液和宫颈炎	沙眼衣原体 淋球菌 生殖支原体 单纯疱疹病毒 阴道滴虫
盆腔炎(PID)	多种微生物,70%病因不明 淋球菌 沙眼衣原体 生殖支原体
肛门-会阴溃疡	单纯疱疹病毒 梅毒螺旋体(硬下疳) 克雷伯肉芽肿(多诺瓦病) 杜克雷嗜血杆菌(软下疳)
肛门-会阴肿块	痘病毒(传染性软疣) 人乳头瘤病毒(生殖器尖锐湿疣) 梅毒螺旋体(扁平湿疣)
生殖器瘙痒	阴虱(阴虱病) 疥螨(疥疮)
系统性疾病	人类免疫缺陷病毒(HIV) 乙型肝炎 甲型和丙型肝炎(性传播罕见) 梅毒螺旋体(梅毒)

－ HIV 阳性
- 澳大利亚原住民和托雷斯海峡岛民
- 性工作者
- 注射毒品者
- 曾经有 STI 病史的人
- 与临时伴侣发生无保护措施性行为的人
- 在海外发生无保护性行为的人
- 性伴侣患有 STI 的人
- 孕妇（见第 100 章）
- 受感染母亲所生的新生儿

> **临床要领**
>
> 解释并展示与性伴侣协商使用安全套的重要性[4]。

对无症状 STI 的检测[5]

因为大多数 STI 无症状，所以对高危人群提供适当的机会性检测非常重要。独立地采集病史也很重要，通过详细的病史和身体检查，可能避免继续进行（过度的）辅助检查。医生需要考虑向病人作出如下提问：

- 在我们安排宫颈筛查/给你开药之前，你是不是也想做衣原体检测？
- 对任何 30 岁以下的有性行为的人，都建议每年做 1 次衣原体检测。今天你愿意做这个检测吗？
- 我想问你一些关于性活动方面的问题，以便决定做什么检测，可以吗？

病人经常要求"做所有的检查项目"，这时须向病人解释：某些 STI，特别是生殖器疣和生殖器疱疹，在无症状人群中不需要做检测。生殖器疣是一种临床诊断，疱疹是在特定病变上进行拭子来诊断的。

无症状病人 STI 检测指南见**表 109.2**。无症状病人的拭子应采用聚合酶链反应（polymerase chain reaction，PCR）等核酸扩增试验（nucleic acid amplification test，NAAT）。**表 109.3** 概述了如何对每种感染进行检测。

暴露后的测试[1]

病人有可能在避孕套破裂后，或怀疑暴露/接触了 STI 后，来诊所提出要求进行 STI 检测。对于中高危人群，HIV 或乙型肝炎的暴露后预防（post-exposure prophylaxis，PEP）可在 72 小时内给予免疫球蛋白和免疫接种（见第 110 章）。应该根据风险程度，按以下时间间隔进行检测：

- HIV、梅毒和乙型肝炎（如果没有免疫）
  - 基线检测，在第 6 周和第 12 周重复
- 衣原体、淋病和滴虫
  - 任何累及的孔口行拭子初步筛选，如果有症状，在接触后 2 周或更早重复检测以确定阴性

表 109.2　无症状病人性传播感染（STI）检测[6]

谁？	什么感染？	频率？
青少年（15~29 岁）	衣原体	每年
	乙型肝炎	确认免疫状态①
男男性行为者（MSM）	衣原体	每年，如为高风险，则每 3 个月 1 次
	淋病	
	梅毒	
	HIV	
	甲型肝炎	
	乙型肝炎	确认免疫状态①
	丙型肝炎	如果 HIV 阳性，暴露前预防或注射毒品史
无症状者要求进行 STI 检测	衣原体	每年
	淋病	频率视风险而定
	梅毒	
	HIV	确认免疫状态①
	乙型肝炎	
原住民和托雷斯海峡岛民	衣原体	每年
	淋病	
	梅毒	
	HIV	考虑降低测试阈值
	丙型肝炎	
	毛滴虫	农村/偏远地区
	乙型肝炎	确认免疫状况①
注射毒品的人	衣原体	每年
	淋病	
	梅毒	
	HIV	频率视风险而定
	丙型肝炎	
	甲型肝炎	确认免疫状态①
	乙型肝炎	
性工作者	衣原体	频率视风险/要求而定
	淋病	
	梅毒	
	HIV	
	乙型肝炎	确定免疫状态①

注：①如果没有免疫就接种疫苗。

采集性活动史[1,5]

如果病人要求进行 STI 检测或出现症状，则须采集详细的性活动史。医生和病人通常都感觉讨论性问题很不舒服，甚至是在要求做 STI 检测的时候，医生和病人仍会感到不自在。医生娴熟的沟通方法，将有助于克服这些障碍或不适。不带偏见的谈话方法、适当的肢体语言，将有助于病人敞开敏感的性话题。

- 你现在是不是有性伴侣？
- 在过去 3~12 个月中，你有多少个性伴侣？
- 这些性伴侣是偶尔的，还是经常交往的？

表 109.3　如何对无症状病人进行检测[6]

感染	样本采集	检测
女性		
衣原体	阴道拭子或初尿或宫颈内拭子	衣原体 NAAT（PCR）
淋病	阴道拭子或初尿或宫颈内拭子	淋病 NAAT（PCR）
	对于性工作者:咽拭子	
毛滴虫	阴道拭子或初尿	毛滴虫 NAAT（PCR）
男性		
衣原体	初尿	衣原体 NAAT（PCR）
	对于 MSM:咽拭子、直肠拭子	
淋病	初尿	淋病 NAAT（PCR）
	对于 MSM:咽拭子、直肠拭子	
女性和男性的血液检测		
感染	检测	
梅毒	梅毒血清学	
人类免疫缺陷病毒	人类免疫缺陷病毒抗体和抗原联合检测（HIVAb/Ag）	
甲型肝炎	抗甲型肝炎病毒总免疫球蛋白（Anti-HAV lg-total）	
乙型肝炎	抗乙型肝炎核心抗体检测（Anti-HBc）	
	抗乙型肝炎表面抗体检测（Anti-HBs）	
丙型肝炎	丙型肝炎抗体检测（HCVAb）	

注:除宫颈内拭子需由临床医生收集外,其他拭子均可自行收集。初尿最好是在最后一次排尿至少 1 小时后收集,而不必是 1 日中的第 1 次排尿。MSM. 男男性行为者;NAAT. 核酸扩增试验;PCR. 聚合酶链反应;Ab. 抗体;Ag. 抗原。

- 你的性伴侣是男性、女性?还是两者兼有?
- 你性交的时候,是阴道性交、口交还是肛交?
- 你用避孕套吗?
- 你是否曾被诊断为 STI?或认为自己患有 STI?
  关于详细的 STI 风险评估:
- 我想问你一些其他可能增加性传播疾病和血液传播病毒风险的活动,可以吗?
- 你的男性伴侣是否曾与其他男性发生过性关系?
- 你是否曾因性交而获得报酬?
- 你是否曾经花钱做爱?
- 你是否曾在海外进行文身?
- 你是否曾注射过毒品?如果注射过,是否与别人共用过针头?
- 你曾经坐过牢吗?
- 你是近期的移民或难民吗?

临床表现[1]

🔱 男性尿道炎

尿道炎可分为淋菌性尿道炎（gonococcal urethritis）和非淋菌性尿道炎（non-gonococcal urethritis,NGU）。NGU 最常由沙眼衣原体和生殖支原体引起,但也常找不到任何病因。相对于单纯疱疹病毒（herpes simplex virus,HSV）、腺病毒和阴道毛滴虫等其他微生物,解脲支原体被认为是正常的尿道定植菌。

症状

主要症状（如果存在）是:
- 排尿时有灼烧感（排尿困难）
- 阴茎分泌物或渗漏（透明、白色或黄色）

有时没有流脓,只是疼痛。衣原体感染时的症状通常微不足道。虽然淋病的典型表现是乳白色脓性分泌物（**图 109.1**）,而衣原体的典型表现是不太明显的乳白色或透明分泌物（**图 109.2**）,但通常很难从分泌物中区分病因。在

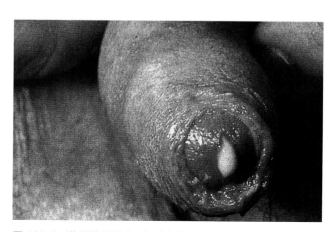

图 109.1　淋菌性尿道炎:典型脓性分泌物

109

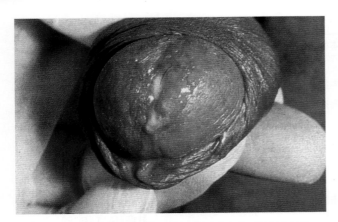

图 109.2　衣原体尿道炎：分泌物通常呈乳白色，也可呈黄色

部分男性病人中，唯一的"抱怨"是内裤上的斑点或包皮下潮湿。

诊断

- 对初尿（first-pass urine，FPU）进行衣原体和淋病 NAAT
- 如果有分泌物：行显微镜下尿道拭子（用于 NGU）和尿培养

管理原则

- 鉴于衣原体在社区中的流行，建议在等待其他检测结果时使用多西环素 100mg，口服，每日 2 次，连续 7 日进行治疗。
- 单剂阿奇霉素不再是一线治疗，因为其使用会导致支原体耐药。
- 如果检测为阴性但症状持续存在，应考虑转诊进行初尿 NAAT，以检测生殖支原体、HSV 和腺病毒（如果不能通过全科医疗获得）。
- 在治疗衣原体感染/淋病以外的感染之前，考虑征求专科意见。
- 无论结果如何，女性伴侣患盆腔炎（PID）的风险更大，需要评估。

🦠 衣原体感染

潜伏期

症状通常在性交后 1~2 周出现，也可能需要更长时间。

表现

50% 的男性和 75% 的女性无症状。生殖器和肛门直肠感染最常见，而眼和口咽感染罕见。

男性感染可导致尿道炎并导致附睾睾丸炎。在女性，感染可导致宫颈炎伴阴道排液和月经间期或性交后出血。

男性症状：

- 尿道炎（排尿困难、阴茎分泌物）
- 睾丸疼痛
- 肛门直肠的症状

女性症状：

- 排尿困难
- 月经间期或性交后出血
- 阴道排液
- 性交痛、盆腔痛（PID 所致）
- 痛经加重
- 肛门直肠的症状

并发症

- 附睾睾丸炎
- PID
- 输卵管因素不孕和异位妊娠
- 慢性盆腔痛
- 围产期结膜炎或肺炎
- 反应性关节炎 ± 结膜炎（Reiter 综合征）
- 结膜炎

治疗

对于非复杂性生殖器或咽部感染：

多西环素 100mg 口服，每 12 小时 1 次，连续 7 日（首选）

或　适用于孕妇或可能对多西环素不耐受的病人

阿奇霉素 1g 口服，单剂[7]

对于肛门直肠感染：

多西环素 100mg 口服，每 12 小时 1 次，如果无症状用 7 日，如果有症状用 21 日（以覆盖 LVG）[1]。

在双方接受治疗 7 日之内必须避免性交。再感染率很高，故 3 个月后应复测。

🦠 淋病

淋病（gonorrhoea）最常见于男男性行为者、原住民、居住在农村和偏远地区的托雷斯海峡岛民，以及来自流行地区的旅行者。

潜伏期

淋病潜伏期较短，为 2~3 日，症状通常在阴道性交、肛交或口交后 2~7 日出现。

表现

多达 80% 的女性和 10%~15% 的男性无生殖器症状，而大多数人在其他部位感染时也无症状，特别是咽、直肠和宫颈内膜。上生殖道感染可导致女性 PID。男性淋菌性尿道炎的特征是脓性尿道分泌物。

淋病的其他表现

- 附睾睾丸炎和前列腺炎（男性）
- 围产期结膜炎或肺炎
- 反应性关节炎 ± 结膜炎（Reiter 综合征）
- 结膜炎
- 播散性疾病，包括化脓性关节炎和斑疹

辅助检查

淋病的 NAAT 高度敏感，但是假阳性可能发生在非生殖器部位。淋球菌培养相对不敏感，但有很高的特异性，并可进行抗生素敏感性试验。如果 NAAT 阳性，则应在开始治疗前采集拭子（如果尚未采集）进行培养以确定抗生素敏感性。

治疗

由于高耐药性，不推荐其他治疗方法。

对于非复杂性生殖器、肛肠或结膜感染[1]：

头孢曲松 500mg 肌内注射（溶解于 1% 利多卡因 2ml），单剂

加

阿奇霉素 1g 口服，单剂

对于非复杂性咽部感染：

头孢曲松 500mg 肌内注射（溶解于 1% 利多卡因 2ml），单剂

加

阿奇霉素 2g 口服，单剂

在双方接受治疗 7 日内必须避免性交，治疗结束后 2 周应进行治愈检测，建议在 3 个月时重复检测。

生殖支原体[3]

有持续生殖道症状的病人，在排除衣原体和淋病后应考虑生殖支原体（mycoplasma genitalium）感染。生殖支原体感染已被确定为男性尿道炎、直肠炎、宫颈炎和 PID 的原因。

尽管商业化的检测正在增加，但检测还未得到广泛应用。NAAT 可用于阴道、宫颈和直肠拭子或初尿检测。检测只提供给伴侣有症状且检测呈阳性、有持续性性接触的无症状病人。

随着大环内酯类药物耐药性的增加，最佳治疗方案仍不清楚，这就是目前推荐多西环素用于非淋菌性尿道炎经验性治疗的原因（有关推荐的治疗方法可参阅当地指南或专家建议）。常用的方法包括：

多西环素 100mg，口服，每日 2 次，最初 7 日

随后继续使用

第 1 日阿奇霉素 1g 口服，然后每日 500mg，连续 3 日

或如果确认或怀疑对大环内酯类药物耐药，莫西沙星 400mg 口服，每日 1 次，持续 7 日[7]

肛门直肠综合征（直肠炎）

肛门直肠综合征（anorectal syndrome）［直肠炎（proctitis）］的特征是肛门分泌物、疼痛和肠道症状，包括里急后重和便秘。最常见的病因是 HSV、淋球菌和沙眼衣原体［包括性病淋巴肉芽肿（LGV）］。其他原因包括生殖支原体和非 STI 原因，如炎性肠病\弯曲菌和志贺菌。

重要的是在当时就要进行检查和收集拭子。对单纯疱疹病毒和沙眼衣原体要求进行 NAAT，对淋球菌要求进行培养和 NAAT。在衣原体检测呈阳性的情况下，应进行 LGV 检测，并进行与有症状的肛门直肠衣原体感染相同的治疗。

治疗是经验性的，并且应重视病人的临床情况和特定 STI 的可能性。可考虑联合治疗：头孢曲松 500mg 肌内注射，立即；多西环素 100mg 口服，每日 2 次，14~21 日；抗病毒治疗，如伐昔洛韦 500mg 口服，每日 2 次，连续 5 日）[7]。

附睾睾丸炎

附睾睾丸炎（epididymo-orchitis）更详细的内容参见第 103 章。本病应考虑到所有性行为活跃的，尤其是 35 岁以下的男性存在衣原体感染和淋病。

阴道分泌物

阴道分泌物（vaginal discharge）更详细的内容参见第 98 章。育龄期女性阴道排液最常见的是正常的生理性分泌物。应该注意的是，阴道鹅口疮和细菌性阴道病不被认为是 STI，但与性相关。需要考虑的病原体有：

- 白念珠菌→阴道鹅口疮
- 阴道加德纳菌（和其他菌）→细菌性阴道病
- 沙眼衣原体
- 淋球菌
- 生殖支原体
- 阴道毛滴虫（多见于原住民和托雷斯海峡岛民女性、老年女性和居住在农村和偏远地区的女性）

如果存在 HSV 宫颈炎，则 HSV 可能会导致阴道排液。

宫颈炎

宫颈炎（cervicitis）通常是 PID 的先兆。可能的微生物是沙眼衣原体或淋球菌。其他原因包括生殖支原体、阴道毛滴虫和 HSV。如果仅是宫颈炎（有宫颈黏液，无子宫疼痛或压痛），治疗用多西环素 500mg，口服，每日 2 次，连续 7 日。

109

盆腔炎[1]

盆腔炎（PID）在第 95 章有更详细的介绍。PID 并不总是 STI，感染通常涉及多种病原体，70% 的病例原因不明。

常见的病原体是淋球菌、沙眼衣原体和生殖支原体。宫颈口拭子常漏检病原体，因此需要针对所有可能的病原体进行治疗。

样本采集

- 对宫颈内拭子进行 NAAT，对淋球菌进行培养
- 对沙眼衣原体和生殖支原体进行 NAAT

治疗

PID 的治疗是有积极意义的，因为其主要目的是防止不孕症和随之而来的辅助生殖技术（ART）的长期需要（详细的处理在第 95 章中的概述）。

归纳

轻至中度感染：
头孢曲松 500mg 肌内注射（加 1% 利多卡因 2ml）或静脉注射（单剂）
加
甲硝唑 400mg，每日 2 次，14 日
加
多西环素 100mg，每日 2 次，14 日
重度 PID：住院接受静脉治疗。

肛门-生殖器溃疡

大多数生殖器溃疡是由疱疹病毒引起的，任何表面溃烂、结痂、边缘发红、多发和疼痛的生殖器小溃疡都一定是疱疹。如果存在单侧生殖器溃疡，需考虑带状疱疹和梅毒。

引起肛门-生殖器溃疡（anogenital ulcers）STI 的原因包括：

- 单纯疱疹病毒（HSV1、HSV2）
- 梅毒螺旋体（原发性硬下疳）
- 杜克雷嗜血杆菌（软下疳）
- 肉芽肿克雷伯菌（多诺瓦病）

一期梅毒和多诺瓦病引起的生殖器溃疡通常是无痛的。软下疳和多诺瓦病罕见，几乎都是输入性感染，一旦怀疑软下疳和多诺瓦病，则需要专科介入。

生殖器疱疹[1]

生殖器疱疹（genital herpes）的潜伏期为 2~12 日，由于临床诊断可能不可靠，建议采用微生物学诊断。

HSV1 不但是口腔疱疹（唇疱疹）的典型病因，目前也是大于 50% 的生殖器疱疹病例的病因。HSV2 比 HSV1 更容易引起复发性生殖器疱疹[7]。研究表明，大约 12% 的澳大利亚成人感染 HSV2，76% 的人感染 HSV1[8]。大部分病人仍未确诊，为轻度或无症状复发。一旦感染 HSV，病毒就会潜伏在神经根中，通常是终身感染，随着时间推移复发变得罕见。

症状

第 1 次发作时，生殖器部位会有刺痛感或灼烧感；然后出现一些小水疱，水疱在 24 小时后破裂，留下小的、红色的、疼痛的溃疡；几日后溃疡结痂愈合。腹股沟的腺体会有肿胀和触痛，病人可能会因肌肉疼痛和头痛而感到不适。

如果不治疗，第 1 次发作持续 5~10 日。

男性

病毒通常影响阴茎体，但也可累及阴茎头、冠状沟和肛门（图 109.3）。其他症状包括皮肤撕裂痛、红斑伴刺痛/痒、尿道炎和直肠炎。

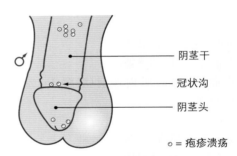

阴茎干
冠状沟
阴茎头
○ = 疱疹溃疡

图 109.3　男性常见水疱/溃疡部位

女性

水疱发生在阴道口周围或阴道内，可累及宫颈和肛门（图 109.4）。可能会发生排尿困难。宫颈可能是唯一的病变部位，这些病例可能无症状，或表现为包括阴道排液在内的宫颈炎症状。

无论男女，生殖器疱疹都会影响臀部和大腿。特别是在女性，无法排尿是严重但不常见的并发症。

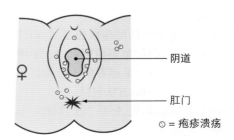

阴道
肛门
○ = 疱疹溃疡

图 109.4　女性常见水疱/溃疡部位

样本采集

从破溃的水疱取拭子进行 NAAT。不建议进行 HSV 的血清学检测。

传播[4]

HSV 可以通过阴道性交、肛交或口交直接接触感染。它可能会自发地出现在性关系稳定的人身上，甚至在性关系终止数年后出现。50% 病例的最初表现并不是真正的初次感染。

大多数 HSV 传播发生在性关系的最初几个月内，其主要机制是无症状的病毒散发。使用避孕套结合抗病毒治疗可降低传播风险。

复发

HSV2 较 HSV1 更容易引起复发性生殖器疱疹。HSV2 的复发可能在暴发前出现前驱症状，包括灼烧、刺痛或神经痛。幸运的是，随着时间的推移，发作会变得更缓和且发作次数更少，很多最终会停止。长期压力是频繁复发的一个常见触发因素。

治疗（抗病毒疗法）

局部治疗[3]

局部使用 2% 利多卡因凝胶可以缓解部分病人的疼痛。因为长期使用可能致敏，需要谨慎应用。

口服治疗（首次发作）

初次发作的生殖器疱疹：
伐昔洛韦 500mg，口服，每日 2 次，5~10 日
或
阿昔洛韦 200mg，每 8 小时 1 次，5~10 日

发作期的生殖器疱疹（24 小时内）

伐昔洛韦 500mg，口服，每日 2 次，3 日
或
泛昔洛韦 250mg/片，立即口服 4 片，12 小时后重复

抑制性治疗

频繁的复发（每年 6 次或 6 次以上）有可能从连续 6 个月剂量治疗中获益（如伐昔洛韦 500mg，口服，每日 1 次）。6 个月时中断治疗以便评估。

支持性治疗（对病人的建议）

- 尽量休息和放松；温盐浴可以减轻痛苦。
- 冰袋或热敷会有帮助。
- 对乙酰氨基酚或布洛芬等镇痛药可以缓解疼痛。
- 如果排尿疼痛，可于洗澡时在温水中或淋浴时排尿。
- 穿宽松的衣服和棉质内衣。

咨询

“聊天胜过治疗疱疹的药物”，由于生殖器疱疹令人痛苦，易复发，病人容易感到压力和抑郁，应给予适当的咨询和支持。另外，应在病变活跃时禁欲。

梅毒

在澳大利亚，梅毒（syphilis）“死灰复燃”。梅毒通常表现为原发病变、皮疹或通过阳性血清学测试偶然发现（潜伏梅毒）。

在妊娠期间进行梅毒检测非常重要，尤其是原住民和/或托雷斯海峡岛民。在第 1 次产前检查时进行检测，并在妊娠末 3 个月进行重复检测，建议在受当前梅毒疫情影响的地区增加时间点进行检测。

警惕继发性梅毒的各种表现至关重要（见第 114 章）。梅毒的分类和临床特征见**表 109.4**（见第 19 章）。

传播

- 性交（常见方式）
- 经胎盘传播给胎儿
- 直接接触开放性病灶（如口腔）

管理

梅毒的管理相当复杂，建议将病人转诊到专科机构进行诊断、治疗和随访。

推荐的抗菌疗法

不超过 2 年的早期梅毒（一期、二期或潜伏性）：[1,7]
苄星青霉素 1.8g，肌内注射，单剂
或
普鲁卡因青霉素 1.5g，肌内注射，每日 1 次，10 日
对青霉素过敏的病人：
多西环素 100mg，口服，每 12 小时 1 次，14 日[7]
注意：

- 在溃疡愈合前应避免性交
- 在过去 3 个月内有性接触者应接受治疗
- 在第 3 个月重复血清学检查，然后每 3 个月进行 1 次检查

晚期潜伏梅毒（2 年以上或病程不明）：
苄星青霉素 1.8g，肌内注射，每周 1 次共 3 剂
或
每日服用普鲁卡因青霉素，共 15 日

对于二期梅毒，过去 6 个月有性接触者应接受治疗。神经梅毒、心血管梅毒和先天性梅毒也可以用青霉素治疗，但需要特殊的治疗方案。

表 109.4   梅毒的分类及临床特点

类型	时间	传染性	临床特征
获得性			
早期(感染的头 2 年内)			
• 一期	10~90 日,平均 21 日	传染性	硬下疳
			无痛
			局部淋巴结肿大
• 二期	硬下疳后 2~24 周(平均 6 周)	传染性	粗糙、不痒的斑丘疹(通常是躯干、手掌和脚底)
			全身症状(可能轻微)
			扁平湿疣
			黏膜病变
			视觉症状(葡萄膜炎)
• 早期潜伏	数月至 2 年	传染性	无临床特征,但血清学阳性
晚期(感染第 2 年之后)			
• 晚期潜伏	2 年以上	非传染性	对胎儿有风险
• 三期(现在少见)		非传染性	晚期良性:梅毒瘤
			或
			心血管
			或
			神经梅毒
先天性			
早期	2 岁以内	传染性	死产或发育失败
			鼻腔感染:"抽吸鼻子"
			皮肤和黏膜病变
晚期	2 岁以后	非传染性	标志性损害(如哈金森牙)
			眼科疾病
			中枢神经系统疾病
			梅毒瘤

肛门生殖器肿块

肛门生殖器肿块(anogenital lumps)的常见病原体:

- 人乳头瘤病毒(HPV-6 和 HPV-11 占 90%。自从 HPV 疫苗问世后,感染人数有所下降,但 HPV 仍是本病的常见病原体)
- 传染性软疣(痘)病毒
  不常见:
- 梅毒螺旋体(扁平湿疣)
  生理性的:
- 福代斯(Fordyce)囊肿(即异位皮脂腺)是黏膜中增大的异位皮脂,需与生殖器肿块相鉴别
  其他:
- 固定药物疹、口腔溃疡、创伤、癌、克罗恩病
- 请注意,HPV 相关肛门直肠癌的风险在 MSM 人群中增加

诊断

疣和传染性软疣有特殊的表现,通过视诊很容易诊断(图 109.5)。通常不需要切除就可以诊断。扁平湿疣为多处病变,表面类似于疣,但被大量渗出液覆盖。它们发生在二期梅毒。

疣的治疗

疣可以通过化学、物理或手术方法去除。治疗是美容而非治愈,并需要个性化。对于少量容易接触到的疣,最简单的治疗方法是[7]:

每周冷冻治疗 1 次,直至痊愈
或
0.5% 鬼臼毒素酊或 0.15% 鬼臼毒素乳膏:

– 用塑料涂药器涂抹,每日 2 次,共 3 日
– 4 日后重复,然后每周 1 次;如有必要,可进行 4~6

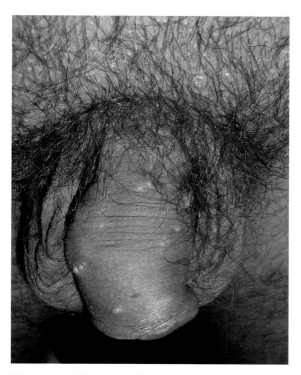

图 109.5　阴茎及周围有传染性软疣,他女伴的臀部也有

个疗程
(注:酊更适合用于外部角质化的皮肤。乳膏最好用在肛周、内部和包皮下[1])
或
睡前外用 5% 咪喹莫特乳膏涂抹在每个疣上(6~10 小时后洗掉),每周 3 次,直到疣消失(通常 8~16 周)
如果疣在耻骨区域,应避免剃毛或脱毛,因为可能将 HPV 自动接种到微创伤区域,而促进局部传播。

传染性软疣的治疗[3]

在免疫功能良好的病人中,传染性软疣病变通常会自然消退。有许多治疗方法可供选择,包括:
- 液氮冷冻疗法(几秒):可以在几周后重复
- 0.5% 鬼臼毒素乳膏,每日 2 次,每周 3 日,连续 4 周
冷冻疗法是最常选用的治疗方法。如果病变广泛或严重,应参考专科医生意见。其他破坏性的方法,如用针穿刺、应用苯酚或透热治疗,由于疼痛和潜在的瘢痕问题很少使用。

生殖器瘙痒

生殖器瘙痒(genital itch)常见病原体:
- 疥螨(疥疮)
- 阴虱(阴虱病)
- 白念珠菌(外阴阴道炎)
白念珠菌被认为不属于 STI 范畴,但可以与性相关。生殖器上其他非 STI 的发痒性皮疹包括皮炎和银屑病。

诊断

疥疮:刮削镜检。通过非常痒的、块状皮疹的表现,可诊断疥疮。幼螨很难被发现,但在看起来像小波浪线的洞穴中可能找到。
阴虱:检查毛干上是否有移动的虱和虱卵。
白念珠菌:拭子培养念珠菌。

治疗

疥疮[9]

如果年龄 >6 个月,可用 5% 扑灭司林乳膏;适用于下颌线以下的整个身体(包括每个皱褶部位),保留过夜后洗掉。
治疗后清洗衣物和内衣裤并暴晒。7 日后重复治疗。
或
25% 苯甲酸苄酯乳液保留 24 小时后洗去。7 日后重复此操作。
治疗后清洗衣物和内衣裤(最好用热水)并暴晒,或在烘干机中烘干。7 日后重复治疗。无论有无症状,整个家庭和密切接触者都必须接受治疗,因为症状可能需要数周时间才能出现。6 个月以下儿童的治疗参见第 112 章。
注:治疗后瘙痒持续常见,可能需要 3 周或更长时间才能缓解,可应用一种中效的局部类固醇皮质激素 ± 一种口服抗组胺药用于治疗瘙痒。

阴虱

1% 扑灭司林乳液:涂于阴毛及周围区域,静置至少 10 分钟后洗净
或
0.165% 的除虫菊酯 +1.65% 的胡椒基丁醚泡沫;应用如上所述[9]
剃掉阴毛也是有效的;床上用品和内衣应在热水中正常洗涤。7 日后重复治疗,有时需要重复治疗 3 次。必须对性接触者及其家庭成员进行治疗(年幼的儿童可能被严重感染的父母所传染)。当虱或虱卵附着在睫毛上时,则不应使用杀虫剂;可在睫毛上涂抹大量白色软石蜡(如凡士林),每日 2 次,持续 8 日;然后用镊子除去虱子。

生殖器以外的性传播感染

病毒性肝炎

性行为是乙型肝炎(特别易感)、甲型肝炎(涉及粪口接触)、丙型肝炎(罕见且主要见于男男性行为者,常伴随 HIV 感染)和丁型肝炎(罕见,仅在乙型肝炎病人中伴发)

109

传播的一个因素。

建议男男性行为者和注射毒品者接种甲型肝炎疫苗[6]。

乙型肝炎

在西方社会,性传播是 HBV 的一种常见传播方式,在男男性行为者、惩教所中的囚犯和注射毒品者发生率更高。乙型肝炎也普遍存在于原住民和居住在偏远地区的托雷斯海峡岛民,以及来自不同文化和语言的人群中。

传播可经由:

- 非肠道接触,包括共用静脉注射针头和非无菌文身设备
- 通过血液和体液接触,包括精液和阴道分泌物,进行水平传播
- 母婴传播(通常是分娩期或围产期)

尽管有研究表明,唾液、泪液和母乳中可能存在微量的病毒,但它们的含量还不足以传播病毒。

目前针对乙型肝炎还没有特异性的治疗方法,通过接种疫苗进行预防显得十分重要。抗病毒和免疫调节药物,包括恩替卡韦、替诺福韦或聚乙二醇干扰素 α-2a,可用于防止肝衰竭和肝细胞癌的进展[10](见第 47 章)。

免疫接种

澳大利亚为所有儿童提供了乙型肝炎免疫接种,90 年代出生的大多数人都应该已接受免疫接种。对于乙型肝炎标志物阴性但有可能被感染的高危人群,应该鼓励其接种。高危群体包括原住民和托雷斯海峡岛民、男男性行为者、注射毒品者、性工作者和乙型肝炎病人的密切接触者。

丙型肝炎

丙型肝炎的性传播罕见,可能发生在男男性行为者,特别是携带 HIV 的男性。在澳大利亚,在新获得的丙型肝炎感染者中 90% 以上可归因于注射毒品[11]。

HIV 感染

感染艾滋病毒会导致慢性免疫缺陷,如果不治疗,在感染平均 10 年之后会导致获得性免疫缺陷综合征(acquired immunodeficiency syndrome,AIDS)。

男男性行为仍然是澳大利亚主要的 HIV 暴露风险,2015 年报告的 HIV 诊断中有 68% 来自男男性行为,20% 为异性性行为,男男性行为且同时使用注射毒品占 5%,使用注射毒品占 3%[12]。

第 18 章更详细地讨论了 HIV 感染。

暴露前预防和接触后预防

根据 2015 年 WHO 指南,建议 HIV 感染高危人群每日使用复方替诺福韦和恩曲他滨进行 HIV 暴露前预防(pre-exposure prophylaxis,PrEP)[13]。

当暴露于已知或潜在的 HIV 来源时,可采取接触后预防措施(post-exposure prophylaxis,PEP)。可在接触后 72 小时内进行抗逆转录病毒治疗,以减少感染机会。根据专科建议,PEP 的每一种情况都应该逐案进行评估。

转诊时机

- 非淋菌性尿道炎:
  - 如果治疗不能解决症状
- 淋病:
  - 如果并发症或症状不能通过治疗解决
- 梅毒:
  - 强烈建议尽早转诊性健康专家/服务机构或与之讨论,尤其妊娠期病人
- HIV:
  - 需要有进行抗逆转录病毒治疗的经验
- 生殖器疣:
  - 尿道、宫颈疣
  - 难治性疣

对接触者的追踪[5]

对接触者的追踪(contract tracing)是被感染者的责任,但医疗保健提供者也有责任启动这一过程。应建议 STI 者告知其伴侣他们可能已被暴露,并应寻求检测和治疗。对当前所有的伴侣都应该同时治疗。

政府关于接触者追踪的指导方针可以在 www.contacttracing.ashm.org.au 上找到,其中溯源时间的长短需视不同情况而定。在衣原体检测呈阳性的情况下,建议通知 6 个月内的性伴侣。建议当地性健康服务机构为 HIV 和梅毒感染者提供援助,由此让更多接触者接受检测和治疗。

几个有用的网站包括 www.letthemknow.org.au,可以帮助发送匿名电子邮件或文本消息给联系人。

病人提供的性伴侣治疗,是指负责治疗的临床医生在没有看诊的情况下就为病人当前的性伴侣提供另一个处方,这种治疗措施目前仍然存在争议。该治疗措施应该被限制在追踪接触者的其他方式可能失败时。建议临床医生向当地卫生部门咨询有关现行立法的建议。STI 的 12 条管理黄金法则见**表 109.5**。

良好的沟通

注:对 STI 的检测,包括 HIV 抗体检测,只应在病人知情同意的情况下,在充分咨询后进行。不论结果如何,

表 109.5　性传播感染(STI)的 12 条管理黄金法则(维多利亚州性健康协会)

1. 只有考虑到这种可能性,才能诊断出 STI
2. 详细的性生活史至关重要
3. 在实验室的辅助检查之前,应详细询问病史、仔细身体检查
4. 记住所有性伴侣(们)
5. 治疗应包括合适的抗生素、正确的剂量和足够的疗程
6. 担心 STI 的病人可能是高危病人
7. 咨询和教育是 STI 管理的基础
8. 青霉素不能治愈非淋菌性尿道炎
9. 不是所有的阴道分泌物增多都是鹅口疮
10. 多发性、疼痛的生殖器溃疡通常由单纯疱疹引起
11. 及时、准确地治疗 PID 对于保持生育力是必要的
12. 记住 HIV 抗体检测的三个 c:同意(consent)、保密(confidentiality)和咨询(counselling)

都应亲自把结果当面交给病人。

资源

澳大利亚 STI 初级保健管理指南。
澳大利亚性健康联盟。www.sti.guidelines.org.au 可提供。

参考文献

1 Australian Sexual Health Alliance. *Australian STI Management Guidelines for use in Primary Care.* Available from: www.sti.guidelines.org.au, accessed April 2021.

2 Royal Australian College of General Practitioners. *Guidelines for Preventive Activities in General Practice* (9th edn). East Melbourne: Royal Australian College of General Practitioners, 2018.

3 Melbourne Sexual Health Centre. *MSHC Treatment Guidelines.* Available from: www.mshc.org.au, accessed April 2021.

4 Family Planning NSW. *Reproductive and Sexual Health: An Australian Clinical Practice Handbook* (3rd edn). Sydney: Family Planning NSW, 2016.

5 Bateson D et al. The who, what and from where of STIs: selective testing in asymptomatic patients. Medicine Today, 2012; 13(1): 12–21.

6 NSW STI Programs Unit. STI/HIV testing tool. Available from: www.stipu.nsw.gov.au/wp-content/uploads/STI-HIV-Testing-Tool-online.pdf, accessed April 2021.

7 Genital and sexually transmitted infections [published 2019]. In: *Therapeutic Guidelines* [digital]. Melbourne: Therapeutic Guidelines Limited; 2019. www.tg.org.au, accessed April 2021.

8 Cunningham AL et al. Prevalence of infection with herpes simplex virus types 1 and 2 in Australia: a nationwide population based survey. Sex Transm Infect, April 2006; 82(2): 164–8.

9 Insects and mites: bites and infestations [published 2015]. In: *Therapeutic Guidelines* [digital]. Melbourne: Therapeutic Guidelines Limited; 2015. www.tg.org.au, accessed April 2021.

10 Hepatitis B [updated 2021]. In: *Therapeutic Guidelines* [digital]. Melbourne: Therapeutic Guidelines Limited; 2021. www.tg.org.au, accessed April 2021.

11 Australian Government Department of Health. Fourth National Hepatitis C Strategy 2014–2017: 3–4. Available from: www.health.gov.au/internet/main/publishing.nsf/content/A68444CDED77B3A9CA257BF0001CFD80/$File/Hep-C-Strategy2014-v3.pdf, accessed April 2018.

12 The Kirby Institute. HIV, viral hepatitis and sexually transmissible infections in Australia Annual Surveillance Report 2016. Sydney: The Kirby Institute, UNSW, 2016: 24.

13 Wright E, Grulich A, Roy K. Australasian Society for HIV, Hepatitis and Sexual Health Medicine HIV pre-exposure prophylaxis: clinical guidelines. Journal of Virus Eradication, 2017; 3: 168–84.

109

第110章　亲密伴侣暴力和性骚扰

我想告诉人们，家庭暴力会发生在任何人身上，无论您的房子多么漂亮，无论您多么聪明。

罗西·巴蒂(2014)(译者注：英国出生的澳大利亚人，她是家庭暴力的幸存者，11岁的儿子被自己的丈夫谋杀。之后她以幸存者及受害者的倡导者身份，推动澳大利亚应对家庭暴力方面的问题)

世界卫生组织将亲密伴侣暴力(intimate partner violence,IPV)定义为"在亲密关系中造成身体、心理或性伤害的任何行为"。家庭暴力(domestic violence)主要强调的是暴力发生的场所，而家庭暴力(family violence)的另外一个含义则是一个更宽泛的概念，包括在家庭中发生的任何暴力或虐待，如对长辈的虐待，或青少年对父母的虐待[1]。

IPV存在强烈的性别偏倚。其他疾病也存在性别偏倚，如类风湿关节炎为女性多发。在IPV中，受侵害的主要是女性及儿童，而IPV的实施者主要为男性。当然，并不是所有男性都是暴力的，有些女性也可能很暴力。然而，重要的是要认识到这种性别偏倚。IPV在异性恋和同性恋关系中均可发生。由于篇幅限制，本章重点讨论男性在异性恋爱关系中对女性及儿童的IPV。

IPV是女性最常遭受的暴力侵害形式，男性遭受暴力最常见的形式通常是由其他陌生男性所犯。

全科医生常认为并未见到很多病人遭受过暴力。然而，据估计在过去的12个月里，一位全职的全科医生每周见到的病人中，有多达5位女性病人经历过IPV[2]。

在处理IPV时的一个主要问题就是其具有一定隐蔽性，且病人在看诊时不愿意披露遭受过暴力。另一个复杂的因素是，许多正在经历暴力的病人，并没有意识到这就是暴力。遭受IPV的女性非常注重可信赖的医患关系，同时包括保密性和非批判态度。

通常我们认为家庭暴力是指身体上的伤害，但其实它包含了多种形式[3]，包括：

- 躯体虐待，如扇、撞、踢、打。
- 性暴力，包括强迫性交及其他形式的性胁迫。
- 情感(心理)虐待，如侮辱、贬低、持续性羞辱、恐吓(如砸坏东西)、伤害威胁或威胁带走孩子。
- 控制行为，包括将某人与家人和朋友隔离开来，监控他人行为，限制其获得经济资源、就业、教育或医疗保健。

关键事实和要点[4]

- 在澳大利亚，4位女性中就有1位在某些时刻遭受过亲密伴侣的暴力或情感虐待。
- 女性遭受亲密伴侣暴力的可能性是男性的近3倍。
- 在遭受IPV的女性中，大约1/4为妊娠期女性，一半以上需照顾孩子[5]。
- 妊娠期是IPV高风险时段。
- IPV已经是25~44岁年龄段女性最大的健康问题。
- 在澳大利亚，每日有8名女性因IPV而住院，每月有1人因此被杀害。
- 酒精是造成45%的IPV的一个因素(不是唯一的原因，也不是借口)[6]。
- 离开时是风险最大的时候，大约2/3被谋杀的女性是在离开的时候被其(前任)伴侣加害的[7]。

临床要领

诊治遭遇IPV女性病人时，安全是最优先的事项。

可能的表现[8]

女性：

- 经常出现非特异性症状(如慢性疼痛、头痛、胃肠功能紊乱、性功能障碍)
- 心理问题(抑郁、躯体形式障碍、焦虑障碍、惊恐发作、创伤后应激障碍、自杀倾向)
- 失眠
- 进食障碍
- 吸毒或酗酒问题
- 身体伤害：通常是打、踢、咬引起的瘀伤，也可是骨折、烧伤、生殖器损伤
- 妊娠和生育(如意外妊娠、强制终止妊娠、流产、缺乏产前照顾、低体重儿、早产)：推荐对于所有孕妇均应在产检时询问有否遭受暴力

儿童：

- 尿床、睡眠障碍、焦虑、紧张、抑郁、退缩
- 攻击性言行
- 校内问题
- 慢性躯体问题及其频繁发作
- 吸毒和酗酒
- 青少年自杀倾向

诊断

因为 IPV 具有"隐匿性",对全科医生而言诊断该问题颇具挑战。重要的是,要抛开对该问题的一般假设,并保持高度怀疑。如果怀疑家庭暴力,一定要询问!医生必须积极主动,因为病人很少诉说所遭受的暴力[7]。确保男性离开诊室(译者注:施暴者通常是男性,且可能是受害者来看诊的陪伴人,他倾向于留在诊室听受害人向医生说什么),以便单独和女性交谈,也是医生的责任。可能的提问包括:

- 在家里发生了什么?
- 你和你的伴侣怎么了?
- 你害怕你的伴侣吗?
- 你们之间的关系是不是很紧张?
- 你觉得你的观点被尊重了吗?
- 你的伴侣是否曾经在身体上威胁或伤害过你?
- 你有感觉到不安全吗?

建议常规对所有妊娠女性进行 IPV 筛查。

临床要领

对所有妊娠女性进行 IPV 筛查。

有关虐待问题的沟通中存在的障碍[9]

- 担心保密性
- 对医生的看法
  - 认为医生不会直接询问
  - 医生太忙没有时间
  - 医生不感兴趣
- 为难/难堪
- 害怕警察/法庭介入
- 害怕让家庭蒙羞
- 害怕伴侣报复

评估

- 描述问题:暴力的形式;对女性及其孩子的影响;女性的可用资源;社会/文化环境。
- 针对症状进行身体检查和安排辅助检查。
- 核查同时存在的损伤(常见目标部位是乳房、胸部、腹部和臀部);检查耳、牙齿和下颌。
- 检查病人的一般健康状况。

- 寻找酗酒或吸毒的征象。
- 准确记录并考虑留取相关影像照片。
- X 线检查可能有助于发现陈旧性骨折。

遭受暴力的女性

女性受害者来自各个社会经济和文化阶层。通常她们以正常、独立、聪明的女性身份进入与伴侣的关系,但渐渐失去自尊;作为一种应对策略,她们变得越来越顺从。不幸的是,许多受害者认为自己在某种意义上应该受到惩罚。

面临更大风险的女性群体包括原住民、托雷斯海峡女性岛民、年轻女性、孕妇、与父母分离的女性、残疾的女性、经济窘迫的女性、儿童时期目睹或遭受暴力的女性[4]。

大部分女性只是希望能够停止暴力而不是断开与伴侣的关系。她们常因经济束缚、感到无处可去或牵挂孩子而无法离开。她们留下的常见原因是害怕被报复。根据 Prochaska 和 Di Clemente 的改变模型(见第 12 章,图 12.4),在采取行动方面,女性可能处于不同的变化阶段,心理咨询师需要注意这些过程。

施暴的男性[10]

施暴的男性来自不同生活、社会和种族群体。通常没有明显特征可以识别出会对其伴侣施暴的男性。使用暴力的男性倾向于将其使用暴力的责任最小化,将其归咎于受害者或外部因素,并明显地从轻报告他们使用暴力的情况。

施暴者通过虐待和暴力展示他们的能力及在这段关系中的控制力。这也通常是基于社区规范和期望,以及精神障碍、物质贫乏、失业、贫穷和来自发生亲密伴侣暴力的家庭在内的危险因素[8]。但重要的是,应注意这些危险因素并不一定是因果关系。

暴力循环

一种被称为"暴力循环(the cycle of violence)"的可预测模式已经在许多亲密关系中得到验证。通常由施暴者控制,而受害者则感到困惑和无助。循环不断重复,暴力倾向也越来越严重(图 110.1)。

管理

管理的关键在于最初就要识别此问题,并建立对女性和家庭的支持。必须强调的是,使用暴力的男性(如同大部分犯罪活动一样)不会轻易改变他们的行为方式。除非有特殊原因,否则(自觉地)减少暴力的可能性微乎其微。家庭暴力的管理策略见**表 110.1**。立刻保证女性和儿童的安全始终是首要的工作原则。

110

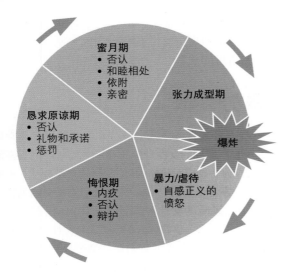

图110.1　亲密伴侣暴力（IPV）循环
（译者注：自感正义的愤怒，是指某人自认为自己是正确的或有理的，但周围的人或环境不支持自己的正确，因此而产生愤怒。这可能是施暴者宣称的理由，比如，我是对的，但她不同意，所以惹恼了我，因此我打了她。）

表110.1　家庭暴力的管理策略

怀疑家庭暴力，治疗任何身体伤害
↓
确立诊断
↓
评估安全和启动安全计划
↓
建立一种共情、信任的关系
↓
建立受害者的自尊，并强调应对技巧
↓
有效利用社区资源：

- 支持服务
- 女性支持组织
- 家庭暴力资源中心（在每个州府）
- 社会服务/警察
- 社会工作者
- 私人咨询师或心理学家

医生有用的策略[11]

要做到：

- 与女性单独交流
- 相信她
- 对她讲出事实的决定给予肯定
- 作出强有力的立场声明：暴力绝对不行
- 释疑担忧：这不是她的错
- 询问并表达对她安全的担忧
- 提供信息（如适用于她的行为方式，进行法律咨询的联系方式）

- 指出家庭暴力事件的复杂性
- 尊重她自行决定的权利
- 提供跟进和持续的支持

医生有害的策略

不应该：

- 否认家庭暴力
- 淡化家庭暴力的重要性
- 责备受害者
- 使用镇静剂治疗
- 转诊给精神病学专家
- 转介给婚姻调解员，而是要转诊给专业的婚姻咨询师
- 设定明确的标准/规则（这等于再次剥夺了受害者权益）

对施暴者的处理

施暴者（perpetrators）很少能在管理过程中提供合作。在有效的咨询开始之前，必须要让施暴者承认他们之间存在问题。如果他们的确在寻求帮助，则需要一位资深且经验丰富的医生给予咨询，治疗将是漫长而复杂的。在早期干预中，全科医生的角色是[10]：

- 简要地评估男性。
- 让他们做好接受行为改变的准备。
- 如果不接受转诊，则采取其他干预措施以减少暴力风险。

安全[8]

当女性觉得回家可能不安全，可能会要求紧急危机转诊或紧急安全计划。当评估女性当下的安全性时，须考虑到下列因素：

- 女性的自我安全评估。
- 施暴者存在的危险因素，包括施暴的严重程度和持续时间、被逮捕或被拘禁的前科、吸毒和酗酒、是否可获得武器和失业。
- 你自己的专业判断。

当你有理由认为病人正处于迫在眉睫的危险中时，你应取得她的同意后报警。当儿童身处险境时应强制向儿童保护机构报告。如果暴力事件发展或即将发生，协助受害者实施安全计划非常重要，内容如下：

- 编制一份紧急电话号码清单。
- 明确哪些家人和朋友可以提供支持。
- 留出应急资金。
- 收拾一个包，内含衣物、药品和洗漱用品。
- 安排一个安全的地方存放贵重物品及重要文件。
- 确认这位女性可以去的安全地方及如何去那里。
- 请求邻居，当他们听到任何躁动时报警。

110

一个通用的准则:制止暴力最有效的措施就是逮捕施暴的人[7];可考虑法律干预,如禁令、保护令(AVOs)和限制令。

持续性照顾[11]

要牢记一点,女性改变她们处境的能力是有限的。下列事项同样重要:

- 定期评估安全性,核查暴力行为是否逐渐升级
- 提供情感支持
- 保密性
- 通过确认自己应对技巧的提升来建立自尊
- 赋予她掌控决策的权力:询问她的需求,探讨各种选项并提供可用的服务
- 熟悉转诊服务及流程:
  - 家庭暴力资源中心
  - 情感挽回服务
  - 法律援助
  - 社会工作者
  - 社会服务/警察
  - 私人咨询师和心理学家
- 适合她的可用的信息
- 如果对其有帮助,可协助联系转诊服务

性侵犯

根据澳大利亚的统计,自 15 岁起,有 1/5 的女性和 1/20 的男性曾被性侵犯(sexual assault)和/或性威胁(sexual threatened)[4]。广义的性侵犯是指未经当事人同意发生的任何性接触,并使受害者感到不适、害怕或受到威胁。这种行为包括从性骚扰到危及生命的强奸的任何活动。

性侵犯的大部分施暴者都是受害者所认识的人,其中很大一部分施暴者为现任或前任伴侣。因此,评估病人回到住所后是否安全至关重要。陌生人的侵犯只占性侵犯案件的 15% 左右[12]。

性侵犯的幸存者应该被允许接受或拒绝医生提供的各种评估或治疗方案。许多受害者因为害怕、羞愧或耻辱而未向警方报告性侵犯。

处理性侵犯指控的医生应熟悉其所在州/领地内所适用的法律。在处理这种令人痛心的问题时,临床医生的自我照顾同样重要。

对性侵犯的披露

应对病人提供隐私、安全和情感支持。花些时间解释保密条款及其局限性,可使病人意识到在未经其同意前,医生是不会与警察或她的家人讨论侵犯事件的。医生要信任病人,倾听病人,并保持中立。

一定要说的五句重要的话:

- 很抱歉这种事情发生在你身上。
- 这是犯罪,这不是你的错。
- 你和我谈了这件事,这样做非常好。
- 我会尽我所能帮助你。
- 你现在安全了(如果可以的话)。

病史

大多数司法管辖区要求,如果指控进入立案阶段,第一个听到性侵犯指控的人必须提供证据,因此医生记录下的每个字都会作为确切的证据。

如果病人是近期被性侵犯,下列信息将有助于指导管理[13-14]:

- 被侵犯的时间和地点
- 对被侵犯的简要描述(如什么触到了哪里)
- 避孕套的使用
- 攻击者的详细情况
- 既往毒品和酒精使用情况
- 使用的暴力及任何伤害
- 目前的避孕情况
- 病人和儿童的风险评估
- 居住问题

当病人坦白过去发生过性侵犯时,在首次披露时没有必要或不建议询问所有的细节。病人可能没有准备好告诉细节,这样做很容易让他们回到受伤的状态,导致他们失去代偿能力。当病人感到舒适想告知你时,要让病人了解你已经准备好倾听更多的细节[15]。

管理

病人可能立即或在数年后披露性侵犯事件,管理则取决于何时发生侵犯。

近期性侵犯[8]

管理选项包括:

- 最好在侵犯后的 72 小时内,由专业的性侵犯服务机构进行法医检查:即使病人尚未决定是否报告侵犯,仍应给出这一建议
- 评估和治疗躯体损伤
- 如果需要,提供紧急避孕措施
- 根据需要进行妊娠或 STI 检查
- 如果怀疑是毒品诱导下的性侵犯行为,如当病人对事件和时间失去记忆或有其他可疑状况时,应进行血或尿的毒品测试,可寻求专科建议
- 提供家中的安全和支持:可能需要后续的替代住宿
- 随访:病人可能需要在 2 周及 3 个月后复诊进行 STI 的随访检查
- 性侵犯咨询和支持小组

110

- 持续地支持和监测创伤症状

STI 检查和预防[16]

- 采集拭子和/或初尿检测淋球菌和衣原体（PCR），2 周后复查
- 如有需要，从口咽或直肠采集拭子，可考虑自行采集
- 采集血液进行 HIV、梅毒和乙型肝炎检查，6 周和 12 周时复查

STI 预防

- 一般不需要预防性抗菌治疗
- 如果在 72 小时内，应考虑预防乙型肝炎和 HIV
  - 如对乙型肝炎没有免疫、也未接种乙型肝炎疫苗或情况不明时，可以注射乙型肝炎免疫球蛋白（72 小时内），随后接种乙型肝炎疫苗（14 日内）
  - 考虑转诊进行接触后预防（72 小时内）

过往的性侵犯

性虐待长期的身体和心理后果是多方面的，通常包括躯体或心理两方面，可能对受害者造成毁灭性的后果。向一个值得信赖的健康专家倾诉可能是治愈过程中的第 1 步。在这一过程中，对诉说的敏锐反应至关重要。应转诊给经验丰富的治疗师或性侵犯专家进行咨询服务，并掌握有关报告和法律程序的最新知识[15]。

资源

Hindmarsh E, Roberts G, eds. RACGP Manual: *Abuse & Violence, Working with Our Patients in General Practice* (The White Book) (PDFIMB).

National Sexual Assault, Domestic Family Violence Counselling Service. 1800 RESPECT (call 1800 737 732). www.1800respect.org.au, accessed April 2021.

参考文献

1　Long D, Lee S, Coles JY. Family violence: an illustrated guide to the terminology. Med J Aust, 2017; 207(6): 270.

2　Hegarty K, Bush R. Prevalence and associations of partner abuse in women attending general practice: a cross-sectional survey. Aust NZ J Public Health, 2002; 26(5): 437–42.

3　World Health Organization. Understanding and addressing violence against women, 2012. Available from: https://apps.who.int/iris/bitstream/handle/10665/77432/WHO_RHR_12.36_eng.pdf;jsessionid=DAC8304B0CA9F5CDE2F35C96B4ABD0FF?sequence=1, accessed April 2021.

4　Australian Institute of Health and Welfare. Family, domestic and sexual violence in Australia. Canberra: AIHW, 2018.

5　Campo M. Domestic and family violence in pregnancy and early parenthood. CFCA, December 2015: ix–xii.

6　Mouzos J, Makkai T. Women's experience of male violence: findings from the Australian component of the International Violence Against Women survey. Canberra: Australian Institute of Criminology, 2004.

7　Hegarty K. Domestic violence: how to treat. Australian Doctor, 20 February 2009: 29–36.

8　RACGP. *Abuse and Violence: Working with Our Patients in General Practice* (4th edn). Melbourne: The Royal Australian College of General Practitioners, 2014: 1–39.

9　Rodriguez MA et al. The factors associated with disclosure of intimate partner abuse to clinicians. J Fam Pract, 2001; 50(4): 338–44.

10　Hegarty K et al. Identifying and responding to men who use violence in their intimate relationships. Aust Fam Physician, April 2016; 45(4): 176–81.

11　Australian Medical Association. Supporting patients experiencing family violence, May 2015: 6–9. Available from: https://ama.com.au/article/ama-family-violence-resource, accessed April 2021.

12　Australian Bureau of Statistics. Personal Safety Survey. Canberra: Australian Bureau of Statistics, 2016. Available from: www.abs.gov.au/ausstats/abs@.nsf/mf/4906.0, accessed April 2021.

13　Mein JK et al. Management of acute adult sexual assault. Med J Aust, 2003; 178: 226–30.

14　Howlett M. Clinical assessment of sexual assault. O&G Magazine, Summer 2017; 19(4): 26–8.

15　Kinsella P, Uebergang M. Disclosures of sexual abuse: what do you do next? Aust Fam Physician, March 2015; 44(4): 122–4.

16　Australian Sexual Health Alliance. Australian STI management guidelines for use in primary care. Available from: www.sti.guidelines.org.au, accessed April 2021.

第十部分

皮肤问题

第 111 章　皮肤问题的诊断和管理方法

> 上工望而知之,中工问而知之,下工脉而知之,愿闻其说。
>
> 张仲景(译者注:东汉末医学家,后被誉为医圣。上述文字引自《伤寒论·平脉法》)

对皮肤问题的诊断,依赖于以系统病史采集和身体检查为基础的精准的临床技能,当然,还有经验。如果诊断有疑问,可以将病人转诊给技术熟练的合作顾问,因为转诊过程对全科医生来说是一个极好的学习机会。团队实践中同事的观点也很有教育意义。至少,采用交叉参照皮肤损害的彩色图谱会使学习过程变得容易。

皮肤损害的术语

原发性皮损

- 斑疹(macule),皮肤黏膜局部颜色改变(拉丁文意为色斑),无隆起,直径 <1cm(**图 111.1**)。
- 斑片(patch),直径 >1cm 的斑疹(**图 111.1**)。
- 丘疹(papule),皮肤表面可触及的肿块,直径 <1cm(**图 111.2**)。
- 斑块(plaque),扁平的隆起性肿块,直径 >1cm。
- 结节(nodule),局限性的可触及的实质性肿块,直径 >1cm(**图 111.2**)。
- 风团(wheal),真皮水肿区域(可以是任何大小),苍白且呈可凹性。
- 血管性水肿(angio-oedema),皮肤弥漫性水肿,扩散到皮下组织。
- 水疱(vesicle),充满液体的水疱,直径 <0.5cm(**图 111.3**)。
- 大疱(bulla),直径 >0.5cm 的水疱(**图 111.3**)。
- 脓疱(pustule),皮肤内可见脓液聚集,直径 <1cm。
- 脓肿(abscess),腔内局部脓液聚集,直径 >1cm。
- 疖(furuncle),毛囊化脓性感染,包括:
  - 毛囊炎(folliculitis,小的疖)
  - 疖子(boils,大的疖)
- 痈(carbuncle),一串疖子通过数个皮肤开口融合成片。
- 紫癜(purpura),局限性血液瘀积,直径 >0.5cm,可触及或不可触及均有可能。
- 瘀点(petechiae),紫癜性损害,直径 <0.5cm。

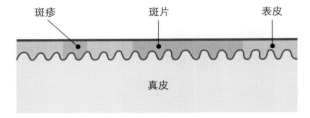

图 111.1　斑疹和斑片

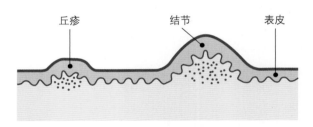

图 111.2　丘疹和结节

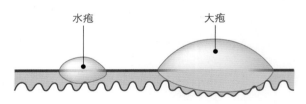

图 111.3　水疱和大疱

- 瘀斑(ecchymosis),更大面积的紫癜性皮损。
- 血肿(haematoma),大出血引起的皮肤肿胀。
- 毛细血管扩张(telangiectasia),可见的皮肤小血管扩张。
- 粉刺(comedo),扩张的毛囊皮脂腺体中有皮脂和角质栓。
- "黑头"(blackhead),开口粉刺。
- "白头"(whitehead),闭口粉刺。
- 红斑(erythema),由于血管增多而引起的皮肤发红。
- 粟丘疹(milium),含有角蛋白的微小白色囊肿,由毛囊皮脂腺闭塞引起。
- 乳头状瘤(papilloma),皮肤表面的疣状突起。

继发性皮损

- 鳞屑（scales）：角质层的角蛋白过度堆积，呈片状剥脱。
- 痂［crusts, scab］：皮肤表面干燥的分泌物（血清和渗出液）。
- 溃疡（ulcer）：皮肤局限性深部缺损，累及表皮和部分或全部真皮层（**图 111.4**），愈合后通常留有瘢痕。
- 糜烂（erosion）：表皮完全或者部分缺损，愈合后一般不留瘢痕（**图 111.4**）。
- 裂隙（fissure）：表皮和真皮的线状皮肤裂口（**图 111.4**）。
- 萎缩（atrophy）：表皮和/或真皮组织变薄或者缺失，失去正常皮肤标志。
- 硬化（sclerosis）：真皮组织增厚，皮下组织变硬；类似于瘢痕，但可能会自发出现（如硬皮病）。
- 瘢痕（scar）：愈合的真皮组织损伤，其正常组织结构被纤维组织代替。
- 肥厚性瘢痕（hypertrophic scar）：瘢痕高出皮肤表面。
- 萎缩性瘢痕（atrophic scar）：瘢痕低于皮肤表面。
- 瘢痕疙瘩（keloid）：致密纤维组织过度生长，超出原伤口范围。
- 抓痕（excoriation）：挠抓导致皮肤发生糜烂或者溃疡（表皮缺失）。
- 苔藓样变（lichenification）：继发于反复挠抓和摩擦的皮肤组织增厚（发生于皮炎）。
- 胼胝（callus）：角质层局部增生。
- 表皮剥脱（exfoliation）：表皮角蛋白呈鳞片状或片状脱落。
- 角化病（keratoderma）：皮肤增厚，尤其是角质层。

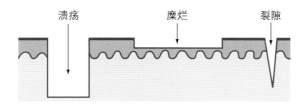

图 111.4　溃疡、糜烂和裂隙

诊断方法

这里介绍的罗宾·马克思（Robin Marks）的诊断方法[1]有助于在混乱中找到诊断头绪。他描述了简化诊断过程的重要性，即成为一个"整合者"，而不是一个"拆分者"。最常见的皮肤病学问题分为以下七类（**表 111.1**）。如果问题不属于七类中的一种，那其要么是不寻常的情况，要么是寻常情况的不寻常表现，而且可能需要征询顾问医

表 111.1　常见的皮肤问题

痤疮	－ 玫瑰糠疹
银屑病	－ 热疹
特应性皮炎（湿疹）	• 真菌：
荨麻疹	－ 癣
日光相关性皮肤癌	－ 念珠菌病
药物相关性皮疹	－ 花斑糠疹
感染	• 急性和慢性
• 细菌：	• 丘疹的：
－ 脓疱病	－ 虱病
• 病毒：	－ 疥疮
－ 疣	－ 昆虫叮咬
－ 单纯疱疹，带状疱疹	

生的意见。

备注：**表 111.1~表 111.6** 由 Robin Marks[1]教授编制，并经其许可转载复制。

术语表

皮肤病中经常使用的术语包括：

肢端的　手和脚
擦烂的　皮肤褶皱区域
脂溢性　黄褐色和蜡质
钱币状　硬币状
盘状的　圆盘状　　　　　（可互换）
环状的　环形
漩涡状的　圆形的
弓形的　弯曲的
网状的　网状的
糠疹　（糠＝麸）细小的，糠状鳞屑或粉状
滴状　"露珠"状
玫瑰的　玫瑰色的
麻疹样　像麻疹
硬皮病　局限性硬皮病或皮肤浸润
青斑　发绀样变色
苔藓　任何像苔藓的丘疹性皮肤病
疣状　粗糙的，疣状的

病史

三个基本提问[1]：

1. 皮疹在哪里，是从哪里开始的？
2. 你出皮疹多久了？
3. 皮疹痒吗？

注：将其分成三个时间区组非常有用（**表 111.2**），这个问题引出了下一个关于痒的问题，因为病人不太能忍受发痒的皮疹。

如果是，是轻度、中度还是重度？瘙痒的性质对诊断很有帮助。严重的瘙痒是指在夜间影响病人睡眠并会有明显的皮肤抓痕，而轻微的瘙痒是指仅使病人稍感不安，

表 111.2　皮疹出现及持续时间

急性（数小时~数日）	荨麻疹
	特应性皮炎
	过敏性接触性皮炎
	昆虫叮咬
	药疹
	单纯疱疹/带状疱疹
	病毒疹
急性→慢性（数日~数周）	特应性皮炎
	脓疱病
	疥疮
	虱病
	药疹
	玫瑰糠疹
	银屑病
	癣
	念珠菌
慢性（数周~数月）	银屑病
	特应性皮炎
	癣
	花斑糠疹
	疣
	肿瘤
	皮肤浸润性疾病（如肉芽肿、黄色瘤）

并且在白天很长时间内不会引起病人注意。

医生必须考虑的三个问题

1. 这可能是药疹吗？
2. 治疗后皮疹有好转吗？
3. 接触者有类似的皮疹吗？

对病人的进一步问诊

- 你有接触过有类似皮疹的病人吗？
- 你正在使用什么药或者最近使用过哪些药物？
- 你最近有没有接触过不一样的东西？
- 你既往有类似皮疹、湿疹或者过敏倾向（如哮喘）吗？
- 有皮肤问题的家族史吗？

瘙痒的性质[1]

瘙痒对于疾病的鉴别诊断有很大的作用：不痒的皮疹不太可能是疥疮，非常痒的皮疹不太可能是皮肤肿瘤（表 111.3）。

然而，没有什么是绝对的，规律也会发生变化。癣、银屑病和花斑糠疹有时痒，有时不痒。水痘引起瘙痒的程度具有可变性，可以表现为剧烈瘙痒，也可无瘙痒感，尤其是成人。

缓解或加重瘙痒的因素为诊断提供了有用的诊断依据。例如，如果初步诊断为癣，实则是由湿疹引起的，那么使用 Whitfield 软膏（译者注：复方甲苯酸软膏）来止痒治

表 111.3　皮疹是否瘙痒

非常痒	荨麻疹
	特应性皮炎
	疥疮、虱病
	昆虫叮咬
	水痘（成人）
	疱疹样皮炎
	Grover 病（暂时性棘层松解性皮肤病）
	应激性瘙痒/单纯苔藓
轻度至中度	癣
	银屑病
	药疹
	玫瑰糠疹
	念珠菌
通常不痒	疣，癣
	脓疱病，银屑病
	癌症
	病毒疹
	脂溢性皮炎

疗，反而会加重瘙痒。

身体检查[1]

在良好的光线下检查皮肤，最好是自然光，检查前确保病人已经卸妆。

皮疹的身体检查分两个基本步骤。第一步是对单个皮损特征进行评估，第二步是对皮损分布或形态进行分析。

单个病灶特征

最重要的一个鉴别特征是，皮疹是仅累及真皮层还是也涉及表皮（表 111.4）。如果皮损累及表皮，则会出现鳞屑、结痂、渗液、水疱形成或这些皮损的组合（图 111.5）；如果仅累及真皮，则为肿块、丘疹或结节（图 111.6）。

表 111.4　单个病灶的外观

表皮的	特应性皮炎
	银屑病
	癣
	玫瑰糠疹
	脓疱病、疱疹、疣
	癌症
	疥疮
	日光性角化病
真皮的	荨麻疹
	昆虫叮咬、虱病、疥疮
	药疹
	皮肤浸润
	病毒疹

必须寻找的单个病灶的其他特征是颜色、形状和大

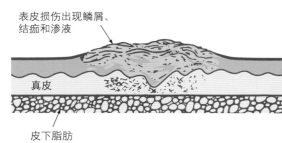

表皮损伤出现鳞屑、结痂和渗液

真皮

皮下脂肪

图 111.5　表皮皮肤病灶

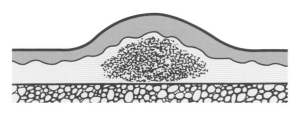

图 111.6　真皮皮肤病灶

小。在身体检查过程中感觉皮肤并注意皮损的一致性很重要。它是硬的还是软的?皮损的活跃程度可能也有作用:它是否有一个清洁中心和活跃边缘?

皮损的分布

临床医生必须判定皮损是局部的还是广泛的。如果分布广泛,那么是集中性、外周性还是两者兼有(**表111.5**)?当皮损位于某一特定区域时,通常对诊断是有帮助的(**表111.6**、**图111.7** 和 **图111.8**)。阴茎上出现发痒丘疹,伴有弥漫性瘙痒时,很可能是疥疮。然而,必须小心,因为很多误诊是根据皮疹分布而本能作出的(例如,皮肤褶皱处的皮损都是皮炎或者足部的皮损都是癣)。

表 111.5　皮疹的分布

广泛分布	特应性皮炎
	银屑病
	疥疮
	药疹
	荨麻疹
躯干分布(至少最初是这样)	花斑糠疹
	带状疱疹
	药物性皮炎
	滴状银屑病
	玫瑰糠疹
	病毒疹
周围分布	特应性皮炎
	带状疱疹
	癣
	银屑病
	疣
	昆虫叮咬

表 111.6　特定区域的影响

脸	酒渣鼻
	脓疱病
	银屑病
	特应性皮炎
	光敏性(如药物)
	单纯疱疹
	寻常痤疮
	癌症
	病毒疹
头皮	银屑病
	脂溢性皮炎
	虱病
	癣
	特应性皮炎
	毛囊炎
褶皱处	特应性皮炎
	银屑病
	脂溢性皮炎
	癣
	念珠菌
	虱病
口	阿弗他溃疡
	单纯疱疹
	念珠菌
	麻疹
指甲	银屑病
	癣
	皮炎
阴茎	疥疮
	生殖器疱疹和疣
	念珠菌
	银屑病

身体检查中应该寻找的皮疹的另一个特征是,是否所有皮损都处于同一发展阶段。

做全面的身体检查是非常有必要的。毕竟,没有所谓的皮肤病,而是有影响皮肤的疾病。临床医生在处理皮疹主诉的病人时,必须始终牢记这一点。疾病不会单独影响皮肤,所以,只注重皮肤而忽视病人整体是不可原谅的。

注:在任何情况下都要检查口腔、头皮、指甲、手和脚。

诊断工具

合适的诊断工具包括:
- 放大镜。
- 透皮玻片,是一种载玻片或透明的塑料板,使血管皮损变白以观察其真实颜色。

111

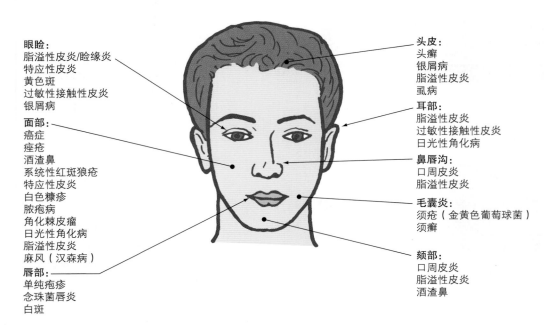

图 111.7 面部皮肤状况发生的典型位置示意图

眼睑：
脂溢性皮炎/睑缘炎
特应性皮炎
黄色斑
过敏性接触性皮炎
银屑病

面部：
癌症
痤疮
酒渣鼻
系统性红斑狼疮
特应性皮炎
白色糠疹
脓疱病
角化棘皮瘤
日光性角化病
脂溢性皮炎
麻风（汉森病）

唇部：
单纯疱疹
念珠菌唇炎
白斑

头皮：
头癣
银屑病
脂溢性皮炎
虱病

耳部：
脂溢性皮炎
过敏性接触性皮炎
日光性角化病

鼻唇沟：
口周皮炎
脂溢性皮炎

毛囊炎：
须疮（金黄色葡萄球菌）
须癣

颏部：
口周皮炎
脂溢性皮炎
酒渣鼻

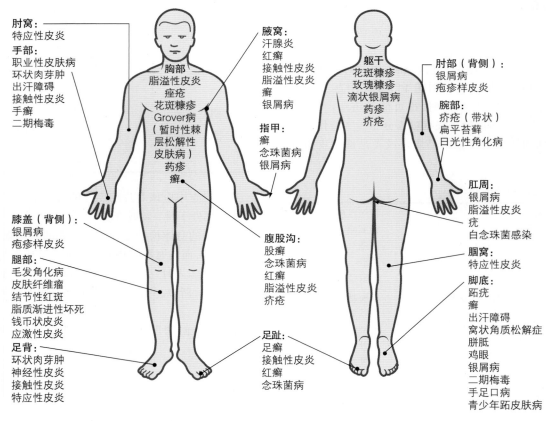

图 111.8 不同皮肤状况发生的典型部位
注：胸部和躯干同样适用

肘窝：
特应性皮炎

手部：
职业性皮肤病
环状肉芽肿
出汗障碍
接触性皮炎
手癣
二期梅毒

膝盖（背侧）：
银屑病
疱疹样皮炎

腿部：
毛发角化病
皮肤纤维瘤
结节性红斑
脂质渐进性坏死
钱币状皮炎
应激性皮炎

足背：
环状肉芽肿
神经性皮炎
接触性皮炎
特应性皮炎

胸部
脂溢性皮炎
痤疮
花斑糠疹
Grover病
（暂时性棘
层松解性
皮肤病）
药疹
癣

腋窝：
汗腺炎
红癣
接触性皮炎
脂溢性皮炎
癣
银屑病

指甲：
癣
念珠菌病
银屑病

腹股沟：
股癣
念珠菌病
红癣
脂溢性皮炎
疥疮

足趾：
足癣
接触性皮炎
红癣
念珠菌病

躯干
花斑糠疹
玫瑰糠疹
滴状银屑病
药疹
疥疮

肘部（背侧）：
银屑病
疱疹样皮炎

腕部：
疥疮（带状）
扁平苔藓
日光性角化病

肛周：
银屑病
脂溢性皮炎
疣
白念珠菌感染

腘窝：
特应性皮炎

脚底：
跖疣
癣
出汗障碍
窝状角质松解症
胼胝
鸡眼
银屑病
二期梅毒
手足口病
青少年跖皮肤病

111

- "磁灯",是一种带有放大镜的手持式荧光灯,可消除阴影并且进行放大。
- 皮肤镜:对色素性肿瘤的诊断有极大的价值,但是需要技术和熟练方能有效使用。
- Wood 灯。
- 拭子行培养和 NAAT 检测(PCR)。
- 皮肤刮片或指甲屑行真菌培养。
- 皮肤活体组织检查(即使有银屑病等)。

诊室内的检查及辅助诊断工具

Wood 灯

在临床服务中,Wood 灯检查是皮肤问题中一种重要的诊断辅助工具。它还有其他用途,如荧光素染色后检查眼(也可用一种称为"黑灯"的低成本、小型的紫外线灯装置)。

方法

只需将紫外线灯放在检查区域上方并在暗室中观察。

Wood 灯在诊断中的局限性

并非所有头癣病例都会发出荧光,因为有些导致头癣的微生物不会产生卟啉作为副产物。请参见**表 111.7**中会产生荧光的皮肤状况列表。Wood 灯确实只能用于有毛发生长的区域。

表 111.7　Wood 灯下产生荧光的皮肤状况

头癣	绿色/亮黄色(头发上)
红癣	珊瑚粉
花斑糠疹	玫瑰金
假单胞菌属	黄绿色
迟发性皮肤卟啉病	红色(尿液)

卟啉可用肥皂和水清洗,用洗发剂洗过头的病人,可能 20 小时内检查都会是阴性结果。因此,Wood 灯阴性结果可能具有误导性。合适的确认临床诊断的方式是将毛发和皮肤标本送显微镜检查及培养。

皮肤刮片用于真菌感染诊断

皮肤刮片是诊断真菌感染良好的辅助方式。制作皮肤刮片需要手术刀片、载玻片和盖玻片、20% 氢氧化钾(最好是二甲基亚砜)和显微镜。皮肤刮片也可以送显微镜检查和培养。

临床适应证:
1. 癣(浅表皮肤真菌感染)
2. 花斑糠疹
3. 念珠菌

方法

- 从受影响区域的边缘刮取皮肤。
- 将搔刮物放到显微镜载玻片上。
- 样本上加入一滴氢氧化钾。
- 用盖玻片盖住并轻轻按压。
- 加热载玻片,至少等待 5 分钟使其"清晰"。

显微镜检查

- 首先调弱光线在低倍镜下检查。
- 定位到真菌菌丝时,转为高倍镜。
- 选用合适的焦距显示菌丝(图 111.9)。
  注:识别菌丝需要一些经验。

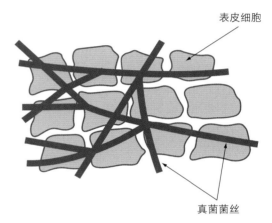

图 111.9　显微镜下真菌菌丝的形态

显微镜的其他用途

检测疥螨:发现疥螨的移行隧道(是很困难的!),然后用 15 号手术刀片果断地刮擦表皮,加入一滴液体石蜡后转移到载玻片上。螨虫非常独特。

皮肤镜

使用皮肤镜(dermoscopy)可以帮助临床医生评估皮肤表皮下的结构。照射在皮肤上的大部分光线会在空气和皮肤交界处散射掉,但皮肤镜由 10 倍放大镜组成,可以帮助医生看到皮肤更深的区域。这是由于偏振和非偏振的透照光源减少了皮肤表面的强光[2]。理想情况下,全科医生应该参加课程以获得这项有价值的技能,主要用于评估色素性皮损及辨别良性和恶性肿瘤。

斑贴试验

斑贴试验(patch testing)用于确定过敏性接触性皮炎的过敏原。48 小时和 96 小时内观察。

活体组织检查

刮取和钻取活体组织检查是有用的(第116章图116.27、图116.28)。

毛发[3]

将毛发样本送去进行显微镜检查和发根分析。

主要有两项检查:

1. 拉发试验(见第118章)
2. 拔毛试验

在拔毛试验(用于头癣和毛干异常)中,将镊子靠近头皮,拔之前略微旋转,拔出一簇约20根头发。将头发放在载玻片上进行计数和分析。

类固醇皮质激素制剂的选择

- 软膏制剂通常比霜剂更有效,这是因为软膏的封闭性增强了类固醇皮质激素的吸收。
- 霜剂含有比软膏更多的防腐剂和辅料,因此更容易引起过敏或刺激。
- 鉴于润肤作用和增强(类固醇皮质激素)效力,通常优先推荐使用软膏制剂而非霜剂。
- 霜剂可用于急性渗出性皮疹。
- 凝胶和洗剂用于毛发生长区。
- 顽固的皮肤病可能会因皮肤封闭而受益,例如保鲜膜、封闭敷料或手套,整夜使用并适当固定。
- 根据皮疹部位选择效力合适的类固醇皮质激素制剂。
- 眼睑、生殖器和皮肤褶皱处的皮肤薄,吸收能力最强,应该使用温和的类固醇皮质激素。
- 手掌和脚底的皮肤厚,吸收能力最弱,应该使用强效的类固醇皮质激素。
- 在四肢和躯干的其余部位使用中等强度的类固醇皮质激素。
- 对于念珠菌感染(例如刺激性尿布皮炎引起的继发感染),可将等量的1%氢化可的松与抗真菌制剂如制霉菌素混合使用。

外用皮肤制剂术语表

止痒剂(antipruritic agent)用来缓解瘙痒。

例如:

- 薄荷醇(0.25%)
- 苯酚(0.5%)
- 煤焦油溶液(2%~10%)
- 樟脑(1%或2%)

基料或载体(base or vehicle):粉末、水和油脂(通常从石油中获得)的混合物。这些化合物的混合比例决定了基料的性质(例如乳剂、霜剂、软膏、凝胶或糊剂)。

霜剂(cream):在油和水的乳状液中添加乳化剂而形成的一种粉末悬浮物。通常适用于正常或者湿性皮肤。

润肤剂(emollient):一种含有乳化油和脂肪酸的外用制剂,用来软化和舒缓皮肤。它替代了角质层中原本的油脂,还有皮肤保湿剂的作用,因此用于干性皮肤或与皮肤干燥有关的皮肤病(如特应性皮炎)。例如:

- 乳化软膏
- 山梨醇霜
- 水霜

乳剂(emulsion):两种互不相溶液体的混合物,一种液体以小液滴的形式分散在另一种溶液中。

凝胶(gel):一种无油脂黏性制剂,具有水溶性。

保湿剂(humectant):一种化学制剂,具有吸湿性和渗透性,能够吸水和保湿。例如:

- 10%的尿素霜
- 10%的甘油霜

角质软化剂(keratolytic):一种软化或分解角蛋白的制剂。例如:

- 10%尿素用于干燥症或毛发角化病
- 20%尿素用于手掌和脚底破裂
- 2%~10%的水杨酸
- α-羟基酸(例如乳酸、丙二醇)

洗剂(lotion):不溶性粉末在水中的悬浮液。现代的洗剂添加了乳化剂,无须摇匀。例如炉甘石洗剂(氧化锌5g,炉甘石15g,甘油5ml,加水至100ml)。

润肤露(moisturiser):一种增加角质层含水量,且能缓解瘙痒的制剂,可分为:

- 润肤剂
- 保湿剂
- 封闭剂(例如,白色软石蜡凡士林)

软膏(ointment):一种以油性物质为载体的悬浮物,通常用于干燥鳞状皮肤。

涂剂和酊剂(paint and tincture):一种可以快速干燥的液体制剂,对皮肤夹缝处非常有用。如足趾间和臀沟。"酊剂"是以酒精作为载体的制剂。例如,复方苯鬼臼毒素酊剂(用于生殖器疣)。

糊剂(paste):成分类似软膏,但比软膏更黏稠;糊剂由软膏添加另一种制剂(例如淀粉)组成,起干燥和保护作用。

用于慢性皮肤病的外用类固醇皮质激素[4]

- 使病人或者其父母确信,外用类固醇皮质激素制剂利大于弊,他们不应害怕使用此类药物。
- 通常每日使用一次就足够了,并鼓励与治疗相配合。
- 足量使用,不要太少。
- 用于所有炎症部位,直至皮肤炎症完全消除。
- 经常使用润肤剂,使病情持续获得缓解。
- 及时恢复使用外用类固醇皮质激素制剂以控制周期性发作。
- 避免在面部、皮肤褶皱处和婴儿皮肤使用强效类固醇皮质激素制剂。
- 类固醇皮质激素制剂可以掩盖或延长感染。

111

- 长期使用的副作用很少见,包括皮肤萎缩、皮纹改变、口周皮炎和类固醇酒渣鼻。

外用类固醇皮质激素的相对临床效力见**表 111.8**。

表 111.8　澳大利亚最常用的外用类固醇皮质激素制剂效价排名[4]

通用名称	剂型
第一组　弱效	
地塞米松 0.5%	洗剂
氢化可的松 0.5%、1%	霜剂,软膏
第二组　中效	
倍他米松戊酸酯 0.02%	霜剂
倍他米松戊酸酯 0.05%	霜剂,软膏
丁氯倍他松 0.05%	霜剂
曲安奈德 0.02%、0.05%	霜剂,软膏
第三组　强效	
倍他米松戊酸酯 0.1%	霜剂,软膏
双丙酸倍他米松 0.05%	霜剂,软膏,洗剂
醋丙甲泼尼龙 0.1%	霜剂,软膏,脂肪软膏,洗剂
糠酸莫米松 0.1%	霜剂、软膏、洗剂、水凝胶
第四组　超强效	
双丙酸倍他米松 0.05%(在优化载体中)	霜剂,软膏
丙酸氯倍他索 0.05%	霜剂 *,软膏 *,洗剂 *,洗发水

注:* 澳大利亚不提供。

保护皮肤要领

- 不要伤害皮肤,选择最温和的制剂缓解皮肤问题。
- 霜剂往往会使皮肤变干,洗剂更是这样。
- 软膏易于缓解皮肤干燥,同时具有很好的渗透性;如果是湿性皮肤问题,则使用湿性敷料(湿肥皂和洗剂);如果是干性皮肤问题,则使用软膏(药膏)。
- 塑料包裹的密闭性敷料可更快地治疗顽固性皮肤病。
- 大多数厕所使用的肥皂是碱性的,非常干;它们不适用于干性皮肤或干燥性皮炎。肥皂替代品包括中性肥皂、超脂皂和无皂清洁剂。
- 沐浴添加剂可用于治疗皮肤病,例如银屑病、特应性皮炎和瘙痒症。对于一些人来说,最好不要直接把沐浴添加剂倒入浴缸中(稀释作用,可能会导致滑倒),可以在沐浴后干燥发痒的皮肤处倒油按摩。
- 始终给病人提供有关制剂的详细使用说明;如果可能,请准备使用手册。
- 根据病人反馈调整治疗方法。
- 解释说明所涉及的治疗费用,特别是在制剂费用昂贵的情况下。

霜剂和软膏的处方规范

用量[5]?

一般而言,30g 霜剂就可以覆盖成人的皮肤表面。"九分法"通常用于确定皮肤烧伤的体表面积百分比(**图 111.10**),也可用于计算所需处方的外用制剂总量。

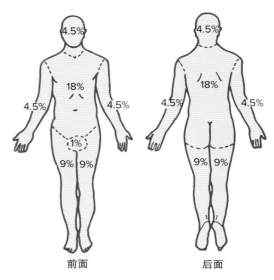

图 111.10　人体体表面积"九分法"

例如:

- 如果 9% 的体表面积有湿疹,大约需要 3g 霜剂即可覆盖
- 如果处方为每日 3 次,则每日需要 9g 霜剂
- 一支 50g 的霜剂可用 5~6 日

1g 霜剂可覆盖大约 10cm×10cm(4 平方英寸)的皮肤区域,此公式可用于较小的皮肤病变。

表 111.9 提供了特定皮肤部位外用制剂每周所需剂量的使用指南。

表 111.9　特定皮肤部位皮肤制剂的适宜用量[6](每日 2 次,连续 1 周)

皮肤部位	霜剂和软膏		
	类固醇皮质激素/g	其他制剂/g	乳液/ml
脸部和颈部	15~30	15~30	100
双手	15~30	25~50	200
头皮	15~30	50~100	200
双臂	30~60	100	200
双腿	100	100~200	200
躯干	100	400	500
腹股沟和生殖器	15~30	15~25	100

111

一些通用规则

牢记:

- 30g
  - 可覆盖成人全身体表 1 次
  - 可覆盖双手,每日 2 次,连续 2 周
  - 可覆盖斑片状皮疹,每日 2 次,连续 1 周
- 200g,可覆盖比较严重的皮疹,每日 2 次,连续 2 周

外用类固醇的副作用[7]

- 皮肤萎缩
- 色素减退
- 皮纹改变
- 毛细血管扩张
- 紫癜
- 暴发皮疹
- 细毛生长
- 感染

- 下丘脑-垂体-肾上腺轴紊乱

参考文献

1 Marks R. A diagnosis in dermatology. Aust Fam Physician, 2001; 30(11): 1028–32.

2 Usatine RP et al. *Color Atlas and Synopsis of Family Medicine* (3rd edn). New York: McGraw-Hill Education, 2019: 481.

3 Marks R, Sinclair R. *A Guide to the Performance of Diagnostic Procedures used in the Management of Common Skin Diseases.* Melbourne: Skin & Cancer Foundation Publication, 2002: 25–6.

4 Overview of diagnosis and management of dermatitis in dermatology [published 2015]. In: *Therapeutic Guidelines* [digital]. Melbourne: Therapeutic Guidelines Limited; 2015. www.tg.org.au, accessed September 2020.

5 Gambrill J. How much cream? Aust Fam Physician, 1982; 11: 350.

6 George CF et al. London: British National Formulary, Number 31, 1996: 451–6.

7 Usatine RP et al. *Color Atlas and Synopsis of Family Medicine* (3rd edn). New York: McGraw-Hill Education, 2019: 681.

痛可忍,而痒不可忍。

张潮(译者注:张潮,中国清代文学家、小说家。此句话引自他的随笔体格言小品文集《幽梦影》)

瘙痒(拉丁文为 pruritus)可简单地定义为"搔抓的欲望"。

瘙痒是皮肤病最重要的症状之一,通常也是伴有明显皮疹的原发皮肤疾病的一种症状。然而瘙痒是一种主观症状,在作为伴或不伴皮疹的系统性疾病症状时,会导致诊断上的困难:是否为原发性瘙痒。皮疹也可能是潜在疾病的表现。

瘙痒的广泛鉴别诊断包括:

- 皮肤疾病
- 全身疾病
- 心理和情感障碍

生理学[1]

瘙痒与疼痛由相同的神经通路传导,但两者是完全不同的感觉,区别在于刺激的强度不同。不能缓解的慢性瘙痒,和无法缓解的疼痛一样,可能让人无法忍受,甚至导致自杀。两者有许多的共同之处:都可以被镇痛药和麻醉药消除;可被对抗性刺激、冷、热和震动所减轻;牵涉性瘙痒正如牵涉性痛一样发作。作用于 H_1 受体的抗组胺药通常效果欠佳,表示组胺并非瘙痒的唯一介质[1]。

局部瘙痒

瘙痒可以是局部或全身的。局部瘙痒(localised pruritus)一般由常见的皮肤疾病所引起,如特应性皮炎(**表112.1**),通常可见搔抓的痕迹。瘙痒是皮肤干燥的一个特征。剧烈的局部瘙痒提示存在疥疮,也被称为"痒"。

在全科医学服务中,头皮、肛门和会阴区域的瘙痒是常见的表现。

仔细进行身体检查,排除原发皮肤疾病是必要的;详细的病史采集和身体检查可确定是否有全身性疾病导致瘙痒的发生。

感觉异常性背痛通常是局限于肩胛间区的瘙痒和/或感觉异常(可能有疼痛)。应考虑由于脊椎功能异常导致脊神经受压引起。对胸椎进行物理治疗通常可减轻症状

表112.1 造成明显瘙痒的主要皮肤疾病

特应性皮炎(湿疹)
荨麻疹
疱疹样皮炎
Grover 病(暂时性棘层松解性皮肤病)
疥疮
虱病
皮脂缺乏(干性皮肤)
扁平苔藓
水痘
接触性皮炎
昆虫叮咬

(见第 15 章)[2]。儿童瘙痒性皮疹通常包括特应性皮炎、水痘、荨麻疹(风团)、昆虫叮咬和疥疮。

广泛性瘙痒[3]

无皮疹的瘙痒(原发性瘙痒)可能是全身性疾病的表现。妊娠可伴发瘙痒,尤其是妊娠 9 个月时(注意鉴别胆汁淤积症),分娩后可消失。有此类情况的女性如服用避孕药,则易出现瘙痒[4]。

表 112.2 汇总了导致瘙痒的全身性因素,**表 112.3** 总结了瘙痒的诊断策略模型。

病史可提供诊断线索,如红细胞增多症所致的瘙痒可由洗热水澡诱发,产生不寻常的针刺样瘙痒,持续 1 小时左右[4]。另外,瘙痒可能由原发性刺激物引起,如泡泡浴制剂。

指南

- 如果润肤剂不能缓解瘙痒,并因痒致醒,则需要评估以排除全身疾病。
- 在霍奇金淋巴瘤病人中瘙痒症的发病率大约为30%。病人多主诉痒感难以忍受,尽管其皮肤看起来是正常的[4]。
- 皮肤划痕症引起的瘙痒是躯体荨麻疹中最常见的,轻触皮肤就会引起夸张的划痕反应[5]。

表112.2 可能导致瘙痒的全身性因素

妊娠
慢性肾衰竭
肝脏疾病:
• 胆汁淤积性黄疸,例如:
  – 胰头癌
  – 原发性胆汁性肝硬化
  – 药物:氯丙嗪,抗生素
• 肝衰竭
恶性肿瘤:
• 淋巴瘤:霍奇金淋巴瘤
• 白血病,特别是慢性淋巴细胞性白血病
• 多发性骨髓瘤
• 播散性癌症
血液性疾病:
• 真性红细胞增多症("浴痒病")
• 缺铁性贫血
• 恶性贫血(少见)
• 巨球蛋白血症
内分泌疾病:
• 糖尿病
• 甲状腺功能减退症
• 甲状腺功能亢进症
• 类癌综合征
• 甲状旁腺功能亢进症
吸收不良综合征:
• 谷蛋白过敏(少见)
寄生虫感染:
• 疥疮
• 蛔虫病
• 丝虫病
	• 钩虫病
	药物:
	• 生物碱类
	• 阿司匹林或其他 NSAID
	• 利尿剂
	• ACEI
	• 阿片类药物
	• 可卡因
	• 抗生素,如青霉素、磺胺类药
	• 奎尼丁
	• 氯喹
	• 中枢神经系统兴奋药
	自身免疫性疾病:
	• 干燥综合征
	神经性疾病:
	• 帕金森病
	• 脑肿瘤
	• 多发性硬化
	刺激物:
	• 玻璃纤维
	• 其他(如肥皂、洗涤剂、氯)
	水源性瘙痒症
	干燥病(干性皮肤,冬季瘙痒症)
	HIV/AIDS
	心理和情绪因素:
	• 焦虑/抑郁
	• 强迫症
	• 精神病
	• 寄生虫恐怖

注:NSAID. 非甾体抗炎药;ACEI. 血管紧张素转换酶抑制剂;CNS. 中枢神经系统;HIV. 人类免疫缺陷病毒;AIDS. 获得性免疫缺陷综合征。

- 瘙痒可为原发性胆汁性肝硬化的首发症状,可能比其他症状早 1~2 年出现[3]。通常在手掌和足底最为明显。
- 瘙痒可出现在甲状腺功能亢进症和甲状腺功能减退症的病人,尤其是伴有皮肤干燥的甲状腺功能减退症病人。
- 有时不能发现瘙痒的病因,特别是在老年病人中,但在儿童病人中比较容易辨认。
- 红细胞增多症引起的瘙痒可能由热水浴所诱发,并且至少持续一小时。
- 霍奇金淋巴瘤引起的瘙痒(30%)可能难以忍受。

关键病史

询问瘙痒的性质和分布。考虑妊娠、肝脏疾病和淋巴系统恶性肿瘤,特别是霍奇金淋巴瘤。仔细回顾药物史很重要。注意相关的一般症状,如发热。

关键的身体检查

- 皮肤、腹部和淋巴系统的全面检查

- 用压舌器用力地在病人皮肤上画一条线,观察是否有荨麻疹反应,以测试皮肤划痕症

关键的辅助检查

- 尿液检查
- 妊娠试验
- 全血细胞计数
- 铁试验
- 肾功能检查
- 肝功能检查
- 甲状腺功能检查
- 随机血糖
- 粪便检查(虫卵和囊孢)
- 胸部 X 线检查
- 皮肤活检组织检查
- 过敏斑贴试验
- 淋巴结活检组织检查(如有)
- 原发性胆汁性肝硬化的免疫学检查(如抗线粒体抗体)

表 112.3　全身性瘙痒：诊断策略模型

概率诊断
干燥病或皮肤干燥（尤其是老年人）
皮肤划痕症
荨麻疹
心理/情绪[3]
水痘
药物
特异反应性皮炎（湿疹）

不能遗漏的严重疾病
肿瘤形成：
• 多发性骨髓瘤
• 类癌综合征
• 淋巴瘤/霍奇金
• 白血病：慢性淋巴细胞白血病
• 其他癌症
• HIV/AIDS
慢性肾衰竭
原发性胆汁性肝硬化

陷阱（经常遗漏的）
妊娠（妊娠瘙痒）
热带传染病/感染/疥疮
真性红细胞增多症
结节性多动脉炎
扁平苔藓
局部刺激物（如玻璃丝、泡泡浴）

七个戴面具问题的清单
抑郁
糖尿病
药物（几种）
贫血（缺铁性）
甲状腺疾病（功能亢进和减退）
脊柱功能障碍（感觉异常性背痛）

病人是否试图告诉我什么？
很可能是：焦虑、寄生虫恐怖

治疗

治疗的基本原则是确定瘙痒原因并进行针对性治疗。精神因素所致的瘙痒可通过恰当的治疗缓解，如抗抑郁药阿米替林[1]。

如果不能找到原因：

- 应用冷却措施（如空调、游泳）
- 避免粗糙衣物，穿着轻薄服装
- 避免已知刺激物
- 避免过热
- 避免导致血管扩张的因素（如酒精、热水澡/淋浴，控制淋浴时间且不用过热的水）
- 用合适的保湿剂治疗皮肤干燥（如水性乳膏中的丙二醇）。
- 局部治疗
    - 乳化剂滋润皮肤
    - 局部润肤液如炉甘石，含有薄荷脑或苯酚（避免局部抗组胺药）
    - 松焦油制剂
    - 克罗米通乳膏
    - 考虑局部类固醇皮质激素类药物
- 镇静性抗组胺药（对全身性瘙痒效果不是很理想）
- 日间服用非镇静性抗组胺药
- 抗抑郁药（如多塞平）或镇静药（如为心理因素且心理咨询无效）
- 光疗

瘙痒性皮肤病

🐛 疥疮

疥疮（scabies）是一种由称为疥螨的微小螨虫（图 112.1）引起的高度传染性皮肤病。在学校、疗养院及原住民社区等封闭社区中十分常见。雌性疥螨在皮肤中挖掘隧道并产卵，随后死去。虫卵孵化形成幼虫并扩散到全身，其只存活约 30 日。疥螨排泄物中的抗原会引起变应性皮疹。通过对皮疹刮片进行显微镜检查可以明确诊断。

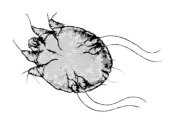

图 112.1　疥螨

临床表现

- 强烈的瘙痒（温热环境和夜间加重）
- 红色丘疹性皮损
- 常见于手部和腕部
- 常见于男性生殖器（见第 109 章）（图 112.2）
- 也可发生于肘部、腋下、足踝部以及女性乳头处（图 112.3）

传播

螨虫在人与人之间通过密切接触（皮肤与皮肤接触）传播，包括性接触。它们也可能通过在衣服和床上用品而传播，这种情况少见。有时全家可能同时患疥疮。在过度拥挤和性活动的情况下传播可能性更大。

结痂性疥疮

虽然大多数情况下只有少量的螨虫（少到 15 只），

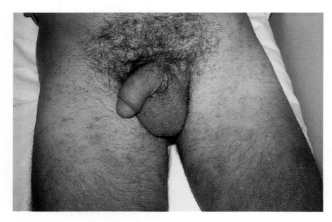

图 112.2　引起严重瘙痒的生殖器疥疮,大腿根部青紫伴有明显的抓痕

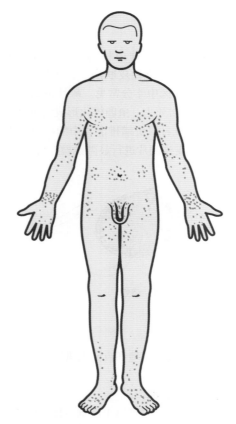

图 112.3　疥疮的典型皮疹分布

但数千或数百万的螨虫感染会导致结痂性疥疮(crusted scabies)结痂的情况。诊断可通过刮片上可见的大量病损。可发生于养老院。治疗方法是使用伊维菌素 200μg/kg,分 2 次口服,间隔 7 日,加上局部药物治疗。治疗并不容易,可能需要专科医生介入[6]。

治疗[6]

所有年龄(6 个月以下的婴儿除外):
5% 苄氯菊酯霜(首选治疗方法)

或(如果没有缓解或者对苄氯菊酯过敏)
25% 苯甲酸苄酯乳液(10 岁以下的病人用水稀释)
最适合清洁、凉爽、干燥的皮肤

- 适用于下颌以下的整个身体(包括指甲下、皱褶部位和生殖器)。
- 苄氯菊酯需保留过夜,然后彻底清洗掉。
- 苯甲酸苄酯需保留 24 小时。
- 在应用之前避免洗热水澡或抓挠。
- 即使没有瘙痒症状,家人也应同时治疗。
- 用热水清洗衣物、毛绒玩具和床上用品,并在太阳下暴晒。
- 通常一次治疗即可充分杀灭疥螨,但中度和重度感染需 1 周后重复。
- 不到 6 个月的婴儿可每日使用 5% 硫黄霜,持续 2~3 日,或每日使用 10% 克罗米通霜,持续 3~5 日。
- 如果出现治疗后瘙痒或反应性皮炎,可给予中强效的糖皮质激素 2~3 次/d。

🕭 疱疹样皮炎

　　疱疹样皮炎(dermatitis herpetiformis)是一种严重的瘙痒病,是慢性皮下水疱性疾病,表现为在表皮和真皮交界处出现单纯疱疹样囊泡。这种囊泡非常痒,以至于在皮损部位很难发现完整的水疱。

　　有人认为疱疹样皮炎是由谷蛋白敏感性肠病引起的,临床上多数病人确实伴有乳糜泻。

临床特征

- 在年轻人中常见
- 小囊泡主要在肘部和膝部(伸肌表面)
- 也发生在躯干,尤其是臀部和肩膀(**图 112.4**)
- 小囊泡不易被医生发现

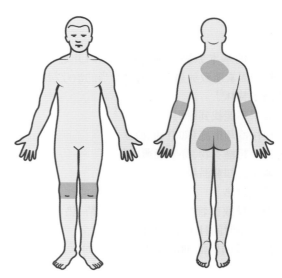

图 112.4　疱疹样皮炎的典型皮疹分布

112

- 表现为抓痕伴湿疹样改变
- 伪装成疥疮、剥脱性湿疹或昆虫叮咬的表现
- 通常会持续数十年
- 与谷蛋白敏感性肠病有关
- 皮肤活体组织检查和直接免疫荧光有特征性表现

治疗

- 无谷蛋白饮食可能会抑制这种疾病,但见效较慢。
- 氨苯砜 50mg 口服,每日一次,可谨慎增加到 200mg 口服,每日一次(通常反应剧烈)。可考虑专业护理服务。

❸ 扁平苔藓

扁平苔藓(Lichen planus)是一种炎性疾病,病因不明,特征性表现主要为累及腕部(**图 112.5**)和腿部有瘙痒的、紫罗兰色、扁平和尖丘疹。如果有疑问,由活体组织检查证实诊断。需与地衣苔藓样药疹(如降血压药物、抗疟药)鉴别。

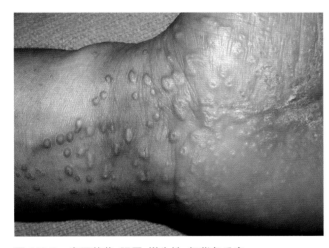

图 112.5 扁平苔藓:肥厚、增生性、红紫色丘疹

临床特征

- 年轻人和中年人
- 4Ps:丘疹(papule),紫色(purple),多边形(polygonal),瘙痒(pruritic)
- 小的、有光泽的、苔藓样变斑块
- 对称且呈扁平状
- 紫罗兰色
- 屈曲部位:腕部、前臂、腹股沟、踝
- 影响口腔黏膜:带花边的白色条纹(威克姆纹)、丘疹或溃疡
- 影响甲、头皮和生殖器黏膜

管理

- 解释和释除担忧

- 皮肤扁平苔藓通常在 6~9 个月后痊愈,留下褪色的痕迹,没有瘢痕
- 复发罕见
- 无症状的病变无须治疗
- 局部使用中效至强效的类固醇皮质激素(可以应用封闭敷裹)
- 如果效果欠佳,口服泼尼松龙
- 肥厚性皮损内注射类固醇皮质激素治疗
- 考虑转诊给专家咨询

❸ 肛门瘙痒

导致瘙痒的全身性疾病都可能引起肛门瘙痒(pruritus ani)。然而,除了肛门局部问题以外,各种原发性皮肤病,如银屑病、皮炎、接触性皮炎、扁平苔藓也可能导致(见第26 章)。

❸ 头皮瘙痒[7]

头皮瘙痒(pruritus capitis, itchy scalp)可能是由于多种常见皮肤病引起的,包括脂溢性皮炎、特应性皮炎、银屑病、头癣、慢性单纯性苔藓、接触性皮炎和虱病。在头皮中寻找证据,并进行相应治疗。不太严重的脂溢性皮炎被称为头皮癣或头皮屑。

❸ 外阴瘙痒

见第 99 章。

❸ 股癣

股癣(tinea cruris)也被称为 Dhobie 瘙痒,是发生在年轻人腹股沟区的一种常见感染(**图 112.6**),多见于运动员,通常由真菌感染引起,还有其他引起腹股沟皮疹的原因(**表 112.4**)。引起癣的皮肤真菌在潮湿、温暖、黑暗的地方生长旺盛。检查足部可找到足癣的证据。本病易通过毛巾和其他物品传播,特别是在更衣室、桑拿房和公共淋浴间。

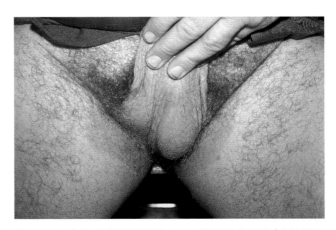

图 112.6 红色毛癣菌引起的一名年轻男子的股癣(也被称为Dhobie 瘙痒)

112

表 112.4　腹股沟皮疹（擦烂）的常见原因

单纯擦烂	真菌
皮肤疾病	• 念珠菌
• 银屑病	• 癣
• 脂溢性皮炎	红癣
• 皮炎/湿疹	接触性皮炎

临床特征

- 痒疹
- 常见于青年男性
- 与足癣（运动员脚）密切相关
- 通常急性发作
- 在炎热的季节更常见，是一种夏季疾病
- 身体活动较多的人常见
- 与腹股沟区皮肤发炎有关（如紧身裤，尤其是合成护裆带）
- 鳞屑，尤其是皮损边缘
- 边界清楚（图 112.7）

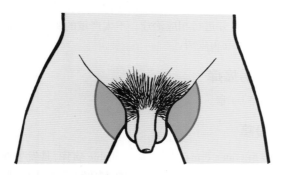

图 112.7　股癣示意图

　　如果不及时治疗，皮疹可能扩散，尤其是向内上方扩散，而阴囊通常被累及。扩散到臀部常提示为红色毛癣菌感染。

辅助诊断

- 从皮损的鳞屑区刮取皮肤碎屑进行显微镜检查（见第 111 章）。
- Wood 灯可以帮助诊断，尤其怀疑是红癣时。

管理

- 保持皮肤褶皱部位绝对干燥。
- 局部应用 1% 特比萘芬霜或凝胶，每日 1~2 次，持续 7~14 日，或咪唑类制剂局部应用（如咪康唑或克霉唑霜）。
- 在快要痊愈时使用托萘酯粉扑，每日 2 次，预防复发。
- 如果瘙痒严重，可应用温和的外用氢化可的松制剂（额外使用）。

- 对于顽固或复发性皮疹，可以口服特比萘芬 2~4 周或灰黄霉素 6~8 周。

🔖 白念珠菌性擦烂

　　白念珠菌感染表皮可引起单纯擦烂，且倾向于影响有诱发因素的病人（如广谱抗生素治疗、糖尿病、全身衰弱、免疫力低下、肥胖、静止不动者）。

临床特征

- 红斑，浸渍性皮疹
- 发生在屈曲侧、乳房下区域和其他皮肤皱褶处
- 病灶边界不如癣那么明显（图 112.8）
- 病灶呈卫星状损害，伴白色分泌物
- 镜下可见到酵母菌

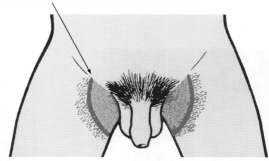

边界不清，边缘伴有黄色斑点样的卫星灶

图 112.8　腹股沟念珠菌病示意图

治疗[8]

- 在可能的情况下，治疗诱发因素。
- 应用咪唑类制剂，如 2% 咪康唑或 1% 克霉唑，每日 2 次，持续 2 周。
- 可短期使用氢化可的松乳膏治疗瘙痒或炎症（长期使用可使病情加重）。

🔖 红癣

　　红癣（erythrasma）是一种常见的、广泛的慢性浅表皮肤感染性疾病，通常发生在皮肤皱褶处，由棒状杆菌引起，在 Wood 灯检查中呈珊瑚粉色荧光而被诊断。瘙痒不是其特征。

临床特征

- 表面红褐色鳞片状
- 向周围扩大
- 轻度感染，如果未经治疗会转为慢性
- Wood 灯显示珊瑚粉色荧光
- 常见部位：腹股沟（尤其是男性）、腋下、乳下、趾间（图 112.9）。

112

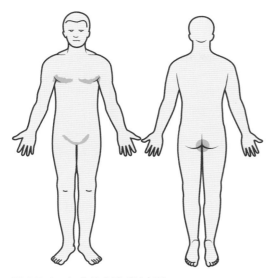

图 112.9　红癣的典型感染部位

治疗

- 局部应用咪唑类制剂,如咪康唑或 2% 红霉素凝胶
- 口服罗红霉素或红霉素
- 宽松的衣服和抗菌洗涤可预防复发

🎱 皮脂缺乏性湿疹（冬季痒疹）

皮脂缺乏性湿疹（asteatotic eczema），又称冬季痒疹（winter itch），是一种老年人疾病,常常不被识别,可有剧烈瘙痒。它是湿疹的一种形式,通常发生在老人的腿部（图 112.10）,特别是大量擦洗和洗浴后。其他诱发因素包括低湿度（冬季、中央供热）和服用利尿剂。本病也可

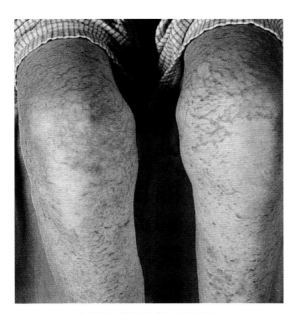

图 112.10　皮脂缺乏性湿疹（冬季痒疹）
显示一位 74 岁男性病人腿部“铺路石”样的瘙痒性、鳞屑样、红斑性皮损。

以与吸收不良状态、甲状腺功能减退或药物,如他汀类药物、利尿剂应用相关。

临床特征

- 皮肤干燥
- 细微的鳞屑和红色浅表裂缝
- “铺路石”样外观
- 发生在腿部,尤其是小腿
- 也发生在大腿、手臂和躯干

治疗

根据矫正的皮肤干燥程度[9]：

- 快速、凉爽的淋浴（<2~3 分钟）
- 淋浴时使用无皂替代品
- 淋浴后在潮湿的皮肤上大量使用润肤剂,如 QV 或乳化软膏（译者注：QV wash 是澳大利亚非常畅销的抗敏感品牌）
- 避免冬季暖气过热
- 避免使用电热毯
- 在发红的皮肤局部涂抹凡士林稀释的类固醇

🎱 “高尔夫血管炎”（夏季腿部皮疹）[10]

“高尔夫血管炎（Golfer's vasculitis）”,又称夏季腿部皮疹（summer leg rash）,这一术语是用来描述在长时间运动,如打高尔夫或徒步旅行后,腿上出现的红斑瘙痒性皮疹,通常发生在夏季。

表现为小腿红色、斑点状、平坦至微微隆起的皮疹。常见于 50 岁以上的人群。通常于 3 日内自行消退。

🎱 肱桡肌瘙痒

肱桡肌瘙痒（brachioradialis pruritus）伴有的瘙痒和不适,多局限于上肢肘部上、下的表皮。通常与晒伤、皮肤干燥和神经卡压有关,因此被称为“高尔夫球手的瘙痒”[2]。

🎱 Grover 病

Grover 病,即暂时性棘层松解性皮肤病。表现为小的、坚硬的、剧烈瘙痒、棕色的小范围疣状丘疹,主要分布于躯干上部。通常发生在中老年人（特别是 70~80 岁）。诱发因素包括高温、出汗、发热和阻塞,特别是光损伤性皮肤。通过活体组织检查可确诊。治疗方法主要是止痒,直到自愈。有效的治疗方法包括局部用药（优先）、口服类固醇皮质激素或紫外线疗法[3]。

🎱 尾蚴性皮炎

尾蚴性皮炎（cercarial dermatitis）,又称游泳者瘙痒症（swimmer's itch）,是一种急性过敏性皮炎,由接触温暖淡水湖中的血吸虫引起。泳衣下的皮肤往往受到保护。

结节性瘙痒（结节性痒疹）

结节性瘙痒（nodular prurigo），又称结节性痒疹（prurigonodularis），表现为剧烈瘙痒的硬结，直径 1~3mm，好发于手臂、腿和躯干。可发生于任何年龄，并可能在妊娠晚期表现出来。通过皮肤活体组织检查确诊。此病病程长，治疗困难。

单纯性苔藓

单纯性苔藓（lichen simplex）的苔藓样硬化是皮炎的一种形式，由反复搔抓或摩擦引起，导致表皮增厚。当找不到原发性皮肤病原因时，才命名为单纯性苔藓。

荨麻疹[11]

荨麻疹（urticaria）是一种主要累及真皮的常见皮肤病。可分为急性（数分钟到数周）和慢性（持续超过 6 周）。也可分为弥散风团型和丘疹型。

弥散风团型荨麻疹的 3 个特征：

- 一过性红斑，常伴中心苍白
- 一过性水肿
- 一过性剧烈瘙痒

最常见的原因是感染（特别是病毒性上呼吸道感染）、药物过敏和 IgE 介导的食物过敏反应。

荨麻疹性血管炎是荨麻疹的一种罕见亚型，它引起疼痛而不是瘙痒性病变，自身免疫是其可能的病因。

根据发病部位分类

1. 浅表：侵犯浅表的真皮，荨麻疹；发生于身体任何部位，尤其是四肢和躯干。

2. 深部：侵及皮下组织，血管性水肿；可发生在身体任何部位，但主要发生在眼周、口唇和颈部。

根据病因分类[3]

- 感染：病毒（儿童最常见的病因）、细菌（尤其是链球菌感染）、寄生虫、原生动物、酵母菌
- C_1 酯酶抑制剂缺乏（遗传性血管性水肿）：反复发作的、原因不明的血管性水肿
- 过敏反应（急性过敏性荨麻疹是严重的，且可能非常严重）
  - 偶氮染料
  - 药物：青霉素及其他抗生素
  - 食物：鸡蛋、鱼、奶酪、西红柿及其他
- 药物性
  - 药物：青霉素、阿司匹林、可待因
  - 食物：鱼、贝类、坚果、草莓、巧克力、人工色素、小麦及大豆
  - 植物：荨麻，其他

- 全身性红斑狼疮（伴荨麻疹性血管炎）
- 物理性
  - 胆碱能性：运动和发热引起的出汗反应（如年轻运动员）
  - 热、冷、日光
- 昆虫叮咬：蜜蜂、黄蜂、水母、蚊子
- 妊娠（最后 3 个月），其他激素
- 未知因素（特发性）占 80%；可能为心理因素

慢性荨麻疹的辅助检查

- 全血细胞计数，寻找寄生虫引起的嗜酸性粒细胞增多症
- 联合检测 ANA 和 DNA，考虑荨麻疹性血管炎
- 皮肤点刺试验

治疗[11]

- 避免任何明确的原因。
- 考虑"排除饮食"（译者注，elimination diets，指去除过敏物质或不利健康物质的饮食）。
- 相对局限者局部应用润肤剂（如 10% 克罗米通或含 1% 苯酚的炉甘石油或 1% 薄荷醇霜）。
- 带有松油或类似舒缓沐浴油的温水浴。
- 使用口服抗组胺药（如赛庚啶）或镇静作用较小的药物（如西替利嗪、氯雷他定、非索非那定）。
- 考虑添加 H_2 受体拮抗剂（如雷尼替丁 150mg，每日 2 次）。
- 系统性类固醇皮质激素（如泼尼松龙 50mg，每日 1 次）可以缓解急性荨麻疹，但应避免大剂量使用，一旦停止治疗，症状通常会复发。
- 对于伴有低血压和严重变态反应的荨麻疹病人给予肾上腺素肌内注射。
- 如果症状持续超过 6 个月，转诊至皮肤专家。
- 专家治疗包括光疗、白三烯受体拮抗剂、柳氮磺胺、环孢素或奥马珠单抗。

丘疹性荨麻疹

丘疹性荨麻疹（papular urticaria）是由昆虫叮咬或环境中的昆虫引起的高敏反应，好发于 2~6 岁的儿童。皮损集中在一起，通常表现为非常痒的成簇丘疹。

普通荨麻疹往往数小时内消退，但丘疹性荨麻疹的病变持续。

昆虫叮咬的治疗包括止痒药物和局部应用类固醇皮质激素，例如 0.05% 二丙酸倍他米松软膏或霜，每日 3 次，直到痊愈。

蚤咬伤

蚤（图 112.11）可引起瘙痒性红斑样丘疹病变。蚤咬

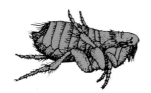

图 112.11　蚤

伤 (flea bites) 通常多个或成簇地分布在胳膊、前臂、腿和腰部 (衣服较紧的部位)。治疗感染的源头,应特别是家猫和家狗。咬伤的瘙痒可以用一些简单的药剂来治疗,如止痒药膏、酒精、湿肥皂、止痒霜或温和的强效类固醇皮质激素软膏。

🐞 臭虫叮咬[12]

臭虫叮咬 (bed bug bites) (图 112.12) 是当前与国际旅行有关的常见问题。臭虫随行李旅行,广泛分布于酒店、汽车旅馆和背包客旅馆中。臭虫藏在床上用品和床垫中。临床上,常见于儿童和青少年,常表现为 3 个或更多呈线性分布的咬伤 (沿浅表血管走向),瘙痒剧烈。皮疹表现为红色斑丘疹样,也可能有抓痕,病变常见于颈部、肩部、手臂、躯干和腿。从受臭虫侵扰的住处收集到的铁锈色样本可诊断臭虫感染。可在酒店和背包客旅馆的床垫中寻找红色斑点,并检查行李。

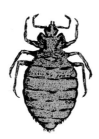

图 112.12　臭虫

管理

- 用消毒肥皂清洗病灶。
- 应用类固醇皮质激素乳膏。
- 简单的止痒治疗就可能有效,如炉甘石洗剂。
- 请有执照的害虫防治人员清除臭虫。

清除臭虫的基本方法是在墙壁和家具的缝隙针对性地应用杀虫剂。小心二手家具,并坚持在递送床垫时有塑料覆盖物。

🐞 沙蝇叮咬

沙蝇叮咬 (sandfly bites) 参考第 120 章。

其他昆虫叮咬

螯伤与各种昆虫有关,包括牛蚁、跳蚁、蜜蜂、黄蜂和蚊子。治疗方法见第 120 章。

转诊时机

- 扁平苔藓
- 疱疹样皮炎
- 结痂性疥疮
- 慢性荨麻疹

> **临床要领**
>
> 瘙痒的、非特异性皮疹,且在夜间加重?考虑疥疮。

参考文献

1　Walsh TD. *Symptom Control.* Oxford: Blackwell Scientific Publications, 1989: 286–94.

2　Wolff K et al. *Fitzpatrick's Color Atlas and Synopsis of Clinical Dermatology.* New York: McGraw-Hill, 2005: 1052–5.

3　Fry L et al. *Illustrated Encyclopedia of Dermatology.* Lancaster: MTP Press, 1981: 313–15, 485–8.

4　Hunter JAA, Savin JA, Dahl MV. *Clinical Dermatology* (3rd edn). Oxford: Blackwell Scientific Publications, 2002: 291.

5　Oakley A. Dermographism. DermNet NZ. Available from: www.dermnetnz.org/topics/dermographism, accessed April 2021.

6　Insects and mites: bites and infestations [published 2015]. In: *Therapeutic Guidelines* [digital]. Melbourne: Therapeutic Guidelines Limited; 2015. www.tg.org.au, accessed April 2021.

7　Ng J, Chong A, Foley P. The itchy scalp. Medicine Today, 2008; 9(7): 2–9.

8　Cutaneous Candidiasis [published 2015]. In: *Therapeutic Guidelines* [digital]. Melbourne: Therapeutic Guidelines Limited; 2015. www.tg.org.au, accessed April 2021.

9　Chinniah N, Gupta M. Pruritus in the elderly—a guide to assessment and management. Aust Family Physician, 2014; 43: 710–13.

10　Kelly R et al. Golfer's vasculitis. Aust J Dermatology, 2005; 46: 11–14.

11　Urticaria and angioedema [published 2015]. In: *Therapeutic Guidelines* [digital]. Melbourne: Therapeutic Guidelines Limited; 2015. www.tg.org.au, accessed April 2021.

12　Bed bugs. Department of Medical Entomology, ICPMR, Westmead Hospital. Available from: www.bedbugs.org.

第113章 常见的皮肤疾病

作出正确诊断的能力,是皮肤疾病治疗取得成功的关键。如果没有这样的才能,医生就永远不可能成为一名全面的皮肤科医生,并且治疗也会被限制,停留在经验主义阶段。

路易斯·阿道夫·杜林(1845—1913)(译者注:美国人,医生,宾夕法尼亚大学皮肤病学教授)

皮肤病很常见,占全科医生所遇问题的 10.8%[1],其中最常见的是皮炎/湿疹、恶性皮肤肿瘤、日光性角化病、撕裂伤、疣和痤疮。

本章将重点介绍常见的皮肤病。

皮炎/湿疹

皮炎(dermatitis)是皮肤的一种非特异性炎症反应,表现为红斑样皮疹,通常瘙痒,有时会有鳞屑[2]。皮炎和湿疹这两个术语经常互换使用,湿疹(eczema)指的是引起皮炎的过程。

根据病因不同,皮炎可分为外源性病因(过敏性接触、刺激性接触、光过敏性和光毒性)和内源性病因,这意味着并不是所有形式的皮炎都直接与外部诱发因素相关。内源性的类型有特应性、钱币状(盘状)、手/足水疱(汗疱)和白色糠疹。

皮肤干燥可能会导致皮炎,这会损害皮肤的屏障功能,使其更容易受到肥皂和其他接触性刺激物的刺激,如天气、温度和非特异性触发因素。

特应性的含义

术语"特应性(atopy)"指的是有发展为一种或多种病症的遗传背景或倾向,如过敏性鼻炎、哮喘和湿疹。它不是变态反应的同义词。

估计有 10% 的人是特应性体质,其中过敏性鼻炎是最常见的表现[3]。

🦴 特应性皮炎

典型特应性皮炎(atopic dermatitis)的特点[2,4]:

- 瘙痒
- 通常有特异反应性家族史
- 约 20% 的儿童受到影响,3 个月~2 岁内出现症状
- 特定的触发因素(表 113.1)可能很明显
- 食物过敏很少是导致这种情况的主要原因
- 苔藓样变可能伴随着慢性特应性皮炎

表 113.1 特应性皮炎的触发因素

尘螨(常见)
出汗
沙子(例如在沙坑中)
极冷和极热
温度急剧变化
肥皂、洗发水和水/频繁清洗,尤其是在冬季
使用加氯的水
泡泡浴
感染(病毒、细菌、真菌)
过敏
压力/情绪因素
皮肤刺激物:
• 羊毛(例如绵羊皮被子)
• 粗糙的服装
• 化学消毒剂
• 清洁剂
• 石油化工产品
• 花粉
搔抓和摩擦
香水
亚健康

- 通常累及屈侧(图 113.1)
- 皮肤干燥是常见特征

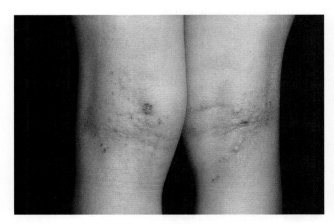

图 113.1 腘窝部位特应性皮炎:典型部位

<table>
<tr><td>

诊断标准
....
- 瘙痒
- 典型的皮疹形态和分布
- 皮肤干燥
- 特异反应性病史
- 慢性复发性皮炎

</td></tr>
</table>

分布

特应性皮炎的典型分布随着病人年龄的增长而变化。在婴儿,皮疹通常出现在面部、颈部和头皮的褶皱,以及四肢伸侧。然后蔓延到四肢和腹股沟(见第 84 章中的图 84.9)。从婴儿期到成年期的变化如图 113.2 所示。

在儿童时期,肘窝、腘窝以及手脚往往会出现较干、较厚的皮疹,皮疹可能会干燥、发痒、皲裂和疼痛。面部通常不被累及(见第 84 章)。

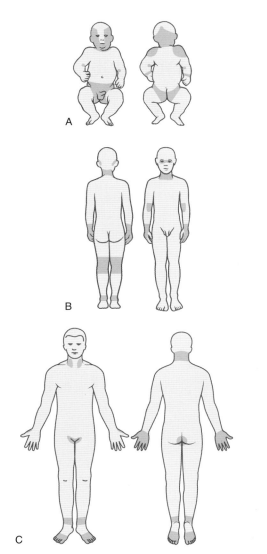

图 113.2 特应性皮炎在婴儿(A)、儿童(B)的分布,以及成人(C)特应性皮炎的典型分布

预后

通常来说,因为皮脂和汗腺功能的成熟,儿童的问题会随着成长而缓解。大多数儿童在进入小学时病情会得到缓解或明显好转。少数人在青少年时期和成年后仍患有特应性皮炎[2]。

管理

教育和释除担忧

解释、释除担忧和支持是非常重要的。对于病人和父母来说,寻找一种"治愈"的方法(特别是食物过敏)和对局部使用类固醇皮质激素的安全性的担忧是很常见的。需要强调的是,特应性皮炎是一种慢性、复发性、不可治愈的疾病,解决过敏问题并对局部使用类固醇皮质激素的安全性提供教育和保证是很重要的[5]。当家庭压力和心理因素与发病相关时,可进行咨询。

避免刺激物

- 避免使用肥皂和香水制品。
- 年龄较大的孩子可用温水进行短时淋浴。
- 避免摩擦和抓伤:指甲要短,夜间睡眠可以考虑戴手套或手夹板。
- 避免过热,尤其是在夜间。
- 避免温度的突然变化,尤其是会导致出汗的情况。
- 穿着轻便、柔软、宽松的衣服,最好是棉质的。贴身的应为纯棉质地。
- 避免贴身穿羊毛质地的衣服。
- 避免接触灰尘和沙子,尤其是沙坑。
- 考虑尘螨策略:
  - 使用防尘螨的床上用品(优等品)。
  - 用 >55℃的热水洗涤亚麻制品。
  - 考虑更换椅子上的面料和地毯。

改善皮肤状况

- 经常使用润肤剂对提升皮肤屏障功能和防止皮肤泛红是必要的。
- 在浴缸中使用温和的沐浴油和肥皂替代品(如水乳霜、无皂棒、无皂洗涤)。
- 如果瘙痒严重,可以洗燕麦浴(将半杯燕麦放在短袜或长筒袜里,放入洗澡水中)。
- 沐浴后立即涂上润肤剂。
- 每日至少涂抹 2 次润肤剂(可选):
  - 乳化软膏
  - 亲水霜
  - 强效保湿乳霜
  - 石蜡霜,对婴儿有益

113

- 夏季保湿乳液

药物[2]

局部使用类固醇皮质激素是主要的治疗手段。目前的方法是足量使用直至皮肤炎症完全恢复。使用适当强度的类固醇皮质激素,大多数皮炎应该在 7~14 日内痊愈,但严重情况下可能需要更长时间。尽管周期性皮肤泛红很常见,润肤剂仍是预防皮肤泛红的关键。当病情复发时,应及时恢复局部使用类固醇皮质激素,直到皮肤恢复正常。

局部类固醇皮质激素有软膏、霜和洗剂。软膏通常是首选,因为它们对干燥皮肤更有效,刺痛更少。适当强度的类固醇皮质激素取决于皮疹的部位和严重程度(见第 111 章)。

局部类固醇皮质激素强度的一般推荐原则:

- 面部、腋窝和腹股沟弱效
- 躯干和四肢中效,严重时强效
- 手和脚强效

外用类固醇皮质激素治疗

对于面部、腋窝和腹股沟:

- 1% 氢化可的松软膏,每日使用,直到皮肤恢复正常
- 如果反应不佳,0.1% 醋酸甲泼尼龙软膏或脂肪软膏,每日使用,持续 7~14 日
  对于躯干和四肢:
- 0.02% 曲安奈德软膏,每日使用,直至皮肤恢复正常
- 如果病情较重或在四肢屈侧,使用:
  0.1% 醋酸甲泼尼龙软膏或脂肪软膏,每日使用
  或
  0.1% 糠酸莫米松软膏,每日使用
  对于手、脚、腕和踝的苔藓样变:
  0.05% 倍他米松二丙酸酯软膏,每日使用,直至皮肤恢复正常
  或
  0.1% 戊酸倍他米松软膏,每日使用
  或
  0.1% 糠酸莫米松软膏,每日使用

一种非类固醇替代品是 1% 吡美莫司霜剂,每日 1~2 次,作为面部、眼睑、腋窝、腹股沟等敏感部位的维持治疗制剂。

口服抗组胺药物在特应性皮炎的治疗中一般没有作用,然而,如果瘙痒影响睡眠,在晚上服用镇静类抗组胺药物是合适的。

继发性感染

特应性皮肤特别容易受到继发细菌和病毒感染。皮肤和鼻腔携带葡萄球菌较为常见,可能需要采取根除措施。继发感染常常会降低局部治疗的效果,是治疗失败的常见原因。

如果出现以下情况,可考虑进行皮肤或鼻拭子:

- 出现结痂或脓疱
- 皮炎对适当的局部治疗无效

2% 莫匹罗星软膏适用于局部细菌感染,而短期(5~10 日)口服抗生素(如氟氯西林或头孢氨苄)适用于广泛感染。对于反复感染者,可考虑漂白浴(每次洗澡用 6% 次氯酸钠溶液 60ml,每周 2 次)。

继发 HSV 感染的湿疹(疱疹性湿疹)需要及时抗病毒治疗和转诊专科。

重症皮炎

- 通常需要专家意见
- 考虑湿敷料
- 考虑住院治疗
- 将光疗作为备选
- 全身免疫抑制剂可用于顽固性病例
- 除非得到专科医生的建议,否则一般不推荐口服类固醇皮质激素

其他类型的特应性皮炎

🅢 钱币状(盘状)湿疹

- 钱币状(盘状)湿疹[nummular (discold) eczema]的表现是慢性、红色、硬币状斑
- 结痂,脱屑,剧烈瘙痒
- 继发感染常由皮肤擦伤引起
- 主要分布在腿部,也可累及臀部和躯干
- 常对称分布(没有中央间隙)
- 常见于中年病人
- 可能与压力有关
- 常持续数月,寻求专家意见

局部应用强效类固醇皮质激素治疗中度至重度特应性皮炎。

🅢 白色糠疹

- 白色糠疹(pityriasis alba)是儿童和青少年面部的白色、鳞屑状、界限不清的斑块
- 常见,病情较轻
- 口周和面颊上更多见
- 会出现在颈部和上肢,偶见于躯干
- 这是特应性皮炎的亚急性表现
- 最后皮肤颜色可恢复正常

治疗

- 安慰
- 避免皮肤刺激

- 普通的润肤剂
- 可使用1%氢化可的松软膏,每日2次,持续5~7日(很少需要)

慢性单纯性苔藓

- 慢性单纯性苔藓(lichen simplex chronicus)是边界清楚、增厚的苔藓样斑块
- 由反复摩擦和搔抓之前正常的皮肤引起
- 不明原因的慢性瘙痒
- 在手指可触及的范围内(如颈部、前臂、大腿、外阴、足跟、手指)
- 可能源于习惯

治疗

- 解释
- 避免搔抓
- 局部应用强效类固醇皮质激素软膏(使用或不使用封闭敷裹)打破瘙痒-抓挠循环。

出汗障碍性皮炎(汗疱疹)

- 出汗障碍性皮炎(dyshidrotic dermatitis),又称汗疱疹(pompholyx),典型病人年龄在20~40岁。
- 手指上通常有发痒的水疱(图113.3)。

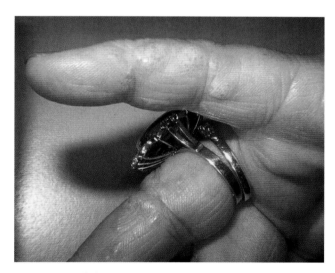

图113.3　汗疱疹
表现为沿手指侧面典型的水疱性皮炎,注意足部有无可导致汗疱疹的相关炎性癣症。照片由 Robin Marks 提供。

- 可能是手掌和足底的较大水疱
- 常常影响手指和手掌的侧面
- 初期可能因囊泡破裂而渗出
- 持续数周
- 常常复发
- 与特应性皮炎有关,但原因尚不清楚

- 可能与压力有关
- 常由高湿度引发

治疗

- 如果渗出,考虑感染并治疗
- 强效类固醇皮质激素治疗特应性皮炎
- 渗出期使用霜剂,皮肤干燥时使用软膏
- 考虑封闭敷裹(如潮湿的棉手套)

皮脂缺乏性皮炎

皮脂缺乏性皮炎(asteatotic dermatitis)是一种常见的、非常瘙痒的皮炎,发生在老年人身上,尤其是在冬季,特别是出现在腿部有"铺路石"样干燥的皮损(见第112章)。如果对润肤霜的简单治疗没有反应,可以局部使用类固醇皮质激素。

注:"皮脂缺乏"意味着缺乏水分。

手/手指皲裂(开裂)

导致手/手指皲裂(开裂的手/手指)[cracked(fissured) hands/fingers]的常见原因通常是手部皮炎、刺激性接触性皮炎或非常干燥的皮肤。通常是特应性皮炎问题的一部分,重要的是要考虑过敏性接触性皮炎。

管理(手部皮炎)

手部保护:

- 避免在家里或单位接触刺激性物质及去污剂
- 戴防护性工作手套或有棉内衬的聚氯乙烯手套
- 避免用香皂,使用替代品
- 经常涂抹润肤剂(如乳化软膏、富含甘油的霜剂),尤其是在完成工作任务后
- 局部应用强效类固醇皮质激素治疗特应性皮炎
- 严重发作时可能需要口服类固醇皮质激素
- 严重病例需要专家转诊进行斑贴试验

足跟皲裂

足跟皲裂(cracked heels)是常见疾病,尤其是在成年女性。这是皮肤干燥的常见表现。

治疗

- 将双脚浸泡在含有润肤油的温水中15分钟
- 拍干,然后在足部涂抹润肤霜
- 润肤剂、角化剂和保湿剂可能有效,如尿素和水杨酸
- 可以用组织胶水(小心)把边缘粘在一起
- 穿封闭鞋子

接触性皮炎

急性接触性(外源性)皮炎[acute contact(exogenous)

113

dermatitis]可由刺激性或过敏性因素引起,据估计至少70% 病人有刺激性原因。很难在临床或组织学上区分这些类型。刺激性皮炎的存在增加了接触性变态反应的风险。

特征:

- 发痒、炎症的皮肤
- 红和肿
- 水疱性丘疹
- 可能干燥及皲裂

🐍 刺激性接触性皮炎

刺激性接触性皮炎(irritant contact dermatitis)是由直接接触原发刺激性物品如酸、碱、清洁剂、肥皂、油、溶剂和长期接触水引起的。此反应可因只接触一次刺激性很强的化学物质引起,更常见的情况是反复接触较弱的刺激物引起。这是刺激反应,不是过敏。

🐍 过敏性接触性皮炎

过敏性接触性皮炎(allergic contact dermatitis)由变应原引起,只在部分人身上激发过敏反应,大多数人不会出现不良反应,由免疫介导所致。变应原还包括光接触性变应原。约 4.5% 的人对珠宝、牛仔裤饰钉、钥匙和硬币上的镍过敏(图 113.4)。接触性皮炎是由于迟发性变态反应引起,时间从几日到几年不等。接触性皮炎在工业或职业的环境下是常见的,通常会影响手和前臂。

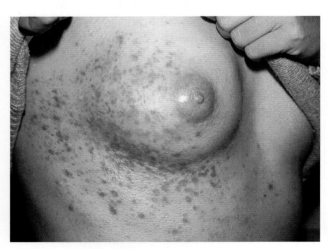

图 113.4　曾有湿疹史的 17 岁女孩接触内衣中的镍圈所致接触性皮炎

常见的变应原:

- 化妆品成分/香料(如香水、防腐剂)
- 外用抗生素(如新霉素)
- 外用麻醉药(如苯佐卡因)
- 外用抗组胺药
- 植物:漆树、银桦、菊科植物

- 金属盐类(如硫酸镍、铬)
- 染料(尤其是服装染料)
- 香水,化妆品
- 美发用化学品
- 橡胶/乳胶
- 环氧树脂和胶水/丙烯酸酯
- 戊二醛(如消毒剂)
- 甲苯磺酰胺化合物树脂:指甲油
- 珊瑚

注:芒果与漆树和银桦可引起皮肤交叉过敏反应。

临床特征[4]

- 位置和形状提示是接触性的。
- 皮炎的程度由轻微的红斑到面部"西瓜皮样"水肿不等。
- 在眶周、生殖器和多毛发的皮肤区域皮损更严重;无毛发部位的皮损较轻微(如手掌和足底)。
- 如果前臂上出现线状水疱和/或眼部水肿,考虑漆树或银桦过敏。
- 休假或度假可有改善。

注:可以延迟发病。

诊断

- 仔细询问病史,考虑职业、家族史、度假或旅行史、服装。
- 检查所有局部应用物品(如药品、化妆品)是否有潜在过敏性或刺激性因素。
- 测试:将病人使用的产品试用于肘窝,并注意皮疹的进展。
- 请皮肤科医生进行斑贴试验。

管理

- 不断努力确定过敏原并避免再接触。
- 局部应用类固醇皮质激素治疗特应性皮炎。
- 重症病人口服泼尼松龙[2](成人起始每日口服25~50mg,持续 5~7 日,在 2 周内逐渐减量)

🐍 脂溢性皮炎

脂溢性皮炎(seborrhoeic dermatitis)是很常见的皮肤炎症,主要累及皮脂腺丰富或易擦烂的部位。故而常发生在身体毛发较多的部位,尤其是头皮和眉毛。也可影响头皮、面部、颈部、腋窝和腹股沟、眼睑(睑缘炎)、外耳道和鼻唇沟。通常也累及胸骨区皮肤(图 113.5)。

有两种不同的临床类型:婴儿型和成人型。

研究表明,脂溢性皮炎可由马拉色菌引起。也可能与 HIV 感染和帕金森病有关。

脂溢性皮炎与特应性皮炎不同,它不痒或轻微痒。

113

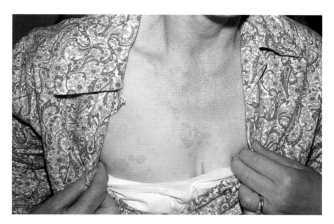

图 113.5　发生在胸部典型部位的成人脂溢性皮炎

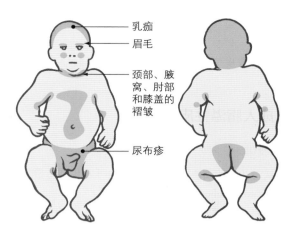

图 113.6　脂溢性皮炎在婴儿的典型分布

标注（图113.6）：乳痂／眉毛／颈部、腋窝、肘部和膝盖的褶皱／尿布疹

脂溢性皮炎的鳞屑呈黄色油脂性，与银屑病银色鳞屑不同。

脂溢性皮炎的治疗原则

- 可使用水杨酸等角质溶解剂去除鳞屑。
- 抗酵母菌治疗可减少皮肤中马拉色菌的载量，如酮康唑、咪康唑和环吡酮。
- 局部类固醇皮质激素治疗炎症和瘙痒，常联合用药。

💲 婴儿的脂溢性皮炎

婴儿的脂溢性皮炎（seborrhoeic dermatitis of infancy）不同于成人的脂溢性皮炎。在婴儿，如果影响到头皮，这种皮疹就可形成所谓的"乳痂"；如果发生在尿布接触部位，则被称为尿布疹/尿布炎。

有时很难区别这类皮疹和特应性皮炎，但脂溢性皮炎出现得更早（在特应性皮炎之前），从 3~12 周开始，此时是雄激素活性最旺盛的时期。特应性皮炎和脂溢性皮炎均可出现红色鳞屑。

两者的不同特征总结在**表 113.2**，皮疹分布示意见**图 113.6**。

乳痂时先出现片状皮屑般的头皮屑，然后形成黄色

表 113.2　婴儿期脂溢性皮炎和特应性皮炎的鉴别诊断

鉴别点	脂溢性皮炎	特应性皮炎（湿疹）
发病年龄	主要在前 3 个月内	通常在 2 个月后
瘙痒	无或轻度	通常严重
分布	头皮、颊、颈部褶皱、腋窝、肘窝和腘窝	面部、肘和膝关节弯曲处开始
典型特征	乳痂 红色和黄色油腻鳞屑	水疱和渗出 逐渐变得干燥、皲裂
尿布疹	常见 通常容易发生念珠菌感染	少见

油腻的鳞屑痂。鳞屑通常与皮肤发红相关联。它可能会在几个月内自行脱落（见第 84 章）。

皮炎可能继发感染，特别是在尿布区域，这可能导致治疗困难。如果未经治疗，会扩散到身体的许多部位。据说乳痂和尿布疹"可能在中间相遇"（译者注：乳痂向下蔓延，尿布疹向上蔓延，在身体中部混合存在）。

治疗

简单的基本方法：

- 保持皮损处干燥和清洁
- 尽可能多地暴露皮肤
- 使用肥皂替代品
- 用婴儿油或白色软石蜡轻擦乳痂鳞片，然后洗去松脱的鳞屑

药物[6]

头皮

如果病变仍然存在，使用：

- 乳痂洗剂（6% 水杨酸）
- 2% 水杨酸 + 2% 硫黄 + 2% 煤焦油溶液：
  - 在头皮上涂抹过夜，第 2 日用肥皂替代品洗净
  - 每日或隔日使用，直至治愈

对于顽固性头皮红斑：

0.05% 地奈德洗剂，每日沐浴后使用。

面部、皱褶和躯干

0.05% 地奈德洗剂，每日 2 次，最长 7 日

或

1% 氢化可的松软膏，每日 2 次，最长 7 日

尿布区域

- 将等份的 1% 氢化可的松和制霉菌素或咪康唑 + 氧化锌混合

113

预后

大多数皮疹会在患儿 18 月龄前消退(2 岁后消退者罕见)。

💲 成人脂溢性皮炎

临床特征

- 从青少年开始后的任何年龄均可发生成人脂溢性皮炎(adult seborrheic dermatitis)
- 常累及头部:头皮、耳、面、眉、眼睑(眼睑炎)、鼻唇沟(图 113.7)

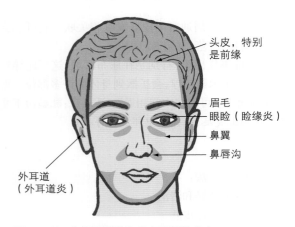

头皮,特别是前缘

眉毛
眼睑(睑缘炎)

鼻翼

鼻唇沟

外耳道(外耳道炎)

图 113.7　成人脂溢性皮炎在面部的分布

- 其他部位:胸部中心、背部中心、肩胛间区、擦烂区域,特别是肛周(图 113.8)。
- 淡粉色,界限不清的红斑性皮疹,以松散的片状鳞屑为特征

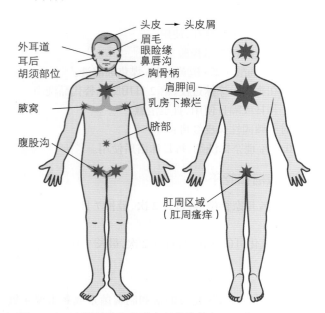

头皮 → 头皮屑
眉毛
眼睑缘
鼻唇沟
胸骨柄
肩胛间
乳房下擦烂

外耳道
耳后
胡须部位

腋窝

腹股沟

脐部

肛周区域(肛周瘙痒)

图 113.8　脂溢性皮炎在成人可能的分布

- 黄色油脂状鳞屑
- 头皮屑是头皮部位的一种特征
- 压力和疲劳会加重
- 慢性复发性疾病

治疗[2]

头皮

一线疗法是经常使用抗酵母菌洗发水(每周 2 次至每日)。随着反应的减弱,洗发水往往需要轮换使用。

抗酵母菌洗发水可选择:

- 酮康唑
- 环吡咯烷
- 疏氧吡啶锌
- 二硫化硒

如果效果欠佳,加外用类固醇乳液,连用 7 晚。选项包括:

- 0.05% 倍他米松二丙酸酯
- 0.1% 醋丙甲泼尼龙
- 0.1% 糠酸莫米松

如果反应不佳,尤其是鳞屑较厚,则在夜间加用煤焦油溶液(LPC),每周 1~2 次,第 2 日早上用抗酵母菌洗发水洗掉。

推荐的局部焦油制剂:

- 配制成 1% 乳剂或凝胶的煤焦油
- 3%~6% LPC+3% 水杨酸的亲水霜剂

如果上述疗法都无效,使用类固醇洗发水,0.05% 丙酸氯倍他索,每周 2 次(其余 5 日使用抗酵母菌洗发水)。

面部和躯体

- 用温和的肥皂定期清洗
- 联合使用抗真菌霜剂和外用类固醇是一线治疗:
  1% 氢化可的松 +1% 克霉唑,每日 1~2 次
  或
  1% 氢化可的松 +2% 咪康唑霜剂,每日 1~2 次,最长 2 周
- 如果反应不佳,可以单独使用局部类固醇和抗真菌霜剂:
  0.05% 地奈德洗剂,每日 1 次,最长 2 周
  或
  0.1% 醋丙甲泼尼龙霜剂,每日 1 次,最长 2 周
  联用
  2% 酮康唑或 2% 联苯苄唑霜剂,每日 1 次,最长 2 周
  或
  1% 克霉唑、1% 益康唑或 2% 咪康唑乳膏,每日 2 次,最长 2 周
  如果治疗失败,可以使用焦油霜,如 1%~2%LPC(用

于面部、褶皱和腹股沟）和 3%~6%LPC（用于躯干和四肢）的水剂或山梨醇霜，每日 1 次，最长 2 周。

注：不推荐口服抗真菌药物。

🦠 银屑病

银屑病（psoriasis）（图 113.9）是一种病因不明、由免疫介导的慢性皮肤疾病，影响 2%~4% 的人群。尽管其可发生于从婴儿到老年的任何年龄段，但最常见于 10~30 岁。虽然其遗传方式尚值得商榷，但该病确有家族倾向。如果父母一方患病，子女就有 25% 的发病概率；如果父母双方都发病，概率就会上升到 65%[3]。不同类型银屑病的鉴别诊断见表 113.3。

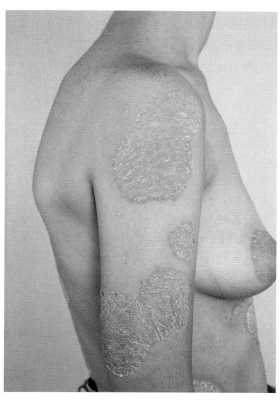

图 113.9　呈现典型斑片状粉红色隆起皮疹上有银白色鳞屑的银屑病

银屑病现在被视为与皮肤内活化的辅助性 T 细胞有关的疾病。细胞因子被释放，并且引起皮肤细胞快速繁殖，从而导致皮肤的增厚和过度脱屑。新的"生物制剂"可干预这一过程。

毛细血管扩张引起局部发红。

注意伴发的心血管疾病（特别是心脏病）、抑郁、糖尿病、关节炎和炎性肠病[7]。

可能加重或促发银屑病的因素

- 感染，尤其是 A 组链球菌

表 113.3　不同类型银屑病的鉴别诊断

银屑病的类型	鉴别诊断
婴儿	脂溢性皮炎、特应性皮炎
斑块（最常见）	脂溢性皮炎、盘状湿疹、日光性角化病、鲍恩病
斑点状	玫瑰糠疹、二期梅毒、药疹
屈侧	体癣、念珠菌性擦烂、脂溢性皮炎
头皮（脂溢性银屑病）	脂溢性皮炎、头癣
指甲	体癣、特发性甲剥离
脓疱（掌跖）	体癣、湿疹感染
脱屑性皮炎	严重的脂溢性皮炎

- 创伤或其他物理压力
- 情绪紧张
- 晒伤
- 青春期/更年期
- 药物因素：
  - 抗疟药（如氯喹）
  - β 受体阻滞剂
  - 锂
  - 非甾体抗炎药
  - 口服避孕药

典型病人

- 年长的青少年或年轻成人
- 可能有家族史
- 可因压力、生病或受伤起病
- 皮疹可能出现于轻微创伤的区域：科布内现象（同形反应）
- 皮疹暴露于日光下可好转，但晒伤会加重病情
- 冬天病情加重
- 瘙痒并不是其特征，但有时会出现

关节病变

约 30% 可以发展为疼痛的关节病（手指、足趾或大关节）或脊柱关节病（骶髂关节炎）[8]。

皮疹

外观取决于受影响的部位。最常见的形式是斑块状银屑病，以红色病变开始，逐渐发展扩大，进而出现银色鳞屑。最常见的部位是肘部和膝盖的伸侧；然后影响头皮、骶骨区、生殖器和甲等部位（图 113.10）。

诊断

银屑病是一种临床诊断，如需确诊则可能需要活体组织检查。尚无实验室检查（包括血液学检查）。

113

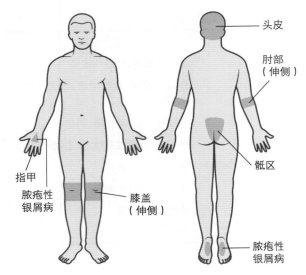

图 113.10   银屑病典型皮损分布

标注（图中）：头皮、肘部（伸侧）、骶区、膝盖（伸侧）、脓疱性银屑病、指甲、脓疱性银屑病

管理原则

在认识到银屑病没有治愈方法的同时，治疗目的是缓解不适，减缓皮肤细胞的快速分裂，并与专科专家商讨以实现这些目标[8]。

- 给予教育、释除担忧和支持。
- 一般性措施，如休息、度假、最好多晒太阳。
- 促进健康的生活方式，包括均衡饮食、运动、减少喝酒和戒烟。
- 建议采取预防措施，如有可能，包括避免皮肤损伤和压力。
- 避免刺激性物质，使用肥皂替代品。
- 建议定期使用润肤剂。
- 根据疾病的严重程度和病变范围调整治疗（包括转诊）。
- 建议与专科专家共同提供照顾。

局部治疗选项[9]

初级保健中对治疗银屑病有效的外用药物：

- 焦油制剂
  - 消炎止痒
  - 通常与角质溶解剂（如水杨酸）联合使用，以软化和去除鳞屑
  - 通过局部使用类固醇皮质激素或在症状轻微时使用来避免刺痛
  - 因颜色和气味限制，可晚上使用
  - 常用的制剂是煤焦油溶液（LPC）
- 局部应用类固醇皮质激素
  - 最常见的银屑病治疗方法
  - 消炎，降低皮肤更新率
  - 对皮肤泛红有用；如果无效，添加焦油或卡泊三

醇，或在症状控制后改为焦油单独应用

- 卡泊三醇
  - 维生素 D 衍生物，调节角质形成细胞的增殖和分化
  - 需要 6 周才能起效
  - 刺痛常见，与外用类固醇联合使用可减少刺痛

治疗可以是单一疗法或联合疗法，如焦油和类固醇，或类固醇和卡泊三醇。随着时间的推移，病人对一种疗法的敏感性降低，尤其是局部类固醇，因此经常需要进行交替治疗。增加另一种治疗方法可以延长疾病控制。

推荐的局部用药方案[9]

慢性稳定型银屑病

对于躯干和四肢银屑病，使用：

1% 煤焦油配制乳剂或凝胶，每日 1~2 次，疗程 1 个月。

或

6% LPC+3% 水杨酸霜剂或软膏，每日 2 次，疗程 1 个月。

如果效果欠佳或皮肤泛红，加用

中效至强效的局部类固醇软膏，每日使用，直至皮肤恢复正常（通常 2~6 周）。

或者如果反应不充分

卡泊三醇 1g:50μg+ 倍他米松二丙酸酯 1g:500μg 软膏，每日使用，直至皮肤恢复正常（通常约 6 周）

一旦银屑病得到控制，降低类固醇类药物的使用强度，并尽可能撤药。继续使用焦油作为维持治疗

掌跖银屑病

治疗类似躯干或四肢银屑病，但如果角化过度，则需要更高剂量的水杨酸，如 6%LPC+6% 水杨酸。局部治疗耐药很常见，可以考虑早期使用卡泊三醇。

头皮银屑病

强效类固醇洗剂或洗发水（如同用于脂溢性皮炎），每日使用，直到皮肤恢复正常（通常 2~6 周）

煤焦油洗发水（非处方药）用于维持治疗

或者如果鳞屑变厚，加用

6% LPC+3% 水杨酸亲水霜剂，每日 2 次

如果反应不充分

卡泊三醇 1g:50μg+ 倍他米松二丙酸酯 1g:500μg 凝胶，每日 1 次，直至皮肤恢复正常（预计 2 周内会有反应）

面部银屑病

0.1% 醋酸甲泼尼龙软膏或脂肪软膏，每日 1 次，持续数周（通常为 2~6 周），或 1% 氢化可的松用于儿童

一旦控制

2% LPC+2% 水杨酸亲水霜剂,夜间使用

褶皱部位(内面)和生殖器银屑病

应注意裂痕(如乳房下、臀沟)是其特征,仅有少量或没有鳞屑

0.1% 醋酸甲泼尼龙软膏或脂肪软膏,每日 1 次,持续数周(儿童最长 2 周)

一旦控制

2% LPC 乳化软膏,晚上使用

甲银屑病

如果病人积极配合:

卡泊三醇 1g:50μg+ 倍他米松二丙酸酯 1g:500μg 软膏,近端甲褶和甲下用,晚上使用,最长 3 个月。

如果甲床分离或甲床角化过度:

0.05% 倍他米松二丙酸酯洗剂局部外用,每日 2 次,甲下用,持续 3 个月。

专家治疗

- 地蒽酚局部外用疗法会污染衣服和烧伤未受影响的皮肤,现很少使用
- 窄谱紫外线 B(UVB)光线疗法
  - 每周治疗 2~3 次,持续数月
  - 常与其他疗法结合使用
- 甲氨蝶呤
  - 对严重病例有显著效果
- 环孢素
  - 停止治疗后症状很快就会复发,不建议长期服用
- 阿维 A 是一种维生素 A 衍生物,对严重顽固性银屑病有效(育龄期女性禁用)
- 生物制剂
  - 针对 T 细胞功能障碍(即免疫反应调节剂),如英夫利西单抗、乌司奴单抗、阿达木单抗和司库奇尤单抗。

尿布疹[6]

尿布疹(nappy rash),又称尿布皮炎,是在尿布区域出现的炎症性接触性皮炎,并且可以是轻度或中度潜在性皮肤疾病共有的表现。见于 2 岁以内的儿童,发病高峰是 9~12 个月[10]。

大多数尿布疹会在儿童期的某个阶段出现,估计 50% 有比较显著的皮疹。

尿布疹的原因

最常见的类型是刺激性皮炎(由尿液和粪便的湿气引起),但也要考虑:

- 白念珠菌(虽然不明显,但经常出现)
- 脂溢性皮炎
- 特应性皮炎
- 银屑病

刺激性皮炎

刺激性皮炎(irritant dermatitis)是指伴有红斑、脱屑并局限于尿布区域的一种接触性皮炎。皱褶部通常无皮疹。与粪便蛋白酶和脂肪酶的活性有关,与之前认为的氨(来自尿素)的活性可能无关。皮疹可表现为轻度红斑,甚至伴有溃疡的严重疱疹。吸水性超强的一次性尿布似乎比布尿布更好[11]。腹泻是刺激性皮炎的诱发因素。如果皮疹的范围超过尿布接触的部位,则要考虑合并基础病变,如脂溢性或特应性皮炎。银屑病常常出现在皮肤的皱褶处。

其他刺激物包括:

- 质地粗糙的尿布
- 一些婴儿湿巾中的化学物质
- 塑料裤子(加重湿气)
- 过多地用肥皂清洗皮肤
- 尿布部位擦太多粉(避免使用滑石粉)

脂溢性皮炎

脂溢性皮炎(seborrhoeic dermatitis)主要发生在臀沟和腹股沟皱褶处。寻找其他部位的脂溢性皮炎十分重要,如面部和腋窝的乳痂和损伤。

特应性皮炎

特应性皮炎(atopic dermatitis)可能累及裹着尿布的部位。瘙痒是特应性皮炎的特征,且可以观察到儿童搔抓该区域的痕迹。可能有别处的特应性皮炎的证据,例如面部。

念珠菌病(念珠菌尿布皮疹)

念珠菌感染(candidiasis),又称念珠菌尿布皮疹(monilia nappy rash)是擦烂部位或尿布皮炎的二次感染,导致皮肤皱褶处弥漫、红色、湿冷、有光泽的皮疹,并蔓延到尿布包裹范围之外,形成"卫星病灶"。念珠菌易侵入男婴的皮肤褶皱和包皮处。

不常见原因

银屑病尿布疹

表现为不脱屑的皮疹,主要在包裹尿布部位,但也会扩展到皱褶处、躯干和四肢。皮疹边界清晰,看不到银屑病典型鳞屑。常发生于出生后数周内。通常有家

113

族史。

感染

细菌感染考虑葡萄球菌毛囊炎、脓疱疮及肛周链球菌皮炎。病变处取材培养能明确病因。

脓疱疮

如果有葡萄球菌的重复感染,会出现大疱和充满水疱的脓液。

朗格汉斯细胞组织细胞增生症(组织细胞增多症 X)

皮疹类似脂溢性皮炎,但皮损为紫癜性的。在这种综合征中,患儿可能病情严重,可能会合并淋巴结病和肝脾大。

锌缺乏症

可能比所认识到的更普遍。

管理

基础护理(对父母/看护人的指导):

1. 保持该部位干燥。经常更换湿的或弄脏的尿布,一旦发现就马上更换,使用吸水性强的一次性尿布。

2. 取下尿布后,用肥皂替代品或温水轻轻去除尿液或湿气。

3. 用温水轻轻清洗,拍干(不要摩擦),然后涂抹屏障保护剂来帮助保护该区域。凡士林或锌霜轻轻涂抹即可。

4. 尽可能将皮肤暴露在新鲜空气中。

5. 洗澡时用肥皂替代品和沐浴油。

6. 避免抹粉和穿塑料尿裤。

药物治疗

遵循以下原则:

- 预防是治疗的基础。
- 应使用屏障保护剂来保护皮肤,例如氧化锌(最好)或白色软石蜡或氧化锌与蓖麻油的混合物或凡士林。
- 局部使用温和的类固醇是首选的治疗方法。
- 添加抗真菌剂是有用的。
- 如果怀疑有感染,可通过棉签或皮肤刮片确认。
- 考虑联合使用类固醇和抗真菌剂。
- 当尿布疹严重时,使用更强的局部类固醇皮质激素,最长 7 日,如 0.1% 醋酸甲泼尼龙软膏或脂肪软膏,每日 1 次。

治疗方法:

特应性皮炎	1% 氢化可的松
脂溢性皮炎	1% 氢化可的松 + 酮康唑霜剂
播散性病变(存在念珠菌)	1% 氢化可的松霜剂混合等量制霉菌素(每日 2 次)或咪康唑 + 氧化锌(更换尿布后使用)
银屑病皮炎	焦油制剂,或 1% 氢化可的松
脓疱疮	局部外用莫匹罗星;严重时口服抗生素

面部皮疹

常见的面部皮肤病包括痤疮、酒渣鼻、口周皮炎和脂溢性皮炎。这些情况必须与全身性红斑狼疮鉴别(盘状红斑狼疮更为多见)。

🌀 痤疮

痤疮(acne)是一种皮肤的皮脂腺(油)腺体炎症(图 113.11)。起初因雄激素的作用,产生过多皮脂引起。这些腺体会因皮脂腺导管的角化增加而堵塞(黑头和白头)。皮脂中痤疮丙酸杆菌引起的继发性细菌感染产生脂肪酶和游离脂肪酸,从而引起以红色丘疹、脓疱、结节和囊肿为特征的炎症。

痤疮通常在青春期早期达到高峰,男性在 20 岁出头消退[12]。女性更容易患持续性痤疮。多囊卵巢综合征

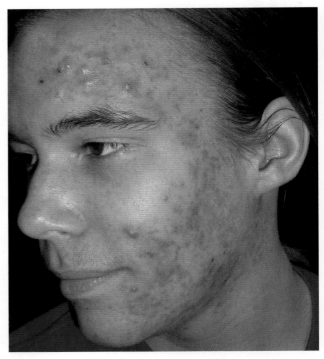

图 113.11　面部痤疮表现为典型的结节囊肿性痤疮,随着异维 A 酸的应用,治疗得到了极大的改善

(PCOS)是痤疮的一个病因。

病史

对于女性,询问多毛症和月经不调的情况。考虑病人的职业(如厨师、暴露于油脂和油类)。询问皮肤制剂的使用情况、治疗性或美容性、油接触和药物摄入情况。

加重痤疮的药物[13]:

- 类固醇皮质激素
- 水合氯醛
- 碘化物或溴化物
- 锂
- 抗癫痫药(如苯妥英钠)
- 奎宁
- 激素避孕药(考虑改用抗雄激素的联合口服避孕药)

管理

支持和咨询

青少年讨厌痤疮,他们会觉得尴尬,需要医生和家人的同情和帮助。痤疮不应该被看作一个小问题而被忽视。

教育

应让病人了解痤疮的发病机制,发放相关知识小册子,并给予合适的解释。消除他们的疑虑。

- 它不是一个饮食性或传染性的疾病。
- 它不是由于油性头发或头发接触前额所引起的。
- 黑头不是脏东西,无法用热肥皂水除去。
- 释除担忧,尽管 15% 的女性和 5% 的男性成年后仍有痤疮,但 25 岁以后痤疮的问题通常会减少。

一般因素

- 饮食被认为不是致病因素,但鼓励健康饮食。
- 特殊肥皂和过度擦洗是无益的。使用普通肥皂,轻柔地清洗。
- 避免油性或霜类化妆品和所有润肤露。谨慎使用化妆品。
- 避免挑出和挤压黑头。
- 锻炼、勤洗头及洗发水未被证明有效。
- 日光中的紫外线有助于改善痤疮,但应避免暴晒。

治疗原则[12]

1. 粉刺溶解:用水杨酸(5%~10%)或过氧化苯甲酰(2.5%、5% 或 10%)等角质溶解剂来疏通毛孔(毛囊导管),它们也有抗菌作用。局部外用视黄酸是最有效的粉刺溶解剂,如 0.025% 视黄酸霜剂或 0.1% 阿达帕林霜剂或凝胶。

2. 抗炎:全身应用抗生素以减少皮脂中的细菌,如四环素或红霉素,或局部用抗生素,如克林霉素。

3. 使用雌激素、螺内酯、醋酸环丙孕酮或异维 A 酸减少皮脂腺的活性。

注:口服异维 A 酸有致畸作用。

避免同时使用口服和外用抗生素。

推荐的治疗方案

局部方案

适用于轻、中度痤疮。

- 基本的初始方案是局部联合使用视黄酸和过氧化苯甲酰:
  - 0.025% 视黄酸霜剂或 0.1% 阿达帕林霜剂或凝胶,每日晚上使用
  - 如果 6 周后反应缓慢,加用 2.5% 或 5% 过氧化苯甲酰凝胶或霜剂,每日 1 次(早晨)
  - 持续应用 3 个月并复查
- 如果病情顽固,替代或附加方案:
  将 600mg 盐酸克林霉素加入到 60ml 的 70% 异丙醇(如 ClindaTech)。用手指涂抹,每日 2 次。

口服抗生素

用于炎症性痤疮:(中至重度丘疹脓疱)± 躯干受累

- 多西环素或米诺环素,50~100mg/d
- 红霉素 250~500mg 每日 2 次,是一种替代方法,特别是对孕妇来说
- 至少治疗 12 周,6 个月是标准疗程
- 避免单独使用抗生素

其他疗法

重度囊肿性或顽固痤疮(专科治疗):

- 螺内酯
- 异维 A 酸(罗可坦):疗效很好

女性如对一线治疗无反应:

- 具有抗雄激素作用的口服避孕药(如乙炔雌二醇和醋酸环丙孕酮,屈螺酮或孕烯)
- 口服螺内酯可以与口服避孕药联合使用作为一种抗雄激素药物(由于有月经不调的风险和妊娠禁忌证,应避免单独使用)

注:任何痤疮的治疗反应需要大约 8 周或更长时间。

痤疮常见的错误治疗方法

- 未用粉刺溶解药物治疗粉刺
- 单药治疗(如只用抗生素)
- 未使用推荐的组合
- 对囊肿性痤疮,未使用异维 A 酸

113

🅢 玫瑰痤疮

　　玫瑰痤疮(rosacea)是一种常见的病因不明的持续存在的皮疹。慢性、反复发作是其典型特征。

临床特征[3]

- 主要见于 30~50 岁。
- 通常多见于凯尔特族女性
- 发生于前额、面颊、鼻部和下颌处(**图 113.12** 和**图 113.13**)。

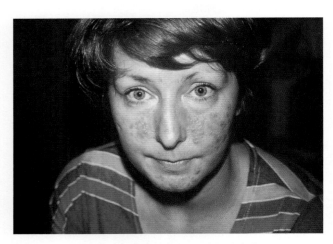

图 113.12　玫瑰痤疮有典型的红斑、丘疹和脓疱表现

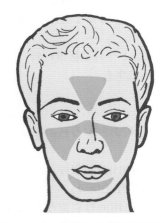

图 113.13　玫瑰痤疮典型面部分布

- "充血潮红"(常常发展成皮疹)
- 随时间波动
- 不累及眼周和口周
- 血管改变:红斑和毛细血管扩张
- 炎症:丘疹和脓疱(无菌)

并发症

- 睑缘炎

- 结膜炎,很少有角膜炎和角膜溃疡
- 在某些情况下,与肥大性酒渣鼻有关

管理[14]

一般措施

- 避免引起面部充血发红的因素(过度日晒、热、风、酒精、过度运动、热水澡、辛辣食物、热饮如茶和咖啡)
- 防晒
- 使用温和的无皂清洁剂
- 使用绿色粉底遮盖红斑
- 避免局部使用类固醇皮质激素,因为停止使用后可能会引起反弹性血管反应

局部用药

　　对于轻度红斑和炎症性病变:

0.75% 甲硝唑凝胶或霜剂,每日 2 次

或

15% 壬二酸凝胶,每日 1 次

或

1% 伊维菌素乳膏,每日一次

　　应用 6~12 周以获得最大治疗反应。延长缓解时间通常需要长期治疗。如果局部治疗失败,加用或替换为口服治疗。

　　对于毛细血管扩张的皮肤,局部使用血管收缩剂可改善其外观,但效果是暂时的(大约 12 小时):

酒石酸溴莫尼定凝胶 5mg/g,每日早晨 1 次。

全身应用抗生素

　　抗生素用于抗炎作用:

- 多西环素 50~100mg,每日 1 次,共 8~10 周。
- 若 4 周后效果不佳,考虑米诺环素每日 50~100mg,每日 1 次,最长 8 周。复发病例可重复治疗。
- 红霉素 250~500mg,每日 2 次,是孕妇或多西环素/米诺环素不耐受病人的替代方案。
- 如果症状在 1 个月内复发,小剂量的多西环素或米诺环素,每日 50mg,适合长期使用。

激光治疗

　　毛细血管扩张症、红斑和肥大性酒渣鼻,激光治疗有效。

肥大性酒渣鼻

　　由鼻部皮脂腺肥大所致,与老年男性的酒渣鼻有关。治疗方案包括激光消融、削除术或服用异维 A 酸(见第 48 章)。

口周皮炎

临床特征

- 口周皮炎(peri-oral dermatitis)是面部下半部的丘疹性、脓疱性、痤疮样皮炎
- 通常发生在 20~50 岁的女性
- 可在儿童和青少年中见到
- "口吻区域"分布在口周和下颌区,不包括邻近的口周区域(图 113.14 和图 113.15)。

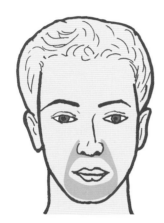

图 113.14　口周皮炎典型分布

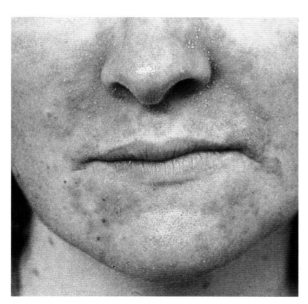

图 113.15　口周皮炎皮疹(被认为与面部使用含氟类皮质激素霜剂有关)通常开始于鼻唇沟。红斑和鳞屑基底部有丘疹和脓疱

- 眼眶周围皮肤受累在男性中常见
- 皮疹可能是单侧的
- 通常始于鼻唇沟
- 多个红色小斑疹和丘疹

- 基底部红斑和鳞屑
- 烧灼感和刺激感
- 可能与头皮和头部的脂溢性皮炎有关
- 可能与妊娠和口服避孕药有关
- 与使用霜类化妆品有关
- 可能与反复局部使用类固醇皮质激素有关(可能是停药后的反弹)
- 口周皮炎属于酒渣鼻疾病谱

治疗

- 停止使用任何外用类固醇皮质激素(开始时会有暴发倾向),以及所有"霜"类制剂,包括清洁、保湿和化妆用。
- 简单的治疗方法包括用温和的肥皂替代品清洁,用冷敷治疗刺激,使用轻柔润肤剂。
- 口服抗生素来抗炎,比如对酒渣鼻。
- 局部治疗效果不佳,还可能会有刺激性:0.75% 甲硝唑凝胶或 1% 克林霉素洗剂,每日 2 次。

癣

　　癣(tinea)或皮癣(ringworm infections)主要由于三大病原体侵入皮肤、指甲和毛发的角质并增殖而引起。

　　刮取皮肤碎屑在显微镜下寻找侵犯的有隔菌丝是最有用的方法。通过真菌培养明确诊断。股癣见第 112 章。

足癣(脚癣)

　　足癣(tinea pedis),又称脚癣(athlete's foot)通常由红色毛癣菌引起,是人类最常见的真菌感染性疾病。尤其要与念珠菌性间擦疹及趾间擦疹(单发,无继发癣)相鉴别,与红癣、湿疹和银屑病的鉴别也很重要。

症状

　　最常见的症状是瘙痒和脚臭。汗液和水造成皮肤表层发白和潮湿。第四和第五趾间或第三和第四趾间的皮肤有脱屑、浸渍及裂隙。

给病人的建议

- 尽可能保持足部清洁和干燥。
- 洗澡和淋浴后认真擦干足部。
- 擦干足部后,在足部使用抗真菌粉末,尤其是趾间。
- 每日用干纸巾或纱布去除足趾下面干裂的皮肤。
- 穿天然材质、可吸汗的袜子,如棉花和羊毛的,以便更好地透气并减少出汗。避免穿合成纤维的袜子。
- 每日更换鞋和袜子,用抗真菌剂喷鞋。
- 如果可能的话,穿凉鞋或鞋底和鞋面开孔的皮鞋。
- 尽可能赤脚。

113

- 和在泳池一样,在公共浴室也应穿拖鞋(尽量不要赤脚)。

治疗

可以使用几种局部抗真菌药物。最好每日使用1%特比萘芬1~2次,持续1~2周后复查。如果皮疹严重和不断蔓延,在经真菌培养确定诊断后,口服灰黄霉素(见体癣)或特比萘芬6周。

卡氏涂剂可能对浸渍部位有效。

🔶 体癣[15]

体癣(tinea corporis,ringworm infection of the body)通常是由红色毛癣菌(60%)或犬小孢子菌引起[16]。与接触猫、狗密切相关,而面部癣菌主要来源是豚鼠(可表现为脓疱性毛囊炎)。

临床特征

- 泛发的圆形红斑皮损(图113.16)。

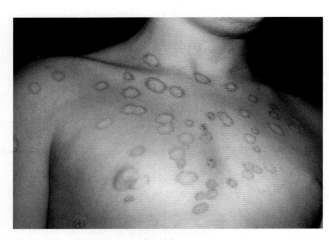

图113.16　多发环状皮损(体癣)
12岁男孩,病史2周,面部、颈部及上胸部出现越来越多红斑脱屑样伴瘙痒的皮疹。刮片真菌检查确诊为犬小孢子菌感染
照片由Robin Marks提供。

- 在前缘有轻微脱屑或囊泡。
- 中央区域皮肤通常是正常的。
- 轻度瘙痒。
- 可能累及头发、足和甲。

治疗

- 首选1%特比萘芬霜剂或凝胶,每日1~2次,持续1~2周。
- 其他选项包括1%克霉唑、2%咪康唑霜剂、1%联苯苄唑霜剂、2%酮康唑霜剂,每日2次,持续2~4周。
- 如果没有反应或已播散,口服特比萘芬250mg或灰黄霉素500mg,每日1次,最长6周。

🔶 头癣[17]

在澳大利亚,头癣(tinea capitis)通常由猫、狗身上的犬小孢子菌引起。

临床特征

- 通常发生在儿童期(青春期之后罕见)
- 局部秃斑
- 鳞屑斑
- 小的、脱落的发干
- Wood灯下头发呈黄绿色荧光(并非总是如此,如断发毛癣菌感染)

治疗

特比萘芬(口服):成人250mg,每日1次,持续4周;儿童62.5~125mg
或
灰黄霉素(口服):成人500mg,每日1次;儿童10mg/(kg·d)(最大剂量500mg),疗程6~12周
拔除毛发并刮取脱屑进行培养。用特比萘芬治疗断发毛癣菌,用灰黄霉素治疗犬小孢子菌。

🔶 脓癣

头皮和胡须区的脓癣(kerion)类似于脓肿——有压痛和波动感。常发生在头皮、面部或四肢。如果头发易拔出,且无疼痛,则可能是真菌感染(如出现疼痛和粘连,则可能是细菌感染)。

🔶 难辨认癣

难辨认癣(tinea incognito)这一术语用于因类固醇皮质激素治疗的改变而难以辨认的癣感染。病变呈广泛性和持久性,尤其是在腹股沟、手和面部。

发病过程为瘙痒症状初步缓解,停止使用软膏或霜剂,然后复发。

🔶 股癣

请参见第112章。

🔶 甲癣(足趾和手指)

请参见第119章。

🔶 花斑糠疹(花斑癣)[16]

花斑糠疹(pityriasis versicolor),是一种由马拉色菌引起的表浅的皮肤真菌感染(通常分布在躯干部位)。旧称花斑癣(tinea versicolor)是不恰当的,因为这一问题并不是皮肤真菌感染。花斑糠疹在全球范围流行,但在热带和亚热带气候较为常见。

有两个明显的表现：

1. 躯干上部有红褐色、略带鳞屑的斑块。

2. 色素减退区域不会被晒黑，特别是日晒部位的皮肤。

注：术语"versicolor"意指可变的颜色。

临床特征

- 常见于年轻人和中年人
- 偏白肤色会变成褐色，或者晒黑的皮肤变为白色（图113.17）
- 主要分布在躯干部位（图 113.18）
- 斑疹可能相互融合成片
- 可能累及颈部、上臂、面部和腹股沟
- 划伤时出现轻微脱屑，提示活动性感染

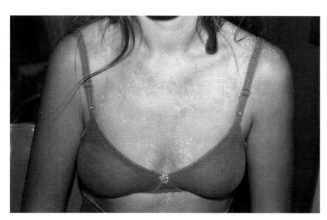

图 113.17　主要分布在躯干的花斑糠疹，显示晒黑的皮肤色素减退斑伴有鳞屑

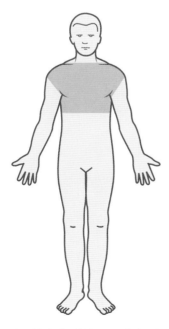

图 113.18　花斑糠疹典型的躯干分布（对应的背部区域）

- 刮取鳞屑后在显微镜下可见典型的短小芽孢菌丝
- 常反复发作，尤其是在夏天

鉴别诊断

躯干脂溢性皮炎（红斑更多）、玫瑰糠疹、白癜风、白色糠疹（影响面部）。

治疗[2]

1% 益康唑溶液润湿皮肤，保留过夜，使用 3 晚

或

酮康唑洗发水，每日 1 次，每次 3~5 分钟，然后洗净，使用 5 日

或

2.5% 硫化硒洗发水，每日 1 次，保留至少 10 分钟或过夜，使用 7~10 日

或（对持续性或反复发作的疾病）

氟康唑 400mg，单剂口服

或

（用于预防）伊曲康唑 200mg，口服，每日 2 次，每月用 1 日，连续使用 6 个月[2]

注：

- 不宜使用灰黄霉素和特比萘芬，因为这种皮疹不是真菌感染。
- 提醒病人白斑需要很长时间才能消失，治愈并不等于消失。一旦有足够的阳光使白斑重新着色，色素就会恢复。

干性皮肤

有皮肤脱屑、粗糙表现的疾病：

- 特应性皮炎：所有类型（如白色糠疹、钱币状湿疹、皮脂缺乏性皮炎）
- 皮肤老化
- 银屑病
- 鱼鳞病
- 毛发角化病

瘙痒也可能是干性皮肤的特点（但不是必然）。

加重因素：

- 湿度低（如取暖器、空调）
- 经常浸泡在水中
- 加热/热水
- 香皂
- 在经过氯化消毒的泳池里游泳

管理

- 尽量避免干燥的居住环境。
- 减少洗澡的次数。

113

- 用温水洗澡或淋浴。
- 使用肥皂替代品。
- 拍干：避免用毛巾使劲擦。
- 沐浴后涂抹婴儿油（效果优于将婴儿油加入浴盆）。
- 避免贴身穿羊毛材质的衣服（穿棉质）。
- 使用润肤剂/润肤露。

晒伤

晒伤（sunburn）一般是由 UVB 辐射，穿透表皮和真皮浅层，释放如白三烯和组胺等可导致皮肤发红和疼痛的物质引起的。严重晒伤常发生于阴霾天气，因为薄云过滤 UVB 的能力有限。应谨防日光浴和在正午的太阳下暴晒。

临床表现：

轻度晒伤：轻度红斑伴轻微不适，持续约 3 日。

中度晒伤：持续几小时的中、重度红斑；此后几日加重——红、热、中度疼痛。伴有脱屑，3~4 日缓解。

重度晒伤：典型的炎症表现——发红、发热、疼痛和肿胀。皮肤出现水疱和大疱。非常严重的灼伤会出现全身表现（如发热、头痛、恶心、谵妄、低血压）。可能需要静脉补液。

鉴别诊断

- 一般光敏性：考虑药物（如噻嗪类利尿剂、四环素类、磺胺类、吩噻嗪类、灰黄霉素、非甾体抗炎药、异维A酸）
- 急性全身性红斑狼疮可表现为意料外的严重晒伤
- 光接触性皮炎

治疗

口服阿司匹林或布洛芬缓解疼痛。水油浴或碳酸氢钠可能有效，油性炉甘石洗剂湿敷或简单的冷敷可能会起到缓解作用。Solugel（一种伤口外用凝胶）是有效的。外用类固醇皮质激素（如 0.05% 二丙酸倍他米松）可用于未起疱的红斑皮肤，在最初的 2 日或 3 日，每日 2 次。

预防

避免在紫外线高峰时段直接暴露在夏季阳光下（上午 10 点至下午 3 点）。利用自然遮阳时，注意沙滩、水面、云层反射的光。使用不低于 SPF 30 的防晒霜。戴宽边帽，穿防护服。

光老化/皱纹

预防

- 戒烟

- 避免寒冷、干燥、多风的情况
- 避免暴露在阳光下
- 在白天使用 SPF50 以上的防晒霜
- 避免使用含有香水和酒精的肥皂
- 用"中性"温和的肥皂（每日最多 2 次）清洗，并拍干
- 洗澡后立即涂抹简单的润肤霜

治疗（选项）

- 最佳营养：富含水果和蔬菜的饮食
- α-羟酸制剂（如 Elucent 霜剂）
- 视黄酸霜剂：每日睡前 1 次（用于干性皮肤），通过逐步暴露测试皮肤刺激性（如第一次 5 分钟，洗掉；然后 15 分钟，直到可以敷一整夜）
- 注射治疗，如肉毒毒素和填充剂
- 激光治疗

出汗和气味障碍

原发性多汗症（出汗过多）[18]

本病通常是特发性和长期存在的。

临床特征

- 发病率男性 = 女性
- 累及腋下、腹股沟、足底和手掌
- 通常在青春期发病
- 25 岁后有改善
- 有家族史
- ± 臭汗症（恶臭排汗）
- 通常与气候无关
- 因紧张和高温而加重，睡眠时停止

原因（继发性/病理性）

- 发热/败血症
- 甲状腺毒症
- 肢端肥大症
- 糖尿病
- 嗜铬细胞瘤
- 药物：酒精/麻醉药品/抗抑郁药
- 某些神经系统疾病（如帕金森病）
- 恶性肿瘤尤其是淋巴瘤。

治疗[2,18]

- 避免已知的加重因素
- 首选：
  在腋下（也适用于手掌和足底）使用含水合氯化铝的止汗除臭剂（喷雾或滚珠，每日早晨）

113

或

20% 氯化铝六水合物溶液或喷雾,患处干燥时每晚用于此处(最好用于手掌和足底,尽管有刺激的问题)。

其他治疗

- 口服抗胆碱能药物(如奥昔布宁、溴丙胺太林)可能有一些益处。
- 对手掌和足底,应用离子导入法(专科中心)。
- 已有研究证明,注射肉毒毒素至受影响部位的真皮,可在腋窝和手掌保持长达 6 个月的无汗。
- 外科交感神经切除术是严重的、顽固性病例的一种选择。

💲 体味/臭汗症

体味/臭汗症(body odour/bormhidrosis)原因:卫生条件差、过度出汗、皮肤细菌活跃、代谢疾病如三甲基胺尿症(罕见),导致鱼腥臭味。

主要部位:腋下和腹股沟。

注意事项:考虑尿毒症、阴道炎。

治疗

- 擦洗身体,特别是腹股沟和腋下,用皂类除臭剂,至少早晚 2 次
- 可以尝试使用外科式抗菌擦洗
- 保持衣服的清洁,定期清洗
- 选择合适的衣服,如天然纤维(如棉质),不要选合成纤维的
- 使用止汗除臭剂
- 肥皂替代品,如松木肥皂
- 饮食需避免大蒜、鱼、芦笋、洋葱、咖喱
- 减少咖啡因(咖啡、茶和可乐饮料)摄入,这些物质可刺激出汗
- 考虑无糖饮食
- 剃除腋毛
- 出汗过多者,考虑注射肉毒毒素

💲 脚臭(臭汗脚)

脚臭(foot odour),又称臭汗脚(smelly and sweaty feet),包括继发于多汗症的窝状角质松解症(青少年常见)。

治疗(供选择)

- 教育和安慰
- 穿棉质或羊毛袜
- 含 20% 氯化铝六水合物溶液,晚间用,持续 1 周,每周 1~2 次。
- 使用鞋垫和活性炭鞋底
- 沐浴或洗澡后应用未稀释的醋酸溶液

- 用 1%~5% 甲醛溶液浸泡,每两晚 1 次
- 离子导入疗法
- 茶包疗法(如果较迫切):
  - 准备 600ml 热茶(将两个茶袋放置在热水中 15 分钟)
  - 将热茶倒盆中,加入 2L 冷水
  - 每日泡脚 20~30 分钟,持续 10 日,然后根据需要尽可能经常使用此疗法

足部皮肤病

跖沟状角化病及青少年足底皮肤炎是青少年的两种常见病。

💲 窝状角质松解症

窝状角质松解症(pitted keratolysis)是常见的恶臭情况,被称为"臭脚"或"运动鞋脚",一般出现在 10~14 岁的年轻人中,与足部出汗有关。由消化足部角蛋白的细菌过度生长引起(最常见的是棒状杆菌属)。常有"蜂窝状"凹痕,足趾之间有浸渍,类似于癣。对于轻度病例,除了治疗多汗症外,不需要特殊的治疗。否则,治疗应包括保持足部干燥,使用 1% 克林霉素洗剂,每日 2 次,持续 10 日,以便祛除致病因素。如果局部治疗失败,尝试口服罗红霉素。考虑换成带活性炭鞋垫的真皮皮鞋。应用干燥剂减少出汗。

💲 青少年足底皮肤炎

青少年足底皮肤炎(juvenile plantar dermatosis),也称"汗袜子皮炎",是足部负重区的疼痛性病变。受累皮肤发红、发亮、光滑,常有皲裂。在成人中罕见。治疗方法是尽量避免摩擦,使用隔离霜和合适的鞋类,最好是皮革或敞口鞋和棉袜。简单的润肤剂,如尿素霜,可以缓解症状。皲裂可以用医用胶水来治疗。

💲 痱子(汗疹/热疹)

- 尽可能避免出汗。
- 保持皮肤干燥和凉爽(如风扇、空调)。
- 穿宽松的棉质衣服。
- 注意床上用品的使用:棉质床单,没有塑料衬垫。
- 减少活动。
- 避免频繁洗澡和过度使用肥皂。
- 涂抹经稀释的类固醇激素药膏,每日 2 次。

治疗

洗剂:2% 水杨酸、1% 薄荷醇、0.5% 氯己定酒精或炉甘石洗剂

或

113

Egozite（婴儿），Isophyl（成人）

如果严重：1% 氢化可的松 +1% 克霉唑霜剂（只能短期应用）。

预防

- 氧化锌粉

冻疮和冻伤

🔒 冻疮

冻疮（冻疮病）（chilblains，perniosis）是因长时间暴露于寒冷环境引起的局部炎症反应，通常在足趾和手指（图 113.19），也可能在足跟、鼻、耳和大腿（骑马时）。

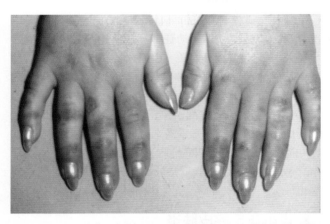

图 113.19　冻疮（冻疮病）显示手指上红斑、表面呈紫色的肿胀

注意事项

- 考虑雷诺现象通过检测 ANA、ENA 和 dsDNA 排除结缔组织疾病。
- 避免创伤和继发感染。
- 切勿摩擦或按摩冻伤组织。
- 不要使用热水或冰水。
- 戴保暖手套和穿袜子。
  冻疮和雷诺现象之间的差异：
- 冻疮呈间歇性，无固定模式。
- 冻疮发作时即出现瘙痒。
- 冻疮呈斑片状外观（面积可能更广）。
- 雷诺现象有 2 或 3 个阶段，包括一个"苍白"期，界线清楚。
- 如果延伸到掌指关节（MCP）关节，就会很显著。

治疗

- 抬高患部。
- 逐渐温热至室温。

药物治疗

- 外用强效类固醇皮质激素（见第 111 章**表 111.9**），每日 2 次。
- 尽管支持性证据较弱，但如果病情严重和复发，应用硝酸甘油血管扩张喷雾剂，或 0.2% 的软膏或贴片，每日 1 次（涂软膏时将手洗干净并戴塑料手套）。

其他治疗方法

- 硝苯地平缓释片 30mg 口服，每日 1 次（如果病情非常严重）。
- 在寒冷的天气来临前用 UVB 治疗，每周 1 次，4~6 周。

🔒 冻伤

对冻伤（forstbite）的治疗取决于严重程度。

注意事项

- 注意继发感染、破伤风、坏疽。

治疗

- 抬高患肢。
- 在温度略高于 40℃ 的水中复温，或用自身身体（如腋下）温暖。
- 避免解冻或再冷冻。
- 手术清创。
- 不要过早清创（待坏死组织干燥后再清创）。
- 不要饮酒吸烟。
- 有水疱者，用温水敷 15 分钟，每 2 小时 1 次。

药物治疗

- 镇痛药

资源

皮肤科资源：www.dermnetnz.org
治疗指南［数字］，墨尔本：治疗指南有限公司，www.tg.org.au

参考文献

1　Britt H, Miller GC, Charles J. General practice activity in Australia 2009–11. BEACH data. Sydney: Australian Institute of Health and Welfare and the University of Sydney, December 2010.

2　Dermatitis [published 2015]. In: *Therapeutic Guidelines* [digital]. Melbourne: Therapeutic Guidelines Limited; 2015. www.tg.org.au, accessed April 2021.

3　Berger P. *Skin Secrets.* Sydney: Allen & Unwin, 1991: 93–170.

4　Brown P. Dermatitis/eczema. In: *MIMS Disease Index* (2nd edn). Sydney: IMS Publishing, 1996: 142–4.

5　Smith S, Dixit S, Fischer G. Childhood atopic dermatitis:

Overcoming parental anxiety. Medicine Today, 2013; 14(6): 47–52.

6 Paediatric dermatology [published 2015]. In: *Therapeutic Guidelines* [digital]. Melbourne: Therapeutic Guidelines Limited; 2015. www.tg.org.au, accessed April 2021.

7 Tritton SM, Cooper A. Management of psoriasis. Update. Medical Observer, 30 November 2007: 27–30.

8 Howard A, Gamboni S. Psoriasis: how to treat. Australian Doctor, 18 January 2013: 17–24.

9 Psoriasis [published 2015]. In: *Therapeutic Guidelines* [digital]. Melbourne: Therapeutic Guidelines Limited; 2015. www.tg.org.au, accessed April 2021.

10 Gallachio V. Nappy rash. Aust Fam Physician, 1988; 17: 971–2.

11 Aldridge S. Nappy rash. Australian Paediatric Review, 1991; 2 (1): 2.

12 Acne [published 2015]. In: *Therapeutic Guidelines* [digital]. Melbourne: Therapeutic Guidelines Limited; 2015.

www.tg.org.au, accessed April 2021.

13 Sullivan J, Preda V. A clinically practical approach to acne. Medicine Today, 2008; 9(1): 47–56.

14 Rosacea, flushing and perioral dermatitis [published 2015]. In: *Therapeutic Guidelines* [digital]. Melbourne: Therapeutic Guidelines Limited; 2015. www.tg.org.au, accessed April 2021.

15 Gin D. Tinea infections. In: *MIMS Disease Index* (2nd edn). Sydney: IMS Publishing, 1996: 511–13.

16 Hunter JAA, Savin JA, Dahl MV. *Clinical Dermatology* (3rd edn). Oxford: Blackwell Scientific Publications, 2002: 159–60.

17 Tinea [published 2015]. In: *Therapeutic Guidelines* [digital]. Melbourne: Therapeutic Guidelines Limited; 2015. www.tg.org.au, accessed April 2021.

18 Perera E, Sinclair M. Hyperhidrosis and bromhidrosis—a guide to assessment and management. Aust Fam Physician, 2013; 42(5): 266–9.

第114章 急性皮疹暴发

他们说,爱就像麻疹一样,来得越迟就越糟糕。

道格拉斯·杰罗德(1803—1857)(译者注:英国人,戏剧家,作家)

突发皮疹是儿童常见的一种疾病表现(见第86章),常会促使病人和医生倾向于考虑感染性病因,通常由病毒引起。然而,对药物的反应也是需要考虑的重要原因。

了解各种皮疹病因的相对分布有助于诊断方法的制订。很多出疹是相对温和的,可以自行缓解。幸运的是,致命的天花可能已不再出现。

诊断模型见表114.1。

诊断方法

皮疹暴发的诊断方法以对病因的基本知识为前提,病史和身体检查的主要特征应符合逻辑。

病史应包括:

- 皮疹的发病部位和方式
- 发展过程
- 用药史
- 机体功能紊乱(如发热,瘙痒)
- 呼吸系统症状
- 前驱斑?
- 食物不耐受
- 暴露于刺激物
- 感染性疾病接触史
- 出血或瘀斑倾向

  身体检查应包括:

- 全身皮肤情况
- 皮疹的性质和分布,包括病变特征
- 足底
- 指甲、趾甲
- 头皮
- 黏膜,包括口咽
- 结膜和淋巴系统(?淋巴结肿大?脾大)

  实验室检查可包括:

- 全血细胞计数、红细胞沉降率、C反应蛋白、尿素和电解质检查
- 梅毒、细小病毒、风疹、麻疹、冠状病毒的特异性血清学检查(有临床指征)

表114.1 急性皮疹暴发的诊断策略模型

概率诊断
手足口病
传染性红斑(拍打脸颊综合征或第五病)
幼儿急疹(第六病)
其他病毒性疹(如肠道病毒)
玫瑰糠疹
脓疱病
毛囊炎(如假单胞菌、葡萄球菌)
水痘
带状疱疹
单纯疱疹
过敏性皮疹/荨麻疹/接触性皮炎
药物反应(表114.4)

不能遗漏的严重疾病

血管/血管炎:

- 过敏性紫癜(Henoch-Schönlein紫癜)
- 史-约综合征/中毒性表皮坏死松解症
- 其他血管炎,如结节性多动脉炎

感染:

- 脑膜炎球菌紫癜,伤寒,其他败血症
- 猩红热
- 原发性HIV感染
- 二期梅毒
- 麻疹
- 风疹(孕期)
- 冠状病毒,包括新型冠状病毒

其他:

- 川崎病

陷阱(经常遗漏的)

- 银屑病
- EBV所致单核细胞增多症
- 虫媒病毒感染(如登革热、罗斯河热、巴马森林病毒、流行性乙型脑炎)
- 疥疮
- 川崎病
- 疱疹性湿疹
- 人畜共患病(如李斯特菌病、Q热)

罕见:

- 丝状病毒病(如埃博拉病毒、马尔堡病毒)
- 多形性红斑

- EBV 所致单核细胞增多症试验
- HIV 检测
- 病毒和细菌培养
- 活体组织检查

全身性疾病的皮肤表现

- 疼痛红色结节
  - 结节性红斑
- 光敏性皮疹
  - 皮肌炎(肌肉炎症 + 皮疹),原因不明,与恶性肿瘤相关。
  - 全身性红斑狼疮
- 可触性紫癜
  - 血管炎,原发性或继发性(如脓毒症),病因多样
- 痛性溃疡
  - 肉芽肿性脓皮病,原因包括炎性肠病、类风湿关节炎、血液系统恶性肿瘤

急性皮疹暴发

下列发生在儿童的皮疹暴发(其中一些也可能发生在成人)在第 86 章中阐述。

- 麻疹
- 风疹
- 病毒性皮疹(第四病)
- 传染性红斑(第五病)
- 幼儿急疹(第六病)
- 川崎病
- 水痘
- 脓疱病
- 手足口病

🔖 玫瑰糠疹

玫瑰糠疹(pityriasis rosea)是一种常见但轻微的急性炎症性皮肤病。病因被认为是一种病毒(可能是人疱疹病毒 6 型或 7 型)。

临床特点

- 任何年龄均可发病,主要是年龄较大的儿童和青年人。
- 起病前 1~2 周可出现 2~3 个椭圆形或圆形的前驱斑,但也有 20% 的病人没有前驱斑(可被误认为癣)。
- 椭圆形,橙红色或赤褐色皮疹,直径 0.5~2cm。
- 硬币形状的斑疹,边缘有鳞屑,直径 1~2cm。
- 背部沿着皮肤纹理呈"圣诞树"样分布(**图 114.1** 和**图 114.2**)。

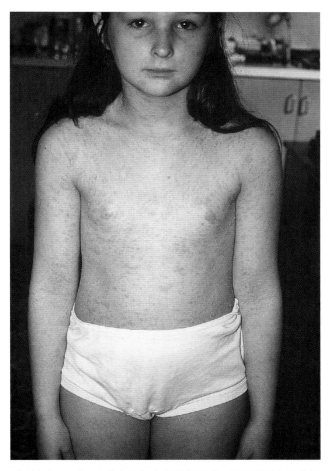

图 114.1 一名 10 岁儿童身上的玫瑰糠疹,可见沿着皮肤纹理分布的橙红色鳞状皮疹"圣诞树"样分布

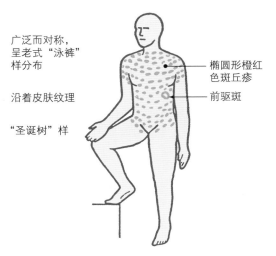

广泛而对称,呈老式"泳裤"样分布

椭圆形橙红色斑丘疹

沿着皮肤纹理

前驱斑

"圣诞树"样

图 114.2 玫瑰糠疹的典型分布

- 在躯干上("T 恤"样分布)。
- 也可发生在上臂、大腿、下颈部、面部(罕见)和腋窝。
- 病人无不适。
- 瘙痒从无到严重不等(通常是轻微瘙痒)。
- 皮疹边缘的内侧可见鳞屑。

114

鉴别诊断

前驱斑:体癣/盘状湿疹。

全身性皮疹:脂溢性皮炎(起病较慢),滴状银屑病,药疹(表 114.2),二期梅毒。

表 114.2　引起玫瑰糠疹的药物[1]

主要药物:	• 巴比妥类
• 卡托普利	• 铋剂
• 金盐类	• 可乐定
• 青霉胺	• 美托洛尔
其他:	• 甲硝唑
• 砷剂	

预后

轻度自限性疾病,2~10 周可自行缓解(平均 2~5 周)。不具传染性,复发罕见。

管理

- 使用病人教育手册进行解释和释除担忧[2]。
- 使用中性肥皂,像往常一样洗澡和淋浴。
- 使用舒缓的沐浴油。
- 对于顽固性瘙痒,可每日涂抹适量的外用强效皮质激素类药物,比如 0.1% 甲基泼尼松龙醋酸酯软膏。
- 对于重度瘙痒,可每日外用强效皮质激素类药物,比如 0.05% 丙酸倍他米松软膏。
- 紫外线(UV)治疗效果好,但必须像银屑病一样,避免晒伤。可将皮疹小心地暴露在阳光或紫外线治疗下(如果呈鲜红色),每周 3 次。

🔰 二期梅毒

二期梅毒(secondary syphilis)的全身皮疹形态各异,可与银屑病样、风疹样到玫瑰疹样的任何类型皮疹类似。皮疹通常在原发性硬下疳发生后 6~8 周出现。

临床特征(皮疹)

- 起初为淡粉红色斑
- 然后变成斑丘疹
- 可累及全身(图 114.3)
- 可累及手掌和足底
- 呈暗红色,圆形
- 多见于屈侧
- 对称且相对粗糙
- 可无症状

伴随症状(可能)

- 黏膜溃疡:"蜗牛轨迹"

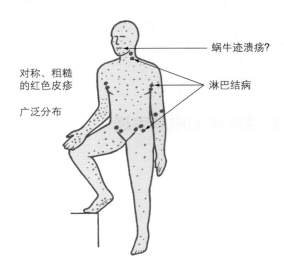

图 114.3　二期梅毒的典型特征

- 淋巴结病
- 斑片状脱发
- 扁平湿疣

治疗

- 同一期梅毒(见第 109 章)

🔰 原发性 HIV 感染

原发性 HIV 感染(primary HIV infection)的常见表现是红色斑丘疹性皮疹,也可出现如玫瑰疹样皮疹和荨麻疹等其他皮肤表现(见第 18 章)。

临床特征

- 对称
- 可累及全身
- 病变直径 5~10mm
- 常见于面部和/或躯干
- 可发生于包括手掌和足底在内的四肢(图 114.4)
- 无瘙痒

如果皮疹伴有传染性单核细胞增多症时,应怀疑 HIV 感染并进行特定的检测。

🔰 滴状银屑病

滴状银屑病(guttate psoriasis)是一种突然发生于躯干部位的银屑病,呈细小(直径 2~10mm)、密集、圆形的红色丘疹(图 114.5 和 114.6)。皮疹可延伸到四肢近端。

常见于儿童和青少年,常由一种咽部链球菌(Streptococcus)感染引起。皮疹很快可发展成白色的银色鳞屑。皮疹可以持续长达 6 个月。它可能自行消退,或扩大形成斑块并慢性化。

较温和的局部治疗可能对斑块有效,治疗方案同躯干和四肢的银屑病(见第 113 章)。

114

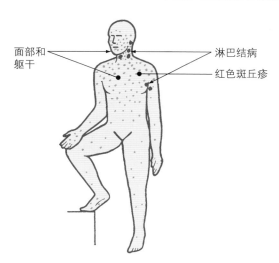

图 114.4　原发性 HIV 感染的典型特征模仿传染性单核细胞增多症。

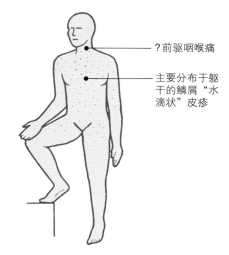

图 114.5　滴状银屑病：主要发生在躯干的细小、水滴状皮疹

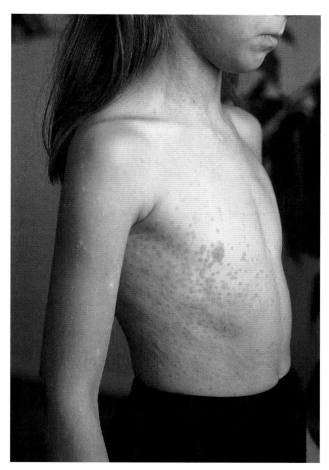

图 114.6　儿童滴状银屑病表现为躯干上细小而密集的圆形红色斑丘疹

EBV 所致单核细胞增多症

EBV 所致单核细胞增多症（EBM）的皮疹可能是原发性的，或者是由治疗扁桃体炎的抗生素继发引起的（见第18 章图 18.3）。原发性皮疹通常为非特异性的粉红色斑丘疹（类似于风疹），仅发生于约 5% 的病例中。继发性皮疹范围广泛，有时呈紫褐色，最常见由一种青霉素类药物引起（图 114.7）。

- 90%~100% 与氨苄西林相关
- 90%~100% 与阿莫西林相关
- 高达 50% 与青霉素相关

药疹暴发

皮疹是药物治疗最常见的不良反应之一，可以产生许多不同类型的皮疹；最常见的是热疹（exanthematous），

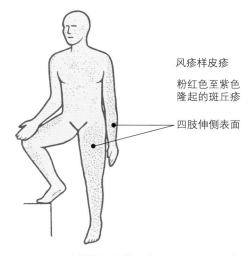

图 114.7　EBV 所致单核细胞增多症：由青霉素、阿莫西林或氨苄西林引起的典型皮疹

也称为中毒性红斑（表 114.3）。大多数药物引起的皮疹都有过敏基础，在用药后约 10 日出现皮疹，但如果以前有过敏史，皮疹则可以迅速出现[3]。表 114.4 总结了诱发皮疹最常见的药物。

114

表 114.3   最常见的药疹类型[3,4]

中毒性红斑/发疹
荨麻疹/血管性水肿
多形性红斑
湿疹性皮炎
固定性药疹
光敏性
其他:
- 痤疮样
- 银屑病样
- 苔藓样
- 色素沉着
- 结节性红斑
- 史-约综合征/中毒性表皮坏死松解症
- 血管炎/紫癜性
- 色素性
- 表皮剥脱性

表 114.4   最常见引起皮疹的药物

抗生素类:	青霉素/头孢菌素①
	磺胺类①
	四环素
	呋喃妥因
	链霉素
	灰黄霉素
	甲硝唑
	抗逆转录病毒药物
	甲氧苄苄嘧啶
	氨苯砜
利尿剂:	噻嗪类
	呋塞米
抗癫痫药:	卡马西平①
	苯妥英钠
	拉莫三嗪
	苯巴比妥
镇静剂:	吩噻嗪类
	巴比妥类
	氯氮草
抗炎和镇痛药:	金盐
	阿司匹林/水杨酸盐
	可待因/吗啡
	吡唑啉酮(如 BTZ)
	其他非甾体抗炎药①
激素:	联合口服避孕药
	己烯雌酚
	睾酮
其他:	酚酞
	免疫球蛋白
	胺碘酮
	细胞毒性药物
	奎尼丁/奎宁
	溴化物和碘化物
	磺胺类
	别嘌醇①
	华法林
	安非他命

注:①常为严重反应。

关于药物反应最重要的事实是,表现多变。它们可以发生似于几乎所有皮肤疾病的表现,此外,又会出现独特的表现。遗传因素似乎与药物反应的易感性有关,例如 HLA 表型。

在采集病史时,应询问可能会被忽视的药物或化学物质接触史,如阿司匹林、维生素、添加剂、通便剂、药用牙膏和违禁药物。

🔋 中毒性红斑

斑丘疹性红斑疹表现为麻疹样或猩红热样,躯干比四肢和面部更明显,但也可能呈融合性而累及全身(图 114.8)。

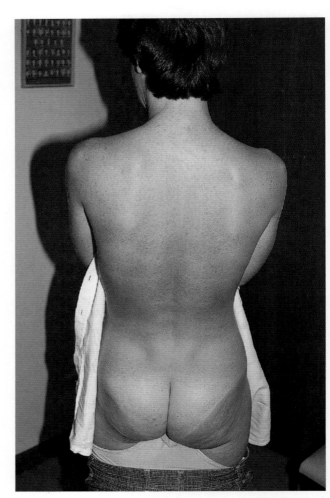

图 114.8   中毒性红斑:由阿莫西林引起的猩红热样斑丘疹性红斑

通常导致中毒性红斑(toxic erythema)的药物包括:
- 抗生素:
  - 青霉素/头孢菌素
  - 磺胺类
- 噻嗪类
- 卡马西平

- 巴比妥类
- 别嘌醇
- 金盐类

光敏性皮疹

　　某些抗生素会增加皮肤对紫外线的敏感性,并导致皮疹随日光照射的部位分布。光敏性皮疹(photosensitive rash)可呈红斑性,类似晒伤、湿疹样或水疱样。

典型药物:
- 四环素
- 磺胺类/磺脲类
- 噻嗪类和呋塞米
- 吩噻嗪类
- 视黄酸
- 胺碘酮
- 灰黄霉素
- 抗逆转录病毒药物
- 抗组胺药,尤其是异丙嗪
- 抗疟药
- 补骨脂素

固定性药疹暴发

　　固定性药疹暴发(fixed drug eruption)的发病机制尚不清楚。最常见的累及部位是面部、手和生殖器,病变通常为鲜红色,但也可有其他特征。在使用药物数小时内,皮疹以固定的外观出现在固定的部位。

典型药物:
- 非甾体抗炎药
- 对乙酰氨基酚
- 磺胺类
- 酚酞
- 四环素
- 青霉素
- 水杨酸盐
- 联合口服避孕药
- 巴比妥类
- 奎宁

任何药物反应的治疗

　　治疗管理的重点是识别出致皮疹的药物并停用。皮疹应根据其性质进行治疗。

　　处方抗组胺药的治疗冲动往往存在,但它们仅应留作治疗荨麻疹性药疹的方案。它们可能实际上延缓了紫癜、红斑和水疱性反应的愈合。抗组胺药还可成为过敏原,与吩噻嗪类、磺胺类和外用抗组胺药产生交叉过敏。

　　表 114.5 列出了发生皮肤反应率最高的药物。

表 114.5　发生皮肤反应率最高的药物[4]

青霉素及其衍生物
磺胺类药物①
甲氧苄啶①
噻嗪类利尿剂
别嘌醇①
氨苯砜①
非甾体抗炎药,特别是吡罗昔康①
奈韦拉平①,阿巴卡韦①
巴比妥类
奎尼丁
抗癫痫药(苯妥英钠、拉莫三嗪①)
血液制品
金盐

注:①严重反应。

红斑

多形性红斑

　　多形性红斑(erythema multiforme)是一种影响皮肤和黏膜表面的超敏反应。通常由病毒感染诱发,最常见的是单纯疱疹病毒(herpes simplex virus,HSV)。

临床特征

- 主要发生于儿童、青少年、青壮年
- 对称性
- 红斑性丘疹
- 主要发生于手背、手掌、前臂、面部(图 114.9)

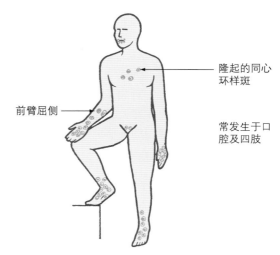

隆起的同心环样斑

前臂屈侧

常发生于口腔及四肢

图 114.9　多形性红斑的典型分布

- 也可发生在足和足趾、口
- 偶尔涉及躯干和生殖器
- 多形性

- 可出现小水疱和大疱
- 自限性(可长达 2 周)

原因和相关因素

相关因素包括：
- 50% 原因不明
- 单纯疱疹病毒占 33%
- 其他感染：肺炎支原体、结核、链球菌、HIV、腺病毒
- 药物占 10%
  - 巴比妥类
  - 青霉素
  - 磺胺类
  - 吩噻嗪类
  - 抗癫痫药物，例如苯妥英

⑤ 史-约综合征/中毒性表皮坏死松解症

史-约综合征(Stevens-Johnson syndrome，SJS)和中毒性表皮坏死松解症(toxic epidermal necrolysis，TEN)现被认为是相同条件下的变异，与多形性红斑不同。这是一种罕见且不可预测的药物反应，十分严重，往往致命。起病通常很突然，伴有发热，片状皮肤，黏膜脱落和全身症状。需要住院治疗并停用致病药物。

原因

- β 内酰胺类(青霉素、头孢菌素)
- 磺胺类
- 抗癫痫药物，如苯妥英(已知遗传因素)
- 非甾体抗炎药
- 别嘌醇

⑤ 结节性红斑

结节性红斑(erythema nodosum)的特征是在胫骨、膝盖和脚踝部位较为突然地出现鲜红色、隆起性触痛结节(见第 19 章图 19.1)。它是一种累及皮下脂肪的急性炎症性免疫反应。结节也可出现在大腿和手臂上。常见于成年女性。可发生脚踝和膝盖的关节炎性反应。常与最近的感染和疾病有关。

原因/相关因素

- 原发性(最常见)
- 结节病
- 感染：
  - 链球菌感染，例如链球菌性咽喉炎
  - 病毒感染(如乙型肝炎)
  - 结核
  - 麻风病
  - 衣原体感染

- 真菌感染
- 细菌性胃肠
- 炎性肠病(如克罗恩病)
- 药物：
  - 磺胺类
  - 四环素类
  - 口服避孕药
  - 溴化物和碘化物
- 恶性肿瘤(如淋巴瘤、白血病)
- 妊娠
- 未知(约 40%)，可能与自身免疫有关

辅助检查

检查包括全血细胞计数，红细胞沉降率/C 反应蛋白、胸部 X 线(最重要)、链球菌血清学(如 ASOT)和结核菌素试验。

治疗

尽可能明确病因。急性期予以休息、抬腿和非甾体抗炎药(如布洛芬 400mg，口服，每日 2 次)。如果病情严重，使用全身性类固醇皮质激素类可加速病情缓解。
- 泼尼松龙 0.75mg/kg，口服，不超过 25mg，每日 1 次，连续 2 周，然后减量。

预后

3~8 周后有自发缓解的趋势。病变可能会复发。

⑤ 带状疱疹

带状疱疹(herpes zoster，shingles)是由在背根神经节的水痘带状疱疹病毒(从初次水痘感染中获得)再度激活所致。这个词来源于希腊语的疱疹(herpes，指爬行)和带状(zoster，指皮带或腰带)。Shingles 来源于拉丁语"cingere (束)"或"cingulum(皮带)"。在大多数情况下，重新激活的原因尚不明确，但偶尔与潜在的恶性肿瘤有关，通常是白血病或淋巴瘤，也可能与免疫抑制、局部疾病，或脊柱或脊髓紊乱有关，如肿瘤或放疗。

本病年发病率为 3.4‰。任何年龄的人都可能得带状疱疹，50 岁以上更常见。

临床特征

主要特征：
- 症状发生前几日的神经根疼痛伴感觉过敏。
- 单侧的一个或两个相邻皮肤节段出现斑状皮疹(图 114.10)。
- 受累皮肤出现严重的红斑和丘疹。
- 10~14 日后结痂分离，常伴有色素减退。
- 局部淋巴结病。

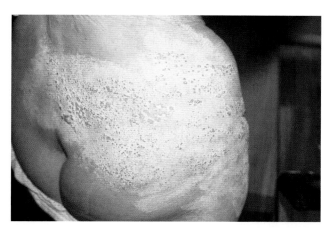

图 114.10 63 岁女性,带状疱疹累及 L$_2$ 神经根,表现为下背部和腹股沟疼痛,用炉甘石洗剂缓解不适

分布

身体的任何部位都可能受累,但胸部和三叉神经的皮肤节段是最常见的。其与原先水痘皮疹的分布区域一致(在面部和躯干更严重)。

脑神经受累

三叉神经受累占所有病例的 15%:

- 三叉神经眼支:50% 影响鼻睫支,出现鼻尖和眼部(结膜和角膜)病变。
- 上颌支和下颌支:口腔、腭和咽部病变。

面神经:下运动神经元性面神经麻痹伴外耳道(特别是后壁)内及其周围囊泡,即 Ramsay-Hunt 综合征。

并发症

- 罕见:脑膜脑炎。
- 少见:运动麻痹。
- 常见:
  - 疱疹后神经痛:年老体弱者发生率增加,持续时间大于 6 个月。

    | 小于 50 岁 | 1% |
    | 50~59 岁 | 7% |
    | 60~69 岁 | 21% |
    | 70~79 岁 | 30%~50% |

  - 70%~80% 的神经痛病人在 1 年内疼痛缓解,有些人可持续多年。
  - 眼部带状疱疹的并发症包括角膜炎、葡萄膜炎和眼睑损伤。

管理

- 提供详细的解释和适当的安慰。驱散谣言,告诉病人该病并不危险,即使皮疹从两侧蔓延并在中间汇合,病人也不会发疯或死亡。

- 向病人解释带状疱疹只有轻度的传染性,但人们在接触病人后会患水痘。建议从未患过水痘而没有免疫者、免疫功能低下或正在接受化疗者避免接触这类病人。可考虑给那些无水痘史的免疫功能低下的接触者注射水痘带状疱疹免疫球蛋白。
- 治疗皮疹:指导病人避免过度处理皮疹,以免感染。涂炉甘石洗剂可以缓解症状,但去除炉甘石时可能会疼痛。对于发热、疼痛的皮疹,要去除结痂和渗出物,每日用盐水冲洗患处 3 次。干性洗剂(如弹性火棉胶中的薄荷醇)是最舒缓和合适的。用轻而不黏的纱布覆盖病灶。

口服药物治疗[5]

如果疱疹出现不到 72 小时,抗病毒药物治疗可以缓解急性疼痛、疱疹持续时间、病毒引起的皮肤破溃和其他明显的并发症。儿童患带状疱疹的疼痛程度通常会比成人轻,并且大部分患儿不需要进行治疗。

以下病人需要抗病毒治疗:

- 出现疱疹 72 小时内的成人或青少年
- 免疫功能低下者
- 伴有急性剧烈疼痛者
- 累及特殊部位(如眼、会阴)

使用:

泛昔洛韦 500mg,口服,每 8 小时 1 次,共 7 日(免疫功能低下者口服 10 日)

或

伐昔洛韦 1g,口服,每 8 小时 1 次,共 7 日

或

阿昔洛韦 800mg(儿童 20mg/kg)口服,每日 5 次,共 7 日

轻度疼痛可口服对乙酰氨基酚或非甾体抗炎药来缓解。

类固醇皮质激素[6]

对于剧烈疼痛,考虑泼尼松龙 50mg,口服,共 7 日,然后逐渐减量。

预防

- 接种单剂水痘-带状疱疹疫苗,即 Zostavax(译者注:Zostavax 为带状疱疹疫苗名称,上臂注射 1 次即可在 5 年内提供保护,60 岁以下不推荐使用)。

带状疱疹后神经痛[7]

带状疱疹后神经痛(postherpetic neuralgia)指带状疱疹感染后持续至少 3 个月的疼痛。大约 10% 的带状疱疹病人和 70% 以上的 50 岁以上病人都有这种症状。

疼痛通常是严重的神经病理性疼痛,表现可从阵发

性刺痛到烧灼感或酸痛不等。皮肤轻触时出现疼痛性痉挛是其特征。

治疗很困难,谨慎的"试验和纠错"方法可以使用。抗病毒药物没有明显的预防作用。三环类的抗抑郁药物作为预防性的治疗可以降低发病率。

治疗选择[6]

- 5% 利多卡因贴片(适用于完整无破溃的皮肤),最多 3 片同时贴于疼痛部位。每次最久可贴 12 小时,之后需间隔一段时间才能再次使用。
- 口服药物:
  - 三环类抗抑郁药,例如:阿米替林 10~25mg,夜间口服,可增加至夜间最大量 75~100mg

    或

  - 普瑞巴林(用于刺痛)起始 75mg,夜间口服,逐渐增加至最大耐受剂量(最大 300mg,每日两次)

    或

  - 加巴喷丁起始 100~300mg,每晚口服,逐渐增加至最大耐受量 2 400mg

做好健康管理旨在维持身体功能和生活质量。开始越早,康复的可能性就越大。

🔗 单纯疱疹[7]

单纯疱疹是由大 DNA 单纯疱疹病毒(herpes simplex virus,HSV)感染引起的一种常见疾病,可引起任何皮肤或黏膜部位的水疱疹(图 114.11)。HSV 有两种主要的抗原性病毒株:

- HSV I,通常累及口唇和口腔黏膜。
- HSV II,主要累及生殖器(常见于青少年和青壮年)。

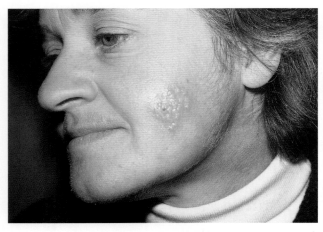

图 114.11 面部急性单纯疱疹复发

流行病学

HSV 在世界范围内分布,并通过受感染的分泌物经口或生殖器传播。初次 HSV 感染通常是一种儿童疾病,

在学龄前儿童中表现为典型的急性牙龈炎(见第 61 章)。

表 114.6 总结了 HSV 的主要临床表现和可能的并发症。

表 114.6　单纯疱疹病毒的临床表现和并发症

临床表现举例
口唇疱疹(同义词:热病性疱疹、唇疱疹)
角膜结膜炎,包括树突状溃疡
生殖器感染
皮肤的其他部位,例如臀部

并发症
疱疹性湿疹
多形红斑(感染后 3~14 日),经常复发
脊髓神经根病伴生殖器疱疹
肺炎
脑炎

反复感染

复发的间期从数周到数月不等,因病毒重新激活而出现,并不是再次感染。原因尚不清楚,但有几个已知的诱发因素,包括发热、日照、呼吸道感染、月经期间、情绪紧张、局部创伤,与生殖器病变者性交。

致死性

HSV 感染可有潜在致死性。重新激活的 HSV 可引起局灶性脑炎。未经治疗者病死率高达 70%,使用阿昔洛韦可以大大降低病死率。新生儿 HSV 暴露可以发展成致命性播散性感染。免疫力低下病人的感染可能是严重的。

诊断

如果临床表现不确定,疱液拭子 PCR 可以帮助诊断。

🔗 生殖器疱疹

参见第 109 章。

🔗 口唇疱疹(典型唇疱疹)

治疗目的是限制病变大小和程度。

治疗[8]

最初感觉出现唇疱疹时:

5% 阿昔洛韦霜剂每日 5 次(可在日间每 4 小时 1 次),持续用 5 日

或

泛昔洛韦单剂 1 500mg 口服

注:禁用类固醇皮质激素。

口服药物

对于严重的初次发作:

阿昔洛韦 400mg（儿童 10mg/kg，最大 400mg），每日 5 次，共 5 日

或

泛昔洛韦 1 500mg 或伐昔洛韦 2g，单剂口服

预防

如果是因阳光暴晒引起的唇疱疹，可使用 SPF50 或以上的防晒润唇膏、软膏或 Solastick。可每周使用一次硫酸锌溶液以防复发。口服阿昔洛韦 400mg，每日 2 次或伐昔洛韦 500mg，每日 1 次，连续 6 个月（然后复查），可用于严重和频繁的复发[8]。

给病人的建议

单纯疱疹具有传染性。病毒存在于唾液中，可以在一个家庭中通过共用的杯具、餐具和牙刷，或是接吻传播。如果你处于疱疹感染活动期时，不要亲吻婴儿。

毛囊炎[8]

毛囊炎（folliculitis）是指毛囊内部及其周围的感染，可以是浅表性的，也可以是深层的。致病微生物包括细菌（最常见），但也要考虑皮肤癣菌和酵母菌（如白念珠菌、马拉色菌）。

🔖 浅表性毛囊炎

浅表性毛囊炎（superficial folliculitis）通常表现为毛发覆盖于任何皮肤部位，在红斑基础上出现的轻微瘙痒的脓疱，金黄色葡萄球菌的慢性携带者在炎热天气时特别容易发生。拭子可协助诊断。处理措施包括去除病因并进行消毒清洗，如 1% 的三氯生、氯己定或聚维酮碘。如果鉴定出金黄色葡萄球菌，可考虑局部使用 2% 莫匹罗星软膏或霜剂，每日 2 次，共 5 日。偶尔也可能需要口服氟氯西林。

细菌性毛囊炎[3]

全身性急性红斑性斑丘疹可以是细菌性毛囊炎（bacterial folliculitis）的临床表现，通常由金黄色葡萄球菌或铜绿假单胞菌引起。

假单胞菌毛囊炎会引起混淆，其典型特征是：

- 皮疹迅速蔓延
- 主要分布在躯干、臀部和大腿上，尤其是腋窝和腹股沟
- 瘙痒
- 小脓疱周围有圆形的红紫色晕轮
- 在热温泉或浴缸浸泡后发生

治疗基于微生物培养的敏感性（如环丙沙星）。很多病例在 1~2 周后自行愈合。

温泉浴后躯干毛囊炎

"热水浴毛囊炎"是由在 37~40℃的低氯水中的铜绿假单胞菌（通常）引起的。

治疗可使用环丙沙星 500mg，口服，每日 2 次，共 7 日。

假性毛囊炎[8]

无菌性毛囊炎通常由于毛囊被浸渍造成，如肥胖、大量出汗、接触阻塞性物质（比如油脂）、剃须和热蜡脱毛。

须部毛囊炎是一种慢性炎症性疾病，是由毛干上的异物反应引起。它不是感染，而是脱毛技术的并发症。常见于卷发男性或人体腹股沟区域。有复发倾向。

管理

- 剃须前，用温水和肥皂替代品清洗皮肤。
- 改变剃须习惯：避免剃须过短；少剃须；顺应毛发生长方向剃须；在松弛的皮肤上剃须（即不要拉紧皮肤），并且使用质量好的刀片。
- 如果病人可以接受，考虑减少激光脱毛。
- 永久停止脱毛技术是最好的治疗方法。
- 如果病情持续，局部使用 5% 过氧化苯甲酰凝胶或溶液，每日 2 次。
- 如果 6 周后仍无反应，局部添加克林霉素—过氧化苯甲酰 +5% 克林霉素 +1% 凝胶，每日 1 次。

🔖 深层毛囊炎

深层毛囊炎（deep folliculitis）通常压痛明显。例如睑腺炎、疖（疖）和痈。

疖

疖（boil，furuncle）这是一种由金黄色葡萄球菌引起的毛囊感染，可发生在任何有毛发生长的部位。表现为疼痛的红色结节增大，出现波动感，并发展成中心坏死，排出带有血性的黄色黏稠脓液（伴随疼痛减轻）。

治疗（成人）

- （根据拭子检查）（氟）氯唑西林 500mg 直接注入，或头孢氨苄 500mg（口服，每 6 小时 1 次，共 5~7 日），或克林霉素 450mg（每 8 小时 1 次，共 5 日）

复发性疖

- 拭子检查
- 用 3% 六氯苯酚沐浴，每日 1 次
- 病变部位和鼻孔用莫匹罗星治疗
- 抗生素（如上所述），根据拭子结果选用

114

痈

痈（carbuncle）是一组相邻毛囊的一簇小脓肿，可从多个部位排出脓液。常见部位为项部、肩部、臀部或臀部上方。治疗同疖。

眼部睑腺炎

- 用热水瓶中的蒸汽直接熏蒸闭上的眼，或热敷（有助于自发排脓）。
- 拔除睫毛以促使排脓（如果拔除无效，可用 11 号刀片切开引流）。
- 如果感染局限，仅需局部使用抗生素软膏（如氯霉素），若出现耳前淋巴结炎症，表明远端扩散，则应使用全身性抗生素。

临床要领

- 警惕致命性脑膜炎球菌败血症，因其最初可表现为皮疹，然后进展为紫癜。
- 处方药，例如抗生素（尤其是青霉素）、噻嗪类、抗癫痫药物、别嘌醇和非甾体抗炎药，是导致皮疹尤其是中毒性红斑的常见原因。

参考文献

1　Hunter JAA, Savin JA, Dahl MV. *Clinical Dermatology* (3rd edn). Oxford: Blackwell Scientific Publications, 2002: 64.

2　Murtagh J. *Patient Education* (7th edn). Sydney: McGraw-Hill, 2016.

3　Thomas RM. Drug eruptions. Med Int, 1988; 49: 2038–42.

4　Cutaneous drug reactions [published 2015]. In *Therapeutic Guidelines* [digital]. Melbourne: Therapeutic Guidelines Limited; 2015. www.tg.org.au, accessed April 2021.

5　Shingles [published 2019]. In: *Therapeutic Guidelines* [digital]. Melbourne: Therapeutic Guidelines Limited; 2019. www.tg.org.au, accessed April 2021.

6　Pain associated with shingles (herpes zoster) [published 2020]. In: *Therapeutic Guidelines* [digital]. Melbourne: Therapeutic Guidelines Limited; 2020. www.tg.org.au, accessed April 2021.

7　Dwyer DE, Cunningham AL. Herpes simplex and varicella zoster virus infection. Med J Aust, 2002; 177: 267–72.

8　Infected skin [published 2015]. In: *Therapeutic Guidelines* [digital]. Melbourne: Therapeutic Guidelines Limited; 2015. www.tg.org.au, accessed April 2021.

皮肤溃疡 第 115 章

发生在身体任何重要部位的溃疡会分泌大量的脓液和血液，即使经过适当的和持续的治疗，也不容易痊愈，一定会造成致命的后果。

《妙闻集》(公元前 5 世纪)(译者注：关于医学和外科手术的古代梵文著作，是从古代印度保存下来的医学著作)

溃疡是皮肤或黏膜表面表皮组织的局部破溃，通常是由于创伤、压迫、感染等原因导致；它们之间有潜在的病理相关性。这点在腿部溃疡上尤为明显。溃疡好发于腿和足，暴露于阳光下的部位，以及骶骨及脚踝等骨质突出部位。病变可能是清洁的、腐烂的或坏死的。

全年发病率调查(英国)表明，每年每 1 000 例病人中有 2~3 人是因"慢性皮肤溃疡"来咨询他们的全科医生。

关键事实和要点[1-2]

- 绝大多数腿部溃疡(约 80%)是源于动脉供血不足或静脉高压，或两者皆有，即混合性溃疡。
- 约 20% 的腿部溃疡是非典型性溃疡，其病因各不相同，可以是自身免疫性疾病，例如全身性红斑狼疮(SLE)；也可能是炎症性疾病，如坏疽性脓皮病。
- 如果临床表现不能确诊，在不能触及脉搏以排除动脉疾病时，进行踝肱指数(ankle-brachial index, ABI)检查是必要的。对于静脉疾病和动脉疾病，双功能多普勒超声是关键的辅助检查。
- 大多数溃疡是多因素引起的：
  1. 静脉 + 肥胖 + 不能活动(常有骨关节炎) + 依从性差，或
  2. 静脉 + 动脉 + 创伤 + 感染
- 确诊及治疗影响伤口愈合的各种内在和外在因素。
- 高张力绷带比低张力绷带有效，常用于淋巴水肿，且多层的最好。
- 弹力绷带优于非弹力绷带。
- 静脉手术可以改善预后，新方法使用了非手术硬化剂注射和激光治疗。
- 现代敷料提供的潮湿环境为伤口愈合提供了生理环境。
- 适当的清创是清除坏死物质及脱落物的关键，并可促进愈合。
- 如果肉芽肿过度生长，对高渗盐水、硝酸银和压缩绷带等局部治疗没有迅速反应，则可能是 SCC，此时考虑行活体组织检查是重要的。
- 糖尿病性溃疡不仅是神经性的，即感觉神经病变引起的压力损伤，也是缺血性的，由外周动脉循环减少所致。它们也可同时发生，即神经缺血性。
- 自身免疫性疾病是血管性损伤的潜在病因。病损由于循环中抗体所致，常见于 RA、红斑狼疮和硬皮病。溃疡非常痛，且在未服用免疫抑制剂的情况下很难愈合。
- 对溃疡的准确诊断对于管理决策至关重要。
- 细菌拭子培养的帮助不大，因为慢性溃疡常伴有革兰氏阳性和阴性细菌定植。
- 如果怀疑感染所致，应用无菌清洁剂清洁创面，然后取活体组织进行显微镜下检查。

临床方法

牢记溃疡的各种病因是有用的(**表 115.1**)。腿部的静脉性和缺血性、压力性溃疡(压疮)和创伤是最常见的原因或类型。重要的是不要误诊恶性溃疡，包括"Marjolin 溃疡"，这是一种鳞状细胞癌(squamous cell carcinoma, SCC)，可发展为不稳定的慢性瘢痕或溃疡(如烧伤、静脉溃疡、热带溃疡)，持续很长时间。无黑色素性黑色素瘤也是一种特殊的陷阱。

病史

详细的病史有助于诊断溃疡的原因。相关病史包括既往的深静脉血栓和肺栓塞、糖尿病、类风湿关节炎、炎性肠病、慢性皮肤溃疡，以及包括间歇性跛行和缺血性静息痛史在内的动脉供血不足。

用药史也很重要，尤其应考虑会抑制动脉循环的 β 受体阻滞剂和麦角胺，会影响愈合的类固醇皮质激素和非甾体抗炎药，会加重踝关节水肿的硝苯地平，以及会导致溃疡的羟基脲。

身体检查[3]

任何溃疡都应评估以下特征：

- 部位
- 形状
- 大小
- 深度
- 边缘一致性

表 115.1 皮肤溃疡的类型和原因

外伤性
压疮（与外伤有关-压力性损伤）
血管性：
- 静脉
  - 静脉曲张
  - 血栓性静脉炎后
- 动脉供血不足
- 皮肤梗死（栓塞性溃疡）
- 血管炎
  - 类风湿关节炎，SLE，硬皮病

感染性：
- 热带溃疡
- 结核
- 溃疡分枝杆菌（Buruli 溃疡）
- 蜂窝织炎后
- 慢性感染窦道

恶性：
- 鳞状细胞癌
- 长期溃疡中的 Marjolin 溃疡
- 基底细胞癌（侵蚀性溃疡）
- 恶性黑色素瘤
- 溃烂性转移

神经营养性：
- 周围神经病变（如糖尿病）
- 周围神经损伤（如麻风病）

血液病：
- 红细胞增多症
- 球形红细胞症
- 镰状细胞贫血

其他：
- 人为的
- 药物，如尼可地尔、尼古丁
- 坏疽性脓皮病炎症性溃疡
- 昆虫及蜘蛛咬伤
- 高血压引起的马托雷尔（Martorell）溃疡

- 底部
- 基底部
- 分泌物
- 周围皮肤
  - 颜色（？炎症迹象）
  - 敏感度
- 溃疡下方组织的活动性
- 局部淋巴结

溃疡的部位

　　静脉性溃疡通常发生在腿部内侧，与传统绑腿区域的交通支静脉功能障碍有关（图 115.1）。
　　缺血性溃疡一般发生在腿的外侧和前侧，以及足部。
　　营养不良性溃疡与神经病变有关，好发在反复受压

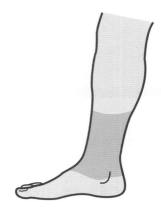

图 115.1　静脉曲张性湿疹及溃疡所累及的典型区域（"绑腿"区域）

和创伤部位，如脚掌或手指指腹。

日光性角化病

　　日光导致的溃疡，如 SCC 和 BCC，好发于日晒部位。若溃疡与陈旧性瘢痕有关，包括烧伤和慢性溃疡，则要引起注意。

部位、形状及边缘

　　各种溃疡的典型表现如图 115.2 所示。这些仅仅是一般性的指南。分枝杆菌和压力性损伤引起的感染性溃疡常有潜行的边缘，而营养不良性溃疡常呈凿除状，表面通常为圆形。边缘隆起的溃疡可能为恶性病变。

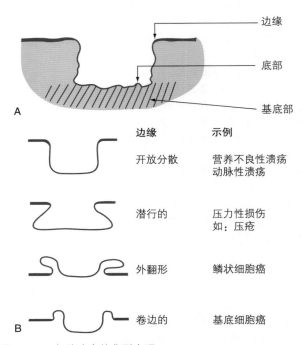

图 115.2　各种溃疡的典型表现
A. 溃疡的构成；B. 溃疡的类型。
资料来源：Davis et al. Symptom Analysis and Physical Diagnosis（2nd edn），page 309. 经 Pergamon Press 许可转载。

溃疡底部

溃疡的底部(floor)或基底部(base)可提供有用的临床信息。干燥或扩展的基底部,或坏死焦痂的底部,提示缺血。相反,静脉性溃疡一般表浅,往往伴有纤维蛋白性分泌物和渗出物,时有脓液。

颜色提示:

- 黑色:坏死,缺血
- 黄色:腐烂
- 红色:肉芽组织形成
- 粉红色:上皮组织形成
- 绿色:感染

辅助检查

根据临床表现考虑下列检查[4]:

- 全血细胞计数
- 红细胞沉降率/C 反应蛋白
- 随机血糖/HbA1c(已知糖尿病)
- 肾功能检测
- 类风湿因子检测
- 双功能多普勒超声
- 特殊微生物拭子
- 活体组织检查,尤其是当怀疑 SCC 时(如果为黑色素瘤,活体组织检查要小心:无黑色素性黑色素瘤是个陷阱),也可准确识别感染微生物

下肢溃疡

下肢溃疡(lower limb ulceration)最常见的原因是静脉疾病、动脉疾病、混合静脉动脉疾病和糖尿病。

区分腿部溃疡(85%)和足部溃疡(15%)是非常重要的,因为他们代表两种非常不同的问题[3]。根据 Stacey 的调查,静脉疾病在腿部溃疡病因中占 2/3,而动脉病变占28%(表 115.2)。足部溃疡的病因常为动脉病变(72%),

表 115.2　腿和足慢性溃疡的原因[5]

	%
腿	
静脉疾病	52
混合性静脉和动脉疾病	12
动脉疾病	13
其他	20
足	
动脉疾病	72
混合性静脉和动脉疾病	2
静脉疾病	4
其他	22

多数病人同时合并糖尿病,而静脉病变仅有 6%[5]。

鉴别要点列于表 115.3。

表 115.3　腿部静脉性和动脉性溃疡典型特征比较

项目	静脉性	动脉性
位置	踝部周围及腿部下 1/3(绑腿区域) 就在内踝和外踝上方	踝部远端 受压点位于足趾、脚侧边、跖骨头
疼痛	无或轻度	通常中至重度
水肿	常有凹陷性水肿	常无
溃疡特点	"锯齿状"边缘 常表浅 渗出 +++	"凿除状" 常较深,累及深筋膜 干燥
相关肢体特征	静脉曲张 腿部温暖、发红、水肿 静脉曲张性皮炎 含铁血黄素沉着 白色萎缩	四肢"冷" 缺血性改变 外周脉搏减弱或消失 皮肤薄、有光泽、干燥 灌注不良
病史	下肢水肿 既往 DVT 移植失败	周围血管疾病-跛行、静息痛 糖尿病 吸烟
ABI	>0.9	<0.5~0.7

资料来源:基于 Denise Findlay 医生绘制的表格,并获得转载许可。

进行包含腿部检查在内的全身身体检查非常重要,包括静脉回流(见第 55 章)、动脉搏动和腿部感觉等检查,并核查是否有糖尿病。

适合的辅助检查(如果需要)包括:

- 全血细胞计数
- 血糖
- 双功能多普勒超声检查动脉循环

是否进行拭子

不认为常规进行溃疡拭子有重要价值。如果怀疑为溃疡分枝杆菌等特殊微生物,则有必要进行 PCR 检查或培养。为了准确可考虑活体组织检查。

踝臂指数的测量

为腿部溃疡制订管理计划,理想的方式是用手提式多普勒超声检测血流。测量踝关节和臂部收缩压并确定 ABI,即踝部压力除以臂部压力。ABI 的典型水平[4]见表 115.4:

明确溃疡病因,采用相应的治疗,特别是加压包扎,是管理上的一大进展。ABI<0.8 时应用任何形式的加压治疗都应谨慎;ABI<0.4 则需要紧急转诊。

一般原则:0.7~0.8 低压包扎;<0.7 不能加压。

表 115.4　ABI 的典型水平

正常值范围	0.91~1.3
临界值/可接受范围	0.9~1
中等 PAD	0.5~0.8
严重 PAD	<0.5
正常	>0.9(静脉性溃疡)
缺血	<0.5(动脉性溃疡)
跛行	0.5~0.9(混合性动-静脉溃疡,如 <0.8 为显著缺血)

注:PAD,peripheral arterial disease,周围动脉疾病。

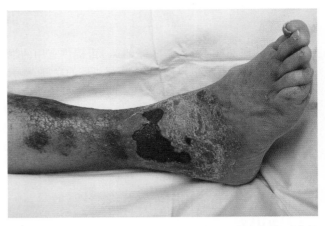

图 115.4　静脉性溃疡:一位患静脉炎后静脉曲张性"湿疹"的老年人的静脉曲张性溃疡。表现为静脉性色素沉着、萎缩和皮下组织钙化
照片由 Terry Devine 提供

🔪 动脉性(缺血性)溃疡

　　缺血性溃疡[arterial (ischaemic) ulcers]通常局限性地发生于踝关节下方的外周皮肤(图 115.3),如趾尖、足跟,或者足跟、内踝和第一跖骨的受压部位。

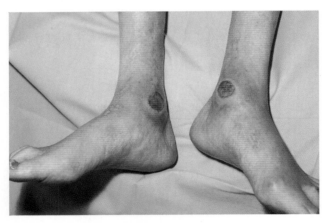

图 115.3　一位老年女性的缺血性"动脉性"溃疡,她有长期间歇性跛行和近期夜间缺血性足部静息痛的病史。在动脉闭塞重建术后踝部溃疡愈合
照片由 Terry Devine 提供

临床特点

- 疼痛
- 凿除状
- 极少的肉芽组织

治疗方法是增加溃疡部位的血流再灌注。

🔪 静脉性溃疡

　　静脉性溃疡(venous ulceration)(同义词:"静脉曲张性""淤积性""重力性"溃疡)占腿部溃疡的大多数。慢性静脉功能不全是中老年最常见的健康问题之一,估算发病率为 5.9%[6]。

　　这一问题总是继发于缺乏运动导致静脉血液淤积或深静脉血栓性静脉炎。持续的慢性静脉高压引起营养缺乏性改变,例如色素沉着(图 115.4)、纤维化增厚、硬化和水肿。这一过程的终点是形成溃疡,影响 3% 的静脉曲张病人及 30% 存在营养不良改变的病人[7]。

临床特点[8]

- 发生在静脉性湿疹相同的部位
- 浅表(但可达骨膜)
- 中间较侧面更常见
- 有时呈环形
- 底部肉芽组织,有时伴有周围炎症,可能是蜂窝织炎
- 无适当加压时愈合非常慢
- 一般无压痛,但有疼痛感
- 相关的疼痛通常可通过抬高患肢来缓解

　　身体检查时可发现浅表静脉曲张,但并不总是存在。早期可出现凹陷性水肿,之后出现纤维增生和硬结。其他临床特征包括皮炎(湿疹)、点状毛细血管增生、含铁血黄素、色素沉着和"白色萎缩"(瓷白色瘢痕伴边缘毛细血管扩张)[8]。

管理(腿部静脉性溃疡)

　　静脉性溃疡管理的一大进步是发现封闭和半封闭状态时伤口愈合地更好[9]。湿润的环境也有助于愈合。敷料可以控制伤口愈合的环境。主要的治疗是在 20~40mmHg 之间分级加压(表 115.5)。

最佳管理原则

- 解释病因,提升病人依从性。
- 清创肉芽组织,以促进愈合(表 115.5)。
- 仔细地清洁和包扎(避免接触肥皂和敏感的制剂)。
- 预防和控制感染,蜂窝织炎可使用抗生素(头孢氨苄或红霉素);确认是感染,而不是表现出炎症(如同大部分静脉性溃疡)。

115

表 115.5　伤口管理原则

	较好的伤口	严重的伤口
	水化	干燥
	用水或生理盐水冲洗	过度使用消毒剂
	隔离保护	暴露于空气
		结痂、硬皮、脱屑
敷料		
	压迫(静脉)	干性敷料
	水凝胶	纱布填塞
	泡沫敷料	薄纱
	微小变化	水肿/淋巴水肿

- 弹力绷带压迫：使用弹性较小的绑带从足趾缠绕至膝关节下缘。压迫程度取决于血流量，并与之成比例。
- 卧床休息并抬高(如果严重，每日 2 次，每次 45~60 分钟，以及整晚)：确保腿部高于心脏。
- 鼓励早期下床活动。
- 适当改变生活方式，包括减肥、戒烟(这一点非常重要)。
- 良好的营养，包括健康均衡的饮食、充足的蛋白质和碳水化合物。
- 避免负面影响伤口愈合的药物(表 115.6)。

注：静脉曲张性溃疡愈合的最重要因素是牢固的压迫[2,7]。选项包括弹力袜、弹力绷带、锌氧胶绷带(Unna's靴)及绑腿矫形器[11]。

表 115.6　阻碍溃疡愈合的药物[10]

尼古丁/吸烟	抗生素
类固醇皮质激素	β 受体阻滞剂
细胞毒性药物	利尿剂
阿司匹林或其他 NSAID	

清洁/清创剂

多种清洁剂，包括生理盐水，表面活性剂、温暖的自来水。

通常来说，应避免使用会破坏细胞的消毒剂，但卡地姆碘是一种稀释型碘酒，对组织无毒，可减少细菌负荷，并清除异味。5 分钟后应洗掉碘溶液。卡地姆碘是低剂量碘辅料，适合感染、污染的伤口，特别是糖尿病性伤口。一个优质的组合是先用生理盐水清洗，然后以 IntraSite 凝胶清创并覆以泡沫敷料。用浓盐水敷料(如 Mesalt 或 Curasalt)清洁被污染或感染的创口和肉芽组织效果较好，但需要每日换药，同时覆盖一层非常吸水的敷料。

水凝胶如 IntraSite 凝胶可以有效清洁创面(包括黑色坏死区)，已经全面替代了含酶敷料。

淋巴水肿[12]

淋巴水肿(lymphoedema)不是凹陷性水肿，而是淋巴管导流细胞外液功能下降所致。

原发性淋巴水肿是由于淋巴管畸形，或细菌、真菌、昆虫、寄生虫、化疗、放疗或手术破坏所致。继发性淋巴水肿是由原发性恶性肿瘤或肿瘤的淋巴内转移引起。淋巴水肿使皮肤出现重大改变，如皮肤增厚、鳞屑和角质形成及过度角化，出现疣状增生。

淋巴水肿时常有伤口。其管理是用合适的敷料治疗伤口环境，但主要的治疗是用特制的服装或非弹力绷带施以显著的加压包扎。遇到严重的病人应转诊至淋巴水肿专科门诊。

Stemmer's 征检查是判断下肢肿胀是否为淋巴水肿的一个简单的临床检查。该检查通过捏起每只脚第二足趾背部的皮肤来进行。皮肤不能被捏起为 Stemmer's 征阳性，皮肤可以被捏起提示并非淋巴水肿。Stemmer's 征阳性通常都提示淋巴水肿，但阴性结果不能排除淋巴水肿。

用于伤口的敷料[9,13]

现代伤口敷料主要有 6 种类型：薄膜、水凝胶、水胶体、藻酸盐、泡沫和亲水性敷料(类似泡沫)。价格均昂贵。薄膜、水凝胶和水胶体增加伤口湿度，而藻酸盐和泡沫吸收渗出物。更传统的敷料，如薄纱、非黏性敷料垫和盐水浸泡也略有作用。轻质黏性绷带或管状绷带可用来固定非黏性敷料。

一般原则[10]：
- 敷料应大于伤口 2~3cm。
- 1/3 放在伤口上面，2/3 放在伤口下面。
- "浸透印记"出现时应移除。
- 老年病人移除时应小心。
- 如有必要，淋浴时移除敷料。
- 当不确定时，不要伤害伤口：可使用泡沫和凝胶复合敷料。

药物封闭绷带

对于可活动的病人有数种合适的封闭黏性绷带，可连用 7~14 日，绷带中含有氧化锌。例如：Flexi-Dress，Gelocast 和 Zipzoc(不含防腐剂的锌膏绷带)。一种含有蔗糖八硫酸盐的新型辅料(例如：Urgostart)已被证明在治疗糖尿病性和静脉性溃疡中有显著效果[14]。

使用前数日应进行斑贴试验以判断是否有过敏反应。

绷带

绷带有两种主要用途：
- 保持：把敷料固定在适当位置

115

- 加压：协助静脉回流
  高弹加压绷带最好,使用方法:
- 从足趾螺旋状"8"字缠绕至踝,然后螺旋状缠绕至膝
- 50% 重叠
- 恒定张力可以提供分级加压(Laplace 定律)。

陷阱和其他需要考虑的问题

- 通过手术或其他方法治疗原发病(如静脉曲张、血管功能不全)。
- 如果水肿,抬高患肢并使用利尿剂。在踝部明显水肿时溃疡不会愈合。
- 明确水肿原因,有时可能是药物所致,如钙通道阻滞剂。
- 不要使用弹力绷带或抗栓袜,因为他们不能提供适当的压力。
- 注意局部用药的过敏反应(如锌)。
- 注意局部用药的刺激作用(如抗生素),一般不推荐抗生素浸渍敷料。
- 避免伤口过度包扎。
- 考虑移植(点状植皮或分层厚皮片)。
- 考虑己酮可可碱(Trental400)治疗慢性闭塞性动脉疾病和静脉疾病[8]。

溃疡愈合后及其预防

- 鼓励预防性措施,如规律健走、良好营养、戒烟、休息时抬高下肢、小心避免创伤。
- 静脉曲张性湿疹使用润肤剂。
- 静脉曲张性溃疡病人穿着梯度加压弹力袜(如 Jobst Fast-Fit、Jobst Venoscam)或者尼龙搭扣包裹。
  腿部溃疡的推荐治疗方法见**表 115.7**。根据敷料情况,(对于门诊病人)保留敷料和绑带 1 周或 2 周是合适的。

表 115.7   腿部溃疡推荐治疗方法

使用生理盐水清洗
• 如果有溃烂,使用 IntraSite 凝胶
• 敷料:非黏性,如 Allevyn、Melolin
• 封闭黏性绷带,如氧化锌(7~14 日),从足趾至膝关节下缘,加用加压绷带 或 加压绷带(如 Eloflex)至膝关节下缘
• 考虑用 Tubigrip 弹力织物覆盖

慢性溃疡管理原则总结在**表 115.8**。

🌮 压疮(压力性损伤)

压力性损伤(decubitus ulcer,pressure injury)好发于不活动的病人,特别是那些无意识、瘫痪或虚弱的人。原因是骨骼处皮肤长时间受压,特别是足跟、骶骨、髋部和

表 115.8   慢性溃疡的管理原则[15]

溃疡类型	主要管理原则
静脉性	治疗静脉功能不全 • 加压绷带 • 提高腓肠肌的泵血功能(步行、锻炼) • 垂直腿引流
动脉性	为外科干预行血管评估
混合性静脉/动脉	为外科干预行血管评估
压力性	清除或减轻压力

臀部。贫血等一般健康状况不佳也是易感因素。

压力性损伤的分期基于对创面组织损伤程度和深度:
- 1 期:压之不变白的红斑
- 2 期:浅层(浅表)溃疡
- 3 期:全层溃疡
- 4 期:深度全层皮肤缺失伴有严重的组织缺损
  不可分期:深层组织损伤。

临床特点

- 受压部位早期出现固定红斑
- 比较突然地出现坏死和溃疡
- 边缘出现潜行溃疡
- 溃疡可能快速进展
- 基底部坏死、腐烂

预防

- 良好的护理,包括让病人每 2 小时翻身 1 次
- 医护人员定期检查皮肤
- 受压部位的特殊护理,包括轻柔操作
- 使用特制的床、床垫(如充气波纹床垫)和羊皮缓解受压区域
- 良好的营养和卫生条件
- 控制大小便失禁
- 避免使用圆环形垫子
- 避免使用肥皂

治疗[13]

最重要的原则是早期干预,包括减轻受压、摩擦和剪切力。采用上述预防措施,外加:
- 用温水或生理盐水表面活洗剂(用注射器轻柔地)清洁基底部。
- 敷料使用的一般原则:
  - 深部溃疡:藻酸盐(如 Algisite M、Kaltostat)
  - 浅部溃疡:水胶体(如 DuoDERM、CGF)
  - 干性或坏死性溃疡:水凝胶(如 IntraSite、Purolin 凝胶)
  - 重型渗出性溃疡:泡沫(如 Lyofoam extra、Allevyn、

Cutinova Cavity)
- 给予维生素 C 500mg,每日 2 次。
- 播散性蜂窝织炎时给予抗生素(否则无用)。
- 对长时间未愈的巨大压力性伤口,进行负压治疗。
- 检查病人的营养状况,因为它对压力性损伤的形成和愈合缓慢有影响。
- 通常愈合满意,但若不是,在病人可耐受的情况下,坏死组织清创和植皮等外科干预可能是必要的且非常有效。

伤口敷料的去除

去除溃烂伤口的敷料非常重要。应缓慢去除内层敷料,以防止脆弱的上皮表面细胞脱落和对健康肉芽组织造成损伤[16]。

蜂蜜的作用

数个世纪以来蜂蜜一直被提倡用于治疗溃疡。已经上市销售的 Medihoney 是一种特殊类型的蜂蜜,有保湿、抗菌的作用。要注意的是避免溃疡被浸渍。蜂蜜的作用与糖、色甘酸钠粉、蛆和高压氧一样,仍有争议。

营养不良性溃疡

营养不良性溃疡(trophic ulcers)是由于神经病变导致感觉缺失(几乎都是糖尿病)引起,通常出现在病人无意识的外伤后(图 115.5)。

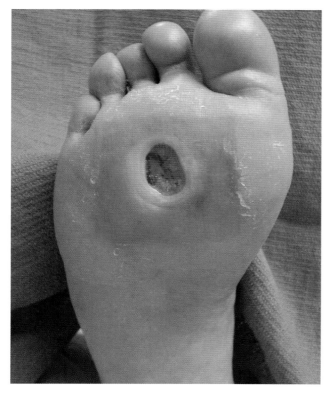

图 115.5　糖尿病病人右足第三足趾下的神经性溃疡

特点是压力点处深的、凿除状病变(类似于缺血性溃疡)。第一跖骨头跖球部为常见病变部位,足跟和踇趾也会受到影响。

溃疡可延伸至骨和关节,易继发感染。

治疗方法是控制糖尿病和使用适当抗生素清除感染,转诊至外科治疗通常是必要的。

分枝杆菌性溃疡(Buruli 溃疡)

Buruli 溃疡(又称 Bairnsdale 或 Daintree 溃疡)由溃疡分枝杆菌引起,通常开始为无痛性丘疹或结节,在数周至数月后形成坏死性溃疡。潜行破坏的边缘是其典型特征。其诊断方法为 PCR(可能需要复测)或活体组织检查。

发生在特定的地理区域,即维多利亚沿海、昆士兰远北和中非、西非的热带地区。

在 2021 年维多利亚沿海仍有流行,负鼠被认为是疾病源头。所有年龄阶段人群都可能被感染,包括儿童。

推荐尽早转诊至感染科,需要口服抗生素(通常利福平和克拉霉素)8~12 周,以及专科伤口护理。溃疡的外科清创可能也是必要的。

人为性皮炎和神经官能性表皮剥脱

这些由于自身原因造成的溃疡性或糜烂性皮损存在心理基础。

人为皮炎

在人为皮炎(dermatitis artefacta)的情况下,病人会否认自我伤害,但可能伴有深层的心理问题,或者他们可能装病或故意操纵以附带获益。

神经官能性表皮剥脱

神经官能性表皮剥脱(neurotic excoriations)通常与人为性皮炎相同,由病人所承认的,对自己皮肤的搔刮、抓挠或挖伤造成(图 115.6)。常发生在遭遇压力时,治疗成功者少见。治疗包括咨询及认知行为疗法(CBT),尝试使用抗抑郁药和外用止痒剂,如:

煤焦油溶液和薄荷醇霜。

或

薄荷醇(0.5%)或苯酚(1%)亲水性霜剂

临床要领

治疗原则[10]
- 封闭和湿润的伤口愈合更快。
- 保持伤口的湿润环境。
- 控制渗出物和碎片(保留足够组织让细胞再生)
- 维持/改善循环。
- 隔离和保护。

115

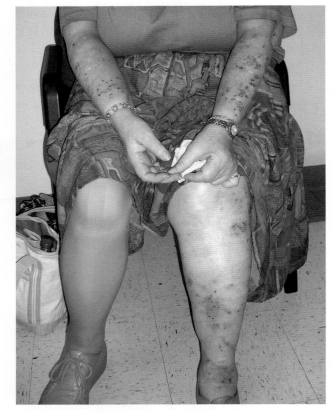

图115.6 神经官能性表皮剥脱（神经性皮炎）发生在三个或四个肢体上。第四个肢体为假肢[17]

资源

Grey JE, Enoch S, Harding KG. ABC of wound healing: wound assessment. BMJ, 4 February 2006; 332(7536): 285–8.

Australian Wound Management Association. Pan Pacific Clinical Practice Guideline for the Prevention and Management of Pressure Injury. Osborne Park, WA: Cambridge Publishing, 2012.

参考文献

1 Kelly R. Leg ulcers and wound healing. In: *Dermatology Conference Notes.* Melbourne: Combined Alfred Hospital/Skin and Cancer Foundation, 2002: 29.

2 Sussman G. Ulcer dressings and management. Aust Fam Physician, 2014; 43(9): 588–92.

3 Davis A, Bolin T, Ham J. *Symptom Analysis and Physical Diagnosis* (2nd edn). Sydney: Pergamon Press, 1990: 380–9.

4 Ulcer and Wound Management [updated 2019]. In: *Therapeutic Guidelines* [digital]. Melbourne: Therapeutic Guidelines Limited; 2019. www.tg.org.au

5 Australian Wound Management Association and the New Zealand Wound Care Society. *Australian and New Zealand Clinical Practice Guideline for Prevention and Management of Venous Leg Ulcers.* Osborne Park, WA: Cambridge Publishing, 2011.

6 Beauregard S, Gilchrest BA. A survey of skin problems and skin care regimens in the elderly. Arch Dermatol, 1987; 123: 1638–43.

7 Fry J, Berry HE. *Surgical Problems in Clinical Practice.* London: Edward Arnold, 1987: 115–17.

8 Weller C, Evans S. Venous leg ulcer management in general practice—practice nurses and evidence based guidelines. Aust Fam Physician, 2012; 41(5): 331–7.

9 Fitzpatrick JE. Stasis ulcers: update on a common geriatric problem. Modern Medicine Australia, 1990; June: 81–8.

10 Sussman G. An introduction to chronic wounds and their management. Proceedings Monash University Update Course. Melbourne: Monash University, 2009: 1–28.

11 Vernick SH, Shapiro D, Shaw FD. Legging orthosis for venous and lymphatic insufficiency. Arch Phys Med Rehab, 1987; 68: 459–61.

12 Rockson SG. Update on the biology and treatment of lymphedema. Curr Treat Options Cardiovasc Med, April 2012; 14(2): 184–92.

13 Sussman G, Weller C. Wound dressing products update. J Pharm Prac Res, 2006; 36(4) 318–24.

14 Edmonds M et al. Sucrose octasulfate dressing versus control dressing in patients with neuroischaemic diabetic foot ulcers (Explorer): an international, multicentre, double-blind, randomised controlled trial. The Lancet Diabetes & Endocrinology, March 2018; 6(3): 186–96.

15 Findlay D. Wound management and healing in general practice. Annual Update Course notes. Melbourne: Monash University, 1996; 13–16.

16 Rowland J. Pressure ulcers: a literature review and a treatment scheme. Aust Fam Physician, 1993; 22: 1819–27.

17 Usatine RP, Saldan-Arragui MA. Excoriations and ulcers on the arms and legs. J Fam Pract, 2004; 53(9): 713–16.

如果你选了它，它就永远不会好起来。

美国谚语

皮肤是肿瘤性病变的常见部位，肿块和隆起是其常见的临床表现。大多数病变仅侵犯局部，但有一些例外，值得注意的是恶性黑色素瘤。

虽只有极少数是肿瘤，但色素沉着性皮肤肿瘤仍需要仔细考虑。处理这个问题和治愈任何皮肤癌的最佳时机是在它最初出现的时候。全科医生的一个重要职责就是筛选这些肿瘤，并作出两个基本决定：作出诊断以及决定应当治疗还是转诊。

大多数皮肤肿块是良性的，可以留在原处，但全科医生应该能在适当的情况下切除大部分肿块，并送组织学检查。家庭医疗中可用的主要治疗方法有：活体组织检查、冷冻治疗、刮匙和烧灼术、切除或类固醇皮质激素病灶内注射[1]。表116.1列出了常见和重要的肿块。

肿块的诊断方法

与任何检查一样，应遵循常规的观察、感觉、移动、测量、听诊和透光检查。

肿块可以这样描述：

- 数量
- 部位
- 形状规则或不规则
- 大小（公制单位）
- 位置
- 质地（非常软、软、硬、橡胶感或坚硬）
- 实性或囊性
- 移动度
- 表面或轮廓
- 具体特征：
  - 附着物（浅/深）
  - 确切的解剖部位
  - 与解剖结构的关系
  - 与上覆皮肤的关系
  - 颜色
  - 温度（肿块上的皮肤）
  - 压痛

表116.1　重要肿块及其原发组织[2]

皮肤和黏膜

纤维上皮息肉（皮赘）
表皮样（皮脂腺）囊肿
植入性囊肿
皮脂腺增生
黏液囊肿
肥厚性瘢痕和瘢痕疙瘩
疣和乳头状瘤
痘病毒肿块：
- 传染性软疣
- 羊痘
- 挤奶者结节
脂溢性角化病
环状肉芽肿
皮肤纤维瘤
日光性角化病/光线性角化病
角棘皮瘤
恶性肿瘤：
- 基底细胞癌
- 鳞状细胞癌
- 鲍恩病
- 恶性黑色素瘤
- 卡波西肉瘤
- 继发性肿瘤

皮下和深层结构

脂肪瘤
神经纤维瘤
淋巴结（见第50章）
假性动脉瘤
肌肉骨骼：
- 腱鞘囊肿
- 滑囊炎

- 搏动（传导或直接）
- 脉搏
- 可复性
- 叩诊
- 波动感（？含液体）
- 杂音
- 透光性
- 特殊征象：滑脱征、海绵状血管瘤的排空征
- 扩散：局部、淋巴、血源性

- 区域淋巴结
- ? 恶性肿瘤(是原发性还是继发性?)

肿块与解剖结构的关系[2]

"肿块位于哪个组织层?"这个问题需要明确。

- 它在皮肤里吗?当皮肤移动时肿块就会移动(如表皮样囊肿)。
- 它在皮下组织吗?皮肤可以在肿块上移动。滑脱征:如果推动肿块边缘,肿块就会从手指下方滑落(如脂肪瘤)。
- 它在肌肉里吗?当肌肉放松时,肿块是可移动的,但当肌肉收缩时,移动变得有限。
- 它是源于肌腱或者关节的吗?这些结构的活动可能导致肿块活动度或形状的改变。
- 它在骨骼里吗?肿块是不动的,在肌肉放松时肿块轮廓最清晰。

皮肤和黏膜肿块

🔰 纤维上皮息肉

纤维上皮息肉(fibroepithelial polyps)的同义词:皮赘,软垂疣,良性鳞状乳头状瘤(译者注:即鳞状细胞乳头状瘤),软纤维瘤。

临床特征

- 良性皮肤过度生长
- 有蒂的软纤维瘤
- 发病率随年龄增长、合并肥胖症、糖尿病而增加
- 好发于颈部、腋下、躯干、腹股沟
- 没有恶变可能
- 可能有刺激症状或使病人美观受到影响

管理

- 可以不处理或者切除
- 切除:
  用剪刀或骨钳切除(图 116.1)
  或
  用棉线或缝线结扎在基底部
  或
  透热疗法或者电灼基底部
  或
  应用液氮治疗(图 116.2)
  这些方法不需要局部麻醉。

🔰 表皮样(皮脂腺)囊肿和毛发囊肿

表皮样(皮脂腺)囊肿和毛发囊肿[epidermoid

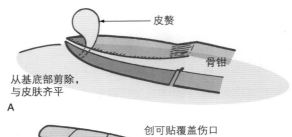

A

从基底部剪除,与皮肤齐平

皮赘

骨钳

创可贴覆盖伤口

伤口(通常不流血)

B

图 116.1　使用骨钳切除皮赘

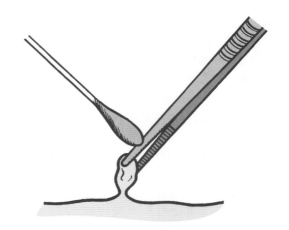

图 116.2　应用液氮冷冻治疗去除皮赘:浸透液氮的棉签涂到紧夹着皮赘的镊子上

(sebaceous) and pilar cysts]的同义词:毛根鞘囊肿、角质囊肿、皮脂腺囊肿。

临床特征

- 柔软或者较硬,形态规则的肿块(通常为圆形)
- 与皮肤有粘连,与其他结构无粘连(图 116.3A)
- 跟着皮肤移动
- 见于毛发覆盖的皮肤,主要是头发,然后是面部、颈部、躯干、阴囊
- 含有角蛋白
- 通常有波动感
- 可能有个中央点含有角蛋白(头皮上的毛发囊肿通常没有小点)
- 疼痛性炎症反应倾向伴囊肿壁破裂

管理

如果在青春期前,考虑结肠息肉病或基底细胞痣综合征。如果较小且不令人烦恼,可以不予处理。

手术切除方法

在囊肿的上方以及周围进行局部麻醉后,有几种方

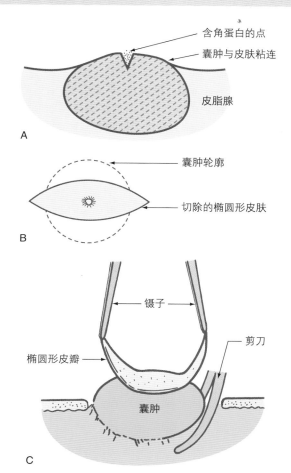

图 116.3 皮脂腺囊肿的结构（A）（B）和标准剥离术切除巨大皮脂腺囊肿（C）

法切除表皮囊肿，包括：

- 方法 1：囊肿切开术，最适用于之前未切开或感染过的囊肿。在囊肿上做一个切口将其一分为二，用纱布拭子将囊肿里的内容物挤出，然后用动脉钳去除囊壁或用小刮匙刮除囊壁。
- 方法 2：囊肿切开钝性剥离术，最适合头皮毛发囊肿。仔细在囊肿上做一个皮肤切口，不要刺穿囊壁。用钝性剥离法小心地将皮肤从囊肿中分离。当囊肿与附着的皮下组织彻底分离时，用手指挤压使囊肿"弹出"。
- 方法 3：标准剥离术。在皮肤上做一包含囊肿上方中央点的小椭圆形切口（图 116.3B），以避免囊肿破裂。插入弯剪刀（如 McIndoe 剪刀），通过轻轻打开和收拢剪刀来分离切除囊肿（图 116.3C）。出血并不常见。囊肿应送检病理。

注：如果不能清除全部的囊肿壁、色斑和内容物，可能会导致囊肿复发和炎症。

感染性囊肿的治疗

切开囊肿排出脓液。当炎症完全消退后，采用方法 3 切除囊肿。

植入性囊肿

植入性囊肿（implantation cyst）的同义词：植入性皮样。

临床特征

- 小的囊性肿胀
- 可能有压痛
- 通常在刺伤之后
- 特别常见于指腹（如美发师、缝纫工）
- 含有黏液

管理

- 手术切除（与表皮样囊肿相似，但不需要考虑色斑）

黏液囊肿

一种黏液潴留囊肿（mucocele）。

临床特征

- 良性肿瘤
- 包含黏液的囊肿
- 自然出现，大多可以自行消退
- 常见于口唇和口腔黏膜
- 光滑、圆形
- 黄色或蓝色

管理

- 那些不能自行消退的病人可以行手术切除治疗。

增生性瘢痕

肥厚性瘢痕

肥厚性瘢痕（hypertrophic scar）是一种由增厚的胶原纤维结节性聚集引起的块状瘢痕。它不会超出伤口边缘，在一年内消退，但有时可能是永久性的。

瘢痕疙瘩

瘢痕疙瘩（keloid）是一种特殊类型的增生性瘢痕，延伸到伤口边缘以外。

临床特征

- 质硬，凸出皮面，红紫色，皮肤过度生长
- 常见于耳垂，颏部，颈部，肩膀，躯干上部
- 遗传倾向（如皮肤黝黑的人）
- 创伤后，即使是轻微的创伤（如穿耳洞）
- 可能会有灼热感或发痒和触痛

瘢痕的管理

- 预防(对瘢痕疙瘩倾向的个体避免手术)。如果不可避免,应尽量减小伤口张力。
- 加压治疗和硅胶敷料。
- 早期应用类固醇皮质激素皮内注射治疗(2~3 个月),或病灶内注射细胞毒性药物治疗(如氟尿嘧啶),或术后 24~48 小时内对手术伤口进行放射治疗[3]。
- 考虑再次手术切除增生性瘢痕需谨慎。

🔖 疣和乳头状瘤

疣(warts)是由人乳头瘤病毒(human papillomavirus,HPV)感染引起的皮肤肿瘤。通常病毒通过一个小的擦伤入侵皮肤,导致皮肤异常生长。疣通过直接或污染物接触传播,也可从一个部位自体接种到另一个部位[4]。

临床特征

- 平均潜伏期为 4 个月
- 儿童和青少年发病率高
- 青春期前后为发病高峰
- 发生在所有种族、任何年龄
- 约 25% 在 6 个月内自行消退[4],70% 在 2 年内自行消退
- 以各种类型出现

疣的类型

包括寻常疣、扁平疣、丝状疣(细长生长,通常出现在面部和颈部)、指状疣(指状突起物,通常出现在头皮上)、生殖器疣和跖疣(图 116.4)。

寻常疣

寻常疣(common warts)是肉色的肿瘤,表面粗糙,主要见于手指、肘部和膝盖。

扁平疣

扁平疣(plane warts)呈肉色,小而扁平,沿抓痕成线性簇状出现(图 116.5)。主要出现在面部和四肢。它们很难治疗,因为疣体中含有很少量病毒颗粒。容易出现科布内现象(同形反应),即在搔抓扁平疣后出现传播。

治疗选项

局部应用[4]:

- 水杨酸。例如,5%~20% 的水杨酸溶于弹性火棉胶(每日 1 或 2 次)或 16%~17% 的水杨酸 +16%~17% 的乳酸。
- 2%~4% 甲醛单独或联合使用。
- 0.5% 鬼臼毒素适用于肛门生殖器疣,0.5% 用于外部角化的皮肤,0.15% 霜剂用于肛周、直肠内和包皮下。
- 细胞毒性药物(5-氟尿嘧啶对疣非常有效,例如扁平疣和甲周疣)。
- 免疫调节剂,如 5% 咪喹莫特。

冷冻疗法

二氧化碳($-56.5\,℃$)或液氮($-195.8\,℃$)可破坏宿主细胞并刺激免疫反应。

注:
- 冷冻前必须修剪掉过度生长的角质。
- 结果往往令人失望。

刮除术

一种最常用的治疗方法;有些跖疣可在局部麻醉下用尖锐的刮匙刮除。问题是容易留下瘢痕,所以要避免压迫较大的部位,比如脚底。

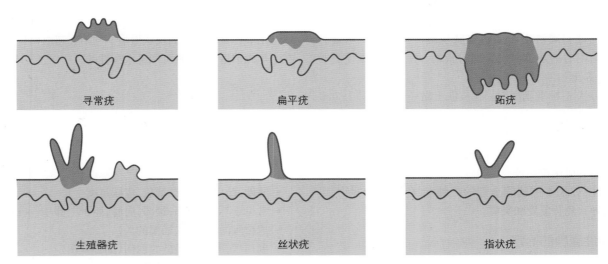

图 116.4 各种类型疣的结构

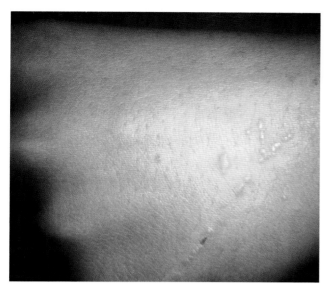

图 116.5　手背扁平疣

电干燥法

局部麻醉下的高频电火花对小的、丝状的或指状的疣有效。刮除术和电干燥法相结合适用于大且持续存在的疣。操作者应确保防止吸入烟雾中的病毒颗粒。

维生素 A 和视黄酸

- 局部使用视黄酸[如 0.1% 视黄酸霜剂—Retin-A（译者注：强生公司生产的视黄酸软膏）]对扁平疣有效
- 系统性口服类视黄醇、阿维 A 酸（新体卡松）治疗顽固性疣（需小心）

药物治疗

- 可考虑西咪替丁（尽管研究显示疗效差）

特殊疣的治疗

治疗方法的选择应考虑疣的类型、部位和病人的年龄。
- 跖疣：参见第 57 章。
- 生殖器疣：0.5% 鬼臼毒素外涂或 5% 咪喹莫特（最适合阴茎疣，见第 109 章）。
- 丝状和指状疣：液氮冷冻治疗或电干燥法。
- 扁平疣：液氮冷冻治疗；20% 水杨酸溶于弹性火棉胶（如 Wartkil）；考虑 5- 氟尿嘧啶霜剂或 0.05% 视黄酸霜剂（维 A）。
- 寻常疣推荐方法：
  1. 把疣泡在温肥皂水中。
  2. 用浮石擦疣的表面。
  3. 应用角质溶解涂剂（仅限于疣体；用凡士林保护周围皮肤）。涂剂：5% 甲醛，12% 水杨酸，25% 丙酮，

火棉胶加至 100%[5]。
每日或每 2 日一次。
在涂药之前小心地去除死皮。
或（更好的方法）
（成人）16% 水杨酸，16% 乳酸溶于火棉胶涂剂（dermatec，duofilm），每日使用 1 次，直到疣消失
（儿童）8% 水杨酸，8% 乳酸溶于火棉胶
组合法：70% 水杨酸和亚麻籽油混合，保留 1 周后修剪和冷冻（冷冻疗法）。
- 甲周疣（指甲）：考虑小心应用 5- 氟尿嘧啶或液氮治疗。
在手指上总是用涂剂，而不是软膏或糊剂。
特殊治疗包括病灶内博来霉素、免疫治疗（如局部应用二苯莎莫酮—DPCP）和斑蝥素，二氧化碳激光和脉冲染料激光。

🦠 痘病毒肿块

皮肤肿瘤可由痘病毒引起，其中一些是由于触摸受感染的绵羊、奶牛和猴子以及其他动物，如鹿等引起的。因此，通常会出现在剪羊毛的人、农民和动物饲养员身上。

传染性软疣

传染性软疣（molluscum contagiosum）这种常见的痘病毒感染很容易通过直接接触传播，包括性接触（见第 109 章）。潜伏期为 2~26 周。

临床特征

- 学龄儿童常见
- 单个或多个（更常见）
- 有光泽，圆形，粉白色丘疹（图 116.6）
- 半球形，可达 5mm
- 中心点呈脐状
- 可以通过挠抓传播

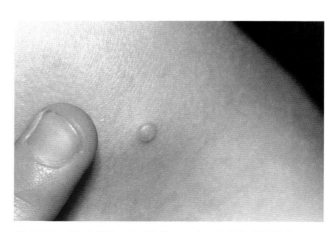

图 116.6　圆形、粉色、珍珠状外观和中心点的传染性软疣

管理

　　它们很难治疗。避免使用浴缸,易传播到身体其他部位和那些共用浴缸的人。最好是淋浴。在免疫力正常的儿童中,大约一半的病例在 12 个月内痊愈,2/3 的病例在 18 个月内痊愈。可以简单地给家人释除担忧,然后等待自愈。合并有湿疹的病人应同时进行治疗,以避免挠抓和传播。

治疗方案

- 小心应用液氮治疗(在局部麻醉后几秒),然后干性敷料覆盖 2 周。
- 用浸有 1% 或 2.5% 苯酚的尖头棒刺破病变。
- 应用 15% 鬼臼黄素。
- 应用 30% 三氯乙酸。
- 应用 0.1% 咪喹莫特霜剂,每日 3 次,持续 6 周。
- 用刮除术、电灼术或透热疗法毁损。
- 醚皂和摩擦法。
- 从疣体侧面(与皮肤平行)插入无菌针头,提起针尖挑破,然后涂抹 10% 聚维酮碘溶液(Betadine)(可以向父母演示这种方法,然后在家中继续使用这个方法治疗多发肿物)。
- 如果病灶比较局限,覆盖一块 Micropore 或 Leucosilk 胶带。每日淋浴后更换(可能需要几个月)。该方法也可防止传播。
- 应用醋酸铝(1∶30 Burow's 溶液)每日 2 次,对于大面积病灶有效。

　　注:如果可以获得,据报道斑蝥提取物(斑蝥素)(制备为斑蝥酮)是非常有效的。

　　避免可能导致瘢痕的治疗,尤其是这种通常能够自愈的情况。

羊痘

　　羊痘(orf)是由痘病毒引起的,表现为在接触患有传染性脓疱性皮炎的羔羊后,牧羊人手上出现的单个或成组丘疹。丘疹会变为脓疱样结节或大疱,边缘呈紫红色。3~4 周内自愈,不留瘢痕,通常不需要治疗。病灶内类固醇[6]和局部咪喹莫特[7]可以加速消退。

> **羊痘的临床要领**
> ⋯⋯⋯⋯⋯⋯⋯⋯⋯⋯⋯⋯⋯⋯⋯⋯⋯
> 用生理盐水 50∶50 稀释曲安奈德后注射在病灶内可以获得快速缓解(数日)[6]。

挤奶者结节(假牛痘)

　　在接触奶牛乳房或小牛嘴后 1 周,人手上会出现 2~5 个丘疹,这是由副痘病毒引起的。丘疹增大并有触痛,

为灰色结节,中心坏死,周围有炎症(图 116.7)。要给病人释除担忧,这种挤奶者结节(假牛痘)[milker's nodules (pseudo cowpox)]是一种自限性感染,5~6 周内自然缓解,不留瘢痕。一次感染就能终身免疫。

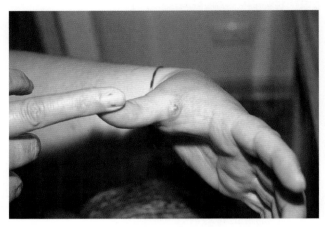

图 116.7　在挤奶者身上表现为带有坏死中心的灰色结节

> **挤奶者结节的临床要领**
> ⋯⋯⋯⋯⋯⋯⋯⋯⋯⋯⋯⋯⋯⋯⋯⋯⋯
> 用生理盐水 50∶50 稀释曲安奈德后注射在病灶内可以获得快速缓解(数日)[6]。

🦴 脂溢性角化病

　　脂溢性角化病(seborrhoeic keratoses)同义词:脂溢性疣,老年性疣,老年性角化病(避免这些术语)。

临床特征

- 非常常见
- 有多种亚型
- 年龄 >40 岁后,数量和色素沉着增加
- 贴附在皮面上,有些像被压入皮肤的"小葡萄干"(即边界清晰)
- 表面"坑洼"(图 116.8)
- 可能是单个的,但通常是多个
- 任何部位均可发生,常见于面部和躯干
- 通常无症状
- 常引起病人警觉(与黑色素瘤混淆)

管理

- 通常给予释除担忧
- 不会发生恶变
- 因美观原因可予去除
- 面部小病灶应用光烧灼或激光消融治疗
- 用液氮冷冻治疗(特别是薄的时候)可以使肿瘤脱色
- 小心应用 10%(或更浓)苯酚溶液,3 周内重复

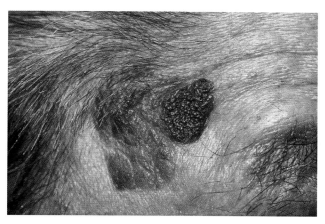

图 116.8　70 岁男性脂溢性角化病。巨大的色素疣状肿块贴附在皮肤上。
照片由罗宾·马克斯提供

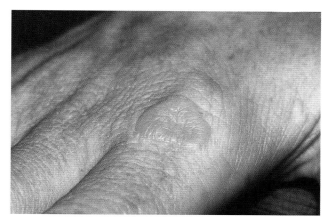

图 116.9　环状肉芽肿：手指上的珍珠状丘疹已很长时间，做一个小的活体组织检查后，向肿瘤内注射了 20mg 的醋酸甲泼尼龙

- 三氯乙酸外涂于表面，用细针多点轻轻刺入，每周 2 次，连续 2 周
- 可能会自然脱落
- 如果诊断不明确，应切除进行组织病理学检查

灰泥角化病

灰泥角化病（stucco keratoses）是脂溢性角化病亚型，包括小腿上多发、无色素（通常为白色）、小、易碎的角质，可以用表面角质溶解剂治疗，如 3%~5% 的水杨酸混合山梨醇。

环状肉芽肿

环状肉芽肿（granuloma annularae）是一种常见病，呈环状排列的成群丘疹。

临床特征

- 最常见于儿童和年轻人
- 呈"珍珠串"状排列的硬丘疹（图 116.9）
- 真皮结节
- 可能与轻微外伤有关
- 可能与糖尿病、高胆固醇血症相关
- 通常在手指背面或侧面（指间关节区域）、手背、脚尖、肘部和膝盖
- 通常是自限性的，但也有可能会复发或持续数年

管理[8]

- 考虑检查血糖、血脂。
- 给予安慰（约有一半病人会在两年内消退）。
- 美容原因：
  - 一线办法：局部强效类固醇皮质激素 ± 封闭，每日 2 次至少 4~6 周。
  - 若无效：皮内注射 10% 曲安奈德或类似类固醇皮质激素（用生理盐水等体积稀释）；如果有效，可以

每 6 周重复一次。

化脓性肉芽肿

化脓性肉芽肿（pyogenic granuloma）同义词：肉芽肿、毛细血管扩张肉芽肿、获得性血管瘤。

化脓性肉芽肿被认为是在轻微创伤后的异常反应，是由毛细血管增生引起的 5~10mm 的柔软血管病变（无脓）（图 116.10）。

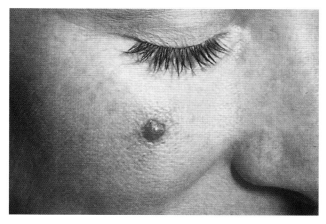

图 116.10　化脓性肉芽肿，面部呈鲜红色易碎的肿块。这是被花园里的一棵尖的植物刺穿之后发生的。
照片由罗宾·马克斯提供

临床特征

- 常见于儿童、年轻人、孕妇
- 通常在手和脸上
- 鲜红色"树莓状"病灶
- 凸出皮面，有时带蒂
- 易碎，易出血
谨防将化脓性肉芽肿误诊为结节性黑色素瘤。

管理

必须与无色素性黑色素瘤或间变性鳞状细胞癌区分开来。刮除活检或基底部电刀刮除术。标本必须送去做组织学检查。

🔋 皮肤纤维瘤

皮肤纤维瘤(dermatofibroma)的同义词：硬化性血管瘤,组织细胞瘤。

这是一种常见的真皮色素结节,由成纤维细胞增殖而形成,被认为是对包括昆虫叮咬在内的轻微创伤的异常反应。当用手指两边挤压(捏起)结节时,可有典型的纽扣征和酒窝征。

临床特征

- 通常是多个
- 质硬、边界清楚的结节
- 椭圆形,直径 0.5~1cm
- 在较深结构上自由移动
- 相对于皮肤略微隆起
- 主要是四肢,尤其是腿部
- 可能会痒
- 主要见于女性
- 颜色多变,粉红色或棕色,棕褐色或灰色或紫罗兰色
- 从边上捏起时呈典型"酒窝"征

治疗

- 释除担忧
- 必要时单纯切除

🔋 皮脂腺增生

皮脂腺增生(sebaceous hyperplasia)表现为面部单发或多发结节,尤其是老年人。丘疹很小,呈黄色-粉红色,中间略带凹陷,分布与基底细胞癌(basal cell carcinoma,BCC)相似,因此易被误诊。该病不需要手术切除,冷冻疗法或细丝透热疗法效果良好。

皮肤癌

在澳大利亚,因皮肤癌而进行的全科看诊超过 100 万次。三种主要的皮肤癌是非黑色素细胞性皮肤癌,基底细胞癌(basal cell carcinoma,BCC)和鳞状细胞癌(squamous cell carcinoma,SCC),以及黑色素瘤。大致的相对发病率为基底细胞癌 80%,鳞状细胞癌 15%~20%,黑色素瘤小于 5%[9]。每 3 个澳大利亚人中就有两个在 70 岁之前被诊断出患有皮肤癌[10]。约 70% 的皮肤癌死亡由黑色素瘤引起,其余主要是 SCC[9]。

🔋 日光性角化病[11]

日光性角化病(solar keratoses)又称光化性角化病或太阳斑,是发生在日晒区域的发红、黏着性、有鳞屑的过度角化增厚。它们代表着真皮内角质形成细胞不典型增生,有潜在恶变可能,尤其是在耳上。

临床特征

- 暴露在阳光下的外露皮肤
- 主要在面部、耳、头皮(如果秃顶)、前臂、(特别是)手背(图 116.11)
- 大小不一,直径 2~20mm
- 干燥、粗糙、黏着鳞屑
- 通常无症状
- 用毛巾摩擦会感到不适
- 鳞屑可被剥离,并留下渗液的表面
- 一小部分发生恶变

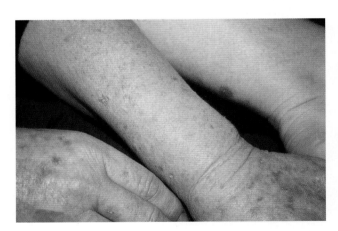

图 116.11　日光性角化病
暴露在阳光下的皮肤出现发红,鳞片状增厚;其中一个病灶活体组织检查证实为鳞状细胞癌。

管理[11]

- 会自愈
- 严密的防晒可以防止和改善光化改变
- 液氮治疗
- 对于多发性日光性角化病或不能耐受反复冷冻治疗的病人的局部治疗：

  5% 5-氟尿嘧啶霜剂,每日 1 次,面部治疗 2 周,手臂和腿部治疗 3~4 周

  或

  5% 咪喹莫特霜剂,每周 3 日,每日 1 次,持续 3~4 周(1~3 个疗程,每个疗程间隔 4 周)

  或

  0.015% 巨大戟醇甲基丁烯酸酯凝胶,局部涂抹于面

部或头皮,每日 1 次,连续 3 日

或

0.05% 巨大戟醇甲基丁烯酸酯凝胶局部涂抹于躯干或四肢,每日 1 次,连续 2 日

或

3% 双氯芬酸凝胶,每日 2 次,持续 90 日

- 可疑病变和溃疡性病变应行外科切除
- 其他治疗包括激光消融、化学剥脱术、光动力治疗
- 侧面挤压时有压痛者,需要活体组织检查排除 SCC
- 可疑时应行活体组织检查

注:局部治疗会引起严重的炎症,可以持续数周,应提醒病人注意并通过病人信息手册的分发向他们展示预期中的红斑。氟尿嘧啶是最常用的,它成本较低,但会导致数周炎症。巨大戟醇甲基丁烯酸酯在 24~48 小时内会产生剧烈的红斑和水疱,10~14 日内就会愈合。双氯芬酸是耐受性最好的药物,但维持治疗依从性是一个问题。

术语

日光性角化病: "太阳斑"

晒斑: "老年斑"或"肝斑"

❊ 角化棘皮瘤

角化棘皮瘤(keratoacanthoma,KA)是角质细胞快速生长形成的肿瘤,仅发生在光照区,现在被认为是 SCC 低危变异型[11]。主要问题是将它们从临床和组织病理学上与 SCC 的区别开来,尤其是在口唇或耳上。三种皮肤肿瘤的相对生长速度如图 116.12 所示。

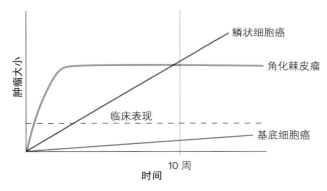

图 116.12 三种皮肤肿瘤的相对生长率:角化棘皮瘤、鳞状细胞癌和基底细胞癌

临床特征

- 在日晒皮肤上迅速生长的病变
- 可能是由创伤引起的
- 带有中央角质栓的隆起的火山口样凹陷(图 116.13 和图 116.14)

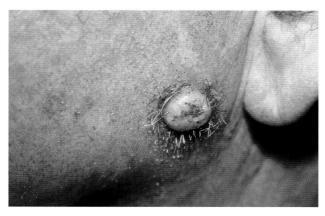

图 116.13 角化棘皮瘤:一位 63 岁男子的面部突然出现有中央栓的肿瘤,可能与鳞状细胞癌很难鉴别,手术切除是合适的治疗方法

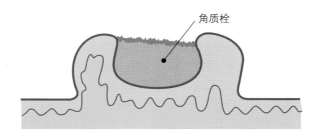

图 116.14 典型角化棘皮瘤

- 一般为 5~15mm,可能长到 2cm 或以上
- 疼痛或无症状
- 出现几周后,保持静止,然后在 4~6 个月后自愈,会留下很大的伤疤

管理

- 手术切除,进行活体组织检查
- 若临床确诊,采用刮除术/透热疗法
- 如发生在口唇/耳上,按 SCC 治疗(手术切除)
  推荐的治疗方法是留有 2~4mm 切缘的手术切除,应对干净切缘进行组织学检查。

❊ 基底细胞癌[12]

临床特征

- 基底细胞癌(basal cell carcinoma,BCC)是最常见的皮肤癌(70%~80% 的非黑色素瘤皮肤癌)
- 年龄通常 >35 岁
- 更常见于男性
- 主要在日晒区域:面部(主要)、颈部、上躯干、四肢(10%)(图 116.15)
- 可能容易形成溃疡:"侵蚀性溃疡"
- 生长缓慢,历时数年
- 有各种形式,结节、色素沉着、溃疡等。

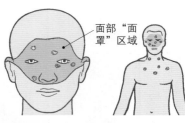

面部"面罩"区域

图116.15　基底细胞癌发生的典型区域

- 拉伸皮肤可使病灶分界清晰,突出明显的珍珠状边缘
- 转移非常罕见(<0.1%,通常未经治疗或多次复发)
- 局部扩散是一个问题(图116.16)
- 尤其是在鼻、眼或耳的浸润性肿瘤会扩散得很深

临床类型

1. 囊性结节:半透明或浅灰色
2. 溃疡:结节性BCC有中心坏死
3. 色素沉着:通常有斑点,可能全黑
4. 浅表:带鳞屑的红斑,可误诊为湿疹或银屑病
5. 形态(纤维化):瘢痕样、边界不清
6. 常见珍珠状边缘,毛细血管扩张,溃疡(图116.17)
7. 基底鳞状上皮:混合BCC和SCC(更具侵袭性)

BCC的红旗征

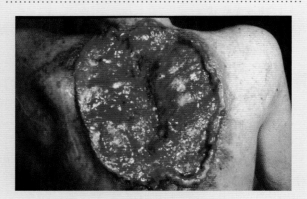

图116.16　严重忽视的背部基底细胞癌
照片由罗宾·马克斯提供

管理[12]

- 单纯椭圆形切除(留有3~4mm边缘)是最好的。
- 如果不手术切除,在其他治疗前则应先做活体组织检查。
- 放射治疗是一种选择,尤其是对体弱的病人。
- 莫氏显微外科是一种外科治疗形式,适用于大型侵袭性肿瘤、复发性肿瘤或需要保留最大正常组织的部位。
- 5%咪喹莫特每日1次,每周用5日,持续6周,用于

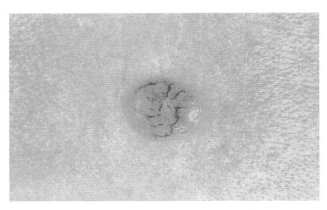

图116.17　基底细胞癌呈珍珠状、结节状外观,伴有毛细血管扩张

体表经活检证实的低风险浅表性基底细胞癌。

- 光动力学治疗对浅表性BCC的有效率约为80%,对结节性基底细胞癌的有效率较低。
- 冷冻治疗适用于界限清晰、组织学证实、浅表且远离头部和颈部的肿瘤。需谨慎、偶尔使用。

鳞状细胞癌[11]

　　鳞状细胞癌(squamous cell carcinoma,SCC)是第二常见的皮肤癌。它出现在阳光照晒的部位,特别是容易发生在皮肤白皙的人群。它往往出现在癌前病变后,如日光性角化病、烧伤、慢性溃疡、白斑和鲍恩病,也可以新发。角化棘皮瘤是它的一种变异型。

　　注:虽然BCC和SCC与长期日晒有关,但并不总是在日晒部位发现。

临床特征

- 通常>50岁
- 最初皮肤质硬增厚,尤指日光性角化病
- 周围红斑
- 硬结节很快就会溃烂(图116.18)
- 发生在手、前臂以及头部和颈部(图116.19)
- 溃疡有典型的外翻边缘
- 转移率为3%~5%,病灶位于头部、颈部、较大、较深的或低分化以及免疫抑制病人的转移风险更高。耳、唇、口腔、舌、生殖器的SCC较为严重,需特殊管理。

管理

- <1cm的肿瘤早期手术切除,边缘留3~5mm,深至脂肪层。
- 如果病灶较大、在困难部位或有淋巴结病变,转诊专科行外科和/或放射治疗。
- 耳和唇的SCC,更具恶变的可能性,可行楔形切除。
- 如果SCC在软骨上、鼻中央或耳轮上,则除手术外别无选择。

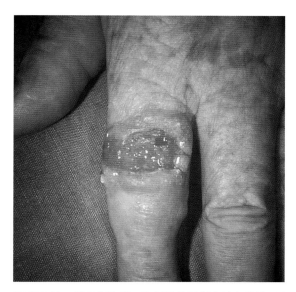

图 116.18 鳞状细胞癌,58 岁男性示指上的复发性、不愈合的病灶,它有凸起的硬边,固定在肌腱和骨头上。治疗方法是手术切除手指

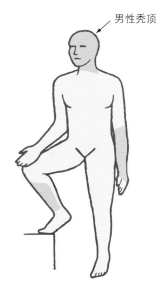

图 116.19 鳞状细胞癌常见部位

注:手术是大多数肿瘤的首选治疗方法;冷冻疗法、咪喹莫特和刮除术则不是。

对于活体组织检查已证实的肿瘤,当手术治疗不可行或手术将导致不可接受的健康损害,放射治疗是一种可以选择的治疗方法。

鲍恩病[11]

表皮内癌(鲍恩病)是皮肤的原位 SCC。它开始时是一个缓慢扩大、界限分明、增厚的红色斑块,尤其是在女性的小腿上,可能类似日光性角化病、皮炎或银屑病斑。它在数月或数年内几乎保持不变,也有可能变硬、溃疡或出血。由于是全层原位 SCC,因此有潜在恶变倾向。

管理

- 先行活体组织检查进行诊断
- 如果是小的病灶,则可行扩大范围的手术切除(治愈率最高)
- 可能需要皮肤移植
- 冷冻治疗适用于小病灶
- 电流干燥刮除术是治疗体表小病变的一种选择
- 可选择 5% 氟尿嘧啶霜剂进行局部治疗,每日 2 次,持续 6 周

注:对局部类固醇治疗无反应的疑似银屑病或皮炎的单个斑片应进行活体组织检查。

耳上的肿块

耳上的肿块,特别是耳轮上的肿块,需要密切关注。此处出现的 SCC 有 15% 的转移率,需要早期楔形切除。

耳肿块的原因包括:
- 日光性角化病
- BCC
- SCC
- 角化棘皮瘤
- 痛风石
- 结节性耳轮软骨皮炎

结节性耳轮软骨皮炎[13]

结节性耳轮软骨皮炎(chondrodermatitis nodularis helicis)的肿块不是赘生物,而是表现为耳轮或对耳轮最突出部位的触痛结节(图 116.20 和图 116.21)。在男性中更常见,而女性则更多发生在对耳轮上,被认为与局部的压力和暴露有关。它是由于夜间头部和枕头之间的压力造成的。组织学表现为增厚的表皮覆盖在发炎的软骨上。它看起来像一颗小玉米粒,有压痛,如果病灶那一侧的头躺到枕头上,会影响睡眠。最初的治疗可选择冷冻治

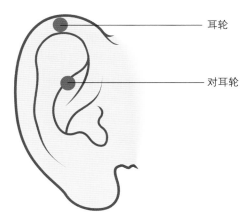

图 116.20 结节性耳轮软骨皮炎的典型部位

耳轮

对耳轮

116

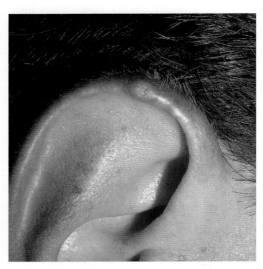

图 116.21   44 岁男性右耳的结节性耳轮软骨皮炎

疗或病灶内注射曲安奈德。病人应尽量健侧卧睡,避免患侧受压。如果其他治疗方法失败,局部麻醉下的手术切除是一种有效的治疗方法。

🦴 恶性黑色素瘤

恶性黑色素瘤(malignant melanoma)通常是由不规则、有缺口边界的色素病变扩大而来。参见第 117 章色素沉着性皮肤病变。

🦴 继发性肿瘤

这些复杂的肿瘤可能从肺部、黑色素瘤或肠道肿瘤转移而来,也有可能出现在手术瘢痕上(例如乳腺癌)。

🦴 卡波西肉瘤[14]

卡波西肉瘤(Kaposi sarcoma)是一种与人类第 8 型疱疹病毒感染有关的血管和淋巴管内皮肿瘤,有 3 种类型:

- “典型”或“散发”型原发性肿瘤,多见于地中海或东欧犹太人的老年男性
- “地方”型见于非洲中部男性
- 免疫抑制相关型通常与 AIDS 有关。广泛分布的病变会影响皮肤、肠道、口腔和肺部。

卡波西肉瘤表现为皮肤和黏膜(任何器官)上的棕紫色丘疹。

治疗方法是放射治疗、免疫治疗或化学药物治疗。

皮下和深层结构肿块

🦴 脂肪瘤

脂肪瘤(lipoma)是常见的良性肿瘤,由成熟脂肪细胞构成,位于皮下组织。

临床特征

- 柔软,可能有波动感
- 边界清晰,分叶状(图 116.22)
- 柔软至橡胶质地
- 单发或多发
- 无痛的
- 最常见于四肢(尤其是手臂)和躯干
- 可能出现在任何部位

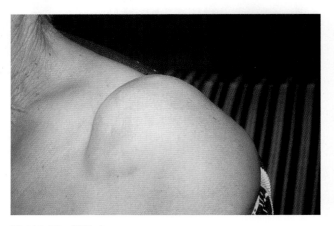

图 116.22   脂肪瘤
66 岁女性 18 年来长期存在一个柔软的、有波动感的、橡胶质地的肿块,为了美观病人要求手术切除。

管理

- 良性疾病
- 可应美容或缓解因压迫引起的不适行手术切除。

外科切除

许多脂肪瘤可以戴手套徒手摘除,但也有几个陷阱:有的比预期要深,有的毗邻较大的神经和血管等重要结构。另一些由纤维束系住,并可能复发。如果手术切除不完全也可能复发。注意止血和皮下组织的分层缝合,这对于防止血肿、感染和瘢痕凹陷非常重要。

慎重:背部脂肪瘤(不要轻易切除),如果 >5cm,考虑转诊。

注:超声检查能很好地评估脂肪瘤的深度。CT 扫描或 MRI 有助于诊断和界定较大或较深的脂肪瘤。

🦴 神经纤维瘤

神经纤维瘤(neurofibroma)是良性肿瘤,是质硬(有时是软的)、无痛的皮下肿块,最常见于躯干、头部和近端肢体(图 116.23)。神经纤维瘤可能因手指直接按压而内陷,从而表现为“纽扣孔征”。当肿块多发时,需除外神经纤维瘤病。孤立性病变不需要治疗,但如果有疑问可以手术切除。

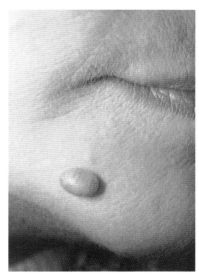

图 116.23　神经纤维瘤
可移动的质硬皮下肿块在硬性压力下有
疼痛感。

🅢 滑囊

滑囊（bursae）是位于皮肤和下面的骨性突起之间的
囊，或是分离并帮助相邻肌腱和韧带滑动的胶状液体囊。

🅢 假性动脉瘤[15]

假性动脉瘤（pseudoaneurysm）是动脉壁的囊状扩张
（但不是所有三层动脉壁）。它表现为一个位于浅动脉附
近的扩张性皮下结节。它是在血管受到钝性或穿透性损
伤并导致血管壁内出血后形成的。应行超声检查并谨慎
管理。转诊至血管外科医生寻求外科管理。

🅢 腱鞘囊肿

腱鞘囊肿（ganglion）是与关节或腱鞘相关的质硬囊性
肿块。

临床特征

- 深部皮下肿块
- 在关节或者肌腱附近（图 116.24）
- 通常在手腕、手指、脚背周围
- 不可移动，固定在深层组织上
- 半透明的
- 含有黏稠的胶状液体
- 与关节炎和滑膜炎有关
- 可能会自然消失
- 常有复发

管理

- 可以不用处理，先观察

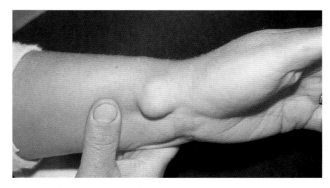

图 116.24　腕部腱鞘囊肿
质硬、不可移动、半透明。最终的治疗方法是抽吸出胶状液体后注入
40mg 醋酸甲泼尼龙。

- 不要使用硬物击打
- 用针抽吸并注射类固醇
  或
  手术切除（可能很难）
- 缝合加压技术：用一条大号羊肠线穿过腱鞘囊肿中
  间，并牢牢地绑在上面。在侧面挤压可将内容物通
  过针孔挤出。12 日后取下线结。

腱鞘囊肿的注射治疗

腱鞘囊肿治疗后复发率高，术后复发率为30%。一
种简单、相对无痛且更有效的方法是在病变内注射长效
类固醇皮质激素，如醋酸甲泼尼龙[16]。

方法

1. 将一根 21 号针头连在 2ml 或 5ml 注射器上插入
腱鞘囊肿腔内。

2. 抽出部分（并非全部）胶状液体，主要是为了确保
针头处于合适的位置。

3. 将针头保持在正确的位置，将注射器换成含有
0.5ml 类固醇的胰岛素注射器。

4. 注入 0.25~0.5ml（图 116.25）。

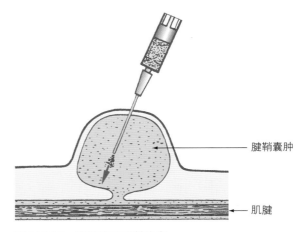

腱鞘囊肿

肌腱

图 116.25　腱鞘囊肿注射治疗

5. 迅速抽出针头,紧捏上面的皮肤几秒,然后敷盖上薄薄的敷料。

6. 7 日后复查,如果仍然存在囊肿,使用 0.25ml 类固醇重复注射。

一段时间内最多可以注射 6 次,但 70% 的腱鞘囊肿只要一次或两次注射就会消散[13]。要注意随后可能会出现表面皮肤的色素减退,尤其是皮肤较黑的人。

优先的治疗选项

液氮疗法(liquid nitrogen therapy)

理想情况下,液氮储存在一个特殊的大容器中,并在需要时倒入一个小的保温瓶或喷雾装置中。常用的方法有:

    A. 脱脂棉

    B. 高压喷雾

方法 A:这种方法适用于治疗浅表性皮肤肿瘤(表 116.2),最简单的方法是通过一个松散地卷在木制治疗棒顶端的棉球,棉球应比病灶稍小,以防冻伤周围皮肤。

表 116.2　适合冷冻治疗的浅表性皮肤肿瘤

疣(表面、甲周、足底、肛门生殖器)
皮赘
脂溢性角化病
传染性软疣
皮脂腺增生
日光性角化病

方法 A(基本步骤)

1. 告知病人预期结果。

2. 用手术刀削去多余的角质。

3. 使用比病灶稍小(不大于,图 116.26A)的卷棉子。

4. 垂直放置卷棉子在肿瘤表面(图 116.26B 和图 116.26C)。

5. 用力压,不要轻拍。

6. 冷冻至病灶周围出现 2mm 白色晕轮。

方法 B:冷冻喷雾法

高压喷射液氮(定时定点开放式喷射冷冻法)是最有效的冷冻治疗方法。它能产生足够低的温度来治疗更深的病灶。

向病人解释可能出现的反应,例如出现水疱(可能是血疱)。疣的最佳重复治疗时间为 2~3 周(不超过 3 周)。

活体组织检查

从皮肤病灶处取活体组织检查(biopsies)有多种方法。

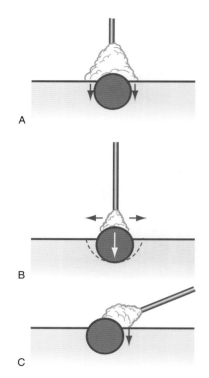

图 116.26　用卷棉子涂抹液氮
A. 卷棉子太大;B. 卷棉子的尺寸和接近方法均正确;C. 卷棉子的尺寸正确但位置错误。

这些包括刮、剃和穿刺活体组织检查,所有这些都是有用的,但不如切除活体组织检查有效或安全。

刮取活体组织检查

这种简单的技术通常用于癌前病变和一些恶性肿瘤的组织诊断,但不用于黑色素瘤。

方法

1. 局部浸润麻醉。

2. 水平握持 10 号或 15 号手术刀刀片,刮取肿瘤直至真皮层(图 116.27)。

3. 可能需要透热疗法止血。

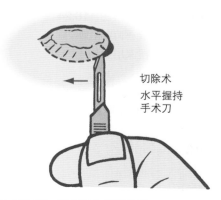

切除术
水平握持
手术刀

图 116.27　刮取活体组织检查

活体组织检查部位愈合后通常会留下很小的瘢痕。

钻取活体组织检查

当全科医疗需要对全层皮肤标本进行组织学诊断时，这种活体组织检查（图116.28）被认为有相当大的用途。

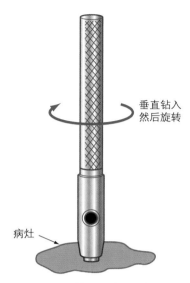

垂直钻入然后旋转

病灶

图 116.28　钻取活体组织检查

病灶内注射类固醇治疗

类固醇注射（steroid injections）的适应证包括：

- 斑块型银屑病
- 环状肉芽肿
- 肥厚性瘢痕
- 瘢痕疙瘩（早期）
- 斑秃
- 结节性耳轮软骨皮炎
- 神经性皮炎
- 脂质渐进性坏死
- 肥厚性扁平苔藓
- 羊痘和挤奶者结节

曲安奈德是合适的长效类固醇皮质激素（10mg/ml），可以用等量的生理盐水稀释。

方法

1. 类固醇应该注射到病灶内（而不是下方）。
2. 将25号或27号（更好）针头牢牢固定在1ml胰岛素注射器上，插入真皮中部的病灶内（图116.29）。
3. 有些病变需要高压（如瘢痕）。
4. 注射足够的类固醇使病灶变白。
5. 较大的病变需要多点注射，因此在某些情况下可能需要局部麻醉。避免在较大的病灶中浸润注射类固醇，多次注射。

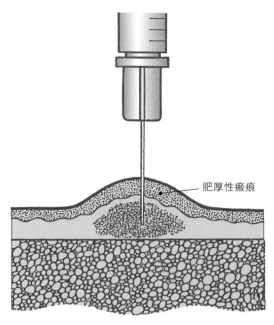

肥厚性瘢痕

图 116.29　注射类固醇皮质激素至真皮中部

椭圆形切除术

小病灶最好采用椭圆形切除（elliptical excisions）。一般来说，椭圆的长轴应该沿着由自然皱纹确定皮肤张力线。

应在皮肤上画出预期的椭圆（图116.30）。椭圆的位置取决于病变的大小和形状、所需的边缘（通常为3mm）和皮肤张力线等因素。

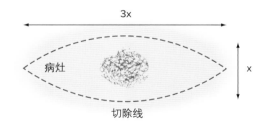

3x

病灶

x

切除线

图 116.30　椭圆形切除术

一般要点[13]

- 椭圆的长度应该是宽度的三倍。
- 在皮下组织少（手背）和皮肤张力高（上背部）的区域，应将长度增加（比如，增加到四倍）。
- 良好准则是保证两端切口的夹角≤30°。
- 这些准则可以保证不会出现"狗耳"样的闭合。

面部病灶的切除

选择合适的部位进行面部肿瘤的椭圆形切除是非常重要的。一个准则是，在胡须部位的切口最好沿着皱纹线和毛囊的方向，在眉间、眼周围"鱼尾纹"和鼻唇沟处也应沿着自然皱纹（图116.31）。为了确定不明显的皱纹，可

116

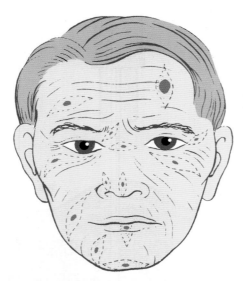

图 116.31 面部肿块手术切除推荐线条
资料来源：改编自 JS Brown《小手术：文本和图集》。伦敦：查普曼和霍尔出版社，1986 年。

以在不同方向轻轻按压松弛的皮肤来证实。

前额 1cm 以下的肿瘤可作水平切口，垂直切口则用于额头上较大的肿瘤。因为面神经的额支容易被切断，故应确保颞区的切口很浅。

转诊时机[13]

以下情况应考虑转诊：

- 诊断不确定
- 疑似黑色素瘤
- 大于 1cm 的肿瘤
- 复发性肿瘤，即使已经治疗
- 未完全切除的肿瘤，尤指愈合不良的
- 对合适的治疗抱有怀疑的
- 推荐的治疗方法超出了医生的技能
- 频繁的多发性肿瘤（如器官移植病人）
- 唇或耳部的 SCC
- 浸润性或瘢痕样 BCC，尤其是鼻部或鼻唇沟周围的
- 美容方面的顾虑，如上胸部和上臂可能出现的瘢痕疙瘩

关键要点

- 不复杂的、小的肿瘤最好采用椭圆形切除术，BCC 切除时留边缘 3mm，SCC 留边缘 4mm。
- 在治疗面部肿瘤时应谨慎，包括耳和口唇。

资源

Hayes M. *Skin Cancer, Melanoma and Mimics.* Brisbane: Skin Cancer Books, 2013.

参考文献

1　Paver R. The surgical management of cutaneous tumours in general practice. Modern Medicine Australia, 1991; March: 43–51.
2　Davis A, Bolin T, Ham J. *Symptom Analysis and Physical Diagnosis* (2nd edn). Sydney: Pergamon Press, 1990: 302–6.
3　Huang Q, Veness M, Richards S. The role of adjuvant radiotherapy in recurrent keloids. Australas J Dermatol, 2004; 45: 162–6.
4　Berger P. Warts: how to treat them successfully. Modern Medicine Australia, 1990; August: 28–32.
5　de Launey WE, Land WA. *Principles and Practice of Dermatology* (2nd edn). Sydney: Butterworths, 1984: 280–1.
6　Reddy J. Intralesional injection for orf: a practice tip. Aust Fam Physician, 1993; 22: 65.
7　Erbağci Z, Erbağci İ, Tuncel A. Rapid improvement of human orf (ecthyma contagiosum) with topical imiquimod cream: report of four complicated cases. Journal of dermatological treatment, 2005; 16(5–6): 353–6.
8　Miscellaneous skin conditions [published 2015]. In: *Therapeutic Guidelines* [digital]. Melbourne: Therapeutic Guidelines Limited; 2015. www.tg.org.au, accessed April 2021.
9　Marks R. Skin cancer. In: *MIMS Disease Index* (2nd edn). Sydney: IMS Publishing, 1996: 469–72.
10　Staples MP et al. Non-melanoma skin cancer in Australia: the 2002 national survey and trends since 1985. Med J Aust, 2 January 2006; 184(1): 6–10.
11　Solar damage and skin cancer [published 2015]. In: *Therapeutic Guidelines* [digital]. Melbourne: Therapeutic Guidelines Limited; 2015. www.tg.org.au, accessed April 2021.
12　Telfer NR, Colver GB, Bowers PW. Guidelines for the management of basal cell carcinoma. BJ Dermatology, 2008; 159: 35.
13　Sinclair R. Skin cancer and benign lesions. Australian Doctor, 7 Sept 2012: 25–32.
14　Wolff K, Johnson RA. *Fitzpatrick's Color Atlas and Synopsis of Clinical Dermatology* (5th edn). New York: McGraw-Hill, 2006: 536–8.
15　Murrell DF. Pseudoaneurysm. Medical Observer, 11 July 2008: 38.
16　La Villa G. Methylprednisolone acetate in local therapy of ganglion. Clinical Therapeutics, 1986; 47: 455–7.

色素沉着的皮肤病变 第117章

皮肤需要细致地观察和对细节的注意。

路易斯·杜林(1845—1913)(译者注：美国人，医生，宾夕法尼亚大学皮肤病学教授，
宾夕法尼亚大学医学院的告别演说)

色素沉着皮肤病变的管理是所有医生持续关注的一个问题，尤其需要根据这些病变的自然病程和日渐增加的恶性黑色素瘤的发病率，进行仔细评估。

大多数色素沉着的皮肤病变是良性的，包括单纯痣或黑色素细胞痣、脂溢性角化、雀斑和雀斑样痣。释除担忧是管理这些问题时唯一要做的事。

然而，所有黑色素瘤中有 1/3 发生于已经存在的痣中，其中许多为发育不良痣，早期识别及切除该类痣在黑色素瘤的预防中非常重要[1]。

恶性黑色素瘤的发病率每十年增加一倍，这是一组令人担忧的数据，关系到日光暴晒危害的公共教育计划。相对而言，黑色素瘤的治愈率也在上升，这反映了早期诊断和治疗的效果。管理中最重要的因素是及早发现。对全科医生来说，掌握皮肤镜的技术是最合适的，可以显著提高黑色素瘤的诊断准确性[2]。

色素沉着的皮肤病变的分类见**表 117.1**。

关键事实和要点

- 黑色素瘤在白色人种中发病率最高，越接近赤道，发病率也越高。
- 早期诊断和治疗很大程度上影响黑色素瘤的预后。
- 黑色素瘤在青春期以前极为罕见。
- 目前发病率增幅最大的是 55 岁以上的男性。
- 大多数人平均有 5~10 个黑色素细胞痣。
- 多发的发育不良痣有更高的恶变风险，这可能出现在年轻人中。这些病人需要规律地观察随访(包括拍摄照片)

黑脚跟

黑脚跟(talon noir，black heel)指出现在足跟的黑斑，常见于运动员，通常在另一侧足跟可见类似病变(可能较小)。

"黑脚跟"是由于运动中所需要的急速转弯，产生了对脚跟皮肤的剪应力，引起浅表部位的出血而形成小瘀点。确诊方法是轻削胼胝后，会显露一些位于表皮中的多

表 117.1　色素沉着的皮肤病变的分类

无黑色素细胞
色素沉着的基底细胞癌
脂溢性角化病
黑脚跟
黑癣

含黑色素细胞
非黑色素瘤
雀斑
雀斑样痣
痣：
1. 先天性
2. 后天性：
－ 交界痣→复合痣→真皮内痣
－ 晕痣
－ 蓝痣
－ 斯皮茨痣
－ 发育不良痣
黑色素瘤：
1. 恶性雀斑样痣(哈钦森黑色素雀斑，Hutchinson 黑色素雀斑)
2. 浅表扩散型黑色素瘤
3. 结节型黑色素瘤
4. 肢端雀斑样黑色素瘤

个点状斑点；接着可以刮除这些小瘀点。如果对诊断有疑问(恶性黑色素瘤是主要鉴别诊断)，应将病变切除。

黑癣

黑癣(tinea nigra)的特点是位于手掌或脚底的单个黑色斑疹，用简单的皮肤刮片技术暴露出真菌成分，就可以轻松与恶性黑色素瘤鉴别。

雀斑

雀斑(freckles)是一些不高于皮面的黄褐色小斑点(通常小于 0.5cm)，该皮肤病变颜色加深是由于表皮黑色素含量增多，而非痣细胞(黑色素细胞)数量增加。雀斑主要见于肤色较浅的人，并且颜色趋于夏天加深，冬天变浅。可使用防晒霜来达到美观上的改善。

✿ 黄褐斑

黄褐斑（melasma，见第 8 章图 8.3）是面部色素沉着，常见于深肤色人群和女性高雌激素期，例如妊娠和雌激素治疗期间（例如复方口服避孕药）。如果可能的话，这些人必须进行防晒并停止治疗。一线局部脱色剂是 2% 氢醌乳膏，每日 2 次，持续 2~4 个月。

✿ 雀斑样痣

雀斑样痣（lentigines）是一些小而圆的，棕色到黑色的斑片，大小在 1mm~1cm 或以上。雀斑样痣十分常见，可能在幼年时代出现几个散在的病变，通常是在非日晒部位。在老年人常见于日晒损伤部位，通常在手背（所谓"肝斑"）和脸上。

与雀斑不同的是，雀斑样痣有黑色素细胞的增加。

管理

- 一般无须治疗，在美观角度上难以接受的皮肤病变可使用液氮或切除治疗。应使用防晒霜防止现有皮肤病变颜色进一步加深。
- 必要时可每晚外用 0.05% 维 A 酸乳膏。
- 严重病例用激光治疗。

✿ 先天性黑色素细胞痣

先天性黑色素细胞痣（congenital melanocytic naevi）出生时就存在，而且有时较大。有巨大的痣的婴儿应该转诊至专家寻求管理建议。

临床特点

- 各种颜色：黄褐色到黑色
- 有时有毛发且高于皮面
- 恶变的风险增加（尤其是较大的皮肤病变）

✿ 贝克尔痣

贝克尔痣（Becker naevus）是一种暗淡的、棕色的、播散的色素沉着区，其上有粗毛，常见于肩部及躯干上部，主要见于青春期左右的男孩。贝克尔痣是一种迟发的表皮痣或胎记，它是良性的，需释除病人担忧。

✿ 普通获得性痣

人们经常因这些常见的痣询问医生的看法。普通获得性痣（common acquired naevi）是一种局限性的痣细胞良性增生，这些痣的数量可能在孕期急剧增多。20 岁以后较少出现新的普通获得性痣。可分为交界痣、复合痣、皮内痣。在儿童中多为交界痣，即增生的痣细胞聚集于表皮交界处。随着时间的推移，痣细胞"移动"到真皮层。复合痣同时有交界痣和真皮痣的成分。成熟后所有痣细胞均移动到真皮层。见图 117.1。

临床特点

交界痣

- 通常小于 5mm
- 圆形斑点
- 可稍高出皮面
- 常为黄褐色到黑色
- 边界可能是"模糊的"

大多数位于手掌、足底及外阴部的痣是交界痣，传统观念认为这些部位的痣恶变可能性更大，但没有证据支持[2]。

复合痣

- 圆顶状，稍高出皮面的色素沉着结节
- 直径可达到 1cm

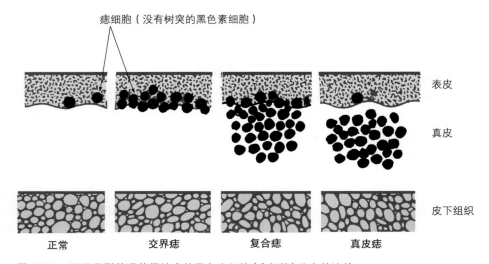

痣细胞（没有树突的黑色素细胞）

表皮

真皮

皮下组织

正常　　　交界痣　　　复合痣　　　真皮痣

图 117.1　不同类型普通获得性痣的黑色素细胞（痣细胞）分布的比较

- 颜色可为由浅至深的棕色或黑色,但较交界痣浅(图 117.2)
- 大多数光滑,但也可出现表面粗糙或呈疣状
- 较大者可有毛发,尤其是青春期后
- 有时呈"肉色"

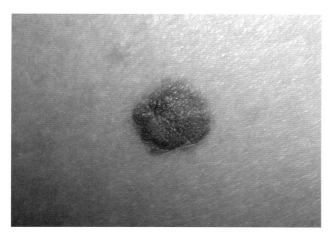

图 117.2　复合痣
资料来源：Usatine 2019。

真皮内痣

- 外表似复合痣,但色素沉着较少
- 有肤色的人常见
- 可演变为粉红色或棕色的质韧结节或质软的带蒂皮赘

普通获得性黑素细胞痣恶变可能

- 交界痣:很有可能恶变(只要交界状态持续存在)。
- 复合痣:非常罕见发生恶变。
- 真皮内痣:完全良性的病变。

管理

- 释除病人担忧。
- 观察。
- 如果皮肤病变发生变化,或存在不确定性,行手术切除(切缘 2mm),并送组织学检查。

⚕ 晕痣

晕痣(halo naevus)由色素脱失环围绕一个黑色素细胞痣组成(图 117.3),由自身免疫反应引起。中间的痣逐渐消退。本病多见于青春期前后。多发的晕痣常见于青少年的躯干部位。

警惕:黑色素瘤周围可出现晕轮。

管理

测量皮肤病变。因本病多在几年内自行消退,故只

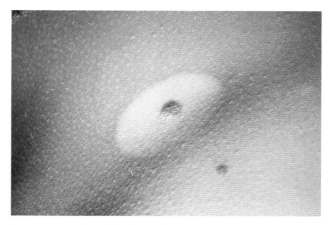

图 117.3　一位儿童身上的晕痣。中央区的皮肤病变通常是良性的色素沉着痣
照片由 Robin Marks 提供。

需释除担忧,无须处理,如果存疑,切除并行组织学诊断。

⚕ 蓝痣

蓝痣(blue naevus)是一种孤立的、位于真皮的蓝灰色皮肤病变。蓝痣多见于儿童及青少年的腰背部、臀部及四肢,尤其是手背及足背。恶变的可能性小,常为了美观而被切除。

⚕ 斯皮茨痣

斯皮茨痣(Spitz naevus)又叫良性幼年型黑色素瘤(benign juvenile melanoma)或梭形细胞痣(译者注:"良性幼年型黑色素瘤"一词仅在过去有价值,目前被统一归为斯皮茨肿瘤)。

临床特点

- 孤立的色素沉着性或红斑性结节。
- 多见于儿童,4~8 岁最常见。
- 1~3 个月以上出现病情进展。
- 界限清楚的圆顶状皮肤病变。

管理

可选择外科切除(因为其增长迅速,而且最好的"释除担忧"的方法是切除)。

⚕ 发育不良黑色素细胞痣

发育不良黑色素细胞痣(dysplastic melanocytic naevi)是常见于年轻人躯干部位较大的,不规则的痣(图 117.4)。可呈家族性聚集或散发,是黑色素瘤风险增加的标志,而不一定是癌前病变,即使如此,与随机发生的可能性相比,黑色素瘤在发育不良痣中的发生率较高。

发育不良痣被认为是介于良性痣与和黑色素瘤之间的疾病。

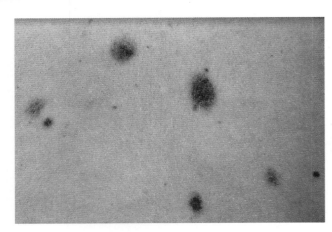

图 117.4 发育不良黑色素细胞痣。这些皮肤病变多边界不清、颜色深浅不一
照片由 Robin Marks 提供。

117

临床特点

- 年龄:青春期开始
- 大小:大于 5mm(大小不一)
- 最常见于躯干部位
- 形状不规则且边界不清楚
- 不规则的色素沉着
- 发生在红斑基础上
- 颜色不一:棕色、棕褐色、黑色、粉红色、红色
- 痣内颜色不一
- 大多稳定,不会进展为黑色素瘤

发育不良痣综合征

发育不良痣综合征(dysplastic naevus syndrome)外观表现为多形态、大面积、不规则的色素沉着痣,多见于躯干部位,有黑色素瘤家族史时,治疗尤其棘手。这类病人的黑色素瘤终身风险几乎 100%。

管理

按随访程序处理(与切除早期黑色素瘤类似),每 6 个月随访 1 次(如果有黑色素瘤家族史,则每 3 个月 1 次),持续 2 年,如果随访的前 2 年没有出现恶变,此后每年随访。在此期间病人及家属应该熟练掌握皮肤病变的监测要点。除测量外,还要对身体部位拍摄良好的专业的照片,包括全身和关注的具体病变,可能也有帮助。

任何可疑皮肤病变都应该切除并进行组织学检查。

对病人的建议

为了减少发生黑色素瘤的机会,应该避免阳光照射,遵循以下建议:

- 在阳光最强的时候(上午 10 点至下午 3 点)避免阳光直晒。

- 在阳光下戴宽边的帽子以及穿长袖的衣物。
- 对暴露于日晒的皮肤部位使用防晒系数(SPF)大于 50 的防晒霜,并规律地补涂防晒霜。
- 日光浴(sunbaking)虽然能让您的皮肤变成好看的颜色,但也增加了您患黑色素瘤的机会,所以应该避免日光浴。

🐍 黑色素瘤

黑色素瘤(melanoma)是源于黑色素细胞的恶性肿瘤,最常见于皮肤。

黑色素瘤早期诊断对病人的健康结果至关重要。黑色素瘤被切除时的厚度是决定预后的主要因素:识别薄层阶段黑色素瘤和不寻常雀斑样的黑色素瘤至关重要。

在澳大利亚,只有约 30% 的黑色素瘤发展自原先就存在的黑色素细胞痣[2-3]。大多数发生于正常皮肤。在早期,很多病人的肿瘤倾向于向周边扩散,所以应该在这个易于治愈的阶段把肿瘤切除。不规则的边界或边缘,则提示有肿瘤发生。

危险因素

- 曾有黑色素瘤病史(10 倍)。
- 出现许多痣(50 个或更多),有 5 个以上非典型/发育不良痣(6 倍)
- 家族史(1 个或更多的家庭成员,尤其是一级亲属)
- 儿童或青少年时多次严重的晒伤史
- 光敏感皮肤/皮肤白皙
- 病人年龄及性别:随年龄增加而增加、男性风险较高
- 晒黑(包括日光浴)治疗
- 多发的非黑色素瘤皮肤癌病史
- 显著的日光皮肤损伤
- 免疫缺陷

高危病人的皮肤监测[4]

- 教育病人进行皮肤自我检查并识别可疑病变
- 强调 sun-smart behaviour [译者注:即规避阳光中紫外线的一系列行为,简称 5S:选择含紫外线防护系数的衣物遮盖身体(slip)、涂防晒系数 30+ 的防晒霜(slop)、戴帽檐大的帽子(slap)、寻找遮阳处(seek)、戴太阳镜(slide)]
- 建议由病人优选的健康专业人员每 6~12 个月进行一次全面皮肤检查
- 建议使用皮肤镜检查,这已被证明可以显著降低良性与恶性病变切除的比例
- 考虑全身拍摄照片的方法

临床特点

- 常发生于 30~50 岁(平均年龄 40 岁)

- 可以出现在身体的任何部位,女性常见于下肢,男性常见于肩背部
- 通常无症状
- 可出血或瘙痒

警示征象

最重要的征象是最近有变化的"雀斑"或痣:

- 大小改变:边缘扩大或增厚
- 形状改变
- 颜色改变:棕色、蓝色、黑色、红色、紫色、白色或混合的颜色
- 表面改变
- 边界改变
- 出血或溃疡
- 其他症状(例如瘙痒)
- 出现卫星灶
- 淋巴结受累

> **黑色素瘤的红旗征**[5]
> ....
> - 新发或有改变的皮肤病变
> - 无论任何颜色,快速生长的结节
> - 不愈合的肿块或溃疡
> - "丑小鸭"综合征:在其他皮肤病变中出现与众不同的色素沉着的皮肤病变
> - 让病人担忧的皮肤病变
> - 随访中皮肤镜的改变,或皮肤镜临床相关性差,例如不对称的色素沉着、放射流

分类

恶性雀斑样痣和恶性雀斑样黑色素瘤[3]

恶性雀斑样痣(lentigo maligna,LM,或哈钦森黑色素雀斑 Hutchinson melanotic freckle)是一种原位黑色素瘤,表现为日光暴露部位(常为面部)缓慢生长的不规则棕色/黑色斑,主要见于老年病人(**图 117.5**)。这些皮肤病变具有浅表性黑色素瘤的各种大小、形状和颜色的所有变化,皮肤镜特点包括环状-颗粒状模式、色素不对称的毛囊开口、菱形结构[5]。恶性雀斑样痣应被切除。

如果不及时治疗,恶性雀斑样痣(LM)会发展为称作恶性雀斑样黑色素瘤(LMM)的侵袭性黑色素瘤。据报道,3%~10% 的 LMM 病例发生于 LM。[6]预后与其他侵袭性黑色素瘤类似。

浅表扩散型黑色素瘤

像恶性雀斑样痣一样,浅表扩散型黑色素瘤(superficial spreading melanoma)的皮肤病变开始是在表皮内向侧方或放射性的方式生长,而不是向下或垂直侵袭的方

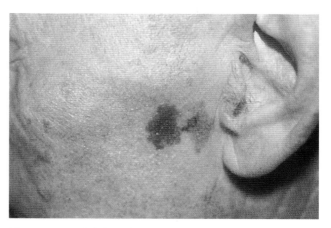

图 117.5 72 岁老年男性的恶性雀斑样痣
由于它是一种表皮内黑色素瘤,故建议切除治疗;照片由 Robin Marks 提供。

式(**图 117.6**)。本病表现出异乎寻常的颜色变化。通过皮肤镜可见到典型的一系列颜色伴结构紊乱、放射状线、树枝状条纹、伪足、周边黑点和蓝白结构[5]。这些表现占黑色素瘤的 70%,可通过局部组织学检查被及早发现——刀切法优于钻孔法(减少取材误差),最好切除做活体组织检查。

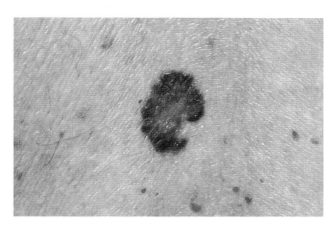

图 117.6 边界不规则、颜色多变且多样的浅表扩散型黑色素瘤,应该切除治疗
照片由 Robin Marks 提供。

结节型黑素细胞瘤

结节型黑色素瘤(nodular melanomas)占黑色素瘤的 20%,具有侵略和侵占性,而且没有放射生长的阶段。皮肤病变通常见于青年到中年人的躯干或四肢(**图 117.7**)。它可有一个"蓝莓"样的结节。预后取决于皮肤病变被切除时的厚度。皮肤镜检查不太有用。

早期结节型黑色素瘤的问题[5,7]

由于 ABCD 法则(参见本章后面部分)通常不适用,结节型黑色素瘤的诊断可出现困境。早期黑色素瘤倾

117

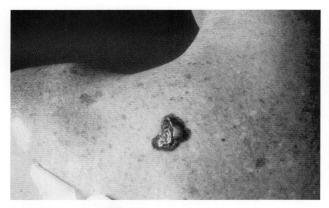

图 117.7   位于后背的结节型黑色素瘤,它没有呈放射状生长的时期,并且因为它垂直生长而容易被误诊。虽然 ABCD 法则常常不适用但是该皮肤病变也表现为各种颜色和不规则的边缘。照片由 Robin Marks 提供。

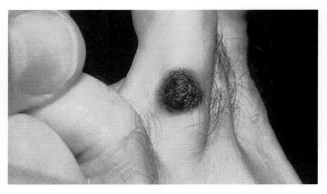

图 117.8   肢端雀斑样黑色素瘤。一名 30 岁中年男性的足趾出现的一个"痣",变得"疙疙瘩瘩的"。这种类型的黑色素瘤发生在四肢的远端,表现为弥漫的色素沉着斑,随后演变为被色素沉着晕轮所环绕的结节
图片由 Robin Marks 提供。

向于对称的、非色素沉着的、颜色均匀、直径小和垂直生长。

它们常被误诊为血管瘤或化脓性肉芽肿。如果有可疑皮肤病变,应尽早将病人转给专科医生或专科诊所。

肢端雀斑样黑色素瘤

肢端雀斑样黑色素瘤(acral lentiginous melanoma)常见于手掌、足底和远端指(趾)骨(**图 117.8**)。相较于其他类型的黑色素瘤,该型预后更差。主要发生在深肤色的人群。

促纤维增生性黑色素瘤[5]

促纤维增生性黑色素瘤(desmoplastic melanoma)是一种罕见的、具有侵袭性的黑色素瘤亚型。该病变通常是微小的,在临床上不易察觉,有时呈瘢痕样。大多数是非色素沉着的。

变异型

无黑色素的黑色素瘤是大小增加和形状改变的肉色丘疹。这些皮肤病变的诊断可能极其困难,该病预后差是由于确诊晚,而非恶性程度增高。

各黑色素瘤亚型的特点和相关性见**表 117.2**。

预后

黑色素瘤的预后主要取决于切除时肿瘤的深度(以 mm 为单位)(Breslow 厚度)。如果黑色素瘤在比 0.75mm 更薄时被切除,被治愈的机会大于 90%[3]。如果病变侵袭至厚度到 4mm 或以上,被治愈的可能性降低到 30% 以下[3]。

对于所有厚度大于 1mm 的黑色素瘤病人,以及厚度大于 0.75mm 合并其他高危因素的黑色素瘤病人,均应考虑进行前哨淋巴结(SLN)活检。

预后决定因素包括:[3]

- 部位(头、颈和躯干部预后差)
- 性别(男性预后更差)
- 年龄(50 岁以上预后较差)
- 无黑色素性黑色素瘤
- 溃疡

鉴别诊断

以下常见皮肤病变可能被误诊为黑色素瘤[1]:

- 血管瘤(血栓性)
- 皮肤纤维瘤(硬化性血管瘤)
- 色素沉着的脂溢性角化病

表 117.2   各黑色素瘤亚型的特点和相关性

黑色素瘤亚型	所占百分比/%	放射性生长阶段	发病部位	平均发病年龄	职业特点
浅表扩散型	70	+	躯干(后背)四肢(下肢)	中年	室内工作者
结节型	20	−	躯干、四肢	中年	室内工作者
恶性雀斑样痣	7.5	+	头部、颈部	老年	室外工作者
肢端雀斑样型	2.5	+	手掌、足底、黏膜	不详	不详

资料来源:经 J Kelly 允许转用[7-8]。

- 色素沉着的基底细胞癌
- 交界痣和复合痣
- 蓝痣
- 发育不良痣
- 雀斑样痣

早期诊断黑色素瘤的措施

必备的是光源充足的无影灯。照明放大镜和皮肤镜的使用,这是对诊断非常重要和有用的辅助手段。

对皮肤的临床检查[1]

重要的是检查全身皮肤而不仅检查病人所指的部位。比较色素沉着性皮肤病变,对鉴别良性和恶性皮肤病变是非常有帮助的。检查步骤如下:

- 站在病人后面,从头部开始,检查发际、耳后、颈部、后背、上肢背侧。脱下内裤检查臀部及大腿后侧。
- 面对病人,检查前发际、耳前、前额、颊部和颈部,向下检查至前胸。为了检查全面,需要女性病人摘掉内衣。检查腹部,褪掉内裤,检查到阴毛为止。
- 接着检查大腿前部,照明放大镜对检查非常有用。

在全面检查病人的皮肤,并对色素痣进行对比后,用皮肤镜对特殊的皮肤病变进行检查,对可疑皮肤病变,可以与病人自己身上其他类似皮肤病变进行比较。

运用 ABCDE 原则[1]

A= 不对称性

黑色素瘤几乎都不对称(asymmetry),大多数非黑色素瘤皮损是对称的,呈椭圆形或圆形。

B= 边界

黑色素瘤的边界(border)非常清楚,尤其是恶性程度更高的,与此相对的是发育不良痣,常常呈现边界不清的淡出的"肩部"效果。黑色素瘤的边界不规则而大多数良性皮肤病变有一个规则的边界。

C= 颜色

经典的颜色(colour)是蓝黑色,有助于诊断,但是大多数黑色素瘤呈现的颜色多样性更有助于诊断。在放大镜下通常可见到较暗的蓝黑色色素沉着中灰色、白色、紫色、红色、橙色和深浅不一的棕色散在分布。从发育不良痣演变来的早期黑色素瘤往往没有此深层色素沉着。

D= 直径

大多数黑色素瘤,尤其是从原先存在的痣发展而来的黑色素瘤,在最初被发现时直径(diameter)至少是7mm。不过,小的结节型黑色素瘤可 <5mm。

E= 进展/高度

黑色素细胞痣通常是稳定的,而黑色素瘤则随着时间的推移发生演变/变化。皮肤病变的高度(elevation)提示浸润的程度,是发展(evolution)到更晚期疾病的体征,而且平坦的皮肤病变有可能变得高于皮面。

> **临床要领**
>
> 不是所有的黑色素瘤都是黑色,有些黑色素瘤可能不出现黑色。

除外诊断法

在诊断过程中,要考虑到鉴别诊断中列出的各种病变,并注意到各种不同的病变特点。用手指压血管瘤,可有中空现象。色素沉着的基底细胞癌如果完全着色,与黑色素瘤鉴别比较困难,但该型少见。用照明放大镜放大后,可以看到特征性的珍珠灰色外观和毛细血管扩张。发育不良痣常常多发,通常可以在身体其他部位找到用于比较的病变。而且发育不良痣更宽更高,经常在中心发现一个颜色更深的结节,即"靶形"征。有不少的黑色素瘤是没能得到诊断的。

诊断黑色素瘤的陷阱

- 结节型黑色素瘤
- 小黑色素瘤
- 无黑色素的黑色素瘤
- 消退性黑色素瘤
- 快速进展的黑色素瘤

对于痣和黑色素瘤的管理要点

- 不要直接对皮肤病变注射局部麻醉药。
- 最好避免对黑色素瘤或怀疑黑色素瘤的痣进行切开式活体组织检查。
- 最好在精确的临床诊断下,在疾病的一个阶段进行确定的治疗;而不是切除活体组织检查后,接着做外科手术。

管理要点[1]

- 如果临床上怀疑病变为恶性,最好进行切缘 2mm 的完整切除,一个局部活检可能不能代表整体的病变。
- 如果诊断了黑色素瘤或高度怀疑黑色素瘤,转诊给会诊医生是必要的。
- 如果发现恶性病变并且需要再次切除,尤其是黑色素瘤时,最好由专家团队进行手术。
- 再次切除最好在 4 周内完成[5]
- 警惕色素沉着基底细胞癌——它易被漏诊,不过其表面通常有光泽。
- 不要对色素沉着的皮肤病变进行冷冻治疗,直接做活体组织检查。

切除边缘指南[5,9]（Breslow 厚度）

- 可疑皮肤病变：切除皮肤病变至边缘 2mm
- 原位黑色素瘤：切除皮肤病变至边缘 5~10mm
- 黑色素瘤厚度 <1mm：切除皮肤病变至边缘 1cm
- 黑色素瘤厚度 1~4mm：切除皮肤病变至边缘至少 1cm，最大 2cm
- 黑色素瘤厚度 >4mm：切除皮肤病变至边缘 2cm（至少）

随访

患有黑色素瘤的病人有进一步罹患黑色素瘤和非黑色素瘤皮肤癌的风险，需要终身监测。随访可由专家和全科医生共同进行。

黑色素瘤监测随访的粗略指南[5]：

- 每 3 个月检查皮肤和淋巴结，连续 2 年
- 接下来 2 年每 6 个月检查 1 次
- 此后每年检查 1 次（从第 4 年开始）

临床要领[4]

- 尽可能采用切缘为 2mm 的活体组织检查。
- 与病理学家讨论非预期的病理结果。
- 对黑色素瘤来说，需要再次切除，以达到基于 Breslow 厚度的更宽切缘。
- 当诊断或疑诊黑色素瘤时，最好转诊至专家。[5]

参考文献

1　McCarthy W. The management of melanoma. Aust Fam Physician, 1993; 22: 1177–86.

2　Roberts H, Haskett M, Kelly J. Melanoma: clinical features and early diagnostic techniques. Medicine Today, May 2006; 7(5): 39–47.

3　Marks R. Skin cancer. In: *MIMS Disease Index* (2nd edn). Sydney: IMS Publishing, 1996: 469–72.

4　Cancer Council Australia Melanoma Guidelines Working Party. *Clinical practice guidelines for the diagnosis and management of melanoma.* Sydney: Cancer Council Australia. Available from: https://wiki.cancer.org.au/australia/Guidelines:Melanoma, accessed April 2021.

5　Solar damage and skin cancer [published 2015]. In: *Therapeutic Guidelines* [digital]. Melbourne: Therapeutic Guidelines Limited; 2015. www.tg.org.au, accessed April 2021.

6　Lentigo maligna and lentigo maligna melanoma. DermNet NZ, 2011 [online]. Available from: https://dermnetnz.org/topics/lentigo-maligna-and-lentigo-maligna-melanoma/, accessed April 2021.

7　Kelly J. Nodular melanoma—no longer as simple as ABC. Aust Fam Physician, 2003; 32(9): 702–9.

8　Kelly J. Malignant melanomas—how many have you missed? Med J Aust, 1996; 164: 431–6.

9　Sladden MJ et al. Updated evidence-based clinical practice guidelines for the diagnosis and management of melanoma: definitive excision margins for primary cutaneous melanoma. Med J Aust, 2018; 208(3): 132–42.

117

毛发疾病　第118章

看，这只是死亡，又不像是掉头发。

——哈罗德·布罗德基对自己患艾滋病的感悟《纽约客杂志》1994 年
（译者注：哈罗德·布罗德基，美国人，小说家，散文作家，《纽约客》的长期撰稿人，
1993 年在《纽约客》上撰文宣布自己患艾滋病，并在《纽约客》上发表自己的病史日记，1996 年去世）

我们头皮上生出的毛发，被视为加冕般的荣耀，世间男女遭遇脱发的威胁，都会激发出某些人近乎悲哀的极度焦虑。作为医务工作者，我们应给脱发病人适当的支持和理解。同样地，多毛症也会导致类似的焦虑和对自身形象的担心。有趣的是，女性比男性更容易脱发。

关键事实和要点

- 毛发有两种类型：终毛，粗而色深；毳毛，细、软而相对色浅。
- 毛发脱落的专业术语是脱发（alopecia）。
- 毛发脱落（脱发）引发明显的焦虑，应该和病人一起解决对完全脱发的恐惧，并告知病人真实的预后。
- 雄激素性脱发是最常见的原因，影响 50% 的 40 岁以上的男性和高达 50% 的 60 岁以上的女性[1]。其他常见脱发原因有斑秃，脂溢性皮炎和头癣（表 118.1）
- 在急性休止期脱发中，创伤性事件发生在脱发之前约 2 个月（脱发高峰在 4 个月）。白球发是有诊断性的。
- 虽然严重压力可能促使斑秃突然发生，但日常的紧张性刺激不会被认为是斑秃的触发素。压力似乎是脱发的结果而不是原因[2]。
- 脱发可能是秃块状或弥漫性，累及整个头皮。
- 秃块状脱发：斑秃及拔毛症。
- 全身性脱发：休止期脱发、全身性疾病、药物（表 118.2）。
- 斑秃如果始于儿童期，有多个严重的秃块且眉毛或睫毛脱落，则提示预后不良。
- 瘢痕性脱发可能提示红斑狼疮或扁平苔藓。

正常的毛发生长周期

了解毛发的正常生长过程对理解和评估毛发疾病是必需的。每个毛囊通过规律的生长和脱落周期非常独立地发展（图 118.1）。

毛囊活动的 3 个阶段是[3]：

1. 生长期：毛发产生的活跃生长时期。
   - 真皮乳头刺激上皮细胞分化，产生毛干。
   - 毛干每月生长 1cm。

表 118.1　脱发诊断策略模型

概率诊断

雄激素性脱发（男性型脱发）

斑秃

休止期脱发（包括产后脱发）

生长期脱发（特别是细胞毒性药物治疗）

脂溢性皮炎

瘢痕（例如，创伤、烧伤）

不能遗漏的严重疾病

感染：

- 头癣/脓癣
- 细菌性毛囊炎
- 继发梅毒
- 发热后状态
- 皮肤利什曼病

癌症：

- 癌症治疗

其他：

- 全身性疾病（例如，狼疮）
- 瘢痕性脱发（例如，毛发扁平苔藓）

陷阱（经常遗漏的）

罕见：

- 重金属中毒

营养性：

- 过度节食
- 营养不良
- 锌/铁缺乏症

七个戴面具问题的清单

药物（细胞毒性药物、抗凝药、抗癫痫药、苯丙胺类药物、抗甲状腺药物、各种激素、停用口服避孕药物）

甲状腺/其他内分泌系统（甲状腺功能减退症）

病人是否试图要告诉我什么？

情感压力→休止期脱发；拔毛症

表 118.2　弥漫性脱发的原因

	营养性:
雄激素性脱发	• 铁缺乏症
休止期脱发	• 过度节食
产后休止期脱发	• 锌缺乏症
斑秃(弥散型)	• 营养不良
药物,细胞毒性药物和其他	发热后状态
甲状腺功能减退症	生长期脱发

- 头发持续 2.5~5 年(平均 1 000 日)。
- 眉毛和睫毛持续 1~2 个月,腋毛和阴毛持续 6~9 个月。
- 个体之间存在差异。

2. 退行期:由活跃到不活跃的短暂过渡时期(退化期)。

- 毛发基底部变成杵状。
- 持续仅约 2 周。

3. 休止期:毛发生长周期的静息(休眠)时期,在这时期末段,杵状发和无色素毛球脱落。

- 持续 2~4 个月(平均 100 日)。
- 休止期毛发比例各部位不同,头皮 10%,阴毛 60%~80%。
- 毛发锚定在毛囊中不再生长。
- 毛囊重新进入生长期。

因此,每 3~5 年头皮上每根头发就会脱落和更换。

毛发数量的一些事实[3]

- 毛发生长是不同步的(例如,持续生长和脱落)。
- 人 1 个月长出加起来有 1km 长的毛发。
- 每日 50~100 根头发脱落,但密度没有降低。
- 头皮上平均含有 10 万个毛囊。

- 毛囊会受到黑色素细胞活性的影响。
- 至少 25% 的头发脱落才能发生明显的密度减少。
- 每日的脱发数持续超过 100 根提示过量脱发。
- 显著的脱发会堵塞浴室下水道或在枕头上随处可见。

重要病史

- 发病、持续时间、脱发数量及速度
- 局灶或全身脱发
- 伴随症状(例如,瘙痒、鳞屑、脓疱)
- 系统评估,包括发热、急性疾病、手术、压力源
- 女性的高雄激素性症状(例如,多毛症、痤疮)
- 内分泌特征
- 既往史,包括皮肤疾病、癌症、甲状腺疾病
- 脱发家族史

重要的身体检查

- 系统评估,重点在内分泌系统和头皮检查
- 寻找惊叹号发(译者注:惊叹号发是一种特殊的头发类型,可以出现在斑秃的进展期。这种脱落的毛发在放大镜或显微镜下观察,可以发现与正常头发相比,具有自己明显的特征,即是头发远端正常,而近端发干萎缩,从而使得整个头发看起来类似于上粗下细的"惊叹号"样,故也称之为"惊叹号发"),"白球"发,秃块的状态(干净的、有鳞屑的、瘢痕性的或炎性的)和不寻常的拔毛症图案

重点的辅助检查

考虑:

- 全血细胞计数、红细胞沉降率(ESR)

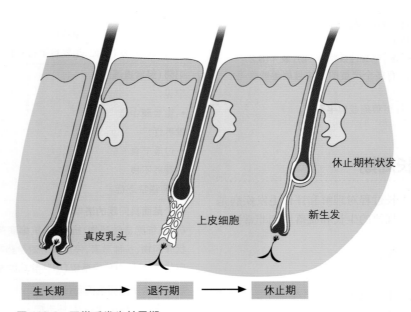

图 118.1　正常毛发生长周期

- 垂体激素,如卵泡刺激素(FSH)、黄体生成素(LH)、催乳素
- 铁代谢分析
- 锌
- 梅毒血清学检测
- 头发牵拉试验
- 拔发镜检(trichogram)
- 头皮活体组织检查
- 皮肤碎屑和毛发样品的真菌镜检和培养

诊室内操作

以下方法有助于明确诊断和预后。

头发牵拉试验[3]

头发牵拉试验(the hair pull test)是个简便易行的方法,用拇指和示指抓住 50~100 根头发,轻轻地由近端拉向远端。重复 6~8 次,应总共拉掉 2~5 根休止期的头发,用于分析。每次牵拉超过 8 根的头发脱落为异常。

拔毛镜检

拔毛镜检(trichogram)是用动脉钳短促地拔下 20~50 根头发。计算其中生长期与休止期头发的比率。休止期脱发时该比率降低,这是因为休止期的头发数量增多。

头皮活体组织检查

头皮活体组织检查(scalp biopsy)用于鉴别瘢痕性和非瘢痕性脱发,也可用于区分斑秃和拔毛症。分别取两个 4mm 的穿刺活体组织检查是理想的。

毛干光学显微镜检查

如果怀疑发干缺陷,应使用光学和/或电子显微镜检查。应取皮肤碎屑和毛发样本用于真菌镜检和培养。

斑秃、全秃和普秃(典型脱发)

斑秃(alopecia areata)是一种毛囊疾病,引起突发性的局灶或全身脱发。斑秃被认为是一种具有遗传易感性的自身免疫性疾病(20% 有阳性家族史)。男性和女性受到的影响是一样的,最常发生在生命的前 20 年[4]。头发在生长阶段受到影响,导致生长期停止。

> **诊断三联征:完全脱发秃块 + 干净的头皮 + 惊叹号发➡斑秃**

临床特点

- 完全脱发(小片秃块或弥漫性)
- 色素性头发常常最先脱落

- 正常的干净头皮
- 无或轻微炎症
- 惊叹号样发,特别是在位于斑秃的边缘(图 118.2)

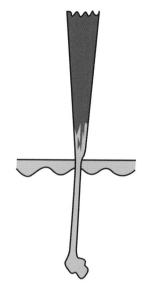

图 118.2　惊叹号样发(斑秃的一种特征)

伴随症状

- 面部(男性的胡须)或体毛的脱落
- 指甲改变:营养不良或点状小凹

斑秃[2]

难以预测的缓解和复发模式是特征性的。秃块可能:

- 毛发自发性再生(如果是单个秃块,多达 50% 病人的毛发在 12 个月内再生)
- 数月保持不变
- 扩大或与其他秃块相互融合

秃块分布越广,起病年龄越早(<5 岁),则预后越差。

局限性秃块

治疗选项包括:

- 局部外用强效类固醇皮质激素(特别是儿童),比如 0.05% 倍他米松二丙酸酯软膏或洗剂,1~2 次/d,持续 3~4 个月。
- 病灶内注射类固醇:曲安奈德 10mg/ml,或醋酸/磷酸倍他米松 5.7mg/ml(慎用于面部,有皮肤萎缩的风险)。需多次注射。
- 局部外用 5% 米诺地尔,2 次/d(持续 4 个月或以上),仅用于头发生长时。

广泛性区域(脱发 >50%)

治疗选项包括:

- 心理咨询

- 转诊至专家顾问
- 参加斑秃支持小组
- 使用化妆辅助方法(例如,文眉、局部修饰喷雾/粉剂、假发、假发套、头巾)和遮瑕妆
- 不推荐局部使用类固醇皮质激素,无效
- 在专家指导下进行局部免疫疗法或全身性免疫抑制,包括 Janus 激酶制剂,可能有帮助
- 全身性类固醇皮质激素治疗仅适用于活跃和进展中的病例:泼尼松龙 0.75mg/kg,口服,每日一次,持续 3~4 周,然后逐渐减量应超过 2 个月。

全秃

- 全秃(alopecia totalis)是指脱发扩展至整个头皮
- 在健康的成人中最多有 50% 的恢复毛发机会,而在儿童期只有很小的可能性。

普秃

- 普秃(alopecia universalis)是脱发累及眉毛及睫毛。极少能恢复。

❡ 瘢痕性脱发[3]

在瘢痕性脱发(scarring alopecisa)的情况下,毛囊被破坏,并且如果用放大镜看不到毛囊的开口,对头发再生不能抱有期望。因此,这个过程是不可逆的,头皮活体组织检查对于明确诊断是必不可少的。除了显而易见的原因,比如创伤、严重烧伤、痈和带脓癣的头癣,瘢痕性脱发还有如下病因:

- 毛发扁平苔藓:这是一种扁平苔藓的变异,在头皮上产生毛囊性丘疹,愈合常伴以瘢痕形成和毛囊的破坏;治疗困难,药物包括糖皮质激素,抗疟药物和阿维 A 酯[3]
- 盘状红斑狼疮:该病表现与前者相似,治疗方法常常也类似。
- 秃发性毛囊炎:一种头皮的慢性毛囊炎,可能是头皮对葡萄球菌的一种反应;治疗使用长效四环素类。
- 假性脱发:一种进展缓慢的、非炎性的、形成瘢痕的疾病,导致秃块区域的脱发,而无任何明显的前期皮肤疾病。

❡ 休止期脱发[5]

休止期脱发(telogen effluvium)是指休止期头发脱落增多,是弥漫性脱发最常见的原因之一,并且可由各种各样的压力源诱发。脱发可能是急性或慢性的。

值得注意的是,毛母质细胞有很高的代谢率,仅次于血液组织,压力能导致其过早进入休止期并伴有生长期的停止[5]。

当休止期的带有白色球根的杵状发脱落时,因为毛囊周期经过退行期和休止期,大概 2~3 个月,在"创伤"或诱发事件与脱发起病之间必然发生一个延迟。

一定要超过 25% 的头发脱落后,才能感到毛发稀疏。休止期脱发多达 50% 也属常见。

 诊断三联征:压力事件 +2~3 个月后出现弥漫性脱发 + "白球茎"➔ 休止期脱发

病人常描述为用梳子轻轻牵拉或洗发,就会有大绺带白色球茎的头发脱落(相比正常平均 50~100 根头发,这时每日脱落超过 150 根头发)。

急性休止期脱发的压力诱因

- 任何严重压力
- 分娩(常见)
- 高热
- 体重下降,特别是严重的节食
- 创伤,外科手术或意外
- 口服避孕药停药
- 围绝经期
- 营养不良
- 出血

休止期脱发的过程

如果没有并发症,休止期脱发在 6~9 个月内可自愈,所以通常可以通过解释来释除病人的担忧。如果病程持续超过 6 个月,考虑慢性特发型或显性雄激素性脱发。不过,如果担心无法恢复,且压力因素已消除,可选用局部外用 5% 米诺地尔洗液(如果刺激性大可用 2% 浓度)2次/d,至少使用 4 个月。对复发的或恢复不完全的病例,建议转诊给专科医生。

慢性休止期脱发[6]

通常发生于围绝经期和绝经后的女性。可能为原发的和特发的,或者是继发于甲状腺功能减退症、甲状腺功能亢进症,营养不良或癌症。其特点是骤然发作的脱发,然后恢复,经过几周或几个月后再次发生脱发,持续数日。并不会导致明显的秃顶。此为自限性疾病,通常不需要治疗。

❡ 生长期脱发

生长期的毛发脱落(anagen effluvium),通常见于与肿瘤化疗和经头皮的放疗相关,放疗和化疗会导致毛发新陈代谢立即停止。生长期脱发是弥漫性的,累及整个头皮。生长期的毛干可通过长度和带色素的毛球来辨识。毛囊可停留于生长期,导致毛发可能迅速恢复,或进入休止期,因此头发生长会滞后约 3 个月。

💊 药物诱导的脱发

药物诱导的脱发(drug-induced alopecia)是脱发的一个非常重要的原因(表 118.3)。药物可导致休止期脱发，生长期脱发或加速雄激素性脱发。

药物往往引起休止期脱发，不过肿瘤化疗、经头皮的射线、铊、汞、砷和大剂量秋水仙碱导致生长期脱发。激素治疗，即口服避孕药，达那唑、睾酮和合成类固醇类，会加速雄激素性脱发。

表 118.3　药物性脱发原因，通常应避免长期使用[1,2]

细胞毒性药物/铊
苯丙胺类药物
抗凝药物：肝素、华法林
抗癫痫药物：苯妥英、丙戊酸钠、卡马西平
抗炎药物：吲哚美辛、金制剂、青霉胺、水杨酸盐
抗痛风药物：别嘌醇、秋水仙碱
驱虫药：阿苯达唑/甲苯达唑
抗帕金森病药：左旋多巴、溴隐亭
抗甲状腺药物/甲状腺素/碘/卡比马唑
心血管药物：
• 胺碘酮
• 他汀类，氯贝丁酯
• 选择性血管紧张素转换酶抑制剂
• 选择性 β 受体阻滞剂
西咪替丁
庆大霉素
激素类：口服避孕药、雄激、达那唑
干扰素
锂
维生素 A 类衍生物/视黄酸类：罗可坦

💊 雄激素性脱发(男性型脱发)

雄激素性脱发(男性型脱发)(androgenetic alopecia, male pattern baldness)是最常见的脱发类型，除具有雄激素依赖性以外，还与年龄相关且由遗传基因决定。关键的雄激素为双氢睾酮，由睾酮通过 5α 还原酶生成。典型的雄激素性脱发类型是额颞部的毛发衰退，并发展至头顶，一部分病人脱发较快，而其他病人则进展较慢。在其他的类型是不可预测的。典型的男性型脱发见图 118.3。

脱发影响 30% 的 30 岁男性，50% 的 50 岁男性。

发生在女性的雄激素性脱发

• 女性的雄激素性脱发类型有别于男性。
• 头发弥漫性稀疏，常出现在头顶部(头冠)。通常前发际线得以保留，但是部分女性由于双颞部脱发而出现发际线后退(图 118.4)。

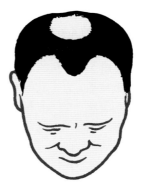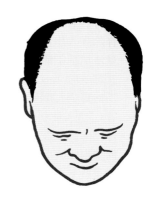

图 118.3　典型男性型脱发

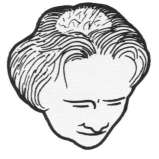

图 118.4　典型女性型脱发

• 尽管男女都可以早在 20 多岁就出现脱发，但大多数女性在 50 岁之前可能不会出现脱发。
• 部分女性可能会出现一个大量脱发的短暂时期，但之后可能是无脱发的长期稳定期。女性头发完全脱落很罕见。
• 可能在弥漫性脱发发病之后显现出来，如产后或急性病后。
• 与雄激素过多相关的疾病(如多囊卵巢综合征)可能加速脱发，但是，只有不到 5% 的女性雄激素性脱发会出现血清雄激素水平增高[2]。

治疗(男性)

通常给男性提供心理咨询，让他们接受秃顶是自然老化过程的一部分。建议男性剪短头发使形象更加美观。如他们不能接受秃顶的形象，还有其他一些方法，如戴男性假发、假发套或其他头发替代品，或做毛发移植手术。然而，即使做头发移植，周围未经治疗的头发会随着时间推移继续脱落。

药物治疗费用较高，症状改善也仅仅维持在用药期间，所以医生在讨论治疗方案时，了解病人对治疗的期望是非常重要的。

可用药物[2]

• 5% 米诺地尔，1ml，每日 1~2 次，涂于头皮，至少 6~12

118

个月。有的病人疗效好,也有的病人没有疗效。应释除病人担忧,在米诺地尔治疗最初的 4~6 周,脱发量增加是正常的现象。

- 非那雄胺 1mg,每日 1 次,至少服用 2 年。风险有性功能障碍(如勃起功能障碍,性欲减退),男子乳腺发育(少见),症状会随着时间或停药缓解。少见有报道停用非那雄胺后持久性功能障碍。病人的心理健康问题也应被重视。
- 对重症病例,可联合局部外用米诺地尔和口服非那雄胺治疗。

治疗(女性)

物理疗法/发型修饰

方法包括戴假发、毛发移植和遮瑕妆。假发可戴在整个头上或仅在有秃发的部位,或假发纤维交织进原生的头发中。

遮瑕妆可通过有经验的美发师漂白现有的头发,或将头皮染成头发颜色来实现。可在后退的发际线处或沿着头发空隙将睫毛膏轻轻地刷进发根部。

药物治疗[1]

5% 米诺地尔局部使用,每日 2 次,至少 6~12 个月(来评估疗效)[7]

或

螺内酯每日 50~100mg,如 6 个月后无明显获益可加量至每日 200mg;监测血压、肾功能和肝脏生化学检查

螺内酯在孕妇中禁用,其副作用包括直立性低血压、多尿和月经不规律。在育龄期女性中适当的用法是同时联用复方口服避孕药来调节月经和避孕。

对男性而言,这些药物有助于减少进一步脱发;如果有效,可以长期使用。

🔒 拔毛症(拔毛障碍)

拔毛症(trichotillomania),即拔毛障碍,表现为秃块状脱发,是因故意拔除毛发或扭曲发干造成的。在幼儿中相当常见,这可能仅仅是一个"习惯",没有什么意义。对于年长的儿童和成人,这可能是与压力相关的一种强迫障碍[3],且需要转诊至心理医生或精神科医生。

临床特点

- 不完全性秃块状脱发
- 头发长短不一
- 毛发断裂扭曲
- 脱发呈现出奇怪的图案
- 常出现在优势手的一侧
- 可能累及睫毛和眉毛

儿童毛发问题

生长期毛发松动综合征[8]

生长期毛发(生长的毛发)松动综合征[loose anagen (growing hair) syndrome]是一种毛囊疾病,特征是轻轻一拉就能没有疼痛地从头皮上拔下生长期的头发。表现为非常稀薄,纤细的新生头发。它是一种常染色体显性遗传病。

临床特点

- 稀薄纤细的头发,并带有破损的发端
- 女孩更常见,也可影响男孩
- 幼童时期发病,通常 <5 岁
- 在玩耍时,很容易拽掉大簇头发
- 对毛干的光学显微镜检查有助于诊断

诊断三联征:5 岁以内的女性 + 头发稀薄纤细 + 牵拉易脱发➡生长期毛发松动综合征

结局

- 随着年龄增长而自发改善
- 通常到青少年时期头发可变正常

治疗

- 释除担忧与解释
- 温和的头发护理

牵拉性脱发

牵拉性脱发(traction alopecia)是见于女童或年轻女性,由于非常紧束的发型引起的毛发稀疏,比如马尾辫,特别是过度的卷发和编发。脱发区域出现较短的断发,有时在最大的牵拉区域可见瘢痕形成。最常见的类型是"边缘性脱发",见于前额和两侧的头发边缘(图 118.5)。应建议病人停止这些束发方式。应使用热烫替代引起牵拉的卷发器。

拔毛症[8]

拔毛症(trichotillomania)好发于儿童,尤其是 4~10 岁,通常是一种夜间的习惯;家长可能并未觉察到这种头发拉扯。受累区域通常在头部前区和颞区(图 118.6),该区并不会全秃。特点是不规则形状的秃块状不全脱发区域包含有不同长度的头发。不同长度是因为有些头发不会被拉断,有些头发则会在距头皮不同的长度处被拉断。该区域可能伴有毛囊脓疱。

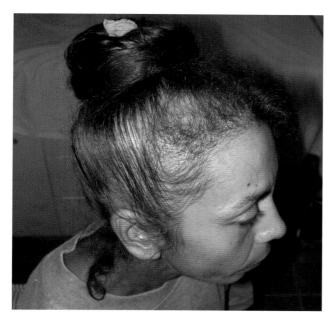

图118.5 向上束成圆发髻导致的成人牵拉性脱发

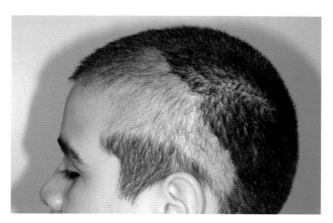

图118.6 11岁的拔毛症男孩,注意秃块状的不全脱发和奇特的病灶图案

不过作出诊断前,应采用皮屑涂片来排除一种由断发毛癣菌引起的特殊类型的头癣(黑点癣)。管理方法类似于针对吸拇癖或咬甲癖的低调方法。拔毛症并不意味着是一个严重的心理问题。

局限性斑秃

局限性斑秃(localised alopecia areata)也可见于儿童,表现为正常"清洁"头皮中的一个局限性区域。一个病理特征是在边缘出现"惊叹号样"发。绝大多数儿童病例可自行缓解,但也可能进展为全秃或复发性脱发。也有可能几十年后头发再生。治疗上局部外用强效类固醇12周左右可能有效。

头癣

头癣(tinea capitis)是一种皮肤真菌感染,造成一块不

完全的、"不洁净"的脱发区域,伴有头皮不同程度的鳞屑和炎症。重症病例可出现沼泽样肿胀(脓癣)。重要的皮肤癣菌传播媒介为宠物狗、汽车和啮齿动物。Wood灯检查阳性率仅50%。头皮皮屑涂片送显微镜检和培养能够确诊。

多毛症

多毛症(hirsutism)是指女性在雄激素依赖部位(男性性征区,例如上唇、胡须部位、后背,表118.7)出现过多的、粗的、末端有色素的毛发。

大多数病例是特发性多毛症,可能有种族性或家族性因素,或是由多囊卵巢综合征引起。其他病因包括肾上腺增生症、男性化肾上腺肿瘤、库欣综合征、男性化卵巢肿瘤和某些药物。

诊断策略模型见表118.4,该表后是多毛症的重要特征。

表118.4 女性的多毛症的诊断策略模型

概率诊断
体质(生理或家族性的)
多囊卵巢综合征(PCOS)

不能遗漏的严重疾病
癌症/肿瘤:
- 男性化卵巢肿瘤
- 肾上腺肿瘤(癌症和腺瘤)
- 异位(副肿瘤性)激素产生(例如肺癌、类癌)

陷阱(经常遗漏的)
绝经后
罕见:
- 迟发性皮肤卟啉症
- 先天性肾上腺皮质增生症
- 性腺发育不全

七个戴面具问题的清单
药物(多种药物,包括苯妥英、达那唑、米诺地尔、同化类固醇、环孢素、类固醇皮质类、吩噻嗪类、聚乙二醇α干扰素、青霉胺)
甲状腺/其他内分泌疾病(例如,催乳素血症、库欣综合征、肢端肥大症、甲状腺功能减退症)

重要病史

发病年龄、发生的频率、范围,以及毛发活性的病史,月经史,家族史和既往病史,包括内分泌疾病和用药史,特别是上表所列药物。

重点身体检查

- 一般检查包括毛发分布和生长特点、内分泌异常(比如库欣综合征)、皮肤、腹部和乳腺。

118

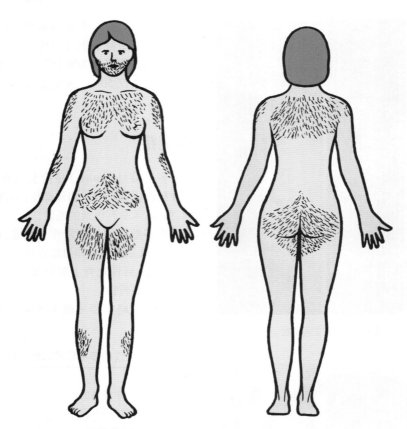

图 118.7   容易出现多毛症的身体部位

- 注意其他男性化特征,尤其是雄激素性脱发、痤疮、声音更为低沉和阴蒂肿大(必要时)

重点辅助检查

- 垂体激素(例如,FSH、LH、ACTH、TSH、催乳素)
- 雄激素[例如,血清睾酮、性激素结合球蛋白(SHBG)、硫酸脱氢表雄酮(DHEAS)、17-羟孕酮]
- 盆腔超声检查(多囊卵巢)
- 尿卟啉
- 垂体和肾上腺的影像学检查

除非是严重的、突发的多毛症,或者有其他男性化特征,否则上述辅助检查不作为常规检查进行。

发病相当突然的多毛症是一个非常重要的信号,病人可能存在严重的、潜在的病变。重要的是要排除肾上腺以及卵巢的病变。

对患有严重多毛症且月经规律的病人,应注意测量血清睾酮、DHEAS 和清晨的 17-羟孕酮水平;如果月经不规律,则注意测量病人的卵泡刺激素、黄体生成素和血清催乳素。

有必要进行合理的辅助检查,包括盆腔超声检查,以诊断多囊卵巢综合征;测量血清睾酮和脱氢表雄酮(DHEA),这两个激素水平增高提示病人可能有肾上腺的病变。

红旗征

- 男性化
- 短时间内出现的多毛症
- 盆腔或腹部肿块

管理原则

- 排除潜在的肾上腺和卵巢病变。
- 通过适当的咨询和转诊,支持病人达到可以接受的外在形象。
- 推荐合适的美容措施,比如漂白、热蜡除毛、使用脱毛膏或者剃毛。
- 提醒病人不要拔毛,尤其是口唇和下巴周围的胡须。拔毛会刺激毛发生长,但剃毛似乎没有这样的刺激效果。
- 激光可能有一定的效果,但似乎更适合浅色皮肤上的黑色毛发。这种方法除毛效果是暂时性的,最长可以保持 9 个月。

药物选择[9]

包括抑制卵巢和/或肾上腺雄激素的产生(口服避孕药或地塞米松),或抑制毛囊上的雄激素发挥作用(螺内酯和醋酸环丙孕酮)。

如果是育龄女性,且暂无生育的计划,可以使用:

复方口服避孕药(COC);

炔雌醇 + 环丙孕酮或者屈螺酮

环丙孕酮和屈螺酮可以抗雄激素,也可以使用其他复方口服避孕药。这些药物可以增加产生睾酮-雌二醇结合球蛋白,并减少卵巢雄激素的分泌。

抗雄激素药物[1]:

螺内酯,每日 100~200mg,口服(需要连续 6~12 个月才能起效)

对于绝经前或围绝经期的女性,使用:

醋酸环丙孕酮,每日 10~100mg,口服,每个月经周期持续使用 10 日,加上一种复方口服避孕药

单独使用环丙孕酮通常会导致雌激素不足,因此需要联合使用雌激素(除非有禁忌证)。绝经后女性需要联合雌激素替代疗法。

面部毛发和下颌胡须可以局部外用 11.5% 盐酸依氟鸟氨酸乳膏(凡尼卡),这是一种延缓毛发再生的新型制剂。每日薄涂 2 次。

🎗 毛发增多症

毛发增多症(hypertrichosis)是指身上的细小毳毛或绒毛生长增加,或者是全身性的(通常情况)或者是局灶性的。这种毛发是非雄激素依赖性的,因此抗雄激素治疗无效。目前该病原因尚不清楚,可能是原发性或体质性的,通常在青春期之前出现,并且均匀地分布在背部和四肢。青春期之前出现的毛发增多症通常是家族性的,但阳性家族史并不总是确定的。

药物因素是继发性毛发增多症的重要病因,可能的药物包括全身性和局部使用苯妥英钠、米诺地尔、环孢素、干扰素-α 和类固醇皮质。

继发性毛发增多症也可能和潜在的肿瘤相关,比如胃癌,被称为获得性毳毛增多症,或"恶性绒毛"。

其他原因包括神经性厌食、更年期、全身疾病、饥饿,以及一些罕见的综合征(如 Cornelia de Lange 综合征)。治疗潜在的原因,否则只有病人受到困扰时才需要治疗。物理脱毛技术适用于非雄激素依赖性的毛发。

鳞屑性头皮疾病

🎗 头皮屑

头皮屑(头皮糠疹)(dandruff, pityriasis capitis)是重要的生理过程,是头皮正常脱屑的结果。头皮屑在青春期最普遍,20 岁左右时比较严重。

如果症状持续且伴有重度鳞屑,可能是脂溢性皮炎和头皮银屑病,通过可触及的斑块进行鉴别。

头皮屑和脂溢性皮炎是相关的,处于严重性连续体

的不同程度。它们主要是由真菌属马拉色菌引起,例如球形马拉色菌,这类真菌会产生分解皮脂的脂肪酶。两者有共同的发病机制,都是慢性的复发性疾病,都表现为鳞屑和不同程度的瘙痒。更重要的是,两者对相似的治疗方法都有反应。

治疗

洗发水:

- 巯氧吡啶锌

  或

- 硫化硒

  使用方法:将洗发水按摩至头皮,保留 5 分钟,彻底冲洗,每周两次。

  持续性或严重头皮屑的治疗:

- 煤焦油加水杨酸化合物洗发水

  或

- 加有 T Gel/Ionil T 洗发水

  使用方法:如上述方法,然后用 Sebi Rinse 或酮康唑(尼佐拉尔)洗发水。如果症状持续存在(尤其是瘙痒),且尼佐拉尔洗发水无效,则使用类固醇皮质激素(例如,倍他米松头皮洗剂)。

🎗 干性头发

给病人的建议

- 对干性头发(dry hair)不要每日用洗发水。
- 使用温和的洗发水(标签上写有"干燥或受损发质")。
- 使用护发素
- 定期剪去分叉及磨损的头发末梢
- 避免加热头发(例如,电动卷发器和吹风机)
- 在热风中佩戴头部保护装置
- 游泳时戴橡胶帽

🎗 油性头发

给病人的建议

- 对油性头发(oily hair)要每日用洗发水,使用"油性头发洗发水"
- 在洗发过程中按摩头皮
- 保持洗发水在头皮上至少 5 分钟
- 避免使用护发素
- 避免过度梳头
- 注意生活方式因素:放松和均衡饮食是重要的

参考文献

1 Cargnello S, Sheil R. Hair loss and hirsutism: how to treat.

Australian Doctor, 21 November 2003: 31–8.

2   Hair loss disorders [published 2015]. In: *Therapeutic Guidelines* [digital]. Melbourne: Therapeutic Guidelines Limited; 2015. www.tg.org.au, accessed April 2021.

3   Cargnello J. I think I'm losing my hair. Aust Fam Physician, 1997; 26: 683–7.

4   Grinzi P. Hair and nails. Aust Fam Physician, 2011; 40(7): 476–84.

5   Sinclair R, Yazdabadi A. Common hair loss disorders. Update. Medical Observer, 4 September 2009: 25–7.

6   Whiting DA. Chronic telogen effluvium: increased scalp hair shedding in middle-aged women. J Am Acad Dermatol, 1996; 35: 889–906.

7   Lucky AW et al. A randomised placebo-controlled trial of 5% and 2% topical minoxidil solutions in the treatment of female pattern hair loss. J Am Acad Dermatol, 2004; 50: 541–53.

8   Thomson K, Tey D, Marks M, eds. *Paediatric Handbook* (8th edn). Oxford: Wiley-Blackwell, 2009: 284–5.

9   Endocrinology. In: *Therapeutic Guidelines* [digital]. Melbourne: Therapeutic Guidelines Ltd. www.tg.org.au, accessed March 2018.

118

指/趾甲病 第 119 章

医生应身着一袭白袍,一双鞋子,手持手杖和雨伞。神情友善而仁慈,看上去像所有万物的朋友。他整洁清爽,须发干净利落,不蓄长甲。

《妙闻集》(公元前 5 世纪)(译者注:古印度的印度传统医学文集,用梵语撰写)

指/趾甲病(译者注:甲病包括指/趾甲病)在症状比较明显时容易诊断。然而,在许多情况下,当我们不熟悉那些很少见的典型形态时,诊断可能是棘手的。通过学习指/趾甲的基本解剖和功能知识,以及本章节借助图表展示的特征形态,诊断可能变得容易。事实上,外伤、感染及炎症在指/趾甲上的表现形式非常有限[1]。

全科医生遇到的主要指/趾甲问题有创伤、甲真菌病、感染、嵌甲、甲沟炎和银屑病(译者注:甲真菌病是最常见的甲感染性疾病,从逻辑上说也属于感染,为了强调在此单列)。甲真菌病和银屑病是甲营养不良的最常见原因。创伤或疾病造成甲损伤导致甲营养不良。应从病史和检查中怀疑源于剔甲癖的过度咬甲、剔甲或清洁甲所致的指/趾甲变化。

身体检查应包括足趾缝间皮肤的全面视诊,寻找银屑病、特应性湿疹、斑秃、扁平苔藓和皮肤癣菌感染等皮肤疾病的证据。

关键事实和要点

- 指甲生长速度因人而异:指甲平均每周生长 0.5~1.2mm,而趾甲生长速度大约为此速度的一半[2]。
- 拔甲后或完全营养不良的指甲约需到 9 个月才能重新长出。
- 新的甲小皮约需 6 周才能长出。
- 与严重急性疾病相关的博氏线(Beau lines)约需 3 个月才会出现。
- 勿混淆慢性甲沟炎和甲真菌病。前者影响甲皱襞,后者则主要影响甲远端。
- 将剪下的甲和甲下刮屑进行培养及显微镜检查可能是区分甲发育不良和甲真菌病的唯一方法。
- 并非所有白色易脆的甲都是由真菌引起的。
- 任何甲下色素沉着的病变应怀疑黑色素瘤。勿与甲下血肿混淆,甲下少量出血或血肿钻孔治疗后,甲下的黑色变会随甲板的生长逐渐向外"长出来"。而黑色素瘤通常表现为纵行色素带。警惕无色素沉着的黑色素瘤,其表现可能与慢性甲沟炎或化脓性肉芽肿[2-3]相似。任何疑似病例都必须尽早转诊。
- 各种皮肤病和结缔组织疾病均可影响甲。例如银屑病、扁平苔藓、红斑狼疮、硬皮病、大疱性类天疱疮、毛囊角化病

(Darier disease)[4]。
- 杵状指是一种常见的指尖异常,而非指甲异常,应排查严重的心肺疾病。
- 明显指甲咬伤或损伤可能是重度焦虑障碍的一种症状,应仔细排查心因性问题。

导致指/趾甲异常的原因总结见**表 119.1**。

表 119.1 指/趾甲异常的诊断策略模型(修订版)

概率诊断
真菌感染:甲真菌病
甲分离
- 甲床创伤
- 咬甲所致创伤
- 习惯性剔甲所致创伤
甲弯曲
甲沟炎
银屑病
不能遗漏的严重疾病
黑色素瘤
缺铁:匙状甲
肝病:白甲症
心内膜炎:裂片状出血
慢性肾衰竭:指甲水平白色条带,"对半甲"
血管球瘤
鲍恩病/鳞状细胞癌
陷阱(经常遗漏的)
特应性皮炎
扁平苔藓
化脓性肉芽肿(常伴嵌甲)[3]
药物反应(如四环素)
假单胞菌感染
结缔组织疾病(如全身性红斑狼疮)
砷中毒(米氏纹)

重要病史

询问是否有压力过大、疾病史和可能的剔甲癖史,表现为过度咬甲、剔甲或清洁甲。询问双手是否经常处于潮

湿的工作环境中(如洗碗、肥皂和洗涤剂)或接触污垢。

重点身体检查

仔细检查指甲:寻找相关的皮肤病(如银屑病、特应性皮炎、斑秃、足癣、扁平苔藓)。

重点辅助检查

- 剪甲和甲下刮屑用于培养和显微镜检查。
- 全血细胞计数和红细胞沉降率检查
- 考虑检查肝功能

甲的解剖与功能

基本甲单元(器官)是由甲母质、侧面和近端甲皱襞、甲小皮和甲板组成(图119.1)。甲板的硬角蛋白在甲母质中形成。含生发上皮的甲母质位于表皮内陷处(甲皱襞),由甲小皮形成的防水层保护。甲母质从甲皱襞的近端延伸至甲小皮。

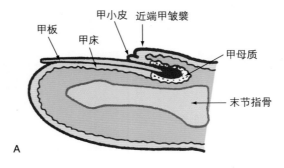

图 119.1　甲的正常解剖结构
A. 侧面观;B. 背面观。

甲床非常接近远端指骨。甲具有重要的功能和美容作用。可提高精细触觉与拿起细小物体的运动技能,如果没有指甲是不可能从平坦表面上拿起像针一样的细小物体。

甲病及其病因[1]

甲板上抬(甲分离)

甲板上抬(甲分离)(lifting of the nail plate,onycholysis)见图119.2。

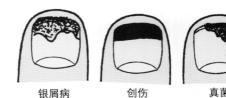

银屑病　　创伤　　真菌

图 119.2　甲板抬起(甲床分离)

病因

- 创伤
- 人为性损伤(自己造成)
- 癣
- 银屑病
- 光敏感反应,通常由四环素类引起
- 其他(如疣、扁平苔藓)
- 甲状腺功能亢进症
- 指甲破坏:
  - 鳞状细胞癌
  - 黑色素瘤
  - 扁平苔藓

甲板增厚

甲板增厚(thickening of the nail plate)的病因

- 发育问题
- 创伤
- 癣
- 银屑病(图 119.3)
- 甲弯曲
- 年龄相关变化

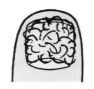

图 119.3　银屑病

甲板变薄

甲板变薄(thinning of the nail plate)的病因

- 创伤:磨损和撕裂(反复浸水)
- 人造指甲:使用和移除(译者注:美甲安装及卸下修饰物)
- 扁平苔藓
- 周围血管疾病(外周循环受损)
- 20甲营养不良,通常见于儿童

- 脆甲症

甲凹点

甲凹点（pitting of the nail plate）见图 119.4。

图 119.4　甲凹点

病因

- 银屑病
- 斑秃
- 特应性皮炎

甲板纵纹

甲板纵纹（longitudinal marks in the nail plate）见图 119.5。

图 119.5　甲板纵纹

病因（沟）

- 黏液样囊肿
- 血管纤维瘤
- 老化

病因（中间单纹）

- 毛囊角化病（Darier disease）（红色和白色条带）
- 遗传性/先天性
- 机械性创伤

甲板水平横沟（horizontal grooves in nail plate）

病因

- 博氏纹（Beau lines）（急性病引起）（图 119.6）
- 习惯性刺激变形（抠大拇指甲小皮）（图 119.7）
- 特应性皮炎
- 雷诺现象

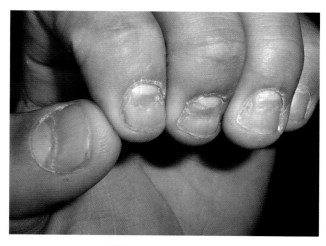

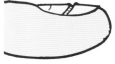

博氏纹

图 119.6　数月前急性胆囊炎发作后指甲上的博氏纹

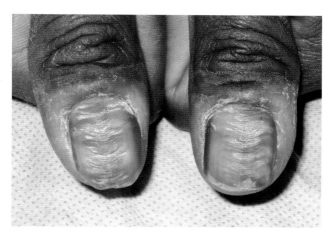

习惯性刺激变形

图 119.7　习惯性刺激变形：拇指甲板上的水平凹陷横沟

水平单条白纹或带（horizontal single white lines or band）

病因

- 化疗
- 砷中毒
- 肾衰竭

层状分裂（甲分裂）

层状分裂（甲分裂）（lamellar splitting, onychoschizia）见**图**119.8。

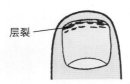

图 119.8 层裂

病因

- 创伤：反复浸湿和干燥（如做家务）
- 与年龄相关

异常弯曲

异常弯曲的病因

匙状甲（反甲）

匙状甲（spoon nails），即反甲（koilonychia），见**图** 119.9。
- 特发性（占大部分，其中儿童更常见）
- 遗传
- 创伤
- 缺铁
- 血色素沉着病

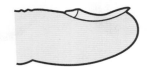

图 119.9 匙状甲（反甲）

过度弯曲

- 遗传性钳状甲

杵状指

杵状指（clubbing）见**图** 119.10。
- 遗传性/先天性
- 肺部疾病,最常见的获得性原因（如癌症、肺纤维化、败血症）

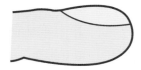

图 119.10 杵状指

- 心脏病（如先天性发绀型、亚急性感染性心内膜炎）
- 肝病（如肝硬化）
- 胃肠道疾病（如克罗恩病）

裂片状出血

裂片状出血（splinter haemorrhages）见**图** 119.11。

图 119.11 裂片状出血

病因

- 轻微创伤（如体力劳动者）
- 银屑病
- 细菌性心内膜炎

甲板变色

- 白色：
  - 条状白甲（通常为创伤引起）
  - 肝硬化
  - 低白蛋白血症（完全变白）
- 红色：
  - 裂片状出血
  - 肾衰竭
  - 红细胞增多症
  - 一氧化碳中毒
  - 血管球瘤
  - 甲癣
- 棕色：
  - 真菌感染
  - 烟草染色
  - 药物：金、氯丙嗪、细胞毒性药物
  - 艾迪生病（Addison disease）
  - 银屑病（"油渍"斑）
  - 黑色素瘤
- 黑色：
  - 血肿
  - 黑色素瘤
  - 与人种相关的色素沉着（通常累及多个指甲）
  - 痣
  - 米诺环素（通常累及多个指甲）
  - 细胞毒性药物（多个指甲中可见横带）
- 绿色：
  - 假单胞细菌感染
  - 曲霉菌感染

- 蓝色：
  - 抗疟药
  - 银中毒
- 黄色：
  - 黄色甲营养不良（是否存在呼吸系统疾病）
  - 真菌感染
  - 银屑病
  - 增长缓慢
  - 四环素类药物
- 一半（近端苍白），和一半（远端棕或红色）（即对半甲）
  - 肾衰竭（慢性）
  - 肝硬化
  - 创伤（咬伤、劈裂、破碎）

近端甲皱襞肿胀（甲沟炎）

- 创伤（如咬伤）
- 修剪指甲（后推甲小皮）（译者注：美甲者可能会做这项动作，使甲小皮与甲板分开）
- 念珠菌感染（慢性）
- 葡萄球菌感染（急性）
- 疱疹性指头炎（复发）

侧面甲皱襞肿胀

- 趾甲嵌甲
- 甲板过度弯曲
- 药物（视黄酸、抗逆转录病毒药物、肿瘤靶向治疗）

甲皱襞肿瘤

良性：
- 黏液样（黏液型）囊肿
- 疣
- 甲周纤维瘤

恶性：
- 鳞状细胞癌
- 黑色素瘤

指甲器官破坏

- 创伤
- 扁平苔藓
- 黑色素瘤
- 鲍恩病
- 鳞状细胞癌

🔹 甲分离[1]

甲分离（onycholysis）是甲板与下方甲床分离，是一种体征，而不是一种独立的疾病。这种分离形成的甲下腔隙容易藏污纳垢：如灰尘和角蛋白。常见于指甲，但也可因

与鞋的摩擦而出现于趾甲。指甲油或甲油胶中的甲醛和树脂所引起的局部不良反应也可造成指甲变形。

人为创伤常见于具有强迫性行为的人，包括那些有洁癖和频繁修剪指甲的人。

与银屑病和甲癣等其他原因产生的变色带相比，创伤性甲分离指甲末端的变色带通常呈一条直线。通过白色、黄色纹或"长矛"纹向甲近端移动将甲癣与其他疾病相区别。

绿甲则提示铜绿假单胞菌杆菌或曲霉菌入侵。

管理[5]

首先排除银屑病、甲癣（检查足趾缝）和创伤（核对病史）。

指甲

- 尽量剪短指甲。
- 避免将尖锐物体插入甲板下清除碎屑
- 将胶带（透气胶贴或类似物）贴于指甲前缘数月，直至愈合
- 避免不必要地使用肥皂和洗涤剂，例如做家务、园艺等工作时戴上棉质手套等。
- 双手尽量不要接触水
- 使用温和的肥皂和洗发香波
- 一线治疗，尤其对于轻度感染者：可用水 1：1 稀释白醋浸泡，每日 2 次，每次 10 分钟，持续 3~4 周[6]。

趾甲

- 排除真菌感染（临床足癣），做培养
- 穿合适的鞋子，以避免任何摩擦

药物治疗

- 每日使用咪唑类药物（如克霉唑，又名二苯甲基咪唑）或特比萘芬
- 外用强效皮质激素洗剂可能有效
- 对于假单胞菌感染，可用醋或 Milton 溶液和/或硫酸庆大霉素软膏浸泡患甲。
- 如确诊为白念珠菌，则最好使用口服药物治疗，如氟康唑（150~300mg 口服，一周 1 次）或伊曲康唑[6]。

将诊疗困难和治疗无效的病例转诊至皮肤科专科医生。

🔹 甲银屑病

甲银屑病（psoriasis of nails）可有多种表现，如凹陷、甲分离、变色、裂片状出血、远端甲下角化过度（类似疣），以及严重的全甲营养不良（常伴关节病）。银屑病和甲真菌病临床表现相似，因此在计划抗真菌治疗前，应通过真菌培养和甲活检以排除银屑病。这两种情况也可能并存。

甲银屑病尚无有效的局部治疗方法,但目前研究显示局部使用强效皮质激素可能对某些病例有效。病灶内注射皮质激素有效但疼痛明显,且需多次治疗。应谨慎避免指甲外伤,这可能导致科布内现象(同形反应)。对于皮肤有效的治疗对指甲并无帮助。

甲癣(甲真菌感染)

关键事实和要点

- 甲癣(甲真菌感染)(onychomycosis,fungal nail infection)累及 3%~5% 的人群和 40% 的 60 岁以上的人群[1]。
- 分为远端型(最常见)、近端型或浅表型。
- 趾甲比指甲更容易受累。
- 最常见的表现形式是由须癣毛癣菌(典型的趾间癣,对特比萘芬反应良好),或红色毛癣菌(常见于足底,多耐药)引起的远端侧位甲下型。
- 白色浅表型甲真菌病也很常见,通常局限在趾甲,为边缘清晰的小而浅的白色斑块,由指/趾间的须癣毛癣菌引起。
- 近端甲真菌病与免疫损害如 HIV 相关。
- 全甲营养不良型甲真菌病,累及整个指/趾甲,增厚、不透明并呈黄棕色(由毛癣菌属引起)。
- 白念珠菌和其他真菌不是常见致病因素。
- 诊断:将剪下的远端甲板和甲下刮屑进行真菌培养和显微镜检查,以明确诊断。阳性率为 60%~80%。

治疗[5,7]

在许多情况下,甲癣的治疗不是一个重要的临床问题,不治疗也合乎情理。定期修剪指/趾甲非常重要。所有类型趾甲癣的首选抗真菌治疗方法为:

特比萘芬 250mg(口服),每日 1 次(成人剂量),用 12 周(治愈率 70%~80%);指甲用 6 周。

另一种替代方法是伊曲康唑 200mg(口服),每日 2 次,每月第一周用 7 日,指甲一般用 2 个月;趾甲则用 3~4 个月。

要领

数月后除趾甲近端部分外,不会发现有任何改善,因为趾甲生长需 12 个月或更长时间。

用手术刀或黑色墨水在营养不良的指/趾甲根部做标记以评估进展。

累及表面或远端指/趾甲的局部治疗[8]

挫甲后涂抹 5% 阿莫罗芬(罗每乐),每周 1~2 次(指甲用 6 个月;趾甲用 9~12 个月)

或

每日使用咪康唑酊剂直至痊愈

或

每日使用环吡酮搽剂直至痊愈

或

每日 2 次使用 Arthrospira Maxima 洗剂(译者著:澳大利亚本地生产的治疗甲癣药物,主要成分为节螺藻属的蓝藻——极大节螺藻)

一项系统回顾研究发现甲癣的局部治疗有效性证据不足[9]。

对于足癣和甲癣,可考虑使用茶树精油每日 2 次治疗。

对于广泛受累、周围血管疾病、糖尿病和免疫功能低下的病人,治疗效果可能较差。

甲沟炎

急性甲沟炎

急性甲沟炎(acute paronychia)主要是由轻微创伤后细菌感染所致,特别是金黄色葡萄球菌,常伴有疼痛。

管理

无并发症的局部单纯性脓肿:

- 单纯抬高甲皱襞或刺穿甲皱襞附近排出脓液
- 注意卫生
- 通常无须口服抗生素
- 如引流无效或更广泛受累,则使用双氯西林
- 排除糖尿病
- 如果复发,考虑单纯疱疹病毒(疱疹性瘭疽)

病变复杂并蔓延到甲下:

- 沿指甲做小的纵行切口,

或

- 移除部分或全甲
- 排除糖尿病

疱疹性瘭疽

由单纯疱疹病毒在甲皱襞后部引起的一种非常疼痛的甲沟炎。一个关键特征是起疱,同时可能出现唇疱疹。口服抗病毒治疗用于初次发作的口腔黏膜皮肤单纯疱疹病毒(见第 114 章)。

慢性甲沟炎

慢性甲沟炎的临床特征

- 无痛
- 一种创伤性甲营养不良
- 诊断基础为甲根部甲小皮缺失

病因

- 过度修剪甲小皮(如美甲师)
- 职业(如厨师、家庭主妇、护士、鱼贩)

119

- 常接触水、洗涤剂和化学品
- 手部皮炎
- 习惯性刺激变形:抓或者掐近端甲皱襞。
  注:
- 继发念珠菌感染常见,但这并非根本病因。
- 水和污物可通过受损的甲小皮进入甲母质,并导致近端甲皱襞发炎。

管理[4-5]

- 进行微生物培养
- 排除糖尿病
- 基本的指甲护理建议:
  - 保持双手干燥(尽可能避免在潮湿环境下工作)
  - 洗碗时戴有棉衬里的手套(最多 15 分钟)
  - 尽量避免接触水、肥皂、洗涤剂、脂类溶剂和其他刺激物
  - 切勿抠、倒推或修剪甲小皮
  - 切勿用任何物体插入甲小皮下方进行清洁
  - 在花园劳作时戴棉手套
  - 使用温和的肥皂和香波

药物治疗[5]

针对念珠菌(如培养结果提示):
2% 咪康唑酊剂每日 2 次,共 7 日
或
局部外用克霉唑
针对金黄色葡萄球菌(如培养阳性):
局部外用莫匹罗星软膏
指甲皱襞局部外用药物治疗(尤其在持续性渗出的情况下):
含 4% 百里酚的乙醇(SVR)每日 4 次
或
含 10% 磺胺醋酰的乙醇。

- 当患处比较干燥且无渗出物时,可以使用凡士林(防水)(每日 5~10 次)。
- 强效糖皮质激素外用有效。
- 治疗效果不佳的病例应转诊。

🔆 特应性皮炎

- 避免接触刺激物:使用专用肥皂,洗碗时戴手套。
- 保持良好的指/趾甲卫生习惯。
- 近端甲皱襞处局部应用强效皮质激素。

🔆 扁平苔藓

扁平苔藓通常表现为一个或多个指甲萎缩。甲板常常随之变薄而易折断和开裂。如病情进展,甲母质被破坏后,翼状胬肉从近端甲皱襞生长出来,最终可能完全永久性指甲脱落。

建议在治疗前对甲母质进行组织活检。

在甲被毁损之前可在近端甲皱襞病灶内注射皮质激素。或者,可试验性应用泼尼松龙,25mg/d(口服),共 4 周,并在 1~2 周后逐步减量,可暂时缓解症状。建议转诊给皮肤科医生。

🔆 20 甲营养不良

20 甲营养不良(twenty-nail dystrophy)为一种罕见疾病,见于学龄前或青春期前儿童,表现为全部(20 个)甲板或几乎全部甲板变薄变粗糙。其可能是特发性的或与斑秃(最常见)、银屑病、湿疹或扁平苔藓有关。这种情况往往是自限性的,大多数病例 2~3 年后痊愈[4]。

据报道,这种疾病对强效外用皮质激素(如氯倍他索)治疗反应良好。

🔆 脆甲症

脆甲症(brittle nails)通常表现为指/趾甲远端易断裂。脆甲症与年龄有关,通常由局部物理因素引起,如反复浸泡、接触化学品(如洗涤剂、碱性物质和卸甲油)等,也可由甲状腺功能减退和手指缺血引起。全身性原因,如铁和维生素缺乏等不是常见因素。

钙并不会增加指/趾甲硬度,缺钙也不会导致指甲变脆[4]。不用美甲产品对改善指甲硬度可能会有帮助。

管理[4]

- 避免接触过多的水分及创伤。
- 在潮湿的环境下工作时,最好戴有棉衬里的橡胶手套。
- 每日用凡士林或护甲霜按摩指/趾甲,每日数次。
- 指/趾甲油和固化剂(最好不含福尔马林)可能会有良好的美容效果。

🔆 甲黑色素瘤(nail apparatus melanoma)

临床特征[5]

- 罕见但潜在致命。
- 占所有黑色素瘤的 0.7%~3.5%。
- 所有年龄段,尤其是 50~70 岁人群。
- 影响各个气候区的所有人种。
- 表现为指甲上厚度 >3mm 的纵行色素带(图 119.12)。
- 1/4 的病例无黑色素。
- 可能存在哈钦森征(Hutchinson 征)(近端甲皱襞色素沉着)。
- 通常被延迟诊断。
- 5 年生存率 >51%。
- 早期识别和转诊有治愈可能。

119

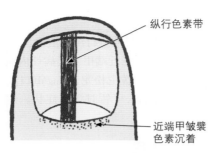

图 119.12 指甲黑色素瘤的纵行色素带征

纵行色素带

近端甲皱襞色素沉着

管理

- 所有病例都需要指甲基质活检来诊断。
- 如确诊,治疗方法根据 Breslow 厚度(译者注:肿瘤厚度,用 Breslow 指数评估)和侵犯程度制订。
- I 级或原位癌:全甲拔除。
- 侵袭性黑色素瘤:末节指骨离断术。

🖐 血管球瘤

血管球瘤(glomus tumours)是发生在甲板下的奇特小肿瘤,可引起阵发性剧烈刺痛。

通常为紫红色小病变,柔软,活动度随体温变化而改变。有时可能看不见,但是当轻压甲板使其变白时,就能够显现出来。诊断可能需要做磁共振(MRI)检查。治疗方法是手术。

🖐 甲弯曲

甲弯曲(onychogryphosis),即指甲不规则增厚和过度生长,常见于老年人大趾甲,且似乎与鞋的压力有关(图119.13)。甲弯曲是一种永久性疾病。单纯行拔甲术,数月后仍有可能复发。尽管有时拔甲术看似有效,但只能起到暂时的缓解作用。

尽管打磨甲板有时也能得到好的效果,但一般软化和打磨甲板只能起到暂时的缓解作用。

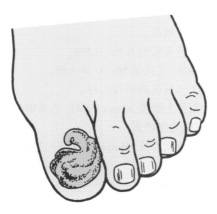

图 119.13 甲弯曲(钩甲)

可用打磨后的指/趾甲粉末作真菌培养。永久性治愈需在拔甲后切除甲床。

切除趾甲的两种方法:
1. 外科行全切除术
2. 苯酚(石炭酸)烧灼术(慎用)

🖐 嵌甲

嵌甲(ingrowing toenails)请参阅第 57 章。

🖐 甲周疣

甲周疣(periungual warts)与其他疣类似,但值得庆幸的是,极少由甲下皮扩散至甲床。这对安全有效的治疗提出了挑战。

冷冻疗法须谨慎使用,以避免对甲母质造成损伤。通常是安全的,但往往效果欠佳。也可考虑用角质剥脱剂对疣进行封闭处理。避免咬指甲,这个可能导致科布内现象(同形反应)。

🖐 甲下血肿[10]

甲下局部小血肿

有几种方法可以对疼痛非常严重的指甲或趾甲下局部小血肿(localised subungual haematoma)进行减压。目的是通过使用热丝或钻头/针头在有血肿的甲板上钻一个小孔来排出血液。

治疗

方法 1:无菌针穿刺

将标准的一次性皮下注射针(21 或 23 号)在选定部位钻一小孔。有些医生喜欢钻两个孔以促使血液排出。

方法 2:热回形针

取标准大回形针一枚,将其一端拉直,于酒精灯火焰中加热(直至红热)。随后立即将热丝移至指甲,并将其尖端轻压于血肿中心的甲板上,在冒出小股烟雾、散发出一股刺鼻的气味并喷出一股鲜血之后,疼痛即可得到缓解(图 119.14)。

方法 3:电灼法

此为最佳方法。仅需将电烙装置的热丝置于选定部位(图 119.15)。非常重要的是,需要保持电热丝的温度,并随时做好准备,一旦指甲被刺穿,立即将其取出。此方法通常无痛。

重要注意事项

- 释除担忧,告诉病人这个过程不会引起疼痛;他们可

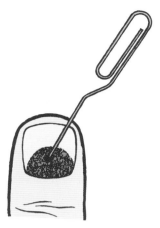

图 119.14　甲下血肿的治疗,回形针加热端的尖端轻轻压于血肿中心的指甲上

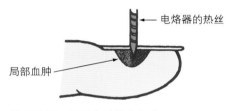

图 119.15　甲下血肿的电灼术

能会因准备工作而感到恐惧。

- 加热的尖段必须迅速穿透,不要进入到甲下组织。甲下血液将热量与底部组织隔绝,从而避免了疼痛的产生。
- 此手术对近期外伤所致的张力性血肿有效,但对陈旧、干燥的血肿无效,并且将会引发疼痛。
- 建议病人用酒精或抗菌剂清洁指甲,并用胶布覆盖以防污染与感染。
- 告知病人指/趾甲最终会脱落,6~9 个月后会长出新生甲。

甲下大血肿

血液占据整个指/趾甲区域时,甲床即会出现相对较大的裂伤。

治疗

为了维护指甲长期的功能和外观,必须拔除指甲并修复裂伤(图 119.16)。

方法

- 指/趾神经阻滞麻醉。
- 拔除指/趾甲。
- 用 4/0 普通可吸收线修复裂伤。
- 将指甲作为夹板放回原位,并用缝线将其固定 10 日左右。

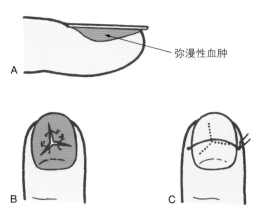

图 119.16　治疗弥漫性血肿
A. 弥漫性血肿;B. 缝合裂伤;C. 指甲作为夹板。

🦴 黏液样假性囊肿

指/趾甲黏液样囊肿(也称为黏液囊肿)(myxoid pseudocyst,mucous cysts),有两种类型,好发于指或趾(更常见)的远端指/趾骨和甲(图 119.17)。其中一种类型的发生常与远端指间关节有关,并常与之相连,另一种发生在近端甲皱襞部位。后者(更常见)为半透明有波动性,含浓稠透明凝胶状液体,用无菌针头穿刺囊肿后很容易排出。远端指间关节的骨关节炎造成黏液漏入周围组织,共同作用形成囊肿。

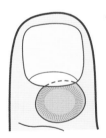

图 119.17　黏液样假性囊肿的典型位置

某些假性囊肿会自行消失。但如症状持续存在,请尝试以下方法[10]:

每周 4~6 次重复抽吸(无菌)

或

冷冻疗法

或

穿刺、加压,然后将曲安奈德(或类似的皮质激素)渗入病灶内

症状往往持续存在和反复发作;如是,请转诊至外科,行近端甲皱襞全切和/或将囊肿与远侧指间关节连接处结扎,或(最好)显微镜下分离囊壁缺损并修复。

应注意避免由于与远端指尖相通而发生脓毒性关节炎。

参考文献

1　Sinclair R. There is something wrong with my nail. Aust Fam Physician, 1997; 26: 673–81.

2　Hunter JA, Savin JA, Dahl MV. *Clinical Dermatology*. Oxford: Blackwell Scientific, 1989: 70.

3　Grinzi P. Hair and nails. Aust Fam Physician, 2011; 40(7): 471–84.

4　Byrne M, Howard A. Common nail disorders: how to treat. Australian Doctor, 31 October 2005: 38–40.

5　Sinclair R. Treating common nail problems. Aust Fam Physician, 1997; 26: 949–52.

6　Onycholysis [published 2015]. In: *Therapeutic Guidelines* [digital]. Melbourne: Therapeutic Guidelines Limited; 2015. www.tg.org.au, accessed April 2021.

7　Onychomycosis (tinea of the nails) [published 2015 Nov]. In: *Therapeutic Guidelines* [digital]. Melbourne: Therapeutic Guidelines Limited; 2015. https://www.tg.org.au, accessed April 2021.

8　Thai K. Nail disease: is it fungal and how should it be managed? Medicine Today, 2014; 15(6): 35–47.

9　Crawford F et al. Topical treatments for fungal infections of the skin and nails of the foot. Cochrane Database Syst Rev, 2000; (2): CD001434.

10　Murtagh J, Coleman J. *Practice Tips* (8th edn). Sydney: McGraw-Hill, 2019.

第十一部分

意外事故和急救医学

第120章 急诊服务

以利沙到达后,独自走进房间,看见男孩。他关上门祈祷。然后,躺在男孩身上,用他的嘴、眼睛和手盖在男孩的嘴、眼睛和手上。当他躺在男孩身上,男孩的身体开始变得温暖——男孩打了七个喷嚏,然后睁开了眼睛。

列王纪(这是个奇迹,还是成功的人工复苏?)

急症的定义

急症(emergency):"需要立即就医的情况"。

全科医生必须随时待命,有组织地应对医学上所定义的紧急情况。院外急救是医疗活动中最有意义和价值的内容之一。城市中医生将不得不根据急救服务辅助医疗的可及性,调整其可及程度、设备和技能;而其他类型医生,特别是乡村医生,就必须要有全面的专业知识和综合性设备以提供最佳条件来挽救病人的生命。

对特定急症的紧急处理不同于通常不太紧急的医疗活动。常规病史采集和身体检查被一种快速的评估和即时管理技术所替代。事实上,初步诊断有时可能仅凭电话提供的信息或在接诊病人的最初几秒获得。

一个显然又重要的概念是"时间危急性",这就意味着如果处理明显延迟,则病情很有可能严重恶化。全科医疗中的一个典型例子就是急性冠脉综合征。

另请参考儿童急症(见第89章)。

关键事实和要点

- 一项典型的农村全科医疗调查[1]中,紧急呼救的最常见原因是:意外和暴力(51%)、腹痛(10%)、呼吸困难(7%)、胸痛(6%)、晕厥 / 昏迷(5%)、其他急性疼痛(5%)。
- 紧急呼救每周发生率为 2.6 次 /1 000 人。
- 该研究中最常见的特殊情况是[1]:撕裂伤(19%)、骨折(11%)、交通事故伤害(11%)、哮喘(4%)、心绞痛(3.5%)、阑尾炎(3%)。
- 最常见的猝死原因是心肌梗死(67%)、意外事故(10%)、脑血管意外(7%)、肺栓塞(6%)、自杀(4%)。
- 最主要的急救措施是心肺复苏、插管和辅助通气、开放静脉通道(包括静脉切开)、经静脉(或经直肠)补充葡萄糖、止血。

管理原则

紧急呼救管理的重要原则可概括如下:

1. 医生必须注意到危及生命的情况。
2. 医生应做好心理和身体上的准备。
   计划、准备和练习。
3. 胸痛 / 意识丧失 / 心肌梗死(统称)代表最高级别的紧急呼救。
4. 小心呼吸窘迫和外伤的儿童。
5. 最可挽救的病人是失血的病人。因此,静脉输液扩张容量至关重要。
6. 应对大多数急症所需的基本急救技能包括DRSABCD:
   D:危险(danger)
   R:反应(response)
   S:寻求帮助(send for help)
   A:开放气道(airway)
   B:呼吸支持(breathing)
   C:循环支持(circulation)
   D:体外除颤(defibrillator)
7. 具备适宜的设备和技能,能够处理可能被血液传播病毒所污染的体液。
8. 70% 的心脏骤停发生在家中,因此,便携式除颤仪的可及性很重要。

重要的基本技能

1. 快速建立静脉通道
2. 心肺复苏,包括开放上呼吸道、辅助通气(如果可行则插管)、治疗心律失常和除颤
3. 环甲膜切开术
4. 止血
5. 常用急救药物使用

警示症状和征象

- 意识丧失
- 抽搐
- 成人胸痛,尤其是伴有面色苍白和大汗
- 伴面色苍白和大汗的疼痛、晕倒或受伤的病人

- 晕倒,尤其是在厕所
- 大出血
- 进行性呼吸困难,包括哮喘
- 威胁要杀人或自杀者,情绪激动的人(当心"危险"; 请警察陪同处理)

不要忽略氧气的价值

理想情况下,参加急救的医生应携带氧气输送装置, 或至少要有一辆携带复苏设备的救护车同时到达。记住, 氧气是用于缺氧的治疗,而不是用于呼吸困难。脉搏血氧 测定仪非常有用。多数病例需要 8~10L/min 高流量吸氧。

通常需高流量吸氧的急症[2]:

- 急性肺水肿
- 急性过敏反应
- 心跳呼吸骤停
- 晕倒
- 癫痫持续状态
- 休克、败血症
- 大出血、严重创伤
  需谨慎使用氧气的急症,除非血氧测定证实缺氧[2]:
- 潜在 COPD 病人:在上述急救情况下,紧急期可以起 始高流量吸氧,进一步评估后再酌情减少
- 心肌梗死:高流量氧疗可能扩大梗死面积
- 卒中
- 产科急症:若孕妇无低氧血症,吸氧可能对胎儿有害

十二金律

下面列出了紧急呼救诊断路径的 12 条重要建议:

1. 对昏迷者,须考虑低血糖和阿片类药物过量的可 能性。

2. 对于在厕所晕倒的腹痛者,首先考虑腹腔内出血。

3. 对于急性胸痛者首先考虑心肌梗死,除非证实为 其他疾病。

4. 对于突然发作的嗜睡和面色苍白儿童,须排除脑 膜炎和败血症。

5. 对于创伤后有持续性腹痛者,尤其是儿童,要考虑 腹部内脏破裂。

6. 对于有过敏史者,考虑急性过敏反应。

7. 对于有急性精神症状或行为怪异者,考虑药物滥 用和器质性因素。

8. 对于任何有急性腹痛表现的育龄女性,考虑异位 妊娠。

9. 对于发绀者,须首先考虑上呼吸道梗阻。

10. 对于发绀且伴有"沉默肺"和心动过速者,要警 惕哮喘。

11. 对于突然昏倒或头晕者,应考虑心室颤动或其他 心律失常。

12. 对于突发严重头痛者,要考虑蛛网膜下腔出血。

成人的重要急症

本节包括急症处理方案概要,更多详情可见相关 网站。

急性过敏和过敏反应

在过去的 20 年里,澳大利亚因过敏而死亡的人数显 著增加,儿童因食物过敏而住院的人数增加了 5 倍多[3]。 过敏的常见原因有:蜜蜂蜇伤、黄蜂蜇伤及其他叮咬(如 外来红火蚁、杰克跳线蚁)、肠外抗生素(尤其是青霉素)、 食物反应(如海鲜、花生)(图 120.1)。

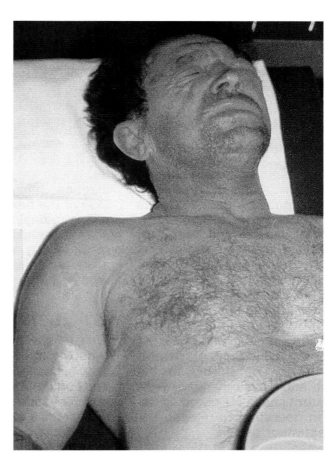

图 120.1　由欧洲黄蜂蜇伤引起的急性过敏反应伴呼吸困难

其他原因包括:过敏性提取物、血液制品、抗蛇毒血 清、放射性接触材料、麻醉剂、非甾体抗炎药。

接触所致的过敏反应常迅速发生,一般 10~20 分钟; 早期使用肾上腺素可挽救生命;基本可依据临床表现来 诊断[4]。

症状

- 皮肤:瘙痒(全身、上颚、手、脚),荨麻疹,血管性水肿

- 呼吸系统：喘息、喘鸣
- 恶心和呕吐、腹痛、腹泻
- 低血压：晕厥、晕倒
- 心悸

注：早期警示症状为手掌和足底瘙痒。

鉴别诊断：晕厥

参见第 72 章的成人过敏反应要领。

一线治疗（成人）[4-5]

- 呼救求助
- 如有可能，去除病因（如蜜蜂蜇刺）；让病人平卧
- 吸氧 8L/min（用面罩）
- 肾上腺素 0.5mg（0.5ml 1：1 000，对于 1：1 000 的肾上腺素 1mg=1ml）肌内注射，最好在大腿中部前外侧给药
- 建立静脉通道
- 如果未快速改善：
  - 每 3~5 分钟重复肌内注射肾上腺素
  - 肾上腺素静脉输注：1mg 肾上腺素加入 1 000ml 生理盐水（即 1ml=1μg 肾上腺素），可按需静脉输注 50μg（50ml）（最好有心电监护）
- 在 1~2 分钟内建立另外的静脉通道（最好是两条"大口径"通道），大剂量（20ml/kg）输注晶体液（如生理盐水 1~2L）
- 如果有喘息/喘鸣，吸入沙丁胺醇气雾剂（严重时雾化吸入）
- 可考虑异丙嗪（25mg）静脉注射和氢化可的松（250mg）静脉注射
- 入院（至少观察 6 小时）
- 出院并带 3 日药物（异丙嗪 25mg 1 日 3 次 + 泼尼松龙 50mg/d）。配备肾上腺素自动注射装置

血管性水肿和急性荨麻疹

急性荨麻疹和血管性水肿（angio-oedema and acute urticaria）本质上是局限于皮肤、皮下组织及其他特定器官的过敏反应，可同时发生。

治疗

- 单纯皮肤肿胀
  抗组胺药
  如苯海拉明或异丙嗪 50mg（口服）
  或
  如果病情严重可 25mg 肌内注射或泼尼松龙 25~50mg（口服）单次给药
- 累及上呼吸道
  肾上腺素 0.3mg 皮下注射或肌内注射，或 5mg 雾化吸入

急性心源性肺水肿

牢记 LMNOP［呋塞米、吗啡、硝酸酯类、氧气、持续气道正压通气（CPAP）］

- 让病人靠在床上，双腿垂于床边
- 面罩或鼻导管吸氧（8L/min）
- 三硝酸甘油酯（硝酸甘油喷剂或片剂）300~600μg 舌下含服；可静脉注射硝酸酯类（如果血压 >100mmHg）
- 建立静脉通道（大口径套管）
- 呋塞米 40mg 静脉注射，必要时增加至 80mg 静脉注射（或病人日常口服剂量的 2 倍）
- 吗啡 1~2.5mg 静脉注射，但要注意：用于胸痛和焦虑的病人
- CPAP：适用于无反应的病人，或双相气道正压通气（BiPAP）（如果有条件），在救护车、急诊室、心脏重症监护病房使用

如果发生快速心房颤动，给予胺碘酮 3~5mg/kg 负荷剂量静脉输注。

注：牢记潜在原因，例如：

- 心肌梗死（无症状性？）
- 心律失常
- 心肌病
- 贫血

重度哮喘[5]

重度哮喘（severe asthma）是一种危及生命的情况，对标准治疗抵抗。重度气道梗阻需要强化药物治疗，这种梗阻是由严重的平滑肌痉挛及炎症所致，后者引起黏膜水肿和黏液嵌塞。警惕"沉默肺"（见第 73 章）。

初始治疗（归纳）

- 面罩吸氧 8L/min 维持 SpO$_2$>95%
- 沙丁胺醇 12 喷（成人）置于雾化器中（4×4×4 法则）（见第 73 章）
  或
- 面罩持续雾化吸入 0.5% 沙丁胺醇，用 8L/min 氧气进行雾化
  建立静脉通道
- 氢化可的松 250mg 静脉注射或肌内注射
  若疗效不佳：
- 在沙丁胺醇雾化剂中加入异丙托溴铵 500μg
- 硫酸镁 2g（25~100mg/kg）缓慢静脉注射 20 分钟以上
- 肾上腺素 0.5mg 1：1 000 皮下注射或肌内注射，或 1：10 000 静脉注射
  若筋疲力竭、生命垂危且没有反应：
- 气管插管，间歇正压通气（IPPV）
- 静脉输液水化

🦴 阿片类药物的呼吸抑制[5]

- 保持气道（如袖珍面罩、球囊面罩）
- 纳洛酮 0.4mg 静脉推注，滴定至临床起效
注意呼吸抑制再次发生或纳洛酮过量引起的神经源性肺水肿。

参见第 64 章。

🦴 严重低血糖（血糖≤3mmol/L 可确诊）

胰高血糖素 1ml（即 1mg，1 安瓿）肌内注射、皮下注射或静脉注射（0.5ml，用于体重低于 35kg 的儿童）

然后，如果能够吞服，则可口服葡萄糖：可重复使用胰高血糖素

或

50% 葡萄糖 20ml 通过深静脉置管予以注射（如果难以建立静脉通道，亦可将注射器管口置于肛门内缓慢推注经直肠给入）

🦴 心肌梗死 / 不稳定型心绞痛

心肌梗死 / 不稳定型心绞痛（myocardial infarction/unstable angina）参见第 30 章。

一线处理

- 建立静脉通道
- 三硝酸甘油酯（硝酸甘油喷剂或片剂）300μg（1/2 片）舌下含服，除非血压 <90mmHg 或脉搏 <50 次 /min
- 阿司匹林 300mg（1/2 片或 1 片）
- 吗啡 1mg/min 静脉注射直至疼痛缓解（最多 15mg）：通常 2.5~10mg（老年 / 体弱者酌减）
- 心电图（由助手完成）
- CPAP 或 BiPAP（若条件允许）
- 安排救护车并住院治疗

🦴 过度通气

用强而有力让人安心的声音安抚病人，远离令人焦虑的刺激（如惊慌的旁观者）。考虑其他可能导致缺氧的诊断。

🦴 癫痫持续状态和连续性癫痫发作

癫痫持续状态：首次强直阵挛性发作后反复惊厥（通常为 >5 分钟）而无意识恢复。>30 分钟者死亡率显著增加。

连续性癫痫发作：恢复意识后反复抽搐。

癫痫持续状态的管理[6-7]

局灶性癫痫持续状态

- 诊断需要高度怀疑

- 口服药物通常足够
- 避免过度治疗

全身性癫痫持续状态

失神发作（小发作）

- 住院治疗
- 静脉注射地西泮
注意：失神发作（小发作）会造成长期的损害。

强直 - 阵挛（危险！）

先予苯二氮䓬类药，再予抗癫痫药；让病人侧卧；确保充分给氧；注意气道 [如口咽通气管（Guedel 管）]；给氧浓度 8L/min 以上，加上：

咪达唑仑 5~10mg（儿童：0.15~0.2mg/kg，最大至 10mg）肌内注射或静脉给药，超过 2~5 分钟

或

咪达唑仑 5~10mg（儿童：0.2~0.3mg/kg，最大至 10mg），颊内或鼻内给药。1 滴为 0.3mg。若癫痫持续发作，15 分钟后重复一次。

或

地西泮 10~20mg（儿童：0.1~0.25mg/kg，最大至 20mg）静脉给药，超过 2~5 分钟（最大速度 5mg/min）。若癫痫持续发作，15 分钟后重复一次（注意呼吸抑制）

或

氯硝西泮 1mg（儿童 0.25~0.5mg）静脉给药超过 2~5 分钟。如有必要，15 分钟后重复一次

然后立即给予抗癫痫药（适用于以上所有情况）：

苯妥英钠 15~20mg/kg 配无糖溶液，静脉给药超过 30 分钟（儿童 25mg/min）

仔细监测心电图和血压

或

丙戊酸钠 10mg/kg（儿童：15~30mg/kg 至 800mg，缓慢静脉注射）

若仍未控制，考虑在专家协助下插管以便持续重症监护

注：咪达唑仑适用于所有类型的癫痫发作，可通过肌内注射、颊内或鼻内给药。

地西泮可以经直肠给药。对于成人，将 10mg 稀释于 5ml 等渗盐水中，通过注射器管口进入直肠。儿童剂量为 0.5mg/kg。

对于儿童，咪达唑仑鼻内给药（每剂 0.2~0.3mg/kg）最大可至 10mg。

癫痫发作时旁观者应注意的事项

- 不要将病人转移到其他地方（除非为安全所需）。
- 不要将任何东西强行塞进病人口中。

- 不要试图制止痉挛。
- 要让病人侧躺,头转向一侧,下巴向上。
- 如果癫痫持续超过 10 分钟或再次发作,要寻求医疗帮助。
- 一旦痉挛结束,要摘除义齿,帮助清理气道。

复发性长期持续状态的癫痫或反复的癫痫持续状态

复发性长时间抽搐或连续性癫痫发作可选择以下药物(在对照护者进行适当培训之后):

咪达唑仑 10mg 颊内给药

或

地西泮 10~20mg 经直肠给药(可从医院药房获取)

⚡ 电击伤

事实

- 电焊机或雷电的直流电比交流电(家用电源)所引起的电解组织损伤和烧伤更多。
- 损伤发生在远离入口或出口的部位。
- 强烈的肌肉收缩可能导致骨折或肩关节后脱位。
- 家里发生的电击伤更容易引起心脏停搏(心室颤动),且心肌损伤常见。
- 可能出现一侧肢体或手指的缺血性坏死。
- 初始的轻伤可能引起误导(图 120.2)。
- 幸存者常存在神经性损伤和精神神经后遗症。

管理原则

- 根据 DRSABC(基本生命支持程序)。"危险"必须永远放在首位。
- 确保现场安全:切断电源,使用干燥毛织品给救援人员绝缘。
- "即使是临床死亡的人也要治疗"。
- 对被目击到心脏骤停的伤者给予心前区锤击。
- 考虑颈托(颈椎骨折?)。

对于电击伤和闪电击伤,旁观者施行心肺复苏和延长呼吸支持时间可以挽救生命。

- 提供基础心肺复苏,包括除颤(根据需要)。
- 仔细检查全部身体,尤其是四肢。
- 考虑:
  - 酌情行四肢或脊柱的 X 线检查
  - 行肌红蛋白尿和肾衰竭检查
  - 给予破伤风和梭状芽孢杆菌预防针
- 寻求专家帮助:重症监护病房、烧伤病房。

⚡ 闪电击伤

预防(雷暴期间)

- 不要躲在树下或高大的物体下("飞溅效应",图 120.3)[8]。
- 留在室内:躲在建筑物中或封闭的汽车里。
- 避免使用电话。
- 避免手持金属物品(如高尔夫球棒)。
- 尽可能贴近地面(如蜷缩在沟里)。
- 避免聚集。

临床表现

- 烧伤:"闪燃"现象,如衣服碎裂

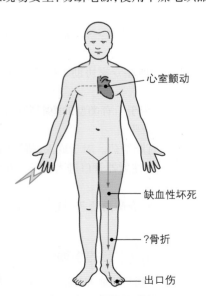

图 120.2　电击贯通人体的影响

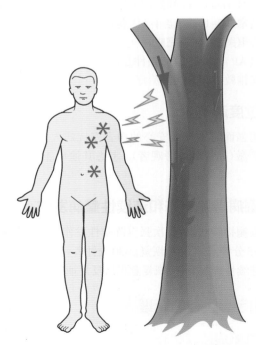

图 120.3　"飞溅效应",即电流从电阻较高的路径(如一棵树)跃下

- 冲击伤：脾破裂、硬膜下血肿、鼓膜破裂
- 与发生在家里的电击伤一样（不常见）

🐍 吸入汽油和溶剂

通常吸入物质包括汽油、胶水、挥发性涂料、喷漆和其他气溶胶。尽可能咨询药物和酒精服务。

三个主要严重问题：

1. 抖动和抽搐　咪达唑仑静脉注射或肌内注射，或地西泮静脉注射（如惊厥）。

2. 躁动/攻击性行为、自残　在光线充足的房间里尝试安抚病人；用地西泮镇静；使用氟哌啶醇治疗幻觉或妄想。

3. 全身虚弱　可能合并急性感染（如肺部感染）、贫血、营养不良。

🐍 迹近溺水[5]

迹近溺水（near-drowning）是指浸泡在液体介质中发生窒息后存活下来。无论是由于水吸入（湿性溺水）还是声门闭合（干性溺水），缺氧都是溺水或迹近溺水最终的共同路径。

需要记住的原则：病人在相当长时间（长达 30 分钟）的浸泡后仍可能对复苏有反应，即使脉搏消失或瞳孔已固定、散大，也应尝试口对口复苏。应常规给予基本生命支持和 CPR。所有有症状的病人都应接受高流量氧疗，并最好使用 CPAP 或 BiPAP。需要插管的病人应住院接受呼气末正压通气（PEEP）治疗。

有证据支持对儿童通过气管插管给予人工表面活性剂，但对成人尚无证据[9]。

盐水溺水和淡水溺水在结局和管理方面没有显著差异；体温过低时应采取保暖措施，如暖风毯（若有条件）和热水。

🐍 鼻出血

参见第 48 章。

🐍 偏头痛

参见第 45 章。

叮咬和蜇刺

在澳大利亚和美国，来自动物、蜘蛛和昆虫的叮咬和蜇刺很常见，但致命的叮咬并不常见。

🐍 蛇咬伤

捕蛇者和杀蛇者被蛇咬伤（snake bites）的情况更为常见和严重，尤其是在醉酒的情况下。蛇在交配或蜕皮时更具有攻击性（大约 1 年 4 次），它们可以每秒 3.5m 的速度将相当于身长 1/3 的部分迅速弹出。超过 70% 的咬伤发生在腿部。海蛇并不是澳大利亚水域的主要问题。

急救

1. 尽量让病人保持不动。
2. 不要清洗、切开、冰敷、处理伤口或使用止血带。
3. 立即用绷带牢固包扎咬伤部位（紧度与足踝扭伤相同）。最好用宽 15cm 的弹性绷带或绉纹绷带；包扎范围应达到咬伤部位之上 15cm（例如，若足踝周围被咬，绷带包扎应高至膝盖）。足够的压力可以防止毒液通过淋巴系统进入血流。
4. 用夹板固定四肢：最好使用结实的木棍或木板。
5. 转运至医疗机构接受后续治疗。勿饮用酒精饮料或兴奋剂。

注：用毒液检测试剂盒检测被咬区域的拭子或新鲜尿液样本，用于确定肇事蛇的种属。

当病人正安全地处于医学观察中时，可谨慎拆除绷带。观察中毒的症状和征象。

针对大多数澳大利亚毒蛇的抗蛇毒血清是多价的或种属特异性的。

动物毒素中毒（envenomation）

不是所有病人都会中毒，除非有中毒证据，否则不应常规使用抗蛇毒血清。当发生明显的蛇咬伤时更有可能中毒，如捕蛇者、赤足者或把手放在蛇洞里的人。

除了非特异性的全身反应（包括凝血功能障碍、神经毒性、肌溶解和肾脏损害），还可能有重要的器官受累，这取决于蛇的类型及其毒素的种类。

蛇咬伤中毒的早期重要症状包括：

- 恶心和呕吐（可靠的早期症状）
- 腹痛
- 排汗过多
- 严重头痛
- 头昏、视力模糊
- 说话或吞咽困难
- 凝血功能障碍（如血尿）
- 淋巴结压痛

最大的危险是呼吸阻塞和衰竭或猝不及防的灾难性出血（如脑出血）。

详细影响见图 120.4。

辅助检查和观察

- 仔细观察（如生命征象、意识状态）
- 检验尿中的血和蛋白
- 全血细胞计数、尿素、电解质、肌酐、肝功能
- 警惕凝血功能障碍（如痰中带血、咯血、伤口/静脉穿刺部位出血、血尿）
- 连续全血凝固时间（普通玻璃管）：正常 <5~8 分钟，

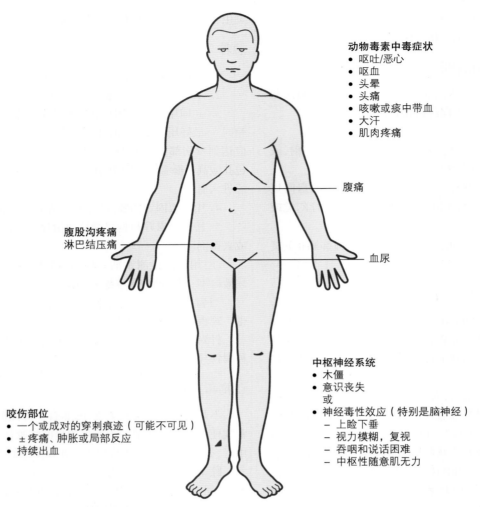

动物毒素中毒症状
- 呕吐/恶心
- 呕血
- 头晕
- 头痛
- 咳嗽或痰中带血
- 大汗
- 肌肉疼痛

腹痛

腹股沟疼痛
淋巴结压痛

血尿

中枢神经系统
- 木僵
- 意识丧失
  或
- 神经毒性效应（特别是脑神经）
  - 上睑下垂
  - 视力模糊，复视
  - 吞咽和说话困难
  - 中枢性随意肌无力

咬伤部位
- 一个或成对的穿刺痕迹（可能不可见）
- ±疼痛、肿胀或局部反应
- 持续出血

图 120.4 如何识别蛇咬伤中毒

>15 分钟有阳性意义
- 凝血功能筛查：活化部分凝血活酶时间（APTT）、凝血酶原时间（PT）或国际标准化比值（INR）
- 毒液检测试剂盒：取伤口部位(最优)或尿液(欠可靠，延迟阳性)

动物毒素中毒的治疗

- 随时安抚病人
- 缓慢静脉滴注生理盐水
- 不要给予抗毒血清，除非出现毒素中毒的临床征象及生化表现（如小便异常或凝血功能异常）
- 如果需要抗蛇毒血清，一瓶通常就足够
- 稀释特异性抗毒血清（1：10 生理盐水），并通过盐溶液管路缓慢静脉滴注 30 分钟以上
- 准备肾上腺素、抗组胺药、氧气和类固醇药物备用
- 监测生命征象
- 必要时提供基本生命支持

注：肾上腺素的使用尚有争议，一些专家因其与抗毒血清发生反应而对其持保留意见。最好避免用于棕蛇中毒和凝血功能障碍。

蜘蛛咬伤[5]

多数种类蜘蛛的毒素只会导致局部疼痛、发红和肿胀，但有些蜘蛛的毒素可迅速致命，特别是致命的悉尼漏斗网蜘蛛（Atrax robustus）。

原则：被大黑蜘蛛咬伤，应首先按漏斗网蜘蛛咬伤处理，特别是在悉尼周围半径 160km 的范围内。

急救

- 悉尼漏斗网蜘蛛咬伤：按蛇咬伤处理
- 其他蜘蛛：冰敷，不要用绷带包扎

治疗

悉尼漏斗网蜘蛛咬伤

动物毒素中毒的征象（按顺序）：

- 肌肉震颤:四肢→舌 / 唇
- 明显的流涎或流泪
- 毛发直立
- 呼吸困难
- 神经症状(如定向障碍、昏迷)

  动物毒素中毒的治疗:
- 特异性抗毒血清(通常 4~8 小瓶)
- 入住医院重症监护病房
- 复苏和其他支持措施

其他蜘蛛咬伤

大多数种类蜘蛛的毒素只会引起局部症状,但有少数几种毒液,如澳大利亚的红背蜘蛛(*Latrodectus hasseltii*)和与之同一种属的美国黑寡妇蜘蛛(*Latrodectus mactans*),可引起动物毒素中毒。很少致命,但在年轻人、体弱者和老年人中更为严重。咬伤伤口容易感染。

动物毒素中毒的治疗;冰敷、镇痛。

- 已有抗毒血清,可肌内注射或静脉注射,但很少需要使用。

蜜蜂蜇

急救

1. 用指甲或刀片从侧面刮掉蜂刺,不要用指尖挤压。
2. 用 20% 硫酸铝溶液(Stingose,澳大利亚的一种蚁虫叮咬痛感修复凝胶)或甲基化酒精外擦。
3. 冰敷患处。
4. 休息并抬高患肢。

如出现过敏反应,则按前文所述治疗。

预防措施(如是高敏体质)

- 尽可能避开蜜蜂(和黄蜂)。
- 针对蜜蜂(或黄蜂)毒液的免疫治疗。
- 蜜蜂、黄蜂(*Vespula*)和胡蜂之间没有交叉过敏反应。对于蜜蜂,应使用纯毒液抗原,而黄蜂则需要特殊的低敏抗原。
- 免疫治疗应用于:
  - 有哮喘病史,且已有一次蜂蜇伤后严重过敏反应史
  - 至少被蜇过三次,且过敏反应逐次加重
  - 有严重过敏反应的职业暴露者
  - 蜂毒特异性 IgE 抗体升高(RAST:放射过敏原吸附试验),或毒刺试验阳性

蜈蚣和蝎子咬伤

蜈蚣和蝎子咬伤(centipede and scorpion bites)主要症状是疼痛,这种疼痛可能剧烈且持久。在澳大利亚发现的

蝎子通常只引起轻微的全身症状。

急救[10]

1. 局部热敷(如含氨类的热水:家用漂白剂)。
2. 冲洗伤口。
3. 局部麻醉(如用 1~2ml 1% 利多卡因在伤口周围局部浸润)。
4. 考虑使用阿片类药物镇痛,如吗啡或芬太尼。
5. 核实破伤风接种情况。

箱型水母或海黄蜂[5]

箱型水母或海黄蜂(*Chironex fleckeri*)是澳大利亚水域中最危险的水母,已造成至少 80 人遭受极度痛苦和突然死亡[11]。病人可因心肺衰竭而在数分钟内致死,尤其见于儿童。刺伤处呈现"磨砂征"样外观。这种水母的触须可长达 180m,仅分布于南回归线以北的热带水域(西至埃克斯茅斯,东至格莱斯顿),可于夏季在沿海水域发现。

预防

- 避免于不安全月份在"水母警报"区域游泳、划水和涉水。
- 另外,应穿上"防刺服"。

治疗[4]

- 把伤者带离水域以防溺水。
- 立即用镊子、棍子或戴着手套 / 衣服的手移除触须。
- 检查呼吸和脉搏。
- 如有必要,立即开始心肺复苏。
- 在蜇伤处及伤口周围用大量醋(可达 2L)冲洗。
- 对于小面积蜇伤可使用冰袋冷敷,对于大面积蜇伤则用冰按摩。
- 建立静脉通道;必要时可吸氧并给予多达 5ml 的强心剂。
- 对于严重的蜇伤,可静脉注射箱型水母抗毒血清(如果病人持续心脏骤停,可能需要至少 6 安瓿)。
- 如有需要则予以镇痛[冰敷、利多卡因和镇痛药(芬太尼或吗啡)]。
- 静脉注射镁剂只有非正式证据支持[12]。

  注意:可能出现延迟反应,即蜇伤可于几周后仍引起疼痛(可口服类固醇药物)。

  箱型水母蜇伤不要加压固定包扎。

伊鲁康吉综合征[5]

伊鲁康吉综合征(Irukandji syndrome)是由另一种箱型水母(*Carukia barnesi*)所致,这是一种可以穿透箱型水母安全网的极微小的箱型水母,可能还有其他种类的箱型水母。最初表现为轻度刺痛,后出现延迟的严重症状(通

常在 30 分钟后):

- 严重的广泛背部、腹部和肌肉疼痛和肌肉痉挛
- 胸痛、出汗和焦虑
- 焦虑、不安、濒死感
- 头痛、恶心、呕吐
- 心动过速,血压升高

目前尚无特异性急救措施或抗毒血清,但由于其所导致的肺水肿或心脏骤停会致死,因此仍需采取复苏措施。措施包括:根据需要每 5 分钟静脉注射 5mg 吗啡或芬太尼,控制血压(如酚妥拉明,CPAP 和吸氧用于治疗肺水肿),或许可以静脉注射镁剂(但证据很少)[12]。

普通水母蜇伤[5]

普通水母蜇伤(common jellyfish stings)包括蓝瓶僧帽水母(属于僧帽水母种)和其他水母的蜇伤,会造成强烈的局部疼痛(长达 1 小时或更久)及条状皮肤发红。全身反应不常见。

治疗

- 用海水冲洗蜇伤部位。
- 戴手套去除或用水冲去全部触须。
- 将被蜇伤的部位在 45℃ 热水中浸泡 20 分钟。水温很高,注意其他肢体对温度的耐受性。
- 醋没有帮助。

刺鱼中毒[5]

刺鱼(stinging fish)的尖刺有毒腺,如果它们刺到甚至擦伤皮肤,就会产生剧烈的疼痛。其中最广为人知的是石鱼,其他包括牛头鱼、鲶鱼、海胆和棘冠星鱼(可能需 X 线检查)。这种毒素通常是热敏性的。黄貂鱼会造成深长的伤口,从而可能导致二重感染。

动物毒素中毒

- 剧烈疼痛
- 局部肿胀
- 皮肤青紫

治疗

- 清理伤口,考虑探查。
- 淋浴或将被蜇伤的部位浸泡在热水中(45℃,避免烫伤),可立即缓解[5]。
- 给予简单镇痛药。
- 如疼痛持续,可给予 1% 利多卡因局部注射 / 浸润,甚至可以区域阻滞。如果疼痛仍持续,可考虑静脉注射吗啡或芬太尼。
- 有一种特定的石鱼抗毒血清可供使用。最好在心脏重症监护病房缓慢静脉滴注。

软体动物咬伤(蓝环章鱼、椎形贝)[5]

软体动物(如蓝环章鱼、椎形贝)的咬伤,其毒液常导致麻木或感觉异常,但如果持续肌无力导致呼吸肌麻痹则可迅速致命。

治疗

- 在咬伤部位(通常是手或手臂)用绷带加压包扎。
- 患肢制动。
- 安排转运(最好用救护车)到医疗机构。
- 观察呼吸肌麻痹,确保足够的 DRABC。

其他叮咬和蜇伤

据称,沙蝇(蠓)的叮咬可以通过口服硫胺素来预防,但尚无公开的证据支持这一理论。

对这种叮咬及蚂蚁、黄蜂和蚊子的叮咬:

急救

1. 用大量冷水冲洗伤处。
2. 将醋(适量)或 20% 硫酸铝溶液(Stingose)涂在伤口上约 30 秒(证据不足)。
3. 冰敷数分钟。
4. 如果疼痛剧烈,可使用舒缓止痒霜或 5% 利多卡因乳膏 / 油膏。

通常不需用药,除非发生急性过敏反应。

蜱虫嵌入[5]

有些种类的蜱对人类非常危险,尤其对儿童。在澳大利亚,蜱麻痹仅分布于东部沿海。1~5 岁的孩子要小心,蜱虫通常在耳后头皮上。由于不可能区分危险的蜱虫和非危险的蜱虫,所以必须及早清除。蜱虫应被完全清除,不要留下口器。不要尝试抓住蜱虫的身体拖拽,这样做很少成功驱除蜱虫,而且可能向宿主注入更多毒素。

许多医生用精细的钳子或镊子尽可能靠近皮肤夹住蜱的头部,然后迅速旋转将蜱虫从侧面拉出,这是一种在医生诊室内进行的操作,这种方法尚可,但没有本文描述的方法有效。

急救户外清除方法

- 用一根结实的细线绕成圈(做成半钩套索)尽可能靠近皮肤缠住蜱虫的头部,然后用扭转的动作迅速拉出。适宜的材料包括结实的丝线或牙线。
- 常用除虫菊酯基喷雾剂。

诊室内操作

- 在嵌入部位周围皮肤浸润少量局部麻醉剂。
- 用 11 号或 15 号手术刀片,进行小而充分的切除以确

保完全移除虫体,包括蜱的口器(图 120.5)。

- 如果蜱虫的体部已扯掉,含有口器的皮肤可用 2mm 或 3mm 活检刀片轻松切除。
- 小伤口通常可用创可贴(或外科免缝胶带)覆盖而无须缝合。
- 移除后需仔细观察。

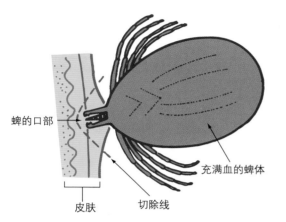

图 120.5　移除蜱虫嵌入

🦟 人咬伤和动物咬伤

这些咬伤会导致化脓性感染,需要常规处理(在第 123 章中作概述)。

重要急救技能

心肺复苏

心肺骤停

关于心肺骤停(cardiopulmonary arrest,CPA),至关重要的是全体医生应熟知意外情况下实施基本生命支持的方案。每日来诊室就诊的病人,随时都有可能出现突然晕倒,包括心脏骤停。心脏骤停的原因大约 75% 为心室颤动;其中,超过 75% 的病人患有重度冠状动脉疾病[13]。

在心跳呼吸骤停(无意识、无脉搏、无呼吸)的 3 分钟后,发生永久性大脑功能障碍的风险持续增加。

猝死的重要病因总结见表 120.1[14]。

表 120.1　猝死的病因

心律失常:

- 心室颤动(75%)
- 室性心动过速
- 尖端扭转型室性心动过速(?药物)
- 病态窦房结综合征
- 严重心动过缓

急性泵衰竭:

- 急性心肌梗死
- 心肌病

心血管破裂:

- 心肌破裂
- 主动脉夹层动脉瘤
- 蛛网膜下腔出血

急性循环阻塞:

- 肺栓塞

其他:

- 主动脉狭窄
- 肺动脉高压
- 二尖瓣脱垂
- 电解质紊乱
- 吸胶毒

应遵循心脏骤停的 ABC 基本生命支持原则,但最好是 DRSABCD(译者注:其中的 ABC 改成 CAB 可能更合理)。因为最后的 D(defibrillation,除颤)很紧急(结局与除颤的速度直接相关),故 S(send for help,求救)应包括派人去取除颤仪。院外心脏骤停病人的"生存链"原则见图 120.6。

基本生命支持[15]

图 120.7 展示了成年病人晕倒或明显无意识时一份合理的 DRSABCD 方案。

生存链

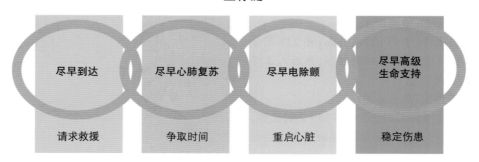

图 120.6　院外心脏骤停生存链

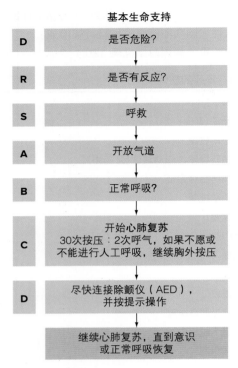

基本生命支持

D	是否危险？
R	是否有反应？
S	呼救
A	开放气道
B	正常呼吸？
C	开始心肺复苏 30次按压：2次呼气，如果不愿或 不能进行人工呼吸，继续胸外按压
D	尽快连接除颤仪（AED）， 并按提示操作
	继续心肺复苏，直到意识 或正常呼吸恢复

图 120.7　基本生命支持程序
资料来源：澳大利亚复苏委员会指南。

1. 摇动并呼喊病人。
2. 检查呼吸。心脏骤停后发生异常喘息（濒死性喘息）的概率很高，这仍然需要心肺复苏。
3. 如果有呼吸，检查脉搏（触诊甲状软骨旁颈动脉的搏动）。如果没有反应和呼吸，不要因检查脉搏而延迟心肺复苏。
4. 呼救（如果无脉搏）。拨打 000 急救电话（也可用移动电话拨打 112：国际标准号码）（译者注：中国医疗急救电话为 120；澳大利亚的急救、救火和报警电话为 000）。
5. 手指清理口咽（清理口腔）。
6. 将病人放于坚硬的平面上。
7. 按压胸廓（如果目击心跳停止）。
8. 仰头（如有外伤或未知原因，需注意颈椎）。
9. 抬颏（可以的话用导气管）。
10. 开始基本生命支持：
 – 人工呼吸（RBs）：2 次充分呼吸
 – 胸外按压（无停顿）：30 次按压
 – 持续 30 次按压（频率为 100 次 /min）和 2 次充分呼吸交替进行（译者注：先胸外按压，然后人工呼吸可能是更合理的）。
连接体外自动除颤仪（如有必要）。
注：有 1 名或 2 名抢救者时，适宜按 30：2 的比例。部分权威机构建议仅行持续胸外按压，这最适合未经训练的抢救者。
心肺复苏的基本明细见表 120.2。

表 120.2　心肺复苏基本明细

项目	<1 岁的婴儿	儿童	成人
按压 /(次·min^{-1})	100~120	100~120	100~120
按压深度 /cm	4	5	5~6
按压位置	胸骨中央	胸骨中央	剑突上 4cm
方法	2 个手指	1 只手	2 只手
通气 /(次·min^{-1})	20	16	6~10
头后倾	无	中度	完全

注：参见国际复苏联络委员会（ILCOR）指南：www.ilcor.org.。

人工呼吸 / 通气的方法

将病人的头部处于"闻晨风"姿势（头部充分后仰，抬起下颌），抢救者深吸一口气，用口唇包住病人的口（鼻部偶尔也可以）。如果是口对口人工呼吸，就要捏紧病人的鼻翼。给 2 次充分呼吸并检查胸部扩张（图 120.8、图 120.9）。如果胸廓活动费力，表明唇部密封失败或存在气

为最佳气道通畅度：
1. 清除口腔异物：用手指清扫气道；拍击肩胛间区；考虑使用海姆利希手法。
2. 使病人仰卧在平坦坚硬的平面上（A）。注意当病人后仰时，咽部软组织下垂可能会阻塞气道。

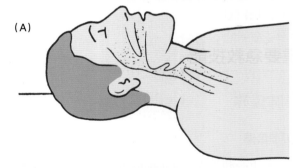

(A)

3. 为了克服这个问题，可采用仰额（B）加抬颏（C）或托举下颌。
（注意：如果怀疑有脊柱损伤，应避免过度活动颈部，但首先要清理气道。）

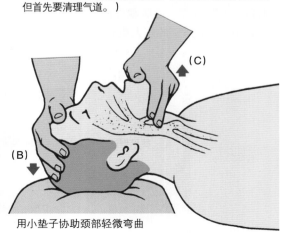

(C)

(B)

用小垫子协助颈部轻微弯曲

图 120.8　基本生命支持：A，气道（airway）

人工呼吸：
1. 给2次充分呼吸。
2. 观察胸廓而非腹部起伏。
3. 看、听并感觉是否有呼气。
4. 检查颈动脉搏动。
5. 如果没有脉搏，开始进行完整的心肺复苏。

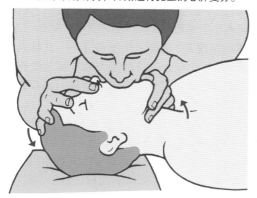

图120.9 基本生命支持：B，呼吸（breathing）

道阻塞。可以的话，用吸管清洁口咽部。妥善固定的义齿应留在原处，因为这更易于进行人工呼吸。复苏管或便携人工呼吸面罩（应在诊包里）是呼气复苏的理想选择，它可避免口对口接触还能提高通气效果。

胸外按压

有证据支持心脏骤停后持续心脏按压的必要性。对任何无反应和呼吸异常的病人都应启用持续心脏按压。

找到胸骨下切迹，然后将一只手的掌根放在胸骨下半部分（成人），另一只手的掌根放在此手背上，双手手指交叉互握（**图120.10**），即可安全地进行按压。在将胸骨有节奏地按下 5~6cm 或胸廓前后径 1/3 的同时，保持双臂和肘部伸直。尽量保持这个位置，因为"滑动"会导致肋

骨骨折或出现更糟的情况。手指必须远离胸部。

按压应该平稳、有规律且不间断。理想情况下，一次按压应该能够产生一次股动脉搏动。另一个人可以在心肺复苏中检查颈动脉或股动脉搏动，并检查瞳孔大小。

持续的心肺复苏

如 30 分钟无改善则考虑停止心肺复苏。延长心肺复苏能成功的例外情况包括在冷水中溺水、电击伤、海洋生物毒素中毒、蛇咬伤和某些中毒（如氰化物和有机磷）。

高级心脏生命支持

高级生命支持（advanced life support）依赖于熟练的医疗团队和合适的医疗设备。

最佳的初始支持包括：
- 气道管理
- 气管插管（或用球囊和氧气）
- 心电监护
- 静脉通道（大的周围静脉或中心静脉）
最佳的初始治疗包括：
- 心脏除颤
- 吸氧
- 心脏活性药物，尤其是肾上腺素
如果心电图记录不可用，最好的做法是：
- 心脏除颤
- 如果不成功，静脉注射肾上腺素，每 3 分钟重复给药
考虑抗心律失常药物：胺碘酮、利多卡因、硫酸镁。

高级生命支持：除颤[15-16]

- 尽量减少胸外心脏按压的中断。
- 对于心室颤动 / 无脉性室性心动过速，给予单次电击

如果颈动脉或股动脉无搏动，立即开始胸外心脏按压

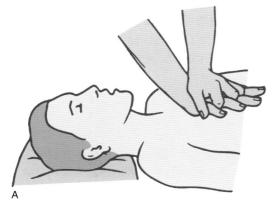
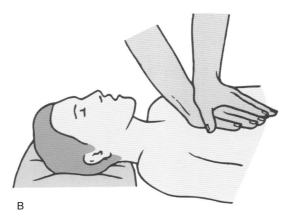

胸外心脏按压要手指交叉互握（A）并手指伸直（B）。一只手的掌根放在胸骨下段，剑突与胸骨交界上方2横指处。另一只手的掌根放在第一只手上。确保手指不会施加压力。病人置于坚硬的平面上，抢救者肩膀保持水平。

图120.10 基本生命支持：C，循环（circulation）

而不是叠加电击(单次电击策略)。

- 如果有专业医护人员目击心脏停搏,并且有手动除颤仪,那么在首次尝试除颤时最多可以给予三次电击(叠加电击策略)。
- 双相波除颤通常设置为360J,单相波除颤设置为200J,除非除颤仪设置不同。
- 每次除颤后在检查心律和脉搏前先进行2分钟的心肺复苏。

除颤时,两个电极板应放在胸壁正确位置,用以下两种位置之一:

- 一个放在胸骨上部右侧(右锁骨下方),另一个放在心尖上方(图120.11)。
- 一个放在胸廓前壁,另一个放在左肩胛下角处。应剔去胸毛(如果不延迟除颤)以放置电极板。

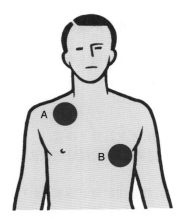

图120.11　除颤时两个电极板的标准位置
A,右锁骨下;B,左胸下。

紧急静脉通道

最好一开始就考虑经皮静脉插管,因此应在肘静脉置入外周静脉通道。如果大量失血可能需要多条静脉通道。

备选通道:

- 中心静脉插管:大多数医生应能够将标准套管置入颈外静脉
- 外周静脉切开术
- 骨髓腔输液(见第89章)

灾难医学

2020年COVID-19(新型冠状病毒感染)疫情的出现,凸显了防灾和管理灾害的重要性。虽然传统上大多数资源集中在医院和专门的医疗或公共卫生团队,但实际上很多工作需要全科医生承担。

由于全球灾害频发,受灾人数也不断增加。这是由

多种原因造成,包括全球人口流动增强、居住地灾害易发及人类活动对地球表面的影响(包括疾病媒介和气候的变化)。

灾难管理在全科医学领域是一门关键且发展迅速的学科,世界医学协会建议将灾难医学培训纳入医学本科和硕士研究生的课程[17]。

灾难的情况是"从医学角度而言……其特点是在既定时间段内,医疗专业人员的能力和资源与受伤或健康受到威胁的幸存者的需求之间存在急剧且难以预测的不平衡"[18]。

灾难管理与灾难影响的时间有关,一般分为四个阶段:预防(prevention)、准备(preparedness)(灾难影响)、响应(response)和恢复(recovery),即PPRR四阶段。管理也因造成灾难的危险而异,如疾病流行、丛林火灾、洪水、酷暑、干旱、核事故或恐怖袭击。

关键事实和要点

- 准备工作:
  - 证据表明,准备有助于恢复,全科医生应该有灾难计划并进行实践[19]。
- 响应:
  - 全科医生不断更新易受伤病人的名单是很有价值的。
  - 维持正常运转是全科医生最关键的应对措施,这可能需要在灾难期间进行调整,如使用替代场所、远程医疗。
- 恢复:
  - 可能需要几天、几周、几个月、几年或几十年。
  - 大多数人可在没有任何帮助的情况下康复;因此应该抵制住"诱惑",不要对所有人都进行心理治疗。
- 自我照护:
  - 在社区发生灾难时,全科医生可能被视为弱势群体,应优先考虑自我照护。

系统方法

根据灾难的四个阶段(PPRR)来考虑全科医生的角色是有益的。为了做到这一点,全科医生将受益于应急响应计划或灾难计划[20]。灾难各阶段全科医生的角色见**图120.12**。

响应

在突发性事件期间,包含消防、救护车和警察服务的应急响应系统,与全科医生一起工作以提供最大效益,并将对自己、病人或其他响应者的潜在伤害风险降至最低。全科医生了解这些系统并避免病人护理中的重复和空缺非常重要。

在偏远地区,全科医生可能是相当长一段时间内唯一的响应者。在这种情况下,分诊及临场应变是重要的。

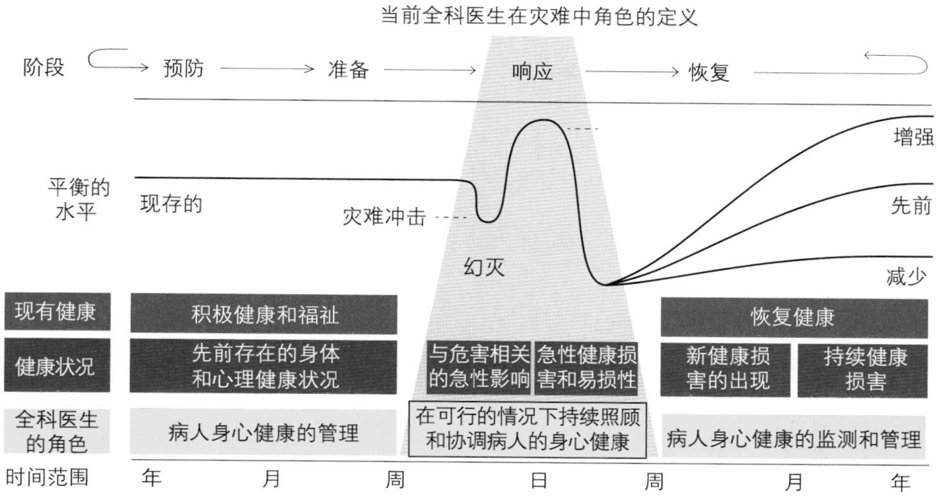

当前全科医生在灾难中角色的定义

图 120.12 灾难各阶段：随着时间的故事线展示了全科医生在灾难各阶段及预防／准备／响应／恢复（PPRR）各阶段中的角色

资料来源：Burns P, Douglas K, & Hu W. Primary care in disasters：opportunity to address a hidden burden of health care. Med J Aust 2019；(7)：210.

恢复

在第 1 周

有痛苦、否认和怀疑，持续几日到几周。大多数人会康复。部分人只需要极少支持，而少数人将需要更多支持。

为了减少创伤经历所带来的痛苦，心理急救（PFA）旨在改善短期和长期功能。这是世界卫生组织（WHO）和澳大利亚红十字会（Australian Red Cross）提供证据并认可的[21]。这种急救为部分人后续开展更有意义的咨询开启了大门，但这种更为正式的治疗不应被善意的政府"强加"给每个人。

心理急救

心理急救（psychological first aid，PFA）不是心理教育。它包括：

- 确保个人的人身安全，住房和基本人类需求得到满足
- 安慰并安静地倾听个人想说的话；并不是要求他们谈论所发生的事，也不是告诉他们谈论这件事对他们有好处
- 将个人与所爱的人或朋友联系起来
- 引导个人实现目标以提高成就感：小的、可行的且可实现的任务有助于回归正常生活[21]。

已成为社区的一部分的全科医生，在提供心理急救方面有重要的领先优势。PFA 不是危机事件应激晤谈（critical incident stress debriefing，CISD）。晤谈未被证明有用，甚至可能对某些人有害。（译者注：危机事件应急晤谈是一种结构化的、简短的干预方法，在危机发生后以小组方式进行，目的是帮助人们处理压力事件、减少创伤压力、抑郁和焦虑。这个干预有 7 个阶段，通常需要 3 小时）

接下来的数周、数月及数年

如上所述，大多数病人及其家属将自行恢复。灾后，灾难对身体和心理健康的影响可能同时存在[21]。一个关键要素是监测，针对慢性病的加重、新发的精神和躯体的健康状况[22]及物质滥用加剧进行监测。COVID-19 新型冠状病毒感染和森林大火等大规模灾难的经济影响可能会通过就业、受教育和影响心理健康的社会因素等"健康的社会决定因素"而产生重大的长期影响。

支持孩子最好的方式就是支持他们的父母[23]并帮助他们回归正常的生活[24]。不建议在媒体上反复观看事件。

灾难将生命一分为二，对一些人来说，这种影响可能持续几十年，或跨越几代人，这取决于个人、家庭及灾难的特点[25]。

医生的诊包和其他急救装置

全科医生到家庭和养老院出诊时需要一个有基本行医工具的传统诊包，装有药物（包括急救药物）、文具和各种其他物品。乡村医生不可避免地会使用到诊包，以应对繁多的家庭急救及路旁呼救。以下推荐内容供交叉检查（互相检查）时指导使用。

医生诊包的基本要求

- 坚固
- 可上锁（如密码锁）

- 内部物品便于获取
- 整齐
- 一次性可抛弃的物品
- 设备便携
- 定期检查并确保无过期药物
- 阴凉处储存(不是汽车尾箱)

比较传统的医生可能偏爱格莱斯顿包(一种医生出诊包的款式),它传递给人一种由来已久的安全感。实用主义者也可能把渔具箱当作诊包,虽然不够优雅,但在危机时刻看到那些井然有序的隔断层可以让人平静下来。

文书工作和参考资料

笔记本电脑取代了大多数传统的文具,如带有诊所信头的信笺、证明书、转诊表和医疗保险单据。然而,笔和纸仍然是必不可少的,在分配 S8 药物(译者注:澳大利亚将药物分级管理,S8 药物是指"Schedule 8 清单中包括的管控药物")时需要一个记录本。

用于紧急情况的手机应用程序非常丰富,然而药物剂量和应急方案最好预先加载到手机或笔记本电脑上,不要依赖于紧急地点不稳定的网速和移动电话服务;本地街道地图和紧急电话号码也应按此原则。

诊包内的装备

- 血压计(非水银)
- 听诊器
- 脉搏血氧仪
- 诊断套装(检耳镜 + 检眼镜)
- 压舌板
- 止血带
- 小的锐器瓶
- 剪刀
- 2ml、5ml、10ml 注射器
- 19、21、23、25 号针
- 蝶形针
- 16、18、20 号静脉导管
- 酒精棉球
- 微孔胶带
- 温度计
- 储雾罐(哮喘药物)
- 动脉钳
- 尿试纸条
- 尿标本杯
- 皮肤拭子、咽拭子
- 手电筒
- 髌骨锤
- 口腔导气管[如复苏管,**图 120.13**,口咽通气管(Guedel 管)]

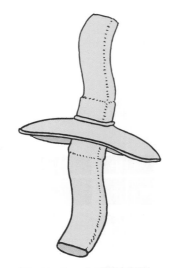

图 120.13　双通道复苏管

- 便携人工呼吸面罩(**图 120.14**)
- 手术刀
- 检查手套

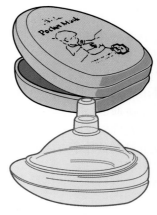

图 120.14　便携人工呼吸面罩

诊包内的药物

药物(口服)

- 常用药物示例:
  - 镇痛药
  - 抗生素
  - 止泻药
  - 止吐药
  - 抗组胺药
  - 镇静剂
- 阿司匹林肠溶片(用于心肌梗死)
- 舒马曲坦

药物（喷雾剂）

- 硝酸甘油酯喷雾（片剂开封变质）
- 沙丁胺醇气雾剂

药物（局部）

- 麻醉眼药水
- 复方软膏（如耳复合抗菌剂/抗真菌剂/类固醇）

药物（注射剂）

药物（注射剂）见**表 120.3**。

一项对 512 名昆士兰州全科医生的研究，展示了他们携带的急救装备及基本药物的范畴[28]。最常见的急诊情况有哮喘急性发作、精神病急症、癫痫发作、低血糖、过敏反应、意识障碍、休克、中毒和药物过量。最常用的药物有肾上腺素、苯扎托品、地西泮、胰高血糖素、

表 120.3 PBS 提供的药物（标有 # 的除外）[26-27]

（译者注：Pharmaceutical Benefits Scheme 药物受益计划）

药物	规格	适应证
肾上腺素 *	1mg/ml（1：1 000）	过敏反应和过敏性休克、哮喘†、室性停搏、哮吼、心室颤动（辅助心肺复苏）
硫酸阿托品	0.6mg/1ml	心动过缓（心肌梗死后）、二/三度房室传导阻滞、输尿管绞痛†、有机磷中毒
甲磺酸苯扎托品 *	苯甲托品 2mg/2ml	急性肌张力障碍
青霉素 *	每 10ml 含 3g	脑膜炎球菌血症、肺炎（成人）
头孢曲松 #	2g 粉末配 10ml 溶剂	脑膜炎球菌血症，败血症
地塞米松	4mg/1ml	严重哮喘（尤其是老年人）、中重度哮吼、过敏反应、急性肾上腺皮质危象
呋塞米 *	速尿 20mg/2ml	左心衰竭、急性肺水肿
胰高血糖素 *	1mg+1ml 溶剂	低血糖（胰岛素或口服治疗）
葡萄糖 #	50%（50ml 装，含 500mg/ml）	低血糖
硝酸甘油酯 *	喷雾剂 400μg/ 喷	急性冠脉综合征
氟哌啶醇 *	5mg/1ml	精神病急症如严重激越、精神分裂；偏头痛
氢化可的松琥珀酸钠 *	100/2ml，250mg/2ml	过敏反应、严重哮喘、肾上腺皮质危象、甲状腺危象、急性变态反应
甲氧氟烷	吸入剂 3ml 装	急性疼痛镇痛
咪唑安定	5mg/1ml	癫痫持续状态及子痫等其他惊厥，急性焦虑的镇静和严重紧张性头痛，急性酒精戒断等精神急症
甲氧氯普胺 *（胃复安）或	10mg/2ml	严重呕吐（如梅尼埃综合征、胃炎）、急性迷路炎、偏头痛
丙氯拉嗪（塞米地尔）	12.5mg/ml	
硫酸吗啡 *	15mg/1ml 或 30mg/1ml	急性肺水肿，缓解严重疼痛（如心脏性疼痛、绞痛）
纳洛酮（不止 1 安瓿）*	0.4mg/ml	阿片类药物引起的呼吸抑制
异丙嗪 *（非那根）	50mg/2ml	急性过敏性疾病（图 120.15），止吐†
沙丁胺醇 *	吸入剂和/或喷雾器溶液	支气管哮喘，其他支气管痉挛
曲马多	100mg/2ml	中度至重度疼痛

注：* 基本药物；† 可能有用的替代药物，# PBS 诊包未提供的药物。除沙丁胺醇吸入剂外，所有列出的药物都有注射剂型。作者推荐"微型喷射"注射器包作理想急救之用。这个套装包含纳洛酮 5ml、氨茶碱、阿托品、肾上腺素、葡萄糖、利多卡因、异丙肾上腺素、碳酸氢钠。

120

氟哌啶醇、氢化可的松、纳洛酮和沙丁胺醇（吸入器）^[29]（图 120.15）。

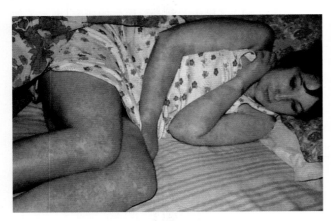

图 120.15 对 25 岁女性病人的家庭访视
该病人因病毒性上呼吸道感染而致急性荨麻疹。她因严重瘙痒和呕吐而被肌内注射异丙嗪 25mg。

药物（栓剂）

- 吲哚美辛

乡村医生的诊包

乡村医生，特别是偏远地区的乡村医生，当到事故或其他急诊情况的现场出诊时，经常在车上携带一些额外的设备。这些设备随着地理环境、救护车设施及行医者的专科兴趣和热情不同而有所差异。

药物储存

主要考虑的问题是安全储存阿片类药物，避免过热（保持 <25℃），紧急情况下便于获取，使用 S8 药物时要在登记册中仔细记录。白喉和破伤风疫苗应储存在冷藏箱中。

全科医疗中的急症：管理建议

注意：使用基本装备和医生诊包（主要为成人剂量）

谨记：

- 牢固的静脉通道（可能需要快速输入生理盐水）
- 氧气（如果推荐）
- 监测生命征象

急性心源性肺水肿（心力衰竭）	呋塞米 40~80mg，静脉给药（或常规剂量的 2 倍） 硝酸甘油 1 剂（喷雾剂） 考虑（特别是伴胸痛时）给予吗啡 2.5~5mg 静脉给药
急性过敏反应	肾上腺素 0.3~0.5mg（1∶1 000）肌内注射，必要时每 3 分钟重复给药一次或进行肾上腺素输注 如果未快速改善： • 吸入沙丁胺醇 • 静脉输液 • ?氢化可的松 / 胰高血糖素
血管性水肿与急性荨麻疹	异丙嗪 25mg，肌内注射
哮喘	沙丁胺醇 6（<6 岁）~12（成人）喷，用吸入器 氢化可的松 200mg 静脉给药 如果严重： • 肾上腺素 0.3~0.5mg，1∶1 000，肌内注射、皮下注射或静脉滴注
喉痉挛（严重）	地塞米松 0.15mg/kg 肌内注射，或泼尼松龙 1mg/kg 口服
癫痫（癫痫发作）	咪达唑仑 0.2mg/kg 肌内注射
阿片类药物引起的呼吸抑制	盐酸纳诺酮 0.4mg（或 0.2mg）静脉给药 +0.4mg 肌内注射
急性冠脉综合征	阿司匹林肠溶片 300mg 硝酸甘油喷雾剂或片剂（最多 3 片） 如果疼痛，硫酸吗啡 2.5~5mg 静脉注射 + 甲氧氯普胺
低血糖	胰高血糖素 1mg/m 皮下注射、肌内注射或静脉给药，然后给予含糖饮料或 20~30ml 50% 葡萄糖静脉给药
偏头痛（严重）	丙氯拉嗪 12.5mg 静脉给药 或甲氧氯普胺 10mg 静脉给药 ± 双氢麦角胺静脉给药或肌内注射 或氟哌啶醇 5mg 肌内注射或静脉给药

丛集性头痛	吸入纯氧 6L/min,15 分钟
	甲氧氯普胺 10mg 静脉给药
运动障碍(抗精神病药物导致)	苯扎托品 1~2mg 静脉给药或肌内注射
脑膜炎球菌血症	青霉素 60mg/kg 静脉给药
输尿管绞痛	吗啡 10~15mg 肌内注射或静脉给药 ± 甲氧氯普胺
	吲哚美辛栓剂
眩晕(急性)	丙氯拉嗪 12.5~25mg 肌内注射或异丙嗪 25mg 肌内注射
呕吐	丙氯拉嗪 12.5mg 肌内注射或静脉给药,或甲氧氯普胺 10mg

临床要领

- 每月检查诊包内药物是否过期、损坏或短缺(实习护士即可完成)[26]。
- 用后第 2 日更换使用过的任何药物或材料。
- 随身携带诊包,但天气炎热时不要放在汽车里。当你动身去急救时,最好能从安全可及处拿到它。
- 安全是一个问题。易成瘾药物(曲马多和吗啡)可以单独存放,在想要使用(如心肌梗死、严重胆绞痛或肾绞痛)时能从安全处取出。曲马多看似是令人满意的替代药物,但需要警惕血清素综合征。
- 如果你和你的助手或代班医生需要处理大量急救工作,就在诊所、手术室留一个备用工具包。
- 熟悉诊包内布局,以便在紧急情况下高效使用。
- 如果需要快速补液,尽可能选择大的静脉导管。

参考文献

1 Murtagh J. The anatomy of a rural practice. Aust Fam Physician, 1981; 10: 564–7.
2 O'Driscoll B et al. British Thoracic Society Guideline for oxygen use in adults in healthcare and emergency settings. BMJ Open Respiratory Research, 2017; 4: e000170.
3 Cadogan M. Australian anaphylaxis amplification. Life in the Fast Lane, 8 September 2019. Available from: https://litfl.com/australian-anaphylaxis-amplification/, accessed April 2021.
4 Mehr S, Kemp A. Anaphylaxis. Update. Medical Observer, 2 October 2009: 24–5.
5 Moulds R (Chair). Therapeutic Guidelines: Toxicology and Wilderness (Version 2). Melbourne: Therapeutic Guidelines Ltd, 2012.
6 Buckley N (Chair). Australian Medicines Handbook. Adelaide: Australian Medicines Handbook Pty Ltd, 2018: 723–5.
7 Berg AT, Shinnar S. The risk of seizure recurrence following a first unprovoked seizure: a quantitative review. Neurology 1991; 41(7): 965–72.
8 Crocker B, Thomson S. Lightning injuries. Patient Management, 1991; November: 51–5.
9 Macintosh I, Austin S. Management of drowning in children. J Paediatr Child Health, 2017; 9: 415–19.
10 Isbister G, Bawaskar H. Scorpion envenomation. NEJM, 2014; 5: 457–63.
11 Buckley N (Chair). Australian Medical Handbook. Adelaide: Australian Medicines Handbook Pty Ltd, 2018: 79–80.
12 Rathbone J et al. Review article: Role of magnesium sulphate in the management of Irukandji syndrome: a systematic review. Emerg Med Australas, 2017; 29: 9–17.
13 Kumar PJ, Clarke MC. Clinical Medicine (5th edn). London: Bailliere Tindall, 2003: 781–2.
14 Papadakis MA, McPhee SJ. Current Medical Diagnosis and Treatment (52nd edn). New York: The McGraw-Hill Companies, 2013: 392–3.
15 The ARC guidelines. Australian Resuscitation Council. Available from: https://resus.org.au/guidelines/, accessed April 2021.
16 American Heart Association in collaboration with the International Liaison Committee on Resuscitation. Guidelines 2000 for cardiopulmonary resuscitation and emergency cardiovascular care: international consensus on science, part 3: adult basic life support. Resuscitation, 2000; 46(1–3): 29–71.
17 World Medical Association. A Statement on Medical Ethics in the Event of Disasters. 57th WMA General Assembly, October 2006.
18 Ursano RJ et al. Individual and community responses to disasters. In: Ursano RJ et al., eds, Textbook of Disaster Psychiatry. Cambridge: Cambridge University Press, 2007: 8.
19 Bissell RA et al. Evidence of the effectiveness of health sector preparedness in disaster response: the example of four earthquakes. Family & Community Health, Jul–Sep 2004; 27(3): 193–203.
20 RACGP. Emergency Response Planning Tool, 2013. Available from: www.erpt.racgp.org.au, accessed 4 January 2014.
21 World Health Organization (WHO). Psychological First Aid: Guide for Field Workers. Geneva: World Health Organization, 2011.
22 Freedy JR, Simpson WM Jr. Disaster-related physical and mental health: a role for the family physician. Am Fam Physician, 2007; 75(6): 841–6.
23 MacDonald E et al. Guide for Health Professionals Working in Primary Care. ACATLGN, 2010.
24 Wooding S, Raphael B. Psychological impact of disasters and terrorism on children and adolescents: experiences from Australia. Prehosp Disaster Med, Jan–Mar 2004; 19(1): 10–20.
25 Raphael B. NSW Health: Disaster Mental Health Manual, 2012.
26 Holmes J. Time to restock the doctor's bag. Aust Prescriber, 2012; 35: 7–9.
27 Baird A. Emergency drugs in general practice. Aust Fam Physician, 2008; 37(7): 541–6.
28 Johnston CL et al. Medical emergencies in general practice in south-east Queensland: prevalence and practice preparedness. Med J Aust, 2001; 175: 99–103.
29 Murtagh J. The doctor's bag. What do you really need? Aust Fam Physician, 2000; 29(1): 25–8.

120

第 121 章 　卒中和短暂性脑缺血发作

> 轻微的卒中发作,可称为死亡的订金。

吉尔斯·梅纳奇(Gilles Ménage)(1613—1692)(译者注:法国人,历史学家,作家)

术语表

卒中(stroke): 颅内出血或梗死引起的持续时间超过 24 小时的局灶性神经功能缺损。

进展性卒中(stroke evolution): 可能由梗死引起,超过 24~48 小时的进展性神经功能缺损。

短暂性脑缺血发作(transient cerebral ischaemic attack, TIA): 由局部脑、脊索或视网膜缺血而非梗死引起的神经功能障碍的短暂性发作[1]。

关键事实和要点

- 卒中是西方国家第 2 位常见死因(10%~12%)。大多数是缺血性卒中(血栓形成性或栓塞性),但 15%~20% 是出血性卒中。
- 卒中或 TIA 必须被看作医疗急症。
- TIA 的病人随后有 1/10 可能很快发生卒中,通常在 2 周内,大多数在 48 小时内。如果年龄大于 60 岁,症状持续超过 10 分钟及有 TIA 所致的乏力或语言障碍,发生的危险最大[2]。
- 临床评估(包括神经系统检查)、辅助检查和治疗应尽快开展。
- 卒中管理最好的方式是积极推行一级和二级预防。
- 卒中的主要危险因素是心房颤动、高血压、吸烟、年龄和糖尿病。
- 心脏疾病可以是血栓的来源。
- 大部分卒中或 TIA 病人需要急诊影像学检查来找到病因和指导治疗。
- 理想状态下病人应该尽快转入卒中单元(在 3 小时内)。
- 给所有怀疑为 TIA 和卒中的病人做 CT 或 MRI 检查(如果未转入卒中单元):如果正常,7 日之内再复查 1 次(7 日之后 CT 检查不再可靠)。这样的检查对鉴别缺血还是出血是必须的。
- 要考虑到隐源性卒中的可能[1],尤其是当相对年轻的卒中病人患有卵圆孔未闭(在 20%~25% 的人群中存在并引发 50% 的隐源性卒中)时,可导致反常栓子(从静脉到脑)。卵圆孔未闭可被超声心动图检出,被经皮封堵装置封闭,尽管这不是常规操作。
- 如有心脏杂音,应考虑心内膜炎的可能。
- 应记住主动脉弓粥样硬化疾病是脑栓塞的一个来源。
- 无症状的颈动脉狭窄行颈动脉内膜切除术仍然存在争议。如果狭窄严重,手术风险低(3% 的大卒中风险),手术团队中有合格的专家,病人健康状态适合且具有良好的预期寿命,应认真考虑[1]。
- 颈动脉支架用于卒中的治疗和预防正处于逐渐发展过程中。

脑血管疾病可改变的危险因素[2]

主要危险因素:高血压、吸烟、心血管疾病、心房颤动(特别是瓣膜性)、糖尿病。

其他危险因素:心力衰竭、血脂紊乱、肥胖、酗酒、口服避孕药、偏头痛、压力。

控制危险因素是卒中管理的关键。控制高血压(包括老年人的收缩期高血压)及戒烟,是减少卒中发生的重要因素。一项包括 14 个随机试验的荟萃分析提示,血压降低 5~6mmHg,卒中发生率可降低约 40%[1]。

🦴 卒中

事实[1]

- 卒中是澳大利亚第 3 位常见的死因[3]。
- 大约 1/3 的卒中病人会在 1 个月内死亡。
- 大于 50% 的缺血性卒中发生在 TIA 之后。
- 有症状的颈动脉狭窄是卒中中的主要危险因素。
- 脑外血管疾病的血栓栓塞引起 70% 的卒中和 90% 的 TIA。
- 血栓来源于颈动脉或椎动脉系统内的粥样硬化斑块或心脏疾病(如心肌梗死后)。
- 心脏超声是诊断 TIA 的重要检查,因为左心室功能不全和左心房增大是血栓栓塞最强的独立预测因子。

脑梗死的病理生理分组

三个主要的分组(表 121.1):
- 单支穿通动脉或小血管病(腔隙综合征):可能由原位小血管病引起
- 心脏来源栓子(心脏到动脉的栓塞)。
- 大血管动脉至动脉的血栓栓塞。

鉴别诊断("卒中类似疾病")

- 晕厥
- 癫痫(和后续的 Todd 瘫痪)
- 偏头痛

表 121.1 卒中种类和发生率[2]　　　　　单位:%

卒中亚型	发生率
出血性卒中:	
• 原发颅内出血	10
• 蛛网膜下腔出血	5
缺血性卒中:	
• 大血管(动脉-动脉栓塞)	30
• 心脏来源栓塞	20
• 小血管(腔隙性梗死)	15
• 不确定类型	15
• 少见类型(如静脉栓塞)	5

- 脑肿瘤和其他占位病变
- 低血糖
- 低钠血症
- 谵妄
- 头外伤
- MELAS 综合征
- 医学无法解释(如心理问题躯体化表现)

诊断指南

- 突然发作的卒中是栓塞的典型表现。
- 临床表现由受累的血管决定。
- 小于 50 岁的年轻人考虑卵圆孔未闭(PFO)。
- 出血性卒中稳定进展,经常超过数小时:壳核(50%)是最常见部位。
- 腔隙性脑血管意外(CVA):
  - 小而深的梗死
  - 单纯运动性偏瘫是最常见症状
  - 缺乏皮质表现
  - 神经功能缺损可以在 24~36 小时后进展
  - 预后通常好
- 对所有病人都应进行 CT 或 MRI 检查,包括蛛网膜下腔出血病人(可能需要腰椎穿刺来诊断蛛网膜下腔出血)。如果可能的话最好做 MRI。
- 颈动脉多普勒超声检查能够精确判定颅外颈动脉循环的粥样硬化性狭窄。

陷阱

- 错把年轻人的视觉性或感觉性偏头痛当作 TIA。
- 错把脑血管意外当作迷路炎(50 岁以上人群极少见)。
- 在用阿司匹林治疗 TIA 或轻微卒中前未行颈动脉多普勒超声或 CT(因为漏诊肿瘤性的或硬膜下的少量出血)。
- 把轻微卒中诊断为腔隙性梗死(可能是卒中的进展期)。

管理

急性卒中或 TIA 的进展是医疗急症,建议将病人尽快收入卒中单元(如果可能的话)。卒中单元的治疗给予病人最大的独立生存机会[4]。

紧急处理方法

- 稳定通气:考虑插管和氧疗。
- 除外脑外伤。
- 急诊平扫 CT(薄层 2mm)或 MRI(MRI 更敏感、特异,但紧急性是重要因素)[5]。治疗癫痫。
- 治疗低血糖。

通用处理方法

- 辅助检查,包括颈动脉多普勒超声(有颈动脉区域症状)。
- 严格控制血压,收缩压大于 140mmHg 会导致卒中风险增高 6 倍。
- 静脉输液,电解质和营养支持(评估病人吞咽功能前不能经口进食)。
- 良好的护理是治疗的基石。
- 物理治疗和语言训练。
- 强效的康复锻炼。
- 颅内出血后血凝块取出:如果出现颅后窝(小脑)和脑白质血肿要考虑紧急(6 小时内)外科手术清除血肿[1]。可能需要分流器植入,药物治疗对出血性卒中无效。
- 蛛网膜下腔出血:需要紧急转诊(血管痉挛和再出血是发病和死亡的主要原因):
  - 尼莫地平 ± 手术
- 缺血性卒中:如果 CT 或 MRI 排除了脑出血或未使用其他血液稀释剂,在 48 小时内每日给予阿司匹林 150~300mg 口服。在 4.5 小时内(越早越好)使用组织型纤溶酶原激活剂(tPA)早期预防发作。近期试验提示使用 tPA(而不是使用链激酶)可以改善预后。但是,在最初的几日内使用似乎会引起脑出血风险增加 5%~7%[1],死亡率也略增高。

通常溶栓性的 tPA 治疗是指:阿替普酶 0.9mg/kg(最大至 90mg)静脉输注 1 小时以上,其中 10% 的剂量可作为初始负荷剂量[1],或使用替奈普酶 0.25mg/kg,最大 25mg。停服阿司匹林 24 小时。

注:急性卒中避免使用类固醇、甘露醇、血液稀释剂和抗凝药物[6]。

短暂性脑缺血发作

临床特点

- 突然发作和持续时间短(小于 60 分钟)。
- 通常 24 小时内临床上完全恢复。
- 约 10% 的 TIA 病人会在其后 1 周内发生卒中[7],但对在急诊科接受急诊救护的病人来说这种风险实际上更少。

- 通常神志清醒。
- 通常90%发生在前循环。
- 颈动脉TIA：单侧特点。
- 椎基底动脉TIA：常有双侧或交叉性特点。

颈动脉（前循环）和椎基底动脉（后循环）缺血的主要临床特征比较见**图121.1**。颈动脉循环原因占TIA的80%。

TIA的鉴别诊断见**表121.2**。

某些缺血综合征

- 一过性单眼失明（一过性黑矇）
- 短暂性脑半球发作
- 闭锁综合征（the locked-in syndrome）
- 椎基底动脉：
  - 双侧运动功能损伤
  - 感觉和运动交叉损伤
  - 复视
  - 双侧视物模糊或失明

一过性黑矇

一过性黑矇（amaurosis fugax）是同侧颈动脉血管疾病致血栓脱落随血流通过视网膜血管时引起突发的短暂性单眼视力缺失（像从上面或下面出现的"窗帘或阴影"）。它是颈动脉循环发生TIA的特征，通常是颈动脉狭窄最先出现的临床证据[8]。大约20%的TIA病人表现为一过性黑矇[9]。一过性黑矇可以是轻偏瘫或失明的预警，应被作为紧急关注和纠正的事件。应立即给予阿司匹林。高度狭窄可能需行颈动脉内膜切除术。

表121.2　短暂性脑缺血发作鉴别诊断

典型偏头痛（有先兆）	前庭功能异常：
不寻常的变异型偏头痛：	● 急性迷路炎
● 偏瘫	良性阵发性位置性眩晕
● 眼肌麻痹	梅尼埃综合征
● 视网膜型偏头痛	低血糖
局灶癫痫发作：	药物副作用
● 复杂部分发作	中毒反应
● 单纯部分发作	外周神经损伤：
多发性硬化	● 腕管综合征
暂时性全遗忘	● 贝尔麻痹
晕厥	心理情况：
颅内结构损伤：	● 焦虑/过度通气
● 动静脉畸形	● 惊恐发作
● 肿瘤	● 躯体化障碍

一过性黑矇的鉴别诊断

- 血栓现象
- 血管痉挛
- 颞动脉炎
- 血液系统：镰状细胞、红细胞增多症
- 视网膜：出血、静脉血栓、视网膜脱离
- 视神经炎
- 飞蚊症

短暂性脑半球发作（通常大脑中动脉）

- 影响运动或感觉神经或两者皆受累
- 通常影响面部和手臂（多于腿）
- 言语障碍常见

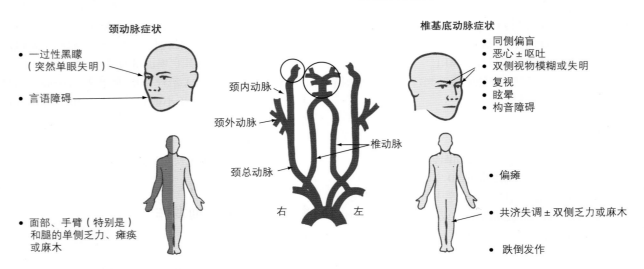

图121.1　脑动脉循环与颈动脉和椎基底动脉缺血的一些重要临床特征

来源：C Kenna and J Murtagh，Back Pain and Spinal Manipulation，Sydney：Butterworth，1989.

闭锁综合征

闭锁综合征（locked in syndrome）可以是一过性的或持续的，病人保持清醒且知道自己的困境，但不能说话和移动肢体，特别是手臂。可通过使用目光回应指令来与病人交流。病因多为脑干损伤。

TIA 的意义

- TIA 后 5 年，22%~51%（平均 3 例中有 1 例）病人（没有治疗）会发生卒中[8]。这个数字在那些同侧高度颈动脉狭窄（70% 或更多）病人中甚至更高。
- 在最初的 6 个月风险最高。
- 颈动脉引起的 TIA 对预后影响更为严重。此类病人发生卒中的风险高，而这种卒中是潜在可预防的。
- 转诊检查是合适的。
- 所有病人一经发现就应做颈动脉多普勒超声、CT 和 MRI。
- 因与心肌梗死相关，故应处理心脏状况。

ABCD2 卒中风险工具[9]

这个筛查工具可用于预测 TIA 后最初 7 日内的卒中发生风险。
A（age）：年龄 ≥60 岁（1 分）
B（BP）：血压收缩期 ≥140mmHg 或舒张期 ≥90mmHg（1 分）
C（clinical features）：临床特点包括任意单侧肢体无力（2 分），不伴乏力的言语障碍（1 分）
D1（duration）：持续时间 ≥60 分钟（2 分），10~59 分钟（1 分），<10 分钟（1 分）
D2（diabetes）：糖尿病（1 分）
最高 7 分
分数：0~3 分，2 日内发生卒中的风险为 1%；4~5 分，2 日内发生卒中的风险为 4%；6~7 分，2 日内发生卒中的风险为 8%。
此工具的更新包括 ABCD 3。

辅助检查[10]

- 疑诊 TIA 的最初数小时内应做 CT、十二导联心电图、颈动脉影像学检查。
- 血液学检查、心脏超声、MRI 和动态心电图检查或床旁心电监护可能有助于诊断。
- 颈动脉多普勒超声检查颈动脉区域症状。
- 经食管心脏超声。

管理

- 将所有高危病人收入卒中单元或 TIA 专科门诊：紧急关注心房颤动和颈动脉狭窄。
- 目标是尽量降低严重卒中的风险。
- 确定病因并纠正（如果可能的话）。

- 早期神经康复。
- 建议戒烟和控制血压（如果适用的话）。
- 抗血小板治疗（特别是颈动脉缺血情况）：
  阿司匹林每日 100~300mg 口服（TIA 后给予该药可使 30% 的病人避于卒中或死亡）[11]
  或
  氯吡格雷每日 75mg 口服（或氯吡格雷 + 阿司匹林）
  或
  双嘧达莫控释片 + 阿司匹林，200mg/25mg 口服，每日 2 次（比单用阿司匹林显示出更好的获益）[12]
  或
  噻氯匹定（仅用于其他药物不适合）
- 近期的研究显示，在高风险 TIA 或小的缺血性卒中发生后初始的 3 周内阿司匹林联合氯吡格雷的益处最大，3 周后双联药物治疗的出血风险开始超过逐渐减少的获益。因此澳大利亚指南建议在 24 小时内开始双联治疗，在 3 周后停止[5]。
- 与不治疗相比，抗血小板治疗使因动脉病变导致缺血性卒中或 TIA 病人的卒中、心肌梗死、血管性死亡的卒中相对危险度降低 22%（95% 置信区间 14%~30%）[2]
- 抗凝治疗：华法林
  - 适用于椎基底动脉缺血（TIA 发生率增加）
  - 抗血小板治疗失败
  - 65 岁以上非瓣膜疾病心房颤动病人直接口服抗凝药物（DOACs）治疗
- 颈动脉内膜切除术被证明有助于治疗颈动脉狭窄；这取决于治疗团队的专业性。没有证据表明手术适用于无症状的病人或颈动脉狭窄少于 50% 的病人。有症状的病人，特别是颈动脉狭窄程度大于 70% 的病人，能从手术中获益[5,13]。如果狭窄程度 >90%，立即转诊。狭窄程度 >75% 与每年 2% 病例发生同侧缺血性卒中相关[1]。
- 经皮血管成形术（支架术）。颈动脉支架治疗和预防卒中限于不适合做颈动脉内膜切除术的病人[5]。

颈动脉狭窄的指导原则

- 70%~99%：干预
- 50%~69%："灰色地带"，会诊
- <50%：观察

🦴 心房颤动[1,14]

- 心房颤动（atrial fibrillation）是心源性栓塞性梗死的主要来源。
- 有危险因素者发生率增加，如高血压、既往栓塞史和近期慢性心力衰竭（近 3 个月）。

121

- 非瓣膜性心房颤动病人每年脑血管事件风险为 2.5%（无危险因素）~17.6%（2+ 危险因素）。
- 卒中风险约为其他人群的 6 倍。
- 阵发性心房颤动也有风险。

管理

- 65 岁以下无其他危险因素的心房颤动病人不需要抗凝治疗[15]。
- 瓣膜疾病：华法林，目标 INR 2~3。
- 非瓣膜性心房颤动：计算抗凝治疗的风险 - 效益比。
- 为了预防心房颤动病人发生卒中，不能仅使用阿司匹林单药治疗[15]。

可用 CHADS$_2$ 指数（表 121.3）这种有效工具为非瓣膜性心房颤动病人辅助选择抗栓治疗。许多指南使用更新版 CHA$_2$DS$_2$-VASc 评分。

表 121.3　CHADS$_2$ 标准和卒中风险[14]（适用于颈动脉和椎动脉）

CHADS$_2$ 标准	分数 / 分	卒中风险	建议治疗
既往卒中或 TIA 病史	2	高(2~6 分)	华法林(INR 2-3)或直接口服抗凝药
年龄≥75 岁	1	中(1 分)	华法林(INR 2~3)或直接口服抗凝药,但出血风险可能高于获益
高血压	1	低(0 分)	无
糖尿病	1		
心力衰竭	1		

🦴 脑静脉血栓形成[2]

脑静脉血栓形成（cerebral venous thrombosis）这种罕见原因引起的卒中，表现为急性或慢性脑血管病变。特别在女性产后发生严重头痛或局灶神经功能缺损时，要怀疑这种情况。诊断需要靠 MRI。在急性期需要使用肝素抗凝治疗，后续使用华法林大约 6 个月。

颈动脉多普勒超声的指征

- 颈部血管杂音
- 诊断不明确的 TIA
- 频发性 TIA（1 周发作 2 次或更多次，发作时间延长）
- 颈内动脉病变的症状
- 脑半球卒中
- 重要的血管手术之前（如冠状动脉搭桥术）

儿童卒中

儿童发生卒中相对少见。病因包括交叉性栓子（如卵圆孔未闭）、脑血管病（如血管炎）、动脉夹层和代谢疾病。儿童卒中最常见的临床表现是颈动脉分布区域病变引起的急性轻偏瘫[1]。辅助检查包括急诊头颅 MRI 或 CT、经胸超声心动图、凝血因子（如因子 V Leiden 突变）和尿同型半胱氨酸。也要考虑镰状细胞贫血。发病 48 小时内和影像学检查后的初期治疗是每日口服阿司匹林 2~5mg/kg 至最多 300mg。

转诊时机

- 立即通过急诊将有症状的脑缺血病人转诊到卒中单元
- 怀疑蛛网膜下腔出血
- 颈动脉双功能多普勒超声检查出颈动脉狭窄
- CT 显示小脑出血
- 50 岁以下年轻病人的卒中（考虑卵圆孔未闭或其他较少见病因）

关键要点

已证实的策略

改善急性卒中结局的三个已证实的策略（Ⅰ类证据）：
- 在卒中单元管理
- 缺血性卒中发作 3 小时内静脉使用 tPA
- 在缺血性卒中发作 48 小时内尽早使用抗血小板药物

对卒中的急救

确定发生了卒中吗？
要想到 FAST
↓
Face（让病人微笑）
Arms（举起双臂）
Speech（说一句简单的话）
Time（在 3 小时内）
　　如果是卒中,
尽快转到卒中单元
不要使用阿司匹林

资源

卒中基金会（澳大利亚）：卒中管理临床指南［网络版］：https://informme.org.au/Guidelines/ Clinical-Guidelines-for-Stroke-Management
欧洲心脏病协会指南 www.escardio.org

参考文献

1　Neurology [published 2017]. In: *Therapeutic Guidelines* [digital]. Melbourne: Therapeutic Guidelines Limited; 2017. www.tg.org.au, accessed 2018.

2　Johnston SC et al. Short-term prognosis after emergency department diagnosis of TIA. JAMA, 2000; 284: 2901–6.

3　Australian Institute of Health and Welfare. Deaths in Australia [internet]. Canberra: AIHW, 2020. Available from: https://www.aihw.gov.au/reports/life-expectancy-death/deaths-in-australia/contents/leading-causes-of-death, accessed May 2021.

4　Stroke Unit Trialists' Collaboration. Organised inpatient (stroke unit) care for stroke (Cochrane Review). In: The Cochrane Library. Issue 3, 2004. Chichester, UK: John Wiley & Sons Ltd.

5　Stroke Foundation. Clinical guidelines for stroke management [internet]. Stroke Foundation (Australia), 2021. Available from: https://informme.org.au/en/Guidelines/Clinical-Guidelines-for-Stroke-Management, accessed May 2021.

6　Lindley RI, Landau P. Early management of acute stroke. Australian Prescriber, 2004; 27: 120–3.

7　Giles MF, Rothwell PM. Risk of stroke early after transient ischaemic attack: a systematic review and meta-analysis. Lancet Neurol, December 2007; 6(12): 1063–72.

8　Kumar PJ, Clark ML. *Clinical Medicine* (7th edn). London: Elsevier Saunders, 2009: 767–93.

9　Rothwell PM et al. A simple score (ABCD) to identify individuals at high early risk of stroke after transient ischaemic attack. Lancet, 2005; 366: 29–36.

10　Worthington J. How to investigate patients following a TIA. Medicine Today, 2013; 14(2): 13–21.

11　Leicester J. Stroke and transient cerebral ischaemic attacks. In: *MIMS Disease Index* (2nd edn). Sydney: IMS Publishing, 1996: 487–9.

12　Halkes PH et al. ESPRIT study group. Aspirin plus dipyridamole versus aspirin alone after cerebral ischaemia of arterial origin: a randomised controlled trial. Lancet, 2006; 367: 1665–73.

13　North American Symptomatic Carotid Endarterectomy Trial (NASCENT). N Engl J Med, 1991; 325: 445–53.

14　Connolly S et al. Clopidogrel plus aspirin versus oral anticoagulation for atrial fibrillation in the Atrial fibrillation Clopidogrel Trial with Irbesartan for prevention of Vascular Events (ACTIVE W): a randomised controlled trial. Lancet, 2006; 367: 1903–12.

15　NICE Clinical Guideline. Atrial fibrillation: management. National Institute for Health and Care Excellence (UK), 2014.

第 122 章　血栓形成和血栓栓塞

被黏稠的血迹和血块弄脏了……凄凉而寒冷，没有一束光侵入冬天。

奥维德，《变形记》，公元 8 年

血栓是指血液成分在循环中形成的凝块，而栓子是脱落并阻塞下游血管的血栓碎片。西方国家约有近一半的成人死于冠状动脉或脑动脉血栓形成，或肺栓塞[1]。血栓是血小板、红细胞、凝血因子及血管壁一连串物质作用的结果。

容易发生血栓形成的疾病：

- 易栓症
- 血小板增多症（血小板）
- 真性红细胞增多症

易栓症[2]

易栓症（thrombophilia）是指由原发凝血功能障碍引发血栓形成倾向的一种止血障碍。无论伴或不伴明显静脉血栓症家族史的偶发严重静脉血栓栓塞的病人，均应考虑此病。以下病因能检测发现，包括遗传性和获得性：

- 遗传性：
  - 因子 V Leiden 突变（抗活化蛋白 C）
  - 凝血酶原基因突变
  - 蛋白 C 缺乏症
  - 蛋白 S 缺乏症
  - 抗凝血酶缺乏症
- 获得性：
  - 抗磷脂抗体（抗心磷脂或抗 -β₂ 糖蛋白）
  - 同型半胱氨酸水平升高
  - 狼疮抗凝物

以上因素都可以在实验室里用特异性的基因检测、凝血试验或抗体靶向试验进行检测。其他获得性病因（视为危险因素）包括吸烟（最严重的一个）、恶性肿瘤、口服避孕药、激素替代疗法、制动、肥胖、妊娠及大手术。大多数深静脉血栓无须对潜在原因行辅助检查，但是应该筛查无原因发生深静脉血栓的病人。如果怀疑或证实易栓症，则转诊至血液科专家。特别关注的是因子 V Leiden 突变，发生于约 4% 的白色人种；静脉血栓形成的相对风险在杂合子中增加 3~7 倍，纯合子中增加 80 倍[2]。

辅助检查的指征

- 复发或罕见的血栓形成
- 动脉血栓形成年龄 <30 岁
- 皮肤坏死，尤其是在用华法林时
- 反复流产
- 家族性血栓栓塞症

静脉血栓栓塞

静脉血栓形成（venous thrombosis）的一个特征是在正常血管中发生，呈淤滞及高凝状态，包括易栓症为关键因素。典型的实例是腿部静脉的深静脉血栓形成。另一种难以识别的血栓形成是腋锁骨下静脉血栓形成，30% 的病例与肺栓塞相关[3]。

深静脉血栓形成的其他部位是盆腔 / 卵巢静脉，对于有骨盆疼痛及大腿肿胀，肠系膜静脉血栓形成和脑静脉窦血栓形成风险的病人应怀疑此病，这常由易栓症引起。

深静脉血栓形成

深静脉血栓形成（deep venous thrombosis，DVT）的既往病史很重要。

危险因素

- 家族史
- 易栓症
- 既往血栓栓塞史
- 药物（如口服避孕药、他莫昔芬、激素替代疗法）
- 恶性肿瘤（警惕自发性深静脉血栓）
- 增长的年龄；年龄 >40 岁
- 静脉曲张
- 重大疾病，如心力衰竭和癌症
- 其他慢性疾病
- 近期手术
- 重大 / 骨科手术
- 制动

- 长途飞行
- 妊娠 / 产后
- 肥胖
- 脱水

　　DVT 与肺栓塞的相关性高达 20%，其中 30% 是致命的。DVT 可无症状，但通常引起小腿压痛。DVT 可表现为单侧腿无痛性肿胀。由于未治疗的血栓栓塞有潜在的严重后果，客观地确认或排除临床疑似疾病至关重要。

身体检查

　　可能有低热。

　　检查双下肢。察看：
- 小腿及大腿肿胀
- 不对称
- 红斑
- 表浅的静脉

　　触诊：
- 温暖
- 压痛 (轻压小腿)
- 凹陷性水肿

　　不要做 Homans 征检查 (足骤然背屈时疼痛)，因其可能引起血栓脱落。

　　参见 Wells 标准。

辅助检查

- 多普勒超声：对膝部以上的血栓形成检查准确，对小腿远端的血栓形成有待提高。
- 如果初次检查正常应 1 周后复查。
- 静脉造影术：用于超声检查可疑时。

　　注：
- MRI 对深静脉血栓的灵敏度和特异度与超声大致相似[4]。
- 血浆 D- 二聚体有助于 "排除" 血栓形成。静脉血栓形成临床概率低的部位，正常的 D- 二聚体值即可排除诊断。然而，临床概率高的部位，应进行适当的多普勒超声或肺扫描成像。升高的 D- 二聚体值是非特异性的且对诊断几乎无帮助。

治疗[3,5]

　　提供教育和咨询。入院 (通常 5~7 日)，可作为门诊病人治疗。血栓栓塞治疗药物见**表 122.1**。
- 采血查 APTT、INR 和血小板计数。
- 检查肝肾功能。
- 两种方案的选择取决于相对禁忌证：肝素覆盖的华法林或无肝素覆盖的新型口服抗凝药 (达比加群除外，需要肝素)[3]。

表 122.1　血栓性疾病治疗药物

抗血小板药物

阿司匹林

氯吡格雷

双嘧达莫

普拉格雷

替格瑞洛

噻氯匹定

糖蛋白 IIb/ IIIa 抑制剂 (如阿昔单抗)

抗凝药

肝素：
- 普通肝素 / 标准
- 低分子量肝素
  - 达肝素
  - 依诺肝素
  - 达那肝素

维生素 K 拮抗药：
- 苯茚二酮
- 华法林

凝血因子抑制剂：
- 直接凝血酶抑制剂[6]
  - 比伐卢定 (静脉注射用)
  - 达比加群 (口服)
  - 来匹卢定 (静脉注射用)
- 凝血因子 Xa 抑制剂
  - 阿哌沙班 (口服)
  - 磺达肝癸钠 (皮下注射用)
  - 利伐沙班 (口服)

溶栓药

阿替普酶

瑞替普酶

链激酶

替奈普酶

尿激酶

- 方法一：

　　低分子量肝素，如依诺肝素或达肝素

　　或

　　普通肝素 (UFH)330U/kg，皮下注射负荷量，然后 250U/kg 每日 2 次皮下注射 (或监测 APTT)

　　或

　　普通肝素 5 000U 大剂量静脉推注，然后加入生理盐水静脉滴注 (12 500U 超过 12 小时)

　　4~8 小时后检测 APTT，并连续 5~7 日

　　或

　　磺达肝癸钠皮下注射，根据体重计算，如每 50~100kg 用 7.5mg，每日皮下注射

　　口服抗凝药 (华法林)3 个月 (或如无原因用 6 个月)，从第 1 日或第 2 日开始，通常晚上用 5mg，共 2 晚，然后根据 INR 监测值调整 (3 日内最大剂量 30mg)

方法二：

阿哌沙班 10mg（口服），每日 2 次，连续 7 日，然后 5mg 每日 2 次

或

利伐沙班 15mg（口服）每日 2 次，持续 21 日，然后 20mg 每日 1 次

- 不要服用阿司匹林。
- 在疼痛、压痛及肿胀范围内活动。
- Ⅱ类分级弹力袜用于受影响的伴有近端深静脉血栓的明显肿胀的腿部。根据肿胀程度弹力袜可以达到膝盖以上或以下。
- 抗凝治疗的持续时间从 6 周（远端深静脉血栓主要诱发因素消失）到 3 个月（最常见的持续时间：近端深静脉血栓或肺栓塞的主要诱发因素消失，也包括大多数无诱因血栓），到延长 / 不确定（适用于高风险咨询）[3]。

长期：6 个月时完全消退 50%~80%，12 个月时消退几乎 100%。

预防

手术

- 早期下床活动
- 低分子量肝素或新型抗凝药用于骨科手术（用 14~35 日）或其他高风险手术（用 1 周或直到完全活动）（表 122.1）
- 分级压力弹力袜
- 物理疗法
- 气动加压（尤其用于肝素禁忌的高风险病人）
- 术中腓肠肌电刺激

长时间旅行或缺乏活动

- 保持水化：充足的水分。
- 避免或限制酒精和咖啡。

- 锻炼：每小时 3~4 分钟（如走路；收缩小腿，如脚踏打气泵，见图 122.1；转动踝关节；抬膝）。
- 注射：高危人群于飞行前及抵达时注射低分子量肝素，使用预防剂量（如依诺肝素 40mg 或达肝素 5 000U，均每日 2 次皮下注射）。

🔖 肺栓塞[7]

肺栓塞（pulmonary embolism）的临床特征及管理详细信息参见第 30 章。CT 肺血管造影对于栓塞非常特异，似乎与放射性核素肺通气 / 灌注（V/Q）显像一样敏感，是目前首选的一线辅助检查。同深静脉血栓一样，治疗基础是低分子量肝素和华法林。

🔖 动脉血栓栓塞

动脉血栓栓塞（arterial thromboembolism）常见的严重表现是心肌梗死、卒中、下肢动脉系统闭塞和"眼"栓塞（如视网膜中央动脉血栓形成）。栓子来源于左心、颈动脉或髂动脉。心房颤动是重要诱因。

预防心房颤动引起的全身性栓塞[7]

心房颤动（AF）约占由心脏血栓源性全身性栓塞引发缺血性卒中的 15%。发病风险随年龄逐渐增加。心房颤动期间华法林的使用或直接口服抗凝药可将卒中年发病率从 4.5% 降至 1.4%，风险降低近 70%。使用华法林还是抗血小板药物，应与心脏病专家协商。与不治疗相比，应用阿司匹林降低了约 20% 心房颤动病人的卒中发生率，但它只有华法林或直接口服抗凝药的一半疗效，而且不能预防重症卒中。一般情况下，所有心房颤动病人都应开始服用华法林或直接口服抗凝药，除非年龄小于 65 岁或有使用绝对禁忌证；没有危险因素且年龄小于 60 岁的孤立性心房颤动病人不建议使用。如果使用华法林，则从小剂量开始（如 2~4mg），并且定期检查使 INR 维持在 2~3。心脏电复律后也需要抗凝治疗以预防栓塞。

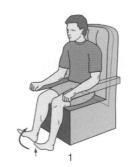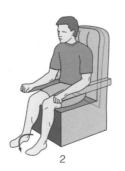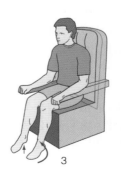

图 122.1 长时间空中旅行中进行脚踏打气泵运动，预防深静脉血栓形成
1. 从双脚平放脚跟着地开始，尽量抬高脚（脚趾上抬）；2. 脚放平，双脚紧压地面；3. 抬高脚跟，保持脚掌着地；继续这种上下运动至少 30 秒，经常重复。

血栓性疾病的药物治疗

直接口服抗凝药（DOAC）[3,6]

术语直接口服抗凝药（direct oral anticoagulants，DOAC）可以与新型口服抗凝药（novel oral anticoagulants，NOAC）互换。"N"最初的意思是"新的"，但目前代表"非维生素K"。目前这类药物已替代华法林用于非瓣膜性心房颤动的血栓预防，以及深静脉血栓和肺栓塞的治疗和二级预防，特别是髋关节和膝关节置换术后。阿哌沙班、利伐沙班和达比加群需要的监测比华法林少，但目前只有达比加群存在有效的解毒剂（艾达司珠单抗）。与华法林相比，直接口服抗凝药引起颅内出血的可能性较小。肾功能损害时谨慎使用，肾衰竭病人禁用此类药物。使用此类药物时需要检测肌酐清除率（非肾小球滤过率，其不考虑体重）。

华法林

华法林（warfarin）是用于静脉血栓栓塞治疗和预防的口服药，它与很少或无益处而推荐用于动脉疾病的抗血小板药物不同。在出具华法林处方之前，应该评估每位病人的出血风险。华法林治疗适应证见**表 122.2**。

表 122.2　华法林抗凝作用适应证与禁忌证

适应证
人工心脏瓣膜
深静脉血栓、肺栓塞
心房颤动（选择病例）
下肢矫形术后（小剂量）
冠状动脉搭桥术后（选择病例）
抗磷脂抗体综合征引起的血栓形成
禁忌证
活动性出血
颅内出血史
未控制的高血压
合成功能受损的肝病，基于 INR
妊娠

作用[5]

- 拮抗维生素 K。
- 抑制凝血因子Ⅶ、Ⅸ和Ⅹ（半衰期为 30~40 小时）和凝血酶原。
- 5~7 日后达到完全抗凝作用。
- 凝血酶原时间（或 INR）高于正常参考值 2~3 倍时，表明治疗产生效果。
- INR 是有效性和出血风险的良好指标。

- 停药后药效维持 4~5 日。
- 可引起血小板减少。
- 解毒剂是维生素 K ± 血浆或凝血酶原复合物。

华法林的起始治疗[8-9]

估算病人的最终稳定剂量。病人开始服用该剂量，每日监测 INR 并相应调整剂量。

- 首先检测 INR，建立基线。
- 华法林通常在同 1 日或使用肝素后 1 日开始使用。
- 连续 2 日 INR>2 时可停用肝素。
- 标准负荷剂量为每日 5~10mg（通常 5mg），连用 2 日（避免剂量 >30mg 超过 3 日未监测 INR）。
- 从第 3 日起按照 INR 表调整剂量（治疗指南：www.tg.org.au），一些病理实验室可为病人提供个体化调整服务。
- 确定 INR 治疗范围，通常为 2~3（平均值 2.5）。
- 通常在第 5 日达到维持剂量。
- INR 反映 48 小时前的华法林给定剂量。
- 最好在晚上服用华法林而在早上测量 INR。
  注：
- 发生于严重、短暂的危险因素背景下的非广泛性静脉血栓栓塞事件，首次发作 3 个月后应该停用华法林[10]。
- 注意潜在的药物相互作用。
  推荐的 INR 目标值见下框：

推荐的国际标准化比值（INR）的目标值

预防深静脉血栓	2.0~3.0
治疗深静脉血栓或肺栓塞	2.0~3.0
预防全身性栓塞：	2.0~3.0
- 心房颤动	
- 心肌梗死后	
- 组织心脏瓣膜	
- 瓣膜性心脏病	
人工机械心脏瓣膜	2.5~3.5
预防心肌梗死复发	2.0~3.0
抗磷脂抗体综合征血栓形成	2.0~3.0

华法林过量

华法林过量的征象包括：

- 小伤后意外出血
- 鼻出血
- 自发性瘀斑
- 月经出血异常严重
- 胃肠道出血

用药过量管理[11]

1. 需要急查 INR。

122

2. 如果用药过量的唯一证据是 INR 稍高于治疗范围,停用华法林 1~2 日,随后可继续小剂量。

3. 如果 INR 明显增高(>5.0),考虑口服维生素 K(如 10mg 片剂)。

4. 如果出血轻微短暂,按照第 2 点处理仍然合适。

5. 如果出血持续,或严重,或累及闭合性体腔(如心包、颅内、筋膜室),必须紧急入院。可能需要通过口服或注射维生素 K 逆转抗凝作用。也可能有必要输注新鲜冰冻血浆和 / 或凝血酶原复合物(最佳方案)。

药物相互作用

华法林和其他药物之间存在许多潜在相互作用,因此应采用以下一般原则:

1. 维持尽可能简单的用药方案;避免多重用药。

2. 因为抗血小板和抗凝的联用效应,病人服用华法林时应避免使用阿司匹林,这也会增加胃肠道出血风险;也应避免用其他非甾体抗炎药(**表 122.3**)。

3. 用华法林治疗期间如果必须调整病人的用药方案,则应严密随访 INR 直到稳定。

对病人的建议

- 保持一贯饮食。
- 不要服用阿司匹林或液体石蜡。
- 随时提醒所有为你看诊的医生、牙医或药剂师你在服用华法林。
- 记得严格按指示服药并进行血液检测。
- 报告出血征象,如黑便、血尿、容易瘀伤、反常鼻出血、月经过多、"紫色足趾"。
  注意:向病人提供风险信息表。

使用肝素时出血

- 复查 APTT
- 停用或减少肝素
- 住院治疗:提醒检验室及血液科医生
  解毒剂:
- 硫酸鱼精蛋白可以逆转(慎用)
- 新鲜冰冻血浆
- 凝血因子(由会诊医生指导)

华法林的临床要领[12]

- 如果病人依从性比较差应考虑避免使用。
- INR 结果反映了 48~72 小时前华法林剂量。
- 建议并鼓励病人在关于药物用量和 INR 结果的"抗凝日记"中做记录。
- INR 不能 >5.0。
- 如果出现皮肤坏死或"紫指 / 趾综合征"(译者注:"紫指 / 趾综合征"是指肢体末梢动脉的微小栓塞)应停止治疗。

表 122.3　与华法林相互作用的一些重要药物

对华法林活性的影响	药物
↑增强	别嘌醇
	胺碘酮
	合成类固醇类
	抗生素(广谱)
	抗真菌药
	阿司匹林,水杨酸类(大剂量)
	水合氯醛
	西咪替丁
	氯贝丁酯
	吉非贝齐
	甲硝唑
	咪康唑
	非甾体抗炎药,包括环氧化酶 -2 抑制剂
	对乙酰氨基酚(大剂量)
	苯妥英
	质子泵抑制剂
	奎尼丁 / 奎宁
	雷尼替丁
	选择性 5- 羟色胺再摄取抑制剂
	磺胺类
	他莫昔芬
	甲状腺素
	中草药:
	• 当归
	• 木瓜
	• 圣约翰草(贯叶连翘)
↓减弱	抗酸药
	抗组胺药
	巴比妥类
	抗癫痫药(如卡马西平)
	考来烯胺(减少吸收)
	灰黄霉素
	氟哌啶醇
	雌二醇 / 口服避孕药
	利福平
	维生素 C
增强或减弱	乙醇
	水合氯醛
	利尿药
	雷尼替丁

参考文献

1　Kumar P, Clark M. *Clinical Medicine* (7th edn). London: Elsevier-Saunders, 2009: 465.

2　Joseph J. *Thrombophilia*. Common sense pathology. RCPA, 2004.

3　Cardiovascular [published 2018]. In: *Therapeutic Guidelines* [digital]. Melbourne. Therapeutic Guidelines Limited; 2018. www.tg.org.au, accessed April 2021.

4　Sampson F, Goodacre S, Thomas S, Beek E. The accuracy of MRI in diagnosis of suspected deep vein thrombosis: systematic review and meta-analysis. European radiology, 2007; 17: 175–81.

5　Buckley N (Chair). *Australian Medicines Handbook.* Adelaide Australian Medicines Handbook Pty Ltd, 2018: 317–19.

6　Brieger D, Curnow J. Anticoagulation: a GP primer on the new anticoagulants. Aust Fam Physician, 2014; 43(5): 254–9.

7　Gallus AS. Anticoagulation: how to treat. Australian Doctor, 4 March 2005: 29–36.

8　Walker ID et al. Guidelines on oral anticoagulation (3rd edn). Br J Haematol, 1998; 101: 374–87.

9　Gallus AS. Consensus guidelines for warfarin therapy—recommendations from the Australasian Society of Thrombosi and Haemostasis. Med J Aust, 2000; 172: 600–5.

10　Boutitie F et al. Influence of preceding length of anticoagulant treatment and initial presentation of venous thromboembolism on risk of recurrence after stopping treatment: analysis of individual participants' data from seven trials. BMJ, 2011; 342: d3036.

11　Baker R et al. Australian and NZ consensus guidelines for warfarin reversal. Med J Aust, 2004; 181(9): 492–7.

12　Campbell P et al. Managing warfarin therapy in the community. Australian Prescriber, 2001; 24: 86–9.

122

第 123 章 常见皮肤损伤及异物

各种各样异物进入直肠的方式,和取出时的心灵手巧一样地引人注目。

用产科钳经直肠取出一个萝卜。

一根牢牢嵌住的木棍通过在其下端插入一个螺丝锥而被拔出。

一个杯子,开口朝下,在内部填满湿的石膏绷带,露出绷带末端,让石膏凝固而多次拔出。

贝利与洛夫,《贝利与洛夫的简短外科手术实践》,1943 年(译者注:汉密尔顿·贝利和麦克尼尔·洛夫,英国人,外科医生,在 1932 年时合作主编这本著名的外科经典第 1 版。这是最著名的外科学教材之一,2018 年出版第 27 版)

皮肤损伤,包括单纯撕裂伤、擦伤、挫伤和异物,是全科诊疗中遇到的最常见的问题。管理好这些关乎美容的重要损伤是我们职业中最基本和有趣的技能之一。

关键事实和要点
- 配备一间准备充分、含有无菌器械和敷料的治疗室,另需一名熟悉管理的助理员。
- 对于撕裂伤,应仔细检查神经损伤、肌腱损伤及动脉损伤。
- 对于玻璃所致的伤口,应警惕碎片:需仔细探查,如有疑问可行 X 线(或高分辨率超声)检查。
- 警惕电灼伤或热灼伤,因为明显的组织坏死可能会被轻微损伤的皮肤所掩盖。
- 当心轧伤,如车轮。
- 小心压力枪伤,如油和油漆。其后果可能是灾难性的。
- 小心沙砾引起的伤口,残留的污垢和金属碎片可能会在愈合的伤口内留下“肮脏”的文身样痕迹。
- 除非绝对必要,否则应避免缝合舌、动物和人咬伤的伤口。
- 把伤口的绘图或照片保存在病历中。
- 制订医源性针刺伤的管理计划。

挫伤和血肿

挫伤(青紫或瘀斑)(contusion,bruise,ecchymosis)是由于受伤引起的皮下或深部组织出血,且皮肤基本完整的一种损伤。尤其是当挫伤面积大时,常需数周才能恢复。

血肿(haematoma)是由大量淤血积聚,形成明显触痛的肿胀或畸形。通常血液凝固变硬、发热、发红,随后(约10 日)开始液化并变得有波动感。

管理原则
- 解释和释除担忧
- 48 小时内做 RICE 疗法(针对较大的青紫/血肿)

R(rest):休息

I(ice):冰敷(每隔 2 小时冰敷 20 分钟)

C(compression):加压(弹力绷带压迫)

E(elevation):抬高(如果是一个肢体)
- 镇痛药物:对乙酰氨基酚(扑热息痛)
- 避免针吸(个别除外)
- 避免按摩
- 72 小时后局部热敷
- 若出血量与受伤程度不成比例,要考虑出血性疾病的可能

难治性血肿

某些部位的血肿可能导致畸形或其他问题。

鼻中隔血肿[1]

参见第 48 章。

耳廓血肿[1]

当耳廓创伤导致皮肤与软骨间形成血肿(haematoma of the pinna)时,会造成一种被称作“菜花耳”的永久畸形。若血肿残存,开始机化,耳的正常轮廓便会消失。

治疗目的是尽快清除血肿并预防其再形成。即便血肿已存在数日,也能达到治疗目的。

方法

无菌条件下用 25 号针头沿血肿的最低点穿刺并抽出淤血(图 123.1A)。在血肿部位用一个带衬垫的夹子夹住并保持 30~40 分钟(图 123.1B)。通常情况下,每日抽吸淤血及夹压血肿部位就足以彻底清除血肿。

甲下血肿

参见第 119 章。

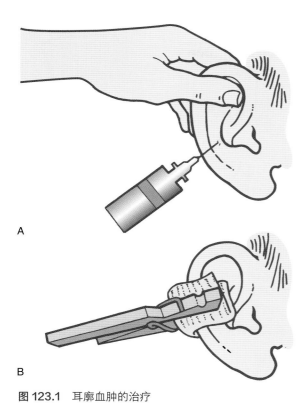

A

B

图 123.1　耳廓血肿的治疗

擦伤

擦伤(abrasions)在损伤程度及污染的可能性方面差异巨大,常见于自行车、摩托车和滑板事故中。特别要注意横跨关节的擦伤(如膝或肘关节)。

管理原则

- 仔细清洗,去除所有污垢、金属、衣物和其他异物。
- 麻醉状态下(局部浸润麻醉或深部伤口的全身麻醉)用无菌生理盐水擦掉污垢。
- 像处理烧伤一样治疗擦伤。
- 清洗时,用保护性敷料覆盖(一些伤口可保持开放)。
- 使用石蜡纱布和无黏性的吸水垫,如美洛琳[译者注:美洛琳(Melolin)是一种无黏性敷料品牌名称]。
- 确保足够的随访。
- 固定可能受深部伤口影响的关节。

撕裂伤

撕裂伤(lacerations)在复杂性和可修复性方面差异巨大。异常复杂的撕裂伤和累及神经或其他结构的撕裂伤应转诊到专科。

修复原则

- 伤口边缘对位良好能最大程度减少瘢痕形成、缩短愈合时间。
- 应特别注意清创。
- 避免在污染伤口内进行深层缝合,应考虑引流。
- 仔细检查所有伤口是否有重要结构的损伤(如神经及肌腱),以及是否有异物:
  - 碎玻璃伤口需要仔细检查,必要时行 X 线或超声检查。
  - 高能量性伤口(如电动割草机)中容易有金属异物及并发相关的骨折。
- 考虑对伤口处行 X 线检查以寻找有无异物或骨折(复合性骨折)。
- 修整锯齿状或压碎的伤口边缘,尤其是面部。
- 合拢伤口以便对应的层面整齐对位。
- 避免遗留无效腔。
- 不要缝合已被污染的"陈旧性"伤口(超过 8 小时):若 4 日后伤口仍未感染,你可以从每个边缘切一个薄层以获取新的愈合面并缝合。
- 注意愈合不良的部位,如背部、颈部、小腿和膝盖,以及易形成增生性瘢痕的部位,如胸骨、胸部或肩部上方。
- 要用无创组织处理技术,尽量减少对伤口边缘的处理。
- 外翻的边缘比内翻的边缘愈合更好。
- 当缝线间皮肤发白时提示缝线太紧:应松开或更换。
- 避免牵拉伤口,尤其是手指、小腿、足或手掌等部位的伤口。
- 与普遍应用的少量粗丝线缝相比,合用大量细丝线缝合瘢痕更细且效果更好。
- 避免血肿。
- 适时采用固定加压包扎,尤其是当皮瓣肿胀时。
- 应考虑适当固定伤口。许多伤口愈合不良本可以通过固定掌侧板(手)或背侧板(腿)避免。

操作方法

缝合材料

见表 123.1。

表 123.1　缝合材料的选择(指南)

部位		缝合材料
皮肤	面部	尼龙线 6/0
	背部、头皮	尼龙线 3/0
	其他部位	尼龙线 5/0
深部组织(无效腔)	面部	羊肠线 4/0
	其他部位	德胜/薇乔 3/0 或 4/0
皮内		单丝可吸收线,如单乔(Monocryl)4/0
小血管系带		普通羊肠线 4/0
大血管系带		德胜/薇乔

译者注:德胜(Dexon)和薇乔(Vicryl)均为一种可吸收缝线。

123

- 单丝尼龙缝合线通常是皮肤修复的首选。
- 用与所需张力相适应且口径最小的缝线。
- 合成的可吸收聚乙醇酸或聚乳酸缝线（德胜、薇乔）优于同等规格的羊肠线，但这些线并不适合面部或皮内缝合。

器械

优质器械举例：

- 带锁持针器（如克里尔-伍德12cm）［译者注：克里尔-伍德（Crile-Wood）为一种持针器］
- 皮肤钩
- 虹膜剪
- 有齿镊

持针

持针应在距离针尖2/3处；若持针邻近针尾可能会扭曲（图123.2）。较硬的组织需要夹持针的中央。

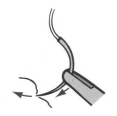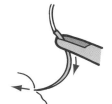

持针太靠针尖：但适合　　持针太靠针尾：针易变形
穿透组织

图123.2　持针方法

无效腔

应清除无效腔（dead space）以减少皮肤缝合的张力。用埋入的可吸收线缝合深层组织，这是通过从脂肪层开始进针提起脂肪/真皮交界面以埋藏线结来实现（图123.3）。

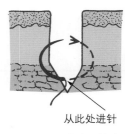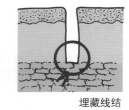

从此处进针　　　　埋藏线结

图123.3　清除无效腔

外翻缝合

外翻（everted wounds）是通过让真皮层的"咬合"宽于表皮层（皮肤表面）且使缝合深度大于它的宽度来实现的。

- 单纯缝合（图123.4A）
- 垂直褥式缝合（图123.4B）

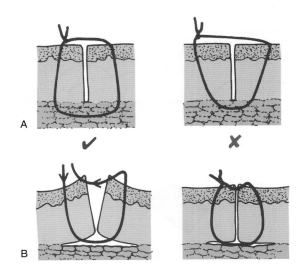

图123.4　外翻伤口
A. 正确和错误的单纯缝合方法；B. 垂直褥式缝合。

褥式缝合是使伤口外翻的理想方式。

缝合数量

旨在用最少的缝线实现无间隙缝合，但用充足的缝合来避免张力。尽可能将缝线置于靠近伤口边缘处。

操作要点

- 让病人躺下缝合，患儿父母坐下。
- 避免对单纯性伤口使用抗生素喷雾或粉剂（可能出现耐药菌）。
- 警惕污染伤口及深部坏死伤口内破伤风或气性坏疽的感染。
- 若污染伤口病人（5年内）或清洁伤口病人（10年内）未注射破伤风疫苗加强剂，应给予注射。
- 若病人未接种疫苗且伤口严重污染，应使用破伤风免疫球蛋白。
- 在彻底清洗头发并仔细检查其他撕裂伤之前，切勿将头部创伤病人送回家。
- 位于脸颊、下颚或下眼睑的任何撕裂伤可分别导致面神经、腮腺管或泪管的损伤。
- 当病人摔倒在玻璃上，需要骨骼阻止玻璃的切割力。要想到皮肤到骨骼间的所有结构都有被切断的可能。

各种伤口的特殊缝合技术

🕯 三点式缝合

在含有三角形皮瓣的伤口中，往往很难将皮瓣尖端精确复位。三点式缝合（the three-point suture）是实现这一目标的最佳方式，同时可将皮瓣尖端绞窄性坏死的风险降至最低。

方法

1. 从伤口无皮瓣侧的皮肤进针。

2. 然后在与对应侧完全相同的水平将针穿过皮瓣尖端的皮下层。

3. 最后,将针从对应侧穿回以便它能更好地从 V 形皮瓣中出针(**图 123.5**)。

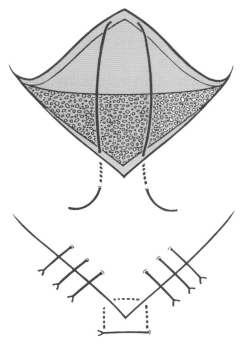

图 123.5　三点式缝合

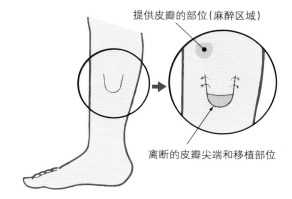

提供皮瓣的部位(麻醉区域)

离断的皮瓣尖端和移植部位

图 123.6　三角皮瓣伤口修复:近端蒂皮瓣

远端蒂皮瓣

远端蒂皮瓣见**图 123.7**。这种皮瓣几乎无血管,预后不佳。治疗方法与近端蒂皮瓣类似。修剪皮瓣并将其用作全层移植皮片,它在年轻病人中有很好的可修复性,但在老年病人中可修复性差。

🦴 小腿的三角皮瓣伤

膝盖以下的三角皮瓣伤(triangular flap wounds on the lower leg)是常见的损伤,往往处理不当。缝合得当时,类似的伤口在上肢可快速愈合,但在下肢通常不会一期愈合,除非对皮瓣尖端特别关注。

近端蒂皮瓣

掉进地板裂缝会产生近端蒂皮瓣(proximally based flap);重物(如拖车尾板)撞击小腿可致远端蒂皮瓣(distally based flap)。

皮瓣尖端往往被压碎且血管化不良;缝合后将不能生存愈合。

治疗方法(局部麻醉药浸润麻醉下)

1. 首选方法是尝试挽救远端皮瓣,刮去皮瓣上的皮下组织并用作全层移植。

2. 另一种方法是切除皮瓣尖端,稀疏地缝合(专业名词:疏缝)剩余皮瓣并在缺失区域放置一个小的全层移植皮片(**图 123.6**)。

两种方法都要使用合适的敷料及弹力绷带包扎固定;病人应抬高腿部休息 3 日。

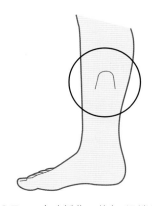

图 123.7　三角皮瓣伤口修复:远端蒂皮瓣

🦴 唇切割伤修复

唇颊黏膜小的裂伤可不予处理,更大的切割伤则需仔细修补。尽管颏神经阻滞对较大的下唇裂伤更理想,但局部浸润麻醉已足够。

对于贯穿唇缘的伤口,精确对位至关重要,建议用龙胆紫或记号笔预先标记唇缘。最好有位助手。

方法

1. 用 4/0 铬肠线缝合伤口的深肌层。第 1 针缝合应仔细对齐唇的黏膜层,随后对剩下的层次缝合 1 针或 2 针。

2. 下一步,用 6/0 单丝尼龙缝线将唇缘两端缝合。不允许有任何最轻微的错位(**图 123.8**),这一步是操作的关键。

3. 用 4/0 普通羊肠线间断缝合内层颊黏膜。

123

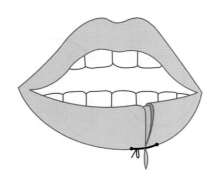

图 123.8 唇裂伤：确保精准缝合唇缘

4. 用尼龙缝线间断缝合唇外皮肤（唇线以上及以下的皮肤）。

修复后

1. 沿伤口缝线使用保湿乳液（或凡士林油）。
2. 3~4 日（年轻病人）或 5~6 日（老年病人）拆除尼龙缝线。

💲 眼睑撕裂伤的修复

一般原则

- 尽可能多地保留组织。
- 不要刮掉眉毛。
- 不要将带毛的皮肤倒置在伤口内。
- 确保伤口边缘精准对齐。
- 线结要远离眼球。必要时把线结末端留长并用胶带将其固定于眼外。

方法

1. 若眼睑边缘受累，在睫毛后做缘间缝合。
2. 用 6/0 羊肠线修补结膜和睑板。
3. 然后用 6/0 尼龙缝线修补皮肤和肌肉（眼轮匝肌）（图 123.9）。

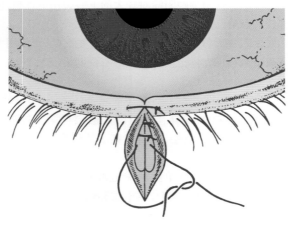

图 123.9 眼睑撕裂伤

💲 舌伤口的修复

因舌的伤口愈合快，尽量避免修补；但舌背或外侧缘的大皮瓣伤口可能需要缝合，最好的方法是包埋缝合。

方法

1. 让病人口含冰块数分钟，然后用 1% 利多卡因浸润麻醉并保持 5~10 分钟。
2. 用 4/0 或 3/0 羊肠线缝合舌床皮瓣，并包埋缝线（图 123.10）。

不一定使用表面缝合，如果需要，用 4/0 丝线即可。

指导病人规律地用盐水漱口，直到愈合满意。

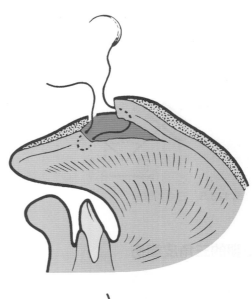

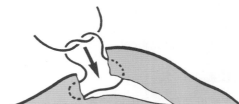

图 123.10 舌损伤的修复

💲 断指

在断指这种紧急情况下，指导病人将断指（amputated finger）直接置入密封的无菌容器，如塑料袋或无菌标本罐。然后将这个"装置"放在盛有碎冰块和冰水的袋子里。

注：不能将断指直接放进冰或水（如盐水）中，液体会使组织肿胀，导致显微外科修复困难。

手指残端的护理

用简单的、无菌的、疏松的非黏性敷料包扎并保持手抬高。

💈 咬伤

人咬伤及拳击伤

人咬伤及拳击伤(human bites and clenched fist injuries)伤口可能出现严重感染。口腔内产 β-内酰胺酶的厌氧菌(如 Vincent 杆菌)可渗透受伤组织并形成深部感染。常见致病菌是链球菌属、葡萄球菌属及啮蚀艾肯菌。伤口感染的并发症包括蜂窝织炎、伤口脓肿及淋巴管炎。一篇 Cochrane 综述认为,抗生素预防可降低感染风险[2]。

治疗原则

- 仔细清洁并清创伤口(如消毒液或双氧水)。
- 严重或深部咬伤,应预防性给予青霉素治疗。
- 尽可能避免缝合。
- 破伤风类毒素(尽管风险低)。
- 应考虑到 HIV 及乙型肝炎或丙型肝炎感染的罕见可能。
- 对于高危伤口,给予普鲁卡因青霉素 G 1g,肌内注射;和 / 或阿莫西林 / 克拉维酸钾 875/125mg,每日 2 次,共 5 日[3]。
- 若确定深部伤口感染,取拭子送检并给予甲硝唑 400mg(口服),每日 2 次,共 14 日;联用头孢噻肟 1g 静脉注射,每 8 小时 1 次,或头孢曲松 1g 静脉注射,每日 1 次,共 14 日。

狗咬伤

非狂犬病

狗咬伤(dog bites)通常愈合不良且存在厌氧菌感染的风险,包括破伤风杆菌、葡萄球菌及链球菌感染。贯通伤和咬伤比撕裂伤更容易感染。高达 25% 的狗咬伤继发伤口感染,首发体征常在 24 小时内出现[4]。

治疗原则(图 123.11):

- 用消毒水清洗并清创伤口,浸泡 10~20 分钟。
- 旨在开放性愈合:尽可能避免缝合(除非是血供丰富的 "特殊" 部位,如面部及头皮)。
- 用非黏性、可吸收敷料(石蜡纱布和美洛琳)吸收伤口的分泌物。
- 破伤风预防:免疫球蛋白或破伤风类毒素。
- 一项 2008 年 Cochrane 综述发现,尚无证据支持对狗咬伤或猫咬伤病人预防性使用抗生素。未累及关节或肌腱的小伤口 8 小时内无须使用抗生素。
- 然而,严重或深部咬伤,应预防性使用青霉素:普鲁卡因青霉素 G 150 万单位,肌内注射,即刻,随后口服 5~10 日;也可用阿莫西林 / 克拉维酸钾,口服,5~7 日。若确诊感染(依据拭子试验),需口服阿莫西林 / 克拉

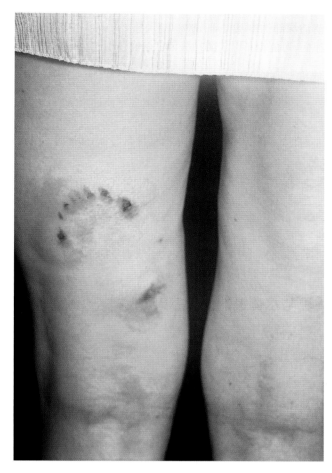

图 123.11 狗咬伤的管理方法:无菌敷料和破伤风疫苗接种

维酸钾 7~10 日[4]。

- 告知病人伤口愈合缓慢且可能形成瘢痕。

狂犬病或疑似狂犬病狗咬伤(其他动物咬伤)

目前不适用于澳大利亚(见第 129 章)。(译者注:澳大利亚狂犬病已绝迹,无感染风险)

- 立即用清洁剂或盐水(优先)、双氧水、肥皂水(没有其他选择时)清洗伤口。
- 不要缝合。
- 如果是狂犬病狗:
  - 人狂犬病免疫球蛋白(被动免疫)
  - 狂犬病疫苗(主动免疫)
- 不确定是否为狂犬病狗:捕获并观察动物,可考虑接种疫苗。

猫咬伤

猫咬伤(cat bites)最有可能形成化脓性感染,最常见的病原菌是出血败血性巴斯德菌(*Pasteurella multocida*)。管理原则同人咬伤或狗咬伤。对于深部或延迟性伤口,应预防性使用阿莫西林 / 克拉维酸钾 5。对于感染,取

123

伤口拭子送检前应使用甲硝唑＋多西环素或环丙沙星[3]。清洁深部伤口及贯通伤伤口至关重要。另一个问题是猫抓病，可能由革兰氏阴性杆菌巴尔通体引起。

猫抓病的临床特征

- 咬伤后 3 日左右，咬伤部位出现感染性溃疡或丘疹脓疱（30%~50% 病例）[5]。
- 1~3 周后出现发热、头痛、全身乏力、局部淋巴结肿大（可能化脓）。
- 皮内皮试阳性。
- 良性自限性病程，通常无须抗生素治疗。
- 有时严重症状会持续数周，尤其是当免疫功能低下时。
- 对于 1 个月后淋巴结肿大不缓解或病情加重者，用红霉素或罗红霉素治疗 10 日[3]。

🐍 与水有关的伤口感染[3]

这类复杂感染可能需要专科指导。

珊瑚割伤

珊瑚割伤（coral cuts）的伤口存在严重弧菌属（海洋病原体）或化脓性链球菌感染风险。这类伤口需要清洁消毒、清创、包扎和使用抗生素（多西环素 100mg，每日 2 次；或头孢氨苄 500mg，每日 2 次）治疗，共 7 日。

鱼缸／游泳池肉芽肿

海分枝杆菌（*Mycobacterium marinum*）可致局部丘疹或结节样皮肤病变，常见于清洁水族馆或游泳池的人群中。通过皮肤活体组织检查及培养（抗酸杆菌）来诊断。

治疗：单个病灶切除术（可能足够）。对于严重或无应答感染，可能需要使用抗生素，如克拉霉素，口服，每日 2 次，3~4 个月，联合利福平治疗。可寻求专科指导。

气单胞菌属伤口感染

源于淡水、微咸水或淤泥中的开放性伤口。使用环丙沙星治疗 14 日[3]。

腐败希瓦菌感染

源于咸水或微咸水的伤口，尤其当腿部血管受损时。可导致严重的坏死性蜂窝织炎，甚至败血症。使用环丙沙星或美罗培南／亚胺培南治疗。

儿童头皮裂伤

即使儿童头皮裂伤（scalp lacerations in children）很小，但只要裂开，儿童的头发足够长，就用它来缝合。

方法

将儿童自己的头发在伤口两侧各拧成一束。打一个平结和一个额外的保持结以减少滑脱。请助手滴复方安息香酊溶液。将头发"缝线"留长一点并嘱家长 5 日内剪掉发结。

儿童前额及其他部位裂伤

尽量避免对儿童开放性伤口使用弹力绷带，只会闭合真皮层并形成薄而延展性的瘢痕；或能与缝线一起用于非常浅表的表皮伤口。

用于伤口的黏合剂

组织黏合剂可闭合表浅平滑、干净的皮肤伤口，尤其可用于儿童。商品制剂如组织丙烯、皮邦德及爱必肤（活性成分恩布酯）。要考虑到强力胶的毒性及无菌性，它可达到闭合伤口的目的。胶水只用于浅表、干燥、清洁的新鲜伤口；有裂隙的伤口不能用，因为胶水会阻碍伤口愈合，应尽可能避免。

儿童伤口麻醉

儿童伤口修复时应考虑局部麻醉剂，包括利多卡因和普鲁卡因混合液（Emla 乳膏），以及肾上腺素及可卡因（AC）液。需谨慎使用可卡因。

部分全科医生冰敷裂伤部位，向伤口内滴或不滴少量利多卡因。缝合时嘱患儿用手握住冰块以转移注意力，然后快速进针。

拆线

缝合痕与缝线保留的时间、张力及位置有关，一旦达到目标应尽早拆线。拆线（removal of skin sutures）时机基于常识和个体情况。丝线及其他多丝缝合线反应明显，应尽早拆除。拆线后，建议用微孔皮肤胶带／弹力绷带保护伤口 1~2 周，尤其在皮肤张力区。

方法

1. 光线充足，并让病人轻松舒适地躺下。
2. 使用能剪掉线头的细拆线剪，或一次性缝合刀片，以及一对用于牢固抓持的细无齿镊。
3. 用剪刀或刀片沿线结下方紧邻皮肤剪（切）断缝线（图 123.12A）。
4. 轻轻朝被剪断的一端拉出缝线：朝向伤口的方向（图 123.12B）。

遮盖缝线的血凝块可在润滑凝胶中浸泡 1~2 分钟后去除。必要时可用 21 号针的斜边"锯"开被遮盖的缝线。

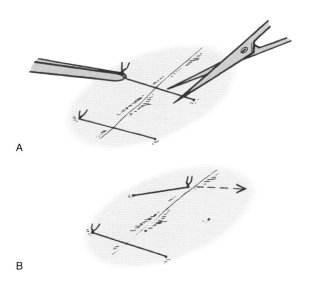

图 123.12　皮肤拆线
A. 剪断缝线；B. 朝伤口侧拉出缝线。

何时拆除非吸收缝线

成人非复杂伤口愈合后的拆线时间见**表 123.2**。

需根据伤口的特点、病人的健康情况和愈合情况个体化制订拆线时间。通常应尽快拆线，可提前 1 日或 2 日间断拆线并在常规时间拆除余下的缝线。弹力绷带能用于保持伤口闭合，促进愈合。

表 123.2　拆线时间

部位	天数
头皮	6
面部	3（第 2 日间断拆线，余下的线在第 3~4 日拆除）
耳	5
颈部（颈前区）	4（第 3 日间断拆线，余下的线在第 4 日拆除）
胸部	8
手臂（包括手及手指）	8~10
腹部	8~10（如果是张力缝合，则为 12~14 日）
背部	12
腹股沟及阴囊	7
会阴部	2
大腿	10
膝盖和小腿	12
足（包括足趾）	10~12

其他方面

儿童提前 1~2 日拆线。背部、腿部（尤其是小腿）的伤口可多一些时间。尼龙缝线因较少引起反应可保留较长时间。间断拆线可提前进行（如女性面部）。

烧伤[5-6]

烧伤（burns）的管理取决于烧伤范围及烧伤深度（烧伤分为浅度烧伤、深度烧伤；或分为Ⅰ度、Ⅱ度、Ⅲ度烧伤）。

Ⅰ度烧伤是表浅的仅累及表皮的烧伤，引起疼痛和红肿，如湿热所致的烫伤；愈合快。

Ⅱ度烧伤或部分皮层烧伤导致表皮水疱，并继发浆液渗出性坏死。

Ⅲ度烧伤或全层烧伤，表现为深度坏死和可能因神经末梢受损所致的感觉缺失。范围大（>9% 体表面积）且深的烧伤可能有血容量不足和休克。

严重烧伤是医疗急症，指损伤大于体表面积的 20%（成人）、10%（儿童）。

急救

烧伤，尤其是小面积烧伤，紧急处理方式是将烧伤部位浸泡在冷至冰的流动水（如自来水）中至少 20 分钟。不要处理烧焦的贴身衣服，但要脱去湿衣服。

化学烧伤应用水充分冲洗。碱烧伤用 1∶10 稀释的醋酸中和；酸烧伤用碳酸氢钠溶液中和。

以下烧伤应送往医院：

- >9% 体表面积，尤其是儿童（见第 111 章"烧伤面积的九分法"）。病人手掌尺寸约等于 1% 体表面积[7]。
- 婴儿 >5% 体表面积
- 所有深度烧伤
- 处理困难或重要部位的烧伤（如面部、手、会阴／生殖器、足）
- 存在潜在问题的烧伤（如电灼伤、化学烧伤、环形烧伤）
- 怀疑有吸入性损伤

通常给予充分镇痛。转运期间应持续用喷雾、喷水降温。

治疗

1. 超浅度烧伤：皮肤完整。只能用温和的消毒剂（如氯己定）。检查是否有水疱。

2. 浅度烧伤：皮肤水疱。用敷料促进上皮再生（如水胶体敷料、水凝胶敷料），用可吸收敷料或（最好）固定黏附材料覆盖，每日 1 次或每日 2 次清理严重渗出的浆液并予绷带包扎。Fixomull 可保留 2 周。

123

留置敷料使用指南

- 第1个24小时：保持干燥。用干净的纸巾蘸干敷料中的任何渗出物。
- 第2日开始：每日2次清洗敷料。用温和的肥皂水冲洗，然后蘸干。不要浸泡，只冲洗。不要移除敷料，因其可能引起疼痛及伤口受损。若伤口发红、发烫，或肿胀，或疼痛加重，应返回诊所。
- 第7日开始：返回诊所移除敷料。去诊所前2小时，用橄榄油浸泡敷料然后包上保鲜膜。

注：敷料必须用油浸泡（如橄榄油、婴儿油、柑橘油或花生油）。清除"膨起的水疱"，仅膨起的水疱才会影响皮肤的血液循环。

---

3. 深度烧伤。如考虑渗出，按以下顺序处理：

- SoloSite 凝胶，一种胶原蛋白凝胶或类似物
- 非黏性中性敷料（如美洛琳）
- 脱脂纱布或脱脂棉（大面积烧伤）

每2~4日更换镇痛敷料。必要时手术治疗，包括植皮。

阿尔弗雷德（Alfred）医院发布了烧伤指南（www.vicburns.org.au）。

暴露（开放方法）

- 保持伤口开放不包扎（对面部、会阴部或单纯表皮烧伤有好处）
- 每24小时重新涂一次消毒软膏

包扎（闭合方法）

- 适用于环形创面
- 非黏性纱布覆盖（如石蜡纱布）
- 可吸收的纱布棉垫包扎
- 必要时用石膏夹板

手部烧伤

对于手部或类似"复杂"形状身体部位的表浅水疱烧伤，如前所述采用条形的可黏附弹力绷带，它可以与手指很好地贴合。第7日去诊所前，将敷料浸泡在油中2小时。

异物

🦴 穿透性枪伤

各类枪支对身体的损伤是治疗医生面临的决策困境。以下内容（包括来源于枪的不同材料对身体组织的损害）可供参考。

枪伤

气枪

原则是清除皮下子弹但要保留深部子弹，除非子弹

位于重要结构及其周围（如手腕）。较常见的特殊问题是位于眼眶的子弹，它们往往损伤较小且眼科医生可能会不予处理。

0.22 步枪

与气枪同样的管理原则也适用于步枪，但必须通过X线精确定位子弹。应仔细检查腹部伤口，因其可能发生内脏穿孔但首发症状和体征不明显。

0.410 猎枪

猎枪的子弹通常只有当近距离穿透时才会危险。然而，处理原则是不移除深部子弹（也许只有浅表子弹能被触诊到）。

压力枪损伤

压力枪喷射出的黄油、石油、油漆及其类似物（图 123.13）可致非常严重的损伤，需要减压并清除这些异物。

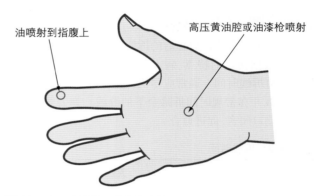

油喷射到指腹上　　　高压黄油腔或油漆枪喷射

图 123.13　手部的严重意外事件

黄油枪及油漆枪

黄油或油漆高压喷射到手部时，需要紧急外科手术以避免截肢。这种损伤表现为一种看似轻微的伤口，且一段时间后手的感觉会很舒服。随之而来的是缺血[1]、化学刺激及感染，伴随手指坏疽，最严重的可因硬化而形成爪形手。治疗应立即解压并小心清除所有异物和坏死组织。

喷油

油车中的油意外喷溅到手部也可导致局部组织坏死这种严重问题。常见于在家禽养殖场鸡瘟注射期间。如果喷溅到指腹，可能需要截肢。

🦴 皮下碎片

皮下碎片（splinters under skin）是一个常见且难处理的问题。用一次性皮下注射针"挑"出碎片，然后将它作为杠杆从皮肤中拔出，而不能用镊子钳取或扩大切除（图 123.14）。超声能探及"埋"在皮下的木质异物。

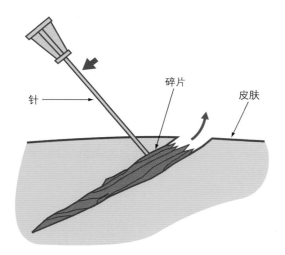

图 123.14　清除皮肤的碎片

皮肤鱼钩刺伤

本章介绍两种去除鱼钩的方法,都需要向相反的方向,即逆着倒钩移除,建议首选方法 2。

方法 1

1. 在鱼钩周围注射 1~2ml 局部麻醉药。
2. 用坚固的动脉钳夹紧钩柄。
3. 用 11 号手术刀片沿鱼钩滑入组织,刀刃背对鱼钩,以切开组织和游离倒钩(图 123.15)。
4. 用钳子将鱼钩撤出。

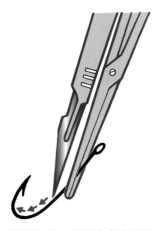

图 123.15　通过在皮肤切开一条路径取出鱼钩

方法 2

这种方法常被一些勇敢的渔夫使用,依靠一圈绳子或钓丝强行松解并完整抽出鱼钩。它不需要麻醉和器械,只需要坚强的意志,尤其是在第 1 次尝试时。

1. 用一条长 10~12cm 的绳子,打一个环。一头缠绕鱼钩,另一头勾住操作者的一根手指。

2. 另一只手沿着倒钩拔除的方向按压鱼钩柄部。
3. 此时沿着绳子快速和敏捷地一拉。
4. 鱼钩不费力地沿着拉的方向飞出(图 123.16),注意佩戴安全护目镜。

注:你必须大胆、果断、有信心、快速,三心二意地尝试则无用。

对于复杂的病例,可能适合局部浸润麻醉。不用短的绳圈,而用长的钓丝在鱼钩处环绕两圈后用手拉,或用一细尺放在绳圈中轻弹会奏效。

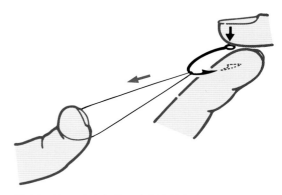

图 123.16　渔夫完整取出鱼钩的方法

针头和锐器伤

被污染的"锐器"(包括带有血液或被血液污染的体液的针头)意外刺伤皮肤,是所有卫生保健工作者极为关注的问题。另一种偶然发生的针刺伤是人为的故意注射,如警察被愤怒的、反社会的个体刺伤。针刺伤事故是最常见的、潜在传播感染的事件,如 HIV、乙型肝炎、丙型肝炎或丁型肝炎。静脉穿刺中最可能造成针刺伤事故的部分是针头复盖和复鞘,应该避免这项操作。

针刺伤事故传播的感染总结见**表 123.3**。感染肝炎的风险最大(10%~30%),而被 HIV 阳性血液的针头刺伤后,发生血清转换或临床感染的风险很低(可能 1/300)[8]。目前尚无报道儿童在社区(如在沙滩或公园)被针头意外刺伤而传播血源性病毒,如 HIV 或乙型、丙型肝炎的情况[9]。破伤风的风险很大,特别是户外损伤,应予以处理。

表 123.3　针刺伤事件传播的感染

病毒	葡萄球菌感染
HIV	梅毒
乙型、丙型、丁型肝炎病毒	破伤风
单纯疱疹病毒	结核分枝杆菌
水痘带状疱疹病毒	**其他**
细菌	疟疾
链球菌感染	

预防

- 避免与服药过量的人发生肢体冲突,避免给高危病人洗胃或静脉穿刺。
- 不要复盖针头。
- 立即直接将针头放入密封、防锐器伤的容器中。
- 避免接触血液。
- 戴防护手套(不能预防锐器伤)。

暴露后预防

对于高风险的暴露,如沾染血液的针头、较深的刺伤及暴露来源于高病毒载量或晚期 HIV 感染者,需考虑暴露后预防[3]。尽管暴露后预防对大多数锐器伤时间来说不合理,但一定要寻求专家的建议。

管理[10]

- 用肥皂水清洗患处,不要用力擦洗。同时清洗或冲洗任何暴露于血液或体液的皮肤、眼 / 眼结膜或其他黏膜。
- 禁止吸吮或挤压伤口。
- 鼓励让血液流出。
- 安抚病人,告知病毒感染的风险很低。
- 从锐器伤暴露者及体液来源者的血液中获取信息,已知乙型肝炎表面抗原携带者或 HIV 阳性的来源者,可帮助早期决策。

注:HIV 的血清转化需要 3 个月,所以病人也可能感染了 HIV,但早期检测呈阴性。

在充分讨论治疗的风险 / 获益(包括不良反应)后,尊重暴露者的意愿。

已知乙型肝炎病毒携带来源者

- 如果伤者有免疫力,不做进一步处理。
- 如果未接种疫苗,没有免疫力:
  - 48 小时内给予高效价乙型肝炎丙种球蛋白
  - 24 小时内开始接种乙型肝炎疫苗

已知丙型肝炎病毒携带来源者[10]

- 伤者需要在第 1 周和第 6 周进行后续的 HCV 抗体测试,在 4~6 个月检测 ALT 水平。
- 目前没有有效的免疫预防方法,若发生血清转换应考虑早期治疗。

已知 HIV 阳性来源者[10]

咨询顾问医生有关药物预防和血清学检测的优缺点。美国疾病控制与预防中心的一项病例对照研究表明,针刺后予以齐多夫定降低 79% 的 HIV 血清转换率[11]。

HIV 暴露后预防由 2~3 种抗逆转录病毒药物组成,服用 28 日。应快速地寻求建议,最好在暴露后 2 小时内开始预防。

未知风险来源者

抽取来源者的血液(如果同意)和锐器受害者的血液进行乙型肝炎(乙型肝炎表面抗原和抗 HBs)、丙型肝炎和 HIV 状态的检测。如果未接种乙型肝炎疫苗,应开始接种。

注意:需获得相关人员病毒检测和公开试验结果的知情同意。

破伤风的预防

破伤风是一种非常严重的疾病,但可通过主动免疫完全预防。应该普及免疫接种预防,如同儿童和成人免疫计划一样。所有有伤口的病人均应评估破伤风杆菌感染状态,根据他们的特点进行管理。对于严重的创伤,也应考虑气性坏疽的可能。

易滋生破伤风的伤口:

- 复合性骨折
- 贯通伤
- 异物
- 大面积碾压伤
- 延迟的清创术
- 重度烧伤
- 化脓性感染

对于成人的初次免疫接种,间隔 6 周给予两剂破伤风类毒素(与白喉及百日咳合并使用),6 个月后给予第 3 剂。青少年和 50 岁时给予加强剂量的破伤风类毒素。除非距上次注射时间不足 5 年,否则在严重创伤时应给予加强剂量[12]。

被动免疫

被动免疫,以 250 单位破伤风免疫球蛋白肌内注射,适用于伤口污染或有坏死组织,破伤风未免疫或不确定有无免疫力的个体。应在伤后当日尽快给予。高风险的伤口包括:被污物、粪便 / 肥料、土壤、唾液或其他异物污染的伤口;刺伤;导弹、挤压和烧伤所致的伤口。

伤口管理中的破伤风预防指导见表 123.4。

表 123.4 伤口管理中的破伤风预防指导[3]

接种疫苗的时间	伤口的类型	破伤风类毒素	破伤风免疫球蛋白
3 次或更多次破伤风类毒素接种史			
<5 年	所有伤口	否	否
5~10 年	清洁的小伤口	否	否
	所有其他的伤口	是	否
>10 年	所有伤口	是	否

续表

接种疫苗的时间	伤口的类型	破伤风类毒素	破伤风免疫球蛋白
不明接种史或少于 3 次破伤风类毒素接种史			
	清洁的小伤口	是	否
	所有的其他伤口	是	是

参考文献

1 Hansen G. Practice tips. Aust Fam Physician, 1982; 11: 867.

2 Medeiros I, Saconato H. Antibiotic prophylaxis for mammalian bites. Cochrane Database Syst Rev, 2001, updated 2008; Issue 2: Art No. CD001738.

3 Antibiotic [published 2019]. In: *Therapeutic Guidelines* [digital]. Melbourne: Therapeutic Guidelines Limited; 2019. www.tg.org.au, accessed April 2021.

4 Broom J, Woods ML. Management of bite injuries. Australian Prescriber, 2006; 29: 6–8.

5 Papadakis MA et al. *Current Medical Diagnosis and Treatment* (52nd edn). New York: The McGraw-Hill Companies, 2013: 1549–53.

6 Ulcer and wound management [published 2019]. In: *Therapeutic Guidelines* [digital]. Melbourne: Therapeutic Guidelines Limited; 2019. www.tg.org.au, accessed April 2021.

7 Rhodes J et al. The surface area of the hand and the palm for estimating percentage of total body surface area: results of a meta-analysis. Br J Dermatol, 2013; 169: 76–84.

8 Trevillyan JM, Denholm JT, Spelman D. Managing community needlestick injuries. Medicine Today, 2009; 10(9): 80–3.

9 Royal Children's Hospital, Melbourne, Australia. Clinical Practice Guideline on needle stick injury. Available from: https://www.rch.org.au/clinicalguide/guideline_index/Needle_stick_injury/, accessed April 2021.

10 Buckley N (Chair). *Australian Medicines Handbook*. Adelaide: Australian Medicines Handbook Pty Ltd, 2018: 222.

11 Cardo D et al. A case-control study of HIV seroconversion in health care workers after percutaneous exposure. New Engl J Med, 1997; 337: 1485–90.

12 Australian Technical Advisory Group on Immunisation (ATAGI). *The Australian Immunisation Handbook* (10th edn). Canberra: Australian Government Department of Health, 2017.

123

第 124 章 常见的骨折和脱位

骨折的骨头，一旦再接合在一起，比以前还强壮。

约翰·莱利 (1554—1606) (译者注：英国人，作家，诗人，戏剧家)

常见骨折和脱位通常发生在四肢、肩胛带和骨盆带骨，它们需要早期诊断以确保最佳治疗方案和防止并发症的发生。医生的警惕性和对一些少见疾病的了解，有助于作出细致的诊断。

诊断依赖于良好的病史采集、仔细的身体检查、适合伤情的高质量 X 线检查（如应力位摄片），以及必要时特殊辅助检查。全科医生应养成阅读 X 线片的习惯，作为放射科医生报告的补充，有助于避免漏诊。

通常原则是如果怀疑骨折，就进行 X 线检查。然而，在很多不太可能发生骨折的情况下，为应对过度安排 X 线检查的问题，也开发了简便的算法，如渥太华踝关节、膝关节准则和加拿大颈椎准则[1]。

处理骨折和脱位时存在很多陷阱。很多损伤，如手臂和手的骨折，看似轻微却可能导致终身残疾。本章提供了帮助避免这些陷阱的指南。

关键事实和要点

- 骨折的典型征象是：
  - 疼痛
  - 压痛
  - 功能丧失
  - 畸形
  - 肿胀／瘀斑
  - 骨擦音
- 骨折通常导致畸形，但也可能只导致骨的局部压痛（如手舟骨骨折、股骨颈嵌插骨折）
- 上肢 X 线检查应包括受伤部位近端及远端关节，以及前后位和侧位。
- 如果 X 线检查报告正常但高度怀疑骨折，可以选择夹板固定患肢约 10 日，然后再复查 X 线。
- 通常，骨折移位必须复位，将骨折断端对位良好并固定，直到愈合。
- 易移位的骨折应行影像学监测，特别在复位后的前 1～2 周。

- 临床上通过骨折部位疼痛减轻和骨折活动度降低来评估骨折愈合。影像学上通过 X 线表现（如骨折部位骨小梁的连续性和桥接骨痂）来评估。
- 骨折不愈合是由固定不充分、过度牵引、骨痂形成不佳、感染或缺血坏死等因素引起。
- 关节僵硬是石膏和悬吊固定的常见问题，所以关节必须尽早活动。如果骨折稳定可以早期锻炼。冻结肩是老年人上肢骨折的一种特殊并发症。
- 脱位是指在关节处一块骨相对于另一块骨的完全断裂。
- 半脱位是指关节处两块骨部分移位，关节表面仍部分接触。
- 扭伤是韧带或关节囊的部分断裂。
- 时刻要考虑到合并的软组织损伤，如毗邻神经的神经失用症、血管损伤和肌间隔综合征。
- 大多数手法复位的关键要领是牵引，尤其是脱位。辅以平移或杠杆手法来补充。
- 应力性骨折是由于反复小创伤造成的不完全性骨折，单次创伤不足以损伤骨骼。应力性骨折，尤其在足部，最可能的原因是运动、芭蕾、体操和有氧运动。这些过度使用性损伤最初被描述为新兵训练水平迅速提高时的"行军"骨折[2]。
- 典型的应力性骨折部位（及其常见原因）包括：
  - 足舟骨（短跑、足球）
  - 跖骨颈（跑步、竞走、篮球、跳跃）
  - 第 5 跖骨底（跳舞）
  - 股骨颈或股骨干（长跑）
  - 尺骨（举重）
  - 桡骨远端和尺骨骨骺（体操）
  - 距骨（跑步）
  - 胫骨近端（跑步、足球）
  - 腰椎
  - 胫骨内侧（跑步、足球）
  - 末节指骨（吉他）
  - 颈椎棘突（园艺）
  - 腰椎峡部（快速打保龄球）
  - 肱骨螺旋沟（投掷运动）
  - 第 1 肋骨（举重）
  - 第 8 肋骨（网球）

容易遗漏的骨折：红旗征

- 儿童髁上骨折
- 儿童肘关节骨折，尤其是肱骨外髁骨折
- 儿童蹦床损伤
- 手舟骨骨折
- 舟月骨脱位
- 颅骨骨折，尤其是颞骨骨折
- 距骨穹隆骨折
- 所有的关节内骨折
- 肱骨头和股骨头缺血坏死

骨折检查方法[3]

此处描述了应用轴向加压法临床诊断前臂和手部骨折的简单原理，也适用于其他肢体骨。

应用经典方法，很多骨折诊断可明确；但如果合并击打引起的软组织损伤，或只有轻微骨折如桡骨远端青枝骨折时，诊断较困难。

前臂软组织损伤也会像骨折一样，表现出疼痛、压痛、肿胀和可能的功能丧失。然而，如果骨轴受压，即长轴受压，则不会感到疼痛。因此，端对端挤压骨骼（不要在受伤部位直接施加压力）时询问疼痛情况，是鉴别骨折的一种有用方法。

行走是另一种轴向加压检查方法，承重骨或骨盆骨折时因为疼痛而表现出行走困难。

方法

1. 用手同时抓住损伤部位的远端和近端。

2. 沿骨长轴，从损伤部位的两个方向用力集中推压（骨折部位见图124.1A）。或者从远端推压，同时在近端施加稳定的反压力（图124.1B）。

3. 病人可准确定位骨折疼痛点。

头、脊柱和胸廓骨折的治疗

颅面部损伤

🦴 颅骨骨折

无任何神经症状的头颅闭合性骨折不需要积极干预。凹陷性骨折需要抬高凹陷的碎片。颅骨开放性骨折需要仔细评估和转诊。中线部位需要特别小心，因为任何凹陷碎片的操作（通常是抬高）都可能撕裂矢状窦，引起致命性大出血。警惕相关的硬膜外或硬膜下血肿（见第64章）。

🦴 颅底骨折

颅底骨折在影像学上很难诊断，可表现为鼻、咽喉或

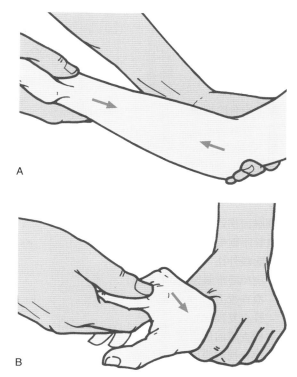

图124.1　骨折检查方法
A.轴向加压检查桡骨或尺骨骨折；B.轴向加压检查掌骨骨折。

耳部出血，或"熊猫眼"。如果硬脑膜也被撕裂，可能观察到脑脊液溢出，尤其是经过鼻腔。

颅底骨折的治疗以寻找和治疗颅内感染为基础，避免对鼻或耳的过度治疗，避免鼻部填塞和安置鼻胃管。抗生素预防无作用，因其并不能降低脑膜炎风险[4]。

🦴 颧骨骨折

颧骨复合体（颧骨）骨折是一种常见的身体碰撞或打斗造成的损伤（图124.2）。

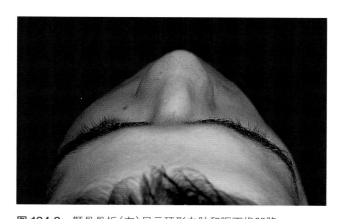

图124.2　颧骨骨折（左）显示环形血肿和眶下缘凹陷
资料来源：Knoop KJ，Stack LB，Storrow AB，Thurman RJ，eds. The Atlas of Emergency Medicine (4th ed). New York：McGraw-Hill，2016. 图片来源：Edward S.Amrhein，DDS.

124

临床特征

- 脸颊肿胀
- 眶周血肿
- 结膜下出血
- 眶下缘台阶形成
- 自上方看颧弓扁平
- 眶下神经损伤致感觉异常
- 功能丧失（如张口困难）

管理

- 颅脑损伤评估
- 排除眼眶爆裂性骨折
- 排除眼外伤
  - 摘掉隐形眼镜（如果佩戴）
  - 检查视力
  - 检查复视
  - 检查眼前房出血
  - 检查视网膜出血
- 叮嘱病人不要擤鼻涕（可引起外科性气肿）
- 如骨折移位，在全身麻醉下复位

复位方法

- 经颞部或口腔内入路抬高，预计 3~4 周愈合
- 部分病人需要骨间缝线、夹板或内固定

🦴 下颌骨骨折

下颌骨骨折是由于击打下颌所致，病人可能出现肿胀（可从几乎没有到严重）、疼痛、畸形、咀嚼无力、上颌及牙齿排列不齐和流涎等。口腔内检查很重要，因为口腔底部黏膜下瘀斑是其特异性体征。

对于疑似下颌骨骨折的病人，一种简单的检查方法是让病人咬住木质压舌板（或类似坚硬物体），当转动压舌板时让他们保持咬合力。如果存在骨折，他们会因为疼痛无法咬住压舌板[5]。

X 线检查：

- 前后位和侧斜位。
- 正位全景体层摄影可提供全面的影像。

急救管理

- 检查病人的咬合和气道。
- 清除并保存松动的牙齿碎片。
- 更换牙槽中脱位或半脱位的牙齿。
  - 注：绝不丢弃牙齿。
- 用四头绷带进行急救固定，从两端撕开绷带，留下完整的中央区域来支撑下颌（图 124.3）。

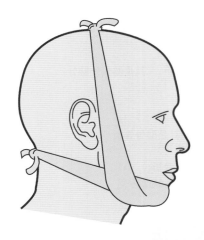

图 124.3　用四头绷带固定骨折的下颌骨

治疗

可能需要内固定。

下颌骨骨折愈合通常需要 6~12 周（取决于骨折性质和病人健康状况）。

🦴 颞下颌关节脱位

病人可能出现单侧或双侧脱位。下颌被"锁住"而不能发音或闭上嘴，非常痛苦。

复位方法

- 让病人坐直头靠墙。如果有可能，佩戴防护手套。
- 用手帕或布包住两个拇指并将拇指放在下磨牙上，手指紧紧抓住下颌骨外侧。
- 拇指往地板方向，用力下推（图 124.4）。

这种操作通常可以成功复位。但当拇指向下推时，手指同时向上旋转下颌骨，可加强复位。

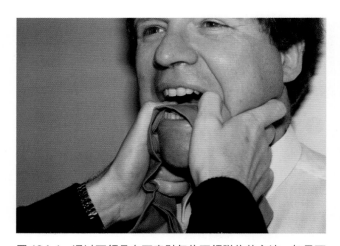

图 124.4　通过下颌骨向下牵引复位下颌脱位的方法。如果可以，请戴上手套

124

脊柱损伤

颈椎骨折,尤其是寰椎(第 1 颈椎)、枢椎(第 2 颈椎)和枢椎齿状突骨折,需要病人仰卧位、在颈托固定颈椎的情况下早期转诊。首选硬颈托,但也可以用软颈托并在头部两侧放置沙袋防止颈椎移动。

💀 胸腰椎骨折

无神经功能损伤的胸腰椎骨折或脱位,分为稳定性和不稳定性。由于常涉及外力,这些骨折常合并其他损伤。

稳定性骨折

- 垂直高度压缩不足 50% 的椎体压缩性骨折
- 轻微骨折
- 椎板骨折

治疗:佩戴定制的背部支具,通常需要 6~12 周,物理治疗以恢复功能。

特殊问题:

- 腹膜后血肿
- 麻痹性肠梗阻
- 第 1 腰椎骨折伴肾脏破裂
- 老年人潜在的椎体病变(如骨髓瘤或转移癌)

不稳定骨折

爆裂性骨折和剪切骨折通常是不稳定的。它们常与部分或完全性截瘫有关,需要紧急转诊。

💀 骶尾骨骨折

仅对症治疗,无须其他治疗。经直肠手法复位可尝试用于明显的尾骨前移位。就坐时建议使用橡胶圈或特殊坐垫。对于持续性尾椎痛,考虑注射类固醇皮质激素或切除。

胸廓损伤

💀 肋骨骨折

临床特征

- 骨折部位疼痛,特别是深呼吸和咳嗽时。
- 局部压痛和肿胀。
- 全胸按压时骨折部位出现疼痛(肋骨弹跳)。
- X 线检查确诊并排除潜在的肺损伤(如气胸)。X 线检查骨折假阴性率高,因此需谨慎。
- 警惕低位肋骨骨折导致的脾、肝、肾损伤。

治疗

单纯肋骨骨折会非常疼痛。首选治疗策略是镇痛剂,如对乙酰氨基酚;在疼痛可耐受的情况下,鼓励病人呼吸。紧急情况下肋间神经阻滞是有效的,但持续时间非常短暂。尽管缺少有效证据,带有尼龙搭扣的弹性肋骨固定带经常用于单根或双根肋骨骨折(图 124.5)。

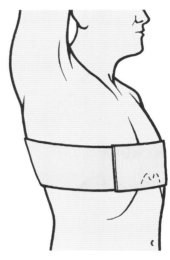

图 124.5　通用型肋骨固定带

愈合时间

愈合可能需要 3~6 周;局部不适可能持续更长时间。

💀 胸骨骨折

可使用镇痛剂对症治疗,但必须仔细评估胸部损伤,包括心脏压塞或心肌挫伤。明显的凹陷性胸骨骨折应该转诊。建议行心电图检查。

四肢骨折的治疗

为适当减少移位骨折,必须采取以下步骤(图 124.6A)[6]。

1. 解除骨折嵌插,常通过拉伸矫形方法。
2. 重建骨骼的正常长度。
3. 通过彻底的骨折复位重建正常对位。
4. 将骨头固定在满意位置直至痊愈。

只有在充分麻醉、镇痛和松弛的情况下才能实施上述步骤。骨塑形用于维持复位,采用完整的骨膜桥将骨折碎片固定在复位位置。图 124.6B 阐明了骨塑形维持复位的方法[6]。

导致诊断和治疗困难的骨科问题见表 124.1。

💀 锁骨骨折

典型的锁骨骨折常有跌倒时伸出的手或肘部撑地的病史,但也可能是由于锁骨或肩关节受到的直接打击。病人肩膀运动时疼痛加重并且用肘部支撑手臂并紧贴胸部。最常见的骨折部位是中外 1/3 交界处或中 1/3 部分。要考虑神经、血管损伤的可能性。

124

骨折（嵌插）

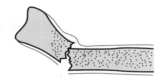

步骤1 解除嵌插

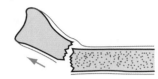

步骤2 恢复长度

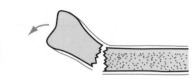

步骤3 恢复对位

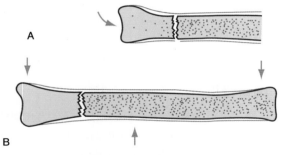

A

B

图 124.6 四肢骨折的治疗
A. 骨折复位方法；B. 塑形维持复位的方法：箭头表示维持复位所需的三点加压区域。

治疗

- 圣约翰吊带支撑手臂 3 周
- 8 字绷带（主要用于严重不适）
- 早期积极锻炼肘部、腕部和手指
- 尽早主动活动肩关节

特殊问题

　　锁骨外侧端移位的Ⅱ型骨折：通常发生于低能量损伤后的老年病人[8]，常并发延迟愈合或不愈合。骨折线穿过锥状韧带、斜方韧带。需考虑转诊行切开复位。

愈合时间

　　愈合时间 4~8 周。
　　使用吊带治疗骨折 - 脱位的正确方法见表 124.2。

表 124.1 导致诊断和治疗困难的重要骨科问题[7]

肩部	手指
肩关节后脱位	指骨骨折
复发性半脱位	关节内骨折
肱骨外科颈不稳定骨折	掌指关节穿通伤
肱骨头缺血	猎场看守人拇指（掌指关节）
肘部	**髋部**
肱骨髁上骨折伴前臂缺血	髋关节发育不良
儿童肱骨外髁骨折	化脓性关节炎
儿童桡骨颈骨折	股骨头骨骺滑脱
尺骨上 1/3 骨折合并桡骨头脱位	股骨颈头下骨折
	运动员股骨颈应力性骨折
腕部	老年股骨颈骨折头下嵌插型
手舟骨骨折	**足踝**
舟月骨脱位	距骨圆顶损伤
不稳定柯莱斯骨折	足舟骨应力性骨折
	关节内骨折

表 124.2 使用吊带治疗骨折 - 脱位的正确方法

颈腕吊带	肱骨干骨折
宽臂吊带 （手呈水平位）	前臂骨折 肩胛骨骨折
圣约翰高吊带 （手指向对侧肩膀）	锁骨骨折 肱骨颈骨折 肩锁关节半脱位 肩锁关节脱位 胸锁关节半脱位

⚕ 肩胛骨骨折

　　肩胛骨骨折包括：

- 肩胛体骨折：因暴力所致，如果大量失血可能为肋骨骨折
- 肩胛颈骨折（可能涉及关节）
- 肩峰骨折（肩部受到撞击或跌倒）
- 喙突骨折（肩部受到撞击或跌倒）

治疗

- 宽底的三角吊带固定在舒适位
- 肩部、肘部和手指在可忍受范围内尽早积极锻炼
- 由于盂肱关节可能不稳定，较大的盂肱关节碎片通常需要手术复位

愈合时间

　　愈合需要数周到数月。

124

肩锁关节脱位

🦴 肩锁关节脱位 / 半脱位

跌倒时肩关节、肘关节或伸直的手臂撑地均可引起不同程度的肩锁（AC）关节分离，导致锁骨外侧端向上移位（图 124.7）。

- Ⅰ度和Ⅱ度
- 全撕裂，也影响喙锁韧带

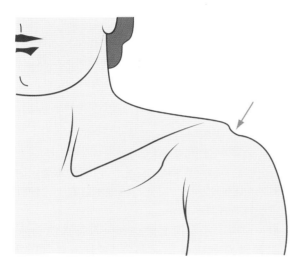

图 124.7　肩锁关节半脱位典型表现

治疗

- 镇痛剂
- 圣约翰高吊带（适用于所有损伤）（译者注：原文"St John's high sling"，也翻译为"St John 高吊带"，是指用三角绷带制成的吊带，其尖端在肘部下方，上端在健全的肩部上方）
- 尽早功能锻炼
- 对于Ⅲ度，弹力绷带（或黏性的低拉伸性长绷带）缠绕受压点，即肘部、锁骨和喙突。锁骨应调整到正常解剖位置并抬高前臂：从上（锁骨）和下（肘关节）施压以达到压迫，在锁骨外端和肘关节处缠上绷带，并屈肘至 90°。佩戴绷带或捆扎带 2~3 周[8]，许多病人无法耐受这种治疗方法。皮肤过敏或水疱很常见，使用黏性绷带尤其常见，常需要在绷带拆除后进行处理。使用 Kenny-Howard 固定带或支具的矫正装置也可达到同样的效果。
- 大部分病人保守治疗会有轻微的后遗症，因此肩锁关节完全脱位后给予内固定还是保守治疗尚存争议。然而，有少部分病人由于肩胛骨悬吊功能丧失，会出现肩锁关节疼痛和臂丛神经牵拉等后遗症。最有可能出现这些症状的病人是分离程度高、优势肩

受累和从事重体力活动的工人或运动员。如果锁骨悬切带断裂，首选手术复位和固定[8]。如有疑虑，在受伤的最初几周内就要认真考虑保守治疗和手术治疗的利弊。

🦴 胸锁关节脱位 / 半脱位

这种少见的损伤是由于跌倒或肩部受到严重撞击，造成锁骨内侧端前移或前突（使其突出）或后移。X 线片难以明确，CT 扫描是理想的诊断方法。

特殊问题

一个特殊问题是锁骨末端向后（向内）移位威胁到大血管和气管，这是为数不多可能危及生命的骨科损伤之一。特别是如果出现喘鸣或静脉阻塞，必须紧急转诊并复位。急救措施是病人仰卧，在两肩之间放置沙袋，患侧上肢外展[9]。通常在麻醉下进行闭合复位，复位几乎都是稳定的。

治疗

与后脱位不同，前半脱位或脱位几乎都不稳定而且难以进行闭合复位。尽管锁骨内侧持续肿胀，大多数病人只需要使用吊带 1~2 周，而且大部分疼痛会在接下来数月内消退。手术通常只适用于疼痛明显和慢性胸锁关节前脱位。

🦴 肩关节脱位

肩关节脱位可由摔倒时肩膀外侧直接着地撞击手臂所致，也可由直接暴力撞击，或用力外展后伸出手臂所致。

脱位类型

- 前脱位（向前和向下）：占脱位 95%
- 后脱位（向后）：容易漏诊
- 复发性前脱位（复发性后脱位极罕见）

肩关节前脱位

管理

应安排正侧位 X 线检查以核实脱位的位置，并排除有无合并骨折。复位前应评估手臂是否存在神经损伤。复位可以在全身麻醉（更容易、更舒适）或静脉注射吗啡和 / 或地西泮 / 咪达唑仑下进行。满意的镇痛和病人放松对任何治疗方法的成功都至关重要。治疗前脱位的方法很多，下面介绍两种。

科克尔手法

科克尔手法见图 124.8。

- 屈肘 90° 并贴紧身体。

124

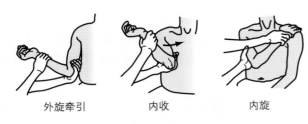

外旋牵引　　　内收　　　内旋

图124.8　科克尔手法治疗肩关节脱位

- 向外侧缓慢旋转手臂(外部)。
- 肱骨内收横过身体,同时沿肱骨长轴进行纵向牵引。
- 内旋上臂(内部)。

希波克拉底手法

握住手臂并牵引外展的手臂,同时将穿袜的足伸于腋下内侧壁做反向牵引,这样就拉回了肱骨头。如果伴有大结节撕脱性骨折,这也是一种很好的方法。

复位术后

- 如果手臂可以舒服地搭在对侧肩膀上,则复位完成。
- 通过正侧位X线检查确认复位,并再次评估未发现的骨折(如肩胛盂缘或肱骨大结节骨折)。
- 保持手臂悬吊2周。
- 用绷带固定于胸壁。
- 固定后,开始做钟摆和环转运动。
- 3周内避免联合外展和外旋。

肩关节后脱位

这是最常误诊的大关节脱位[7],常发生于癫痫发作或电击之后。在癫痫发作或电击后出现肩关节疼痛的病人,除非能证实有其他原因,多为肩关节后脱位。这种损伤很少由于跌倒时手臂内旋或直接撞击肩膀前部造成。如对诊断仍有疑问,宜进行CT扫描。

肩部外形看似正常,主要临床症状是疼痛导致外旋受限,通常是完全受限。要注意抽搐后肩膀疼痛的问题。肩部外伤后应常规行肩关节腋位X线检查(译者注:病人仰卧于摄影台上,被检肱骨尽量外展,胶片中心放在肩峰上方,胶片平面与肩峰成45°。中心线对准同侧腋窝中心,穿过肱骨头与胶片垂直)。

后脱位复位

适当镇痛或麻醉,在肩关节外展90°(肘关节成直角)时牵引,并侧向(外)旋转肢体。建议转诊复位。

复发性前脱位

急性肩关节前脱位可能从骨性附着处撕裂或拉伤前关节囊韧带,导致复发性前脱位或半脱位。复发性后脱位不稳定,极少见。

复发性前脱位的简单复位方法如下:
- 病人取舒适坐位,双腿交叉。
- 病人双手交叉并抬高上方一条腿的膝盖,以便双手抱膝。
- 逐渐放低膝关节,直到双手承担其全部重量;同时病人必须集中精力放松肩部肌肉。这种方法通常不用外力就可有效复位。

复发性前脱位最终通常需要手术治疗,取决于病人脱位的频率和间歇期的忧虑程度。

班卡特损伤

发生创伤性肩关节脱位的青少年和年轻人往往有班卡特损伤,即肩关节前下盂唇撕脱,导致复发性脱位的发生率增高。应考虑关节镜下前路稳定术。

陷阱

- 神经损伤,尤其是腋神经(环状神经)。
- 肱骨颈骨折,尤其老年人,可能造成脱位。
- 合并骨折(大结节、桡骨头、关节盂)可能需要内固定。
- 有些复位困难很大(通常与镇痛不足有关,过度用力可能导致骨折)。
- 复位前后未能对所有疑似脱位进行X线检查;未能获得显示后移位或肱骨、肩胛盂骨折的腋位图像。

肱骨骨折

⚕ 肱骨大结节骨折

采用早期功能锻炼和悬吊固定相结合的治疗方法,除非严重移位时需手术复位。肩关节僵硬可能是一个致残问题,因此应鼓励7日内早期活动、2周内复查X线。未发现的移位可能导致肩峰机械性损伤。这种骨折也可能是病人暂时性盂肱关节脱位的一个征象。

⚕ 肱骨外科颈骨折

跌倒后手外展着地所致,常发生在老年人。骨折块可能发生嵌插,肱骨大结节也可能骨折,注意伴发的脱位。青少年中,还可能发生肱骨上端骨骺分离骨折。

治疗(无移位或嵌插)

- 三角巾悬吊
- 当疼痛减轻时(10~14日),鼓励悬吊时做钟摆运动
- 目标是伤后8~12周完全活动

移位的骨折可能需要内固定;严重粉碎性骨折可导致创伤性骨关节炎或肱骨头缺血性坏死,应考虑转诊行人工关节置换术。

愈合

通常 4 周内愈合,6 周才牢固。

肱骨外科颈骨折的陷阱

肱骨外科颈轻度移位骨折通常采取保守治疗,但若过早活动则可导致不愈合[9]。如果骨折部位与关节腔相通,关节液流动到骨折部位形成血肿,进而导致假关节的形成。积极早期制动可避免发生这种并发症。

骨折的主要处理原则是:在康复锻炼或早期活动之前,首先要确保骨折部位足够的稳定性,以利于骨折愈合[7]。然而,长时间制动也会导致并发症。手和肘部锻炼尽早开始,在 2~3 周进行轻柔的肩膀“搅拌”训练(译者注:指向前弯腰,上臂下垂在水平面上划圆圈)。

各种肱骨骨折管理总结见**图 124.9**。

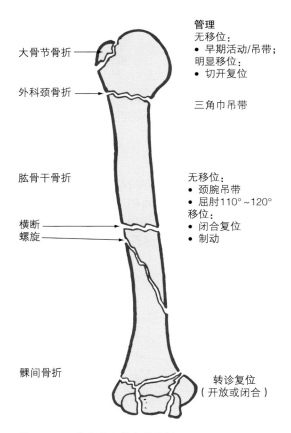

大骨节骨折

外科颈骨折

肱骨干骨折

横断
螺旋

髁间骨折

管理
无移位:
● 早期活动/吊带;
明显移位:
● 切开复位

三角巾吊带

无移位:
● 颈腕吊带
● 屈肘110°~120°
移位:
● 闭合复位
● 制动

转诊复位
(开放或闭合)

图 124.9　成人肱骨的各种骨折

肱骨干骨折

肱骨干骨折可能是:

● 螺旋:由于跌倒时手着地
● 横行或斜行:手臂外展,肘部撑地
● 粉碎性:严重打击

注意:桡神经麻痹。

治疗

● 不需要完美的骨对位,一些重叠是可以接受的但不能残留碎片。
● 无移位骨折:颈腕吊带固定,曲肘 110°~120°。
● 明显移位的肱骨干骨折需要麻醉下操作。然而,一旦肌肉痉挛和肿胀消退,绝大多数经吊带固定的肱骨干骨折在重力的作用下会自行复位到令人满意的程度。U 形石膏或夹板可增强重力效应及协助夹板固定。

成人髁间骨折

髁间骨折,可能是 T 型或 Y 型,通常是由于跌倒时肘部撑地,导致鹰嘴向上移位,使髁间劈裂。涉及关节的骨折可导致创伤后骨关节炎和关节僵硬等长期问题。适宜转诊复位(闭合或开放)。

肘和前臂损伤

儿童肘关节周围骨折和撕脱伤

潜在的严重畸形损伤包括:

● 髁上骨折
● 肱骨外髁骨折
● 肱骨内上髁骨折(**图 124.10**)
● 桡骨颈骨折

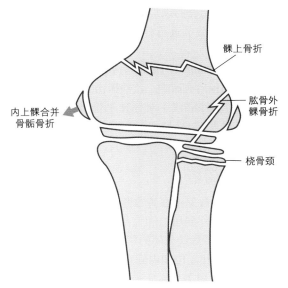

髁上骨折

肱骨外髁骨折

内上髁合并
骨骺骨折

桡骨颈

图 124.10　儿童肘关节周围骨折及撕脱伤

儿童肘关节周围骨折需转诊至有放射学和骨折管理经验的医生。

髁上骨折伴前臂缺血

髁上骨折约占儿童肘关节骨折的一半,常由跌倒时手臂外撑地所致。

移位的断骨碎片可损伤肱动脉,导致前臂肌肉缺血和坏死,前臂剧烈疼痛是缺血最明显和重要的征象。正中神经、桡神经或尺神经损伤也较常见,这种损伤几乎都能痊愈。

诊断时必须始终考虑到儿童移位性髁上骨折,因此,确保尽快治疗是全科医生的职责,并应仔细评估肱动脉和桡动脉。

在牵引过程中(纠正侧方移位后)通过肘关节过度屈曲使骨折复位,然后使用颈腕吊带及弹力背心固定。完全弯曲的肘部与其固有的骨膜后组织可使骨折稳定。由于存在缺血性肌挛缩的风险,一般不用石膏固定,甚至有学者建议禁用。伤后24小时内需监测循环情况。颈腕吊带应该固定6周。常发生的肘关节僵硬不需特殊治疗就会很快消失。

肱骨外髁骨折

肱骨外髁骨折也是由于儿童跌倒时伸直的手臂撑地所致(图124.10)。骨折线垂直或斜行穿过肱骨外侧髁,进而穿过远端肱骨生长板,发生于外上骨骺线未闭合的儿童。肘关节外侧疼痛和肿胀,但没有肱骨髁上骨折的严重畸形,应怀疑为肱骨外髁骨折。X线检查常漏诊,对侧肘关节的对比图像尤其有助于诊断这种骨折。

对骨折的认识及早期切开复位和钢丝内固定,对于降低骨骺板过早闭合的风险至关重要。这种骨骺板生长紊乱可能导致肘关节进行性外翻畸形和迟发性尺神经麻痹。

骨骺损伤的 Salter‑Harris 分型(图124.11)被广泛应用,对治疗和预后有影响。这些损伤大多数愈合良好但有些有潜在生长停滞或不对称骨生长化,导致畸形和永久残疾,尤其是 V 型。I 型和 II 型(最常见)预后良好,III 型和 IV 型需要精确复位[10]。

肱骨内上髁骨折

这种骨折通常发生在青少年跌倒时手外展着地,内上髁可能因前臂外展压迫和大量屈旋前肌收缩而撕脱。上髁撕脱发生于骨骺线未闭的年轻病人。如果移位,这种骨折最好通过切开复位和内固定治疗。未治疗的损伤常导致骨折不愈合、肘关节疼痛和肘关节伸展受限。

桡骨颈骨折

这种骨折是由于儿童跌倒时伸直手撑地所致。骨折线横行并位于骨骺的远端。

倾斜程度至关重要。高达15°的倾斜是可接受的,但是如果超过15°,则必须复位(最好闭合)。儿童的桡骨头绝对不能切除。

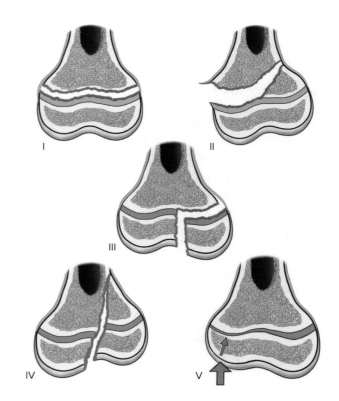

图124.11 生长板骨折的 Salter-Harris 分型
V 图中箭头所示区域表示生长板压缩(图中绿色部分)。

🦴 肘关节脱位

肘关节脱位(注意:不同于牵拉肘)是由跌倒时伸直手撑地引起,迫使前臂向后导致侧后方移位(图124.12、图124.13)。可能导致肱动脉损伤或正中神经和尺神经损伤,必须仔细评估手的外周脉搏和感觉;复位前后需检查尺神经功能。

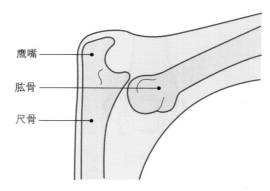

鹰嘴
肱骨
尺骨

图124.12 肘关节脱位:单纯后脱位

治疗

使病人在麻醉下彻底放松并尝试复位。重要的是牵引屈曲肘关节同时允许其伸展(20°~30°屈曲),用以纠正侧方移位然后是后方移位。

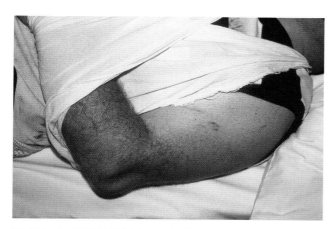

图 124.13　肘关节脱位显示尺骨、桡骨后移位,典型畸形

随访

　　鼓励在屈肘 90° 以上用颈腕吊带固定休息 2~3 周期间尽早进行轻柔的功能锻炼,避免被动运动。由于有肌肉缺血坏死的风险,不应使用石膏绷带。这将把骨化性肌炎可能性减到最小。复发性肘关节脱位少见。

简易复位方法

　　这种方法无须麻醉,或助手可复位肘关节单纯后脱位。操作务必轻柔避免突然移动。

方法

　　1. 病人俯卧在担架或沙发上,前臂垂向地面。
　　2. 抓住手腕,沿前臂长轴方向缓慢牵引(图 124.14)。
　　3. 当感到肌肉松弛时(可能需要几分钟),用另一只手的拇指和示指抓住尺骨鹰嘴并引导其复位,纠正侧方移位。

陷阱

- 不完全复位:尺骨与肱骨小头而不是滑车相连。
- 尺神经损伤(通常 6~8 周后自行恢复)。
- 伴发骨折(如冠突),可导致不稳定。

⚫ "牵拉"肘

　　参见第 53 章。

⚫ 桡骨头骨折(成人)

　　如果骨折非常轻微且无移位,将肘关节以直角行颈腕吊带固定保守治疗,直到疼痛完全消退,允许屈 / 伸和旋前 / 旋后锻炼为止。

　　桡骨头即便为轻微骨折,肘关节僵硬也是主要问题,早期活动至关重要。严重粉碎性骨折后出现肘关节早期活动受限或创伤后骨关节炎,应考虑行桡骨头切除术。常忽略伴发远端桡尺关节或腕关节损伤。

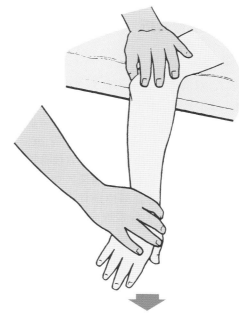

图 124.14　肘关节脱位
依赖臂牵拉复位法。

⚫ 鹰嘴骨折

- 粉碎性骨折(轻微移位):悬吊 3 周、主动功能锻炼。
- 横行(间隙)骨折:用螺钉或钢丝切开复位。

⚫ 尺骨上 1/3 骨折合并桡骨头脱位

　　尺骨上 1/3 骨折合并桡骨头脱位(孟氏骨折 - 桡骨头脱位)(图 124.15)常有治疗不当的病史,桡骨头脱位易被漏诊。

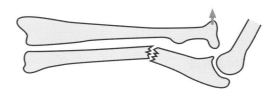

图 124.15　尺骨上 1/3 骨折合并桡骨头脱位
重要的是不要漏诊尺骨近端 1/3 骨折的桡骨头脱位。

　　桡骨头再脱位或半脱位很常见。

　　外科手术是可取的,移位的前臂骨折推荐早期转诊手术。尺骨干的外科钢板固定可使桡骨头保持在复位位置。必须进行 X 线检查随访,以确保没有发生桡骨头迟发性再脱位。

⚫ 前臂远端骨折 - 脱位(Galeazzi 损伤)

　　这种损伤通常是由于摔倒时手掌撑地所致,表现为桡骨中下 1/3 骨折伴下尺桡关节脱位。因常需要切开复位,所以病人应转诊。

124

🦴 尺骨和桡骨骨折

一般特征

在成人,双前臂骨折更为常见。双骨骨折移位需要准确复位,通常只能通过手术复位和钢板固定实现。复位不理想会影响正常旋前或旋后功能。单骨骨折并不常见,通常是由直接暴力所致。如只是单骨骨折,就需要寻找另一前臂骨相关脱位的证据。在儿童,青枝骨折常见;桡骨干骨折容易移位;尺骨骨折愈合较慢。如果 X 线检查不包含肘和腕关节,可能会漏掉桡骨头或桡尺远侧关节的错位。因此原则上 X 线检查应包含任何损伤的上下关节。

复位

- 青枝骨折经稳固的压力容易矫正。
- 完全性骨折(螺旋或横行)经牵引和旋转复位。
- 儿童可允许有轻微错位和成角,但成人必须完全复位。
- 石膏绷带包扎应同时包含肘和腕关节。
  愈合时间(成人):螺旋骨折,6 周;横行骨折,12 周。

腕部损伤

🦴 桡骨远端柯莱斯骨折

与锁骨骨折相比,柯莱斯骨折(Colles fracture)是最常见的骨折。柯莱斯骨折是发生于桡骨远端 3cm 处的旋前骨折,由摔倒时手掌撑地所致。

临床特征

- 老年女性多见
- 骨质疏松症常见
- 摔倒时手背屈
- 骨折特征:
  - 嵌插
  - 后向移位和成角
  - 侧向移位和成角
  - 旋后
  - 餐叉畸形(**图 124.16**)

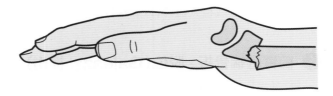

图 124.16　柯莱斯骨折餐叉畸形
桡骨远端头部骨折显示嵌插、后向移位和成角。

治疗

- 轻微移位:肘部以下石膏固定 4 周,然后用弹力绷带包扎。
- 移位:麻醉下谨慎复位。
  - 屈曲 10°,尺侧偏移 10° 和内旋(图 124.17)
  - 肘部以下石膏固定 4~6 周(最长 6 周)
  - 不稳定骨折可能需要肘部以上前臂内旋位石膏固定
  - 在第 10~14 日复查 X 线;随着肿胀消退和石膏松动,原来的骨折可能发生移位

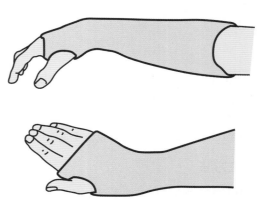

图 124.17　柯莱斯骨折石膏固定中前臂的理想位置
注意尺侧偏移,轻微屈曲和内旋。

柯莱斯骨折相关问题:

- 警惕拇长伸肌肌腱断裂。
- 肘、掌指关节和指间关节僵硬。
- 下尺桡关节断裂不适。
- 局部疼痛综合征。

陷阱:不稳定的柯莱斯骨折[7]

随着现代影像技术和动力设备的出现,即便是老年人,不稳定的柯莱斯骨折经皮固定治疗也变得简单。因此,不应出现严重畸形。早期经皮固定比晚期骨切开术简单易行。与以往相比,目前柯莱斯骨折得到了更多的重视。

牢记关节内骨折和关节外骨折的基本分型。恢复关节面的合理对位是治疗的关键,这可在局部或全身麻醉下经简单牵引完成。

🦴 桡骨远端史密斯骨折

史密斯骨折(Smith fracture)常被称为"反柯莱斯骨折",是由摔倒时手背着地所致。骨折远端碎片屈曲并撞击骨折近端碎片。史密斯骨折同柯莱斯骨折一样需石膏复位固定 6 周,不同的是腕关节处于伸展状。不稳定骨折可能需要前臂旋后位行肘以上石膏固定。

尺骨茎突骨折

对症治疗。延迟愈合或不愈合很常见,但很少有症状。

桡骨茎突骨折

无移位:石膏托固定 3 周。

移位:闭合复位及石膏托固定 6 周。如果失败,则切开复位。

手舟骨骨折

手舟骨骨折几乎占所有腕骨骨折的 75%(图 124.18),但是在儿童和老年人中少见[10]。典型的手舟骨骨折是由于摔倒时手掌撑地所致。

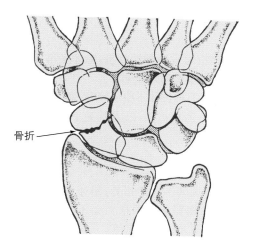

图 124.18　手舟骨骨折的典型表现

骨折

特征

- 腕部侧面疼痛
- 鼻烟窝压痛(重要征象)
- 鼻烟窝内及周围肿胀
- 腕部活动时疼痛或弹响
- 拇指向桡侧轴向挤压时疼痛

手舟骨 X 线检查报告有 20% 的假阳性,因此确诊需结合临床表现[11]。

如果腕部 X 线检查结果正常而又高度怀疑手舟骨骨折,用石膏固定腕部 10 日(确保第 1 掌指关节固定),拆除石膏后复查 X 线。同位素骨扫描可用于 X 表现线正常但高度怀疑骨折的病例。对于无移位和稳定的骨折,肘以下石膏固定 6~8 周(图 124.19);伴移位的手舟骨骨折需开放或闭合复位;不稳定手舟骨骨折应内固定治疗。

所有手舟骨骨折需治疗后行 X 线评估,以便在晚期退行性改变的症状出现之前早期发现骨不连。骨不连的

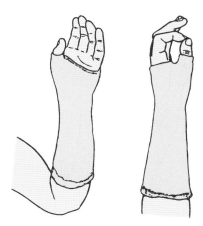

图 124.19　手舟骨石膏外观
注意第 1 掌指关节是固定的,第 2~5 掌指关节是不固定的。

病人早期植骨可以防止碎片塌陷及桡舟骨退行性变。

陷阱

骨折在常规腕部 X 线图像中可能不明显,需要侧位、前后位和特殊的手舟骨位视图。

舟月骨分离

这种常见的腕骨损伤是由于舟月骨间韧带和桡腕掌侧韧带断裂所致。这种损伤使手舟骨和月骨之间出现间隙(即腕部普通正位 X 线上的特里 - 托马斯征),侧位 X 线上显示舟骨旋转到垂直位置。这与腕部背屈时的疼痛有关。腕关节错位后可能发生正中神经受压。

早期诊断和转诊可使治疗简单化。舟月骨分离直到近年才被认识。

手部损伤

手部骨折的治疗主要是功能恢复。单个关节的僵硬或畸形可能对手功能造成终身影响。

拇指骨折

拇指的特殊功能使得拇指比其他手指更难受伤。拇指近端和远端指骨关节骨折的治疗与其他手指相似。但拇指关节内损伤更常见,比其他手指需要内固定治疗的可能性更大[12]。

贝内特骨折

贝内特骨折(Bennett fracture)为第 1 腕掌关节的骨折 - 脱位。第 1 掌骨较大的骨折碎片向近端和侧面移位(图 124.20)。

治疗

麻醉下,按图示用力将拇指复位(图 124.20)。拇指

124

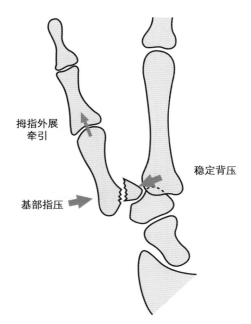

图 124.20　第 1 腕掌关节贝内特骨折脱位的复位方法

张开于抓握位行手舟骨石膏固定。如果无法闭合解剖复位，则需行切开复位内固定。X 线引导下经皮钢丝钉扎也普遍用于维持解剖复位。

猎场看守人（或滑雪者）拇指

掌指关节的此类损伤参见第 53 章。

🦴 掌骨骨折

掌骨骨折可以是稳定或不稳定的、关节内或关节外的、闭合性或开放性的。它包括拳击造成的"指关节"损伤，这容易导致第 4 和第 5 掌骨颈骨折。一般来说，大多数掌骨干和掌骨颈骨折可以通过麻醉下手法复位和肘以下夹板固定复位，石膏板垫衬向上延伸至近节指骨背面进行固定以使掌指关节处于功能位（**图 124.21**）。

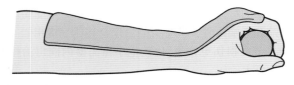

图 124.21　掌骨骨折
展示用后石膏板固定和手握一卷毡垫的功能位。

掌骨骨折常有旋转倾向必须加以预防。最好的方法是用夹板将掌指关节固定成 90°，这可纠正任何旋转不良倾向。如果出现严重的骨折移位、骨缩短或旋转，则需手术干预。毡垫可作为合适的握把。病人应积极锻炼未固定的手指，3 周后取下夹板并开始主动活动。

🦴 指骨骨折

这类骨折可由引起横向或粉碎性骨折的直接外伤所致，或由引起斜行骨折的扭转力所致。对骨折管理尤其是后续护理关注不足，将指骨骨折（尤其是中间和近端指骨）视为轻伤的倾向需高度重视。对这类骨折要求尽量准确复位，仔细夹板固定，最重要的是，骨折一旦稳定应尽早开始活动，通常在 2~3 周内。

过度活动可能与长时间制动一样危险。如果骨折不稳定应考虑早期手术干预。

指骨骨折通常成角明显，但最重要的是注意检查旋转不良，尤其是合并扭转性骨折。一种简单的检查方法是让病人握紧拳头，检查指甲的朝向。此外，还可以依次弯曲每个手指检查指尖是否指向舟骨结节（沿大鱼际隆起基部和手腕远端折痕 1.5cm 的中间可触及）。

指骨

- 远节指骨：通常粉碎性骨折；除非关节内，一般简单愈合；指甲生长障碍常见。
- 中节指骨：有移位和不稳定倾向，谨防旋转。
- 近节指骨：需重点关注，尤其是小指；关节内骨折常需内固定。

治疗

无移位及旋转不良的指骨：用弹力带或胶带将受伤的手指固定在相邻正常手指上 2~3 周（即"伙伴捆扎"）（图 124.22），并让病人主动锻炼。

或

若伴有疼痛和肿胀，用窄的背侧或前侧夹板固定手指（可用衬有毛毡的可塑性铝条）。

也可以在包扎手部时让病人手握网球或合适的绷带卷以保持所有指间关节适当屈曲。

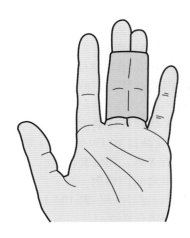

图 124.22　用"伙伴捆扎"治疗非移位指骨的方法
将骨折的手指绑在相邻的正常手指上。在两指间铺一层薄纱可以减少刺激。

移位的指骨骨折(通常是近节和中节):在适当的麻醉下,通过牵引和直接指压矫正畸形。夹板固定 2~3 周。从手腕上方到指甲根部用背垫石膏夹板固定,以确保指间关节屈曲(图 124.23)。

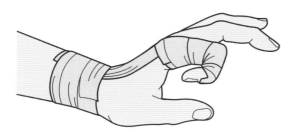

图 124.23 用后石膏夹板固定示指指骨骨折的方法

🦴 指骨关节内骨折

指骨关节内骨折是一个需要管理的重要问题,即使单一指间关节后期出现僵硬也能导致重大残疾。指骨关节内骨折后常出现退行性改变。

这类骨折常与关节半脱位或脱位有关。骨折复位和固定对于恢复关节稳定性必不可少。移位的指骨关节内骨折,特别是伴有关节不稳,需要转诊。

锤状指

参见第 53 章。

🦴 手穿通伤

评估这类损伤需要仔细询问病史和身体检查。拳击运动员手指关节看似轻微的损伤,但有可能是掌指关节上的牙齿 - 穿通伤。屈曲位时,背侧皮瓣被牵拉至关节上方。手指伸展时皮瓣穿通点回缩并将唾液"封闭"到关节内。这种损伤除非积极地用外科清创和大剂量抗生素治疗,否则会导致严重的化脓性关节炎。鉴于常见的口腔病原体,抗生素覆盖范围应包括厌氧菌。

参见第 123 章。

🦴 手指脱位

大多数情况下,手指脱位表现为远端部分背侧脱位。

对于脱位的手指,应立即复位。检查相关骨折,适时给予 X 线检查。拇指脱位的复位可能需在全身麻醉下进行。

指间关节脱位的简易复位法

该方法以病人体重作为牵引力来实现脱位的复位。此方法相对无痛且非常有效。

方法

1. 与病人面对面站立。

2. 紧紧抓住脱位手指的远端;在手指末端缠绕胶带更易抓握。

3. 让病人后倾,同时将手指保持在固定位置(图 124.24)。

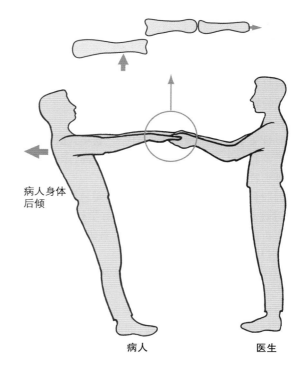

图 124.24 指间关节脱位的复位

4. 当病人后倾时,无痛复位自然产生。或在环形阻滞或镇静下施加牵引力将近端指骨头推向背侧。夹板固定 3 周以便软组织愈合。

陷阱

- 不稳定:侧副韧带撕裂,侧向不稳定。
- 掌板插入:复位后完全屈曲不能。
- 指骨基底部骨折。
- 伸肌结构断裂(如近端指间关节纽扣畸形或远端指骨间关节槌状指畸形)。

这些问题可能需要手术复位。

骨盆和臀部受伤

🦴 骨盆骨折

骨盆骨折分为:

1. 稳定性:单一骨折。

2. 不稳定性:两个部位的断裂或与耻骨联合或骶髂关节相关的断裂。

治疗

稳定性骨盆骨折:

- 对症,尤其是镇痛。
- 伴明显疼痛需卧床休息。
- 症状好转立即开始尝试借助辅助工具行走。

不稳定骨折:通常严重,可能伴有内脏损伤或失血。病人应转诊寻求专家帮助。

🦴 股骨骨折

股骨颈骨折包括:
- 股骨头下骨折
- 股骨转子间骨折
- 青少年应力性骨折

股骨头下骨折一般内固定治疗。老年人股骨头下骨折伴严重移位发生股骨头缺血坏死风险高,因此,首选人工股骨头置换术。

因股骨头下骨折嵌插可部分承重而易被忽略。因此对主诉髋部疼痛的老年病人进行放射学检查非常重要。此类骨折在普通 X 线上可能不明显,若仍高度怀疑骨折,应行骨扫描检查。

应注意跑步后诉臀部疼痛的青少年运动员,需排除股骨上端骨骺滑脱和应力性骨折。可用锝 -99m 骨扫描检测骨折。应力性骨折可能出现毫无征兆的移位,有导致股骨头缺血性坏死的严重风险,因此,针对应力性骨折应考虑行预防性固定。

其他股骨骨折处理见**图 124.25**。

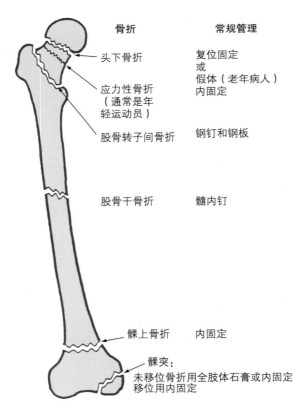

骨折	常规管理
头下骨折	复位固定 或 假体（老年病人） 内固定
应力性骨折（通常是年轻运动员）	
股骨转子间骨折	钢钉和钢板
股骨干骨折	髓内钉
髁上骨折	内固定
髁突:未移位骨折用全肢体石膏或内固定移位用内固定	

图 124.25 股骨基本骨折的处理

🦴 髋关节后脱位

因髋关节内收、内旋和轻微弯曲,导致短腿并伴有明显疼痛。警惕坐骨神经损伤。数小时内尽早复位可使股骨头缺血性坏死的风险最小化。

管理

- 充分镇痛
- X 线明确诊断并排除相关骨折
- 松弛麻醉下对脱位的髋关节进行复位
- 定期复查 X 线确认复位效果,同时排除首次 X 线未发现的任何骨折
- CT 排除关节内骨碎片

注:髋关节前脱位极少数情况下可能发生股神经血管损伤。

下肢损伤

🦴 髌骨脱位和半脱位

急性脱位需急诊复位。

脱位的髌骨以横向移位多见,主要发生在儿童和年轻人,特别是女童(**图 124.26**),常继发于旋转和外翻应力。病人可能感到髌骨脱位,但有时可能会自行复位,这可能与髌骨内侧面或股骨外侧髁的骨软骨损伤有关。常有张力性关节积液,尤其是在伴有骨软骨骨折时。诱发因素包括膝外翻、小的活动髌骨、胫骨粗隆外移、髌骨沟过浅和韧带松弛。可以通过轻度屈曲髋关节放松股四头肌来尝试复位,将拇指置于髌骨外侧缘,伸直膝关节并向内侧推挤髌骨。可以尝试无麻醉或吗啡和地西泮作为肌肉松弛药静脉注射下进行复位。

应进行正侧位、髌骨切线位及髁间位的 X 线检查以排除相关的骨软骨骨折。

最初应进行常规 RICE 治疗[译者注:RICE,即"休

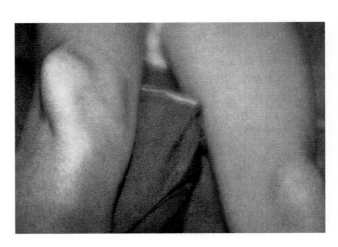

图 124.26 侧向移位脱位的髌骨

息、冰敷、加压、抬高(rest、ice、compression、elevation)"],并辅以拐杖,膝盖伸直位夹板固定并以拐杖支撑 4 周来休息受伤的膝关节。

当肿胀减轻并且病人逐渐脱离拐杖时允许负重。伸直膝关节做股四头肌锻炼。

髌骨半脱位是指髌骨可活动、实际并未脱位,但会导致阵发性疼痛和不稳定感。在考虑手术稳定之前行理疗和运动夹板固定是有益的。

年轻女性(14~18 岁)复发性髌骨脱位或半脱位需要手术,即胫骨结节转移联合关节囊侧方松解术;仅在关节血肿伴骨软骨骨折时进行急性期紧急手术。

髌骨骨折

- 无移位骨折:筒型行走石膏固定 4 周
- 移位单一横行骨折:用克氏针手术复位
- 移位粉碎性骨折:考虑髌骨切除术

胫腓骨骨折

这些骨折的性质和处理方式差异很大。一些骨折是由钝性伤所致,如汽车保险杠的撞击,而扭转力会导致两骨在不同水平处螺旋骨折。通常,必须将病人转诊至专科医生处,尤其是软组织损伤显著时。伴轻微软组织损伤的骨折处理如下:

- 无或轻微移位:胫骨单纯性骨折,全长石膏固定
- 移位:全身麻醉下复位,然后按上述方法进行石膏固定(仔细对位至关重要)
- 制动时间:成人 16 周,儿童 8 周

腓骨骨折[10]

单纯的腓骨骨折通常是由于压力或直接暴力所致,病人通常能够站立并活动膝关节和踝关节。但是,大多数螺旋骨折与踝关节或膝关节损伤有关,尤其应检查踝关节并进行 X 线检查。

治疗上通常使用镇痛剂控制疼痛,同时只需弹力绷带或拐杖即可。疼痛严重的病人膝下石膏固定大约 3 周。

胫骨干骨折

因扭伤所致的单纯胫骨骨折在成人中不常见,在儿童中更为常见。有些病人可能不用复位,将患肢以膝盖成直角方式悬吊在桌边可使许多麻醉病人满意复位。

膝关节屈曲 10°,足踝成直角,从腹股沟到跖骨颈使用垫衬石膏,维持 3~4 个月。

幼儿骨折[10]

幼儿骨折是一种胫骨线行螺旋骨折,1~2 岁幼儿常

见。表现为即使无明显创伤或最轻微的损伤也不能承重;骨折在 X 线上可能不明显。石膏背板固定 4 周可缓解症状。

踝关节周围骨折

踝关节是容易骨折的部位之一。最常见的受伤机制是强力足内翻导致腓骨关节线水平处骨折和外侧副韧带撕裂。其他损伤也可能发生,如内踝骨折和胫腓骨间韧带撕裂。至少需要三个角度 X 线检查,即正位、侧位和半倾斜的"榫眼"视图。

无移位的单纯骨折治疗从膝关节下方到足趾用石膏固定 6~8 周。足必须保持中立位,即足与小腿成 90°,既不内翻也不外翻[10]。石膏固定治疗的骨折需 X 线监测。随着肿胀减轻和石膏松动,可能会发生骨折移位。畸形愈合的骨折隐匿性移位可导致踝关节骨关节炎。移位或导致踝关节不稳定骨折需要手术以达到稳定,并需要更长的制动时间。

踝关节 / 距骨 / 距下关节脱位

这些脱位可能导致血管损伤,牵拉的皮肤可能会迅速坏死,应早期转诊[9]。

足部应力性骨折

足舟骨、跟骨和距骨的应力性骨折可发生于 7 岁以上的健康人,其中长跑运动员和高强度训练的运动员易见。

临床特征

- 负重活动时局部疼痛。
- 局部压痛和肿胀(并非必然发生)。
- 需要进行 X 线检查,但约 50% 的病例未显示骨折[8];若怀疑骨折,可 2~3 周后复查 X 线。
- 核素骨扫描可确诊。

足舟骨

这种迄今未被识别的应力性骨折随着 CT 的出现而变得明显,CT 对骨折的显示优于骨扫描。足舟骨骨折见于涉及跑步运动的运动员,表现为局限性的中足部疼痛。普通 X 线检查通常正常。骨折,如手舟骨骨折,由于延迟愈合和不愈合较常见,因此很难处理。石膏固定 8 周可以避免手术。

跖骨

第 2 跖骨可能是所有应力性骨折中最常见的部位之一,因为它是最长的跖骨,比第 2 跖骨薄,且比其他 3 个跖骨负重更多。

124

治疗

- 休息是治疗基础。
- 使用拐杖使足部休息 6 周愈合最佳。
- 愈合通常需要 6~8 周。
- 逐渐恢复活动。

跖跗关节损伤（中足扭伤）[13]

主要为足部跖跗关节脱位,范围可从无移位的局部损伤到第 1 跖骨和第 2 跖骨完全撕裂分离(**图 124.27**)。成因可从低能量压缩和扭曲到高能量粉碎力。常通过负重 X 线检查明确诊断。治疗取决于稳定程度,如果有不稳定迹象,则需要进行手术复位和固定。

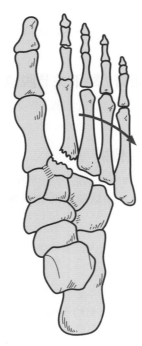

图 124.27 中足关节跖跗脱位
此严重病例显示伴随的第 2 跖骨底部骨折。

🦴 趾骨骨折

大多数足趾损伤容易治疗,但像手指一样,踇趾和小趾需要特别注意。踇趾的关节内损伤(除非无移位)应通过内固定治疗。

"伙伴捆扎"可用于多数简单的趾骨骨折治疗,趾骨骨折比手指骨折更容易成角和旋转。将它们同时捆绑于两侧相邻足趾上有助于避免成角和旋转。

像小指一样,小趾因强力外展受伤,若使其在外展位愈合可能会造成穿鞋困难[10]。

各部位骨折的大致平均制动时间见**表 124.3**。

124

表 124.3 无并发症骨折的愈合（成人）

骨折	(大约)平均制动时间 / 周
肋骨	3~6（愈合时间）
锁骨	4~8（悬吊固定 2 周）
肩胛骨	数周至数月
肱骨：	
• 肱骨颈	3~6
• 肱骨干	8
• 肱骨髁	3~4
桡骨：	
• 桡骨头	3
• 桡骨干	6
• 柯莱斯骨折	4~6
尺骨和桡骨（干）	6~12
尺骨干	8
手舟骨	8~12
掌骨：	
• 贝内特骨折	6~8
• 其他掌骨骨折	3~4
指骨（手）：	
• 近节指	3
• 中节	2~3
• 远节	2~3
骨盆	卧床休息 2~6
股骨：	
• 股骨颈	根据手术情况
• 股骨干	12~16
• 股骨远端	8~12
髌骨	3~4
胫骨	12~16
腓骨	0~6
胫腓骨	16
波特骨折	6~8
外踝撕脱	3
跟骨：	
• 轻微骨折	4~6
• 压缩性骨折	14~16
距骨	12
跗骨（压缩性骨折）	8
跖骨	4
指 / 趾骨	0~3
脊椎：	
• 棘突	3
• 横突	3
• 稳定的椎骨	3
• 不稳定的椎骨	9~14
• 骶骨 / 尾骨	3

注:重要原则
- 8 岁以下的儿童通常愈合时间减半。
- 多数骨折 1 周后 X 线复查。
- 影像学愈合滞后于临床愈合。

注意固定时间变化相当大,取决于多种因素如损伤程度和软组织损伤。

🦶 足趾关节脱位

足趾关节脱位罕见,主要发生在跖趾关节处;由于有强健的肌腱穿过关节,需要特别关注。跗趾关节脱位的准确复位很重要,需要从膝下延伸到足趾的石膏固定支撑,还可能需要克氏针临时内固定或开放韧带修复[11]。

镇痛和肌肉松弛

对脱位的复位来说,可适当镇痛和肌肉松弛,这个过程实施需要有复苏设备和有经验的从业者。所有药物应静脉给予并滴注以达到理想的效果。不良反应包括呼吸抑制和低血压[9]。药物的选择见**表 124.4**。

表 124.4　镇痛和肌肉松弛 / 镇静药物

药物	静脉注射剂量	解毒剂
肌肉松弛药 / 镇静药		
地西泮	0.1~0.2mg/kg(5~10mg)	氟马西尼
咪达唑仑	0.05~0.1mg/kg(2~5mg)	氟马西尼
镇痛药		
芬太尼	1~2μg/kg(50~100μg)	纳洛酮
吗啡	0.1~0.2mg/kg(5~15mg)	纳洛酮

石膏固定要领

熟石膏

水桶

- 水桶内衬塑料袋便于清洁。
- 水应足够深,允许完全垂直浸入。
- 使用冷水缓慢凝固。
- 使用温水较快凝固。
- 勿用热水:它会产生快速凝固且易碎的石膏。

石膏卷

- 勿使用溅水的石膏卷。
- 宽松握住石膏卷,但末端要系牢系稳(**图 124.28**)。
- 确保石膏中心完全湿透。
- 从桶中取出后排干表面水分。
- 轻轻挤压石膏卷中部:不要缩进。

填充

- 在石膏下垫绷带。
- 将石膏卷的末端浸入水中,使其更好地黏附在肢体上。

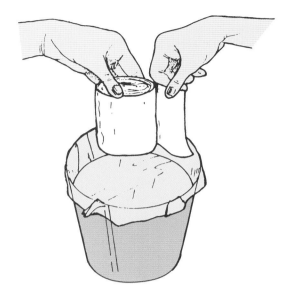

图 124.28　握住石膏卷

- 腿部固定时需在足踝和足跟周围添加额外的衬垫。
- 避免多层衬垫。

方法

- 尽可能让助手托起肢体(如用针织指套举起手臂)。
- 把绷带扎牢但不要拉得太紧。
- 快速操作。
- 绷带之间重叠约 25% 的宽度。

注意:次日再次访视病人是种良好的习惯。

资源

Apley AG, Solomon L. *Apley's System of Orthopaedics and Fractures* (9th edn). London: Hodder Education, 2010.

O'Connor S, Talley N. *Clinical Examination: A Systematic Guide to Physical Diagnosis* (7th edn). Chatswood: Elsevier, 2014.

参考文献

1　Stiell I. The Ottawa Rules. Available from: www.theottawarules.ca, accessed 22 May 2018.

2　Aweid B et al. Stress fractures. Trauma, 2013; 15(4): 308–21.

3　Brentnall E. Diagnosing a fracture. Aust Fam Physician, 1990; 19: 948.

4　Ratilal B et al. Antibiotic prophylaxis for preventing meningitis in patients with basilar skull fractures. Cochrane Database Syst Rev, 2011; Issue 8: Art No. CD004884.

5　Brentnall E. Spatula test for fracture of mandible. Aust Fam Physician, 1992; 21: 1007.

6　McMenimen PJ. Management of common fractures of the upper limb. Aust Fam Physician, 1987; 16: 783–91.

7　Young D, Murtagh J. Pitfalls in orthopaedics. Aust Fam Physician, 1989; 18: 645–60.

8　Bokor D. Management of outer clavicle fractures and acromioclavicular joint dislocations. Medicine Today, April

124

2009; 10(4): 67–70.

9　Mohammed KD, Sonnabend DH. A GP's guide to the reduction of dislocations. Modern Medicine Australia, 1996; 39(2): 100–8.

10　Mead HJ. Paediatric limb fractures and dislocations: how to treat. Australian Doctor, 26 October 2007: 35–42.

11　McRae R, Esser M. *Practical Fracture Treatment* (4th edn). Churchill Livingstone Elsevier, 2002: 201–5.

12　Carter G. Fractures and dislocations of fingers and toes. Aust Fam Physician, 1993; 22: 310–17.

13　Brukner P, Khan K. *Brukner and Khan's Clinical Sports Medicine.* Sydney: McGraw-Hill Australia, 2009: 856–7.

第十二部分

特定人群的健康

第 125 章 老年病人

终结着这段古怪的、多事的历史的最后一场，
是孩提时代的再现，全然的遗忘，
没有牙齿，没有眼睛，没有口味，没有一切。

威廉·莎士比亚(1564—1616)，《皆大欢喜》(译者注：英国人，世界最卓越的文学家之一，
《皆大欢喜》是他 1599 年创作的喜剧)

老年人群(65 岁及以上)是澳大利亚人口中增长最快的人群，其中"老老年人"(old-old，指 85 岁及以上)的数量增长更快[1]。女性的预期寿命增至 84.9 岁，男性增至 80.7 岁[2]。在过去十年中，女性和男性的预期寿命分别增长了 1.2 岁和 1.5 岁。

2018 年，澳大利亚人口中 65 岁以上人群占 15.9%。预计到 2031 年，老年人口比例将至少达到 20%。美国的人口变化趋势与澳大利亚相似，预计到 2040 年老年人口占全国人口的 18%[2]。

老年人群(65 岁及以上)的卫生服务利用率是总人口平均水平的 2 倍。他们使用了 25% 的医院服务总费用和 75% 的养老院总费用。全科医生的看诊中，29.6% 是老年人[3]。大多数老年人同时患有多个系统的疾病。老年人的所有问题，或多或少地受到器官老化的影响。

老龄化(ageing)具有如下特征[1]：

- 代谢能力下降
- 器官功能减弱
- 适应压力的能力降低
- 对疾病的易感性增加
- 死亡的可能性增加

人体功能会随年龄增长发生退行变化，包括听力、视力、葡萄糖耐受、收缩压、肾功能、肺功能、免疫功能、骨密度、认知功能、咀嚼功能和膀胱功能。

造成功能退化的主要因素是失用(disuse)问题。因此应鼓励老年人运动，特别是走路和水中有氧运动。

老龄化与疾病

随着年龄的增长，会发生心血管退化性疾病，大致规律如下：

年龄 / 岁	
40	肥胖
50	糖尿病
55	缺血性心脏病
65	心肌梗死
70	心律失常
75	心力衰竭
80	脑血管意外

健康的退化与"戴面具问题"

有些意想不到的疾病，常造成任何一种所谓"戴面具问题(masquerades)"。其中包括心理上的混乱，这是老年人疾病的主要特征。关于戴面具问题，在第 9 章有详细描述：

- 抑郁
- 药物，包括酒精和多重用药(polypharmacy)问题
- 糖尿病
- 贫血
- 甲状腺疾病
- 尿路感染
- 神经系统疾病
  - 帕金森病
  - 脑血管意外
- 感染(如支气管肺炎)
- 肿瘤
- 巨细胞动脉炎 / 风湿性多肌痛

全科诊所遇到的老年人常见的重点管理疾病包括：

- 高血压病
- 缺血性心脏病和心力衰竭
- 抑郁

- 睡眠障碍
- 2 型糖尿病
- 痴呆
- 虐待和忽视（照护者压力）
- 社交和物理隔离
- 骨关节炎
- 前列腺疾病
- 尿失禁和便失禁
- 跌倒
- 运动障碍（下肢）
  - 神经系统疾病
  - 周围神经病变

- 共济失调
- 由于血管供血不足导致的跛行
- 其他周围血管疾病
- 因椎管狭窄导致的跛行
- 坐骨神经痛 / 神经根麻痹
- 骨关节炎：臀部、膝部、足
- 足部疾病（如趾甲向内生长）
- 腿部溃疡
- 肌肉减少症（肌肉量减少）
- 多病共存
- 多重用药

影响老年人健康状况的重要问题**图 125.1**。

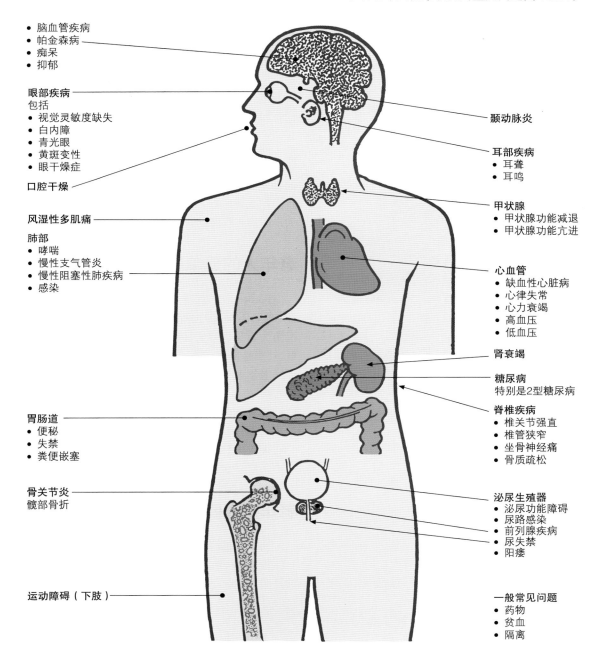

脑血管疾病
- 帕金森病
- 痴呆
- 抑郁

眼部疾病
包括
- 视觉灵敏度缺失
- 白内障
- 青光眼
- 黄斑变性
- 眼干燥症

口腔干燥

风湿性多肌痛

肺部
- 哮喘
- 慢性支气管炎
- 慢性阻塞性肺疾病
- 感染

胃肠道
- 便秘
- 失禁
- 粪便嵌塞

骨关节炎
髋部骨折

运动障碍（下肢）

颞动脉炎

耳部疾病
- 耳聋
- 耳鸣

甲状腺
- 甲状腺功能减退
- 甲状腺功能亢进

心血管
- 缺血性心脏病
- 心律失常
- 心力衰竭
- 高血压
- 低血压

肾衰竭

糖尿病
特别是2型糖尿病

脊椎疾病
- 椎关节强直
- 椎管狭窄
- 坐骨神经痛
- 骨质疏松

泌尿生殖器
- 泌尿功能障碍
- 尿路感染
- 前列腺疾病
- 尿失禁
- 阳痿

一般常见问题
- 药物
- 贫血
- 隔离

图 125.1　影响老年人健康状况的重要问题

125

"典型的"三角关系[4]

注意该"典型的"三角关系：

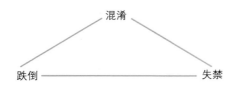

这个三角代表急性发病(特别是感染)的非特异征象。在等待血培养结果或观察临床进展的同时,应考虑积极抗生素治疗。

感觉阈值和体内平衡的改变

部分老年病人的显著临床特征是疼痛阈值的升高,以及体内平衡机制的变化,如对体温的调节。因此,老年病人对疾病的反应可能不同,如阑尾炎、肾盂肾炎、体内脓肿、肺炎和败血症。老年病人可能缺乏疼痛的主诉,也可能无明显的发热,而只是表现为全身不适和行为异常,如谵妄、焦虑和躁动不安。

与老年病人建立融洽关系

老年病人特别需要得到全科医生更多的支持、理解、照顾和关注,全科医生可以为那些感到孤独、不安全和脆弱的老年病人带去信心和安全感。这意味着全科医生要在老年病人身上多花些时间,真诚地关心,有适当的幽默感,始终给他们提供详细的指导。

与老年病人建立良好关系的最好途径之一是入户巡诊(home visit)。澳大利亚全科医学会阐述了入户巡诊的价值[5]。

1. 评估,包括初次评估和持续评估："只有去过病人的家,你才会真的了解你的病人"。

2. 持续服务:
- 给病人提供保障
- 支持照顾病人的家庭
- 有效的监测/干预作用
- 与病人/家人进行有效的联络
- 核查用药情况

入户巡诊可以分为三类:
1. "计划外"的入户访问(尤其是新病人)
2. 病人提出来的,要求"查查身体,看看用药"
3. 定期上门随访,通常2~4周1次

入户巡诊是医生展示给病人的"保障姿态(security gesture)",让老年人知道医生是支持他们的,让他们实现尽可能长时间地在自己家中保持独立生活的愿望

(图125.2)。入户巡诊强化了病人与全科医生之间的信任关系,这对脆弱的老年病人特别重要,因为老年人会越来越感到不安全和受到威胁。

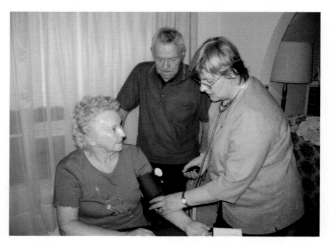

图125.2　通过对老年病人入户巡诊(家访),建立融洽的和支持的关系,是医生重要的"保障姿态"

如果病人能够得到配偶或亲戚的支持,全科医生可以为他们提供持续的释除担忧和支持服务,并提供持续性的生理和心理评估。最后,入户巡诊可能会成为对濒临死亡老年人的临终照料的一部分,这对老年病人非常重要。入户巡诊可以提高老年病人生理和心理方面的生活质量。

老年人的孤单感

Forbes指出,至少1/3的老年人感到孤单(loneliness)[6]。在"老老年人"、丧偶老年人、残疾老年人中,感到孤单的情况更为常见。他们往往独自待在室内,受抑郁、广场恐惧症、社交恐惧症、感觉器官失能及尿失禁或便失禁的困扰。

老年人孤单的主要征象包括:
- 唠叨
- 衣着邋遢
- 离不开电视
- 表现出"落败"的身体语言
- 访视时间延长,包括拉住别人的手不放

老年病人健康评估

初次接诊时应进行全面的临床检查,包括病史采集、身体检查和某些实验室辅助检查。在对老年病人进行连续性服务期间,需要定期地、认真地随访评估。

病史

采集老年病人的病史可能有一定难度,因此建议寻求家庭成员的帮助。可以采用问卷的方法,让病人在家庭

125

成员的帮助下,在家中轻松地完成问卷。问卷的信息对补充病人信息有很大的帮助。

　　要特别关注以下几个方面:

- 既往病史和住院史
- 疫苗接种情况
- 用药情况,包括处方药和非处方药
- 饮酒和吸烟情况
- 主诉中的问题清单
- 对他人的依赖程度
- 家庭成员情况
- 家庭里的问题
- 家里的舒适程度:取暖、空调、被褥等
- 步行情况、移动能力、使用助行器或拐杖情况
- 餐饮:饮食情况
- 个人卫生:洗澡情况
- 上厕所:失禁情况
- 牙齿:牙齿问题,有无义齿
- 视力
- 听力(每次都要询问听力)
- 全身系统检查,特别是:
  - 泌尿生殖器功能
  - 胃肠道功能
  - 心肺功能
- 运动系统:包括足部
- 神经系统:是否有跌倒、头晕、平衡失调、晕厥
- 睡眠
- 情感和心理健康
- 抑郁的证据
- 丧亲之痛的经历
- 被照护者或家庭成员虐待的情况
- 经济/保险情况

　　详细的家族史和社会心理学病史至关重要。在每次就诊的时候,都应通过对病人心理状态、理解能力、听力、视力、心境和语言的评估,对病人的交流能力进行总体评价。

身体检查

　　对老年人的身体检查,与年轻人基本相似,但在某些方面需要给予更多关注。老年病人希望得到充分的检查(尤其是测量血压),同时需要得到适当的尊重。建议请护士照看老年病人穿衣服和脱衣服,并让病人做好进行身体检查的准备。

护士

- 做好身体检查前准备
- 帮助完成问卷(译者注:指临床的核查清单,并非指科研调查用的问卷)

- 记录体重和身高
- 测量体温、脉搏和呼吸
- 检查听力(如果听力有问题)
- 检查眼压(如果适宜做的话)
- 为女性病人准备宫颈涂片检查所需的器械托盘(如果需要的话)

全科医生

　　应检查以下方面:

- 一般外貌,包括皮肤、头发和面部(评估营养状况)
- 心理状态测试(图 125.3);认知状态
- 眼:视力
- 耳:简单的听力测试;耳镜检查
- 口腔,包括牙齿和牙龈
- 颈部,特别是甲状腺
- 肺部:可以考虑测量峰值肺活量
- 脉搏和血压(需要重复测量)
- 心脏;乳房
- 腹部;疝气
- 脊柱
- 下肢:关节、循环情况;足部,包括趾甲
- 步态和平衡
- 男性病人:直肠检查;阴囊和睾丸
- 女性病人:如果适用,进行宫颈涂片检查

评估不能自理老年病人的"7 条规则"

　　如果老年病人表现出非特异性症状,不明原因出现健康状况恶化,和/或不能完成日常生活活动,应按照**表 125.1** 列出的清单进行评估。除意识错乱(confusion)外,其他非特异性症状包括嗜睡、注意力不集中、淡漠、劳累/虚弱/乏力/嗜睡、厌食、恶心、体重下降、呼吸困难、行动不便、不能起床或站起活动、步履不稳或跌倒;还应该注意感染(包括肺炎)和潜在疾病(见第 9 章)。存在痴呆症状者应尽快评估。

简易精神状态检查

　　记忆困难是判断痴呆的最佳单项指标,全科医生应采用标准化量表来测量老年人的记忆能力。然而,痴呆以外的其他因素也可造成记忆问题,其他的认知功能问题(语言能力、空间想象能力、理解能力)障碍也有助于辅助诊断痴呆[7]。目前有很多筛查工具,简易精神状态检查(mini-mental state examination, MMSE),尤其是由福尔斯泰因(Folstein)编制的 MMSE 是最常使用的,也是推荐使用的(图 125.3)。

　　另外一种更为简单的筛查工具是"认知障碍 10 步快速测验"(表 125.2)[8-9]。

表 125.1　"7 条规则"

1. 心理状态	是否有意识错乱 / 痴呆？ 是否有抑郁？ 是否有丧亲之痛，包括宠物？ 是否受到虐待 / 欺凌？	5. 用药	是否有药物不良反应？ 是否同时服用多种药物？
2. 眼	是否有视觉敏锐度问题？ 是否有白内障 / 青光眼？	6. 膀胱和肠道	是否有失禁？ 是否有尿潴留？ 是否有尿路感染？
3. 耳	是否耳聋（耵聍）？ 是否耳鸣？	7. 运动	检查步态：是否吃镇痛药？是否有运动障碍（特别是帕金森病）？
4. 口	是否牙齿残缺？ 是否口腔干燥？ 是否营养不良？		检查关节：膝关节、髋关节、背部关节，是否有坐骨神经痛？ 检查足部：趾甲，是否有神经性疾病？ 是否有循环障碍性疾病？ 是否有下肢溃疡？

简易精神状态检查 问病人	给评估者的指示	分数
定向能力 现在是哪年、几月、几号、星期几？ 现在是什么季节？	专门询问没有说出的细节，如几月、哪年。每答对一点，计 1 分	5
你能告诉我现在我们在哪里吗？	希望给出街道号码，街道名称，城市名称，省市名称。如果必要，逐个询问。每答对一个，计 1 分	5
短时记忆力 "我要测试一下你的记忆力：请你跟着我重复说三个词，把它们记在脑子里，过一会我还会再问你。"	清楚和缓慢地说出三个不相关东西的名称（如橙子、骆驼、桌子），最多重复五次，或直到说记住为止。每次重复后让病人回忆出这三个名称。只在第一次回忆时计分，每个正确答案计 1 分	3
注意力和计算力 "从 100 开始，倒着减 7 是多少"，或如果病人不能完成这个任务，就问"'World' 这个词倒着怎么拼写字母"	计算五次后停止询问（答案依次为 93,86,79,72,65）。每计算正确一次计 1 分。 分数等于出现第一个错误之前的正确数字数	5
回忆能力 "我之前问过你的三个词是什么？"	每答对一个计 1 分	3
语言能力 "这个东西叫什么？"	向病人展示两个东西，先指手表，再指笔	2
"请重复这句话'没有如果，而且，但是'。"		1
给病人一张白纸，说："用右手拿住这张纸，把它对折，然后放在腿上。"	每做对一个动作计 1 分	3
操作能力（3 项任务） 在白纸上写"闭上你的眼睛"		1
1. 让病人读这项任务，然后照着做	病人闭上眼睛计 1 分	1
2. 写一句话	这句话必须合理，并包含动词和主语（名词）	
3. 模仿画图 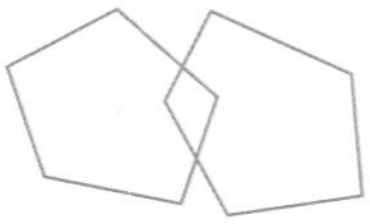	10 个角必须存在两个交叉位置（忽略线条曲直、图形大小和角度）	1
		/30

评分说明：19~23 分（可能是轻度痴呆），10~18 分（可能的中度损伤），<10 分（重度损伤）。如果每年评分降低超过 2 分，可能是有意义的。　　最高分

注意：此评分可用作抗痴呆处方药物的基础依据。

图 125.3　简易精神状态检查的实际操作

来源：MF Folstein，SE Folstein，PR McHugh. Mini-mental state. J Psych Res，1975，12：189.

表 125.2　认知障碍 10 步快速测验

评分：问题 1~8：答对计 0 分，答错计 2 分；
　　　问题 9~10：答对计 0 分，答错 1 个计 2 分，答错 1 个以上计 4 分。

1. 你什么时候出生的？
2. 现在是哪年？
3. 现在是几月？
4. 现在是几号？
记住下面这个地址：纽卡斯尔市主街 25 号
5. 你的电话号码是多少？（如果没有电话）你家的地址是哪儿？
6. 现在几点了（最近的小时）？
7. 澳大利亚的总理是谁？
8. 第二次世界大战是哪年结束的？
9. 从 20 倒数到 1。
10. 重复我给你的记忆力测试。

评价：0~8 分，无意义
　　　9~12 分，可能有意义
　　　13~24 分，有意义

资料来源：Hodkinson[8] and Kingshill Reserch Centre[9]。
（译者注：实际使用时相应提问改编为所在城市的一个简单地址、众所周知的重要人物、有意义的重要事件）

钟面绘图测试

钟面绘图测试（clock-face drawing test）是一项相对简单的测试，采用的是定性筛查的方法，可以区分正常老年人和认知损伤的病人，尤其是痴呆病人[10]。

测试方法

- 给病人一张空白的 A4 纸。
- 让病人画一个圆形钟的表面，并将代表小时的数字放在钟表的正确位置（图 125.4）。
- 请病人画出表针（时针和分针），指向 11 点 10 分（或其他时间）（图 125.4）。
- 如果病人不理解，请重复告诉病人应该怎么做。

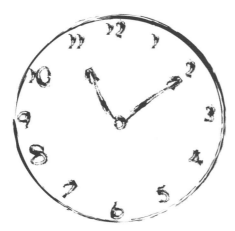

图 125.4　钟面绘图测试

计分方法

- 画一个闭合的圆圈，计 3 分
- 数字标记在正确的位置，计 2 分
- 标记所有正确的数字，计 2 分
- 画的表针在正确的位置，计 2 分

最高分是 9 分。低分表示需要进一步评估，不能以此建立痴呆的诊断，该测试的分数只是一种提示。

实验室辅助检查

应根据对病人的评估结果、成本及对病人可能带来的好处，选择实验室辅助检查。

建议可疑痴呆者完善以下辅助检查[7,11]：

- 肾功能
- 肝功能
- 甲状腺功能
- 全血筛查
- 血糖
- 血清电解质（尤其是使用利尿剂者）
- 血清钙和磷酸盐
- 尿液分析
- 血清维生素 B_{12} 和叶酸
- 血清维生素 D
- 梅毒血清学（考虑艾滋病者）
- 胸部 X 线检查
- 神经影像学检查：CT，特别是非造影 CT；最好是 MRI
- 正电子发射体层成像（PET）或单光子发射计算机体层摄影（SPECT），做进一步检查

老年人的行为改变

经常有人要求全科医生评估老年病人的异常行为，并问医生一个问题："医生，他是痴呆吗？"或"医生，他是阿尔茨海默病吗？"

有很多其他原因造成 65 岁以上老年人的行为改变，我们必须把痴呆作为排除诊断的疾病。其中某些疾病的临床表现，与早期痴呆相似。

早期痴呆的临床特征包括：

- 近期记忆下降
- 获取新信息的能力受损
- 轻度的命名障碍（anomia，即记不起他人的名字）
- 性格改变（如退缩、易激惹）
- 轻微的视觉障碍（如容易绊倒）
- 难以完成有次序的任务

除了痴呆外，对行为改变的鉴别诊断还包括其他一些常见和重要问题（必须排除），可以用助记词"DEMENTIA"来辅助鉴别（表 125.3）[11]

表 125.3　DEMENTIA 助记词

D	毒品和酒精 (drugs and alcohol) 抑郁 (depression)
E	耳部疾病 (ears) 眼部疾病 (eyes)
M	代谢疾病 (metabolic),如低钠血症、糖尿病、甲状腺功能减退
E	情绪问题 (emotional problems)(如孤独)
N	营养 (nutrition):饮食 (如维生素 B 族缺乏、牙齿问题)
T	中枢神经系统的:肿瘤 (tumours) 外伤 (trama)
I	感染 (infection)
A	动脉血管疾病→脑供血不足 (arteriovascular disease)

在为老年人诊治的时候,要考虑到他们的身体正在退行性变化。即使是很小的问题,如耳聋(如耵聍栓塞)、视力下降(如白内障)、利尿剂治疗、咀嚼和饮食不良、尿路感染、无聊和焦虑,都可能促使老年人行为异常。

虐待老年人

定义:虐待老年人 (elder abuse) 是指在任何理应相互信任的关系中,出现的单次或重复的做法,或不适宜的行动,导致老年人受到伤害或痛苦。虐待老年人有多种方式,如身体上的、性方面的、财务上的、心理上的、社会上的虐待和 / 或忽视 (Healthy Ageing Taskforce 2000,根据世界卫生组织的定义)。

全科医生一定要警惕虐待老年人的现象,尤其是有虐待家庭成员史的。虐待老年人与虐待儿童、虐待女性一样,都是严重的问题。在美国,估计每年有 100 万老年人成为躯体虐待或心理虐待受害者[4]。2020 年,维多利亚州的犯罪统计局披露,涉及 55 岁以上人群的暴力事件有所增加,尤其是在 COVID-19(新型冠状病毒感染)大流行期间。这包括袭击、威胁行为、刑事损害和盗窃。大多数(57%)施暴者是受害者的成年子女。

我们应当了解偶尔发生的孟乔森代理综合征 (Münchhausen syndrome by proxy)。全科医生应警惕虐待老年人的征象和症状,并考虑将其转诊到老年照护评估机构 / 服务人员,如 ACAT 团队、监护法庭、其他负责人或服务机构。全科医生应为病人保密,并认真签署材料为老年人的家庭成员提供证明。不同州对强制性报警的要求不同。

抑郁和痴呆

痴呆的主要鉴别诊断是抑郁,尤其是重性抑郁,又称假性痴呆。疾病发作方式可以用来区分抑郁和痴呆。痴呆的发病缓慢且隐匿,没有明确发病时间;而抑郁的发病时间比较明确,可能由特定的事件引起。抑郁病人往往有抑郁病史。痴呆病人没有洞察力;抑郁病人有洞察力、容易放弃工作、痛苦地抱怨、因为不能完成正常而快乐的工作而感到难过。确定痴呆的病因至关重要。

在进行认知能力测试时,抑郁病人的典型反应是"不知道",而痴呆病人总是尝试"差一点就能做好"的事情(表 125.4)。

表 125.4　痴呆和假性痴呆(通常指重性抑郁)的比较

项目	痴呆	假性痴呆
发作	隐匿	明确,通常是急性的
24 小时内病情变化	晚上或夜间加重	早晨较重
洞察力	无	有
定向能力	差	正常
记忆力丧失	近期记忆力 > 远期记忆力	近期记忆力 = 远期记忆力
对错误的反应	易激动	易放弃
对认知能力测试的反应(问卷)	迹近错误理解困难	回答"不知道",回答缓慢且不情愿,但是能够理解(如果配合的话)

(译者注:near-miss,迹近错误,指几乎发生但实际没有发生的错误)

及时发现老年人抑郁很重要,因为抑郁老年人往往有自杀倾向:"没有值得骄傲的过往,也没有可以期待的未来"。中年人和老年人可能不会说自己患有抑郁,可能会掩盖病情;他们可能会出现躯体化症状或幻觉。

注意,痴呆病人,尤其是早期痴呆病人,通常会患抑郁。

痴呆(慢性器质性脑综合征)[12]

痴呆的发病率随年龄增长而增加,1/10 的 65 岁以上人群和 1/5 的 80 岁以上人群患病。从 65 岁起,年龄每增长 5 岁,痴呆发病率增加 1 倍,并且 60 岁以下痴呆者并不罕见。痴呆的重要原因是:

- 脑的退行性疾病,包括
  - 阿尔茨海默病(约 50%)
  - 额颞痴呆(高达 10%)
  - 路易体痴呆(高达 15%)
- 血管的原因(15%)
- 酒精过量(5%)
- 帕金森病相关痴呆
  注:还应考虑混合型痴呆(高达 20%)。
  痴呆的其他原因:
- 艾滋病痴呆

- 皮质基底节变性
- 脑部肿瘤
- 克罗伊茨费尔特 - 雅各布病（Creutzfeldt-Jakob disease）
- 皮克病（Pick disease）
- 神经系统梅毒
- 淀粉样变性
- 正常压力脑积水（意识混乱、共济失调和早期失禁三联征）

阿尔茨海默病（Alzheimer disease）起病隐匿，初始表现为健忘，逐渐进展为严重的记忆力丧失和学习问题（图 125.5）。额叶痴呆（frontal dementias）的早期表现是人格改变和行为改变，包括社交功能障碍。路易体痴呆（Dementia with Lewy body）的特征是视幻觉、自发性肢体震颤麻痹、运动障碍三组症状中的任意两组。血管性痴呆（vascular dementia）通常急性起病，并伴有脑血管疾病的局灶性神经系统体征。

痴呆的典型症状是记忆损失。同时，病人的抽象思维能力、判断力、语言流畅性及执行复杂任务的能力也会发生损伤。痴呆病人的人格可能会改变，可能会失去控制冲动的能力，并可能失去自我照料的能力。

痴呆的危险因素包括：

- 家族史
- 年龄增长
- 近期发生抑郁
- 甲状腺功能减退
- 唐氏综合征
- 头部损伤史
- HIV 感染 / 艾滋病
- 普遍性动脉粥样硬化
- 帕金森综合征
- 原住民及托雷斯海峡岛民

痴呆的鉴别诊断包括：

- 衰老过程中出现的正常认知损伤
- 谵妄
- 重性抑郁
- 获得性脑损伤
- 药物滥用
- 健忘障碍
- 各种疾病（如贫血、甲状腺 / 内分泌疾病）

根据 DSM-Ⅳ（TR），痴呆的诊断标准见表 125.5，提示痴呆的临床线索见表 125.6。

表 125.5 阿尔茨海默病型痴呆的 DSM-Ⅳ（TR）标准（修订版）

	痴呆的诊断需要以下证据：
A1	有记忆力和学习能力下降的明确证据
A2	至少有以下一种认知紊乱： • 语言：失语症 • 运动行为：失用症 • 认知：失认症 • 操作能力（如组织能力）
B	明显地干扰社会和工作功能
C	缓慢发作，并持续地认知下降
D	不是因为已知的器质原因（如药物、脑血管疾病）
E	与谵妄无关
F	与第一轴（axis 1 disorder）的其他心理障碍无关（如重性抑郁）（译者注：DSM 把精神病学诊断系统分成五个轴，其中第一轴为临床疾患）

注：1. 以有无行为障碍分类。包括 <65 岁的早发作人群或 >65 岁的晚发作人群。

2. DSM-Ⅳ 比 DSM-5 更准确。

资料来源：Diagnostic and statistical manual (4th edn, revised). Washington, DC: American Psychiatric Association, 2000。

阿尔茨海默病的症状发展过程

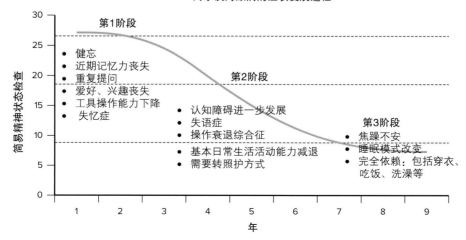

图 125.5 阿尔茨海默病的症状发展过程

资料来源：Feidman et al. Clinical diagnosis and management of Alzheimer's disease (1st ed), 1998。

表 126.6 痴呆的临床线索[13]

1. 病人的表现
新发的老年人心理问题
主诉不清楚和混乱
行为异常
身体疾病复发
反复发作的混乱

2. 由照护者注意到的问题
"原来他不是这样":人格改变(如缺乏幽默)
家庭内部事故,尤其是烹饪和取暖时发生的事故
不安全的驾驶
诬告(不正确的指责)
情绪化、易激惹
有走失的倾向
物品放错位置或丢失(如钥匙、钱、药片、眼镜)
夜间醒来时迷茫

3. 观察到的心理状态
话语模糊、凌乱、没有条理
难以回忆过去事情发生的时间,或过去事件发生的顺序
不断重复惯用的话语片段或评论
淡化明显的问题或严重的问题
拒绝或逃避记忆测试

可以从四大方面来描述痴呆的主要症状[13]

1. 障碍表现——认知能力的丧失,包括:
   - 健忘
   - 混乱和焦躁不安
   - 冷漠(通常是晚期表现)
   - 因缺乏洞察力而自我忽视
   - 推理和理解能力差
2. 交际能力下降的表现——基于人格改变,包括:
   - 不能控制的行为
   - 危险和冲动的行为
   - 猜疑的做法
   - 退缩行为
3. 躁狂的表现——基于情绪混乱和个人痛苦,包括:
   - 抑郁(无望和无助)
   - 易激惹,情绪突然暴发
   - 缺乏合作
   - 没有安全感
4. 破坏行为表现——造成他人痛苦和困扰,包括:
   - 攻击性,有时是暴力攻击的行为
   - 焦躁不安的激动行为

有时痴呆会导致明显的情绪和生理不稳定。对于亲属来说,看着他们爱着的人发展成进攻性和反社会性行为,会感到难过和困难。如餐桌礼仪差、个人卫生差、待人粗鲁和对其他事物缺乏兴趣。重者有时会出现如暴力行为、性行为混乱和尿失禁等严重问题。

这类病人往往可能在家中发生事故,如火、煤气、厨房刀具和热水等原因;病人在厕所、浴室和路口可能会发生事故,尤其合并视力和听力下降的病人(译者注:视听双损);此类病人不适合开车。

如果病人得不到适当的照护,他们很可能不认真吃饭、忽视自身的健康,并发躯体健康问题,如皮肤溃疡和感染。他们会发展成营养不良和大小便失禁。该疾病自诊断到死亡的中位时间为 3 年。

对怀疑痴呆的管理

排除可逆的或可延缓的痴呆原因:

- 完整的病史(包括药物和酒精摄入)
- 精神状态检查:用多种工具筛查,如蒙特利尔认知评估
- 身体检查
- 辅助检查(见本章上文"实验室辅助检查"和第 69 章)
- 心理学量表测评

痴呆的管理

应该及时将病人转诊至专科确诊,并提供连续的分担服务(shared care)。目前对痴呆还没有治愈方法,我们能提供的最好的服务是体贴的、充满爱的照护。

痴呆是一种终末疾病

应为病人和家庭成员提供教育、支持和建议,与其讨论法律问题,如长期授权书(enduring power of attorney)、长期监护关系(enduring guardianship)和生前预嘱(advanced care planning)。需要进行多学科评估和帮助。有爱心地、有同情心地进行定期家庭访视,很重要。提供照护的人包括亲戚、朋友、全科医生、社区护士、家庭帮助组织、痴呆自助组织成员、宗教领袖,以及送餐到家(meals on wheels)的服务组织。痴呆病人在与自己家里相似的熟悉环境中,疾病管理得更好,有助于防止病人行为紊乱。要鼓励病人积极锻炼、保证良好的营养膳食,并保持与社会的连接。

应特别注意帮助病人组织记忆的辅助工具,如列清单、日常活动安排、服药辅助工具,同时注意个人卫生、饮食和保暖。要保证充足的营养,包括必要时补充维生素,这对疾病管理有帮助。应为照护者提供持续的支持。

开车

开车是一个问题,特别是许多病人不愿意放弃他们的驾驶执照。患有轻度痴呆的病人更容易发生交通事故。在澳大利亚某些州,医生必须报告不适合开车的病人。如果全科医生不能确定是否适合开车,或病人拒绝听从医生建议,应将病人报告至当地交通管理部门。在瑞典,中度至重度痴呆病人禁止开车。

并发症 / 相关问题[14]

对痴呆的病人，行为和神经精神病学问题是主要的管理内容。痴呆早期可能发生抑郁，需要干预。痴呆的病人很容易反复出现谵妄（delirium），通常由以下原因导致：

- 尿路感染
- 其他发热的疾病
- 处方药
- 药物戒断作用

如果病情稳定的病人出现急性不安，应怀疑是谵妄。

痴呆和帕金森病

作为路易体痴呆的一个特征，帕金森病是非常困难但很常见的问题。其中一个问题是用药会影响病人的心理状况。路易体痴呆对典型的抗精神病药极为敏感，因此不应开具这类典型处方药物[15]。喹硫平（quetiapine）是首选药物。药物的选择对照护至关重要，因此建议将病人转诊到经验丰富的专家团队，为其进行良好的神经精神学评估。对帕金森病最好的选择是：

- 用最大剂量的左旋多巴
- 夜间使用喹硫平

药物治疗[14]

痴呆的病人通常不需要任何精神药物。针对抑郁，可使用抗抑郁药。西酞普兰可有效治疗躁动，但三环类抗抑郁药（TCA）往往会加重意识模糊[14]。苯二氮䓬类药物对躁动行为的短期治疗有效。胆碱酯酶抑制剂多奈哌齐、加兰他敏和利凡斯的明似乎只能在一定程度上延缓痴呆的进展。上述可用药物的效果似乎没有差异。应警惕可加重病情的药物，如抗胆碱能药、麻醉剂、TCA、呋塞米、泼尼松龙和沙丁胺醇[15]。

阿尔茨海默病的用药

胆碱酯酶抑制剂

- 多奈哌齐，5mg（口服），夜间用药，持续 4 周，若能耐受可增至 10mg 夜间口服。
- 加兰他敏，8mg（口服），每日 1 次，持续 4 周，增至每日 16mg，若能耐受可增至 24mg。
- 利凡斯的明，1.5mg（口服），每日 2 次，持续 2 周，若能耐受可逐渐增至 6mg，每日 2 次。

或

- 利凡斯的明，4.6mg 经皮给药，每日 1 次，持续 4 周，若能耐受可增至每日 9.5mg 经皮给药。

天门冬氨酸（NMDA）拮抗剂

- 美金刚，5mg（口服），晨起口服 1 周→第 2 周，5mg 口服，每日 2 次→第 4 周起，10mg 口服，每日 2 次

基于多奈哌齐和利凡斯的明两种药物的双盲随机试验结果[14,16]，得出以下几点：

- 总体上说，用药后痴呆只有中度改善。
- 高剂量组改善程度最大。
- 高剂量组耐受性差。
- 长期疗效不详。
- 重度痴呆的临床效用尚未得到证明[17]。

新药美金刚似乎具有相似的结果，可以联合使用。

使用循证医学标准确定需要治疗的人数进行研究（见第 7 章），结果表明，13 名病人必须接受利凡斯的明 6~12mg/d 治疗，持续 6 个月，才能使 1 名病人表现出临床上有意义的改善[17-18]。

控制可能由精神病引起的精神症状或混乱[19]：

奥氮平，2.5mg（口服），每日 1 次，最大量可增至每日 10mg

或

利培酮，0.25~2mg（口服），每日 2 次，最大量可增至每日 2mg

要控制焦虑和亢奋症状，可使用：

奥沙西泮，7.5mg（口服），每日 1~3 次

苯二氮䓬类药物只能短期使用（最多 2 周），否则容易加重痴呆的认知障碍。使用抗抑郁药治疗抑郁，首选西酞普兰。

补充疗法[14-15]

截至目前，尽管已经获得一些流行病学证据，特别是补充维生素 E 的疗效，但目前还没有足够的证据证明补充药物，如银杏叶[20]、维生素 E[21]和其他抗氧化剂在治疗（缓解症状）方面的功效。然而，应当鼓励病人采用预防性的健康生活方式，如优化维生素营养结构和积极运动。应积极治疗叶酸缺乏、维生素 B_{12} 缺乏和维生素 D 缺乏。

痴呆的预防策略

该项目基于迈克尔·瓦伦苏埃拉（Michael Valenzuela）博士的研究工作[22]。

- 健康的血压，"健康的心脏意味着健康的大脑"，最有力证据支持保持健康血压对痴呆的预防作用。
- 三个重点：
  A. 躯体上：每周 3~4 次 30~60 分钟的步行活动，加上力量锻炼、平衡和伸展运动，据报道可以促进脑细胞生长、脑细胞相互连接和血管生成。
  B. 心理上：做心理刺激的活动。
  C. 社会上：有趣又有益的社交活动。
- 戒烟。

- 酒精控制：避免大量饮酒，并始终提倡安全酒精摄入量，即餐时饮用 1~2 标准杯，每周 3 日。
- 饮食：地中海饮食（Mediterranean diet style），每周 2~3 次含油脂多的鱼（或考虑奇亚籽油），每日 2 份水果和 5 份蔬菜。

痴呆研究合作中心推荐降低风险的医疗干预措施包括[23]：

- 适当治疗睡眠障碍。
- 治疗抑郁。
- 建议将体重保持在正常 BMI 范围内，尤其是中年人。
- 按照指南治疗糖尿病、高血压、心房颤动。
- 停用苯二氮䓬类药物和抗胆碱能药物，除降压药物外，没有其他药物可以降低风险。

轻度神经认知障碍的原因

- 痴呆早期
- 良性健忘
- 抑郁
- 焦虑
- 获得性脑损伤
- 躯体生病

良性健忘[24]

良性健忘（benign senescent forgetfulness）这一"流行"术语又称"与年龄相关的记忆丧失"或衰老的"轻度认知障碍"。症状包括：

- 短期健忘
- 找词困难
- 对自身的缺点感到尴尬
- 感觉不安
- 无法找到存放的物品
- 忘记付账单

但是，以上属于真正的良性认知障碍，还是痴呆的早期症状，仍有争议[25]。

晚年抑郁和自杀

随着年龄的增长，男性自杀的风险增加。晚年自杀的危险因素包括[25]：

- 男性
- 单身
- 近期的丧亲之痛
- 社会隔离
- 近期搬迁（译者注：改变居住地点）
- 疼痛难以控制

- 感到无助 / 无望
- 快感缺乏
- 有想死的迹象
- 最近酗酒

治疗原则包括支持性照护、定期入户巡诊、危机评估团队（CAT）服务、人际心理治疗、认知行为疗法和家庭支持 / 干预。

妄想痴呆[26]

妄想痴呆（paraphrenia），又称"迟发性"精神分裂症，是老年期第一次出现的偏执性精神病的症状和征象。在这种明显的非精神病性心理疾病中，病人通常是老年女性，表现为偏执妄想，如被监视感或被迫害感，甚至出现幻觉。这些通常与视力和听力问题有关。治疗方法是服用抗精神病药，如利培酮或奥氮平。

肌肉减少症

肌肉减少症（sarcopenia），是一个源自希腊语的术语，意思是"肉体的贫困"，指骨骼质量、力量和功能的退行性丧失，由衰老、生病、久坐不动的生活方式和不良饮食引起。显著虚弱特征包括手握持力差、步行速度慢、活动力衰退及容易感染和跌倒。其治疗策略包括运动，尤其是阻力训练、饮食中的蛋白质补充剂、补充维生素 D 和减少多重用药。

老年人跌倒

跌倒的诊断策略模型见**表 125.7**。老年人跌倒是一个主要问题，65 岁以上老年人中有 30% 至少每年发生一次跌倒事件，其中 1/4 造成严重损伤。大约 5% 的跌倒导致骨折[27]。在澳大利亚，2002 年约 1 200 名 75 岁以上的老年人跌倒后死亡，其中有 90% 的髋部骨折和 50% 的椎骨骨折。

评估

采集病史时，应包括上述原因和危险因素。特别需要注意由目击者描述的跌倒过程、病人跌倒时感知到的功能障碍，以及是否有意识丧失，这些信息尤为重要。

对跌倒病人的身体检查应包括心脏功能、神经系统情况（包括简略精神状态测试）和肌肉骨骼系统（包括步态评估）。"起立行走"测试很有用处（**表 125.8**）。

辅助检查（特别是对于难以确诊的病人）可考虑进行全血、红细胞沉降率（ESR）、血糖、尿素和电解质、维生素 D、甲状腺功能化验，心脏检查（如动态心电图监测、动态

表 125.7　老年人的跌倒：诊断策略模型

概率诊断

环境危害，如滑倒、绊倒

直立性低血压

姿势不稳，如膝部疾病、臀部疾病、帕金森病

视力问题，如青光眼、黄斑变性

酒精使用问题，急性或慢性

药物治疗，尤其是医源性

不能遗漏的严重疾病

血管：

- 脑血管供血不足，包括 TIA、卒中
- 急性冠脉综合征
- 心律失常，如病态窦房结综合征
- 硬膜下或硬膜外血肿

感染：

- 全身任何感染，尤其是败血症
- 任何发热性疾病

肿瘤 / 癌症：

- 脑部肿瘤

其他疾病：

- 肾衰竭
- 头部损伤
- 认知障碍，如痴呆、妄想症
- 体液和电解质紊乱

陷阱（经常遗漏的）

帕金森病早期

周围神经病变

步态和足部问题

内耳，如 BPPV、迷路炎

罕见疾病：

- 维生素缺乏症，尤其是维生素 D 缺乏
- 小脑变性
- 餐后低血压

七个戴面具问题的清单

抑郁

糖尿病：低血糖、神经病变

药物：查询用药史

贫血

甲状腺 / 内分泌：Addison 病、甲状腺功能减退症

脊柱功能障碍，尤其是脊髓病

尿路感染：遗尿症

病人是否试图告诉我什么？

病人极有可能想告诉我什么，考虑转换反应。

表 125.8　"起立行走"测试：一个姿势能力的简短测试

1. 从椅子上站起来，此过程中不用双臂协助
2. 观察正常步态，以及 360° 转弯
3. 进行 Romberg 测试（闭上双眼轻轻推）
4. 观察串联行走（前脚跟贴后脚尖走直线）

血压监测）、前庭功能测试、CT 或 MRI 检查[28]。

管理和预防

应采取措施来治疗疾病和降低危险因素的影响。应当寻求多学科团队的帮助，包括作业治疗师和物理治疗师。对病人的居家环境进行评估很有帮助，可以降低环境危险因素带来的危害，并且有助于提供行走的辅助工具。其他重要的策略包括培训病人锻炼和减少用药（详见 www.racgp.org.au/redbook，第 5.2 节 "身体活动"，第 5.3 节 "跌倒"）。

药物处方和药物不良反应

老龄化与药物不良反应的发生率增加相关[1]，单一药物的不良反应发生率从 20 岁时的 6% 左右上升到 70 岁时的 20% 左右。

同时服用 6 种以下药物时，药物不良反应发生率约为 6%；同时服用 6 种以上药物时，药物不良反应发生率升至 20%[1]。约 15% 的住院老年病人出现药物不良反应。大多数药物不良反应属于 A 型（与用药剂量相关）而不是 B 型（特异反应性）[29]。

老年人发生药物不良反应的因素[1]

发生在老年人身上的大部分药物不良反应是可以预测的。多数不良反应实际上只是药物药理学作用的延伸（如所有降压药都会降低血压，并且可能使压力感受器功能受损或血管树不稳的人发生低血压和跌倒）。极少数不良反应是特异性的或难以预测的。

老年人发生药物不良反应的 5 种机制：

1. 药物间的相互作用。如 β 受体阻滞剂与地高辛同时使用，会增加心脏传导阻滞和心动过缓的风险。在口服抗抑郁药时饮酒，会增加镇静的风险。

2. 药物与疾病间的相互作用。如肾功能损害的病人服用四环素，肾功能恶化的风险会增加。

3. 年龄相关的变化，导致药物血浆浓度增加。肾脏排泄功能降低，可延长药物的半衰期，导致药物蓄积产生毒性。

4. 与年龄有关的变化，导致药物敏感性增加。如某些观点认为老年人对华法林、麻醉药和苯二氮䓬类药物的药理反应会增加。相反，对胰岛素、茶碱和 β 受体阻滞剂的药理反应会减少。

5. 病人的错误。病人同时服用多种药物，可能导致用药错误。痴呆的发病率和患病率也随着年龄的增长而增加；其他还包括视力下降和手部灵活性下降。

诱发与药物相关问题的危险因素

老年人的药物不良反应受多种因素影响，许多人在

特定时间暴露于一种以上影响因素。进一步看，病人在严重疾病（如髋部骨折）恢复过程中也会受到这些因素的危害，可能会导致死亡。

　　诱发药物的数量越多，药物不良反应的5种机制发生风险越高。

　　一项对老年病人药物不良反应的研究发现，最常导致老年人因药物不良反应而住院的药物为[30]：

- 精神类药和催眠药
- 利尿剂
- 降压药（包括β受体阻滞剂）
- 抗帕金森病药
- 抗惊厥药
- 镇痛药和非甾体抗炎药

　　导致跌倒的主要药物为[31]：

- 抗抑郁药
- 苯二氮䓬类药
- 抗精神病药
- 降压药
- 抗帕金森病药
- 利尿剂
- 催眠药
- 镇静剂
- 抗惊厥药

　　老年人的药物治疗方案应尽可能简单，这样有助于提高用药依从性，并避免或尽量降低药物的相互作用。

　　与年轻病人相比，老年人可能需要更少剂量的抗焦虑药和催眠药，就能获得相同的疗效，因此，老年人更容易受药物不良反应和毒性的影响。老年人尤其容易体内蓄积长效苯二氮䓬类药物。

　　特别需要注意的是，具有抗胆碱能特性的任何药物或其混合药物（如三环类抗抑郁药、抗帕金森病药、抗组胺药、吩噻嗪和一些感冒药）都可能引发中枢性抗胆碱能综合征[13]。

　　老年人很容易对大多数疗效强劲的药物产生不良反应，尤其是治疗心功能不全和高血压的药物。与年轻病人相比，血管紧张素转换酶抑制剂和钙通道阻滞剂均会造成老年人血压大幅度下降，并可能削弱老年人体内平衡反应能力。

临床要领

警惕"三重打击"：血管紧张素转换酶抑制剂（ACEI）＋利尿剂＋非甾体抗炎药（NSAID）

初始用药[14]

　　老年人药物的起始剂量[13]应保持在推荐范围的最低剂量。增加剂量要循序渐进，并且定期复查。

　　也就是说，老年人用药要从小剂量开始，缓慢增加剂量，并应经常监测。另外，老年人用药应个体化，而且越简单越好。

尽量减少用药产生的问题

- 在所有处方上写下简单的用药说明。
- 老年人应个体化用药。
- 给病人列出用药清单。
- 让病人每次就诊时都带药物清单和服用的药物。
- 根据需要，更新药物清单。
- 尽可能简化用药方案。
- 多种药物治疗时，建议使用分药盒或分药包装。
- 利用入户巡诊的机会，察看用药情况。
- 观察药物相互作用和毒性反应。
- 保留所有处方药用药的详细记录。
- 出院后认真核对用药情况。

老年人用药的其他注意事项

- 让家属/照护者熟悉老年人用药情况，尤其是思维混乱的病人。

资源

Dementia Australia. www.dementia.org.au，accessed January 2018.

National Prescribing Service（NPS）. Balancing the benefits and harms of antipsychotic therapy. Prescribing Practice Review，2011，（PPR 55）.

参考文献

1　Harris E. *Prescribing for the Ageing Population*. Update Course Proceedings Handbook. Melbourne: Monash University Medical School, 1992.

2　Australian Institute of Health and Welfare 2020. Australia's health 2020: in brief. Australia's health series no. 17 Cat. no AUS 232. Canberra: AIHW. Available from: https://www.aihw.gov.au/getmedia/2aa9f51b-dbd6-4d56-8dd4-06a10ba7cae8/aihw-aus-232.pdf.aspx?inline=true, accessed May 2021.

3　Valenti L, Britt H. Older patients. Aust Fam Physician, 2010; 39(10): 717.

4　Mold JW. Principles of geriatric care. American Health Consultants. Primary Care Rep, 1996; 2(1): 2–9.

5　Lang D. Home visits to the elderly. Aust Fam Physician, 1993; 22: 264.

6　Forbes A. Caring for older people: loneliness. BMJ, 1996; 313: 352–4.

7　Workman B. Early dementia: optimal management in general practice. Aust Fam Physician, 2010; 39(10): 722–6.

8　Hodkinson HM. Evaluation of a mental test score for assessment of mental impairment in the elderly. BMJ, 1972; 1: 233–8.

9　Kingshill Research Centre. 6-item Cognitive Impairment Test (6CIT) Kingshill Version 2000. Swindon, UK: Kingshill Research Centre.

10 Fredman M et al. *Clock Drawing: A Neuropsychological Analysis.* New York: Oxford University Press, 1994.

11 Bridges-Webb C. *Care of Patients with Dementia: General Practice Guidelines.* Sydney: NSW Health, 2003.

12 Ames D, Burns A, O'Brien J. *Dementia* (4th edn). London: Hodder Arnold, 2010.

13 McLean S. Is it dementia? Aust Fam Physician 1992; 21: 1762–76.

14 Dementia [updated 2021]. In: *Therapeutic Guidelines* [digital]. Melbourne: Therapeutic Guidelines Limited; 2021. www.tg.org.au, accessed April 2021.

15 Macfarlane S. Management of behavioural and psychological symptoms in dementia. Proceedings for Monash University Update Course for GPs. Melbourne: November 2017 (notes available on request).

16 Birks JS et al. Donepezil for mild and moderate Alzheimer's disease (Cochrane Review). In: The Cochrane Library. Issue 1, 2001. Oxford: Update Software.

17 Birks JS et al. Rivastigmine for Alzheimer's disease (Cochrane Review). In: The Cochrane Library. Issue 1, 2001. Oxford: Update Software.

18 New Alzheimer's drugs show only modest benefit. NPS News, 2001; 16: 1–6.

19 Herman N, Lanctot K. Pharmacologic management of neuropsychological symptoms for Alzheimer's disease. Can J Psychiatry, 2007; 52(6): 630–45.

20 Le Bars PL et al. *Ginkgo biloba* and dementia. JAMA, 1997; 278: 1327–32.

21 Tabet N et al. Vitamin E for Alzheimer's disease (Cochrane Review). In: The Cochrane Library. Issue 1, 2001. Oxford: Update Software.

22 Valenzuela M. *Maintain Your Brain.* Sydney: Harper Collins, 2001.

23 Anstey K, Ee N, Eramulugdia R, Peteres R. A systematic review of meta-analyses that evaluate risk factors for dementia. J G Alzheimer's Disease; 23 August 2019.

24 Bamford KA, Caine ED. Does benign senescent forgetfulness exist? Clin Geriatr Med, 1988; Nov 4(4): 397–416.

25 Jeffreys D. Late-life depression. Medical Observer, 18 July 2003: 36–7.

26 Abrams WB, Beers M, Berkow W. *The Merck Manual of Geriatrics* (3rd edn). New Jersey: Merck Research Laboratories 2009: Chapter 36.

27 Hindmarsh JJ, Estes H. Falls in older persons: causes and intervention. Arch Intern Med, 1989; 149: 2217.

28 Quail GG. An approach to the assessment of falls in the elderly. Aust Fam Physician, 1994; 23: 873–83.

29 NPS News. Medicines and older people: an accident waiting to happen? NPS News, 2004; 34: 1–4.

30 Briant RH. Medication problems of old age. Patient Management, 1988; 5: 27–31.

31 Bell JS et al. Osteoporosis: pharmacological prevention and management in older people. Aust Fam Physician, 2012; 41(3): 110–18.

死亡应该简单地成为一位平和的人谨慎而有尊严地退出善助社会的过程,没有痛苦或苦难,最终没有恐惧。

菲利普·阿里耶斯(1977 年)(译者注:法国人,研究家庭和童年的历史学家,他最杰出的研究结果之一,是关注西方对死亡态度的转变,他认为死亡是一种社会建构。上面这段引语出自他的最后一本著作《面对死亡的人》)

让一个人在生病过程中享有尊严、安宁与舒适,意味着满足他在躯体、心理、情感、社会和灵性上的需要[1]。

艾瑞克·菲尔班克,特雷弗·班克斯,《宁养疗护要点手册:给全科医生的指南》(1993 年)(译者注:澳大利亚人,宁养疗护专家,澳大利亚维多利亚州巴原农村的全科医生。上面这段引语出自他们在 1993 年撰写的只有 22 页的手册中)

宁养疗护(palliative care)(译者注:中文也有译为安宁疗护、缓和医疗等)是综合性的、持续性的、多学科的病人服务,它涉及病人、照护者、各类顾问医生、提供居家服务的护士、社会工作者、神职人员,以及其他健康工作者,他们能提供优化的团队式服务。[译者注:其他健康工作者指协疗人员(allied health professionals),即除医生和护士之外的其他医学服务相关专业人员,如物理治疗、功能治疗人员等]

宁养疗护的基本原则包括[2]:

- 良好的沟通
- 个案管理计划
- 症状控制,尤其是缓解疼痛
- 情感、社会和灵性支持
- 医学咨询和教育
- 病人参与决策
- 对照护者的支持

宁养疗护适用的疾病

宁养疗护不仅适用于无法治愈的恶性疾病,也适用于其他的疾病情况,如终末期器官衰竭(心力衰竭、肾衰竭、呼吸衰竭和肝衰竭),以及退行性神经肌肉疾病等。宁养疗护 30% 的服务对象死于癌症。

全科医生的特殊作用

全科医生是管理宁养疗护的理想人选。这样说是基于各种原因,包括全科医生的可得性、他们对病人及其家庭的了解,以及他们能给予的与社会心理有关的影响。全科医生的关键能力特点,是能够管理在病人家中提供的宁养疗护,从而给病人以独立和尊严。宁养疗护团队中必须有人承担起领导责任,最适合的专业人员应该是令人信赖的全科医生。

大多数病人及其家庭需要以下 6 个问题的答案[3]:

- 出了什么问题?
- 医学能够提供什么帮助?
- 我将遇到什么痛苦?
- 你能照顾我吗?
- 我还能活多久?
- 我能在家里得到照顾吗?

全科医生要诚实地与病人及其家庭讨论以上问题的答案。永远不要对病人"撒谎",同时避免任何轻率的直言相告。

为病人及其照护者提供支持

研究表明,病人最常抱怨的是对未知事物的无所适从和恐惧。因此,医生参与宁养疗护时,须强调以下几点:

- 给予情感支持。
- 倾听和接受病人未表达出来的"讯息"。
- 正常地、公开地、热心地、自信地对待病人。
- 对病人表现出同理心和同情心。
- 运用良好的沟通技巧。
- 诚实地回答病人问题,不要闪烁其词,也不要给病人虚假的期望。
- 给病人提问和澄清的机会。
- 表示出对病人的需要和文化的理解。
- 给予病人全人的支持,关注身体的、心理和精神上的全方位需要。
- 预测和准备应对可能出现的问题。
  特别需要强调的内容如下:
- 病人需要安全感。
- 为病人释除担忧,告诉病人不会遭受不必要的痛苦。

- 准备好发起和请求其他可以提供帮助的人（如癌症支持小组、按摩治疗师等）。
- 务必不能让病人产生被隔离或被迫害的感觉。有时病人家属会"串通"医生对病人隐瞒信息，即所谓"沉默的合谋"。
- 濒死病人最糟糕的感受之一，是医生的放弃和不安。
- 随时准备好把病人转诊给肿瘤专家或其他合适的专家，寻求进一步治疗的建议。病人家属和病人本人都希望尝试所有可能的治疗手段。

注：永远要明白病人知道了什么、想知道什么。

金标准框架（英国）

此框架是初级保健团队提供宁养疗护的最佳模式，包括 7 项关键任务：

1. 提供最优化的服务质量
2. 提早做好计划（包括下班后的服务）
3. 团队工作
4. 症状控制
5. 病人支持
6. 照护者支持
7. 工作人员支持

通过实施这一策略，已让很多临终病人在自己满意的场所、接受更高质量的医疗服务下走完生命的最后一程[4]。

症状控制

常见症状

- 烦躁（最常见的症状）
- 孤独 / 隔离
- 恐惧 / 焦虑

- 疼痛
  - 生理的
  - 心理的
  - 灵性上的
  - 社会的
- 厌食
- 恶心、呕吐
- 便秘

悲伤反应

库伯勒 - 罗斯（Kübler-Ross）提出病人悲伤反应（grief reaction）的 5 个阶段[5]：

1. 否认和孤立
2. 愤怒
3. 讨价还价
4. 沮丧
5. 接受

这个模型是一个实用的指导，应帮助理解病人及其家庭将要经历的各个阶段。

表 126.1 总结了症状管理的原则，肿瘤病人不同阶段的治疗目标见图 126.1。

表 126.1　症状管理的原则[2]

判断原因
简单治疗
对症状和治疗作出恰当的解释
定期案例评估
规律定时用药，而不是临时给药
设定"突破性"疼痛的镇痛药剂量
提供必要的躯体治疗（如穿刺术、胸腔穿刺术及引流、神经阻滞）
提供替代性质的保守治疗（如按摩、物理治疗、作业治疗、饮食指导、放松治疗）
提供密切的监督管理

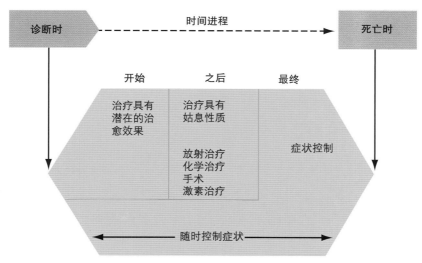

图 126.1　肿瘤管理阶段：根据不同阶段设定不同的治疗目标[6]

癌症的疼痛控制

疼痛是癌症晚期最常见、最可怕的,但通常也是最可治疗的症状。缓解疼痛是宁养疗护最重要的功能之一,要让病人通过缓解疼痛而恢复信心。缓解肿瘤疼痛的原则包括[1]:

1. 治疗癌症。

2. 提高痛阈:
   - 提供合理的解释
   - 允许病人发泄他的感受和想法
   - 给予良好的心理社会学支持
   - 使用抗抑郁药或催眠药

3. 根据疼痛的程度应用镇痛药,如阿片类镇痛药(如必要)。

4. 针对具体的疼痛应用特定的药物;镇痛药不是对所有的疼痛都有效(**表 126.2**)。

5. 设定现实可行的目标。

6. 监督疼痛控制过程。

注:在正确的时间,使用正确剂量的正确药物可缓解80%~90% 的疼痛[1]。根据报道,癌症疼痛治疗不足的现象普遍存在。

使用镇痛药[7]

世界卫生组织(WHO)推荐癌症止痛的三阶梯止痛治疗(analgesic ladder)(**图 126.2**)。

根据三步止痛法,需定时应用镇痛药物。

第 1 步:轻度疼痛

从基本的非阿片类镇痛药开始:

非甾体抗炎药,如阿司匹林 600~900mg,口服,每 4 小时 1 次

或

扑热息痛 1g,口服,每 4 小时 1 次,或 1.33g,口服,每 6~8 小时 1 次 ± 非甾体抗炎药(如布洛芬、塞来昔布)

表 126.2 癌症疼痛治疗[6-7](按病因分类)

病因	一线治疗	二线治疗	其他可考虑的治疗
伤害感受性疼痛:对感觉神经的刺激	阿司匹林	阿片类药物 类固醇皮质激素 抗抑郁药 非甾体抗炎药	放射治疗 神经外科手术
神经性疼痛:直接累及神经(如臂丛神经痛、坐骨神经痛)	阿片类药物 抗抑郁药(如阿米替林) 抗癫痫药(如卡马西平、加巴喷丁) 抗抑郁药		椎管内注射吗啡 局部麻醉药 氯胺酮
触觉疼痛:浅表的灼痛	抗抑郁药	阿片类药物	局部麻醉 经皮神经电刺激治疗
压痛:肿瘤相关的水肿(如颅内压升高)	类固醇皮质激素(如地塞米松)	阿片类药物	放射治疗 神经外科手术
骨转移和其他组织破坏	非甾体抗炎药 阿司匹林 扑热息痛(如非甾体抗炎药有禁忌) 欧弗瑞那定	阿片类药物	放射治疗(最有效) 双膦酸盐 激素治疗 骨科手术
肌肉痉挛疼痛	地西泮 氯硝西泮 巴氯芬	阿片类药物 丹曲林	
内脏(空腔器官)阻塞(如绞痛、里急后重)	解痉药(如莨菪碱)	阿片类药物 氯丙嗪 类固醇皮质激素	姑息手术 放射治疗
代谢原因:高钙血症	双膦酸盐[帕米膦酸钠(APD)]		
皮肤浸润 / 溃疡	阿司匹林 阿片类药物	类固醇皮质激素	治疗感染 敷药 姑息手术 放射治疗

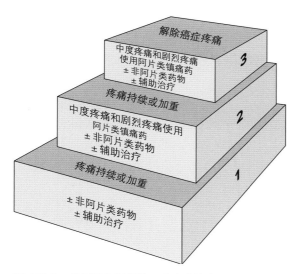

图 126.2　世界卫生组织的三步止痛治疗

第 2 步：中度疼痛

应用小剂量或药效弱的阿片类药物(根据病人年龄和病情)，或联合应用非阿片类药物(可考虑非甾体抗炎药)：

吗啡即刻释放剂型 5~10mg，口服，每 4 小时 1 次(老年病人可 2~5mg)

逐渐增加药量，每次增加 30%~50%，直至达到 15~20mg

或

他喷他多缓释片 50mg，口服，每日 2 次，最大剂量 500mg/d

或

羟考酮 2.5mg(老年病人)，最大剂量 10mg，口服，每 4 小时 1 次，或控释片 10mg，口服，每 12 小时 1 次

或

羟考酮 30mg，直肠给药，每 8 小时 1 次

第 3 步：剧烈疼痛

继续应用非阿片类镇痛药。可使用较大剂量阿片类药物，考虑应用吗啡：

吗啡 10~15mg，口服，每 4 小时 1 次，如需要可增加剂量至 30mg。

或

吗啡控释 / 缓释片或胶囊，口服，每 12 小时 1 次或每日 1 次

- 根据病人个体需要确定药物剂量(吗啡控释 / 缓释可有 5、10、15、20、30、50、60、90、100、120、200mg 等多种剂量的片剂或胶囊)。
- 恰当的剂量是指能有效缓解疼痛的剂量。
- 一般初始剂量为 20~30mg，每日 2 次。
- 通常首剂应用控释 / 缓释型吗啡 10mg，之后按照病

人需要调整剂量。
- 根据标准剂量估算长效吗啡的适当剂量。
- 在转换成吗啡控释 / 缓释剂型时，计算每日口服常规吗啡的总剂量，除以 2 就是每 12 小时的吗啡控释 / 缓释剂型的剂量。
- 不要压碎药片或挤破胶囊。
- 用药 1~2 日后重新评估剂量。

指南

- 确认疼痛对阿片类药物是敏感的。
- 尽可能应用更少的药物控制症状。
- 在可能的情况下，吗啡采用口服方式给药，可以应用合剂(首选)或片剂。
- 起始剂量通常在 5~20mg(平均 10mg)。
- 如果某镇痛药效果不好，下次给药可增加 50% 的剂量直至疼痛缓解。
- 在下一次疼痛发作前有规律地给药，通常每 4 小时给药 1 次(**图 126.3**)。
- 很多病人发现服用合剂比吞药片更容易(如 10mg/10ml 溶液)。
- 口服镇痛药是首选，但皮下注射通常对缓解晚期疾病症状更有效。
- 便秘是常见的问题，需常规定期应用通便药进行预防，同时注意监测肠道功能。
- 考虑使用羟考酮 / 纳洛酮缓释片治疗疼痛。
- 口服羟考酮的药效大约是口服吗啡(单位均为 mg)的 1.5 倍，如 10mg 羟考酮相当于 15mg 吗啡。
- 预定一个"拯救剂量"(通常 5~10mg)，用于突破痛或意料之外的疼痛(如上厕所前)。
- 预定止吐药(如开始治疗时，可在必要时应用氟哌啶醇；通常在 1~2 周能耐受后停药)。
- 释除病人及其家属对吗啡的安全和效力上的担忧(**表 126.3**)(部分病人或家属害怕应用阿片类药物)。
- 将吗啡和其他物质混合制成合剂并无特别的优势。
- 不建议应用哌替啶(半衰期短，产生毒性代谢产物)，应避免应用可待因和肌内注射吗啡(起始治疗)。
- 其他阿片类药物(如羟考酮、他喷他多和芬太尼)有时可替代吗啡，是皮下注射吗啡的一个替代方法，但需慎重考虑(见第 82 章)。
- 芬太尼是一种合成的阿片类药物，药效强，可通过经皮吸收的方式使用。该药效果好，依从性高；是便秘副作用最小的阿片类药物，肾衰竭时也可应用。
- 他喷他多是一种新型的中等强度的口服阿片类镇痛药，通常使用缓释剂型。严重肾和肝脏受损时应避免应用。
- 氢吗啡酮是一种强效的合成阿片类药物，有口服液、片剂和注射等剂型，目前广泛用于宁养疗护。当需

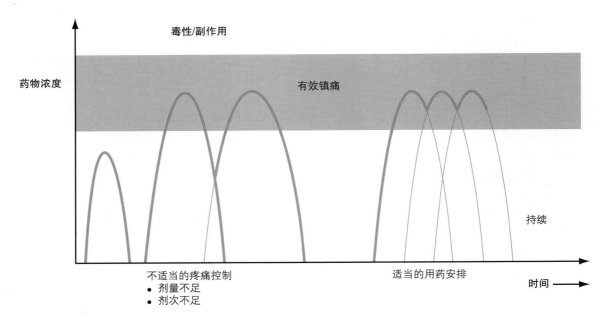

图 126.3　达到最佳疼痛控制效果的镇痛药使用计划[8]

要高剂量阿片类药物时可口服用药。因为半衰期短（2~3 小时），可降低衰弱和老年病人应用时的副作用，如单独使用需每 4 小时给药 1 次。

- 氟哌啶醇是吗啡的首选联合用药。

表 126.3　常见的关于吗啡的误解[7]

吗啡是最后的手段
并不是这样，并且吗啡没有最大剂量的限制
病人将会对吗啡成瘾
很少见，并且在宁养疗护中，这可能无关紧要
病人需要的剂量将越来越大
药物本身不会失效，通常是因为疾病的进展导致需要增加剂量
吗啡会引起呼吸功能抑制
很少见，相反，吗啡可缓解呼吸困难症状；吗啡过量可通过注射纳洛酮来逆转
吗啡会缩短寿命
事实上可能恰恰相反；吗啡只是用于镇痛

主要的注射用药物
....
- 吗啡
- 氟哌啶醇
- 甲氧氯普胺
- 咪唑安定
- 氯硝西泮
- 东莨菪碱

阿片类药物的交替使用

阿片类药物的交替使用（opioid rotation）是指把药效较强的阿片类药物替换成另外一种阿片类药物，并调整剂量减少副作用。不同的阿片类药物有不同的结合受体。

可以用羟考酮、氢吗啡酮、美沙酮、芬太尼、他喷他多等药物替换吗啡；芬太尼透皮贴片可替代非口服的吗啡。

替换方法（同等效力原则）[9-10]
• 将口服吗啡的剂量除以 3，即为等效的皮下注射的吗啡剂量[10]，如 30mg 口服吗啡相当于皮下注射/肌内注射 10~15mg
• 10mg 吗啡皮下注射/肌内注射相当于 100~150μg 芬太尼皮下注射/肌内注射/静脉注射，或 2mg 氢吗啡酮皮下注射/肌内注射/静脉注射或 6~7mg 羟考酮口服，或 100mg 曲马多肌内注射/静脉注射或 350mg 口服，或 300mg 他潘多尔
• 30mg 羟考酮口服相当于 15~20mg 羟考酮皮下注射

非口服的吗啡

通常指皮下注射（不是静脉注射或肌内注射）。适应证包括[6]：

1. 不能吞咽（如严重的口腔黏膜炎；吞咽困难；食管梗阻）。

2. 肠梗阻。

3. 剧烈的恶心和呕吐。

4. 口服剂量过高（如超过 100~200mg），并且没有迹象表明继续增加口服剂量可带来额外的获益。

辅助治疗

参见**表 126.2**。在疼痛控制的三步止痛治疗方案中

126

均可考虑使用辅助"镇痛药";这种药物并不是严格意义上的镇痛药,但是有助于缓解疼痛,如类固醇皮质激素、抗抑郁药、精神类药物和抗惊厥药。

疼痛控制

骨疼痛:

- 阿司匹林、对乙酰氨基酚、非甾体抗炎药联合应用可有效镇痛,也可考虑德索单抗

神经性疼痛(直接累及神经):

- 抗抑郁药(如阿米替林)
- 抗惊厥药(如卡马西平、加巴喷丁)
- 氯胺酮:一种麻醉药,对难以控制的疼痛有效,开具处方时需听取相关的专家意见

神经系统压力:

- 类固醇皮质激素,用于脊髓受压、水肿和颅内压升高的病人,如地塞米松 4~16mg(口服、皮下注射或肌内注射),每日清晨 1 次

或

泼尼松龙 25~100mg,口服,每日 1 次

持续皮下注射吗啡

当病人不能采用口服和 / 或直肠途径给药,或给药无效时,可用注射泵进行皮下注射给药。

当需要联合用药来控制症状(如疼痛、恶心和躁动)时,也可应用皮下注射吗啡。间断注射吗啡可避免大剂量药物产生的峰值效应(镇静、恶心或呕吐)或间断性胃肠外应用吗啡的低谷效应(突破式疼痛)。

操作方法

- 使用 21 号蝴蝶针进行皮下注射,需定期更换(1、2、3 或 4 日)。
- 多数皮肤部位均适合。最方便的部位包括腹部、大腿前侧和上臂前侧(通常使用腹部前壁)。
- 可在家中进行注射。
- 在注射器中放置相当于 1/2 或 2/3 的 24 小时口服吗啡量。
- 把注射器放在泵中,设定为 24 小时给药。
- 水肿部位不可注射。

鞘内吗啡注射

硬膜外或鞘内注射吗啡适用于应用口服或胃肠外的阿片类药物无效的头部和颈部以下的疼痛。需要内置硬膜外或鞘内的导管(由麻醉医生或神经外科医生放置)[7]。

常见症状的控制

可采用以下方法来控制常见症状[1,7]:

厌食和体重下降

甲氧氯普胺,10mg,口服,每日 3 次

或

多潘立酮,10mg,每 8 小时 1 次

或

类固醇皮质激素(如地塞米松 2~8mg,每日 3 次)

口服高能量补充剂

咳嗽,尤其是干咳

吗啡 2.5mg,口服,必要时可每 4 小时应用 1 次

盐水雾化

福尔可定 10~15mg 口服,必要时可每 6 小时应用 1 次

便秘[6-8]

如果持续使用阿片类药物,需使用刺激肠道蠕动的通便药,而不是使用容积类通便药;可由家庭医生来完成;目的是约每 3 日通畅地排出 1 次粪便。

如乳果糖 20ml,每日 2 次

或

聚乙二醇,1~2 袋,溶于 125ml 水中,每日 1~3 次

或

含番泻叶甙的番泻叶 1~2 片,口服

可能需要直肠栓剂或灌肠剂。

要领:排便时通过用书将脚抬高坐直以使骨盆倾斜。

呼吸声重和分泌物增多[7,10]

保守治疗:侧卧,减少胃肠液体和鼻胃管反流。

对于意识清醒的病人:

- 丁溴东莨菪碱 20mg 皮下注射,每 4 小时 1 次,或 60~80mg,每日 1 次,皮下注射

或

- 格隆溴铵 0.4mg,皮下注射,后以 0.6~1.2mg/24h 的速度持续皮下注射泵泵入

对于意识不清的病人,除上述措施外还可考虑:

- 氢溴酸东莨菪碱 0.4mg,皮下注射,每 4 小时 1 次,或以 0.8~2.4mg/24h 的速度持续皮下注射泵泵入

或

- 阿托品 0.4~0.6mg,皮下注射,每 4~6 小时 1 次(注意有无谵妄)

这些药物可将分泌物变干,从而停止濒死时异常的呼吸音(死亡之声)。

呼吸困难

首先确定导致呼吸困难(dyspnoea)的原因(如胸腔积液),然后采取适当的治疗措施。(在澳大利亚)可以在家中进行胸膜穿刺(考虑使用 PleurX 导管)。调整病人体

位。(肿瘤)肺转移的病人可给予糖皮质激素(以缓解支气管痉挛)临终阶段可能需要吸氧来改善病人的呼吸窘迫,在病人床旁应准备好氧气。严重的呼吸困难可应用吗啡,如 2.5~5mg,口服,每 4 小时 1 次,必要时可皮下注射 0.5~1mg,每 1 小时可重复应用,同时可应用氟哌啶醇或吩噻嗪来缓解病人恶心的症状。如病人存在焦虑,可应用短效苯二氮䓬类药物(如咪唑安定 2.5mg 皮下注射,或劳拉西泮 0.25~5ng 舌下含服)。

瘙痒

可选择:

- 抗组胺药,如赛庚啶
- 多塞平片 10mg,口服[7]
- 吩噻嗪类

临终痛苦 / 焦躁不安[7,10-12]

(不包括可逆的原因,如药物、恐惧、粪便阻塞、尿潴留)

一线选择:

氯硝西泮 0.5mg 单次皮下注射;或 0.25~0.5mg 口服,每 12 小时 1 次(舌下给药)(3 滴为 0.3mg);或片剂[7]皮下持续输注,24 小时 1~4mg,

或

咪达唑仑 2.5~5mg,皮下注射,必要时每隔 1~3 小时 1 次;或 2.5~10mg 舌下含服或鼻饲,或 10mg 皮下注射,每 4 小时 1 次

如果非常严重:

加用氟哌啶醇(谨慎应用)0.5~1.5mg 口服,或皮下注射(24 小时内的最大剂量为 5mg)

恶心和呕吐

如果是吗啡应用引起的症状:

氟哌啶醇 1.5~5mg,口服,每日 1 次;或 0.5~1mg,皮下注射,必要时每 4 小时 1 次(10 日后可减量);或皮下持续输注,24 小时 1~2.5mg

或

甲氧氯普胺 10~20mg,口服或皮下注射,必要时每 8 小时 1 次

其他可选药物:异丙嗪、环己嗪

如果是胃排空不良而引起的,使用胃肠动力药物如甲氧氯普胺、西沙必利或多潘立酮。

如果是细胞毒性化学治疗和放射治疗引起的恶心和呕吐,可考虑使用昂丹司琼或托烷司琼(见第 49 章)。

局部敷药

为了减轻疼痛,可局部应用 10mg/ml 吗啡和 8g/ml 水凝胶的混合物。

脑转移

脑转移(cerebral metastases)常表现为头痛和恶心。可考虑应用类固醇皮质激素治疗(如地塞米松 4~16mg,每日 1 次)。镇痛药和氟哌啶醇等止吐药也有效。

截瘫

前列腺癌更容易出现截瘫(paraplegia),尤其是应用黄体生成素释放激素(LHRH)类似物治疗时。警示征包括新出现的背痛、肢体感觉异常或新出现的尿潴留[1]。治疗目标是防止截瘫的进展。在安排病人尽快住院的同时,给予大剂量的类固醇皮质激素治疗。

疲劳

导致疲劳(fatigue)的原因通常是多方面的。通常不适宜过度查找疲劳的原因,但要向病人及其照护者解释疲劳的原因非常重要。具体药物治疗获益的证据尚不确定;需优化液体和电解质的摄入。

呃逆[7-8]

对呃逆(hiccoughs)应用初始剂量的下列药物:

氯硝西泮 0.25~1mg,口服,每日 2 次(可应用口服滴剂)

或

氟哌啶醇 1~2.5mg,口服,每日 1 次

用醋或不用醋吞咽砂糖的方法似乎并没有什么效果;有报道认为其他一些药物也有益处,如巴氯芬、咪达唑仑、氯丙嗪、硝苯地平和甲氧氯吡胺。

抑郁[13]

- 米氮平 30mg,口服,每日 1 次,有助于夜间睡眠和改善食欲。
- 可考虑应用哌甲酯(中枢兴奋药)5mg,口服,每日 2 次,有证据表明其可改善症状[13]。

虚弱和体重下降

可用高能量和高蛋白饮食来缓解该问题;可考虑全肠外营养。在《宁养疗护:基本手册》中列出了高能量辅助饮品[1]。(译者注:《宁养疗护:基本手册》是澳大利亚全科医学学会在早期出版的指南。目前该学会提出的是 2019—2022 年期间更新的《澳大利亚全科医生学会老年服务临床指南(银皮书)》,其中包括老年服务中的常见疾病、老年服务的通用措施、老年服务的组织形式三个部分,宁养疗护在该指南的第二部分。请参见 http://racgp.org.au/silverbook)

谵妄

首先需确定导致谵妄(delirium)的原因,包括是否为

阿片类药物不良反应。可进行全血细胞计数（FBE）、尿液显微镜检查和培养（MCU）、胸部 X 线检查（CXR）、脉搏血氧测定。可考虑应用奥氮平和氟哌啶醇治疗（见第 69 章）。

高钙血症

高钙血症（hypercalcaemia）常伴随嗜睡、意识混乱、抽搐和腹痛出现。可能是骨髓瘤和癌症（尤其是肺癌和乳腺癌）的副癌综合征。血钙 >3mmol/L 提示预后不良。可应用水化、原发病治疗和双膦酸盐治疗。

艾滋病病人

艾滋病（AIDS）晚期的病人要承受包括疼痛在内的各种痛苦,管理原则与其他终末期病人相同。很多 AIDS 病人希望能在家里去世,并期望能有很好的照护支持小组来提供帮助。全科医生要了解当地的服务网络。目前在澳大利亚,这种服务变得越来越少。AIDS 症状控制指南见《宁养疗护治疗指南:获得性免疫缺陷综合征》[7]。（译者注:该指南是《澳大利亚治疗指南》中的一部分,目前更新到第 4 版,为宁养疗护中的实际问题提供临床专家的建议,包括症状管理、沟通指导、处方建议等。《澳大利亚治疗指南》是一家独立的非营利机构,通过开发、出版和销售治疗指南来促进药物的合理和安全使用。该机构的各类指南大多由药剂和药学专家撰写,并基于最新的国际文献。该指南广受尊重,用于医学和药学教育培训,并广泛用于医院和社区的医疗和药学实践）

对儿童的宁养疗护

处理原则

- 儿童不应该被视为缩小版的成人。
- 儿童具有不同的疾病谱,除了儿童肿瘤之外还包括先天性疾病,如囊性纤维化、神经退行性疾病和脑瘫。
- 儿童最常见的恶性肿瘤是急性淋巴细胞白血病。其他常见的恶性肿瘤包括淋巴瘤、脑肿瘤、骨肿瘤和实体肿瘤。
- 照护的重点是儿童及其家庭的躯体、心理和灵性健康。（译者注:灵性健康指有目的地生活,超越或实现人的各种能力。它关注的是人的精神世界,包括价值、信仰、意义、内在力量。具有灵性健康的人,即使在最艰难的时候,也能感到平静、希望和安慰）
- 要准确地评估任何疼痛。
- 吗啡是治疗疼痛最常用的阿片类药物,芬太尼和氢吗啡酮应用也比较广泛。

- 需特别注意患儿有无恶心、呕吐和便秘症状。
- 避免会引起不愉快的用药和肌内注射。
- 特别要关注镇静剂、类固醇皮质激素、止吐药和阿司匹林的不良反应。
- 做好家庭管理,这通常是很多家庭的首要需求。
- 关注对患儿及其父母、兄弟姐妹的影响;考虑以支持小组的形式提供帮助。

死亡和悲伤

病人及其家庭都会经历库伯勒 - 罗斯（Kübler-Ross）所描述的悲伤过程[5],但并不是所有的人都会完整地经历 5 个阶段。不同的人经历亲人去世后的悲痛过程可能各不相同,但很多人都会被压垮。

照护和咨询的原则包括[1]:

- 要能找到你,要有耐心。
- 认真倾听他们的诉说。
- 释除担忧,告诉他们这些感受是正常的。
- 被动地接受他们任何愤怒的表现。
- 避免不适当的安慰。
- 如果需要的话,鼓励他们得到尽可能多的陪伴。

（见第 4 章的危机管理部分）

与濒死病人的交流

医生和病人之间的良好沟通对于告知、解释、鼓励和表达同理心至关重要。但是,尤其是对于癌症病人来说,沟通是非常困难的。

良好沟通的基础是诚实和坦诚。告诉病人实情可能非常痛苦,需要对病人的表现很敏感,但坦诚相告可以建立医患之间的信任,在信任的基础上,医患之间讨论其他困难的话题和决策会变得比较容易,如放弃医治性治疗、解释死亡的过程等。

改善与病人的沟通不仅能更好地的照护病人的心理,还能更好地控制症状[1]。利用一切机会,让病人谈论他们的疾病和对未来的期望,让病人得到服务,并且耐心地给予病人帮助和支持。

关于灵性[1]

对所有人来说,灵性（spirituality）都是一个重要的方面,尤其是在面对不可避免的死亡时。很多人具有精神信仰或宗教信仰,这些人往往能更好地面对死亡过程。还有些人开始认真反思自己的灵性,开始寻找生命的意义。包括医生在内的所有照护人员,都应该能敏感地察觉到病人的需要和困惑,伸出援手。

灵性照护（spiritual care）是建立在现有资源的基础上,使病人能够从疾病终末期躯体、心理和社会的不良影响中得到一定的解脱[1]。

126

生前照护计划[14]

生前照护计划（advanced care planning，ACP）指病人及其家庭和照护者，在健康服务专业人员的咨询指导下，制订的病人未来健康照护的决定，在病人本人因病情进展而不能进行医疗决策的时候执行。ACP 不仅非常重要，对各方还都有益。[译者注：生前照护计划又称生前预嘱（advanced care directive）。]

ACP 的原则包括：

- 认识到有必要为即将到来的死亡做好准备，这是一项重要的医学技能。
- 家属需要知道病人已濒临死亡。
- ACP 最好是在病人有认知能力并能够参与决策时制订。
- 健康照护首先需要以病人为中心。
- 该计划应包括病人的偏好、价值观、目标和愿望。
- 确保为病人制订医疗授权人和／或替代决策者。
- ACP 最好在入住照护机构之前或入住时就制订，或预期死亡前 6 个月，然后定期进行评估。
- 在这 6 个月内最好与全科医生定期进行病情讨论。
- 在死亡前制订临终路径政策，通常在最后 1 周。
- 需要就临终医疗照顾措施达成明确的一致意见，包括是否进行心肺复苏。
- ACP 仅在病人无法作出或表达自己的决定时生效。
- 理想情况下，ACP 应以正式的书面文件形式体现。
- 作为 ACP 计划的一部分，病人可以选择一位"替代决策者"，当病人出现无法沟通的情况时由"替代决策者"为该病人作出决策。

关于安乐死的疑问

安乐死（euthanasia）是一个经常被谈起的复杂的话题。在全人持续服务和优化宁养疗护背景下，这不应该是经常遇到的问题。采用各种措施，如不使用生命支持系统、使用"全天候"吗啡、停止使用细胞毒性药物、使用抗抑郁药，使用止吐药等辅助药物，使用各种神经阻滞药物，以及给予充满爱的关注，总是可以帮助病人应对过度的痛苦和折磨[3]。然而，如果病人提出了安乐死的可能性，则应重新审视病人的 ACP 计划，如果适合的话可考虑向经过认证的自愿协助死亡（voluntary assisted dying，VAD）机构转诊。（译者注：安乐死在澳大利亚和中国均不合法，不过它也是学界和民间可能遇到的话题，在宁养疗护服务过程中可能会有病人或家属问到。澳大利亚的"自愿协助死亡"也仅供中国读者参考。）

临床要领

- 吗啡是治疗疼痛的金标准[7]。
- 考虑为疼痛病人常规处方抗抑郁药。
- 记住"进来坐坐"规则：对病人家庭的访问，是一种"社交式的拜访"，与病人及其家人坐在一起，喝杯茶，聊聊医疗和社交上的话题[3]。
- 病人的全科医生或其他相关医生应按照大多数病人的期望，与病人一起启动 ACP[7]。
- 把难以控制疼痛或其他问题的晚期病人，尽早转诊到临终关怀医疗机构，或多学科照护团队，这样可以提高照护质量。但是，病人的全科医生必须仍然是团队的核心。

资源

National Institute for Health and Care Excellence（NICE）. Available from：www.nice.org.uk，accessed May 2021.

参考文献

1　Fairbank E, Banks T. *Palliative Care: The Nitty Gritty Handbook.* Melbourne: RACGP Services Division, 1993: 1–18.

2　McGuckin R, Currow D, Redelman P. Palliative care: your role. Medical Observer, 1992; 27 November: 41–2.

3　Carson NE, Miller C. *Care of the Terminally Ill.* Melbourne: Monash University, Department of Community Medicine Handbook, 1993: 107–15.

4　National Institute for Health and Care Excellence (NICE) . Available from: www.nice.org.uk.

5　Kübler-Ross E. *On Death and Dying.* London: Tavistock, 1970.

6　Buchanan J et al. *Management of Pain in Cancer.* Melbourne: Sigma Clinical Review, 1991; 18: 8–10.

7　Palliative care [published 2016]. In: *Therapeutic Guidelines* [digital]. Melbourne: Therapeutic Guidelines Limited; 2016. www.tg.org.au, accessed April 2021.

8　Woodruff R. *Palliative Medicine* (3rd edn). Melbourne: Oxford University Press, 1999.

9　Waters A, Brooker C, Clayton JM. Cancer pain in palliative care. Australian Doctor, 2009; 12 June: 25–32.

10　Syrmis W et al. Opioid conversion ratios used in palliative care: is there an Australian consensus? Intern Med J, 2014; 44(5): 483–9.

11　Fischer J. Palliating symptoms other than pain. Aust Fam Physician, 2006; 35(10): 766–9.

12　Burke AL. Palliative care: an update on 'terminal restlessness'. Med J Aust, 1997; 166: 39–42.

13　Homsi J et al. Methylphenidate for depression in hospice practice. Am J Hosp Pall Care, 2000; 17: 393–8.

14　Mitchell GK. End-of-life care for patients with cancer. Aust Fam Physician, 2014; 43(8): 514–19.

在 2008 年致原住民和托雷斯海峡岛民的国家道歉中提到,"缩小差距"是一个建立在尊重和团结基础上的长期宏伟框架。它承认,为澳大利亚原住民提供更多机会需要各级政府、私营和非营利部门、以及社区和每个人的不懈努力。

澳大利亚政府理事会(COAG)2008 年。[译者注:2020 年 5 月澳大利亚总理宣布 COAG 终止工作,继而成立新的国家联邦改革委员会(NFRC),该委员会以国家内阁为中心。国家内阁成员为联邦总理、各州州长、各领地首席部长,以及澳大利亚地方政府协会主席]

澳大利亚(以及其他几个发达国家)面临的主要健康挑战是原住民的健康状况。原住民的健康状况仍然比其他澳大利亚人群更差。

2017 年澳大利亚卫生福利研究所(Australian Institute of Health and Welfare,AIHW)数据显示,澳大利亚原住民和托雷斯海峡岛民的男性平均预期寿命是 69.1 岁(与其他澳大利亚人群相差 10.6 岁)、女性 73.7 岁(相差 9.5 岁)[1]。

心血管疾病是最常见的死亡原因,尤其是缺血性心脏病,导致的死亡约占 57%[2]。与其他澳大利亚人群的健康差异,在 25~54 岁人群中尤为显著。循环系统疾病、损伤和中毒、呼吸系统疾病及肿瘤仍是重要的死亡原因。传染病和泌尿生殖系统疾病导致的死亡,也仍然比其他澳大利亚人群高得多。

1/9 的成人患有 2 型糖尿病,在任何年龄阶段的患病率都比一般人群高 3.3 倍[3]。

澳大利亚早期殖民者的记录显示原住民健康状况良好,或许比来自英国的大多数新移民要好。据估计,1788 年原住民人口总数为 75 万。在经历了 150 年"白人至上"的统治后,到 20 世纪 30 年代下降到约 7 万,重要原因是死于殖民者之手(记录约 2 万人)和传染病。

造成人口大幅下降的主要传染病是天花(两次严重的流行:1789 年和 1829—1830 年)、流行性感冒、结核病(非常严重)、肺炎、麻疹、水痘、百日咳、伤寒和白喉。目前原住民和托雷斯海峡岛民的人口总数估计有 70 万(译者注:澳大利亚 2021 年统计数据,原住民和托雷斯海峡岛民 98.4 万人,占全国人口的 3.8%。)

婴幼儿和产妇的死亡率仍令人担忧。其中,婴幼儿死亡率在 20 世纪 70 年代大幅下降后已趋于稳定,仍比其他澳大利亚人群高 3~5 倍。尽管已有所改善,但仍需努力缩小差距,全科诊所正是达成此目标的理想场所[4-5]。

了解原住民和托雷斯海峡岛民拥有不同的文化背景很重要,需要对每个群体的文化有特别的了解,这最好从当地社区成员和群体中获得。

建议在澳大利亚中部及北部的农村、偏远地区从事基层医疗工作的初级保健医生使用 CARPA《标准治疗手册》[6][译者注:由澳大利亚中部乡村医生协会(CARPA)2017 年出版的第 7 版《标准治疗手册》]。

关键事实和要点

- 每次看诊时需考虑文化的重要性。
- 如果在文化问题上需要协助,看诊时可以让原住民的健康工作者参与,他们应是团队的重要组成部分。
- 总要考虑到病人可能患多种疾病。
- 记住常见疾病机会性筛查的重要性:
  - 2 型糖尿病(城市患病率 9%,农村患病率 21%)
  - 高血压
  - 肾功能(估算肾小球滤过率、尿白蛋白肌酐比)
  - 其他心血管危险因素(吸烟、血脂异常、A 群链球菌感染)
  - 乙型肝炎(城市患病率 2%,农村患病率 8%)
  - 对性传播感染(STI)的尿液筛查(男性和女性)
  - 宫颈筛查
  - 儿童贫血
  - 儿童听力损失
- 需要考虑的筛查项目包括:
  - 血糖(手指针刺试验)
  - 血脂
  - 尿素氮和电解质
  - 乙型肝炎血清学
  - 体重指数(body mass index,BMI)
  - 尿试纸和尿白蛋白肌酐比
- 原住民和托雷斯海峡岛民的女性宫颈癌更为常见,比其他人群高 6~8 倍。
- 其他常见癌症是肺癌和肝癌。
- 适当的皮肤保健是原住民健康的关键,皮肤感染的预防、早期发现及治疗对减轻儿童侵入性感染所致的负担十分重要。
- 大约 50% 的儿童患有慢性鼓膜穿孔,可严重影响到语言发育和学习成绩。
- 终末期肾衰竭的发病率是澳大利亚非原住民的 10 倍。

127

- 建议进行一些额外的儿童免疫接种(见附表),如在某些地区,推荐为新生儿接种卡介苗。
- 建议 50 岁以上成人接种流感疫苗和肺炎疫苗。
- 哮喘患病率(16.5%)要比其他澳大利亚人群高(10.2%)。
- 与普通社区一样,抑郁也是一个值得关注的问题。自杀率比其他澳大利亚人群更高,男性是 2.7 倍,女性是 1.7 倍。
- 饮酒是一个严重的健康和社会问题,虽然该群体中不喝酒的人更为普遍,但酗酒同样如此。
- 另外的饮酒问题是卡瓦酒,这是一种原产于太平洋群岛的植物所制成的饮品,其效应类似于酒精和苯二氮䓬类药物,具有显著肌肉松弛作用[4,6],过量饮用可造成严重及长期的不良后果。
- 皮肤感染的预防、早期发现及恰当的治疗是原住民和托雷斯海峡岛民健康的关键。

全国调查

1994 年澳大利亚对原住民和托雷斯海峡岛民进行了第一次全国健康调查,最近一次(2018—2019 年)调查发现,约 45% 的人认为他们自己的健康状况良好或非常好[7],尽管约占同样比例的人群至少患有一种慢性病[7]。

2018—2019 年自填式调查凸显了以下问题[7]:

- 哮喘(16%)
- 耳和听力问题(14%)
- 糖尿病(8%)
- 高血压(8%)
- 肾脏疾病(1.8%)
- 心脏疾病(5%)
- 皮肤病
- 眼病,包括沙眼
- 营养状况(尤其是肥胖)
- 物质滥用(如酒精、大麻、汽油闻嗅)(28%)
- 吸烟(41%)
- 牙齿问题(龋齿的趋势逆转)[8]
- 心理困扰和家庭压力

据澳大利亚全科医学长期跟踪调查 BEACH(Bettering the Evaluation and Care of Health)的数据显示,原住民和托雷斯海峡岛民病人的七个最常见问题依次是呼吸系统感染、糖尿病、高血压、抑郁/焦虑、哮喘、免疫接种、中耳炎[9]。

原住民和托雷斯海峡岛民不良的健康状况有很多内在原因,应从健康的社会决定因素来理解,这就是迈克·马尔莫特(Michael Marmot)教授所说的"病因根源"[10]。其中,许多源于历史驱逐、贫困和代际创伤,社会决定因素包括地缘隔离、人口流动性高、失业、居住条件恶劣、教育程度低下、澳大利亚中部气温极端、传染病暴露增加(尤其是亚热带地区),以及缺少合适的分娩服务。

居住条件恶劣(包括过度拥挤)会导致不良的健康结局,如物质滥用、家庭暴力、社会功能失调和儿童营养不良。其他环境问题,如缺少足够的住所、基本设施(如干净的自来水和足够的污水处理设备)及冷藏条件,都可威胁到健康。

达尔文医院感染科住院儿童的相关合并症包括脱水(50%)、营养不良(60%)、低钾血症(70%)、铁缺乏(90%)、贫血(25%)、肺炎(24%~32%)、慢性化脓性中耳炎(37%)、尿路感染(10%)和疥疮(25%)[11]。[译者注:达尔文医院(Royal Darwin Hospital)是澳大利亚北领地的医学中心。澳大利亚北领地是省(州)级行政自治辖区,中央政府对该地区有立法权力。该地区有 1/3 常住居民为原住民和托雷斯海峡岛民。]

国家原住民健康战略确定了重点健康问题(表 127.1)。

表 127.1　原住民的重点健康问题

疾病方面	社会经济方面
糖尿病	原住民儿童教育(尤其在农村和偏远地区)
心血管疾病	
伤害(和青年自杀)	住房
肾脏疾病	供水
性传播感染	酒精和物质滥用
精神健康	家庭暴力和性虐待
营养不良	儿童虐待
耳感染	赌博
女性问题	失业

原住民和托雷斯海峡岛民的文化和医患关系

理解原住民和托雷斯海峡岛民的文化,是获得健康管理成效的基础。医生应意识到,在给原住民看诊时,自身也在经受考验。文化分歧会导致医患双方不能相互配合:病人对未来的健康获益毫无信心,而临床医生也不能理解病人为何不执行本已清晰的医嘱[12]。

医生在处理好当前疾病后,最重要的一步是让病人感到备受欢迎并且愿意复诊。管理慢性疾病就像一场马拉松,而不是一次短跑。与在技艺高超的专科医生处的一次就诊相比较,与当地全科医生持续交流更有帮助,因为熟知当地文化的全科医生可以根据病人需要和偏好给予基本的循证治疗。

有用的沟通技巧包括:

- 留出(允许)额外的就诊时间。
- 不要害怕交谈中的停顿。
- 避免用专业术语,核对病人的理解程度。
- 复杂的解释使用图片。

- 留意你的肢体语言,包括眼神接触。
- 谦虚倾听;你不是无所不知。

在原住民和托雷斯海峡岛民社区工作的医生(图 127.1)一定要领会和尊重当地文化,意识到文化对健康和行为的重要性。

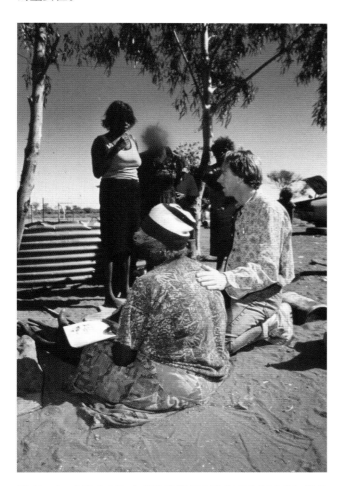

图 127.1　在澳大利亚中部地区进行家访的医生(艾丽斯·斯普林斯农村地区卫生和社区服务部提供)

如果有亲戚或朋友陪同,看诊时许多病人会更为放松,亲友能鼓励病人并辅助解释医疗建议。

女事

原住民的"女事(women's business)",是指原住民女性独有的人生经历和知识阅历,包括月经、妊娠、分娩和避孕[13]。传统上,人们不会直接谈论这些事宜,而是借助故事、仪式、歌曲来间接传达。对更传统的女性来说,与男医生或男保健员讨论女性健康问题或被检查身体是一项禁忌,可能会感到羞耻和难堪[14]。

男事

原住民的"男事(men's business)"文化,同样也需要理解和尊重,这适用于成人礼、割礼、性和性传播感染。

丧事

原住民的"丧事(sorry business)"是指哀悼的过程,需要我们对此有清晰的认识。哀悼者有文化上的义务以特殊方式去哀悼亲人的死亡,有时会数日或数周。哀悼者可以改变自身外观,避免提及逝者名字或描绘逝者相貌。逝者死亡场所可能会被空置一定的时间(或许会影响到医疗诊所),然后仪式性"烟熏"。

儿童常见问题[15]

与一些发展中国家和全球其他原住民社区一样,原住民和托雷斯海峡岛民的儿童遭受着同样的健康问题,并且婴儿死亡率仍然很高。主要的健康问题包括营养不良、腹泻病、皮肤感染和呼吸道感染(表 127.2)。

表 127.2　儿童常见临床问题

围产期	脑膜炎
低出生体重	关节和骨感染
窒息	慢性化脓性中耳炎
感染	**学龄期和青春期**
学龄前期	细菌和病毒感染
发育不良	寄生虫感染
营养不良	链球菌感染:
贫血	• 风湿热
呼吸系统感染	• 肾小球肾炎
腹泻病	创伤
乙型肝炎	物质滥用
皮肤感染 / 传染(包括疥疮)	肥胖
尿路感染	慢性化脓性中耳炎

急性呼吸道感染是常见的住院原因。细菌性肺炎在原住民儿童中更为常见,且通常症状出现晚。年幼儿童的慢性上呼吸道疾病症状典型,大多数学龄前儿童常有黏液性脓鼻涕。

学龄前儿童患慢性化脓性中耳炎十分普遍,且常难以治疗,导致很多儿童听力明显损伤。发病前无明显的急性中耳炎病史,可能与营养不良和贫血有关。基础治疗是用聚维酮碘溶液洗耳,然后用卷状卫生纸 / 纸"矛"(译者注:一种用于辅助中耳炎治疗的工具,清除耳内的分泌物,类似棉签)拭干,或用"矛"拭干后滴上醋酸。

皮肤感染及传染病几乎与呼吸道疾病一样普遍。疥疮很常见,有时可达到流行程度;它可能成为很严重的问题,会发生在仅几周大的小婴儿[15]。

在偏远地区,至少 25% 的儿童患有贫血,通常是由于铁缺乏引起。除了摄入不足,钩虫和其他寄生虫感染导致的肠道铁丢失也是重要原因。治疗包括驱虫和补充

127

铁剂。

腹泻病是很常见的住院原因。引起感染性胃肠炎的病原体有轮状病毒、细菌(如志贺菌、沙门菌和弯曲菌)和寄生虫(如贾第鞭毛虫、类圆线虫和隐孢子虫)。

在原住民和托雷斯海峡岛民的儿童中,其他更常见的重要且严重的问题包括细菌性脑膜炎(尤其流感嗜血杆菌)、化脓性关节炎及骨髓炎、化脓性肌炎、与化脓性链球菌感染相关的肾小球肾炎及风湿热、泌尿道结石、尿路感染(尤其在 6~18 月龄)、乙型肝炎和汽油闻嗅(见第120 章)。

在这些地区,适当免疫接种会带来极大的健康获益。脊髓灰质炎、白喉、百日咳、肺结核和流感嗜血杆菌现已少见,希望乙型肝炎、水痘和 HPV 感染将来能大幅减少。

需要注意的特殊疾病

全科医生接诊原住民和托雷斯海峡岛民的病人,应提高诊断和管理下列健康问题的专业能力:

- 2 型糖尿病,常伴有高血压和肾脏疾病
- 创伤
- 社会心理障碍(运用创伤 - 知情照护的原则)
- 物质滥用,包括饮酒和吸烟
- 耳和眼感染
- 呼吸系统疾病:上呼吸道和下呼吸道感染、哮喘
- 皮肤病(如真菌感染、脓疱疮、小腿溃疡、蜂窝织炎、疖)
- 寄生虫感染(如疥疮、虱子)
- 胃肠道感染(如弯曲菌肠炎、贾第鞭毛虫、志贺菌)
- 性传播感染
- 叮咬伤
- 重度感染(如脑膜炎、风湿热、败血症)
- 乙型肝炎
- 热带病(适用时)
- 蠕虫感染(如类圆线虫)

总之,对疾病的常规管理应遵循本书概述中的治疗原则和建议。抗生素和其他治疗建议对农村和偏远地区最有帮助[6]。

心血管疾病[2,16]

心血管疾病是死亡率和发病率居高不下的主要原因,尤其是缺血性心脏病,还有风湿性心脏病和卒中。缺血性心脏病死亡率几乎是非原住民的 2 倍,在 25~64 岁人群中高达 6~8 倍。原因包括吸烟率高(其他人群的 2.6 倍)[3]、2 型糖尿病(3.3 倍)、肥胖及体力活动率低下。在北领地原住民中,风湿性心脏病发病率是澳大利亚平均水平的64 倍[17]。

心血管疾病和糖尿病的二级预防目标参见第 11 章。

耳感染[6]

外耳炎和中耳炎及其急慢性并发症是原住民和托雷斯海峡岛民儿童的主要健康问题,特别在农村和偏远地区。急性中耳炎应早期治疗并积极使用抗生素,以(一定程度上)降低进展为慢性化脓性中耳炎的风险,一旦进展则很难治愈。仔细检查有无鼓膜穿孔,这会影响到治疗。

治疗建议[18]

- 急性中耳炎　阿莫西林[50mg/(kg·d),分次口服,连用 7日]或普鲁卡因青霉素(肌内注射)。如果无效,考虑阿莫西林[90mg/(kg·d)]或阿莫西林 / 克拉维酸盐或头孢克洛或阿奇霉素。4~7 日后复查

- 急性化脓性中耳炎　口服抗生素(同上,但连用 14 日)+ 每次使用抗生素滴耳液前,用纸"矛"拭干耳部

- 慢性化脓性中耳炎　用 20ml 注射器抽取 5% 聚维酮碘溶液连接塑料管冲洗耳道,每日 1 次、2 次或 3 次(如果有条件)。然后用纸"矛"拭干。教会家庭成员使用这个方法。如果有条件,抽吸工具会有帮助。然后滴入环丙沙星 2~4 滴,每日 4 次,直至耳干燥,尤其伴有鼓膜穿孔时

- 外耳炎　轻柔地用卫生纸条清除耳中碎屑,然后用0.25% 醋酸清洗;塞入蘸有复方曲安奈德或Sofradex 滴剂(译者注:一种包含硫酸新霉素、短杆菌肽和地塞米松的滴耳液)或乳膏的纱布卷芯,每 12 小时更换 1 次(如果没有穿孔),否则可用环丙沙星加氢化可的松滴剂,每 12 小时滴 1 次

- 急性乳突炎　肌内注射或静脉注射氟氯西林/双氯西林 ±庆大霉素肌内注射或静脉注射,并且住院治疗

眼感染[6]

治疗建议

- 眶周蜂窝织炎和穿透性眼外伤。安排送至医院;如果病情危重或转运延迟,可经验性使用头孢曲松,肌内注射或静脉注射,每日 1 次。3 个月以下儿童或有其他危险因素(如糖尿病)的病人,加用单剂庆大霉素,肌内注射或静脉注射。

- 结膜炎。必要时可送两个拭子(微生物培养和衣原体 PCR)。如果不是病毒感染,局部使用氯霉素滴眼

液或软膏。
- 新生儿淋球菌性眼炎和衣原体性感染(见第 40 章)。
- 淋球菌性结膜炎(尤其有大量脓性分泌物的病人或新生儿),使用头孢曲松 1g,肌内注射(儿童:每次 50mg/kg)。
- 沙眼。病人有眼"刺痒"感及水样分泌物 ± 红眼(图 127.2)。

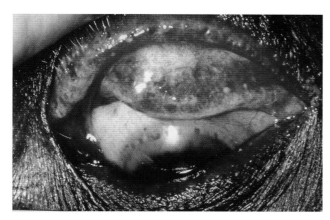

图 127.2　沙眼,可见结膜滤泡和乳头,结膜下瘢痕,包括睑板腺口的结膜纤维化、角膜缘旁沟形成,角膜上有一个 2mm 的血管翳和 Herbet 小凹

照片来源:1980 年弗雷德·霍洛和休·泰勒为国家沙眼和眼健康计划工作者制订的分级手册(大卫·汤伯林博士提供)。

- 如果体重超过 6kg 且未妊娠:阿奇霉素单剂(口服)
- 如果体重低于 6kg 或妊娠:红霉素或罗红霉素(口服)连用 21 日
- 检查及治疗家庭接触者
- 常规检查有无沙眼"滤泡"

皮肤和软组织感染

皮肤感染是许多诊所最常见到的问题[19-20],包括发病率高的疥疮与体癣(癣病)、疖与痈、感染性伤口、脓疱疮与蜂窝织炎。继发于溶血性链球菌感染的肾小球肾炎,是皮肤感染尤为严重的并发症。疥疮是最常见的皮肤传染病,起初常表现为指蹼间针头样的瘙痒性丘疹。

如果使用抗生素,考虑依从的可能性;每日 2 次口服比每日 3 次或 4 次更可取,或即刻单次肌内注射比口服疗程更可取。

推荐的治疗(归纳)[6,20]

脓疱疮和其他皮肤溃疡

- 用生理盐水或肥皂水或聚维酮碘或高锰酸钾溶液浸泡并去除结痂
- 抗生素治疗(必要时)
- 苄星青霉素,肌内注射,即刻 1 剂
  或
  氟氯西林 / 双氯西林(口服)或头孢氨苄(口服)或复方新诺明(口服),连用 3~7 日

蜂窝织炎(轻 - 中度)和丹毒

对于脓疱疮,同上
或
普鲁卡因青霉素肌内注射,每日 1 次,连用 5 日
或
苄星青霉素肌内注射,第 1 日和第 3 日,或每日 1 次,连用 3~5 日
如无缓解:氟氯西林 / 双氯西林(如下)加用丙磺舒

疖、痈、脓肿、大疱性脓疱疮(金黄色葡萄球菌感染)

氟氯西林 / 双氯西林(口服),每 6 小时 1 次,连用 5~10 日

化脓伤口的感染

- 使用局部治疗措施,如无菌敷料和局部抗菌药
- 必要时,加用氟氯西林 / 双氯西林[同"疖、痈、脓肿、大疱性脓疱疮(金黄色葡萄球菌感染"];可用克林霉素

体癣(癣病)

- 使用苯甲酸软膏,Whitfield 软膏(译者注:复方苯甲酸软膏)或咪唑类制剂:每日使 1~3 次,连用 4~6 周,或皮疹消退后继续连用 1 周
- 可能需要全身用药,如灰黄霉素(口服)每日 1 次

疥疮

- 使用 5% 苄氯菊酯霜剂或 25% 苯甲酸苄酯乳剂(见第 109 章和第 112 章)。家庭成员同治
- 2 个月以下的婴儿使用:5% 硫磺软膏,连用 2~3 日
  或
  10% 克罗米通乳膏,连用 3~5 日
- 继发感染的疥疮,使用氟氯西林 / 双氯西林或红霉素

花斑糠疹(白斑)

参见第 113 章。

A 组乙型溶血性链球菌感染

A 组乙型溶血性链球菌(group A beta-haemolytic streptococcus,GABHS)感染是一个严重问题,可导致咽扁

127

桃体炎、脓疱疮、蜂窝织炎、中耳炎和猩红热等疾病。两种对链球菌毒素的重要免疫反应是急性风湿热和链球菌感染后肾小球肾炎（post-streptococcal glomerulonephritis, PSGN）[2]。

🦴 急性风湿热

风湿热及其并发症是导致心血管疾病发病和死亡的重要原因。原住民和托雷斯海峡岛民是世界上急性风湿热发病率最高的族群，为 250~300 人／每 10 万儿童[21]。这是过度拥挤、贫困和卫生缺乏所引起的典型表现，加剧了链球菌感染（见第 25 章"临床特点"）。

使用苄星青霉素治疗（肌内注射）。

🦴 急性肾小球肾炎

PSGN（见第 65 章）与皮肤及咽喉链球菌感染有关。脓疱疮是链球菌感染后肾小球肾炎较常见的前驱疾病。原住民和托雷斯海峡岛民终末期肾衰竭发病率是一般人群的 10 倍，基于此事实的一项研究发现，儿童期有 PSGN 病史者出现显性蛋白尿的风险是对照组的 6 倍[22]。PSGN 尚没有简单的治疗方法，预防链球菌感染仍是最重要的控制策略。青霉素有助于预防其流行期间的传播。

传染病

传染病仍然是个难题，甲型肝炎、乙型肝炎、流行性脑脊髓膜炎、沙门菌和衣原体感染、结核等疾病的发病率比非原住民高 10 倍[3,7]。

🦴 结核病

原住民和托雷斯海峡岛民结核病发生率比北领地其他人群高 10~15 倍[2]，与贫穷、过度拥挤、营养不良和无家可归有关。早期诊断和治疗是控制关键，可在高危人群中检测潜伏感染及在急性期病例中预防传播。给高危人群接种卡介苗是一项关键的预防策略，也推荐高风险社区的新生儿接种（见第 19 章）。

🦴 麻风病（汉森病）

麻风病（leprosy, Hansen disease）（见第 129 章）在澳大利亚北部已流行了 100 多年，发病率正在下降。控制策略包括对新发病例的早期诊断、联合用药、监测以确保完成治疗，以及预防神经功能损害（nerve function impairment, NFI），可以通过简单的横纹肌和感觉测试监测 NFI。如果早期发现，使用泼尼松龙等抗炎药物治疗有效。

接种预防结核病的卡介苗，对麻风病可能有约 50%

的保护效果[2]。

蠕虫感染

肠道寄生虫感染在澳大利亚北部热带地区十分常见，表现为腹泻和腹痛，伴或不伴腹胀。贫血常见于钩虫感染。更多内容参见第 129 章。

治疗[6]

- 阿苯达唑是一种方便的"通用"治疗选择
- 钩虫、蛔虫、蛲虫：噻嘧啶或甲苯咪唑或阿苯咪唑
- 鞭虫：甲苯咪唑或阿苯达唑
- 类圆线虫：阿苯达唑或噻苯咪唑
- 皮肤幼虫移行症：阿苯达唑或噻苯咪唑

社区蠕虫项目：在项目选定的社区，建议对 6 个月至 12 岁儿童使用噻嘧啶或阿苯达唑根治蠕虫。

性传播感染

讨论和管理性传播感染时，要明白"男事"和"女事"对原住民来说很重要，即要注意不同性别的感受和事宜上的特殊文化敏感性。对一些女性来说，男医生与她们讨论性传播感染相关问题是不合适的，但女医生、护士或保健员可以。同样的禁忌也适用于女保健员与男性病人之间。当地社区和居民在对待性别差异的严格程度上各不相同。

性传播感染的筛查包括咨询，采血检测血浆反应素（RPR）、乙型肝炎病毒和人类免疫缺陷病毒，以及首段尿标本检测淋球菌、衣原体和毛滴虫 PCR（核酸扩增检测）。如果有性传播感染的症状，如分泌物或皮损，则应额外行尿道／宫颈拭子检测淋球菌和衣原体、溃疡拭子、病毒拭子（如果怀疑疱疹）、"剪取"活体组织检查（适用时）来诊断肉芽肿或恶性肿瘤，以及行排尿性膀胱尿道造影检查。如果女性愿意，可以使用自己的卫生棉条拭子代替宫颈拭子。所有 25 岁以下性活跃女性都应机会性筛查衣原体（尤其是）和淋球菌。治疗后随访病人，以及追踪、筛查、治疗和告知接触者都是必要的。

特殊治疗[6]

参见第 109 章。

尿道炎和宫颈炎

单剂阿奇霉素 1g（口服）

加

阿莫西林 3g（口服）+ 丙磺舒 1g（口服）：单次使用（但在青霉素耐药地区使用头孢曲松 500mg，肌内注射）

生殖器皮损

生殖器疣、单纯疱疹及梅毒比软下疳和淋巴肉芽肿更常见。腹股沟肉芽肿流行至 20 世纪中期,现已基本被根除。必须检查梅毒血清学。建议避免性行为,男性使用避孕套,直到治疗结束且皮损愈合良好。

梅毒

如感染时间低于 2 年,使用单剂苄星青霉素 1.8g,肌内注射。如超过 2 年或不确定,每周重复相同剂量,再注射 2 次。

单纯疱疹

参见第 109 章。

生殖器疣

参见第 109 章。

盆腔炎

如果经性行为获得,则通常是淋球菌或沙眼衣原体(可能性较小)感染导致。治疗参见第 95 章。

阴道炎

治疗参见第 98 章和第 109 章。阴道毛滴虫常经性传播,白念珠菌和细菌性阴道炎则不是。

沟通技巧[23]

- 不要认为英语就是母语,特别是在偏远地区。
- 不要认为点头就意味着理解和 / 或同意治疗。
- 检查听力,因为慢性耳感染可以损伤听力。
- 理解不同的家庭关系网,特别是有祖母和姑妈照顾孩子的倾向。
- 不要认为病人未如约就诊,就意味着不会再回来治疗。通常家庭和文化责任优先。
- 对你、接待员和其他员工来说,文化敏感性(cultural sensitivity)至关重要。
- 没有征得同意和解释你要做什么,不要触摸病人,尤其是异性。
- 直接询问病人家庭和健康的问题,他们可能会感到不舒服。
- 看诊时不要太严厉或太专断。
- 接纳、尊重和不抱成见。

临床要领

- 原住民儿童中贫血很常见,需要警惕。在钩虫流行地区可使用噻嘧啶或甲苯咪唑。
- 哮喘很常见,儿童咳嗽时要考虑。
- 儿童出现发育不良,要考虑食物不足、尿路感染、胃肠道感染或寄生虫病,以及复发性疾病。
- 当心儿童腹泻,注意补充水和电解质。
- 育龄期女性出现腹痛,要考虑盆腔炎性疾病。警惕产青霉素酶的淋球菌感染(尽管在原住民社区中不常见)。
- 如果有咽喉部链球菌感染,要考虑风湿热或肾小球肾炎的可能,并使用合理的抗生素疗程(如单次注射苄星青霉素)。
- 在热带地区,要考虑到类鼻疽、登革热和罗斯河热病毒感染等疾病。
- 推广免疫接种项目。
- 对于有攻击性或激惹症状的病人,酒精戒断往往是最常见的原因,但也要考虑到汽油闻嗅的可能。
- 肾衰竭十分常见:如果有蛋白尿、糖尿病、高血压、全身虚弱或反复感染,要注意检测。
- 测定血清肌酐也有帮助,<150μmol/L 为肾功能的安全范围。
- 成人可检查尿白蛋白肌酐比(ACR),以发现和监测早期肾脏疾病。由于肾脏疾病具有进展性,规律监测很重要[19]。每年至少应当监测 1 次肾功能。
- 醋酸甲羟孕酮(甲孕酮)和依托孕烯植入剂都是很好的避孕药,要遵循知情同意原则。
- 对有些病人来说,服药依从性是个难题,应尽可能推荐每日 1 次的治疗。
- 即时检测的实验设备(糖化血红蛋白、尿白蛋白肌酐比)有助于糖尿病监测,可供经过训练的保健员在偏远社区使用。

参考文献

1 Australian Institute of Health and Welfare. Deaths. Web report, 2017 [last updated 7 August 2020]. Available from: www.aihw.gov.au/reports/life-expectancy-death/deaths-in-australia/contents/life-expectancy, accessed May 2021.

2 Couzos S, Murray R. *Aboriginal Primary Health Care: An Evidence-based Approach* (2nd edn). Melbourne: Oxford University Press, 2003.

3 Australian Bureau of Statistics. *Australian Aboriginal and Torres Strait Islander Health Survey: Biomedical Results,* 2012–13. Available from: http://www.abs.gov.au/ausstats/abs@.nsf/mf/4727.0.55.003.

4 Senior T et al. Aboriginal and Torres Strait Islander Health. RACGP Check Unit 473, 2011.

5 Wakeman J, Stothers K. Aboriginal and Torres Strait Islander health: general practice embraces its significant role to close

the gap (Editorial). Aust Fam Physician, 2014; 43: 1–2, 7.

6　Central Australian Rural Practitioners Association. CARPA *Standard Treatment Manual* (7th edn). Alice Springs: CARPA, 2017. Available from: https://www.remotephcmanuals.com.au/#, accessed May 2021.

7　Australian Bureau of Statistics. *National Aboriginal and Torres Strait Islander Health Survey,* 2018–19 financial year. Available from: https://www.abs.gov.au/statistics/people/aboriginal-and-torres-strait-islander-peoples/national-aboriginal-and-torres-strait-islander-health-survey/latest-release, accessed May 2021.

8　Jamieson LM, Sayers SM, Roberts-Thomson KF. Clinical oral health outcomes in young Australian adults compared with national-level counterparts. Med J Aust, 2010; 192: 558–66.

9　Charles J, Britt H, Knox S. Encounters with Indigenous patients in Australian general practice. Aust Fam Physician, 2005; 34(10): 810–11.

10　Marmot M. Social determinants and the health of Indigenous Australians. Med J Aust, 2011; 194(10): 512–13.

11　Ruben AR, Walker A. Malnutrition among rural Aboriginal children in the Top End of the Northern Territory. Med J Aust, 1995; 162: 400–3.

12　Coleman J. Health communication with Aboriginal and Torres Strait Islanders. In: Groves M, Fitzgerald J, eds, *Communication Skills in Medicine.* Melbourne: IP Communications, 2010.

13　O'Connor M. Women's business. Aust Fam Physician, 1994; 23: 40–4.

14　National Aboriginal Health Strategy Working Party. A *National Aboriginal Health Strategy.* Canberra: Department of Aboriginal Affairs, 1989: 193.

15　Walker A. Common health problems in Northern Territory Aboriginal children. Aust Fam Physician, 1994; 23: 55–62.

16　Walsh WF. Editorial: Cardiovascular health in Indigenous Australians: a call for action. Med J Aust, 2001; 175: 351–2.

17　Australian Institute of Health and Welfare (AIHW). Rheumatic heart disease and acute rheumatic fever in Australia: 1996–2012, Cardiovascular Disease Series. Cat. No. CVD 60. Canberra, 2013.

18　Darwin Otitis Guidelines Group. Recommendations for clinical care guidelines on the management of otitis media in Aboriginal and Torres Strait Islander populations. Canberra: Office for Aboriginal and Torres Strait Islander Health, DOHA, 2010.

19　Marquardt T. Managing sk in infections in Aboriginal and Torres Strait Islander children. Aust Fam Physician, 2014; 43: 1–2, 17–19.

20　Dermatology [published 2015]. In: *Therapeutic Guidelines* [digital]. Melbourne: Therapeutic Guidelines Limited; 2015. www.tg.org.au, accessed May 2021.

21　Rheumatology [published 2017]. In: *Therapeutic Guidelines* [digital]. Melbourne. Therapeutic Guidelines Limited; 2017. www.tg.org.au.

22　Atkins RC. How bright is their future? (Editorial) Med J Aust, 2001; 174: 489–90.

23　Ryan K. Skill with Indigenous patients: cultural issues. Australian Doctor, 9 March 2001: 66–7.

难民是指因有正当理由,由于种族、宗教、国籍、身属某一特定社会团体或具有某种政治见解,而畏惧受到迫害,留在其本国之外,并且不能或由于此项畏惧不愿接受该国保护的人。

联合国难民和无国籍状态全权代表会议,1951 年[1]

对全科医生来说,照顾有难民背景的人是一项有意义、富有挑战性和回报性的工作。以病人为中心的方法对了解每一个体的差异和创伤至关重要。随着时间建立的治疗关系并解决各种问题,可以极大地影响有难民背景人群的长期健康及顺利定居。

根据联合国难民署的定义,难民是"由于有正当理由担心因种族、宗教、国籍、身属某一特定社会团体或具有某种政治见解而畏惧受到迫害,不能或不愿返回原籍国的人"。寻求庇护者是指"以难民身份申请庇护但暂未得到最终裁定的人"[1]。

截至 2019 年底,全球共有 7 950 万名流离失所者,其中 4 500 万名为境内流离失所者,2 600 万名为难民,420 万名为寻求庇护者[2]。在 2018—2019 年,超过 18 000 名有难民背景的人持人道主义签证抵达澳大利亚[1]。在此期间,大多数人道主义入境者来自中东、亚洲和非洲。2020 年,在澳大利亚的社区中有超过 17 000 名寻求庇护者持有过桥签证(没有家庭团聚的可能性)[3];50 000 名在等待对他们庇护申请的审查,其中包括超过 2 700 名无签证者[4];543 名被社区拘留,514 名在澳大利亚本土仍处于限制性拘留,331 名仍在境外处置机构[4-5]。这些数字和难民来源地区随时间而变化。在撰写本文时,由于 COVID-19 的原因,暂时停止新的难民入境。

有难民背景的人几乎都有创伤经历。创伤可能始于童年期不良经历,并在一生中不断积累,包括原籍国、逃亡期间和抵达澳大利亚后的创伤(图 128.1,表 128.1)。创伤可能会对身体和心理产生深远而持久的影响。它可以影响症状表现、医患关系及病人参与管理计划的能力。

沟通

良好的沟通和信任的关系是难民医疗保健的基础。必要时与训练有素的专业口译员合作,感同身受并留出更多时间。针对提出的问题,了解病人的背景和健康信念。虽然有相似背景或相同母语的全科医生在理解病人方面更有优势,但所有全科医生都可以通过培养关怀

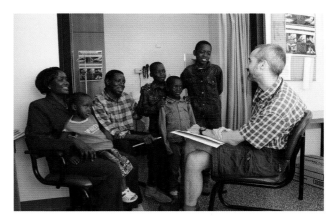

图 128.1　一个难民家庭的初次接触
照片来源:Joshua Davis 博士。

表 128.1　难民背景人群的创伤性经历

原籍国 / 过境国	重新安置的压力
逃亡或被迫分离	住房问题和无家可归
战争创伤、轰炸和其他冲突	就业困难
遭受或目睹酷刑	经济困难
假处决	获取政府服务的障碍
监禁和 / 或单独禁闭	角色和家庭结构的改变
性侵犯	种族主义
食物和水匮乏	社会隔离
无家可归	适应新的文化
疾病未治疗	家庭分离的悲痛或丧亲之痛
家庭成员生病和 / 或死亡	幸存者内疚
家庭破裂或暴力	汇款或资助海外亲属的压力
身体和精神虐待	通过家人或媒体目睹海外的
缺少法律援助	创伤和战争
失去家庭、教育和工作	
丧失家庭和社会结构	
在过境国不稳定且艰难的生活	
难民营、羁留中心	

的态度和好奇心来成功地与有难民背景的人工作(图128.2、图128.3)。

对于英语水平有限或不懂英语的病人,与专业口译员合作非常重要[6]。国家翻译和口译服务(TIS)为全科医生提供免费的电话或现场口译员。要考虑病人理解你就诊内容所需的语言水平,如果沟通明显不充分,即使你已经完成了一部分就诊,也要安排口译员。向病人说明口译员也会保密,并询问是否偏好特定性别或方言。病人的名字可以对翻译机构,甚至是电话口译员保密,以增强病人的安全感。

必须承认和尊重个体的文化(以及临床医生自己的

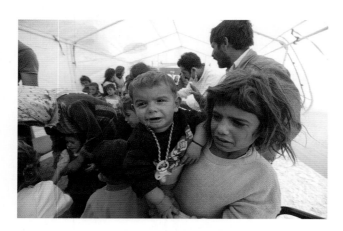

图 128.2 痛苦的叙利亚儿童越过边境逃往土耳其
照片来源:Kafeinkolik/Shutterstock。

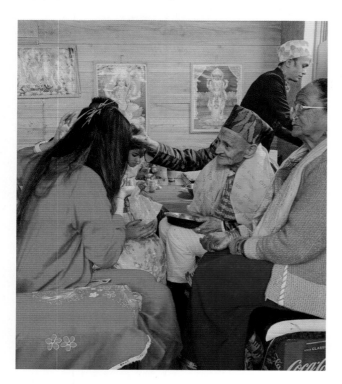

图 128.3 不丹人家中的家庭仪式
照片来源:Christine Boyce、Menuka Thapa 和 Debaki Thapa 博士。

文化和偏见),但不去假设,应基于病人以往的经验和社区的可接受情况,询问文化信仰和治疗偏好[7]。

创伤 - 知情照护的原则对于安全有效地照护难民和寻求庇护者至关重要[8]。通常没有必要也不应该详细询问创伤经历的细节,特别是在首次就诊时(详细的询问可能被视为审问,并使病人再次受到创伤)。对可能经历的困境有一个大致了解,就足以实现高质量的照护。

要考虑到病人的健康素养水平。花时间解释管理计划和澳大利亚的医疗保健系统,包括预约、处方和转诊检查或寻求专科意见。可以通过使用翻译的健康资料,包括图片、音频和视频资源,以及联合家庭和当地社区团体来协助。

回授是一种有用的技巧,全科医生可以请病人讲解,此次就诊他们所理解到的内容[9]。这在与口译员合作、核查管理计划及促进安全用药方面特别有用。

获得医疗保健服务

留意你执业过程中难民和寻求庇护者获得医疗服务的障碍[10-11]。这些障碍包括语言障碍、财务限制、优先事项冲突、缺乏时间和交通工具,以及对医疗照护的不同期望或医患之间缺乏信任。难以预约公立医院门诊并产生误解很常见,可能导致严重的不良后果。

常见问题

虽然有难民背景的人与澳大利亚人群存在相似的健康问题,但他们的原籍国、前往澳大利亚的旅程和定居的挑战也带来独特的健康问题。**表 128.2** 显示了过去 10 年澳大利亚难民常见疾病的流行情况。值得注意的是,我们的数据存在缺漏,因为抵达后的疾病筛查并非全面开展,有些问题后来才出现。

心理健康

创伤对难民心理健康的影响广泛而持久。通过体恤创伤的照料而形成的牢固治疗关系是照护的基础,它由病人主导,并允许医生后续谨慎地评估。

重新安置的困难是造成心理压力的一个因素,如何强调都不为过。新抵达的人道主义入境者常被社会所孤立,失去了平常的家庭和社会支持,而他们刚建立的社区常缺乏支持他们的能力。那些有完整家庭和社会支持的人往往能更快地恢复。

寻求庇护者一直承受着对未来强烈且持续的不确定性。他们必须向对其不信任或有敌意的政府机构证明自己的经历,以获得医疗保险、工作权利、个案支持和法律支持,这使他们饱受创伤。拘留和临时签证造成了实实在在的、严重且往往无法治愈的心理疾病。

难民和寻求庇护者可能具有非凡的韧性,有着不同

表 128.2　新近抵达澳大利亚难民的疾病发生率(2009—2019 年)

疾病	按出生地区划分的百分比范围		
	中东	非洲	亚洲
常见的躯体疾病			
对疫苗可预防疾病的易感性	*	++++	++
贫血	+	+	+
异常血红蛋白病(如地中海贫血、镰状细胞贫血)	+	+	+
铁缺乏	+++	+	+
维生素 B_{12} 缺乏	++	+	+
维生素 D 缺乏	++++	+++	++
肌肉骨骼疼痛	++	*	*
胃肠道不适	*	++	*
口腔 - 牙齿疾病	++++	++	*
常见的精神疾病			
焦虑 / 心理困扰	++	++	+
抑郁	++	++	++
创伤后应激障碍	++	+	++
常见的传染病			
潜伏结核	++++	+++	+
幽门螺杆菌	+	++++	++
乙型肝炎	+	+	+
不常见、需要诊断的非常见传染病			
疟疾	0	++	+
人类免疫缺陷病毒	*	+	0
丙型肝炎	*	+	+
血吸虫病	+	++	+
类圆线虫	+	*	+
性传播感染	+	+	+
贾第鞭毛虫和其他经粪传播病原体	+	+	+
结核病	*	+	*
慢性疾病的危险因素			
高血压	+	+	*
糖尿病	+	+	*
吸烟	++	*	*
肥胖	*	++++	*

中东包括叙利亚、伊拉克和阿富汗;非洲包括撒哈拉以南非洲、西非、东非和苏丹;亚洲包括缅甸、泰国、巴基斯坦和西巴布亚。

符号	百分比范围
*	无近期数据
+	>0~25%
++	>25%~50%
+++	>50%~75%
++++	>75%~100%

资料来源:通过邮箱 marion.bailes@gmail.com 获取发病率的参考资料。

的经历和精神疾病发作史。**表 128.2** 中列出了常见的问题。一旦建立起基本的安全保障(住房、足够的收入、解决躯体和心理健康问题、自己和子女的教育和培训),有难民背景的人可能会很快恢复和定居。其他人可能需要全科医生或心理健康专家和 / 或创伤服务机构的长期照护。

铁缺乏

铁缺乏在难民背景的群体中很常见,特别是儿童和育龄期女性,建议在新抵达时对其开展全面筛查。对于母亲有难民背景且在澳大利亚出生的儿童,应考虑筛查铁缺乏,并检查是否存在牛奶摄入过多和发育问题。同时,对任何有疲劳、营养不良史、慢性胃肠道感染或全血细胞筛查有贫血的人检查铁相关指标。铁缺乏很容易通过饮食教育和口服补铁治疗。对于不能耐受口服补铁或严重缺铁的病人,可以考虑静脉输铁。

维生素 D

维生素 D 缺乏在所有年龄段、有难民背景的人中很常见。原因包括缺乏日晒、深肤色和母乳中含量低。儿童和青少年由于生长迅速,维生素 D 缺乏的风险特别高。大多数儿童和青少年没有症状,但要检查是否有佝偻病的迹象,如"O"形腿、行走延迟、肌肉疼痛和下肢无力。血清维生素 D 水平 <20ng/ml 则需要治疗[12],可以每日、每周,如果依从性差,可以每月或 6 个月冲击治疗。充足的钙摄入也很重要。

维生素 B_{12}

识别和治疗维生素 B_{12} 缺乏对预防神经并发症十分重要,建议来自不丹、阿富汗、伊朗和非洲之角或存在粮食不安全的人或素食者,在抵达后 6 个月内进行筛查。

异常血红蛋白病

遗传性疾病,如镰状细胞贫血、α 和 β- 地中海贫血和葡萄糖 -6- 磷酸脱氢酶缺乏,在难民背景的人中更为常见。罹患的人通常是无症状的携带者。应在孕前筛查,或纠正铁缺乏后仍有小细胞或低色素性贫血的情况下,完善血红蛋白电泳。

乙型肝炎

有难民背景的人的乙型肝炎感染率各不相同,但通常高于在澳大利亚出生的社区居民。感染通常无症状,因此建议所有有难民背景的人筛查 HBsAg、HBsAb 和 HBcAb,甚至是移民多年但尚未筛查的人。HBsAg 阳性者应做进一步检查,其家庭和性伴侣也应接受筛查。未免疫者应完成乙型肝炎疫苗接种,感染者的家庭和密切接触者应在接种疫苗后检查其免疫力。

128

疟疾

疟疾在许多难民来源国及一些难民和寻求庇护者过境国中很常见。从疟疾流行的国家出发或途经的人在抵达后 3 个月内,建议用一次厚血涂片和薄血涂片联合快速诊断性试验(RDT)筛查。有难民背景的人在疟疾流行地区旅行结束后的 12 个月内,出现不明原因的发热,应考虑疟疾,并紧急完善 3 次厚血涂片和薄血涂片,以及疟疾 RDT。

血吸虫

血吸虫病是一种慢性寄生虫感染,在非洲、东南亚、部分中东和南美地区的疫水中游泳或洗澡而获得。血吸虫病有胃肠道和泌尿系两种临床类型,在终末器官损伤之前往往没有症状。建议对来自高发病率国家的人开展血吸虫血清学筛查[11]。吡喹酮治疗通常耐受良好。确保按照指南对阳性病例开展进一步检查和随访[13]。

类圆线虫

类圆线虫是一种肠道线虫,在难民中很常见,在某些群体患病率高达 11%。它通过接触受污染的土壤或地表水传播,可以数十年持续无症状。轻微的症状包括腹泻、反复腹痛、皮肤或呼吸道症状。如果免疫力低下,可能会导致暴发性感染和死亡。建议对所有人进行类圆线虫抗体筛查。阳性病例需要进一步检查粪便样本。根据体重使用短疗程的伊维菌素治疗,然后在 6 个月和 12 个月随访血清学。

肠道寄生虫

胃肠道寄生虫在高患病率背景的新移民中很常见。出发前可常规使用阿苯达唑经验性治疗。如果经验性治疗后仍有胃肠道症状或嗜酸性粒细胞增多,则应进行粪便显微镜检查及合适的治疗。

注意:阿苯达唑不能用于妊娠前 3 个月或有中枢神经系统症状和 / 或符合脑囊虫病旅行史的病人。

结核病

结核病(TB)是难民原籍国的一种常见感染,分为活动性和潜伏性(无症状)。人道主义入境者在移民澳大利亚之前要进行活动性结核筛查,其最常发病于移民后的前 5 年。如果有难民背景的病人出现盗汗、发热、持续咳嗽、咯血、慢性骨痛或不明原因的症状,需高度怀疑活动性结核。

建议所有能从化学预防中获益的人抵达后均筛查潜伏性结核[13],这会降低潜伏性结核重新被激活为活动性结核的风险。筛查采用皮肤结核菌素试验(Mantoux test)或 γ 干扰素释放试验。结果阳性的病人需要检查活动性结核的体征、完善胸部 X 线片,并转诊以考虑化学预防,

通常使用异烟肼治疗 6~9 个月。

血液传播性病毒

人类免疫缺陷病毒和丙型肝炎在澳大利亚难民背景的人群中并不常见,但鉴于其严重性和治疗的可选择性,建议将它们都纳入全面筛查[13]。

性传播感染

在有危险因素的人群中筛查性传播感染。应谨慎且私密地采集性生活史,性侵犯在难民背景的女性中很常见。

幽门螺杆菌感染

从非西方国家移民的人,幽门螺杆菌感染率高于澳大利亚人群[14]。可表现为上消化道症状、食欲不振、体重减轻或儿童发育迟缓。对有相关症状或胃癌家族史的病人进行粪便幽门螺杆菌抗原检测或尿素呼气试验,并按照指南治疗。

免疫接种

几乎所有有难民背景的人抵达澳大利亚都需要补种疫苗。所有的免疫接种记录,包括来自海外和出发前的接种记录,都应回顾并更新至澳大利亚免疫接种登记系统。检查育龄女性的乙型肝炎、风疹抗体及 14 岁以上人群的水痘抗体。依照病人年龄的澳大利亚接种时间表,所有其他未登记的免疫接种应更新至疫苗补种计划(参见澳大利亚免疫接种手册,了解如何制订补种计划)。

慢性疾病

一些难民原籍国的慢性非传染性疾病发病率很高(**表 128.2**),包括肥胖、2 型糖尿病、心血管疾病、高脂血症、高血压、慢性肺疾病和肌肉骨骼疾病。来自高发病率国家且有难民背景的人应及早筛查糖尿病和心血管疾病,尤其是存在额外的危险因素,如 BMI 或腰围增加。契合当地文化的疾病管理和积极主动的随访对慢性病预防和管理很重要。

发育及其他残疾

抵达澳大利亚且存在明显残疾的难民有所增加。无论是发育迟缓的儿童还是智力障碍的成人,在诊断和治疗上都可能有明显的延迟。建议进一步儿科和专科评估,并早期转诊以获得更多支持。

听力、视力和口腔健康

听力和视力障碍及龋齿在难民背景的人群中很常见。建议对所有人进行视力、听力和口腔健康的临床评估。推荐所有人转诊进行常规牙科保健。建议 40 岁以上的非洲病人和 50 岁以上的其他病人进行视力测定。建议有症状者尽早转诊,行视力测定和听力检测。

移民后的健康评估

有难民背景的人在抵达澳大利亚之前要接受各种各样的筛查。建议对所有有难民背景的人进行全面的健康评估,最好是在抵达后的 1 月内(**图 128.1**)。应遵循常规的病史采集方法,并额外注意心理社会病史和移民史,以及常见疾病的筛查(**表 128.3**)。

COVID-19 的影响

COVID-19 对在澳大利亚有难民背景的人更加不利,存在获取翻译资讯的障碍、害怕外出和种族主义。日常医疗保健的障碍增加,心理困扰和经济困难也在增加。许多寻求庇护者正面临贫困。在撰写本文时,尚无 COVID-19 在澳大利亚有难民背景人的流行病学数据。

全科医生的角色

为有难民背景的病人及其家庭提供长期的照护方面,全科医生是理想的人选。要留出更多的时间,和口译员一起工作,并考虑病人背景对其现患疾病的影响;完成难民健康评估,确保随访和预防保健,并在需要时协调专科医生和安置服务;采取一种循序渐进的、病人主导的管理方式,并培养极有价值的治疗关系。

临床要领:助记词 ASSSK

- 询问(ask):原国籍,语言偏好,抵达年份,是否需要口译员,签证类型(难民 / 高危女性 / 孤儿 / 配偶签证或避难者)。
- 安置和获得机构服务(settlement):定居情况如何,如住房、财务、教育和培训如何?其他家庭 / 家人 / 孩子怎么样?什么样的服务机构或政府部门在协助你们?能给我他们的联系方式吗?
- 健康筛查、躯体健康问题和专科就诊(screening):是否需要健康筛查?如果我的病人并非刚抵达,我应该筛查常见问题吗?是否涉及其他的医疗服务,尤其是医院门诊 / 操作?
- 社会心理问题、分离和支持(support):筛查与心理健康相关的问题,将家人和朋友分离 / 死亡的影响视为症状 / 疾病的病因。
- 对病人和医生的支持(support):我的病人需要什么支持?如社工、个案支持、母婴健康与营养。我需要什么支持?如网站、同事、感染科医生意见。
- 关爱(kindness):"每次临床就诊都是治愈的良机"。

表 128.3　难民的健康评估

病史
- 目前存在的问题和病人的担忧
- 既往史,包括非传染性疾病,如心血管病、糖尿病
- 家族史、用药史、过敏史
- 移民史和移民前的健康记录(包括登记的免疫接种)
- 既往感染或接触过结核、疟疾、寄生虫和血液传播性病毒
- 系统回顾(特别是呼吸道和胃肠道)
- 听力、视力和牙齿问题
- 残疾
- 生活方式 / 危险因素:营养、维生素 D 缺乏风险,如黑皮肤、缺乏日晒
  - 吸烟、饮酒、娱乐性药物(考虑到地区性药物使用,如水烟袋、阿拉伯茶)
- 社会心理 / 精神健康
  - 定居压力源(**表 128.1**)
  - 睡眠、食欲、精力、情绪、兴趣和日常生活能力、记忆力、专注力、"突然害怕"
  - 关系 / 家庭功能
- 儿童 / 青少年健康:包括发育史、教育、噩梦、遗尿
- 女性健康:包括妊娠 / 分娩、避孕、母乳喂养、宫颈和乳房筛查、女性割礼 / 传统割礼

身体检查和疾病考虑
- 一般情况:发热(疟疾)、苍白(贫血)、血压(高血压)
- 营养状况和生长发育、BMI、腰臀比、身高体重百分率图(儿童)、低体重或超重
- 耳鼻喉(慢性感染、听力障碍)
- 皮肤:皮疹(寄生虫、真菌);卡介苗瘢痕
- 口腔牙齿(龋齿、维生素缺乏)
- 甲状腺肿(缺碘)
- 佝偻病(维生素 D 缺乏)
- 颈部、腋窝和腹股沟淋巴结肿大(结核病和人类免疫缺陷病毒)

- 心肺检查(结核病、慢性阻塞性肺疾病、心血管疾病、风湿性心脏病)
- 慢性肝脏疾病的体征(疟疾、乙型肝炎病毒、血吸虫病、结核病、人类免疫缺陷病毒)
- 肌肉骨骼畸形;瘢痕(事故、外伤、酷刑)
- 视力(如屈光不正、白内障、青光眼)
- 外貌、情感和行为(心理健康问题)

辅助检查

所有:
- 全血细胞计数、HBsAg、HBsAb、HBcAb、类圆线虫抗原
- 人类免疫缺陷病毒:≥15 岁,以及临床考虑或没有亲属且 <15 岁的未成年人
- 皮肤结核菌素试验或 γ 干扰素释放试验:如果 ≤35 岁或 >35 岁准备治疗,筛查潜伏结核

基于年龄 / 风险:
- 水痘血清学:>14 岁,无已知病史
- 风疹抗体:育龄期女性
- 铁蛋白:女性、儿童和存在危险因素的男性
- 维生素 D 水平,以及钙、磷酸和碱性磷酸酶:儿童如果有缺乏风险
- 维生素 B_{12} 水平:6 个月以内从食品不安全的地区如阿富汗、非洲之角抵达
- 空腹血脂 +/ 或葡萄糖 /HbA1c:>35 岁,如果来自高流行国家或存在其他危险因素时
- 梅毒血清学,尿 / 阴道拭子聚合酶链反应(PCR)查衣原体和淋球菌:如果有性传播感染风险或病人要求
- 幽门螺杆菌粪便抗原或呼气试验:上消化道症状或胃癌家族史
- 大便镜检:如果近期未服用阿苯达唑,或腹痛 / 腹泻 / 嗜酸性粒细胞升高

128

资源

Australian Refugee Health Practice Guide. Primary care for people from refugee backgrounds. http://refugeehealthguide.org.au

Australian Government Department of Health and Ageing. Catch-up vaccination. In: *Australian Immunisation Handbook*. Available from: https://immunisationhandbook.health.gov.au/catch-up-vaccination.

参考文献

1　United Nations High Commissioner for Refugees. Basic facts (online). Available from: www.unhrc.org.

2　Department of Home Affairs. 2018–19 Humanitarian Program Outcomes. Available from: https://www.homeaffairs.gov.au/research-and-stats/files/australia-offshore-humanitarian-program-2018-19-glance.pdf, accessed May 2021.

3　Department of Home Affairs. Immigration detention and community statistics summary, 30 September 2020. Available from: https://www.homeaffairs.gov.au/research-and-stats/files/immigration-detention-statistics-30-september-2020.pdf, accessed May 2021.

4　Department of Home Affairs. Monthly update: Onshore protection (subclass 866) visa processing, October 2020. Available from: https://www.homeaffairs.gov.au/research-and-stats/files/monthly-update-onshore-protection-866-visa-processing-october-2020.pdf.

5　Department of Home Affairs. Key statistics as at 31 March 2021. Available from: https://www.homeaffairs.gov.au/about-us-subsite/files/population-and-number-of-people-resettled.pdf, accessed May 2021.

6　Royal Australian College of General Practitioners (RACGP). Guide for clinicians working with interpreters in healthcare settings [published January 2019]. Available from: https://www.racgp.org.au/clinical-resources/clinical-guidelines/guidelines-by-topic/view-all-guidelines-by-topic/refugee-health/guide-for-clinicians-working-with-interpreters, accessed May 2021.

7　Gardiner J, Walker K. Compassionate listening: managing psychological trauma in refugees. Aust Fam Pract, April 2010; 39(4): 198–203.

8　Blue Knot Foundation. Trauma-informed care and practice. Available from: https://www.blueknot.org.au/Workers-Practitioners/For-Health-Professionals/Resources-for-Health-Professionals/Trauma-Informed-Care-and-practice, accessed May 2021.

9　Centre for Culture, Ethnicity & Health. Health literacy—using teach-back via an interpreter. Reviewed March 2017. Available from: https://www.ceh.org.au/resource-hub/health-literacy-using-teach-back-via-an-interpreter/, accessed May 2021.

10　Parajuli J, Horey D. How can healthcare professionals address poor health service utilisation among refugees after resettlement in Australia? A narrative systematic review of recent evidence. Aust J Prim Health, June 2019; 25(3): 205–13.

11　Cheng I-Hao et al. Refugee experiences of general practices in countries of resettlement: a literature review. British J Gen Pract, March 2015, 65(632): 171–176.

12　NPS MedicineWise. Vitamin D supplementation in musculoskeletal health: what's new? 8 July 2019. Available from: https://www.nps.org.au/news/vitamin-d-supplementation, accessed May 2021.

13　Chaves NJ et al. Refugee Guidelines: Recommendations for comprehensive post-arrival health assessment for people of refugee-like backgrounds (2nd ed.). Expert Advisory Group. Australian Society for Infectious Disease and Refugee Health Network of Australia, 2016. Accessed May 2021.

14　Refugee Health Network of Australia. Helicobacter Pylori. In: Recommendations for comprehensive post-arrival health assessment for people from refugee-like backgrounds. Australian Refugee Health Practice Guide. Available from: http://refugeehealthguide.org.au/helicobacter-pylori/, accessed May 2021.

> 我们的生活处于一个危险的时代……可是,我们应该逃往何处,才能躲开那些来袭的和不来袭的瘟疫,躲开那些带给我们黄热病的船只,躲开那些只能通过把牛杀绝才能消灭的牛传染病,以及躲开那些有传染性的病人。必须伸出一把钳子去感觉病人的脉搏,用沾上焦油的听诊器探查他们的心肺声音。

雅各布·比格罗(1860年)(译者注:美国医生,植物学家,植物插图画家)

提供旅行前健康服务的原则

- 建议病人及早计划,至少提前8周。
- 注册 Smartraveller［由澳大利亚外交和贸易部(DFAT)提供］(译者注:Smartraveller 是一个官方网站,提供旅行目的国的各种背景信息和要求、国际旅行建议,其中包括感染性疾病的类型和需要接种的疫苗)。
- 建议牙科检查。
- 保证有足够的看诊时间(如30~45分钟)。
- 提出个性化建议。
- 提供最新信息。
- 提供书面及口头建议。
- 提供一张关于现有疾病及其治疗方法的清单。
- 鼓励个人加强责任意识。

关键事实和要点

- 国际旅行者所面临的主要疾病是旅行者腹泻(相对较轻)和疟疾,尤其是可能致命的恶性疟疾。
- 注册 Smartraveller［由 DFAT 提供］。
- 大部分旅行者腹泻是由产肠毒素的大肠埃希菌和弯曲菌引起的。
- 侵袭性大肠埃希菌(一种不同的血清型)会引起类似痢疾样的疾病,与志贺菌引起的疾病相似。
- 旅行者腹泻主要通过污染的用于制作饮料、冲洗食物、器皿或清洁牙齿的水和冰而感染。
- 脊髓灰质炎至少在20个国家流行,因此对小儿麻痹症的免疫接种仍然重要。
- 在疟疾流行地区停留过夜,被感染的蚊子叮咬可能会导致致命的感染。
- 通过蚊子传播的感染性疾病包括疟疾、黄热病、裂谷热、流行性乙型脑炎、基孔肯亚病和登革热。因此避免蚊虫叮咬是最好的预防方法。
- 每年约1 000名澳大利亚人在海外旅行中感染疟疾。
- 只有从黄昏到凌晨时段的蚊虫叮咬才可能引起疟疾,但白天的蚊虫叮咬可能引起登革热。

- 恶性疟疾正在稳步增加,而且对较新的抗疟药物具有抵抗性。
- 对于全科医生而言,查询旅行医学数据库,获取疾病"高风险"国家的具体信息很重要。
- 在海外旅行时应避免文身、打耳洞、针灸或刺破皮肤。
- 海外旅行者最常见的死亡原因是外伤(26%),尤其是交通事故和凶杀(16.9%)。
- 拜访部分国家家庭和亲戚的旅行者(TVFR)有感染可预防性旅行相关疾病的风险。

胃肠道感染

旅行者所面临的最常见问题是腹泻,由于卫生条件差引起的其他重要的疾病包括甲型肝炎、钩虫病和血吸虫病等蠕虫感染性疾病。

食物和水的污染是主要的问题,尤其是在发展中国家。

建议饮用声誉好的品牌饮料。印度风格的茶,茶里的牛奶是与茶一起煮沸的,通常是安全的,但不能在茶里加牛奶直接饮用。食品加工者可能被感染,用来清洗食物的水可能被污染。

⑤ 旅行者腹泻

旅行者腹泻是至墨西哥、尼泊尔、印度、巴基斯坦、东南亚、拉丁美洲、中东和中非的旅行者中的一种特殊疾病。它的名称也多种多样,包括"巴厘岛拉肚子""热带腹泻""仰光腹泻""东京腹泻"和"蒙特福马腹泻"。病人一般在食用被污染的食物或水后6~12小时发病。

这种疾病症状一般较轻,只持续2~3日,一般不会超过5日。症状包括腹部绞痛、频繁腹泻、水样便、可能伴有呕吐。如果是非常严重的腹泻,尤其是大便中带血或黏液,可能是志贺菌或弯曲菌感染和阿米巴病。

大多数旅行者腹泻是由产肠毒素的大肠埃希菌、弯曲菌、志贺菌和沙门菌引起的。旅行者之所以受到感染,是因为他们所接触的大肠埃希菌类型和菌种与其在家中所接触的稍有不同[1]。

诺如病毒是邮轮上发生旅行者腹泻的常见原因。

治疗[1]

对健康的旅行者,不建议药物预防。

治疗参见图 129.1[1-2]。

治疗的关键是补液。

轻度腹泻

- 保证液体摄入:电解质液盐泡腾片。
- 抑制胃肠蠕动的药物(要谨慎使用:大便中不带血才可以用):避免用于儿童。

  洛哌丁胺 2 粒,立即口服,然后每次腹泻后 1 粒(最大量 8 粒/d)

  或

  复方地芬诺酯 2 片,立即口服,然后每 8 小时 1~2 片。

  首选洛哌丁胺。

中重度腹泻[1]

- 如果严重的话(病人中毒和发热)考虑住院治疗。
- 注意补液。
- 病人可自服抗生素:如单剂量的诺氟沙星或阿奇霉素(尤其在印度、尼泊尔和泰国)。
- 成人可用洛哌丁胺。

- 抗生素:诺氟沙星,环丙沙星或阿奇霉素(通常使用3 日)。

  注:越来越多的病原体对多西环素和磺胺甲噁唑耐药,尤其是在东南亚。

持续的腹泻

在去欠发达国家旅行后,出现持续性腹泻可能是因为寄生虫感染,如阿米巴或贾第鞭毛虫。如果出现发热、黏液便或血便,要考虑阿米巴病;贾第鞭毛虫病特点为腹部绞痛、胃肠胀气、气味难闻的痢疾样粪便,持续超过 2~4日。留取 3 次粪便样本送检;某些病例进行血清学检查可能有一定帮助(如阿米巴病)。要考虑肠易激综合征的后续发展。

治疗

- 贾第鞭毛虫病:替硝唑或甲硝唑。
- 阿米巴病:甲硝唑或替硝唑。

病人可自行口服这些药物,如果去高危地区旅行可携带这些药物,服药期间不要饮酒,否则可能会出现严重的双硫仑样不良反应。

预防建议

以下建议有助于预防因食用污染的食物和水而导致的疾病。这些"规则"只适用于诸如非洲、南美洲、印度和

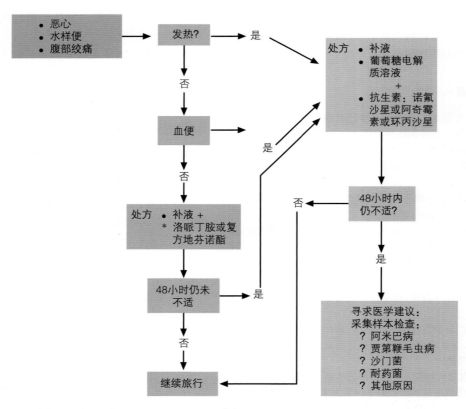

图 129.1　成人旅行者急性腹泻诊治流程图[1]

部分亚洲国家等一些危险区域。建议只喝纯净水,只吃充分煮熟的食物。

- 将所有饮用水煮沸 10 分钟进行净化。向水中加入消毒片的方法不是很可靠,但是如果没有办法将水煮沸,可以通过向水中加消毒片(含氯)或碘(2% 碘酊)进行预防,碘比氯效果更好,每 1L 水中加入 4 滴,静置 30 分钟。
- 避免饮料中加冰,除非知道冰是安全的。只喝酒店提供的开水或知名的瓶装饮料(如矿泉水、碳酸饮料、啤酒等)。
- 使用纯净水刷牙。
- 避免食用新鲜沙拉和生蔬菜,沙拉和未烹饪的蔬菜常用污染的水清洗。香蕉和削皮后的带皮水果是安全的,但需注意的是水果可能被注水。
- 注意乳制品,如牛奶、奶油、冰激凌和奶酪。
- 避免食用生的贝壳类水产品和未煮熟的肉类。
- 避免食用从街头小贩处买来的食物,包括柑橘。
- 无论在何处,尽可能饮用热饮。
- 使用一次性湿巾擦手。
- 针对产肠毒素大肠埃希菌(ETEC)的疫苗正在研发中。

> **预防腹泻的黄金法则**
> ························
> 不能削皮、煮沸或煮熟的东西,不要吃。

疟疾

概述

- 去所有热带国家旅行都有感染疟疾的风险。
- 疟疾在 102 个国家流行[3],23 亿人有易感风险,每年有 5 亿人感染。
- 在美国中南部和东南亚的主要城市中感染风险很低,但在一些非洲城市中感染风险偏高。
- 人类所感染的疟疾由四种疟原虫引起:
  - 间日疟(间日疟原虫引起)
  - 恶性疟(镰状疟原虫引起)
  - 三日疟(三日疟原虫引起)
  - 诺氏疟(诺氏疟原虫引起)
- 疟疾可以是良性的(间日疟、三日疟),也可以是恶性的(恶性疟)。
- 对多种药物抗药的疟疾越来越多:
  - 致死性的镰状疟原虫对氯喹和抗叶酸类的抗疟药物耐药(治疟宁和乙胺嘧啶 - 氨苯复合剂)[3]。
  - 目前报道对甲氟喹和蒿甲醚也有耐药。
  - 在东南亚、巴布亚新几内亚(PNG)、南美洲的北部和非洲的部分地区耐药比较常见。

- 由于氯喹仅在世界有限的区域内(PNG 除外)有效,故该药已不常应用。
- 长效疫苗将会使复杂的药物治疗变得简单,然而,尽管进行了大量的研究,长效疫苗的研制似乎还需要很多年。
- 脾切除的病人感染恶性疟的风险很大。
- 病人死于疟疾的原因包括延误诊断、治疗和治疗不当及寄生虫 - 宿主因素。
- 如果可能的话,建议孕妇和儿童不要去疟疾疫源地区。
- 医生应当遵从最新推荐的治疗指南(如 WHO 发布的治疗指南"抗生素应用")。

 诊断三联征:发热 + 寒战 + 头痛 ➡ 疟疾

疟疾的风险评估

以下因素会增加疟疾感染的风险:

- 去疟疾流行地区,尤其是雨季和雨季后。
- 长期待在疟疾流行的地区,尤其是农村、小镇和城市边缘地区。
- 在没有蚊帐和其他防蚊设施的房间里睡觉。
- 穿深色短袖上衣和短裤。
- 不恰当的药物预防。
- 不完整的预防疗程。

疟疾的预防

建议旅行者采取以下两条简单的方法预防疟疾:

1. 避免蚊虫叮咬。
2. 定期使用抗疟药。

为避免蚊虫叮咬,建议旅行者做到以下几点:

- 远离农村地区,避免在黄昏和黑暗时进行户外活动
- 尽量在有空调或合适防蚊措施的房间里过夜。
- 使用蚊虫喷杀剂杀灭房间里的所有蚊子,或晚上使用蚊香。
- 在身体暴露部分涂驱虫剂,一种有效的驱虫剂是二乙基间甲苯酰胺。
- 使用蚊帐(将蚊帐的边缘塞在床垫下,检查有无破损的地方)。
- 用苄氯菊酯或溴氰菊酯浸渍蚊帐。
- 日落后去户外要穿着浅色、长袖衣裤,这样能保护整个身体不被蚊虫叮咬。
- 避免使用香水、古龙水和剃须水等(会吸引昆虫)。

预防疟疾的重要措施

1. 尽可能减少身体暴露的范围,避免蚊虫叮咬。

2. 以下是一些危险地区：

- 南美洲的热带地区（墨西哥南部到南美洲的北半部）。
- 非洲的热带地区（撒哈拉以南至南非北部）。
- 尼罗河地区，包括埃及的偏远地区。
- 南亚，尤其是热带地区。

3. 了解对氯喹耐药的地区分布：

- 亚洲、南美洲的热带地区（巴拿马运河北部罕见）、撒哈拉以南地区、东非。

4. 应考虑的因素：

- 疟疾传播的强度。
- 旅行的季节和在流行地区的停留时间。
- 旅行居住计划
  - 城区：旅馆
  - 城区：没有旅馆
  - 农村：民宿
  - 农村：背包旅行
- 耐药类型。
- 宿主因素。
  - 年龄
  - 妊娠
  - 合并疾病
  - 依从性

5. 熟悉抗疟药物（表 129.1）。

6. 综合考虑药物预防的危害和益处：药物的副作用及对氯喹耐药的恶性疟的危害。

7. 去氯喹耐药的恶性疟流行地区不要自行使用一些具有潜在危害性的药物[4]。

8. 建议孕妇、年龄小的儿童和免疫低下的特殊人群避免旅游。

9. 没有什么药物能够完全预防疟疾。

药物预防

参考 WHO 指南。

指南

- 在东南亚的大部分城市，如果住在大的有空调的旅馆里（从黄昏到黎明），居住时间不超过 2 周：不需要预防措施。
- 在一些耐药的地区，低度危险的旅行（一直住在城市，从黄昏到黎明），时间不超过 2 周：应用多西环素即可，必要的时候可以应用一个疗程的氯胍（表 129.2）。
- 不再推荐氯喹，因为全球广泛耐药。
- 在耐药区，到农村进行长期和短期旅行[如东南亚（包括泰国）、肯尼亚、坦桑尼亚、厄瓜多尔、委内瑞拉、巴西]：每日单用多西环素或应用甲氟喹（每周 1 次）。阿托伐醌和氯胍对短期旅行也非常有用。

表 129.1　预防疟疾的常用药物[2-3,5]

药物	成人剂量	儿童剂量	备注
多西环素 *	每日 100mg，于暴露前 1~2 日，暴露当日，暴露后 4 周	只适合大于 8 岁的儿童，2mg/(kg·d) 至最大量 100mg	光敏反应
甲氟喹（Lariam）*　在非耐药区	每次 250mg（1 片），每周同一日，暴露前 2~3 周，暴露当日，暴露后 4 周	不推荐体重低于 45kg 的儿童使用；体重超过 45kg 的儿童用量同成人	避免用于耐药地区，如大湄公河区域；不良反应：头晕、视物模糊、神经精神症状；应用 β 受体阻滞剂的病人慎用
阿托伐醌和氯胍（马拉隆）*	250mg/100mg（1 片）与食物同服，每周同一日，暴露前 2 日，暴露当日，暴露后 7 日	青少年 62.5mg/25mg 体重 11~20kg：1 片 /d 体重 21~30kg：2 片 /d 体重 31~40kg：3 片 /d 体重 >40kg：成人 1 片 /d	孕妇或哺乳期女性、体重 <11kg 的婴幼儿及严重肾功能损害者禁服 不良反应：胃肠功能紊乱、头痛、头晕、肌肉酸痛、其他

注：* 氯喹耐药区。

表 129.2　氯喹耐药疟疾者的用药（在得不到专业治疗情况下，即紧急自我治疗时）[2,5]

药物	成人剂量	儿童剂量
蒿甲醚 / 苯芴醇（复方蒿甲醚）	4 片，于 0、8、24、36、48、60 小时应用	只有在年龄 >12 岁、体重 >35kg 时才能使用
阿托伐醌 / 氯胍（马拉隆）（如果不是用于预防）	每日 4 片，连用 3 日	体重 11~20kg：1 片 体重 21~30kg：2 片 体重 31~40kg：3 片

疟疾药物使用的归纳[2,5]

1. 恶性疟地区：
   甲氟喹 250mg/ 周
   或
   多西环素 100mg/d
   或
   阿托伐醌 / 氯胍。
2. 多重耐药地区：
   氯胍预防性使用
   +
   备用治疗：氯胍或蒿甲醚 + 本芴醇（复方蒿甲醚）

具体的感染性疾病及其免疫接种

人体对许多类型的感染性疾病都可以通过免疫系统起到一定的保护作用。所有进行常规免疫接种的旅行者应对破伤风、脊髓灰质炎、白喉和麻疹具有免疫力。最初的 3 次接种和每隔 10 年 1 次的强化接种破伤风疫苗能对人体产生保护作用。

在特定的情况下需要接种相关疫苗，从黄热病流行地区返回的旅行者法定必须接种黄热病疫苗。霍乱疫苗通常不需要接种。

一些旅行者可能会暴露于结核、肝炎、鼠疫、狂犬病、伤寒、斑疹伤寒和脑膜炎球菌感染，麻疹和冠状病毒的暴发也令人担忧。可以针对这些人群进行免疫接种，建议对有风险的人群进行免疫。天花目前已经被消灭，因此对旅行者来说天花疫苗已没有必要接种。

流行性乙型脑炎是旅行者需要特别注意的一种疾病。

表 129.3 列出了一些建议要考虑预防接种的情况[6-7]。

强制的免疫接种

旅行者到高危地区之前需要接种黄热病疫苗和脑膜炎球菌疫苗。

黄热病

黄热病（yellow fever）是经伊蚊传播的一种严重的病毒感染性疾病，和疟疾一样是一种热带疾病。

较轻的病例可能出现流感样症状、心动过缓（Faget 征）和蛋白尿。严重的病例会出现突然发热，之后虚脱、黄疸和牙龈异常出血，或吐血。可通过 ELISA 测试明确诊断。

对去过或途经非洲中纬线和南美洲北部或从这些地区返回到澳大利亚的旅客来说，很有必要接种 WHO 唯一推荐的黄热病疫苗。

 诊断三联征：发热 + 心动过缓 + 黄疸 ➡ 黄热病

一次接种产生的免疫力可持续 10 年；不满 9 个月的婴儿不能接种此疫苗；出生 3 周内的婴儿不能接种霍乱疫苗。

注：掌握 WHO 对不同国家接种疫苗的具体要求很重要[8]。

根据 WHO 规定，跨国旅行需要接种黄热病疫苗。对有些国家来说国际健康规定有些过于严格，但是仍然强烈推荐将要去黄热病流行地区的旅行者接种黄热病疫苗。

脑膜炎球菌感染

脑膜炎是一种接触传播的致死性疾病，在尼泊尔、蒙

表 129.3 预防措施和疫苗接种的归纳[6-7]

所有旅行者，所有的目的地	轮状病毒
破伤风类毒素和白喉加强剂	水痘
从上次接种到现在如果超过 10 年	**根据风险选择接种的疫苗**
去过发展中国家旅行超过 5 年	霍乱
<10 岁者，给予白喉 / 破伤风联合疫苗(DT)；>10 岁者，给予白喉 / 破伤风加强疫苗(dT)	甲型肝炎
	流行性乙型脑炎
所有澳大利亚居民常规接种的疫苗（国家计划免疫）	流行性脑脊髓膜炎 *
破伤风、白喉、百日咳	狂犬病
乙型肝炎	森林脑炎
嗜血杆菌流感	结核（如果结核菌素试验阴性需接种卡介苗）
麻疹、腮腺炎、风疹	伤寒
流感 **	黄热病 *
肺炎球菌病 **	其他：
脊髓灰质炎	预防胃肠道感染，蚊虫叮咬，疟疾（如适用），性传播感染

注：* 在一些国家为法律要求接种。** 推荐年龄较大的旅行者接种。
DT，白喉 / 破伤风联合疫苗，对儿童来说白喉的剂量较高。dT，白喉 / 破伤风加强疫苗，对青少年和成人来说，白喉、破伤风剂量较低。

古国、越南和亚非部分地区常见,尤其是在干燥季节。徒步穿越尼泊尔加德满都谷地的旅行者及到沙特阿拉伯参加朝圣的旅行者有很高的感染风险,因此应该接种疫苗。某些国家在入境时就需要免疫接种。

自愿的免疫接种

对于可能具有特殊感染风险的旅行者推荐注意防范以下疾病[2]。

🧬 甲型肝炎、乙型肝炎

甲型肝炎在发展中国家的农村地区很常见。发达国家中甲型肝炎的抗体水平在下降,有感染风险的成人应给予一剂或两剂甲型肝炎疫苗。可检测血中甲型肝炎抗体水平以明确其免疫力。

预防

避免接触被污染的食物和水(也为了预防旅行者腹泻)。注射 2 次甲型肝炎疫苗为一个疗程。

乙型肝炎在东南亚、南非和其他发展中国家流行,建议接种疫苗,特别是在这些国家工作的人群,尤其是医疗保健领域的人或可能会发生性接触或药物接触的人。如果病人 HBV 核心抗体 IgG 阴性,疫苗就很有价值(0、1、6个月接种 3 次)。戊型肝炎在孕妇中有很高的病死率。

对于未接受免疫接种的人群,通常的方法是进行 3 次甲型和乙型肝炎联合疫苗(双联)接种,为一个疗程。

🧬 伤寒

并非到任何国家都需要进行伤寒(typhoid)疫苗的接种,但推荐去卫生条件较差的发展中国家旅行的人群接种伤寒疫苗。对到非洲、亚洲、美洲中南部和欧洲南部较小城市、村庄、农村地区的旅行者也应考虑接种伤寒疫苗。

可以皮下接种疫苗,通常优选副作用小的单剂量伤寒注射疫苗或口服疫苗。按计划口服 3 粒或 4 粒疫苗,能提供约 5 年的免疫力,免疫功能低下者禁止口服。

🧬 霍乱

因霍乱(cholera)疫苗效果有限,WHO 并未官方推荐使用。建议医护人员或进入流行地区的人员接种疫苗。可于暴露前 1 周口服疫苗,不推荐小于 5 岁儿童或孕妇接种。

🧬 流行性乙型脑炎

流行性乙型脑炎,又称日本乙型脑炎(Japanese B encephalitis),是由蚊子传播的黄病毒感染,它给旅行者和医生带来了真正的难题,因为它是一种非常严重的感染

(死亡率为 20%~40%),在流行国家中具有很高的传染性和患病率。

这种疾病在雨季盛行,西至尼泊尔、俄罗斯的西伯利亚地区,东到日本东部、新加坡,尤其是在尼泊尔、缅甸、韩国、越南、泰国、中国、俄罗斯东部和印度平原地区。稻田和养猪场是高风险区。预防蚊虫叮咬的措施很重要。

诊断三联征:热性疾病 + 呕吐 + 木僵 ➡ 流行性乙型脑炎

🧬 狂犬病

对一些国际援助工作者或至狂犬病(rabies)流行地区旅行超过 1 个月,甚至短时间与这些地区的被感染动物接触的旅行者,推荐接种狂犬病疫苗。在被疯犬咬过之后接种疫苗才有效,因此对旅行者不推荐常规接种。感染该病的动物包括狗、猫、猴、骆驼和野生动物。在高风险国家,被咬伤、抓伤,甚至被舔过的旅行者,应立即用肥皂或清洁剂清洗该部位,然后寻求医疗帮助。在被咬之前接种过疫苗者在被咬之后仍需接种疫苗。

诊断三联征:有刺痛的咬伤 + 感觉异常 + 畏水(喝水感觉疼痛)➡ 狂犬病

🧬 鼠疫

鼠疫(plague)(又称黑死病)是由革兰氏阴性菌鼠疫耶尔森菌引起的,在一些国家仍然很流行,如越南、巴西、秘鲁、厄瓜多尔和肯尼亚,最流行的三个国家是刚果、马达加斯加和秘鲁。老鼠和跳蚤与鼠疫的传播有关,但现在认为更有可能的是通过虱子或咳嗽在人与人之间传播。尽管不是强制性的,但还是建议在鼠疫流行区的农田作业人员和在农村工作的可能会接触鼠疫感染病人的医护人员接种鼠疫疫苗。成人给予 2 个标准剂量(12 岁以下的儿童给予 3 个标准剂量),每 6 个月加强一针。

一些特殊问题

性传播感染的预防

随意的性接触会让旅行者有接触一些严重的,甚至可能致命的性传播感染(STI)的风险。常见的性传播感染(尤其是在东南亚和亚洲),包括非特异性尿道炎(NSU)、淋病(特别是青霉素耐药性淋病)、乙型肝炎和梅毒。HIV 感染人数快速增加,在非洲和东南亚通过异性性接触传播常见。不常见的性传播疾病,如性病性淋巴肉芽肿、软下疳和腹股沟肉芽肿在热带发展中国家更常见。一个应遵循的原则就是假设所有"有风险"的旅行者都是需要相

应建议的。

对暴露于性传播感染的处理

如果病人进行了无保护的性交活动,并确定有患上性传播疾病的风险,如青霉素耐药的淋病或 NSU,适宜以下处理[1,4]:

- 头孢曲松 250mg,肌内注射(作为一个单剂量)。
- 多西环素 100mg(口服),共 10 日,或阿奇霉素 1g(口服)。

毒品

携带和运输毒品(drugs)是很危险的,许多人因为贩卖毒品罪而被关押在外国监狱中。携带运输毒品的最高刑罚是死刑。

缅甸、中国、印度尼西亚、马来西亚、新加坡、泰国和土耳其目前是保留死刑的国家。应警告旅行者在国外禁用大麻,因为大麻能引起使用者人格改变。

吸毒者在任何情况下都不应旅行;年轻的旅行者在"有风险"的国家搭顺风车时应保持警惕。

妊娠与旅行

大多数国际航空公司不允许妊娠超过 36 周的乘客乘坐飞机旅行,妊娠超过 28 周的乘客可能需要医生的证明才能乘坐。妊娠期最后 1 个月至分娩后 7 日内禁止乘坐飞机旅行,也应考虑到既往产科病史。同样的健康风险也应考虑,除了常带的抗疟药物,疫苗接种多不推荐,活疫苗(麻疹、风疹、流感)一般禁止接种[8],WHO 认为接种脊髓灰质炎疫苗是安全的。灭活疫苗、类毒素和多糖类允许在妊娠期使用。黄热病疫苗接种在妊娠 6 个月后被认为是安全的。一般来说,不推荐孕妇到第三世界国家旅行。尽可能避免前往受寨卡病毒影响的地区旅行。

在婴儿期早期进行破伤风免疫接种是很重要的保护措施。免疫球蛋白可以安全地用于肝炎预防。

孕妇可以服用抗疟药物,如氯喹、奎宁和氯胍(含 5mg 叶酸),强力霉素禁止使用。

儿童与旅行

尽管儿童,包括婴儿,适应能力强,是很好的旅行者,但他们的抵抗力,尤其是对高温和感染的抵抗力较低。儿童会迅速发生急性脱水[8]。小于 7 日的婴儿或早产儿不建议空中旅行。

飞机降落时大气压力的改变会引起令人痛苦的耳痛,所以建议儿童可以在飞机下降过程中吸吮奶嘴。

在热带地区,应及时给儿童补充水分、穿着宽松的棉质衣服。衡量儿童健康的一个很好的指标是尿量和颜色,如果尿少且浓缩,说明其液体不足。

大多数疫苗(白喉、破伤风、脊髓灰质炎、卡介苗)在儿童出生后几周内接种是安全的。麻疹在国外很常见,即使在 12 个月内的婴儿也有可能发生。12 个月内的婴儿不应接种黄热病疫苗,因此预防蚊虫叮咬很重要。预防疟疾也很重要,氯喹、氯胍和奎宁可以安全地用于婴儿。通常不鼓励年龄较小的儿童旅行。

谁适合坐飞机?

具有以下问题的病人,应避免乘坐飞机[8-9]或需要评估其是否适合乘坐飞机:

- 上呼吸道感染,包括流感,如 6 周内患有急性严重呼吸道疾病。
- 急性胃肠炎。
- 严重呼吸系统疾病(慢性阻塞性肺疾病、慢性支气管炎、气胸)。
- 近期进行过开胸手术。
- 囊性纤维化。
- 肺结核(直到被诊断为不具有传染性才能乘坐飞机)。
- 有乘机时出现呼吸系统症状的既往史(呼吸困难、胸痛、混乱)。
- 不稳定性心力衰竭。
- 严重贫血(血红蛋白低于 75g/L)。
- 妊娠超过 200 日(28 周)(不超过 36 周,如果必要的话)。
- 既往有暴力或不可预测的行为。
- 心肌梗死发生后 7 日以内。
- 脑血管意外发生后 3 日内。
- 重大手术后 5~10 日内。
- 脑肿瘤或近期发生颅骨骨折。
- 近期行眼科手术。
- 严重或难以控制的高血压。
- 控制欠佳的癫痫。

具有以下问题的旅行者需要特别注意:

- 结肠造瘘者:病人应戴上大的结肠瘘袋,并备用额外的袋子。
- 静脉曲张者:病人应该穿支持性弹力袜,并经常活动。
- 石膏固定者:被石膏固定的肢体应小心肿胀。
- 植入起搏器者:植入心脏起搏器的病人在某些海外机场通过 X 线时可能存在问题,病人在通过安检设备前应告知安检人员。
- 癫痫病人:应在旅行当日增加药物治疗。
- 糖尿病病人:病人应与其医生讨论治疗和控制情况;应随身携带糖果。

129

深静脉血栓的预防

任何人长时间国际飞行都有深静脉血栓形成（DVT）的风险。危险因素包括年龄增加、凝血倾向（即血栓形成倾向）、DVT 既往史、DVT 家族史、吸烟、肥胖、静脉曲张、脱水、重大疾病、近期重大手术和雌激素治疗（见**第 122 章**）。

预防措施：

- 保持水分：摄入充足的液体，但应避免饮酒和咖啡因饮料。
- 飞行中锻炼，如使用脚泵、踝圈、抬腿等。
- 穿弹力袜（18~20mmHg 级）。

高风险者（如血栓形成倾向）用药物预防，依诺肝素 80mg 皮下注射，每 12~24 小时 1 次（没有禁忌证且肾功能正常）；去东南亚旅行者 80mg，一日一次，去欧洲旅行者 80mg，12 小时一次。

晕动病

晕动病（travel sickness）的主要症状是恶心、呕吐、头晕、乏力和嗜睡。早期的体征是面色苍白、嗜睡，儿童由活泼、爱说话突然变得安静。

晕动病的药物治疗

许多药物可用于治疗晕动病，包括东莨菪碱、多种抗组胺药和其他吩噻嗪衍生物，这些药物都可能导致嗜睡。虽然影响驾驶，但其镇静作用对儿童或长途飞行者可能有帮助。

吩噻嗪衍生物可适当降低迷走神经活性，包括丙氯拉嗪（stemetil）、盐酸异丙嗪（phenergan）和茶氯酸异丙嗪（avomine）。

东莨菪碱有片剂、单药或复方制剂，目前流行的剂型还有贴片。

推荐药物

晕车：成人乘客和儿童

- 茶苯海明
  或
  茶氯酸异丙嗪
  或
  东莨菪碱
  这些预防性口服制剂应在旅行前 30~60 分钟服用，可在旅行期间每 4~6 小时重复应用（24 小时内最多 4 片）。
- 东莨菪碱皮肤贴片
  可在旅行前 5~6 小时贴于干燥、无损、无毛发的耳后皮肤处，3 日后揭掉。在贴上和取下贴片后都要将手彻底洗干净，防止手指与眼的意外接触。

晕船

除了晕动病和老年人可能容易受伤以外，海上旅行一般不会造成其他特别的问题。一般船越大，越不容易出现这些问题。对容易晕船的人，建议在海上航行的前两日，每日开船前的 60 分钟服用止吐药，直到其适应在海上的旅行。方便起见，也可推荐使用东莨菪碱皮肤贴片。

有经验的海员的小"技巧"：

- 始终保持向地平线方向远眺。
- 用棉花或羊毛塞住一侧耳。
- 饮用姜汁饮料，如干姜、干姜啤酒。
- 咀嚼口香糖。

严重晕船

标准治疗方法是异丙嗪（非那根）25mg 肌内注射。如不能肌内注射，可用丙氯拉嗪栓剂。

老年人

一般来说，老年人适合旅游，但应该注意采取措施避免跌倒。P&O 邮轮公司的首席外科医生建议，老年人外出应携带以下物品：

- 由全科医生提供的疾病诊断和用药情况的信件。
- 一套备用眼镜。
- 一套备用的义齿。
- 手杖（如果适用）。

高原病[10]

对生活在低海拔地区的人，特别是有心肺疾病的病人，前往高海拔地区会出现一些特殊问题，即高原病（altitude sickness）。其表现的严重程度取决于海拔高度、上升的速度、温度和活动程度。前往非洲（乞力马扎罗山、肯尼亚）、印度、尼泊尔、加拿大和美国的落基山脉及南美洲的安第斯山脉等高海拔地区都会出现此类问题。在海拔 2 500m 以下的地方徒步旅行通常是安全的，但超过此高度通常会导致高原反应。严重高原反应一般发生在海拔 3 500~5 800m。

临床表现

1. 急性高山病（轻度至重度）
2. 高原性肺水肿
3. 高原性脑水肿

临床特点

- 通常在高原停留 8~24 小时出现
- 前额疼痛（早晨和仰卧时加重）
- 乏力、疲劳、厌食、恶心、失眠

比较严重的情况:体液潴留(周围或面部水肿)、呼吸困难、呕吐、干咳、头晕。

非常严重的情况:明显的呼吸困难、中央发绀、神经系统症状和体征(如共济失调、精神状态改变)。

预防

- 小心地逐渐适应海拔的升高[9]。
- 在中等海拔区停留 2~3 日。
- 在海拔 3 000m 以上时,上升速度应小于 400~500m/d(即尽量不要在比前一日海拔高 400~500m 的区域睡觉)。
- 摄入充足的液体(比平时喝更多的水)。
- 避免饮酒。
- 到高海拔地区的前一日每 8 小时服用乙酰唑胺(diamox)250mg,持续 3~6 日(服药后仍有人死于高原病)。

治疗

- 立即(紧急迅速)下降到海拔低于 2 000m 以下的区域。
- 吸氧。
- 地塞米松(立即静脉注射或肌内注射 8mg,之后 4mg,每 6 小时 1 次)。

旅行药箱

如果打算长期旅行,应准备一个药物齐全的药箱,但不要把药箱当作寻求可及的医疗帮助的替代方法。该药箱要能容纳以下多种药品器具。

材料

- 酒精棉签。
- 创可贴、弹性绷带、纱布条。
- 绷带(2 块 10cm 长棉纱布,2 层棉花纱布)。
- 袖珍手电筒。
- 胶条或"蝴蝶"胶片(用于小伤口)。
- 无菌纱布和棉花。
- 无菌手套。
- 温度计。
- 剪刀和镊子。
- 安全别针。
- 净水片或碘溶液。

局部用品

- 抗真菌霜。
- 氯己定 / 西曲溴铵抗菌膏。
- 避孕套。
- 皮质激素软膏(如氢化可的松)。

- 含二乙基甲苯酰胺的驱虫剂。
- 杀虫喷雾剂。
- 用于蚊帐的驱蚊液:氯菊酯。
- 鼻腔喷剂或滴剂。
- Stingose 喷雾剂(用于蚊虫叮咬和蜇伤后)。
- Strepsils(一种润喉糖)。
- 防晒霜(SPF>30)。

药物清单

以下带 * 的药物通常为处方药。

- 抗生素 *
  - 阿莫西林 + 克拉维酸。
  - 诺氟沙星 400mg(6 片,共 3 日)。
  - 阿奇霉素(用于儿童)。
- 治疗反酸或消化不良的抗酸药。
- 抗疟药 *:必要时应用(感染疟疾后紧急自我治疗)。
- 乙酰唑胺片 *:用于治疗急性高原病。
- 替硝唑 *2g 或甲硝唑 *2.4g:治疗阿米巴病或贾第鞭毛虫病。
- 通便药。
- 洛哌丁胺 * 或地芬诺酯 *:用于治疗腹泻。
- 晕动片(茶氯酸异丙嗪、氢溴酸东莨菪碱或盐酸异丙嗪)。
- 对乙酰氨基酚:用于治疗发热或疼痛。
- 催眠药 *(替马西泮、异丙嗪)。
- 补液合剂。
- 润喉片。
- 肾上腺素:有过敏史者备用。

旅行归来者

医生很容易看到患热带疾病的旅行者,尤其是从热带疾病流行的国家归来者。在新登陆的难民中,也有很多热带疾病的病人(见第 128 章)。这些热带疾病包括细菌感染,如结核(这是一个重大问题)、鼠疫、类鼻疽、麻风病、伤寒 / 霍乱、人畜共患病等。其他需要考虑的感染包括寄生虫、立克次体和各种病毒感染,包括出血热、各种类型的脑炎、黄热病、脊髓灰质炎、沙眼、肝炎、狂犬病(如狂犬病和蝙蝠咬伤感染)、登革热和流行性感冒。

对于患病归国的旅行者,有必要考虑各种原生生物和蠕虫寄生虫感染[11]。蠕虫(寄生虫)包括绦虫、吸虫和线虫。

- 原生生物感染:非洲锥虫病(昏睡病)、美洲锥虫病(南美锥虫病)、阿米巴病、巴贝斯虫病、球虫病和小孢子虫病、隐孢子虫病、贾第鞭毛虫病、皮肤和内脏利什曼病(黑热病)、疟疾、弓形虫病、滴虫病。
- 绦虫:囊尾蚴病(猪带绦虫,牛带绦虫)、棘球绦虫(包虫病)。

- 吸虫：血吸虫病，华支睾吸虫病，肺吸虫病。
- 线虫（蛔虫）：蛔虫病、蛲虫病、麦地那龙线虫（几内亚线虫）、丝虫病、钩虫病、幼虫移行症（皮肤和内脏）、线虫病、旋毛虫病、鞭虫病。

热带旅行归来者的健康问题

129

旅行归来者的红旗征

- 心理混淆/其他中枢神经系统症状
- 呼吸窘迫
- 出现"脓毒症"
- 低血压
- 出血表现
- 皮肤苍白/贫血

胃肠道症状

轻度腹泻

- 粪便镜检和培养。
- 找到相关的蠕虫，并治疗感染（如蛔虫、钩虫）。

中度或迁延性腹泻（>3周）

常由贾第鞭毛虫、阿米巴、空肠弯曲菌（尤其是东南亚）、沙门菌、小肠结肠炎耶尔森菌或隐孢子虫感染引起[12]。

- 粪便检查（3次新鲜样本）：
  - 镜检
  - 湿选法
  - 培养
- 粪便多重PCR（如有）。
- 治疗病原体（见第34章"腹泻指南"）。

经常可以检出一些非致病性病原体，如大肠埃希菌和微小内蜒阿米巴，但是并不需要特殊治疗。

注：一些旅行归来者出现不常见的慢性"胃肠炎"，要考虑到是否在国外感染了血吸虫病、类圆线虫病及是否雪卡毒素中毒。

持续性腹部不适

这种常见的综合征包括腹胀、胃肠蠕动加快、肠鸣音亢进，并常伴有腹泻。通常粪便检查不能检出病原菌。但是，由于贾第鞭毛虫病很难被检出，可以经验性使用替硝唑（2g，临时给药）。持续性腹部不适是感染后导致的胃肠功能紊乱或胃肠易激惹。遇到这种情况要反复检查确认。

皮疹/其他皮肤病变

- 斑丘疹：考虑登革热、HIV、斑疹伤寒、梅毒、虫媒病毒

感染、钩端螺旋体病、Q热病。
- 瘀点：病毒性出血热、钩端螺旋体病、登革热。
- 玫瑰斑：伤寒。
- 焦痂：斑疹伤寒（tick and scrub）、炭疽。
- 下疳：非洲锥虫病、梅毒。

发热

- 病因包括轻微的病毒感染、潜在的致死性的脑疟疾（表129.4）及脑膜炎球菌感染导致的败血症。

表 129.4　旅行归来者发热和疟疾：诊断策略模型

注：旅行归来者发生的所有发热都可以先按照疟疾治疗，直到被证实为其他疾病

概率诊断

病毒性呼吸道疾病（如流行性感冒，包括冠状病毒）

疟疾

肝炎（可以是亚临床状态的肝炎）

胃肠炎/腹泻

登革热

不能遗漏的严重疾病

疟疾

结核病

伤寒/副伤寒

脑炎

病毒性出血性疾病

流行性脑脊髓膜炎

类鼻疽

阿米巴病（肝脓肿）

HIV血清转化疾病

陷阱（经常遗漏的）

上行性胆管炎

感染性心内膜炎

巨细胞病毒感染

EB病毒感染

登革热

莱姆病

支气管肺炎

罗斯河热

罕见病：

基孔肯亚病

军团病

血吸虫病

非洲锥虫病

斑疹伤寒

黄热病

寨卡病毒

裂谷热（立夫特山谷热）

斑疹热

拉沙热、汉坦病毒、马尔堡、埃博拉和其他出血热

续表

注:3 种可导致干咳的疾病(无胸部体征)有疟疾、伤寒和阿米巴肝脓肿。

七种戴面具问题的清单

药物(对抗疟药有反应)

尿路感染

辅助检查(如果没有明显的原因)

全血细胞检查

胸部 X 线片

结核病筛查:结核菌素皮肤试验、结核感染 T 细胞检测(IGRA)

血培养

肝功能检查

尿:镜检和培养

粪便:镜检和培养

红细胞沉降率,C 反应蛋白

疟疾筛查:快速诊断测试、厚血涂片和薄血涂片、唾液检测

急性期血清学检查(等待恢复期血清学检查)

- 澳大利亚一项关于旅行归来者发热的研究显示[13],最常见的诊断是疟疾(27%),其次依次为呼吸道感染(24%)、胃肠炎(14%)、登革热(8%)和细菌性肺炎(6%)。国际旅游医学会全球监测网的结果也支持疟疾常见[14]。
- 常见的严重病因包括疟疾、伤寒、肝炎(尤其是甲型和乙型)、登革热、阿米巴病和结核。
- 大多数疟疾的死亡发生于症状(可能是轻微症状)出现后的 3~4 日,也可能在 24 小时内。导致死亡的原因包括症状延迟出现、误诊或延迟诊断(大多数病例)、没有采取药物预防措施、老年人。
- 如果病人不舒服,立刻转诊至专科医生。
- 警惕脑膜炎和脑炎。
- 警惕阿米巴:可以表现为中毒性巨结肠,尤其是给予抑制胃肠动力药物后出现。
- 如果病人一般情况好,只是发热,首选的筛选试验:
  - 血细胞检查和红细胞沉降率。
  - 制备厚血涂片和薄血涂片。
  - 肝功能检查。
  - 尿液镜检和培养。
- 如果证实是疟疾感染或发热持续 48 小时,立即转诊。

🐍 疟疾

疟疾(malaria)见**图 129.2**。

- 潜伏期:恶性疟 7~14 日;其他 12~40 日。
- 大多数在旅行归来后 2 个月内出现临床表现。
- 可持续 2 年或更长时间。
- 临床表现可能与其他一些疾病混淆。

临床特点

- 高热、寒战、肌肉强直、出汗、头痛。

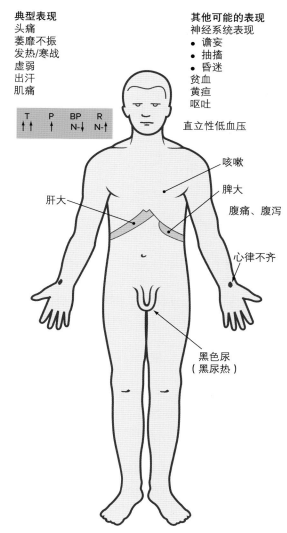

典型表现
头痛
萎靡不振
发热/寒战
虚弱
出汗
肌痛

T	P	BP	R
↑↑	↑	N↓	N↑

其他可能的表现
神经系统表现
- 谵妄
- 抽搐
- 昏迷
贫血
黄疸
呕吐

直立性低血压

咳嗽
脾大
腹痛、腹泻
肝大
心律不齐
黑色尿(黑尿热)

图 129.2 疟疾的临床特点

- 通常突然发作。
- 可有一些不典型的症状(如腹泻、腹痛、咳嗽)。

其他特点

- 警惕变异性感染。
- 必须立即治疗,拖延可能意味着死亡。
- 复发后通常没有典型症状。
- 厚血涂片可以发现寄生虫(一些实验室做厚血涂片的技术不佳)。
- 薄血涂片有助于诊断疟疾的类型。
- 如果高度怀疑,重复涂片检查(3 日的厚血涂片检查均阴性可排除疟疾)。新的检查手段[如疟疾快速诊断测试、聚合酶链反应(PCR)和免疫层析检测(ICT)、抗原候选基因(PFM)检测]可提供诊断证据。脑疟疾和黑热病病情严重,变化也很快。Para check Ⅴ检查(一种医生诊室的桌面检查)比较准确,在某些地区开蒿甲醚前需要此检测结果呈阳性。疟疾唾液检

测是一种新的检测蛋白质生物标记物的方法。

治疗[2,5]

- 将病人收入传染病专科医院。排除 G6PD 缺乏症。
- 支持治疗,包括补液治疗。
- 避免使用与预防相同的药物。
- 单纯性疟疾[2]:

  蒿甲醚 + 苯甲胍 20mg+120mg(Riamet)

  60 小时内,在第 0、8、24、36、48、60 小时随餐服用 4 片(即 24 片)

  或

  阿托伐醌 + 氯胍(atovaquone+progunail)

  或

  阿托伐醌 + 氯胍(atovaquone+progunail)

  或(联合治疗)

  硫酸奎宁 600mg,口服,每 8 小时 1 次,服用 7 日 + 强力霉素 100mg,口服,每 12 小时 1 次,服用 7 日

  或

  克林霉素 300mg,口服,每日 3 次,服用 7 日(儿童、孕妇)

  复杂性恶性疟原虫(严重病人):

  即刻、第 12 小时、第 24 小时给予青蒿琥酯 2.4mg/kg 静脉注射,然后每日 1 次直到可以口服治疗(Riamet)

  或

  盐酸奎宁 20mg/kg,最大剂量为 1.4g,静脉注射(给药时间大于 4 小时),然后间隔 4 小时后每 8 小时给予 7mg/kg,静脉注射,直至病情改善(心电图 / 心脏监测),

  然后

  奎宁服用 7 日。

  注:观察有无低血糖。警惕在之前的 48 小时有无用过抗疟药。

🦟 伤寒热

伤寒热(typhoid fever)的潜伏期 10~14 日。

临床特点

- 起病隐匿。
- 头痛症状突出。
- 干咳。
- 发热,体温逐渐升高,阶梯样热型,超过 4 日左右。
- 腹痛和便秘(早期)。
- 腹泻(豌豆汤样)伴有皮疹,即玫瑰疹(晚期)。
- 伴或不伴脾大。

> 诊断三联征:"阶梯"热 + 腹痛 + 相对心动过缓 ➜ 伤寒(早期)

诊断

- 若怀疑伤寒,需进行血和粪便培养。
- 血清学检查作用不大。

治疗

- 阿奇霉素 1g,口服,服用 7 日

  或

- 环丙沙星 500mg,口服,1 日 2 次,服用 7~10 日。

🦟 霍乱

霍乱(cholera)的潜伏期几小时至 5 日。

临床特点

临床表现多样

- 亚临床表现。
- 轻度、非复杂性腹泻。
- 暴发性致死性腹泻,伴严重水和电解质紊乱,极度口渴、少尿、虚弱、眼球凹陷、最终虚脱。

> 诊断三联征:发热 + 呕吐 + 突发"米汤样"腹泻 ➜ 霍乱

诊断

粪便镜检和培养(霍乱弧菌)。

治疗

- 在医院内进行严格的隔离护理。
- 静脉补液及补充电解质。
- 阿奇霉素或环丙沙星。

病毒性出血热

病毒性出血热(viral haemorrhagic fever)包括黄热病、拉沙热等,以及登革热和基孔肯亚热。

🦟 拉沙热、埃博拉病毒、马尔堡病毒、汉坦病毒

拉沙热(Lassa fever)、埃博拉病毒(Ebola virus)、马尔堡病毒(Marburg virus)、汉坦病毒(Hanta virus)感染罕见但致命,通常开始表现为流感样症状、胃肠道症状和血小板减少症、贫血,如果严重的话,会出现与弥散性血管内凝血一样的表现,可导致出血,并且有可能出现休克和大出血。汉坦病毒往往会引起呼吸道症状,包括咳嗽,进而发展为呼吸困难。病人需紧急寻求专家的帮助。

埃博拉

- 埃博拉(Ebola)的潜伏期 2~16 日。

- 传播：身体直接接触（体液，特别是血液、感染者或死者的呕吐物）、感染的动物、被污染的物品（针头、医疗设备）。
- 早期症状：全身性症状（发热、不适、头痛），上呼吸道感染症状（流感样症状、咳嗽等）、腹部症状（腹痛、恶心、呕吐、腹泻）。
- 可进展为上述严重症状，进而出现多器官衰竭。
- 诊断：PCR、组织病理学检查。
- 治疗以支持性治疗为主，特别是静脉补液。

 ## 登革热[2,4]

登革热（dengue fever）又称"断骨热"，在东南太平洋一带广泛存在，在昆士兰很流行。旅行归来者出现肌痛且体温 <39℃，更可能是登革热，而非疟疾。登革热常被误诊。

临床特点

- 通过蚊子传播（埃及伊蚊）的病毒性疾病。
- 潜伏期 5~6 日。
- 突然发作的发热、不适、头痛、恶心、眼后痛、严重的背痛、疲劳。
- 咽喉痛。
- 严重的肌肉和关节痛。
- 退热 2 日后可再发热。
- 从四肢到躯干出现斑丘疹样风疹（用手按压 30 秒可变白）。
- 瘀点样皮疹常见（即使没有血小板减少症）。
- 全身广泛红斑，呈"岛片状"分布，伴或不伴腹泻。
- 很少出血，一旦出现病情将十分严重，可能会伴有休克，致死率非常高。
- 后期出现严重的疲乏和抑郁（有自杀倾向）。

注：对登革热病人进行的一项大规模调查显示，其症状为发热 100%、肌痛 79%、皮疹 74%、头痛 68%、恶心 37%。

> 诊断三联征：发热 + 严重疼痛（尤其是头痛）+ 皮疹 ➡ 登革热

诊断

- 血清学检查登革热特有的 IgM，最好在第 5 日检查
- PCR
- 全血细胞计数：白细胞减少；有出血表现者血小板减少

治疗

- 休息、补液和镇痛（扑热息痛）等对症治疗。避免使用抗生素、阿司匹林、非甾体抗炎药和类固醇皮质激素。

预防

- 目前没有疫苗可用。避免蚊虫叮咬。

寨卡病毒

寨卡病毒（Zika virus）由埃及伊蚊传播，在中美洲和南美洲更为常见。大多数感染是无症状的，但常见症状是发热、皮疹、关节痛和伴有登革热样综合征的结膜炎。母亲被感染，可导致婴儿出现吉兰 - 巴雷样综合征或脑损伤（小头畸形）。寨卡病毒可通过血清学和 PCR 确诊。治疗以对症为主。

基孔肯亚热

基孔肯亚热（Chikungunya）是一种由蚊子传播的甲型病毒感染，其临床表现与登革热相似；该病可引起出血热。多见于热带东南亚、印度洋岛屿和非洲部分地区。

诊断

- 血清学检查阳性。

脑炎

脑炎（encephalitis）表现为发热、恶心、呕吐，继而进展为木僵、昏迷和抽搐。蚊媒传播疾病包括流行性乙型脑炎和西尼罗热。

当病人在出现神经系统症状（如谵妄、抽搐和昏迷）之前出现头痛、发热和不适症状，应考虑蚊媒传播的脑炎和流行性脑脊髓膜炎。

类鼻疽

类鼻疽（melioidosis）是一种严重疾病，有很高的致死率，是因感染革兰氏阴性杆菌伯克霍尔德菌导致。伯克霍尔德菌是土壤中的腐物寄生菌，主要通过破损的皮肤尤其是擦破的皮肤进入人体。病人常在稻田中被感染。这种病常见于赤道南北 20° 范围内的发展中国家，主要分布在东南亚和澳大利亚北部。主要表现为局灶性感染或败血症，伴有肺、肾、皮肤、肝或脾的脓肿。因为有一些退役军人在越南战争中感染了此病，几年后才发病，因此这种病也被称作"越南定时炸弹"。

临床特点

- 发热、头痛、咳嗽、胸膜炎性胸痛和全身性肌痛

 > 诊断三联征：发热 + 肺炎 + 肌痛 ➡ 类鼻疽

129

诊断

- 血培养、感染灶拭子检查、血细胞凝集试验。

治疗(成人)[2]

- 头孢他啶 2g 静脉给药,6 小时 1 次

  或

- 美罗培南 1g 静脉给药,6 小时 1 次

  或

- 亚胺培南 1g 静脉给药,6 小时 1 次

- 以上药物持续治疗至少 14 日,继续口服磺胺甲噁唑 ± 强力霉素,每日 2 次 + 叶酸,治疗 3 个月。

预防

- 在疫区(东南亚的热带地区)出现开放性伤口的创伤病人(特别是糖尿病病人)要给予特别护理。

🦴 鼠疫

临床特点

基本上有两种形式:

1. 腺鼠疫,疼痛的化脓性腹股沟淋巴结炎(图 129.3)或腋窝淋巴结炎。

2. 肺鼠疫,流感样症状伴有咯血、败血症和致命的出血性疾病(伴或不伴腹股沟淋巴结炎)。

病人可表现为快速出现的高热和虚脱,伴有皮下出血导致的皮肤黑斑。

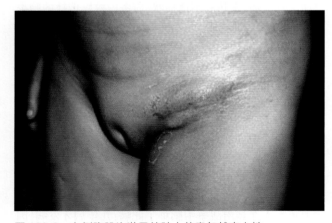

图 129.3 左侧腹股沟淋巴结肿大的青年越南女性
照片来源:RA Cooke 博士。

诊断

- 血清学检查,以及腹股沟淋巴结涂片 / 培养。

治疗

- 链霉素和强力霉素。

🦴 狂犬病

临床特点

狂犬病的前驱症状包括不适、头痛、异常行为(包括躁动)、发热。该病可进展为麻痹性"哑狂犬病"或脑炎性"狂躁型狂犬病",后者包括唾液分泌过多和饮水时咽部肌肉剧烈痉挛(尤其典型)。病人尽管极度口渴,但还是害怕喝水(恐水症)。

 诊断三联征:咬伤部位疼痛 / 痒 + 躁动 + 恐水 ➜ 狂犬病

诊断

- 病毒检测

治疗

- 咬伤后的预防治疗(疫区)。

立即将伤口冲洗干净。尽快注射狂犬病疫苗(如未接种)和狂犬病免疫球蛋白(48 小时内)。

🦴 雪卡毒素中毒

雪卡毒素(ciguatera)中毒,是一类由于食用热带鱼,尤其是食用在热带水域中(如加勒比海和热带太平洋)大的珊瑚鳟鱼和大鳕鱼而引起的食物中毒。当这些鱼在暗礁中食用了某种特殊的微生物之后,这类毒素就会在鱼体内蓄积。人食用这种带毒素的鱼就会造成雪卡毒素中毒,在数小时内表现为阵发性"胃肠炎"(呕吐、腹泻、胃痛),接着影响到病人的神经系统,出现肌肉疼痛、无力、感觉异常,皮肤烧灼感,尤其是手指和足趾。这种病没有治愈的方法,可通过静脉输注甘露醇或丙种球蛋白治疗。因此,食用在暗礁中生活的大型捕食性鱼类,尤其是食用它们的内脏(主要是肝脏)是不明智的。

🦴 汉森病(麻风病)

汉森病(麻风病)(Hansen's disease, leprosy)(Gerhard Hansen, 1869)是由抗酸芽孢杆菌麻风分枝杆菌引起的。它是热带和暖温带地区的一种疾病,特别是东南亚。该病经鼻分泌物传播,潜伏期 2~6 年。汉森病影响人的皮肤和神经,特别是四肢。

临床特点

根据世界卫生组织(WHO 1999),有以下一种或多种类型的诊断:

- 皮肤病变:通常表现为感觉缺失;色素减退、红色斑丘疹或环形病变(图 129.4)。

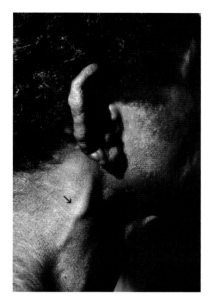

图 129.4　晚期瘤型麻风病。该病人耳部有多发结节，耳大神经明显增厚

照片来源：RA Cooke 博士。

- 周围神经增厚伴感觉缺失，如尺神经（肘部）、正中神经（手腕）、腓总神经（膝盖）和耳大神经（颈部）；还有周围神经病变或运动神经损伤。
- 皮肤涂片或活检显示抗酸杆菌。
- 该病可为局部（结核样麻风病）或全身性（瘤型麻风病）。

诊断

- 可通过活体组织检查、麻风菌素检测、微生物培养或 PCR 试验诊断。

治疗

- 建议转诊给专科医生或专科中心，进行全科专科联合治疗。
- WHO 的治疗建议是多种药物治疗，如利福平、氯法齐明和氨苯砜，但要不断对治疗方案进行评估（见 https://www.who.int/health-topics/leprosy#tab=tab_1）。

🪱 羌虫病

羌虫病（scrub typhus）见于东南亚、澳大利亚北部和西太平洋。该病由羌虫立克次体引起，通过螨虫传播。

临床特点

- 突然发作的发热伴头痛、肌痛。
- 在虫咬部位有黑色焦痂，伴有局部或全身淋巴结肿大。
- 皮肤出现短暂的黄斑皮疹。
- 可合并严重的并发症（如肺炎、脑炎）。

诊断

- 血清学检测。

治疗

- 强力霉素 100mg，每日 2 次，治疗 7~10 日。

🪱 昆士兰蜱媒斑疹伤寒

昆士兰蜱媒斑疹伤寒（Queensland tick typhus）是由立克次体引起，与蜱叮咬有直接关系。症状与羌虫病很相似，但是病情没有羌虫病那么严重，治疗也是一样的。

🪱 流行性虱传斑疹伤寒

由普氏立克次体引起，对大多数旅行者来说感染风险很低。在过度拥挤和卫生条件差的情况下会发生零星疫情，如在难民营或监狱。起病方式多种多样，但通常包括突发头痛、高热、虚脱、肌痛和从上躯干开始的特征性黄斑皮疹。

治疗：强力霉素

热带寄生虫感染[11]

前往热带或亚热带地区的旅行者面临的感染风险更不寻常。这些感染大多是通过受污染的食物和水、昆虫叮咬及赤脚在受污染的土壤上行走而感染。这种感染风险在欧洲、北美和大洋洲以外国家的农村地区最高。除疟疾以外的寄生虫感染包括以下几种。

🪱 非洲锥虫病

非洲锥虫病（African trypanosomiasis）又称昏睡病（sleeping sickness）。

临床特点

第一阶段（出血性淋巴结炎）

- 潜伏期大约 3 周。
- 发热、头痛、皮肤下疳或皮肤结节。
- 淋巴结肿大、肝脾肿大。

第二阶段（脑膜脑炎）

- 数周或数月后发生。
- 脑部症状包括嗜睡。

诊断

- 外周血涂片或皮肤下疳中检出锥鞭毛体。

治疗

- 静脉用苏拉明。

- 必要时请感染科会诊。

预防

- 避免被舌蝇叮咬。旅行者如去东非、中非和西非旅行，特别是野生动物园，应该使用驱虫剂，并穿具有保护性的浅色的长衣和长裤。

利什曼病

内脏利什曼病（黑热病）

内脏利什曼病（visceral leishmaniasis）又称黑热病（kala-azar），是利什曼原虫通过白蛉叮咬、输血和静脉注射药物的传染，目前在 88 个国家流行。

临床特点

- 造血系统是被攻击的对象，临床表现包括发热、消瘦、皮肤、口腔和鼻腔溃疡；肝脾肿大、淋巴结肿大。
- 其他症状包括皮肤色素沉着，因此被称为黑热病。
- 大多数病例是亚临床的。

诊断

- 血清学检查和组织活检。

皮肤利什曼病

去中东地区尤其是去波斯湾的旅行者或军人可能会感染皮肤利什曼病（cutaneous leishmaniasis）。该病还可见于从中美或南美旅行归来者。利什曼原虫通过白蛉传播，平均潜伏期为 9 周。

临床特点

主要临床表现是皮肤斑丘疹（**图 129.5**）。

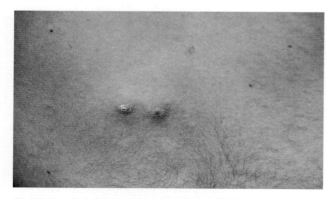

图 129.5 从中东归来的军人所患的皮肤利什曼病

诊断

- 穿刺活体组织检查，并在特殊的培养基中进行组织培养。

治疗

- 如果病人病变范围大，可采用大剂量酮康唑治疗 1 个月。
- 较小范围的病变可局部使用 15% 的帕罗霉素和 12% 的甲基苯甲胺氯软膏治疗 10 日[15]。
- 在一些中东国家（如以色列）可以注射一种特殊的疫苗。

血吸虫病（裂体吸虫）

血吸虫病（schistosomiasis）又称裂体吸虫（bilharzia），是由血吸虫有机体（裂体吸虫）感染导致，主要侵犯胃肠道或泌尿生殖系统的脉管系统。在埃及、非洲其他地区、南美洲、东南亚部分地区和中国，血吸虫卵通过人类排泄物传播，污染水道（尤其是死水）和灌溉渠道。淡水蜗牛是携带者（载体）[16]。

临床特点

- 最早的临床表现是在血吸虫侵入部位出现皮肤反应（血吸虫随后侵入肝脏、肠道、外阴和膀胱）。侵入部位被称为"游泳者痒病"。
- 约 1 周内出现全身过敏反应，表现为发热、不适感、肌肉痛、腹痛和荨麻疹。
- 可能会出现胃肠炎样综合征（恶心、呕吐、腹泻）和呼吸道症状，特别是咳嗽。
- 临床表现类似锥虫病，包括淋巴结肿大和肝脾肿大。

诊断

- 血清学检查。
- 在粪便、尿液或直肠活检组织中检出虫卵。

治疗

- 吡喹酮（可能需要复治）。

预防

- 提醒旅行者不要在水坝、河渠、灌溉渠里取水喝，不能在这些地方游泳或涉水，尤其是在埃及和非洲。

阿米巴病

阿米巴病（amoebiasis）（溶组织内阿米巴，entamoeba histolytica）可以从疫区返回的患病旅行者中诊断，该类旅行者患有严重的腹泻，以黏液脓血便为特征。并发症包括暴发性结肠炎、肠内阿米巴瘤（大量纤维化肉芽组织）和肝脓肿。急性阿米巴痢疾可口服替硝唑或甲硝唑治疗。

阿米巴肝脓肿

临床特点

- 间歇型(起伏性)高热。
- 严重的不适和厌食。
- 轻度肝大。
- 右胸基底部积液或实变。
  病人常无痢疾病史,黄疸不常见。

诊断

- 血清学阿米巴虫检测和影像学检查(CT)。

治疗

- 使用甲硝唑治疗,并行经皮 CT 引导下抽液。

⚫ 贾第鞭毛虫病

蓝氏贾第鞭毛虫感染通常是饮用受污染的水患病。

临床特点

- 通常无症状。
- 症状包括腹部绞痛、腹胀、胀气、恶臭味腹泻,腹泻可以是水样的,呈暴发性、量大。

诊断

- 取三份粪便标本进行分析(囊体和滋养体):ELISA/PCR。

治疗

- 严格注重卫生:甲硝唑或替硝唑。

⚫ 皮肤蝇蛆病

蝇蛆病(cutaneous myiasis)是指苍蝇的虫卵(蛆)侵犯人体组织的一类疾病。感染这类疾病常表现为皮肤出现瘙痒肿块。原发性蝇蛆病常见于去热带地区旅行的人,如去过非洲(瘤蝇)和中南美洲(肤蝇)。苍蝇可将它的虫卵排在皮肤或已有的伤口造成二次感染。所有的皮肤蝇类病变看起来像一个不寻常的疖子,但带有一个小的圆形孔。仔细检查病变部位可发现部分或全部幼虫。最简单的治疗方法是挤压皮损处并用镊子拔出虫卵,或在病灶上涂石蜡胶(凡士林),通过限氧诱导虫卵出现,然后外用抗生素。

蠕虫

寄生于人体肠道的蠕虫(worms,helminths)可分为线虫(蛔虫)、绦虫和吸虫。

蛔虫,包括蛲虫(enterobius vermicularis)、鞭虫(trichuris trichiura)、人类蛔虫(ascaris lumbricoides)、人类线虫(strongyloides stercoralis)、钩虫(ankylostomiasis),丝虫病和幼虫移行症在世界范围内最为普遍,感染人群通常无症状。

⚫ 蛲虫

蛲虫(pinworm)又称"线虫(threadworm)",是一种普遍存在的寄生虫,主要感染所有社会阶层的儿童。蛲虫是长约 1cm 的白色小蠕虫,可大量繁殖,通过密切接触很容易在个体之间传播(图 129.6)。几乎所有儿童在上高中时均已被感染,但在任何时候,约 50% 的 5~10 岁年龄段的儿童都会感染蛲虫。

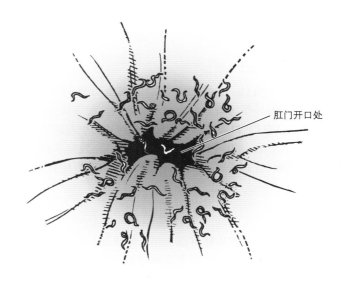

肛门开口处

图 129.6　蛲虫:在睡眠后不久出现产卵的雌性蠕虫

临床特点(通常无症状)

- 肛门瘙痒(约 30% 病人发生)。
- 腹泻(偶发)。
- 腹痛,类似阑尾炎。

诊断

- 患儿睡后 1 小时左右检查其肛门是否有蛲虫(图 129.6)。
- 早上用胶带在肛周皮肤上收集虫卵,送到实验室进行检测。

治疗

病人管理(棘手的病例)

- 严格注重家庭清洁卫生。
- 饭前便后彻底洗手。
- 剪短指甲(指甲下有虫卵)。

- 病人应穿睡衣(非睡袍),每日早上洗澡。
- 常换床上用品、睡衣和内衣裤,连续数日每日用热水洗涤。
- 每日对感染病人的房间进行除尘。
- 请兽医对家里的所有宠物进行检查,尤其是狗。

药物治疗

- 吡喃泰、阿苯达唑或甲苯达唑中的任何一种:单次口服给药
  吡喃泰 10mg/kg,最大剂量 750mg
  或
  甲苯哌嗪 100mg(儿童体重 <10kg 时 50mg)
  或
  阿苯达唑 400mg(儿童体重 <10kg 时 200mg)。
- 重复治疗 2~3 周,病人和接触的家人都需治疗。

👂 人类蛔虫

人类蛔虫(human roundworm)的成虫长 20~40cm,通常因进食海外受污染的食物和水而染病。很多病人无症状,当在其肛门、口腔或鼻孔发现蛔虫时才会引起注意(会引起家人焦虑)。有些病人会出现腹部不适、发育不良、肠梗阻、咳嗽、贫血或胆道疾病。可通过放射造影检查发现蛔虫。

诊断

- 在粪便中找到虫卵可以诊断。蛔虫对三种治疗蛲虫的药物的任何一种均非常敏感。粪便潜血试验可呈阳性。

治疗

- 一线治疗是吡喃酮 20mg/kg,最大剂量为 750mg,口服,单次给药,如果感染严重 7 日后重复给药。

👂 鞭虫

鞭虫病(whipworm)过去在原住民中很常见,可导致发育不良、贫血、腹痛、腹泻和直肠脱垂,并伴有严重的慢性感染。鞭虫长 1~2cm。

诊断

- 粪便镜检。

治疗

- 单次大剂量服用甲苯咪唑或阿苯咪唑。

👂 钩虫

钩虫(hookworm)生长在潮湿的热带地区,但现在在澳大利亚北部并不常见。这种寄生虫长 1~1.5cm,病人因在被粪便感染的土壤上赤脚行走(或穿人字拖或凉鞋)而染病。幼虫穿透皮肤,穿过肺部,并在小肠内定居。

临床特点

第一个体征是在幼虫进入的皮肤局部出现刺激症状或出现"爬行样皮疹",称为"地痒疹",但是通常容易被忽视。该症状在 2 日内消失,1~2 周后出现呼吸道症状,可能与合并支气管炎和支气管肺炎有关。慢性感染可导致缺铁(或缺铁蛋白)性贫血。钩虫感染是世界上缺铁性贫血的最常见原因。

诊断

- 与其他蠕虫感染一样,钩虫病是通过粪便镜检发现虫卵作出诊断。

治疗

- 单剂量甲苯咪唑 100mg,每日 2 次,服用 3 日,或单剂量噻嘧啶(抗虫灵)400mg。

预防

- 在疫区,应提醒旅客穿鞋袜,以防止幼虫进入脚部皮肤。

👂 人类蛲虫(粪类圆线虫)

人类蛲虫(human threadworm)又称粪类圆线虫(Strongyloides),是微小的寄生虫(2mm 左右),分布在世界各地。粪类圆线虫感染可引起反复腹痛、水肿和腹泻、皮肤和呼吸道症状,并伴有血嗜酸性粒细胞增多。粪类圆线虫可在体内存活和繁殖多年。类固醇皮质激素治疗会加重病情,并可能出现严重感染,如败血症。高危人群包括来自热带发展中国家的移民和难民、返回的士兵、来自东南亚的前战俘及北部原住民地区的工人或居民。

诊断三联征:腹痛(下腹部) + 反复腹泻 + 血嗜酸性粒细胞增多 ➡ 粪类圆线虫病

诊断

- 粪便检出幼虫或十二指肠活检可诊断。
- ELISA:特异性、敏感性高。

治疗

- 伊维菌素 200μg/kg(口服),两次给药,中间间隔 2 周(<5 岁儿童除外),或阿苯达唑 200mg,每日 2 次,服用 3 日。
  药物副作用很常见,孕妇和儿童要谨慎使用。

🅢 皮肤幼虫移行症

如果病人去热带或亚热带旅行后,皮肤出现匐行疹伴有瘙痒、红斑,尤其是发生在手部、腿部或足部,要考虑是否患有皮肤幼虫移行症(cutaneous larva migrans),又称匐行疹(creeping eruption)(图 129.7)。这种病是寄生在狗或猫体内钩虫的幼虫侵入病人皮肤引起,幼虫侵入皮肤后即可诱发皮肤的损害。诊断依靠特征性的临床表现和实验室检查嗜酸性粒细胞增多。活体组织检查常呈阴性。通常具有自限性。

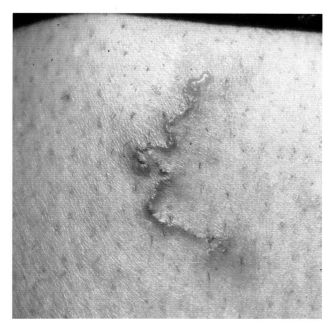

图 129.7 腿部的皮肤幼虫移行症:典型的匐行疹

诊断

- 临床表现(出现特征性的表现),嗜酸性粒细胞增多(活体组织检查常呈阴性)。

治疗

伊维菌素(单剂量)
或
阿苯达唑。
治疗瘙痒可使用抗组胺药物。
注意:这种疾病常有自限性。

预防

- 被猫或狗的粪便污染的湿润沙土常藏有钩虫。

🅢 丝虫病

丝虫病(filariasis)这种线虫感染主要有三种形式,分别由蚊子、叮咬人的黑蝇和虻传播。

1. 淋巴丝虫病可引起急性腺淋巴管炎,并阻碍淋巴流动,从而引起慢性淋巴水肿。后者可表现为鞘膜积液、阴囊水肿或象皮肿(特别是在四肢、生殖器和乳房)。通过血涂片和血清学检查进行诊断。

2. 盘尾丝虫病(河盲症)最初表现为咬伤部位的结节,随后出现慢性皮肤病和眼部病变,如葡萄膜炎和视神经萎缩。盘尾丝虫病是全球第二大致盲原因。诊断采用 PCR 检测,应用伊维菌素 ± 强力霉素治疗。

3. 罗阿丝虫病(热带眼部蠕虫感染)是由 Loaloa 蠕虫引起的结膜炎、局部血管水肿和卡拉巴肿。通过显微镜检查(血液中检出微丝蚴)可诊断。应用乙胺嗪治疗。

🅢 包虫病

包虫病又称棘球蚴病(hydatid disease),是通过摄入狗寄生虫细粒棘球绦虫的卵而感染,棘球绦虫可见于澳大利亚和亚洲几个国家的养羊区。寄生虫可以迁移到任何地方,但通常会在肝脏和肺部形成包虫囊肿。

临床特点

虽然病人可能会诉腹部不适或皮肤和其他部位出现囊性病变,但也可能没有症状。囊肿破裂(通常是肝囊肿)可引起严重的过敏反应,可能导致死亡。

诊断

- 血清学检查及超声检查。

治疗

- 通常手术切除囊肿,并使用阿苯达唑治疗。

🅢 麦地那龙线虫(几内亚龙线虫)

麦地那龙线虫(Dracunculus medinensis),又称几内亚龙线虫(Guinea worm),是最长的线虫,通过水中的微小甲壳类动物传播。

临床特点

- 局部症状包括皮肤疼痛和奇痒,蠕虫进入皮肤时可出现溃疡或水疱。

治疗

- 当蠕虫从皮肤爬出时,缓慢将其取出。
- 甲硝唑 ± 糖皮质激素。

资源

世界卫生组织,国际旅行与健康:www.who.int/ith/en
旅行医生网站(Travel Doctor-TMVC):www.traveldoctor.com.au

澳大利亚政府提供的各国信息的网站（Smartraveller）：http://
smartraveller.gov.au

美国疾病控制与预防中心网站：www.cdc.gov/travel

参考文献

1 Locke DM. Traveller's diarrhoea. Aust Fam Physician, 1990; 19: 194–203.

2 Antibiotics [published 2019]. In: *Therapeutic Guidelines* [digital]. Melbourne: Therapeutic Guidelines Limited; 2019. www.tg.org.au, accessed April 2021.

3 Yung A, Ruff T, Torresi J, Leder K, O'Brien D. *Manual of Travel Medicine* (2nd edn). Melbourne: IP Communications, 2004: 139–80.

4 Bayram C, Pan Y, Miller G. Management of travel related problems in general practice. Aust Fam Physician, 2007; 36(5): 298–9.

5 Buckley N (Chairman). *Australian Medicines Handbook.* Adelaide, 2018: 223.

6 Cohen J. Travel health for GPs. Medical Observer, 14 March 2014: 21–6.

7 Lau S, Gherardin T. Travel vaccination. Aust Fam Physician 2007; 36(5): 304–11.

8 World Health Organization. International Health for Travellers, 2001. In: The Cochrane Library, Issue 1, 2001. Oxford: Update software.

9 Fenner P, Fitness to travel. Aust Fam Physician, 2007; 36(5): 312–15.

10 Short B. *Altitude Medicine.* In: RACGP Check Program: Travel Medicine Unit 387, 2004.

11 Cooke RA. *Infectious Diseases.* Sydney: McGraw-Hill, 2008: 287–446.

12 Goldsmid JM, Leggat PA. The returned traveller with diarrhoea. Aust Fam Physician, 2007; 36(5): 322–7.

13 O'Brien D et al. Fever in returned travellers: review of hospital admissions for a 3-year period. Clinical Infectious Diseases, 2001; 1 Sept, 33(5): 603–9.

14 Wilson ME et al. Fever in returned travellers: results from the GeoSentinel Surveillance Network. Clinical Infectious Diseases, 2007; 44: 1560–8.

15 Amichai B et al. Think cutaneous leishmaniasis. Aust Fam Physician, 1993; 22: 1213–17.

16 Colley DG et al. Human schistosomiasis. Lancet, 2014; 383: 2253–64.

附录I 百分位数表:女婴

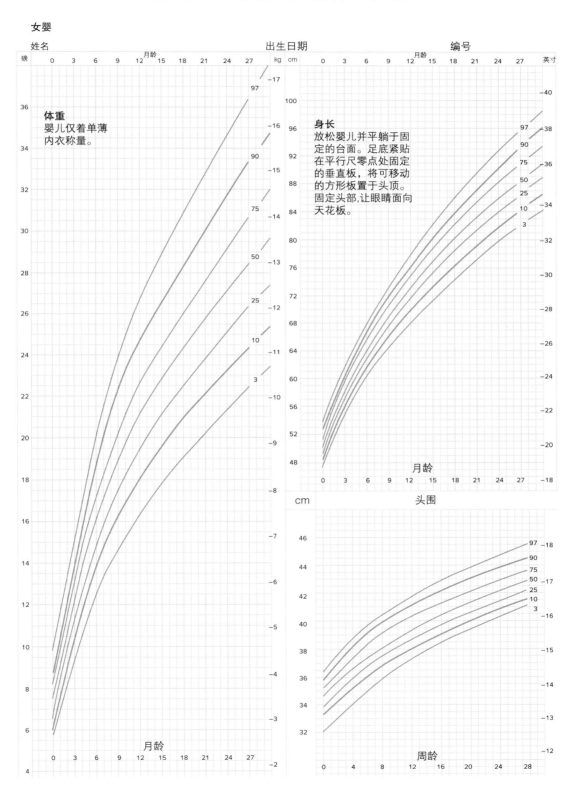

附录 II 百分位数表:男婴

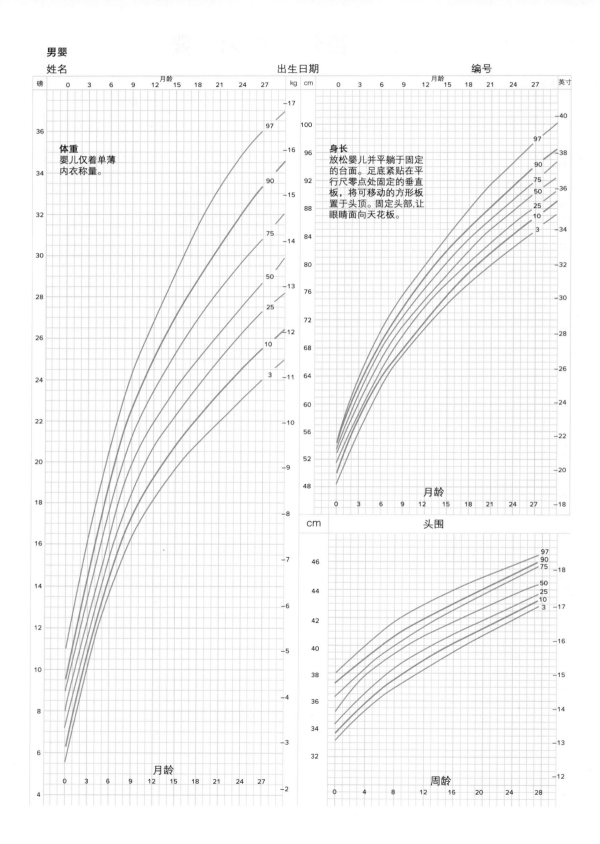

附录 III 百分位数表:女童

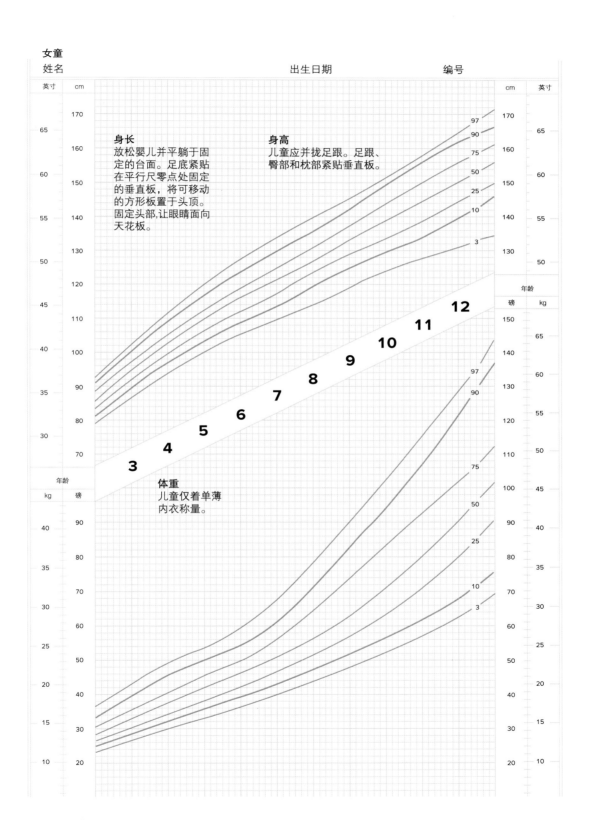

女童
姓名　　　　　出生日期　　　　　编号

身长
放松婴儿并平躺于固定的台面。足底紧贴在平行尺零点处固定的垂直板，将可移动的方形板置于头顶。固定头部让眼睛面向天花板。

身高
儿童应并拢足跟。足跟、臀部和枕部紧贴垂直板。

体重
儿童仅着单薄内衣称量。

附录 IV 百分位数表:男童

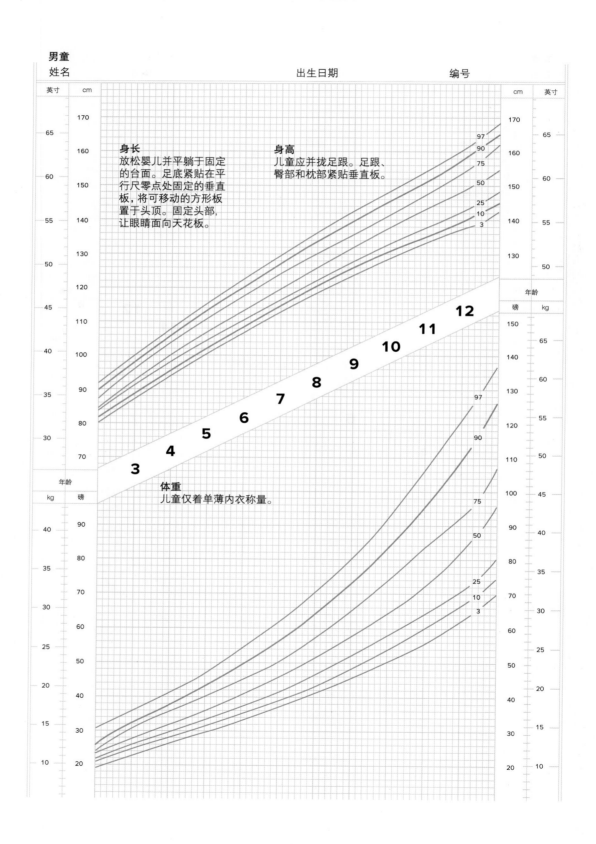

附录 V 澳大利亚营养基金会:身高体重图

（适用于18岁以上的男性及女性）

基于体重指数（BMI）在18kg/m², 20kg/m², 25kg/m², 30kg/m²的范围

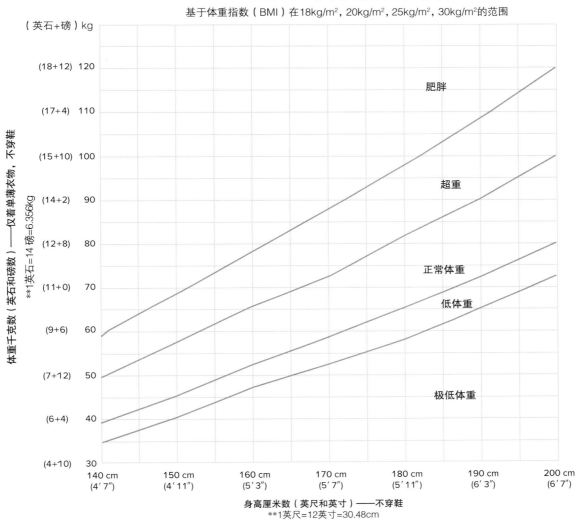

肥胖

超重

正常体重

低体重

极低体重

身高厘米数（英尺和英寸）——不穿鞋
**1英尺=12英寸=30.48cm

索引